AF558291

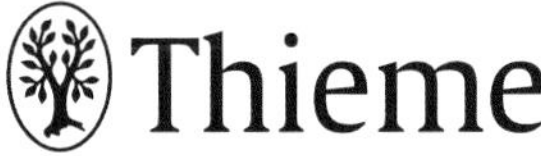

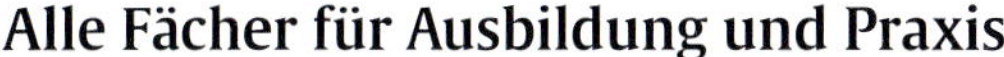

Krankenpflegehilfe

Alle Fächer für Ausbildung und Praxis

Irmgard Frey, Lenore Lübke-Schmid, Beate Weisser, Walther Wenzel

13. Auflage

750 Abbildungen

Georg Thieme Verlag
Stuttgart • New York

Impressum

Bibliografische Information der Deutschen Nationalbibliothek
Die Deutsche Nationalbibliothek verzeichnet diese Publikation in der Deutschen Nationalbibliografie; detaillierte bibliografische Daten sind im Internet über http://dnb.d-nb.de abrufbar.

Ihre Meinung ist uns wichtig! Bitte schreiben Sie uns unter:
www.thieme.de/service/feedback.html

Wichtiger Hinweis: Wie jede Wissenschaft ist die Medizin ständigen Entwicklungen unterworfen. Forschung und klinische Erfahrung erweitern unsere Erkenntnisse, insbesondere was Behandlung und medikamentöse Therapie anbelangt. Soweit in diesem Werk eine Dosierung oder eine Applikation erwähnt wird, darf der Leser zwar darauf vertrauen, dass Autoren, Herausgeber und Verlag große Sorgfalt darauf verwandt haben, dass diese Angabe **dem Wissensstand bei Fertigstellung des Werkes** entspricht.
Für Angaben über Dosierungsanweisungen und Applikationsformen kann vom Verlag jedoch keine Gewähr übernommen werden. **Jeder Benutzer ist angehalten**, durch sorgfältige Prüfung der Beipackzettel der verwendeten Präparate und gegebenenfalls nach Konsultation eines Spezialisten festzustellen, ob die dort gegebene Empfehlung für Dosierungen oder die Beachtung von Kontraindikationen gegenüber der Angabe in diesem Buch abweicht. Eine solche Prüfung ist besonders wichtig bei selten verwendeten Präparaten oder solchen, die neu auf den Markt gebracht worden sind. **Jede Dosierung oder Applikation erfolgt auf eigene Gefahr des Benutzers.** Autoren und Verlag appellieren an jeden Benutzer, ihm etwa auffallende Ungenauigkeiten dem Verlag mitzuteilen.

Rüdigerstr. 14
70469 Stuttgart
Deutschland
www.thieme.de

Printed in Germany

Zeichnungen: Karin Baum Paphos, Zypern;
Ein ausführlicher Abbildungsnachweis befindet sich im Anhang
Umschlaggestaltung: Thieme Verlagsgruppe
Umschlagfoto: Alexander Fischer
Fotografen: Argum/Bert Bostelmann und Fritz Stockmeier, Frankfurt; Agentur Thema/Antonello Belle und Wolfram Knapp, Karlsruhe; Johannes Dziemballa, Pfaffing; Heinrich K.-M. Hecht/H + Z Bildagentur GmbH, Hannover; Klaus Mellenthin, Stuttgart; Petra Senn Fotodesign, Düsseldorf; Thomas Stephan, Munderkingen; Alexander Fischer, Baden-Baden; Paavo Blåfield, Kassel; Werner Krüper, Steinhagen
Satz: L42 Media Solutions, Berlin
Druck: Grafisches Centrum Cuno, Calbe

ISBN 978-3-13-475913-6 1 2 3 4 5 6

Die abgebildeten Personen haben in keiner Weise etwas mit der Krankheit zu tun.

Vorwort

Liebe Leserinnen, liebe Leser,
wir freuen uns, Ihnen die 13. Auflage von Thiemes „Krankenpflegehilfe“ präsentieren zu können. Seit der 1. Auflage, die vor fast 45 Jahren erschienen ist, hat sich das Berufsbild der Krankenpflegehelferin, des Krankenpflegehelfers oder des Pflegeassistenten stark verändert und es hat in den letzten Jahren an Bedeutung gewonnen. In Zeiten knapper werdender Ressourcen – sowohl personell als auch materiell – wird über Skillsmix nicht mehr nur diskutiert, sondern in vielen Kliniken umgesetzt. Krankenpflegehelferinnen übernehmen hierbei verantwortungsvolle, patientennahe Aufgaben. Sie sind für Patienten oft die ersten Ansprechpartner. Somit benötigen Krankenpflegehelferinnen ein hohes Maß an kommunikativen und sozialen Kompetenzen. Krankenpflegehelferinnen unterstützen Patienten bei grundlegenden Aktivitäten des täglichen Lebens. Sie handeln dabei kurativ, präventiv, aktivierend und rehabilitativ. Sie müssen in der Lage sein, Veränderungen zu erkennen, einzuschätzen und weiterzugeben. Dies erfordert eine fundierte methodische und fachliche Kompetenz.

Die Ausbildung zur Krankenpflegehelferin, zum Krankenpflegehelfer oder zum Pflegeassistenten ist durch vielfältige Veränderungen von Gesellschaft und Gesundheitswesen nicht nur wichtiger geworden. Auch die Anforderungen sind gestiegen. Längst ist die Krankenpflegehilfeausbildung deshalb nicht mehr überall nur auf ein Jahr beschränkt. Es gibt zahlreiche Ausbildungsstätten, die eine zweijährige Assistenzausbildung anbieten.

Für viele ist die Ausbildung zur Krankenpflegehelferin bzw. zum Krankenpflegehelfer die Grundlage zu einer anschließenden dreijährigen Gesundheits- und Krankenpflegeausbildung.

Dieses Buch soll Krankenpflegehelferinnen in Ausbildung und Praxis als fundiertes Lehr- und Lernbuch dienen, das grundlegend über alle relevanten Themen informiert. Literaturhinweise sollen zum weiteren Recherchieren und Erforschen anregen, offene Fragen am Ende eines jeden Themenblockes zum selbstorganisierten Lernen motivieren.

Böblingen, Heidelberg im Mai 2015
Dr. Walther Wenzel Beate Weisser

Inhaltsverzeichnis

Teil I Grundlagen der Biologie, Anatomie und Physiologie sowie der Krankheitslehre

1 Zell- und Gewebelehre 26
Walther Wenzel

1.1 Aufgabe und Funktion 26
1.1.1 Zelle 26
1.1.2 Gewebe 29
1.1.3 Organe und Organsysteme 33

2 Bewegungsapparat 35
Walther Wenzel

2.1 Aufgabe und Funktion 35
2.1.1 Knochen und Gelenke 35
2.1.2 Wirbelsäule 39
2.1.3 Brustkorb 40
2.1.4 Schädel 40
2.1.5 Muskulatur 41

2.2 Erkrankungen und Verletzungen des Bewegungsapparates 43
2.2.1 Untersuchungsmethoden 43
2.2.2 Knochenbrüche 44
2.2.3 Verstauchung 46
2.2.4 Verrenkung 46
2.2.5 Osteoporose 46
2.2.6 Bandscheibenschaden 47
2.2.7 Knochenmarkseiterung 48
2.2.8 Rheumatische Erkrankungen 48

3 Blut 52
Walther Wenzel

3.1 Aufgabe und Funktion 52
3.1.1 Bestandteile des Blutes 52
3.1.2 Blutgerinnung 54
3.1.3 Blutgruppen 55
3.1.4 Rolle des Immunsystems 56

3.2 Erkrankungen des Blutes 58
3.2.1 Untersuchungsmethoden 58
3.2.2 Blutarmut 58
3.2.3 Blutgerinnungsstörungen 59
3.2.4 Erkrankungen der weißen Blutzellen 59

4 Herz und Kreislauf 63
Walther Wenzel

4.1 Aufgabe und Funktion 63
4.1.1 Herz 63
4.1.2 Gefäße 66
4.1.3 Lymphatisches System 67

4.2 Erkrankungen des Herzens und der Gefäße 68
4.2.1 Untersuchungsmethoden 68
4.2.2 Herzinsuffizienz und Lungenödem 69
4.2.3 Koronare Herzkrankheit 70
4.2.4 Herzinfarkt 71
4.2.5 Bluthochdruck 72
4.2.6 Entzündliche Erkrankungen des Herzens 73
4.2.7 Herzfehler 74
4.2.8 Herzrhythmusstörung 75
4.2.9 Arterielle Embolie 76
4.2.10 Arterienverkalkung 77

4.2.11 Hirninfarkt ... 77
4.2.12 Krampfadern ... 78
4.2.13 Venenthrombose ... 79
4.2.14 Schock ... 80

5 Verdauungsorgane ... 83

Walther Wenzel

5.1 Aufgabe und Funktion ... 83

5.1.1 Mundhöhle ... 83
5.1.2 Speiseröhre ... 84
5.1.3 Magen ... 84
5.1.4 Dünndarm ... 86
5.1.5 Dickdarm ... 87
5.1.6 Bauchspeicheldrüse ... 87
5.1.7 Leber und Milz ... 88
5.1.8 Gallenblase ... 88
5.1.9 Bauchfell ... 89

5.2 Erkrankungen der Verdauungsorgane ... 89

5.2.1 Untersuchungsmethoden ... 89
5.2.2 Akute Magen- und Darmschleimhautentzündung ... 90
5.2.3 Magen- und Darmgeschwüre ... 91
5.2.4 Magen- und Darmrisse ... 92
5.2.5 Magenkrebs ... 92
5.2.6 Entzündungen des Wurmfortsatzes 92
5.2.7 Morbus Crohn ... 93
5.2.8 Colitis ulcerosa ... 93
5.2.9 Darmverschluss ... 94
5.2.10 Dickdarmdivertikel ... 95
5.2.11 Hämorrhoiden ... 96
5.2.12 Dickdarmkrebs ... 96
5.2.13 Leberentzündung ... 97
5.2.14 Leberzirrhose ... 97
5.2.15 Leber- und Milzrisse ... 98
5.2.16 Bauchspeicheldrüsenentzündung ... 99
5.2.17 Bauchspeicheldrüsenkrebs ... 99
5.2.18 Entzündung der Gallenblase ... 99
5.2.19 Gallensteine ... 100
5.2.20 Gallenblasenkrebs ... 101
5.2.21 Bauchfellentzündung ... 101
5.2.22 Bauchwandbrüche ... 102

6 Atmungsorgane ... 105

Walther Wenzel

6.1 Äußere und innere Atmung ... 105

6.2 Aufgabe und Funktion ... 105

6.2.1 Nase ... 105
6.2.2 Rachen ... 105
6.2.3 Kehlkopf ... 106
6.2.4 Luftröhre ... 107
6.2.5 Bronchialbaum ... 108
6.2.6 Lungen ... 108
6.2.7 Brustfell ... 108

6.3 Erkrankungen der Atmungsorgane ... 111

6.3.1 Untersuchungsmethoden ... 111
6.3.2 Nasenbluten ... 112
6.3.3 Schnupfen ... 112
6.3.4 Heuschnupfen ... 112
6.3.5 Mandelentzündung ... 113
6.3.6 Akuter Luftröhrenkatarrh ... 113
6.3.7 Asthma bronchiale ... 114
6.3.8 Lungenentzündung ... 114
6.3.9 Lungenemphysem ... 115
6.3.10 Lungenkrebs ... 115
6.3.11 Lungentuberkulose ... 116
6.3.12 Brustfell- und Rippenfellentzündung ... 117

6.4 Verletzungen des Brustkorbs ... 118

6.4.1 Rippen- und Rippenserienbrüche ... 118
6.4.2 Pneumothorax ... 119
6.4.3 Hämatothorax ... 120

7 **Harnorgane** ... 122
Walther Wenzel

7.1 Aufgabe und Funktion ... 122

7.1.1 Nieren ... 122
7.1.2 Harnleiter, Harnblase und Harnröhre ... 124

7.2 Erkrankungen der Harnorgane ... 124

7.2.1 Untersuchungsmethoden ... 124
7.2.2 Harnblasenentzündung ... 125
7.2.3 Nieren- und Blasensteine ... 126
7.2.4 Entzündung der Nierenkörperchen 126
7.2.5 Nierenbeckenentzündung ... 127
7.2.6 Nierenversagen ... 128
7.2.7 Nierentransplantation ... 129
7.2.8 Tumorerkrankungen der Harnorgane ... 130

7.3 Verletzungen des Harntrakts ... 132

7.3.1 Therapie ... 132

8 **Endokrines System** ... 135
Walther Wenzel

8.1 Aufgabe und Funktion ... 135

8.1.1 Hormone ... 135
8.1.2 Hirnanhangsdrüse ... 135
8.1.3 Schilddrüse und Nebenschilddrüse 137
8.1.4 Nebennieren ... 137
8.1.5 Inselorgan der Bauchspeicheldrüse 138

8.2 Erkrankungen des endokrinen Systems ... 138

8.2.1 Untersuchungsmethoden ... 139
8.2.2 Schilddrüsenerkrankung ... 139
8.2.3 Diabetes mellitus ... 141

9 **Geschlechtsorgane** ... 146
Walther Wenzel

9.1 Aufgabe und Funktion der Geschlechtsorgane ... 146

9.2 Männliche Geschlechtsorgane ... 146

9.2.1 Hoden und Nebenhoden ... 146
9.2.2 Samenleiter, Vorsteherdrüse und Glied ... 147

9.3 Weibliche Geschlechtsorgane ... 148

9.3.1 Eierstöcke, Eileiter und Gebärmutter ... 148
9.3.2 Scheide, Scheidenvorhof, Schamlippen und Kitzler ... 152
9.3.3 Weibliche Brust und Brustdrüse ... 152

9.4 Erkrankungen der männlichen Geschlechtsorgane ... 153

9.4.1 Untersuchungsmethoden ... 153
9.4.2 Hodenentzündungen, Hodentorsion und Hodentumoren ... 153
9.4.3 Wasserbruch, Varikozele und Spermatozele ... 154

9.5 Erkrankungen der weiblichen Geschlechtsorgane ... 155

9.5.1 Untersuchungsmethoden ... 155
9.5.2 Endometriose ... 155
9.5.3 Myome ... 157
9.5.4 Bösartige Gebärmuttertumoren ... 158
9.5.5 Gutartige und bösartige Brustdrüsentumoren ... 159

10 Schwangerschaft und Geburt 162

Walther Wenzel

10.1 Einführung 162

10.1.1 Befruchtung 162
10.1.2 Entwicklung des menschlichen Keimes 162
10.1.3 Entwicklung und Bau der Plazenta. 163
10.1.4 Entwicklung des Embryos und des Fötus 165
10.1.5 Schwangerschaftszeichen 167
10.1.6 Verhütungsmethoden. 168
10.1.7 Unfruchtbarkeit und Kinderwunsch 168

10.2 Schwangerschaft 169

10.2.1 Untersuchungsmethoden. 169
10.2.2 Schwangerenbetreuung 170

10.3 Störungen der Schwangerschaft 171

10.3.1 Untersuchungsmethoden. 171
10.3.2 Fehlgeburt 171
10.3.3 Schwangerschaftsabbruch 172
10.3.4 Extrauteringravidität 173
10.3.5 Placenta praevia. 173
10.3.6 Vorzeitiger Blasensprung 173
10.3.7 Schwangerschaftsbedingte Erkrankungen 173

10.4 Geburt 174

10.4.1 Untersuchungsmethoden. 174
10.4.2 Normale Geburt. 175
10.4.3 Versorgung des Kindes 177

10.5 Wochenbett 178

10.5.1 Untersuchungsmethoden. 178
10.5.2 Normales Wochenbett 178
10.5.3 Störungen des Wochenbetts 179

11 Erkrankungen der Haut und Hautanhangsorgane 182

Walther Wenzel

11.1 Aufgabe und Funktion. 182

11.1.1 Haut. 182
11.1.2 Hautanhangsorgane 183

11.2 Erkrankungen der Haut 183

11.2.1 Untersuchungsmethoden. 183
11.2.2 Infektionen. 184
11.2.3 Pilzerkrankungen 185
11.2.4 Erkrankungen durch tierische Parasiten. 186
11.2.5 Ekzeme 188
11.2.6 Erkrankungen durch Allergien 189
11.2.7 Malignes Melanom 190

11.3 Verletzungen der Haut 191

11.3.1 Wund- und Verletzungsarten 191
11.3.2 Wundheilung. 192
11.3.3 Verbrennungen 194

12 Infektionskrankheiten 197

Walther Wenzel

12.1 Einführung 197

12.1.1 Bakterien 197
12.1.2 Viren 198
12.1.3 Pilze. 198
12.1.4 Protozoen 199
12.1.5 Infektionsübertragung 199
12.1.6 Krankheitszeichen bei Infektionskrankheiten 199
12.1.7 Virulenz 200
12.1.8 Abwehrkraft und Immunsystem. 200
12.1.9 Antibiotika 201
12.1.10 Impfung 202

12.2 Erkrankungen ... 202

12.2.1 Untersuchungsmethoden ... 202
12.2.2 Infektionskrankheiten mit Ausschlag ... 204
12.2.3 Infektionskrankheiten ohne Ausschlag ... 206
12.2.4 Rheumatisches Fieber ... 207
12.2.5 Wundrose (Erysipel) ... 208
12.2.6 Gehirn- und Hirnhautentzündung. 208
12.2.7 Kinderlähmung (Polio) ... 209
12.2.8 Wundstarrkrampf. ... 210
12.2.9 Tollwut ... 211
12.2.10 Infektiöse Durchfallerkrankungen . 211
12.2.11 Virushepatitis ... 213
12.2.12 Malaria ... 214
12.2.13 Ebola ... 215
12.2.14 Wurmerkrankungen ... 215
12.2.15 Sexuell übertragbare Erkrankungen 217

13 Nervensystem ... 222

Walther Wenzel

13.1 Einführung ... 222

13.1.1 Gehirn ... 222
13.1.2 Rückenmark ... 226
13.1.3 Peripheres Nervensystem ... 229
13.1.4 Vegetatives Nervensystem ... 230

13.2 Neurologische Erkrankungen ... 232

13.2.1 Untersuchungsmethoden ... 232
13.2.2 Schädel-Hirn-Verletzungen. ... 232
13.2.3 Periphere Nervenschädigungen ... 235
13.2.4 Entzündliche Erkrankungen ... 236
13.2.5 Multiple Sklerose ... 236
13.2.6 Degenerative Erkrankungen ... 237
13.2.7 Durchblutungsstörungen. ... 238
13.2.8 Anfallsleiden ... 238
13.2.9 Tumoren ... 238

14 Sinnesorgane ... 241

Walther Wenzel

14.1 Einführung ... 241

14.1.1 Auge ... 241
14.1.2 Ohr ... 244

14.2 Erkrankungen des Auges ... 247

14.2.1 Untersuchungsmethoden ... 247
14.2.2 Bindehautentzündung ... 247
14.2.3 Grauer Star. ... 248
14.2.4 Grüner Star ... 248
14.2.5 Netzhautablösung. ... 249
14.2.6 Makuladegeneration ... 249

14.3 Erkrankungen des Ohres ... 249

14.3.1 Untersuchungsmethoden ... 249
14.3.2 Mittelohrentzündung ... 250
14.3.3 Schwerhörigkeit ... 250
14.3.4 Ohrgeräusche ... 251

15 Psychiatrische Krankheiten ... 253

Jochen Tenter, Rainer Kortus

15.1 Entwicklung der Psychiatrie ... 253

15.1.1 Psychiatrie der Gegenwart ... 253

15.2 Psychiatrische Systematik ... 254

15.3 Untersuchungsmethoden in der Psychiatrie ... 255

15.3.1 Bewusstseinsstörungen ... 255
15.3.2 Orientierung ... 255
15.3.3 Merkfähigkeit und Gedächtnis ... 256
15.3.4 Antrieb und Aktivität ... 256
15.3.5 Affektivität ... 256

15.3.6 Denkstörungen ... 256
15.3.7 Wahrnehmungsstörungen ... 257
15.3.8 Störungen des Ich-Erlebens ... 257

15.4 Organische psychische Störungen (F04–07) ... 258

15.4.1 Ursache ... 258
15.4.2 Diagnose ... 258
15.4.3 Demenzen (F00–F03) ... 258
15.4.4 Weitere organische Störungen ... 261
15.4.5 Delir, nicht durch Alkohol oder sonstige psychotrope Substanzen bedingt (F05) ... 261
15.4.6 Persönlichkeits- und Verhaltensstörungen aufgrund einer Krankheit, Schädigung oder Funktionsstörung des Gehirns (F07) ... 262
15.4.7 Progressive Paralyse ... 263
15.4.8 Korsakow-Syndrom ... 263

15.5 Intelligenzminderung und geistige Behinderung (F70) ... 264

15.5.1 Ursache ... 264
15.5.2 Symptome ... 264
15.5.3 Therapie und Rehabilitation ... 264

15.6 Affektive Störungen ... 265

15.6.1 Ursache ... 265
15.6.2 Depressive Episode (F32) ... 266
15.6.3 Monopolare Verlaufsform ... 267
15.6.4 Manische Episode (F30) ... 268
15.6.5 Bipolare affektive Störung (F31) (Zyklothymie) ... 268
15.6.6 Schizophrenien und wahnhafte Störungen (F20, F22) ... 268

15.7 Persönlichkeits- und Verhaltensstörungen (F6) ... 272

15.7.1 Einteilung und Symptome ... 272
15.7.2 Neurotische, Belastungs- und somatoforme Störungen (F40–F49) ... 274
15.7.3 Reaktionen auf schwere Belastungen und Anpassungsstörungen (F43) ... 275
15.7.4 F5 „Verhaltensauffälligkeiten mit körperlichen Störungen und Faktoren" ... 275

15.8 F8 – Entwicklungsstörungen und F9 – Verhaltens- und emotionale Störungen mit Beginn in der Kindheit und Jugend ... 276

15.9 Abhängigkeitserkrankungen ... 276

15.9.1 Ursache ... 276
15.9.2 Symptome ... 276
15.9.3 Alkoholkrankheit ... 276
15.9.4 Alkoholentzugsdelir (F10.4) ... 277
15.9.5 Medikamentenabhängigkeit ... 278
15.9.6 Drogenabhängigkeit ... 278

15.10 Therapieformen ... 278

15.10.1 Soziotherapeutische Maßnahmen ... 278
15.10.2 Therapieplan ... 278
15.10.3 Therapie mit Psychopharmaka ... 279
15.10.4 Antidepressiva ... 279
15.10.5 Neuroleptika ... 280
15.10.6 Tranquilizer ... 281
15.10.7 Antidementiva ... 281

16 Erste Hilfe ... 283

Walther Wenzel

16.1 Allgemeine Notfallmaßnahmen ... 283

16.1.1 Rechtliche Grundlagen ... 283
16.1.2 Allgemeine Maßnahmen ... 283

16.2 Spezielle Maßnahmen ... 289

16.2.1 Untersuchungsmethoden ... 289
16.2.2 Versorgung von Verletzungen ... 290
16.2.3 Kardiale Notfälle ... 292
16.2.4 Asthmaanfall ... 293
16.2.5 Insektenstich und allergischer Schock ... 293
16.2.6 Verschlucken und Aspiration von Fremdkörpern ... 294
16.2.7 Krampfanfall ... 294
16.2.8 Apoplex ... 295
16.2.9 Vergiftungen ... 295
16.2.10 Tod durch Ertrinken ... 295
16.2.11 Hitze- und Kälteschäden ... 296
16.2.12 Stromunfall ... 297

Teil II Pflege

17 Allgemeine theoretische Grundlagen ... 301

Lenore Lübke-Schmid, Beate Weisser

17.1 Krankenpflege im Wandel der Zeit ... 301

17.2 Pflege als Beruf ... 301

17.2.1 Ziele und Aufgaben der Pflege ... 301

17.3 Grundlagen der Krankenpflegehilfe ... 302

17.3.1 Aktivitäten des täglichen Lebens (ATL) ... 302
17.3.2 Pflegeprozess ... 302
17.3.3 Pflegedokumentation ... 305

18 Mithilfe bei der Pflegeorganisation ... 310

Lenore Lübke-Schmid, Beate Weisser

18.1 Mithilfe bei der Aufnahme ... 310

18.1.1 Aufnahmeformalitäten ... 310
18.1.2 Aufnahme auf die Station ... 310

18.2 Mithilfe bei Verlegung und Entlassung ... 311

18.2.1 Verlegung ... 311
18.2.2 Entlassung ... 311

18.3 Durchführung des Nachtdiensts ... 312
Irmgard Frey

18.3.1 Übernahme des Nachtdiensts ... 313
18.3.2 Aufgaben im Nachtdienst ... 313
18.3.3 Übergabe der Station an den Tagdienst ... 314

19 Krankenpflegehilfe bei den Aktivitäten des täglichen Lebens ... 316

Lenore Lübke-Schmid, Beate Weisser

19.1 ATL Wach sein und Schlafen ... 316

19.1.1 Beobachtung des Schlafes ... 316
19.1.2 Veränderungen des Schlafes und Schlafstörungen ... 316
19.1.3 Pflegerische Maßnahmen ... 316
19.1.4 Beobachtung der Bewusstseinslage 317
19.1.5 Veränderungen des Bewusstseins . 317

19.2 ATL Sich bewegen ... 318

19.2.1 Beobachtung der Bewegungsfähigkeit ... 318
19.2.2 Störungen der Beweglichkeit ... 319
19.2.3 Veränderungen der Bewegung und Bewegungsstörungen ... 319
19.2.4 Pflegerische Maßnahmen und Pflegehilfsmittel ... 319
19.2.5 Prophylaktische Maßnahmen ... 332

19.3 ATL Sich waschen und kleiden .. 343

19.3.1 Beobachtung von Haut und Hautanhangsgebilden ... 343
19.3.2 Veränderungen der Haut und Hautanhangsgebilde ... 343
19.3.3 Pflegerische Maßnahmen ... 345
19.3.4 Ganzwaschung ... 345
19.3.5 Zahn- und Prothesenpflege ... 349
19.3.6 Haarpflege ... 351
19.3.7 Augenpflege ... 353
19.3.8 Ohrenpflege ... 355
19.3.9 Nasenpflege ... 355
19.3.10 Nagel- und Fußpflege ... 356
19.3.11 Rasur ... 357
19.3.12 Duschbad und Vollbäder ... 357
19.3.13 Teilbäder ... 360
19.3.14 Hautpflege ... 361
19.3.15 Kleidung ... 361

19.4 ATL Essen und Trinken 362

19.4.1 Beobachtung von Appetit und Körpergewicht 362
19.4.2 Veränderungen von Appetit und Körpergewicht 362
19.4.3 Pflegerische Maßnahmen 364
19.4.4 Hilfe bei der Nahrungsaufnahme .. 364
19.4.5 Schluckstörungen 366
19.4.6 Sondenernährung 366
19.4.7 Mundpflege 371

19.5 ATL Ausscheiden 373

19.5.1 Beobachtung der Urinausscheidung 373
19.5.2 Veränderungen der Urinausscheidung 373
19.5.3 Pflegerische Maßnahmen 375
19.5.4 Katheterismus der Harnblase 376
19.5.5 Beobachtung der Stuhlausscheidung 383
19.5.6 Veränderungen der Stuhlausscheidung 383
19.5.7 Pflegerische Maßnahmen 386
19.5.8 Förderung der Harnkontinzenz.... 392
19.5.9 Pflegerische Maßnahmen 393
19.5.10 Stuhlinkontinenz................ 396
19.5.11 Pflegerische Maßnahmen 396
19.5.12 Beobachtung beim Erbrechen 398
19.5.13 Veränderungen beim Erbrechen... 398
19.5.14 Pflegerische Maßnahmen 398

19.6 ATL Körpertemperatur regulieren........................... 398

19.6.1 Mechanismen der Wärmeregulation............................ 399
19.6.2 Beobachtung der Körpertemperatur 399
19.6.3 Veränderungen der Körpertemperatur 399
19.6.4 Pflegerische Maßnahmen 402
19.6.5 Beobachtung der Schweißbildung . 402
19.6.6 Pflegerische Maßnahmen zur Temperaturmessung 402
19.6.7 Fieberthermometer.............. 404
19.6.8 Arten der Temperaturmessung.... 404
19.6.9 Pflegerische Maßnahmen zur Temperatursenkung................. 405
19.6.10 Kälte- und Wärmeanwendungen .. 406

19.7 ATL Atmen 411

19.7.1 Beobachtung der Atmung 412
19.7.2 Veränderungen der Atmung 412
19.7.3 Schluckauf (Singultus) 414
19.7.4 Husten.......................... 414
19.7.5 Auswurf (Sputum)............... 414
19.7.6 Pflegerische Maßnahmen, Pneumonieprophylaxe 415
19.7.7 Atemunterstützende Lagerungen.. 419
19.7.8 Maßnahmen zur Sekretverflüssigung 421
19.7.9 Maßnahmen zur Sekretmobilisation............................ 422
19.7.10 Weitere prophylaktische Maßnahmen........................... 423
19.7.11 Inhalationstherapie.............. 423
19.7.12 Absaugen des Nasen-Rachen-Raums......................... 426
19.7.13 Sauerstofftherapie............... 427
19.7.14 Pflegerische Maßnahmen 429
19.7.15 Beobachtung des Pulses 429
19.7.16 Veränderungen der Pulseigenschaften 430
19.7.17 Beobachtung des Blutdrucks 432
19.7.18 Veränderungen des Blutdrucks.... 432
19.7.19 Pflegerische Maßnahmen 432

19.8 ATL Für Sicherheit sorgen....... 434

19.8.1 Verunsicherung durch Krankheitserleben 434
19.8.2 Sicherheitvermittelnde Maßnahmen durch Pflegende 434
19.8.3 Krankenhaushygiene 435
19.8.4 Personalhygiene 438
19.8.5 Desinfektion.................... 440
19.8.6 Sterilisation 442
19.8.7 Pflegerische Maßnahmen bei Patienten mit infektiösen Erkrankungen........................... 443
19.8.8 Allgemeine Grundsätze im Umgang mit infektiösen Patienten......... 444

19.9 ATL Raum und Zeit gestalten – sich beschäftigen 444

19.9.1 Bedeutung von Beruf und Arbeit .. 444
19.9.2 Raum und Zeit gestalten.......... 445
19.9.3 Sich beschäftigen................ 445
19.9.4 Rehabilitation................... 446

19.10 ATL Kommunizieren 447

19.10.1 Verbale Kommunikation 447
19.10.2 Nonverbale Kommunikation...... 447
19.10.3 Beobachtung von Stimme, Sprache und Ausdrucksverhalten 447
19.10.4 Medizinische Maßnahmen bei Kommunikationsstörungen 449
19.10.5 Pflegerische Maßnahmen bei Kommunikationsstörungen........... 451
19.10.6 Allgemeine Grundsätze zum Umgang mit kommunikationseingeschränkten Patienten............ 451
19.10.7 Wie führe ich ein (helfendes) Gespräch?........................ 455
(nach Eva Maria Hege †)

19.11 ATL Sich als Mann oder Frau fühlen 455

19.11.1 Sexualität....................... 456
19.11.2 Pflegerische Maßnahmen........ 457

19.12 ATL Sinn finden im Werden, Sein, Vergehen 458

19.12.1 Beobachtungen bei Schmerzen ... 459
19.12.2 Therapeutische und pflegerische Maßnahmen bei Schmerzen...... 461
19.12.3 Pflegerische Maßnahmen und Begleitung bei unheilbarer Erkrankung 462
19.12.4 Unterstützung bei der Trauerbewältigung...................... 462
19.12.5 Pflegerische Maßnahmen bei Sterbenden – Sterbebegleitung....... 466
19.12.6 Betreuung und Pflege von Sterbenden im Hospiz................. 466
19.12.7 Religiöse Rituale bei Sterbenden .. 468
19.12.8 Maßnahmen nach Eintritt des Todes............................ 469
19.12.9 Burn-out-Syndrom............. 470

20 Krankenpflegehilfe bei diagnostischen und therapeutischen Maßnahmen 473

Lenore Lübke-Schmid; Beate Weisser

20.1 Einführung.................... 473

20.2 Punktionen und Biopsien....... 473

20.2.1 Allgemeine Grundsätze 473
20.2.2 Bei der Venenpunktion assistieren 474
20.2.3 Blutsenkungsgeschwindigkeit messen 476
20.2.4 Kapillarblut entnehmen.......... 476

20.3 Injektionen.................... 477

20.3.1 Vorteile einer Injektion 477
20.3.2 Injektionsarten 477
20.3.3 Injektionszubehör............... 478
20.3.4 Medikamente aufziehen 479
20.3.5 Injektionen verabreichen......... 481
20.3.6 Subkutane Injektionen........... 481
20.3.7 Intramuskuläre Injektionen 483
20.3.8 Gefahren und Komplikationen 487

20.4 Venenverweilkanülen.......... 488

20.4.1 Beim Legen von Venenverweilkanülen assistieren................ 488
20.4.2 Venenverweilkanülen entfernen .. 489

20.5 Zentrale Venenkatheter........ 489

20.5.1 Beim Legen von zentralen Venenkathetern assistieren 489
20.5.2 Gefahren und Komplikationen bei zentralen Venenkathetern........ 490
20.5.3 Pflegerische Maßnahmen bei Venenverweilkanülen und zentralen Venenkathetern 491

20.6 Zentraler Venendruck.......... 491

20.6.1 Zentralen Venendruck messen.... 492

20.7 Infusionen 493

20.7.1 Infusionslösungen 494
20.7.2 Infusionen vorbereiten 494
20.7.3 Pflegerische Maßnahmen während einer Infusion 497
20.7.4 Infusionsflaschenwechsel 498
20.7.5 Beendigung einer Infusion 498
20.7.6 Gefahren und Komplikationen.... 498

20.8 Transfusionen 499

20.8.1 Gewinnung von Blutkonserven 499
20.8.2 Transfusionen vorbereiten 499
20.8.3 Pflegerische Maßnahmen während einer Transfusion 500
20.8.4 Beendigung einer Transfusion 501

20.9 Verbandwechsel bei Wunden 501
Brigitte Benzinger-König, Beate Weisser

20.9.1 Allgemeine Grundsätze 501
20.9.2 Verbandwechsel bei aseptischen Wunden 502
20.9.3 Verbandwechsel bei septischen Wunden 503

20.10 Röntgenuntersuchungen ohne Kontrastmittel 504
Lenore Lübke-Schmid

20.11 Röntgenuntersuchungen mit Kontrastmittel 505

20.11.1 Magen-Darm-Passage 505
20.11.2 Kolonkontrasteinlauf 505
20.11.3 Angiografie/Arteriografie 505
20.11.4 Cholegrafie 505
20.11.5 Urografie 506
20.11.6 Phlebografie 506

20.12 Computertomografie 506

20.12.1 Vorbereitung 506
20.12.2 Nachbereitung 506

20.13 Isotopenuntersuchungen 506

20.13.1 Vorbereitung 507
20.13.2 Nachbereitung 507

20.14 Kernspintomografie 507

20.14.1 Vorbereitung 507

20.15 Ultraschalluntersuchungen 507

20.15.1 Vorbereitung 507

20.16 Endoskopische Untersuchungsmethoden 507

20.16.1 Allgemeine Grundsätze 507
20.16.2 Ösophagogastroduodenoskopie 508
20.16.3 Endoskopisch retrograde Cholangiopankreatikografie (ERCP) 508
20.16.4 Koloskopie/Rektoskopie 509
20.16.5 Laparoskopie 509
20.16.6 Zystoskopie/Urethroskopie 509
20.16.7 Bronchoskopie 510

21 Krankenpflegehilfe in unterschiedlichen Pflegedisziplinen 512

21.1 Krankenpflegehilfe bei alten Menschen 512
Irmgard Frey, Beate Weisser

21.1.1 Körperliche Beeinträchtigungen 512
21.1.2 Psychisch-geistige Beeinträchtigungen 512
21.1.3 Pflegeplanung 512
21.1.4 Aspekte der geriatrischen Rehabilitation 518

21.2 Krankenpflegehilfe in der Inneren Medizin 519
Lenore Lübke-Schmid, Beate Weisser

21.2.1 Krankenpflegehilfe bei Patienten mit Herzinsuffizienz 519
21.2.2 Krankenpflegehilfe bei Patienten mit Apoplexie 521
21.2.3 Krankenpflegehilfe bei Diabetes mellitus 525

21.3 Krankenpflegehilfe in der Chirurgie 531
Brigitte Benzinger-König, Beate Weisser

21.3.1 Krankenpflegehilfe in der präoperativen Phase 531
21.3.2 Krankenpflegehilfe in der postoperativen Phase 536
21.3.3 Krankenpflegehilfe bei Darmoperationen 540

21.4 Krankenpflegehilfe in der Geburtshilfe ... 543
Lenore Lübke-Schmid, Beate Weisser

21.4.1 Krankenpflegehilfe bei gesunden Wöchnerinnen ... 543
21.4.2 Krankenpflegehilfe bei Neugeborenen ... 545

21.5 Krankenpflegehilfe in der häuslichen Krankenpflege ... 548
Lenore Lübke-Schmid, Beate Weisser

21.5.1 Finanzierung und Träger ambulanter Dienste ... 548
21.5.2 Aufgabenschwerpunkte der häuslichen Krankenpflegehilfe ... 548

21.6 Krankenpflegehilfe in der Psychiatrie ... 549
Irmgard Frey, Beate Weisser

21.6.1 Psychiatrische Pflege im Wandel der Zeiten ... 549
21.6.2 Aufnahme in eine psychiatrische Klinik ... 549
21.6.3 Beobachtung von Menschen mit psychiatrischen Erkrankungen ... 550
21.6.4 Das therapeutische Milieu ... 551
21.6.5 Arbeits- und Beschäftigungstherapie ... 553
21.6.6 Extramurale Einrichtungen ... 553
21.6.7 Akute exogene Psychosen ... 554
21.6.8 Demenz ... 555
21.6.9 Organische Wesensänderungen nach Schädel-Hirn-Traumen und entzündlichen Hirnerkrankungen ... 557
21.6.10 Wesensveränderungen bei Epilepsie ... 558
21.6.11 Depression ... 559
21.6.12 Manie ... 561
21.6.13 Schizophrener Formenkreis ... 562
21.6.14 Alkoholabhängigkeit ... 564

21.7 Pflegetherapeutische Ansätze ... 564

21.7.1 Basale Stimulation in der Pflege oder „Ich zeige dir etwas, was dich interessieren könnte“ (Andreas Fröhlich) ... 564
Birgit Werner

21.7.2 Bobath-Konzept ... 571
Christiane Fürll

21.7.3 Kinästhetik ... 577
Ina Citron

Teil III Arzneimittellehre

22 Grundlagen der Arzneimittellehre ... 589
Andreas Portsteffen

22.1 Arzneimittel ... 589

22.1.1 Arzneimittelgruppen ... 589

22.2 Arzneiformen ... 589

22.2.1 Feste Arzneiformen ... 589
22.2.2 Halbfeste Arzneiformen ... 590
22.2.3 Flüssige Arzneiformen ... 591

22.3 Verabreichungsarten ... 591

22.4 Aufbewahrung von Medikamenten ... 591

22.5 Richten und Stellen von Medikamenten ... 592

22.6 Verabreichung von Medikamenten ... 593

22.7 Wirkungen/Nebenwirkungen/Wechselwirkungen ... 593

23 Arzneimittelgruppen ... 595

Andreas Portsteffen

23.1 Einführung ... 595

23.1.1 Analgetika/Antirheumatika ... 595
23.1.2 Antitussiva/Antiasthmatika ... 596
23.1.3 Antibiotika/Antimykotika ... 597
23.1.4 Diuretika ... 598
23.1.5 Herz-Kreislauf-Mittel ... 598
23.1.6 Magen-Darm-Mittel ... 599
23.1.7 Psychopharmaka ... 601
23.1.8 Schlafmittel ... 602

Teil IV Ernährung, Gesundheit und Krankheit

24 Ernährungslehre ... 605

Lenore Lübke-Schmid, Beate Weisser

24.1 Einführung ... 605

24.2 Grundlagen der Ernährungslehre 605

24.2.1 Lebenserhalt ... 605
24.2.2 Energiebedarf ... 605
24.2.3 Bestandteile der Nahrung ... 606

24.3 Vollwerternährung ... 614

24.3.1 Richtlinien für die Ernährung ... 614

25 Diätetik ... 617

Lenore Lübke-Schmid, Beate Weisser

25.1 Einführung ... 617

25.2 Vollkost ... 617

25.2.1 Leichte Vollkost ... 617

25.3 Energiedefinierte Diätformen ... 617

25.3.1 Reduktionskost ... 617
25.3.2 Therapeutische Diät bei Diabetes mellitus ... 618
25.3.3 Therapeutische Diät bei Hyperlipidämie ... 619
25.3.4 Therapeutische Diät bei Hyperurikämie und Gicht ... 619

25.4 Protein- und elektrolytdefinierte Diäten ... 620

25.4.1 Therapeutische Diät bei Hypertonie 620
25.4.2 Therapeutische Diät bei chronischer Niereninsuffizienz ... 620

25.5 Sonderdiäten ... 621

25.5.1 Diättherapie bei Durchfallerkrankungen ... 621

26 Grundlagen von Gesundheit und Krankheit ... 623

Beate Weisser

26.1 Gesundheit und Krankheit ... 623

26.1.1 Was ist Gesundheit? Was ist Krankheit? ... 623
26.1.2 Faktoren für Gesundheit und Krankheit ... 623
26.1.3 Verschiedene Krankheitsmodelle .. 624

26.2 Konzept der Salutogenese ... 624

26.3 Gesundheitsförderung und Prävention ... 625

26.3.1 Gesundheitsförderung ... 625
26.3.2 Prävention ... 625

26.3.3 Gesundheitsförderung und Prävention in der Pflege 626

27 Gesundheit und Suchtmittel 628

Irmgard Frey, Beate Weisser

27.1 Suchtmittel als Hilfsmittel 628

27.1.1 Der Mensch in der Gesellschaft ... 628
27.1.2 Sucht – Abhängigkeit – Missbrauch 628

27.2 Drogen 628

27.2.1 Haschisch und Marihuana........ 629
27.2.2 Opiate........................ 629
27.2.3 Kokain 629
27.2.4 Halluzinogene.................. 629

27.3 Alkohol 630

27.3.1 Vom Lebenselixier zur Ersatzbefriedigung 630
27.3.2 Wirkungsweise und Gesundheitsschäden 630
27.3.3 Soziale Bedeutung 631

27.4 Tabak......................... 631

27.4.1 Wirkungsweise und Gesundheitsschäden 631
27.4.2 Raucherentwöhnung 632

27.5 Missbrauch von Arzneimitteln .. 632

27.6 Prävention 633

Teil V Berufs-, Staatsbürger- und Gesetzeskunde

28 Berufskunde 637

Irmgard Frey, Beate Weisser

28.1 Geschichte der Pflege 637

28.1.1 Die Anfänge.................... 637
28.1.2 Die Vorläufer der Krankenpflege .. 637
28.1.3 Krankendienst in frühchristlicher Zeit 637
28.1.4 Folgen der Reformation 637
28.1.5 Beginn der neuzeitlichen Krankenpflege 638
28.1.6 Gründung des ersten Fachverbands 641
28.1.7 Berufsverbände................. 642

28.2 Berufshaltung 643

28.3 Erwartungen an die Pflegenden 643

28.4 Krankenpflegegesetz von 2004 . 644

28.5 Aufgaben und Arbeitsmöglichkeiten von Krankenpflegehelfern 645

28.5.1 Aufgabenbereiche............... 645
28.5.2 Arbeitsmöglichkeiten............ 645

28.6 Fort- und Weiterbildung 645

28.6.1 Gesundheits- und Krankenpflegeausbildung................... 646

29 Staatsbürgerkunde 648

Martin Kraus

29.1 Die staatliche Ordnung......... 648

29.2 Das Grundgesetz 648

29.3 Grundrechte................... 649

29.4 Politische Willensbildung und Mitwirkungsmöglichkeiten der Bürger 649

29.5 Grundentscheidungen des Art. 20 GG 650

29.5.1 Republik 650
29.5.2 Demokratie 650
29.5.3 Sozialstaat 650
29.5.4 Bundesstaat 651
29.5.5 Rechtsstaat 651
29.5.6 Gewaltenteilung 652

29.6 Verfassungsorgane des Bundes und ihre Aufgaben 653

29.6.1 Bundestag 653
29.6.2 Bundesrat 654
29.6.3 Bundesregierung 654
29.6.4 Bundespräsident 654

29.7 Gang der Bundesgesetzgebung 655

29.8 Rechtsprechung 656

29.9 Die Bundesrepublik in der Europäischen Union 657

29.9.1 Europäische Integration 657
29.9.2 Organe der EU 657

30 Überblick über wichtige gesetzliche Regelungen 660

Martin Kraus

30.1 Lebensaltersstufen und ihre rechtliche Bedeutung 660

30.1.1 Rechtsfähigkeit 660
30.1.2 Geschäftsfähigkeit und Deliktsfähigkeit 660
30.1.3 Strafmündigkeit 661

30.2 Strafrecht 661

30.2.1 Allgemeines zum Strafrecht 661
30.2.2 Körperverletzung, medizinischer Heileingriff und Einwilligung 663
30.2.3 Strafrechtlicher Schutz des menschlichen Lebens 664
30.2.4 Verletzung von Privatgeheimnissen und Schweigepflicht 666
30.2.5 Freiheitsberaubung und Fixierung 667
30.2.6 Unterlassene Hilfeleistung 667

30.3 Privatrecht 668

30.3.1 Vertragsrecht 668
30.3.2 Haftungsrecht 669
30.3.3 Elterliche Sorge und Vormundschaft 670
30.3.4 Betreuung 671
30.3.5 Erbrecht 672

30.4 Arbeitsrecht 673

30.4.1 Das Arbeitsverhältnis 673
30.4.2 Arbeitnehmerschutz und Arbeitssicherheit 674

31 Soziale Sicherung 678

Martin Kraus

31.1 Sozialversicherung 678

31.1.1 Allgemeines 678
31.1.2 Grundprinzipien der Sozialversicherung 679
31.1.3 Die einzelnen Versicherungszweige 680

31.2 Arbeitslosengeld 2 682

31.3 Sozialhilfe 683

31.4 Rehabilitation und Teilhabe behinderter Menschen 684

31.4.1 Allgemeines 684
31.4.2 Regelungen für behinderte und von Behinderung bedrohten Menschen 684

31.4.3 Regelungen für schwerbehinderte Menschen 684

32 Wichtige Vorschriften im Gesundheitswesen 687

Martin Kraus

32.1 Arzneimittelgesetz 687

32.1.1 Anforderungen an Arzneimittel 687
32.1.2 Zulassung von Arzneimitteln 687
32.1.3 Abgabe von Arzneimitteln 687

32.2 Medizinproduktegesetz (MPG) 688

32.3 Betäubungsmittelgesetz, Betäubungsmittelverschreibungsverordnung 689

32.4 Infektionsschutzgesetz 689

32.5 Aufgaben und Aufbau des öffentlichen Gesundheitswesens 691

32.5.1 Bundesebene 691
32.5.2 Landesebene 692

Anhang

Lese- und Lernservice Teil I 694

Literatur 695

Kontaktadressen 695

Internetadressen 695

Fragen zum Selbststudium 696

Kap. 1 Gewebelehre 696
Kap. 2 Bewegungsapparat 696
Kap. 3 Blut 696
Kap. 4 Herz und Kreislauf 696
Kap. 5 Verdauungsorgane 696
Kap. 6 Atmungsorgane 697
Kap. 7 Harnorgane 697
Kap. 8 Endokrines System 697
Kap. 9 Geschlechtsorgane 697
Kap. 10 Schwangerschaft und Geburt 697
Kap. 11 Haut und Hautanhangsorgane 697
Kap. 12 Infektionskrankheiten 698
Kap. 13 Nervensystem 698
Kap. 14 Sinnesorgane 698
Kap. 15 Psychiatrische Erkrankungen 698
Kap. 16 Erste Hilfe 698

Lese- und Lernservice Teil II 699

Literatur 701

Kontaktadressen 701

Internetadressen 702

Fragen zum Selbststudium 702

Kap. 17 Allgemeine theoretische Grundlagen 702
Kap. 18 Mithilfe bei der Pflegeorganisation 702
Kap. 19 Krankenpflegehilfe bei den Aktivitäten des täglichen Lebens 702
Kap. 20 Krankenpflegehilfe bei diagnostischen und therapeutischen Maßnahmen 707
Kap. 21 Krankenpflegehilfe in unterschiedlichen Pflegedisziplinen 708

Lese- und Lernservice Teil III 709

Literatur 712

Kontaktadressen 712

Internetadressen 712

Fragen zum Selbststudium 712
Kap. 22 Grundlagen der Arzneimittellehre . 712
Kap. 23 Arzneimittelgruppen 712

Lese- und Lernservice Teil IV 710

Literatur 714

Kontaktadressen 714

Internetadressen 714

Fragen zum Selbststudium 714
Kap. 24 Ernährungslehre 714
Kap. 25 Diätetik 715
Kap. 26 Grundlagen von Gesundheit und Krankheit 715
Kap. 27 Gesundheit und Suchtmittel 715

Glossar 712

Abkürzungen 712

Abbildungsnachweis 727

Sachverzeichnis 729

Hauptautoren

(Die Ziffern hinter den Namen der Autoren kennzeichnen die Kapitel, an denen sie mitgewirkt haben)

Irmgard Frey (18, 21, 26, 27, 28)
Fachkrankenschwester für Psychiatrie und leitende Unterrichtsschwester i.R.
Olgastr. 16/3
88214 Ravensburg

Lenore Lübke-Schmid (17–21, 24, 25)
Kranken- und Kinderkrankenschwester, Lehrerin für Pflegeberufe und Pflegedienstleitung in der Behindertenhilfe „Schöneck"
Evangelisches Diakoniewerk Schwäbisch Hall
Prescherstr. 30
74405 Gaildorf

Beate Weisser (17–21, 24–28)
Dipl. Pflegepädagogin FH, Krankenschwester, Fachkrankenschwester für Innere Medizin und Intensivpflege
Akademie für Gesundheitsberufe Heidelberg
Wieblinger Weg 19
69123 Heidelberg

Dr. med. Walther Wenzel (1–14, 16)
Bereichsleiter Unfallchirurgie
Klinikverbund Südwest Krankenhaus Herrenberg
Marienstr. 25
71083 Herrenberg

Autoren einzelner Beiträge

Brigitte Benziger-König (20, 21)
Krankenschwester, Lehrerin für Pflegeberufe
Zeppelinstr. 8
71263 Weil der Stadt

Diplom-Soz. Päd. Ina Citron (21)
Sportpädagogin, Feldenkrais-Pädagogin, Kinästhetik-Lehrtrainerin
leitende Ausbilderin Deutsche Gesellschaft für Kinästhetik und Kommunikation e.V.
Althoffstr. 20
12169 Berlin

Christiane Fürll (21)
Physiotherapeutin und freie Medizinjournalistin, Bobaththerapeutin
Steinweg 22
53121 Bonn

Rainer Kortus (15)
Fichtenstr. 5
73663 Berglen

Martin Kraus (29–32)
Richter am Sozialgericht Würzburg
Theodor-Heuss-Str. 48
97204 Höchberg

Dr. Andreas Portsteffen (22, 23)
Apotheker, Leiter der Krankenhausapotheke des Gemeinschaftskrankenhauses Herdecke
Gerhard-Kienle-Weg 4
58313 Herdecke

Dr. Jochen Tenter (15)
Nervenarzt, Psychotherapie, Geriatrie
Chefarzt der Abteilung für Alterspsychiatrie in Ravensburg-Weißenau
Zentrum für Psychiatrie Südwürttemberg
Weingartshofer Str. 2
88214 Ravensburg

Birgit Werner, BScN (21)
Krankenschwester, Lehrerin für Pflegeberufe, Praxisbegleiterin Basale Stimulation in der Pflege und Kinaesthetics-Trainerin
Pflegeberaterin Kantonsspital St. Gallen
Rorschacher Str. 95
9007 St. Gallen (Schweiz)

Teil I

Grundlagen der Biologie, Anatomie und Physiologie sowie der Krankheitslehre

1 Zell- und Gewebelehre *26*

2 Bewegungsapparat *35*

3 Blut *52*

4 Herz und Kreislauf *63*

5 Verdauungsorgane *83*

6 Atmungsorgane *105*

7 Harnorgane *122*

8 Endokrines System *135*

9 Geschlechtsorgane *146*

10 Schwangerschaft und Geburt *162*

11 Erkrankungen der Haut und Hautanhangsorgane *182*

12 Infektionskrankheiten *197*

13 Nervensystem *222*

14 Sinnesorgane *241*

15 Psychiatrische Krankheiten *253*

16 Erste Hilfe *283*

I

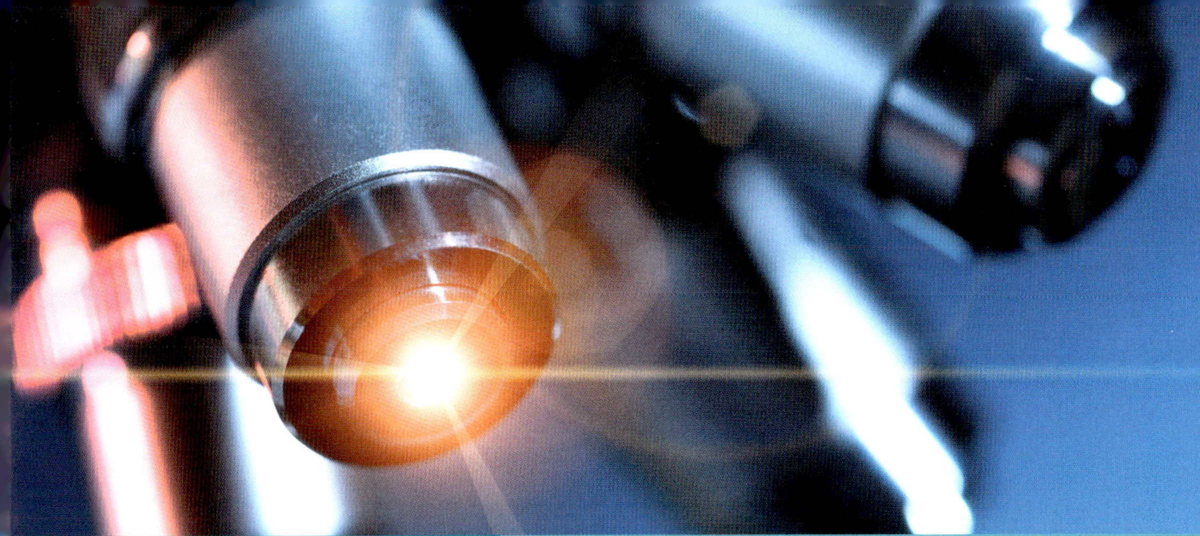

Kapitel 1

Zell- und Gewebelehre

1.1 Aufgabe und Funktion 26

1

1 Zell- und Gewebelehre

Walther Wenzel

1.1 Aufgabe und Funktion

Der menschliche Körper besteht aus bis zu 100 Billionen Zellen. Um ihre speziellen Aufgaben erfüllen zu können, haben sie sich zu Zellverbänden zusammengeschlossen. Diese Zellverbände werden Gewebe genannt. Die einzelnen Zellen haben ein unterschiedliches Aussehen, trotzdem findet man bei allen Zellen gemeinsame Bestandteile.

1.1.1 Zelle

Definition

Die Zelle ist die kleinste lebensfähige Einheit aller Lebewesen. Sie ist der Grundbaustein des Organismus.

Die Zellen haben die Fähigkeit, sich zu ernähren, zu wachsen, auf Reize zu antworten und sich zu vermehren. Jede einzelne Zelle besteht aus dem Zellleib (Zytoplasma oder Protoplasma) und einem Zellkern. Im Kern befinden sich zudem die Träger der Erbeigenschaften, die Chromosomen. Alle Chromosomen zusammen bilden das menschliche Genom.

Sie sind von ihrer Umgebung durch die Zellmembran abgegrenzt (▶ Abb. 1.1). Im menschlichen Körper befinden sich viele verschiedenartige Zelltypen mit den unterschiedlichsten Aufgaben. Die von einer Zelle ausgeschiedenen Substanzen werden Interzellularsubstanzen genannt.

Zelle

Die Zelle besteht zu etwa 75 % aus Wasser. Der übrige Teil der Zelle setzt sich aus Eiweißen (Proteinen), Fetten (Lipiden) und fettähnlichen Stoffen, Kohlenhydraten und Sal-

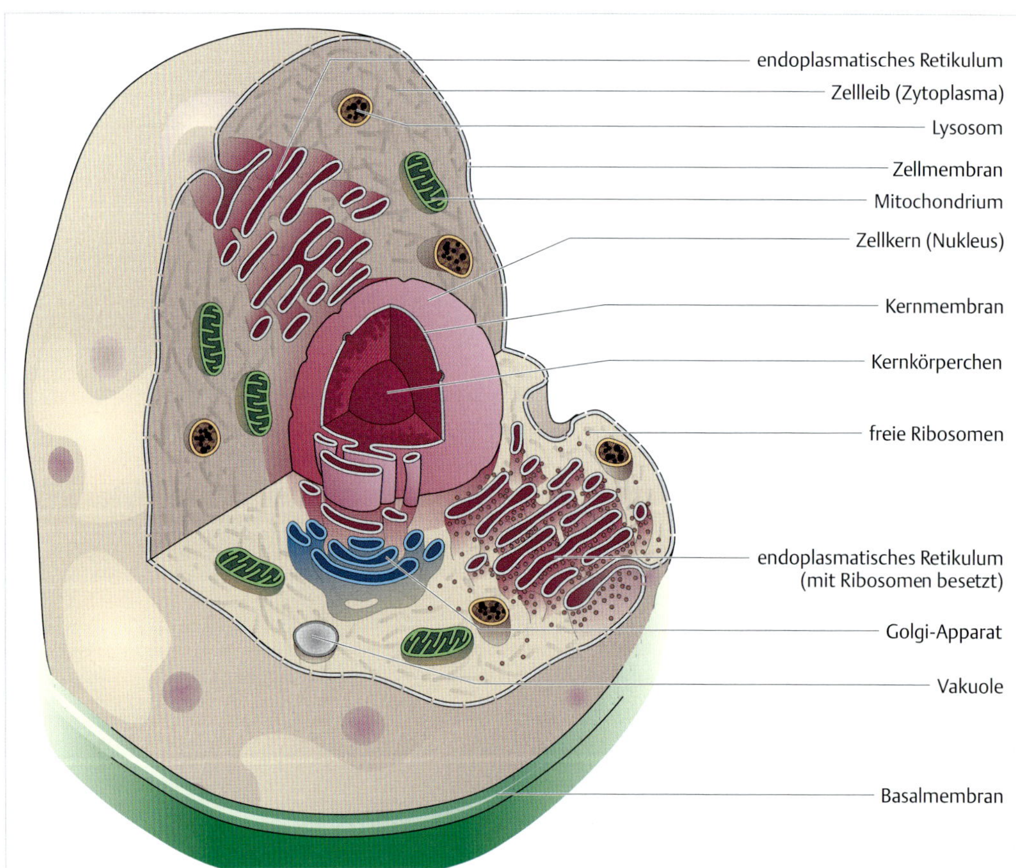

Abb. 1.1 Zelle. Schematische Darstellung einer Zelle mit Zellmembran, Zellkern und Zellorganellen.

zen zusammen. In der Zelle können außerdem Glykogen und Pigmente eingelagert werden.

In den Zellen befinden sich sog. Zellorganellen (▸ Abb. 1.1). Sie sind je nach Aufgabe der Zellen in verschiedener Anzahl vorhanden:

- Die **Mitochondrien** sind die Energielieferanten für den Zellstoffwechsel. In ihnen finden die chemischen Reaktionen der Atmungskette statt.
- Das **endoplasmatische Retikulum** ist die Bezeichnung für alle Membransysteme in der Zelle. Die Membranen grenzen die einzelnen Stoffwechselräume im Zytoplasma voneinander ab.
- An den Membranen befinden sich die **Ribosomen**. In ihnen werden die Zelleiweiße aufgebaut.
- Der **Golgi-Apparat** hat hauptsächlich die Funktion, Sekrete, z. B. Hormone, zu transportieren. Er ist am Aufbau von Lysosomen beteiligt. Sie enthalten zahlreiche Enzyme der Zellverdauung für zelleigene und zellfremde Stoffe. In den Lysosomen finden die Stoffwechselvorgänge statt.

Zellkern

Der Zellkern (Nukleus) kann verschiedene Formen und Größen haben. Er ist von einer Membran umgeben. Verantwortlich ist der Zellkern für alle Stoffwechselvorgänge der Zelle.

Die chemisch wichtigsten Substanzen des Kernes sind:

- Ribonukleinsäure (RNA im Kernkörperchen)
- Desoxyribonukleinsäure (DNA im übrigen Zellkern)

Die Zunahme des Zytoplasmas über eine gewisse Grenze hinaus veranlasst den Kern, sich in 2 Hälften zu teilen (▸ Abb. 1.2). Dabei zerfallen die einzelnen Chromosomen durch Halbierung in der Längsrichtung in 2 identische Teile. Nach der Kernteilung erfolgt die Teilung des Zellleibes, sodass aus einer Zelle schließlich 2 gleichartige Tochterzellen entstehen. Sie sind wiederum aus Zellleib und Zellkern aufgebaut.

Chromosomen

Die Chromosomen bestehen aus langen Ketten einzelner Desoxyribonukleinsäure-Bausteine. Sie sind in einer genau festgelegten Reihenfolge angeordnet. Im Chromosom liegen sie einander als parallele Stränge gegenüber. Bei der Zellteilung werden die Chromosomen voneinander getrennt (Reißverschluss).

Nach der Aufspaltung kann die Erbinformation beider Eltern abgelesen und vermischt werden (▸ Abb. 1.4). Jeder Mensch besitzt seine eigenen, nur für ihn typischen Erbeigenschaften. Diese sind einzigartig und werden als genetischer Code bezeichnet. Jeder Mensch als Individuum kann anhand der für ihn typischen DNA-Analyse identifiziert werden.

In der Zelle wird die Erbinformation während des Wachstums immer wieder aufgespalten und abgelesen. Dies geschieht durch Anlagern von Ribonukleinsäuren. Kleine Abschnitte auf diesen Ketten legen ein Gen fest. Es beinhaltet die Information für eine Erbeigenschaft, wie z. B. die Haarfarbe eines Menschen (▸ Abb. 1.3).

Beim Ablesen der Gene können Fehler auftreten. Die Korrektur erfolgt mithilfe der sog. Reparaturgene. Bei unvollständiger oder keiner Reparatur entstehen irreversible Erbkrankheiten, wie z. B. Down-Syndrom (Trisomie 21).

▸ **Menschliches Genom.** Das menschliche Genom (die gesamte Erbinformation) ist seit Ende des Jahres 2000 fast vollständig entschlüsselt. Daraus ergeben sich ungeahnte Möglichkeiten, neue Erkenntnisse über Krankheiten und völlig neue Therapieansätze zu gewinnen. Seit Jahren werden mithilfe der Gentechnik Erbinformationen auf andere Lebewesen oder Organismen (z. B. Bakterien) übertragen.

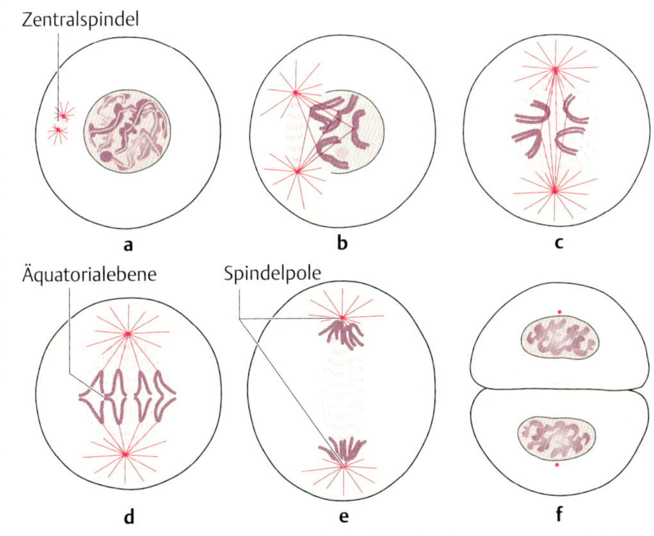

Abb. 1.2 Zellteilung (Mitose). a Die Chromosomen werden durch Spiralisierung sichtbar, der Spindelapparat bildet die Zentralspindel; **b** die Kernmembran löst sich auf, die Chromosomen wandern an der Zentralspindel zur Äquatorialebene; **c** Aufteilung aller Chromosomen in je 2 Chromatiden und Anordnung im Äquator der Spindel; **d** Auseinanderziehen der Tochterchromosomen bis zu den Spindelpolen **(e)**; Entspiralisierung der Chromosomen und gleichzeitiges Ausbilden der Kernmembran und Teilung der Zelle (f).

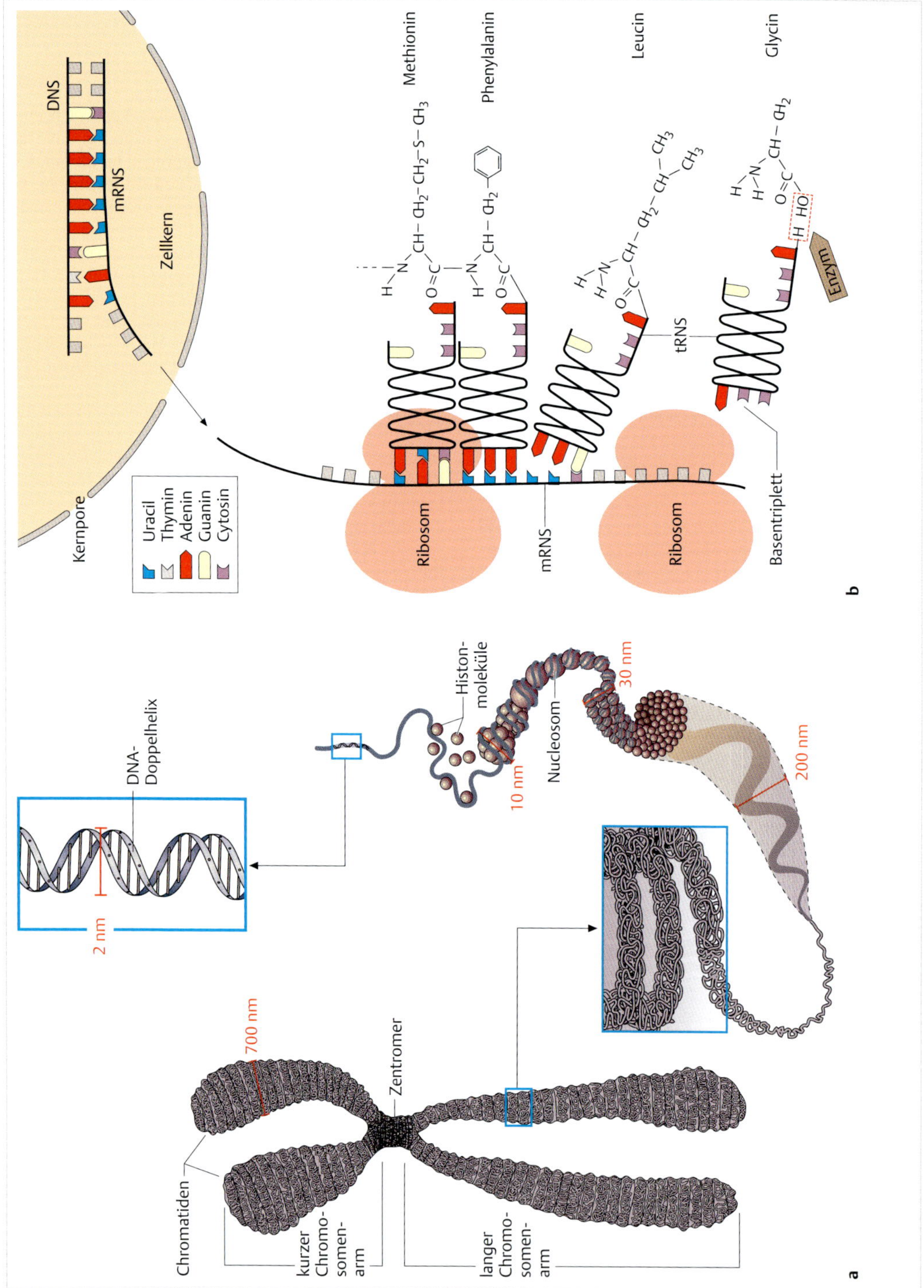

Abb. 1.3 Ablesen der Erbinformation von der DNA (Eiweißsynthese). a Die Erbinformation liegt im Chromosom als lange spiralförmig angelegte Eiweißkette vor. Sie wird entspiralisiert und der Doppelstrang (DNA-Doppelhelix) wird aufgespalten und abgelesen. **b** Mithilfe der Boten-RNS werden in den Ribosomen aus Aminosäuren die benötigten Eiweißmoleküle zusammengesetzt.

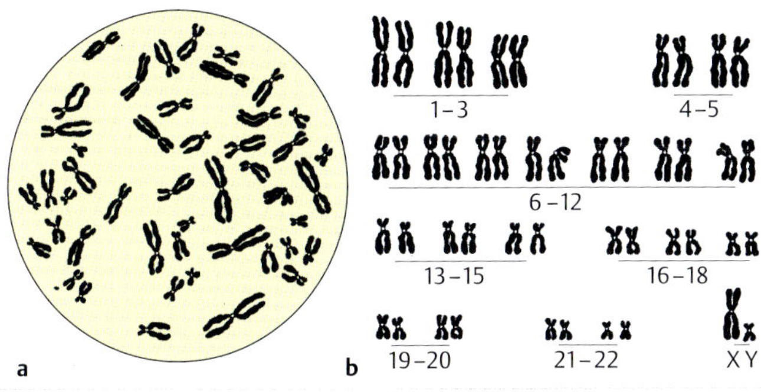

Abb. 1.4 Chromosomensatz (Karyogramm). Die Chromosomen sind nach Länge und Lage des Zentromers geordnet dargestellt. Bei der Frau liegen 23 gleiche Chromosomenpaare mit Geschlechtschromosom XX vor, beim Mann 22 gleiche mit einem unterschiedlichen Geschlechtschromosomenpaar XY.

Als Beispiel sei die Insulinproduktion erwähnt. Bakterien stellen mithilfe der Gene, die in ihren Organismus übertragen worden sind, menschliches Insulin her.

Gentechnische Veränderungen am menschlichen Erbgut sind in Deutschland gesetzlich verboten. Inwieweit Forschungen an sog. Stammzellen unter strenger wissenschaftlicher Aufsicht möglich sein werden, wird derzeit politisch und auch ethisch sehr kontrovers diskutiert.

Interzellularsubstanz

Von der Zelle werden bestimmte Substanzen ausgeschieden. Sie befinden sich dann außerhalb der Zellen und binden die Zellen eines Zellverbandes aneinander. Diese Substanzen werden Zwischenzellsubstanzen (Interzellularsubstanzen), z. B. Kollagene, genannt. Sie sind für Eigenschaften bestimmter Gewebe mitverantwortlich. Die Zellen, welche die einzelnen Gewebe aufbauen, können völlig unterschiedliche Formen haben. Es kommen zylindrische, kugelige oder langgestreckte Arten vor, sie können kürzere oder längere Fortsätze tragen (z. B. Nervenzellen). Die größte Zelle im menschlichen Organismus ist die Eizelle. Ihr Durchmesser beträgt ca. 0,25 mm.

1.1.2 Gewebe

Definition

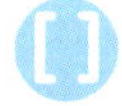

Treten Zellen gleicher Bauart und ähnlicher Funktion zu einem Verband zusammen, nennt man dies Gewebe.

Folgende Gewebearten sind im menschlichen Organismus zu unterscheiden:
- Epithelgewebe
- Drüsengewebe
- Stützgewebe
- Muskelgewebe
- Nervengewebe

Epithelgewebe

Epithelgewebe ist flächenhaft ausgebildetes Gewebe. Es kleidet innere (Schleimhäute am Verdauungstrakt, Atemapparat, Harnsystem) und äußere Oberflächen (Haut) aus (▸ Abb. 1.5).

Dabei kann das Epithel verschiedene Aufgaben erfüllen, z. B.:
- Schutzfunktion (Oberflächenepithel)
- Aufnahme von Stoffen = Resorption (Epithel der Darmzotten)
- Absonderungsfunktion (Drüsenepithel)
- Sinnesfunktion (Sinnesepithel, z. B. Netzhaut des Auges)

Je nach Form der Epithelzelle wird von Plattenepithel, kubischem und Zylinderepithel gesprochen. Die Zellen können in einer Schicht oder mehrschichtig übereinander liegen. Sie tragen teilweise Flimmerhaare (z. B. Epithelzellen der Nasen-, Luftröhren- und Eileiterschleimhaut), um Sekret und kleine Fremdkörper zu transportieren.

Drüsengewebe

Die Drüsen sind Anhangsgebilde der Haut oder Schleimhaut, die Sekret absondern. Drüsen können aus einer Zelle bestehen, so z. B. die Becherzellen der Magenschleimhaut. Sie sondern den Schleim ab. Meist sind Drüsen aber viel komplizierter aufgebaut (▸ Abb. 1.6). Entleert die Drüse ihr Sekret durch einen Ausführungsgang an eine innere (Darm) oder äußere Oberfläche (Haut), so wird sie als Drüse mit äußerer Sekretion (exokrine Drüse) bezeichnet. Hat eine Drüse keinen Ausführungsgang und gibt ihr Sekret direkt ins Blut ab, so wird von einer Drüse mit innerer Sekretion (endokrine Drüse oder Hormondrüse) gesprochen.

Stützgewebe

Das Stützgewebe befindet sich dort im Körper, wo Zug- und Druckfestigkeit sowie Elastizität gefordert sind.

Die verschiedenen Arten des Stützgewebes sind:
- Bindegewebe
- Fettgewebe
- Knorpelgewebe
- Knochengewebe

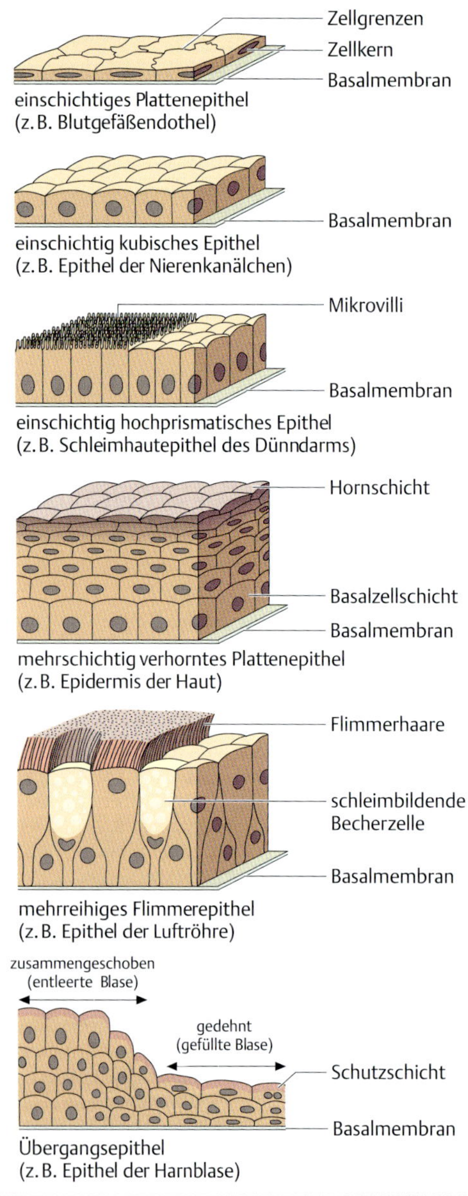

Abb. 1.5 Verschiedene Epithelgewebearten und -formen. Vorkommen in Blutgefäß, Nierenkanälchen, Dünndarm, Haut, Luftröhre und Harnblase.

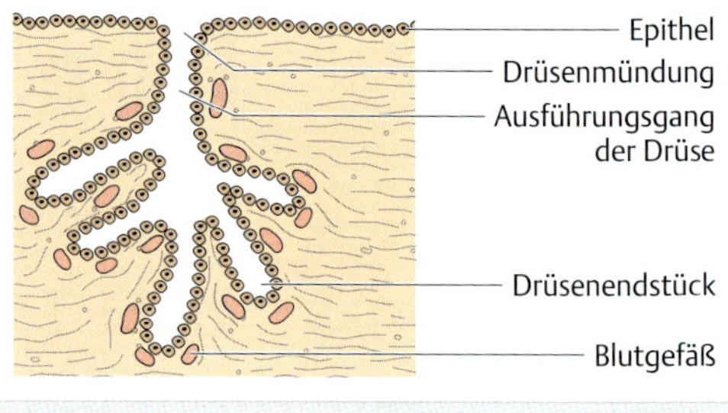

Abb. 1.6 Drüsenepithel. Schematischer Aufbau einer exokrinen Drüse.

Die Zellen des Binde- und Stützgewebes haben sehr unterschiedliche Formen und Aufgaben. Die Zwischenzellsubstanz hat je nach Aufgabe des Gewebes sehr elastische bis hin zu sehr harten mineralischen Eigenschaften.

Bindegewebe

Kollagene oder elastische Fasern sind in der Zwischenzellsubstanz eingelagert (▸ Abb. 1.7). Das lockere Bindegewebe füllt im Wesentlichen die Räume zwischen den Organen aus. Es enthält den Großteil des extrazellulären Wassers.

Abnorme Wasseransammlungen im Bindegewebe, wie sie bei Herz- und Nierenkrankheiten vorkommen, werden Ödeme (Wassersucht) genannt. Das straffe Bindegewebe baut Sehnen und Bänder auf.

Fettgewebe

Die Zellen des Fettgewebes enthalten zahlreiche kleine oder einen großen Fetttropfen (▸ Abb. 1.8). Das Fettgewebe ist vor allem ein Nährstoffdepot. Es befindet sich besonders im Unterhautfettgewebe (subkutanes Fettgewebe) und im großen Bauchnetz (viszerales Fettgewebe). Das Fettgewebe dient der Wärmeisolation und als Polster an mechanisch stark beanspruchten Stellen (Fersen und Gesäß). Die Fettkapsel der Niere dient dem Schutz und der Fixierung der Niere.

Knorpelgewebe

Die Zellen des besonders zug- und druckfesten Knorpelgewebes sind groß und rund (▸ Abb. 1.9). Ihre Zwischenzellsubstanz ist stark entwickelt (Chondron).

Knochen und Gelenke sind mit Knorpelgewebe überzogen. So befinden sich Knorpelspangen in der Luftröhre und den Bronchien und dienen als Verbindung zwischen Rippen und Brustbein. Das äußere Ohr und die Nase sind aus Knorpelgewebe aufgebaut (hyaliner Knorpel).

Die Zwischenwirbelscheiben und die Menisken bestehen aus Faserknorpel, der aus Binde- und Knorpelgewebe besteht.

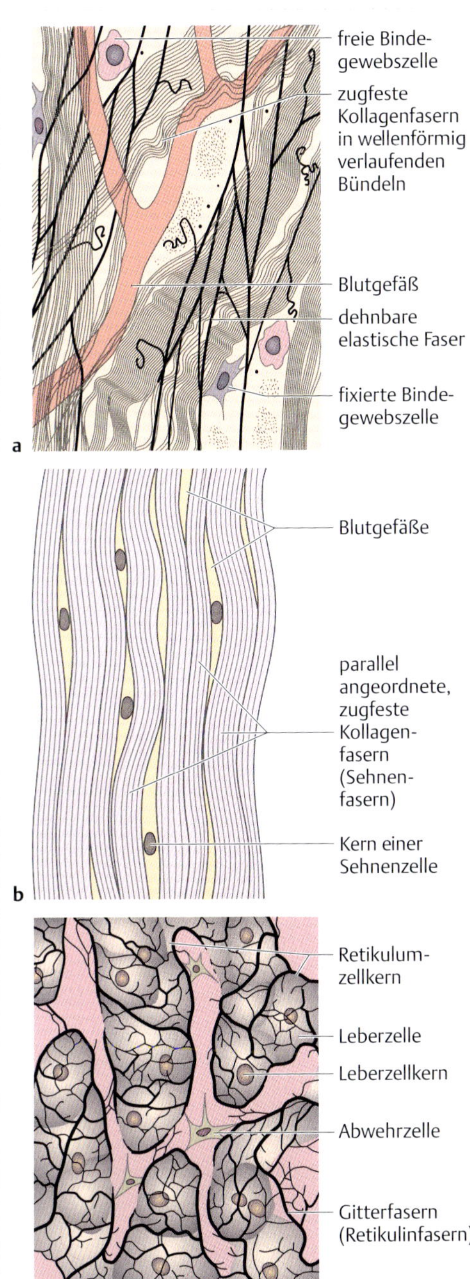

Abb. 1.7 Bindegewebearten. **a** Lockeres Bindegewebe, **b** straffes faserreiches Bindegewebe, z. B. Sehne, **c** retikuläres Bindegewebe, z. B. Leber.

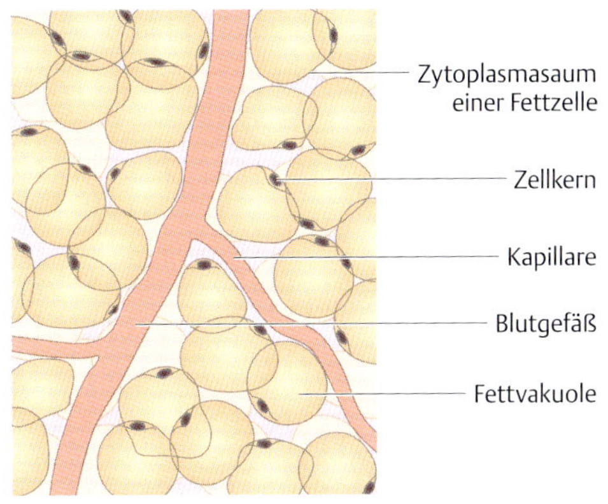

Abb. 1.8 Fettgewebe.

Knochengewebe

Knochengewebe besteht aus Knochenzellen und einer Zwischenzellsubstanz, die aus kollagenen Fasern und Kalksalzen (phosphorsaurer und kohlensaurer Kalk) aufgebaut ist. Die Außenschicht der Knochen besteht aus kompaktem Knochengewebe (Kortikalis). Im Inneren befinden sich die Knochenbälkchen (Spongiosa). Die Bälkchen sind nach Zug- und Drucklinien angeordnet (▶ Abb. 1.10). So ist bei einem Minimum an Baumaterial, Masse und Gewicht ein Maximum an Festigkeit gegeben. Die Hohlräume des Knochengewebes enthalten rotes (blutbildendes) Knochenmark. Der Knochen ist von Knochenhaut (Periost) überzogen, die Blutgefäße und Nerven mit sich führt und deshalb schmerzempfindlich ist.

Muskelgewebe

Die Zellen des Muskelgewebes, auch Muskelfasern genannt, sind lang gestreckt und spindelförmig (▶ Abb. 1.11). Sie haben die Fähigkeit, sich zusammenzuziehen (Kontraktionsfähigkeit). Durch Bindegewebshüllen werden einzelne Muskelfasern zu Muskelbündeln zusammengehalten. Viele solcher Bündel bilden den Muskel, der von einer bindegewebigen Hülle (Muskelfaszie) umgeben ist. Im Bindegewebe zwischen den Muskelbündeln verlaufen Nerven und Blutgefäße. Nach ihrem mikroskopischen Bild und ihrer Funktionsweise werden folgende Muskelzellarten unterschieden:

- quergestreifte Muskelzellen
- glatte Muskelzellen
- Herzmuskelzellen

Die quergestreiften Muskeln bilden den aktiven Bewegungsapparat, wie z. B. die Skelettmuskeln, die dem Willen auf dem Weg über das Zentralnervensystem unterworfen sind. Die Muskeln werden meist durch kürzere oder längere Sehnen mit dem Knochen verbunden. Ring-

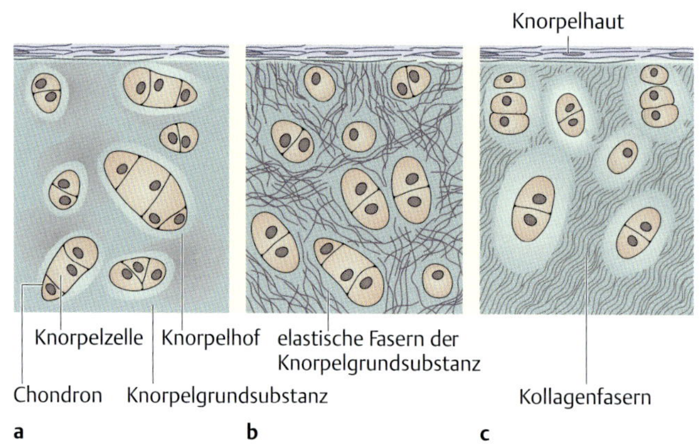

Abb. 1.9 Knorpelgewebe. Von links nach rechts: hyaliner Knorpel, elastischer Knorpel und Faserknorpel.

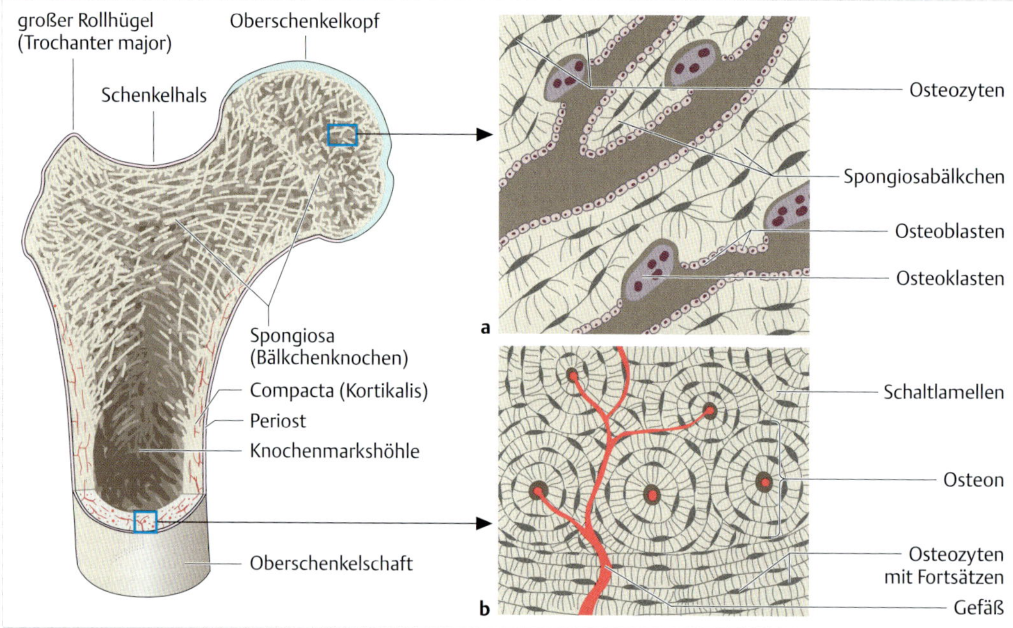

Abb. 1.10 Knochengewebe. a Schematische Darstellung des knöchernen Aufbaus des Oberschenkelknochens mit Schenkelhals und Hüftkopf, **b** mikroskopisches Bild der Spongiosa und **c** der Kortikalis (Compacta).

förmige Muskeln (Schließmuskeln) setzen nicht an Knochen an und haben auch keine Sehnen.

Die glatten Muskelzellen bilden die flächenhaft ausgebreitete Muskulatur der inneren Organe (Muskulatur des Magens, Darmes, der Blase, Blutgefäße usw.). Ihre Kontraktionen führen zu den peristaltischen Bewegungen. Sie werden vom autonomen Nervensystem ausgelöst. Das heißt, dass sie vom Willen nicht beeinflusst werden können.

Die Herzmuskulatur zeigt Besonderheiten. Sie ähnelt im Aufbau der quergestreiften Muskulatur, ist aber vom Willen unabhängig wie die glatte Muskulatur.

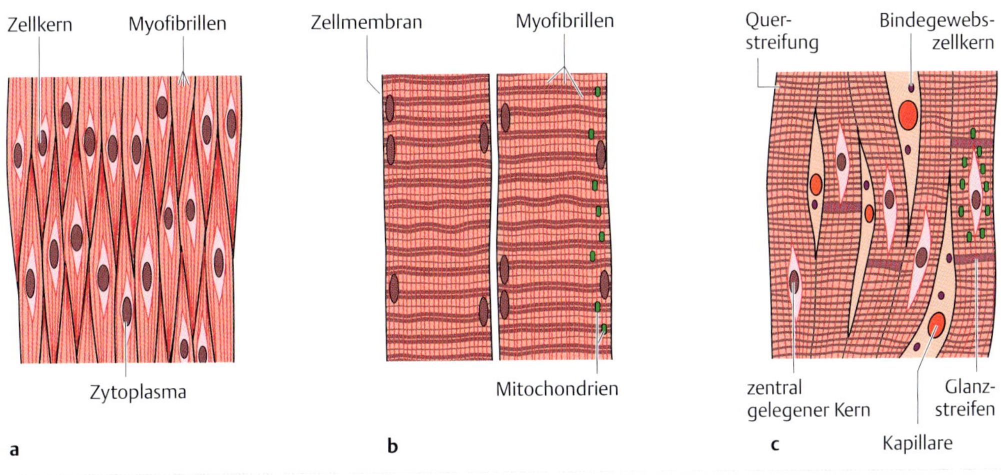

Abb. 1.11 Muskelgewebearten. Von links nach rechts: glattes Muskelgewebe, quergestreiftes Skelettmuskelgewebe, Herzmuskelgewebe.

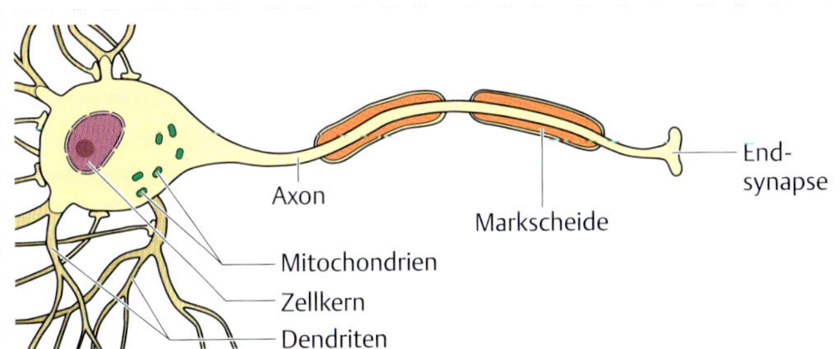

Abb. 1.12 Nervenzelle. Schematische Darstellung mit Dendrit, Neurit und Endsynapse.

Nervengewebe

Zum Nervengewebe gehören Gehirn, Rückenmark und das autonome Nervensystem. Es ermöglicht dem Organismus, sich in seiner Umgebung zu orientieren, anzupassen und auf sie einzuwirken. Das Nervensystem besteht aus Nervenzellen und Nervenfasern (▸ Abb. 1.12). Die Zellen haben spezielle Ausläufer. Dabei wird unterschieden zwischen den kurzen Protoplasmafortsätzen (Dendriten) und einem langen Fortsatz (Neurit bzw. Axon).

Die Dendriten empfangen über Synapsen (Umschaltstellen zur Nervenzelle) die Signale anderer Nervenzellen. Der Neurit dient im Wesentlichen der Reizleitung von der Nervenzelle zum Erfolgsorgan (z. B. einem Muskel). Die Nervenfasern bilden die weiße Substanz des Zentralnervensystems, die Zellkörper der Nervenzellen die graue. Eine große Anzahl von Neuriten (Nervenfasern) sind zu einer Art „Kabel" zusammengebündelt, dem eigentlichen Nerv. Ein Nerv kann mechanisch, thermisch, chemisch oder elektrisch gereizt werden. Der Reiz muss eine bestimmte Intensität haben und eine gewisse Zeit einwirken. Die Nervenerregung ist von elektrischen Erscheinungen begleitet. Die Registrierung bzw. Aufzeichnung der elektrischen Erscheinungen, z. B. der Gehirnströme, wird als Elektroenzephalogramm (EEG) bezeichnet.

1.1.3 Organe und Organsysteme

Definition

Von einem Organ wird gesprochen, wenn sich verschiedene Gewebe zu einer Einheit mit klar definiertem Aufgabenbereich verbinden.

Ein Organsystem ist eine Verbindung von mehreren Organen, die harmonisch miteinander arbeiten.

Zwei Beispiele sollen die Begriffe Organ und Organsystem verdeutlichen:

- **Organ:** Das „Organ" Muskel wird gebildet durch den Verbund aus Muskelfasern, Bindegewebe, Gefäßen und Nerven.
- **Organsystem:**
  - Das Harnsystem wird gebildet durch Nieren, Harnleiter, Blase und Harnröhre (▸ Abb. 7.1).
  - Das Skelettsystem wird gebildet durch Knochen mit Gelenken und Bändern.

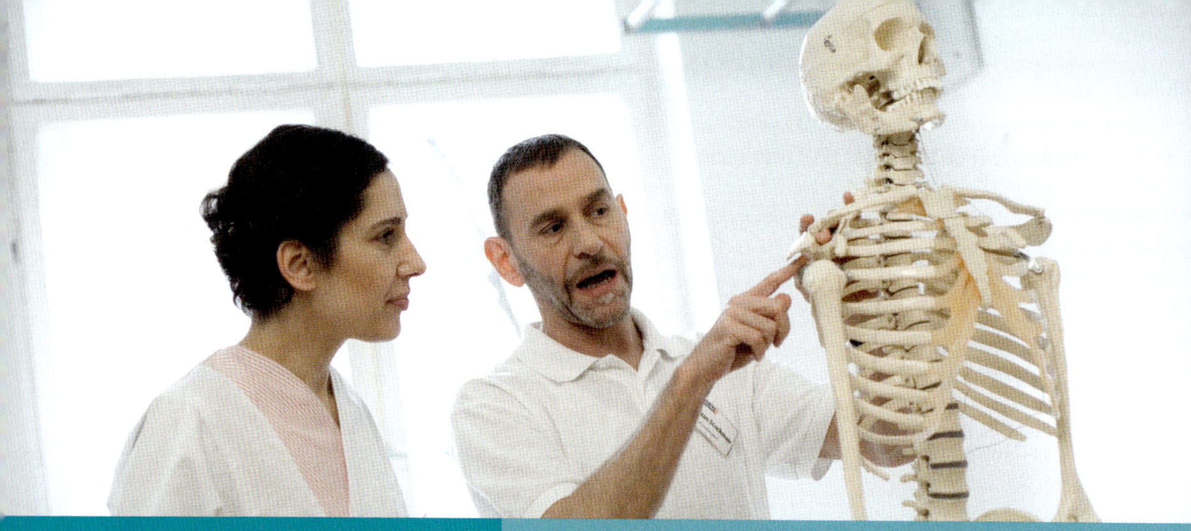

Kapitel 2

Bewegungsapparat

2.1 Aufgabe und Funktion 35

2.2 Erkrankungen und Verletzungen des Bewegungsapparates 43

2 Bewegungsapparat

Walther Wenzel

2.1 Aufgabe und Funktion

Der Bewegungsapparat setzt sich aus dem Knochengerüst mit seinen gelenkigen Verbindungen und den Muskeln zusammen. Das Knochengerüst wird passiver Bewegungsapparat genannt. Die Muskeln gehören zum aktiven Bewegungsapparat. Sie bewegen durch ihre Kontraktion die Knochen in ihren Gelenken. Das Skelett dient dem Körper als Stütze und den inneren Organen als Schutz (▶ Abb. 2.1).

2.1.1 Knochen und Gelenke

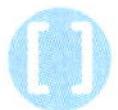

Definition

Die Knochen besitzen je nach ihrer Funktion eine spezielle Form. Ohne die Gelenke wäre die Beweglichkeit zwischen den verschiedenen Knochen nicht möglich. Sie sind Verbindungsstellen zwischen den Knochen.

Die Einteilung der Knochen erfolgt nach ihrer Form in
- Röhrenknochen,
- platte Knochen,
- kurze Knochen und
- unregelmäßig geformte Knochen.

Die Röhrenknochen oder langen Knochen befinden sich an den Gliedmaßen (Extremitäten) als Ober- und Unterschenkelknochen, Ober- und Unterarmknochen usw. Sie sind aufgebaut aus Schaft (Diaphyse) und den beiden verdickten gelenktragenden Enden (Epiphysen). Im Schaft eingebettet ist die Markhöhle, in der sich beim Neugeborenen und Kleinkind rotes Knochenmark, beim älteren Erwachsenen Fettmark befindet. Zu den Gelenkenden hin ist der Markraum von Knochenbälkchen (Metaphyse) durchzogen.

Platte Knochen sind die Knochen der Schädelkapsel, der Schulterblätter und der Beckenknochen. Zu den kurzen Knochen gehören die Hand- und die Fußwurzelknochen.

Zu den unregelmäßig geformten Knochen gehören die Knochen des Gesichtsschädels. Einige von ihnen haben Hohlräume, die durch Schwund der Knochensubstanz entstanden sind. Diese Hohlräume sind mit Luft gefüllt und von Schleimhaut ausgekleidet (Oberkieferknochen mit Oberkieferhöhle, Stirnbein mit Stirnhöhle, Siebbein mit Siebbeinhöhlen). Es besteht eine Verbindung zwischen Nase und Gesichtsschädel.

Die einzelnen Skelettknochen sind durch Haften oder Gelenke miteinander verbunden.

▶ **Haften.** Dies sind sog. falsche Gelenke, die keine oder nur eine sehr geringe Bewegung gestatten (Schädelnähte, Schambeinfuge, die Verbindung der beiden Beckenknochen und die Kreuzbein-Becken-Fuge).

▶ **Echte Gelenke.** Diese erlauben eine gute Beweglichkeit der Knochen. Sie bestehen aus den Gelenkflächen der Knochen, die miteinander das Gelenk bilden. Sie sind mit Knorpel überzogen und haben je nach der Bewegung, die sie auszuführen haben, verschiedene Formen. Den konvexen Teil nennt man Gelenkkopf, den konkaven Teil Gelenkpfanne. Der zwischen beiden bestehende feine Gelenkspalt charakterisiert das echte Gelenk.

Durch die Gelenkkapsel wird das Gelenk nach außen hin abgeschlossen. Sie besteht aus einer inneren Schicht, die die Gelenkflüssigkeit absondert und dadurch ein reibungsloses Gleiten der Gelenkflächen ermöglicht. Die Gelenkkapsel besitzt eine weitere feste äußere, eine fibröse Schicht. Zusätzlich wird das Gelenk mit Bändern fixiert, die der Verstärkung der Kapsel, der Führung und auch Hemmung bestimmter Bewegungen dienen. Die Gesamtheit der Bänder nennt man Bandapparat. In manchen Gelenken befinden sich zusätzlich Faserknorpelscheiben, wie im Kniegelenk die Menisken und im Kiefergelenk der Diskus. Durch Gewalteinwirkungen können Teile dieser Knorpelscheiben einreißen. Sie verursachen dann erhebliche Schmerzen und schränken die Beweglichkeit des betroffenen Gelenkes wesentlich ein.

Im menschlichen Organismus ist eine Vielzahl verschiedener Gelenktypen anzutreffen (▶ Abb. 2.2):
- einachsige Gelenke (Scharniergelenke wie Finger- und Zehengelenke, Ellenbogengelenk)
- zweiachsige Gelenke (Sattel- und Eigelenk wie Daumengrundgelenk und Handgelenk)
- vielachsige Gelenke (Kugelgelenk wie Hüft- und Schultergelenk)

Schultergürtel mit Schultergelenk

Der Schultergürtel besteht aus den Schlüsselbeinen und den Schulterblättern.

Das gut sichtbare, leicht S-förmige Schlüsselbein steht in gelenkiger Verbindung zu Brustbein und Schulterblatt (Schultereckgelenk). Das Schulterblatt ist ein dünner, platter, dreieckiger Knochen, an dessen Außenfläche sich eine kräftige Knochenleiste, die Schulterblattgräte, erhebt. An seinem oberen äußeren Winkel trägt das Schulterblatt die Gelenkpfanne für das Schultergelenk. Der Gelenkkopf wird vom Oberarmknochen gebildet. So sind durch dieses Gelenk die Oberarme mit dem Schultergürtel verbunden.

Oberarm

Der Oberarmknochen (Humerus) gehört zu den Röhrenknochen. Sein oberes, halbkugelig geformtes Ende ist mit Gelenkknorpel überzogen und gehört zum Schultergelenk. Am Schaft sind einige Knochenvorsprünge und Leisten sichtbar, an denen die Muskeln ansetzen. Das untere

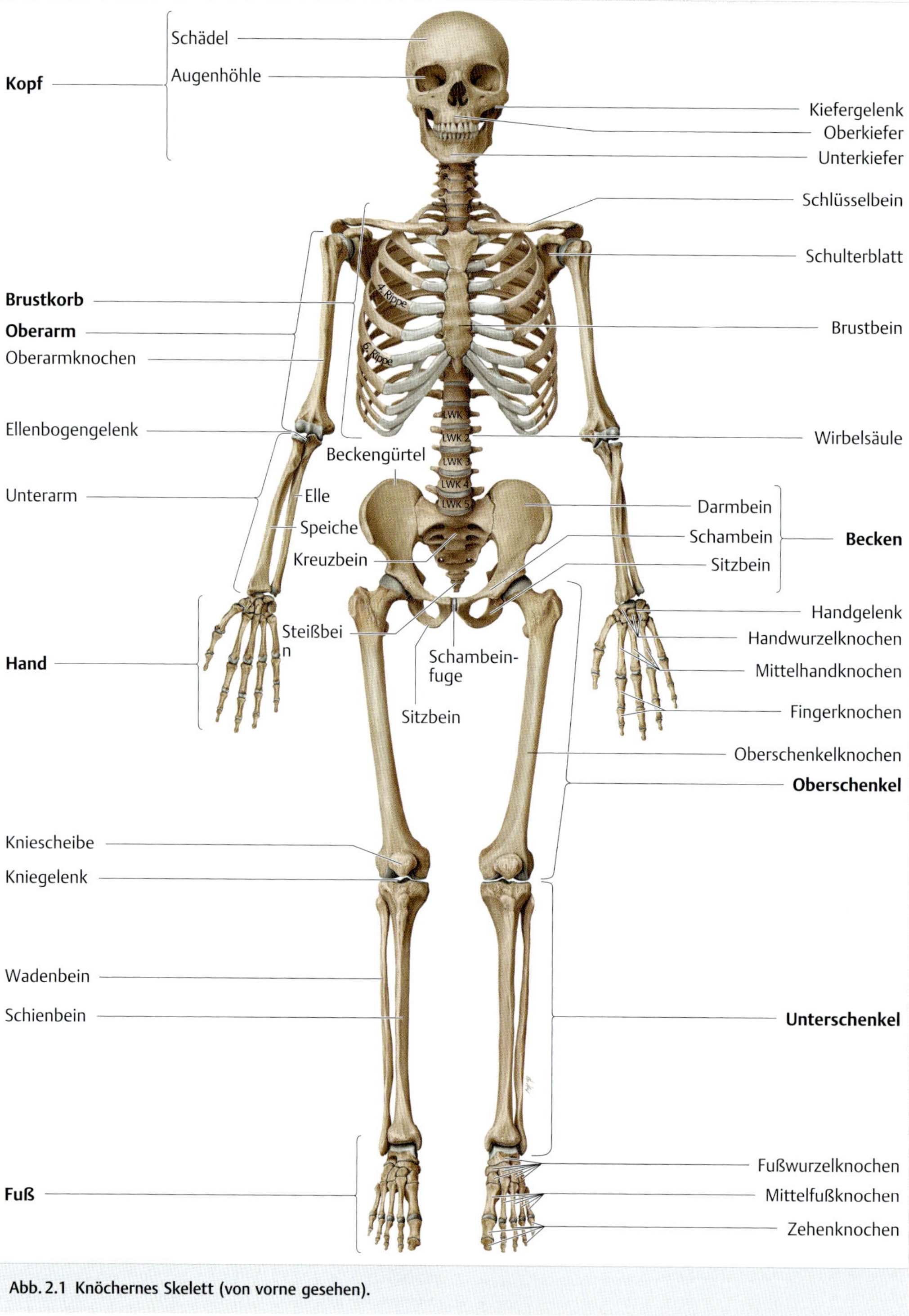

Abb. 2.1 Knöchernes Skelett (von vorne gesehen).

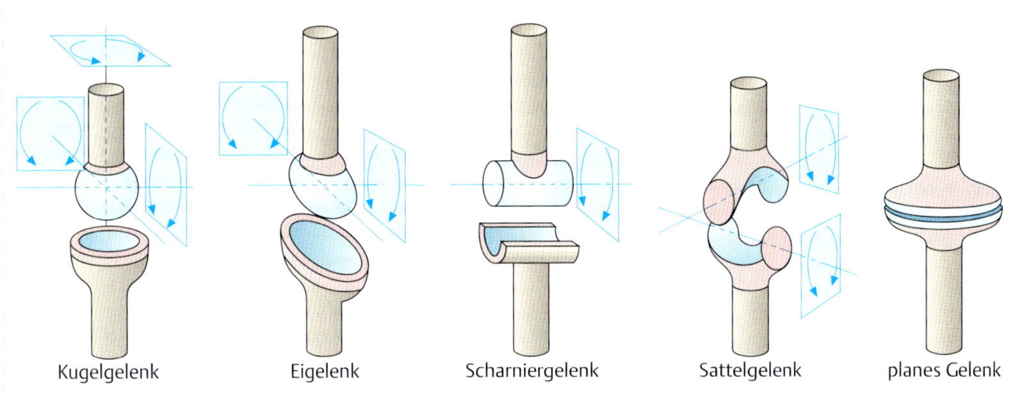

Abb. 2.2 Gelenktypen. Die jeweiligen Bewegungsrichtungen und -ebenen werden durch die Pfeile angezeigt.

Ende des Humerus verbreitert sich zu den Gelenkrollen und Führungsrinnen, die das Ellenbogengelenk bilden.

Ellenbogengelenk und Unterarm

Die beiden Röhrenknochen des Unterarms heißen Elle und Speiche (Ulna und Radius). Sie sind in ihrer ganzen Länge durch ein derbes sehnenähnliches Gewebe zusammengehalten. Die Elle liegt an der Kleinfingerseite, die Speiche an der Daumenseite des Unterarms. Die Elle ist an ihrem oberen Ende durch einen hakenförmigen Fortsatz am Ellenbogengelenk beteiligt. Der Fortsatz (Olekranon) bildet einen halbmondförmigen Bogen, in den die Rolle des Oberarmknochens eingepasst ist. Das hintere Ende dieses Fortsatzes ist als Ellenbogenspitze deutlich zu tasten. Das ellenbogennahe Ende der Speiche ist das knorpelüberzogene Speichenköpfchen. Dieses bildet Gelenkflächen zum Oberarmknochen und zur Elle, dadurch lässt sich der Unterarm drehen.

Handwurzel und Handgelenk

In Richtung Hand bildet die Speiche eine knorpelüberzogene Mulde, die die Gelenkfläche für die Handwurzelknochen darstellt. Die Elle ist an der Bildung des Handgelenkes über eine kleine, dazwischen geschaltete Knorpelscheibe beteiligt. Die 8 Handwurzelknochen liegen in 2 Reihen hintereinander und haben die verschiedensten Formen. Als Ganzes bilden sie ein eiförmiges Doppelgelenk einerseits zur Speiche und Elle hin, andererseits in Richtung Mittelfingerknochen. So besitzt das Handgelenk eine außergewöhnlich gute Beweglichkeit, die noch dadurch verstärkt wird, dass die Handwurzelknochen untereinander gelenkige Verbindungen haben.

Hand und Finger

Die fünf Mittelhandknochen sind Röhrenknochen, deren Enden Gelenkflächen zur Handwurzel und zu den Fingerknochen tragen. Sie bilden das Gerüst des Handtellers bzw. Handrückens. Auch die Fingerknochen sind Röhrenknochen. Die Finger 2–5 besitzen 3 Fingerglieder, das Grund-, Mittel- und Endglied. Der Daumen besteht aus 2 Gliedern, dem Grund- und Endglied.

Becken

Der Beckengürtel oder Beckenring wird durch 2 Hüftbeine und dem Kreuzbein gebildet. Zwischen Kreuzbein und dem rechten und linken Hüftbein besteht eine federnde Verbindung (Ileosakralfugen). Es ist die einzige Verbindung, die zwischen Beckengürtel und Wirbelsäule vorhanden ist. Vorn sind die Beckenknochen mit einer Knorpelhafte in der Schambeinfuge (Symphyse) zusammengefügt (▸ Abb. 2.3). Im Hüftbein sind 3 Knochen miteinander verschmolzen:

- Darmbein
- Schambein
- Sitzbein

Die Trennungslinien zwischen diesen Knochen sind nur in der Kindheit erkennbar. In der Pfanne des Hüftgelenkes stoßen sie zusammen.

Das Darmbein (Os ileum) oder die Darmbeinschaufel bieten den Eingeweiden einen festen Boden. Der obere Rand, der Darmbeinkamm, ist deutlich tastbar. Er bildet vorn einen Stachel, den Darmbeinstachel. Er spielt als Markierungspunkt bei Untersuchungen oder intramuskulären Injektionen eine wesentliche Rolle.

Schräg nach abwärts schließt sich dem Darmbein das Sitzbein (Os ischium) an. Sein tiefster Punkt ist der Sitzbeinhöcker.

Das Schambein (Os pubis) liegt nach vorn zu. Rechtes und linkes Schambein verbinden sich in der Schambeinfuge.

Als Ganzes stellt das Becken eine sich nach oben ausweitende Schale dar.

Der obere, weitere Teil heißt großes Becken. Er umfasst den ganzen Bereich oberhalb einer scharf begrenzten Kante zwischen dem Vorsprung des Kreuzbeins und dem Oberrand der Symphyse (sog. Beckeneingang). Das große

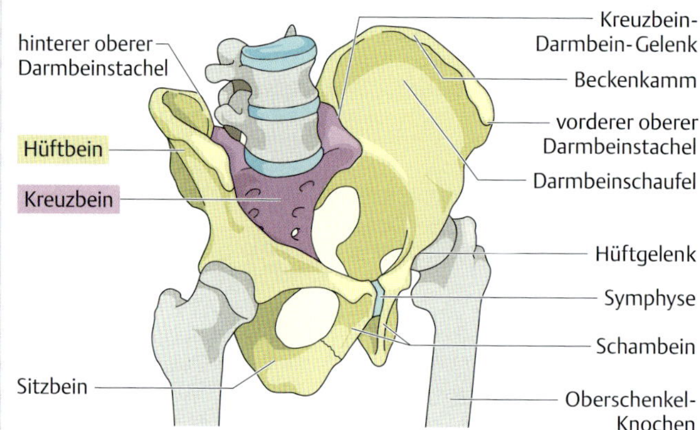

Abb. 2.3 Becken. Von rechts vorne seitlich gesehen, bilden die beiden Darmbeinschaufeln des Hüftbeins und das Kreuzbein das große Becken. Das kleine Becken liegt unterhalb der Symphysenhöhe, wird vorne vom Schambein, seitlich vom Sitzbein und hinten vom Steißbein begrenzt.

Becken bildet den Boden der Bauchhöhle und enthält hauptsächlich Dick- und Dünndarm.

Der unterhalb dieser Kante liegende, sich trichterförmig verengende Teil wird als kleines Becken bezeichnet. Er ist allseitig von Knochen umgeben (von Kreuzbein, Steißbein, Schambein, Sitzbein). Im kleinen Becken befinden sich die weiblichen Geschlechtsorgane, Harnblase und Mastdarm. Die Weite und Form des kleinen Beckens ist in der Geburtshilfe von Bedeutung. Das Becken einer Frau hat flacher gestellte Darmbeinschaufeln und einen größeren Winkel zwischen den unteren Schambeinästen. Das weibliche Becken ist breiter angelegt.

Hüftgelenk und Oberschenkel

Der Oberschenkelknochen (Femur) ist der größte und kräftigste Röhrenknochen des menschlichen Skeletts. Sein oberes kugeliges Ende, der Oberschenkelkopf, trägt einen Knorpelüberzug. Er bildet mit der Hüftgelenkpfanne des Beckenknochens das Hüftgelenk. Es ist ein typisches Kugelgelenk. Der Oberschenkelkopf ist mit dem Schaft durch den leicht gekrümmten Schenkelhals verbunden. Er überträgt das Körpergewicht auf den Schaft und wird besonders beansprucht.

Dies erklärt bei älteren Menschen, bei denen die Tragfähigkeit des Knochens schwächer geworden ist, das vermehrte Auftreten von Schenkelhalsbrüchen.

Am Übergang vom Hals zum Schaft befinden sich 2 deutliche Knochenvorsprünge, sie werden kleiner und großer Rollhügel (Trochanter) genannt.

Der große Rollhügel kann am äußeren oberen Ende des Oberschenkels durch die Haut hindurch getastet werden. Zusammen mit den anderen Vorsprüngen und Rauigkeiten am Oberschenkelknochen bildet er die Ansatzstelle für die Muskulatur der Hüfte, des Gesäßes und des Beines. Am unteren Ende sind die beiden Oberschenkelknäufe (Kondylen), die – von Knorpel überzogen – die Gelenkrollen für das Kniegelenk bilden.

Kniegelenk

Das Kniegelenk ist ein „Scharniergelenk", zwischen den Gelenkflächen liegen die Menisken. Durch die Seitenbänder wird das Gelenk straff geführt. Die Kreuzbänder, die innerhalb des Gelenks verlaufen, verhindern eine Überstreckung des Gelenkes. Die Kniescheibe (Patella) liegt vor dem Kniegelenk. Sie ist durch eine Sehne mit dem 4-köpfigen Oberschenkelmuskel (Quadrizepssehne) und mit der Kniescheibensehne (Partellarsehne) zum Schienbeinknochen verbunden.

Unterschenkel und Sprunggelenk

Der Unterschenkel wir durch 2 Röhrenknochen und dem Schien- und Wadenbein (Tibia und Fibula) gebildet. Das Schienbein ist an der Bildung des Kniegelenkes beteiligt und trägt deshalb an seinem oberen Ende die beiden Schienbeinknorren. Diese Knorren tragen die Gelenkflächen, die in der Mitte durch einen Vorsprung voneinander getrennt sind. Dieser Vorsprung bildet die Ansatzstelle für die Kreuzbänder des Kniegelenkes. Unterhalb des äußeren Schienbeinknorrens liegt die Spitze des Wadenbeinköpfchens. Der Schaft des Schienbeines ist 3-kantig, eine Kante ist vorne am Unterschenkel deutlich unter der Haut zu fühlen. Am Übergang zum Fußgelenk bildet das Schienbein (Tibia) den Innenknöchel und die Gelenkfläche des oberen Sprunggelenks. Das Wadenbein ist ein langer dünner Knochen. Es bildet den Außenknöchel und zusammen mit dem Schienbein die Gabel für das obere Sprunggelenk.

Fuß

Das Sprungbein (Talus) bildet die Gelenkfläche für das obere Sprunggelenk. Die gabelförmige Pfanne dieses Gelenkes wird durch Schien- und Wadenbein (Tibia und Fibula) gebildet. Es ist ein Scharniergelenk.

Das untere Sprunggelenk liegt zwischen Sprungbein (Talus) und Fersenbein (Kalkaneus).

Die Fußwurzelknochen sind durch zahlreiche Gelenke miteinander verbunden. Fußwurzel- und Mittelfußknochen zusammen bilden das Fußgewölbe. Das gesamte Körpergewicht ruht hauptsächlich auf dem Fußgewölbe. Durch Sehnen und Faszienzügel wird es federnd verspannt und gehalten.

Die Zehenknochen sind wie die Fingerknochen kleine Röhrenknochen. Außer der Großzehe, die nur 2 Glieder besitzt, bestehen sie aus 3 Gliedern, dem Grund-, Mittel- und Endglied. Die Glieder sind jeweils durch Scharniergelenke miteinander verbunden.

2.1.2 Wirbelsäule

Definition

Die Wirbelsäule bildet die bewegliche Achse des Skeletts und umschließt gleichzeitig ein wichtiges nervöses Zentralorgan, das Rückenmark. Außerdem trägt die Wirbelsäule den Schädel mit dem Gehirn.

Die Wirbelsäule selbst setzt sich aus den einzelnen Wirbeln zusammen (▸ Abb. 2.4). Von oben nach unten werden unterschieden:

- 7 Halswirbel – sie bilden die Halswirbelsäule.
- 12 Brustwirbel – sie bilden die Brustwirbelsäule.
- 5 Lendenwirbel – sie bilden die Lendenwirbelsäule.
- Kreuzbein mit 5 zusammengewachsenen Wirbeln
- Steißbein mit 3–4 zusammengewachsen und verkümmerten Wirbeln – es bildet das untere Ende der Wirbelsäule.

Von der Seite aus gesehen zeigt die Wirbelsäule eine leicht S-förmige Krümmung. Der Hals- und Lendenwirbelteil verläuft nach hinten konkav (Lordose, vgl. Hohlkreuz), der Brustwirbelteil konvex (Kyphose, vgl. Buckel). Von vorne steht die Wirbelsäule im Lot, sie ist gerade. Sichtbare Krümmungen der Wirbelsäule, die von vorne gesehen werden können, sind krankhaft (Skoliose).

Zwischen den einzelnen Wirbeln befinden sich Zwischenwirbelscheiben (Bandscheiben). Sie bestehen aus Faserknorpel und besitzen in der Mitte einen weichen nachgiebigen Kern. Die Bandscheiben verbinden die einzelnen Wirbel im Sinne einer Knorpelhafte. Bei Bewegun-

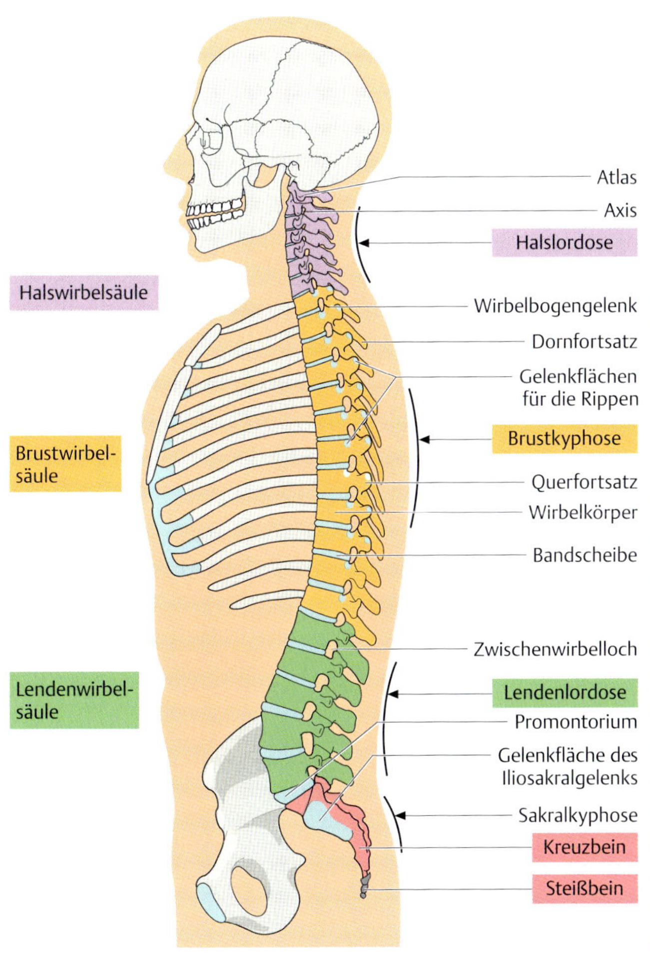

Abb. 2.4 Wirbelsäule. Von der linken Seite gesehen, zeigt die Wirbelsäule die typischen Krümmungen. Nach unten zum Kreuzbein hin werden die einzelnen Wirbelkörper durch die zunehmende Belastung immer größer und stabiler.

gen der Wirbelsäule wirken die Bandscheiben ausgleichend und dämpfen den Belastungsstoß.

Mit Ausnahme des 1. und 2. Wirbels sind alle Wirbel gleich aufgebaut. Sie bestehen aus

- Wirbelkörpern,
- Wirbelbogen (er umschließt das Wirbelloch),
- einem Dornfortsatz,
- 2 Querfortsätzen sowie
- 2 oberen und 2 unteren Gelenkfortsätzen mit Gelenkflächen zu den Nachbarwirbeln.

Die Gesamtheit der Wirbellöcher, die genau übereinander liegen, bildet den Rückenmarkskanal. Durch Aussparungen, die oben und unten an den Wirbelkörpern vorhanden sind, entstehen zwischen jeweils 2 Wirbeln die Zwischenwirbellöcher, durch die die Rückenmarksnerven hindurchziehen.

Der ringförmige 1. Halswirbel wird Atlas genannt. Er trägt die beiden Gelenkflächen für die Gelenkhöcker des Hinterhauptbeines. Durch dieses Gelenk ist die Beugung des Kopfes nach vorn und hinten möglich.

Der Körper des 2. Halswirbels (Axis) trägt oben einen zahnförmigen Fortsatz (Dens axis), der in den Ring des Atlas hineinragt. Um diesen Fortsatz dreht sich der Atlas und mit ihm der Schädel. Der 2. Halswirbel ist ein Drehgelenk.

Die Wirbelsäule ist nicht in allen Teilen gleich beweglich. Die größte Beweglichkeit zeigt die Halswirbelsäule. Die Brustwirbelsäule ermöglicht hauptsächlich Drehbewegungen, die Lendenwirbelsäule Vorwärts-, Rückwärts- und Seitenbeugungen. Die Wirbelkörper und Querfortsätze der Brustwirbel tragen Gelenkflächen für die Rippen.

2.1.3 Brustkorb

Definition

Der Brustkorb wird aus 12 Rippenpaaren, dem Brustbein und der Brustwirbelsäule gebildet. Er umschließt schützend die in der Brusthöhle und im oberen Teil der Bauchhöhle gelegenen Organe.

Die Rippen selbst sind flache, schmale, halbkreisförmig gebogene Knochen. An ihrem hinteren Ende liegen 2 Gelenkflächen zur Wirbelsäule hin. Ihr vorderes Ende ist durch ein Knorpelstück verlängert, das sie mit dem Brustbein verbindet. Nur die 7 oberen Rippen erreichen auf diese Weise das Brustbein und werden „echte“ Rippen genannt. Die 5 unteren, „falschen“ Rippen gehen in den Knorpel der nächsthöheren Rippe über oder ragen frei in die Rumpfmuskulatur. Das Brustbein ist ein platter, schwertförmiger Knochen. Am unteren Ende befindet sich der sog. Schwertfortsatz. Er ist beweglich. An ihm setzen rechts und links die knorpeligen Rippenbögen an. Durch den besonderen Bau, die Stellung der Rippen und des Brustbeines und durch die Muskulatur erhält der Brustkorb eine Kegelform. Der Brustkorb dehnt sich beim Heben der Rippen nach oben aus (bei der Einatmung). Er verkleinert sich, wenn die Rippen wieder absinken (bei der Ausatmung).

2.1.4 Schädel

Definition

Der knöcherne Schädel wird in Gehirn- und Gesichtsschädel eingeteilt (▶ Abb. 2.5). Er umschließt schützend das Gehirn und die Sinnesorgane.

Der Gehirnschädel besteht aus Schädeldach und Schädelbasis. Er besteht aus folgenden platten Knochen:

- Stirnbein
- 2 Scheitelbeine
- 2 Schläfenbeine
- Hinterhauptbein

Die Schädelknochen stoßen an den Schädelnähten zusammen. Bei Neugeborenen liegen zwischen den Knochen des Schädeldaches die Fontanellen. Hier sind die Knochen noch nicht fest verwachsen.

Die vielgestaltigen Knochen der Schädelbasis sind vorn das Siebbein, es folgt das Keilbein, anschließend das Hinterhauptbein und seitlich liegen die Schläfenbeine.

Das Siebbein beteiligt sich an der Bildung der Nasen- und Augenhöhlen. Es trägt eine quer gestellte, durchlöcherte Platte, durch die die Riechfäden hindurchziehen. Diese enden in der Schleimhaut der Nasenhöhle.

Das Keilbein ist Zentrum der Schädelbasis. Das Hinterhauptbein umrandet das große Hinterhauptloch, durch welches das Rückenmark zum Rückenmarkskanal zieht.

Teile des Schläfenbeines (Felsenbein) umschließen das Innenohr. Sie bilden den Warzenfortsatz, der mit dem Mittelohr in Verbindung steht. Außerdem tragen Teile des Schläfenbeins die Gelenkpfanne für das Kiefergelenk.

Die innere Schädelbasis besteht aus 3 Mulden, die nach ihrer Lage benannt werden:

- vordere Schädelgrube, sie trägt das Stirn- und Riechhirn
- mittlere Schädelgrube, sie trägt die Schläfenlappen des Gehirns
- hintere Schädelgrube, sie trägt das Kleinhirn und die Brücke (S. 222)

Die zahlreichen Löcher und Spalten in der Schädelbasis ermöglichen den Ein- bzw. Austritt von Nerven und Blutgefäßen.

Der Gesichtsschädel setzt sich auf beiden Seiten aus zahlreichen kleineren und größeren Knochen zusammen. Das Mittelstück des Gesichtsschädels bildet das Oberkieferbein mit seinen Fortsätzen (Stirnfortsatz, Jochfortsatz, Zahnfortsatz, Augenfortsatz und Gaumenfortsatz, der den größten Teil des harten Gaumens bildet). Der Oberkieferkörper ist innen hohl und enthält die Oberkieferhöhle.

Das Jochbein ist ein spangenförmiger Knochen. Er bestimmt das Profil der Wangen.

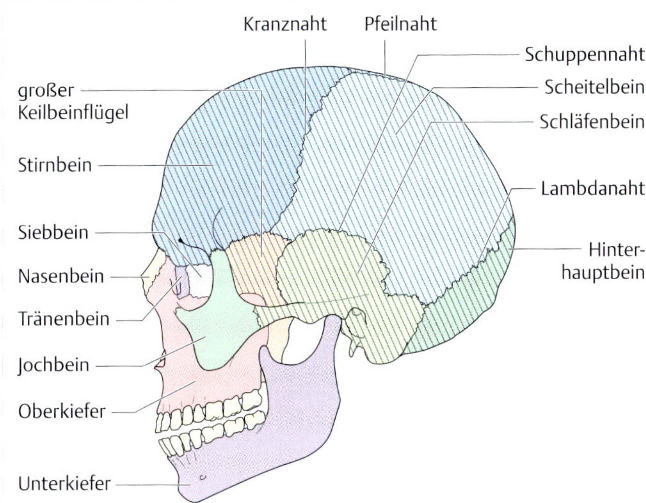

Abb. 2.5 Knöcherner Schädel. Seitliche Ansicht von links eines Erwachsenenschädels.

Die Nasenbeine sind kleine rechteckige Knochen, die dachförmig gegeneinander gestellt sind und so den Nasenrücken bilden.

Die Tränenbeine vervollständigen nach hinten hin das Dach der Nasenhöhle.

Gaumenbein und Pflugscharbein gehören zu den nach innen liegenden Gesichtsschädelknochen.

Der Unterkieferknochen besteht aus einer breiten hufeisenförmigen Knochenspange, deren Hauptteil waagerecht steht. Die hinteren Enden steigen schräg aufwärts und enden in 2 Knochenfortsätzen, einem vorderen für den Ansatz eines Kaumuskels und einem hinteren mit dem Gelenkköpfchen des Kiefergelenkes. Die dazugehörige Gelenkpfanne sitzt an der Unterfläche des Schläfenbeines. So ist der Unterkieferknochen der einzige bewegliche Gesichtsknochen. Der Unterkieferkörper trägt auf beiden Seiten einen Knochenkamm, den Zahnfortsatz. Hier sitzen die Zähne des Unterkiefers. Die vordere Rundung des Unterkiefers ist das Kinn.

2.1.5 Muskulatur

Definition

Muskelzellen können durch nervale Reize aktiviert werden und sich als Reaktion darauf verkürzen oder erschlaffen. Die aktive Bewegung des Körpers erfolgt durch die Muskulatur.

Die quer gestreifte Muskulatur (S. 31) stellt den aktiven Teil des Bewegungsapparates dar. Durch die Kontraktion der Muskeln können die Knochen in ihren Gelenken bewegt werden. Der Reiz, der eine Kontraktion der Muskeln bewirkt, wird vom zerebrospinalen Nervensystem (S. 229) ausgelöst und gesteuert.

Im einfachsten Fall besteht der Muskel, der ein Gelenk bewegt, aus Muskelbauch, Ursprungssehne und Ansatzsehne. Die Sehnen sind aus straffem Bindegewebe aufgebaut. Sie stellen nicht die Fortsetzung der Muskelfasern dar, sondern die des Bindegewebes, das zwischen den einzelnen Muskelbündeln liegt. Durch die Sehnen ist der Muskel am Knochen befestigt (▸ Abb. 2.6).

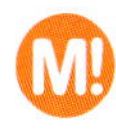

Merke

Jedem Muskel und jeder gleichsinnig arbeitenden Muskelgruppe wirkt ein anderer Muskel oder eine Muskelgruppe entgegen. Ziehen sich die einen zusammen, so werden dadurch die anderen gedehnt. Man spricht von Synergisten (gleichsinnig arbeitende Muskeln) und Antagonisten (gegensinnig arbeitende Muskeln).

Die Bewegungen, die aufgrund der Muskulatur ausgeführt werden können, sind:

- Beugen – Strecken
- Anziehen – Abspreizen
- Einwärtsdrehen – Auswärtsdrehen

Stellvertretend für die Körpermuskulatur sollen die Muskeln besprochen werden, die das Ellenbogengelenk bewegen (▸ Abb. 2.7).

Das Ellenbogengelenk ist ein Scharniergelenk. Durch das Gelenk sind Beugung und Streckung des Unterarmes möglich. Die Beugung geschieht durch die Kontraktion des 2-köpfigen Oberarmmuskels (Musculus biceps). Er liegt auf der Vorderseite des Oberarmes. Die Ursprungssehnen dieses Muskels sind beide am Schulterblatt befestigt, die Ansatzsehne an der Speiche. Ein weiterer Beugemuskel (Musculus brachialis) liegt unter dem Bizeps. Er kommt von der Vorderfläche des Oberarmknochens und setzt an der Elle an. Die Streckung im Ellenbogengelenk

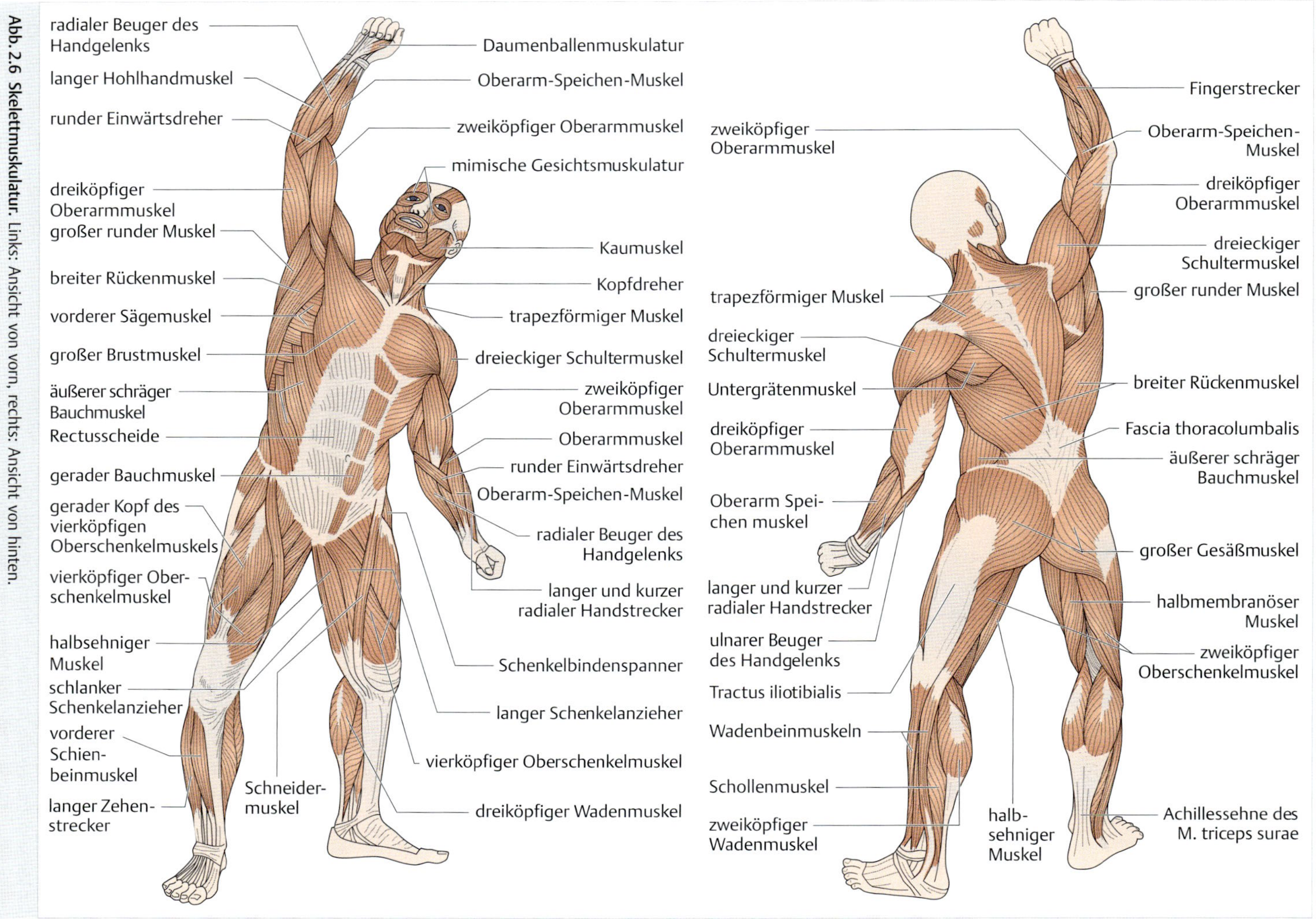

Abb. 2.6 Skelettmuskulatur. Links: Ansicht von vorn, rechts: Ansicht von hinten.

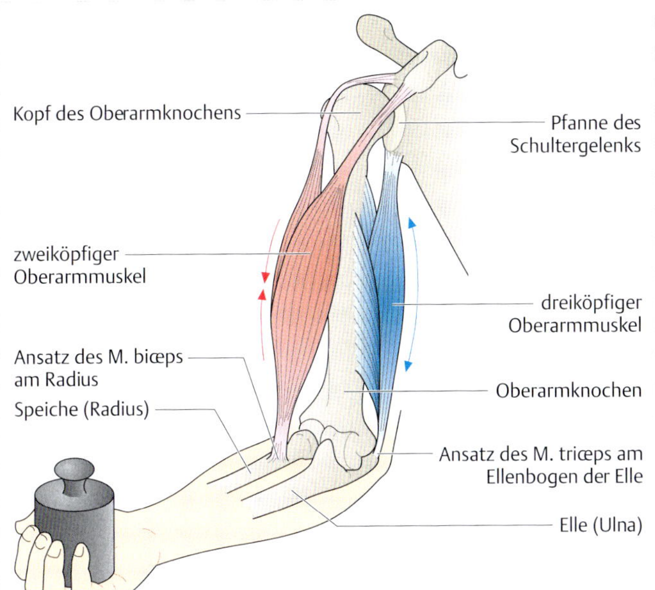

Abb. 2.7 Funktion des Ellenbogens. Das Gegenspielerprinzip von Beuger- und Streckermuskel ist mit den Pfeilen vereinfacht dargestellt. Ellenbogenbeugermuskel: Der vorne liegende, 2-köpfige Oberarmmuskel. Ellenbogenstreckermuskel: Der hinten liegende, 3-köpfige Oberarmmuskel.

geschieht durch einen 3-köpfigen Muskel (Musculus triceps). Er ist der Gegenspieler des Bizeps und nimmt die Rückseite des Oberarms ein. 2 seiner Köpfe entspringen an der Rückseite des Oberarmknochens. Der 3. und lange Muskelkopf verläuft vom unteren Rand der Schultergelenkspfanne aus. Am Ellenhaken der Elle setzt dieser Muskel an.

Durch vermehrte Inanspruchnahme bestimmter Muskelgruppen (Sportler) nehmen diese an Größe zu. Die Zunahme beruht auf einer Vergrößerung der einzelnen Muskelfasern (Muskelhypertrophie). Umgekehrt werden die Muskelfasern und damit der Muskel kleiner und schwächer, wenn keine Betätigung erfolgt (Muskelatrophie). Deutlich ist das bei immobilen Patienten und bei Lähmungen bestimmter Muskelgruppen zu beobachten.

2.2 Erkrankungen und Verletzungen des Bewegungsapparates

Es gibt eine Vielzahl von Erkrankungen oder Verletzungen im Bereich des Bewegungsapparates.

2.2.1 Untersuchungsmethoden

▸ **Betrachtung und Funktionsprüfung.** Als Erstes wird der Körperbau betrachtet. Missbildungen, Veränderungen der Arme oder Beine, Achsfehlstellungen, Verkrümmung der Wirbelsäule werden mithilfe von festgelegten Normen und Tabellen vermessen und eingeteilt. Die Beweglichkeit der Gelenke wird nach Winkelgraden vermessen und so eine Funktionsstörung diagnostiziert (Neutral-Null-Methode).

▸ **Röntgenuntersuchung.** Trotz aller Fortschritte in der Diagnostik ist die grundlegende Methode nach wie vor die Röntgenuntersuchung des Skeletts. Missbildungen, Brüche (Frakturen), Abnutzungserscheinungen (Arthose) und Tumore lassen sich ohne weitere Untersuchungen nachweisen und in Ihrem Verlauf beobachten.

▸ **Weichteil- und Gelenksonografie.** Mit der Ultraschalldiagnostik der Gelenke können die angrenzenden Muskeln, Bänder und Sehnen in ihrer Funktionseinheit sehr gut beurteilt werden. Blutergüsse (Hämatome), vermehrte Gelenkflüssigkeit (Gelenkerguss), Ausstülpungen von Gelenkkapseln (Zysten) und Muskelfaserrisse lassen sich sehr gut nachweisen.

▸ **Computertomografie (CT).** Es handelt sich um ein Schnittbildverfahren mithilfe von Röntgenstrahlen. Besonders am knöchernen Skelett bringt dieses Verfahren wertvolle diagnostische Hinweise. Es können sehr gute 3-dimensionale Bilder erzeugt werden. Durch Gabe von Kontrastmittel kann die Aussagekraft der CT-Untersuchung deutlich erweitert werden.

▸ **Kernspintomografie (MRT).** Magnetresonanztomografie = MRT. Hier wird die Atome (Wasserstoffatome) im Gewebe unterschiedlich angeregt. Unter einem großen, sich drehenden Magnetfeld werden Schnittbilder erzeugt, die sehr genau Veränderungen in den Weichteilgeweben zeigen. Diese Methode hat keine Strahlenbelastung.

▸ **Skelettszintigrafie.** Mithilfe eines Radionuklids (z. B. Technizium), das sich nach intravenöser Verabreichung im gesamten knöchernen Skelett anreichert, können Hinweise auf Frakturen, Tumoren, Metastasen, Entzündungen und andere Knochenprozesse gewonnen werden. Mit einem speziellen Scanner wird dafür der gesamte Körper abgefahren und die Radionuklidanreicherung registriert.

▶ **Knochendichtemessung (Osteodensitometrie – DXA-Methode).** Radiologische Untersuchungsmethode zur Feststellung von Erkrankungen, die mit einer Minderung der Knochendichte einhergehen (z. B. Osteoporose).

2.2.2 Knochenbrüche

Definition

Zum Bruch (Fraktur) eines Knochens kommt es durch direkte oder indirekte Gewalteinwirkung.

▶ **Traumatische Fraktur.** Bei den traumatischen (unfallbedingten) Frakturen kann die Durchtrennung des Knochens unvollständig oder vollständig sein. Unvollständig ist eine Fraktur dann, wenn eine Seite des Knochens eingebrochen, die gegenüberliegende jedoch erhalten ist. Ein solcher Knocheneinbruch wird Infraktion genannt. Besteht nur ein Sprung in der Knochenwand, heißt dies Fissur. Fissuren finden sich häufig an den Knochen der Schädelbasis und des Schädeldaches. Bei Kindern kann ein Knochen brechen, ohne dass die in diesem Alter noch sehr elastische Knochenhaut mit durchreißt. Der Bruch bleibt relativ unverschoben. Diese Frakturen ähneln einem geknickten frischen Zweig, bei dem das Holz zwar bricht, die Rinde jedoch erhalten bleibt, und werden deshalb als Grünholzfrakturen bezeichnet.
Ein heftiger Tritt gegen das Schienbein eines Menschen lässt an der Stelle den Knochen brechen, an der die volle Wucht des Schlages direkt wirkt. Dies wird direkter Bruch genannt.
Fällt ein Reiter vom Pferd und stürzt auf den Oberarm, so kann sich die Wucht des Falles vom Oberarmknochen über das Schultergelenk auf das relativ dünne Schlüsselbein fortsetzen und dieses brechen (frakturieren). Ein so entstandener Knochenbruch wird indirekte Fraktur genannt.

▶ **Frakturformen.** Ist ein Knochen völlig durchtrennt, so verläuft die Bruchlinie quer (Querfraktur) oder schräg (Schrägfraktur). Sie kann sich auch in Form einer Spirale um den Knochen (Spiralfraktur) herumziehen. Diese Frakturen treten häufig bei Unfällen auf, bei denen es zu einer starken Drehung des Armes oder Beines kommt.

▶ **Spontanfraktur.** Von den traumatischen Frakturen, die durch direkte oder indirekte Gewalteinwirkung entstehen, werden die Spontanbrüche unterschieden. Diese entstehen, wenn der Knochen im Alter übermäßig entkalkt (Osteoporose) oder durch Wachsen einer Geschwulst (Knochenmetastase) an einer Stelle seine Tragfähigkeit verliert. Auch bestimmte, erblich bedingte Erkrankungen können Ursache von Spontanbrüchen sein, so z. B. die sog. Glasknochenkrankheit (Osteogenesis imperfecta). Hier genügt schon der normale Gebrauch der betreffenden Gliedmaße oder eine geringfügige Gewalteinwirkung und der Knochen bricht. Diese krankhaften Zustände werden auch als **pathologische Frakturen** bezeichnet.

▶ **Offene oder komplizierte Fraktur.** Besteht über der Bruchstelle eine Weichteilwunde oder hat ein gebrochenes Knochenstück die Haut durchspießt, handelt es sich um eine offene Fraktur. In diesen Fällen besteht die Gefahr einer Infektion des Knochens. Wegen dieser möglichen Komplikation wird der Bruch „kompliziert“ genannt. Sind die Weichteile einschließlich der Haut über einer Fraktur unverletzt, so sind es geschlossene Brüche. Bei jeder Fraktur können Blutgefäße und Nerven mitverletzt werden.

Symptome

Die klinische Diagnose eines Knochenbruches gründet sich auf 3 sichere Zeichen:

- abnorme Beweglichkeit
- abnorme Stellung
- Knochenreiben

Durch den Bruch des Knochens ist seine ursprüngliche Stabilität aufgehoben, die Bruchstücke werden gegeneinander beweglich. Ist eine Beweglichkeit an Stellen auslösbar, an denen der Knochen normalerweise unbeweglich ist, so liegt mit Sicherheit eine Fraktur vor.

Merke

Diese Zeichen fehlen jedoch oft bei Brüchen der Hand- und Fußwurzelknochen sowie der Wirbelkörper.

Werden die Bruchstücke bei der Untersuchung vorsichtig gegeneinander bewegt, so ist das Reiben der Knochen zu fühlen. Die Muskeln entspringen und setzen an den Knochen an und stehen mehr oder weniger unter Spannung (Muskelspannung). Ist ein Knochen gebrochen, wirkt sich die Spannung der Muskeln auf die Bruchstücke (Fragmente) aus und führt zu einer Verschiebung der Fragmente Die Lageveränderung der Bruchstücke (Dislokation) kann vor allem bei Brüchen an den Knochen der Gliedmaßen nach außen hin gut sichtbar sein.

Fast immer werden bei einem Knochenbruch in der Umgebung der Bruchstelle Blutgefäße mitverletzt, die dann in die Weichteile hineinbluten. Es entsteht ein Bluterguss, der als Schwellung sichtbar ist.

Bei einem Knochenbruch wird die mit Nerven versorgte Knochenhaut zerrissen, deshalb ist ein Knochenbruch sehr schmerzhaft.

3 weitere Zeichen machen einen Knochenbruch wahrscheinlich:

- Bluterguss
- Schmerzen
- Gebrauchsunfähigkeit (Funktionsausfall)

Die Röntgenaufnahme sichert die Diagnose endgültig.

Therapie

Die Behandlung von Knochenbrüchen richtet sich nach folgenden Grundsätzen:

- genaues Einrichten, d. h. Aufeinandersetzen der Bruchstücke (Reposition), um eine schlechte Heilung des Knochens mit Verkürzung oder Verkrümmung zu vermeiden
- ununterbrochenes Festhalten des Repositionsergebnisses (Ruhigstellung) bis zur knöchernen Heilung der Bruchstelle
- aktive Bewegung der gesunden Körpergelenke, um einen Schwund der Muskulatur, Entkalkung des Knochens und Versteifung von Gelenken zu verhindern
- operative Versorgung von Brüchen (komplizierten Brüchen), um weitere Schäden (z. B. Infektionsgefahr) zu verringern

Es wird zwischen der konservativen und operativen Behandlungsmethode unterschieden, je nachdem welche Art der Fraktur vorliegt

▸ **Konservative Behandlung.** Die Bruchstücke werden in örtlicher Betäubung oder Narkose unter Röntgenkontrolle eingerichtet. Das Ergebnis wird durch Gipsverbände oder Kunststoffschienen gesichert (▸ Abb. 2.8). Bei Frakturen der großen Röhrenknochen kann eine exakte Reposition misslingen. Infolge des kräftigen Muskelzugs, eines Blutergusses und einer Schwellung rutschen die Bruchstücke wieder ab.

▸ **Chirurgische Behandlung.** In vielen Fällen wird heute die operative Behandlung der konservativen vorgezogen (▸ Abb. 2.9). Bei offenen Frakturen mit großen Weichteilverletzungen und der Gefahr der Minderdurchblutung muss, wenn der Allgemeinzustand des Patienten es erlaubt, sofort operiert werden. Das gilt ebenso für nicht einrichtbare Brüche, spezielle Knochenbrüche bei Kindern und Mehrfachverletzten (polytraumatisierte Patienten). Die gängigsten Verfahren werden nachfolgend kurz erwähnt.

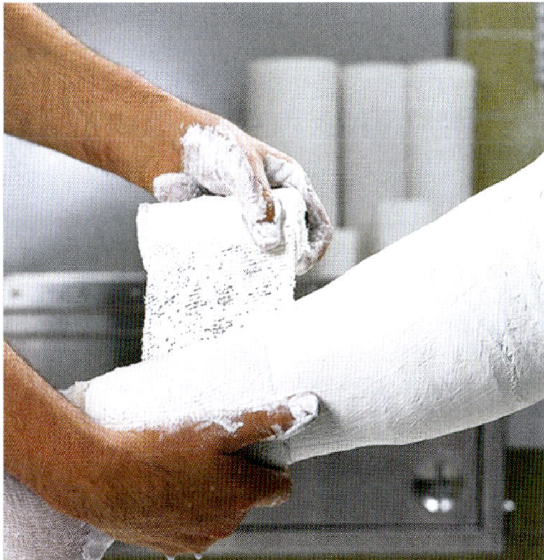

Abb. 2.8 Konservative Knochenbruchbehandlung. Anlegen eines Gipsverbands.

▸ **Spickdrahtosteosynthese oder Drahtung.** Die Bruchstücke werden nach dem Einrichten mit Drahtstiften zusammengehalten. Meist erfolgt zusätzlich eine Gipsruhigstellung (häufig angewandte Methode bei Knochenbrüchen von Kindern).

▸ **Plattenosteosynthese.** Es erfolgt eine Fixierung der Bruchstücke nach operativem Freilegen des Knochens mit Metallplatte und Schrauben. Danach kann der Patient die gebrochene Extremität unter krankengymnastischer Anleitung trainieren.

▸ **Nagelung.** In den Markraum der großen Röhrenknochen wird ein spezieller Nagel eingebracht. Der Patient darf unter günstigen Umständen nach kurzer Zeit die Extremität voll belasten.

▸ **Fixateur externe (Außenspanner).** Diese Methode wird gewählt, wenn offene Knochenbrüche mit hoher Infektionsgefahr und großen Trümmerbrüchen vorliegen. Oberhalb und unterhalb des Bruches werden in den intakten Stellen des Knochens bleistiftdicke Schraubnägel quer zur Achse angebracht. Diese werden mit Querstangen außerhalb der Gliedmaße miteinander verschraubt.

▸ **Fixateur interne.** Bei Wirbelkörperbrüchen, bei denen eine Einengung des Wirbelkanals mit der Gefahr der Ner-

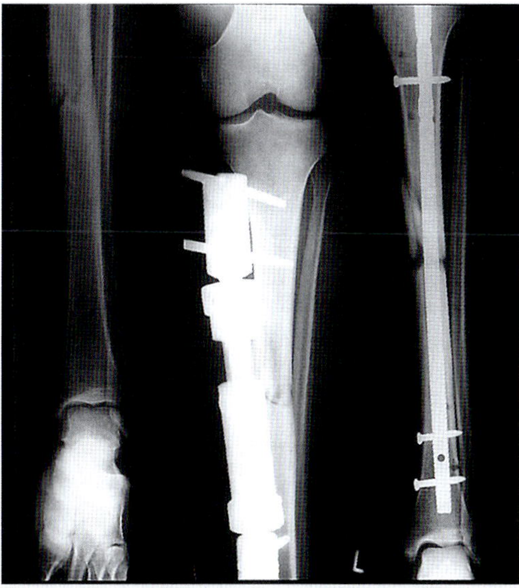

Abb. 2.9 Operativ versorgter Knochenbruch. Offener Unterschenkelbruch nach dem Unfall mit Fixateur externe versorgt. Später Entfernen des Fixateurs und Nagelung des Schienbeinknochens.

venschädigung oder ein starker Höhenverlust des Wirbelkörpers besteht, wird jeweils von hinten rechts und links der Wirbelsäule über kleine Schnitte ein Fixateur unter die Haut gelegt. Die Schrauben werden in dem darunter und darüber liegenden Wirbel verankert und der zerstörte Wirbel auseinandergezogen. Bei starken angeborenen oder erworbenen Wirbelsäulenverkrümmungen werden ähnliche Methoden zur Geradestellung der Wirbelsäule angewandt.

▸ **Prothetischer Gelenkersatz.** Bei einem Schenkelhalsbruch kann es notwendig werden, den abgebrochenen Gelenkkopf herauszunehmen. Die Pfanne sowie Kopf und Hals des Gelenks müssen dann durch eine künstliche Prothese ersetzt werden (Hüfttotalendoprothese). Diese wird entweder zementfrei im Knochen verankert oder durch einen speziellen Knochenzement befestigt.

Merke

Alle Verfahren haben den Vorteil, dass die Bruchstücke stabil miteinander verbunden werden können. Der Patient kann schon einige Tage nach der Operation damit beginnen, die verletzten Gliedmaßen und ihre Gelenke zu bewegen. Der Patient verlässt rascher das Bett und das Krankenhaus.

2.2.3 Verstauchung

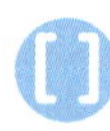

Definition

Verstauchung (Distorsion) ist eine unfallbedingte Zerrung der Gelenkbänder, wie sie beim Umknicken des Fußes im Sprunggelenk oder beim Fallen auf die gebeugte Hand im Handgelenk entsteht.

Symptome

Die Symptome der Verstauchung sind

- Schwellung und
- starke Schmerzen.

Ein Knochenbruch muss bei entsprechenden Verletzungen durch eine Röntgenuntersuchung ausgeschlossen werden.

Therapie

Die Behandlung erfolgt durch

- Ruhigstellen des Gelenkes auf einer Schiene oder Klettorthese,
- abschwellende Maßnahmen wie lokale Eisanwendung, Salbenanwendungen und Verabreichung von abschwellenden Medikamenten sowie
- Tragen der Klettorthese nach erfolgter Abschwellung für einige Wochen.

2.2.4 Verrenkung

Definition

Bei unfallbedingten Gelenkverrenkungen (Luxationen) werden durch die einwirkende Gewalt 2 Knochenenden, die miteinander ein Gelenk bilden, aus ihrer natürlichen anatomischen Lage gebracht.

So wird bei einer Schulterluxation der Kopf des Oberarmknochens aus der Gelenkpfanne des Schulterblattes herausgehebelt und kann nicht mehr von selbst in seine ursprüngliche Lage zurückkehren. Dabei zerreißt auch die Gelenkkapsel.

Symptome

Eine Verrenkung kann diagnostiziert werden durch folgende Anzeichen:

- heftige Schmerzen
- Unfähigkeit, das betroffene Gelenk zu bewegen
- Veränderungen der äußeren Gestalt des Gelenkes

Therapie

Die Therapiemaßnahmen sind

- Reposition des Gelenkes und
- vorübergehende Ruhigstellung durch einen entsprechenden Verband.

Je nach Befund muss eine operative Versorgung erfolgen, insbesondere dann, wenn das Gelenk durch Zerreißen des Band-Kapsel-Apparates nicht mehr stabil ist.

2.2.5 Osteoporose

Definition

Die Osteoporose ist eine alle Knochen betreffende Skeletterkrankung. Sie bewirkt einen Verlust der Knochensubstanz und eine erhöhte Frakturneigung.

Die Osteoporose ist die häufigste altersbedingte Knochenerkrankung (senile Osteoporose). Selten tritt sie bei Stoffwechselstörungen und im jugendlichen Alter auf. Die Krankheit beginnt etwa im Alter von 50–60 Jahren und betrifft Frauen wesentlich häufiger als Männer (▸ Abb. 2.10).

Ursache

Die Osteoporose wird verursacht durch eine Verminderung und Kalkverarmung der Knochenstruktur. Diese ist meist durch Veränderungen im Hormonhaushalt bedingt.

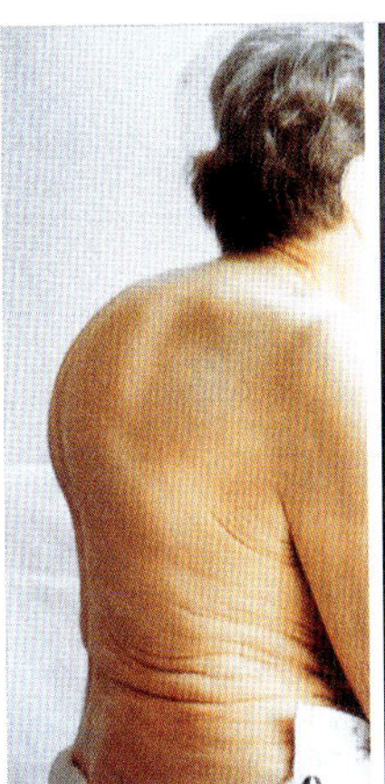

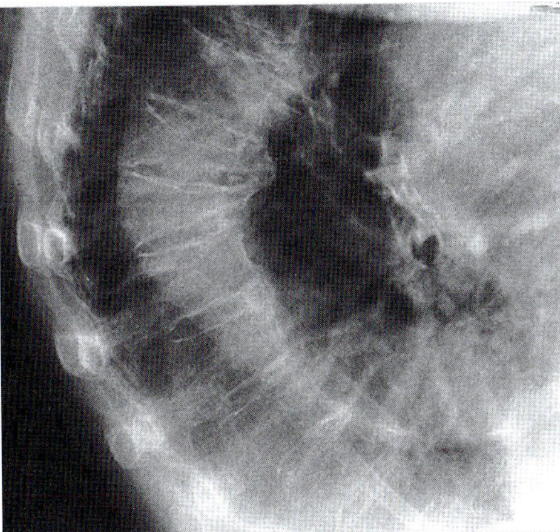

Abb. 2.10 Osteoporose und osteoporotischer Wirbelbruch. Typische Verkrümmung der Brustwirbelsäule bei fortgeschrittener Osteoporose. Im Röntgenbild sieht man die keilförmig eingebrochenen Brustwirbel.

Symptome

Anzeichen, an der die Erkrankung erkannt werden kann, sind

- Rückenschmerzen, die sehr quälend sein können und
- Wirbeleinbrüche, die die Haltung (Buckelbildung) des Patienten verändern und zu einem Größenverlust führen können.

Vor allem bei älteren Frauen treten pro Jahr in Deutschland, bedingt durch die Osteoporose ca. 1 200 000 Wirbelbrüche und 900.000 hüftnahe Knochenbrüche auf.

Therapie

Die Behandlung der Osteoporose besteht aus:

- Bewegungsübungen, Gymnastik und Massagen
- Schmerzlinderung
- Gewichtsabnahme mit kalziumreicher Diät
- frühzeitigen Hormongaben

Treten Knochenbrüche auf, werden sie meist operativ behandelt. Typische Knochenbrüche bei Osteoporose sind die Schenkelhalsfraktur und der Wirbelkörperbruch. Die Schenkelhalsfraktur wird oft mit einer Hüftgelenksprothese versorgt. Die Wirbelbrüche werden durch Auffüllen mit Knochenzement stabilisiert (Kyphoplastie).

2.2.6 Bandscheibenschaden

Definition

Bandscheibenschaden ist die Bezeichnung für alle Veränderungen an den knorpeligen Wirbelverbindungen.

Ursache

Bandscheibenerkrankungen können verursacht werden durch

- Alterung des Gewebes und Verschleiß und
- als Folge von Verletzungen und Haltungsfehlern.

Symptome

Bandscheibenschäden führen zu charakteristischen Beschwerden, wie Hexenschuss und Schiefhals. Bei starken Beschwerden liegt meist ein Bandscheibenvorfall vor. Heftige Schmerzen treten auf, weil der gallertartige Kern, der durch den Faserringknorpel tritt und zudem noch gerissen ist, auf die in diesem Bereich abgehenden Nervenwurzeln drückt. Durch den Druck auf die Nervenwurzel können außerdem Sensibilitätsstörungen und motorische Ausfälle (teilweise oder gänzliche Lähmungen der von diesen Nerven versorgten Muskeln) auftreten. Meist sind die Lenden- oder Halswirbelsäule betroffen.

Therapie

Die Behandlung kann konservativ oder operativ erfolgen:

- konservative Therapie, z. B.:
  - medizinische Bäder
  - Krankengymnastik
  - abschwellende und muskelentspannende Medikamente

Ein operativer Eingriff wird dann erforderlich, wenn mit konservativer Therapie kein Erfolg erzielt werden kann. Das gilt besonders dann, wenn die Störungen der Gefühlsempfindung oder Nervenlähmungen zunehmen.

2.2.7 Knochenmarkseiterung

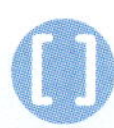

Definition

Eine Infektion des Knochenmarks wird Osteomyelitis genannt.

Ursache

Die Ursache für eine Osteomyelitis sind Erreger, wie z. B. Staphylokokken, Streptokokken, Pneumokokken, Kolibakterien u. a. Sie werden auf dem Blutweg von einem Infektionsherd im Körper oder direkt durch eine Verletzung ins Knochenmark verschleppt.

Symptome

Anzeichen für eine Knochenmarkseiterung sind:
- ein oder mehrere Eiterherde, die Fieber hervorrufen
- Schmerzen, wenn die Kompaktschicht des Knochens durchdrungen ist und die Knochenhaut gereizt wird
- Schwellung und Hautrötung

Wenn erkrankte Knochenteile absterben und sich aus dem Knochenverbund lösen, spricht man von Sequestern. Sie müssen chirurgisch entfernt werden. Manchmal bahnen sich Knocheneiterungen einen Weg durch die Weichteile nach außen und verursachen die Entstehung einer Fistel. Dies ist ein schmaler Kanal, der sich zwischen dem Gewebedefekt im Innern des Körpers und der Körperoberfläche bildet. Er bleibt so lange bestehen, bis der zentrale Eiterherd entfernt wird oder ausheilt.

Therapie

Behandelt werden diese Erkrankungen durch:
- Ruhigstellung
- Verabreichung von Antibiotika
- operative Eröffnung der Eiterhöhle
- Entfernung des abgestorbenen Knochengewebes und Dränage

2.2.8 Rheumatische Erkrankungen

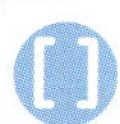

Definition

Rheumatische Erkrankungen sind Erkrankungen des Bewegungsapparates. Im Besonderen handelt es ich dabei um Erkrankungen an Gelenken, Sehnen und Muskeln.

Die rheumatischen Erkrankungen lassen sich wie folgt einteilen:
- degenerative Gelenkerkrankungen (Arthrosen):
  - Knie- und Hüftarthrosen
- entzündlicher Rheumatismus:
  - rheumatoide Arthritis
  - Kollagenose
  - rheumatisches Fieber
- Weichteilrheumatismus:
  - Muskelrheumatismus
  - Fibromyalgie

Ursache

Die genaue Ursache der nachfolgenden Erkrankungen ist bis heute nicht geklärt. Im Vordergrund stehen entzündliche Veränderungen des Bindegewebes. Außerdem spielen erbliche Faktoren und Autoimmunprozesse eine große Rolle.

Degenerative Gelenkerkrankung

Definition

Arthrosen sind degenerative Gelenkerkrankungen (▶ Abb. 2.11). Betroffen sind mehrere Gelenke, besonders die, welche das Körpergewicht tragen (Hüft-, Knie-, Wirbelgelenke).

Ursache

Die Ursachen hierfür liegen im Missverhältnis zwischen Beschaffenheit der einzelnen Gelenkteile und deren Beanspruchung. Dabei spielt die Qualität des Gelenkknorpels eine wichtige Rolle. Weitere Ursachen sind Sport, höheres Körpergewicht, Fehlbildungen am Skelettsystem (z. B. flache Hüftgelenkpfanne) und schlecht eingerichtete Frakturen. Sie können Schäden verursachen, die zur Zerstörung der Knorpelschicht, zu Wucherungen des Knochengewebes, zu Randwülsten und Knochenspornen an den Gelenkflächen führen.

Symptome

Die degenerative Gelenkerkrankung (Arthrosis deformans) äußert sich in
- Bewegungsschmerz und
- Bewegungseinschränkung mit Fehlstellungen und Kontrakturen (Teileinsteifung des Gelenkes mit Muskelverkürzung).

Therapie

Die wichtigsten Maßnahmen sind:
- Gewichtsabnahme bei Adipositas (Fettsucht), um die Gelenke zu entlasten
- lokale Wärme- od. Kälteanwendung
- gelenkknorpelaufbauende und schmerzlindernde Medikamente
- Krankengymnastik
- künstlicher Ersatz von Hüft-, Knie- und Fingergelenken (▶ Abb. 2.11)

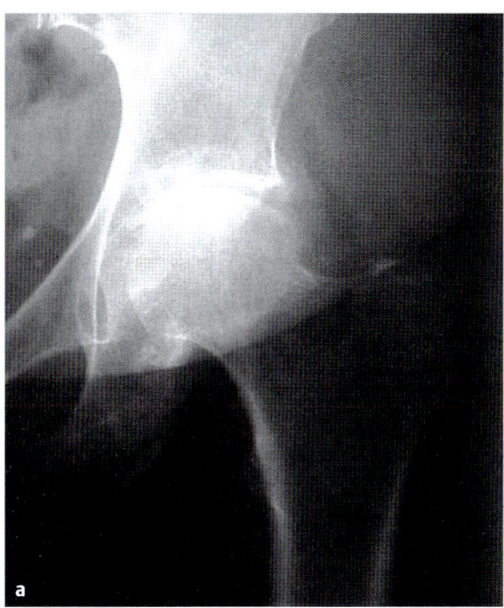

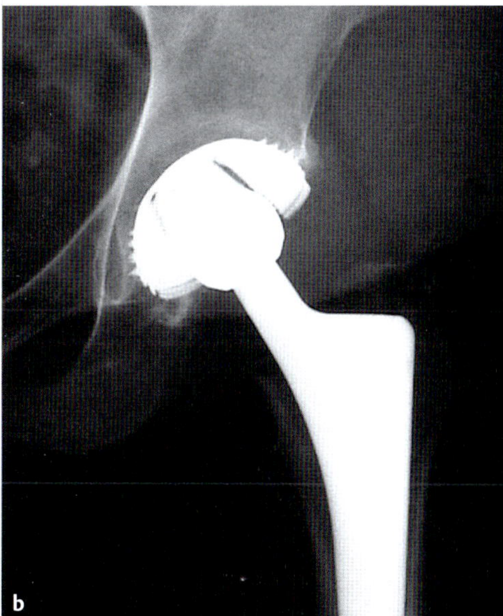

Abb. 2.11 Hüftgelenksarthrose und Hüft-Totalendoprothese.

a Arthrose des Hüftgelenks mit nicht mehr sichtbarem Gelenkspalt und zerstörtem Hüftkopf,

b künstliches Hüftgelenk (hergestellt aus Titan, ohne Knochenzement implantiert).

Diese Operation gehört heute bei stark fortgeschrittener Erkrankung zu den Routineeingriffen. Damit können die chronischen Schmerzen und die mangelnde Beweglichkeit aufgehoben werden.

Rheumatoide Arthritis

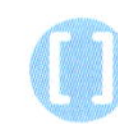

Definition

Die rheumatoide Arthritis (chronische Polyarthritis = CP) ist der typische entzündliche Gelenkrheumatismus des Erwachsenen. Sie verläuft schleichend oder in Schüben.

Ursache

Die Ursache, die zum Ausbrechen dieser Krankheit führt, ist bisher nicht geklärt. Sie ist die häufigste Systemerkrankung des Bindegewebes (Sehnen, Muskeln, Gelenke). Etwa 1 % der Bevölkerung ist davon betroffen, Frauen erkranken 3-mal häufiger als Männer.

Symptome

Folgende Symptome deuten auf die rheumatoide Arthritis (► Abb. 2.12) hin:

- Veränderungen und Versteifung der befallenen Gelenke
- Atrophie der dazugehörigen Muskeln, bedingt durch Inaktivität

Das Herz oder andere Organe sind bei dieser Krankheit nicht beteiligt.

Diagnose

Sie stützt sich auf folgende Kriterien:

- Morgensteifigkeit der Gelenke für mehr als 60 min.
- Entzündung von 2 oder mehr Gelenken für mehr als 6 Wochen
- Arthritis der Gelenke der Hand, symmetrischer Gelenkbefall
- Rheumaknoten in der Haut
- Rheumafaktoren im Blut erhöht
- sichtbare Veränderungen der Gelenke im Röntgenbild (Hände)

Therapie

Die Behandlung dieser Erkrankung kann unterschiedlich erfolgen. Möglich sind medikamentöse, physikalische und chirurgische Methoden:

- medikamentöse Behandlung: Schmerzmedikamente (z. B. Aspirin), Antirheumatika (z. B. Diclofenac, Cox-2-Hemmer), Rheuma-Basistherapie (z. B. Goldpräparate, Immunsuppressiva usw.), Verabreichung von Kortisonpräparaten bei schweren Schüben oder Einspritzen von radioaktiven Substanzen ins Gelenk (Radiosynovektomie)
- physikalische Therapie: Wärme- und Wassertherapie, Badekuren und Massagen als Schmerzlinderung
- Umstellung der Ernährung, z. B. fleischarme Kost
- chirurgische Behandlung: Entfernung der Gelenkschleimhaut an befallenen Gelenken (Synovektomie), bei zerstörtem Gelenk Implantieren eines gelenkprothetischen Ersatzes

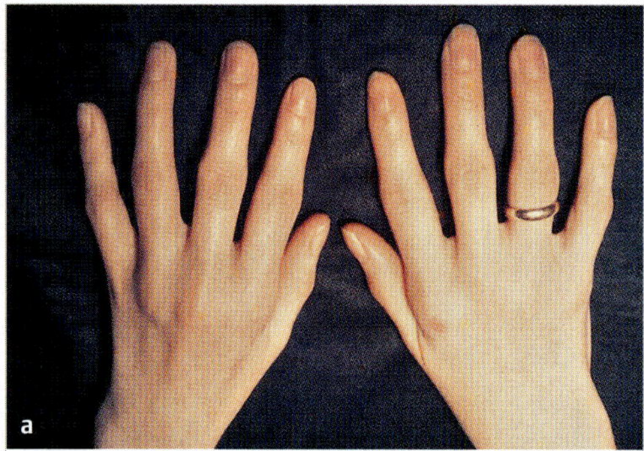

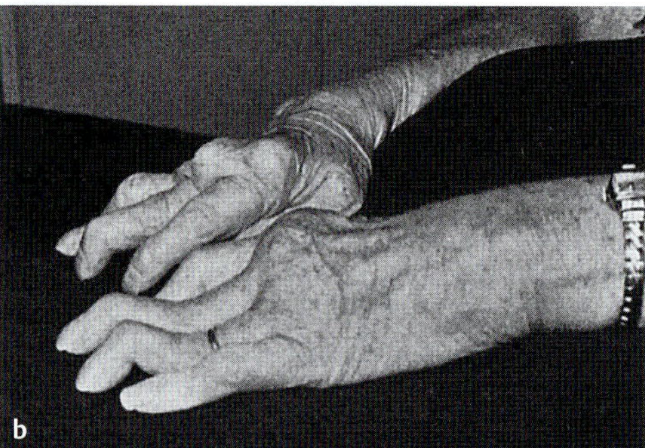

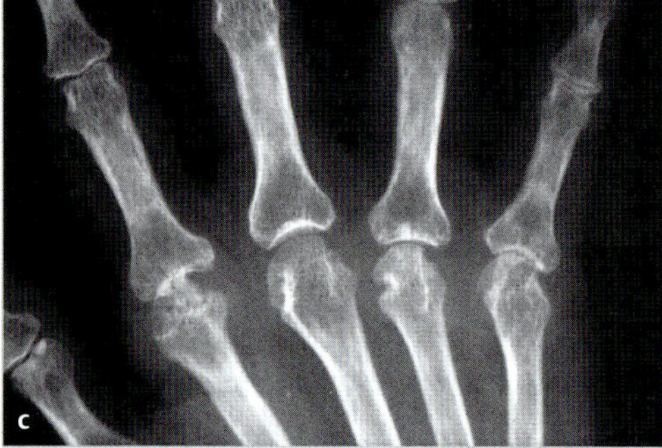

Abb. 2.12 Rheumatisch veränderte Hände.
a Frühphase: akut entzündlicher Schub mit deutlicher Fingergelenkschwellung,
b Spätphase: arthritische Veränderungen der Fingergelenke mit Fehlstellungen und starker Bewegungseinschränkung,
c typische arthritische Veränderungen im Röntgenbild.

Entscheidend für den Verlauf und die Prognose der Erkrankung ist eine exakte Diagnosestellung. Eine darauffolgende konsequente Therapie im Verlauf eines Jahres muss gewährleistet sein. So kann die Zerstörung der Gelenke aufgeschoben und gemildert werden.

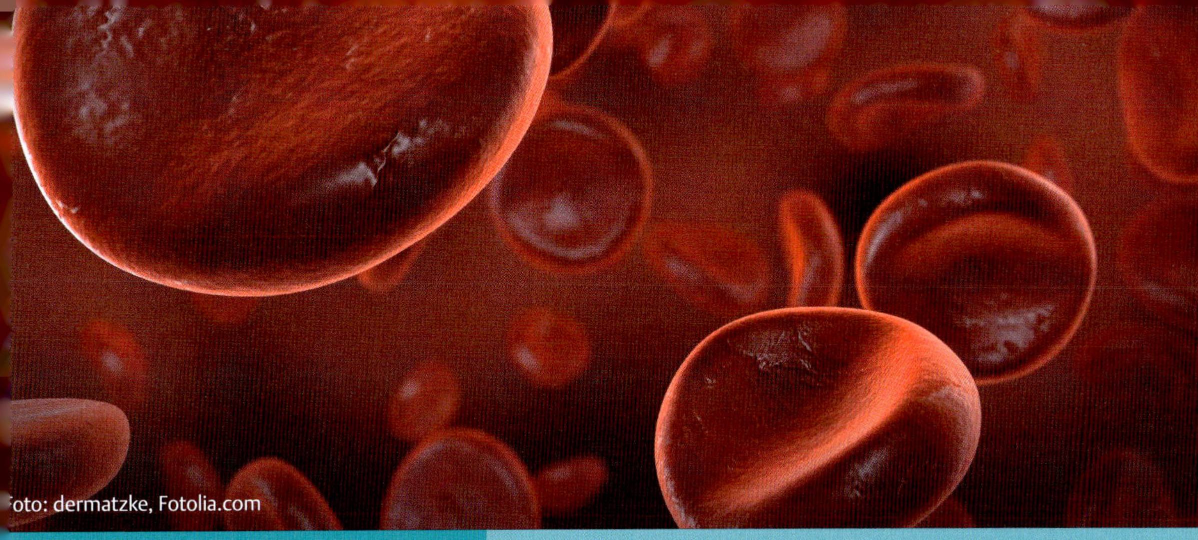

Kapitel 3
Blut

3.1 Aufgabe und Funktion 52

3.2 Erkrankungen des Blutes 58

3

3 Blut

Walther Wenzel

3.1 Aufgabe und Funktion

Das Blut steht im Mittelpunkt aller Lebensvorgänge, es ist ein flüssiges Organ. Aufgrund seiner Zusammensetzung erfüllt es vielfältige Aufgaben:

- **Transportfunktion.** Sauerstoff, Nähr- und Wirkstoffe, wie Hormone, Enzyme und Vitamine, werden zu den Zellen des Körpers transportiert. Das Blut bringt Abbauprodukte des Stoffwechsels, wie Kohlendioxid, Harnstoff und Wasser, zu den Ausscheidungsorganen (z. B. Lunge, Niere).
- **Regulation der Körpertemperatur.**
- **Abwehrfunktion.** Bestandteile des Blutes haben die Aufgabe, in den Körper eingedrungene Krankheitserreger und schädliche Stoffe zu bekämpfen.

Alle Organe des Körpers werden durch das Blut zu einer funktionellen Einheit verbunden.

3.1.1 Bestandteile des Blutes

Definition

Blut besteht aus Blutplasma und Blutzellen. Nach der Abspaltung von Fibrin aus dem Blutplasma entsteht Blutserum (▸ Abb. 3.1).

Steht frisch gewonnenes Blut in einem Glasröhrchen, setzt sich nach einiger Zeit eine helle Flüssigkeitsschicht (Blutplasma) von einer darunter befindlichen dunklen (Blutzellen) ab.

Blutserum

Das gelbliche, durchsichtige Serum besteht zu 90 % aus Wasser. Die übrigen Bestandteile sind Eiweißkörper, Fette (Cholesterin, Triglyzeride), Kohlenhydrate, Farbstoffe, Stoffwechselprodukte, Mineralien (z. B. Natrium und Kalium), Hormone und Enzyme.

Eiweißkörper haben die Fähigkeit, viele Stoffe an sich zu binden (Vitamine und Hormone) und transportieren sie an den Ort des Bedarfs. Wasserverschiebungen zwischen Gewebe und Gefäßsystem werden dadurch ermöglicht, dass auch Wasser an die Eiweißkörper gebunden wird.

Zu den Eiweißkörpern gehören schließlich noch Schutzstoffe (Antikörper), die dann gebildet werden, wenn fremdartige Stoffe (Antigene) in den Organismus eindringen. Diese Antigene können Bakterien, ihre Gifte, artfremdes Eiweiß oder artfremde Zellen sein. Die Antikörper stellen eine Schutzvorrichtung des Organismus dar und heben die schädliche Wirkung der Antigene (S. 56) auf.

Kohlenhydrate stammen aus der Nahrung bzw. aus der Leber (S. 88). Sie sind in Form von Traubenzucker Bestandteil des Blutserums. Farbstoffe kommen aus der Nahrung (Eigelb, Karotten). Außerdem stammen Farbstoffe vom Blutfarbstoff (Hämoglobin) zugrunde gegangener und abgebauter Erythrozyten (Bilirubin). Hormone sind Wirkstoffe, die von den Drüsen mit innerer Sekretion direkt an das Blut abgegeben werden. Enzyme werden von den Verdauungsdrüsen gebildet. Durch ihre Anwesenheit werden chemische Umsetzungen ermöglicht, z. B. die Spaltung der Stärke in Traubenzucker.

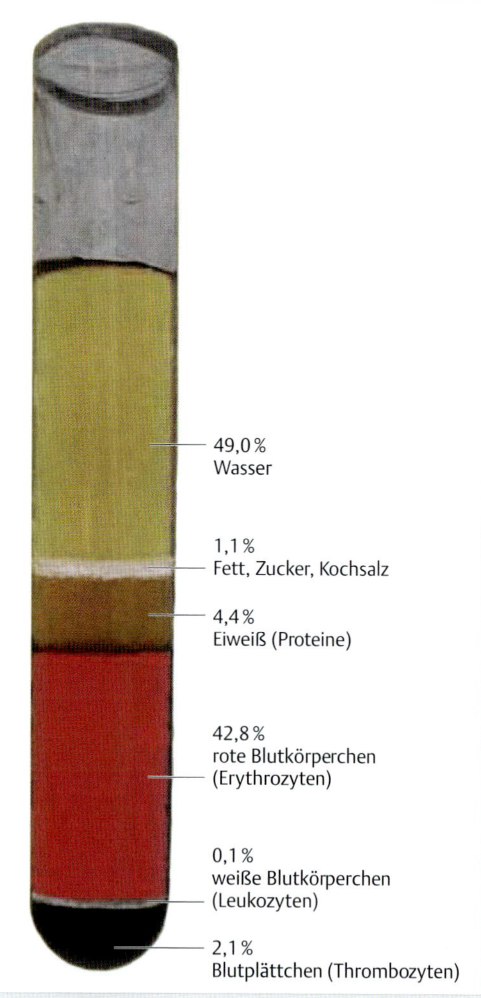

Abb. 3.1 Blutbestandteile. Im Serumröhrchen zeigen sich nach dem Zentrifugieren die einzelnen in % angegebenen Bestandteile des Blutes (schematische Darstellung).

Blutzellen oder Blutkörperchen

Es wird unterschieden zwischen (▶ Abb. 3.2)
- roten Blutkörperchen (Erythrozyten),
- weißen Blutkörperchen (Leukozyten, Granulozyten, Lymphozyten, Monozyten) und
- Blutplättchen (Thrombozyten).

Rote Blutzellen

Die Erythrozyten stellen die Hauptmasse der Blutzellen dar. In einem mm^3 befinden sich 4,5–5 Millionen Erythrozyten. Reife rote Blutzellen haben keinen Kern und eine begrenzte Lebensdauer von ca. 3 Monaten. Sie müssen deshalb stets neu gebildet werden.

▶ **Neubildung.** Die Neubildung findet im roten Knochenmark statt. In den ersten Lebensjahren befindet sich Knochenmark in allen Knochen, im Erwachsenenalter hauptsächlich noch in den platten, kurzen Knochen (z. B. Brustbein, Schulterblätter, Rippen). Das rote Knochenmark der Röhrenknochen wird mit zunehmendem Alter durch Fettmark ersetzt. Die kernlosen reifen Erythrozyten entstehen aus kernhaltigen unreifen Vorstufen im Knochenmark. Normalerweise sind im strömenden Blut keine kernhaltigen Erythrozyten.

▶ **Abbau.** Der Abbau der zugrunde gegangenen Erythrozyten findet in der Leber und in der Milz statt. In der Leber entsteht aus den Abbauprodukten der roten Blutzellen der Gallenfarbstoff Bilirubin (S. 88).

In den Erythrozyten findet sich ein Farbstoff, Hämoglobin genannt, der dem Blut die rote Farbe verleiht. Das Hämoglobin ist ein Stoff, der u. a. auch Eisen enthält. Seine besondere Aufgabe ist es, Sauerstoff (O_2) in der Lunge aus der eingeatmeten Luft aufzunehmen, ins Gewebe zu transportieren und dort an die Gewebezellen abzugeben. Aus den Gewebezellen nimmt das Hämoglobin das im Stoffwechsel entstandene Kohlendioxid (CO_2) auf. Von dort wird es zu den Lungen befördert und gibt das Kohlendioxid im Austausch gegen Sauerstoff an die Atmungsluft ab. Durch die Bindung mit Sauerstoff wird das Hämoglobin hellrot, durch die Bindung mit dem Kohlendioxid dunkelrot. So erklärt sich das verschiedene Aussehen des arteriellen (hellrot) und venösen (dunkelrot) Blutes.

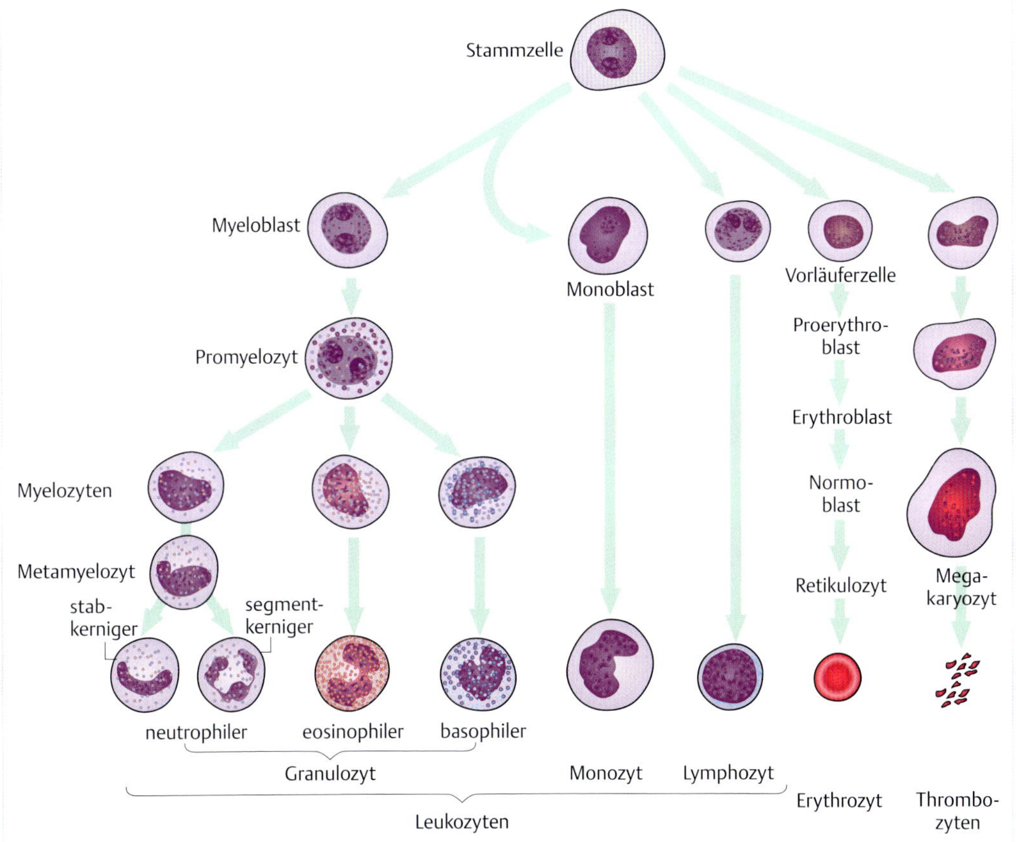

Abb. 3.2 Stammbaum der Blutzellen. Aus der gemeinsamen Stammzelle entwickeln sich über die entsprechenden Vorstufen die einzelnen spezialisierten Blutzellen (Granulozyten, Monozyten, Lymphozyten und Erythrozyten).

3

Weiße Blutzellen

Die Leukozyten sind im Gegensatz zu den roten Blutzellen farblos, unterscheiden sich außerdem durch Zahl, Größe, Bauart und Aufgabe (▸ Abb. 3.3).

Ihre Anzahl schwankt zwischen 4 500 und 10 000/mm³. Sie haben einen Zellkern, der in Form und Größe verschieden sein kann. Auch die Zelle der Leukozyten weist Unterschiede auf. So zeigen beispielsweise manche Leukozyten eine feine Körnung ihres Zellleibes, andere nicht. Die weißen Blutzellen haben die Fähigkeit, sich selbstständig fortzubewegen, auch aus dem intakten Blutgefäß in das umliegende Gewebe. Mit Fortsätzen können sie Zelltrümmer und eingedrungene Fremdkörper umfließen, in sich aufnehmen und unschädlich machen.

Unter den Leukozyten werden je nach Form und Größe des Kerns und nach der Färbbarkeit und Körnung des Zellleibes verschiedene Typen unterschieden:

- Granulozyten
- Lymphozyten
- Monozyten

Die Zellen mit Körnung werden Granulozyten genannt. Ihre Bildung erfolgt wie die der Erythrozyten im roten Knochenmark. Sie haben die Aufgabe, Bakterien, Fremdkörper und andere schädliche Stoffe abzubauen.

Neben den Granulozyten gibt es die Lymphozyten. Sie werden im lymphatischen Gewebe gebildet (Milz, Lymphknoten). Lymphozyten sind kleiner als die Granulozyten, ihre Zelle ist körnchenfrei, der Kern relativ groß und rundlich. Sie sind ein wichtiger Bestandteil des Lymphsystems (S. 67). Lymphozyten finden sich außer im Blut u. a. noch in der Lymphflüssigkeit.

Verwandt mit den Lymphozyten sind die Monozyten. Sie sind die größten Blutzellen und haben einen nierenförmigen Kern. Monozyten sind ganz besonders in der Lage, Bakterien „aufzufressen".

Alle Leukozyten können die Blutbahn verlassen und ins Gewebe einwandern, um dort giftige Stoffe unschädlich zu machen. Deshalb ist die Anzahl von Leukozyten im Bereich einer Entzündung stark erhöht. Ihre Zahl steigt bei Infektionen im strömenden Blut an.

Blutplättchen

Thrombozyten sind winzige, farb- und kernlose Zellkörperchen. Sie spielen, wie bereits erwähnt, eine wesentliche Rolle bei der Blutgerinnung. Thrombozyten stammen aus dem Knochenmark und finden sich im strömenden Blut in einer Zahl von ca. 200 000–450 000/mm³.

3.1.2 Blutgerinnung

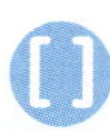

Definition

Die Blutgerinnung ist ein lebenswichtiger Prozess, der in Phasen abläuft. Er dient der Blutstillung nach Verletzungen.

Blut gerinnt, wenn es aus der Blutbahn tritt. Diese Eigenschaft ist ein natürlicher Schutz des Organismus gegen Verbluten (▸ Abb. 3.4). Durch bestimmte Medikamente wird die Gerinnung als therapeutische Maßnahme bei einigen Erkrankungen aber auch verhindert.

Die Gerinnung kommt letztlich durch ein fasernetzbildendes Protein (Fibrin) zustande. Die Bildung von Fibrin ist das letzte Glied einer langen und komplizierten Kette von Vorgängen, die bei der Blutgerinnung ablaufen. Sie beginnt normalerweise in dem Augenblick, in dem das Blut aus dem Gefäß austritt und mit dem umliegenden Gewebe in Kontakt kommt. In diesem Moment wird aus dem Gewebe, den Blutplättchen und dem Plasma ein Gerinnungsstoff freigesetzt, die Thrombokinase. Unter seiner und der Einwirkung anderer Faktoren (Kalzium) bildet sich aus einem im Plasma vorhandenen Stoff (Prothrombin) das Thrombin.

Prothrombin wird in der Leber unter Mitwirkung von Vitamin K gebildet; das Vitamin K selbst entsteht aus Darmbakterien. Dieses Thrombin bildet ein Fasergerüst, in dem sich die Blutzellen verfangen. Dadurch bildet sich ein Blutpfropf, der das geöffnete Gefäß verschließt und die Blutung zum Stehen bringt. Eine Blutpfropfenbildung kann auch im nicht verletzten, geschlossenen Blutgefäß vorkommen, wenn die Gefäßinnenhaut geschädigt ist. Es bildet sich ein Thrombus, der den Hohlraum des Blutgefäßes verstopfen kann (Thrombose).

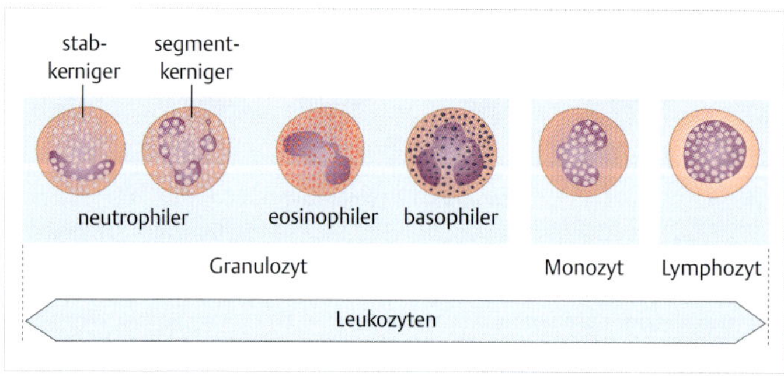

Abb. 3.3 Weiße Blutzellen. Aufgrund der in den Granulozyten befindlichen Zellunterschiede und der Anfärbbarkeit im mikroskopischen Präparat unterscheidet man neutrophil stabkernig, neutrophil segmentkernig, eosinophil und basophil.

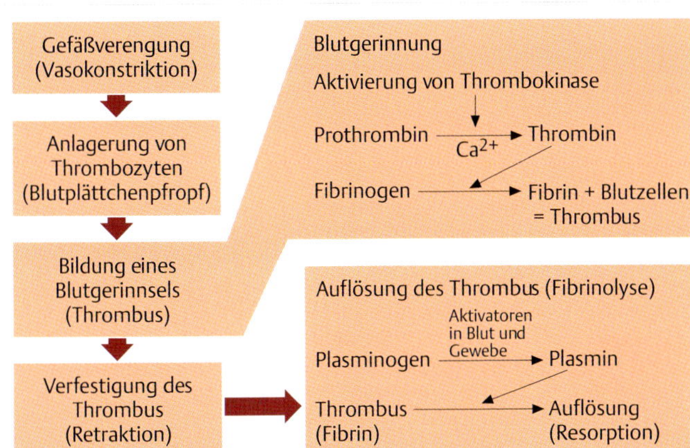

Abb. 3.4 Blutgerinnung. Vereinfachte Darstellung der Blutstillung, Blutgerinnung und der Fibrinolyse (Auflösung eines Thrombus).

Merke

Wird ein Thrombus losgerissen und in einer Schlagader weiter in den Kreislauf gespült, spricht man von einer Embolie (Lungenembolie, Hirnembolie oder Apoplexie). Ein Blutpfropf in einer Vene führt zu einer Thrombose.

3.1.3 Blutgruppen

Definition

Blutgruppen sind erblich festgelegte Eigenschaften von Blutbestandteilen, die sich mithilfe von Antikörpern nachweisen lassen.

Zu den oben erwähnten Antikörpern des Serums gehören die Agglutinine. Das sind Stoffe, die fremde rote Blutzellen zum Verklumpen bringen. Diese Tatsache ist für die Blutübertragung von großer Bedeutung. Schwere Schädigungen oder der Tod könnten eintreten, wenn das Serum des Empfängers durch seine Agglutinine die Erythrozyten des Spenderblutes zum Verklumpen brächte (▸ Abb. 3.5).

Die Agglutinine des Serums sind gegen bestimmte, an den Erythrozyten befindliche Stoffe (Eiweißmoleküle) ausgerichtet. Sie reagieren mit ihnen und führen zu einer Verklumpung. Diese Eiweißmoleküle oder Eigenschaften bezeichnet man willkürlich mit A oder B. Ist in den menschlichen Erythrozyten der Eigenschaft A vorhanden, gehört der betreffende Mensch zur Blutgruppe A. Tritt dagegen die Eigenschaft B auf, dann gehört der Betreffende der Blutgruppe B an.

Sind Eigenschaften kombiniert vorhanden, hat der Mensch die Blutgruppe AB. Besitzen die menschlichen Erythrozyten keine dieser Eigenschaften, gehört der Betreffende zur Blutgruppe 0.

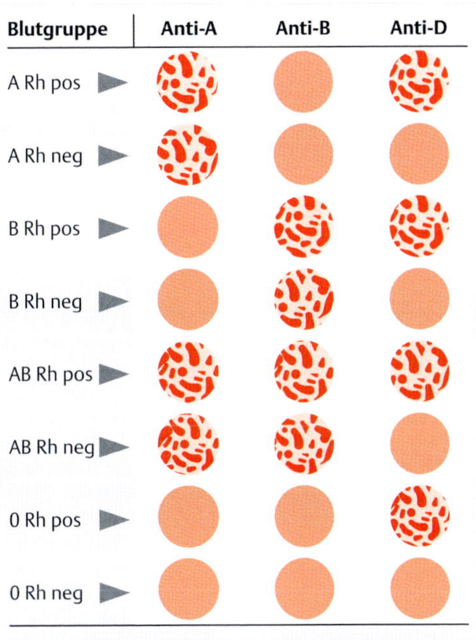

Abb. 3.5 Blutgruppen. Beim sog. Bedside-Test lassen sich wie dargestellt die einzelnen Blutgruppen und der Rhesusfaktor durch Agglutination nachweisen.

▸ **Blutgruppe A.** Gehört ein Mensch der Blutgruppe A an (haben also seine Erythrozyten die Eigenschaft A), so befindet sich in seinem Serum ein Agglutinin (ein Stoff der Erythrozyten zum Verklumpen bringt), das natürlich nicht gegen seine eigenen Erythrozyten mit der Eigenschaft A gerichtet sein darf. Es würde sonst sein eigenes Blut verklumpen. Dieses Agglutinin reagiert mit den Erythrozyten der Blutgruppe B. Das Agglutinin, das sich im Serum der Blutgruppe A befindet, wird mit Anti B bezeichnet. Mit anderen Worten: Ein Träger der Blutgruppe

A besitzt in seinen Erythrozyten die Eigenschaft A und in seinem Serum ein Agglutinin, das gegen die Eigenschaft B gerichtet ist. Bringt man rote Blutzellen der Gruppe B im Serum der Blutgruppe A zusammen, so tritt prompt eine Verklumpung (Agglutination) ein.

▸ **Blutgruppe B.** Umgekehrt gilt dasselbe für einen Träger der Blutgruppe B. In seinem Serum ist ein Agglutinin, das gegen die Eigenschaft A der Erythrozyten der Blutgruppe A gerichtet ist und diese zum Verklumpen bringt. Der Träger der Blutgruppe B besitzt in seinem Serum also das Agglutinin Anti A.

M!

Merke

Ein Mensch mit der Blutgruppe A darf kein Blut der Blutgruppe B erhalten und umgekehrt. Sonst kommt es zur Verklumpung, die den Tod des Patienten verursachen kann.

▸ **Blutgruppe AB.** Bei Trägern der Blutgruppe AB sind in den Erythrozyten die Eigenschaften A und B enthalten. Diese Menschen haben in ihrem Serum kein Anti-A- oder Anti-B-Agglutinin. Sonst würden die eigenen Erythrozyten zum Verklumpen gebracht werden. Da keine Agglutinine vorhanden sind, können diese Menschen theoretisch das Blut aller Blutgruppen erhalten, ohne dass es sich zusammenballt (Universalempfänger).

▸ **Blutgruppe 0.** Umgekehrte Verhältnisse finden sich bei den Trägern der Blutgruppe 0. Auf ihren Erythrozyten befindet sich keine Eigenschaft, die mit den genannten Agglutininen reagieren könnte. In ihrem Serum finden sich die Agglutinine Anti A und Anti B. Aus diesem Grunde können die Träger der Blutgruppe 0 nur gruppengleiches Blut erhalten. Bekämen sie z. B. Blut der Blutgruppe B, würde das vorhandene Agglutinin Anti B mit den Erythrozyten des Blutes verklumpen. Sinngemäß gilt dies auch für den Fall, dass Patienten Blut der Gruppe A oder auch AB erhielten. Im ersten Fall reagiert Anti A, im zweiten Fall reagieren beide (Anti A und Anti B). Das macht deutlich, dass die Erythrozyten des Blutes der Blutgruppe 0 keine Substanzen enthalten, die mit einem der beiden Agglutinine reagieren könnten. Aus diesem Grunde kann das Blut der Blutgruppe 0 theoretisch den Trägern aller anderen Blutgruppen gespendet werden (Universalspender). In ihren Erythrozyten ist nichts vorhanden, was mit dem Anti B der Blutgruppe A oder dem Anti A der Blutgruppe B reagieren könnte.

Obwohl die Träger der Blutgruppe 0 als Universalspender gelten, wird von dieser Möglichkeit nur im lebensbedrohlichen Notfall Gebrauch gemacht. Um Zwischenfälle zu vermeiden, wird i. d. R. nur gruppengleiches Blut übertragen (transfundiert).

▸ **Rhesusfaktor.** Der Rhesusfaktor wurde zufällig entdeckt. Forscher injizierten rote Blutkörperchen von Rhesusaffen in die Bauchhöhle von Meerschweinchen. Diese entwickelten einen Antikörper gegen das Affenblut, der im Serum der Meerschweinchen nachweisbar war. Wird Meerschweinchenserum zu menschlichem Blut gegeben, reagieren 85 % der Menschen mit einer Hämolyse (Auflösung der roten Blutkörperchen), 15 % der Menschen reagieren nicht.

Die Ersteren nennt man Rhesus positiv (Rh), die Letzteren Rhesus negativ (rh). (Beachte die Groß- und Kleinschreibung des Symbols!)

Diese Tatsache erhält nicht nur bei Bluttransfusionen, sondern auch bei einer Schwangerschaft von rh-Frauen (Rhesusfaktor negativ) praktische Bedeutung. Empfängt eine rh-Frau ein Kind von einem Rh-Mann, so kann der Fötus Rh sein. Die Mutter bildet, ohne entsprechende Behandlung, gegen die Rh-Eigenschaft des Kindes Antikörper, die das Blut des Kindes zum Zerfall bringen können. Dies äußert sich in einer schweren Gelbsucht und einer daraus entstandene Blutarmut (Anämie). Früher konnten solche Kinder nur durch einen vollständigen Austausch des Blutes (Austauschtransfusion) gerettet werden. Heute besteht die Möglichkeit, dies zu vermeiden. Die Rh-Sensibilisierung der Mutter kann durch Gaben von Rh-Immunglobulin gleich nach der Entbindung, nach Abort usw. und auch nach Rh-unverträglichen Bluttransfusionen verhindert werden. Nach demselben Mechanismus kann es zu Schädigungen kommen, wenn rh-Menschen wiederholt Rh-Blut bei Transfusionen erhalten.

3.1.4 Rolle des Immunsystems

Definition

Das Immunsystem wehrt körperfremde Substanzen und schädigende und krankmachende Einflüsse der Umwelt ab.

Das Immunsystem steht dem Menschen, wie allen Wirbeltieren, zur Verfügung (▸ Abb. 3.6) und ist in seinem Aufbau kompliziert. Mithilfe bestimmter Zellen kann der Organismus nicht nur feststellen, dass „etwas Fremdes“ in ihn eingedrungen ist, sondern er kann „das Fremde“ bis ins Einzelne unterscheiden (differenzieren) und somit ganz gezielt (spezifisch) reagieren.

Merke

Eine spezifische Reaktion, die Immunantwort, setzt das Erkennen eines Schadstoffes und sein späteres Wiedererkennen voraus, d. h. das Immunsystem muss ein „Gedächtnis“ an frühere Auseinandersetzungen haben.

Definition

Antigene sind Fremdstoffe, wie z. B. Bakterien und Viren und deren Gifte (Toxine), die eine Immunantwort auslösen.

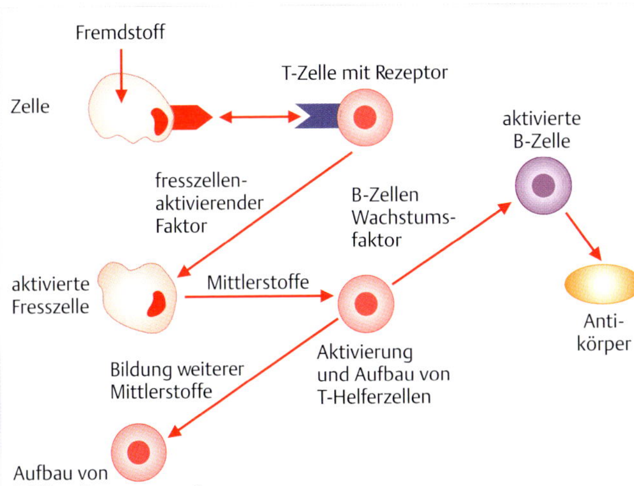

Abb. 3.6 Immunsystem. Schematische Darstellung einer Abwehrreaktion im Rahmen der Antigen-Antikörper-Reaktion.

Das Immunsystem hat die Aufgabe, die Gesundheit eines Organismus zu erhalten. Es muss in der Lage sein, Antigene zu erkennen und mit ihnen so zu reagieren, dass sie keinen Schaden anrichten können. Dazu dienen Abwehrmechanismen, die Antigene entgiften, entfernen (eliminieren) oder abtöten können, falls lebende Organismen beteiligt sind. Immunreaktionen müssen aber auch begrenzt und steuerbar sein.

Nach Ausschaltung des Antigens darf ein Abwehrmechanismus nicht weiter aktiv sein, er darf sich auch nicht gegen körpereigene Strukturen, d.h. gegen sich selbst richten. Um diese vielfältigen Aufgaben bewältigen zu können, muss das Immunsystem kontrolliert werden. Heute ist bekannt, dass für die Einzelfunktionen des Abwehrsystems verschiedene Zellgruppen verantwortlich sind, die zur Familie der Lymphozyten gehören.

Lymphozyten sind die Zellen des Abwehrsystems, die Antigene erkennen und darauf reagieren. Somit sind sie für eine gezielte, spezifische immunologische Reaktion verantwortlich. Die Immunantwort kann auf zweierlei Weise erfolgen und zwar

- humoral oder
- zellulär.

Humorale Immunantwort

Ein Antigen kann zur Bildung von Eiweißkörpern (Immunglobuline) führen, die in spezifischer Weise mit diesem Antigen reagieren. Die Proteine werden als Antikörper bezeichnet. Sie werden in die Körperflüssigkeit, wie Blut, Lymphe, Rippenfell- und Bauchfellflüssigkeit, in Nasen- und Darmsekrete abgegeben.

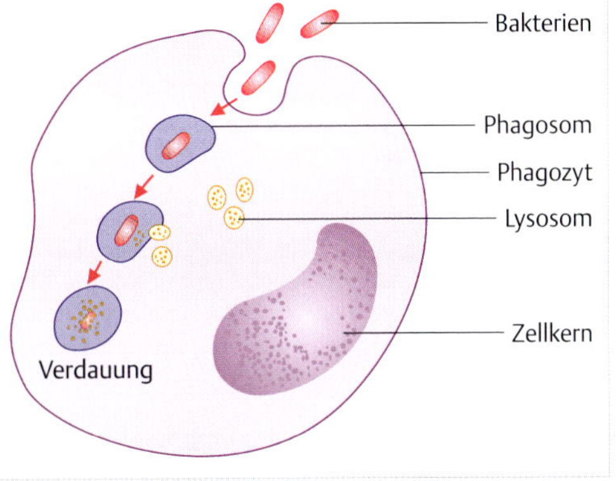

Abb. 3.7 Phagozytose. Krankheitserreger (Bakterien) werden von einer Abwehrzelle (Makrophage = Fresszelle) durch Phagozytose in die Zelle aufgenommen und mithilfe eines Lysosoms zerstört (verdaut).

Merke

Antikörper können ihre Wirksamkeit nur in der Lösung einer der genannten Flüssigkeiten entfalten (deshalb Ausdruck „humoral"; humor (lat.) = Flüssigkeit).

Krankheitserreger oder andere Gifte werden durch die Antikörper auf verschiedene Weise unschädlich gemacht. Sie können die Erreger untereinander oder mit den Leukozyten verkleben (Agglutinine und Präzipitine), sie auflösen (Lysine). Antikörper können Toxine „mundgerecht" für die Fresszellen (Phagozyten) vorbereiten (Opsonine) und Giftstoffe neutralisieren (▶ Abb. 3.7).

Zelluläre Immunantwort

Antigene können auch direkt zur Sensibilisierung von Zellen (z. B. Lymphozyten) führen, ohne dass die Antikörper beteiligt sein müssen. Die Zellen setzen sich unmittelbar mit dem Antigen auseinander (zelluläre Immunantwort). Lymphozyten mit bestimmten Funktionen entwickeln sich nach der Geburt im Knochenmark. Sie teilen sich, bis ein ausreichender Vorrat entstanden ist. Diese Stammzellen haben keine erkennbar immunologische Funktion. Aus ihnen entwickeln sich die sog. **B- und T-Lymphozyten**.

Spezialisierte B-Lymphozyten entwickeln sich im Knochenmark (bone marrow). Sie gelangen über die Blutbahn in die Lymphknoten und in die Marksubstanz der Milz. B-Lymphozyten sind weitgehend ortsständig und zirkulieren nur zu 10–15 % im Blut. Die B-Lymphozyten sind für die humoralen Immunreaktionen verantwortlich. Nach Bindung eines Antigens wandeln sie sich in antikörperbildende Zellen um und reifen zu Plasmazellen heran. Die Plasmazellen sind die eigentlichen, aktiven Antikörperproduzenten. Für jedes einzelne Antigen kann bei Bedarf ein spezifischer Antikörper gebildet werden. B-Gedächtnis-Lymphozyten behalten über lange Zeiträume hinweg, oft lebenslang, die Antigeninformation. Bei erneutem Antigenkontakt kommt es zu einer raschen Vermehrung der spezifischen Antikörperbildner und führt damit zur Immunität.

Unter dem Einfluss von Hormonen reifen aus Stammzellen in der Thymusdrüse die T-Lymphozyten heran. Mit dem Blut erreichen die T-Lymphozyten Lymphknoten, Milz, Rachenmandeln und das Drüsengewebe des Darmes. Im Gegensatz zu den B-Lymphozyten sind sie weniger ortsständig. Sie können über das Lymphsystem wieder in die Blutbahn eintreten. 60–80 % der Lymphozyten des Blutes bestehen aus T-Lymphozyten. Diese verrichten verschiedene Aufgaben:

- **T-Killer-Lymphozyten** können eingedrungene Fremdorganismen nach dem Erkennen direkt angreifen und durch Zellauflösung unschädlich machen.
- **T4-Helferzellen** erkennen Antigene (körperfremde Stoffe) als solche und ermöglichen durch ein chemisches Signal eine starke Vermehrung von B- und T-Lymphozyten.
- **T8-Suppressorzellen** kontrollieren die Antikörperproduktion und können durch deren Drosselung Überreaktionen verhindern. Sie können gleichzeitig die Helferzellenaktivitäten einschränken.

3.2 Erkrankungen des Blutes

Wir unterscheiden die Bluterkrankungen nach Anämien, Blutgerinnungsstörungen und Erkrankungen der weißen Blutzellen. Auf die Erkrankungen des Immunsystems, wie der Immunschwäche AIDS, wird in Kapitel 12 (S. 218) näher eingegangen.

3.2.1 Untersuchungsmethoden

▸ **Laboruntersuchungen.** In der Diagnostik gibt es eine Vielzahl von Laboruntersuchungen. Die wichtigsten sind hier aufgeführt:

▸ **Blutentnahme.** Zur Blutentnahme wird nach Anlegen einer Stauung i. d. R. am Oberarm meist an einer Ellenbeugenvene mithilfe einer Punktionsnadel Blut abgenommen. Das Blut wird direkt, je nach Untersuchung, in spezielle Blutröhrchen (Einmalartikel aus Kunststoff) eingesaugt. Anschließend wird im Labor die gewünschte Analyse durchgeführt. Wenn nur einige Bluttropfen benötigt werden, wird die Fingerbeere oder das Ohrläppchen punktiert (= Kapillarblutentnahme).

▸ **Bestimmung des Blutbilds und Differenzialblutbilds.** Eine einfach und schnell durchzuführende Methode um z. B. die Menge des Blutfarbstoffs (Hämoglobin = Hb-Gehalt) und Anzahl sowie prozentuale Verteilung der weißen Blutkörperchen zu analysieren.

▸ **Gerinnungstest.** Eine Vielzahl von Tests geben Aufschluss über Veränderungen im Gerinnungssystem. Die Blutungszeit (Zeit zwischen Beginn der Blutung und Eintritt der Blutgerinnung), die Bestimmung des INR und des Quickwerts (z. B. Überwachung der Marcumartherapie) und die Bestimmung der Prothrombinzeit = PTT (z. B. Überwachung der Heparintherapie) sind die meistangewandten Labortests.

▸ **Blutgruppenbestimmung.** Vor eine Blutübertragung werden im Labor Blutgruppe und der Rhesusfaktor bestimmt. Spender- und Empfängerblut werden miteinander verglichen (Major-Test, Minor-Test, Coombs-Test). Vor der Übertragung wird nochmals die Verträglichkeit mithilfe des Bedside-Tests (neben dem Bett) vom transfundierenden Arzt erneut geprüft.

▸ **Knochenmarkpunktion.** Um genaue Ursachenanalyse bei Störungen der Blutbildung (rote und weiße Blutzellen) zu erhalten, wird rotes Knochenmark punktiert (Beckenkamm neben der Wirbelsäule). Danach werden feingewebliche (histologische und immunologische) Untersuchungen durchgeführt.

3.2.2 Blutarmut

Definition

Anämien werden Krankheitsbilder genannt, bei denen entweder die Zahl der im Kreislauf zirkulierenden roten Blutkörperchen oder aber der in ihnen befindliche Blutfarbstoff vermindert ist oder beides zugleich.

Die Ursachen für diese Veränderungen können vielfältig sein. Es wird wie folgt unterschieden:

▶ **Blutungsanämien.** Hier ist die Zahl der Erythrozyten durch akuten oder chronischen Blutverlust vermindert. Ein akuter Blutverlust kann z. B. bei einer schweren blutenden Verletzung eintreten; ein chronischer Blutverlust durch länger dauernde mäßige Blutungen, wie z. B. bei längeren oder stärkeren Genitalblutungen, blutenden Magengeschwüren oder blutenden Hämorrhoiden.

▶ **Durch Blutzerfall entstandene Anämien (hämolytische Anämien).** Sie können bei Rh-Unverträglichkeit auftreten, s. Rhesusfaktor (S. 56). Auch Bakteriengifte, bestimmte chemische Stoffe und Arzneimittel können die Erythrozyten zerstören.

▶ **Anämien infolge verminderter Blutbildung.** Dazu gehört z. B. die perniziöse Anämie. Sie tritt im höheren Lebensalter auf. Sie wird verursacht durch einen Mangel an Vitamin B_{12} (= extrinsic factor), das z. B. in Leber, Ei, Hefe und Weizenkeimen enthalten ist. Bei Fehlen eines der in der Magenschleimhaut gebildeten Enzyms (intrinsic factor) kann das Vitamin B_{12}, das für die Erythrozytenbildung im Knochenmark unerlässlich ist, nicht im Magen-Darm-Trakt aufgenommen werden. Andere Resorptionsstörungen im Magen-Darm-Bereich (z. B. infolge von Krebserkrankungen, Lebererkrankungen oder Alkoholismus) führen ebenfalls zu Anämien.

▶ **Anämien infolge gestörten Hämoglobinaufbaus.** Dazu gehören die sog. Eisenmangelanämien. Sie entstehen u. a. durch einen Salzsäuremangel. Salzsäure (S. 86) ist für die Eisenresorption aus den Nahrungsstoffen nötig. Andere Ursachen können chronische Durchfälle, chronische Infekte, Entzündungen oder Krebserkrankungen sein. Bei Nierenfunktionsstörungen wird weniger Erytropoetin gebildet (renale Anämie).

Symptome

Zeichen, die auf eine Blutarmut deuten, sind:

- Blässe
- leichte Ermüdbarkeit
- Schwäche
- Herzklopfen
- Atemnot
- Schwindelanfälle
- Ohrgeräusche

Therapie

Die Behandlung richtet sich nach der Ursache der Grunderkrankung:

- intravenöse (i. v.) oder intramuskuläre (i. m.) Injektionen von Vitamin B_{12}, Folsäurepräparaten und Eisenpräparaten bei chronischen Anämien. In erster Linie muss auch hier die krankmachende Ursache beseitigt werden.
- Bluttransfusion bei akuten, schweren Blutverlusten, s. Schockbekämpfung (S. 283).

3.2.3 Blutgerinnungsstörungen

Definition

Es gibt Krankheitsbilder, bei denen die starke Blutungsneigung das führende Symptom ist. Sie werden unter dem Begriff hämorrhagische Diathesen zuammengefasst.

Ursache

Die Ursachen der Blutgerinnungsstörung sind mannigfaltig. Sie können auftreten durch

- Störungen in den verschiedenen Phasen des Gerinnungsmechanismus,
- Verminderung oder Funktionsstörung der Thrombozyten oder
- Wandschädigungen der Blutgefäße (altersbedingt, infektiös, allergisch, durch Vitamin-C-Mangel).

Eine vererbliche Blutungsneigung ist die Hämophilie A und B (Bluterkrankheit). Sie ist an das X-Chromosom gebunden. Die Betroffenen sind Männer, Frauen erkranken nicht. Es besteht ein Faktor-VIII-Mangel.

Symptome

Blutgerinnungsstörungen zeigen sich durch

- großflächige Blutungen und
- Gelenk- und Muskelblutungen.

Therapie

Gerinnungsfaktoren werden den betroffenen Patienten zugeführt, um Blutungen zu vermeiden. Verletzungen müssen vermieden werden, um den Patienten nicht weiter zu gefährden.

3.2.4 Erkrankungen der weißen Blutzellen

Definition

Erkrankungen der weißen Blutkörperchen können eine unkontrollierte Vermehrung der Leukozyten hervorrufen, aber auch vom lymphatischen System ausgehen.

Die normale Zahl der Leukozyten liegt zwischen 4 500–10 000/mm³. Sie kann sich z. B. bei fieberhaften Erkrankungen oder bestimmten Infektionen erhöhen. Die Zahl der weißen Zellen kann jedoch ganz außerordentlich hoch sein (100 000/mm³ und mehr). Das sind unreife Zellen, die dann massenhaft im strömenden Blut auftreten.

Merke

Die Schwankung der Leukozytenanzahl ist ein Zeichen der normalen Reaktions- und Abwehrlage des Organismus. Leukose ist der Fachbegriff für die krankhafte Erhöhung der Leukozytenanzahl.

Wie beschrieben, befinden sich normalerweise nur reife Zellen im strömenden Blut, die verschiedenen, noch unreifen Entwicklungsstadien sind nur im Knochenmark vorhanden. Es werden myeloische (Myelose) und lymphatische Leukosen (Lymphome) unterschieden, je nachdem, ob die weißen Blutzellen der Knochenmarksreihe oder die der lymphatischen Reihe krankhaft vermehrt sind.

Myelosen

Bei den Myelosen gibt es die akute und die chronische Form (früher als akute und chronische myeloische Leukämie bezeichnet). Im Blut selbst kommen die Granulozyten in einer Vielfalt von unreifen Stadien vor (buntes Bild). Sie werden unmittelbar aus dem Knochenmark abgegeben und befallen Organe wie Leber und Milz. Die Organe können sich daraufhin extrem vergrößern.

Lymphome (Non-Hodgkin-Lymphome)

Bei den Lymphomen gibt es akute und chronische Formen. Sie werden nach ihrer Bösartigkeit (Aggressivität) eingeteilt:

- Bei den Formen mit niedrigem Aggressivitätsgrad unterscheidet man z. B. die chronisch-lymphatische Leukämie und das Immunozytom Morbus Waldenström.
- Als aggressive Lymphome werden das Plasmozytom und verschiedene Typen des B-Zell-Lymphoms bezeichnet.
- Sehr aggressive Lymphome sind Burkitt-Lymphom und Retikulosarkom.

Symptome

Die Krankheitsbilder der einzelnen Formen sind sehr vielgestaltig.

- In vielen Fällen treten Lymphknotenschwellungen auf.
- Häufig findet man Anämie, Neigung zu Blutungen, Anfälligkeit für Infekte, unklare Fieberzustände, nicht erklärbare Müdigkeit und körperliche Schwäche.

Therapie

Die Therapie erfolgt durch

- Zytostatika,
- Strahlentherapie,
- ggf. Milzentfernung (Splenektomie) und
- Knochenmarktransplantation.

Merke

Als Faustregel gilt: Bei den chronischen Lymphadenosen sollte die Behandlung so schonend und so spät wie möglich einsetzen, bei den akuten Leukosen so intensiv und früh wie möglich. Bei den chronischen Myelosen liegt das therapeutische Vorgehen in der Mitte.

Morbus Hodgkin

Häufigste bösartige Lymphknotenerkrankung (▶ Abb. 3.8) aus der Gruppe der malignen Lymphome. Sie tritt oft schon zwischen dem 15. und 30. Lebensjahr auf. Die Erkrankung wird in 4 Stadien eingeteilt.

Symptome

Die Anzeichen des Morbus Hodgkin sind

- druckschmerzlose Lymphknotenschwellung zunächst am Hals, dann in den Achselhöhlen, in den Leistenbeugen, im Bauchraum,
- Juckreiz und
- wellenförmige Fieberschübe über 38 °C.

Therapie

- lokale Röntgenbestrahlung
- Zytostatikagabe

Merke

Die Bestrahlung kann in den frühen Stadien 1–3 eine vollständige Heilung erbringen. In den Stadien 3–4 kann durch die Zytostatikatherapie eine Lebensverlängerung, aber oft keine Heilung mehr erreicht werden.

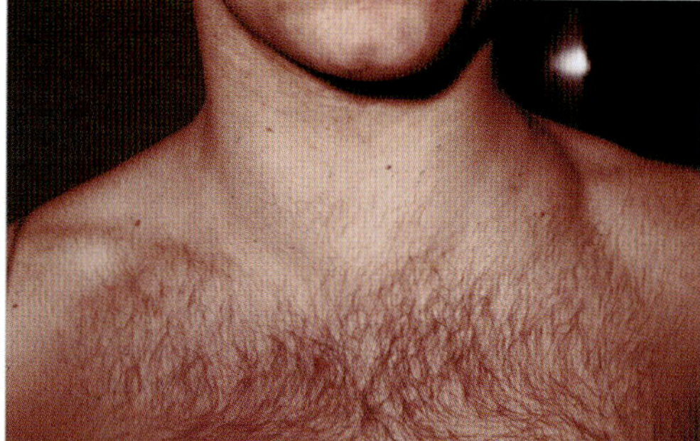

Abb. 3.8 Morbus Hodgkin. Bei dieser Lymphknotenerkrankung treten häufig starke Lymphknotenschwellungen am Hals auf.

Agranulozytose

Ursache

Es besteht ein extremer Mangel an weißen Blutkörperchen durch
- bestimmte Medikamente,
- gewebliche Gifte oder
- Röntgen- und Radiumstrahlen bei vorliegender besonderer Empfindlichkeit des Patienten.

Symptome

Sich rasch entwickelnde und überhandnehmende Infektionen an den Schleimhäuten sowie extreme Müdigkeit und Schwäche sind die Symptome der Agranulozytose.

Therapie

Eine Ausheilung ist nur möglich, wenn die Ursache ausgeschaltet wird. Mit Bluttransfusionen und Kortisongaben kann der Heilungsprozess unterstützt werden.

Knochenmarktransplantation

Bei der Spendersuche sind 3 Möglichkeiten vorhanden:
1. Knochenmarkspende durch Geschwister
2. Knochenmarkspende im weiteren Familienkreis
3. Knochenmarkspende unter Fremdspendern

Ausschlaggebend wie auch bei anderen Organtransplantationen ist die sog. HLA-Antigen-Übereinstimmung. Wie schon bei den AB0-Blutgruppenantigenen gesehen, besitzt der Mensch weitere erblich festgelegte Merkmale, die auf der Zelloberfläche sitzen. Sie entscheiden, ob transplantiertes Material als körpereigen oder körperfremd erkannt wird. Sie setzen bei entsprechender Ungleichheit Empfänger- zum Spenderorgan die gefürchtete Abstoßungsreaktion in Gang. Überprüft werden HLA-Antigene (human leucocyte antigens). Je genauer diese Merkmale beim Empfänger und Spender übereinstimmen, desto höher ist die Überlebensrate eines transplantierten Organs, s. Nierentransplantation (S. 129).

Vorbereitung

Vor der Knochenmarktransplantation werden die Patienten konditioniert. Das heißt, dass zunächst die bösartigen Zellen abgetötet werden. Dies geschieht durch Chemotherapie oder Ganzkörperröntgenbestrahlung.

Dabei gehen auch normale Körperzellen zugrunde. Bei den Patienten treten zudem Erbrechen, Übelkeit und Haarverlust auf. Sie sind jetzt maximal abwehrgeschwächt und äußerst infektionsanfällig. Es muss auf eine absolut exakte Hygiene geachtet werden (Umkehrisolierung).

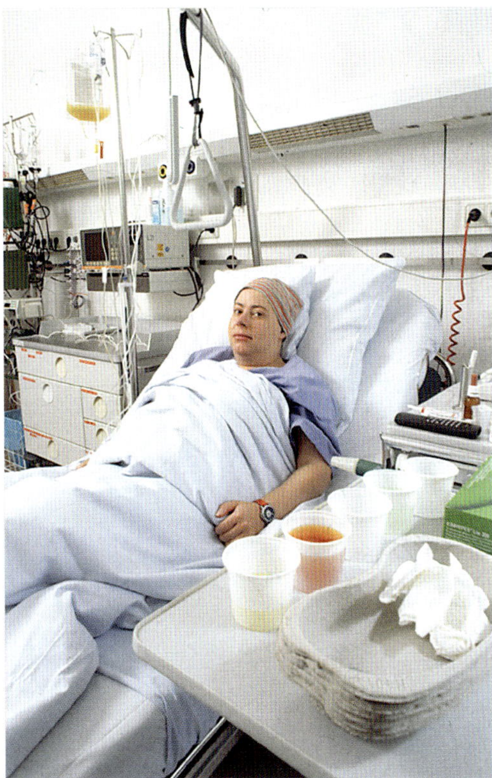

Abb. 3.9 Infektionsanfälligkeit. Bei geschwächter Immunabwehr (fehlende Leukozyten) ist der Patient für andere Infektionserkrankungen besonders anfällig. Zur Vermeidung solcher Infektionen sind strenge Hygienemaßnahmen notwendig.

Durchführung

Bei der Transplantation werden die vom Spender aus dem Knochenmark entnommenen Stammzellen dem Empfänger über eine Bluttransfusion verabreicht. Die Zellen wandern dann von selbst ins Knochenmark ein. Bis neues Knochenmark und neue Zellen gebildet werden, vergehen einige Wochen. In dieser kritischen Phase (Aplasiephase) besteht bei den Patienten erhöhte Blutungsgefahr, Blutarmut (Anämie) und eine sehr starke Anfälligkeit für Infektionen (▸ Abb. 3.9). Mit entsprechenden vorbeugenden Maßnahmen und Medikamenten wird versucht, diese Risiken zu verringern.

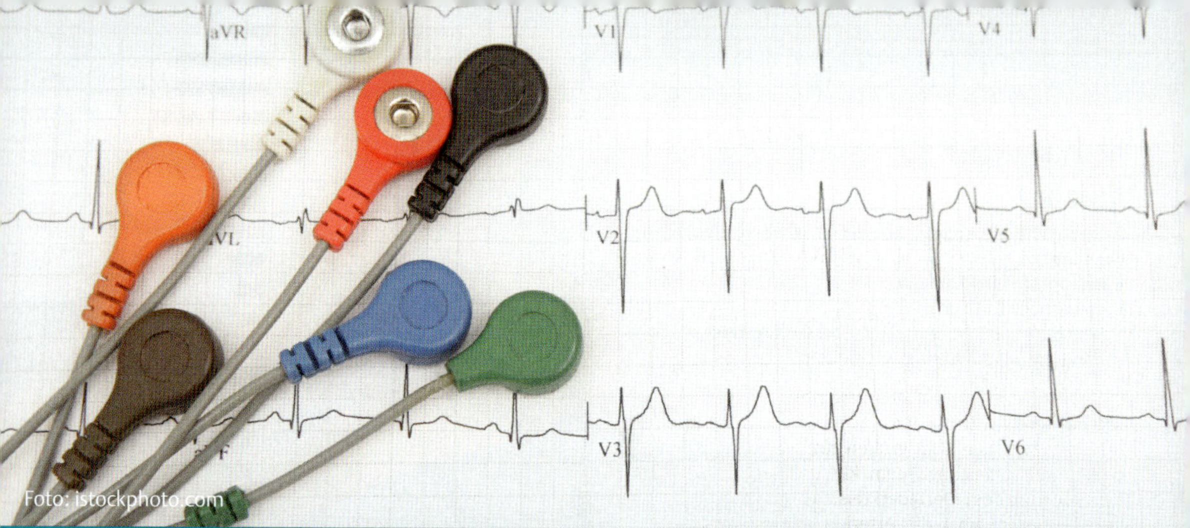

Kapitel 4

Herz und Kreislauf

4.1 Aufgabe und Funktion 63

4.2 Erkrankungen des Herzens und der Gefäße 68

4 Herz und Kreislauf

Walther Wenzel

4.1 Aufgabe und Funktion

Die Aufgabe des Blutkreislaufs ist es, den Organismus mit allen lebensnotwendigen Stoffen zu versorgen und die im Stoffwechsel entstehenden Abfallprodukte den Ausscheidungsorganen zuzuführen.

Das Blut durchströmt den gesamten Körper in einem geschlossenen Gefäßsystem (▶ Abb. 4.1). Es wird unterschieden zwischen dem großen Kreislauf, auch als Körperkreislauf bezeichnet, dem kleinen, genannt Lungenkreislauf, und dem Pfortaderkreislauf. Die Organe sind im Kreislaufsystem über die Arterien und Venen mit dem Herzen verbunden. Es erfolgt eine Unterscheidung in Hochdruck- (Arterien) und Niederdrucksystem (Venen), die aufgrund des unterschiedlichen Blutdrucks im arteriellen und venösen Bereich zustande kommt.

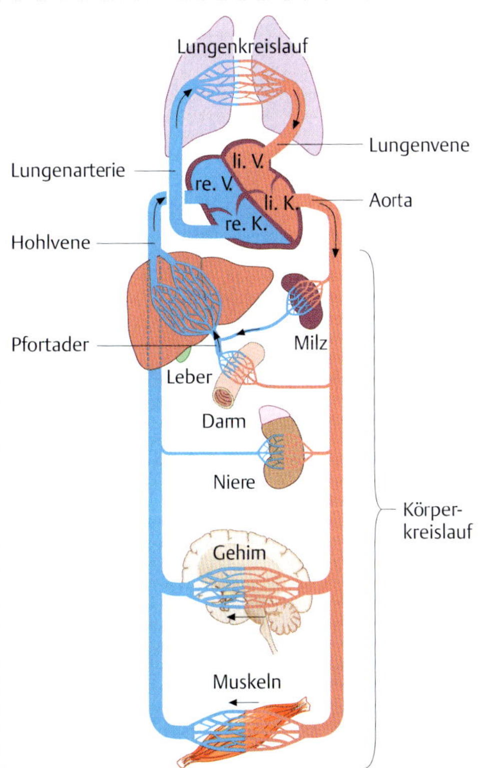

Abb. 4.1 Kreislaufschema. Das Blut strömt in der angegebenen Pfeilrichtung durch den kleinen (Lungenkreislauf) und großen (Körperkreislauf) Blutkreislauf. Das Herz pumpt mit der rechten Kammer das Blut in den Lungenkreislauf und mit der linken Kammer in den Körperkreislauf.

4.1.1 Herz

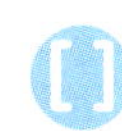

Definition

Das Herz ist ein muskuläres Hohlorgan, es besteht aus 4 Hohlräumen. Als Pumpe des Kreislaufs sorgt es für die gleichmäßige Zirkulation des Blutes im Körper.

Das Herz liegt innerhalb des Brustkorbs im Mittelfellraum (Mediastinum). Begrenzt wird das Mediastinum seitlich durch die Lungenflügel, unten vom Zwerchfell, hinten von der Wirbelsäule und vorn vom Brustbein mit den Rippenansätzen. Das Herz hat die Form eines abgestumpften Kegels mit abwärts gerichteter Spitze (▶ Abb. 4.2). Seine Größe entspricht etwa der Faust seines Trägers. Die Tätigkeit des Herzens kann über der Herzspitze getastet werden. Würde man durch das Herz eine Längsachse ziehen, so verliefe diese von rechts hinten nach links vorn unten. Das Herz ist außerdem noch so gedreht, dass sein rechter Anteil weitgehend vorn (= der Brust zugewandt), der linke weitgehend hinten (= der Wirbelsäule zugewandt) liegt.

Die Wand des Herzens besteht aus 3 Schichten:

- Herzinnenhaut (Endokard)
- Herzmuskelschicht (Myokard)
- Herzaußenhaut (Epikard und Perikard)

Das Herz ist von einem bindegewebigen doppelwandigen Beutel, dem Herzbeutel (Perikard), umgeben. Die innere Beutelwand (Endokard) ist fest mit dem Herzen verwachsen, die äußere (Epikard) liegt ihm lose auf. Dazwischen befindet sich etwas wässrige Flüssigkeit, die ein reibungsloses Übereinandergleiten während der Herztätigkeit ermöglicht. Die eigentliche Wand des Herzens besteht aus einem spezialisierten Muskelgewebe (Myokard). Es hat eine Sonderstellung zwischen quer gestreifter und glatter Muskulatur. Durch die Anordnung der Muskelfasern ist sichergestellt, dass sich das Herz gleichmäßig der Länge und Breite nach zusammenziehen kann, wodurch die Pump- und Saugwirkung zustande kommt. Im Bereich des linken Herzens ist die Muskelschicht am dicksten, in den Vorhöfen am schwächsten. Die gesamte Innenfläche des Herzens ist von einer feinen, glänzenden Haut überzogen.

Durch eine längs verlaufende Scheidewand (Septum) ist das Herz in eine rechte und eine linke Hälfte eingeteilt. Die Hälften sind ihrerseits durch Klappen geteilt, sodass jede Herzhälfte aus einem Vorhof und einer Kammer besteht. Die Klappen regeln als Ventile die Richtung des Blutstroms im Herzen. Sie werden durch eine Doppelung der Herzinnenhaut gebildet und hängen wie Segel in die Kammern hinein. Gehalten werden die Klappen von Sehnenfäden, die in der Kammerwand verankert sind. Die Klappe zwischen rechtem Vorhof und rechter Kammer wird von 3 Segeln gebildet. Deshalb wird sie als 3-zipflige

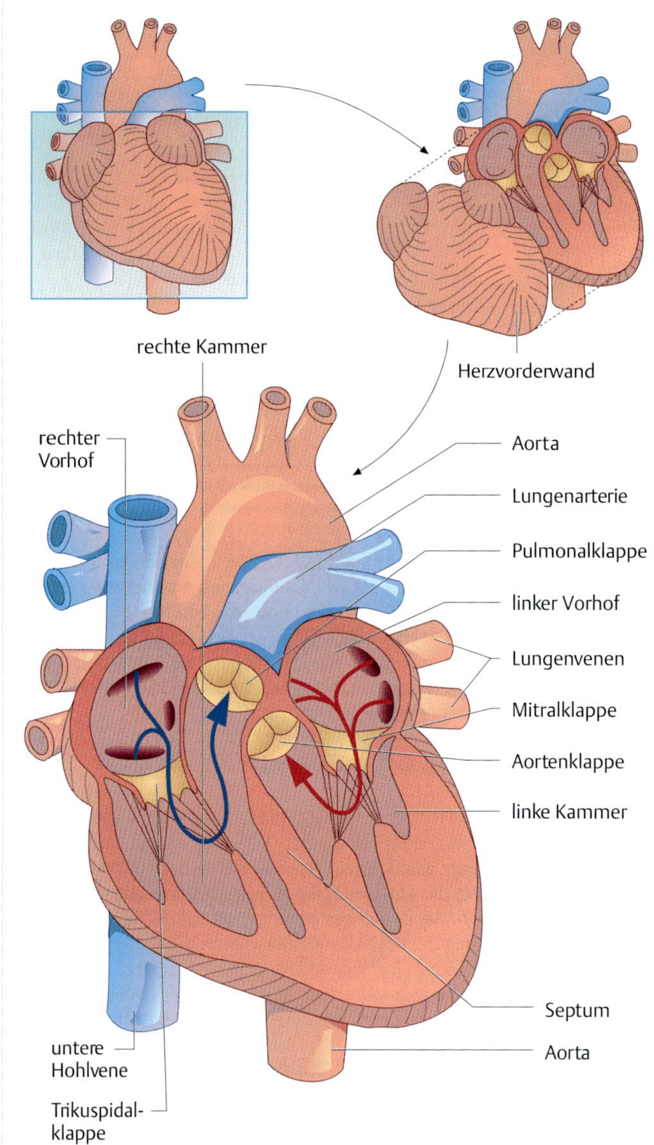

Abb. 4.2 Längsschnitt durch das Herz. Das venöse Blut (blauer Pfeil) strömt über den rechten Vorhof in die rechte Kammer und über die Pulmonalarterie in den Lungenkreislauf. Zurück aus der Lunge strömt das sauerstoffreiche Blut (roter Pfeil) über den rechten Vorhof in die rechte Kammer und wird unter Druck in den großen Körperkreislauf gepumpt.

Segelklappe (Trikuspidalklappe) bezeichnet. 2 Segel trennen den linken Vorhof von der linken Kammer, diese Klappe wird 2-zipflige Segelklappe (Mitralklappe) genannt. Auch die vom Herzen abgehenden Gefäße (Körperschlagader und Lungenarterie) müssen durch Klappen verschlossen werden können. Hier sind die Klappen aus 3 halbmondförmigen Taschen gebildet, die an der Innenwand der genannten Arterien hängen. Sie heißen Taschenklappen oder Semilunarklappen. Das Herz zieht sich rhythmisch zusammen und erschlafft wieder. Die Kontraktion ist die Systole, die Erschlaffung ist die Diastole.

Anpassungsfähigkeit des Herzmuskels

Wie alle Organe des Körpers kann sich auch das Herz vermehrten Anforderungen des Organismus in bestimmten Grenzen anpassen. Bei schwerer körperlicher Arbeit steigt der Bedarf an Sauerstoff und Nährstoffen in der Muskulatur an, der über den Blutkreislauf abgedeckt werden muss.

Während der Ruhe durchströmen pro Minute ca. 3 Liter Blut das Herz. Bei mäßiger körperlicher Arbeit sind es ca. 14 Liter, bei körperlichen Höchstleistungen können 21 Liter durch das Herz in Umlauf gesetzt werden. Dies bedeutet, dass sich das Herz stärker und häufiger kontrahieren muss. Bei ständig erhöhter Arbeitsleistung des Herzens über längere Dauer, wie sie auch bei manchen krankhaften Zuständen vorkommt, reagiert das Herz in ähnlicher Weise wie die Skelettmuskulatur (S. 41). Seine Muskelmasse nimmt zu, und zwar in der Weise, dass die einzelnen Muskelzellen dicker und länger werden. Eine zahlenmäßige Vermehrung der Muskelzellen gibt es am Herzen nicht.

Reizleitungssystem

Der Herzmuskel arbeitet automatisch. Die Reize für die Herztätigkeit werden im Herzen selbst gebildet. Das geschieht durch ein spezifisch umgeformtes System von Muskelfasern, dem Reizleitungssystem (▸ Abb. 4.3). Es gliedert sich in mehrere Abschnitte:

Der Sinusknoten (Keith-Flack-Knoten) ist der Ausgangspunkt aller Reize für die Herzkontraktion. Deshalb wird er auch Schrittmacher genannt. Der Sinusknoten liegt im oberen Abschnitt der rechten Vorhofwand.

Von hier aus werden die Reize ohne besondere Bahnen zum Vorhof-Kammer-Knoten (Atrioventrikularknoten = AV-Knoten) geschickt, der am Boden des rechten Vorhofs liegt.

Die Erregung läuft weiter über die beiden Schenkel des His-Bündels in der Herzscheidewand zur Herzspitze. Von hier aus gelangt die Erregung über feine Verästelungen des His-Bündels (Purkinje-Fasern) zur Kammermuskulatur.

Die Art der Erregungsbildung und Ausbreitung bringt es mit sich, dass sich die Vorhöfe zeitlich vor den Kammern zusammenziehen.

Blutzirkulation im Herzen

Der Weg des Blutes durch den Organismus beginnt im rechten Vorhof, in dem sich das venöse, d. h. sauerstoffarme, kohlendioxidreiche Blut sammelt. Die zuführenden Gefäße sind die obere und untere Hohlvene (Vena cava), die das verbrauchte Blut aus den oberen (Kopf und Arme) bzw. unteren Körperabschnitten transportieren. Während sich der rechte Vorhof zusammenzieht (Vorhofsystole), presst er das Blut durch die geöffnete Trikuspidalklappe in die erschlaffte rechte Kammer. Ist sie gefüllt, kontrahiert sich die rechte Kammer (Kammersystole) und treibt das Blut durch die geöffneten Taschenklappen in die Lungenarterie. Während dieses Vorgangs schließt sich die 3-zipflige Segelklappe (Trikuspidalklappe). Damit ist ein Rückstrom des Blutes in den rechten Vorhof verhindert.

Die Lungenarterie führt das Blut in die Lungen. Dort wird Sauerstoff aufgenommen und Kohlendioxid abgegeben. Über die Lungenvenen gelangt das sauerstoffreiche Blut in den erschlafften linken Vorhof. Durch seine Kontraktion befördert er das Blut durch die geöffnete 2-zipflige Segelklappe (Mitralklappe) in die linke Kammer. Während sich diese anschließend kontrahiert, strömt das sauerstoffreiche Blut durch die Aortenklappe in die große Körperschlagader (Aorta), von der alle arteriellen Gefäße abgehen.

Rechte und linke Herzhälfte arbeiten seitengleich: während der rechte Vorhof über die Hohlvenen gefüllt wird, erhält der linke Vorhof sauerstoffreiches Blut aus der Lungenvene. Beide sind erschlafft.

Während die Vorhöfe sich kontrahieren, strömt in beide Kammern gleichzeitig Blut aus den Vorhöfen. Auch diese kontrahieren sich zur selben Zeit und befördern Blut in die von ihnen abgehenden Gefäße (Lungenarterie und Aorta).

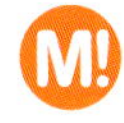

Merke

Füllung und Entleerung sind ein Herzschlag und wiederholen sich beim Erwachsenen in der Minute ca. 60- bis 70-mal.

Bei körperlicher Belastung steigt der Sauerstoffbedarf des Körpers und verlangt deshalb eine gesteigerte Herztätigkeit. Auch auf psychische Einflüsse (Freude, Schreck) reagiert das Herz mit einer veränderten Schlagtätigkeit. Diese Veränderung wird vom vegetativen Nervensystem beeinflusst.

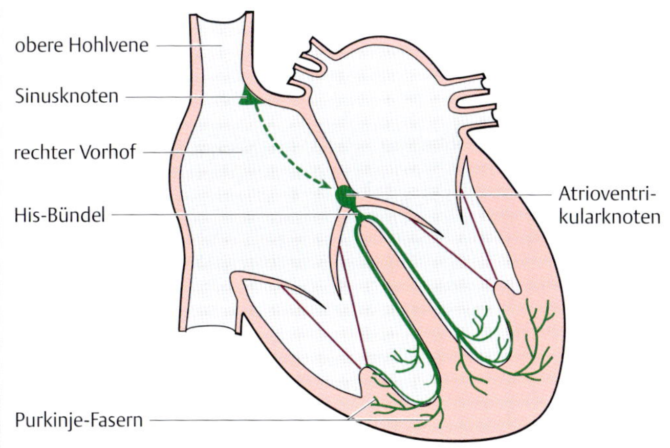

Abb. 4.3 Reizleitungssystem. Über speziell im Herzen angelegte Erregungsbahnen wird das Zusammenziehen des Herzmuskels gesteuert. Die Erregung startet im Sinusknoten und endet in den Verzweigungen der Purkinje-Fasern.

4

4.1.2 Gefäße

Definition

Das Gefäßsystem setzt sich aus den Arterien, Venen und den Kapillaren zusammen. Sie haben die Aufgabe, Blut durch den menschlichen Organismus zu transportieren.

▸ **Arterien (Schlagadern).** Arterien sind Gefäße, die das Blut vom Herzen wegführen. Sie transportieren im großen Kreislauf sauerstoffreiches Blut (▸ Abb. 4.4**a**). Sie sind muskelkräftig und besonders elastisch gebaut.

▸ **Venen.** Venen sind zur Verbesserung ihrer Funktion mit Klappen ausgestattet (▸ Abb. 4.4**b**). Sie führen das Blut zum Herzen und bringen im großen Kreislauf sauerstoffarmes und mit Abbaustoffen beladenes Blut zum Herzen zurück (Körperkreislauf).

Umgekehrt verhält es sich bei den vom Herzen zu den Lungen ziehenden Lungenarterien. Sie führen sauerstoffarmes, venöses Blut. Die zum linken Herzen führenden

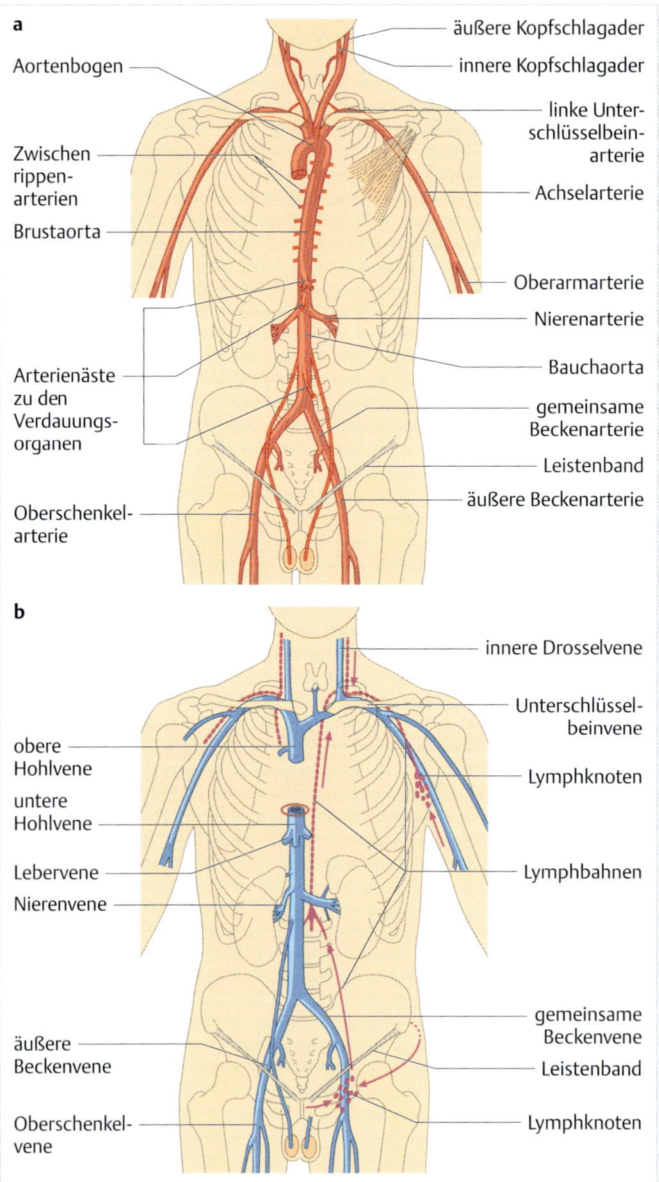

Abb. 4.4 Arterien, Venen, Lymphsystem. **a** Arterielles Gefäßsystem, **b** venöses Gefäßsystem und Lymphsystem.

Lungenvenen führen sauerstoffreiches, arterielles Blut (kleiner oder Lungenkreislauf).

▶ **Kapillaren.** Die feinsten Aufzweigungen der Blutgefäße im Organismus werden Kapillaren genannt. In ihnen spielt sich der Stoffaustausch in den Geweben ab. Sie bilden den Übergang zwischen Arterien und Venen. Arterien und Venen zeigen wie die Herzwand einen 3-schichtigen Aufbau:

- **äußere Schicht** (**Adventitia**), die aus kollagenen und elastischen Fasern besteht;
- **mittlere Schicht** (**Media**), die aus elastischen Lamellen und glatten Muskelfasern besteht;
- **innere Schicht** (**Intima**), die aus plattem, einschichtigem Endothel besteht.

Bei den Venen sind die 3 Schichten nicht so eindeutig voneinander abgegrenzt wie bei den Arterien. Zudem befinden sich in den Venen an zahlreichen Stellen Klappen, die ein Zurückströmen des Blutes verhindern.

Die Kapillaren sind sehr feine Blutgefäße, ihre Wand ist dünn, besteht nur aus einer Zellschicht und gestattet den Durchtritt von Blutbestandteilen.

Das Stammgefäß aller Arterien ist die Aorta (große Körperschlagader). Sie entspringt aus der linken Herzkammer. Noch im Bereich der Klappen entspringen die beiden Herzkranzgefäße, die der Ernährung des Herzmuskels dienen. Die Aorta bildet dann den Aortenbogen, von dem die Gefäße für Kopf, Hals und Arme abgehen. Sie verläuft entlang der Wirbelsäule abwärts. Hier entspringen die Schlagadern für den Brustkorb, die Eingeweide und die Nieren. Am unteren Ende gabelt sich die Aorta in 2 Äste (rechte und linke gemeinsame Beckenschlagader), die die Beckenorgane und Beine versorgen.

Die Venen entsprechen in ihrem Verlauf den Arterien, jedoch erfolgt der Rückfluss zum Herzen in 2 Hauptsammelröhren, der oberen und unteren Hohlvene. Beide münden in den rechten Vorhof. Das venöse Blut aus den Bauchorganen wird über einen besonderen Venenstamm, die Pfortader, gesammelt und zur Leber geführt. Dort erfolgen die Verarbeitung der im Darm aufgenommenen Nahrungsbestandteile und die Entgiftung der Abbauprodukte. Das Pfortaderblut verlässt die Leber über die Lebervene und mündet in die untere Hohlvene. Dieser zwischengeschaltete Kreislauf wird als Pfortaderkreislauf bezeichnet.

4.1.3 Lymphatisches System

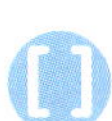

Definition

Die Lymphbahnen und -knoten sind Teil des lymphatischen Systems. Außerdem besteht es aus der Milz, dem Thymus (Bries) und lymphatischem Gewebe im Rachen und im Verdauungstrakt. Das lymphatische System spielt eine wichtige Rolle für die Immunabwehr.

Das Lymphsystem ist neben dem Blutgefäßsystem ein weiteres Gefäßsystem im menschlichen Organismus. Es nimmt seinen Anfang in Lymphkapillaren, die zwischen den Zellen beginnen. Diese vereinigen sich zu den Lymphgefäßen. Sie besitzen wie die Venen Klappen und bilden ein weit verzweigtes kleines Netz. Die großen Lymphgefäße begleiten die Blutgefäße und münden mit 2 Hauptstämmen, dem Lymphgang und dem Milchbrustgang, in die obere Hohlvene. Auf diese Weise gelangt die Lymphe in den Blutkreislauf. Die Lymphe ist eine Flüssigkeit, die ähnlich wie das Blutplasma zusammengesetzt ist. Sie enthält wie das Blutplasma Kohlenhydrate und Eiweiße, jedoch mehr Fette. Dies gilt besonders für die aus dem Darmgebiet stammende Lymphflüssigkeit. An festen Bestandteilen finden sich Lymphozyten.

In den Verlauf der Lymphbahnen sind Lymphknoten wie Filter eingeschaltet, die bei der Infektabwehr eine Rolle spielen und für die Bildung der Lymphozyten mitverantwortlich sind. Jeder Körperabschnitt hat eine bestimmte Anzahl von Lymphknoten als Schutzorgane. Sie finden sich an den Beugeseiten großer Gelenke, im Bindegewebe des Beckens, im Magen-Darm-Kanal, am Hals, im Rachen (als Mandeln bezeichnet) und an den Gefäßeinmündungsstellen (Hili) der großen Organe (z. B. an der Lungenwurzel) in größerer Zahl. Bei Entzündungen werden die oberflächlich liegenden Lymphgefäße als rote Streifen durch die Haut sichtbar (Lymphbahnentzündung = Lymphangitis). Entzündete Lymphknoten schwellen an und sind druckempfindlich. Krebserkrankungen (Karzinome) breiten sich auf dem Lymphweg aus und können in Lymphknoten Tochtergeschwülste (Metastasen) setzen.

Milz

Definition

Die Milz hat eine Bohnenform und wiegt ca. 150 g. Sie befindet sich im linken Oberbauch, unterhalb des Zwerchfells.

Die Milz ist ein Teil des lymphatischen Systems. An ihrer Unterfläche befindet sich der Milzhilus, die Stelle, an der die Milzgefäße ein- bzw. austreten. Die Milz ist von einer derben Bindegewebekapsel überzogen, die ihrerseits von Bauchfell bedeckt ist. Die Aufgaben der Milz sind:

- Abbau von alten roten Blutkörperchen, mit der Leber (S. 88) vergleichbar. Das dabei frei werdende Eisen wird von der Milz gespeichert und zum Neuaufbau von Erythrozyten zur Verfügung gestellt.
- Speicherung von funktionstüchtigen Erythrozyten, die unter besonderen Umständen (vermehrte körperliche Arbeit, Sauerstoffmangel) wieder ins strömende Blut abgegeben werden.
- Bildung von Lymphozyten und Abwehrstoffen.

4.2 Erkrankungen des Herzens und der Gefäße

Die Erkrankung am Herz- und Kreislaufsystem ist die häufigste Todesursache in industrialisierten Ländern der Erde. Durch frühzeitiges Erkennen von Symptomen sowie prophylaktischen Maßnahmen ist es möglich, den Erkrankungen entgegenzuwirken.

4.2.1 Untersuchungsmethoden

► **Palpation.** Betasten des Herzspitzenstoßes.

► **Perkussion.** Beklopfen der Brustwand. Eine Veränderung des Klopfschalls über dem Herzen gibt Auskunft über Lage und Größe des Herzens.

► **Auskultation.** Abhorchen der Brustwand über dem Herzen mit dem Stethoskop. Es werden die Herztöne und Herzgeräusche abgehört, die durch Muskelkontraktion und Klappenverschluss verursacht werden.

► **Messung des Blutdrucks.** Mit einem Blutdruckmessapparat werden diastolischer und systolischer Blutdruck sowie die Herzfrequenz gemessen, z. B. über 24 Stunden (Langzeitblutdruckmessung). Der Druck wird in mm Quecksilbersäule (z. B. 80–140 mm HG) angegeben.

► **EKG (Elektrokardiogramm).** Durch die Herzarbeit entstehen im Herzen elektrische Ströme, die abgeleitet und in Form von Kurven sichtbar gemacht werden können (► Abb. 4.5). Aus ihrem Verlauf kann der Zustand des Herzens beurteilt werden.

► **Belastungs-EKG/Ergometrie.** Mit einem Fahrradergometer wird die Arbeitsleistung der Herzmuskulatur gemessen. Es erfolgt eine kontrollierte und dosierte Belastung unter Kontrolle von EKG, Herzfrequenz, Blutdruck und Sauerstoffaufnahme. Die Untersuchung ist Voraussetzung für die Aufstellung von Trainingsprogrammen, wie sie zur Rehabilitation nach Herzinfarkt durchgeführt werden. Eine ärztliche Überwachung ist dabei erforderlich.

► **Langzeit-EKG.** EKG-Signale werden über 24 Stunden auf einen tragbaren Rekorder aufgezeichnet. Sie geben die unterschiedlichen Herzaktivitäten unter verschiedenen Lebensbedingungen wieder.

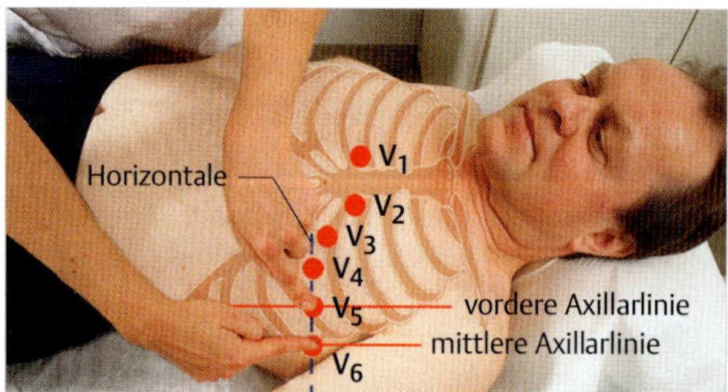

Abb. 4.5 EKG. **Anlagepunkte der Brustwandableitungen.**

► **Ultraschalldiagnostik (Echokardiografie).** Schallwellen im Frequenzbereich oberhalb von 20 000 Hz können vom Menschen nicht gehört werden. Sie werden u. a. in der Medizin nach dem Echolotprinzip angewendet. Folgende Verfahren werden je nach Art der Schallerzeugung unterschieden:

- Impulsechoverfahren (Sonografie)
- Dauerschallverfahren (Farb-Doppler-Verfahren)
- 3-D-Echokardiografie: 3-dimensionale räumliche Darstellung des Herzens und seiner Funktion

► **Röntgenuntersuchungen.** Röntgenaufnahmen, wie z. B. das Durchleuchten des Brustraums (Thoraxaufnahmen), geben Auskunft über Form und Größe des Herzens sowie der herznahen Gefäße.

► **Computertomografie.** Mit dieser Methode werden krankhafte Veränderungen der Herzmuskelmasse dargestellt. Gesehen werden kann eine Vermehrung der Herzmuskelmasse (Hypertrophie) oder eine Erweiterung der Herzkammer (Dilatation). Die Darstellung des Herzens erfolgt 3-dimensional, sodass ein räumliches Bild des Herzens entsteht. Mit dieser Untersuchungsmethode werden Fehlbildungen außergewöhnlich gut gesehen. Ebenso lassen sich Veränderungen und Verengungen der Herzkranzgefäße bei der Arteriosklerose erkennen.

► **Kernspintomografie (Magnetresonanztomografie, MRT).** Mithilfe eines Magnetfelds wird das Herz abgebildet, ohne dass dabei Kontrastmittel injiziert werden muss.

► **Elektronenstrahltomografie.** Das hochauflösende Tomografieverfahren dient zur Beurteilung von Bau und Funktion des Herzens. Verkalkungen in den Herzkranzarterien können damit nachgewiesen werden.

► **Linksherz- oder Rechtherzkatheter (Angiokardiografie).** Mit der Angiographie lassen sich die Herzhöhlen und großen Gefäße darstellen. Ein Herzkatheter wird durch die Leistenschlagader bis in die linke Herzkammer vorgeschoben und diese mit einem Kontrastmittel gefüllt. Die Untersuchung gibt wichtige Informationen über Form, Größe und Funktion der Herzkammern und -klappen. Außerdem können Kurzschlüsse (Septumdefekte) zwischen beiden Herzhälften festgestellt werden.

► **Koronarangiografie.** Mittels eines speziell gestalteten Katheters wird ein Kontrastmittel direkt in die Herzkranzarterien injiziert, wodurch diese röntgenologisch dargestellt und eventuelle Verengungen sichtbar gemacht werden können. Die Koronarangiografie ist eine wichtige Untersuchungsmethode bei der Entscheidung über eine konservative oder chirurgische Behandlung der KHK, s. koronare Herzkrankheit (S. 70).

▶ **Koronarendoskopie.** Eine Art Herzkatheter mit kleiner Optik wird in ein Herzkranzgefäß vorgeschoben. Das Bild des Zustands der Gefäßinnenwand wird direkt auf einen Monitor übertragen.

4.2.2 Herzinsuffizienz und Lungenödem

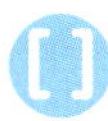

Definition

Eine Herzinsuffizienz (Herzmuskelschwäche) ist die Unfähigkeit des Herzens, das vom Organismus benötigte Blut durch seine Pumpleistung zu befördern.

Bei chronischer Überlastung des Herzens ist die Vermehrung der Herzmuskelmasse (Hypertrophie) nur so lange möglich, wie die Blutversorgung der Herzzellen durch die Herzkranzgefäße gewährleistet wird. Das ist bis zu einem Herzgewicht von ca. 500 g der Fall. Wird diese kritische Grenze überschritten, lässt die Leistungsfähigkeit, die Kontraktionsfähigkeit des Herzens nach, da wegen der ungenügenden Sauerstoffversorgung Muskelzellen untergehen. Das Herz ist nicht mehr in der Lage, während einer Systole die Menge des angebotenen Blutes in den Kreislauf zu pumpen. Dieser Zustand wird allgemein Herzversagen oder Herzinsuffizienz genannt. Die Störung entwickelt sich meist langsam und tritt zunächst nur unter besonderen Bedingungen, wie körperlicher Belastung, Fieber und bei Operationen, auf. Das Stadium der Herzschwäche wird deshalb Arbeits- oder Belastungsinsuffizienz genannt. Bei fortschreitender Schädigung des Herzens tritt die Insuffizienz schon unter Ruhebedingungen auf und wird als Ruheinsuffizienz bezeichnet.

Merke

Die Herzinsuffizienz kann auf einer Schädigung des gesamten Herzens (Globalinsuffizienz) oder auf einer Schädigung des linken (Linksherzinsuffizienz) bzw. rechten (Rechtsherzinsuffizienz) Herzanteils beruhen.

Bei einer verengten Aortenklappe (Aortenstenose) muss die linke Herzkammer gegen einen erheblichen Widerstand Blut auswerfen. Es kommt im Laufe der Zeit zu einer Herzinsuffizienz. Da die Stenose sich meist langsam entwickelt, hat das Herz Zeit, sich zunächst diesem Zustand anzupassen. Das geschieht durch Hypertrophie seiner Muskulatur. Schließlich erreicht die Muskelmasse die kritische Grenze, danach lässt die Kontraktionsfähigkeit des vergrößerten linken Ventrikels nach. Von Systole zu Systole bleibt eine größere Menge von Restblut in der linken Herzkammer zurück, wodurch sich die linke Kammer zunehmend erweitert (Dilatation). Die Überfüllung der linken Kammer behindert die Entleerung des linken Vorhofs, der sich dadurch ebenfalls erweitert und das Blut in den Lungenkreislauf aufstaut. Solange der rechte Ventrikel unter diesen Bedingungen das Blut weiter in normaler Menge in das Lungengefäßsystem hineinpumpt, kommt es zu einer Überfüllung der Lungenkapillaren, die den Gasaustausch behindert. Die Folge ist Atemnot und mangelnde Sauerstoffsättigung des Blutes, die sich in bläulicher Verfärbung der Lippen (Zyanose) äußert. Die Überfüllung der Lungengefäße bewirkt schließlich den Austritt von Blutserum in die Lungenbläschen, ein Zustand, den man Lungenödem nennt.

Symptome

Ein Lungenödem ist an schwerer Atemnot und an brodelnden Atemgeräuschen sofort zu erkennen. Der Patient hustet blutig-schaumige Flüssigkeit ab. Die Lungenstauung bewirkt eine dauernde Mehrbelastung der rechten Herzkammer, die schließlich auch insuffizient wird (Rechtsherzinsuffizienz). Das Blut staut sich von der rechten Herzkammer über den rechten Vorhof und über die Hohlvenen in den venösen Kreislauf zurück. Dies zeigt sich an den deutlich hervortretenden Halsvenen. Die Stauung kann zu einem Austritt von Blutserum aus den venösen Haargefäßen in das Gewebe hinein führen. Dies führt zu Flüssigkeitsansammlungen an Knöcheln und Beinen (Ödeme, ▶ Abb. 4.6).

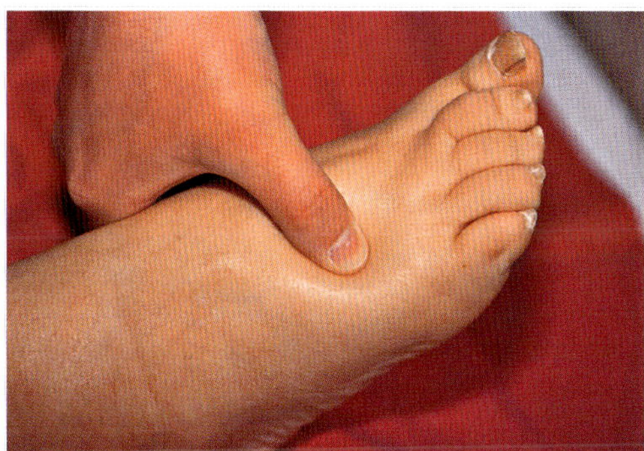

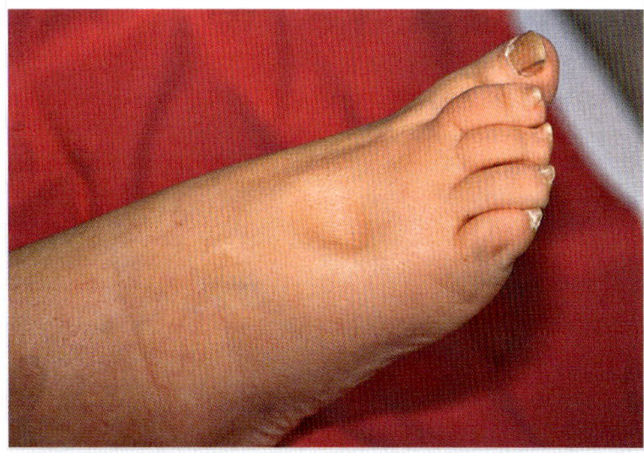

Abb. 4.6 Ödeme. Bei der Herzinsuffizienz treten Ödembildungen vor allem in der Knöchel- und Fußregion auf. Die Flüssigkeitseinlagerung lässt sich deutlich sichtbar mit dem Daumen wegdrücken.

Merke

Wird das ödematöse Gewebe mit dem Finger eingedrückt, bleibt eine deutlich sichtbare Delle, die sich nur langsam zurückbildet.

Später kommt es zu einer Ansammlung von Flüssigkeit in den Körperhöhlen (Aszites = Flüssigkeitsansammlung in der Bauchhöhle). Der Rückstau des Blutes setzt sich natürlich auch in die anderen Bauchorgane hinein fort und beeinträchtigt ihre Funktion. Die Leber ist vergrößert und verursacht Druck- und Schmerzgefühl im rechten Oberbauch. Die Stauung im Magen-Darm-Bereich führt zu einer Beeinträchtigung der Verdauungstätigkeit und äußert sich in Beschwerden wie Appetitmangel, Übelkeit und Verstopfung. Die Niere ist dadurch nicht mehr in der Lage, ausreichend Urin zu produzieren, die Urinmenge vermindert sich. Die Schädigung des Nierengewebes erkennt man an einer erhöhten Eiweißbeimengung im Urin (Stauungsniere).

Medikamentöse Therapie

Die medikamentöse Therapie der Herzinsuffizienz ist in ▶ Tab. 4.1 dargestellt.

Klassifikationen

Die Klassifikation der Herzinsuffizienz nach der New York Heart Association (NYHA) findet sich in ▶ Tab. 4.2, die Klassifikation der American Heart Association in ▶ Tab. 4.3.

4.2.3 Koronare Herzkrankheit

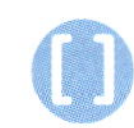

Definition

Die koronare Herzkrankheit (KHK) ist eine Verengung der Herzkranzgefäße als Folge der Sauerstoffunterversorgung des Herzmuskels.

Tab. 4.1 Stufenschema zur Pharmakotherapie der Herzinsuffizienz

Arzneistoffklasse		NYHA I	NYHA II	NYHA III	NYHA IV
ACE-Hemmer		indiziert	indiziert	indiziert	indiziert
AT 1-Antagonisten		bei ACE-Hemmer-Unverträglichkeit	bei ACE-Hemmer-Unverträglichkeit	bei ACE-Hemmer-Unverträglichkeit	bei ACE-Hemmer-Unverträglichkeit
Betablocker		nach Herzinfarkt bei Hypertonie	indiziert*	indiziert*	indiziert*
Diuretika	Schleifendiuretika	–	bei Flüssigkeitsretention	indiziert	indiziert
	Thiazide	bei Hypertonie	bei Flüssigkeitsretention	indiziert	indiziert
Aldosteronantagonisten		nach Herzinfarkt	indiziert	indiziert	indiziert
Herzglykoside		bei Vorhofflimmern	bei Vorhofflimmern	indiziert**	indiziert**

*einschleichend und nur bei stabilen Patienten, **mit niedrigem Zielserumspiegel]

Tab. 4.2 Klassifikation der Herzinsuffizienz nach der New York Heart Association (NYHA)

Bezeichnung	Symptomatik
NYHA I	Keine körperliche Einschränkung. Alltägliche körperliche Belastung verursacht keine inadäquate Erschöpfung, Rhythmusstörungen, Luftnot oder Angina pectoris.
NYHA II	Leichte Einschränkung der körperlichen Belastbarkeit. Keine Beschwerden in Ruhe. Erschöpfung, Rhythmusstörungen, Luftnot oder Angina pectoris bei alltäglicher körperlicher Belastung.
NYHA III	Höhergradige Einschränkung der körperlichen Leistungsfähigkeit bei gewohnter Tätigkeit. Keine Beschwerden in Ruhe. Erschöpfung, Rhythmusstörungen, Luftnot oder Angina pectoris bei geringer körperlicher Belastung.
NYHA IV	Beschwerden bei allen körperlichen Aktivitäten und in Ruhe. Immobilität.

Tab. 4.3 Klassifikation der Herzinsuffizienz nach der American Heart Association (AHA)

Stadium	Symptomatik
Stadium A	Hohes Herzinsuffizienzrisiko, da Faktoren vorliegen, die stark mit der Entstehung einer Herzinsuffizienz assoziiert sind; keine strukturelle Herzerkrankung, noch nie Herzinsuffizienzsymptome.
Stadium B	Strukturelle Herzerkrankung, die eng mit der Entstehung einer Herzinsuffizienz assoziiert ist, bisher keine Herzinsuffizienzsymptome.
Stadium C	Frühere oder derzeitige Herzinsuffizienzsymptome bei struktureller Herzerkrankung.
Stadium D	Fortgeschrittene strukturelle Herzerkrankung und schwere Herzinsuffizienzsymptome in Ruhe trotz maximaler medikamentöser Therapie (spezielle Therapie erforderlich, z. B. Herztransplantation, Katecholamine i. v., Kunstherz).

Ursache

Der Krankheit liegen Einengungen der Herzkranzgefäße zugrunde, die dazu führen, dass der Herzmuskel nicht mehr ausreichend mit Sauerstoff versorgt wird. Die Einengung wird meist durch eine Gefäßverkalkung verursacht. Bestimmte Gefäßgifte (z. B. Nikotin) können zu einer momentanen zusätzlichen Verengung dieser Gefäße führen.

Symptome

Die wesentlichsten Symptome der KHK sind anfallsweise auftretende charakteristische beklemmende und krampfartige Schmerzen am Herzen, häufig mit Ausstrahlen in den linken Arm (Angina pectoris = Herzenge). Die Schmerzanfälle werden oftmals durch körperliche Anstrengungen, die zu einem höheren Sauerstoffbedarf des Herzens führen, oder durch Aufregungen ausgelöst. Es bestehen nachweislich Zusammenhänge zwischen der KHK und folgenden Risikofaktoren:

- Hypertonus (hoher Blutdruck)
- Rauchen
- erhöhte Blutfettwerte (Triglyzeride und Cholesterin)
- Übergewicht

Eine wichtige Aufgabe ist es, junge Menschen zu einer vernünftigen Lebensweise zu motivieren.

Diagnose

Es wird eine Koronarangiografie (S. 68) durchgeführt. Hierdurch kann eine genaue Aussage über Lokalisation, Ausdehnung und Schweregrad der Einengung an den Herzkranzgefäßen gemacht werden.

Therapie

Die Behandlung erfolgt je nach Schweregrad medikamentös, mechanisch oder chirurgisch:

- Medikamentös: Ein Angina-pectoris-Anfall wird z. B. mit Nitraten (als Zerbeißkapseln, Lutschtabletten, in Sprayform oder intravenös (i. v.) therapiert. Die erfolgreichste medikamentöse Behandlung der KHK ist die Gabe von Betarezeptorenblockern und Nitratpräparaten.
- Mechanisch: Eine gängige Behandlungsmethode besteht in einer mechanischen Erweiterung der Herzkranzgefäße mithilfe eines Ballonkatheters und Einbringen eines kleinen Spiralnetzgitters (Stent) zum Offenhalten einer Engstelle.
- Chirurgisch: Die chirurgische Behandlung besteht in der Gefäßbypassoperation. Ein Stück einer Unterschenkelvene (V. saphena) oder der inneren Brustwandschlagader (A. mammaria interna) wird entnommen und mit ihm eine Gefäßverbindung zwischen Körperschlagader und dem verengten Herzkranzgefäß hergestellt. Dabei wird der verengte Anteil des Gefäßes umgangen. Ziel ist die Verbesserung der Herzdurchblutung und damit Verhinderung von Angina-pectoris-Anfällen.
- Prävention: Regulieren des Bluthochdrucks, der Blutfettwerte, der Harnsäure und striktes Rauchverbot.

4.2.4 Herzinfarkt

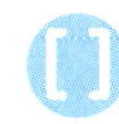

Definition

Der Herzinfarkt ist ein totaler Verschluss der Herzkranzarterie. Ein Teil des Herzmuskels wird nicht mehr mit Sauerstoff versorgt und stirbt ab.

4

Ursache

Häufig entwickelt sich ein Herzinfarkt als Folge einer langjährigen koronaren Herzerkrankung. Ein Blutgerinnsel (Thrombus) bildet sich und setzt sich an krankhaft veränderten Gefäßwänden fest. Dadurch wird der von diesem Gefäß versorgte Gewebeabschnitt des Herzens von der Ernährung ausgeschlossen, er stirbt ab, wird nekrotisch und heilt unter Narbenbildung aus (▶ Abb. 4.7). Einen Infarkt erleiden ca. 250 000 Menschen jährlich in Deutschland, wobei Männer doppelt so häufig betroffen sind. Die Wahrscheinlichkeit, einen Herzinfarkt zu bekommen, steigt mit zunehmendem Alter.

Symptome

Der Patient fühlt plötzlich einen vernichtenden Schmerz, wagt nicht, sich zu bewegen, hat Todesangst; kalter Schweiß bricht aus, die Haut wird blass und der Puls schwach, s. Schock (S. 80). Die Schwere des Zustands hängt von der Größe des abgestorbenen Gebiets ab. Bleibt der Patient am Leben, heilt der Defekt durch Narbenbildung aus. Diese Narbe besteht aus Bindegewebe und verursacht so eine dauernde Verminderung der Leistungskraft des Herzens.

Unter ungünstigen Bedingungen kann es beim Entstehen eines Herzinfarkts zu einem Riss in der Herzwand kommen und damit zu einer Blutung in den Herzbeutel, die der Betroffene oft nicht überleben kann.

Therapie

Folgende Therapiemaßnahmen sind notwendig, um den Patienten am Leben zu erhalten und seinen Zustand zu verbessern:

- Intensivüberwachung/Monitorüberwachung
- Behandlung des kardiogenen Schocks
- mechanische oder medikamentöse Behandlung von evtl. auftretenden Rhythmusstörungen
- Schmerzbekämpfung
- Sauerstoffgabe
- Verabreichung von gerinnungshemmenden Medikamenten
- aufmerksame Pflege und konsequente Rehabilitation

Im frühen Stadium besteht die Möglichkeit einer Lysetherapie (Blutgerinnselauflösung), um den frischen Throm-

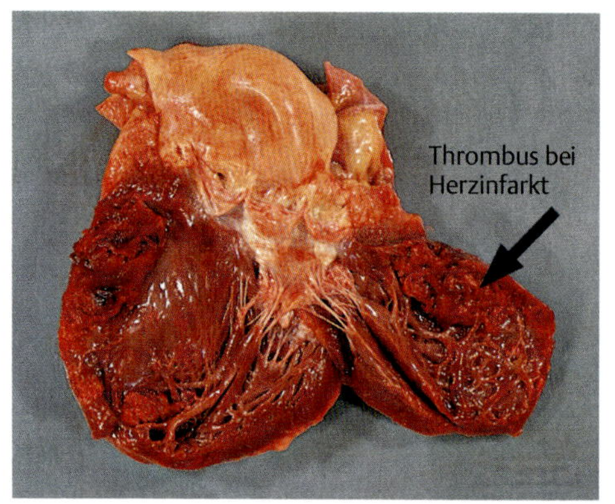

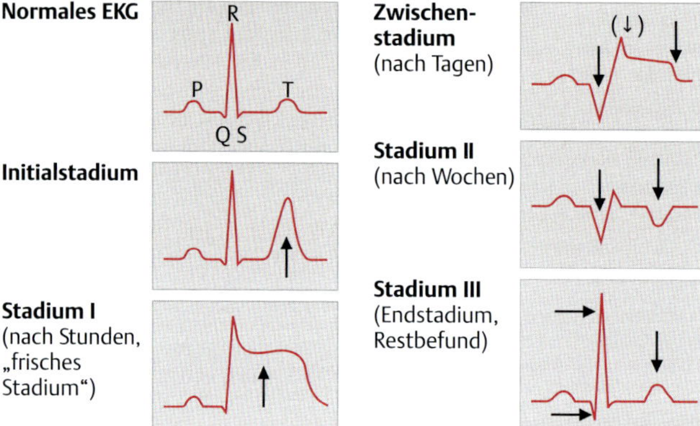

Abb. 4.7 Herzinfarkt. **a** Typisches Blutgerinnsel (Parietalthrombus) im Sektionspräparat, **b** EKG Veränderungen (Stadieneinteilung) mit der oft sichtbaren ST Streckenanhebung (↑) bei frischem Infarkt.

bus durch Streptokinase, Urokinase oder tPA (tissue plasminogen activator) aufzulösen. Damit werden ausgedehnte Herzmuskelnekrosen verhindert. Bestehende Gefäßengen werden durch Ballondilatation, Stent-Einlagen oder durch Bypassoperationen behoben, um am Herzmuskel die arterielle Durchblutung zu verbessern.

Rehabilitation

Nach einem Herzinfarkt wird schon im Krankenhaus mit der individuell angepassten Mobilisation des Patienten begonnen. Später kommt ein zunehmendes Herz-Kreislauf-Training unter ärztlicher Überwachung hinzu, am besten in einem Rehabilitationszentrum für Kreislaufkranke. Wichtig ist weiterhin, dass der Patient seine Ernährung auf cholesterin- und kalorienarme Nahrung umstellt.

Das Rauchen sollte eingestellt werden, der Patient benötigt genügend Schlaf und Erholung.

Für übergewichtige Patienten ist es wichtig, ein normales Körpergewicht zu erreichen und zu halten.

4.2.5 Bluthochdruck

Definition

Die Hypertonie ist eine dauerhafte Erhöhung des Blutdrucks. In der Beurteilung der Blutdruckwerte richtet man sich nach der Definition der Weltgesundheitsorganisation (WHO):

- **Normbereich**: systolisch bis 139 mmHg, diastolisch bis 89 mmHg
- **Grenzbereich**: systolisch 140–159 mmHg, diastolisch 90–94 mmHg
- **Hypertonie**: systolisch 160 mmHg und höher, diastolisch 95 mmHg und höher

Die arterielle Hypertonie zählt zu den häufigsten Erkrankungen. Sie steht in engem Zusammenhang mit der Entstehung von Herzinfarkt, Schlaganfall und Niereninsuffizienz. Diese Krankheiten treten besonders bei unbehandelten Bluthochdruckkrankheiten auf.

Es werden 2 Hauptformen des Bluthochdrucks unterschieden:

- primäre, essenzielle Hypertonie ohne erkennbare organische Ursachen. Sie kommt am häufigsten vor (über 80 %); eine angeborene Veranlagung scheint für ihre Entstehung eine große Rolle zu spielen.
- sekundäre, symptomatische Hypertonie als Folge bestimmter Grunderkrankungen (z. B. bei Störungen im Nierenbereich, im Herz-Kreislauf-System, bei bestimmten endokrinen Erkrankungen, in der Schwangerschaft als Schwangerschaftshochdruck)

Man unterscheidet ferner zwischen

- labilem Hochdruck, d. h., die Blutdruckwerte schwanken zwischen normal und erhöht, und
- stabilem und fixiertem Hochdruck, d. h., die Werte sind dauernd erhöht, wenn auch unterschiedlich hoch.

Der Schweregrad einer Hypertonie hängt von den Organveränderungen ab, die als Folge der Blutdrucksteigerung auftreten. Organveränderungen können sich zeigen:

- am Herzen als Hypertrophie und Insuffizienz, Herzmuskelerweiterung oder Herzinfarkt
- an den Extremitäten als arterielle Verschlusskrankheit
- an den Nieren als arteriosklerotische Schrumpfniere
- am Gehirn als Hirninfarkt infolge Gefäßverschluss, Massenblutung oder Schlaganfall (Apoplex)

Die Erkrankungen des Gehirns gehören zu den häufigsten Todesursachen des Hypertonikers.

Symptome

Hochdruckkranke Menschen können lange Zeit beschwerdefrei sein. Erst wenn Veränderungen an Herz, Gehirn und an den Nieren entstanden sind, treten deutliche Symptome auf (s. o.).

Therapie

Die Therapie richtet sich stufenweise nach dem Schweregrad der Blutdruckerhöhung. Zusätzlich werden eventuelle Begleiterkrankungen, wie Herzinsuffizienz, koronare Herzerkrankung, Rhythmusstörungen und Stoffwechselerkrankungen, berücksichtigt. Im Vordergrund stehen Gewichtsreduzierung, salzarme Ernährung, Regulation der Lebensweise (wenig Alkohol, Verzicht auf Nikotin und Stressbewältigung), Beseitigung von Risikofaktoren (Senkung von erhöhten Blutfettwerten) und Einstellen des Diabetes mellitus. Bei ständiger Blutdruckerhöhung müssen zusätzlich Medikamente verabreicht werden. Zurzeit werden hauptsächlich folgende Medikamentengruppen angewandt: Diuretika, Betablocker, Kalziumantagonisten, ACE-Hemmer und α_1-Blocker. In leichten Fällen reicht eine Monotherapie (Verabreichung von nur einer Medikamentengruppe). Führt dies nicht zur Blutdrucksenkung, muss der Arzt unter Berücksichtigung der Nebenerkrankungen Kombinationen individuell für den Patienten zusammenstellen.

4.2.6 Entzündliche Erkrankungen des Herzens

Perikarditis

Definition

Die Perikarditis ist eine Entzündung der Herzaußenhaut.

Diese Erkrankung kann im Zusammenhang mit rheumatischem Fieber oder anderen Infektionskrankheiten auftreten, ebenso bei Entzündungen des Herzmuskels und bei Herzinfarkt. Die Perikarditis läuft trocken oder mit Bildung eines Infiltrats, dem Perikarderguss (▸ Abb. 4.8), ab. Durch Kalkablagerungen zwischen den beiden Perikardblättern kann sich ein „Panzerherz“ bilden.

Myokarditis

Definition

Die Myokarditis ist eine Erkrankung des Herzmuskels durch entzündliche Infiltrate.

Eine Entzündung des Herzmuskels kann im Verlauf jeder Infektionskrankheit akut auftreten (Virusinfektionen, Diphtherie, Scharlach und andere Staphylokokken- oder Streptokokkenerkrankungen), in manchen Fällen verläuft sie chronisch. Es treten umschriebene oder diffuse Entzündungsherde im Herzmuskelgewebe auf, in denen Herzmuskelzellen durch die Ansiedlung der Erreger direkt oder durch ihre Gifte (Toxine) geschädigt werden. Besonders betroffen ist das Reizleitungssystem, es kommt zu Herzrhythmusstörungen. Häufig entwickelt sich daraus eine Herzinsuffizienz, weil die geschädigten Herzmuskelzellen sich nicht mehr ausreichend kontrahieren können.

Endokarditis

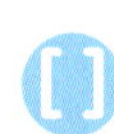

Definition

Die Endokarditis ist eine Entzündung der Herzinnenwand, wobei die Klappen am häufigsten betroffen sind.

Die Mitral- und Aortenklappen sind die ersten, die von dieser Erkrankung befallen werden. Dies führt zu Veränderungen an den Klappen, die eine Schließunfähigkeit (Insuffizienz) oder eine Öffnungsunfähigkeit (Stenose) bewirken. Je nachdem, an welcher Klappe sich das krankhafte Geschehen abspielt, entsteht eine Mitralinsuffizienz bzw. -stenose, oder eine Aorteninsuffizienz bzw. -stenose. Die Klappenveränderungen, die im Laufe der Zeit zu einer Herzinsuffizienz führen können, werden erworbene

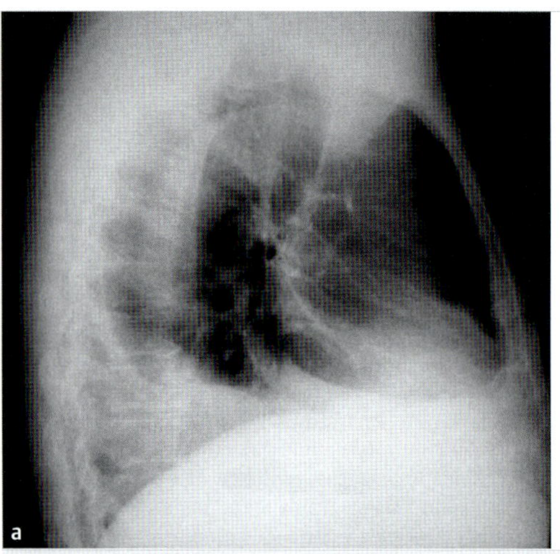

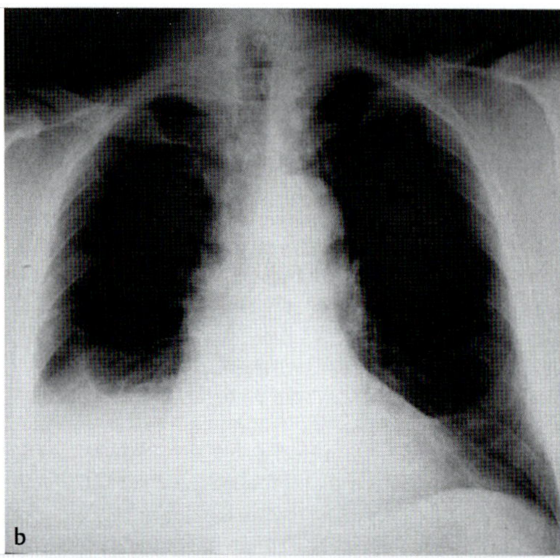

Abb. 4.8 Pleuraerguss.
a Seitliches Röntgenbild der Lunge mit Verschattung (Flüssigkeitsansammlung) im unteren hinteren Drittel,
b Bild von vorne mit Ergussbildung im rechten unteren Lungendrittel.

Herzklappenfehler genannt. Dabei sind 2 Formen zu unterscheiden:

- **Rheumatische Endokarditis.** Sie kann nach einer Mandelentzündung auftreten im Sinne einer infektallergischen Mitbeteiligung.
- **Bakterielle Endokarditis.** Am häufigsten ausgelöst wird diese Erkrankung durch Streptokokken. Die meist vorgeschädigten Klappen werden direkt von Bakterien besiedelt. Sie kann bei allgemeiner Abwehrschwäche, nach schweren Operationen und auch nach Zahnextraktionen auftreten.

Symptome

Oft finden sich zunächst uncharakteristische Anzeichen, wie Abgeschlagenheit, leichtes Fieber, erhöhte Pulsfrequenz und häufig unklare Gelenkbeschwerden. Während der Untersuchung wird dann ein neu aufgetretenes Herzgeräusch, ein Perikardreiben sowie eine Herzvergrößerung mit beginnender Herzinsuffizienz festgestellt.

Diagnose

Nachweisbar und wesentlich für die Diagnosestellung sind:

- auffällig hohe Entzündungswerte im Blut, hohe Leukozytenzahl, stark beschleunigte Blutsenkungsgeschwindigkeit, erhöhtes CRP und Anstieg des Antistreptolysintiters
- Veränderungen an den Herzklappen, die sich mit der Echokardiografie bestätigen lassen
- Blutkulturuntersuchungen, durch die Bakterien nachgewiesen werden können

Therapie

Die Behandlung wird durchgeführt mit

- hochdosierter Antibiotikagabe (z. B. bei Streptokokken Penicillin G),
- Bettruhe sowie
- fiebersenkenden Maßnahmen.

Sollten die Herzklappen danach durch Vernarbung in ihrer Funktion stark geschädigt sein, müssen Ersatzoperationen erfolgen.

4.2.7 Herzfehler

Es wird zwischen erworbenen und angeborenen Herzfehlern unterschieden. Im Folgenden werden die angeborenen Herzfehler beschrieben.

Bei erworbenen Herzfehlern besteht die Gefahr, dass sich Narben an den Herzklappen ausbilden. Diese Narbenzustände werden als erworbene Herzfehler klassifiziert.

Angeborene Herzfehler

Definition

Angeborene Herzfehler entstehen durch eine Fehlentwicklung des Herzens beim noch ungeborenen Kind (Embryo, Fötus). Betroffen ist ca. 1 % der Neugeborenen.

Manche Herzdefekte sind so stark ausgeprägt, dass das Kind nicht lebensfähig ist. Andere Kinder sind schwer krank und sterben frühzeitig. Wieder andere Kinder ha-

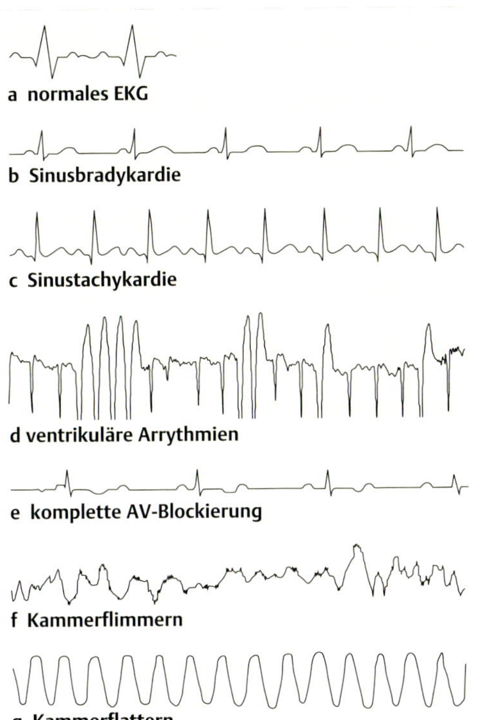

Abb. 4.9 Herzrhythmusstörungen.

ben nur geringe oder keine Beschwerden. Der Herzfehler wird oft rein zufällig entdeckt.

Einige Beispiele für angeborene Herzfehler:

- **Offenes Foramen ovale:** Das beim Fötus vorhandene ovale Loch zwischen den beiden Vorhöfen hat sich nicht geschlossen. Das venöse und arterielle Blut vermischt sich.
- **Septumdefekt:** Die Kammerscheidewand ist unvollständig ausgebildet, auch hier erfolgt eine Vermischung von venösem und arteriellem Blut.
- **Offener Ductus Botalli:** Die im embryonalen Leben offene Verbindung zwischen Körperschlagader und Lungenarterie hat sich nicht geschlossen.
- **Aortenisthmusstenose:** Es besteht eine Einengung im Bereich des Anfangteils der Aorta.
- **Aorten- und Pulmonalstenose:** Die beiden Klappen, bzw. eine von beiden, sind krankhaft verengt und verhindern so den ausreichenden Blutfluss.
- **Fallot-Tetralogie:** Es liegt ein kombinierter angeborener Herzfehler vor, bestehend aus Kammer-Septum-Defekt und Pulmonalstenose und dessen Folgen.

Diagnose

Durch die pränatale Diagnostik im Rahmen der routinemäßig durchgeführten Schwangerschaftsvorsorgeuntersuchung (z. B. Ultraschalluntersuchung des ungeborenen Kindes im Mutterleib) werden heute die meisten angeborenen Herzmissbildungen frühzeitig diagnostiziert.

Bei den erworbenen Herzfehlern erhärten veränderte Herzgeräusche, Echokardiografie und Herzkatheterbefund die Diagnose.

Therapie

Viele der angeborenen Herzfehler lassen sich frühzeitig operativ beseitigen, einige heilen auch spontan aus. Der operative Klappenersatz ist bei den erworbenen Klappenstenosen oder Insuffizienzen Routine geworden.

4

4.2.8 Herzrhythmusstörung

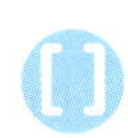

Definition

Eine Herzrhythmusstörung liegt dann vor, wenn das Herz zu langsam, zu schnell oder unregelmäßig schlägt (▶ Abb. 4.9). Einteilung der Herzrhythmusstörungen:

- Bradykardie: langsamer Puls unter 60/min
- Tachykardie: schneller Puls über 100/min
- Arrhythmie: unregelmäßiger Puls unterschiedlicher Frequenz
- Brady- und Tachyarrhythmie: zu langsamer und zu schneller unregelmäßiger Puls
- Extrasystolen: Extraschläge außerhalb des normalen Herzrhythmus

Der normale Herzrhythmus ist regelmäßig und liegt zwischen 60 und 80 Schlägen pro Minute. Herzrhythmusstörungen sind häufig und kommen bei organisch gesunden Menschen ebenso vor wie bei Herz-Kreislauf-geschädigten Patienten.

Ursache

Die Ursachen für Herzrhythmusstörungen sind vielfältig, z. B.:

- herzmuskelbedingte Störungen, wie koronare Herzerkrankungen, Herzinfarkt oder Herzmuskelentzündung
- Störungen des Reizleitungssystems, wie AV-Block I.–III. Grades
- hämodynamische Störungen, wie Klappeninsuffizienz und Klappenstenosen oder Überdruckbelastung des Herzens
- weitere herzunabhängige Ursachen, wie Schilddrüsenüberfunktion, Genussmittel (Nikotin, Kaffee, Alkohol etc.) oder psychovegetative Störungen (Stress, Überlastung etc.)

Symptome

Manche Menschen nehmen Herzrhythmusveränderungen an sich gar nicht wahr. Andere Betroffene empfinden auch nicht krankhafte Veränderungen als sehr heftig. So berichten sie über Herzrasen, Herzstolpern oder Aussetzen des Herzschlags.

Diagnose

Die Störungen im Herzrhythmus lassen sich durch folgende Untersuchungen feststellen:
- Ruhe- und Langzeit-EKG
- Ergometrie
- His-Bündel-EKG
- spezielle invasive Katheteruntersuchungen

Komplikationen

Bei ausgeprägten Rhythmusstörungen können durch eine Minderdurchblutung anderer Organe lebensbedrohliche Situationen auftreten, z. B.:
- Kreislaufstillstand bei Kammerflimmern
- Angina pectoris
- Herzinfarkt
- Schwindel
- Sehstörungen
- epileptische Anfälle
- Hirninfarkt

Therapie

Die Behandlung richtet sich nach der Grunderkrankung, die vorrangig therapiert werden muss. Anschließende Maßnahmen sind:
- antiarrhythmische Medikamente
- Reanimation bei Auftreten von lebensbedrohlichen Komplikationen ggf. mit Herzdruckmassage, Beatmung und Herzdefibrillation, evtl. Schrittmacherimplantation
- Implantation eines Defibrillationsgeräts (Cardioverter) als Dauerbehandlung

Bei einigen Herzrhythmus- und Reizleitungsstörungen, z. B. AV-Blockierungen, ist durch die Implantation eines elektrischen Impulsgebers (Herzschrittmacher) eine Dauerbehandlung möglich (▸ Abb. 4.10). Dieser ersetzt die Funktion des Reizleitungssystems, wenn die eigenständige Erregungsbildung schwer gestört ist oder ausfällt, die Kontraktionsfähigkeit des Herzens jedoch erhalten ist.

Alle gegenwärtigen **Schrittmachersysteme** bestehen aus dem eigentlichen Schrittmachergerät (Impulsgeber, Batterie) und der Elektrode (Impulsüberträger). Die Elektrode wird in Form eines Stimulationskatheters über eine Vene in die rechte Herzkammer geführt. Die Implantation, die in Lokalanästhesie vorgenommen wird, ist ihrer Einfachheit wegen heute allgemein üblich. Der Schrittmacher mit Batterie wird meist unterhalb des Schlüsselbeins, an der Brustmuskulatur unter die Haut verlegt. Es ist möglich, eine feste, nicht beeinflussbare Impulssteuerung zu wählen oder eine, die durch ein internes Kammer-EKG dirigiert wird.

▸ **Eventrecorder.** Dies ist ein kleines Aufzeichnungsgerät in der Größe eines Schrittmachers, das für Langzeitaufzeichnungen der Herzaktion wie ein Schrittmacher implantiert wird.

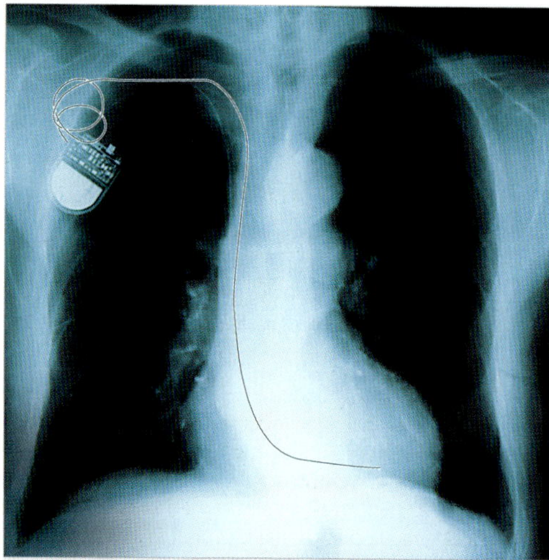

Abb. 4.10 Herzschrittmacher. Im Röntgenbild sichtbares Schrittmacheraggregat oben links im Bild vor der rechten Lungenhälfte. Die Schrittmacherelektrode führt über die obere Körperhohlvene in das Herz und gibt die Impulse an den Herzmuskel weiter.

▸ **Defibrillator.** Es handelt sich um ein kleines Gerät, das wie ein Schrittmacher implantiert wird (ICD – implantierbarer Kardioverter-Defibrillator). Er kann bei anhaltenden Herzrhythmusstörungen durch ein elektrisches Feld den Herzschlag normalisieren.

4.2.9 Arterielle Embolie

Definition

Eine arterielle Embolie ist eine kritische Durchblutungsminderung durch eine plötzliche Verengung einer Schlagader (Arterie) durch ein Blutgerinnsel (Embolus).

Symptome

Die arterielle Embolie äußert sich durch
- plötzlich auftretenden, stechenden Schmerz, der nicht nachlässt,
- blasses, kaltes Gewebe unterhalb der betroffenen Stelle, weil dort das Gewebe nicht mehr durchblutet wird.

Therapie

In den meisten Fällen gelingt es heute, das Blutgerinnsel zu beseitigen, indem man es chirurgisch mittels eines speziellen Ballonkatheters entfernt oder es mittels Lysetherapie (S. 71) auflöst. Erreicht der Patient erst nach mehreren Stunden die Klinik, kommen die genannten Maßnahmen zu spät und es kann die Amputation der betroffenen Gliedmaße drohen.

4.2.10 Arterienverkalkung

Definition

Die Arteriosklerose ist eine Verkalkung an den Wänden der Blutgefäße. Sie bewirkt, dass sich betroffene Gefäße zunehmend verengen und mit der Zeit verschließen.

Die Arterienverkalkung (AVK) ist eine Krankheit mit chronischem Verlauf. Dabei sind die Gefäßwände betroffen. Durch Verdickung, Verhärtung (Verkalkung) und Verlust der Elastizität kommt es zu einer Verengung der Gefäßlichtung. Ganz besonders betroffen sind die Herzkranzgefäße, die Hirnarterien und die peripheren Arterien. Die Gefahr der Arteriosklerose liegt in der mangelhaften Gewebedurchblutung und in der Möglichkeit einer Thrombenbildung, aufgelagert auf den veränderten Gefäßwänden, die ihrerseits die schon eingeengte Gefäßlichtung gänzlich verschließen können. Dieses Ereignis führt dann zum Absterben des Gewebes, das von der Blutzufuhr abgeschnitten ist.

Als Folge daraus können folgende Krankheiten auftreten:

- Herzinfarkt (S. 71)
- Schlaganfall, Apoplexie
- Absterben von Gliedmaßen, z. B. der Zehen, Füße, Beine, Arme

Arterielle Verschlusskrankheit

Definition

Die AVK ist bedingt durch die Verengung oder den Verschluss von Gliedmaßenarterien. Betroffen sind zumeist die Becken- und Beinarterien.

In den Zivilisationsgesellschaften in Westeuropa und den USA nehmen die Erkrankungen der Gefäße durch arteriosklerotische Veränderungen (Gefäßwandverkalkung) nach wie vor noch zu.

Die Entstehung einer AVK wird gefördert durch erhöhte Blutfettwerte, Bluthochdruck, Nikotin, Diabetes, Bewegungsmangel und psychischen Stress.

Symptome

Die arteriellen Durchblutungsstörungen werden nach Fontaine in 4 Stadien eingeteilt:

- Stadium 1: Frühstadium, oft noch keine Symptome
- Stadium 2: Hinken bzw. Stehenbleiben nach kurzer Gehstrecke, sog. Schaufensterkrankheit (Claudicatio intermittens)
- Stadium 3: Ruheschmerzen in der Wade bzw. im Oberschenkel, keine Pulse an den Füßen mehr tastbar
- Stadium 4: Absterben (Gangrän und Nekrosen) der Extremität

Therapie

Die Therapie der arteriellen Verschlusskrankheit besteht darin,

- gefäßschädigende Einflüsse wie Nikotin zu meiden,
- Gewicht zu reduzieren und auf gesunde Ernährung umzustellen,
- Durchblutungsverhältnisse zu verbessern oder wieder herzustellen und
- medikamentös zu behandeln.

Ab Stadium 3 sollte operativ vorgegangen werden, wobei mehrere Möglichkeiten zur Verfügung stehen:

- Verkalkungen ausschälen (Endarteriektomie)
- Katheteruntersuchung mit Gefäßerweiterung und Stenteinlagen
- Gefäße, die langstreckig verschlossen sind, mit einem Bypass (Vene oder spezielle schlauchförmige Kunststoffprothese) überbrücken

Versagen die genannten Maßnahmen und es kommt zum Absterben der Gliedmaße, bleibt oft nur die Amputation.

4.2.11 Hirninfarkt

Definition

Bei einem Hirninfarkt wird Gehirngewebe zerstört. Er tritt als Folge eines Verschlusses hirnversorgender Gefäße auf und führt zu neurologischen Ausfällen.

Es handelt sich beim Hirninfarkt (Enzephalomalazie) um eine Erkrankung, die auf dem Boden von Gefäßveränderungen (Arteriosklerose) oder Durchblutungsstörungen der Hirnschlagader entsteht (▶ Abb. 4.11). Ischämische Hirninfarkte (Schlaganfall = Apoplexie) stehen in der To-

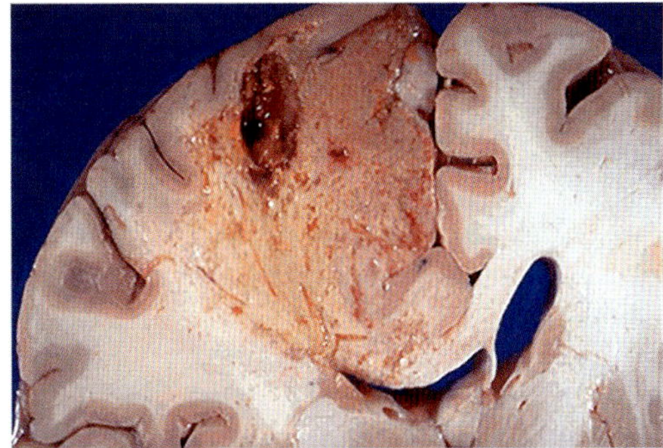

Abb. 4.11 Hirninfarkt. Zerstörte Gewebebereiche im Frontalhirnbereich nach ischämischem Hirninfarkt.

4

desursachenstatistik neben koronarer Herzerkrankung und Krebserkrankungen an 3. Stelle.

Man unterteilt Hirninfarkte je nach Ausprägung in 4 Stadien:

- Gefäßeinengung ohne Symptome
- kurzfristige reversible neurologische Ausfälle, die sich nach Minuten, spätestens aber nach 24 Stunden zurückbilden; auch als TIA (transitorisch ischämische Attacke) oder PRIND (prolongiertes reversibles ischämisches neurologisches Defizit) bezeichnet
- frischer Schlaganfall (ischämischer Infarkt)
- Endstadium des abgelaufenen Schlaganfalls entweder mit reversiblen oder bleibenden Ausfällen

Merke

TIA und PRIND sind Vorboten des Hirninfarkts, das Risiko ist danach 6-fach erhöht.

Ursache

In erster Linie kommt es durch Verkalkung der Hals- und Hirnschlagadern zur Minderdurchblutung des Hirngewebes. Kommt durch vollständigen Verschluss der Schlagader kein Blut mehr zu den Hirnzellen, sterben sie ab. Vergleichbar ist das mit dem Absterben von Herzmuskelzellen beim Herzinfarkt (S. 71). Es entsteht der klassische ischämische Hirninfarkt. Dies tritt auch bei Verstopfung der Gefäße durch einen Blutpfropf (Embolus) auf. Häufig betroffen ist die innere Kopfschlagader (A. carotis interna) und die mittlere Großhirnarterie (A. cerebri media). 20 % aller Schlaganfälle entstehen durch Massenblutung (bei Hypertonie durch Platzen einer Hirnschlagader).

Symptome

Die Anzeichen dieser Erkrankung sind:

- Übelkeit
- Erbrechen
- Schwindel
- Sehschwäche
- Sprachstörung
- Bewusstseinstrübung bis Bewusstlosigkeit
- Fazialisparese (hängende Gesichtshälfte)
- Lähmungserscheinungen in den Extremitäten bis zur Hemiparese

Diagnose

Festgestellt wird der Hirninfarkt durch

- körperliche Untersuchung,
- Erhebung des neurologischen Status (z. B. durch Reflexprüfung) und
- Computertomografie bzw. MRT zur Infarktlokalisation.

Therapie

Die Behandlung des Infarktgebietes ist je nach Lokalisation unterschiedlich.

Bei einer Halsschlagaderverengung (Karotisstenose) erfolgt:

- Gabe eines Thrombozytenaggregationshemmers (z. B. Aspirin)
- Stenteinlagen in den Halsschlagadern und Gehirngefäßen
- operative Beseitigung der Gefäßverengungen

Bei einem akuten Gehirninfarkt erfolgt:

- Behandlung der Patienten in spezialisierten Facheinrichtungen (Stroke Units)
- Sicherung der Lebensfunktionen
- Kontrolle von Atmung, Kreislauf, Ausscheidung
- Thromboembolieprophylaxe
- Behandlung des evtl. erhöhten Hirndrucks
- schonende Blutdrucksenkung
- Krankengymnastik, Logopädie
- schnellstmögliche Rehabilitation

4.2.12 Krampfadern

Definition

Krampfadern (Varizen) sind ungleichmäßig erweiterte oberflächliche Venen am Bein.

Unterscheiden kann man die Varikosis (▶ Abb. 4.12**a**), die eine Erweiterung der großen Stammgefäße bewirkt und die Seitenastvarizen (▶ Abb. 4.12**b**). Sie befinden sich häufig am Oberschenkel und erweitern kleinste Venen in den obersten Hautschichten. Während die Besenreiservarizen nur ein kosmetisches Problem darstellen, führt die Varikosis zur chronisch venösen Insuffizienz.

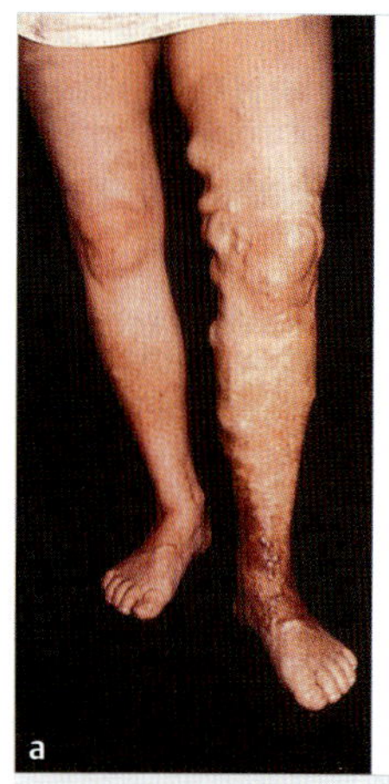

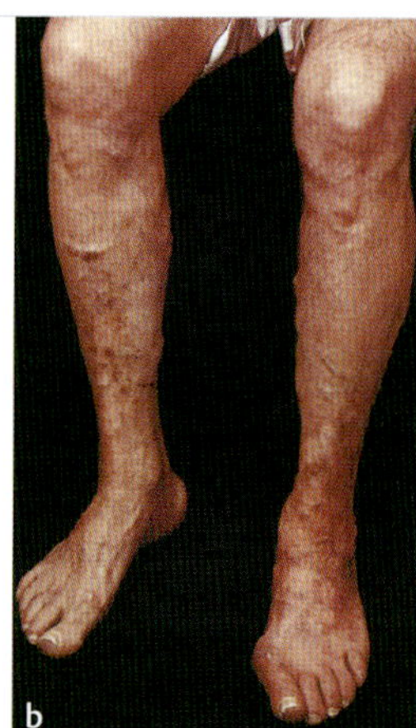

Abb. 4.12 Varikosis.
a Stammvarikosis (betroffen ist die Vena saphena magna unter der Haut),
b Seitenastvarizen.

Ursache

Vorhandene Bindegewebeschwäche bei entsprechender familiärer Vorbelastung gilt als Ursache für Krampfadern. Eine weitere Rolle spielen das Alter, stehende oder sitzende Tätigkeit, Übergewicht und Bewegungsmangel. Fast die Hälfte aller Erwachsenen zeigt mehr oder minder starke Veränderungen an den Venen der Beine.

Symptome

Patienten sehen die äußerlichen Veränderungen. Sie klagen über Schweregefühl und Schwellung der Beine. Später treten Schmerzen im Bereich der Varizen und nächtliche Wadenkrämpfe auf. Beim Stehen nehmen die Beschwerden zu, beim Laufen ab.

Komplikationen

Im Laufe der Zeit entsteht unbehandelt eine chronisch venöse Stauung, mit Ausbildung von Hautveränderungen. Diese Folgen werden unter dem Begriff chronisch venöse Insuffizienz zusammengefasst. Zunächst treten vor allem im Unterschenkelbereich bräunliche Hautveränderungen (Hämosiderose) auf, dann weiße Hautstellen (Atrophie blanche). In diesen Bezirken kann es später zu den gefürchteten offenen Stellen, dem Ulcus cruris (▸ Abb. 4.13), kommen. Die oft fälschlicherweise als Thrombose bezeichnete oberflächliche Venenentzündung (Thrombophlebitis) ist sehr schmerzhaft und behandlungsbedürftig, aber relativ ungefährlich.

Therapie

Eine operative Entfernung der veränderten Venen ist das geeignete Verfahren, um die genannten Komplikationen zu vermeiden. Kleine Venen können verödet werden. Sollte eine Operation nicht möglich sein, stehen Kompressionstherapie, Gewichtsreduktion und regelmäßige Bewegung sowie das Vermeiden stehender Tätigkeiten im Vordergrund.

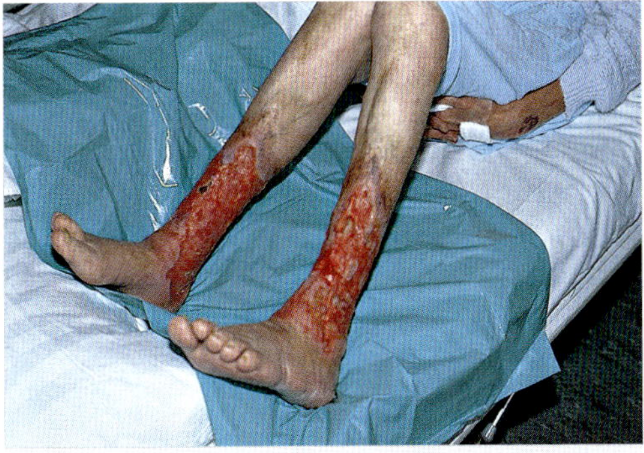

Abb. 4.13 Ulcus cruris. Ausgeprägter Befund mit großen Ulzera.

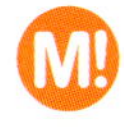

Merke

Die Kompressionstherapie durch korrekt angelegte Kompressionsstrümpfe oder -verbände (S. 340) ist die wirksamste Methode, um Spätfolgen zu vermeiden.

4.2.13 Venenthrombose

Definition

Eine Venenthrombose ist der Verschluss einer gesunden oder vorgeschädigten Vene durch ein Blutgerinnsel.

Bei einer Venenthrombose hat sich an der Gefäßwand ein Blutgerinnsel (Thrombus) angelagert, das aus Fibrin und Blutzellen besteht. Dieser Pfropf verengt die Gefäßlichtung und kann sie ganz verschließen. Normalerweise gerinnt das Blut nicht innerhalb der Blutgefäße.

Ursache

Die Ursachen der Venenthrombose sind:

- Veränderungen an der Gefäßwand
- Strömungsverlangsamung des Blutes in den Venen
- erhöhte Gerinnungsbereitschaft des Blutes (Virchow-Trias), besonders nach Geburten und Operationen (z. B. Hüftgelenksersatz)
- Bewegungsmangel (langes Sitzen im Auto od. Flugzeug)
- Übergewicht
- Ovulationshemmer („die Pille")
- schwere Allgemeinerkrankungen

Symptome

Es kommt zur Weichteilschwellung mit Wadenschmerzen. Die Verlegung größerer Venen führt zu einer starken Schwellung des ganzen betroffenen Beines oder Armes (▸ Abb. 4.14).

Merke

Eine tiefe Venenthrombose kann lebensgefährlich werden, wenn sich ein Teil des Blutpfropfs ablöst und auf „Wanderschaft" geht. Er kann dann über das rechte Herz in die Lunge verschleppt werden (Embolie).

Verlegt ein solcher Embolus die Lichtung einer Lungenarterie, so kann ganz plötzlich unter starker Atemnot, Angstgefühl und kaltem Schweißausbruch der Tod eintreten. Ist das Blutgerinnsel kleiner und verlegt einen Nebenast der Lungenarterie, so sind die Erscheinungen nicht so schwer. Der Patient klagt über stechende Schmerzen in einer Lungenseite und hat Atemnot. Diesen Zustand

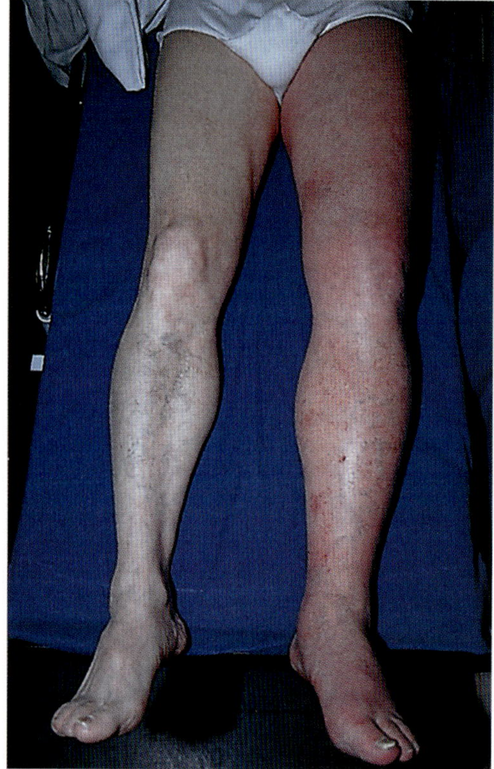

Abb. 4.14 Phlebothrombose. Bei 80 % der tiefen Beinvenenthrombosen tritt eine deutlich sichtbare Beinschwellung auf, wie hier am linken Bein.

nennt man Lungeninfarkt. Das Leben des Kranken ist nicht unmittelbar bedroht.

Diagnose

Die endgültige Diagnose kann durch folgende Untersuchungsmethoden gestellt werden:

- Phlebografie, eine röntgenologische Darstellung der Venen durch Kontrastmittelinjektion
- Duplexsonografie
- Radiofibrinogentest, wobei markiertes Fibrinogen injiziert und in den Thrombus eingebaut wird. Ein sog. Szintillationszähler registriert die Gammastrahlen.

Lungenembolien lassen sich durch die verbesserte Technik sehr gut mittels Computertomografie (CT Kontrastmitteluntersuchung) diagnostizieren.

Therapie

Die tiefe Venenthrombose muss medikamentös aufgelöst werden. Zur Lysetherapie werden Medikamente, wie Streptokinase und Urokinase, hochdosiert verabreicht. Gerinnungshemmende Substanzen, wie z. B. Heparin, Marcumar und Aspirin, vermeiden anschließend eine erneute Thrombenbildung. Die venöse Thrombektomie ist ein chirurgisches Verfahren, um große lebensbedrohliche Gerinnsel zu entfernen.

Thromboseprophylaxe

Wichtig ist eine wirksame Vorbeugung durch gewichtsreduzierende Diät (die Thrombose ist häufig bei Übergewichtigen anzutreffen), Kompressionstherapie der Beine von den Zehen bis zum Oberschenkel durch entsprechende Stümpfe oder Verbände, besonders vor Operationen und Entbindungen, und Gaben von Heparin (Kontrolle der Thrombozyten).

Bei Marcumareinnahme ist eine regelmäßige Kontrolle der Gerinnungsfähigkeit des Blutes unerlässlich. Der Patient erhält einen Marcumarpass, in dem in regelmäßigen Abständen (z. B. 14 Tagen) die Gerinnungswerte, wie Quick und INR (**i**nternational **n**ormalized **r**atio = Thromboplastinzeit) und die Dosierung der Marcumartabletten eingetragen werden.

4.2.14 Schock

Definition

Der Schock ist ein lebensbedrohliches Krankheitsbild. Dabei kommt es zu einer akuten Minderversorgung lebenswichtiger Organe.

Beim Schock handelt es sich um ein Missverhältnis zwischen Sauerstoffangebot und Sauerstoffbedarf. Es kommt zur Anhäufung von Abbauprodukten des Zellstoffwechsels, da diese nicht mehr in ausreichendem Maße abtransportiert werden können. Der Begriff des Schocks wird in der Bevölkerung meist fälschlicherweise für die banale körperliche Reaktion (Zittern, Schweißausbruch und momentaner Verlust der Konzentrationsfähigkeit auf ein plötzlich eingetretenes schreckliches Ereignis) gebraucht. Es heißt: „Er erlitt einen Schock."

Nach der Art der Entstehung und der betroffenen Organsysteme werden medizinisch verschiedene Schockformen unterschieden:

- Volumenmangelschock, z. B bei Blut- oder Wasserverlust
- kardiogener Schock, z. B. Herzversagen bei Herzinfarkt oder Lungenembolie
- septischer Schock bei schwerer Infektionskrankheit
- allergischer Schock bei schwerer allergischer Unverträglichkeitsreaktion

Das Schockgeschehen soll anhand des Volumenmangelschocks durch Blutverlust näher erklärt werden. Eine der wesentlichen Aufgaben des Blutes ist die Versorgung des Organismus mit dem lebensnotwendigen Sauerstoff. Geht eine größere Menge Blut verloren, ist die Versorgung des Gewebes mit Sauerstoff nicht mehr sichergestellt. Besonders empfindlich gegen Sauerstoffmangel sind Gehirn und Herz, also gerade wichtige Organe des Körpers. Um diesen Organen ausreichend Sauerstoff zur Verfügung zu stellen, muss die noch vorhandene Blutmenge so verteilt werden, dass Gehirn und Herz auf Kosten weniger lebenswichtiger Organe ausreichend durchblutet werden. Diesen Vorgang nennt man Zentralisation des Kreislaufs.

Die Zentralisation wird durch Ausschüttung von Adrenalin und Noradrenalin aus dem Nebennierenmark erreicht. Diese Hormone bewirken neben einer Beschleunigung der Herztätigkeit eine Verengung der kleinen Blutgefäße (Arteriolen) der Haut, der Muskulatur, der Nieren, des Magen-Darm-Trakts und der Leber. Durch die Verengung der Arteriolen in den genannten Bezirken wird deren Durchblutung stark gedrosselt, das „eingesparte Blut" steht Herz und Gehirn zur Verfügung.

Symptome

Folgende Symptome sind typisch:

- fahle, blasse und kalte Haut als Folge der Verengung der Arteriolen
- Lufthunger und Unruhe als Zeichen des Sauerstoffmangels
- beschleunigter Puls, damit das noch zur Verfügung stehende Blut schneller durch den Kreislauf transportiert und zügiger mit Sauerstoff versorgt werden kann

Kann die Blutung nicht rechtzeitig gestillt oder das verlorene Blut nicht durch Infusion und Transfusionen ersetzt werden, so wird das Herz durch den Sauerstoffmangel geschädigt. Seine Kraft lässt nach, der Blutdruck sinkt ab. Dieser Zustand ist für den Patienten bereits lebensgefährlich.

Komplikationen

Bleibt der Zustand der oben beschriebenen Zentralisation des Kreislaufs bestehen, so können schon nach kurzer Zeit weitere schwerwiegende Komplikationen eintreten.

- Durch die Drosselung der Arteriolen fließt das Blut sehr langsam durch die Kapillaren. Dies kann zur Zusammenballung von roten Blutkörperchen und Blutplättchen führen, die Kapillaren werden verstopft. Es tritt eine unkontrollierte intravasale Gerinnung ein (DIC = disseminierte intravasale Koagulopathie).
- Die Minderdurchblutung der Leber und der Nieren schädigt diese Organe in ihrer Funktion. Stoffwechselprodukte werden nicht mehr vollständig abgebaut bzw. entgiftet und ausgeschieden. Die Folge ist eine Übersäuerung des Blutes (Azidose), ein Zustand, der weitere Komplikationen nach sich zieht.
- Sinkt der Blutdruck unter einen systolischen Wert von 80 mmHg, so kann die Niere infolge mangelnden Druckes keinen Primärharn mehr filtrieren, die Urinproduktion kommt zum Erliegen (Anurie). Dadurch häufen sich weitere giftige Stoffwechselprodukte im Blut an (Urämie). Hat der Schockzustand dieses Stadium erreicht, ist das Schicksal des Patienten unbehandelt i. d. R. besiegelt.

Die Komplikationen, die ein Schockzustand hervorruft, sind noch um vieles zahlreicher, als sie hier dargestellt werden können. An einem Beispiel wurde deshalb versucht, einen Einblick in die komplizierten Geschehnisse, die den ganzen Organismus betreffen, zu geben.

Behandlung des Schocks s. Kapitel 16 (S. 293).

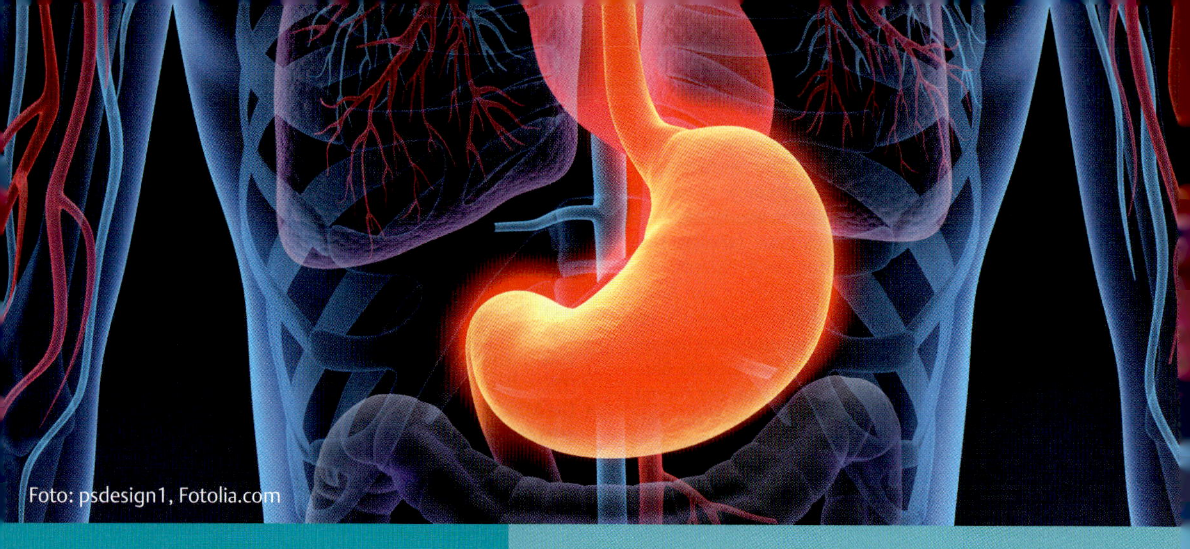

Kapitel 5

Verdauungsorgane

5.1 Aufgabe und Funktion *83*

5.2 Erkrankungen der Verdauungsorgane *89*

5 Verdauungsorgane

Walther Wenzel

5.1 Aufgabe und Funktion

Definition

Der Verdauungstrakt ist mit einem „Rohr“ oder langem Schlauch vergleichbar, der von der Mundhöhle bis zum After führt. An der Verdauung beteiligt sind verschiedene Organe des Bauchraums, wie z. B. der Magen oder die Bauchspeicheldrüse. Diese produzieren die Verdauungssekrete. Die Umwandlung der Nahrungsstoffe in körpereigene Substanzen wird als Stoffwechsel bezeichnet.

Die Aufgabe der Verdauungsorgane besteht darin, die Nahrung aufzunehmen und zu zerkleinern. Die Verdauungsorgane bringen die Nahrung chemisch in eine Form, in der sie vom Körper aufgenommen werden kann. Der unverdauliche Anteil der Nahrung wird als Kot und Urin ausgeschieden. Während der Verdauungsarbeit sind mechanische und chemische Vorgänge miteinander gekoppelt. Die Grundnahrungsstoffe sind:

- Kohlenhydrate (z. B. Zucker, Stärke)
- Fette
- Eiweiße

Dazu kommen Mineralstoffe, z. B. Natrium, Kalium, Kalzium (Salze), Phosphor, Eisen, Kupfer, Magnesium (Spurenelemente), Vitamine u.v.m. Zusammen mit dem eingeatmeten Sauerstoff gewinnt der Körper aus diesen Stoffen die Energie zum Aufbau und Erhalt des ganzen Organismus.

5.1.1 Mundhöhle

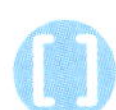

Definition

Die Mundhöhle ist der Eingang zum Verdauungstrakt. Die Nahrung wird mit den Zähnen und der Zunge zerkleinert und auf der Zunge als Sinnesempfindung wahrgenommen. Durch den Speichel der Speicheldrüse wird die Nahrung in der Mundhöhle schon angedaut.

Die Mundhöhle ist von Lippen, Wangen, Mundboden und durch den harten und weichen Gaumen begrenzt. Sie ist mit Schleimhaut überzogen. Die Mundhöhle geht in den Rachenraum über. Am Übergang von der Mundhöhle zum Rachen befinden sich die Gaumenbögen, zwischen denen die Gaumenmandeln liegen. Die Gaumenmandeln bestehen aus lymphatischem Gewebe (S. 67), das durch eine bindegewebige Kapsel von der Umgebung abgegrenzt und mit Schleimhaut überzogen ist. Die Mandeln wehren das Eindringen schädigender Stoffe ab und sind wichtiger Bestandteil der Abwehrfunktion. Von der Mitte des weichen Gaumensegels hängt das Zäpfchen (Uvula) herab, das sich beim Schlucken auf die Zungenwurzel legt. In der Mundhöhle befinden sich Zähne, Zunge und Speicheldrüsen.

▸ **Zähne.** Die Zähne (▸ Abb. 5.1) haben die Aufgabe die Nahrung abzubeißen, zu zerkleinern und zu zerquetschen. Sie sind aus Zahnbein, Schmelz und Zement aufgebaut. An jedem Zahn unterscheidet man Krone, Hals und Wurzel.

- Die Krone ragt äußerlich sichtbar aus dem Zahnfleisch heraus. Hier ist das Zahnbein von Zahnschmelz, der härtesten Körpersubstanz, überzogen. Er hat eine weiße Farbe mit gelblichem bis bläulichem Ton.

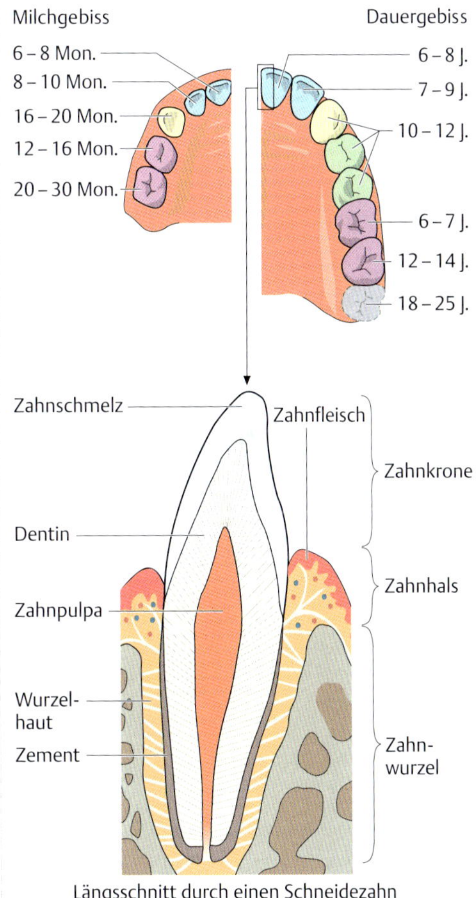

Abb. 5.1 Gebiss. Milchgebiss, Dauergebiss, Längsschnitt durch Schneidezahn.

- Der Zahnhals ist von Zahnfleisch umgeben. Hier ist das Zahnbein mit Zahnzement überzogen.
- Die Wurzel steckt im Unter- bzw. Oberkieferknochen und ist durch die Wurzelhaut in ihm befestigt. Auch hier besteht der Zahnbeinüberzug aus Zahnzement. Die kegelförmigen Wurzeln sind einzeln oder zu mehreren angelegt. An der Wurzelspitze befindet sich eine feine Öffnung, die in das Innere des Zahnes führt, in die Markhöhle. Dort befindet sich Bindegewebe, das mit feinen Blutgefäßen und Nerven durchsetzt ist. Dieses Bindegewebe nennt man Zahnpulpa.

Das menschliche Gebiss enthält verschiedene Zahntypen, deren Aussehen sich nach dem jeweiligen Aufgabengebiet richtet:
- Schneidezähne
- Eckzähne
- Backenzähne (vordere Mahlzähne) und Mahlzähne (Molaren)

Das Milchgebiss ist im Alter von 2 Jahren normalerweise vollständig und besteht aus insgesamt 20 Zähnen. Das Gebiss des Erwachsenen hat 32 Zähne.

▸ **Zunge.** Die Zunge ist ein muskulöses Organ, das von Schleimhaut überzogen ist. Sie lässt sich außerordentlich gut formen. Die Zunge beteiligt sich wesentlich am
- Kauen und Schlucken,
- Saugen und Sprechen
- sowie an der Reinigung der Mundhöhle.

Die charakteristisch aufgeraute Zungenschleimhaut trägt verschiedenartige kleine Erhebungen. Ein Teil von ihnen enthält die Geschmacksknospen. Sie dienen der Wahrnehmung der Geschmacksqualität (z. B. süß, salzig, bitter, sauer).

▸ **Speicheldrüsen.** Der Mundspeichel ist für die Verarbeitung und Durchfeuchtung der Nahrung wichtig. In ihm befindet sich u. a. das Ferment Ptyalin, das die Kohlenhydratverdauung einleitet.

Merke

Verbleibt ein gut zerkautes und eingespeicheltes Stück Brot längere Zeit im Mund, so ist ein süßer Geschmack wahrnehmbar. Durch die Wirkung des Ptyalins wird die im Brot befindliche Stärke (Mehrfachzucker) zu einem Einfachzucker abgebaut. Dies löst auf der Zunge den süßen Geschmack aus.

Der Mundspeichel wird von vielen kleinen Speicheldrüsen und von den paarig angelegten großen Speicheldrüsen gebildet. Speicheldrüsen sind über die gesamte Mundschleimhaut verteilt als
- Ohrspeicheldrüse,
- Unterkieferspeicheldrüse und
- Unterzungendrüse.

Die Ohrspeicheldrüse (Glandula parotis) liegt vor dem Ohr auf dem Kaumuskel bzw. dem aufsteigenden Ast des Unterkieferknochens. Sie besitzt einen Ausführungsgang, der den Wangenmuskel durchzieht und in die Mundhöhle im Bereich des zweiten oberen Mahlzahns einmündet. Ihr Sekret ist dünnflüssig und enthält das Ferment Ptyalin. Die Unterkieferspeicheldrüse (Glandula submandibularis) liegt unterhalb des Unterkiefers und mündet unterhalb der Zungenspitze in die Mundhöhle. Sie produziert Speichel und Schleim. Die Unterzungendrüse (Glandula sublingualis) befindet sich seitlich der Zunge und produziert nur Schleim. Im Mund-Rachen-Raum kreuzen sich Speisewege und Luftwege. Der Speisebrei gelangt vom Rachenraum zur Speiseröhre.

5.1.2 Speiseröhre

Definition

Die Speiseröhre (Ösophagus) ist ein 22–25 cm langer Muskelschlauch. Sie transportiert durch Kontraktionsbewegungen die Nahrung aus dem Rachen in den Magen.

Die Speiseröhre liegt im Mittelfellraum hinter der Luftröhre und vor der Wirbelsäule. Weiter verläuft sie durch das Zwerchfell und gelangt in die Bauchhöhle. Hier erreicht sie den Mageneingang (▸ Abb. 5.2). Die Wand der Speiseröhre ist durch eine Schicht glatter Muskulatur aufgebaut, die in Längsrichtung und ringförmig verläuft. Das Zusammenziehen (Kontraktion) dieser Muskelschicht ermöglicht die Weiterbeförderung der angedauten Nahrung. Innen ist die Speiseröhre mit Schleimhaut ausgekleidet, die jedoch nur eine Schutzfunktion hat. Die Aufgabe der Speiseröhre besteht in der Weiterbeförderung der Speisen.

5.1.3 Magen

Definition

Der Magen ist ein mit Schleimhaut ausgekleidetes, muskulöses und sackähnliches Hohlorgan. In ihm wird die Verdauungsarbeit, die in der Mundhöhle begonnen wurde, weitergeführt.

Der Magen wird in verschiedene Abschnitte unterteilt:
- Mageneingang mit Magenmund (Kardia). Hier mündet die Speiseröhre.
- Magengrund (Fundus). Er besteht aus einer Wölbung links des Mageneingangs.
- Magenkörper (Korpus) und Magenausgangsteil (Antrum).
- Magenausgang (Pylorus). Er wird auch Pförtner genannt und ist aus einem starken ringförmig verlaufenden Muskel gebildet.

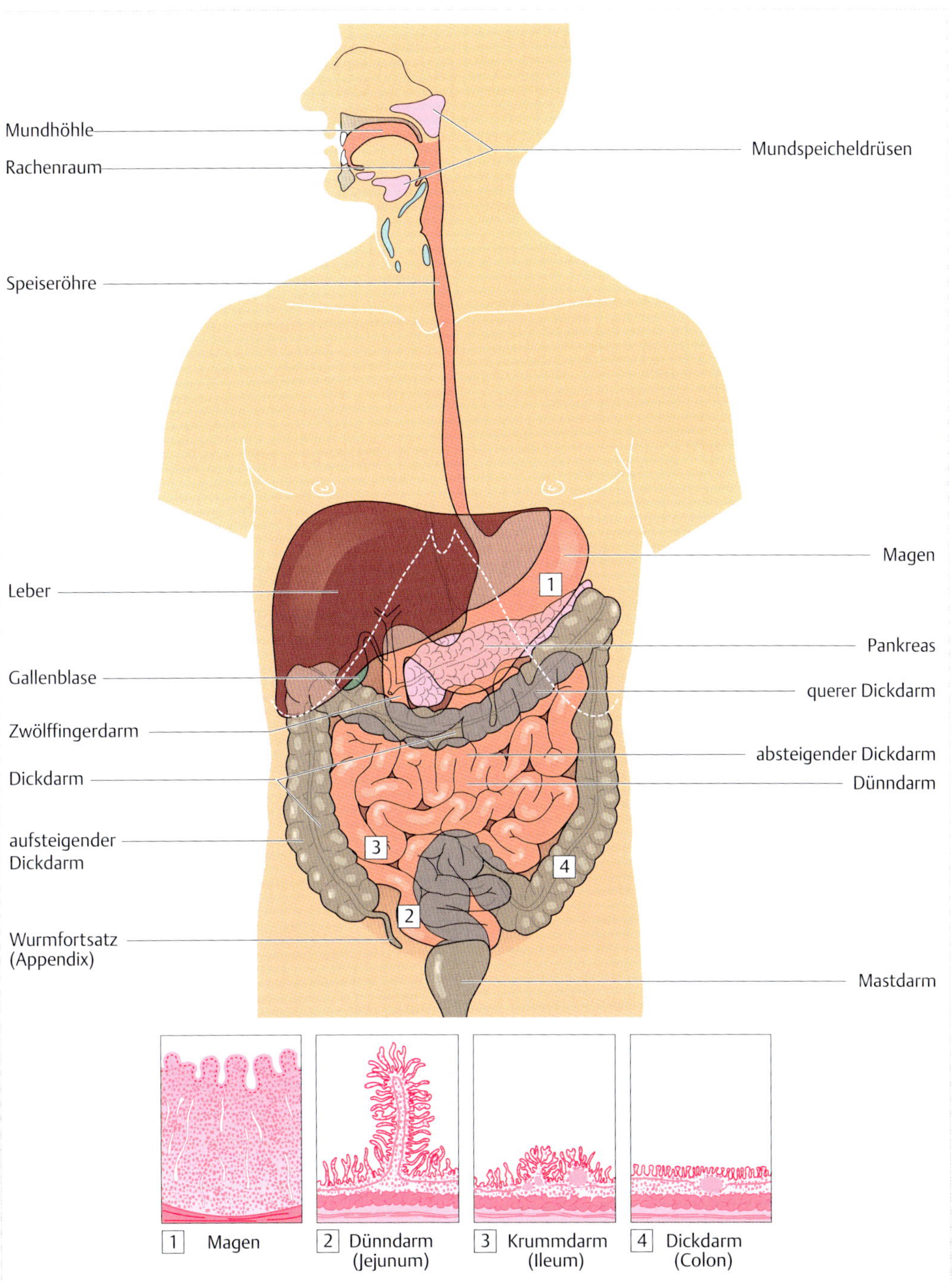

Abb. 5.2 Verdauungstrakt. Schematische Darstellung des gesamten Weges der Nahrung durch die Verdauungsorgane vom Mund über den Magen-Darm-Trakt bis zum After. Die Kleinabbildungen 1–4 zeigen die unterschiedlichen Schleimhautstrukturen im Verdauungstrakt.

Am Magen werden die große und die kleine Magenrundung (Kurvatur) unterschieden. Die Muskelschichten der Magenwand verlaufen in Quer-, Schräg- und Längsrichtung. Durch entsprechendes Zusammenziehen (Kontraktion) kann sich der Magen dem Füllungszustand anpassen, den Speisebrei mit dem Magensaft durchmischen und ihn in rhythmischen Wellen (Peristaltik) zum Magenausgang hin befördern. Hier wird er durch kräftige peristaltische Kontraktionen des Pförtnermuskels portionsweise in den Darm befördert.

Die Magenschleimhaut ist in Längsfalten gelegt. Dadurch kommt eine Vergrößerung der Oberfläche zustande. Die Oberflächenvergrößerung ist für die Verdauungsarbeit und Aufnahme der Nahrungsstoffe (Resorption) wichtig. Die Schleimhautzellen produzieren im ganzen Magenbereich Schleim. Dazwischen sind zahlreiche schlauchförmige Drüsen in die Tiefe der Schleimhaut eingelassen, die besonders im Bereich des Magenkörpers und Fundus verdauenden Magensaft herstellen. Die Drüsen bestehen aus 4 Zellarten:

- Hauptzellen
- Belegzellen
- Nebenzellen
- G-Zellen

▸ **Hauptzellen.** Sie produzieren die Vorstufen der eiweißspaltenden Enzyme, die Pepsine. Die Belegzellen bilden die Magensalzsäure. Außerdem sind sie für die Bildung eines Enzyms (intrinsic factor) notwendig, das zur Resorption von Vitamin B_{12} benötigt wird.

▸ **Belegzellen.** Diese säurebildenden Zellen werden durch den Vagusnerv (S. 225) und über das Blut (humoral) durch das Hormon Gastrin angeregt. Die Stimulation ist ein komplizierter Vorgang. Die Erregung des N. vagus wird durch einen Wirkstoff (Azetylcholin) auf die Zelle übertragen. Die Zelle bindet den Wirkstoff an einem Empfänger (Rezeptor). Diese Rezeptoren werden H2-Rezeptoren genannt. Die Verbindung Rezeptor–Wirkstoff bewirkt eine bestimmte Zellleistung. Die Belegzellen produzieren daraufhin Magensäure.

▸ **Nebenzellen.** Sie geben den Schleim ab, der die Magenwand schützt.

▸ **G-Zellen.** Sie dienen der Gastrinproduktion. Die von den Belegzellen gebildete Salzsäure ist für die Verdauung von großer Bedeutung. Sie führt die Pepsine, die von den Hauptzellen gebildet werden, in ihre wirksame Form über. Die Salzsäure beeinflusst auch das Nahrungseiweiß, indem es zum Quellen gebracht wird. So steigert sich die Wirkung der Enzyme. Die Salzsäure bekämpft Gärungs- und Fäulniserreger im Magen. Hemmende Hormone auf die Salzsäurebildung sind Somatostatin, das im Gehirn, und Sekretin und Pankreozymin, die im Zwölffingerdarm gebildet werden.

▸ **Magensaft.** Der Magensaft ist ein Gemisch der Drüsensekrete der Magenschleimhaut. Im nüchternen Magen ist er nur in kleinen Mengen als neutral reagierender Schleim vorhanden. Als verdauungswirksamer Saft ist er stark sauer, klar und farblos und wird in einer Menge von 8–15 Mililiter pro Stunde gebildet. Die Magensaftproduktion erfolgt durch nervale Reize oder durch die Wirkung der Hormone Gastrin und Somatostatin. Wenn Appetit, Geruch oder der Anblick von Speisen als psychische Reize auftreten („das Wasser läuft einem im Munde zusammen") wird Magensaft gebildet. Große Mengen Magensaft werden vor allem beim Eintritt der Speisen in die Mundhöhle und in den Magen bereitgestellt.

Die Nahrungseiweiße werden im Magen nicht bis in die kleinsten Bausteine zerlegt, dies geschieht erst im Darm. Die Blutversorgung des Magens ist durch 2 Äste der Bauchhöhlenschlagader (Aorta abdominalis) gewährleistet. Die Magennerven entstammen dem autonomen Nervensystem (S. 230), welches das gesamte Eingeweidesystem versorgt.

5.1.4 Dünndarm

Definition

Der Dünndarm schließt sich dem Magen an und hat eine Länge von ca. 4 m. Im Dünndarm erfolgt die weitere Aufspaltung der Nahrungsstoffe in ihre kleinsten Bausteine und deren Aufnahme durch die Darmwand (Resorption) in das Blut.

Der Dünndarm wird in 3 Abschnitte unterteilt:

- Zwölffingerdarm (Duodenum, so lang wie 12 Finger breit)
- Leerdarm (Jejunum)
- Krummdarm (Ileum)

Im 1. Abschnitt des Dünndarms (▸ Abb. 5.3), im Duodenum, mündet der gemeinsame Gallengang und der Ausführungsgang der Bauchspeicheldrüse. Abgesehen von einem Teil des Zwölffingerdarms ist der Dünndarm außen mit Bauchfell überzogen. Die in Längsrichtung und ringförmig angelegte Muskelschicht der Darmwand ermöglicht wie am Magen die rhythmischen Kontraktionen (Peristaltik). Sie dienen der Durchmischung des Darminhalts mit den Verdauungssäften und dem Weitertransport des Nahrungsbreis. Die Schleimhaut ist hier zur Oberflächenvergrößerung in ringförmige Falten gelegt.

Zusätzlich trägt sie unzählige winziger, fingerförmiger Ausstülpungen. Sie werden Darmzotten genannt. In den Zotten befindet sich ein stark verzweigtes Netz von Haargefäßen (Kapillaren), die die aufgespalteten Kohlenhydrate und Eiweißstoffe aufnehmen. Die hier ebenfalls vorhandenen Haargefäße der Lymphbahnen sind für die Resorption der Fette verantwortlich. In der Dünndarmschleimhaut befinden sich enzymproduzierende Drüsen. Sie bauen die im Magen angedauten Eiweiße bis in ihre Grundstoffe (Aminosäuren) ab. Kohlenhydratspaltende Enzyme beenden die im Mund begonnene Kohlenhydratandauung. Fettspaltende Enzyme sind ebenfalls vorhanden. Die Blutversorgung des Dünndarms erfolgt durch Äs-

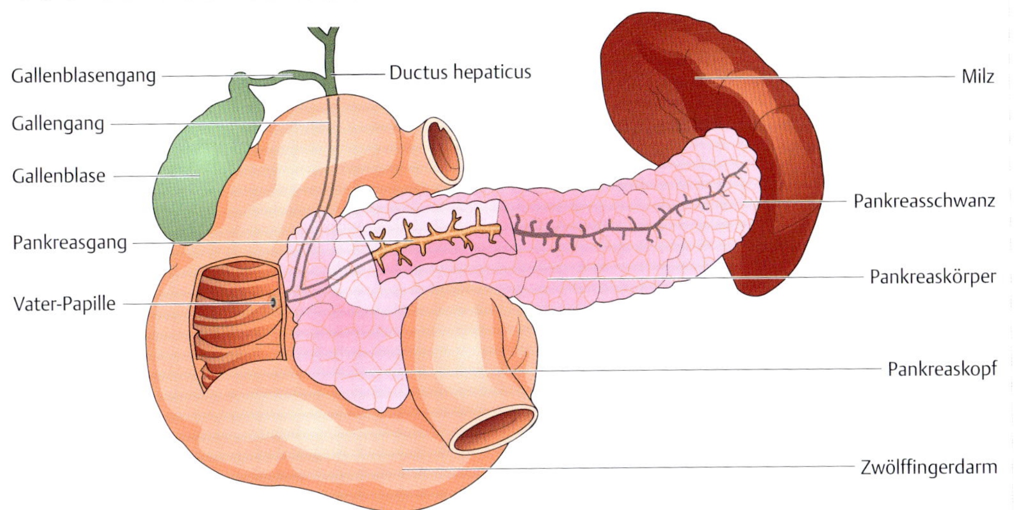

Abb. 5.3 Galle, Bauchspeicheldrüse (Pankreas), Zwölffingerdarm, Milz. Die Verdauungssekrete von Leber, Galle und Bauchspeicheldrüse münden über Gangsysteme in den Zwölffingerdarm. Die Milz liegt in unmittelbarer Nähe, hat aber keine Verbindung zu diesem System.

te der Bauchhöhlen- und Gekröseschlagader (A. mesenterica), die nervale Versorgung über das autonome Nervensystem.

5.1.5 Dickdarm

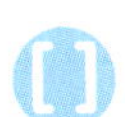

Definition

Der Dickdarm ist ca. 1,5 m lang. Er begrenzt den Bauchraum zur Seite und nach oben wie ein umgekehrtes U.

Der Dickdarm ist der nächste Darmabschnitt nach dem Dünndarm und lässt sich in folgende Abschnitte gliedern:

- Blinddarm mit Wurmfortsatz (Zökum mit Appendix)
- aufsteigender Abschnitt (Colon ascendens)
- quer verlaufender Abschnitt (Colon transversum)
- absteigender Abschnitt (Colon descendens)
- S-förmiger Abschnitt (Sigma)
- Mastdarm mit After (Rektum). Der Mastdarm ist durch einen ringförmig verlaufenden Muskel nach außen hin abgeschlossen. Dieser erschlafft bei der Stuhlentleerung.

Innen ist der Dickdarm mit Schleimhaut ausgekleidet.

Die Schleimhautzellen haben die Aufgabe, dem Darminhalt Wasser zu entziehen. Daneben gibt es schleimbildende Zellen. Die in der Darmwand befindlichen ringförmig und längs verlaufenden Muskeln ermöglichen auch hier den Weitertransport des Darminhalts. Unverdauliche Nahrungsbestandteile werden nicht durch Enzyme, sondern durch Bakterien zerlegt und in Kot umgewandelt.

5.1.6 Bauchspeicheldrüse

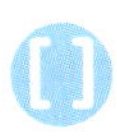

Definition

Die Bauchspeicheldrüse (Pankreas) befindet sich im Bauchraum in Höhe des Zwölffingerdarms. Sie wird in Kopf-, Körper- und Schwanzteil unterteilt.

Die Bauchspeicheldrüse enthält Drüsengewebe, dessen Sekrete in einen Ausführungsgang fließen, der zusammen mit dem Gallengang in den Zwölffingerdarm mündet. Die Sekrete sind verdauungswirksame Säfte, die Vorstufen der eiweißspaltenden Enzyme Trypsin und Chymotrypsin enthalten. Erst im Zwölffingerdarm werden sie durch Einwirkung des Darmsafts in ihre wirksamen Formen umgewandelt. Danach spalten sie die Eiweißkörper (Proteine) in die Aminosäuren auf, die so durch die Darmwand aufgenommen werden können. Im Bauchspeicheldrüsensekret sind außerdem noch kohlenhydratspaltende Enzyme, wie Amylase, Maltase und Laktase, enthalten und das fettspaltende Enzym Lipase. Im Bauchspeicheldrüsengewebe befinden sich besondere Zellgruppen, die Langerhans-Inseln. Sie bestehen im Wesentlichen aus 2 Zelltypen, den A- und den B-Zellen, wobei die Letzteren zahlenmäßig überwiegen.

In den B-Zellen wird das Hormon Insulin gebildet. In den A-Zellen wird das Hormon Glukagon gebildet, Aufgaben und Funktion s. Kapitel 8.1.5 (S. 138).

5.1.7 Leber und Milz

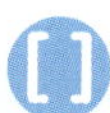

Definition

Die Leber ist mit einem Gewicht von 1500 g das schwerste Organ im Körper. Sie befindet sich im rechten Oberbauch unter der rechten Zwerchfellkuppe. Die Milz befindet sich im linken Oberbauch unterhalb des Zwerchfells.

Die Leber (Hepar) hat eine dunkelbraun-rötliche Farbe, sie ist ganz mit Bauchfell überzogen. Man unterscheidet einen rechten und einen linken Leberlappen. An der Unterfläche der Leber, die eher flach ist und den Bauchorganen aufliegt, lassen sich 2 kleinere Lappen erkennen, der 4-eckige und der geschwänzte Lappen. In der Mitte der Leberunterfläche befindet sich eine Nische, die sog. Leberpforte (Hilus). Durch sie treten die Leberschlagader, die Pfortader und Nerven in die Leber ein. Durch sie verlassen der rechte und der linke Gallengang die Leber.

Diese beiden Gänge vereinigen sich zu einem gemeinsamen Gang, dem Leber-Gallen-Gang, der zum Zwölffingerdarm führt. Vom Leber-Gallen-Gang zweigt der Gallenblasengang ab.

Leberstoffwechsel

Die Leberschlagader ist ein Ast der Bauchhöhlenschlagader. Sie hat die Aufgabe, die Leber mit Sauerstoff und Nährstoffen für den Eigenbedarf zu versorgen. Die Pfortader (V. portae) bringt venöses Blut in die Leber hinein, das aus dem gesamten Magen-Darm-Trakt sowie aus Bauchspeicheldrüse und Milz stammt. Dieses Blut ist mit den aus dem Darm aufgenommenen Nährstoffen und mit Abbaustoffen beladen. Sie werden dann von den Leberzellen entsprechend verarbeitet. Die Nährstoffe werden zu körpereigenen Substanzen umgewandelt (z. B. Aminosäuren zu körpereigenem Eiweiß) oder nach dem Umbau (z. B. einfache Zucker in Stärke bzw. Glykogen) gespeichert. Lebensnotwendige Stoffe (z. B. die zur Gerinnung notwendigen Stoffe) werden hier hergestellt.

Während der Verdauungsvorgänge im Körper entstehen für den Körper schädliche Abbaustoffe, die umgewandelt und ausgeschieden werden müssen. Diese Aufgabe erfüllen die Leberzellen. Beispielsweise wandeln sie das im Eiweißstoffwechsel entstehende giftige Ammoniak um in ungiftigen Harnstoff. Dieser wird durch die Nieren ausgeschieden. In das Blut geratene Eiweißabbauprodukte, wie sie durch Bakterieneinwirkung im Dickdarm entstehen, werden durch Bindung an bestimmte Säuren in der Leber unschädlich gemacht. Eine weitere wesentliche Aufgabe der Leber ist die Bildung von täglich ca. 1 Liter Galle, einer gelblich-bräunlichen bis grünlichen Flüssigkeit.

Milz

Die Milz liegt zwar im Bauchraum, ist aber kein Verdauungsorgan. Sie ist ein wesentlicher Bestandteil des blutbildenden Systems. Ihre Aufgabe und Funktion ist in Kapitel 4 (S. 67) dargestellt.

5.1.8 Gallenblase

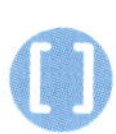

Definition

Die Gallenblase hat eine annähernd birnenförmige Gestalt. Sie ist 7–10 cm lang und fasst 35–50 ml Gallenflüssigkeit.

Der Leber-Gallen-Gang führt zur Gallenblase, die an der Unterfläche des rechten Leberlappens liegt und wie die Leber mit Bauchfell überzogen ist. Die Gallenblase (Vesica fellea) besitzt eine Muskel- und Schleimhautschicht. Durch die Muskelschicht ist sie in der Lage, sich bei Bedarf zusammenzuziehen. Die Gallenflüssigkeit erhält ihre gelblich-grüne Farbe vom Bilirubin, das beim Abbau von roten Blutkörperchen aus dem Blutfarbstoff in der Leber entsteht. Mit der Galle gelangt das Bilirubin in den Darm, wo es in braunes Sterkobilin umgewandelt wird, das dem Kot die typische Farbe verleiht.

Ein wichtiger Bestandteil der Galle sind die Gallensäuren, die für die Verdauung der Fette von Bedeutung sind. Sie zerteilen die großen, wasserunlöslichen Fetttropfen in feinste Tröpfchen, d. h. sie emulgieren. In dieser Form sind die Fette den spaltenden Enzymen (Lipase und Steapsin) viel besser zugänglich. Von den Gallensäuren werden die eben genannten Enzyme erst aktiviert, d. h. aus unwirksamen Enzymvorstufen in solche Enzyme umgewandelt, die Fette in Glyzerin und Fettsäuren spalten.

Die Galle wird laufend in der Leber gebildet und fließt durch ein immer größer werdendes Röhrensystem in den Leber-Gallen-Gang. Von da aus gelangt sie über den Gallenblasengang zur Gallenblase. Gelangt Speisebrei vom Magen in den Zwölffingerdarm, so zieht sich die Gallenblase zusammen und presst die Galle durch den Gallenblasengang (Ductus cysticus) zurück in den Leber-Gallen-Gang, der in den Zwölffingerdarm mündet.

Wirkung der Enzyme

Die Aufgabe der Verdauungsenzyme im Magen-Darm-Kanal leitet die Zerlegung der Nährstoffe ein, die in der Mundhohle beginnt und im Dünndarm abgeschlossen wird. Die Zusammensetzung der Verdauungssekrete wird der Art der Nahrung angepasst. Je nach den Nährstoffen finden sich

- kohlenhydratspaltende Enzyme (Amylasen), die Kohlenhydrate in Glukose (Einfachzucker) zerlegen,
- eiweißspaltende Enzyme (Proteasen und Peptidasen), die Eiweiße und Polypeptide in Aminosäuren zerlegen, sowie

Tab. 5.1 Zusammenstellung der Sekrete im Verdauungstrakt.

Verdauungsorgan	Produktion von	Bestandteile	Wirkung
Mundhöhle	Speichel	Ptyalin	Zerlegung der Kohlenhydrate in Einfachzucker
Magen	Magensaft	Pepsin Salzsäure	Zerlegung der Eiweiße in Aminosäuren, Strukturaufschluss
Dünndarm	Darmsaft	Enzyme	Eiweiß- und Kohlenhydratspaltung
	Bauchspeicheldrüsensaft (gebildet von Bauchspeicheldrüse)	Trypsin Chymotrypsin	Eiweiß- und Kohlenhydratspaltung, Zerlegung der emulgierten Fette in Glycerol und Fettsäuren
	Gallensaft (gebildet von Leber)	Gallensäuren	Fettlösung

- fettspaltende Enzyme (Lipasen), die die durch die Gallensäure emulgierten Fette in Glycerol und Fettsäuren spalten.

Enzymhaltige Sekrete sind Speichel, Magensaft, Bauchspeichel (Pankreas) und Darmsaft. Die Zusammensetzung der einzelnen Sekrete ist verschieden (▸ Tab. 5.1), sodass die Verdauung der Nahrungsstoffe unterschiedlich lange dauert und an verschiedenen Orten abläuft.

5.1.9 Bauchfell

Definition

Der Bauchraum wird von der Muskulatur der Bauchwand, des Rückens, vom Zwerchfell und vom Beckenboden begrenzt. Die Bauchhöhle ist mit Bauchfell (Peritoneum) ausgekleidet. Die in ihr liegenden Organe sind ganz oder teilweise damit überzogen.

Das Bauchfell besteht aus einer Bindegewebe-Deckzellenschicht, deren Zellen etwas wässrige Flüssigkeit absondern. Durch diese feine Flüssigkeitsschicht ist das reibungslose Gegeneinanderverschieben der vom Bauchfell überzogenen Organe möglich. Das Bauchfell bildet einen luftdicht abgeschlossenen sackähnlichen Hohlraum innerhalb des Bauchraums.

Die in diesem Raum gelegenen und ganz mit Peritoneum überzogenen Organe sind:

- Magen-Darm-Trakt (mit Ausnahme des Duodenums)
- quer verlaufender Abschnitt des Dickdarms
- Leber
- Milz
- Teile der weiblichen Geschlechtsorgane

Zwischen dem Bauchfellraum und der rückwärtigen Wand des Bauchraums, also vor der Wirbelsäule, befindet sich der rückwärtige Bauchfellraum, das Retroperitoneum. Die meisten im Retroperitonealraum gelegenen Organe, wie Bauchspeicheldrüse, Duodenum, Harnleiter und Harnblase, sind nur an ihrer Vorderseite mit Bauchfell überzogen. Die Nieren und der Mastdarm haben keinerlei Beziehung zum Bauchfell.

Der Boden des Bauchfellraums hängt zwischen Harnblase und dem im kleinen Becken verschwindenden Mastdarm etwas nach unten durch. Dieser Bezirk wird Douglas-Raum genannt. In der weiblichen Anatomie grenzen Gebärmutter, Eileiter und Eierstöcke an den Douglas-Raum. Bei Entzündungen dieser Organe besteht die Gefahr des Übergreifens der Entzündungen auf das Bauchfell und der Eiteransammlung in diesem Gebiet (Douglas-Abszess).

5.2 Erkrankungen der Verdauungsorgane

Im folgenden Abschnitt werden einige wesentliche Erkrankungen der Verdauungsorgane vorgestellt. Die Symptome sollen erläutert und Therapiemöglichkeiten aufgezeigt werden. Bei den Untersuchungsmethoden kann nur auf die wichtigsten eingegangen werden.

5.2.1 Untersuchungsmethoden

▸ **Magen-Darm-Spiegelung (Gastroduodenoskopie).** Diese Untersuchung steht heute an erster Stelle (▸ Abb. 5.4). Die Betrachtung des Magens und des Zwölffingerdarmes wird mithilfe eines flexiblen Endoskops ermöglicht. Es wird durch die Speiseröhre in den Magen eingeführt.
Verengungen und Erweiterungen der Magen-Darm-Lichtung können direkt gesehen werden, ebenso Wandveränderungen (Erosionen, Geschwüre und Tumoren) und Blutungsquellen. Während der Untersuchung können mit einer kleinen Zange Gewebeproben entnommen (Biopsie) und feingeweblich (histologisch) untersucht werden. Diese Methode ermöglicht beispielsweise die Beantwortung der Frage, ob ein Magengeschwür bereits bösartig ist. Es dient der Früherkennung des Magenkrebses.

▸ **Rektoskopie und Koloskopie.** Die Untersuchung des Enddarms (Rektum) und des gesamten Dickdarms (Colon) wird heute routinemäßig durchgeführt. Ein Endoskop wird rektal eingeführt, die Darmwände können betrachtet und z. B. Blutungen, Polypen, Tumoren erkannt werden.

5

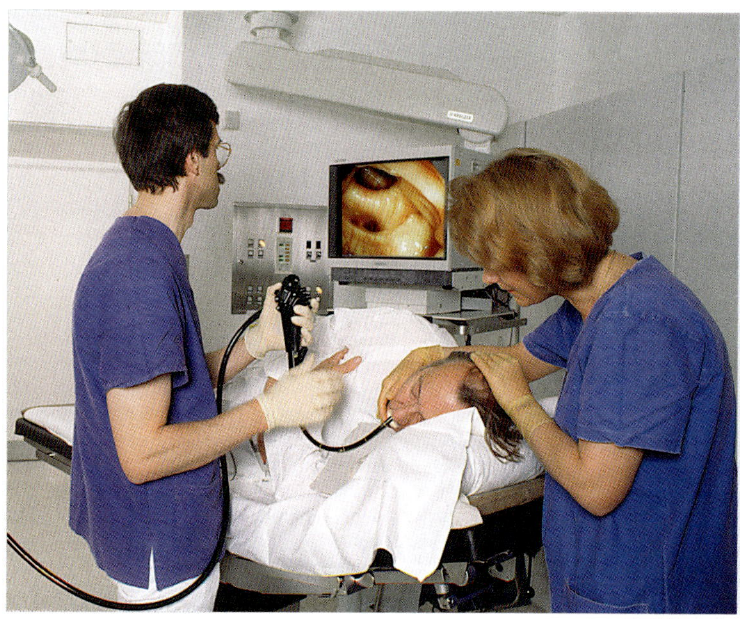

Abb. 5.4 Gastroduodenoskopie. Mit einem flexiblen Schlauch (Endoskop), über das auch kleine Instrumente (z. B. Zangen, Schlingen) eingeführt werden können, wird das Innere der Speiseröhre, des Magens und des Zwölffingerdarms betrachtet.

▸ **Röntgenuntersuchung** (**Magen-Darm-Passage**). Die Röntgenuntersuchung des oberen Verdauungstrakts ist gegenüber der Magenspiegelung in den Hintergrund getreten. Sie behält ihre Bedeutung bei ausgeprägten Verengungen, die mit dem Instrument nicht überwunden werden können. Für die Röntgenkontrastuntersuchung muss der Patient eine Flüssigkeit trinken, die für die Röntgenstrahlen nicht durchgängig ist (Bariumsulfat, Gastrografin).

▸ **Dickdarm-Doppelkontrastuntersuchung.** Die gleiche Untersuchungsmethode wird am Dickdarm durchgeführt, indem das Kontrastmittel über den After verabreicht wird. Engstellen, Tumoren und Darmschleimhautveränderungen lassen sich so gut darstellen.

▸ **Sonografie.** Die Sonografie ist heute Routineuntersuchung. Bei Krebsgeschwülsten wird sie zur Suche nach Tochterabsiedlungen (Metastasen) als Methode der Wahl eingesetzt.

▸ **Computertomografie.** Organstrukturen und deren Veränderung werden nach Kontrastmittelgabe dargestellt und ausgewertet. Die genaue Lokalisation und Ausdehnung von Krebsgeschwülsten, Lymphknotenmetastasen und Leberbefall sind durch die 3-dimensionale Darstellung möglich.

▸ **Magensaftuntersuchung.** Die noch vor Jahren routinemäßig durchgeführte Analyse des Magensafts mit Bestimmung seiner Säurewerte wird heute nur noch zur Klärung spezifischer Fragen durchgeführt.

5.2.2 Akute Magen- und Darmschleimhautentzündung

Definition

Unter einer akuten Magen- und Darmschleimhautentzündung (Gastroenteritis) versteht man eine plötzlich auftretende Entzündung der Schleimhäute von Magen und Dünndarm. Beschränken sich die Veränderungen der Schleimhaut auf den Magen, spricht man von einer Gastritis.

Ursache

Die Ursachen einer Magen- und Darmschleimhautentzündung können sein:

- übermäßiger Alkohol- und/oder Nikotingenuss
- Darmgrippeerreger
- Infektionskrankheiten, wie Typhus, Bakterienruhr usw.
- chemische Reizstoffe (Blei, Quecksilber), bestimmte Medikamente
- Nahrungsmittelvergiftungen. Sie treten nach Genuss von Speisen auf, die durch Bakterien oder deren Gifte verdorben sind, z. B. Salmonellen, Staphylokokken-Enterotoxine usw., s. Infektionskrankheiten (S. 184).

Symptome

Die Symptome hängen in Art und Stärke von der Menge der Reizstoffe ab und von der Dauer ihrer Einwirkung. Die Widerstandskraft des Patienten spielt eine wesentliche Rolle. Der Patient klagt plötzlich über das Auftreten von

Übelkeit, Erbrechen, Bauchkrämpfen und Durchfällen. Häufig werden diese Symptome von Fieber begleitet. Bei einer schweren Entzündung der Darmschleimhaut lässt sich Blut im Stuhl nachweisen.

Merke

Durch starken Wasserverlust infolge des Erbrechens und der Durchfälle „trocknet" der Patient aus (Exsikkose), ein Zustand, der bis zum Schock führen kann. Besonders bei alten Menschen, die altersbedingt kein Durstgefühl haben und zu wenig trinken, kann der Flüssigkeitsverlust sehr schnell Folgen haben, wie z. B. Kreislaufschwäche oder Verwirrtheitszustände.

Diagnose

Durch eine Magenspiegelung (Gastroskopie) kann die Diagnose bestätigt werden. Bei der Inspektion der Magenschleimhaut werden an verschiedenen Stellen Gewebeproben entnommen und feingeweblich untersucht, woraus sich die endgültige Diagnose ergibt.

Therapie

Die Behandlung besteht in Nahrungskarenz, solange Übelkeit und Erbrechen bestehen. Danach wird eine leichte flüssige Kost gegeben, die allmählich weiter aufgebaut wird. Besonders wichtig ist das rechtzeitige und ausreichende Ersetzen der verlorenen Flüssigkeit und der Mineralstoffe im Blut durch Infusionen.

5.2.3 Magen- und Darmgeschwüre

Definition

Die Magen- und Darmgeschwüre sind chronische Schleimhautdefekte, die zu Rezidiven neigen, d. h. immer wieder auftreten.

Die Ulkuserkrankung im Magen-Darm-Bereich (gastroduodenale Ulkuskrankheit = Ulcus ventriculi und duodeni) ist eine weit verbreitete Erkrankung. An einem Ulkus erkranken 5 % aller Männer. Frauen erkranken seltener (Verhältnis männlich : weiblich = 4 : 1). Bei jüngeren Patienten tritt das Ulcus duodeni (Zwölffingerdarmgeschwür) häufiger wegen Magenübersäuerung, bei älteren das Ulcus ventriculi (Magengeschwür) bei Untersäuerung des Magensaftes auf. Die Schutzfunktion an der Magenschleimhaut geht verloren, es bilden sich kleine verletzliche Stellen.

Ursache

Verursacht werden Geschwüre häufig durch die Besiedelung der Magenschleimhaut mit dem Helicobacter-pylori-

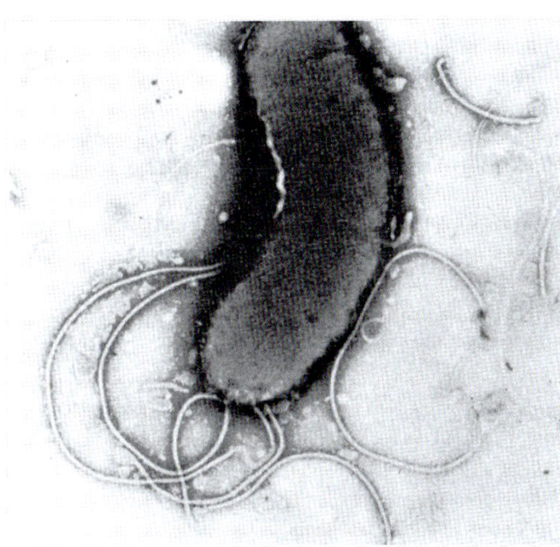

Abb. 5.5 Helicobacter pylori. Der Erreger des Magengeschwürs (Ulcus ventriculi) unter dem Mikroskop.

Bakterium (▸ Abb. 5.5). Weitere begünstigende Faktoren sind:

- Stress
- Rauchen
- Schmerzmitteleinnahme
- Kortisonmedikation

Lokalisation

Das Ulcus ventriculi bildet sich meist an der kleinen Kurvatur des Magens. Eine atypische Lokalisation ist krebsverdächtig. Die Bildung des Ulcus duodeni erfolgt, wie der Fachbegriff schon sagt, am Zwölffingerdarm.

Symptome

Je nach Lage äußert sich das Geschwür mit unterschiedlichen Anzeichen:

- Magengeschwür: Sofortschmerz bei Nahrungsaufnahme oder auch nahrungsunabhängige Schmerzen
- Zwölffingerdarmgeschwür: Spät-Nacht-nüchtern-Schmerz; Besserung nach Nahrungsaufnahme

Diagnose

Geschwüre werden mithilfe von verschiedenen Untersuchungsmethoden diagnostiziert. Man hat folgende Möglichkeiten:

- Magenspiegelung (Gastroskopie) mit Gewebeprobeentnahme (Biopsie) und feingeweblicher Untersuchung (Histologie zum Ausschluss einer bösartigen Entartung)
- Nachweis von Helicobacter pylori (Atemtest)

Komplikationen

Wird ein Geschwür nicht behandelt, können Komplikationen auftreten, wie z. B.

- Blutungen aus dem Ulkus, was bei ca. 10 % der Ulkuspatienten auftritt, und entweder geringfügig oder massiv sein kann,
- Durchdringen des Ulkus durch die Organwand (Perforation), wobei sich Magen- bzw. Duodenalinhalt in die Bauchhöhle entleert und ein lebensbedrohliches Krankheitsbild entsteht,
- Vordringen in ein anderes Organ (Penetration), z. B. in die Bauchspeicheldrüse und
- Vernarbung mit Magenausgangsenge oder Entartung (beim Magengeschwür).

Therapie

Im Vordergrund steht es, den schädigenden Einflüssen, z. B. durch Nikotineinschränkung und Absetzen von Medikamenten, entgegenzuwirken. Die anschließende Behandlung erfolgt heute vorwiegend durch medikamentöse oder operative Methoden:

- medikamentös: Schleimhautschutzpräparate, z. B. Antazida (Maaloxan, Talcid etc.), H_2-Rezeptorenblocker (z. B. Zantic, Pepdul), Protonenpumpenhemmer und Antibiotika bei Helikobakternachweis
- operativ: nur bei Komplikationen, wie unstillbare Blutungen und Magendurchbruch (Perforation)

5.2.4 Magen- und Darmrisse

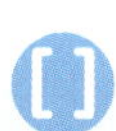

Definition

Magen und Darm können durch stumpfe Bauchverletzungen geschädigt und eingerissen werden (Magen- und Darmrupturen). Die Gefährdung für die Patienten ist besonders groß, wenn die Organe gefüllt sind.

Es steht weniger die Blutung im Vordergrund, als vielmehr die Gefahr der Bauchfellentzündung – s. Peritonitis (S. 101) –, die durch den Austritt von Magen- und Darminhalt in die freie Bauchhöhle verursacht wird.

Symptome

Die Anzeichen ähneln den Symptomen, wie sie bei Blutungen in die Bauchhöhle auftreten.

Therapie

Im Vordergrund stehen die rasche Diagnose (Sonografie, CT) und die operative Versorgung.

5.2.5 Magenkrebs

Definition

Magenkrebs ist die bösartige Entartung der Magenschleimhautzellen. Unter den bösartigen Tumoren des Magen-Darm-Traktes ist das Magenkarzinom der zweithäufigste Tumor. Männer erkranken etwa doppelt so häufig wie Frauen.

Symptome

Die Magenkarzinome verursachen leider anfangs nur sehr wenige Beschwerden. Sie werden gewöhnlich erst dann entdeckt, wenn sie sehr groß geworden sind und oft nicht mehr operativ entfernt werden können.

Das ist der Fall, wenn Zellen des Karzinoms in die Lymphbahnen des Magens eingebrochen sind und mit dem Lymphstrom in andere Organe (Leber, Lungen, Knochen) gelangt sind. Die verschleppten Zellen wachsen dort zu Tochtergeschwülsten (Metastasen) des ursprünglichen Magenkarzinoms heran. Ein Magenkarzinom kann polypenartig in die Magenwand hineinwachsen (infiltrieren) oder sich wie zerfallendes Krebsgewebe dort ausbreiten. Karzinome am Magenausgang, die frühzeitig zu einer Einengung führen, machen den Betroffenen früher auf seine Krankheit aufmerksam als an Stellen, wo das Karzinom wachsen kann, ohne zu Einschränkungen zu führen.

Therapie

Als einzig wirksame Therapie kommt nur die frühzeitige Operation infrage. Dabei werden i. d. R. der ganze Magen oder der größte Teil des Magens und aus Sicherheitsgründen die örtlichen Lymphknoten und die Milz entfernt.

5.2.6 Entzündungen des Wurmfortsatzes

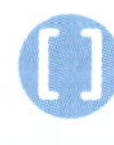

Definition

Die Entzündung des Wurmfortsatzes ist die häufigste operationsbedürftige Erkrankung der Verdauungsorgane. Meist sind Kinder und Jugendliche betroffen.

Bei der Darstellung der Anatomie des Darmes wurde der Wurmfortsatz (Appendix, im Volksmund „Blinddarm" genannt) bereits erwähnt. Er verläuft als durchschnittlich 8–10 cm langer, etwa bleistiftdicker Anhang vom Ende des Blinddarms (Zökum) an.

Ursache

Die Appendizitis entsteht durch Übergreifen von Darmentzündungen, z. B. einer Enteritis, auf die Appendix sowie durch Kotstauung im Wurmfortsatz. Durch Druck von sog. Kotsteinen (harter kernähnlicher Kot) oder Fremdkörpern (Kirschsteine, Gräten usw.) auf die Schleimhaut der Appendix kann sich eine Entzündung entwickeln.

Symptome

Die Erkrankung beginnt i. d. R. plötzlich, entweder mit sofortigen Schmerzen im rechten Unterbauch oder zunächst mit Schmerzen im Oberbauch bzw. in der Nabelgegend, die sich erst nach einigen Stunden in den rechten Unterbauch verlagern. Appetitlosigkeit, Brechreiz und Erbrechen können weitere Merkmale sein. Die Körpertemperatur ist meist nur leicht erhöht, die rektal gemessene Temperatur ist etwa um 1 °C höher als die in der Achselhöhle. Beim Betasten der Bauchdecke gibt der Patient einen besonders starken Schmerz am sog. McBurney-Punkt an. Dieser Punkt liegt zwischen dem vorderen oberen Darmbeinstachel und dem Nabel. Ist der Wurmfortsatz durchgebrochen, sodass sich Darminhalt in den Bauchraum entleert, finden sich die typischen Zeichen einer lokalisierten Bauchfellentzündung (S. 101).

Komplikationen

Bei raschem Fortschreiten der Entzündung kann sich der Wurmfortsatz mit Eiter füllen. Wird die dünne Wand des Wurmfortsatzes durch Eitereinwirkung zerstört, gelangt Eiter in die Bauchhöhle. Dies kann zu einer Bauchfellentzündung führen.

Therapie

Die Behandlung besteht darin, dass der Wurmfortsatz operativ entfernt wird (Appendektomie, ▸ Abb. 5.6). Die Methode ist heutzutage, den Wurmfortsatz laparaskopisch (minimalinvasive Chirurgie, MIC) zu entfernen.

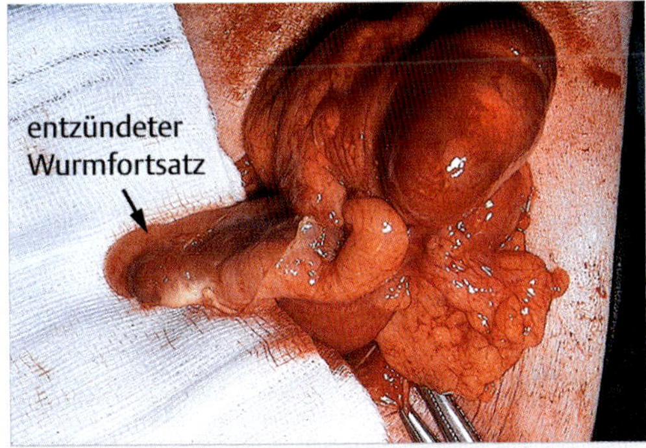

Abb. 5.6 Appendizitis. Operative Entfernung eines hochakut entzündeten Wurmfortsatzes (Pfeil).

5.2.7 Morbus Crohn

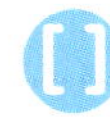

Definition

Beim Morbus Crohn handelt es sich um eine chronische Entzündung, die alle Abschnitte des Verdauungstrakts betreffen kann.

Ursache

Die Entstehung dieser Erkrankung (Enteritis regionalis) ist noch nicht eindeutig geklärt. Der Häufigkeitsgipfel liegt zwischen dem 15. und 35. Lebensjahr. An allen Stellen des Verdauungstrakts von der Speiseröhre bis zum After können entzündliche Schleimhautveränderungen auftreten. Bevorzugte Stellen sind das Ende des Dünndarms und der Dickdarm. Die entzündliche Veränderung betrifft die gesamte Darmwand.

Symptome

Die Krankheit kann akut beginnen, dann ähnelt sie den Symptomen einer Appendizitis. Die chronische Verlaufsform äußert sich häufig mit folgenden Symptomen:

- Durchfall (3- bis 6-mal pro Tag)
- kolikartige Bauchschmerzen
- leicht erhöhte Temperaturen
- Auftreten von Darmverschluss und Darmfisteln

Therapie

Die Behandlung wird medikamentös und diätetisch durchgeführt, und zwar durch

- Medikamente, z. B. Azulfidine (Medikament zur lokalen Entzündungshemmung) und Kortisonbehandlung sowie durch
- Diät mit gemischter, faserreicher Kost.

Treten Komplikationen, wie Fisteln und Darmverschlüsse, auf, müssen die befallenen Darmabschnitte chirurgisch entfernt und die Fisteln ausgeräumt werden.

5.2.8 Colitis ulcerosa

Definition

Bei der Colitis ulcerosa handelt sich um eine spezielle Art von Schleimhautentzündung im Dickdarm mit geschwürartigen oberflächlichen Veränderungen. Sie verläuft schubweise und neigt zur bösartigen Entartung.

Ursache

Die Ursache dieser Erkrankung ist nicht geklärt. Man geht davon aus, dass genetische und immunologische Faktoren eine wesentliche Rolle spielen.

Symptome

Die Krankheit kann schleichend oder akut beginnen. Sie äußert sich mit

- blutigen Durchfällen bis 20-mal pro Tag,
- krampfartigen Leibschmerzen,
- Gewichtsverlust,
- Fieber,
- Gelenkentzündung,
- Augenerkrankungen und
- Hautveränderungen.

Therapie

5

Die Behandlung muss Schweregrad und Ausdehnung berücksichtigen. Sie kann diätetisch, medikamentös und chirurgisch erfolgen, und zwar durch

- Diät: spezielle Diät oder künstliche Ernährung mit Infusionen bei schweren Verläufen,
- Medikamente: Azulfidine und Kortison sowie
- chirurgische Therapie: frühzeitige chirurgische Sanierung bei Versagen der konservativen Therapie, denn aus der Entzündung kann sich ein Krebsgeschwür entwickeln.

Daneben ist eine psychosomatische Behandlung zu empfehlen.

5.2.9 Darmverschluss

Definition

Das Krankheitsbild eines Darmverschlusses (Ileus) liegt dann vor, wenn der Transport des Darminhaltes durch den Darmkanal eingeschränkt oder unmöglich ist (▸ Abb. 5.7). Ist die Lichtung des Darms eingeengt, die Passage also noch beschränkt möglich, spricht man von einem inkompletten Ileus oder Subileus. Ist der Durchgang ganz versperrt, von einem kompletten Ileus.

2 Arten des Ileus werden unterschieden:

- mechanischer Darmverschluss
- paralytischer Darmverschluss

Ursache

Die Ursachen unterscheiden sich je nach Art des Ileus.

▸ **Mechanischer Ileus (mechanische Hindernisse).** Verschluckte Fremdkörper aller Art können im Darm, besonders am Übergang Dünndarm–Dickdarm, stecken bleiben und einen Verschluss bewirken. Bösartige Tumoren, die in die Lichtung des Darms einwachsen, sind vor allem im Bereich des Dickdarms, besonders bei älteren Menschen, eine häufige Ursache des Ileus. Verwachsungsstränge (Briden), wie sie sich nach Bauchoperationen oder abgelaufenen Entzündungen in der Bauchhöhle bilden, können Dünndarmschlingen abschnüren oder einklemmen

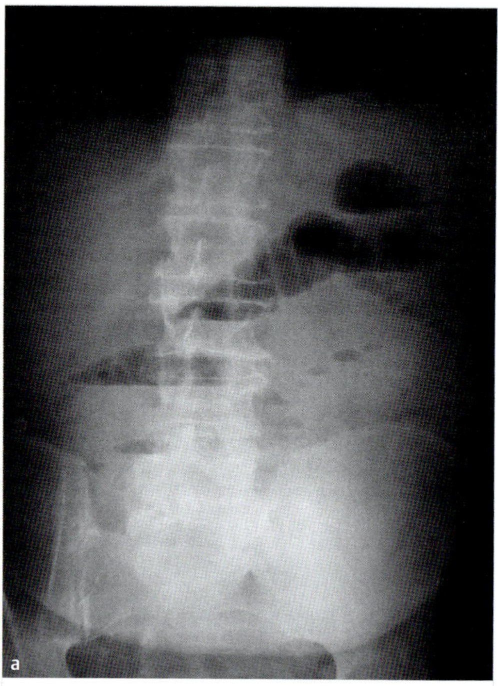

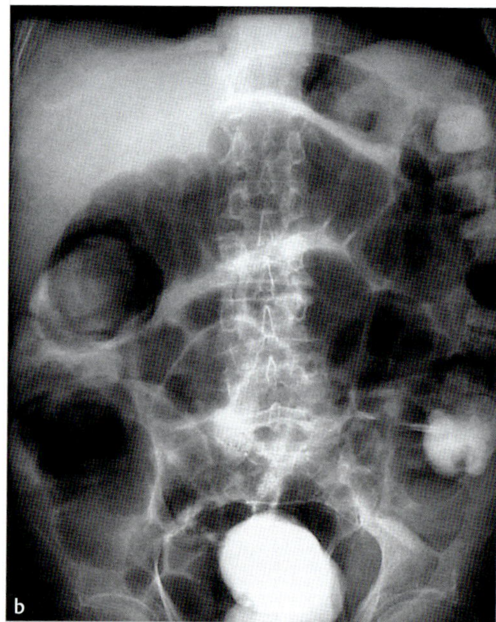

Abb. 5.7 Darmverschluss (Ileus). Typische Röntgenbilder
a mechanischer Ileus,
b paralytischer Ileus mit massiv erweiterten Darmschlingen.

(Bridenileus). Bei Kleinkindern kann es vorkommen, dass sich Teile des Darms ineinanderschieben (Invagination) und so das Darmlumen verlegen. Als Volvulus bezeichnet man einen Verschluss, der dann entsteht, wenn sich eine Dünndarmschlinge mehrmals um die eigene Achse dreht und dabei die in die Drehung hineinlaufende zuführende Darmschlinge verschließt. Eine weitere Ursache eines mechanischen Ileus ist die Einklemmung (Inkarzeration) des Darmes in Bauchwandbrüchen, s. Hernien (S. 102).

▶ **Paralytischer Ileus (Darmlähmung).** Die Darmbewegung (Peristaltik) fehlt, daher ist ein Weitertransport des Darminhalts nicht möglich. Diese Form des Ileus wird nach Operationen, bei entzündlichen Prozessen in der Bauchhöhle, bei Bauchfellentzündung (Peritonitis), Bauchspeicheldrüsenentzündung, nach Nieren- und Gallenkoliken sowie bei Verletzungen der Nieren und bei Wirbelbrüchen beobachtet. Sie entsteht durch Lähmung der vegetativen Darmnerven.

Symptome

Bei mechanischem oder paralytischem Ileus wird der Bauchraum zunehmend gebläht und aufgetrieben. Stuhl und Winde gehen nicht mehr ab, häufig erbricht der Patient. Zusätzlich bestehen bei mechanischem Ileus krampfartige Schmerzen; im fortgeschrittenen Stadium kann der Kranke Darminhalt (Kot) erbrechen. Beim Abhören des Bauchraums mit dem Stethoskop sind „metallisch" klingende Darmgeräusche zu hören, während beim paralytischen Ileus „Totenstille" im Darmbereich herrscht.

Therapie

Patienten, die an einem mechanischen Ileus leiden, müssen rasch operiert werden. Bei der Operation wird das vorliegende Hindernis beseitigt. Beim paralytischen Ileus wird die auslösende Ursache behandelt (z. B. Entzündungen im Bauchraum). Der Patient erhält Medikamente, die die Darmmotorik und Darmperistaltik anregen (z. B. Bepanthen, Prostigmin, Takus und Infusionen von Elektrolytlösung). Das wird kombiniert mit Anwendung von Wärme und hohen Einläufen. Zurückgestauter Darminhalt wird durch eine Sonde (Magensonde), die durch den Magen in den Zwölffingerdarm eingelegt wird, ständig abgesaugt.

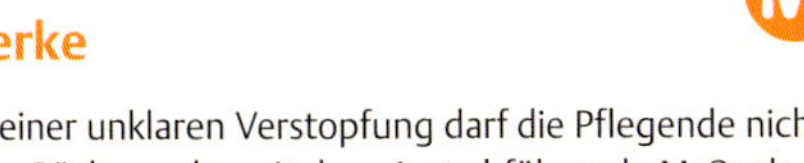

Merke

Bei einer unklaren Verstopfung darf die Pflegende nicht ohne Rücksprache mit dem Arzt abführende Maßnahmen durchführen, weil immer die Gefahr eines mechanischen Ileus bestehen kann. Einläufe oder Abführmittel erhöhen die ohnehin schon gesteigerte Peristaltik des Darmes beim mechanischen Ileus noch zusätzlich.

5.2.10 Dickdarmdivertikel

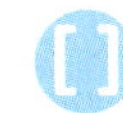

Definition

Divertikel sind Ausstülpungen der Dickdarmwand (Kolon und Sigma), die durch einen hohen Darminnendruck bei chronischer Verstopfung und einer Bindegewebeschwäche im höheren Alter entstehen. Bei ca. 20 % entwickelt sich eine symptomatische Divertikelkrankheit. Hier kommt es zu einer Entzündung, der Divertikulitis.

Ursache

Die Divertikulose ist durch die ballaststoffarme Ernährung eine Zivilisationserkrankung geworden. Schlackenarme Kost fördert die Entstehung einer Divertikelkrankheit. Die Ausstülpungen entstehen da, wo die Struktur der Darmwand anatomisch sehr schwach ausgeprägt ist.

Symptome

80 % der Menschen mit Divertikulose haben keine Beschwerden. Sie sind symptomlos. Bei einer Divertikulitis treten Schmerzen und Druckgefühl im linken Unterbauch auf, häufig in Verbindung mit einer vorherigen (chronischen) Verstopfung.

Diagnose

Durch die Darmspiegelung und Computertomografie (CT) kann eine endgültige Diagnose gestellt und der Patient individuell behandelt werden.

Komplikationen

Die Divertikel können sich entzünden, es besteht die Gefahr, dass sie platzen (perforieren). Dabei treten plötzlich starke Schmerzen, Fieber und eine deutliche Verschlechterung des Allgemeinzustands auf.

Therapie

Die Behandlung erfolgt durch mehrere Faktoren:

- Stuhlregulierung
- ballaststoffreiche Nahrung und schlackenarme Kost
- ausreichende Flüssigkeitszufuhr
- im akuten Stadium stationäre Behandlung
- Antibiotikagabe, ggf. Infusionstherapie

Bei aufgetretenen Komplikationen, wie Perforation, Darmverschluss und Darmblutung sind operative Maßnahmen erforderlich. Entsteht ein chronisches Divertikelleiden, sollte der befallene Darmabschnitt entfernt werden. Grundsätzlich muss der Dickdarmkrebs ausgeschlossen werden.

5.2.11 Hämorrhoiden

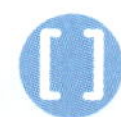

Definition

Als Hämorrhoiden werden Erweiterungen des Gefäßgeflechtes am After, die unter der Schleimhaut liegen, bezeichnet.

Ursache

Das Leiden ist anlagebedingt, chronische Verstopfung (Obstipation) fördert sein Entstehen.

Symptome

Die Hämorrhoiden machen sich durch Juckreiz und durch starke Schmerzen am Afterrand während und nach dem Stuhlgang (Defäkation) bemerkbar.

Diagnose

Es muss immer eine rektale Untersuchung durchgeführt werden. Aus heutiger Sicht sollte eine Enddarmspiegelung angeschlossen werden, um Karzinome nicht zu übersehen.

Komplikationen

Als Komplikationen der Hämorrhoiden sind Infektionen, Gefäßthrombose oder das Aufplatzen der Hämorrhoiden möglich. Letzteres führt dann zu einer mehr oder weniger starken Blutung.

Therapie

Hämorrhoiden werden zunächst mit entsprechenden Salben, Zäpfchen und Sitzbädern behandelt. Die Patienten müssen auf regelmäßigen weichen Stuhlgang achten. Sind die Hämorrhoidalknoten stark ausgeprägt, führen sie zu Blutungen, klemmen sie sich in den Afterschließmuskel ein, müssen sie operativ entfernt werden (▶ Abb. 5.8).

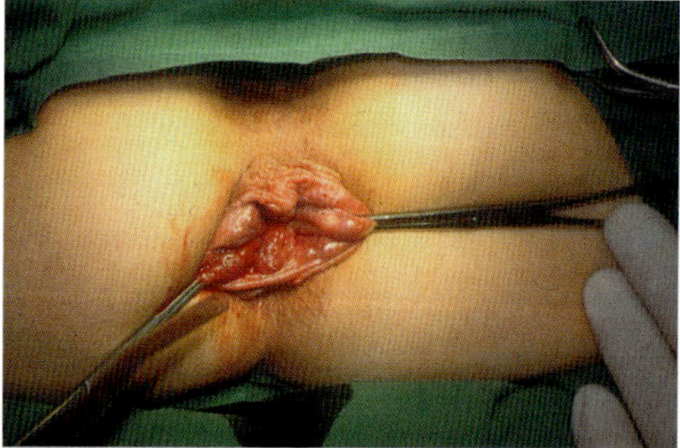

Abb. 5.8 Hämorrhoiden. Operative Entfernung.

5.2.12 Dickdarmkrebs

Definition

Der Dickdarmkrebs ist eine Entartung der Zellen der Dickdarmschleimhaut. Er kann z. B. als Kolon- oder Rektumkarzinom auftreten.

Jeder zweite an Darmkrebs erkrankte Mensch hat einen Tumor im Dickdarmbereich. Frauen und Männer sind gleichermaßen betroffen. Zu ca. 60 % ist der Enddarm (Rektum), zu 20 % der S-Darm (Sigma) und zu 20 % der übrige Dickdarm betroffen.

Ursache

Von Bedeutung für die Entstehung eines Darmtumors sind die Faktoren

- erbliche Disposition,
- fettreiche, fleischreiche, ballaststoffarme Kost,
- langjährige entzündliche Darmerkrankungen und
- langjähriger Nikotin- und Alkoholkonsum.

Merke

Vorbeugende Maßnahmen sind eine ballaststoffreiche Ernährung mit hohem Gemüseanteil, geregelter Stuhlgang und Vitamin C.

Diagnose

Da 60 % der Tumoren im Enddarm liegen, kann man sie durch rektales Austasten (Untersuchung des Enddarmes mit dem Finger) erkennen. Dies gehört neben der Überprüfung auf Blut im Stuhl (Haemoccult-Test) zur Vorsorgeuntersuchung. Weiterführende Untersuchungen sind: Enddarm- und Dickdarmspiegelung, zur Tumorgrößenbestimmung und Metastasensuche gilt das CT oder MRT als Mittel der Wahl.

Therapie

Die Methode der Wahl bei einem Darmtumor ist die chirurgische Entfernung. Der befallene Darmabschnitt und die umliegenden Lymphknoten (En-bloc-Resektion) werden entfernt. Kleine Tumoren des Endarms lassen sich über den After entfernen ohne den Darmabschnitt entnehmen zu müssen. Es gelingt auch, einzelne Leber- und Lungenmetastasen zu entfernen. Wie bei der Gallenblasenentfernung werden immer häufiger zur Darmresektion endoskopische Operationsmethoden eingesetzt.

Bei fortgeschrittenen Krebserkrankungen muss der ganze Enddarm einschließlich des natürlichen Afters entfernt werden. Im Rahmen einer operativen Tumorentfernung wird häufig ein künstlicher Darmausgang (Anus praeter naturalis) angelegt. Unter dem Anus praeter naturalis, kurz Anus praeter genannt, versteht man eine künstliche, operativ angelegte, in die Bauchhaut mündende Darmöffnung, durch die sich der Kot entleert. Dabei wird ein Anus praeter meist endgültig an der linken Bauchwand angelegt und während der Operation der gesamte Enddarm mit dem natürlichen After entfernt.

Ist das Karzinom des Enddarms nicht mehr operabel, weil es weit in das umgebende Gewebe eingewachsen ist, wird, um den Betroffenen vor einem Verschluss des Darmes (Ileus) zu bewahren, ebenfalls ein Anus praeter angelegt. Zusätzlich wird je nach Stadium des Krebsleidens eine Chemotherapie als zusätzliche Maßnahme durchgeführt. Es hat sich gezeigt, dass die Überlebensrate dadurch ansteigt und ein erneutes Auftreten des Tumors verringert werden kann.

Prognose

Durch verbesserte operative Vorgehensweisen, die Chemotherapie und konsequente Nachsorge hat sich je nach Stadium der Erkrankung die Heilungschance deutlich verbessert. Wichtig zur Früherkennung ist es, die regelmäßig angebotenen kostenlosen Vorsorgeuntersuchungen wahrzunehmen. Je früher ein Krebsleiden erkannt und behandelt wird, desto größer sind die Heilungschancen.

5.2.13 Leberentzündung

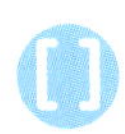

Definition

Die Leberentzündung ist eine akute Entzündung der Leberzellen (Hepatitis). Von einer Fettleberhepatitis spricht man, wenn mehr als 50 % der Leberzellen verfettet sind.

Ursache

Die Hepatitis wird verursacht durch
- Viren, z. B. Hepatitis A–F, s. Infektionskrankheiten (S. 198),
- Bakterien, Protozoen (Malaria), Parasiten (Fuchsbandwurm) sowie
- toxische Substanzen wie Alkohol und Arzneimittel.

Symptome

Die verschiedenen Formen der Hepatitis laufen in ähnlichen klinischen Bildern, aber unterschiedlichen Schweregraden und mit unterschiedlicher Prognose ab. Das klassische Krankheitsbild ist die akute Hepatitis mit Gelbsucht.

Therapie

Um die Leberentzündung heilen zu können, müssen die Grundkrankheiten behandelt werden. Bei chronischen Leberzellveränderungen kommt es zur Leberzirrhose.

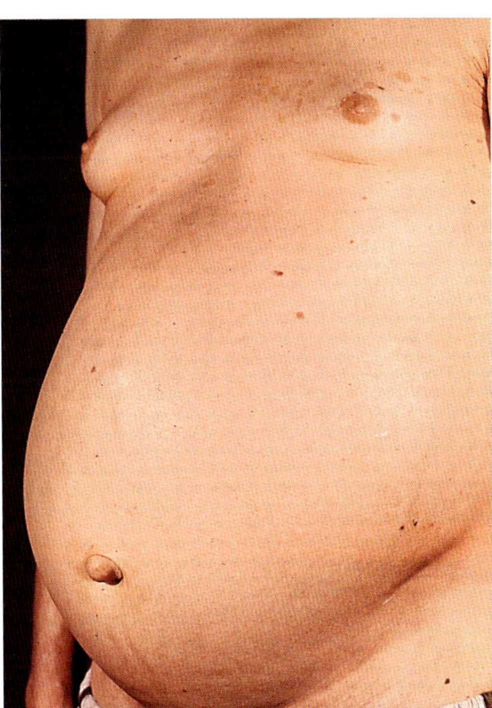

Abb. 5.9 Aszites bei Leberzirrhose. Vorwölbung der Bauchdecke mit Nabelbruch bei Bauchwassersucht (Aszites) sowie Brustvergrößerung (Gynäkomastie) sind die typischen Veränderungen.

5.2.14 Leberzirrhose

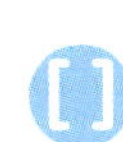

Definition

Die Leberzirrhose ist eine chronische Erkrankung, bei der die Leberzellen durch Bindegewebe ersetzt werden. Dies äußert sich in einem allmählich einsetzenden Versagen der Leberfunktion. Die Leber ist in ihrem Aussehen stark verändert, sie ist knotig, derb und narbig (▸ Abb. 5.10). Diese Krankheit kommt häufiger bei Männern im mittleren und höheren Lebensalter vor als bei Frauen.

Ursache

Die Ursachen einer Leberzirrhose sind vielfältig, doch mit 50 % ist der Alkoholmissbrauch die bedeutendste Ursache. Dieser folgt mit 25 % die chronische Virushepatitis. Mangel- bzw. Fehlernährung ist ein weiterer begünstigender Faktor für die Entstehung der Leberzirrhose.

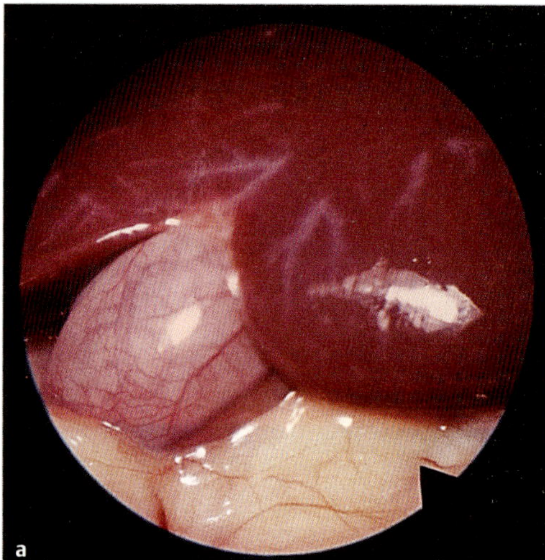

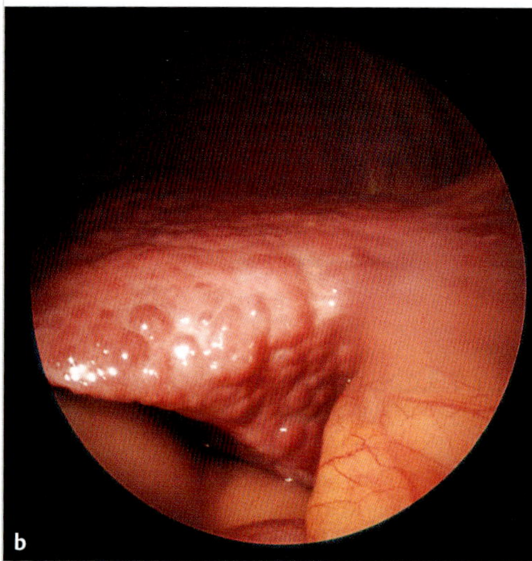

Abb. 5.10 Bauchspiegelung (Laparaskopie).
a Normalbefund von Leber und Galle,
b Leberzirrhose mit grobhöckeriger Oberfläche.

Symptome

Wesentliche Anzeichen einer Leberzirrhose sind:

- diffuse Leibschmerzen
- Appetitlosigkeit, Übelkeit
- Spidernävus (Gefäßspinnenäderchen der Haut)
- Gewichtsverlust
- übler Mundgeruch und glatte, rote Zunge (Lackzunge)
- Gelbsucht
- Anschwellen der männlichen Brüste (Gynäkomastie) infolge gestörten Östrogenabbaus
- Blutungsbereitschaft infolge mangelnder Bildung bestimmter Gerinnungsfaktoren

Durch die veränderte Leber kommt es zur Stauung im Pfortaderkreislauf (S. 88). Dieses Geschehen zeigt sich zuerst in Meteorismus (Blähungen), dann in Aszites (Bauchwassersucht), erweiterten Bauchdeckenvenen und Ösophagusvarizen (Venenerweiterungen im Bereich der Speiseröhre). Platzen diese Venen, kommt es zu einer lebensbedrohlichen Blutung, der Ösophagusvarizenblutung.

Therapie

Die wichtigste Maßnahme ist das strikte Alkoholverbot. Durch das Ausschalten der schädigenden Faktoren und Grundkrankheiten kann das Fortschreiten der Zirrhose verhindert werden. Die Stauung im Pfortaderkreislauf kann durch eine operative Umleitung des Blutstromes behandelt werden (z. B. portokavaler Shunt). Bei der Ösophagusvarizenblutung werden die Venen unter endoskopischer Sicht mit blutstillenden Medikamenten unterspritzt.

5.2.15 Leber- und Milzrisse

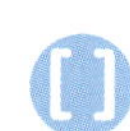

Definition

Durch stumpfe Gewalteinwirkung gegen die Bauchwand kann es zu einer Verletzung der Bauchorgane (Leber- und Milzrupturen) kommen. Die Bauchdecke kann völlig unverletzt bleiben.

In erster Linie sind Leber und Milz betroffen, weil sie aufgrund ihrer Befestigung nur geringe Ausweichmöglichkeiten haben. Wegen der prallen Blutfüllung sind sie nur wenig elastisch. Ein Leber- oder Milzriss führt zu einer bedrohlichen Blutung in die Bauchhöhle. Die rasche Erkennung solcher Blutungen ist wichtig, damit keine wertvolle Zeit bis zur Operation verstreicht. Auch bei einer kleineren Verletzung dieser Organe kann nicht immer mit einem spontanen Stillstand der Blutung gerechnet werden.

Symptome

Nach einem traumatischen Geschehen, welches einen Leber- oder Milzriss verursachte, sind diese Anzeichen beobachtbar:

- blasses Aussehen
- eingefallenes Gesicht
- kalte Extremitäten
- Puls klein und schnell, abfallender Blutdruck
- Druckschmerz und Abwehrspannung der Bauchdecke

Die Diagnose wird durch die Ultraschalluntersuchung gestellt.

Therapie

Wesentlich ist, dass die Behandlungsmaßnahmen umgehend eingeleitet werden, denn der Patient befindet sich in einem lebensbedrohlichen Zustand. Sie erfolgen durch
- Schockbekämpfung (S. 80),
- Bluttransfusionen und
- sofortige Operation. Heute steht die organerhaltende Operation im Vordergrund. Bei größeren Milzrissen wird meist das ganze Organ entfernt. Da dies bei der Leber nicht möglich ist, muss der Riss genäht werden.

5.2.16 Bauchspeicheldrüsenentzündung

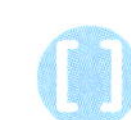

Definition

Die Pankreatitis ist die Entzündung der Bauchspeicheldrüse. Nach der Verlaufsform unterscheidet man die akute und die chronische Pankreatitis. Sie kommt in allen Schweregraden von der leichten, bis zur tödlich endenden Form vor.

Ursache

Als Hauptursachen der Entzündung der Bauchspeicheldrüse (Pankreatitis) stehen Gallensteine und Alkoholmissbrauch im Vordergrund. Es wird unterteilt in akute und chronische Bauchspeicheldrüsenentzündung.

▸ **Akute Pankreatitis.** Bei der akuten Bauchspeicheldrüsenentzündung kommt es zur Schwellung des Organs. Teile der Zellstrukturen sterben ab. Bei schwerem Verlauf (ca. 20 %) treten ausgeprägte Gewebezerstörungen (Nekrosen) auf, die zu Blutungen und Zystenbildungen führen.

▸ **Chronische Pankreatitis.** Die chronische Bauchspeicheldrüsenentzündung verläuft in Schüben und führt zum Funktionsverlust des Organs. Daraus resultiert oft ein Diabetes mellitus.

Symptome

Oft beginnt die Erkrankung schlagartig mit heftigsten Bauchschmerzen (gürtelförmiger Schmerz), Erbrechen, Darmlähmung, Fieber, Schockzeichen, Bauchwassersucht (Aszites, ▸ Abb. 5.9) und rapider Verschlechterung des Allgemeinzustands des Betroffenen.

Therapie

Schon bei Verdacht auf Pankreatitis ist eine stationäre Einweisung unerlässlich. Häufig erfolgt eine engmaschige Intensivüberwachung des Patienten. Neben der Behandlung der Grundkrankheit stehen bis zur Verbesserung der Laborwerte Schmerztherapie, Bettruhe, absolute Nahrungskarenz, Infusions- und Medikamententherapie im Vordergrund. Vorhandene Gallensteine müssen nach Abklingen der Akutsymptome entfernt werden. Gallengangssteine lassen sich endoskopisch entfernen (ERCP: endoskopisch retrograde Cholangiographie).

Die wichtigste Voraussetzung für eine erfolgreiche Therapie ist die strikte Alkoholabstinenz. Bei den schweren Verlaufsformen versterben ca. 15 % der Patienten.

5.2.17 Bauchspeicheldrüsenkrebs

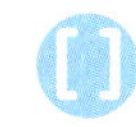

Definition

Der Bauchspeicheldrüsenkrebs ist ein bösartiger Tumor, der hauptsächlich zwischen dem 50. und 70. Lebensjahr auftritt.

In zunehmendem Maße tritt der Bauchspeicheldrüsenkrebs (Pankreaskarzinom) neben dem Darm- und Magenkrebs als dritthäufigster bösartiger Tumor auf.

Ursache

Die Ursache ist weitestgehend unklar, ein Risiko besteht bei Nikotin- und Alkoholmissbrauch und chronischer Bauchspeicheldrüsenentzündung.

Symptome

Die Erkrankung beginnt schleichend mit indirekten Symptomen, wie ungewollte Gewichtsabnahme, Schmerzen im Oberbauch und Rücken, Appetitverlust, Übelkeit und später Erbrechen. Ein Frühzeichen, was bei ca. 25 % der Erkrankten auftritt, ist eine Gelbsucht (Ikterus), die durch die zunehmende Einengung des Bauchspeicheldrüsen- und Gallengangs entsteht.

Therapie

Die Methode der Wahl ist auch beim Pankreastumor die operative Entfernung der Geschwulst. Durch Sonografie oder CT wird die Größe des Tumors bestimmt und geprüft, ob der Tumor operativ entfernt werden kann. Dies ist bei ca. 15 % der Erkrankten möglich. Bei kleinen Tumoren besteht durchaus eine gute Möglichkeit, die Geschwulst vollständig zu entfernen. Häufig wird der Krebs erst in einem sehr fortgeschrittenen Stadium entdeckt und diagnostiziert. Die Prognose bei dieser Krebsart ist nach wie vor schlecht, die meisten Patienten versterben innerhalb eines Jahres.

5.2.18 Entzündung der Gallenblase

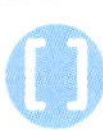

Definition

Die Entzündung der Gallenblase (Cholezystitis) kommt fast nur bei Menschen vor, die Gallensteine haben.

Ursache

Bei Gallensaftstauungen, wie sie beim Verschluss des Gallenblasenhalses und des Gallengangs (Ductus cysticus) durch Steine vorkommen, wandern Bakterien aus dem Darm ein. Sie verursachen eine Entzündung der Gallenblase (Cholezystitis) und der ableitenden Gallenwege (Cholangitis).

Symptome

Die Beschwerden hängen von der Schwere der Entzündung ab. Sie äußern sich in einem Druckgefühl im rechten Oberbauch mit Unverträglichkeit fetter Speisen. Es können auch heftige Schmerzen unter dem rechten Rippenbogen mit hohem Fieber und Schüttelfrost auftreten. Die Entzündungserscheinungen sind unterschiedlich schwer, sie reichen von der sog. katarrhalischen Form bis zu schweren Eiterungen (Gallenblasenempyem) mit Zerstörung der Gallenblasenwand (Cholecystitis gangraenosa). Eine Gangrän der Gallenblasenwand hat eine Peritonitis mit all ihren lebensbedrohlichen Komplikationen zur Folge.

Therapie

Bei Gaben von breit wirksamen Antibiotika, krampflösenden Medikamenten, Bettruhe und Diät bildet sich i. d. R. das akute Krankheitsbild in 1–2 Wochen zurück. Verbirgt sich hinter der Entzündung ein Steinleiden, so ist eine Operation (Cholezystektomie) unumgänglich. Bei einem freien Durchbruch der Gallenblasenwand muss sofort operiert werden. Die Gallenflüssigkeit wird dräniert und vorübergehend nach außen abgeleitet.

5.2.19 Gallensteine

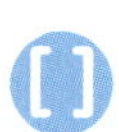

Definition

Gallensteine sind Steine (Konkremente) in der Gallenblase oder in den Gallenwegen.

Gallensteine (Cholelithiasis) kommen bei ungefähr 10 % der weißen Bevölkerung vor. Bei Frauen treten sie weitaus häufiger auf als bei Männern. Das Gallensteinleiden gehört zu den häufigsten Krankheiten der westlichen Industrienationen.

Ursache

Die Ursachen ihrer Entstehung sind vielfältig, so z. B.

- Schwangerschaft,
- Fettsucht,
- mangelnde Bewegung,
- Darmträgheit und
- Gallenstauung und Entzündungen der Gallenblase und Gallenwege.

Symptome

Es gibt Menschen mit Gallensteinen, die nie Beschwerden haben. Sie werden als Steinträger bezeichnet. Der größere Teil jedoch weist klassische Symptome einer Kolik auf. Sie ist auf Einklemmung eines Steines im Gallenblasenhals oder im Gallenblasengang (Ductus cysticus) zurückzuführen.

Durch krampfartiges Zusammenziehen versucht die Gallenblase, den Stein durch das Hindernis zu stoßen. Dabei entstehen heftige, oft unerträgliche Schmerzen im rechten Oberbauch, die zur rechten Schulter hin und in die Gegend zwischen den Schulterblättern ausstrahlen. Häufig beginnt eine Kolik, die von Übelkeit und Erbrechen begleitet ist, 1–2 Stunden nach einem fettreichen Essen. Die Gallensteinkolik ist spontan beendet, wenn der Stein in die Gallenblase zurückfällt oder durch den Gallenblasengang in den gemeinsamen Gallengang (Ductus choledochus) hineingetrieben wird, von wo er dann in den Zwölffingerdarm gelangt.

Der Stein kann aber auch im Ductus choledochus, besonders an seiner Mündung in das Duodenum, erneut und endgültig stecken bleiben. Dann ist der Abfluss der Galle in den Zwölffingerdarm nicht mehr möglich. Die Galle staut sich in die Leber zurück, reichert sich dort schließlich im Blut an, was zu einer Gelbfärbung (Gelbsucht, Ikterus) des Patienten führt.

Gelingt es dem Organismus nicht, die im Gallenblasenhals oder im Ductus cysticus eingekeilten Steine zu entfernen, so hören mit der Zeit die Koliken dennoch auf. Die Gallenblase kann sich nicht mehr entleeren und es besteht durch vom Darm aufsteigende Bakterien die Gefahr einer Infektion der Gallenblase (S. 99) und ihres Inhalts (Gallenblasenempyem). Des Weiteren kann die Bauchspeicheldrüse durch den gemeinsamen Ausgang mit in die Entzündung einbezogen werden (gemeinsamer Ausgang in den Zwölffingerdarm). Man nennt dies eine Begleitpankreatitis.

Diagnose

Die Diagnose der Gallensteinkrankheit stützt sich im Wesentlichen auf die Vorgeschichte (Angaben über durchgemachte Gallenkoliken) und auf die Ultraschalluntersuchung (Sonografie).

Therapie

Bei einer Gallensteinkolik bringen krampflösende Medikamente sofortige Erleichterung. Da aber immer die Gefahr einer Steineinklemmung und einer Entzündung der Gallenblase mit all ihren Komplikationen besteht, ist die Entfernung der Gallensteine angezeigt. Steine, die den Gallengang verschlossen haben, müssen entfernt werden. 4 verschiedene Verfahrensarten sind gängig, wobei zurzeit die chirurgische Gallenblasenentfernung nach wie vor das führende Verfahren ist.

▸ **1. Auflösen (Lyse) der Steine durch Medikamente.** Die Therapie erstreckt sich über mindestens 1 Jahr. Der Nachteil ist, dass Gallensteine wieder in der Gallenblase auftreten können, wenn die Medikamente nicht mehr eingenommen werden. Außerdem haben die Medikamente Nebenwirkungen.

▸ **2. Zertrümmern (Lithotrypsie).** Mit einem Stoßwellenapplikator (Lithotrypter) werden die Steine durch Ultraschallwellen zerkleinert. Das Gerät wird außen auf die Bauchwand aufgesetzt. Dieses Verfahren gelingt nur bei wenigen und kleineren Steinen (kleiner 2 cm). Anschließend ist die Verabreichung von auflösenden Medikamenten angezeigt. Wichtig ist, dass die Gallenblase funktionstüchtig ist. Sie muss sich entleeren können, um die Steinreste auspressen zu können.

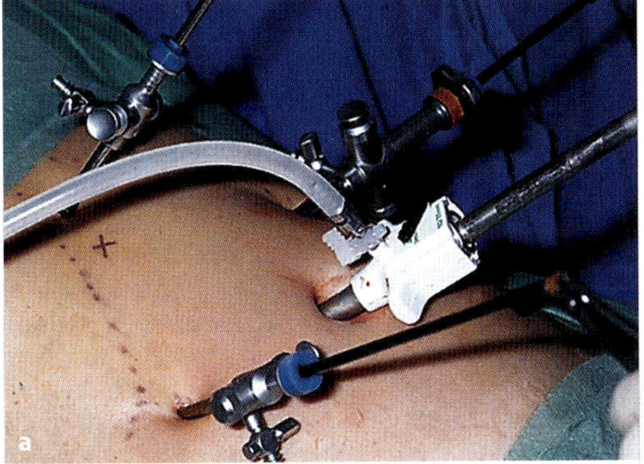

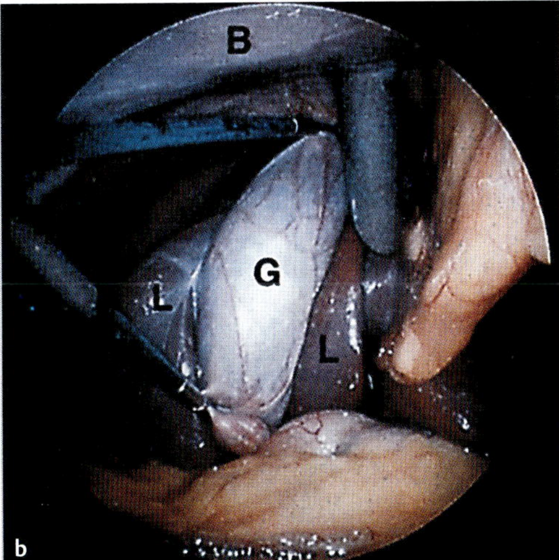

Abb. 5.11 Laparaskopische Gallenoperation.
a Die minimalinvasive Chirurgie (MIC) ermöglicht über 4 kleine Hautschnitte die Arbeitsgeräte in die Bauchhöhle einzuführen.
b Mit einer kleinen Kamera werden Bilder aufgenommen und auf einen Monitor übertragen, sodass der Chirurg exakt an den Organen arbeiten kann. In diesem Falle wird die Gallenblase entfernt.

▸ **3. Entfernen mit einer Schlinge.** Gallengangssteine lassen sich mit einem Endoskop, das über den Magen in den Zwölffingerdarm vorgeschoben wird, nach dem Eindringen in den Gallengang mit einer kleinen Netzschlinge herausziehen (ERCP).

▸ **4. Operation.** Entfernen der Gallenblase und der Steine. Bis vor ca. 20 Jahren wurde diese Operation routinemäßig in Vollnarkose und Bauchschnitt durchgeführt. Die Gallenblase wird heute laparoskopisch entfernt (minimalinvasive Chirurgie – MIC, ▸ Abb. 5.11).

Über mehrere kleine Schnitte (1–2 cm groß) werden Instrumente in den Bauchraum eingeführt. Ein Instrument beinhaltet ein Sichtgerät (Laparoskop), das nach Auffüllen des Bauchraumes mit Kohlendioxidgas die Bilder von innen auf einen Bildschirm überträgt. Mit den anderen Instrumenten wird die Gallenblase mit den Gallensteinen herausgetrennt und entfernt.

5.2.20 Gallenblasenkrebs

Definition

Bei Gallenblasensteinen, die über viele Jahre hinweg bestehen, ist infolge chronischer Reizungen der Gallenblasenwand die Gefahr gegeben, dass sich ein Karzinom entwickelt. Gallenblasentumoren sind relativ selten.

Der Gallenblasenkrebs wuchert meist schnell auf die Leberpforte zu und verschließt die ableitenden Gallenwege, die aus der Leber kommen.

Die Folge ist ein Rückstau der Galle in die Leber hinein und das Auftreten einer Gelbsucht. Leider wird gewöhnlich der Gallenblasenkrebs erst dann entdeckt, wenn er bereits nicht mehr operativ entfernt werden kann. Die Prognose ist schlecht. Die 5-Jahres-Überlebensrate ist kleiner 5 %.

5.2.21 Bauchfellentzündung

Definition

Die Peritonitis ist die generalisierte oder lokale Entzündung des Bauchfells. Breitet sich die Entzündung über das Peritoneum des ganzen Bauchraums aus, spricht man von einer allgemeinen, generalisierten oder diffusen Peritonitis. Hat dagegen bei einer etwas langsamer verlaufenden Entzündung, z. B. am Wurmfortsatz oder an der Gallenblase, der Organismus Zeit, die Stelle eines drohenden Durchbruchs (Perforation) mit Netz abzudichten, so wird bei erfolgter Perforation nur das in der Nähe liegende Bauchfell infiziert, es entsteht eine lokale, d. h. begrenzte Peritonitis (gedeckte Perforation).

5

Ursache

Eine Bauchfellentzündung (Peritonitis) wird hervorgerufen durch bakterielle Infektionen (Kolibakterien, Streptokokken, Staphylo- und Gonokokken). Bakterielle Infektionen können auf dem Wege bakterieller Durchwanderung geschädigter Organwände oder bei deren Perforation auftreten. Wandschädigungen entstehen durch Überblähung der Darmwände beim Darmverschluss (Ileus) oder durch Entzündungen, z. B. bei der Wurmfortsatzentzündung (Appendizitis), der eitrigen Entzündung der Gallenblase, der Entzündung der Eileiter usw. Eine weitere Entstehungsursache der Bauchfellentzündung ist die Verschleppung von Bakterien auf dem Blutweg von anderen Eiterherden im Organismus oder chemische Reizung des Bauchfells. Als chemische Reize wirken Magensaft, Galle oder Urin, die bei einer Perforation des Organs infolge einer Gewalteinwirkung in die Bauchhöhle fließen können. Bei Schuss- und Stichverletzungen des Bauchraums sowie beim sog. stumpfen Bauchtrauma (schwerer Stoß oder Schlag gegen die Bauchwand ohne sichtbare äußere Verletzung) können Darmteile zerrissen werden. Auch ihr Inhalt entleert sich in die Bauchhöhle.

Symptome

Bei einer allgemeinen Bauchfellentzündung (Peritonitis) klagt der Patient über Schmerzen im ganzen Leib. Die Bauchdecken sind „bretthart" gespannt (Abwehrspannung), der Patient hat Fieber. Er fühlt eine Unruhe und Benommenheit. Seine Zunge ist trocken, der Puls schnell, die Haut kühl und mit Schweiß bedeckt, das Gesicht eingefallen und spitz. Im Labor sind die weißen Blutkörperchen (Leukozyten) stark erhöht. Die Entzündung des Bauchfells greift auch auf den Darm über. Es tritt eine Störung der Darmtätigkeit auf, eine Darmlähmung oder auch paralytischer Ileus (S. 94) entsteht.

Merke

Bei einer begrenzten Bauchfellentzündung (lokalisierte Peritonitis) bestehen meist starke Schmerzen im Entzündungsbereich. Hier sind die Bauchdecken lokalisiert gespannt. Der Patient hat Fieber, die Leukozyten sind vermehrt.

Die Peritonitis ist ein Notfall und die Prognose hängt entscheidend davon ab, dass die Therapie so früh wie möglich beginnt.

Therapie

Die Behandlung der allgemeinen Bauchfellentzündung ist oft operativ. Die Peritonitis ist ein chirurgischer Notfall.

Die Infektionsquelle wird beseitigt (z. B. der entzündete Wurmfortsatz oder die Gallenblase), Eiteransammlungen werden durch Einlegen von Dränagen nach außen abgeleitet. Es besteht Nahrungskarenz, die Ernährung erfolgt durch Infusionen. Gaben von Breitbandantibiotika und evtl. Kreislaufmittel ergänzen die Therapie. In schweren Fällen muss der Bauchraum an mehreren aufeinanderfolgenden Tagen gespült werden. So lange bleibt der Patient im „künstlichem Koma" und wird maschinell beatmet. Bei einer bestehenden Darmlähmung (paralytischer Ileus) werden Magen- und Darminhalt durch Sonden abgesaugt, die in den Magen und Zwölffingerdarm geschoben werden. Durch peristaltikanregende Mittel wird versucht, die Motorik des gelähmten Darmes wieder in Gang zu setzen.

5.2.22 Bauchwandbrüche

Definition

Bauchwandbrüche (Hernien) sind krankhafte Ausstülpungen des Bauchfells durch eine Bauchwandlücke. In der Ausstülpung können sich Organe aus dem Bauchraum befinden. Hernien, die oberhalb des Leistenbands, dem Samenstrang folgend, austreten, werden als Leistenhernien (Hernia inguinalis) oder indirekte Hernien bezeichnet, wobei der Bruchsack sich bis in den Hodensack (Skrotum) schieben kann (Skrotalhernie).

Hernien, die „direkt" durch die Bauchwand austreten und nicht dem Samenstrang oder Mutterband (Aufhängeapparat des Uterus) folgen, nennt man direkte Hernien.

Bei älteren Frauen sind Schenkelhernien (Hernia femoralis) häufig, die sich entlang der Beingefäße vorschieben und unter dem Leistenband liegen. Nabelhernien, die meist angeboren sind, benutzen den Nabel als Austrittspforte.

Kräftige Muskeln und Sehnenplatten bilden die Bauchwand. Normalerweise kann sie deshalb dem Druck der Baucheingeweide selbst dann noch genügend Widerstand entgegensetzen, wenn der Bauchinnendruck erhöht ist, wie es beim Husten, Niesen, Pressen, bei der Stuhlentleerung und beim Heben von schweren Lasten der Fall ist. An einigen Stellen ist jedoch die Bauchwand nicht ganz so fest. Die Stelle z. B., an der die Leistenschlagader unter dem Leistenband verlaufend den Bauchraum verlässt, oder wo der Samenstrang mit seinen Gefäßen in der Leiste, von den Hoden kommend, in den Bauchraum eintritt, ist besonders anfällig für Bauchwandbrüche (▶ Abb. 5.12).

Ursache

Bei angeborener Bindegewebeschwäche, im Alter oder nach länger dauernden Krankheiten können diese etwas schwächer konstruierten Teile der Bauchwand dem Druck der ständig andrängenden Eingeweide nachgeben. Es entsteht dadurch eine Ausstülpung des Bauchraums durch die Bauchwand hindurch bis unter die Haut.

Die Bauchwand ist innen mit Bauchfell überzogen. Die durch die Bruchpforte drängenden Bauchorgane schieben diesen Bauchfellüberzug vor sich her und liegen in ihm wie in einem Sack (Bruchsack). Die im Bruchsack liegenden Organe, meist Dünndarmschlingen, sind der Bruchinhalt. Können die Darmschlingen nicht mehr zurückwei-

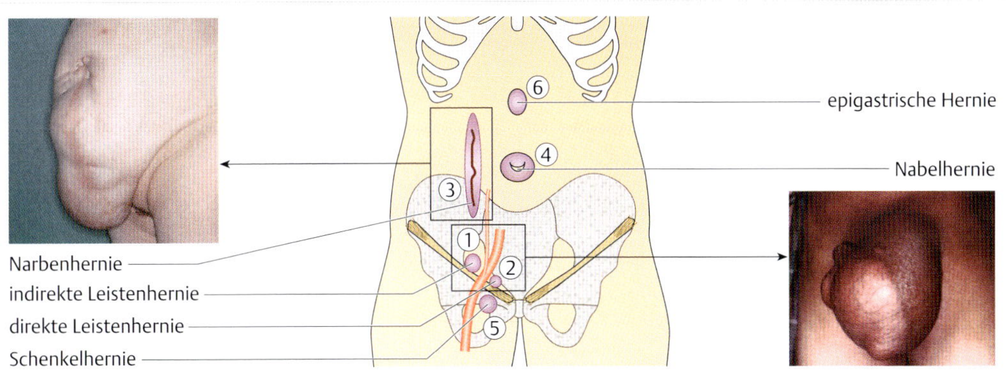

	Bezeichnung	relative Häufigkeit	Bruchpforte	bevorzugtes Geschlecht
①	indirekte Leistenhernie	60 %	oberhalb des Leistenbandes, lateral der epigastrischen Gefäße	♂
②	direkte Leistenhernie	15 %	oberhalb des Leistenbandes, medial der epigastrischen Gefäße	♂
③	Narbenhernie	10 %	Bereich einer OP-Narbe	
④	Nabelhernie	6 %	Nabel	
⑤	Schenkelhernie	3 %	unterhalb des Leistenbandes	♀
⑥	epigastrische Hernie	3 %	Linea alba zwischen Xiphoid und Nabel	

Abb. 5.12 Hernien. Übersicht über die häufigsten Hernienarten.

chen, kommt es zur Einklemmung (Inkarzeration). Dabei können die Darmschlingen absterben, sie werden nekrotisch. Es entsteht das Bild eines Darmverschlusses (Ileus) und einer lokalen Bauchfellentzündung.

Symptome

Bei der Entstehung einer Hernie klagt der Patient über ziehende, brennende oder stechende Schmerzen im Bereich der Leistengegend. Bald ist der Bruchsack als weiche Vorwölbung zu tasten, dessen Größe beim Husten und Pressen zunimmt.

Eine Brucheinklemmung macht sich durch plötzlich einsetzende heftige Schmerzen bemerkbar, begleitet von Übelkeit und Erbrechen. Die zunächst weiche Vorwölbung wird immer härter und zunehmend schmerzhaft.

Therapie

Die Behandlung der Hernien ist operativ. Durch die Operation wird der Bruchsack freigelegt und sein Inhalt in die Bauchhöhle zurückverlagert. Schließlich wird die Bruchpforte stabil verschlossen. Wie bei der Gallenblasenoperation, wird der Eingriff meist laparoskopisch durchgeführt. Meist wird ein feines Kunststoffnetz zum Verschluss der Bruchpforte von innen oder von außen eingesetzt. Es gibt mehrere Operationsmethoden. Der Eingriff kann auch ambulant durchgeführt werden.

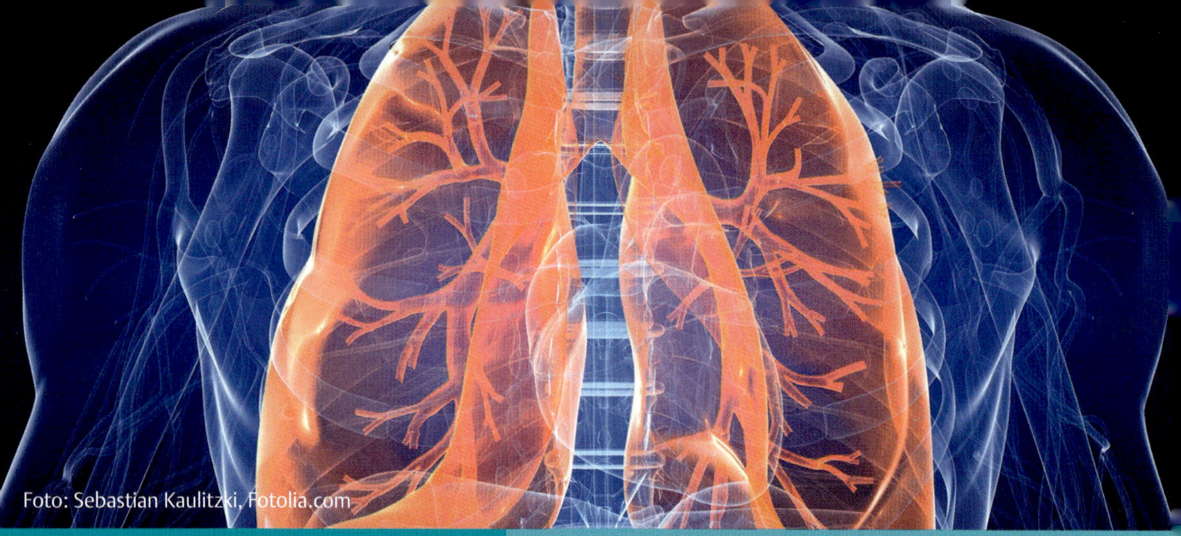
Foto: Sebastian Kaulitzki, Fotolia.com

Kapitel 6

Atmungsorgane

6.1 Äußere und innere Atmung *105*

6.2 Aufgabe und Funktion *105*

6.3 Erkrankungen der Atmungsorgane *111*

6.4 Verletzungen des Brustkorbs *118*

6 Atmungsorgane

Walther Wenzel

6.1 Äußere und innere Atmung

Definition

Die Atmung ist ein lebensnotwendiger Vorgang. Sie dient dem Austausch der Atemgase Sauerstoff (O_2) und Kohlendioxid (CO_2) zwischen Körper und Organismus.

Man unterscheidet:

- äußere Atmung (Lungenatmung)
- innere Atmung (Gewebeatmung)

▶ **Lungenatmung oder äußere Atmung.** Die sauerstoffreiche Einatemluft gelangt über die Atemwege bis in die Lungenbläschen (Alveolen). Diese sind mit einem Netz von Gefäßen überzogen, die sauerstoffarmes, kohlendioxidreiches Blut aus dem rechten Herzen mit sich führen. Der Sauerstoff wird an das Hämoglobin der roten Blutkörperchen gebunden und umgekehrt Kohlendioxid an die Ausatemluft in die Alveolen abgegeben.

▶ **Gewebeatmung oder innere Atmung.** Die mit Sauerstoff beladenen roten Blutkörperchen bringen den Sauerstoff zu den Gewebezellen. Diese nehmen ihn auf und geben das während der Zellarbeit entstandene Abfallprodukt Kohlendioxid an das Blut ab.

6.2 Aufgabe und Funktion

Zum Atmungssystem gehören die oberen und unteren Atemwege. Zu den oberen Atemwegen zählen die Organe Nase mit Nasenhöhle und Rachen. Den unteren Atemwegsorganen werden die Luftröhre, die Bronchien und das Lungengewebe selbst zugeordnet. Zwischen oberen und unteren Atemwegen liegt der Kehlkopf, das stimmbildende Organ (▶ Abb. 6.1).

6.2.1 Nase

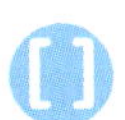

Definition

Die Nase besteht aus Nasenhöhlen, durch die die eingeatmete Luft einströmt. Die Nasenhöhlen sind durch die Nasenscheidewand voneinander getrennt.

Die Scheidewand der Nasenhöhle ist im hinteren Abschnitt knöchern, im vorderen Abschnitt knorpelig. Durch das knöcherne Dach der Nasenhöhlen treten an der vorderen Schädelgrube die Riechfäden, die in den Riechzellen der Nasenschleimhaut enden, ein. Der Boden der Nasenhöhle liegt über der Gaumenplatte.

An den Seitenwänden befinden sich die 3 Nasenmuscheln. Sie sind durch zarte Knochenleisten gebildet, die mit einer dicken gefäßreichen Schleimhaut überzogen sind. Zwischen den Nasenmuscheln verlaufen die 3 Nasengänge. Im unteren Nasengang mündet der Tränen-Nasen-Kanal, der Abflusskanal der Tränendrüsen. Daher läuft beim Weinen die Nase. In den mittleren Nasengang münden die Nasennebenhöhlen (Stirnhöhle, Oberkieferhöhle). Diese enge Beziehung erklärt die Tatsache, dass Entzündungen der Nasenschleimhaut auf die Nasennebenhöhlen übergreifen können. Die Nebenhöhlen sind mit einer Schleimhaut ausgekleidet. Zahlreiche Becherzellen und kleine Drüsen produzieren den Nasenschleim und feuchten damit die Einatmungsluft an. Die bindegewebige Schicht der Schleimhaut ist sehr reich an Gefäßen. Diese können die Schleimhaut rasch zum Anschwellen bringen. Sie sind auch verantwortlich für die Erwärmung der Einatmungsluft. Der Schleimüberzug ermöglicht zusammen mit den borstigen Haaren am Naseneingang die Reinigung der Luft. Sie filtern Staub- und Schmutzpartikel heraus. Die Nase ist das Riechorgan des Organismus und ist Resonanzraum für die Stimme.

6.2.2 Rachen

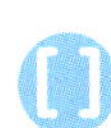

Definition

Der Rachen ist der gemeinsame Raum von Nasen- und Mundhöhle. Im Rachen (Pharynx) kreuzt die Atemluft den Speisegang.

Die Nahrung gelangt von der Mundhöhle nach hinten in die Speiseröhre, die Luft von der Nase zu der nach vorne gelegenen Luftröhre. Die Atemluft nimmt ihren weiteren Weg zum vor der Speiseröhre gelegenen Kehlkopf (▶ Abb. 6.2). In den Nasen-Rachen-Raum mündet die Ohrtrompete, eine Verbindung zwischen Paukenhöhle – s. Mittelohr (S. 244) – und Rachenhöhle. Sie ermöglicht einen Luftdruckausgleich zwischen beiden Hohlräumen. Am Rachendach befindet sich die Rachenmandel, die aus lymphatischem Gewebe besteht und der Infektabwehr dient (Gaumenmandeln s. Mundhöhle S. 83). Eine wichtige Aufgabe des Rachens ist die Weiterleitung des Nahrungsbreis in die Speiseröhre sowie der Weitertransport der eingeatmeten Luft in die Luftröhre.

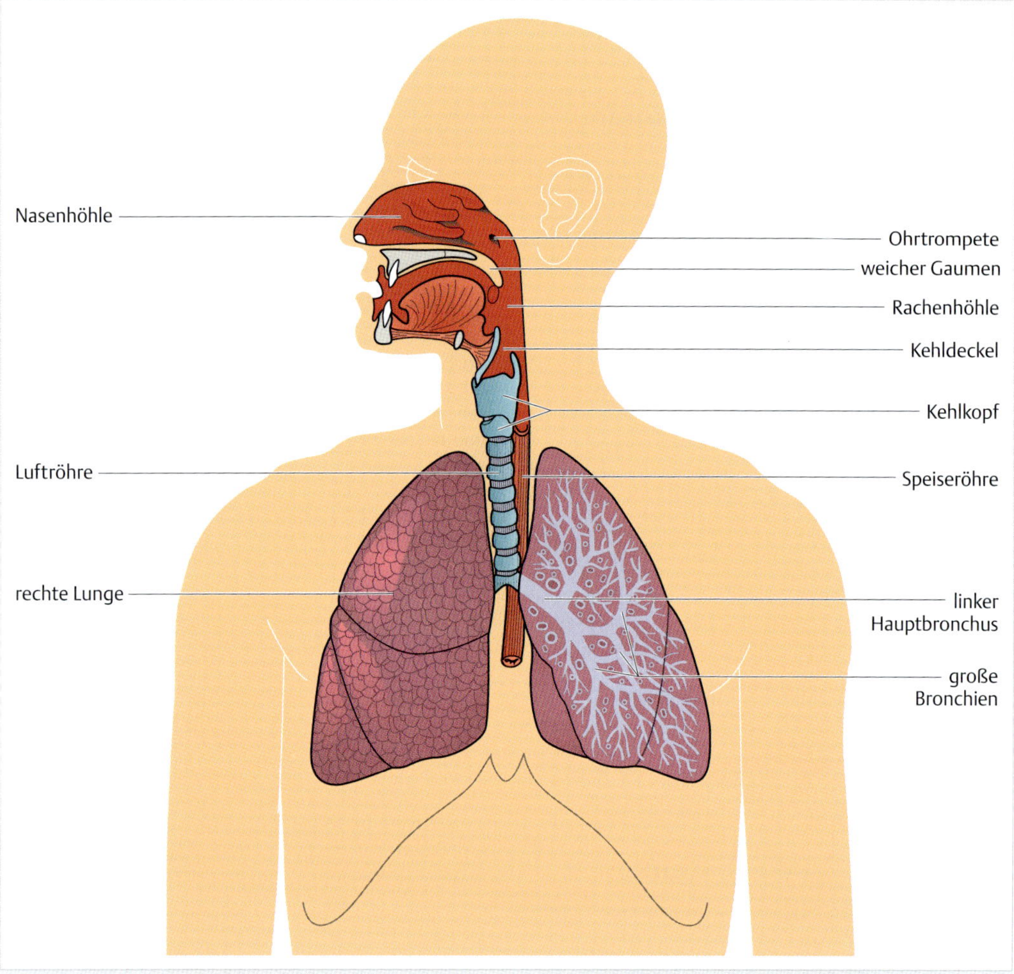

Nasenhöhle
Ohrtrompete
weicher Gaumen
Rachenhöhle
Kehldeckel
Kehlkopf
Luftröhre
Speiseröhre
rechte Lunge
linker Hauptbronchus
große Bronchien

Abb. 6.1 Atemapparat. Obere Atemwege: Nasen-Rachen-Raum. Untere Atemwege: Kehlkopf, Luftröhre und Bronchien.

6.2.3 Kehlkopf

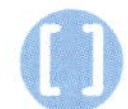

Definition

Der Kehlkopf (Larynx) ist das Stimmorgan des Menschen. Der Kehlkopfdeckel (Epiglottis) dient als Ventil zur Trennung von Nahrungsbrei und Luft.

Das Gerüst des Kehlkopfes besteht aus den Kehlkopfknorpeln. Hinzu kommen Muskeln und Stimmbänder, die für die Beweglichkeit des Kehlkopfs und für die Stimmbildung verantwortlich sind (▸ Abb. 6.3). Die Kehlkopfknorpel heißen:

- **Ringknorpel:** Er liegt an unterster Stelle und trägt die übrigen Knorpelplatten. Er gleicht einem Siegelring, dessen Bogen vorn und dessen Platte hinten liegt.
- **Schildknorpel:** Er ist mit dem unter ihm liegenden Ringknorpel gelenkig verbunden. Er liegt vorn und besteht aus 2 viereckigen Platten, die vorn in einem spitzen Winkel zusammenstoßen. Dieser ist beim Mann stärker ausgeprägt als bei Frauen und Kindern („Adamsapfel“).
- **Paarige Stellknorpel:** Auch sie sitzen dem Ringknorpel gelenkig auf. Sie haben einen nach vorn gerichteten Fortsatz (Stimmfortsatz). An ihm sind die beiden Stimmbänder befestigt, die an der Innenseite des Schildknorpels entspringen.

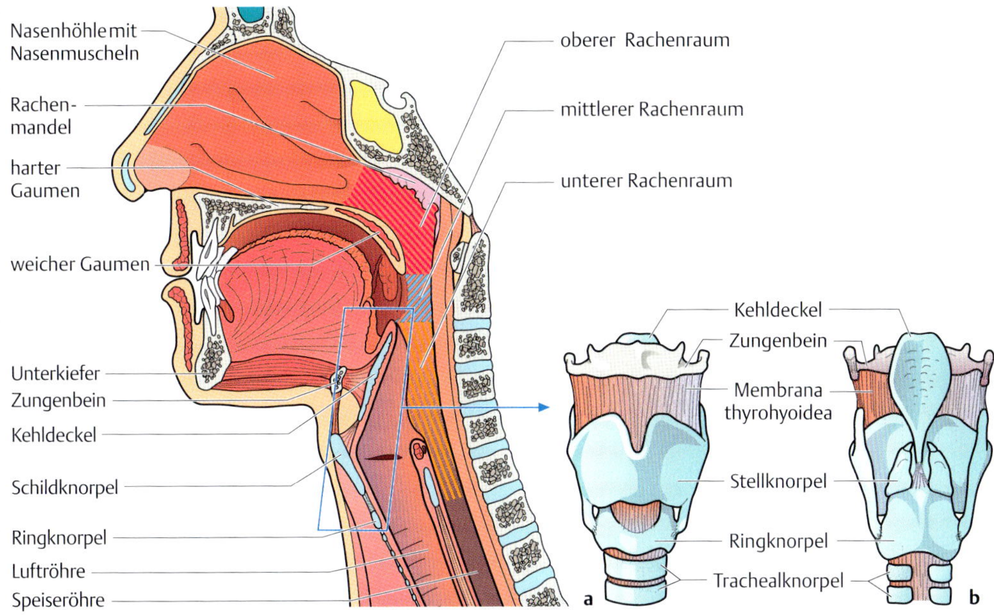

Abb. 6.2 Kehlkopf. Längsschnitt durch die oberen Anteile der Atemwege. **a** Ansicht von vorn, **b** Ansicht von hinten.

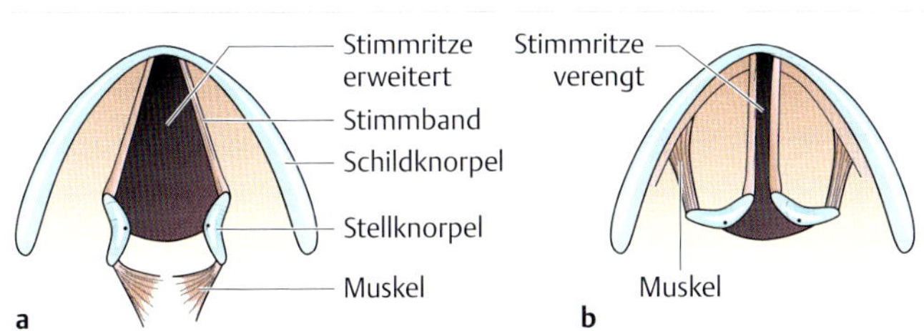

Abb. 6.3 Stimmbänder, Stimmritze. Ansicht von oben. **a** Bei der Stimmbildung erweitert sich die Stimmritze je nach Tonlage bzw. **b** verengt sich mithilfe kleiner Muskeln.

Merke

Der Kehldeckelknorpel verschließt den Kehlkopf nach oben und verhindert, dass Speisen durch den Kehlkopf in die Luftröhre gelangen. Geschieht dies doch einmal (Verschlucken), tritt ein starker Hustenreflex auf, durch den die Atemwege wieder freigehustet werden.

In die Muskulatur des Mundbodens ist das Zungenbein eingelassen. Mit ihm ist der ganze Kehlkopf durch eine bindegewebige Membran verbunden, wodurch beim Schlucken der Kehlkopf mitbewegt wird. Zwischen den beiden Stimmbändern befindet sich die Stimmritze, die bei der Atmung weit, bei der Stimmgebung eng ist. Beim Sprechen und Singen geraten durch den Luftstrom die Stimmbänder in Schwingung und erzeugen Töne. Die Tonhöhe jedoch wird durch den Spannungszustand der Stimmbänder erzeugt. Dieser kann durch entsprechende Einstellungen der Stellknorpel verändert werden. Der Kehlkopf ist mit einer zarten empfindlichen Schleimhaut ausgekleidet. Der Überzug der Stimmbänder jedoch besteht wegen der mechanischen Beanspruchung nicht aus Schleimhaut, sondern aus Plattenepithel und hat deswegen eine weiße Farbe.

6.2.4 Luftröhre

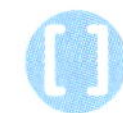

Definition

Die Luftröhre (Trachea) ist der erste Abschnitt der unteren Luftwege. Sie liegt vor der Speiseröhre, teils im Halsgebiet, teils im Brustraum.

Die Wand der Luftröhre besteht aus Bindegewebe und Muskelschichten und ist durch eingelagerte Knorpelspangen verstärkt, sodass die Lichtung immer offen gehalten wird und die Luftzufuhr zu den Lungen gewährleistet ist. Innen ist die Trachea von Schleimhaut ausgekleidet. Die Luftröhre ist nur 10–15 cm lang. Ihr Durchmesser beträgt jedoch meist mehr als 2 cm.

6.2.5 Bronchialbaum

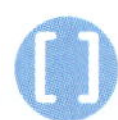

Definition

Der Bronchialbaum beginnt an der Stelle, an der sich die Luftröhre in 2 Hauptbronchien aufteilt. Diese Stelle, die sich etwa in Höhe des 5. Brustwirbels befindet, wird Bifurkation genannt.

Die Luftröhre zweigt sich in einen rechten und einen linken Ast auf. Das sind die Stammbronchien. Der linke Bronchus verläuft weniger steil abwärts als der rechte. Der linke wird vom Aortenbogen überquert. Die Stammbronchien treten an den Lungenwurzeln unmittelbar in die Lungen ein. Hier beginnt das weitverzweigte System des Bronchialbaums. Das Bronchialsystem ist mit Flimmerepithel ausgekleidet. Fremdkörper oder Bronchialschleim werden so aus der Lunge transportiert.

Der rechte Stammbronchus verzweigt sich in 3 Hauptäste, der linke in 2 Äste. Diese teilen sich dann immer weiter auf. Die einzelnen kleinen Äste werden dabei immer zahlreicher und feiner. Die Endbronchien schließlich gehen unmittelbar in das atmende Lungengewebe über. Alle Bronchien entsprechen in ihrem Aufbau dem der Luftröhre. Sie haben die gleiche Schleimhautauskleidung, nur in den feinsten Verzweigungen, den sog. Bronchioli, fehlen die Knorpelspangen. Stattdessen befindet sich dort reichlich glatte Muskulatur.

6.2.6 Lungen

Definition

Die Lungen sind paarig angelegt. Man spricht von der rechten und linken Lunge bzw. vom rechten und linken Lungenflügel (► Abb. 6.4). Sie liegen im Brustraum und sind durch den Mittelfellraum voneinander getrennt.

Der rechte Lungenflügel enthält 3 Lungenlappen (Ober-, Mittel- und Unterlappen), der linke Lungenflügel wegen des Platzbedarfs des Herzens 2 (Ober- und Unterlappen). An der Lungenwurzel (Hilus) treten die beiden Hauptbronchien und die Lungengefäße in die Lungen ein. Die Lungenflügel folgen in Form und Größe elastisch jeder Vergrößerung oder Verkleinerung des Brustraums. Die Lungenunterfläche liegt dem Zwerchfell auf und macht seine Bewegungen mit.

Von der Mittelfellseite her treten die Hauptbronchien, Blut- und Lymphgefäße und Nerven in die Lungen ein. Hier befinden sich viele Lymphknoten. Bei entzündlichen Erkrankungen der Lungen vergrößern sie sich und sind dann im Röntgenbild nachweisbar. Das luftleitende Bronchialsystem geht mit den Endbronchien in das System der Lungenbläschen (Alveolen) über. Hier findet der Gasaustausch statt. Sämtliche Lungenbläschen, die zu einem Bronchiolus gehören, bilden ein Lungenläppchen (mit einem Durchmesser von ca. 1–1,5 cm). Ein einzelnes Lungenbläschen hat einen Durchmesser von ca. 0,2 mm. Beide Lungen zusammen besitzen etwa 2 Millionen Lungenbläschen. Damit steht für den Gasaustausch eine Fläche von ca. 200 m^2 zur Verfügung.

► **Lungenbläschen.** Die Wand eines Lungenbläschens besteht aus einem flachen Epithel, das für die Atemgase durchlässig ist. Durch ein Netz feinster elastischer Bindegewebefasern erhält die Bläschenwand die nötige Elastizität. Außen sind die Bläschen von einem Netz feinster Haargefäße (Kapillaren) umsponnen. Dieses Haargefäßnetz ist Anfang- und Endstation des Lungenkreislaufes. In ihm wird zum einen dem vom rechten Herzen kommenden Blut das Kohlendioxid entzogen. Es diffundiert von den Kapillaren in die Alveolen, von wo es mit der Atmungsluft nach außen gelangt. Zum anderen werden die roten Blutkörperchen (Erythrozyten) im Blut nach demselben Mechanismus mit Sauerstoff beladen. Er stammt aus der Einatmungsluft und diffundiert durch die Alveolenwand in die Kapillaren hinein, von wo er mit dem Blutkreislauf über das linke Herz zu allen Organen gebracht wird.

Außer diesem Kapillarnetz besitzen die Lungen noch eigene Blutgefäße, die der Versorgung der Bronchien und des gesamten Lungengewebes dienen. Das Lungengewebe muss, wie alle übrigen Organe, mit Sauerstoff versorgt und von Kohlendioxid befreit werden. Diese Gefäße werden Bronchialarterien und Bronchialvenen genannt. Die Lungen sind von Lymphgefäßen durchzogen, in denen Staubpartikel, Bakterien usw. zu den Lymphknoten transportiert werden, die an der Lungenwurzel (Hilus) als Filter wirken.

6.2.7 Brustfell

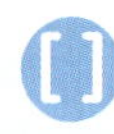

Definition

Das Brustfell (Pleura) besteht aus Lungen- und Rippenfell. Dazwischen liegt der Pleuraspalt mit einem dünnen Flüssigkeitsfilm. Die Untergrenze des Pleuraraums fällt mit der Ansatzstelle des Zwerchfells zusammen.

Die Lungenoberfläche einschließlich der Lungenwurzel ist von einer dünnen, glatten Membran, dem Lungenfell, überzogen. Am Lungenhilus schlägt sich dieses Lungenfell auf die innere Brustwand um und überzieht auch diese. So entsteht ein doppelwandiger Sack, in dem die Lungen stecken. Man nennt ihn Brustfell (Pleura). Die Membran, die der Lunge aufliegt, wird Lungenfell genannt, die Membran,

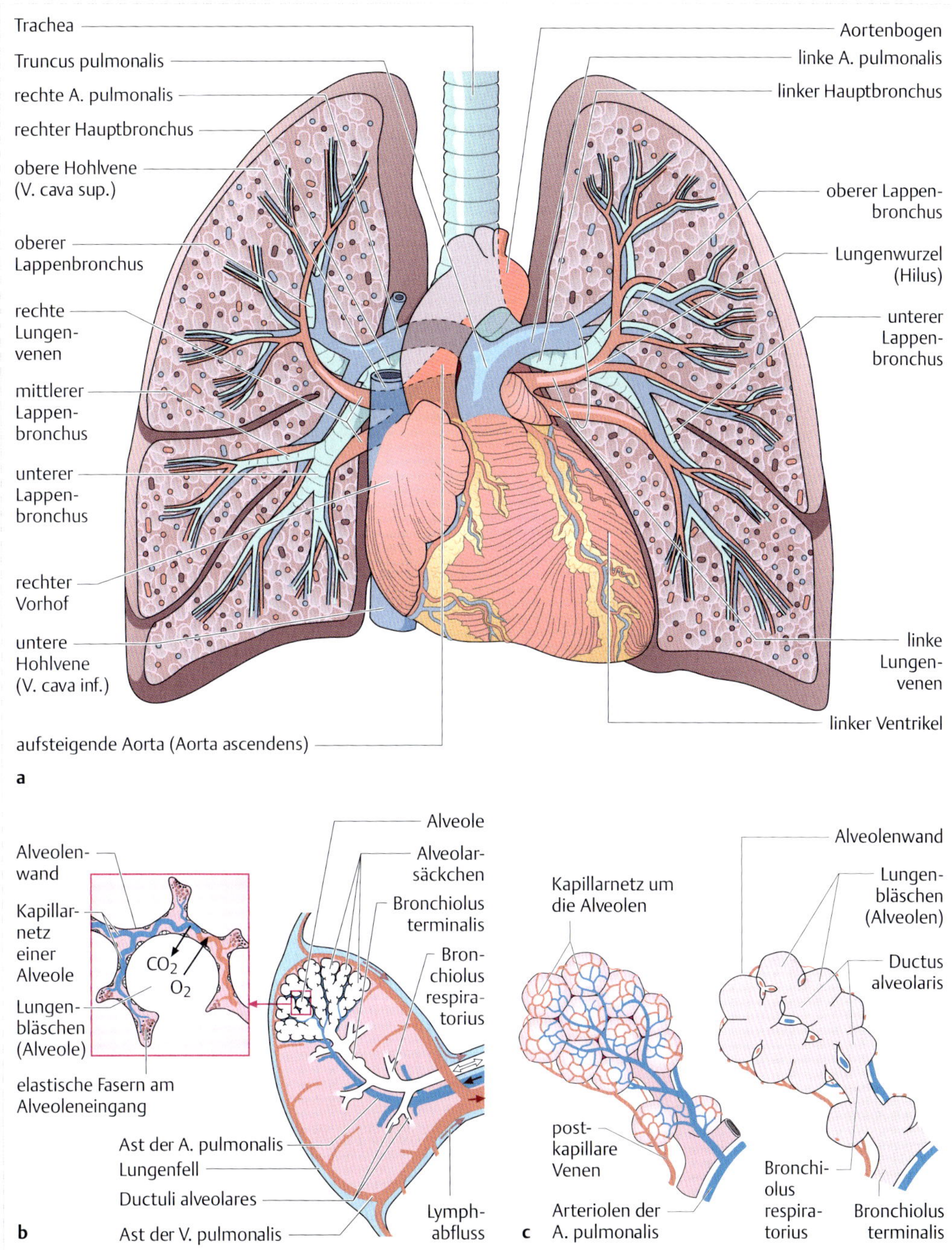

Abb. 6.4 Lunge. **a** Übersicht über Lunge, Herz und Gefäße von vorne, **b** vereinfachte Darstellung eines Lungenbläschens (Alveole) und des Gasaustauschs in einer Alveole, **c** Gefäßversorgung und Längsschnitt durch ein Lungenbläschen.

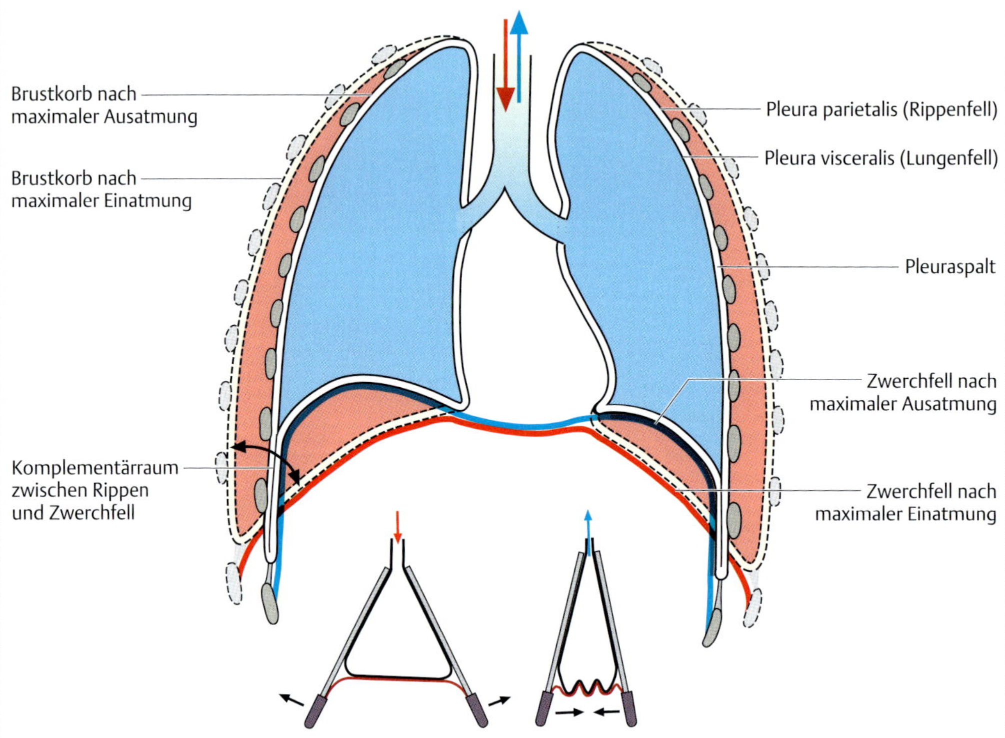

Brustkorb nach maximaler Ausatmung
Brustkorb nach maximaler Einatmung
Komplementärraum zwischen Rippen und Zwerchfell
Pleura parietalis (Rippenfell)
Pleura visceralis (Lungenfell)
Pleuraspalt
Zwerchfell nach maximaler Ausatmung
Zwerchfell nach maximaler Einatmung

Abb. 6.5 Atemmechanik. Schematische Darstellung der Lungenfunktion beim Ein- und Ausatmen. Hebung und Senkung des Zwerchfells, Blasebalgfunktion.

die der inneren Brustwand aufliegt, Rippenfell. Zwischen beiden befindet sich ein feiner Spalt (Pleuraspalt), der von einer klaren Flüssigkeit ausgefüllt ist. Diese Flüssigkeit wird von den Deckzellen des Brustfells abgesondert. Dadurch ist eine reibungslose Verschieblichkeit der Lungenoberfläche gegen die Brustwand gewährleistet, denn die Lungen folgen bei der Atmung jeder Bewegung des Brustkorbs. Im Brustfell verlaufen zahlreiche schmerzleitende Nervenfasern. So erklärt sich, dass das Brustfell im Gegensatz zum Lungengewebe schmerzempfindlich ist.

Ein- und Ausatmung

Die Weite des Brustraums wird von der Stellung der Rippen und der Spannung des Zwerchfells bestimmt. Das Zwerchfell ist ein flächenhafter, in der Mitte sehniger Muskel, der die Brusthöhle von der Bauchhöhle trennt. Das Gerüst des Brustkorbs lässt sich aufgrund seiner gelenkigen Verbindung zu Wirbelsäule und Brustbein sowohl zur Seite als auch nach vorn anheben. Zur Erweiterung des Brustraums bei der Einatmung werden die Rippen angehoben. Das geschieht durch die äußeren Zwischenrippenmuskeln, die in der Außenwand des Brustkorbs zwischen den Rippen verlaufen. Gleichzeitig senkt sich die Zwerchfellkuppel, das Zwerchfell wird angespannt (▶ Abb. 6.5). Ist die Einatmung beendet, beginnt unwillkürlich die Ausatmung. Der Zug der äußeren Zwischenrippenmuskeln lässt nach, der Brustkorb sinkt infolge seiner Elastizität in sich zusammen. Die inneren Zwischenrippenmuskeln vervollständigen als Gegenspieler der äußeren Zwischenrippenmuskeln die Senkung der Rippen. Das Zwerchfell entspannt sich, seine Kuppel tritt hoch, der Brustraum verkleinert sich.

Bei vertiefter Einatmung werden benachbarte Muskelgruppen des Halses, des Rumpfes und des Schultergürtels eingesetzt, bei verstärkter Ausatmung vor allem die Bauchmuskeln. Auch die Wirbelsäule bewegt sich bei der Atmung mit. Deutlich sichtbar wird das bei der tiefen Einatmung, bei der man sich aufrichtet und den Oberkörper nach hinten legt. Bei tiefer Ausatmung beugt man sich etwas vor.

Merke

Beim Einatmen erweitert sich der Brustraum. Die Lungen dehnen sich aus. Sauerstoffreiche Luft gelangt in die Alveolen. Beim Ausatmen wird verbrauchtes Kohlendioxid aus den Lungen gepresst, der Brustraum zieht sich zusammen, das Lungenvolumen verkleinert sich.

6.3 Erkrankungen der Atmungsorgane

Vom Katarrh bis zur Lungenentzündung, alle diese Erkrankungen werden unter dem Fachbegriff „Erkrankungen der Atmungsorgane" geführt. Dabei gibt es Krankheiten, die ohne Behandlung von selbst ausheilen und andere, z. B. die Lungenentzündung, die tödlich verlaufen kann.

6.3.1 Untersuchungsmethoden

► **Perkussion.** Darunter versteht man das Beklopfen des Brustkorbs, um aus der Verschiedenheit des Schalls die Lungen- und Herzgrenzen zu bestimmen. Auch krankhafte Zustände, wie Lungenentzündung, Pleuraergüsse usw., können auf diese Weise erkannt werden.

► **Auskultation.** Auskultieren ist das Abhören der Atemgeräusche und Herztöne. Rassel- und Reibegeräusche entstehen bei krankhaften Veränderungen des Lungengewebes, zusätzliche Herzgeräusche vorwiegend bei Erkrankungen der Herzklappen.

► **Sputumuntersuchung.** Die Beschaffenheit und Menge des von der Lunge abgesonderten Schleimes (Sputum) wird untersucht. Üblicherweise erfolgt die Sammlung des Sputums in einem Sputumbecher. Sollen im Sputum krankmachende Keime nachgewiesen werden, muss in ein steriles Gläschen oder Schälchen gehustet und der Schleim im Labor untersucht werden.

► **Abstriche.** Von Belägen der Mundschleimhaut und der Mandeln können mit einem sterilen Watteträger Abstriche gemacht werden. Sie werden im Labor auf krankmachende Keime untersucht.

► **Kehlkopfspiegelung.** Mit einem kleinen runden Spiegel, der über den Mund in den Rachen eingeführt wird, lassen sich die Stimmbänder und deren Funktion darstellen.

► **Tuberkulintest.** Der Tuberkulintest ist ein Hauttest am Unterarm zum Nachweis einer Tuberkuloseerkrankung. Es steht ein immunologisches Bluttestverfahren zur Verfügung, der sog. γ-Interferon-Test (Quantiferon®-Test). Dieser wird in absehbarer Zeit durch ein neues Verfahren (C-Tb-Test) ersetzt.

► **Sonografie (Ultraschalluntersuchung).** Die schonendste Untersuchung zum Feststellen von Flüssigkeitsansammlungen in der Pleurahöhle ist die Sonografie. Unter Ultraschallkontrolle werden bestehende Ergüsse punktiert.

► **Pleurapunktion.** Mit einer Nadel wird der Pleuraraum, in dem sich bei verschiedenen Erkrankungen eine übermäßige Flüssigkeitsansammlung (Pleuraerguss) befinden kann, punktiert. Anschließend kann die Flüssigkeit auf Krankheitserreger oder bösartige Zellen (Krebszellen) hin untersucht werden.

Merke

Exsudat hat durch vermehrte Eiweißbestandteile ein höheres spezifisches Gewicht (> 1 015 g/l), Transsudat hat ein geringeres spezifisches Gewicht durch weniger Eiweißstoffe.

► **Lungenfunktionsprüfung.** Mit ihr werden die Mechanik und der Gasaustausch der Lungen in Ruhe und unter Belastung geprüft, u. a. werden folgende Geräte dabei verwendet: Spirometer und Ganzkörperplethysmograf. Mithilfe von Labortests (Blutgasanalysen) wird der Gehalt an Atmungsgasen im Blut bestimmt.

► **Röntgenuntersuchung.** Die Röntgenaufnahme der Lunge wird als häufigste erste Untersuchungsmaßnahme angewandt. Veränderungen und Entzündungen lassen sich damit darstellen.

► **Bronchoskopie.** Durch ein Spezialendoskop, welches unter Sedierung über die Luftröhre in die Bronchien eingeführt wird, ist eine direkte Betrachtung des Bronchialsystems möglich. Es kann gesehen werden, um welche Art Sekret es sich handelt, und auch, welche Seite der Lunge betroffen ist (► Abb. 6.6).

► **Thorakoskopie.** Dies ist eine Spiegelung des Lungenfellraums mit der Möglichkeit, kleine Gewebeproben entnehmen zu können und minimal invasive Operationen durchzuführen.

► **Mediastinoskopie.** Eine Spiegelung des Lungenmittelfellraums wird Mediastinoskopie genannt.

► **Computertomografische Untersuchung (CT).** Die schichtweise durchgeführten Röntgenaufnahmen geben eine Übersicht über Veränderungen im gesamten Brustraum.

► **Kernspintomografie.** Im NMR (nuclear magnetic resonance) sind die Weichteilgewebe besonders gut zu erkennen.

► **Gefäßdarstellung (Angiografie).** Um Gefäße darstellen zu können wird Kontrastmittel in die Lungenschlagader, in die große Hohlvene und in die Körperschlagader eingespritzt. Die Gefäße werden dann mittels CT röntgenologisch dargestellt.

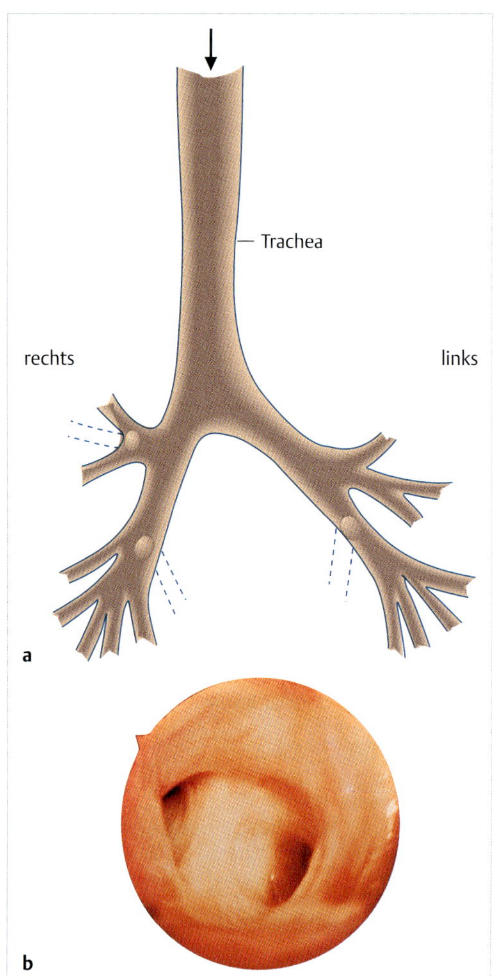

Abb. 6.6 Bronchoskopie. a Endoskopische Betrachtung der Luftröhre (Trachea) und der Bronchien (z. B. Fremdkörper, Tumorsuche), **b** bronchoskopischer Befund eines Bronchialkarzinoms.

6.3.2 Nasenbluten

Definition

An der Nasenscheidewand befinden sich viele oberflächlich liegende Gefäße, die bei plötzlich erhöhtem Blutdruck, aber auch bei Nasenbohren und sonstigen Verletzungen zu bluten beginnen.

Nasenbluten tritt meist an der Stelle im Naseninneren auf, wo Haut und Schleimhaut vorn an der Nasenscheidewand ineinander übergehen.

Therapie

Die Behandlung des Nasenblutens erfolgt durch

- festes Zusammendrücken der äußeren Nase,
- Tamponade (Ausstopfen der Nase mit einem sterilen Gazestreifen) und
- Verschorfung des blutenden Gefäßes mit Elektrokauter.

6.3.3 Schnupfen

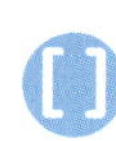

Definition

Die häufigste und banalste Erkältungskrankheit ist der sog. Schnupfen (Rhinitis). Er ist durch Viren verursacht.

Symptome

Die Anzeichen eines Schnupfens sind auch Laien hinlänglich bekannt:

- Kratzen und Brennen im Nasen-Rachen-Raum
- Niesen
- wässrig-schleimige Absonderung (Sekretion)
- herabgesetztes Geruchs- und Geschmacksvermögen
- Behinderung der Nasenatmung durch Schwellung der Nasenschleimhaut
- Kopfschmerzen, Druck auf den Ohren

Therapie

Zur Behandlung des Schnupfens kommen Dampfbäder mit Kamillenzusatz und schleimhautabschwellende Medikamente (Nasentropfen) zum Einsatz. Damit wird ein Abschwellen der Nasenschleimhaut bewirkt. Die Erkrankung heilt meist binnen weniger Tage ab. Sie kann aber auch zu Komplikationen führen, so z. B. zu den sog. Nebenhöhlenentzündungen (Sinusitis), die durch starke Stirnschmerzen gekennzeichnet sind.

6.3.4 Heuschnupfen

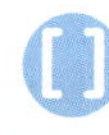

Definition

Der Heuschnupfen ist eine allergische Erkrankung, die durch eine Überempfindlichkeit gegenüber dem Blütenstaub bestimmter Pflanzen verursacht wird. Dementsprechend tritt der Heuschnupfen während der Blüte der jeweiligen Pflanze auf, nach Beendigung der Blütezeit klingt er wieder ab.

Symptome

Die Symptome sind dieselben wie beim Virusschnupfen, jedoch stärker ausgeprägt. Hinzu kommt oft eine starke Augenbindehautentzündung.

Therapie

Besserung kann durch schleimhautabschwellende Mittel, allergiemindernde Mittel (Mastzellenblocker und Kortisonpräparate) erreicht werden. Nach genauer Austestung kann eine Desensibilisierungstherapie unter ärztlicher Kontrolle durchgeführt werden.

6.3.5 Mandelentzündung

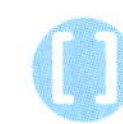

Definition

Die Entzündung der Gaumenmandeln (Tonsillitis) gehört zu den häufig auftretenden Erkrankungen (▸ Abb. 6.7). Sie kann Menschen jeden Lebensalters befallen, sehr oft jedoch Kinder und Jugendliche.

Ursache

Verursacht wird die Tonsillitis oft durch Bakterien aus der Streptokokken- und Staphylokokkengruppe.

Symptome

Die Entzündung der Mandeln kann verschiedene Schweregrade aufweisen. Zur Rötung und Schwellung können eitrige Stippchen und festhaftende Beläge hinzukommen. Die Tonsillitis geht meist mit hohem Fieber einher, der Patient fühlt sich sehr krank und klagt über Schluckbeschwerden und Halsschmerzen. Seine Sprache ist kloßig. Die Lymphknoten am Kieferwinkel sind geschwollen und druckschmerzhaft.

Therapie

Behandelt wird die Mandelentzündung mit

- Bettruhe,
- feuchtwarmen Halswickeln,
- Mundspülungen und
- Antibiotikagabe bei hohem Fieber oder drohenden Komplikationen.

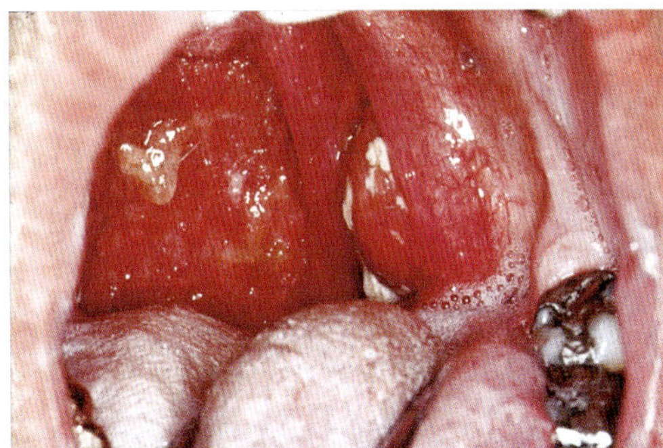

Abb. 6.7 Mandelentzündung (Tonsillitis). Gerötete und stark angeschwollene Gaumenmandel.

Bei immer wieder auftretenden Anginen oder bei chronisch veränderten Gaumenmandeln werden diese operativ entfernt (Tonsillektomie).

Merke

Jede Tonsillitis muss ernst genommen werden. Durch die Bakteriengifte (Toxine) können auch an besonders lebenswichtigen Organen wie an Herz, Nieren und Gelenken schwerwiegende Schäden entstehen.

Eitrige Mandelentzündungen können am Herzen sowohl zu Entzündungen des Herzmuskels als auch zu Entzündungen der Herzinnenhaut führen. Als Folge einer Entzündung an den Herzklappen können Narbenveränderungen zurückbleiben, die zum Herzfehler (S. 74) werden. Daraus ergibt sich eine erhebliche Beeinträchtigung von Funktion und Leistung des Herzens. Als weitere Komplikation kann eine akute oder chronische Nierenschädigung auftreten.

6.3.6 Akuter Luftröhrenkatarrh

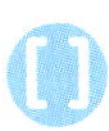

Definition

Beim akuten Luftröhrenkatarrh handelt es sich um eine Schleimhautentzündung der Luftröhre und der Bronchien (Tracheitis, Bronchitis).

Ursache

Der akute Luftröhrenkatarrh ist bedingt durch Viren und Bakterien. Eine weitere Ursache ist das Auftreten chemisch-physikalischer Reize, wie z. B. bestimmte Chemikalien (Säuredämpfe) und Nikotin.

Symptome

Anzeichen für eine drohende Entzündung von Luftröhre und Bronchien sind:

- Husten, zunächst trocken, später von Auswurf begleitet
- ein brennendes Gefühl hinter dem Brustbein
- Brust- und Rückenschmerzen durch die Beanspruchung der Brust- und Rückenmuskulatur beim Husten
- Fieber und allgemeine Abgeschlagenheit

Therapie

Die Behandlung richtet sich nach dem Stadium bzw. den aufgetretenen Symptomen:

- im akuten Stadium: Bettruhe, fiebersenkende Mittel, heiße Getränke, Hustensäfte, Inhalation.
- bei eitrigem Schleim: Antibiotika

Chronische Bronchitiden treten bei Herzinsuffizienz auf, ebenso bei der Überblähung der Alveolen, s. Lungenemphysem (S. 115).

6.3.7 Asthma bronchiale

Definition

Asthma bronchiale ist eine anfallsweise auftretende Atemnot, die durch eine Verengung der Atemwege bedingt ist.

Ursache

Die Ursache ist ein Krampf der Bronchialmuskulatur und die Schwellung der Bronchialschleimhaut. Diese produziert einen zähen Schleim, wodurch eine zusätzliche Einengung der Atemwege entsteht. Begünstigender Faktor kann außerdem eine Überempfindlichkeit (Allergie) gegen bestimmte Stoffe (z. B. „Hausstaub", Tierhaare, Arzneimittel, Fisch, Primeln, Erdbeeren) sein. Diese Stoffe werden Allergene genannt. Häufig spielen eine erblich bedingte Bereitschaft zu allergischen Erkrankungen und die psychische Komponente eine wesentliche Rolle für das Auftreten dieser Erkrankung.

Therapie

Zur Diagnoseerhärtung wird nach den Stoffen gesucht, die die Überempfindlichkeit hervorrufen. Am günstigsten wäre es, wenn der Kontakt zu diesen Stoffen vermieden wird. Die Umsetzung im Alltag ist jedoch kompliziert (z. B. Hausstaub). Unter solchen Umständen sollte eine sog. Desensibilisierung versucht werden. Ansonsten werden sowohl zur Akut- als auch zur Dauertherapie krampflösende Mittel (in Sprayform) und Kortisonpräparate verwendet. Auch Medikamente, die den zähen Schleim verflüssigen, sowie beruhigende Maßnahmen erweisen sich als hilfreich.

6.3.8 Lungenentzündung

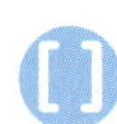

Definition

Die Lungenentzündung (Pneumonie) ist eine akute Infektion des Lungengewebes (▶ Abb. 6.8).

Ist ein ganzer oder sind mehrere Lungenlappen befallen, handelt es sich um eine lobäre Pneumonie (Lappenpneumonie). Wenn nur einzelne Läppchengruppen befallen sind, wird von einer herdförmigen Pneumonie gesprochen. Bronchopneumonie nennt man den Zustand, wenn die den Bronchien unmittelbar benachbarten Lungenbläschen befallen sind.

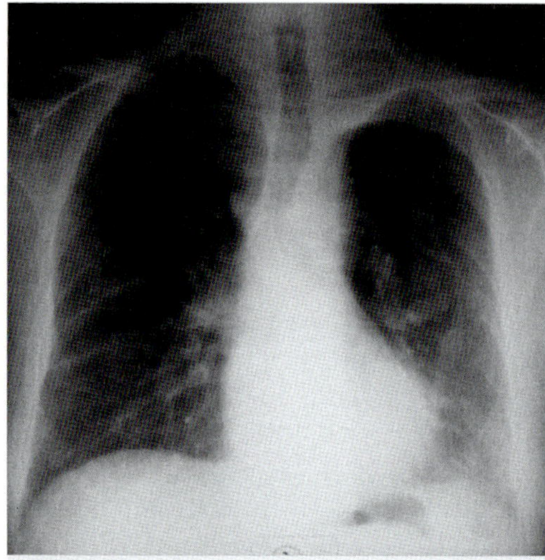

Abb. 6.8 Pneumonie. Im Röntgenbild zeigt sich eine Verschattung im linken Unterlappen.

Ursache

Begünstigende (disponierende) Faktoren und Erreger sind wesentliche Ursachen für eine Lungenentzündung.

▶ **Disponierende Faktoren.** Dies sind Bedingungen, unter denen die Krankheit leicht Fuß fassen kann, wie Erkältungen, Unterernährung, chronischer Alkoholmissbrauch, Fremdkörper in den Atemwegen, z. B. durch Aspiration von Erbrochenem bei frisch operierten Patienten, bei Bewusstlosen, aber auch durch unvorsichtiges Einführen eines Magenschlauchs. Bei alten oder bettlägerigen Patienten besteht die Möglichkeit der Entstehung einer hypostatischen Pneumonie. Durch die Bewegungseinschränkung des Patienten sind die unteren Lungenpartien schlecht belüftet, was einer Infektion Vorschub leistet. Dasselbe gilt auch für Frischoperierte, die infolge Schmerzen tiefe Atembewegungen scheuen.

▶ **Erreger.** Man findet verschiedene Kokkenarten (Staphylokokken, Streptokokken und besonders Pneumokokken), Hämophilus, Chlamydien, Legionellen sowie Pilze und Viren. Die Erreger dringen gewöhnlich auf dem Luftweg in die Lunge ein (in manchen Fällen auf dem Blutweg) und setzen sich in den Lungenbläschen fest. Dort vermehren sie sich und rufen durch ihre Stoffwechselprodukte eine Entzündung hervor.

Symptome

Die häufigsten Anzeichen sind:

- Schüttelfrost
- Fieber
- Nasenflügelatmen
- Kopfschmerzen
- heftige Schmerzen in der betreffenden Brustseite

- Husten mit anfänglich rosa, später rostbraunem Sputum (infolge Beimengung roter Blutkörperchen)

Therapie

Die Lungenentzündung wird behandelt mit
- schleimlösenden Medikamenten,
- Inhalationen und Vibraxbehandlungen,
- erregerspezifischen Antibiotika, ermittelt durch das Antibiogramm und
- Überwachung der Herz-Kreislauf-Funktion.

Um eine Schonatmung nach Operationen zu vermeiden, müssen Frischoperierte ausreichend Schmerzmedikamente erhalten.

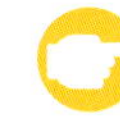

Pflegepraxis

Abklopfen, frühe Mobilisation, atemstimulierende Einreibungen, Atem- und Krankengymnastik sind grundlegende pflegerische und physiotherapeutische Maßnahmen zur Pneumonieprophylaxe.

6.3.9 Lungenemphysem

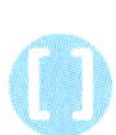

Definition

Unter einem Lungenemphysem wird eine Erweiterung der Lungenbläschen verstanden. Sie ist bedingt durch eine Zerstörung der Alveolarwände.

Das Lungenemphysem tritt vor allem bei Rauchern im Rahmen einer chronisch obstruktiven Lungenerkrankung (COPD = chronic obstructive pulmonary disease) auf und ist von einer chronischen Bronchitis begleitet.

Durch Elastizitätsverlust des Lungengewebes kommt es im Alter zu einem Altersemphysem. Selten können auch Wirbelsäulenveränderungen sowie Asthma bronchiale zu einem Lungenemphysem führen.

Symptome

Leitsymptom des Lungenemphysems ist die Belastungsdyspnoe (Atemnot bei Belastung), wobei sich eine Zyanose (Blaufärbung an Lippen und Nagelbett) ausbilden kann. Diese ist bedingt durch den Sauerstoffmangel. Da die Lungenbläschen (Alveolen) erweitert und ihre Wände unelastisch geworden sind, bleibt bei der Ausatmung eine größere Restluftmenge zurück. Dadurch kann weniger Luft eingeatmet werden; das äußert sich in der für diesen Zustand typischen oberflächlichen Atmung. Um den Sauerstoffbedarf decken zu können, muss der Emphysemkranke rascher atmen (Steigerung der Atemfrequenz).

Die schlecht belüfteten Lungenbläschen sind ein günstiger Boden für Infektionen, die sog. Emphysembronchitis. Die häufigste Ursache dafür ist Rauchen (Nikotinabusus). Durch die stark gedehnten Wände der Lungenbläschen kommt es zu einer Ausziehung und damit Einengung der in ihnen verlaufenden Gefäße.

Zusätzlich kommt es durch den Sauerstoffmangel zur Gefäßverengung. Dies hat zur Folge, dass das Herz mehr Druck und Kraft aufwenden muss, um das Blut durch die verengten Gefäße hindurchzutreiben. Der gesteigerte Arbeitsaufwand des rechten Herzens führt zu einer Zunahme seiner Muskulatur, zur Hypertrophie des rechten Herzens und einer Rechtsherzbelastung. Das Endstadium wird als Cor pulmonale bezeichnet und kann zum vollständigen Pumpversagen (Rechtsherzinsuffizienz) führen.

Therapie

Das Lungenemphysem ist eine nicht umkehrbare Erkrankung des Lungengewebes. Aus diesem Grund ist nur eine symptomatische Behandlung möglich. Das Fortschreiten der Lungenveränderung kann nur verhindert werden durch regelmäßige Atemübungen, Verzicht auf gefäßschädigende Komponenten wie Nikotin und Behandlung der Herzveränderungen.

6

6.3.10 Lungenkrebs

Definition

Lungenkrebs ist ein bösartiger Tumor, der meist vom Epithelgewebe der Bronchien ausgeht. Er ist die zweithäufigste Krebsart bei Männern (14 %).

Ursache

Lungenkrebs wird z. B. hervorgerufen durch die Inhalation von Nikotin, Auspuffgasen, Asbest und krebserzeugenden Stoffen. In vielen Fällen ist die Ursache jedoch unbekannt.

Symptome

Anzeichen, die auf eine Tumorerkrankung im Lungenbereich deuten, sind:
- Reizhusten
- Gewichtsverlust
- allgemeines Krankheitsgefühl
- Auswurf
- Brustschmerzen
- Luftnot

Diagnose

Die endgültige Diagnose wird mithilfe der Röntgenuntersuchungen der Lungen, der Computertomografie (CT) und der Bronchoskopie einschließlich der Gewebebiopsie gestellt.

Therapie

Die Behandlung erfolgt entweder durch
- operative Entfernung des Tumors, wenn die Möglichkeit dazu noch besteht, oder
- Chemotherapie und Röntgenbestrahlung, wobei erwähnt werden muss, dass die Erfolgschancen je nach Tumorart relativ gering sind.

Die Prognose ist im Allgemeinen schlecht und hängt stark von der Art des Tumors und dem Erkrankungsstadium ab. Von 100 Erkrankten leben nach 5 Jahren noch zwischen 10 und 50.

6.3.11 Lungentuberkulose

6

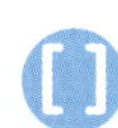

Definition

Die Tuberkulose ist eine Infektionskrankheit, die vorwiegend die Lunge, aber auch andere Organe befallen kann (Darm, Nieren, Knochen). Bei Erkrankung oder Tod besteht Meldepflicht.

Ursache

Der Erreger ist das Tuberkelbakterium (Mykobakterium), ein säurefestes, sehr widerstandsfähiges Stäbchen. Bei der Lungentuberkulose erfolgt die Ansteckung durch fein verteiltes abgehustetes Lungensekret (Tröpfcheninfektion) von Patienten mit sog. offener Tuberkulose.

Selbst im eingetrockneten und mit Straßenstaub vermischten Sputum bleibt das Tuberkelbakterium lebensfähig. Wird solcher Staub aufgewirbelt und eingeatmet, kann auf diesem Wege eine Infektion erfolgen (Staubinfektion). Bei Tuberkulose der Niere und des Darmes werden Tbc-Bakterien im Urin und Stuhl nachgewiesen. Somit kommen diese Ausscheidungen auf dem Wege der Schmierinfektion auch als Infektionsquelle in Betracht.

Merke

Die Tuberkuloseanfälligkeit des Menschen wird erhöht durch Reduktion der Abwehrkräfte bei Mangelernährung, sozialem Elend und vorausgegangenen Erkrankungen.

▸ **Primärkomplex.** Die Erstinfektion erfolgt meist in der Kindheit. Es entwickelt sich eine für die Tuberkulose charakteristische Entzündung in der Lunge, von der Krankheitserreger in die Lymphknoten, vor allem in die der Lungenwurzel, gelangen. Die tuberkulöse Entzündung von Lungengewebe und Lymphknoten nennt man den Primärkomplex. Er kann in diesem Stadium unter bindegewebiger Abkapselung und Verkalkung zwar ausheilen, aber dennoch lebensfähige Tbc-Bakterien enthalten. Die Kalkherde sind als runde Schatten im Röntgenbild sichtbar. Durch diese Erstinfektion, die meist unbemerkt auftritt und ausheilt, entsteht eine gewisse Immunität gegen eine Neuinfektion. Wenn die Neuinfektion die Abwehrkräfte des Organismus massiv schwächt oder die Erstinfektion erst im Erwachsenenalter erfolgt, dann kann eine fortschreitende Tuberkulose entstehen. Die von Tbc-Bakterien befallenen Lungenabschnitte zerfallen. Das abgestorbene Gewebe „verkäst" und wird bei Einbruch in die Bronchien ausgehustet.

▸ **Offene Tuberkulose.** In der Lunge entsteht ein Hohlraum, der Kaverne genannt wird. Die vielen Tbc-Bakterien in den Kavernen werden nun über die Atemwege im Sputum mit ausgehustet. Diese Form der Tuberkulose nennt man offene Tbc, sie ist sehr ansteckend. Beim Einschmelzen des Gewebes bekommt die Kaverne nicht nur Anschluss an das Bronchialsystem, sie kann auch in das Blut- und Lymphgefäßsystem einbrechen. Die Tbc-Bakterien verteilen sich im ganzen Organismus, wodurch neue Infektionsherde in der Lunge selbst, in der Niere, in den Knochen und sogar in den Hirnhäuten entstehen können. Erreicht der Einschmelzungsprozess größere Gefäße und eröffnet sie, kann es zu schweren Blutungen kommen (Bluthusten, ▸ Abb. 6.9). In jedem Stadium ist es möglich, dass die Tuberkulose durch Narbenbildung und Verkalkung nicht weiter fortschreitet, wenn die Abwehrkräfte gesteigert werden und eine gezielte Behandlung durchgeführt wird.

Symptome

Die Tuberkulose äußert sich durch folgende Anzeichen:
- Hüsteln und Husten
- Auswurf und Bluthusten
- Appetitlosigkeit, Gewichtsabnahme, Abgeschlagenheit
- Nachtschweiß und erhöhte Temperaturen

Therapie

Je nach Art der Tuberkulose wird eine medikamentöse Therapie über mehrere Monate durchgeführt. Dafür gibt es speziell auf Tuberkelbakterien wirkende Medikamente (Tuberkulostatika). Bei offener Tuberkulose erfolgt zunächst eine Behandlung im Krankenhaus auf der Infektionsstation. Auch Kontaktpersonen werden medikamentös behandelt (Expositionsprophylaxe), eine Krankenhausaufnahme ist jedoch nicht notwendig.

Die Erkrankungshäufigkeit nimmt in den letzten Jahren wieder deutlich zu. Als Vorbeugung für Nichterkrankte steht der BCG-Impfstoff zur Verfügung, wobei die Impfung keinen lebenslangen Schutz bewirkt und keinen 100%igen Schutz gegen die Infektion gewährleistet. Ein neuer Impfstoff ist in klinischer Erprobung.

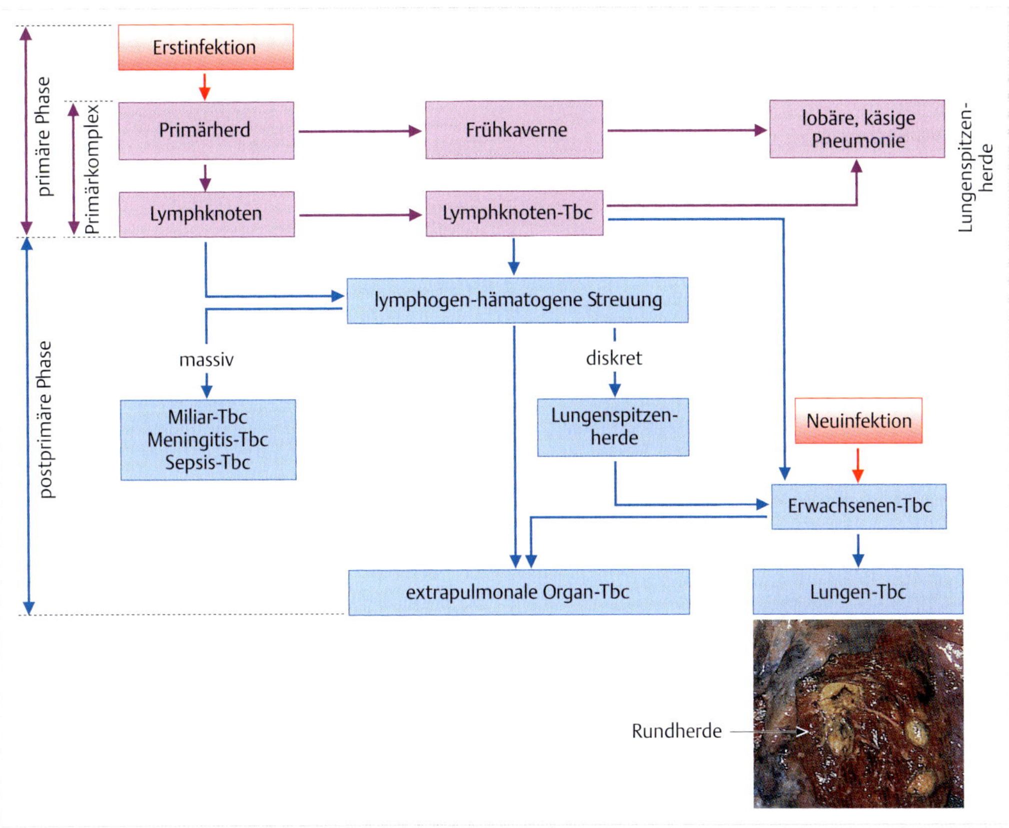

Abb. 6.9 Tuberkulose. Vereinfachte Darstellung des Krankheitsablaufs.

6.3.12 Brustfell- und Rippenfell-entzündung

Definition

Eine Pleuritis ist eine Entzündung des Brustfells. Sie kann trocken oder mit Pleuraerguss ablaufen.

Ursache

Eine Brustfell- und Rippenfellentzündung entsteht häufig als „Begleitpleuritis" bei Erkrankungen der Lunge (Pneumonie, Lungenkrebs). Bei Brustwandverletzungen können Brustfellentzündungen durch Infektionen von außen her auftreten. Am häufigsten kommt sie jedoch bei der Lungentuberkulose vor.

Symptome

Führendes Anzeichen einer Pleuritis ist der atemabhängige Schmerz. Die Entzündung der Pleurablätter bedingt häufig eine vermehrte Sekretion von Flüssigkeit, die sich in der Pleurahöhle als Erguss sammeln kann. Bei Verstärkung des Ergusses vermindern sich die Schmerzen. Der Patient hat aber stärkere Atemnot, da die Lunge durch den Erguss eingeengt wird.

Therapie

Die Behandlung richtet sich nach der Grundkrankheit. Der Pleuraerguss kann sich von allein zurückbilden (resorbieren). Wenn dies nicht geschieht, muss er abpunktiert werden. Folgenschwer ist die Bildung von Verklebungen und Verschwartungen aufgrund der Entzündung, weil sie zur Beeinträchtigung der Lungenbeweglichkeit führen.

6.4 Verletzungen des Brustkorbs

Definition

In der Medizin wird unterschieden zwischen offenen, penetrierenden und geschlossenen, stumpfen Verletzungen.

Je nach Unfallmechanismus, z. B. Schuss, Stich, Aufprall (z. B. Absturz aus größerer Höhe, Aufprall auf das Lenkrad, Sturz auf Möbelkanten), kann der Brustkorb von außen verletzt oder auch unversehrt bleiben. Stumpfe Gewalteinwirkungen können folgende Verletzungen verursachen:

- Prellungen der Rippen und der Brustkorbmuskulatur
- Brüche des Brustbeins, Brüche einzelner Rippen
- Brüche mehrerer Rippen (Rippenserienfrakturen) und Rippenstückbrüche (mit Beteiligung der Lunge)

6

Mit diesen Verletzungen wird die natürliche elastische Festigkeit der Brustkorbwand herabgesetzt (instabiler Thorax). Es treten schwere Atembehinderungen auf. Außerdem können Rippenbruchstücke die Pleurahöhle und das Lungengewebe verletzen, s. Pneumothorax, Hämatothorax (S. 120). Die auf den Brustkorb einwirkende Gewalt kann sich fortpflanzen und zu Ein- und Abrissverletzungen der Bronchien und der großen Gefäßstämme führen oder auch Quetschungen des Lungen- und Herzgewebes (Herz-Lungen-Kontusion) verursachen. Folgende Verletzungen sollen näher beschrieben werden:

- einfacher Rippenbruch
- Rippenserienfraktur mit instabiler Thoraxwand
- Pneumo- und Hämatothorax

6.4.1 Rippen- und Rippenserienbrüche

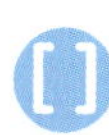

Definition

Rippenbrüche sind die häufigsten Verletzungen am Thorax. Je nach Art und Intensität der Gewalteinwirkung können nur eine Rippe oder mehrere Rippen gebrochen sein. Bei mehr als 3 gebrochenen Rippen spricht man von einer Rippenserienfraktur.

Einfache Rippenfraktur

Die einfache, unkomplizierte Fraktur einer Rippe ist harmlos, wenn auch schmerzhaft.

Symptome

Einfache Rippenfrakturen verursachen Druckschmerzen über der Bruchstelle und Schmerzen beim Atmen, besonders beim Husten und Niesen.

Therapie

Bei Bedarf erhält der Patient Schmerzmittel, ansonsten ist keine spezielle Behandlung notwendig.

Rippenserienbrüche

Die Rippenserienbrüche sind schwerwiegende, lebensbedrohliche Verletzungen, besonders dann, wenn einzelne Rippen mehrfach in Stücke zerbrochen sind. Es entsteht eine schwere Beeinträchtigung der Atemmechanik des Brustkorbs.

Merke

Der Brustkorb mit einer sichtbaren Einschränkung der Atemmechanik wird als instabiler Thorax bezeichnet. Die dazugehörenden Atembewegungen nennt man paradox.

Symptome

Die paradoxen Atembewegungen führen zu veränderten Atembewegungen:

- Beim Einatmen ziehen das tiefer tretende Zwerchfell und der stärker werdende Unterdruck die zerstörte Brustwand nach innen und bewirken eine Kompression der Lunge.
- Beim Ausatmen wölbt sich die Thoraxwand nach außen vor; das bewirkt eine Mangelbelüftung der Lunge.

Die paradoxen Atembewegungen bewirken eine schwere Beeinträchtigung der Lungenfunktion, außerdem ein Hin- und Herflattern des Mittelfellraums (Mediastinum), in dem das Herz und die großen Blutgefäße liegen. Das führt zu schweren Störungen der Herzfunktion. Der Patient hat Schmerzen und leidet an Atemnot.

Komplikationen

Komplikationen sind möglich, wenn Rippenbruchstücke Lungen- und Rippenfell durchspießen und das Lungengewebe verletzen. Dadurch können ein Pneumothorax oder ein Hämatothorax entstehen. Als Folge des instabilen Thorax kann nach einigen Tagen eine Lungenentzündung in den schlecht belüfteten Lungengebieten auftreten.

Therapie

Die Behandlung hängt vom Zustand des Patienten ab. Meist reicht eine Schmerztherapie aus. Bei Ateminsuffizienz werden die Patienten im künstlichen Koma maschinell beatmet und intensivmedizinisch überwacht.

6.4.2 Pneumothorax

Definition

Zwischen Lungen- und Rippenfell befindet sich ein schmaler Spalt, der mit Flüssigkeit gefüllt ist (Pleuraspalt). Dadurch haften beide Pleurablätter fest aneinander. Bei Atembewegungen können sie sich gegeneinander verschieben, aber nicht voneinander abheben. Gegenüber der Außenluft besteht im Pleuraspalt ein Unterdruck von -4 bis -12 cm Wassersäule. Dringt infolge einer Verletzung Luft in den Pleuraspalt ein, wird der Unterdruck aufgehoben und das Lungengewebe fällt in sich zusammen. Dabei entsteht ein Pneumothorax. Er kann auf verschiedene Art und Weise entstehen.

Man unterscheidet zwischen innerem und äußerem Pneumothorax sowie zwischen Spannungspneumothorax, Mantelpneumothorax und Spontanpneumothorax.

▸ **Innerer Pneumothorax.** Hier tritt Luft von der Lunge (von „innen") in die Pleurahöhle aus. Das geschieht, wenn die mit Brustfell überzogene Lunge eingerissen ist. Der gleichseitige Lungenflügel zieht sich dann seiner Eigenelastizität folgend zusammen (▸ Abb. 6.10).

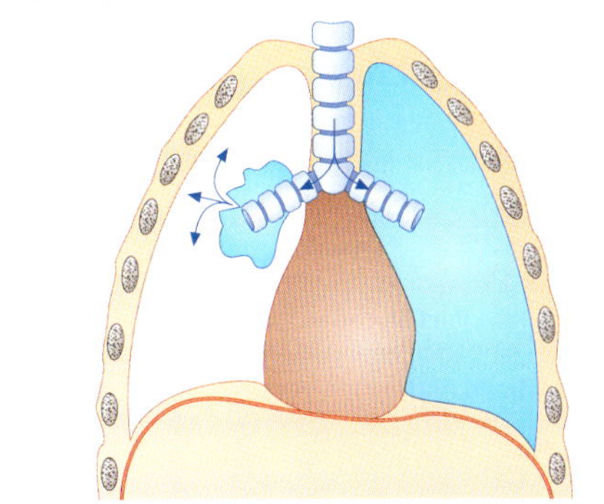

Abb. 6.10 Pneumothorax. Durch das Brustfell tritt eingeatmete Luft in den Pleuralspalt. Die rechte Lungenhälfte schrumpft zusammen.

▸ **Äußerer Pneumothorax.** Durch die Thoraxwandverletzung wird bei der Einatmung Luft (von „außen") in die Pleurahöhle gesaugt. Dabei wird Luft aus dem kollabierten Lungenflügel in den gesunden Lungenflügel herübergezogen. Bei der Ausatmung entweicht Luft aus der verletzten Pleurahöhle, womit sich der kranke Lungenflügel wieder etwas ausdehnt. Die Luft aus dem gesunden Lungenflügel „pendelt" zum Teil in den kranken Lungenflügel zurück und wird nicht vollständig über die Luftröhre abgeatmet. Das Herz verlagert sich während der Einatmung zur gesunden Seite, während der Ausatmung zur verletzten Seite (▸ Abb. 6.11).

▸ **Spannungspneumothorax.** Die Brustwand wird von außen z. B. durch einen Schuss oder Stich verletzt. Durch den Verletzungskanal dringt Luft in den Pleuraspalt ein und verursacht einen Pneumothorax. Bleibt der Kanal offen, strömt bei jedem Einatmen mehr Luft in die betroffene Brustkorbseite ein. Bei der Ausatmung verschließt sich häufig der Verletzungskanal durch die Wundränder, die angesaugte Luft kann nicht mehr entweichen (Ventilmechanismus). Man spricht von einem Ventil- oder Spannungspneumothorax. Mit jedem Atemzug wird die Luftspannung in der verletzten Brustseite größer, das Herz und die großen Gefäße werden zur gesunden Seite hin verdrängt. Dadurch wird die durch das Zwerchfell hindurchlaufende untere Hohlvene zunehmend abgeklemmt. Das bedeutet, dass immer weniger venöses Blut zum Herzen und über den kleinen Blutkreislauf zur Sauerstoffaufnahme in die Lungen gelangt. Es entsteht eine extreme Sauerstoffnot, die zum Schock führt (▸ Abb. 6.12).

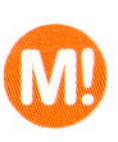

Merke

Der Spannungspneumothorax ist ein akut lebensbedrohlicher Notfall, der eine sofortige Dränage der Pleurahöhle erfordert.

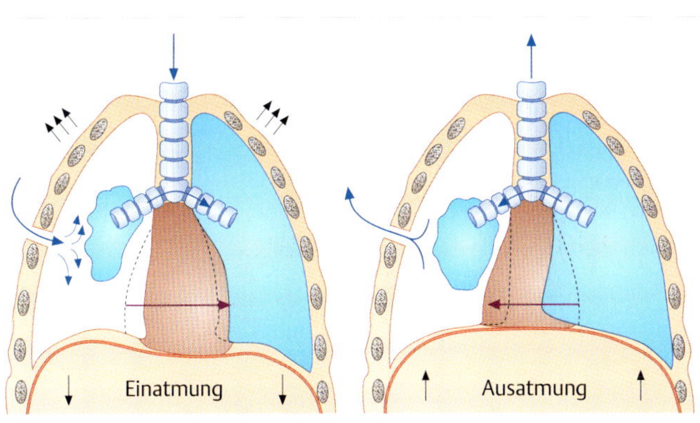

Abb. 6.11 Medistinalflattern bei Pneumothorax. Durch eine Verletzung der Brustwand (z. B. Schuss oder Stich) dringt Luft von außen in den Pleuralspalt. Die Lunge schrumpft. Beim Ausatmen entweicht die Luft zum Teil wieder aus der Pleurahöhle. Das Herz verlagert sich beim Einatmen zur gesunden Seite beim Ausatmen zur verletzten Seite (Pfeilrichtung). Dies nennt man Mediastinalflattern.

6

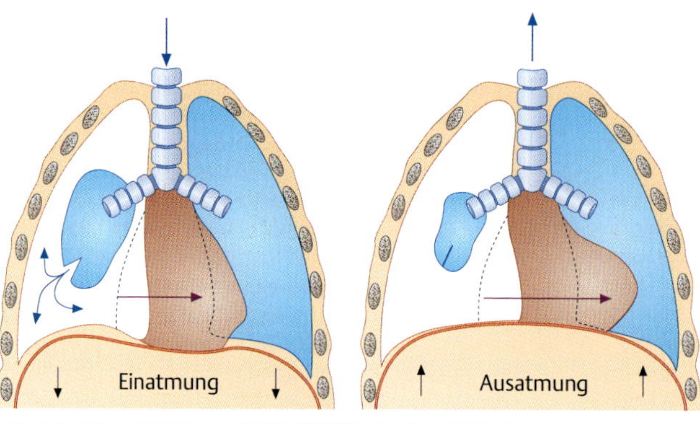

Abb. 6.12 Spannungspneumothorax. Ein Spannungspneumothorax entsteht, wenn die im Pleuralspalt entweder von außen oder von innen eingedrungene Luft nicht mehr entweichen kann, der Druck wird bei jedem Atemzug erhöht (Ventilmechanismus). Es kommt zur Mediastinalverlagerung (Pfeil) mit der Gefahr des Herz-Kreislauf-Stillstands.

▸ **Mantelpneumothorax.** Die Brustwand, äußerlich geschlossen, wird durch ein Rippenbruchstück von innen her verletzt, indem es beide Pleurablätter durchspießt und die Lunge verletzt. Luft gelangt über den Nasen-Rachen-Raum, Bronchialraum und durch das verletzte Lungenfell in den Pleuraspalt. Dringt nur wenig Luft in den Pleuraspalt ein, spricht man von einem Mantelpneumothorax. Dabei ist die Lunge nur teilweise kollabiert und von einer mantelförmigen Luftansammlung umgeben. Dringt viel Luft in den Pleuraspalt ein, so fällt die betroffene Lunge ganz zusammen, der entsprechende Brustraum ist gänzlich mit Luft ausgefüllt.

▸ **Spontanpneumothorax.** Ein Spontanpneumothorax kann bei angeborenem und erworbenem Lungenemphysem auftreten, indem im Lungengewebe spontane Einrisse auftreten.

Symptome

Die Symptome dieses Zustands sind:

- rapide Verschlechterung des Allgemeinzustands
- Atemnot
- Blaufärbung der Haut (Zyanose)
- das Hervortreten der Halsvenen
- akute Lebensgefahr, wenn der schnelle, fliegende Pulsschlag plötzlich in einen langsamen unregelmäßigen Puls überwechselt (Spannungspneumothorax)

Therapie

Einige Formen des Pneumothorax bilden sich spontan zurück. Es wird eine Thoraxdränage gelegt, außer wenn sich nur sehr wenig Luft im Pleuraspalt befindet. Bei großen Lungenverletzungen und bei immer wieder auftretendem Spontanpneumothorax muss der Defekt operativ übernäht werden (meist endoskopisch).

Merke

M!

Steigt der Druck im Pleuraraum rapide an, entwickelt sich eine lebensbedrohliche Situation. Es erfolgt eine Verschiebung des Mittelfellraums (Mediastinalverlagerung) zur gesunden Seite hin. Die Seitenverschiebung des Herzens kann zum akuten Herztod führen.

6.4.3 Hämatothorax

Definition

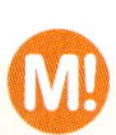

Durch Rippenbrüche, Schuss- und Stichverletzungen können Blutgefäße verletzt werden, die dann in den Brustraum hineinbluten. Das sich in der Brusthöhle ansammelnde Blut komprimiert die Lunge und behindert damit ihre Funktion.

Therapie

Beim Hämatothorax kommt die Blutung je nach Ausmaß der Verletzung und Gefäßgröße von selbst zum Stillstand oder sie muss durch operative Eröffnung des Thorax gestillt werden.

Die Therapie des Pneumo- sowie des Hämatothorax ist das Legen einer Thoraxdränage (Bülau-Dränage). Die Luft bzw. das Blut wird abgesaugt, sodass sich die Lungenhälfte wieder entfalten kann. Die Lungenblätter verkleben im Bereich der Verletzung nach wenigen Tagen von selbst. Danach kann die Dränage wieder entfernt werden.

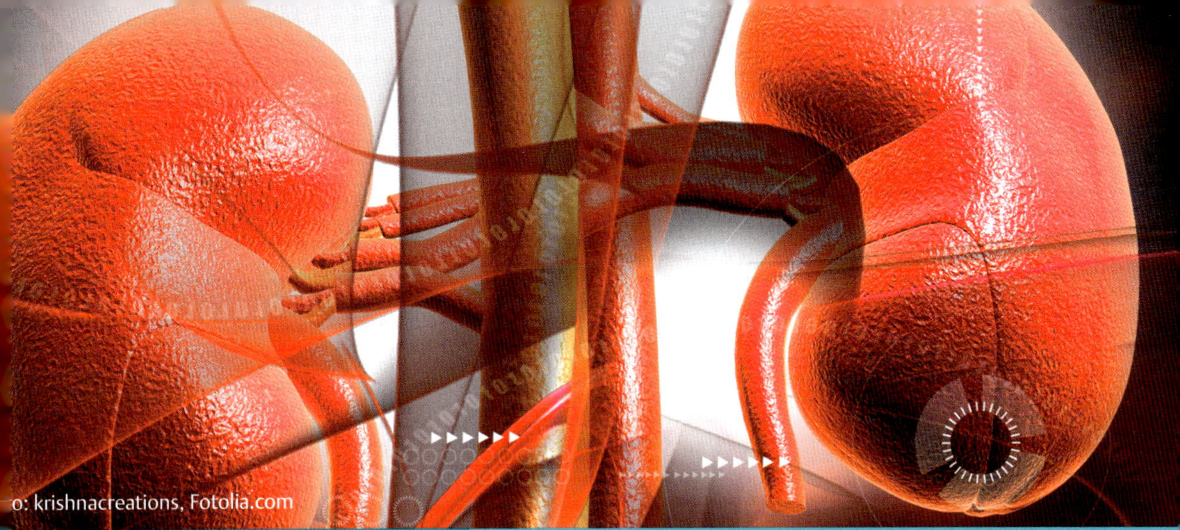

Kapitel 7

Harnorgane

7.1 Aufgabe und Funktion 122

7.2 Erkrankungen der Harnorgane 124

7.3 Verletzungen des Harntrakts 132

7 Harnorgane

Walther Wenzel

7.1 Aufgabe und Funktion

Zu den Harnorganen gehören die beiden Nieren, in denen sich die Nierenbecken, Nierenkörperchen und Harnkanälchen befinden. Die beiden Harnleiter, die Harnblase und die Harnröhre (▶ Abb. 7.1) sind die ableitenden Anteile des Harnsystems.

7.1.1 Nieren

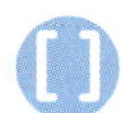

Definition

Die Nieren besitzen ein bohnenförmiges Aussehen und haben ein Gewicht von jeweils 120–160 g. Eine Niere ist ca. 12 cm lang, 6 cm breit und 3 cm dick. Die Nieren sind paarig angelegt und befinden sich im rückwärtigen Bauchfellraum

Die Nieren liegen rechts und links der Wirbelsäule in Höhe des 11.–12. Brustwirbels. Die Nieren reichen etwa bis zum 2.–3. Lendenwirbel. Die rechte Niere liegt etwas tiefer als die linke. An der eingedellten Seite befindet sich der Nierenhilus. Es ist die Stelle, an der die Nierenschlagader in die Niere eintritt, die Nierenvene und der Harnleiter die Niere verlassen. Umgeben ist die Niere von einer derben bindegewebigen Kapsel. Darauf folgt eine Fettkapsel mit einer weiteren Bindegewebehülle. Die Oberfläche der Niere ist glatt, die Farbe braunrot.

Der Längsschnitt durch eine Niere zeigt, dass das Nierengewebe aus 2 deutlich voneinander abgegrenzten Schichten besteht:

- Außen, unter der Nierenkapsel, befindet sich die etwa 7 mm breite, körnige Rindenschicht.
- Innen liegt die Marksubstanz in Form von feinstreifigen pyramidenförmigen Kegeln, deren Basis der Rinde aufsitzt.

Die Rindenschicht ragt in die Marksubstanz vor. Die Spitzen der 10–12 Markpyramiden ragen in die Nierenkelche hinein. Diese bilden in ihrer großen Gesamtheit das Nierenbecken. Die Nierenkelche fangen den im Nierengewebe gebildeten Urin auf und erweitern sich zum Nierenbecken. Das Nierenbecken geht in den Harnleiter über. Das unterschiedliche Aussehen von Rinde und Mark ist durch ihren Feinbau bestimmt. Dieser wird verständlich, wenn die Aufgaben der Niere näher betrachtet werden. Die Niere ist neben Lunge, Darm und Haut das wichtigste Ausscheidungsorgan. Ausgeschieden werden Wasser, Endprodukte des Eiweißstoffwechsels, Salze und giftig wirkende Substanzen. Die Niere filtert das Blut bzw.

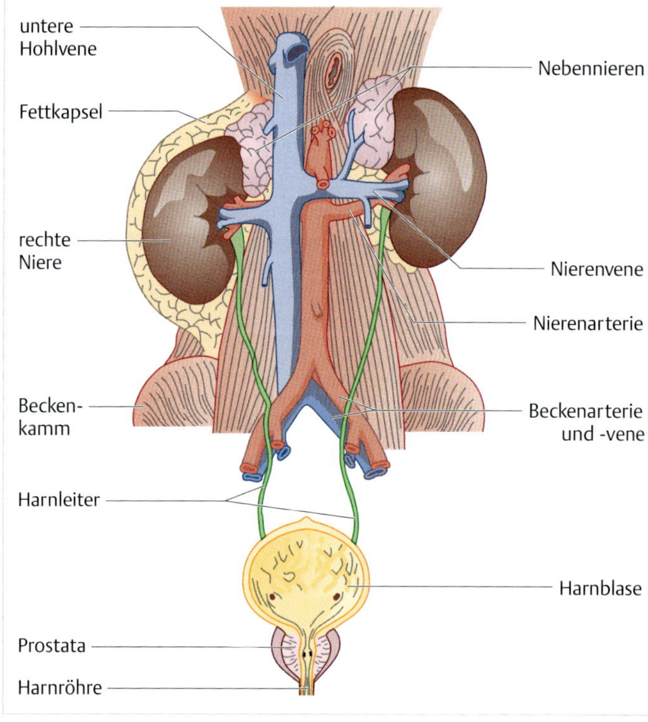

Abb. 7.1 Harnorgane. Ansicht von vorne der Harnorgane eines Mannes. Alle Organe liegen außerhalb der Bauchhöhle hinter dem Bauchfell.

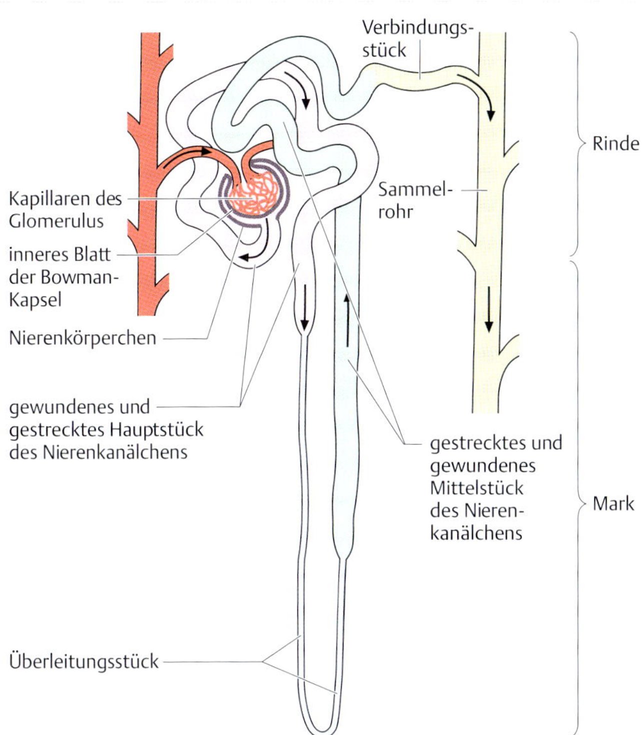

Abb. 7.2 Nephron. Die eigentliche Arbeitseinheit der Niere, die sich über Mark und Rinde erstreckt, besteht aus Nierenkörperchen (Glomerulum) mit Blutgefäßen, proximalem Tubulus, Henle-Schleife, distalem Tubulus und Sammelrohr.

das Blutplasma. Das Endprodukt der Filtration ist der Urin. Durch die Nierenarbeit werden nutzlose und unschädliche Stoffe aus dem Körper entfernt. Der Wasser- und Elektrolythaushalt des Organismus wird reguliert. Damit bleibt die Zusammensetzung der Körperflüssigkeit konstant. Für die Filterarbeit der Niere ist ein möglichst intensiver Kontakt zwischen Nierengewebe und Blut notwendig. Der Blutdruck spielt dabei eine Rolle. Deshalb muss das Blut die Niere immer wieder durchströmen. In 24 Stunden durchlaufen ca. 1500 l Blut die Nieren, davon werden ca. 1,5–2 Liter Urin abfiltriert.

Nierenkreislauf

Durch die Nierenschlagader strömt sauerstoffreiches Blut in die Niere. Sie verästelt sich zu immer kleineren Gefäßen und erreicht schließlich die Größe von Kapillaren. Diese arteriellen Kapillaren geben zunächst keinen Sauerstoff ab und gehen nicht, wie in anderen Geweben, in venöse Kapillaren über. Sie bilden Schlingen, die sich zu Knäueln aneinanderlegen. Dieses Kapillarknäuel ist von einer feinen bindegewebigen Haut umgeben, die mit einschichtigem Epithel ausgekleidet ist. Die Membran wird Bowman-Kapsel genannt. Die Knäuel heißen Nierenkörperchen oder Glomeruli.

▸ **Glomeruli.** Zahlreiche kleine, mit einer Lupe sichtbare Nierenkörperchen befinden sich in der Nierenrinde. Sie verursachen deren körniges Aussehen. Die das Gefäßknäuel verlassende Kapillare enthält immer noch arterielles Blut, erst jetzt wird es für die Ernährung des Nierengewebes genutzt. Das daraus entstehende sauerstoffarme Blut wird in der üblichen Weise über das venöse System abgeleitet (▸ Abb. 7.2).

In den Glomeruli findet die Filtration des Blutplasmas statt. Der hier gebildete Primärharn wird von der Kapsel aufgefangen und einem System von Harnkanälchen zugeleitet. Die verschiedenen Abschnitte der Kanälchen verlaufen gewunden (in der Rinde) und gestreckt (in den Pyramiden) und verursachen dadurch vorwiegend das verschiedenartige Aussehen der 2 Schichten.

▸ **Harnkanälchen.** Die Harnkanälchen haben nicht nur die Aufgabe, den Urin weiterzuleiten, sondern ihn in bestimmten Strecken auch zu verändern, indem Wasser, Glukose und Salze rückresorbiert und andere Stoffe abgegeben werden. Die Rückresorption des Wassers ist beträchtlich, denn aus ca. 180 l Vorharn (Primärharn) werden 1,5–2 l Urin. Die Kanälchen vereinigen sich mit den anderen zu den Sammelröhrchen und enden in den Harnporen auf den Papillen der Pyramiden, die von den Nierenkelchen umgeben sind.

▸ **Nierenbecken.** Die trichterförmigen Nierenkelche vereinigen sich zum Nierenbecken. Dieses ist ein bindegewebiger Sack, der von Epithelzellen ausgekleidet ist. In der Wand des Nierenbeckens ist glatte Muskulatur eingelagert. Nach unten hin verjüngt sich das Nierenbecken und geht in den Harnleiter über.

7.1.2 Harnleiter, Harnblase und Harnröhre

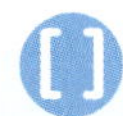

Definition

Der Harnleiter ist ein ca. 3 mm dicker und 30 cm langer Schlauch, der zur Harnblase führt. Die Harnblase ist ein ballonförmiger Sammelbehälter. Sie kann im Bedarfsfall bis zu 700–800 ml Urin aufnehmen.

Die Harnleiter münden an der Hinterseite der Harnblase in flachem Winkel, die Harnröhre liegt wie ein Trichter etwa in der Mitte des Harnblasenbodens.

7

Harnleiter

Die Harnleiter sind die Verbindungsrohre zwischen Nierenbecken und Harnblase. Jeder Harnleiter ist ca. 30 cm lang und von einer Epithelzellenschicht ausgekleidet. Die Wand enthält Muskelfasern, die durch regelmäßige Kontraktionen den Urin in Richtung Blase befördern.

Harnblase

Die beiden Harnleiter münden von hinten unten in die Harnblase. Sie verlaufen schräg durch die Blasenwand. Die Harnblase liegt vorn im kleinen Becken hinter der Schamfuge. Ihre Form hängt vom Füllungszustand ab. Den höchsten Punkt der Harnblase bezeichnet man als Blasenscheitel, den tiefsten als Blasengrund oder Blasenboden. Der Blasenscheitel ist mit Bauchfell überzogen. Die Blasenwand enthält mehrere Schichten glatter Muskulatur. Durch ihre unwillkürliche Kontraktion wird die Blase entleert. Innen ist die Blase mit Schleimhaut ausgekleidet, die bei leerer Harnblase in Falten liegt. Die Schleimhautfalten glätten sich, wenn sich die Harnblase füllt. Am Blasenboden befinden sich die schlitzförmigen Mündungen der Harnleiter, durch die der Urin rhythmisch in die Blase gelangt, der von den Nieren laufend produziert wird. Sie bilden zusammen mit dem Abgang der Harnröhre das Blasendreieck. In diesem Bereich bilden die Muskelfasern der Blasenwand den sog. inneren Blasenschließmuskel. Ein weiterer Ringmuskel umfasst die Harnröhre etwas weiter unten. Dieser besteht jedoch aus quer gestreifter Muskulatur und bietet so die Möglichkeit, willkürlich die Blase zu verschließen.

Harnröhre

Die Länge der ebenfalls mit Schleimhaut ausgekleideten Harnröhre ist geschlechtsbedingt unterschiedlich. Die weibliche Harnröhre ist ca. 6 cm lang und mündet im Scheidenvorhof kurz hinter der Klitoris. Beim Mann ist sie sehr viel länger, ca. 20 cm. Sie durchzieht die Prostata und das männliche Glied. Die Harnröhre des Mannes mündet an der Spitze der Eichel. Die unterschiedliche Länge der Harnröhre hat zur Folge, dass aufgrund der kürzeren Barriere gegen Krankheitserreger Frauen häufiger Harnwegsinfektionen bekommen als Männer.

7.2 Erkrankungen der Harnorgane

Erkrankungen der Harnorgane sind vielfältig. Sie reichen von der einfachen Blasenentzündung bis hin zum akuten Nierenversagen und der Nierentransplantation. Häufig treten auch Fehlbildungen auf, die entsprechende Therapien erfordern.

Angeborene Fehlanlagen (Anomalien) der Nieren kommen relativ oft vor. Sind die beiden Nieren vor der Wirbelsäule miteinander verwachsen, spricht man von einer Hufeisenniere. Nicht selten findet man auf einer Seite eine zweite Niere (Doppelniere).

Als weitere Variante kann eine Niere gar nicht (Nierenaplasie) oder als sog. Zwergniere vorhanden sein. Bei einer Zystenniere ist das Nierengewebe weitgehend von Hohlräumen durchsetzt. Diese vergrößern sich im Laufe der Jahre und führen dann durch zunehmende Verdrängung des normalen Nierengewebes bis hin zum Nierenversagen.

7.2.1 Untersuchungsmethoden

Einige typische Untersuchungsmethoden sollen im nächsten Absatz näher erläutert werden.

▶ **Urinuntersuchung.** Beurteilung von Menge, Farbe und spezifischem Gewicht gehört zur Aufgabe der Pflegeperson im Rahmen der Patientenbeobachtung. Einige Krankheitszustände, die sich an Farbe und Menge des Urins erkennen lassen, sind in ▶ Tab. 7.1 dargestellt.

Im Labor gibt es weitere verschiedene Möglichkeiten, um den Urin zu untersuchen:

- Die Menge des ausgeschiedenen Urins wird gemessen.
- Die Farbe des normalen Urins, die je nach Konzentration wasserhell bis dunkelgelb und klar ist, wird betrachtet. Der Urin reagiert sauer oder alkalisch. Die Reaktion wird mit Teststreifen festgestellt (▶ Abb. 7.3).
- Das spezifische Gewicht wird mittels Urometer gemessen. Das spezifische Gewicht gibt einen Hinweis über die Harnkonzentration.
- Mit dem Urinsediment werden die festen Bestandteile des Urins untersucht. Zu diesem Zweck muss der Urin zentrifugiert werden. Der entstehende Bodensatz wird auf einen Objektträger geträufelt, unter dem Mikroskop betrachtet und beurteilt.
- Es erfolgen weitere laborchemische Untersuchungen des Urins auf Eiweiß, Zucker, Azeton, Blut und Gallenfarbstoffe.

Mit einer Clearance-Bestimmung wird die Funktion des Glomerulus- und Tubulusapparates der Niere geprüft.

▶ **Sonografie.** Sie ist die gängigste Methode zur schmerzfreien Untersuchung und Betrachtung der Harnorgane.

Tab. 7.1 Beobachtbare Krankheitsbilder

Bezeichnung	Befund	Ursachen (Beispiele)
Proteinurie	Eiweiß im Urin (durch Urin-Teststreifen überprüfbar)	Nierenerkrankungen (z. B. Glomerulonephritis)
Glukosurie	Zucker im Urin (durch Urin-Teststreifen überprüfbar)	Diabetes mellitus
Leukozyturie	Leukozyten im Urin (durch Urin-Teststreifen überprüfbar)	Harnblasenentzündung
Polyurie	Urinausscheidungsmenge zu hoch (mehr als 2,5 l pro Tag)	Diabetes mellitus, zu hohe Flüssigkeitszufuhr
Oligurie	Urinausscheidung gering (weniger als 500 ml pro Tag)	Nierenversagen, Schock
Anurie	Urinausscheidung sehr gering (weniger als 100 ml pro Tag)	Nierenversagen, Schock
Dysurie	erschwertes, meist schmerzhaftes Wasserlassen	Harnwegstumoren, Harnwegsinfekte, Prostatavergrößerung
Pollakisurie	häufiger Harndrang mit nur geringer Urinmenge	Harnwegstumoren, Harnwegsinfekte, Prostatavergrößerung, bei Frauen Reizblase
Nykturie	vermehrtes nächtliches Wasserlassen	Herz- oder Niereninsuffizienz, Medikamente

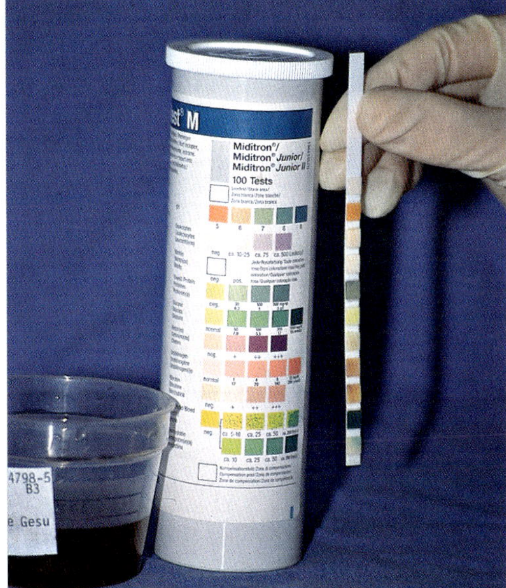

Abb. 7.3 Teststreifen zur Urindiagnostik. Die Streifen werden in den Urin eingetaucht und das Ergebnis je nach Verfärbung in den einzelnen Feldern nach 1–2 Minuten abgelesen.

▸ **Uroflowmetrie.** Dabei wird die Geschwindigkeit des Harnflusses in Abhängigkeit von der Zeit gemessen.

▸ **Röntgenuntersuchung, Ausscheidungsurogramm.** Ein Kontrastmittel wird dem Patienten intravenös verabreicht. Damit wird es möglich, die Ausscheidung über die Nierenhohlräume und ableitenden Harnorgane röntgenologisch zu verfolgen.

▸ **Computertomografische Untersuchung.** Die Niere und ableitenden Harnwegsorgane werden schichtweise darstellt. Zur Feindiagnostik wird Kontrastmittel intravenös verabreicht, das anschließend über die Niere ausgeschieden wird.

▸ **Nierenangiografie.** Ein Katheter wird über die Körperschlagader in die Nierenschlagader eingeführt und Kontrastmittel injiziert. Auf den Röntgenbildern sieht man Veränderungen an den Nierengefäßen, z. B. bei Tumoren oder Zysten.

▸ **Magnetresonanztomographie (MRT).** Spezielle Fragestellungen werden mit dieser Methode untersucht.

7.2.2 Harnblasenentzündung

Definition

Die Blasenentzündung (Zystitis) ist eine bakteriell ausgelöste Entzündung der Harnblase. Sie tritt sehr häufig auf, wobei Frauen wesentlich häufiger betroffen sind als Männer. Jede 5. Frau erkrankt mindestens 1-mal in ihrem Leben an einer Blasenentzündung.

Ursache

Die Blasenentzündung wird durch verschiedene Bakterien hervorgerufen. Sie tritt meist als aufsteigende Infektion über die Harnröhre auf. Weitere begünstigende Faktoren sind Blasenentleerungsstörungen, wie sie bei Prostatavergrößerungen vorkommen.

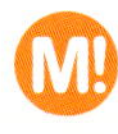

Merke

Besonders gefährdet sind Patienten, die einen transurethralen Katheter erhalten müssen. Durch den Katheter können Keime in die Harnblase einwandern und lösen eine Blasenentzündung aus.

Symptome

Folgende Symptome können Anzeichen einer Blasenentzündung sein:

- Brennen beim Wasserlassen
- häufiger Harndrang
- unangenehmer Geruch des Urins
- in seltenen Fällen Fieber und Störung des Allgemeinbefindens

Wichtig ist eine weiterführende Diagnostik, die abklären muss, ob anlagebedingte oder krankhafte Veränderungen vorliegen, die eine Blasenentzündung begünstigen.

Therapie

Die Behandlung erfolgt durch eine kurzfristige Antibiotikagabe und eine reichliche Flüssigkeitszufuhr. Die Blase wird durch die vermehrte Urinausscheidung gespült.

7

7.2.3 Nieren- und Blasensteine

Definition

Steine können in Nieren, Harnleitern und Blase entstehen (▶ Abb. 7.4). Die Größe eines Steines variiert zwischen feinem Harngrieß und einem großen sog. „Ausgussstein", der das ganze Nierenbecken ausfüllt.

Ursache und Symptome

Die Entstehungsursache von Nieren- und Blasensteinen ist nicht sicher geklärt. Die Wanderung eines Steines kann eine Engstelle der abführenden Harnwege verursachen, die zu einer Urinstauung oberhalb der Engstelle und zu einer Infektion führt.

Gelangt ein Stein in den Harnleiter, so kommt es zur Harnleiterkolik mit quälenden Schmerzen im Bereich des Rückens, des Bauches und in der Leistengegend, die meist zur Innenseite der Oberschenkel ausstrahlen. Dazu kommen Übelkeit, Erbrechen, Schweißausbruch sowie Harndrang.

Blasensteine können symptomlos vorhanden sein oder eine Blasenreizung hervorrufen. Der Abgang von kleinen Blasensteinen durch die Harnröhre geht meist ohne Schwierigkeiten vor sich.

Therapie

Die Schmerzbekämpfung bei einer Nierenkolik steht im Vordergrund. Die Koliken werden durch Gabe von Spasmolytika (krampflösende Medikamente) und intravenöse Schmerzmittelgaben gelindert. Der Patient sollte größere Mengen Flüssigkeit (3–4 l) zu sich nehmen und sich bewegen. Damit versucht man, den Stein „auszuschwemmen". Oft gehen die Steine von selbst ab.

Ist das nicht der Fall, kann der Stein mittels Schlinge endoskopisch entfernt werden, wenn er sich im Harnleiter befindet. Nierenbeckensteine wie auch Harnleitersteine können auch von außen durch Stoßwellen zertrümmert werden (Stoßwellenlithotrypsie), sodass sie ohne Operation abgehen können. Große Nierenbeckenausgusssteine müssen in manchen Fällen operativ nach Eröffnen der Niere entfernt werden.

7.2.4 Entzündung der Nierenkörperchen

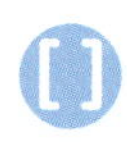

Definition

Die Nierenentzündung (Glomerulonephritis) ist eine Entzündung der Niere, bei der die Nierenkörperchen, die Glomeruli, betroffen sind. Sie tritt akut auf, kann jedoch chronisch werden.

Ursache

Es gibt verschiedene Ursachen der Entstehung. Eine Glomerulonephritis kann z. B. nach einer Mandelentzündung (S. 113), die durch Streptokokkeninfektion verursacht wurde, auftreten. Die chronische Nierenentzündung entsteht aus der akuten Form.

Symptome und Diagnose

Die Erkrankung beginnt meist plötzlich 1–3 Wochen nach Ausbruch des abgelaufenen infektiösen Prozesses mit Fieber, Kopfschmerzen, Erbrechen und Schmerzen in der Nierengegend. Charakteristisch ist außerdem das sofortige Auftreten von Wasseransammlungen im Gewebe, die sich zuerst als Lidödeme (Lidschwellungen) und durch ein aufgedunsenes Gesicht bemerkbar machen. Der Blut-

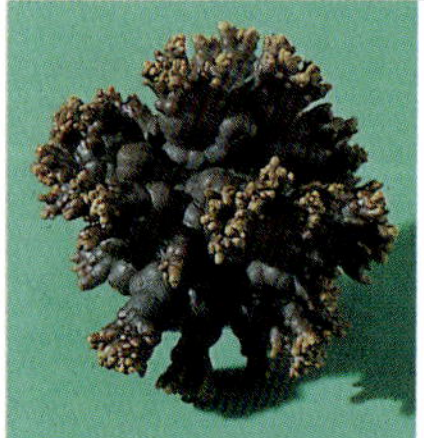
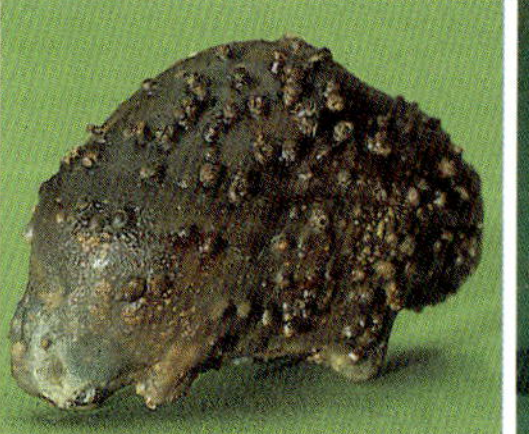
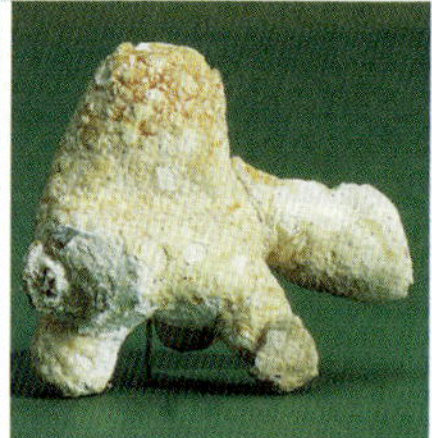
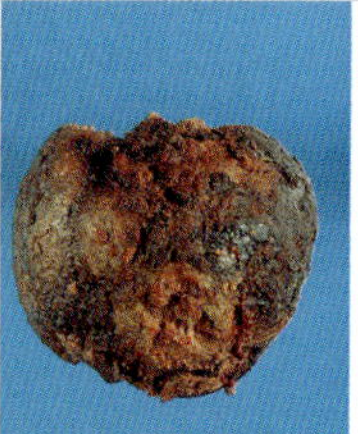
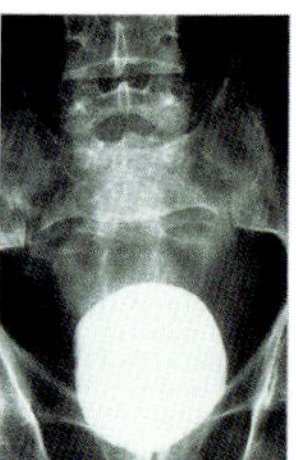

Abb. 7.4 Nierensteine. Verschiedene Steinarten; links ein Korallenstein.

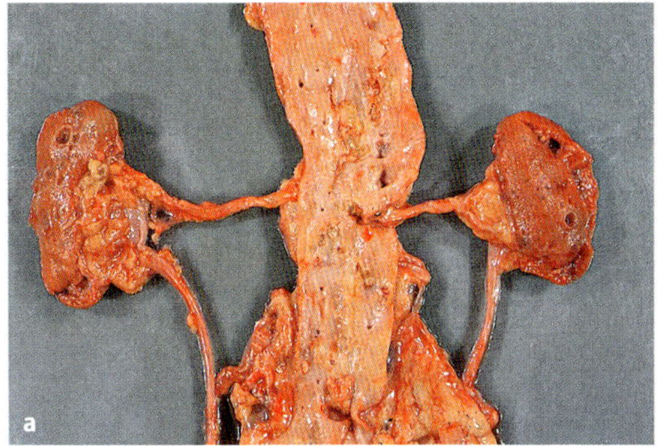

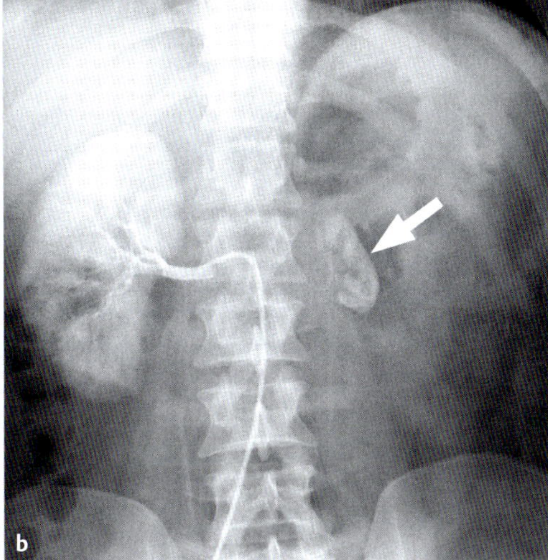

Abb. 7.5 Schrumpfniere. Im Röntgenbild zeigt sich die deutlich kleinere Schrumpfniere (Pfeil) links.

druck ist meist erhöht. Die tägliche Harnmenge ist gering, der Urin ist dunkel, trüb, evtl. deutlich blutig und enthält Eiweiß, d. h., der Urin schäumt stark. Im Urinsediment finden sich infolge krankhafter Durchlässigkeit der Kapillarwände an den Glomerulusschlingen Erythrozyten, Leukozyten und Zylinder.

Patienten mit chronischer Nierenentzündung klagen über ähnliche Symptome (außer erhöhtem Blutdruck und Eiweißausscheidung) wie die der akuten Nierenentzündung. Sie sind nur deutlich weniger ausgeprägt. Die Patienten sind auffallend blass und leiden an starker Müdigkeit.

Therapie

Die Behandlung der Nierenentzündung richtet sich nach den Symptomen und erfolgt durch:

- Bettruhe mit körperlicher Schonung
- salz- und eiweißarme Diät
- Behandlung des Infekts mit einem Antibiotikum
- Ausschwemmen der Wasseransammlungen (Ödeme)
- Behandlung des erhöhten Blutdrucks

Merke

Nur bei etwa 50 % der Erkrankten heilt die Niere komplett aus. Aus diesem Grund sind Nachuntersuchungen über Jahre erforderlich. Die Krankheit kann über Jahre und Jahrzehnte verlaufen und kann schließlich bis zum Nierenversagen (Urämie) führen.

Bei allen akuten und chronischen Nierenentzündungen besteht die Gefahr, dass sich als Folge dieser Erkrankung „Schrumpfnieren" bilden (▸ Abb. 7.5).

7.2.5 Nierenbeckenentzündung

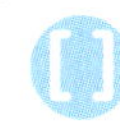

Definition

Die Nierenbeckenentzündung (Pyelonephritis) ist eine durch Bakterien verursachte Entzündung des Nierengewebes und des Nierenbeckens. Nach dem Verlauf unterscheidet man eine akute und chronische Nierenbeckenentzündung. Sie ist eine der häufigsten Nierenerkrankungen. In etwa 20 % der Fälle entwickelt sich aus der chronischen Pyelonephritis ein Nierenversagen.

Akute Nierenbeckenentzündung

Die akute Pyelonephritis ist die häufigste Nierenerkrankung. Es handelt sich um eine akute bakterielle Entzündung des Nierenbeckens mit Beteiligung des angrenzenden Nierengewebes.

Ursache

Die Entzündung wird durch Bakterien verursacht. Diese können entweder über den Blut- oder Lymphweg oder aufsteigend von der Blase aus sowie durch Ausbreitung von benachbarten Geweben in die Nierenregion eindringen. Harnabflusshindernisse erhöhen die Infektionsgefahr, ebenso Eingriffe an Harnröhre und Blase, wie z. B. Katheterisierungen und Blasenspülungen.

Symptome und Diagnose

Die Krankheit beginnt mit allgemeinen Erscheinungen wie Unbehagen, Frösteln, Fieber, Schmerzen beim Wasserlassen und häufigem Harndrang. Die Nierengegend ist druckempfindlich. Im Urin finden sich Bakterien und Leukozyten in sehr großen Mengen, in einzelnen Fällen Erythrozyten.

Merke

Bei alten Menschen und Kindern sind die Beschwerden häufig nur sehr schwach ausgeprägt. Manchmal tritt bei dieser Gruppe eine atypische Symptomatik mit unklarem Fieber, allgemeinen Leibschmerzen, Brechreiz und Kopfschmerzen auf.

Therapie

Im Vordergrund steht die Antibiotikatherapie, wobei diese gezielt nach Resistenzbestimmung erfolgen sollte. Der erkrankte Patient sollte Bettruhe einhalten. Er benötigt eine ausreichende, genau bilanzierte Flüssigkeitszufuhr, da ein Flüssigkeitsmangel zur Verschlechterung der Nierenfunktion führen kann.

Chronische Nierenbeckenentzündung

Bei unzureichender Behandlung der akuten Pyelonephritis besteht die Gefahr des Übergangs in eine chronische Form. Sie kann über viele Jahre verlaufen und zwischen akuten Fieberschüben nur wenige Allgemeinsymptome verursachen. So wird die Diagnose manchmal erst im Stadium des Nierenversagens gestellt.

Therapie

Die Therapie richtet sich ebenfalls nach den Symptomen und erfolgt durch Schonung und Antibiotikagabe, wie bei der akuten Form dieser Erkrankung.

7.2.6 Nierenversagen

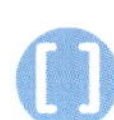

Definition

Das Nierenversagen (Niereninsuffizienz) ist ein meist vollständiger Funktionsausfall der Nieren, wobei die Urinmenge unter 500 ml pro Tag zurückgeht. Die harnpflichtigen Substanzen im Blut steigen an. Das Nierenversagen kann akut auftreten und chronisch werden. Bei der chronischen Niereninsuffizienz tritt ein irreversibler Funktionsverlust der Nieren auf. Dann muss die Aufgabe der Niere durch eine Dialyse (extrakorporale Blutwäsche) ersetzt werden.

Akutes Nierenversagen

Das akute Nierenversagen ist dadurch bedingt, dass die Niere ihre Aufgabe, die Ausscheidung von harnpflichtigen Stoffen, nicht mehr erfüllen kann. Dadurch steigen die harnpflichtigen Stoffe im Blut an.

Ursache

Die häufigsten Ursachen der akuten Niereninsuffizienz sind eine verminderte Nierendurchblutung oder die direkte Nierenschädigung. Bei alten Menschen führt die Exsikkose (Austrocknung, Dehydratation) oft zum Auftreten einer akuten Niereninsuffizienz.

Symptome

Das Leitsymptom des akuten Nierenversagens ist die verminderte Urinproduktion pro Tag. Durch den Anstieg der harnpflichtigen Substanzen im Blut kommt es beim Patienten zu Kopfschmerzen, Übelkeit und Erbrechen, Durchfällen, erhöhter Blutungsneigung, gestörter Atemtätigkeit und Ödemen.

Therapie

Die Behandlung der Grundkrankheiten steht im Vordergrund, die weitere Therapie richtet sich nach dem Krankheitsverlauf. Die Elektrolytwerte müssen kontrolliert und ggf. korrigiert werden, eine Flüssigkeitsbilanzierung ist notwendig. Durch gezielte Medikamentengabe (Diuretika) wird versucht, die Urinproduktion anzuregen. Führen alle diese Maßnahmen nicht zum Erfolg, ist eine Dialyse notwendig.

Chronisches Nierenversagen

Aus der akuten Form der Niereninsuffizienz kann sich das chronische Nierenversagen entwickeln. Dies reduziert die Filtrationsrate immer weiter. Daraus entsteht eine Anurie (Harnausscheidung unter 100 ml pro 24 h).

Ursache

Eine Nierenschädigung bei schlecht eingestelltem Diabetes mellitus (S. 141) ist häufigste Ursache für das Entstehen eines chronischen Nierenversagens. Im Alter spielen Gefäßschädigungen, wie Bluthochdruck (S. 72) oder Arterienverkalkung (S. 77), eine wesentliche Rolle. Weitere Faktoren sind die angeborenen Nierenveränderungen wie die Zystenniere (S. 124) oder Nierenschädigungen durch jahrelang eingenommene Medikamente, die zum Nierenversagen führen können.

Symptome

Da sich die Niereninsuffizienz meist über viele Jahre entwickelt, treten in den Anfangsstadien kaum Beschwerden auf. Mit zunehmender Einschränkung der Nierenfunktion entwickeln sich sog. urämische Symptome. Die urämischen Symptome werden so bezeichnet, weil sie sich durch die Anhäufung von harnpflichtigen Substanzen und Wasser im Körper entwickeln. Sie sind verbunden mit:

- Wesensveränderung
- Herzinsuffizienz
- Übelkeit, Erbrechen, Magenschleimhautentzündungen
- trockener, juckender Haut
- Ödemen

Therapie

An erster Stelle steht auch hier die Behandlung der Grundkrankheiten. Alle Maßnahmen, die bei der akuten Niereninsuffizienz aufgeführt sind, gelten ebenso für die chronische Niereninsuffizienz.

Eine chronische Niereninsuffizienz ist nicht heilbar, und so ist langfristig häufig eine Dialysebehandlung oder eine Nierentransplantation notwendig.

Dialyse

Definition

Die Dialyse ist ein Verfahren zum Entzug von Wasser und harnpflichtigen Substanzen aus dem Blut. Umgangssprachlich wird sie als „Blutwäsche" oder „Blutreinigung" bezeichnet.

Es werden verschiedene Blutreinigungsverfahren voneinander unterschieden. Die Unterscheidung erfolgt zwischen extrakorporaler Hämodialyse, Peritonealdialyse und die Hämofiltration. Die beiden ersten Verfahren werden auch beim akuten Nierenversagen eingesetzt.

▸ **Extrakorporale Hämodialyse.** Diese Form ist das am häufigsten angewandte Dialyseverfahren. Dabei wird dem Patienten operativ eine arteriovenöse Verbindung (Shunt) angelegt. Das arterielle Blut des Patienten läuft durch ein Dialysegerät, wird dort von den harnpflichtigen Substanzen befreit und kehrt nach der „Blutwäsche" über eine Vene in den Kreislauf des Patienten zurück.

Merke

Der „Shunt" (operative Verbindung zwischen einer Vene und Arterie am Arm, ▸ Abb. 7.6) ist für den nierenkranken Patienten lebensnotwendig. Am entsprechenden Arm („Shunt-Arm") darf kein Blutdruck gemessen und sollte keine Blutentnahme durchgeführt werden. Der Arm sollte keinesfalls durch zu enge Kleidung oder Verbände eingeschnürt werden.

▸ **Peritonealdialyse.** Das Bauchfell bietet eine ausreichend große Austauschfläche. Der Vorteil dieser Methode ist, dass keine künstliche Blutverbindung geschaffen werden muss. Die peritoneale Dialyse beruht auf der Tatsache, dass der Körper in Selbsthilfe versucht, die harnpflichtigen Substanzen über das Bauchfell auszuscheiden. Durch eine Spülung des Bauchfells können diese aus dem Organismus entfernt werden. Dazu werden Lösungen bestimmter Zusammensetzung in den Bauchraum eingelassen und nach kurzer Verweildauer wieder abgeleitet.

▸ **Hämofiltration.** Hier werden die Filtrationsvorgänge im Glomerulum nachgeahmt, wobei das Druckgefälle zwischen Arterien und Venen ausgenutzt wird

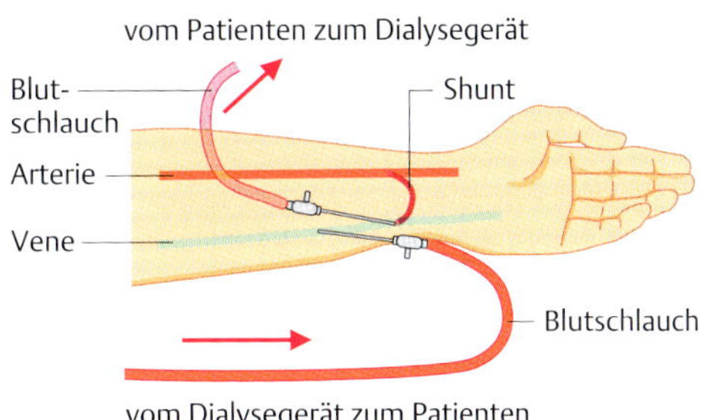

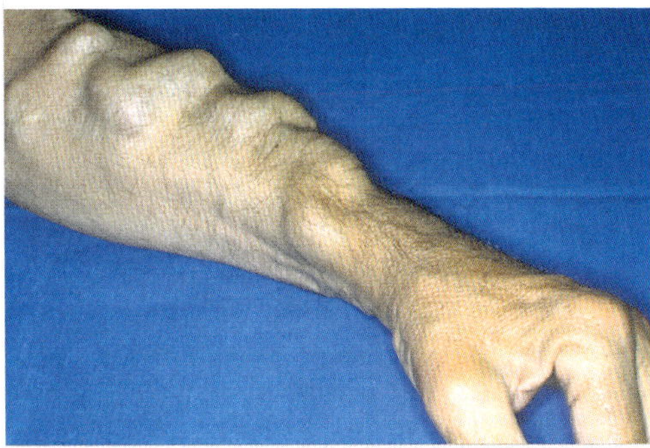

Abb. 7.6 Dialyse-Shunt. a Schematische Darstellung einer arteriovenösen Gefäßverbindung am Unterarm für den Anschluss an ein Dialysegerät, **b** durch den chronischen arteriellen Überdruck sichtbar erweiterte Venen am Unterarm.

(CAVH = kontinuierliche arteriovenöse Hämofiltration). Bei der kontinuierlichen venovenösen Hämofiltration (CVVH) wird eine Pumpe eingesetzt. Mit der Hämofiltration werden die Stoffwechselendprodukte durch einen Ultrafiltrationsprozess aus dem Blut ausgeschieden, entsprechend den Vorgängen im Nierenkörperchen. Dieses Verfahren wird besonders bei älteren Patienten mit Gefäßsklerose und labilem Kreislauf angewandt.

7.2.7 Nierentransplantation

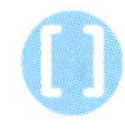

Definition

Eine Nierentransplantation ist die Einpflanzung eines gesunden Organs in den Körper des nierenkranken Patienten. Dabei werden die kranken Nieren belassen.

Viele Patienten mit dialysepflichtiger chronischer Niereninsuffizienz können heute durch eine Nierentransplantation wieder in ein Leben zurückkehren, in dem sie von der maschinellen Blutreinigung (Dialyse) unabhängig sind. Die erfolgreiche Nierentransplantation schafft eine deutlich bessere Lebensqualität als jede Form der Dialyse.

Die Transplantationschirurgie hat vor allem auf dem Gebiet der Nierentransplantation einen hohen Routinestandard erreicht. Das viel diskutierte Problem der Transplantation ist die Verfügbarkeit von Organen. Als Spenderorgane werden vor allem Organe von zuvor Verstorbenen, meist Unfallopfer verwendet. Die Übertragung von einer Niere eines lebenden Spenders wird immer häufiger durchgeführt. Mit einer gut funktionierenden Niere kann der Spender uneingeschränkt normal weiterleben.

▶ **Rechtliche Grundlagen.** Der Todeszeitpunkt entspricht dem Zeitpunkt des Hirntods. Kreislauf, Atmung, Stoffwechsel sowie Nierenausscheidungsfunktionen werden künstlich aufrechterhalten. Ein Organ kann nur entnommen (explantiert) werden, wenn der Verstorbene selbst (Organspenderausweis) oder die nächsten Verwandten nach dem Tode die Zustimmung gegeben haben. Medizinisch gibt es festgeschriebene Richtlinien zu Transplantationsmedizin. Die verfahrensrechtlichen Regelungen sind im Transplantationsgesetz, das 2011 erneuert wurde, festgelegt.

7

▶ **Organisatorische Vorbereitung.** Alle Patienten, die auf ein Spenderorgan warten, sind im Eurotransplantationszentrum in Holland mit ihren Daten gespeichert. Wird z. B. bei einem Unfallopfer der Hirntod festgestellt und die Genehmigung zur Explantation gegeben, informiert das entsprechende Krankenhaus das Eurotransplantationszentrum. Dort werden dann die genetischen Daten gespeichert und mit den Daten der Patienten auf der Warteliste verglichen. Sind geeignete Empfänger gefunden, werden die entsprechenden Organe auf dem schnellsten Wege an die jeweils behandelnde Klinik gebracht. In der Zwischenzeit wird der Patient einbestellt und im Krankenhaus auf die Transplantation vorbereitet.

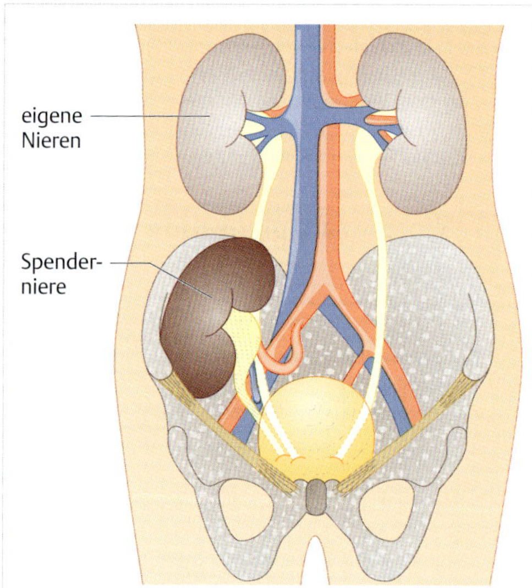

Abb. 7.7 Nierentransplantation. Die neue Niere wird oberhalb der Leiste in den Unterbauch eingesetzt und Gefäße und Harnleiter entsprechend angeschlossen.

▶ **Transplantationsvorgang.** Der technisch-operative Vorgang ist heute bei der Niere Routine. Sie wird als drittes Organ oberhalb der rechten oder linken Leiste eingesetzt (▶ Abb. 7.7). Die beiden ursprünglich vorhandenen Nieren werden belassen. Nierenarterie und -vene werden an die Beckenarterie bzw. -vene angeschlossen, der Harnleiter direkt in die Blase eingenäht. Nach Minuten bis Stunden übernimmt das transplantierte Organ seine Funktion.

Ob das Transplantat einheilt und vor allem nicht als „fremd" abgestoßen wird (Transplantatabstoßung), hängt von vielen Faktoren ab. Der transplantierte Patient muss meist mehrere immunsuppressive Medikamente einnehmen, die die Abstoßungsreaktion vermindern. Bei der Nierentransplantation arbeiten nach einem Jahr mehr als 85 % der verpflanzten Organe.

7.2.8 Tumorerkrankungen der Harnorgane

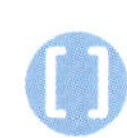

Definition

Tumorerkrankungen der Harnorgane sind entweder gut- oder bösartige Zellveränderungen im betroffenen Organ. 15–20 % aller Karzinome befinden sich an den Nieren, in der Harnblase und der Vorsteherdrüse.

Harnblasenkrebs

Blasenkarzinome machen etwa 3 % aller bösartigen Tumoren aus. Das Verhältnis Männer zu Frauen beträgt 3:1. Betroffen sind vor allem Menschen im 5. bis 6. Lebensjahrzehnt.

Symptome

Als erster Hinweis findet sich häufig Blut im Urin. Gelegentlich treten Blasenbeschwerden im Sinne einer Blasenentzündung auf. Im späteren Stadium können Harnabflussstörungen auf einen Tumor hindeuten.

Therapie

Der betroffene Teil der Harnblase wird mittels lokaler Elektroresektion oder Lasertherapie und Bestrahlung entfernt. Im fortgeschrittenen Stadium Entfernung der gesamten Harnblase und Ausleiten der Harnleiter in den Darm oder eine aus Darm gebildete Ersatzblase anlegen.

Gutartige Vorsteherdrüsenvergrößerung

Die Vorsteherdrüsenvergrößerung (Prostataadenom) ist die häufigste Ursache männlicher Harnblasenentleerungsstörungen. Sie tritt bei ca. 50 % aller Männer im Alter über 50 Jahren auf.

Ursache

Es handelt sich um eine gutartige Protatavergrößerung durch Vermehrung des Drüsengewebes (Hyperplasie). Die Prostatavergrößerung führt zur Abschwächung des Urinstrahls, daraus folgt, dass das Wasserlassen bis zur völligen Entleerung der Blase länger dauert.

Symptome

Je nach Stadium der Erkrankung treten folgende Veränderungen auf:

- Reizstadium: Harnstrahlabschwächung, verzögerter Beginn, nächtlicher Harndrang
- Restharnstadium: Restharnbildung (nach dem Wasserlassen verbleibt ein Rest der Urinmenge in der Blase), Harnwegsinfekte, Blasensteinbildung
- Dekompensationstadium: Überlaufblase, Harnaufstau mit Harnstauungsnieren und Niereninsuffizienz mit Urämie

Diagnose

Festgestellt werden kann das Prostataadenom während einer Vorsorgeuntersuchung mittels Sonografie, Biopsie oder der Uroflowmetrie.

Therapie

2 Formen der Behandlung sind zu unterscheiden:

- konservative Therapie
- operative Therapie

▸ **Konservative Therapie.** Der Patient wird darüber informiert, dass diese Erscheinungen im zunehmenden Alter auftreten. Zur Behandlung der Prostatavergrößerung werden viele mehr oder weniger wirksame Medikamente angeboten.

▸ **Operative Therapie.** Die operative Methode wird angewandt, wenn starke Beschwerden auftreten, oder die Prostata so stark vergrößert ist, dass sie Komplikationen wie Harnverhalten verursacht. Mit einer TUR (▸ Abb. 7.8), einer transurethralen Resektion (endoskopische Entfernung der Vorsteherdrüse über die Harnröhre) wird ein großer Teil der Prostata entfernt.

Prostatakrebs

Der Prostatakrebs ist der dritthäufigste bösartige Tumor beim Mann über 40 Jahre. Bei ca. 26 % der Männer über 50 Jahre findet man ein Prostatakarzinom. Das Tumorwachstum selbst wird jedoch nur in 5 % der Fälle erkannt und zeigt Symptome.

Ursache

Die Entstehungsursachen sind weitgehend unbekannt.

Symptome

Frühe Warnzeichen fehlen völlig. Im fortgeschrittenen Stadium treten Beschwerden beim Wasserlassen auf. Beide Harnleiter können durch große Tumorausdehnung abgedrückt werden, daraus resultieren Harnstauungsnieren

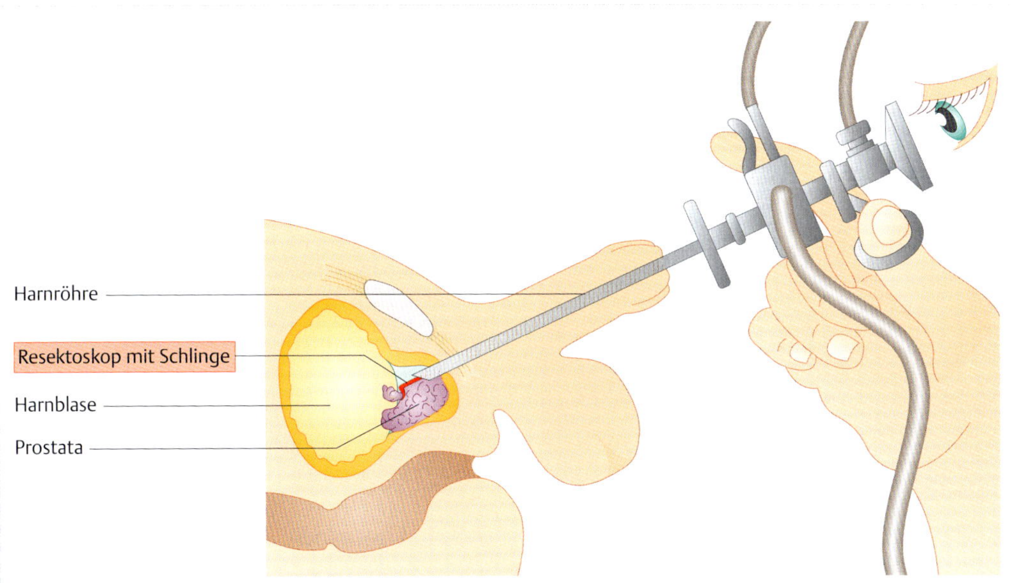

Abb. 7.8 Transurethrale Prostataresektion (TUR). Mit dem über die Harnröhre eingeführten Resektoskop wird unter Sicht Schritt für Schritt die vergrößerte Prostata entfernt.

und Niereninsuffizienz. Metastasen treten hauptsächlich in den Knochen auf.

Diagnose

Auch hier kann die Diagnose im Rahmen einer Vorsorgeuntersuchung als Tastbefund bei der rektalen Untersuchung gestellt werden. Eine weitere Untersuchungsmethode ist die Sonografie mithilfe der Endosonde, die rektal eingeführt wird oder die Feinnadelbiopsie, bei der Gewebe eines verdächtigen Knotens entnommen wird.

Therapie

Über den Therapieverlauf entscheidet der Zeitpunkt der Diagnosestellung eines Prostatakarzinoms. Je früher erkannt, desto besser ist die Prognose.

Das klinisch nachweisbare Karzinom der Prostata kann je nach Ausdehnung operativ entfernt werden. Darauf folgen dann eine Bestrahlung und eine medikamentöse Therapie mit Hormonen und Zytostatika.

Nierenkrebs

Der Nierenkrebs (Hypernephrom) ist ein bösartiges Karzinom des drüsenbildenden Gewebes. 3 % aller Tumoren des Erwachsenen sind Nierentumoren (▸ Abb. 7.9), wobei auch hier Männer 3-mal so häufig betroffen sind wie Frauen.

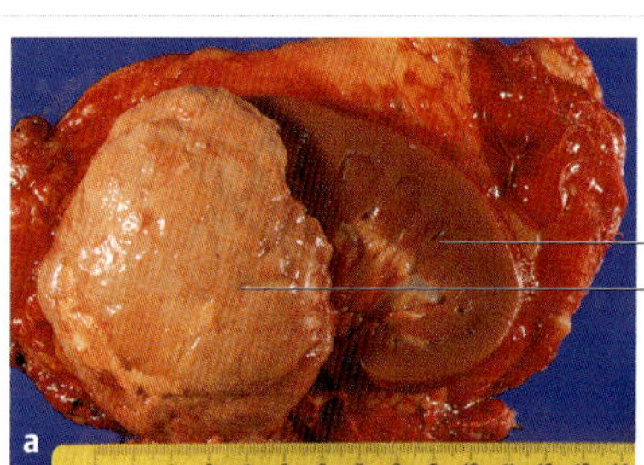

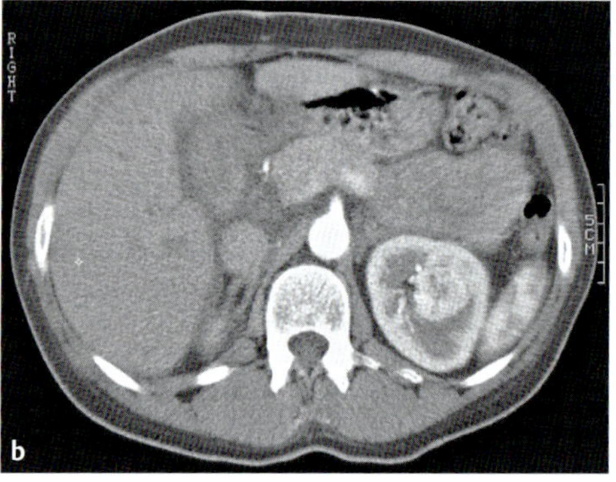

Abb. 7.9 Hypernephrom. a CT-Bild eines Hypernephroms, **b** aufgeschnittenes Organpräparat nach Entfernen der befallenen Niere.

Der Tumor sitzt meist im oberen Nierenpol und bricht ins Nierenbecken ein. Er wächst oft zapfenförmig in die Nierenvene ein und von dort aus in die untere Hohlvene. Das Eindringen in die Venen ist für das Hypernephrom charakteristisch. In den meisten Fällen kommt es zur Verschleppung von Geschwulstzellen auf dem Blutweg, frühzeitig zur Bildung von Tochtergeschwülsten in beiden Lungen. Von hier aus gelangen ebenfalls auf dem Blutweg Geschwulstzellen ins Gehirn und bilden Gehirnmetastasen.

Symptome und Therapie

Im Frühstadium macht der Nierentumor keinerlei Beschwerden. Das erste Symptom eines Hypernephroms ist häufig eine spontan auftretende starke Blutung, die sich im Urin bemerkbar macht. Weitere Symptome sind die Tastbarkeit des Tumors, Gewichtsverlust, Schmerzen im Flankenbereich und Körpertemperaturerhöhung. Die befallene Niere muss operativ entfernt werden.

7.3 Verletzungen des Harntrakts

Durch Gewalteinwirkungen kann der Harntrakt stark beeinträchtigt und verletzt werden. Das Hauptsymptom dieser Verletzungen ist der blutige Urin, die sog. Hämaturie. Unterteilen lassen sich Verletzungen im Harntrakt in:

- Nierenverletzungen
- Harnleiterverletzungen
- Harnblasenverletzungen

▸ **Nierenverletzungen.** Sie können durch Quetschungen (z. B. bei Motorrad- oder Autounfällen), durch direkten Schlag oder Stich- und Schussverletzungen entstehen. Dabei sind häufig auch andere innere Organe mitverletzt.

▸ **Harnleiterverletzungen.** Sie treten aufgrund ihrer anatomischen Lage meist nur bei schwersten Verletzungsmechanismen auf.

▸ **Harnblasenverletzungen.** Schon durch einen leichten Schlag kann es zu Harnblasenverletzungen kommen, besonders dann, wenn die Harnblase gefüllt ist. Dabei fließt Urin in die Umgebung und löst eine Entzündung aus, die als Urinphlegmone bezeichnet wird. Der Harn kann auch in den Peritonealraum gelangen. Dies führt zum Schock. Durch unsachgemäßes Einführen von Instrumenten kann es zum Harnröhrenriss kommen, ebenso bei Beckenverletzungen und bei Frakturen des Schambeins. Bei den sog. Pfählungsverletzungen dringt ein spitzer Gegenstand, z. B. bei einem Sturz auf einen Zaun, in den Damm ein und verletzt die sich dort befindenden Harnorgane.

7.3.1 Therapie

Behandelt werden Verletzungen der Harnorgane durch eine operative Versorgung der jeweiligen Verletzung nach entsprechender Diagnostik. Verletzungsbedingte Verengungen der Harnröhre, die Strikturen genannt werden, müssen gedehnt werden.

Auch Infektionen, besonders die Gonorrhö (S. 217), und chemische Reizungen können zu Harnröhrenstrikturen führen, die dann je nach Indikation operativ behandelt werden müssen.

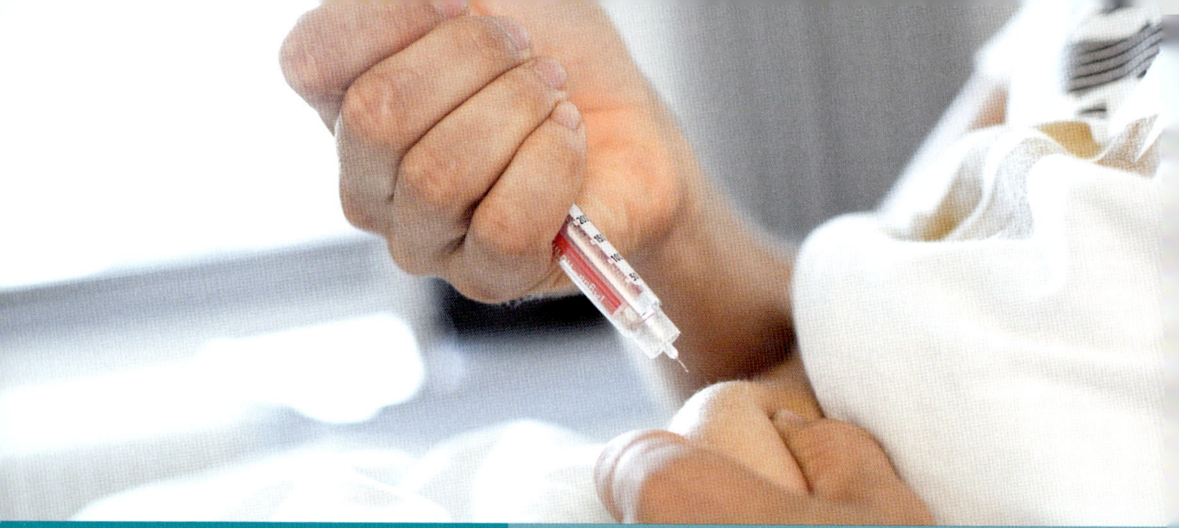

Kapitel 8

Endokrines System

8.1 Aufgabe und Funktion *135*

8.2 Erkrankungen des endokrinen Systems *138*

8 Endokrines System

Walther Wenzel

8.1 Aufgabe und Funktion

Zum endokrinen System werden alle Organe und Zellsysteme gezählt, die Hormone produzieren und diese entweder über den Blut- oder Lymphweg an ihren Wirkungsort entsenden. Sofern es sich um unmittelbar benachbarte Zellen handelt, können Hormone außerdem an die Interzellularflüssigkeit abgegeben werden. Darüber hinaus können Hormone auch direkt auf die Zelle einwirken, in der sie produziert werden.

8.1.1 Hormone

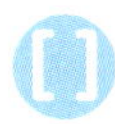

Definition

Hormone sind chemische Botenstoffe unterschiedlicher Stoffgruppen. Sie wirken meist in sehr geringen Mengen auf Stoffwechselvorgänge ihrer Zielzellen. Hormone beeinflussen Produktion und Vermehrung bestimmter Enzyme und können auf diese Weise die entsprechenden Leistungen des Organismus koordinieren und kontrollieren. Sie wirken anregend oder bremsend, ähnlich wie das vegetative System (Kap. 13, S. 222).

Im endokrinen System werden 2 Arten von Drüsen unterschieden, die Drüsen mit innerer Sekretion und die Drüsen mit äußerer Sekretion.

▸ **Drüsen mit innerer Sekretion.** Die Drüsen mit innerer Sekretion werden auch Hormondrüsen oder endokrine Drüsen genannt. Sie produzieren Hormone, die chemisch genau definiert sind. Sie wirken wie die Vitamine schon in kleinsten Mengen. Hormone werden direkt an das Blut abgegeben.

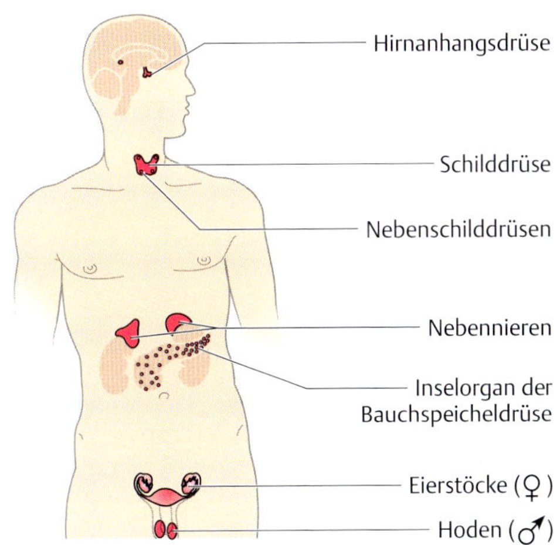

Abb. 8.1 Hormondrüsen. Lokalisation der endokrinen Drüsen.

▸ **Drüsen mit äußerer Sekretion.** Drüsen mit äußerer Sekretion, wie Speichel- und Schweißdrüsen, geben ihr Sekret direkt oder über Ausführungsgänge an äußere oder innere Körperoberflächen (Haut, Darm) ab.

Hormondrüsen und Nervensystem sind verantwortlich für das harmonische Zusammenspiel aller Körperfunktionen (▸ Abb. 8.1). Sie stehen beide in gegenseitiger Abhängigkeit. Die Hormone beeinflussen Wachstum, Stoffwechsel, Fortpflanzung und psychisches Verhalten. Sie sind mitverantwortlich für die körperliche, geistige und seelische Entwicklung. Die Wirkung der Hormone lässt sich ähnlich wie die Vitaminwirkung am einfachsten an den Folgen ihrer Ausfallserscheinungen oder ihrer Überproduktion ablesen. Hormonmangelerscheinungen können durch Hormonpräparate ausgeglichen werden, die synthetisch oder aus tierischen Hormonen hergestellt werden.

8

8.1.2 Hirnanhangsdrüse

Definition

Die Hirnanhangsdrüse (Hypophyse) befindet sich im Bereich der Schädelbasis über der Keilbeinhöhle. Sie ist ca. 1 g schwer und haselnussgroß. Der Vorderlappen der Hypophyse enthält eine Vielzahl hormonproduzierender Zellen, ist also eine echte Hormondrüse.

Die Hirnanhangsdrüse spielt eine übergeordnete Rolle. Ihre Hormonproduktion steuert zahlreiche andere Hormondrüsen ausschlaggebend. Die Hormone der untergeordneten Drüsen können umgekehrt auch die Tätigkeit der Hypophyse beeinflussen, z. B. die Schilddrüse (S. 137). Die Hypophyse besteht aus 2 funktionell und entwicklungsgeschichtlich unterschiedlichen Anteilen: einem Hirnteil, dem Hypophysenhinterlappen, und einem Drüsenteil, dem Hypophysenvorderlappen. Beide sind über den Hypophysenstiel miteinander verbunden.

Hormone der Hypophyse und deren Wirkung

Vorderlappenhormone

3 im Hypophysenvorderlappen gebildete Hormone wirken als Effekthormone direkt. Das heißt, sie wirken ohne Zwischenschaltung einer nachgeordneten endokrinen Drüse auf das Erfolgsorgan:

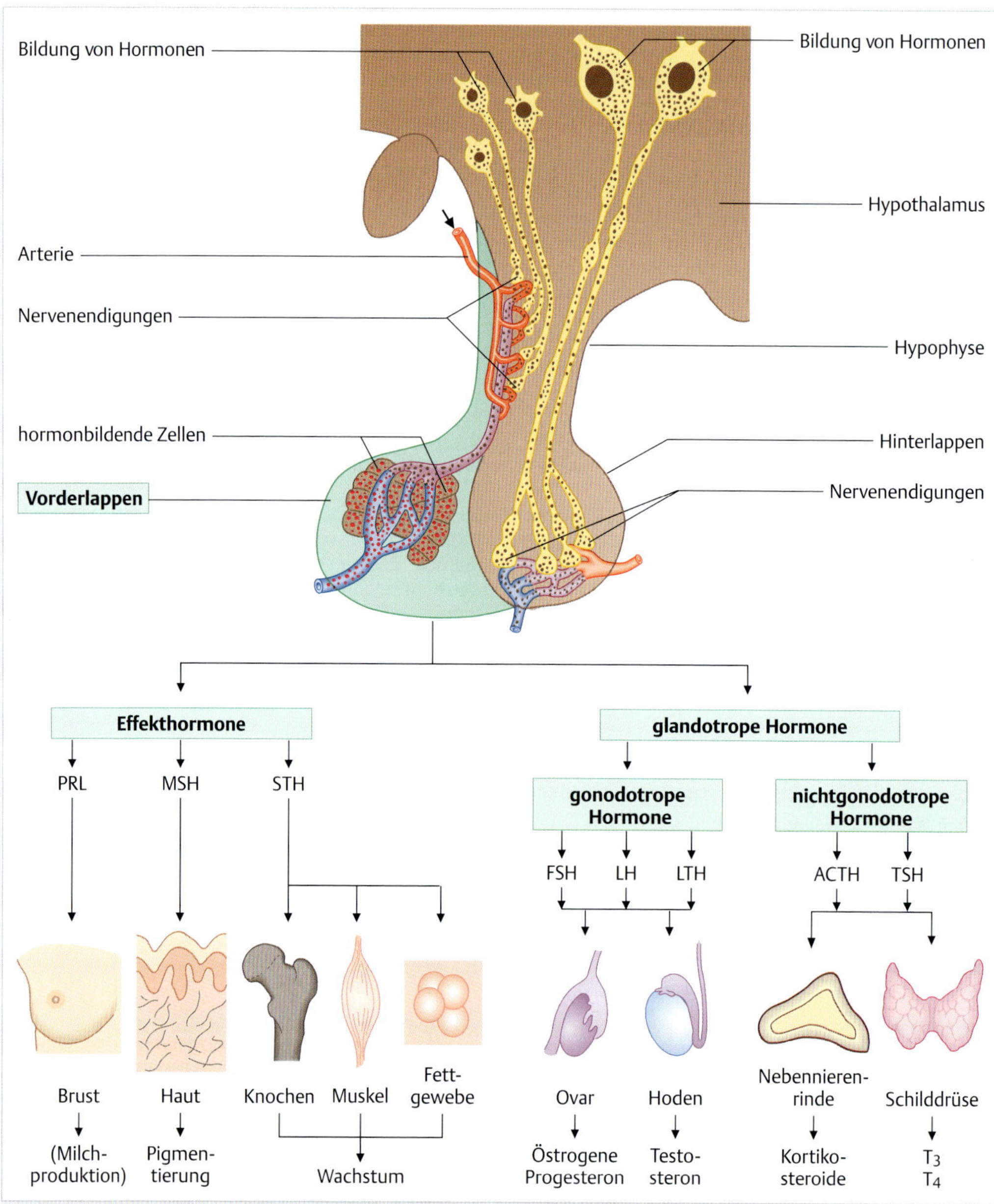

Abb. 8.2 Hormonwirkung. Übersicht der wichtigsten Hormone aus der Hypophyse, ihre Wirkungsorte und Wirkungsweise.

- STH (somatotropes Hormon): Wachstumshormon, das bei Jugendlichen das Längenwachstum steigert.
- PRL (Prolactin): Stimuliert die Zellteilung und Sekretbildung der Brustdrüse am Ende der Schwangerschaft und während der Stillzeit.
- MSH (melanozytenstimulierendes Hormon): Dieses Hormon steuert unter anderem die Hautpigmentierung.

Die restlichen Hormone, die im Hypophysenvorderlappen gebildet werden, veranlassen als glandotrope Hormone (= auf Drüsen einwirkend) endokrine Drüsen zu Wachstum, Hormonbildung und -abgabe. Bei den glandotropen Hormonen wird zwischen gonadotropen Hormonen, die auf die Keimdrüsen wirken, und nicht gonadotropen Hormonen unterschieden.

Glandotrope Hormondrüsen wirken auf die Keimdrüsen.

Zu den gonadotropen Hormonen zählen:

- FSH (follikelstimulierendes Hormon): Es regt bei der Frau die Eireifung, beim Mann die Spermienbildung an.
- LH (luteinisierendes Hormon) und LTH (luteotropes Hormon): Beide wirken sowohl auf weibliche als auch auf männliche Keimdrüsen.

Zu den nicht gonadotropen Hormonen, welche z. B. die Tätigkeit von Nebennierenrinde (NNR) und Schilddrüse beeinflussen, gehören:

- ACTH (adrenokortikotropes Hormon): Es stimuliert die in der Nebennierenrinde gebildeten Hormone (Kortikoide). Ein Absinken des NNR-Hormonspiegels im Blut führt zu vermehrter ACTH-Ausschüttung und umgekehrt zum Ansteigen des NNR-Hormonspiegels.
- TSH (Thyreotropin): Es fördert das Wachstum der Schilddrüse, die Bildung, Aktivierung und Ausschüttung von Schilddrüsenhormonen sowie die Jodaufnahme in der Schilddrüse. Auch hier ist ihre Produktion abhängig von der im Blut zirkulierenden Schilddrüsenhormonmenge (▶ Abb. 8.2).

Hinterlappenhormone

Der Hypophysenhinterlappen bildet selbst keine Hormone. Er ist ausschließlich Speicher- und Abgabeorgan für die im Hypothalamus (Hirnstammkern) gebildeten Effekthormone ADH und Oxitozin:

- ADH (Adiuretin oder Vasopressin): Dieses Hormon wird zwar im Zwischenhirn gebildet, aber in der Hypophyse gespeichert. Es wirkt diuresehemmend (= ausscheidungshemmend), ist daher für den Wasserhaushalt von Wichtigkeit.
- Oxytozin: Auch dieses Hormon wird im Zwischenhirn gebildet und in der Hypophyse gespeichert. Es steigert das Zusammenziehen der Gebärmuttermuskulatur.

8.1.3 Schilddrüse und Nebenschilddrüse

Definition

Die Schilddrüse (Glandula thyroidea) ist eine ca. 30–80 g schwere Hormondrüse. Sie hat eine Schmetterlingsform und befindet sich unterhalb des Schildknorpels (Adamsapfel) vor der Luftröhre. Sie besteht aus 2 durch eine Brücke (Isthmus) verbundenen Lappen.

Innerhalb der Schilddrüsenlappen liegen zahlreiche, unterschiedlich große schlauchförmige Hohlräume, die von hormonbildenden Drüsenepithelzellen umgeben sind. In ihnen können die gebildeten Hormone in größeren Mengen gespeichert werden. Bei Bedarf werden die Hormone von den Drüsenepithelzellen wieder aufgenommen und an angrenzende Blutgefäße abgegeben.

Hormone der Schilddrüse und deren Wirkung

Die Schilddrüse produziert die Hormone Thyroxin (T_4) und Trijodthyronin (T_3). Sie wirken stimulierend auf den Zellstoffwechsel:

- Förderung der Gehirnreifung und des Körperwachstums, d. h. ein angeborener Schilddrüsenhormonmangel führt zu geistiger Behinderung
- Steigerung des Energieumsatzes: Temperatur- und Herzfrequenzerhöhung, Bereitstellung von Energieträgern im Blut
- Aktivitätszunahme des Nervensystems

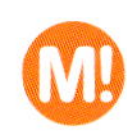

Merke

Jod ist ein Hauptbestandteil der Schilddrüsenhormone und muss deshalb vom Menschen in ausreichender Menge mit der Nahrung aufgenommen werden.

Nebenschilddrüsen

Definition

Die 4 kleinen ovalen Nebenschilddrüsen liegen auf der Rückseite der Schilddrüse. Häufig sind sie in die Organkapsel der Schilddrüse eingeschlossen.

Die Nebenschilddrüsen produzieren das Parathormon. Dieses Hormon ist an der Regulation des Kalzium- und Phosphatstoffwechsels beteiligt. Das Hormon aktiviert die knochenabbauenden Zellen und setzt die im Knochen vorkommenden Salze (Kalzium und Phosphat) frei. Damit wird der Blutkalziumspiegel erhöht.

Ein Mangel an Parathormon führt zur Verminderung des Kalziumgehalts des Serums, was zu Muskelkrämpfen führen kann (Tetanie). Ein Überschuss an Parathormon verursacht die Entkalkung der Knochen und ein Ansteigen des Kalziums im Blut.

8.1.4 Nebennieren

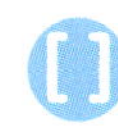

Definition

Die Nebennieren (Glandulae suprarenales) sind paarig angelegt und wiegen jeweils etwa 10–15 g. Sie sitzen den beiden Nieren kappenartig am oberen Pol auf.

Die Nebennieren liegen zwar außerhalb der derben Organschicht der Nieren, befinden sich aber dennoch innerhalb des schützenden Fettlagers und machen jede Bewegung der Niere mit (▶ Abb. 8.3).

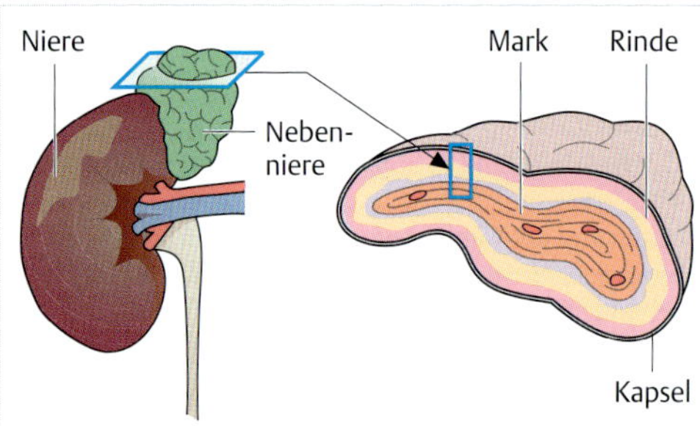

Abb. 8.3 Nebennieren. Lage der Nebennieren und mikroskopischer Aufbau der Rinden- und Markschicht.

Die Nebennieren sind völlig selbstständige Organe und haben mit der Ausscheidungsfunktion der Nieren nichts zu tun.

Die Nebennieren lassen sich unterscheiden in Nierenrinde und Nierenmark, wobei die Nierenrinde ca. 80 % des Organs ausmacht. Nebennierenrinde und -mark sind nach Entstehung und Funktion verschieden endokrin tätige Anteile.

8

Hormone der Nebennieren und ihre Wirkung

Nebennierenrindenhormone

Die Nebennierenrinde gliedert sich in 3 unterschiedlich breite Zonen, die aus hormonproduzierenden Epithelzellen aufgebaut sind. Alle 3 Schichten bilden Hormone, die unter dem Begriff Kortikosteroide zusammengefasst werden. Sie haben wichtige Aufgaben:

- Sie garantieren das richtige Verhältnis der Mineralsalze (vorwiegend Natrium und Kalium) im Blut.
- Sie steigern den Blutzuckerspiegel, indem sie in der Leber die Neubildung von Zucker fördern.
- Sie hemmen Entzündungsprozesse.
- Sie haben Einfluss auf die sekundären Geschlechtsmerkmale (S. 146) und wirken vermännlichend.

Eine Unterfunktion führt zu Störungen im Mineral- und Wasserhaushalt. Die Körpertemperatur sinkt, es kommt zu Muskelschwäche, Abmagerung, Appetitverlust und Störungen im Zuckerhaushalt.

Nebennierenmarkhormone

Das Nebennierenmark, dessen Hormonproduktion vom vegetativen Nervensystem gesteuert wird, produziert 2 kreislaufwirksame Hormone, das Adrenalin und das Noradrenalin. Beide Hormone steigern den Blutdruck. Das Adrenalin ist außerdem für den Kohlenhydratstoffwechsel wichtig, indem es Glykogenreserven mobilisiert und damit den Blutzucker ansteigen lässt. Glykogen ist ein in der Leber und den Muskeln gespeicherter Zucker. Die Glykogenreserven sind in Notsituationen von Bedeutung, wenn bei starken körperlichen Anstrengungen sofort mehr Blutzucker benötigt wird.

8.1.5 Inselorgan der Bauchspeicheldrüse

Definition

Der endokrine Anteil der Bauchspeicheldrüse besteht aus etwa 1–2 Millionen Inseln, den Langerhans-Inseln. Sie werden insgesamt als Inselorgan bezeichnet.

Die Langerhans-Inseln, der innersekretorische Teil der Bauchspeicheldrüse, liegen verstreut innerhalb der Bauchspeicheldrüse. Sie bestehen aus Drüsen, die von zahlreichen Blutkapillaren umgeben sind.

Ihre Hormone regulieren den Zuckerstoffwechsel. Es wird zwischen A- und B-Zellen unterschieden.

Hormone der Langerhans-Inseln und deren Wirkung

A-Zellen

In den A-Zellen wird das Glukagon, der Gegenspieler des Insulins, produziert. Es fördert den Glykogenabbau zu Zucker immer dann, wenn der Blutzuckerspiegel absinkt, wie dies beim erhöhten Kohlenhydratverbrauch durch vermehrte Muskelarbeit geschieht.

B-Zellen

In den B-Zellen wird das Hormon Insulin gebildet. Dieses ermöglicht, wie bestimmte Hormone der Nebennierenrinde auch, die Speicherung von Zucker in Form von Glykogen in Leber und Muskulatur.

Glukagon und Insulin sorgen für die Konstanterhaltung des Blutzuckerspiegels von 80–100 mg/dl, indem Insulin überschüssigen Zucker in der Leber als Glykogen speichert. Bei einem Mangel an Insulin steigt der Blutzucker an. Ein Teil davon wird dann durch die Niere ausgeschieden und ist im Urin nachweisbar.

Hormone der Keimdrüsen und ihre Wirkung

Um Wiederholungen und Überschneidungen zu vermeiden, werden die Hormone der männlichen und weiblichen Keimdrüsen im Kap. 9 (S. 146) besprochen.

8.2 Erkrankungen des endokrinen Systems

In diesem Abschnitt werden Erkrankungen des endokrinen Systems besprochen. Auf Untersuchungsmethoden wird kurz eingegangen. Schilddrüsenerkrankungen und Diabetes mellitus sollen näher erläutert werden.

8.2.1 Untersuchungsmethoden

▸ **Blutuntersuchung.** Mithilfe von Blutuntersuchungen können Erkrankungen des endokrinen Systems diagnostiziert werden:

- Blutzuckerbestimmung
- Bestimmung des HbA_{1c} (Zwischenstufe des roten Blutfarbstoffs)
- Schilddrüsenhormonbestimmung (T_3, T_4 und TSH)
- Glukosetoleranztest und Blutzuckertagesprofil

▸ **Urinuntersuchung.** Schnelltestmethode zum Nachweis von Zucker oder Azeton im Urin. Nachweis von Abbauprodukten z. B. der Kortikosteroide (Nebennierenhormone).

▸ **Sonografie.** Mit der Ultraschalluntersuchung kann eine Organveränderung des endokrinen Systems für den Patienten völlig schmerzfrei diagnostiziert werden.

▸ **Szintigrafie.** Es handelt sich um ein bildgebendes Verfahren, das durch eine ^{99m}Technetium-Injektion sog. „heiße oder kalte Knoten" der Schilddrüse darstellen kann (▸ Abb. 8.4).

8.2.2 Schilddrüsenerkrankung

Euthyreote Struma

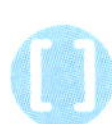

Definition

Die Struma, die umgangssprachlich als „Kropf" bezeichnet wird, ist eine tast- oder sichtbare Vergrößerung der Schilddrüse bei normaler Hormonproduktion (= euthyreot). Sie ist die häufigste Schilddrüsenveränderung in Deutschland.

Etwa 15 % der Bevölkerung sind von der Struma betroffen. Frauen erkranken 8-mal häufiger als Männer. Aufgrund des unterschiedlichen Jodgehalts im Trinkwasser lassen sich regionale Unterschiede der Kropfhäufigkeit feststellen. So treten in Gebirgsgegenden (im Süden Deutschlands) häufiger Strumaerkrankungen auf, weil dort der Jodgehalt im Trinkwasser gering ist. In Meeresnähe leiden weniger Menschen an einer Schilddrüsenvergrößerung, da der Jodanteil im Wasser relativ hoch ist.

Ursache und Symptome

Der Kropf entsteht durch Jodmangel. Die Folge ist eine Vergrößerung der Schilddrüse. Langsam nimmt der Halsumfang zu. Die betroffenen Patienten klagen über ein Druck-, Kloß- oder Fremdkörpergefühl im Hals. Probleme treten dann auf, wenn die Schwellung an der Halsvorderseite kosmetisch stört oder durch den Druck auf die Luftröhre Luftnot oder Schluckbeschwerden verursacht. Im Kropf können Knoten und Zysten auftreten.

Diagnose

Die Diagnosestellung erfolgt mittels Ultraschalluntersuchung, Schilddrüsenszintigrafie und Bestimmung der Schilddrüsenhormone im Blut.

Therapie

Im Anfangsstadium wird ein Schilddrüsenhormon in Tablettenform verabreicht, wodurch sich der Kropf verkleinert. Bei großen Knotenstrumen und bei Atemstörungen ist eine Operation erforderlich. Zur Verhinderung einer Rezidivstruma ist im Anschluss an die Operation die lebenslange Einnahme von Schilddrüsenhormonen nötig.

Schilddrüsenunterfunktion

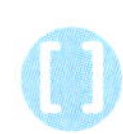

Definition

Die Schilddrüsenunterfunktion (Hypothyreose) ist ein Mangel an Schilddrüsenhormonen.

Ursache

Die Unterfunktion kann angeboren sein und führt dann unbehandelt zum Vollbild des Kretinismus (Idiotie, Zwergwuchs, Taubheit). Als häufigste erworbene Erkrankung tritt die Autoimmunerkrankung der Hashimoto-Thyreoiditis (Entzündung der Schilddrüse) auf. Nach einer Schilddrüsenoperation kann sich eine Hypothyreose entwickeln. Auch Medikamente können eine Unterfunktion verursachen.

Symptome

Die Schilddrüse regelt den Energiestoffwechsel. Bei einer Unterfunktion der Schilddrüse läuft dieser auf „Sparflam-

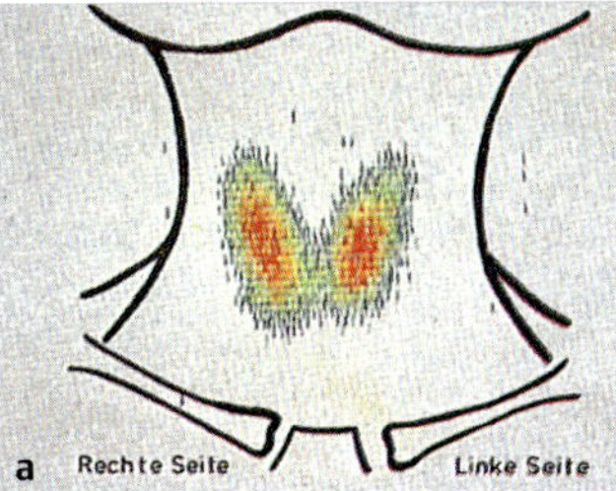

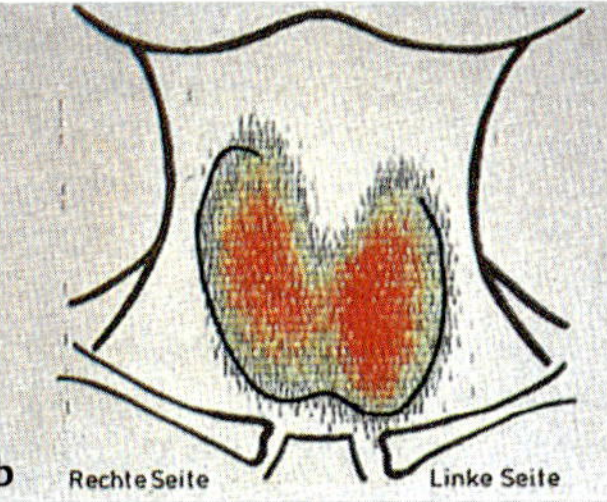

Abb. 8.4 Schilddrüsenszintigramm. Vergrößerte Schilddrüse bei diffus vergrößerter Struma.

me“, der Organismus arbeitet langsamer. Folgende Symptome können auftreten:

- körperlicher und geistiger Leistungsabfall
- blasse und teigige Haut
- Gewichtszunahme (Myxödem) infolge des reduzierten Stoffwechsels
- Kälteempfindlichkeit
- Herzinsuffizienz und Bradykardie

Therapie

Merke

Bei allen Neugeborenen wird ein TSH-Test durchgeführt, um ggf. mit einer sofortigen und lebenslangen Hormontherapie beginnen zu können, und damit schweren Schädigungen vorzubeugen.

Bei rechtzeitigem Behandlungsbeginn sind bei normaler Lebenserwartung keine Folgeschäden zu erwarten. Bei erworbenen Hypothyreosen erfolgt eine genau angepasste lebenslange Hormontherapie.

Schilddrüsenüberfunktion

Definition

Die Schilddrüsenüberfunktion (Hyperthyreose) ist eine vermehrte Bildung von Schilddrüsenhormonen.

Zu den wichtigsten Erkrankungen bei Schilddrüsenüberfunktion zählen die Autoimmunerkrankung Morbus Basedow (▸ Abb. 8.5) und das autonome Adenom („heißer Knoten“), welches vermehrt bei älteren Menschen vorkommt.

Ursache

Die Ursachen der Basedow-Erkrankung und des autonomen Adenoms sind unterschiedlich:

▸ **Morbus Basedow.** Aus ungeklärter Ursache werden vom Körper „Autoantikörper“ gebildet, die sich gegen Oberflächenstrukturen der Schilddrüse (TSH-Rezeptoren) richten. Die Folge ist eine vermehrte Hormonproduktion mit Kropfbildung und Hyperthyreose.

▸ **Autonomes Adenom.** Beim autonomen Adenom sind in der Schilddrüse Gewebeanteile, die ohne übergeordnete Regulation (TSH-unabhängig) Schilddrüsenhormone im Überfluss produzieren. Häufig entwickeln sich diese Adenome bei Patienten mit Jodmangelstrumen. Die Häufigkeit nimmt mit dem Lebensalter zu.

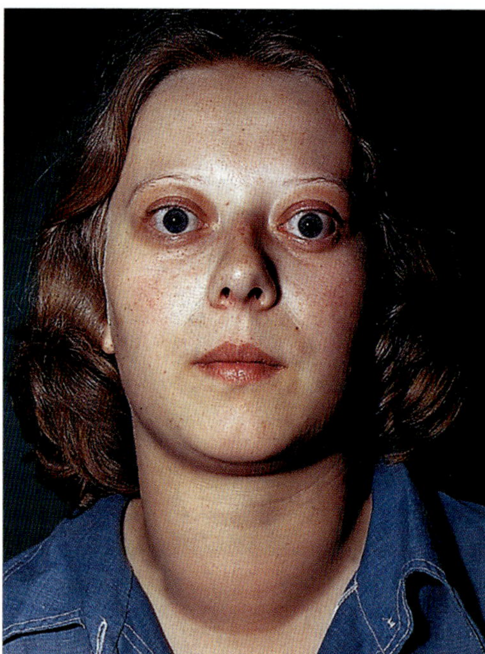

Abb. 8.5 Morbus Basedow. Patientin mit Vergrößerung der Schilddrüse und hervorstehenden Augen (endokrine Orbitopathie = Exophthalmus).

Symptome

Im Gegensatz zur Schilddrüsenunterfunktion läuft der Organismus bei der Schilddrüsenüberfunktion auf Hochtouren. Die Anzeichen der Schilddrüsenüberfunktion sind:

- Zittern und Nervosität
- Gewichtsverlust und Hitzeüberempfindlichkeit
- Herzrasen und Rhythmusstörungen

Laborchemisch sind die Schilddrüsenhormone T_3 und T_4 immer erhöht. Beim Morbus Basedow treten endokrine Augensymptome (Exophthalmus = hervorstehende Augäpfel) auf.

Therapie

Die Überfunktion der Schilddrüse lässt sich medikamentös durch Thyreostatika (Medikamente, die die Schilddrüsenfunktion hemmen) unterdrücken. Beim autonomen Adenom wird das erkrankte Gewebe operativ entfernt. Beim älteren Patienten ist die Methode der Wahl die Radiojodtherapie. Beim Morbus Basedow ist ein abwartendes Verhalten angezeigt, denn bei ca. 50 % der Patienten kommt es innerhalb eines Jahres zur vollständigen Rückbildung der Symptome.

Schilddrüsentumor

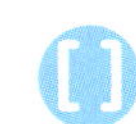
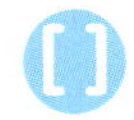

Definition

Der Schilddrüsentumor ist eine der seltensten Krebsarten (ca. 2 %). Der Häufigkeitsgipfel liegt zwischen dem 4. und 5. Lebensjahrzehnt. Frauen sind ca. 3-mal häufiger betroffen.

Wie bei allen Organen gibt es auch in der Schilddrüse bösartige Tumoren (Schilddrüsenkarzinom). Verdächtig sind alle Knoten mit schnellem Wachstum und szintigraphisch „kalte Knoten" (5–10 % sind Karzinome). Als Risikofaktoren gelten Bestrahlungen im Halsbereich im Kindes- und Jugendalter. Eine Struma stellt kein erhöhtes Risiko dar.

Symptome

Anzeichen, die auf ein bösartiges Wachstum deuten könnten, sind:

- rasche Vergrößerung der Schilddrüse mit nicht zu verschiebenden Knoten
- plötzliche, anhaltende Heiserkeit
- tastbar vergrößerte Halslymphknoten

Therapie

Als Behandlungsmethode ist eine radikale operative Entfernung nach gesicherter Diagnose wesentlich für die Prognose (▸ Abb. 8.6). Bei Metastasen wird im Anschluss eine Radiojod- oder Strahlentherapie durchgeführt.

▸ **Radiojodtherapie.** Der Patient schluckt eine Kapsel mit radioaktivem Jod, die innerhalb weniger Tage die erkrankten Schilddrüsenzellen zerstört, ohne jedoch die gesunden Zellen zu schädigen. Schilddrüsenhormone müssen in Tablettenform verabreicht werden.

8.2.3 Diabetes mellitus

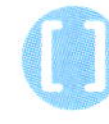

Definition

Beim Diabetes mellitus handelt es sich um eine Stoffwechselstörung mit Erhöhung der Blutzuckerwerte infolge Insulinmangels oder verminderter Insulinwirksamkeit.

In Deutschland leben etwa 5 Millionen Diabetiker. Diabetesrisiko und -häufigkeit steigen mit dem Lebensalter. Diabetes mellitus tritt häufig im 5.–6. Lebensjahrzehnt als Altersdiabetes bei ca. 10–30 % der Bevölkerung auf.

Formen und Stadien

Man unterscheidet 2 wichtige Formen von Diabetes mellitus (▸ Tab. 8.1):

- Diabetes Typ 1 (juveniler Diabetes)
- Diabetes Typ 2 (Altersdiabetes)

Der Diabetes mellitus wird in 4 Stadien unterteilt:

- manifester Diabetes: ständig erhöhte Blutzucker- und Urinzuckerwerte
- subklinischer Diabetes: normaler Nüchternblutzucker, aber krankhafte Glukosetoleranz
- latenter Diabetes: normale Glukosetoleranz, aber in verschiedenen Lebenssituationen (Infektion, Schwangerschaft) verändert
- potenzieller Diabetes: normale Glukosetoleranz, aber familiär gehäuft auftretender Diabetes

Ursache

Die Anlage zum Diabetes wird teilweise vererbt. Hinzu kommen begünstigende Faktoren der Umwelt, wie Überernährung und Bewegungsmangel. Infektionen können Diabetes mellitus auslösen.

Insulin wirkt wie eine Art „Schlüssel", der die Zellen von Leber, Muskeln und Fettgewebe für den Energiestoff Glukose öffnet. Kommt es zu Störungen der Insulinfreiset-

Tab. 8.1 Typ-1- und Typ-2-Diabetiker

	Typ 1	Typ 2
Ursache	absoluter Insulinmangel	Insulinmangel oder -resistenz
Krankheitsauslöser	Zerstörung der insulinproduzierenden Zellen in der Bauchspeicheldrüse, wahrscheinlich infektiös bedingt	Störung der Insulinproduktion an den Zielzellen oder verminderte Insulinfreisetzung an der Bauchspeicheldrüse
Erkrankungsalter	meist Jugendliche, junge Erwachsene („juveniler Diabetes")	meist erst ab 40. Lebensjahr („Altersdiabetes")
Häufigkeit	ca. 10 % aller Diabetiker	ca. 90 % aller Diabetiker, in den meisten Fällen besteht zusätzlich Übergewicht
Symptome	meist plötzlicher Beginn mit hohen Blutzuckerwerten, im Krankheitsverlauf häufig stark schwankende Blutzuckerwerte	allmählicher Beginn, im Verlauf oft relativ stabile Blutzuckerwerte
Vererbung	geringe Vererblichkeit	hohe Vererblichkeit
Therapie	Diät, Insulin	Diät, Bewegung, Tabletten, evtl. Insulin

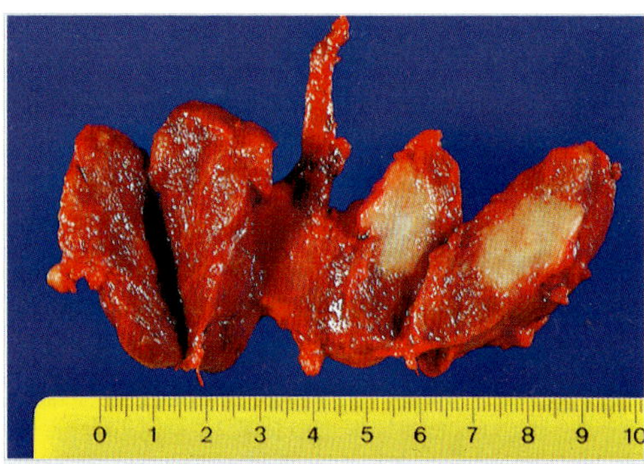

Abb. 8.6 Schilddrüsenkarzinom (anaplastisches Karzinom). Operationspräparat.

zung in der Bauchspeicheldrüse (Diabetes Typ 1) oder zu einer unzureichenden Wirkung des Insulins an den Zellen (Diabetes Typ 2), steigt der Blutzuckerspiegel an.

Symptome

Bei der Erstmanifestation treten Gewichtsabnahme, Leistungsminderung, Kopfschmerzen, Schwindel, kurzfristiger Unterzucker mit Heißhunger und Schwitzen auf. Ferner leiden die Patienten unter Juckreiz und trockener Haut. Sie neigen zu Infektionen, wie Furunkelbildung und Pilzerkrankungen.

Erreicht der Blutzucker Werte von ca. 170 mg/dl, wird Zucker mit dem Urin ausgeschieden (Glykosurie). Die Zuckerausscheidung mit dem Urin führt zu einem gesteigerten Wasser- und Salzverlust und damit zu vermehrtem Durstgefühl, einem wichtigen Symptom für die Diabetesdiagnose.

Diagnose

Die Zuckerkrankheit lässt sich mit folgenden Methoden feststellen und diagnostizieren:

- Zucker und Azeton im Urin: Nachweis mit der Schnelltestmethode (Testpapierstreifen).
- Zucker im Blut: Bestimmung wird mit Kapillarblut durchgeführt.
- Blutzuckertagesprofil: Bestimmung des Nüchternwertes und 2 weiterer Tageswerte, jeweils 1 Stunde nach den Mahlzeiten.
- Oraler Glukosetoleranztest (oGTT): Blutzucker (Nüchternwert) wird festgestellt. Dann werden 50 oder 100 g Glukose oral verabreicht. Innerhalb der nächsten 2 Stunden wird der Blutzucker mehrmals bestimmt (▶ Tab. 8.2). Nach 2 Stunden sollte der Normalwert wieder erreicht sein.
- Bestimmung des HbA_{1c}: Das ist eine Zwischenstufe des roten Blutfarbstoffs Hämoglobin (Hb), an die Zucker angelagert wird. Damit kann über mehrere Wochen rückblickend beurteilt werden, ob der Blutzucker gut eingestellt war. Diese Zwischenstufe ist sozusagen das „Blutzuckergedächtnis" des Körpers.

Komplikationen

Komplikationen treten beim länger bestehendem Diabetes in Form von Organveränderungen (▶ Abb. 8.7) auf. In erster Linie sind die Blutgefäße betroffen. Es entwickelt sich an den kleinen Gefäßen durch Verdickung der Gefäßwand die spezifische diabetische Mikroangiopathie. Die daraus resultierende Minderdurchblutung betrifft alle Organe. An den Beinen kommt es zum sog. diabetischen Fuß (z. B. chronische Druckstellen und chronische Entzündungen, ▶ Abb. 8.8), am Auge tritt durch die Veränderung der Netzhautgefäße die diabetische Retinopathie auf. Sie kann zur Erblindung führen. Die Schäden an den kleinen Nierengefäßen werden als Glomerulosklerose (diabetische Nephropathie) bezeichnet. Es kommt zum schleichenden Nierenversagen. Die Minderdurchblutung der peripheren Nerven führt zu Taubheitsgefühl an Füßen und Händen, der diabetischen Polyneuropathie. Am Herzen tritt eine Koronarsklerose auf, die bei über 50 % aller Diabetiker vom Typ 1 zum Herzinfarkt führt. Die Lebenserwartung des Diabetikers ist vom Ausmaß der oben genannten Veränderungen abhängig.

▶ **Diabetisches Koma.** Das Coma diabeticum (stark erhöhter Blutzucker) war früher ein gefürchtetes Krankheitsbild, das häufig zum Tode führte. Durch genaue Behandlungsrichtlinien (Diät, Tabletten und Insulin) kann es heute meist vermieden werden. Im Koma bestehen Bewusstseinstrübung bis Bewusstlosigkeit, tiefe Atmung (Ketoazidose), trockene gerötete Haut und rascher, flacher Puls.

▶ **Hypoglykämischer Schock.** Der hypoglykämische Schock (extremer Unterzucker) tritt am häufigsten dann auf, wenn der Patient Tabletten oder Insulin verabreicht bekommt und danach nicht die errechnete Kohlenhydratmenge zu sich nimmt. Die Symptome sind Unruhe,

Tab. 8.2 Blutzuckerwerte beim Glukosetoleranztest

Zustand	Normalwerte (mg/dl bzw. mmol/l)	Werte bei Diabetes mellitus (mg/dl bzw. mmol/l)
nüchtern	70–105 / 3,9–5,8	mehr als 126/7,0
1 Std. nach der Nahrungsaufnahme	weniger als 160/8,9	mehr als 160/8,9
2 Std. nach der Nahrungsaufnahme	weniger als 120/6,7	mehr als 120/6,7
1 Std. nach dem oGTT	weniger als 200/11,1	–
2 Std. nach dem oGTT	weniger als 140/7,77	mehr als 200/11,1

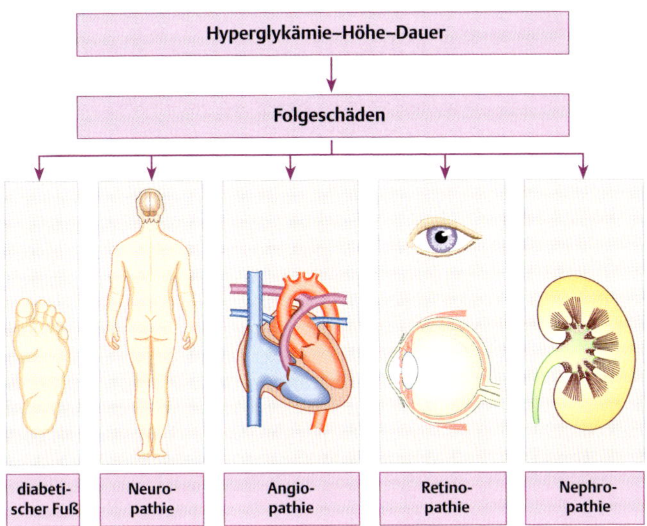

Abb. 8.7 Diabetes mellitus. Übersicht über die Langzeit- und Folgeschäden.

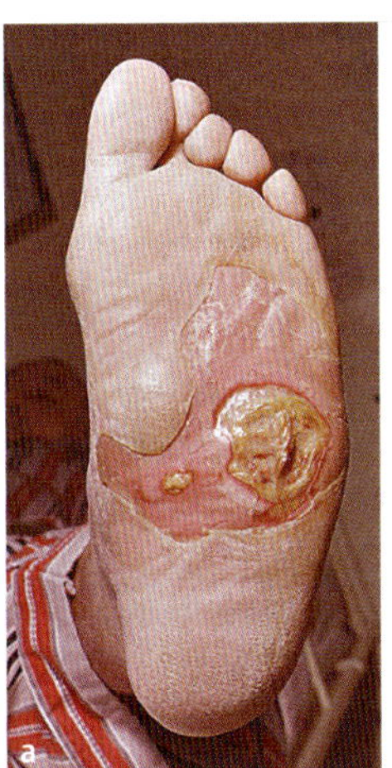

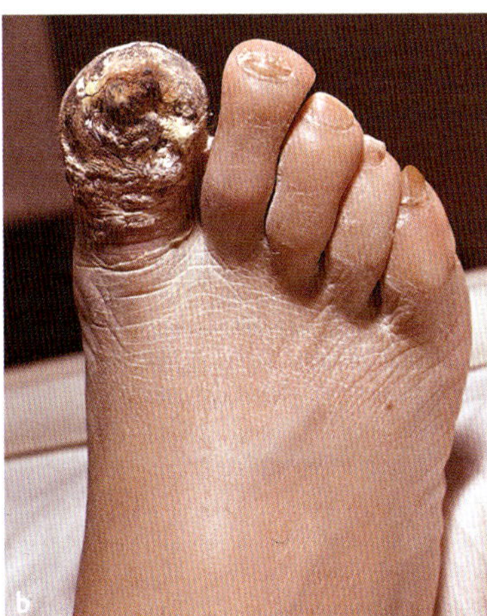

Abb. 8.8 Diabetischer Fuß. a Mal perforans (Druckulkus der Fußsohle) und **b** diabetisches Gangrän (Großzehe) sind Folgen der diabetischen Mikroangiopathie.

Schwitzen, Tachykardie, Krampfanfälle, Bewusstlosigkeit sowie Atem- und Kreislaufstörungen.

Merke

Bei Bewusstlosigkeit unklarer Ursache sollte die Pflegeperson immer eine Blutzuckerkontrolle durchführen. Bei unklarem Koma nie Insulin, sondern Glukose verabreichen. Handelt es sich um eine Hyperglykämie wird die Situation des Patienten dadurch nicht zusätzlich verschlechtert. Handelt es sich jedoch um eine Hypoglykämie, kann eine Insulingabe tödlich sein.

Therapie

Der Blutzuckerspiegel schwankt je nach Zufuhr von Kohlenhydraten mit der Nahrung, die übrigen Nahrungsbestandteile Eiweiß oder Fett verändern den Blutzuckerspiegel dagegen nicht. Daher ist eine entsprechende Diät die Basis der Diabetestherapie, unabhängig davon, um welche Form des Diabetes es sich handelt. Beim Patienten mit Diabetes-Typ 1 wird zur Diät eine Insulintherapie durchgeführt, weil dieser Diabetiker selbst kein Insulin produzieren kann. Orale Antidiabetika werden bei Diabetikern vom Typ 2 eingesetzt. Da Bewegung die Zuckerverwertung verbessert, ist auch sie ein wichtiger Therapieaspekt.

Merke

Auch bei guter Diabeteseinstellung lassen sich Folgeerscheinungen nicht komplett verhindern. Sie treten jedoch deutlich später auf. Spätschäden sind nach 15–25 Jahren bei bis zu 90 % der Diabetiker nachweisbar. Bei schlechter Stoffwechsellage oder zusätzlichen Risikofaktoren, wie z. B. Rauchen und erhöhte Blutfettwerte, treten sie wesentlich früher auf.

▶ **Diät.** Als Erstes muss der Patient lernen, mit seiner Krankheit umzugehen. Je besser er diätetisch eingestellt ist, desto einfacher ist die Behandlung. Es sollte zunächst die Gewichtsnormalisierung angestrebt werden. Der Patient darf reichlich Eiweißprodukte, aber nur wenig Fett zu sich nehmen. Die Kohlenhydrate decken den restlichen Kalorienbedarf (Berechnung nach Broteinheiten, BE). Wichtig sind faserreiche Ballaststoffe, da sie die Kohlenhydratresorption verzögern und dadurch den Insulinbedarf senken helfen.

▶ **Insulintherapie.** In den gängigen Insulinpräparaten sind Schweine-, Rinder- bzw. Humaninsuline (gentechnisch hergestelltes menschliches Insulin) enthalten. Die Behandlung wird heute grundsätzlich nur noch mit Humaninsulin begonnen und weitergeführt. Als Insuline stehen aufgrund ihres Wirkungseintritts Normal-(Alt-)Insulin, Intermediärinsulin (Protamin bzw. Zinkpräparate) und Langzeitinsuline sowie Kombinationspräparate zur Verfügung.

Wenn Patienten sich über längere Zeit selbst Insulin subkutan (= in das Unterhautfettgewebe) verabreichen, benutzen sie dazu häufig sog. Insulinpens. Diese haben die Form eines dicken Stiftes, an dessen hinterem Ende über ein Rädchen die Insulinmenge eingestellt wird. In der Mitte befindet sich die Insulinampulle, vorne eine Einmalkanüle.

▶ **Orale Antidiabetika.** Um den Diabetes mit oralen Medikamenten behandeln zu können, ist Voraussetzung, dass der Körper noch eigenes Insulin produziert (Typ-2-Diabetes). Wenn unter Gewichtsreduktion und Diät keine Blutzuckernormalisierung erreicht werden kann, wird mit der medikamentösen Therapie begonnen. Bei der Therapie können als Komplikationen Unterzuckerzustände auftreten. Ferner sind die vielen Wechselwirkungen mit anderen Medikamenten zu berücksichtigen.

Das Therapieziel ist die Verzögerung von Komplikationen, wie sie oben aufgeführt sind. Der Blutzucker soll nüchtern und 2 Stunden nach der Mahlzeit kleiner 130 mg/dl sein. Dies kann der Patient selbst mit einem Glukosetestgerät überprüfen. Der Urin soll zucker- und azetonfrei sein. Mithilfe des HbA_{1c} kann eine Langzeitüberwachung von 4–8 Wochen erfolgen. In einigen Fällen können in den Körper implantierte Insulinpumpen oder eine Bauchspeicheldrüsentransplantation die täglichen Insulininjektionen überflüssig machen. Ferner gibt es Insulinpräparate, die der Diabetiker inhalieren kann.

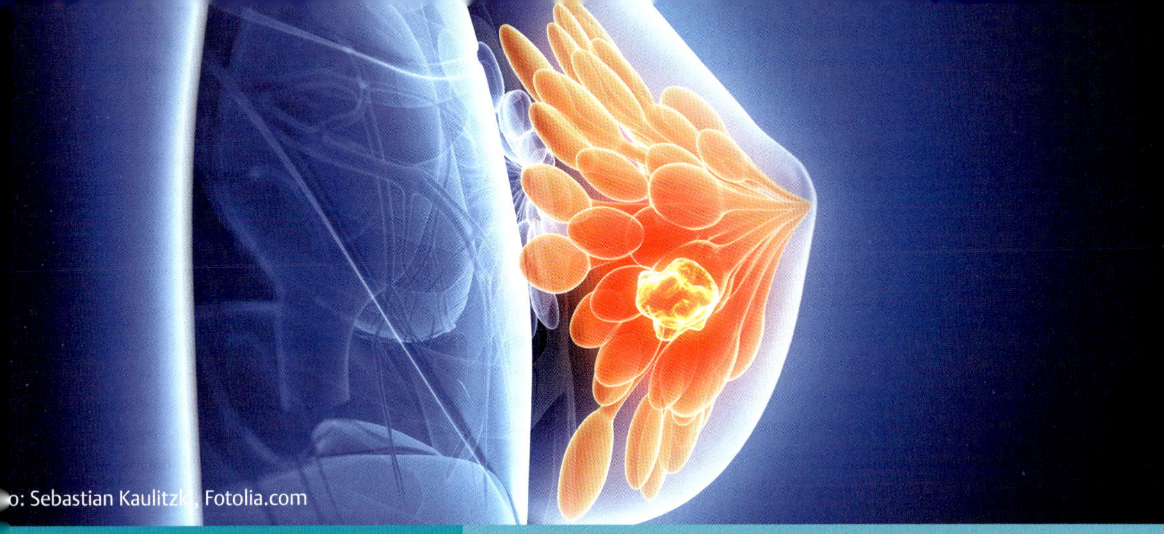

Kapitel 9

Geschlechtsorgane

9.1 Aufgabe und Funktion der Geschlechtsorgane 146

9.2 Männliche Geschlechtsorgane 146

9.3 Weibliche Geschlechtsorgane 148

9.4 Erkrankungen der männlichen Geschlechtsorgane 153

9.5 Erkrankungen der weiblichen Geschlechtsorgane 155

9 Geschlechtsorgane

Walther Wenzel

9.1 Aufgabe und Funktion der Geschlechtsorgane

Die weiblichen und männlichen Geschlechtsorgane dienen der Fortpflanzung. Sie produzieren Geschlechtszellen und Geschlechtshormone. Die Geschlechtsorgane sind schon bei der Geburt angelegt und werden deshalb als primäre Geschlechtsmerkmale bezeichnet. In der Zeit der Geschlechtsreife (Pubertät) werden die Geschlechtsorgane funktionstüchtig. Durch die Einwirkung von Geschlechtshormonen auf den menschlichen Organismus entwickeln sich sog. sekundäre Geschlechtsmerkmale.

► **Primäre Geschlechtsmerkmale.** Zu den primären Geschlechtsmerkmalen der Frau gehören die Eierstöcke, Eileiter, Gebärmutter und Scheide. Hoden, Nebenhoden, Samenleiter, Geschlechtsdrüsen und Glied mit Harnröhre sind die angeborenen Geschlechtsmerkmale beim Mann.

► **Sekundäre Geschlechtsmerkmale.** Das Östrogen bei der Frau und das Testosteron beim Mann führen zu den typischen Veränderungen. Die sekundären Geschlechtsmerkmale sind:

- Entwicklung der Brustdrüse der Frau
- Wachstum von Achsel- und Schambehaarung, beim Mann zusätzlich Bart- und Brusthaar
- Entwicklung des typischen Knochenbaus, bei der Frau grazil mit breitem Becken, beim Mann kräftig mit hohem schmalem Becken
- veränderte Proportionen des Kehlkopfs, die eine tiefe Stimme beim Mann und eine hohe Stimme bei der Frau bewirken. Dabei verursacht das Wachsen des Kehlkopfs beim Knaben in der Pubertät den Stimmbruch.

9

9.2 Männliche Geschlechtsorgane

Nach ihrer Entstehung werden die männlichen Geschlechtsorgane in innere und äußere unterschieden. Zu den inneren Geschlechtsorganen des Mannes gehören die Hoden (Testis), Nebenhoden (Epididymis), Bläschendrüsen (Glandulae vesiculosae) und Samenleiter sowie die Vorsteherdrüse (Prostata). Die äußeren Geschlechtsorgane des Mannes werden gebildet durch das Glied (Penis) und den Hodensack (Skrotum).

9.2.1 Hoden und Nebenhoden

Hoden

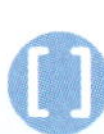

Definition

Die Hoden (Testis) sind eiförmig und paarig zunächst in der Bauchhöhle angelegt. Noch im Mutterleib wandern die Hoden durch den Leistenkanal in den Hodensack (Skrotum), der sie schützend umhüllt. Die Hoden können von sehr unterschiedlicher Größe sein.

Das Innere des Hodens ist durch bindegewebige Trennwände in eine Reihe von Läppchen unterteilt. Jedes dieser Läppchen enthält Hodenkanälchen. Das sind vielfach gewundene feine Kanäle in deren Wandepithel die Ursamenzellen liegen. Aus ihnen entwickeln sich die männlichen Geschlechtszellen (Samenzellen, Samenfäden, Spermien).

Die Bildung der Spermien beginnt in der Pubertät und hält das ganze Leben lang an. Die Gesamtlänge der Hodenkanälchen wird je Hoden auf 300–500 m geschätzt. Die Hodenkanälchen sammeln sich in einem Kanalnetz, das in die Nebenhoden übergeht.

Hormone des Hodens und ihre Wirkung

Im Bindegewebe zwischen den Hodenkanälchen liegen die Leydig-Zellen, die das männliche Geschlechtshormon Testosteron produzieren. Die Aktivität der Leydig-Zellen beginnt mit der Geschlechtsreife. Testosteron führt zum Wachstum der sekundären Geschlechtsmerkmale (► Abb. 9.1). Es bewirkt die Spermienreifung und stimuliert den Geschlechtstrieb.

Wirkung der glandotropen Hormondrüsen

Die Funktion des Hodens wird durch Hormone der Hypophyse (S. 135) gesteuert, die in deren Vorderlappen gebildet werden:

- **Follikelstimulierendes Hormon (FSH):** Dieses Hormon wirkt auf die Hodenkanälchen und bewirkt die Auslösung der Samenzellreifung.
- **Luteinisierendes Hormon (LH):** Es bewirkt im männlichen Organismus die Produktion von Testosteron.

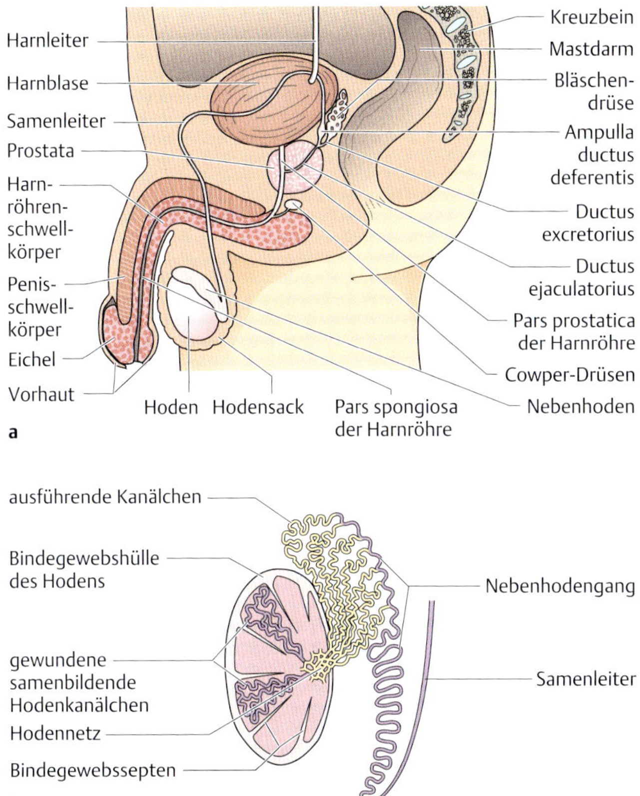

Abb. 9.1 Männliche Geschlechtsorgane. Schematische Übersicht.

Nebenhoden

Definition

Der Nebenhoden (Epididymis) sitzt dem Hoden hakenförmig auf und ist mit diesem fest verwachsen. Es wird zwischen Kopf, Körper und Schwanz unterschieden.

Die Nebenhoden enthalten ein gewundenes Gangsystem, in dem die Samenzellen gespeichert werden und ihre endgültige Reife erhalten. Die Enden der Nebenhoden gehen jeweils in die 40–50 cm langen Samenleiter über.

9.2.2 Samenleiter, Vorsteherdrüse und Glied

Samenleiter

Definition

Die Samenleiter sind etwa 1–2 mm dicke Kanäle. Sie haben eine Länge von ca. 50 cm und enthalten in ihrer Wand glatte Muskelzellen. Deren Kontraktion bewirkt beim Samenerguss, dass die Spermien aus den Nebenhoden angesaugt und mit großer Kraft ruckartig weiterbefördert werden.

Die Samenleiter werden mit den zum Hoden führenden Gefäßen und Nerven zum Samenstrang gebündelt und gelangen über den Leistenkanal in das kleine Becken. Der Samenstrang wird vom Hodenhebermuskel umschlossen. Von der Hinterseite der Harnblase gelangen die Samenleiter zur Vorsteherdrüse (Prostata). Kurz vor dem Eintritt in die Vorsteherdrüse erweitern sich beide Samenleiter (Ampulle) und gehen jeweils in einen eigenen Ausführungsgang über. Sie verbinden sich mit den Bläschendrüsen zu den sog. Spritzkanälchen. Die Bläschendrüsen sitzen fest auf dem Blasenboden und produzieren einen Teil der Samenflüssigkeit. Rechter und linker Samenleiter münden gemeinsam auf dem sog. Samenhügel in die Harnröhre.

Samenzellen

Der Samen wird auf dem Höhepunkt der sexuellen Erregung in einer Menge von 2–5 ml aus der Harnröhre stoßweise entleert (Ejakulation). Er enthält die Spermien (200–300 Millionen) und die Samenflüssigkeit.

Die Samenzellen haben eine Größe von ca. 70 nm und besitzen einen zugespitzten Kopfteil, ein Mittelstück und einen Schwanzteil. Der Kopf der Samenzelle entspricht dem Zellkern, der das väterliche Erbgut enthält. Mit dem Schwanzteil können sich die Spermien fortbewegen. Die Spermien erhalten ihre Beweglichkeit jedoch erst in der Harnröhre, wenn sie mit den alkalischen Sekreten der Bläschendrüsen und der Prostata in Berührung kommen. Sauer reagierende Flüssigkeiten lähmen die Beweglichkeit der Spermien.

Die Eigenbeweglichkeit der Samenfäden befähigt die Spermien, von der Scheide durch den Muttermund und die Gebärmutter in die Eileiter zu wandern, wo die Befruchtung bei Vorhandensein einer weiblichen Geschlechtszelle erfolgt. Es gelingt immer nur einem Samenfaden in die Eizelle einzudringen. Dabei wird das Schwanzteil des Spermiums abgeworfen.

9

Vorsteherdrüse

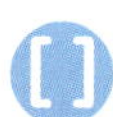

Definition

Die Vorsteherdrüse (Prostata) hat etwa die Gestalt einer Kastanie. Sie befindet sich zwischen dem Beckenboden und dem Harnblasengrund.

Die Prostata umschließt den aus der Harnblase austretenden Teil der Harnröhre. Sie hat eine Ventilfunktion und regelt Urin- und Spermafluss. Samenblase und Samenleiter werden durch starke Muskelfasern beim Wasserlassen verschlossen, damit kein Urin hineingepresst wird. Umgekehrt wird der Harnblasenausgang während der Ejakulation (Samenerguss) von einem Muskel verschlossen, damit kein Ejakulat in die Harnblase gelangt.

Die Vorsteherdrüse produziert ein Sekret, das beim Samenerguss der Samenflüssigkeit zugesetzt wird.

Glied

Definition

Das männliche Glied (Penis) wird unterschieden in Peniswurzel, die fest am Beckenboden und an den Schambeinästen verankert ist, und dem Penisschaft, der mit der Eichel (Glans penis) endet.

Der Penisschaft ist mit einer leicht verschieblichen Haut überzogen, die über der Eichel eine Doppelfalte bildet und Vorhaut (Präputium) genannt wird. Im Inneren des Penis verlaufen die Harnröhre und 3 zylindrisch geformte Harnröhrenschwellkörper.

Schwellkörper sind schwammartig gebaute Bluträume, die sich infolge nervöser Reizung bei sexueller Erregung prall mit Blut füllen und so eine Vergrößerung und Versteifung (Erektion) des Penis bewirken. Der Abfluss des Blutes ist durch einen Ventilverschluss gedrosselt, der sich erst durch nervale Gegenregulation nach Abklingen der Erregung öffnet. Durch Entleerung der Schwellkörper erschlafft der Penis.

9.3 Weibliche Geschlechtsorgane

Die weiblichen Geschlechtsorgane werden ebenso wie die männlichen Geschlechtsorgane in innere und äußere Organe unterschieden.

Zu den inneren Geschlechtsorganen der Frau (▸ Abb. 9.2) gehören die Eierstöcke (Ovarien), Eileiter (Tuben), die Gebärmutter (Uterus) und die Scheide (Vagina). Die äußeren Geschlechtsorgane des weiblichen Organismus bestehen aus Scheidenvorhof, großen und kleinen Schamlippen, Kitzler (Klitoris), den Bartholini-Drüsen. Ein weiteres Geschlechtsmerkmal ist die weibliche Brust.

9.3.1 Eierstöcke, Eileiter und Gebärmutter

Eierstöcke

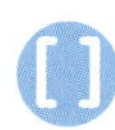

Definition

Die Eierstöcke (Ovarien) sind paarig angelegt, etwa 2–3 cm groß und an der rechten und linken Seitenwand des Beckens durch ein Band aufgehängt. Sie liegen in einer Umschlagfalte des Bauchfells, das mit dem Beckenbindegewebe (Parametrium) verbunden ist und sich beiderseits der Gebärmutter befindet.

Die Eierstöcke enthalten die von Nährzellen umgebenen, noch nicht ausgereiften Eizellen (Primärfollikel), die sich schon während der Embryonalzeit aus Ureizellen entwickelt haben. Die Gesamtzahl der Primärfollikel wird auf 400 000 geschätzt. Bis auf 300–400 gehen die meisten

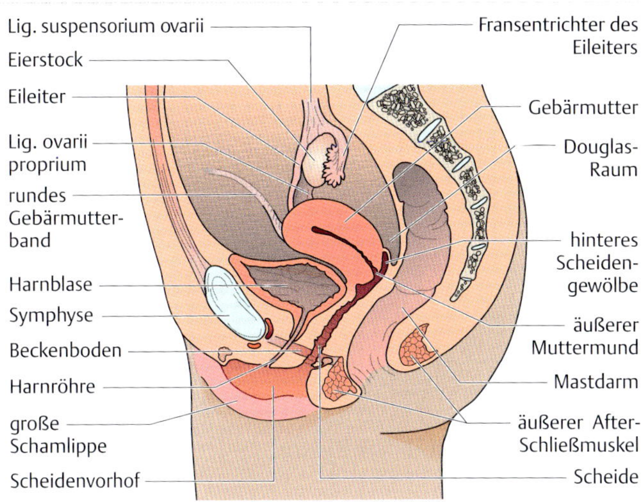

Abb. 9.2 Weibliche Geschlechtsorgane. Schematische Übersicht.

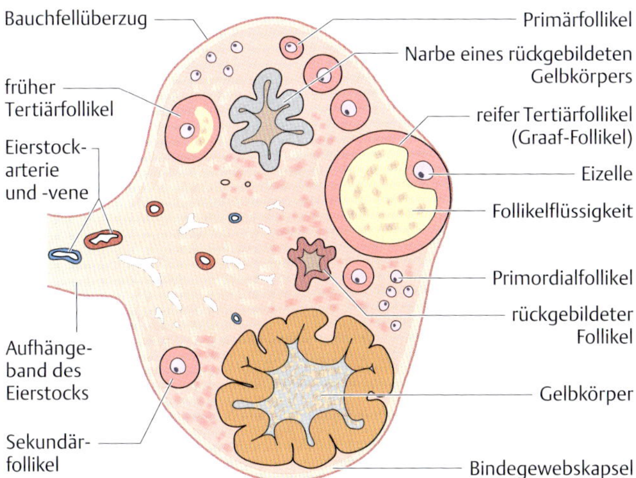

Abb. 9.3 Entwicklung der Eizelle. Vereinfachte Darstellung der Reifung einer Eizelle im Eierstock.

von ihnen zugrunde. Bei Beginn der Geschlechtsreife beginnen sich die Nährzellen (Follikelzellen) zu vermehren und umgeben nun die Eizelle mit einer mehrschichtigen Hülle.

Follikelzellen

In der Hülle, die die Eizelle umgibt, treten Spalträume auf, die schließlich die Form eines Bläschens annehmen (▸ Abb. 9.3).

In ihm ruht die Eizelle (Sekundärfollikel). Die Sekundärfollikel bleiben in einem Ruhestadium, gehen dann zugrunde oder reifen aus, indem sich das Bläschen stark vergrößert (Graaf-Follikel). Der ausreifende, sich ständig vergrößernde Graaf-Follikel wandert an die Oberfläche des Eierstocks. Regelmäßig alle 4 Wochen hat der jeweils reifste Follikel die Oberfläche eines Ovars erreicht und durchbricht sie. Dabei platzt der Follikel (Follikelsprung, Ovulation). Die von einigen Nährzellen umgebene Eizelle wird in die Bauchhöhle geschleudert und gelangt in den Eileiter, wo sie entweder befruchtet wird oder abstirbt. Der geplatzte Graaf-Follikel im Ovar fällt zusammen. Seine Zellen nehmen einen gelb gefärbten fettähnlichen Stoff auf. Es entsteht der Gelbkörper (Corpus luteum).

Kommt es zu keiner Befruchtung, bildet sich der Gelbkörper innerhalb von 12 Tagen zurück. An seiner Stelle entsteht eine weißliche Narbe und gleichzeitig beginnt die Reifungsperiode für ein anderes Ei.

Hormone der Eierstöcke und ihre Wirkung

In den Eierstöcken werden 2 Hormone gebildet, das Östrogen und das Progesteron. Dabei bewirkt Östrogen das Wachstum der weiblichen sekundären Geschlechtsmerkmale, den periodischen Aufbau der Gebärmutterschleimhaut und den typisch weiblichen Knochenaufbau. Das Hormon Progesteron beeinflusst die Reifung der Gebärmutterschleimhaut.

Wirkung der glandotropen Hormondrüsen

Die Funktion des Eierstocks wird durch Hormone der Hypophyse (S. 135) gesteuert, die in deren Vorderlappen gebildet werden:

- **Follikelstimulierendes Hormon (FSH):** Dieses Hormon wirkt mit dem Beginn der Pubertät auf die bislang ruhenden Primärfollikel ein und bewirkt deren Wachstum, Flüssigkeitsbildung und Follikelhormonproduktion.
- **Luteinisierendes Hormon (LH):** Es ist auf den Gelbkörper gerichtet und regt die Produktion des Gelbkörperhormons an. Für die Ausbildung der sekundären Geschlechtsmerkmale der Frau ist das Follikelhormon verantwortlich.

Eileiter

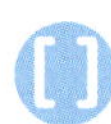

Definition

Die Eileiter sind paarig angelegt und stülpen sich mit ihren fingerförmigen Fortsätzen über die Eierstöcke. Sie sind ca. 10–20 cm lange, horizontal verlaufende Kanäle.

Die Eileiter befördern die Eizellen nach dem Eisprung in die Gebärmutter. Die Eileiter sind schlauchförmig und mit einem Flimmerepithel ausgekleidet. Kontraktionen der Wandmuskulatur begünstigen den Transport.

Gebärmutter

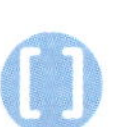

Definition

Die Gebärmutter (Uterus) ist ein hühnereigroßes, birnenförmiges und muskulöses Hohlorgan. Sie liegt auf dem Beckenboden zwischen Harnblase und Mastdarm.

Die Gebärmutter wird durch einige Bänder in ihrer Stellung gehalten. Sie wird unterteilt in den Körper (Corpus), der sich nach unten hin verjüngt, den Gebärmutterhals (Zervix) und den in die Scheide ragenden Teil (Portio), der den äußeren Muttermund trägt. Die Gebärmutter besteht von außen nach innen aus 3 Schichten:

- Bauchfellüberzug (Peritoneum)
- Muskulatur (Myometrium)
- Gebärmutterschleimhaut

Die glatte Muskelschicht (Myometrium) ist bis zu 1 cm stark, die Muskelfasern laufen vielschichtig spiralig verflochten. Diese Anordnung ermöglicht stärkste Gewebedehnungen während der Schwangerschaft und größte Muskelkraft bei der Geburt. Die Schleimhaut kleidet den Hohlraum der Gebärmutter aus. Dieser ist, wenn keine Schwangerschaft besteht, ein flacher, 3-eckiger Spalt. Durch einen Kanal im Gebärmutterhals steht er mit der Scheide in Verbindung.

Die Schleimhaut der Gebärmutter hat die Aufgabe, ein befruchtetes Ei aufzunehmen und so lange zu ernähren, bis es Anschluss an das mütterliche Gefäßsystem gefunden hat. Für diesen Zweck ist sie in besonderer Weise ausgerüstet und wird, falls keine Schwangerschaft eingetreten ist, in regelmäßigem Abstand alle vier Wochen ausgestoßen (Menstruation) und erneut aufgebaut.

Weiblicher Zyklus

Definition

Der Zeitraum vom Beginn der einen bis zum letzten Tag vor der nächsten Blutung wird Periode oder Menstruationszyklus genannt (▸ Abb. 9.4). Ein Zyklus dauert ca. 28 Tage, die Monatsblutung ca. 3–5 Tage.

Die Monats- oder Regelblutung setzt gewöhnlich zwischen dem 10. und 14. Lebensjahr ein. Die erste Blutung wird Menarche genannt. Um das 50. Lebensjahr werden die Perioden unregelmäßig, die Wechseljahre (Klimakterium) beginnen und schließlich hört die Periode ganz auf (Menopause).

Der Menstruationszyklus der Frau kann in 3 Phasen eingeteilt werden, wobei der Zyklus immer mit dem 1. Tag der Regelblutung beginnt:

- Desquaminationphase (Abstoßungsphase) 1.–4. Tag
- Proliferationsphase (Follikelphase) 5.–15. Tag
- Sekretionphase 16.–28. Tag

Ausstoßen und Wiederaufbau der Gebärmutterschleimhaut sind an das Wirken der beiden Eierstockhormone, dem Follikel- und Gelbkörperhormon, gebunden.

▸ **Abstoßungsphase.** Während der Menstruationsblutung wird die Schleimhaut (Endometrium) aufgrund reduzierter Hormonmengen abgestoßen.

▸ **Follikelphase.** In der Follikelphase wird das Endometrium aufgrund erhöhter Hormonkonzentrationen wieder aufgebaut. Im Eierstock reift der Graaf-Follikel heran. Um den 14. Tag findet der Eisprung statt, der Follikel wandelt sich in den Gelbkörper um. Damit geht die Produktion des Follikelhormons zurück, hört jedoch nicht völlig auf und das Gelbkörperhormon gelangt in das Blut.

▸ **Sekretionsphase.** Die Sekretionsphase beginnt nach dem Eisprung. Die Uterusschleimhaut lockert sich auf. Die in ihr eingelagerten Drüsen verlängern sich und be-

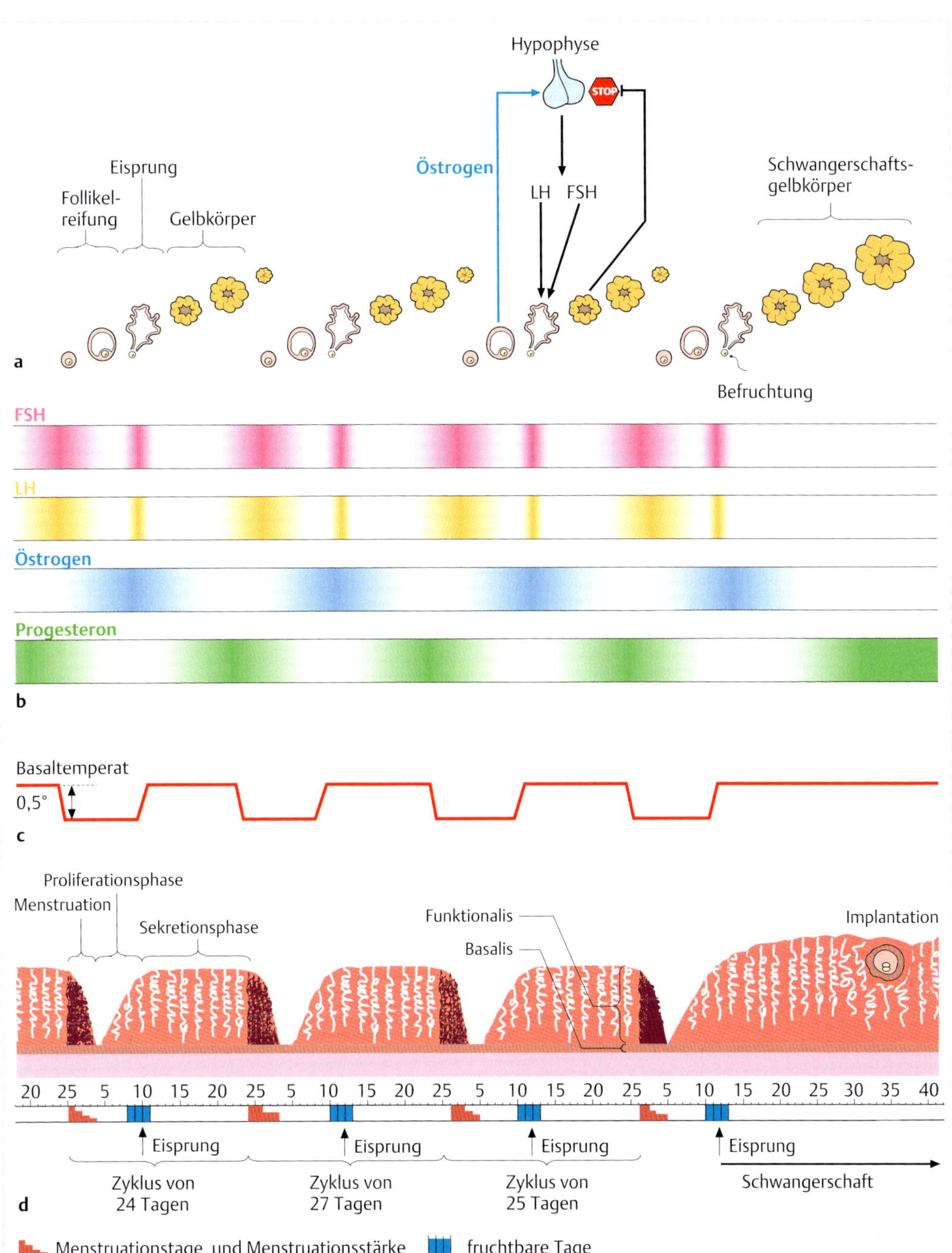

Abb. 9.4 Menstruationszyklus. Die Abbildung zeigt 3 normale Monatszyklen und die Veränderungen nach der Befruchtung während der Frühschwangerschaft. Nebeneinander werden dargestellt: **a** Veränderungen im Eierstock, **b** Schwankungen der einzelnen Hormonspiegel, **c** typische Änderung der Basaltemperatur, **d** Veränderungen der Gebärmutterschleimhaut.

9

ginnen, Nährstoffe, wie Zucker und Fette, zu speichern und gegen Ende dieser Phase auch abzusondern.

Die Schleimhaut bereitet sich so auf die Eiaufnahme vor. Bleibt die Befruchtung aus, geht die Eizelle zugrunde, der Gelbkörper bildet sich zurück und die Produktion des Gelbkörperhormons wird zurückgefahren. Am Ende des Menstruationszyklus kommt es wieder zu einem Hormonanstieg. Hierdurch entstehen Blutungen, aus denen die Abstoßung der Gebärmutterschleimhaut resultiert.

Anschließend beginnt der neue Zyklus mit Reifung eines weiteren Eies und dem Wiederaufbau der Schleimhaut. Findet jedoch eine Befruchtung statt, so bildet sich der Gelbkörper nicht zurück, er vergrößert sich. Unter dem Schutz des Gelbkörperhormons wird die Uterusschleimhaut nicht mehr abgestoßen, sie setzt ihren Aufbau noch fort. Die Menstruation bleibt aus.

9.3.2 Scheide, Scheidenvorhof, Schamlippen und Kitzler

Scheide

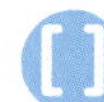

Definition

Die Scheide (Vagina) ist ein etwa 10 cm langer, mit Schleimhaut ausgekleideter Schlauch, dessen Wand aus Bindegewebe und glatten Muskelfasern besteht.

9

Die Vagina liegt zwischen Harnblase und Harnröhre einerseits und dem Mastdarm andererseits. Sie führt von der Gebärmutter nach außen. Der Scheideneingang ist oval und bei Jungfrauen durch ein halbmondförmiges Häutchen (Hymen) teilweise verschlossen. Zum Schutz vor mechanischen Beschädigungen ist die Vagina mit unverhornendem Plattenepithel ausgekleidet. Das Sekret der Zervixdrüsen bildet zusammen mit Epithelzellen den Nährboden für die Scheidenflora. Durch diesen Säuremantel werden die weiblichen Genitalien vor aufsteigenden Infektionen geschützt, die durch die äußeren weiblichen Geschlechtsorgane immer wieder auftreten.

Scheidenvorhof, Schamlippen und Kitzler

Definition

Die weiblichen, äußerlich sichtbaren Geschlechtsorgane, wozu Scheidenvorhof, Schamlippen und Kitzler gehören, werden unter dem Begriff Vulva zusammengefasst.

Der Scheidenvorhof ist von Schleimhaut bedeckt und umfasst den Bereich zwischen den beiden kleinen Schamlippen. Sie umschließen an ihrem vorderen spitz zulaufenden Ende einen kleinen knospenartigen Höcker, den Kitzler (Klitoris), der ähnlich wie der Penis Schwellkörper enthält. Die Klitoris ist reich mit Nerven versorgt, bei zarten Berührungen werden Lustempfindungen ausgelöst. Die großen Schamlippen enthalten Fettgewebe, Talg-, Schweiß- und Duftdrüsen. Beidseits der Scheidenöffnung befinden sich schleimabsondernde Drüsen, sog. Bartholini-Drüsen, die den Scheideneingang befeuchten.

9.3.3 Weibliche Brust und Brustdrüse

Definition

Die weibliche Brust (Mamma) und die Brustdrüse entwickeln sich in der Pubertät durch hormonelle Veränderungen. Sie besteht aus Drüsen-, Fett- und Bindegewebe und befindet sich verschieblich auf dem großen Brustmuskel.

Die Brust besteht aus Drüsen-, Fett- und Bindegewebe. Die ca. 12–20 Drüsenlappen sind durch Ausführungsgänge miteinander verbunden und führen zur Brustwarze, die vom Warzenhof umgeben ist. Die Drüsenläppchen sind aus zahlreichen Einzeldrüsen aufgebaut. Die von den Drüsenzellen produzierte Milch fließt durch einen Milchgang zur Brustwarze. Jedes Drüsenläppchen hat einen eigenen Milchgang, der in einer separaten Öffnung mündet. Kurz vor der Mündung erweitern sich die Milchgänge zu Milchsäckchen, welche die Milch speichern. Fettgewebe umhüllt und durchzieht strangförmig das ganze Drüsengewebe.

Viele Nervenendigungen befinden sich in Brustwarze und Warzenhof, sie sind wesentlich für die sexuelle Erregung und das Stillen. Durch eine Anhäufung von Pigmentkörperchen ist die Brustwarze ebenso wie der Brustwarzenhof auffallend dunkler gefärbt als die Haut.

Während der Schwangerschaft vermehrt sich das Drüsengewebe. Die Milchsekretion kommt erst bei der Geburt in Gang, ausgelöst durch das Prolaktin, ein Hormon des Hypophysenvorderlappens (S. 135). Kurz vor und nach der Geburt wird zunächst die sog. Vormilch (Kolostrum) abgesondert. Diese gelbliche Flüssigkeit enthält alle für den Säugling wichtigen Nähr- und Schutzstoffe in hochkonzentrierter und leichtverdaulicher Form. Etwa am 3. Tag nach der Entbindung „schießt" die eigentliche Muttermilch ein. Die Tagesmenge beträgt zunächst 150–200 g. Durch den Saugreiz nimmt die Milchproduktion auf natürliche Weise zu und passt sich dem Nahrungsbedürfnis des Säuglings an.

9.4 Erkrankungen der männlichen Geschlechtsorgane

In diesem Kapitel werden kurz einige Untersuchungsmethoden vorgestellt. Einige Erkrankungen der männlichen Geschlechtsorgane werden erläutert.

9.4.1 Untersuchungsmethoden

▶ **Inspektion.** Das äußere Genitale, wie Penis, Harnröhrenöffnung und Eichel, werden auf sichtbare Veränderungen inspiziert. Danach erfolgen eine Beurteilung des Hodenstandes im Stehen und ein Vergleich der Niveauunterschiede links und rechts.

▶ **Palpation.** Dabei werden der Penisschaft, die an seiner Unterseite verlaufende Harnröhre und der Hoden betastet (palpiert). Es erfolgt eine Beurteilung der Größe und Druckempfindlichkeit dieser Organe.

▶ **Rektale Untersuchung.** Vom Enddarm her kann die Hinterseite der Prostata betastet und auf Größenveränderungen (z. B. bei einem Karzinom) hin untersucht werden.

▶ **Rektale Ultraschalluntersuchung.** Über eine stabförmige Ultraschallsonde lassen sich Enddarm, Prostata, Blase und umgebendes Gewebe bewerten.

▶ **Laboruntersuchung.** Entzündungszeichen machen sich im Blutbild durch eine erhöhte Leukozytenzahl bemerkbar. Im Serum lassen sich Tumormarker (PSA-Wert) bestimmen, die auf ein Karzinom hinweisen können.

9.4.2 Hodenentzündungen, Hodentorsion und Hodentumoren

Veränderungen der männlichen Hoden sind relativ einfach festzustellen (▶ Abb. 9.5). Oft tritt als Erstes eine mehr oder weniger schmerzhafte Schwellung ein. Die Ursache kann vielfältig sein. Es muss immer eine exakte Untersuchung erfolgen, da sich hinter auftretenden Symptomen bösartige Tumoren verbergen können.

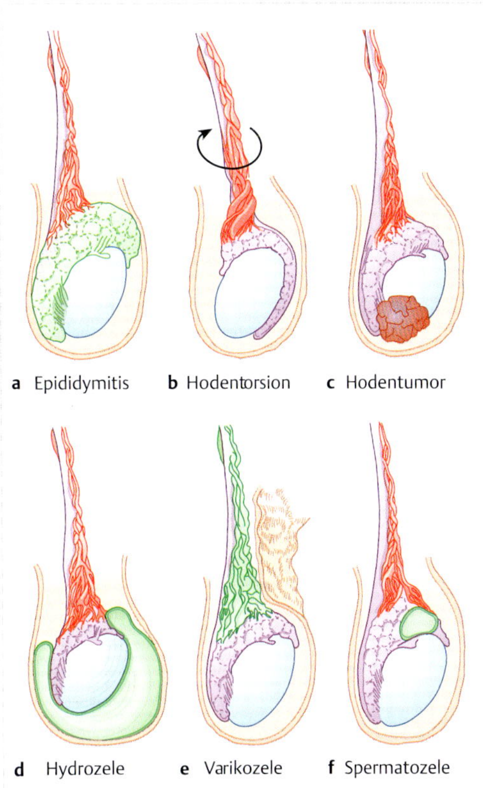

Abb. 9.5 Hodenerkrankungen. **a** Nebenhodenentzündung (Epididymitis), **b** Hodentorsion, **c** Hodentumor, **d** Wasserbruch (Hydrozele), **e** Varikozele, **f** Spermatozele.

Hoden- und Nebenhodenentzündung

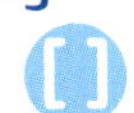

Definition

Hoden- (Orchitis) oder Nebenhodenentzündungen (Epididymitis) sind meist bakteriell bedingte Entzündungen der entsprechenden Organe.

Ursache

Es handelt sich meist um eine weitergeleitete Entzündung im Rahmen einer Blasen- oder Harnwegsentzündung, die zunächst die Nebenhoden und sehr selten auch den Hoden betrifft.

Symptome

Die Entzündung der Hoden bzw. Nebenhoden äußert sich mit folgenden Anzeichen:

- zunehmende Schwellung mit immer stärker werdenden Schmerzen
- geröteter und gespannter, meist überwärmter Hoden
- häufig Fieber mit allgemeinem Krankheitsgefühl

Therapie

Behandelt wird die Entzündung durch Antibiotikagabe und symptomatisch durch Hochlagern und Kühlung der Hoden. Wird die Abheilung durch Antibiotika nicht mehr erreicht, muss in sehr seltenen Fällen der Hoden operativ entfernt werden.

Hodentorsion

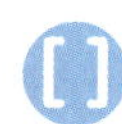

Definition

Eine Hodentorsion liegt vor, wenn sich Hoden und Samenstrang um die eigene Längsachse drehen.

Ursache

Durch eine abnorme Beweglichkeit kommt es zur Hodentorsion. Dabei wird der Blutfluss behindert, indem das venöse Blut durch die eingetretene Drosselung nicht mehr abfließen kann.

Symptome und Therapie

Die Hodentorsion tritt häufig beim Sport auf. Es entstehen heftige Schmerzen, die in die Leisten- und Unterbauchgegend ausstrahlen. Der Hoden muss sofort operativ freigelegt werden, um den Blutrückfluss wieder zu gewährleisten.

Bösartige Hodentumoren

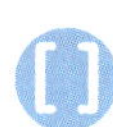

Definition

Hodentumoren treten meist zwischen dem 20. und 40. Lebensjahr auf. 1,5 % aller Tumoren des Mannes sind Hodentumoren.

Ursache und Symptome

Die Ursachen von Hodentumoren sind noch weitgehend unbekannt. Oft entwickelt sich anfangs eine schmerzlose einseitige Hodenvergrößerung, die langsam an Größe zunimmt. Hodentumoren sind häufig sehr aggressive Tumoren mit frühzeitigen Fernabsiedlungen (Metastasen) in Lunge, Leber, Knochen und Gehirn.

Therapie

In den letzten Jahren hat sich die Überlebenschance deutlich verbessert. Je nach Tumorart und Ausdehnung sind Chemo- und Bestrahlungstherapie, eine operative Entfernung des Hodens und engmaschige Nachsorgeuntersuchungen wesentlich für die Prognose des Patienten.

Merke

Jeder Mann ab dem 40. Lebensjahr sollte die kostenlosen Vorsorgeuntersuchungen wahrnehmen, um Veränderungen frühzeitig diagnostizieren und behandeln zu können. Eine Selbstuntersuchung der äußeren Genitale ist jedem Mann zu empfehlen.

9.4.3 Wasserbruch, Varikozele und Spermatozele

Wasserbruch

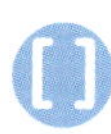

Definition

Der Wasserbruch (Hydrozele) ist eine Ansammlung seröser Flüssigkeit zwischen den Schichten der Hodenhüllen.

Ursachen, Symptome und Therapie

Wasserbrüche sind häufig angeboren. Sie treten auch bei entzündlichen Prozessen im Bereich des Hodens und Nebenhodens bei Hodenbrüchen (Skrotalhernien) auf. Es bildet sich eine immer stärker werdende Schwellung des Hodensacks aus. Flüssigkeitsansammlungen bis zu 500 ml Inhalt können sich entwickeln. Die Therapie erfolgt durch eine operative Sanierung.

Varikozele

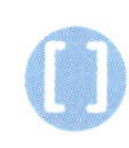

Definition

Varikozelen sind krampfaderähnliche Veränderungen der venösen Gefäße, die vom Hoden zurück in den Bauchraum führen. Die Varikozele ist eine häufig auftretende, aber meist harmlose Veränderung.

Ursache, Symptome und Therapie

Verursacht wird die Varikozele durch eine Veneninsuffizienz mit Überwärmung und Durchblutungsstörungen des Hodens. Sie kommt aufgrund des venösen Abflusses häufiger am linken als am rechten Hoden vor. Dabei treten zeitweise leichte Schwellungen mit dumpfem Druckgefühl auf, die Ausdehnung der Schwellung variiert je nach Ausprägungsgrad. Als Therapiemaßnahme werden die venösen Gefäße entweder verödet oder bei ausgeprägtem Befund operativ unterbunden.

Spermatozele

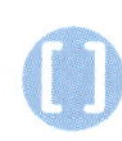

Definition

Die Spermatozele (Samenbruch) ist eine glatt begrenzte, vom Hodengewebe abgrenzbare Zyste, in der sich Flüssigkeit sammelt.

Ursache, Symptome und Therapie

Als Ursache kommen Verletzungen oder Entzündungen infrage. Die Spermatozele ist häufig symptomlos, manchmal tritt eine kleine umschriebene und druckschmerzhafte Schwellung auf. Die Zyste muss operativ entfernt werden.

9.5 Erkrankungen der weiblichen Geschlechtsorgane

Im nächsten Kapitel werden verschiedene Untersuchungsmethoden und wichtige Erkrankungen der weiblichen Geschlechtsorgane erläutert.

9.5.1 Untersuchungsmethoden

▶ **Anamnese.** Die Befragung der Patientin nach ihren Beschwerden oder beobachteten Veränderungen, nach der letzten Regelblutung und dem Menstruationszyklus sowie Unregelmäßigkeiten stehen am Anfang jeder gynäkologischen Untersuchung. Miterfasst werden Familiengeschichte und eigene Vorgeschichte, Schwangerschaften und Geburten, frühere Erkrankungen und Operationen.

▶ **Palpation.** Die gynäkologische Tastuntersuchung (vaginale und rektovaginale Untersuchung) führt der Untersuchende mit beiden Händen durch. Die Patientin liegt in Steinschnittlage auf dem gynäkologischen Untersuchungsstuhl. Untersucht wird die Scheide (Vagina) bis zum Muttermund (Portio) und Gebärmutterhals (Zervix), die Gebärmutter (Uterus) und Eierstöcke (Ovarien). Es wird die Größe, Lage, Form, Konsistenz und die Schmerzhaftigkeit der einzelnen Organe ertastet und beurteilt. Über das Austasten des Enddarms (rektale Untersuchung) gewinnt man Auskunft über den hinteren Anteil der Genitalorgane (Uterus, Adnexe und Parametrien).

▶ **Spekulumuntersuchung.** Mit 2 entenschnabelähnlichen Metallspateln, die angewärmt in die Scheide eingeführt werden, lassen sich Gebärmuttermund und Scheidenwände betrachten. Vom Gebärmuttermund lassen sich unter Sicht bakteriologische und zytologische Abstriche entnehmen.

▶ **Abstrich.** Es wird unterschieden zwischen bakteriologischem, zytologischem und nativem Abstrich:

- **Bakteriologischer Abstrich:** Er dient zum Nachweis einer durch Keime (z. B. Bakterien) hervorgerufenen Entzündung. Die Bakterien werden im und zur Bestimmung eines wirksamen Antibiotikums ausgetestet (S. 202).
- **Zytologischer Abstrich:** Damit lassen sich Zellveränderungen (Vorstufen oder Krebszellen selbst) nachweisen. Er wird zur Krebsfrüherkennung eingesetzt.
- **Nativer Abstrich (Nativpräparat):** Direkt nach dem Entnehmen wird etwas Sekret mit Kochsalzlösung verdünnt und auf einen Objektträger aufgetragen. Bei der nachfolgenden Inspektion durch das Mikroskop kann direkt beurteilt werden, ob Krankheiten vorliegen (z. B. Infektion durch Bakterien, Pilze oder Trichomonaden).

▶ **Kolposkopie.** Mit einem Mikroskop wird während der Spekulumuntersuchung die Schleimhaut des Muttermunds vergrößert. Es können verschiedene Schleimhauttests und Gewebeentnahmen zur feingeweblichen Untersuchung (Histologie) durchgeführt werden.

▶ **Sonografie.** Wie in der gesamten Medizin gehört die Ultraschalluntersuchung zu den wichtigsten apparativen Untersuchungen. Sämtliche Organe lassen sich in Form, Größe und Lage durch den geübten Untersucher darstellen und beurteilen. Durch spezielle Untersuchungssonden (länglich runde Schallköpfe), die in die Scheide und auch in den Enddarm eingeführt werden, können einzelne Organabschnitte sehr exakt beurteilt werden.

▶ **Untersuchung der Brust.** Betrachtung der Haut, Betasten des Drüsen- und Fettkörpers der Brust und Austasten der beiden Achselhöhlen beenden die gynäkologische Untersuchung. Jeder unklare Tastbefund in der weiblichen Brust muss weiter abgeklärt werden.

Ultraschall- und Röntgenuntersuchung, Mammografie und Feinnadelgewebeprobe (Biopsie) sind weiterführende diagnostische Verfahren, die in der Praxis Anwendung finden.

9.5.2 Endometriose

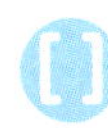

Definition

Bei einer Endometriose befinden sich versprengte Uterusschleimhautteile an verschiedenen Körperstellen. Sie unterliegen wie die Gebärmutterschleimhaut den Hormoneinflüssen.

Lokalisation

Je nach Lokalisation werden die genitale Endometriose und eine extragenitale Endometriose unterschieden. Befinden sich Uterusschleimhautteile im Eierstock, im Eileiter und im Douglas-Raum, handelt es sich um die genitale Form der Endometriose (▶ Abb. 9.6). Der Douglas-Raum ist der zwischen Gebärmutter und Rektum gelegene tiefste Punkt der Bauchhöhle.

Beim Auftreten von Schleimhautteilen in Harnblase, Nabel, Darm oder Bauchdeckennarben wird von der extragenitalen Form gesprochen.

Symptome und Therapie

Die Symptome werden durch die Lokalisation bestimmt. Am Eierstock kann es z. B. zu Blut- oder sog. Schokoladenzysten kommen. Schokoladenzysten werden auch Teerzysten genannt. Die Farbe entsteht dadurch, dass die Zyste Blutabbauprodukte enthält, die dunkel gefärbt sind.

Es treten periodenabhängige Schmerzen auf. Die Therapie richtet sich nach dem Sitz der Endometriose und nach dem Alter der Patientin. Bei ausgedehnter Endometriose sind eine radikale operative Entfernung und Hormongaben die gängigen Methoden.

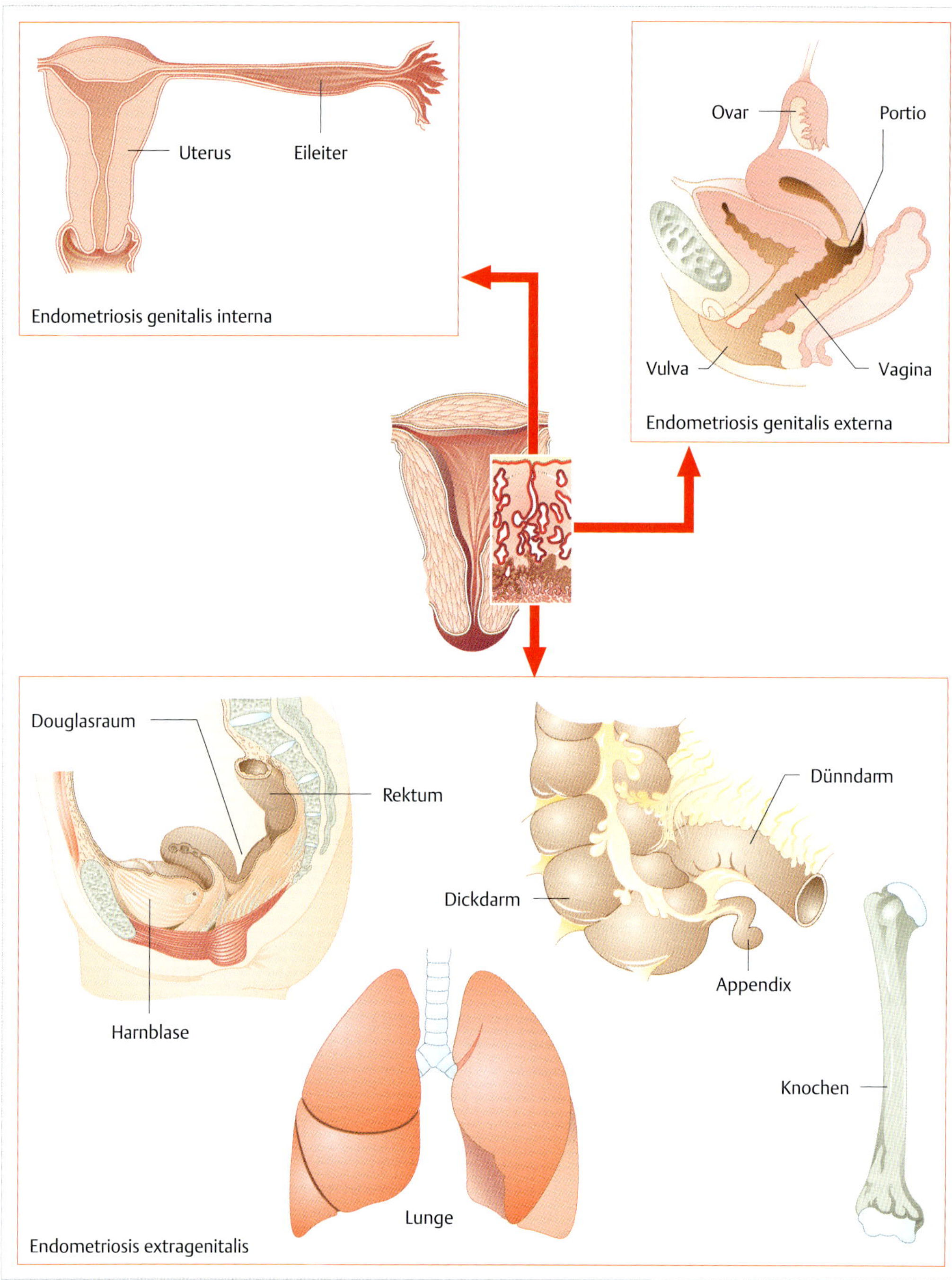

Abb. 9.6 Endometriose. Die Abbildung zeigt die verschiedenen Körperstellen, an denen die Endometriose im Körper auftreten kann.

9.5.3 Myome

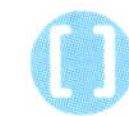

Definition

Ein Myom ist ein gutartiger Tumor der Gebärmutter, der die glatten Muskelfasern und das Bindegewebe betrifft.

Symptome

Die Anzeichen für Myome sind Unterbauchbeschwerden und Schmerzen beim Wasserlassen. Weitere Anzeichen sind unregelmäßig auftretende, länger andauernde oder verstärkte Menstruationsblutungen. Sie führen im Laufe der Zeit häufig zu Blutarmut (Anämien).

Komplikationen

Myome erreichen sehr unterschiedliche Größen, von pflaumen- bis kindskopfgroß. Sie sind gutartig, können jedoch Organe, wie Blase, Harnleiter und Enddarm verdrängen, was zu Funktionseinschränkungen der jeweiligen Organe führt (▶ Abb. 9.7). Außerdem besteht die Möglichkeit, dass Myome die Kontraktionsfähigkeit des Uterus beeinflussen, was zu Veränderungen im Menstruationszyklus führen kann.

Therapie

Bei Beschwerden und raschem Wachstum wird das Myom operativ entfernt. Verursacht das Myom keine Symptome, wird die Patientin bis zur Menopause beobachtet und evtl. mit Hormonen behandelt. In der Menopause vergrößern sich die Myome nicht mehr.

Bei vorliegendem Kinderwunsch können kleinere Myome ausgeschält werden, sodass die Gebärmutter erhalten bleibt.

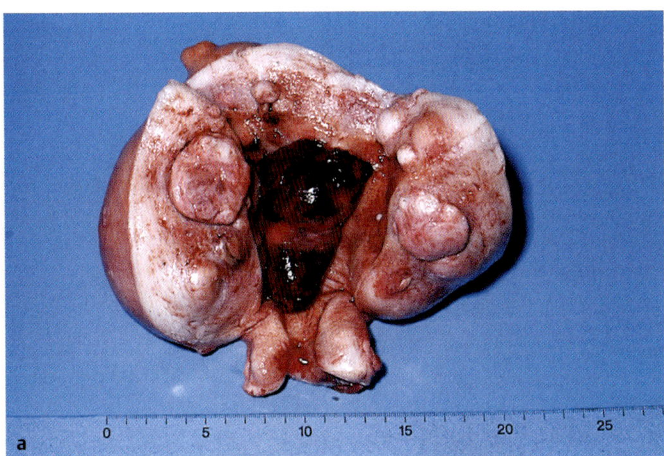

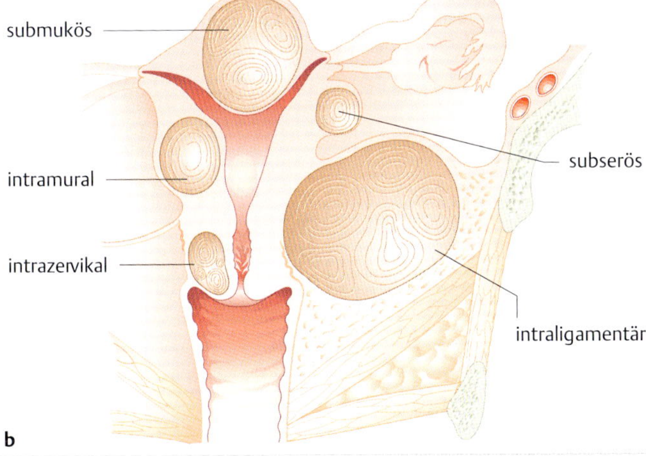

Abb. 9.7 Myom. Der häufigste gutartige Tumor der Gebärmutter mit **a** Operationspräparat und **b** Lokalisation.

9.5.4 Bösartige Gebärmuttertumoren

Zervix-, Korpus- oder Ovarialtumoren treten häufig bei Frauen im mittleren Alter auf. Durch frühzeitige Diagnosestellung und zügig eingeleitete Behandlungsmaßnahmen steigen die Überlebenschancen der Patientin.

Zervixkarzinome

Definition

Zervixkarzinome sind bösartige Geschwülste, die vom Uterushals ausgehen. Sie machen ca. 80 % aller Gebärmutterkarzinome aus und treten am häufigsten bei Frauen im Alter von ca. 45 Jahren auf.

Die Ausbreitung des Karzinoms erfolgt durch direktes Einwachsen des Tumors in die Umgebung und durch Verschleppung der bösartigen Zellen mit dem Lymph- und Blutstrom.

Verursacht werden diese Tumoren meist durch krebserzeugende Viren, sog. humane Papillomviren (HPV). Seit wenigen Jahren ist es möglich, gegen bestimmte Typen dieser Viren zu impfen.

9

Symptome und Diagnose

Ohne Vorsorgeuntersuchung bleibt das Zervixkarzinom lange Zeit unbemerkt, denn dessen Wachstum erfolgt symptomlos. Im späteren Stadium treten fleischfarbener, teils blutiger Ausfluss (▶ Abb. 9.8) und Schmerzen auf, die durch die Kompression von Nerven verursacht werden.

Die endgültige Diagnose erfolgt durch eine feingewebliche Untersuchung der Zervix. Bei geringstem Verdacht auf einen Zervixtumor muss deshalb eine Gewebeprobe und ein Abstrich entnommen und untersucht werden.

Therapie

Die Therapie hängt vom Stadium der Karzinomentwicklung ab. Operation, Bestrahlung, Zytostatika und eine Hormontherapie sind möglich. Im fortgeschrittenen, inoperablen Fall ist eine ausreichende Schmerztherapie unbedingt zu gewährleisten. Alle Patientinnen mit Zervixtumoren sollten in regelmäßigen Abständen nachuntersucht werden. Dadurch kann ein erneutes Auftreten rechtzeitig erkannt und behandelt werden.

M!

Merke

Von einer erfolgreichen Heilung wird erst dann gesprochen, wenn 5 Jahre nach der Behandlung kein erneutes Tumorwachstum aufgetreten ist.

Korpuskarzinome

Definition

Bei Korpuskarzinomen handelt es sich um bösartige Zellgewebeveränderungen am Gebärmutterhals. Sie kommen meist im höheren Alter nach der Menopause vor.

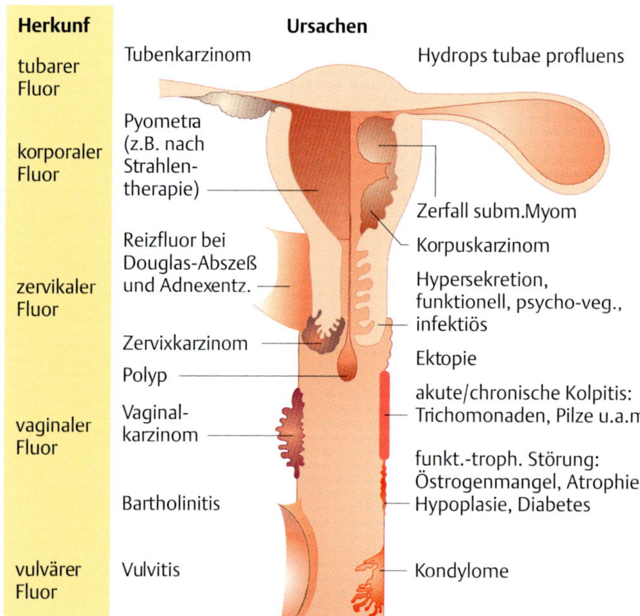

Abb. 9.8 Blutungsursachen. Schematische Übersicht der häufigsten unregelmäßigen Blutungen.

Ursache, Symptome, Diagnose und Therapie

Die genaue Ursache ist unklar, ein lang wirkender Hormoneinfluss wird als möglicher Risikofaktor diskutiert. Relativ frühzeitig kommt es zu vaginalen Blutungen. Fleischwasserfarbener Ausfluss könnte Zeichen eines Korpuskarzinoms sein. Um die Diagnose zu sichern, sollte eine Ausschabung der Gebärmutter zur Abtragung der Gebärmutterschleimhaut erfolgen.

Ähnlich wie beim Zervixtumor erfolgt auch hier als Therapiemaßnahme die operative Entfernung der Gebärmutter. Um neues Wachstum zu verhindern, werden an die Operation eine Strahlentherapie und Hormongaben angeschlossen.

Ovarialkarzinome

Definition

Karzinome der Eierstöcke gehen meist vom Oberflächenepithel aus. Sie treten gehäuft bei Frauen zwischen dem 40. und 60. Lebensjahr auf, aber auch Erkrankungen bei Kindern und Jugendlichen kommen vor.

Ursache, Symptome und Komplikationen

Für das Entstehen von Ovarialkarzinomen werden hormonelle Einflüsse und ein Vererbungsrisiko verantwortlich gemacht. Anzeichen eines Ovarialkarzinoms können sein:

- Unterbauchschmerzen
- Zunahme des Bauchumfangs bei plötzlicher Gewichtsabnahme
- Blasen- und Darmbeschwerden durch die Verdrängung durch den Tumor

Ovarialkarzinome führen schon früh zu Metastasen. Sie bilden sich an Bauchfell, Leber, Lunge und Wirbelsäule. Sie haben insgesamt eine schlechte Prognose.

Therapie

Die Behandlung erfolgt durch die operative Entfernung der Eierstöcke, oft auch der Tuben und des Uterus. Nach erfolgter Operation werden je nach Befund eine Chemotherapie und eine Bestrahlung zusätzlich notwendig.

9.5.5 Gutartige und bösartige Brustdrüsentumoren

Ein Knoten in der weiblichen Brust ist eine häufige Erscheinung, die sorgfältig beobachtet werden muss. Jeder Frau ist dringend eine ärztliche Untersuchung und Behandlung anzuraten, sobald sie einen Knoten in der Brust bemerkt (▶ Abb. 9.9). Es kann sich hierbei um eine harmlose Zyste (blasenförmiger, von Epithelgewebe ausgekleideter Hohlraum), um einen harmlosen Bindegewebeknoten (z. B. Fibrom) oder um ein bösartiges Geschwulst (Mammakarzinom) handeln.

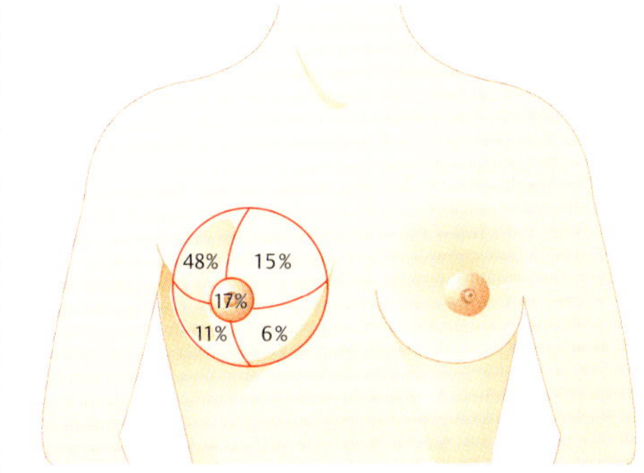

Abb. 9.9 Lokalisation der bösartigen Tumoren (Mammakarzinom). Prozentuale Verteilung des Mammakarzinoms in den verschiedenen Quadranten der Brust.

Letztere verursacht leider nur in 10 % der Fälle Schmerzen oder ziehende Beschwerden, sodass der Knoten für längere Zeit unbemerkt bleiben kann. Bei tastbaren Knoten sollte eine Mammografie und ggf. eine Entnahme von Brustdrüsengewebe durchgeführt werden. Das Gewebe wird mikroskopisch untersucht. Entspricht der histologische Befund einer gutartigen Veränderung, ist keine unmittelbare Behandlung erforderlich.

Brustkrebs

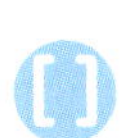

Definition

Das Mammakarzinom ist in Deutschland die häufigste Krebserkrankung der Frau (ca. 31 %). Die Altersgipfel liegen bei 45–50 Jahren und bei 60–65 Jahren.

Ursache

Die genaue Ursache eines Mammakarzinoms ist unklar. Es existieren verschiedene Einflussfaktoren mit unterschiedlich hohem Erkrankungsrisiko:

- familiäres Risiko, wenn in der Familie bereits Brustkrebs aufgetreten ist
- Dauer der Hormonproduktion, z. B. früher Beginn der Menstruation, späte Menopause, Kinderlosigkeit oder späte Schwangerschaft
- Mastopathie, gutartige, als kleine Knoten tastbare Zellveränderungen, in denen sich Tumoren bilden können

Diagnose

80 % der Knoten werden von den Patientinnen selbst getastet oder während einer Routineuntersuchung im Rahmen des Vorsorgeprogramms festgestellt. Mammakarzinome lassen sich mittels Mammografie oder Sonografie darstellen. Die linke Brust ist häufiger betroffen. Wird bei

diesen Untersuchungen ein Tumor festgestellt, erfolgt eine operative Gewebeprobeentnahme. Die Patientin bleibt häufig in Narkose, bis die histologische Untersuchung des „Schnellschnittpräparats" abgeschlossen ist und über weitere Maßnahmen entschieden wurde.

Symptome und Komplikationen

Es treten sichtbare Veränderungen der Brust auf. Das klassische Erstsymptom ist der tastbare, derbe, nicht verschiebliche und nicht schmerzhafte Knoten in der Brust. Weitere Symptome sind:

- Ausbildung einer sog. Orangenhaut, welche die Brust umgibt
- Einziehen der Brustwarze durch das Verwachsen des Tumors (▶ Abb. 9.10) mit der Haut
- Schwellungen und Verhärtungen der Brust

Auszuschließen sind Entzündungen, Zysten und gutartige Tumoren. Trotz Vorsorgeuntersuchung und Früherkennung kann es zur Ansiedlung von Krebszellen im Körper kommen. Die Metastasen finden sich beim Brustkrebs vor allem im Skelettsystem, in Leber, Lunge und Gehirn.

Therapie

9

Dabei wird meist brusterhaltend operiert. In der Achselhöhle auf der betroffenen Seite wird der Wächterlymphknoten entfernt. Im Anschluss daran erfolgt je nach Tumorart eine Strahlentherapie und/oder eine Chemotherapie. Nach ausgedehnten Brustentfernungen werden heute plastische Korrekturoperationen und Brustaufbau mit Haut- und Fettgewebe durchgeführt.

Heute gibt es je nach Tumorart und -ausdehnung sehr unterschiedliche Behandlungsmuster (z. B. die Bestrahlungs-, Hormon- und Chemotherapie), die auf die Patientin individuell abgestimmt werden. Bei all diesen Zusatztherapien (adjuvante Therapie) sollen fein zerstreute Krebszellen in der Umgebung und in Lymph- und Blutbahnen abgetötet werden.

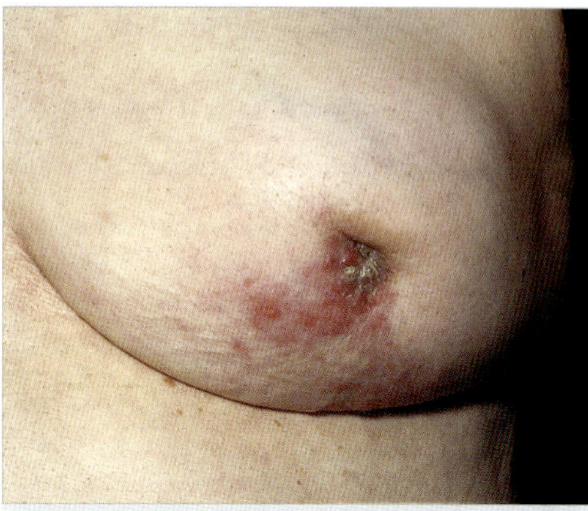

Abb. 9.10 Mammakarzinom. Typische Veränderungen der Haut mit Einziehung und Orangenhautbildung.

Prognose

Bei kleinen Mammakarzinomen ohne Metastasen, vor allem bei älteren Frauen, gilt die Erkrankung als geheilt, wenn kein sog. Rezidiv (erneutes Auftreten von Krebszellen) innerhalb von 5 Jahren auftritt. Bei ausgedehnter Metastasierung des Mammakarzinoms ist die Überlebenschance der Patientin deutlich reduziert.

Merke

Bedeutsam für Frauen mit Tumorerkrankungen der weiblichen Geschlechtsorgane sind eine regelmäßige Nachuntersuchung sowie die psychische Betreuung. Selbsthilfegruppen fördern den Austausch der Patientinnen untereinander und geben nach Krebserkrankung neuen Lebensmut.

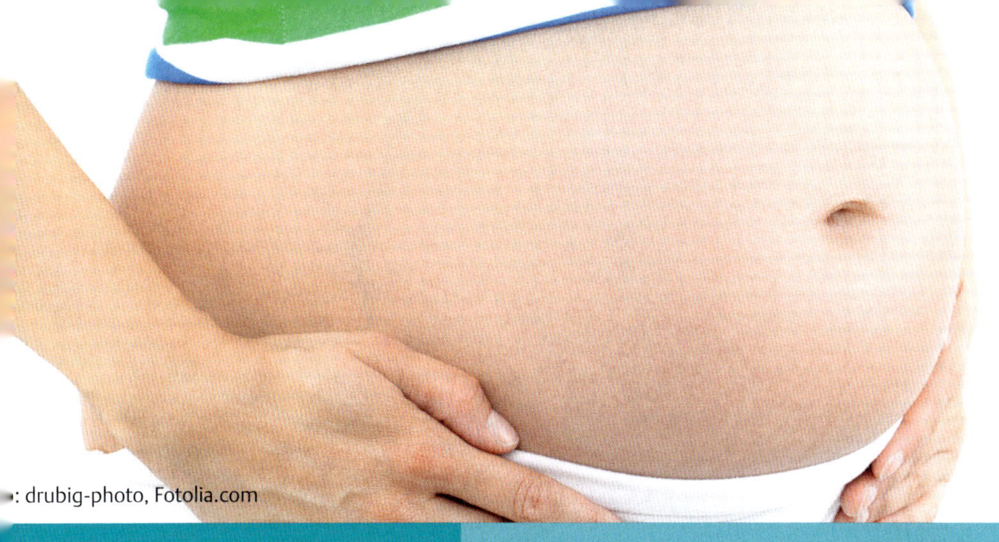
•: drubig-photo, Fotolia.com

Kapitel 10

Schwangerschaft und Geburt

10.1 Einführung *162*

10.2 Schwangerschaft *169*

10.3 Störungen der Schwangerschaft *171*

10.4 Geburt *174*

10.5 Wochenbett *178*

10 Schwangerschaft und Geburt

Walther Wenzel

10.1 Einführung

10.1.1 Befruchtung

Definition

Unter Befruchtung versteht man die Vereinigung einer männlichen und einer weiblichen Keimzelle.

Nach der Geschlechtsreife reift in einem Eierstock jeder Frau unter normalen Bedingungen ca. alle 4 Wochen eine Eizelle heran. Die beim Follikelsprung (Ovulation) aus dem Ovar geschleuderte Eizelle wird von dem entsprechenden Eileiter über den Fimbrientrichter aufgefangen und durch einen Flimmerhaarbesatz der Eileiterwand in Richtung Gebärmutter transportiert.

Merke

Trifft die Eizelle auf diesem Weg auf Samenzellen, die nach dem Geschlechtsverkehr über die Scheide und durch den Muttermund in die Gebärmutter und Eileiter gelangt sind, so findet die Befruchtung der Eizelle statt.

Die Samenzellen bewegen sich selbst mithilfe von kleinen Geißeln, haben eine Lebensdauer von 2–3 Tagen, während die Eizelle nur eine Lebensdauer von höchstens 24 Stunden hat.

Nur einer einzigen Samenzelle gelingt es, in die Eizelle einzudringen (Imprägnation), da die Eizelle danach ihre Zelloberfläche so verändert, dass keine weiteren Samenzellen eindringen können. Alle übrigen Spermien gehen zugrunde.

Die Zellkerne aus Spermium und Eizelle vereinigen sich zu einem Kern. Da die männliche und weibliche Keimzelle je 23 Chromosomen hat (Reduktionsteilung, Meiose, ▸ Abb. 10.1), ist bei ihrer Vereinigung die volle Anzahl von 46 Chromosomen, die in jeder menschlichen Körperzelle vorhanden ist, wieder erreicht (diploider Chromosomensatz).

10.1.2 Entwicklung des menschlichen Keimes

Definition

Die befruchtete Eizelle wird Zygote genannt. Auf dem Weg in die Gebärmutter beginnt sie sich zu teilen. So entstehen 2, dann rasch 4, 16 und mehr Zellen, also ein ganzer Zellhaufen, der unter dem Mikroskop wie eine Maulbeere (oder Brombeere) aussieht und daher Morula (lat. = Maulbeere) genannt wird.

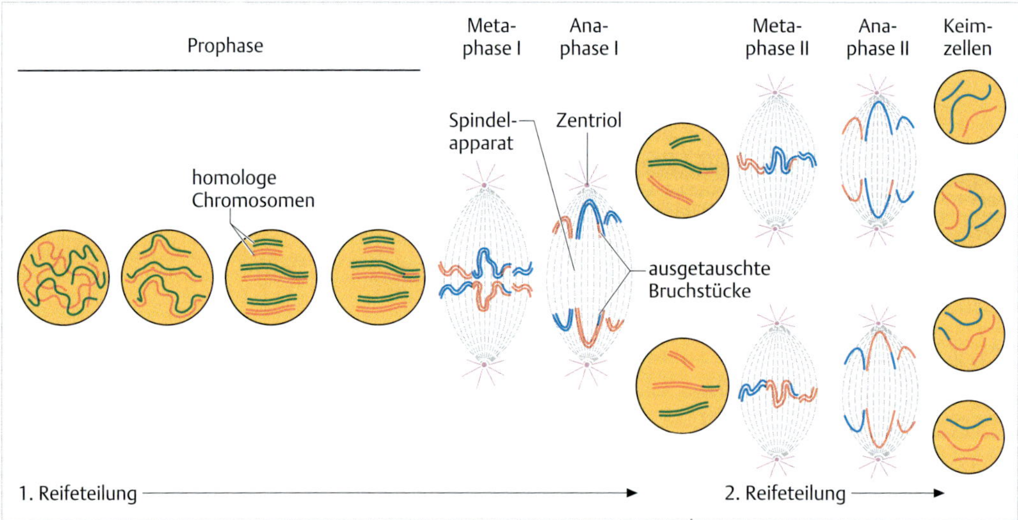

Abb. 10.1 Reifeteilung (Meiose). Aus einer Zelle entstehen 4 Tochterzellen. Jede Zelle enthält den 1-fachen Chromosomensatz (23). Im 1. Schritt (1. Reifeteilung) werden die Chromosomen zufällig auf die verschiedenen Zellen verteilt. Der 2. Schritt (2. Reifeteilung) entspricht in etwa einer normalen Zellteilung (Mitose).

Während dieser Phase wird die Morula mit dem Flimmerepithel der Eileiterwand und Wandperistaltik weiter Richtung Gebärmutter transportiert.

Merke

Gerät die befruchtete Eizelle statt in den Eileiter in die Bauchhöhle und verklebt am Bauchfell (Peritoneum), spricht man von Bauchhöhlenschwangerschaft. Nistet sie sich im Eileiter ein, kommt es zur Eileiterschwangerschaft. Diese Schwangerschaften können nicht ausgetragen werden.

In diesem Morulastadium beginnen die bisher gleichen Zellen, sich voneinander zu unterscheiden. Nach weiterer Teilung der Zellen entsteht die Blastozyte mit einer äußeren und inneren Zellschicht.

Die Zellen der Blastozyte sind Stammzellen. Derzeit beschäftigt sich die Wissenschaft weltweit mit der Züchtung dieser Zellen, um z. B. Ersatzgewebe und in Zukunft auch Organe (Herz, Leber, Niere) herstellen zu können. Der Gesetzgeber hat in der Bundesrepublik Deutschland sehr strenge Auflagen für die Forschung an Stammzellen erteilt.

Die äußeren Zellen bilden eine geschlossene Zellschicht, den Trophoblasten, die für die Ernährung des wachsenden Keimes zu sorgen hat.

Aus den inneren Zellen der Morula entwickelt sich der Embryoblast (1.–3. Woche). Dieser setzt sich, sobald er in der Gebärmutter ankommt, an der Gebärmutterschleimhaut fest (Implantation). Hier entwickelt sich aus dem Trophoblastenanteil (Ernährungszellschicht) die Plazenta.

Durch zahlreiche neue Gefäße (Spiralarterien) wird die Gebärmutterschleimhaut gefäßreicher. Der Trophoblast dringt in diese Gefäße ein, bildet sog. Zotten aus und sichert so die Versorgung für die weitere Schwangerschaft. Es bildet sich die Verbindung zwischen dem mütterlichen Kreislauf und dem Embryonal- bzw. Fetalkreislauf aus (▶ Abb. 10.2).

Danach entstehen die 3 Keimblätter (2.–6. Woche) aus denen im weiteren Verlauf der Embryo entsteht. In der bisher kompakten Morula bildet sich durch Verflüssigung eines großen Teiles der inneren Zellen ein Hohlraum.

Es differenzieren sich die Embryonalanlagen:

- Aus dem äußeren Keimblatt (Ektoderm) entsteht die äußere Haut mit ihren Anhangsorganen und das Zentralnervensystem.
- Aus dem mittleren Keimblatt (Mesoderm) entstehen Knochen, Muskeln, Herz, Blutgefäße, das Blut, die Nieren und die inneren Geschlechtsorgane.
- Aus dem inneren Keimblatt (Endoderm) wachsen der gesamte Magen-Darm-Trakt, Schilddrüse, Nebenschilddrüse, Tonsillen, Leber, Bauchspeicheldrüse und die Schleimhautanteile der Lungen, Harnblase und Harnröhre.

10.1.3 Entwicklung und Bau der Plazenta

Definition

Die ausgewachsene Plazenta (Mutterkuchen) ist ein flaches scheibenförmiges Organ. Sie hat einen Durchmesser von 15–20 cm, eine Dicke von 1,5–2,5 cm und wiegt ca. 500 g. Die Gesamtfläche der Zotten beträgt 10–15 m^2. Sie enthält ca. 200 ml Blut und dient der Ernährung des Fötus.

Die Ernährung des eingenisteten Eies erfolgt zunächst über die Gesamtoberfläche der Ernährungszellschicht mit den von ihr gebildeten Zotten. Vom 4. Schwangerschaftsmonat an wird diese Aufgabe ausschließlich von der ausgereiften Plazenta übernommen.

Die Plazenta hat also folgende Aufgaben:

- Gasaustausch (Sauerstoff und Kohlendioxid)
- Nahrungsaufnahme und Ausscheidung von Stoffwechselprodukten
- Speicherung von Fett, Glykogen, Eisen, Vitaminen
- Produktion von bestimmten Geschlechtshormonen (z. B. Progesteron, Choriongonadotropin (Beta-HCG), milchdrüsenanregendes Hormon)
- hormoneller Schwangerschaftsschutz

Die anfänglich plumpen Zotten beginnen, sich in die Gebärmutterschleimhaut hinein zu verzweigen. Dabei haben sie durch bestimmte Enzyme die Fähigkeit, die Wände der Gefäße der Gebärmutterschleimhaut aufzulösen, sodass die Zotten den Sauerstoff und die Nährsubstanzen für den Embryo direkt aus dem mütterlichen Blut aufnehmen können.

Merke

An keiner Stelle fließt mütterliches Blut direkt in kindliche Blutgefäße oder umgekehrt. Kindliches und mütterliches Blut sind durch eine dünne Zellschicht (Plazentaschranke) voneinander getrennt. Durch sie hindurch findet der Austausch von Nähr- und Abfallstoffen statt (Diffusion).

Es gelangen nicht nur Nahrungsbausteine und Sauerstoff von der Mutter zum Kind, sondern auch Giftstoffe (Noxen), wie z. B. Alkohol, Nikotin, aber auch Medikamente. Auch Krankheitserreger und ihre Gifte können auf das Kind übertreten (z. B. Hepatitis B).

Manche Arzneimittel, die über die Plazenta zum Kind gelangen, können sich, besonders in frühen Entwicklungsstadien, nachteilig auf die Entwicklung bestimmter Organe und Organgruppen auswirken.

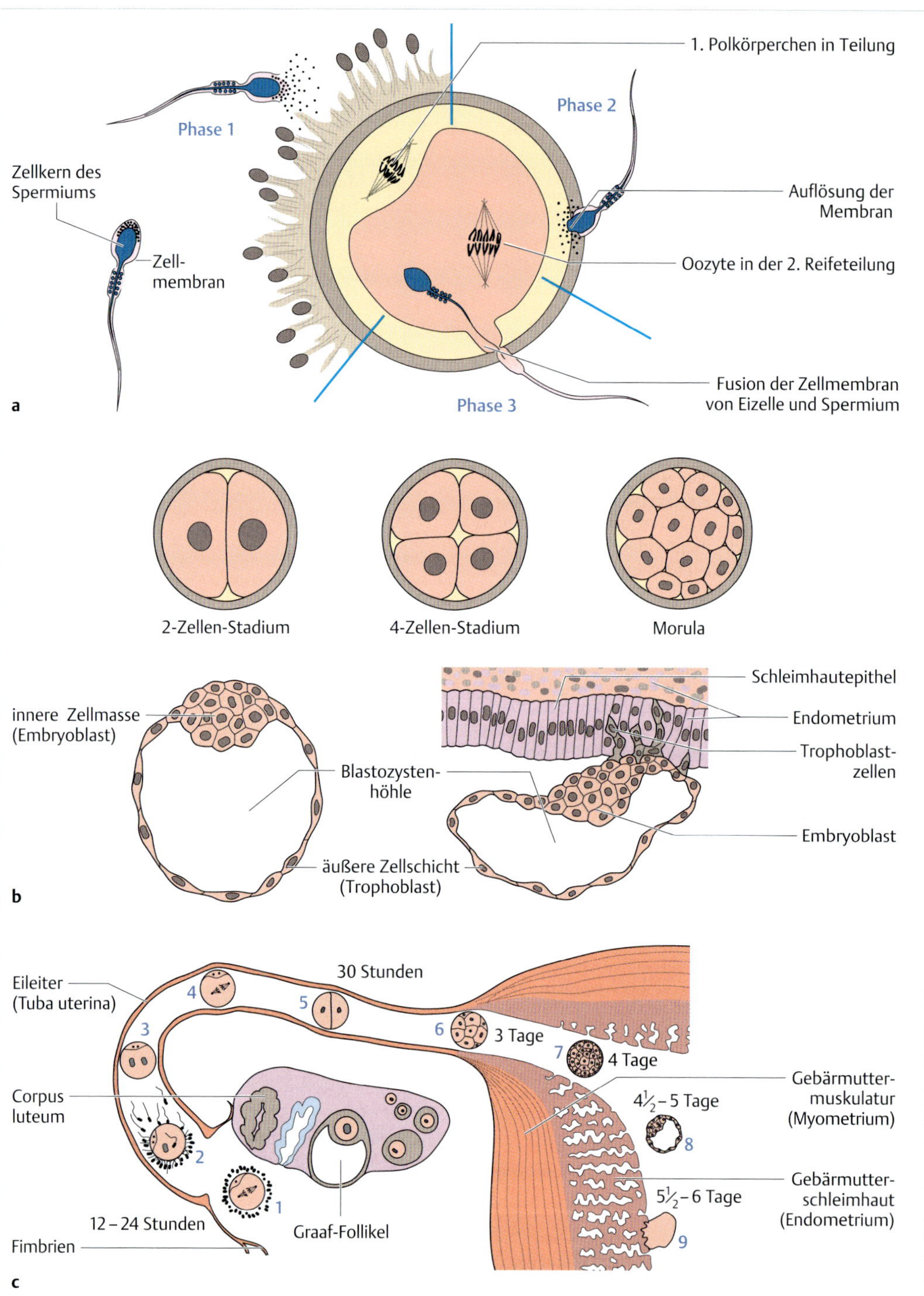

Abb. 10.2 Befruchtung. **a** Befruchtungsvorgang, bei dem ein Spermium in die Eizelle eindringt, **b** schematische Übersicht über die Entwicklung nach der Befruchtung (Morula, Blastozyste), **c** schematische Darstellung des Weges einer befruchteten Eizelle vom Eierstock bis in die Gebärmutter.

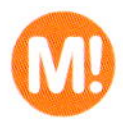

Merke

Während der Schwangerschaft sollten nur solche Medikamente eingenommen werden, die vom Arzt verordnet sind. Alkohol und Nikotin sind vollständig zu meiden.

▸ **Amnionhaut und Fruchtwasser.** Die dem Kind zugewandte Seite der Plazenta ist von der Amnionhaut überzogen. Sie ist spiegelblank, trägt den Nabelschnuransatz und die zur Nabelschnur ziehenden größeren Gefäße und bildet die Fruchtblase.

In der Fruchtblase liegt das Kind im klaren Fruchtwasser, das zunächst von den Amnionzellen gebildet wird. Das Fruchtwasser schützt das Kind, ernährt es am Anfang der Schwangerschaft und wird später vom Kind geschluckt und im Magen-Darm-Trakt resorbiert. Die Nieren des Kindes scheiden dann wieder Flüssigkeit in das Fruchtwasser aus.

Das Fruchtwasser wird auf diese Weise alle 3–4 Stunden komplett ausgetauscht. Am Ende der Schwangerschaft sind ca. 1,5 l Fruchtwasser in der Fruchtblase.

▸ **Nabelschnur.** In der Nabelschnur befinden sich insgesamt 3 Blutgefäße; 2 Nabelarterien und 1 Nabelvene. In den Nabelarterien fließt schlackenreiches, sauerstoffarmes kindliches Blut vom kindlichen Herzen zur Plazenta.

Die Abbauprodukte werden von den mütterlichen Plazentagefäßen aufgenommen und durch die mütterlichen Organe verstoffwechselt und durch Nieren und Lunge ausgeschieden.

In der Nabelvene fließt sauerstoffreiches und nahrungsreiches Blut von der Plazenta zum Kind zurück. Die Nahrungsstoffe und der Sauerstoff stammen aus dem mütterlichen Blut.

▸ **Gebärmutterwachstum.** Der enormen Vergrößerung des heranwachsenden Keimes zum ungeborenen Kind während der Schwangerschaft muss sich die Gebärmutter anpassen. Sie steht am Ende des

- 4. Monats (Ende der 16. Schwangerschaftswoche) 2 Querfinger über dem Schambein,
- 5. Monats in der Mitte zwischen Schambein und Nabel,
- 6. Monats in Nabelhöhe,
- 7. Monats 3 Querfinger oberhalb des Nabels,
- 8. Monats in der Mitte zwischen Nabel und Brustbeinunterkante und am Ende des
- 9. Monats am Rippenbogen.

Im 10. Schwangerschaftsmonat senkt sich die Gebärmutter wieder etwas, weil der kindliche Kopf in das kleine Becken eintritt und die Gebärmutter sich dabei senkt.

10.1.4 Entwicklung des Embryos und des Fötus

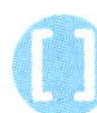

Definition

Das Embryostadium dauert etwa 8 Wochen. Hier findet die Organentstehung statt. Nach dieser Zeit bezeichnet man den Keim als Fötus.

Zwischen der 4. und 8. Schwangerschaftswoche beginnt das Blutgefäßsystem mit dem Herzen zu funktionieren (▸ Abb. 10.3). Die Anlagen der Gliedmaßen werden sichtbar. Am Übergang vom 2. zum 3. Schwangerschaftsmonat sind die äußeren Körperformen im Wesentlichen ausgebildet. Die Länge des Fötus beträgt jetzt ca. 2,5–3 cm.

Der Fötus entwickelt sich folgendermaßen:

- 3. Monat: Länge 9 cm, Augenbrauen werden sichtbar.
- 4.–5. Monat: 16 cm Länge. Den ganzen Körper bekleidet ein feines Wollhaarkleid (Lanugo). Die Geschlechtsorgane des Kindes sind zu unterscheiden, Kindsbewegungen werden von der Mutter gespürt.
- 5. Monat: Länge 25 cm.
- 6. Monat: Länge 30 cm. Die Knochenanlagen beginnen zu verknöchern.
- 7. Monat: Länge 35 cm.
- 8. Monat: Länge 40 cm.
- 9. Monat: Länge 48 cm.
- 10. Monat: Länge 50–52 cm (▸ Abb. 10.4).

Das Gewicht des Keimes beträgt am Ende des 2. Schwangerschaftsmonats ca. 4 g, am Ende der Schwangerschaft 3 500–4 000 g. Körperlänge und Körpergewicht sind in ▸ Tab. 10.1 dargestellt.

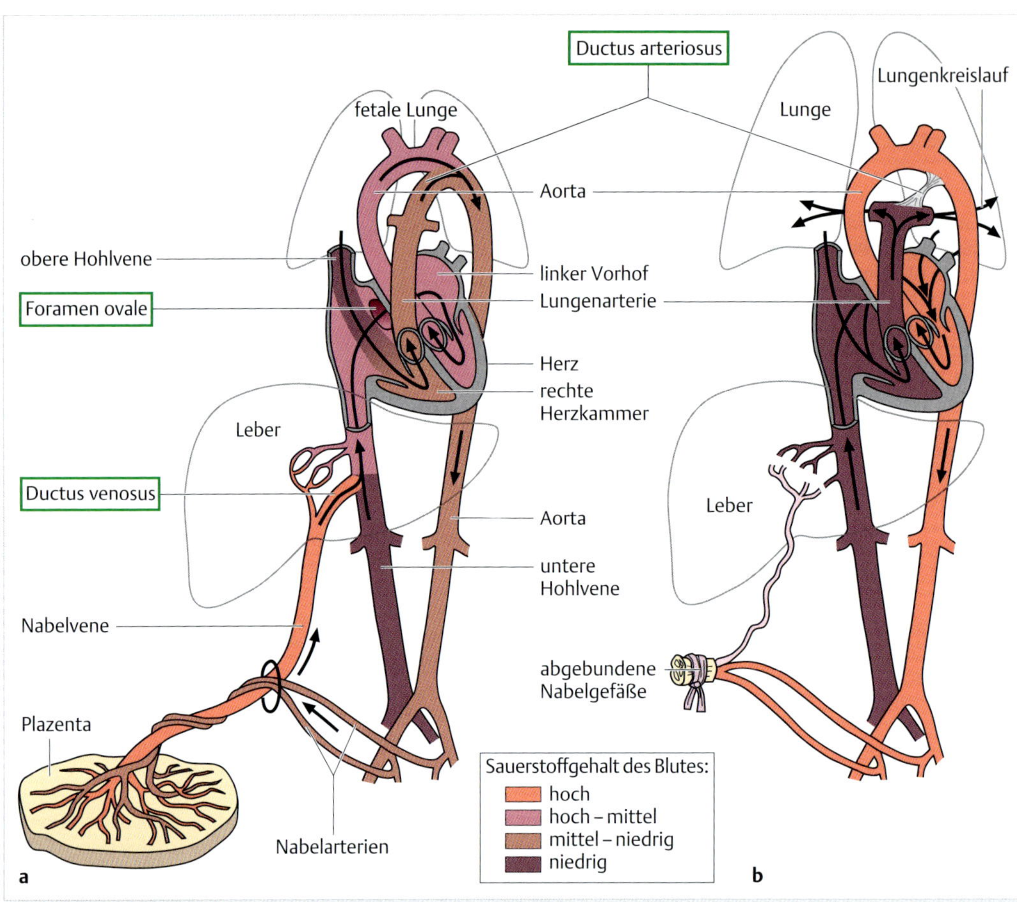

Abb. 10.3 Gebärmutterkreislauf (Fetalkreislauf). **a** Kreislaufsituation des Fötus mit Verbindung der beiden Vorhöfe über das Foramen ovale. **b** Kreislaufsituation nach der Geburt mit Durchblutung der Lungen (Lungenkreislauf aktiviert). Die 3 Kreislaufumgehungen (Ductus venosus, Foramen ovale und Ductus arteriosus) verschließen sich innerhalb der 1. Lebenswoche von selbst.

Tab. 10.1 Körperlänge und -gewicht menschlicher Föten

Schwangerschaftsalter	Körperlänge in cm	Körpergewicht in g
Ende 1. Monat	0,4	1
2. Monat	3	3
3. Monat	6	20
4. Monat	16 (4 × 4)	130
5. Monat	25 (5 × 5)	400
6. Monat	30 (6 × 5)	700
7. Monat	35 (7 × 5)	1 100
8. Monat	40 (8 × 5)	1 800
9. Monat	45 (9 × 5)	2 750
10. Monat	50 (10 × 5)	3 300

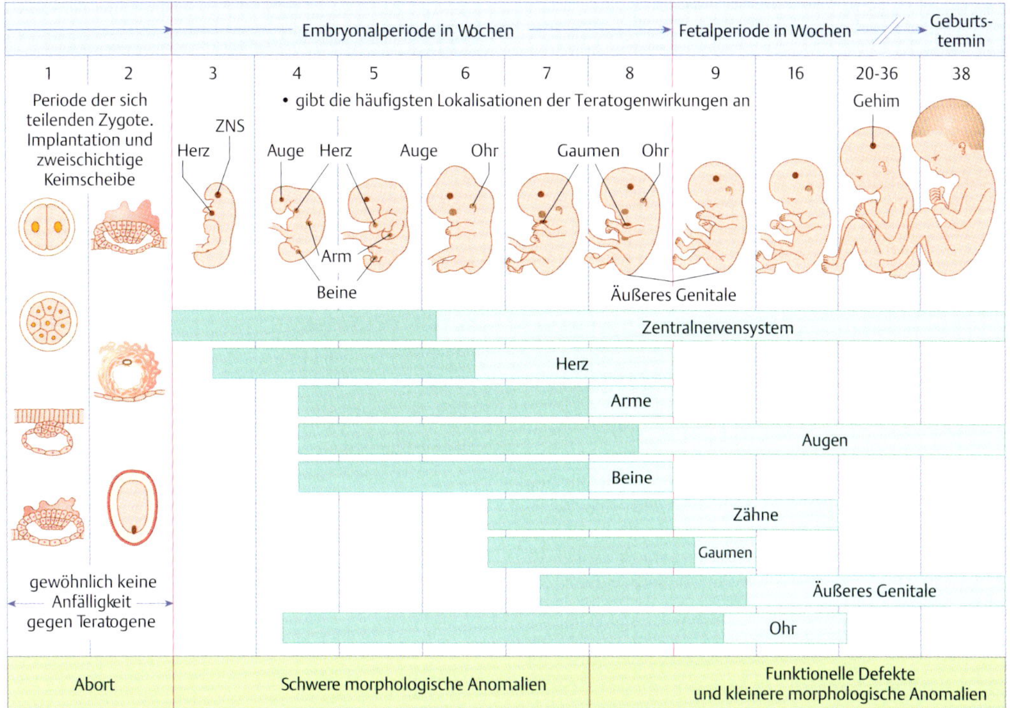

Abb. 10.4 Embryonalentwicklung. Diese Übersicht zeigt die Entwicklung des Kindes in der Gebärmutter. Vor allem in den ersten Wochen bestehen kritische Abschnitte, in denen es zu Entwicklungsstörungen (Organmissbildungen) kommen kann.

10.1.5 Schwangerschaftszeichen

Definition

Es werden unsichere, wahrscheinliche und sichere Zeichen einer Schwangerschaft unterschieden.

Mit der Einnistung des Eies in der Gebärmutter finden nicht nur in den Geschlechtsorganen, sondern im gesamten mütterlichen Organismus Veränderungen statt. Gesteuert durch die Schwangerschaftshormone passt sich der mütterliche Organismus den Erfordernissen und Aufgaben der Schwangerschaft und Geburt an.

Diese Vorgänge bewirken sichtbare Zeichen der Schwangerschaft, die in unsichere, wahrscheinliche und sichere Zeichen eingeteilt werden.

▸ **Unsichere Zeichen.** Die unsicheren Zeichen beziehen sich auf die allgemeinen Veränderungen und nicht auf die Veränderungen der Geschlechtsorgane:

- Änderung im Allgemeinbefinden
- morgendliche Übelkeit
- Erbrechen
- vermehrter Speichelfluss
- abnorme Gelüste
- häufiger Harndrang
- Zunahme des Bauchumfangs
- Schwangerschaftsstreifen (Striae)

▸ **Wahrscheinliche Schwangerschaftszeichen.** Die wahrscheinlichen Schwangerschaftszeichen beziehen sich auf Veränderungen an den Geschlechtsorganen:

- Ausbleiben der monatlichen Blutung
- bläuliche Verfärbung der Schamlippen und des Scheideneingangs (aufgrund vermehrter Durchblutung und Weitstellung der Gefäße)
- Veränderung der Gebärmutter und des Beckens
- Vergrößerung der Brüste

▸ **Sichere Zeichen.** Die sicheren Zeichen beziehen sich auf den Nachweis des Kindes:

- sicher gefühlte Kindesteile und Kindsbewegungen
- sicherer Nachweis der Herztöne
- positiver Schwangerschaftstest

Eine Schwangerschaftsfrühdiagnose ist mit biologischen und immunologischen Reaktionen möglich. Sie beruhen auf dem Nachweis von Hormonen, die in der Plazenta gebildet und dann im mütterlichen Serum bzw. Urin vorhanden sind.

▸ **Immunologische Schwangerschaftstests.** Bei diesen Tests wird das Schwangerschaftshormon Beta-HCG (human chorionic gonadotropin = Choriongonadotropin) im Urin nachgewiesen.

Die Reaktion wird durch Hämagglutination oder Latexagglutination (Zusammenballen von roten Blutkörperchen oder Latexpartikeln) sichtbar gemacht. Es wird eine Antigen-Antikörper-Reaktion ausgelöst. Schon wenige Stunden bis Tage nach Ausbleiben der Regelblutung lässt sich eine Schwangerschaft nachweisen. Die Treffsicherheit der Tests liegt bei über 99 %.

▸ **Messung der Basaltemperatur.** Dieser Test ist völlig ungefährlich, leicht durchzuführen, billig und hat eine Zuverlässigkeit von 97 %! Jeden Morgen wird vor dem Aufstehen, jeweils zur selben Uhrzeit, die Temperatur im After gemessen und notiert.

Während jedes Zyklus steigt zur Zeit des Follikelsprunges die Körpertemperatur um 0,4–0,6 °C an. Das von diesem Zeitpunkt an gebildete Gelbkörperhormon ist für den Temperaturanstieg verantwortlich. Während der Menstruation fällt die Temperatur wieder ab. Ist die Regel ausgeblieben und bleibt die Temperaturerhöhung länger als 16 Tage bestehen, so ist dies ein fast sicherer Beweis für das Vorliegen einer Schwangerschaft.

Durch die Messung der Basaltemperatur (▸ Abb. 10.5) lässt sich bei Kinderwunsch der geeignete Zeitpunkt für eine Befruchtung ermitteln. Er liegt zur Zeit des Follikelsprungs, also dann, wenn sich die Basaltemperatur erhöht, und erstreckt sich über 2–3 Tage.

10

10.1.6 Verhütungsmethoden

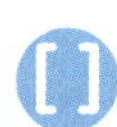

Definition

Die Verhütung einer Schwangerschaft wird Kontrazeption genannt. Sie kann mit hormonellen, anderen Mitteln oder durch reine Verhaltensmaßnahmen durchgeführt werden.

Gebräuchliche Wege der Empfängnisverhütung sind:
- **Verhaltensmaßnahmen:** Zeitwahlmethode nach Knaus-Ogino, Basaltemperaturmethode, Koitus interruptus
- **mechanische Hilfsmittel:** Kondom, Femidom, Scheidendiaphragma, Intrauterinpessare (IUP)
- **chemische Hilfsmittel:** Vaginalzäpfchen, Salbenpräparate, Schaumpräparate
- **Medikamente (Hormonpräparate):** Pille, 3-Monats-spritze, subkutane Depotimplantate, Pille danach
- **operative Sterilisation:** Eileiterdurchtrennung (z. B. Unterbindung, Cliptechnik)

Die Zuverlässigkeit der Verhütungsmethoden ist in ▸ Tab. 10.2 dargestellt.

Zur Verhütung einer Schwangerschaft lassen sich all die o. g. Möglichkeiten einsetzen. Je nach persönlicher Vorstellung kann jede Frau für sich selbst die beste und sinnvollste Methode auswählen. Einige Verhütungsmethoden sind jedoch sehr unsicher. Bei offenen Fragen und bei Unsicherheit sollte immer ein ärztliches Beratungsgespräch stattfinden.

Tab. 10.2 Verhütungsmethoden und deren Zuverlässigkeit

Methode	Pearl-Index
Zeitwahlmethode nach Knaus-Ogino	1–35
Billings-Methode	1–15
Basaltemperaturmessung	1
symptothermale Methode	1
Coitus interruptus	10–38
computerunterstützte Verhaltensmethoden (Persona)	6*
chemische Methoden	3–25
Kondom (Präservativ)	7–14
Portiokappe	7
Femidom	1–2*
Lea-Kontrazeptivum	3,7*
Scheidendiaphragma	2–25
Intrauterinpessare (IUP)	0,5–2,7

* Angaben des Herstellers
Pearl-Index: Zahl der ungewollten Schwangerschaften pro Jahr, wenn 100 Frauen im gebärfähigen Alter die jeweilige Methode anwenden.

10.1.7 Unfruchtbarkeit und Kinderwunsch

Definition

Von Sterilität (Unfruchtbarkeit) spricht man, wenn es ohne Verhütung innerhalb einer Jahresfrist bei regelmäßigem Geschlechtsverkehr nicht zu einer Schwangerschaft kommt.

Ursache

Die Ursachen sind sowohl bei der Frau als auch beim Mann vielfältig. Ursachen der Unfruchtbarkeit der Frau können sein:
- Störungen der Eierstockfunktion (35–40 %)
- Veränderungen der Eileiter (30 %)
- Störungen an der Gebärmutter (5–10 %)
- Störungen der allgemeinen körperlichen Funktion (15 %)

Ursachen beim Mann können sein:
- Organische Funktionsstörungen (Leistenhoden, Entzündungen, Varikozele)
- Hormonstörungen
- Störungen der Spermienfunktion

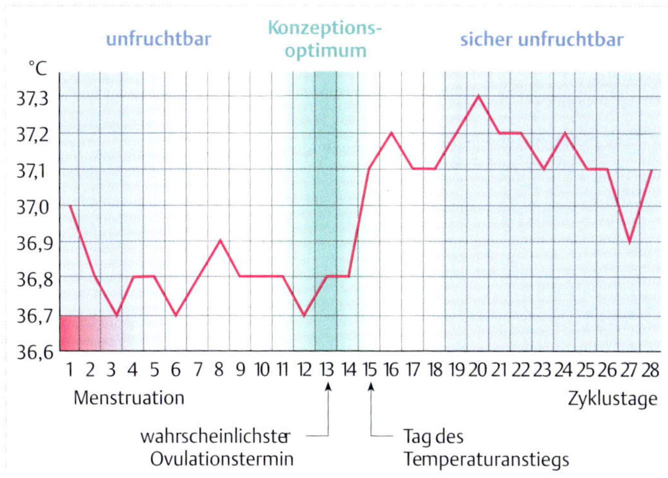

Abb. 10.5 Basaltemperatur. Der typische Verlauf während eines Menstruationszyklus.

Diagnose

Merke

Wichtig ist eine genaue Diagnostik bei beiden Partnern.

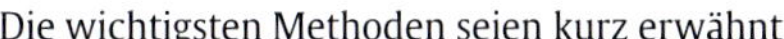

Die wichtigsten Methoden seien kurz erwähnt.

Bei der Frau wird nach genauer Anamnese von Vorerkrankungen zunächst der Menstruationszyklus beobachtet (Basaltemperaturmessung, ▶ Abb. 10.5).

Organische Veränderungen werden mit der Ultraschalluntersuchung nachgewiesen. Hormonbestimmungen im Blut weisen Störungen der Hormonfunktion nach.

Veränderungen an Eileiter und Gebärmutter werden mit der Gebärmutter- und Eileiterspiegelung (Hysterosalpingoskopie) untersucht. Mit der Chromopertubation wird der Eileiter im Rahmen einer Bauchspiegelung (Laparaskopie und Pelviskopie) auf Durchgängigkeit geprüft.

Beim Mann werden Vorerkrankungen, wie z.B. Mumps und Hodenhochstand, erfragt. Der Hoden wird sonografisch untersucht. Die wichtigste Untersuchung ist das Spermiogramm. Hier werden Funktion und Anzahl der Spermien geprüft und bestimmt.

Therapie

Im Vordergrund stehen die Beseitigung der Organveränderungen (z.B. Verklebungen im Eileiter), Gabe von Hormonpräparaten bei hormonellen Störungen und, falls notwendig, eine künstliche Befruchtung (Insemination) nach spezieller Vorbereitung der Spermien. In den letzten Jahren hat sich auch die extrakorporale Befruchtung bewährt.

Unter Ultraschallkontrolle wird ein Eierstock punktiert und Eizellen gewonnen. Anschließend werden im Reagenzglas (In-vitro-Fertilisation) die Spermien des Partners (oder eines unbekannten Spenders) hinzugegeben. Einige befruchtete Eizellen werden dann in die Gebärmutter über einen dünnen Schlauch eingespritzt. Es kommt dadurch häufiger zu Mehrlingsschwangerschaften.

10.2 Schwangerschaft

10.2.1 Untersuchungsmethoden

Definition

Zu den Routineuntersuchungen gehören die Anamnese, die gynäkologische Untersuchung mit der Hand und dem Spekulum und Laboruntersuchungen. Ultraschalluntersuchungen werden bei problemlosem Verlauf etwa 1-mal in jedem Schwangerschaftsdrittel (Trimenon) durchgeführt (▶ Abb. 10.6). Darüber hinaus gibt es Spezialuntersuchungen für Risikoschwangerschaften.

▶ **Anamnese.** Insbesondere werden Probleme vorausgegangener Schwangerschaften erfragt (Risikoschwangerschaft) und der Geburtstermin berechnet. Auch nach allgemeinen Vorerkrankungen und Risikofaktoren wird gefragt. Dazu gehören Stoffwechselstörungen wie Diabetes mellitus und Übergewicht, Bluthochdruck, ferner Blutungsneigungen oder Thrombosen, Allergien und regelmäßige Medikamenteneinnahme. Lebensgewohnheiten wie Rauchen und Alkoholkonsum sind wichtige Zusatzinformationen.

▶ **Genetische Beratung.** Bei Frauen über 35 oder wenn Erbkrankheiten in der Familie vorliegen, kann eine besondere Beratung über mögliche Erbschädigungen (z.B. Trisomie) stattfinden. Meist wird dann auch zu einer Fruchtwasseruntersuchung geraten (s.u.).

▶ **Tastbefund.** Es wird eine gynäkologische Tastuntersuchung und Spekulumuntersuchung mit Abstrich durch-

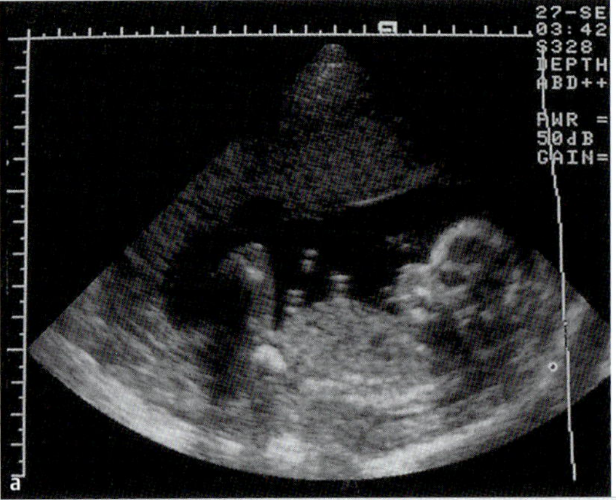

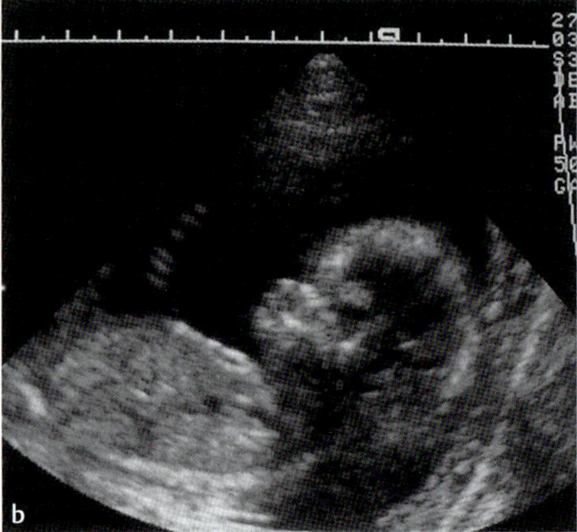

Abb. 10.6 Ultraschalluntersuchung. Mit der Sonografie (Ultraschall) lassen sich die einzelnen Entwicklungsstufen des Kindes verfolgen. Entscheidend ist die Diagnostik von Fehlentwicklungen und Fehlbildungen (pränatale Diagnostik).

geführt. Der Abstrich dient der Erkennung von Infektionen der Geburtswege.

▸ **Laboruntersuchung.** Wichtig ist eine regelmäßige Bestimmung des Hämoglobingehalts und der Erythrozyten. Regelmäßig wird auch eine Urinuntersuchung durchgeführt, um zu sehen, ob Eiweiß, Zucker oder Bakterien im Urin sind.

▸ **Infektionsdiagnostik.** Hierbei sollen Erkrankungen erfasst werden, die das Kind schädigen können. Dazu gehören Syphilis, Toxoplasmose, Röteln, Hepatitis B, HIV und andere wie Gonokokken oder Ringelröteln.

▸ **Hormonbestimmung im Blut**

▸ **Duplexsonografie.** In der Frühschwangerschaft ist der Nachweis kindlicher Herzaktion möglich, lange bevor man die Herztöne mit dem Stethoskop hören kann.

Im 2. Schwangerschaftsdrittel erfolgt die Organuntersuchung und Beurteilung des Kindes mittels Ultraschall. Es kann der Kopf- und Bauchumfang gemessen und somit das Gewicht des Kindes geschätzt werden. Dadurch besteht die Möglichkeit frühzeitig Organschäden und Missbildungen des Kindes zu erfassen (Pränataldiagnostik).

Am Ende der Schwangerschaft werden die Funktion der Plazenta und die Menge des Fruchtwassers beurteilt. Mithilfe der Doppler-Untersuchung der Gefäße kann man den Blutfluss durch die Plazenta und die Nabelschnur sichtbar machen.

▸ **Fruchtwasserpunktion.** Sie wird Amniozentese genannt. Dabei wird Fruchtwasser aus der Gebärmutter abpunktiert. Durch die Chromosomenanalyse lassen sich Erbkrankheiten und das Geschlecht feststellen. Sie wird nur bei bestimmten Indikationen durchgeführt.

▸ **Wehenschreiber.** Der Wehenschreiber (Cardiotokogramm, CTG) misst die kindlichen Herztöne und die Gebärmutterkontraktion. Er wird am Ende der Schwangerschaft und zur Geburtsüberwachung (s. u.) eingesetzt.

10.2.2 Schwangerenbetreuung

Definition

Eine sorgfältige ärztliche Betreuung der schwangeren Frau ist für den regelrechten Verlauf von Schwangerschaft und Geburt und für die Gesunderhaltung der Mutter unerlässlich. Die erhobenen Befunde werden in den Mutterpass eingetragen.

Alle Erkrankungen, die außerhalb der Schwangerschaft vorkommen, können auch während der Schwangerschaft eintreten, sie können die Schwangerschaft ungünstig beeinflussen und das Kind gefährden. Umgekehrt kann aber auch der Schweregrad einer Krankheit durch die Schwangerschaft erhöht werden.

Alle 4 Wochen werden die Befunde der Vorsorgeuntersuchung in den Mutterpass eingetragen:

- Schwangerschaftswoche (SSW)
- Gewicht
- Blutdruck
- Urinuntersuchung
- Wassereinlagerung in den Beinen und Krampfaderbildung
- vaginaler Untersuchungsbefund
- Höhenstand der Gebärmutter (Fundusstand)
- Kindslage
- Kindsbewegungen und kindliche Herztöne
- und die Befunde der Sonografie (normalerweise nur 1-mal pro Trimenon)

Berechnung des Geburtstermins

Als Berechnungsgrundlage für den Geburtstermin dient das Datum des Beginns der letzten Regelblutung. Die Schwangerschaftsdauer wird rechnerisch auf 280 Tage festgelegt (durchschnittliche Dauer 281,5 Tage), dies entspricht 40 Wochen oder 10 Lunarmonaten zu je 28 Tagen bzw. 9 Kalendermonaten.

Merke

Der Geburtstermin wird nach der Naegele-Regel berechnet: 1. Tag der letzten Regelblutung minus 3 Kalendermonate plus 7 Tage (plus 1 Jahr) = Geburtstermin.

Beispiel:
1. Tag der letzten Menstruation war am 11.04.2015
– 3 Monate (11.01.2015)
+ 7 Tage (18.01.2015)
+ 1 Jahr. Daraus folgt ein errechneter Geburtstermin am 18.01.2016.

Da in den seltensten Fällen die Zyklusdauer regelmäßig 28 Tage beträgt, ist mit einer Abweichung von +/- 3 bis +/- 10 Tagen zu rechnen.

Bei einer Beendigung der Schwangerschaft bis zur 37. Woche spricht man von Frühgeburt, danach bis zur 42. Woche von Termingeburt. Eine Geburt, die nach der 42. Woche eintritt, nennt man Spätgeburt.

10.3 Störungen der Schwangerschaft

10.3.1 Untersuchungsmethoden

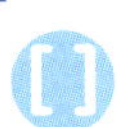

Definition

Die Untersuchungen bei einer Schwangerschaft mit Komplikationen entsprechen im Wesentlichen den normalen Untersuchungsmethoden. Sie werden engmaschiger durchgeführt.

10.3.2 Fehlgeburt

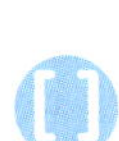

Definition

Unter Fehlgeburt (Abort) wird die Beendigung der Schwangerschaft zu einem Zeitpunkt verstanden, zu dem das Kind noch nicht lebensfähig ist, definitionsgemäß vor der 24. Schwangerschaftswoche.

Als Frühabort bezeichnet man das Absterben des Keimes bis zur 12. Schwangerschaftswoche. Als Spätabort ein Absterben nach der 12. Schwangerschaftswoche.

Ursache

Verschiedene Ursachen können zu Störungen der Schwangerschaft und zum Absterben des Keimes (Fehlgeburt) und zum Abort führen. Dazu gehören:
- Gebärmuttermissbildungen und von der Norm abweichende Stellungen der Gebärmutter (z. B. Abknicken des Gebärmutterkörpers nach hinten, Retroflexio)
- anlagemäßige Fehlentwicklung des Embryos
- Fehlentwicklung der Plazenta
- ungenügende Hormonbildung, die zu mangelhafter Schleimhautbildung in der Gebärmutter führt
- Entzündung der Gebärmutterschleimhaut
- Infektionskrankheiten, wie z. B. Röteln, Grippe, Pneumonie, Pyelonephritis
- Stoffwechselkrankheiten, wie z. B. Diabetes mellitus
- Gifte, bestimmte Medikamente und Röntgenstrahlen
- Verletzungen, wie sie bei Operationen und Unfällen entstehen können
- Schock aus verschiedenen Ursachen und Schreckerlebnisse
- psychischer und körperlicher Stress

Drohender Abort

Symptome

Typisch sind leichte Blutungen bzw. bräunlicher Ausfluss. Manchmal spürt die Patientin auch leichte, wehenartige Schmerzen (▸ Abb. 10.7).

Therapie

Durch geeignete Maßnahmen, wie Bettruhe, Überwachung und Sedierung, kann in ca. 50 % der Fälle ein Abort verhindert werden.

Beginnender Abort

Bei einem beginnenden Abort (▸ Abb. 10.7) kommen häufig alle medizinischen Maßnahmen zu spät.

Symptome

Symptome sind stärkere Blutung und Schmerzen. Meist kommt Fieber hinzu. Evtl. kommt es auch zum Blasensprung.

Werden bei einem Abort Keim und Plazenta zusammen mit den Eihäuten vollständig ausgestoßen, spricht man von einem vollständigen Abort. Bleiben Plazenta oder Plazenta- und Eihautteile zurück, spricht man von einem unvollständigen Abort.

Therapie

Die Therapie besteht in einer Ausschabung der Gebärmutter (Abrasio).

Die psychische Situation darf nicht unterschätzt werden. Im Vordergrund stehen der Kummer über den Verlust des Kindes und die Angst, nicht normal schwanger werden zu können.

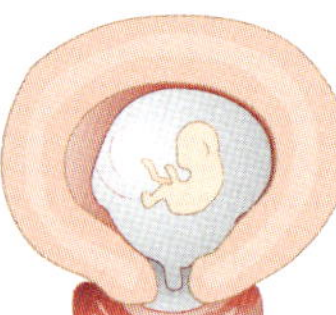

1 **Abortus imminens (drohende Fehlgeburt)**

- leichte Blutungen
- Schmerzen
- Muttermund leicht geöffnet
- Herzaktion positiv

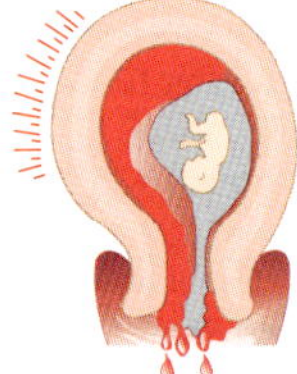

2 **Abortus incipiens (beginnende Fehlgeburt)**

- Blutung
- Schmerzen
- Muttermund geöffnet
- Herzaktion positiv oder negativ

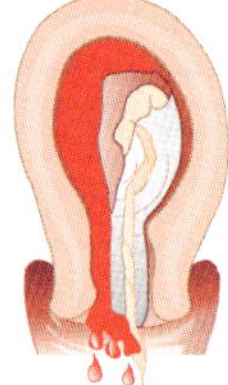

3 **Abortus incompletus (unvollständige Fehlgeburt)**

- Blutung stark bis sehr stark
- Schmerzen
- Muttermund geöffnet
- evtl. Materialabgang
- Herzaktion negativ

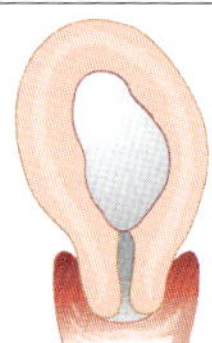

4 **Abortus completus (vollständige Fehlgeburt)**

- keine Blutung (mehr)
- mäßige Schmerzen
- Muttermund geschlossen
- Herzaktion negativ
- Anamnese!

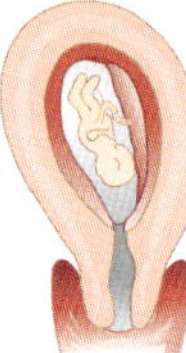

5 **Missed abortion (verhaltene Fehlgeburt)**

- keine Blutung
- keine Schmerzen
- Muttermund geschlossen
- Herzaktion negativ
- kein Uteruswachstum

Abb. 10.7 Abortstadien. Übersicht über die Abortstadien mit den entsprechenden Symptomen.

10.3.3 Schwangerschaftsabbruch

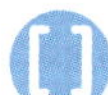

Definition

Die künstliche und willkürliche Unterbrechung einer Schwangerschaft wird Interruptio genannt.

Ein Schwangerschaftsabbruch ist aufgrund medizinischer, eugenischer, ethischer und sozialer Indikation unter folgenden Bedingungen möglich: Die Schwangere muss eine anerkannte Beratungsstelle aufsuchen, wo sie über alle zur Verfügung stehenden öffentlichen und privaten Hilfen für Schwangere, Mütter und Kinder unterrichtet wird, besonders über solche, welche die Fortsetzung der Schwangerschaft ermöglichen. Bei Bedarf werden diese Hilfen vermittelt.

Ein Arzt muss die Schwangere über die Risiken und Folgen des Abbruchs unterrichten und eine entsprechende Stellungnahme bzw. Begründung des Abbruchs abgeben, der nur in einem geeigneten Krankenhaus oder einer hierfür zugelassenen Einrichtung durchgeführt werden darf. Der Schutz des ungeborenen Lebens wird vom Gesetzgeber nach wie vor als vorrangig erklärt. Geregelt ist dies im § 218 StGB (S. 664).

10.3.4 Extrauteringravidität

Definition

Extrauterin ist eine Schwangerschaft dann, wenn sich das befruchtete Ei außerhalb der Gebärmutter einnistet.

Ursache

Die Ursachen dafür sind u.a. Versagen des Eileitertransportmechanismus, Verwachsungen oder Abknicken des Eileiters. Es kommt vor, dass sich ein befruchtetes Ei im Eileiter, in der Bauchhöhle, am Bauchfell oder am großen Netz oder auf dem Ovar einnistet. Am häufigsten kommt jedoch die Eileiterschwangerschaft vor (Tubargravidität).

Symptome

Sie sind am Anfang dieselben wie bei einer normalen Schwangerschaft. Dann aber treten Zeichen einer abdominellen Blutung mit Reizung des Bauchfells und schweren Unterbauchschmerzen auf. Eine Blutung durch die Scheide nach außen ist meist nicht stark. Die inneren Blutungen können lebensbedrohlich sein, sie können zu einem Blutungsschock führen.

Therapie

Die Therapie besteht in sofortiger Operation. Es wird eine Bauchspiegelung durchgeführt und je nach Befund werden die Veränderungen beseitigt.

10.3.5 Placenta praevia

Definition

Normalerweise sitzt die Plazenta im Fundus der Gebärmutter an der Hinterwand. Bei der Placenta praevia sitzt die Gebärmutter weiter unten und kann mit ihrem Rand den inneren Muttermund erreichen, ihn überragen oder ihn vollständig bedecken.

Symptome

Leitsymptom ist die vaginale Blutung. Während der Vorwehen, evtl. auch im 7.–8. Monat kommt es durch die Kontraktion der Gebärmuttermuskulatur zu einer Teilablösung der Plazenta und damit zu einer gefährlichen Blutung und Minderversorgung des ungeborenen Kindes, die eine Krankenhauseinweisung dringend erforderlich macht.

Therapie

Je nach Schweregrad der Blutung und Zeitpunkt der Schwangerschaft erfolgt eine konservative oder operative Therapie. Die Patientin sollte sich schonen und wenn nötig sogar Bettruhe einhalten, damit die Schwangerschaft zu Ende ausgetragen werden kann.

Das Kind muss durch Kaiserschnitt (Sectio caesarea) entbunden werden. Sind das Leben der Mutter und des Kindes bedroht, muss evtl. auch eine Notsektio vor Beendigung der Schwangerschaft durchgeführt werden.

10.3.6 Vorzeitiger Blasensprung

Definition

Erfolgt ein Blasensprung bevor der Geburtstermin erreicht ist, so spricht man von einem vorzeitigen Blasensprung.

Reißen die Eihäute und geht das Fruchtwasser zu einem Zeitpunkt ab, an dem die Wehen zwar eingesetzt haben, der Muttermund jedoch noch nicht völlig eröffnet ist, spricht man von einem frühzeitigen Blasensprung.

Normalerweise reißen die Eihäute nach Beginn der Wehen und nach vollständiger Eröffnung des Muttermunds ein. Daraufhin geht das Fruchtwasser ab.

Therapie

Beim vorzeitigen Blasensprung besteht die Gefahr einer aufsteigenden Infektion. Deshalb sind Krankenhauseinweisung und Bettruhe notwendig. Es erfolgt regelmäßige Temperaturkontrolle, evtl. Gabe von Antibiotika.

Ein frühzeitiger Blasensprung beschleunigt den Geburtsablauf und wird deshalb bei Wehenschwäche künstlich herbeigeführt.

10.3.7 Schwangerschaftsbedingte Erkrankungen

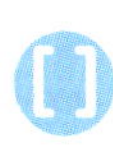

Definition

Schwangerschaftsbedingte Erkrankungen werden Gestosen genannt (Gestatio = Schwangerschaft). Sie werden durch die Schwangerschaft ausgelöst, sind also schwangerschaftsspezifisch.

Schwangerschaftserbrechen

Symptome und Therapie

In der Frühschwangerschaft kann Schwangerschaftserbrechen (Hyperemesis gravidarum) auftreten. Über leichte morgendliche Übelkeit klagt etwa die Hälfte der Schwangeren. Sie führt aber zu keiner wesentlichen Beeinträchtigung des Allgemeinbefindens und verschwindet meist nach 3–4 Monaten von selbst. Wird die 1. Mahlzeit morgens im Bett eingenommen, können diese Beschwerden oftmals gelindert werden.

Leidet die schwangere Frau unter starker Übelkeit, die den ganzen Tag über andauert und erbricht sie häufig, nimmt sie an Gewicht ab. Es kommt zum Flüssigkeitsverlust, zur Elektrolytentgleisung und im Urin tritt Azeton auf. Der Kräfteverfall kann so stark sein, dass eine Krankenhauseinweisung nötig wird.

Hypertensive Schwangerschaftserkrankungen (HES)

Ursache

Die Ursachen der Frühgestosen sind hormonelle Umstellungen. Häufig spielen auch psychische Faktoren eine Rolle.

Die in der Spätschwangerschaft auftretenden Erkrankungen (meist in den letzten 10 Schwangerschaftswochen) gehören zum sog. eklamptischen Symptomenkomplex: Präeklampsie und Eklampsie.

Symptome

Ihre auffälligsten und wichtigsten Zeichen sind:

- Ödeme (z. B. Wassereinlagerung in den Beinen)
- Eiweiß im Urin
- erhöhter Blutdruck

M!

Merke

Starke Ödeme sind meist das erste Zeichen einer beginnenden Präeklampsie. Deshalb sind regelmäßige Gewichtskontrollen zu ihrer Früherkennung wichtig, die erkennen lassen, ob die Schwangere mehr an Gewicht zunimmt, als der Norm entspricht.

10

Die Eiweißausscheidung im Urin beruht auf einer erhöhten Durchlässigkeit der Glomeruluskapillaren (> 0,5 g/l im 24-Std.-Urin).

Der erhöhte Blutdruck (leichte Form > 140 mmHg, schwere Form > 160 mmHg) wird durch Gefäßspasmen hervorgerufen, von denen Nieren, Leber, Gehirn, Augenhintergrund und Plazenta betroffen sind. Dies bewirkt weitere Symptome, wie Kopfschmerzen, Schwindelgefühl, Ohrensausen und Sehstörungen. Auch diese sind oft Vorboten eines eklamptischen Anfalls.

▸ **Eklamptischer Anfall.** Der schwere eklamptische Anfall wird durch klonisch-tonische Krämpfe an den Extremitäten eingeleitet, die sich über den Rumpf ausbreiten. Ein Anfall dauert 15–60 Sekunden, danach fällt die Patientin in einen schlafähnlichen Zustand. Er ist vom epileptischen Anfall schwer zu unterscheiden (wichtig ist die Anamnese).

Manchmal treten eklamptische Anfälle erstmals während der Entbindung auf.

Merke

Die Eklampsie ist für Mutter und Kind lebensgefährlich. Die Sterblichkeit der Kinder liegt bei 30–50 %. Um dieses Risiko zu vermeiden, muss eine vorzeitige Entbindung durchgeführt werden (in der 36.–38. Schwangerschaftswoche), am besten durch Kaiserschnitt.

HELLP-Syndrom

Eine weitere Form ist das HELLP-Syndrom, eine schwere Verlaufsform der Präeklampsie. Sie tritt ohne wesentliche Vorwarnung auf. Im Vordergrund steht ein Zerfall der roten Blutkörperchen (Hämolyse). Durch Minderdurchblutung kommt es zu einem Zerfall von Leberzellen (Anstieg der Leberenzyme). Typisch ist außerdem ein Mangel an Blutplättchen (Thrombozytopenie) durch vermehrtes Zusammenballen (Thrombozytenaggregation). Das führt zu einer vermehrten Blutungsneigung, da die Gerinnung gestört ist.

Therapie

Sie unterscheidet sich je nach Schweregrad der Symptome. Da die Niere geschädigt ist und Eiweiß verliert, bekommt die Schwangere eiweiß- und salzreiche Kost. Andere Maßnahmen sind körperliche Schonung, Bettruhe und ggf. stationäre Überwachung.

Bei hohen Blutdruckwerten erfolgt eine medikamentöse Therapie. Ganz wichtig ist die regelmäßige Überwachung des Kindes durch CTG und Doppler-Sonografie. Bei Komplikationen ist ein Notfallkaiserschnitt (Notsektio) nötig. Ist ein Kaiserschnitt vor der 34. Woche notwendig, wird Betamethason (Kortisonpräparat) gegeben, um die Lungenreife des Kindes zu fördern.

10.4 Geburt

10.4.1 Untersuchungsmethoden

Die Untersuchungsmethoden unter der Geburt dienen der Überwachung von Mutter und Kind.

Die Geburt wird mit dem Wehenschreiber (CTG = Cardiotokogramm) überwacht. Eine außen auf die Gebärmutter aufgelegte Doppler-Sonde misst die Herzfrequenz des Kindes. Parallel dazu werden die Wehen aufgezeichnet. Die Herzfrequenz des Kindes sollte zwischen 110 und 150/min liegen. Im Verlauf einer Wehe kann sie kurzzeitig abfallen, sollte dann aber bald wieder ansteigen. Man spricht dann von Dip oder Dezeleration. Typisch sind auch gewisse Schwankungen der Herzfrequenz zwischen 110 und 150 pro Minute. Treten sie nicht auf, kann auch das für eine Gefährdung des Kindes sprechen.

Bei der vaginalen Untersuchung wird geprüft, ob der Gebärmutterhals sich verkürzt und der Muttermund sich öffnet. Ist der Muttermund geöffnet, kann man die Fruchtblase beurteilen oder eventuellen Fruchtwasserabgang sehen.

10.4.2 Normale Geburt

Definition

Der normale Geburtsvorgang gliedert sich in 3 Abschnitte: die Eröffnungsperiode, die Austreibungsperiode und die Nachgeburtsperiode (▶ Abb. 10.8).

Der Geburtsbeginn wird durch das Zusammenspiel mechanischer, nervaler, hormonaler und biochemischer Faktoren bestimmt.

Das eindrücklichste Zeichen einer beginnenden Geburt sind die Geburtswehen, das sind regelmäßig mindestens alle 10 Minuten auftretende Kontraktionen der Uterusmuskulatur. Leichte Wehentätigkeit tritt schon während der Schwangerschaft in unregelmäßigen Abständen auf. Zu Beginn der Schwangerschaft werden sie als Konsistenzwechsel des Uterus bezeichnet, später als Vor- oder Senkwehen. Die eigentlichen Geburtswehen werden eingeteilt in:

- **Eröffnungswehen:** Sie treten regelmäßig alle 10 Minuten auf und führen zur Eröffnung des Muttermunds und zum Tiefertreten des Kindes.
- **Austreibungs- oder Presswehen:** Diese führen zur Austreibung des Kindes. Die Uteruskontraktionen werden durch Bauchpressen (wie beim Stuhlgang) der Mutter ergänzt.
- **Nachgeburtswehen:** Sie führen zur Ausstoßung der Plazenta und der Eihäute.

Die Zeit vom Beginn der Eröffnungswehen bis zu den Nachgeburtswehen schwankt individuell sehr. Dauert die Geburt zu lange (über 24 Stunden), so besteht die Gefahr der Schädigung des Kindes.

Den verschiedenen Wehenarten entsprechen die 3 Stadien der Geburt.

▶ **Eröffnungsperiode.** In dieser Phase wird der Muttermund völlig eröffnet, der Kopf des Kindes rückt im Geburtskanal tiefer, bis er kurz über oder auf dem Beckenboden steht.

Die Wehen werden stärker, kommen in kürzeren Abständen und dauern ca. 45–60 Sekunden. Wichtig sind die Wehenpausen, da in dieser Zeit die Blutzirkulation wieder einsetzt und Kind, Uterus und Plazenta mit Sauerstoff versorgt werden. Die Eihäute reißen ein und das Fruchtwasser geht ab (Blasensprung).

▶ **Austreibungsperiode.** Durch den Druck des kindlichen Kopfes auf den Beckenboden verspürt die Mutter Stuhldrang, der sie zum Pressen veranlasst. Dadurch wird der Bauchinnendruck erhöht, er leitet sich auf den Uterus fort und hilft, das Kind auszutreiben.

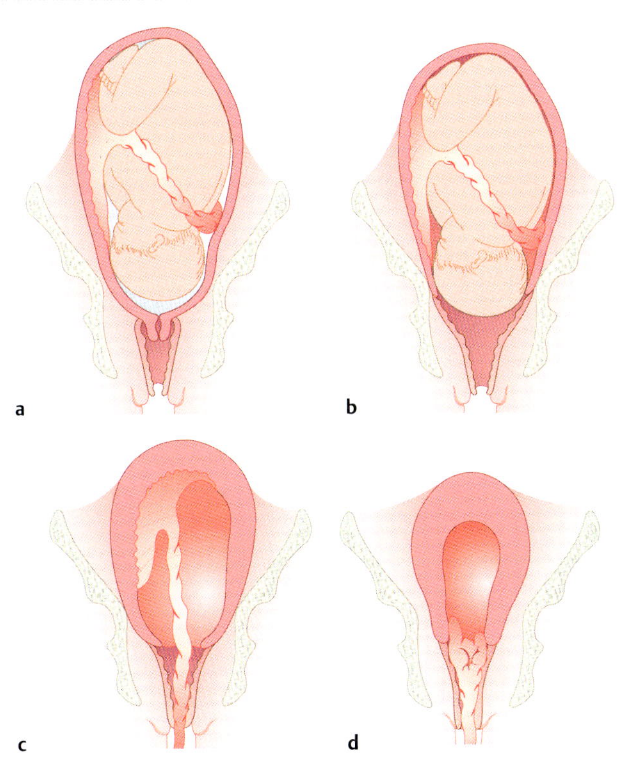

Abb. 10.8 Geburtsstadien. **a** Eröffnungsphase, **b** Austreibungsphase, Nachgeburtperiode mit **c** Plazentaphase und **d** Plazentalösung.

10

► **Dammschnitt.** Beim Austritt aus der Scheide besteht die Gefahr eines Dammrisses. Ein sorgfältig und konsequent durchgeführter Dammschutz kann ihn meist verhindern. Der Scheiden-Damm-Schnitt (Episiotomie) ist dann erforderlich, wenn die kindlichen Herztöne schlechter werden und deshalb die Geburt rasch beendet werden muss.

Der Scheiden-Damm-Schnitt, der als mediolaterale Episiotomie durchgeführt wird, bewirkt eine Erweiterung des weichen Geburtskanals und damit eine Abkürzung der Austreibungsperiode. Nach der Entbindung wird der Scheiden-Damm-Schnitt anatomisch gerecht vernäht (Dammnaht). Reißt das Dammgewebe spontan ein, besteht immer die Gefahr, dass der Riss unkontrolliert abläuft.

Der Augenblick, da der letzte Teil des Kindes den Geburtskanal verlassen hat, ist der Zeitpunkt der Geburt (► Abb. 10.9). Der erste Atemzug und der erste Schrei des Kindes erfolgen kurz nach Geburt des Kopfes und des Rumpfes, Abtrennung der Nabelschnur (S. 177).

► **Nachgeburtsperiode.** Ist das Kind geboren, so vergehen einige Minuten, bis die Nachgeburtswehen einsetzen, die zur Ablösung der Plazenta führen. Während der Plazentaablösung werden die Blutgefäße, die vom Uterus zur Plazenta verlaufen, eröffnet. Es entsteht auf der mütterlichen Seite der Plazenta eine Blutansammlung (Hämatom), die mit der Plazenta geboren wird und deutlich zu sehen ist.

Durch die Kontraktionen der Uterusmuskulatur aber werden diese Gefäße gleich wieder „abgeklemmt"; gleichzeitig in Gang kommende Gerinnungsvorgänge führen zur raschen Blutstillung.

Ist die Plazenta von der Uteruswand abgelöst, tritt sie tiefer, dabei zieht sie auch die Eihäute von der Uterus-

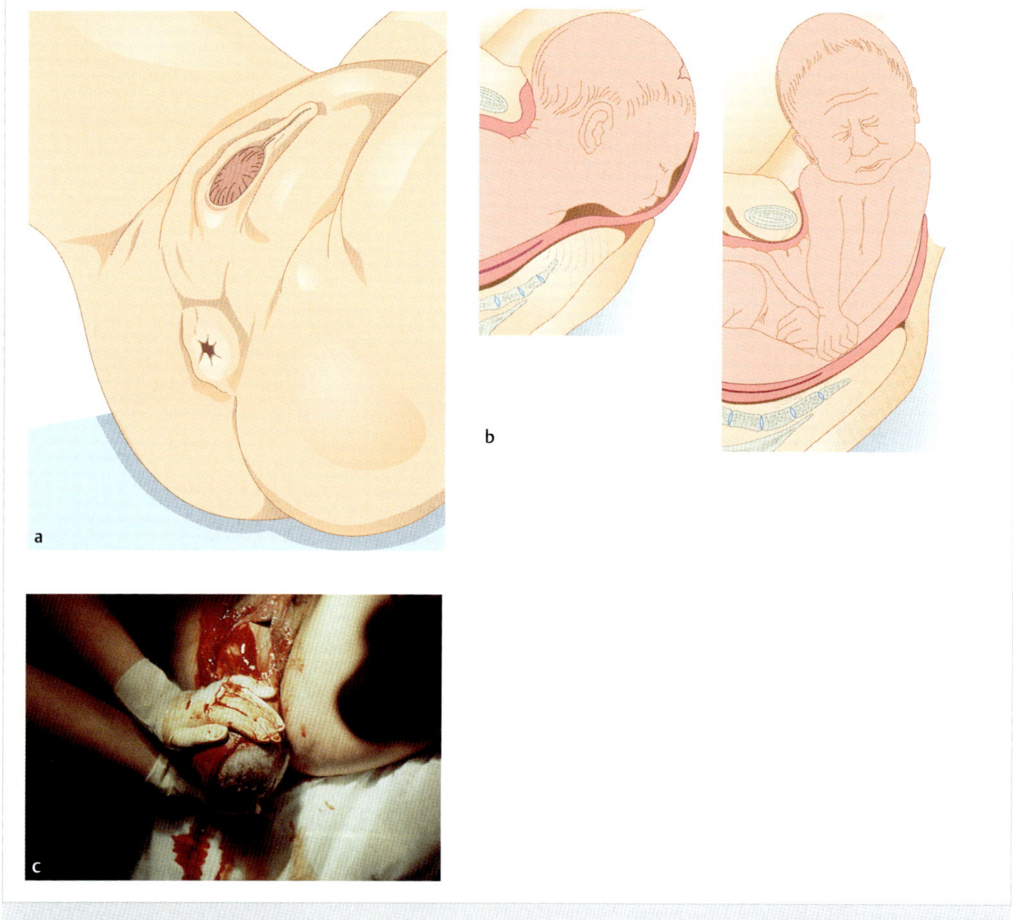

Abb. 10.9 Geburt.
a Entwicklung des Kopfes,
b Austreibungsphase der Geburt,
c normale Geburt mit Dammschutz.

wand ab. Plazenta und Eihäute, die sog. Nachgeburt, werden geboren.

Merke

Eine sorgfältige Prüfung der geborenen Plazenta und der Eihäute auf ihre Vollständigkeit hin ist wichtig, da u. U. Teile der Plazenta oder Eihäute in der Gebärmutter zurückbleiben können.

In der sog. Nachplazentarperiode kann sich die Mutter von den Anstrengungen der Geburt erholen, muss aber sorgfältig beobachtet werden, damit evtl. auftretende Blutungen rechtzeitig erkannt und behandelt werden können.

10.4.3 Versorgung des Kindes

Definition

Zur Versorgung gehören das Abnabeln sowie die genaue Untersuchung, Messen und Wiegen des Kindes.

Der Zeitabschnitt zwischen Abnabelung und Abheilen der Nabelwunde heißt Neugeborenenzeit (ca. 3 Wochen).

Sobald das Kind geboren ist, wird es der Mutter auf den Bauch gelegt (▶ Abb. 10.10**b**). Zur Versorgung gehören folgende Maßnahmen:

- Untersuchung des Kindes nach dem Apgar-Schema. Sie wird in der 5. und 10. Minute nach der Geburt durchgeführt und berücksichtigt Hautfarbe, Atemzüge, Muskeltonus, Reflexe und Zahl der Herzschläge. Entsprechen die Beobachtungen der Norm, so werden sie mit jeweils 2 Punkten bewertet, mäßige und starke Abweichungen mit 1 bzw. 0 Punkten (▶ Tab. 10.3).
- Absaugen von Mund und Rachen. Dadurch wird eine Aspiration von Schleim und Fruchtwasser verhindert. Bei einer sog. sanften Geburtsmethode wird bei einem gesunden kräftigen Kind darauf verzichtet.
- Abnabeln. Nachdem die Pulsationen der Nabelschnur aufgehört haben, werden 2 Klemmen angelegt und dazwischen die Nabelschnur mit einer Schere durchtrennt (▶ Abb. 10.10**a**). Nach ausreichendem Mutter-Kind-

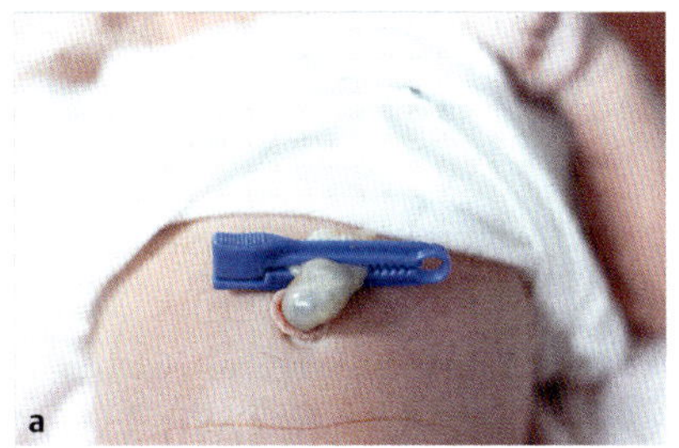

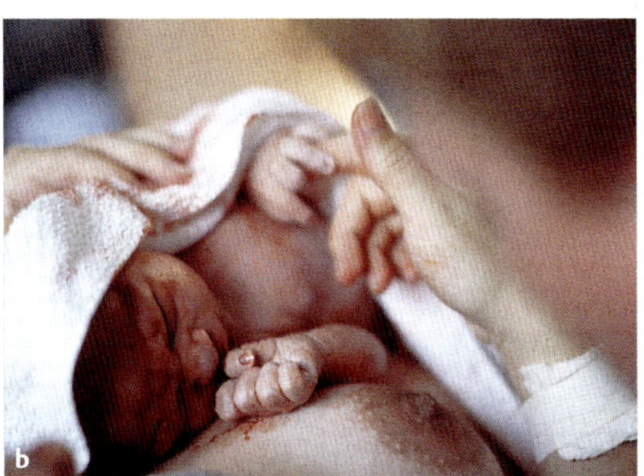

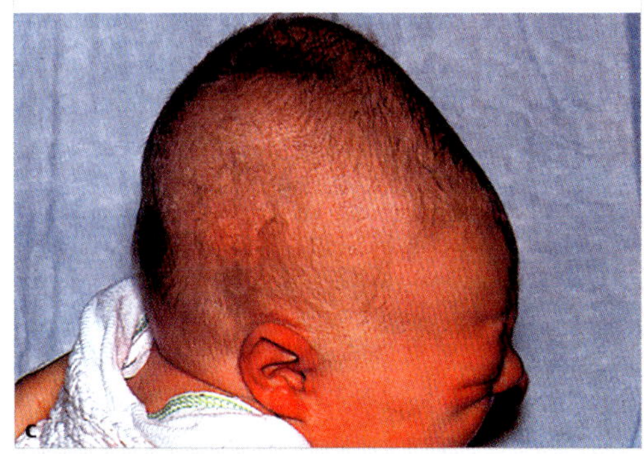

Abb. 10.10 Versorgung des Neugeborenen.
a Abnabelung,
b Neugeborenes auf dem Bauch der Mutter,
c Geburtshämatom (Kephalhämatom).

Tab. 10.3 Punktebestimmung beim Apgar-Score

	Apgar-Score (Angaben in Punkten)		
Vitalität	**0**	**1**	**2**
Herzschläge	fehlen	< 100	> 100
Atemzüge	fehlen	schnappend, unregelmäßig	regelmäßig
Muskeltonus	schlaff	reduzierte bis träge Bewegung	aktiv, kräftige Bewegung
Reflexe	fehlen	Grimassen schwach ausgeprägt	kräftige Grimassenbildung, Niesen und Saugen
Hautfarbe	blass, zyanotisch	rosig, Extremitäten zyanotisch	ganz rosig

Kontakt wird das Kind eingehüllt und in ein gewärmtes Bettchen gelegt.
- Bestimmung des pH-Wertes und Base-Excess. Sie werden aus dem arteriellen Blut der Nabelschnur bestimmt.
- Aufbewahren des Nabelschnurbluts (Stammzellen).
- Messen und Wiegen des Kindes.

Befunde einer Gelbsucht, Ödeme, Zeichen der Unreife oder Überreife und Missbildungen werden zusätzlich notiert.

Zur Versorgung gehören das Abnabeln sowie die genaue Untersuchung, Messen und Wiegen des Kindes.

Ein gesundes Neugeborenes hat einen Apgar-Index von 10. Liegt der Index bei 8 oder 9, muss die Untersuchung innerhalb der ersten 10 Lebensminuten wiederholt und das Kind laufend überwacht werden. Bei einem Index unter 6 ist die Weiterbetreuung in einer Kinderklinik erforderlich.

In einer weiteren Untersuchung des Neugeborenen werden die Reifezeichen geprüft und der Gesamtstatus aufgenommen.

Reifezeichen des Kindes sind:
- Kopfumfang 33–37 cm
- Scheitel-Fersen-Länge 48–55 cm
- Gewicht mindestens 2 500 g, durchschnittlich 3 000–4 000 g
- das Wollhaarkleid (Lanugohaare) hat sich weitgehend zurückgebildet, Kopfhaar kräftig und einzeln erkennbar
- die Haut ist straffelastisch und blassrosa
- Käseschmiere (Vernix caseosa) noch vorhanden
- Finger- und Zehennägel überragen die Kuppen der Endglieder
- bei Knaben sind die Hoden in den Hodensack eingetreten, bei Mädchen bedecken die großen Schamlippen die kleinen Schamlippen

Zeichen der Überreife sind:
- fehlende Käseschmiere, die aus Hautfett und abgestoßenen Hautzellen besteht und die Haut des Kindes schützt
- in Fetzen abgehende Haut, besonders an den Achselhöhlen und Schenkelfalten
- spärliches und mekoniumhaltiges Fruchtwasser

Am Kopf achtet man auf Ausdehnung und Lage der Geburtsgeschwulst (Kephalhämatom, ▶ Abb. 10.10c). Im vorausgehenden Teil des Kindes - meist der Kopf - sammelt sich nach dem Blasensprung in der Haut - meist Kopfhaut - aufgrund von Veränderungen der Druckverhältnisse Gewebeflüssigkeit und Blut an. Die Schwellung verschwindet rasch wieder.

Geprüft werden die Größe der Fontanellen sowie Augen, Ohren, Nase und Mundhöhle. Durch Abhören und Beklopfen von Herz und Lungen wird deren Größe und Funktionstüchtigkeit festgestellt.

Bei der Untersuchung des Körpers wird zunächst die Haut beurteilt, bevor die Größe der Leber und der Milz festgestellt wird.

Die Untersuchung der äußeren Geschlechtsorgane und des Afters lassen Missbildungen leicht erkennen. Schließlich werden die Reflexe geprüft und die spontanen Bewegungsabläufe beobachtet.

10.5 Wochenbett

10.5.1 Untersuchungsmethoden

Definition

Bei den Untersuchungen im Wochenbett wird die Rückbildung der Gebärmutter kontrolliert.

Zur täglichen Routineuntersuchung der Wöchnerin gehören Puls-, Blutdruck- und Temperaturmessung. Die Wunde (Dammschnitt oder Sektionaht) wird inspiziert und nach dem Wochenfluss gefragt. Die Rückbildung des Uterus wird durch Ertasten durch die Bauchdecke kontrolliert.

10.5.2 Normales Wochenbett

Definition

Das Wochenbett umfasst einen Zeitraum von ca. 6 Wochen. Es beginnt mit der Ausstoßung der Plazenta.

In dieser Zeit heilen die Geburtswunden, die Schwangerschaftsveränderungen bilden sich zurück. Die Brustdrüsen aber entwickeln jetzt ihre volle Aktivität.

Die Milch schießt zwischen dem 2. und 4. Tag in die Brust ein. Zuvor hatten die Brustdrüsen die spärlich abgesonderte Vormilch, das Kolostrum, produziert, die besonders reich an Nähr- und Schutzstoffen ist. Durch den regelmäßigen Saugreiz des Kindes wird dann die richtige Milchbildung in Gang gebracht. Die Milchmenge steigt während der ersten Tage laufend an und beträgt normalerweise um den 15.–20. Tag 500–700 ml.

Zur Erhaltung einer ausreichenden Milchproduktion und zur Vermeidung von Stauungen ist die völlige Entleerung der Brust beim Stillen erforderlich.

Kann oder will die Mutter nicht stillen, so muss das Einschießen der Milch verhindert werden. Dies geschieht meist durch Verabreichung von Medikamenten (Dopaminanaloga).

Für die Rückbildungsvorgänge des Uterus sind hormonelle Umstellungen verantwortlich. Sie beginnen im Augenblick der Plazentaausstoßung. Die Plazentahormone, die noch nach der Geburt in großen Mengen im mütterlichen Blut vorhanden sind, verschwinden im Verlauf der ersten Tage.

Der Entzug dieser Hormone bewirkt eine geringere Durchblutung des Uterusgewebes, eine Verringerung seines Zellstoffwechsels und damit eine Rückbildung der ganzen Gebärmutter. Auch die sog. Nachwehen, das Stillen, die Verabreichung kontraktionsfördernder Medikamente und Gymnastik unterstützen diesen Prozess.

Für etwa 4 Wochen tritt der sog. Wochenfluss aus der Scheide aus. Er ist das Wundsekret aus der Gebärmutterwunde und verändert seine Farbe von anfänglich rot (1. Woche), über braun (2. Woche) und gelb (3. Woche) bis hin zu einem weißen Sekret.

10.5.3 Störungen des Wochenbetts

Definition

Störungen des Wochenbetts können Blutungen, Stauungen des Wochenflusses, Infektionen der Genitalorgane und der Brustdrüse und Thrombosen verursachen.

Blutungen

Ursache

Die Ursachen sind meist Unfähigkeit der Gebärmutter sich zu kontrahieren (Atonie) oder Verletzungen der Geburtswege, die unbemerkt geblieben sind. Dazu gehören Risse am Gebärmutterhals (Zervixrisse) und Verletzungen der Vaginalschleimhaut. Auch zurückgebliebene Plazenta- und Eihautreste können Blutungen verursachen.

Therapie

Hilfreich bei Atonie ist eine Massage des Uterus. Man gibt kontraktionsfördernde Mittel. Durch die darauffolgende Kontraktion ist manchmal sogar eine Ausstoßung der Plazentareste möglich. Meist muss eine Ausschabung (Abrasio) der Gebärmutterhöhle durchgeführt werden. Verletzungen müssen chirurgisch versorgt werden.

Stauung des Wochenflusses

Ursache und Symptome

Die Verminderung oder das völlige Aufhören des Wochenflusses kann verursacht sein durch teilweisen oder völligen Verschluss des Muttermundes durch vorliegende Eihautfetzen, durch krampfhaftes Zusammenziehen des Muttermunds oder durch eine Uterusatonie. Man spricht von Lochialstauung.

Die gestauten Lochien, die normalerweise massenhaft Bakterien enthalten, zerfallen. Die toxischen Zerfallsprodukte können resorbiert werden und in die Blutbahn gelangen. Erster Hinweis auf eine Lochialstauung ist ein Temperaturanstieg am 2.–4. Tag nach der Geburt.

Therapie

Hilfreich sind Wochenbettgymnastik, Bauchlagerung und frühzeitiges Aufstehen nach der Entbindung. Dadurch kommt der Wochenfluss in Gang. Evtl. ist eine medikamentöse Behandlung mit Hormonen oder Antibiotika notwendig.

Wochenbettinfektion (Puerperalfieber oder -sepsis)

Ursache

Sie kann durch Erreger verursacht werden, die in die Urogenitalorgane der Frau gelangen. Mögliche Infektionswege sind:

- Staubinfektion (beim Bettenmachen)
- Tröpfcheninfektion (durch Husten und Schnupfen beim Pflegepersonal oder bei Besuchern)
- Kontaktinfektion (bei Untersuchungen und Katheterisieren sowie bei verfrüht wiederaufgenommenem Geschlechtsverkehr)

Therapie und Komplikationen

Die Behandlung besteht in Bettruhe und Gabe von Antibiotika und Schmerzmittel.

Die Komplikationen einer solchen Infektion können sein:

- Infektion einer Damm- und Vulvaverletzung sowie einer Episiotomienaht
- Entzündung der Gebärmutterschleimhaut, Entzündung der Eileiter (durch Aufsteigen der Krankheitskeime)
- Bauchfellentzündung, ausgehend von einer Eileiterentzündung

Brustdrüsenentzündung

Eine Brustdrüsenentzündung (Mastitis puerperalis, ▸ Abb. 10.11) tritt in der ersten Woche selten auf, meist aber zwischen dem 8. und 10. Tag. Auch danach ist ihr Auftreten in der ganzen Stillzeit möglich.

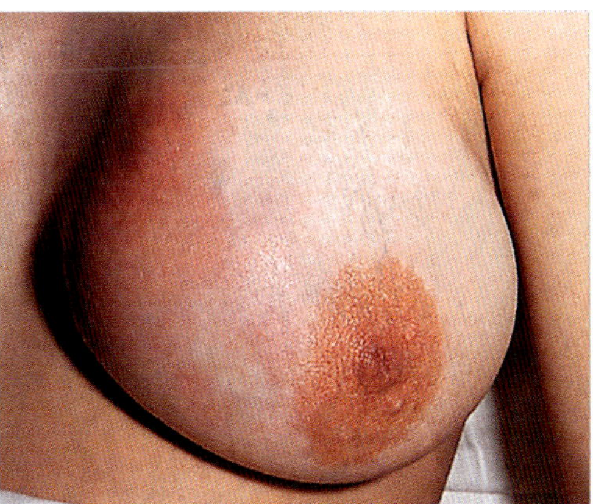

Abb. 10.11 Mastitis. Brustdrüsenentzündung nach dem Milcheinschuss.

Ursache und Symptome

Beim Stillen entstehen kleine Einrisse der Haut und der Brustwarze (Rhagaden und Fissuren). Hier können Keime in das Drüsengewebe gelangen und eine sehr schmerzhafte, meist nur einseitig auftretende Entzündung verursachen. Die Brust ist heiß und gerötet. Häufig bestehen auch Schüttelfrost und Fieber.

Therapie

Wichtig sind vorbeugende Maßnahmen. Die Brust sollte immer gut entleert werden. In der Frühphase einer Brustdrüsenentzündung kann oft mit Kühlung der Brust Schlimmeres verhindert werden.

Meist ist eine Behandlung mit Antibiotika nötig, um eine Einschmelzung (Abszedierung) des entzündeten Bereichs zu verhindern. Kommt es dennoch dazu, muss eine chirurgische Abszessspaltung durchgeführt werden. Das Stillen muss dann ausgesetzt werden.

Thrombose

Die Gefahr einer Thrombose ist vor allem durch die Immobilität nach der Geburt verursacht, diese ist nach Kaiserschnittentbindung besonders hoch. Weitere Ausführungen zur Thrombose sind Kap. 4 „Herz und Kreislauf" (S. 63) zu entnehmen.

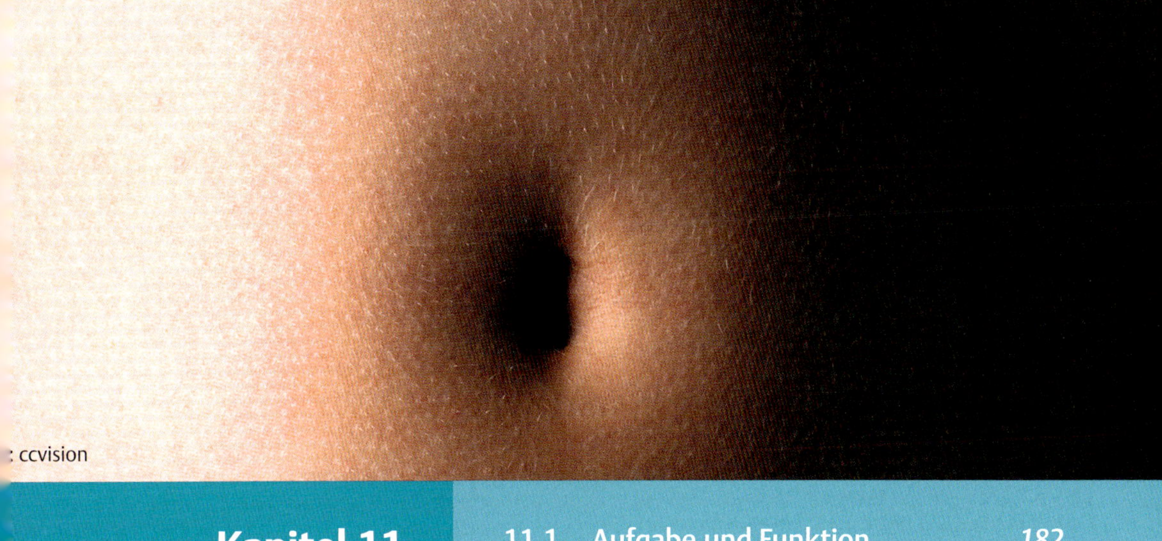

Kapitel 11

Erkrankungen der Haut und Hautanhangsorgane

11.1 Aufgabe und Funktion 182

11.2 Erkrankungen der Haut 183

11.3 Verletzungen der Haut 191

11 Erkrankungen der Haut und Hautanhangsorgane

Walther Wenzel

11.1 Aufgabe und Funktion

11.1.1 Haut

Die Haut ist die äußere Umhüllung des Körpers. Sie ist nach der Skelettmuskulatur mit einer Fläche von 1,5–2 m² und einem Gewicht von 3–8 kg das zweitgrößte „Organ“. Die Haut hat folgende Funktionen:

- Schutz des Körpers gegen physikalische, chemische und bakterielle Einwirkungen
- Regulation der Körpertemperatur
- Speicherung von Fetten, Salzen und Kohlenhydraten
- Ausscheidung von Stoffen über Schweiß und Talg
- Sinnesfunktion, indem sie Sinnesqualitäten wie Wärme, Kälte und Schmerzempfindung mithilfe verschiedener Tastorgane und Empfindungszellen übermittelt (▶ Abb. 11.1)

Die Haut ist sehr widerstandfähig. Sie setzt sich von außen nach innen aus den 3 Schichten Oberhaut, Lederhaut und Unterhaut zusammen.

Oberhaut

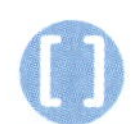

Definition

Die Oberhaut (Epidermis) als äußere Hautschicht enthält keine Gefäße. Ihre Dicke variiert je nach Beanspruchung zwischen 0,1 und 1,5 mm. Die Oberschicht besteht aus der Horn- und Keimschicht.

▶ **Hornschicht.** Die äußere Schicht der Oberhaut ist die Hornschicht. Sie ist an verschiedenen Körperstellen unterschiedlich stark ausgebildet. Besonders stark ist sie z. B. an den Fußsohlen. Sie ist aus vielen Lagen platter verhornter Zellen aufgebaut, die sich an der Oberfläche ständig abschuppen.

▶ **Keimschicht.** In der Keimschicht findet die ständige Neubildung von Zellen statt, die der Regeneration und Wundheilung der Haut dienen. Die neuen Zellen dringen in die Hornschicht vor und ersetzen die abgeschilferten Zellen. In der Keimschicht befindet sich ein braunes Pigment (Melanin aus Melanozyten), das je nach Vorkommen die Grundfarbe der Haut bestimmt.

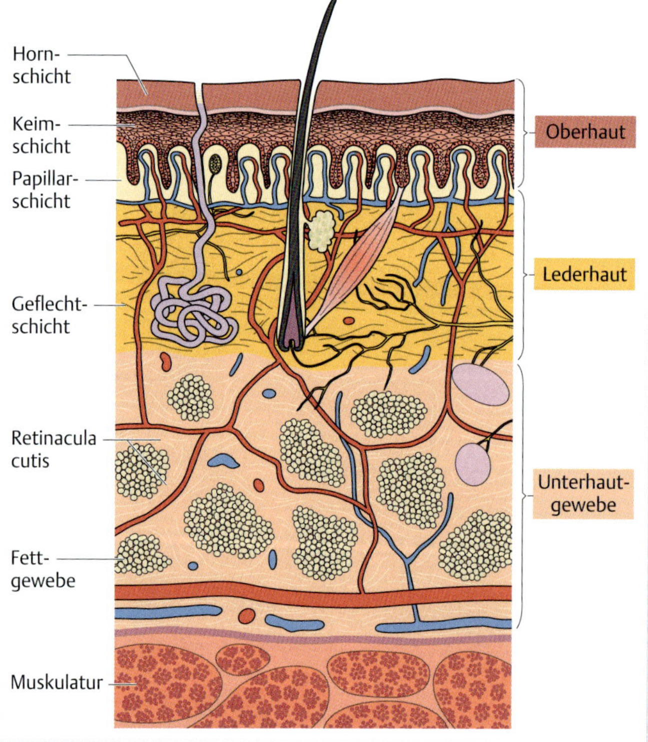

Abb. 11.1 Aufbau der Haut. Schematische Übersicht.

Lederhaut

Definition

Die Lederhaut (Dermis) liegt unter der Oberhaut und besteht aus einem Geflecht von Bindegewebezellen und elastischen Fasern. Sie ist mit Nerven und von vielen Blut- und Lymphgefäßen durchzogen.

Die Lederhaut ragt mit Vorsprüngen, den Papillen, in die über ihr liegende Oberhaut hinein und übernimmt deren Ernährung. An den Papillen befinden sich Berührungsrezeptoren für den Tastsinn. Die Papillen sind besonders deutlich an der Haut der Finger und Fußsohlen zu sehen. Ihre Anordnung ist erblich festgelegt und ergibt den charakteristischen Fingerabdruck.

Unterhaut

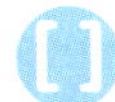

Definition

Die Unterhaut (Subkutis) besteht aus lockerem Bindegewebe mit Fetteinlagerungen, um die Verschieblichkeit zu den darunter gelegenen Strukturen, wie Muskeln und Knochen, zu gewährleisten. Sie ist von der Lederhaut nicht deutlich abgrenzbar.

Die Unterhaut dient der Auspolsterung der Haut und schützt mit ihrer Unterhautfettschicht vor Wärmeverlust. In der Unterhaut befinden sich zahlreiche Blutgefäße und autonome Nervenfasern, die zu den Drüsen, Muskeln und Blutgefäßen der Haut führen. Die sensiblen Nerven enden entweder frei oder in Nervenendorganen und übermitteln die verschiedenen Hautsinnesempfindungen (Druck, Wärme, Kälte). Freie Nervenendigungen liegen besonders in der Lederhaut und um die Haarbälge verteilt.

11.1.2 Hautanhangsorgane

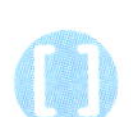

Definition

Die Hautanhangsorgane sind Haare, Nägel und Hautdrüsen (Talg- und Schweißdrüsen). Die Hautanhangsorgane liegen im umgebenden Bindegewebe.

► **Haare.** Die Haare bestehen aus dem Haarschaft, der Haarwurzel und der Haarzwiebel. Aus ihr heraus wächst das Haar. Die Haarwurzel kann bis in die Unterhaut reichen. Jedes Haar ist von der Haarwurzelscheide umgeben. Dort liegt ein kleiner Muskel, der das Haar aufstellt (Gänsehaut beim Frieren). In den Spaltraum zwischen Haar und Wurzelscheide wird das Sekret der Talgdrüsen entleert. Haare haben die Aufgabe, Fremdkörper abzuhalten (Augenbrauen, Wimpern) und die Atemluft zu filtern (Nasenhaare). Sie schützen den Schädel vor Sonneneinstrahlung (Kopfhaare).

► **Nägel.** Die Nägel bedecken die Kuppen der Finger und Zehen. Sie bestehen aus Hornplatten, die dem Nagelbett aufliegen. An der Nagelwurzel, dem Nagelfalz, werden sie stets erneuert. Wird dieser Bereich zerstört, wächst der Nagel nicht mehr nach. Nägel schützen die Endglieder der Finger und Zehen. Sie bilden ein Gegenlager für den Druck, der auf den Handballen ausgeübt wird.

► **Talgdrüsen.** Der Ausführungsgang der Talgdrüsen steht mit der Haarscheide in Verbindung. Ihr Sekret ist der Hauttalg. Der Talg überzieht die ganze Körperoberfläche, außer Fußsohlen und Handteller, und dient dem Wärmeschutz. Aus den Rückständen von Talg und Schweiß bildet sich der Säuremantel der Haut. Dieser schützt die Haut gegen das Eindringen von Bakterien.

► **Schweißdrüsen.** Schweißdrüsen sondern Schweiß ab, der aus Wasser, Harnstoff und Salzen besteht. Sie beteiligen sich an der Wärmeregulierung und befinden sich überall in der Haut. Die Drüsenkörper liegen in der Unterhaut, ihre Ausführungsgänge enden als sichtbare Schweißporen in der Oberhaut.

11.2 Erkrankungen der Haut

Erkrankungen können durch verschiedene Faktoren verursacht werden. Dazu zählen z. B. die Infektionen durch Erreger, wie Bakterien, Pilze (= Mykosen) oder durch tierische Parasiten. Außerdem kann es zu oberflächlichen Reaktionen der Haut durch Ekzeme oder zu Allergien kommen, die unterschiedliches Ausmaß haben können.

11.2.1 Untersuchungsmethoden

Um Erkrankungen der Haut und der Hautanhangsorgane sicher diagnostizieren zu können, gibt es wichtige Untersuchungsmethoden, die im Folgenden kurz erklärt werden. Dazu gehören:

- Betrachtung der Haut
- Auflichtmikroskopie
- Allergiehauttest
- Abstrichuntersuchung
- Gewebeprobe

► **Betrachtung der Haut.** Durch eine Vielzahl von Veränderungen reagiert die Haut auf äußere und innere Einflüsse. Sie ändert dabei Farbe, Temperatur, Durchblutung und Schweißabsonderung. Die für Hauterkrankungen typischen Veränderungen werden Effloreszenzen genannt.

► **Auflichtmikroskopie.** Um die Oberfläche der Haut vergrößert (Mikroskop) betrachten zu können, werden die Dermatoskopie und die Fluoreszenzmikroskopie (Bestrahlung mit UV-Licht) eingesetzt. Unterstützt durch die entsprechenden computergestützten Programme lassen sich gutartige von bösartigen Veränderungen sicher erkennen und Verlaufsbeobachtungen durchführen.

► **Allergiehauttest.** Zur Diagnostik der vielfältigen Allergien werden die allergieauslösenden Stoffe auf die Haut aufgetragen (Epikutantest) oder in die Haut (Perkutantest) eingespritzt. Man testet die allergische Reaktion vom Soforttyp und Spättyp.

► **Abstrichuntersuchung.** Bei entzündlichen Veränderungen der Haut wird mit einem sterilen Watteträger oberflächlich aus dem Wundgebiet ein Abstrich (S. 202) entnommen. Anschließend werden unter dem Mikroskop entweder die sog. Nativpräparate (z. B. Pilze) betrachtet oder nach Anzüchtung auf einem Kulturmedium die Krankheitserreger (Bakterien) bestimmt.

► **Gewebeprobe (Probeexzision).** Um unklare oder fraglich bösartige Veränderungen genau zu diagnostizieren, muss das Gewebe feingeweblich vom Pathologen nach Aufbereitung unter dem Mikroskop untersucht werden. Dazu muss die Hautveränderung chirurgisch entfernt werden.

11.2.2 Infektionen

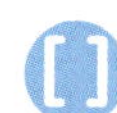

Definition

Die meisten Infektionen der Haut sind bakteriell bedingt. Sie werden häufig durch Staphylokokken oder Streptokokken verursacht.

Abszess, Furunkel und Karbunkel

11

► **Abszess.** Ein Abszess ist ein Eiterherd, der von der Umgebung abgegrenzt ist. Häufig befindet er sich tief im Gewebe. Der Abszess entsteht durch eitrige Einschmelzung von entzündetem Gewebe. Eine unangenehme Abszessform ist der Schweißdrüsenabszess in der behaarten Achselhöhle und der periproktitische Abszess am After.

Kann sich der Abszess nicht durch die Haut nach außen entleeren, muss er operativ eröffnet und entfernt werden.

► **Furunkel und Karbunkel.** Sie sind meist durch Staphylokokken hervorgerufen (► Abb. 11.2). Diese dringen in den Ausführungsgang einer Talgdrüse ein und erzeugen dort eine eitrige Entzündung. Beim Furunkel betrifft die Entzündung nur ein Haarbalg, im Gegensatz dazu sind beim Karbunkel mehrere Haarbälge entzündet. Sie entstehen oft in der Nackengegend durch Scheuern des Kragens bei häufigem Schwitzen.

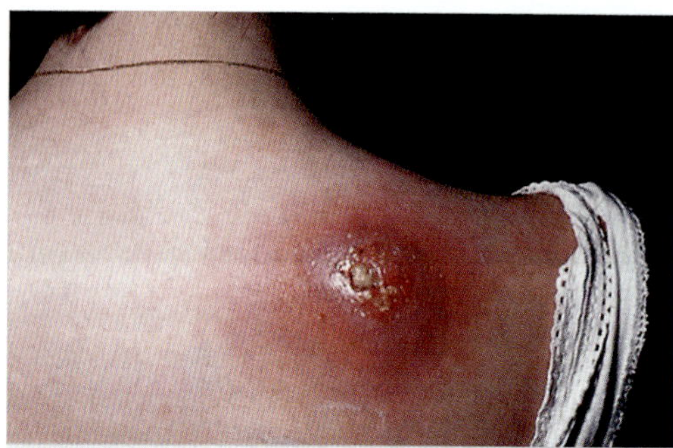

Abb. 11.2 Karbunkel. Abszedierende Entzündung der Haut.

Phlegmone

Ursache und Symptome

Eine Phlegmone wird durch Bakterien hervorgerufen. Die Entzündung breitet sich flächenhaft in den Gewebespalten des Unterhautzellgewebes und zwischen den Muskeln aus. Sie ist von der Umgebung nicht abgegrenzt. Die Erkrankung beginnt mit Fieber, gleichzeitig treten Rötungen, Schwellungen und Schmerzen im betroffenen Gebiet auf.

Therapie

Die Therapie der Infektionen besteht in der Verabreichung von Antibiotika. Bei Phlegmonen sollte das erkrankte Körperteil ruhig gestellt und hochgelagert werden. Feuchte, desinfizierende Umschläge finden Anwendung zur Schmerzlinderung und Abschwellung. Evtl. auftretende Eiteransammlungen müssen chirurgisch eröffnet und abgeleitet werden.

Wundrose

Der Krankheitsverlauf und die benötigten Therapiemaßnahmen der Wundrose (Erysipel) werden in Kap. 12.2.5 (S. 208) besprochen.

Finger- und Zeheneiterungen

Ursache und Lokalisation

Finger- und Zeheneiterungen (Panaritium) werden durch Streptokokken und Staphylokokken verursacht. Die Eitererreger dringen durch harmlos scheinende Fingerverletzungen ein. Je nach Lokalisation und Ausbreitung werden Nagelbettpanaritium (Nagelwallzentzündung), Haut-, Sehnenscheiden-, Gelenk- und Knochenpanaritien unterschieden (► Abb. 11.3).

Symptome

Anzeichen einer Finger- oder Zeheneiterung sind pochende Schmerzen an Finger, Zehe oder an der infizierten Stelle, die sich bis zur Unerträglichkeit steigern können. Das betroffene Gebiet ist geschwollen und gerötet.

Therapie

Die Behandlung von Panaritien erfolgt durch lokal entzündungshemmende Maßnahmen.

Um dem eitrigen Sekret Abfluss zu verschaffen, wird der betroffene Nagel eingeschnitten (Inzision), selten

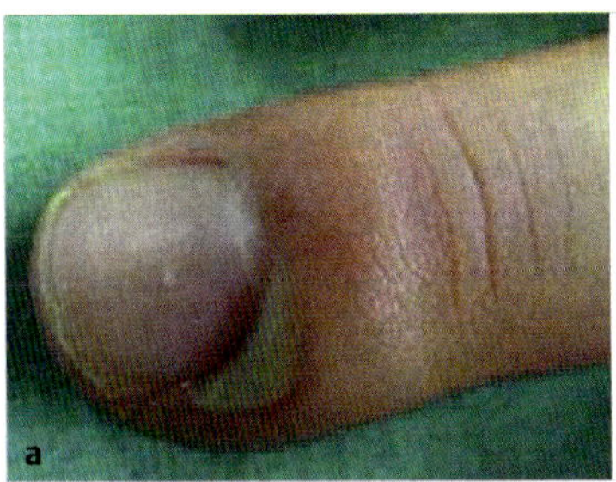

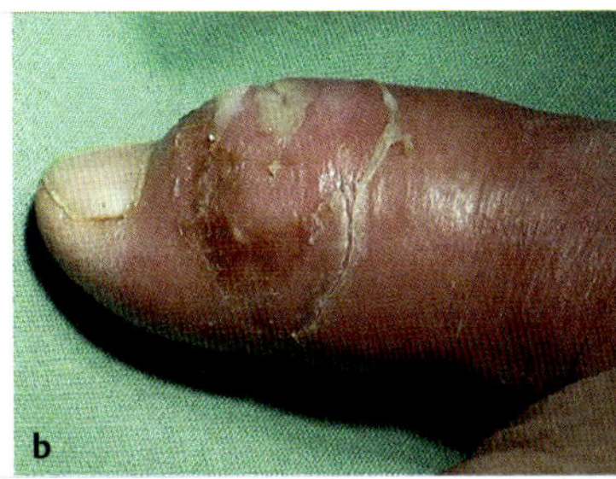

Abb. 11.3 Entzündungen der Finger.
a Nagenwallentzündung,
b Panaritium.

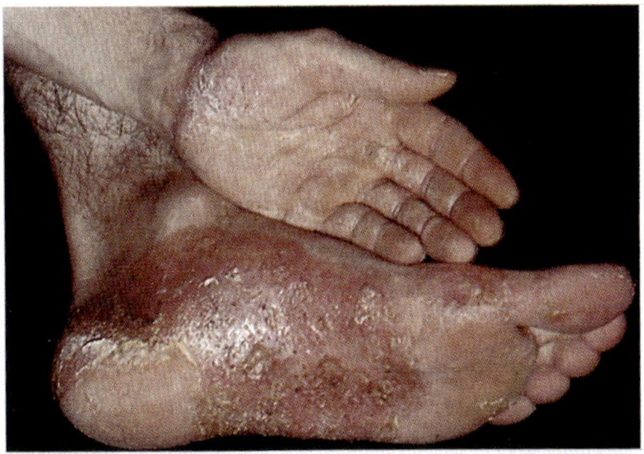

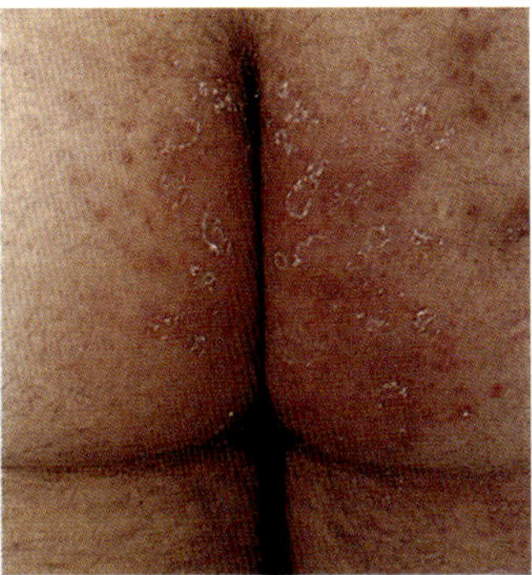

Abb. 11.4 Pilzinfektion. Befallen sind Fuß- und Handbereich, rechts die Analfalte.

auch entfernt. Anschließend werden Hand oder Zehe in Funktionsstellung auf einer Schiene ruhig gestellt, evtl. erfolgt eine Antibiotikagabe.

Bei Übergreifen der Entzündung auf die Sehnenscheiden, Gelenke oder Knochen müssen die infizierten Anteile operativ eröffnet und die abgestorbenen Gewebeteile entfernt werden.

11.2.3 Pilzerkrankungen

Definition

Pilzerkrankungen finden sich besonders an Haut (Dermatomykosen) und Schleimhäuten (Soor) und an den Nägeln. Mykosen können sehr hartnäckig sein.

Im nächsten Abschnitt sollen exemplarisch für die Vielfalt der Pilzerkrankungen der Haut die Mykosen der Extremitäten und der Soor besprochen werden.

Interdigitalmykose

Ursache

Die Erreger der Pilzerkrankung an Händen und Füßen sind Fadenpilze. Sie halten sich an feuchtwarmen Orten auf, wie z. B. auf Baderosten und -matten, in Schwimmbädern und Baderäumen, in Umkleideräumen, auf Sportplätzen und in Schulen. Dort erfolgt auch die Ansteckung.

Symptome

Zwischen den Zehen, besonders zwischen dem 3. und 4. Zeh, an den Fußsohlen und Handinnenflächen tritt manchmal nur eine juckende Rötung auf. Es erscheinen Bläschen, die platzen und schmerzende und nässende Einrisse verursachen. In manchen Fällen wird eine trockene Schuppung an den Fußsohlen oder Handinnenflächen beobachtet (▶ Abb. 11.4).

Therapie

Die Behandlung der Pilzinfektion erfolgt durch Medikamente, sog. Antimykotika, die in Form von Salben, Cremes oder als alkoholische Lösung Anwendung finden. Damit eine dauernde Selbstinfektion vermieden werden kann, müssen die Strümpfe täglich gewechselt werden. Die Strümpfe müssen aus Baumwolle sein, damit sie in der Waschmaschine heiß gewaschen werden können.

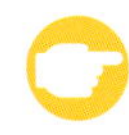

Pflegepraxis

Die befallenen Hautbezirke werden mit dem Medikament bestrichen. Ein Mullstreifen wird so darübergelegt, dass die benachbarte Haut nicht reiben kann. Das ist besonders wichtig bei einer Mykose der Zehen.

Prophylaxe

Eine sorgfältige Reinigung, besonders der Zehen, und gutes Abtrocknen der gefährdeten Hautpartien ist wesentlicher Bestandteil einer sinnvollen Vorbeugung. In öffentlichen Bädern sollten entweder Badeschuhe getragen oder die Füße desinfiziert werden.

Soormykose

Ursache

Die Erreger des Soors (Candida) sind sog. Spross- oder Hefepilze. Die in den letzten Jahren zu beobachtende Zunahme der Soorerkrankungen beruht offensichtlich auf einem gestörten Gleichgewicht zwischen Bakterien und Pilzen, bedingt durch die häufige Anwendung von Antibiotika. So tritt diese Erkrankung besonders nach einer längeren Behandlung mit diesen Medikamenten auf. Verminderte Abwehrkräfte, Diabetes mellitus und Schwangerschaften scheinen den Soorbefall zu fördern. Am häufigsten tritt Soor der Mundschleimhaut auf. Er kommt aber auch auf den Schleimhäuten der äußeren Geschlechtsorgane vor. Auch die äußere Haut kann befallen sein.

Symptome und Therapie

Es finden sich weiße Beläge auf den Schleimhäuten, die sehr fest haften und sich schwer entfernen lassen. Die Entfernung der Beläge verursacht leichte Blutungen. Kleinfleckige oder auch flächenhafte Rötungen der äußeren Haut können auftreten, die von außen nach innen weißliche Abschuppungen hervorrufen. Behandelt werden die Soormykosen mit antimykotischen Lösungen, Salben oder Puder. Des Weiteren muss das Grundleiden behandelt werden, wie z. B. Diabetes mellitus.

11

11.2.4 Erkrankungen durch tierische Parasiten

Definition

Unter guten hygienischen Bedingungen ist ein Befall durch tierische Parasiten wie Läuse, Flöhe und Wanzen selten. Sie verbreiten sich jedoch stark, wenn viele Menschen auf engem Raum zusammenleben oder hygienische Rahmenbedingungen fehlen.

Läuse

Läuse verursachen durch ihre Bisse einen starken Juckreiz, der zum Kratzen veranlasst. Dadurch entstehen Entzündungserscheinungen an den befallenen Hautpartien. Von den vielen Lausarten sollen hier die Kopf-, Filz- und Kleiderläuse besprochen werden.

► **Kopfläuse.** Ihre Übertragung erfolgt von Mensch zu Mensch durch körperliche Berührung, auch durch Gegenstände wie Kämme und Hüte. Sie befallen die Kopfhaare und befestigen ihre Eier (Nissen) an den Haarschäften (► Abb. 11.5).

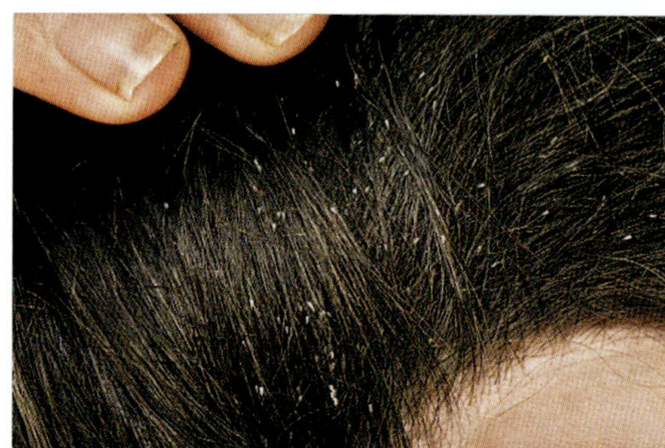

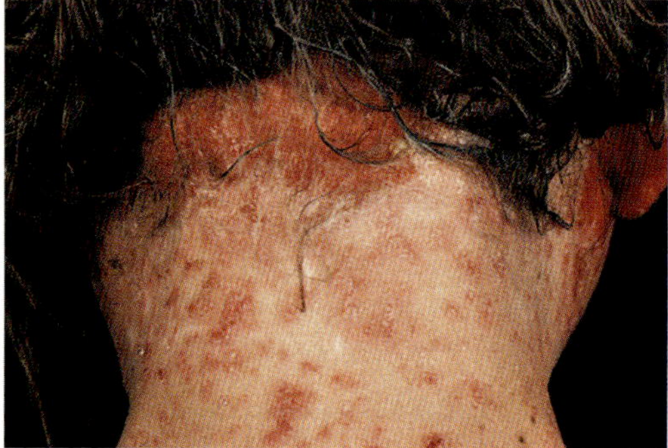

Abb. 11.5 Parasitenbefall. Läuse.

► **Filzläuse.** Sie legen ihre Eier an den Schamhaaren, den Haaren der Achselhöhle und der Brust, niemals aber an den Kopfhaaren ab. Bei Filzlausbefall sind etwa linsengroße blaue Flecken an der Bauch-, Brust- und Oberschenkelhaut festzustellen, die durch ihre Bisse entstanden sind.

► **Kleiderläuse.** Sie halten sich in Falten und Nähten von Kleidungsstücken auf und legen dort auch ihre Eier ab. Kleiderläuse können bestimmte Infektionskrankheiten übertragen, z. B. Fleckfieber, Wolhynisches Fieber (sog. „Fünftagefieber“) und Rückfallfieber.

Therapie

Zur Bekämpfung der Läuse müssen die Haare mechanisch gereinigt und mit speziellen Substanzen, (z. B. Malathion oder Permethrin) eingerieben oder gewaschen werden. Von Bedeutung ist eine gründliche Desinfektion der Räume und bei Kleiderlausbefall der Kleider. Manchmal finden juckreizstillende Medikamente Anwendung.

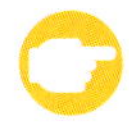

Pflegepraxis

Die Haare des Patienten müssen bei Kopflausbefall mit einem Haarwaschmittel und anschließender Spülung gewaschen werden. Im Anschluss daran sollten die Haare mit einem engzahnigen Kamm (Staub- oder Nissenkamm) ausgekämmt werden.

Flöhe und Wanzen

Floh- und Wanzenstiche beeinträchtigen den Menschen erheblich. Anfänglich sind sie fast schmerzlos, verursachen aber bald stark juckende Quaddeln. Wanzen verbreiten einen scheußlichen Geruch durch die Stinkdrüse, die sie am Bauch tragen. Behandelt werden Floh- und Wanzenstiche mit lokal juckreizstillenden Medikamenten und einer gründlichen Desinfektion sämtlicher Räume, in denen sich die Betroffenen aufhielten.

Milbentiere

Die Krätzenmilbe und die Zecke gehören zu den Hautschmarotzern.

▸ **Krätze.** Die Krätze wird durch eine Milbe hervorgerufen, die die Haut, besonders zwischen den Fingern, an den Handgelenken und an der Streckseite der Ellenbogen befällt und einen starken Juckreiz verursacht. Sie wird durch enge Berührung mit infizierten Personen leicht übertragen. Die Milbe gräbt in der Oberhaut kleine Gänge, die als feine graue Linien unter der Epidermis zu erkennen sind. Die Gänge sind mit Milben, deren Kot und Eiern gefüllt. Die Bekämpfung der Krätzenmilbe erfolgt durch Einreibungen mit speziellen Medikamenten, z. B. Permethrinsalbe.

▸ **Zecken.** Es gibt verschiedene Zeckenarten. Die bei uns bekannteste lebt an Waldrändern. Sie kann sich an einer unbekleideten Hautstelle eines Vorübergehenden leicht festbeißen und dadurch eine juckende Rötung verursachen. Der Zeckenstich kann die Krankheiten FSME und Lyme-Borreliose verursachen, es sollte jedoch keine Hysterie betrieben werden (▸ Abb. 11.6).

▸ **FSME.** Bei der Frühjahr-Sommer-Meningoenzephalitis handelt es sich um eine Viruserkrankung, die weitaus seltener ist als die Borreliose (ca. 1: 1 000). In den letzten Jahren wurden in Deutschland nur wenige ernsthafte Erkrankungen beschrieben. 60–70 % der Erkrankungen verlaufen symptomlos. Nur bei 10 % der Erkrankten tritt eine neurologische Symptomatik auf.

Symptome und Therapie

Anzeichen einer FSME sind die eines grippalen Infekts mit Kopfschmerzen und Sehstörungen. Bei schweren Formen treten Zeichen einer Hirnhautentzündung oder auch Meningoenzephalitis (S. 208) auf.

Als Therapiemaßnahme steht eine passive Immunisierung durch eine Impfung nach Zeckenstich zur Verfügung. Die Zecke muss aus dem menschlichen Organismus entfernt werden, dabei ist darauf zu achten, dass der Körper mitsamt dem Kopf entfernt wird. Sie wird durch langsame Zug- und Drehbewegungen entfernt. Danach muss eine sorgfältige Desinfektion der Stichstelle stattfinden.

▸ **Lyme-Borreliose.** Die Erkrankung ist seit 30 Jahren in Europa bekannt. Der Erreger ist ein korkenzieherartiges Bakterium der Borreliengruppe.

Symptome und Therapie

Nach dem Zeckenstich tritt eine großflächige Hautrötung auf, das sog. Erythema migrans. Dabei bestehen am Ort des Stiches Schmerzen, und Juckreiz, das Gebiet um den Stich herum fühlt sich warm an. Selten kommt es zu Fieber, Kopf-, Muskel- und Gelenkschmerzen. Behandelt wird diese Art des Zeckenstichs mit einer frühzeitigen Antibiotikagabe über 10 Tage. Dadurch heilt die Krankheit fast in allen Fällen aus.

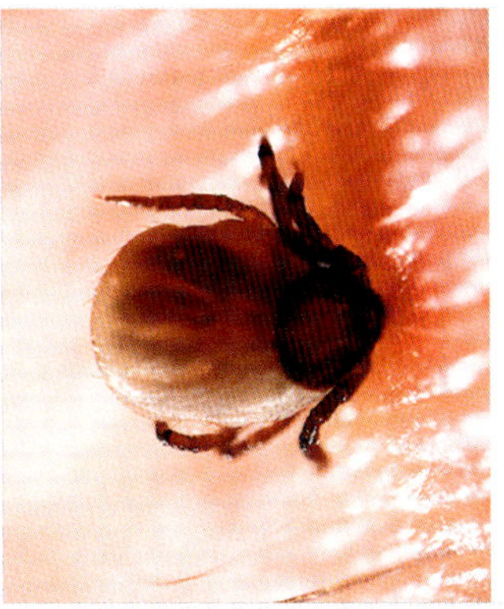
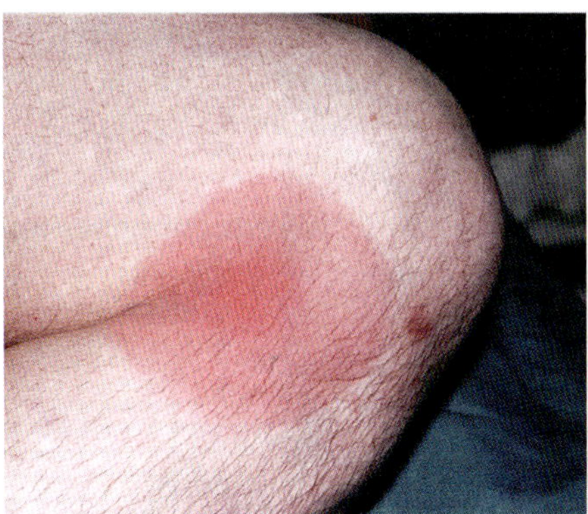
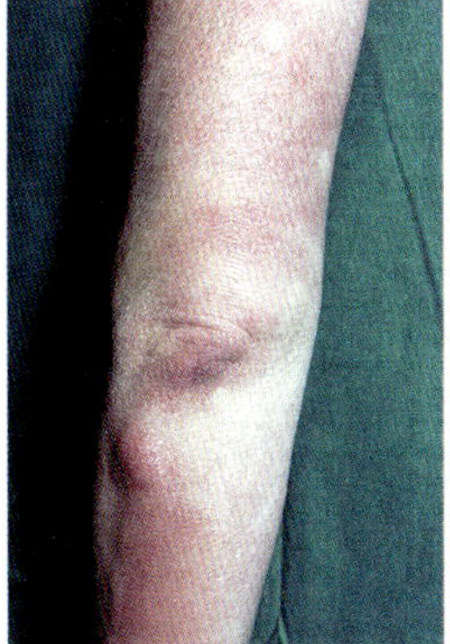

Abb. 11.6 Borelliose. Zecke festgesaugt an der Haut, Erythema migrans, chronische Infektion mit knotigen Veränderungen.

Komplikationen

Erfolgt keine medizinische Behandlung aufgrund der schwach ausgeprägten Symptomatik, überleben die Erreger im Körper. Sie können später Gelenke, Nerven und Herz befallen. Spätestens zu diesem Zeitpunkt muss eine Antibiotikatherapie erfolgen. Auch in diesem Stadium können mit Antibiotika noch gute Erfolge erzielt werden.

Prophylaxe

Vorbeugend können sich Menschen, die in Risikogebieten mit vielen Wäldern leben oder arbeiten, gegen FSME impfen lassen. Der Impfschutz sollte jedoch nicht überbewertet werden, denn auch das Tragen geschlossener Kleidung, Einreibmittel zum Schutz gegen Insekten und sorgfältige Inspektion des Körpers tragen zur Verhinderung von Zeckenstichen bei. Ein Borrelioseimpfstoff steht nicht zur Verfügung.

11.2.5 Ekzeme

Definition

Bei diesen Krankheitsbildern handelt es sich um oberflächliche Reaktionen der Haut. Sie führen zu unterschiedlichen Erscheinungsbildern auf der Haut, wie Rötungen, Papeln, Pusteln, Blasen, Schuppen, Nässen und Verhornungen, verbunden mit mehr oder weniger starkem Juckreiz.

11

Die Ekzeme können in 3 Gruppen eingeteilt werden:
- vulgäres Ekzem oder Kontaktekzem (▸ Abb. 11.7)
- seborrhoisches Ekzem
- endogenes Ekzem

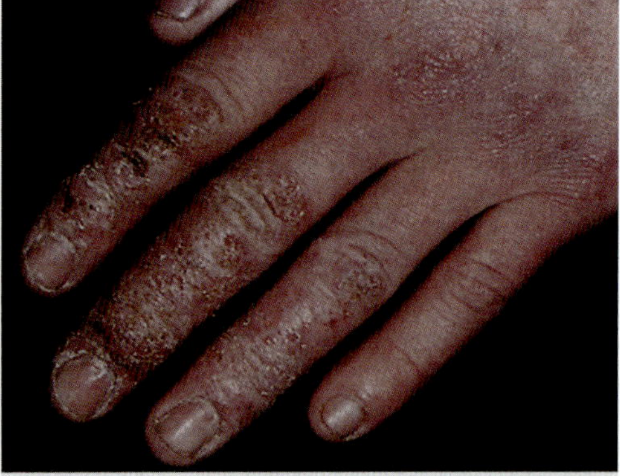

Abb. 11.7 Kontaktekzem.

Vulgäres Ekzem

Das vulgäre oder auch gewöhnliche Ekzem wird durch äußere Einwirkungen hervorgerufen. Es kann überall auf der Haut lokalisiert auftreten (z. B. Unterschenkel, Ohr, Hände), aber auch die ganze Körperoberfläche befallen. Das Ekzem kann einen akuten oder chronischen Verlauf nehmen, womit sich sein Erscheinungsbild ändert.

Ursache

Als Ursachen kommen mechanische, chemische und thermische Reize, chronische Belastungen im Beruf durch Stoffe wie z. B. Zement, Formalin oder Lösungsmittel infrage. Diese führen zu einer toxischen Hautentzündung (Dermatitis), die nach Entfernung der schädlichen Stoffe bald abheilt oder zum sog. allergischen Kontaktekzem-Kontaktekzem (S. 190) führt.

Therapie

In erster Linie muss der Kontakt zu den schädigenden Stoffen vermieden werden. Bei starker Rötung oder Schwellung, bei nässenden Veränderungen führen Umschläge zur Linderung. In ausgeprägteren Stadien werden die betroffenen Hautstellen mit Lotionen, Cremes und Salben behandelt.

Seborrhoisches Ekzem

Ursache

Die Ursache ist nicht endgültig geklärt. Es wird vermutet, dass eine Überempfindlichkeit der Haut gegenüber Bakterien bei einer gleichzeitig vorkommenden Fehlzusammensetzung des Hautfettes besteht. Meist ist eine vermehrte Talg- und Schweißsekretion vorhanden.

Symptome und Therapie

Die betroffene Haut zeigt scharf begrenzte rötliche Flecken mit gelbroten Schuppen in der Mitte des Gesichts oder in der Mitte von Brust und Rücken. Auf dem behaarten Kopf ist oft nur eine Schuppenbildung festzustellen (trockene Seborrhö) oder Schuppenbildung mit starker Talgabsonderung (ölige Seborrhö). Die Haut muss sorgfältig gepflegt werden. Weitere Behandlungsmethoden sind unter dem endogenen Ekzem beschrieben, gelten aber auch für das seborrhoische Ekzem.

Endogenes Ekzem

Das endogene Ekzem (Neurodermitis) tritt familiär gehäuft auf. Hinzu kommt Anfälligkeit für Heuschnupfen, Asthma oder Migräne.

Symptome

Die Haut dieser Patienten ist schlecht durchblutet und weist nur geringe Schweißbildung auf. Es können entweder nur Ellenbeugen und Kniekehlen oder ganze Körperabschnitte betroffen sein. Sie sind mit Rötungen und Knötchen übersät, die einen starken Juckreiz verursachen.

Der Milchschorf ist ein endogenes Ekzem im Säuglingsalter und ruft besonders auf dem Kopf und im Gesicht Veränderungen hervor.

Therapie

Die spezielle Behandlung des Ekzems ist schwierig und sollte in jedem Falle einem Facharzt überlassen werden. Empfehlenswerte diätetische Maßnahmen sind:

- kochsalzarme, gemüse- und vitaminreiche Diät
- Obst- und Safttage
- Zurückhaltung gegenüber Milch und Milchprodukten sowie Schweinefleisch

Ein Klimawechsel, z. B. ein längerer Aufenthalt an der See oder im Hochgebirge, ist besonders bei Kindern und Jugendlichen erfolgreich.

11.2.6 Erkrankungen durch Allergien

Definition

Über 10 % der Bevölkerung leiden an Allergien. Sie nehmen in den Zivilisationsgesellschaften stark zu. Es gibt verschiedene Reaktionen, die durch biochemische Vorgänge ausgelöst werden können.

Die Allergene (= Stoffe, die Allergien erzeugen) sind unterschiedlich stark allergisierend. Es gibt allergische Reaktionsformen vom Soforttyp und vom Spättyp:

► **Soforttyp.** Allergische Reaktionen vom Soforttyp als Antigen-Antikörper-Reaktion werden in 3 Typformen unterteilt:

- Typ I: anaphylaktische Reaktion – allergischer Schock
- Typ II: zelltoxische Reaktion
- Typ III: Arthus-Reaktion – Serumkrankheit

► **Spättyp.** Allergische Reaktion vom Spättyp als zellvermittelte Reaktion, die erst nach 24 Stunden oder später auftritt, z. B. Transplantatabstoßung.

Bei allergischen Reaktionen vom Typ I–III liegen Antigen-Antikörper-Reaktionen (S. 56) zugrunde. Typische Erkrankungen sind Heuschnupfen (S. 112), Nahrungsmittelallergien, Hausstaub- und Milbenallergie, Nesselfieber, allergisches Asthma bronchiale (S. 114), Arzneimittelallergie u. a.

Symptome

Die Allergien lösen vielfältige Reaktionen aus. Das bedeutet, dass je nach Typus ganz spezifische Organreaktionen auftreten. Beim Heuschnupfen sind vor allem Nase und Bindehäute der Augen betroffen, sie äußert sich durch Rötung, Schwellung und Juckreiz. Die Symptome des chronischen Asthma bronchiale sind Schwierigkeiten beim Ausatmen, was zur Atemnot führt. Die Arzneimittelallergie verursacht im leichten Fall nur Rötungen der Haut oder Quaddelbildung (► Abb. 11.8) die Nahrungsmittelallergie betrifft u. a. den Darm und kann sich z. B. in Durchfällen äußern.

Therapie

Um die Allergien wirkungsvoll zu behandeln, sollte der betroffene Patient sich einer Austestung unterziehen. Dabei wird versucht herauszufinden, welche Allergene ihn beeinträchtigen. Ist diese Untersuchung erfolgreich abgeschlossen, ist es wichtig, dass der Patient diese Allergene meidet. In manchen Fällen ist es notwendig, dass eine medikamentöse Therapie mit Antihistaminika, Mastzellenblockern oder Kortison eingeleitet wird. Auch eine Desensibilisierungsbehandlung kann den Patienten vor den allergischen Reaktionen schützen.

11

Arzneimittelallergie

Ursache und Symptome

Bei einer Arzneimittelallergie wirkt das Medikament als Antigen. Die Antigen-Antikörper-Reaktion ruft Hauterscheinungen hervor, die nach einigen Minuten bis Stunden nach Einnehmen des Medikaments auftreten können (► Abb. 11.9). In schweren Fällen werden Herz- und Kreislaufstörungen sowie Schädigungen von Blutzellen beobachtet. Ursachen sind u. a. Antibiotika, besonders Pe-

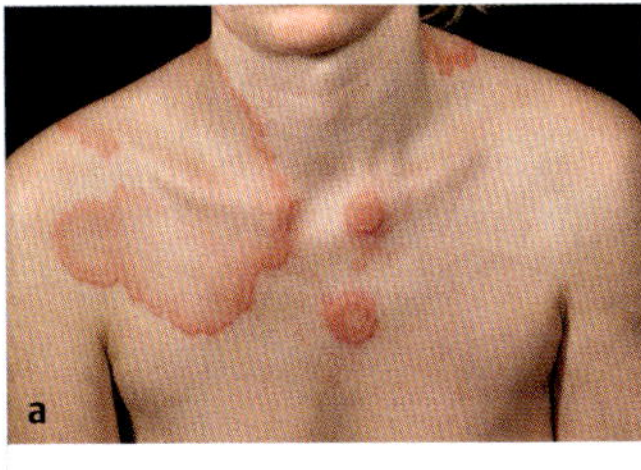

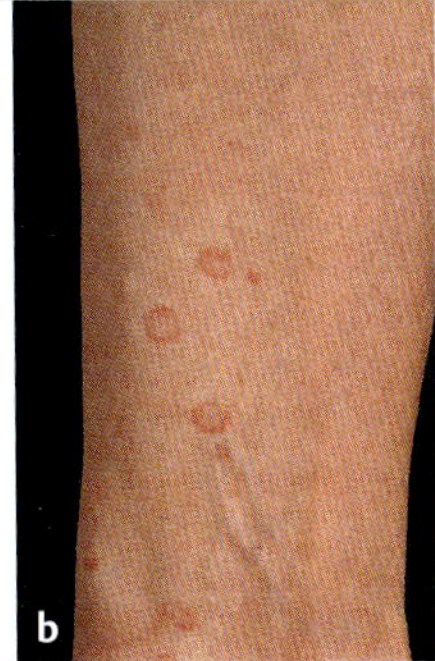

Abb. 11.8 Urtikaria. Beispiele für heterogene Erscheinungsformen von Urtikaria
a im Nacken-, Schulter- und Brustbereich,
b am Unterarm.

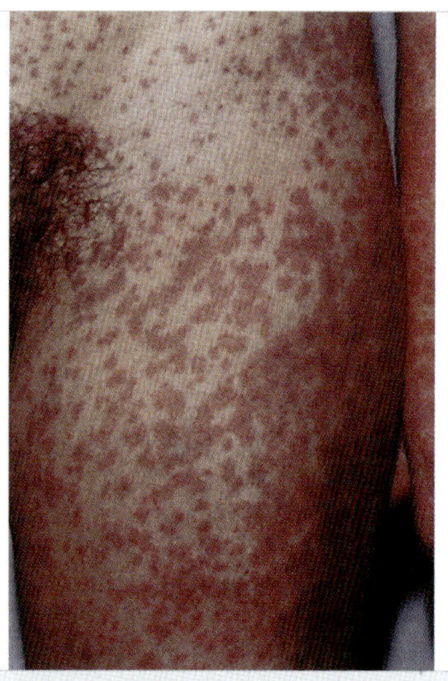

Abb. 11.9 Arzneimittelekzem. Medikamentenallergischer Hautausschlag.

nizillin, Sulfonamid und barbitursäurehaltige Präparate genannt.

Therapie

Die allergieauslösenden Medikamente werden sofort abgesetzt. Dazu erfolgt die Gabe von Antihistaminika, bei schweren Verläufen evtl. Kortikoide und Kreislaufmedikamente.

Merke

Das Arzneimittel darf nicht wieder verabreicht werden, da eine noch schwerere Reaktion auftreten und zu einer lebensbedrohlichen Situation führen kann.

Allergische Kontaktdermatitis

Bei einer allergischen Kontaktdermatitis handelt es sich um eine allergische Erkrankung vom Spättyp. Hierunter fallen alle berufsbedingten Hautallergien. Die Hände und Unterarme sind am meisten betroffen. In den medizinischen Berufen sind Desinfektionsmittel (Formaldehyd) und Einmalhandschuhe bekannte Allergieauslöser.

Symptome, Diagnose und Therapie

Anzeichen einer allergischen Kontaktdermatitis sind:

- chronisch gerötete Hände und Unterarme
- Juckreiz
- Schwellung
- nässende, schrundige Haut

Zur Diagnosestellung wird ein Hauttest durchgeführt. Ist das Allergen bekannt und wird es gemieden, heilt die Erkrankung ab. In einigen Fällen zwingt eine solche Erkrankung zum Berufswechsel.

11.2.7 Malignes Melanom

Definition

Das maligne Melanom entwickelt sich oft aus einem seit Jahren bestehenden Leberfleck. Das Melanom ist der sog. „schwarze Hautkrebs“, der von den Pigmentzellen der Haut abstammt.

Ursache

Der bösartige Hautkrebs wird hauptsächlich durch eine übermäßige Sonnenbestrahlung verursacht. Besonders gefährdet sind Personen mit heller Haut und schlechter Bräunungstendenz und Personen, in deren Familien das Melanom bekannt ist. Die Häufigkeit von bösartigen Hautveränderungen hat in den letzten Jahren deutlich zugenommen.

Symptome, Diagnose und Therapie

Anzeichen für einen Hautkrebs können Veränderung eines Leberflecks sein (▶ Abb. 11.10), wie

- plötzliches Wachstum,
- Entzündung des Leberflecks sowie
- Juckreiz, Nässen und Blutung.

Heute gibt es in zunehmendem Maße computergestützte Untersuchungen, die ohne Gewebeprobe sehr sicher feststellen, ob eine bösartige Entartung vorliegt. Die Beurteilung von verdächtigen Pigmentflecken wird durch die ABCDE-Regel (A-Asymmetrie, B-Border/Begrenzung, C-Colour/Farbe, D-Durchmesser, E-Evolution/Erhabenheit) erleichtert.

Behandelt wird das maligne Melanom, indem es chirurgisch entfernt wird. Dabei werden auch die benachbarten Lymphknoten entfernt. Weitere Behandlungsmöglichkeiten sind Strahlen- und Chemotherapie.

Merke

Je früher ein Melanom chirurgisch entfernt wird, d. h. in einem Stadium, in dem es noch nicht sehr tief in die Haut eingewachsen ist, desto günstiger ist die Überlebenschance.

Um die Ausbildung eines Hautkrebses zu verhindern, sollte im Sommer Sonnenschutzmittel (Faktor 30 und höher) verwendet und der Körper der Sonne nur kurz ausgesetzt werden (anfänglich je nach Hauttyp maximal 30 Min. pro Tag). Kinder und Jugendliche unter 18 Jahren dürfen kei-

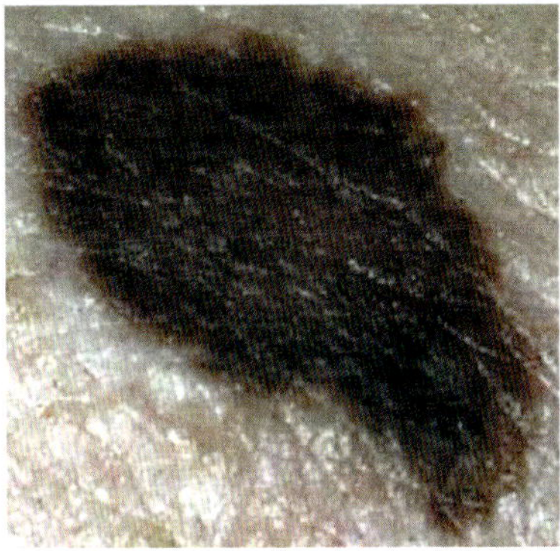

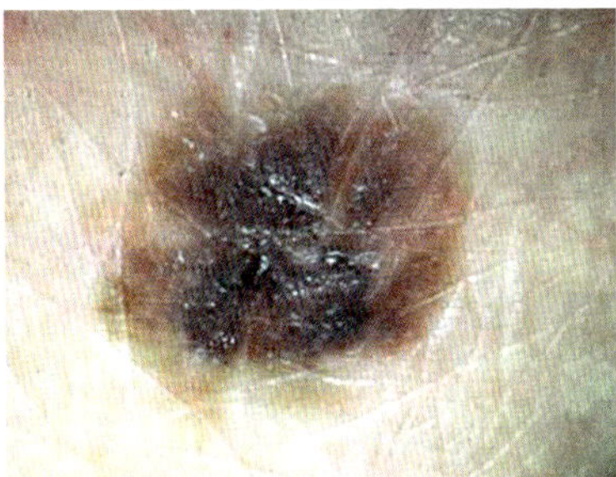

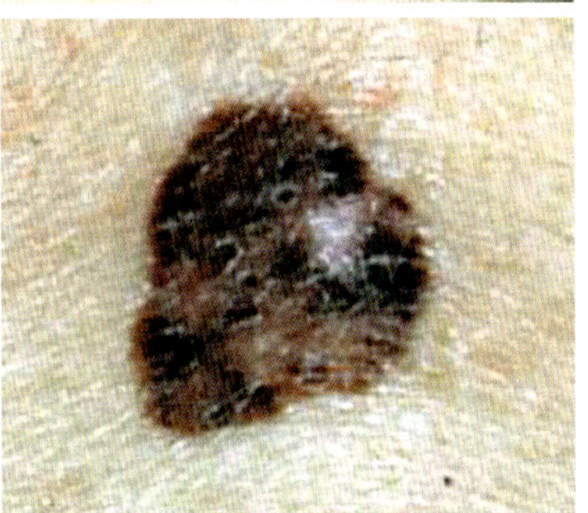

Abb. 11.10 Melanomformen. Bösartiges Melanom der Haut.

ne Sonnenstudios benutzen, bei Erwachsenen sollte der Besuch nur selten erfolgen.

Weitere bösartige Tumoren der Haut sind u. a. das Plattenepithelkarzinom, das Spinaliom und das Basaliom.

11.3 Verletzungen der Haut

Verletzungen der Haut treten ziemlich häufig auf. Dabei kann es sich um kleinste Schnittwunden handeln, die nicht behandlungsbedürftig sind. Dem gegenüber stehen Schussverletzungen mit großem Gefährdungspotenzial und Verbrennungen, die bis zum Tode des betroffenen Patienten führen können.

11.3.1 Wund- und Verletzungsarten

Definition

Von Wunden oder Verletzungen wird gesprochen, wenn Haut oder Schleimhaut an einer Stelle durchtrennt, ab- oder durchgerissen ist (▸ Abb. 11.11).

Wundarten

▸ **Schnittwunden.** Sie haben glatte Ränder, bluten stark und klaffen auseinander. Schnittwunden heilen gut, eine Infektionsgefahr ist relativ gering. Bei Schnittwunden, die tief in die Weichteile hineinreichen, muss immer an eine Mitverletzung von Sehnen und Nerven gedacht werden.

▸ **Platzwunde.** Durch eine starke Prellung oder einen Schlag platzt die Haut auf. Die Wunde ist oberflächlich, häufig zerfetzt und blutet oft stark, vor allem im Bereich der Kopfhaut.

▸ **Stichwunden.** Äußerlich ähneln sie den Schnittwunden. Stichwunden sind jedoch kleiner und reichen weiter in die Tiefe. Es besteht immer die Gefahr, dass Gefäße, Nerven und Organe mitverletzt werden. Fremdkörper können in der Tiefe stecken bleiben, mitgeschleppte Keime können zu Infektionen führen.

▸ **Quetschwunden.** Hier sind die Wundränder unregelmäßig zerfetzt. In der Tiefe der Wunde und unter der Haut finden sich vielfach Wundtaschen, in denen unter dem dort bestehenden Sauerstoffmangel Tetanus- und Gasbranderreger gut gedeihen können.

▸ **Bisswunden.** In der Haut lassen sich die Einbissstellen der einzelnen Zähne erkennen. Da sich im Speichel häufig Keime befinden (bei Tierbissen auch Tollwuterreger und Tetanuserreger) sind diese Verletzungen gefürchtet.

Verletzungsarten

▸ **Schussverletzungen.** Es wird unterschieden in Steckschuss- und Durchschussverletzungen. Immer besteht die Gefahr der Verletzung von inneren Organen oder größeren Blutgefäßen und schweren Infektionen. Der Einschuss ist eine kleine runde Wunde, evtl. durch Pulverreste schwärzlich verfärbt. Die Ausschussstelle ist erheblich größer und oft zerfetzt, besonders dann, wenn das Geschoss durch einen Widerstand (z. B. Knochen) abgelenkt oder verformt wurde. Es muss eine chirurgische Versorgung erfolgen.

▸ **Schlangenbissverletzung.** Eine Sonderstellung nehmen die Schlangenbissverletzungen wegen der blutzersetzenden und nervenlähmenden Wirkung des Schlangengifts ein. Ein Schlangenbiss kann durch die im Abstand von wenigen mm bis cm gelegenen 2 kleinen Wunden erkannt werden. Rasch tritt eine Schwellung auf, die Haut verfärbt sich blau-violett, Schwindelgefühl, Erbrechen,

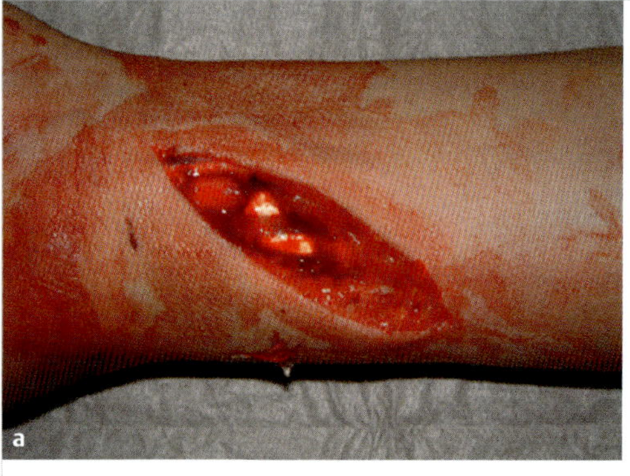

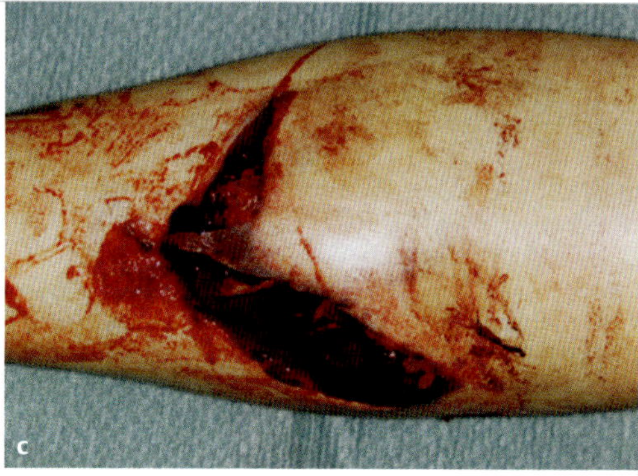

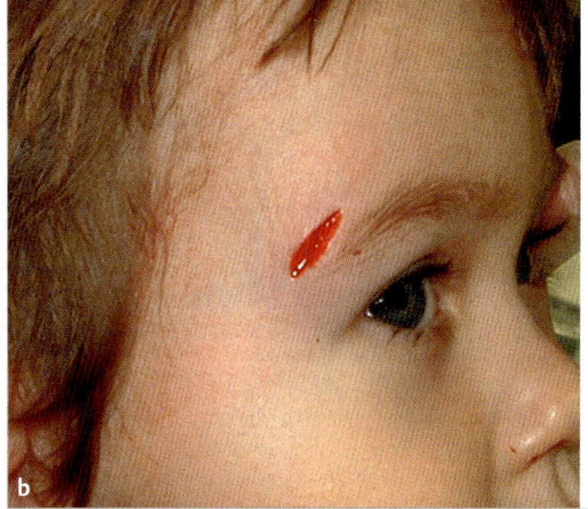

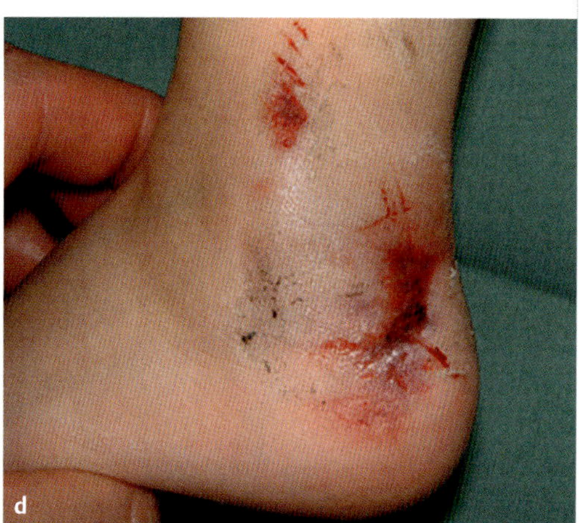

11

Abb. 11.11 Wundarten.
a Schnittwunde am Unterarm mit Sehnenbeteiligung,
b Augenbrauenplatzwunde,
c Risswunde am Unterschenkel,
d Quetschwunde am Sprunggelenk (Radspeichenverletzung).

Kopfschmerzen, Abfall von Blutdruck und Temperatur kommen hinzu. Die Schwere des Krankheitsbilds hängt von der Schlangenart ab.

Um das Schlangengift aus dem menschlichen Körper zu entfernen, ist es notwendig, die Bisswunde großflächig auszuschneiden. Danach wird ein desinfizierender Verband angelegt, die Wunde muss regelmäßig auf Veränderungen überprüft werden. Beim Schlangenbiss erfolgt ggf. eine Injektion von Schlangenserum.

11.3.2 Wundheilung

Definition

Der Wundheilungsprozess wird in primäre oder sekundäre Wundheilung unterschieden (▶ Abb. 11.12). Heilt eine Wunde ohne Infektion ab, spricht man von primärer Wundheilung. Eine infizierte Wunde heilt unter Eiterabsonderung viel langsamer, man spricht von sekundärer Wundheilung.

Für die Wundheilung ist der Zustand der Wunde entscheidend. Glattrandige Wunden heilen gut. Bei Wunden mit zerfetzten Wundrändern, Buchten und Taschen kommt es oft zur Eiterung und zu langsamer Heilung. Deshalb müssen die Wunden operativ versorgt werden, d. h., die Wundränder werden ausgeschnitten und zer-

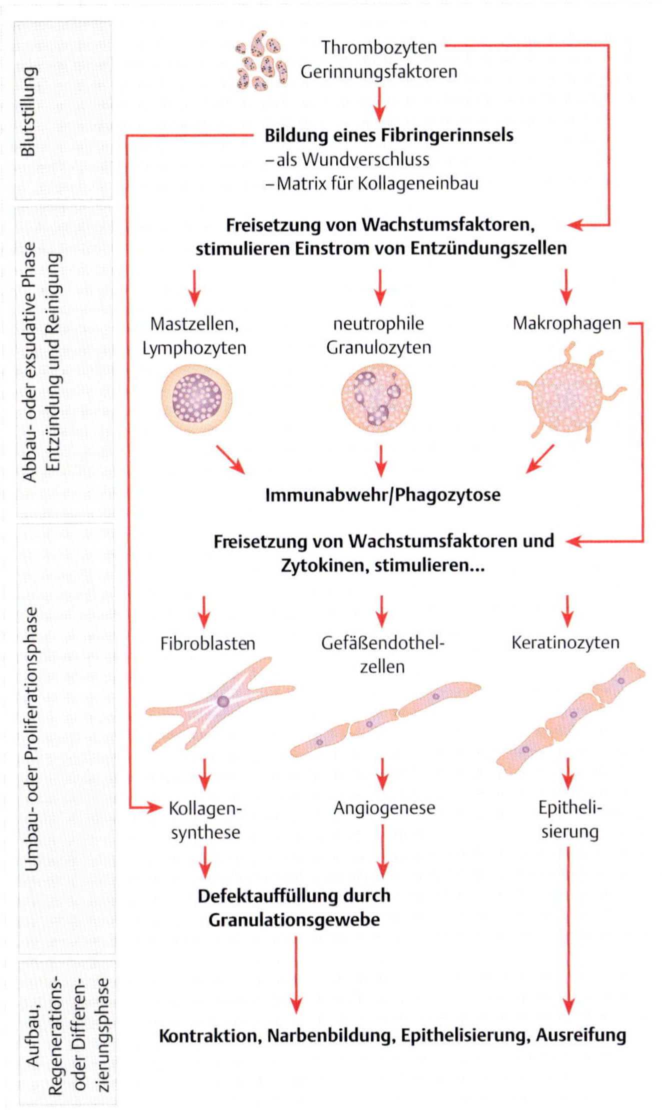

Abb. 11.12 Wundheilung. Schematische Übersicht über die Vorgänge bei der Wundheilung.

fetztes Gewebe entfernt. Der bei jeder Wunde auftretende Schmerz wird durch eine Mitverletzung feinster sensibler Nervenäste hervorgerufen.

Primäre Wundheilung

Bei einer primären Wundheilung tritt an den Wundrändern Fibrin aus, d. h. die Wundränder verkleben spontan. In der Verklebungsschicht wachsen von beiden Seiten Bindegewebezellen ein. Die frische Narbe ist deshalb weich und sehr gut durchblutet. Allmählich nimmt die Festigkeit der Narbe zu, sie wird hell und weiß.

Sekundäre Wundheilung

Die bei einer Verletzung eingedrungenen Erreger verursachen die Wundinfektion. Der Organismus versucht diese Infektion zu bekämpfen, indem Leukozyten in die Wunde einwandern und die Erreger vernichten. Leukozyten, Bakterien und Gewebeflüssigkeit zusammen bilden den Eiter, der in großen Mengen auftreten kann.

Sind die Erreger und ihre Giftstoffe unschädlich gemacht, beginnt die eigentliche Wundheilung. Die Gefäße können jedoch nicht mit den Gefäßen der gegenüberliegenden Seite Kontakt aufnehmen, da die Wundfläche stets größer ist, als dies bei einer primär heilenden Wunde der Fall ist. Sie verbinden sich mit Nachbargefäßen und bilden Gefäßschlingen, um die herum das Bindege-

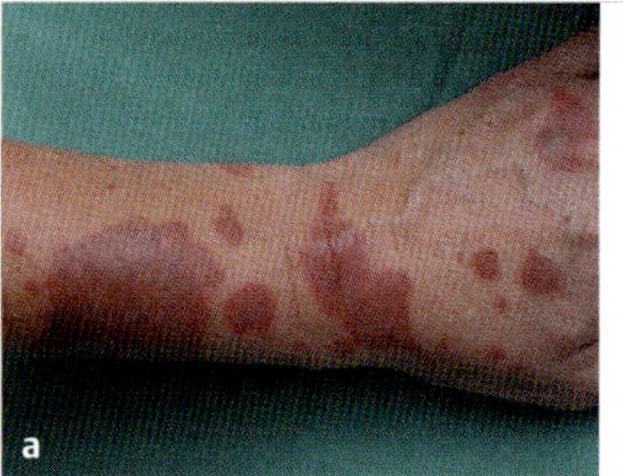

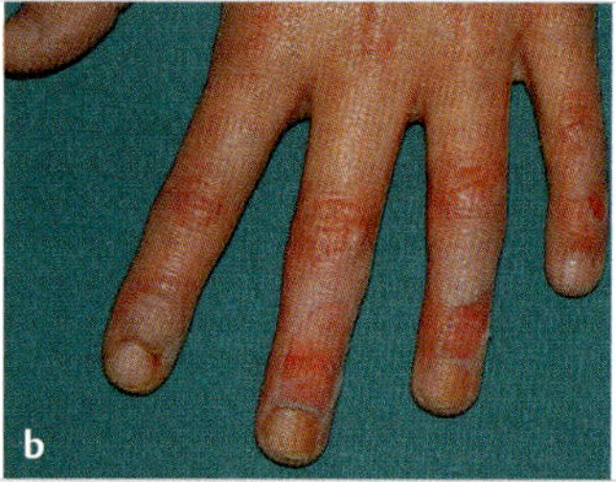

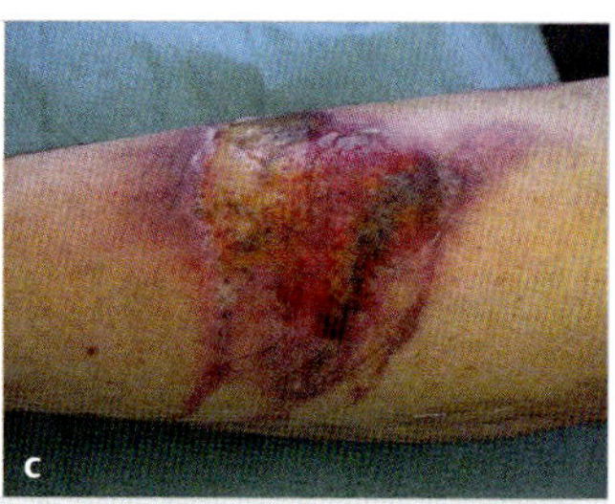

Abb. 11.13 Verbrennung.
a Verbrühung 1. Grades (heißes Öl),
b Verbrennung 2. Grades (Blasenbildung),
c tiefe Verbrennung 2. Grades (bis Unterhautfettgewebe).

webe entsteht. Wegen seines gekörnten Aussehens wird dieses Gewebe Granulationsgewebe genannt. Es ist häufig von einer Kruste aus geronnenem Blut und abgestorbenen Gewebeteilen bedeckt (sog. Wundschorf).

Wenn die ganze Wundfläche von Granulationsgewebe ausgefüllt ist, wachsen die Deckzellen der Haut konzentrisch nach innen vor und schließen sich über dem Granulationsgewebe.

Bei der sekundären Heilung entsteht meist eine flächenhafte Narbe. Manchmal kommt es bei der Wundheilung zu einer übermäßigen Entwicklung von Bindegewebe. Die Narbe bildet eine wulstförmige Verdickung, Keloid genannt.

11.3.3 Verbrennungen

Definition

Verbrennungen, oder auch Verbrühungen, sind Gewebeschädigungen, die durch Hitzeeinwirkung entstehen. Je länger die Hitzeeinwirkung andauert, desto ausgedehnter sind die irreversiblen Schäden.

Verbrennungsgrade

Die Verbrennungen werden in 3 Schweregrade eingeteilt (▶ Abb. 11.13):

- 1. Grad: Rötung der Haut, starke Schmerzen durch Reizung der oberflächlichen Hautnerven. Als Behandlungsmaßnahme steht die sofortige Kühlung im Vordergrund (kalte Umschläge oder Eis). Außerdem können gelartige Salben aufgetragen werden, die an der Luft trocknen und weitere Verbände oder Behandlungen unnötig machen.
- 2. Grad: Tiefere Hautschichten sind geschädigt, es tritt Gewebeflüssigkeit aus. Sie hebt die oberste Hautschicht von der unter ihr liegenden Lederhaut ab, Blasenbildung. Es bestehen starke Schmerzen.
- 3./4. Grad: Alle Hautschichten sind verbrannt, einschließlich Haaren, Nägeln, Drüsen und Nerven. Wegen der völligen Zerstörung der Nerven bestehen an Verbrennungsstellen 3. bzw. 4. Grades kaum Schmerzen.

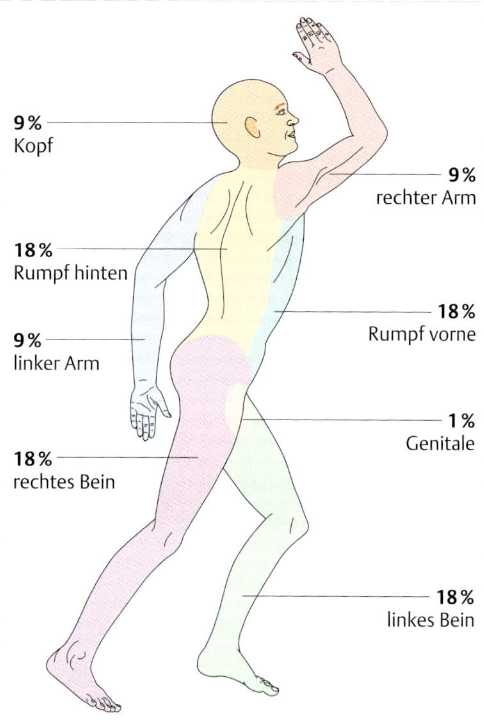

Abb. 11.14 Neuner-Regel. Berechnung der verbrannten Körperoberfläche nach der sog. Neuner-Regel.

Das verbrannte Gewebe sieht schneeweiß oder auch bräunlich bis schwarz (4. Grad: Verkohlung) aus.

Merke

Das Ausmaß der Verbrennung wird mithilfe der sog. Neuner-Regel festgelegt. Als Faustregel gilt, dass die Handinnenfläche etwa 1 % der Körperoberfläche beträgt (▶ Abb. 11.14).

Komplikationen

Durch den Austritt von Gewebewasser verliert der Organismus große Mengen von Flüssigkeit und Plasmaeiweiß. Das kann bei großflächigen Verbrennungen zu lebensgefährlichen Störungen im Elektrolyt- und Wasserhaushalt des Organismus bis hin zum Nierenversagen führen. Unbehandelt führt dieser Zustand zum Tod. Die Schmerzen sind um so stärker, je oberflächlicher die Verbrennung ist. Brandwunden sind besonders infektionsgefährdet, besonders auch durch Tetanuserreger.

Therapie

Die Maßnahmen für die Behandlung von Verbrennungen unterscheiden sich je nach Ausmaß. Es erfolgt eine Sofortbehandlung vor Ort. Evtl. muss eine klinische Behandlung folgen.

► **Sofortbehandlung.** Die erste Hilfe besteht zunächst darin, verbrannte Haut mit normalem kaltem Leitungswasser zu kühlen. Brandblasen sollten unter keinen Umständen geöffnet werden. Mit der Wunde verklebte Stoffteile dürfen nicht abgerissen werden. Verbrennungen 2. und 3. Grades müssen vom Arzt behandelt werden.

M!

Merke

Beträgt die verbrannte Körperoberfläche beim Kind mehr als 5–10 % und beim Erwachsenen mehr als 15 %, muss unbedingt eine Einweisung ins Krankenhaus erfolgen.

► **Klinische Behandlung.** Im Krankenhaus werden spezielle Behandlungsmaßnahmen durchgeführt, wobei Schwerverbrannte in entsprechenden Verbrennungszentren behandelt werden sollten. Therapeutische Maßnahmen sind:

- Ersatz der verlorenen Flüssigkeit durch entsprechende Infusionen
- Tetanusprophylaxe und Schmerzmittelgabe
- chirurgische Entfernung der verbrannten Haut (Nekrosen) und Hauttransplantation
- spezielle Folienbehandlung
- bei auftretenden Infektionen Antibiotikum

Bei ausgeprägten zweit- und drittgradigen Verbrennungen ist häufig eine chirurgische Therapie notwendig. Die verbrannten Hautareale (Nekrosen) werden entfernt und anschließend transplantiert (Hautübertragung). Im Bereich der Beugeseiten der Gelenke, der Finger und der Hand können so Narbenzüge (Kontrakturen) durch Schrumpfung der Narben vermieden werden.

In den letzten Jahren ist es nach Entnahme von kleinen Hautinseln gelungen, aus den gewonnenen Hautepithelzellen größere Hautflächen zu züchten und diese zu transplantieren. Das Verfahren ist aufwendig und derzeit schwerstverbrannten Patienten vorbehalten, bei denen nicht genügend Eigenhaut für die Transplantation zur Verfügung steht.

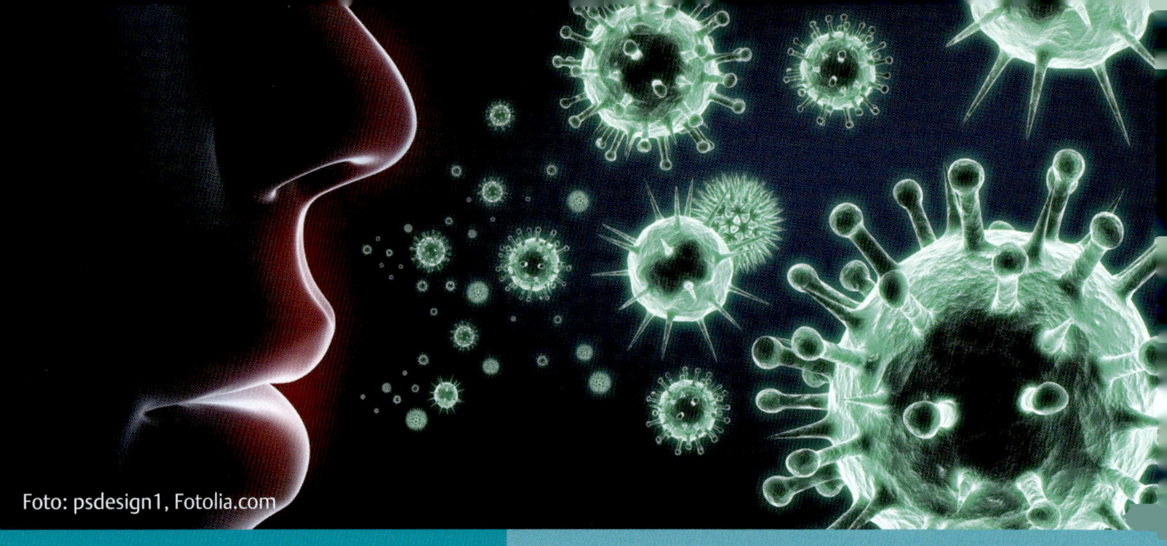
Foto: psdesign1, Fotolia.com

Kapitel 12

Infektionskrankheiten

12.1 Einführung *197*

12.2 Erkrankungen *202*

12 Infektionskrankheiten

Walther Wenzel

12.1 Einführung

Alle Gegenstände, alle Lebewesen, auch der menschliche Körper, sind mit Kleinstlebewesen (Mikroben, Krankheitserreger, Keimen) besiedelt. Eine Vielzahl von ihnen kann Krankheiten auslösen. Diese Krankheiten werden Infektionskrankheiten genannt. Sie zeichnen sich durch einen mehr oder weniger charakteristischen Krankheitsablauf aus und zeigen folgende Merkmale:
- Übertragbarkeit
- seuchenhafte Ausbreitung
- Inkubationszeit
- oft zurückbleibende Immunität

Den akuten, den gesamten Körper betreffenden, (generalisierten) Infektionskrankheiten gegenüber stehen die Lokalinfektionen, bei denen es zu einer örtlichen Entzündungsreaktion kommt. Wird eine Wunde mit krankmachenden (pathogenen) Keimen infiziert, spricht man von Wundinfektion.

Es werden folgende Arten von Krankheitserregern unterschieden:
- Bakterien
- Viren
- Pilze
- Protozoen

12.1.1 Bakterien

Definition

Bakterien sind winzig kleine Lebewesen. Sie kann man unter dem Mikroskop noch gut erkennen (▸ Abb. 12.1). Sie besitzen keinen eigentlichen Zellkern und vermehren sich durch Teilung.

Nach ihrer äußeren Form werden Bakterien eingeteilt in Stäbchen-, Kugel - und Schraubenbakterien.

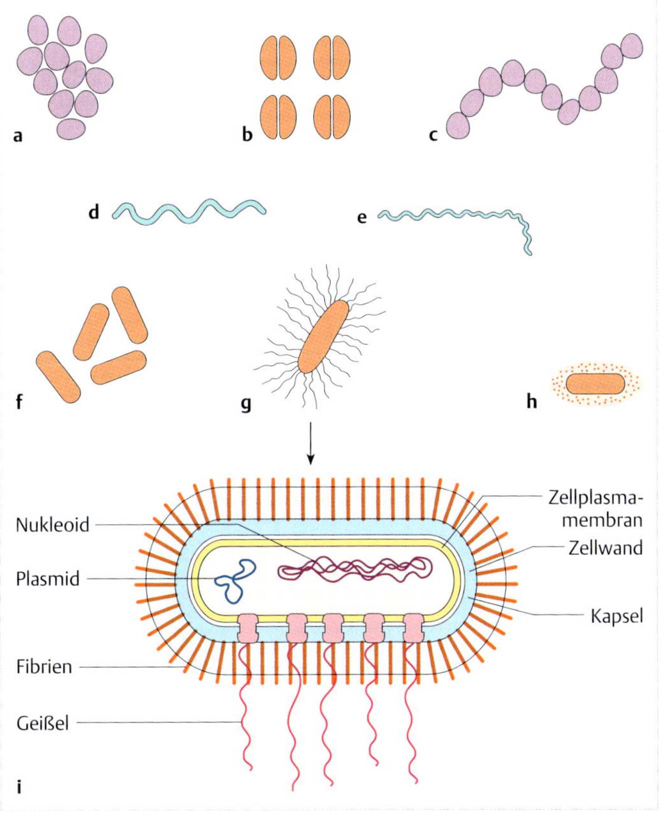

Abb. 12.1 Bakterien. **a** Kokken, **b** Diplokokken, **c** kettenförmig gelagerte Kokken, **d** Treponemen, **e** Leptospieren, **f** Stäbchen, **g** begeißeltes Stäbchen, **h** Stäbchen mit Kapsel, **i** schematische Darstellung eines Bakteriums.

▸ **Stäbchenbakterien (Bazillen).** Manche bilden unter für sie ungünstigen Umweltbedingungen Dauerformen, Sporen, aus denen später wieder reaktionsfähige Stäbchen werden. Kolibakterien sind lebenswichtige, normalerweise im Darm vorhandene Stäbchenbakterien. Sie lösen nur unter bestimmten Bedingungen Krankheiten aus. Die Erreger von Typhus, Paratyphus, Diphtherie, Tetanus und Tuberkulose sind Stäbchenbakterien.

▸ **Kugelbakterien (Kokken).** Viele eitrige Erkrankungen werden von Kugelbakterien, häufig Staphylokokken, hervorgerufen; weitere von Kokken (Diplokokken, Streptokokken) ausgelöste Erkrankungen sind Scharlach, Gonorrhö, Lungenentzündung, Endokarditis, Nephritis.

▸ **Schraubenbakterien (Spirochäten).** Die Syphilis wird beispielsweise von Spirochäten hervorgerufen.

Eine weitere Unterteilung ist durch die Anfärbbarkeit (z. B. Gramfärbung) zur mikroskopischen Untersuchung möglich:

- gramnegative Bakterien (bläuliche Farbe)
- grampositive Bakterien (rötliche Farbe)

12.1.2 Viren

Definition

Viren (Virus, lat. = Gift) sind wegen ihrer geringen Größe (20- bis 300-Millionstel Millimeter = nm) nur im Elektronenmikroskop sichtbar. Sie dringen in lebende Zellen ein, wo sie sich vermehren, und rufen im Wirtsorganismus vielfältige Krankheitsbilder hervor (z. B. Grippe, Masern, Mumps und Windpocken).

12

Von anderen Mikroorganismen, wie Bakterien, Pilzen und Protozoen (s. o.), unterscheiden sie sich durch folgende Merkmale: Viren besitzen nur eine Virushülle und die Nukleinsäuren (DNA oder RNA) als Erbinformation. Sie verfügen nicht über Stoffwechselenzyme für die eigene Biosynthese (zelleigener Aufbaustoffwechsel). Sie können sich nicht durch Teilung vermehren, sondern werden ausschließlich mithilfe ihrer Nukleinsäure reproduziert. Zur Fortpflanzung dringt das Virus in eine geeignete Wirtszelle ein, wo es sein eigenes Erbmaterial in die DNA der Wirtszelle einbaut. Die Wirtszelle liest die Virusinformation ab und beginnt mit dem Aufbau (Synthese) von Virusproteinen. Es entstehen in kurzer Zeit massenhaft neue Viren. Erkrankungen wie Pocken, Windpocken und Herpes werden durch DNA-Viren, Grippe (Influenza), Mumps und AIDS durch RNA-Viren verursacht (▸ Abb. 12.2).

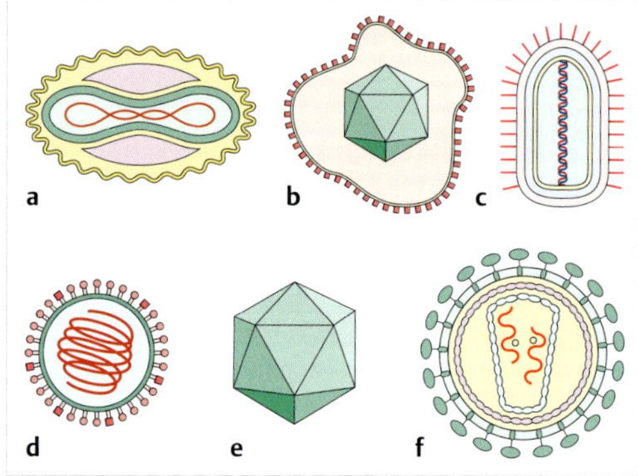

Abb. 12.2 Viren. **a** Pockenvirus, **b** Herpesvirus, **c** Tollwutvirus, **d** Influenzavirus, **e** Rhinovirus, **f** HI-Virus.

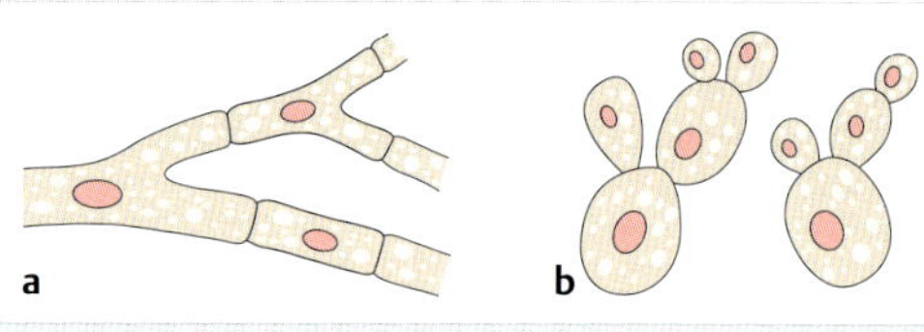

Abb. 12.3 Pilze. **a** Fadenpilz, **b** Hefepilz.

12.1.3 Pilze

Definition

Pilze sind Kleinstlebewesen, meist amöbenhaft aussehende Einzeller. Sie kommen einzeln (z. B. Hefepilze), als Kolonien (z. B. Schimmelpilze) und als Fäden vor (▸ Abb. 12.3). Die Vermehrung erfolgt über Sporen, die äußerst widerstandfähig sind. Es gibt weit über 100 000 Arten, nur wenige sind für den Menschen gefährlich.

Folgende Arten werden unterschieden:

- Hefe- und Sprosspilze
- Schimmelpilze
- Hautpilze (Dermatophyten)

Die Pilzinfektionen (Mykosen) haben in den letzten Jahren stark an Bedeutung zugenommen. Hautpilzerkrankungen, Candidamykose, Aktinomykose und Aspergillose sind die wichtigsten Infektionen. Am häufigsten sind Menschen in schlechtem Allgemeinzustand, z. B. bei schweren Erkrankungen, während der Chemotherapie oder bei AIDS betroffen.

12.1.4 Protozoen

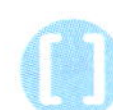

Definition

Protozoen sind einzellige tierische Organismen. Dazu gehören Erreger von Amöbenruhr, Malaria und Schlafkrankheit.

Der Erreger der Toxoplasmose, einer durch Tiere übertragbaren chronischen Krankheit, kann bei schwangeren Frauen Schädigungen des ungeborenen Kindes hervorrufen. Die Trichomonaden bewirken unangenehme Entzündungen an der Scheide sowie der Harnröhre bei Frau und Mann.

12.1.5 Infektionsübertragung

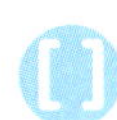

Definition

Unter Infektionsübertragung versteht man die Art, wie die Erreger in den Organismus hineinkommen, z. B. durch die Haut, mit der Nahrung, durch die Atemluft oder durch Austausch von Körperflüssigkeit. Einige Erreger können auch mehrere Infektionswege nutzen.

Folgende Infektionswege können unterschieden werden:

- **Kontaktinfektion:** direkte Infektion über die Hände oder andere Körperteile (Schmierinfektion), auch das Verschleppen der Infektion (keimverschmutzte Hände des Pflegepersonals)
- **Infektion durch die Luft (Einatmen):** Tröpfcheninfektion oder Staub
- **Infektion durch die Haut (perkutan):** durch Stich, Biss oder Verletzung
- **Infektion über den Mund (orale Aufnahme):** oft durch Nahrung und Trinkwasser
- **Infektion über den Fötalkreislauf (Gebärmutter):** von der Mutter auf das ungeborene Kind
- **sexuell übertragbare Erkrankungen**

▸ **Symbionten.** Dazu gehören z. B. die Kolibakterien. Sie sind für den Wirtsorganismus wertvoll, da sie ihm einerseits lebenswichtige Stoffe abgeben und andererseits von ihm die für sie überlebenswichtigen Aufbaustoffe erhalten. Dies nennt man eine Symbiose (Zusammenleben). Sie wirken in diesem Fall nicht als Krankheitserreger.

▸ **Kommensalen.** Darunter versteht man Organismen, die in einem Wirt leben, ihn nicht schädigen, ihm aber auch nicht nützen. Bei allgemeiner Abwehrschwäche des Wirtsorganismus können diese Keime jedoch krankmachend wirken (z. B. Herpes labialis).

▸ **Parasiten.** Dies sind Schmarotzer, die den Wirt schädigen. Sie zählen somit zu den Krankheitserregern und können tierischer (z. B. Würmer) oder anderer Herkunft (z. B. Pilze) sein.

Die Krankheitserreger stammen von einem sog. Wirt (Mensch oder Tier). Von ihm werden sie direkt oder indirekt auf den Empfänger übertragen. Die Übertragungsmöglichkeiten sind zahlreich: Tröpfcheninfektion, Kontakt- und Schmierinfektion und Infektion durch Nahrungsaufnahme.

Es ist wichtig zu wissen, dass der Wirt, von dem die Erreger stammen, selbst meist nicht krank ist. Man bezeichnet solche Menschen als Keimträger. Wie gefährlich dies sein kann, zeigt der Übertragungsweg bei der Kinderlähmung. Sie wird häufiger von den gesunden Keimträgern als von erkrankten Personen übertragen.

Für viele Krankheiten sind Tiere die Überträger. Zum Teil erkranken diese selbst (z. B. die Läuse, die die Erreger des Fleckfiebers übertragen), zum Teil sind sie nur Keimträger (Rinder als Paratyphusbakterienträger oder die Stechmücke, die die Erreger der Malaria überträgt).

Inkubationszeit

Dem Eindringen der Erreger in den Empfängerorganismus (Ansteckung) folgt nicht sofort der Ausbruch der Krankheit. Die dazwischenliegende Zeitspanne wird Inkubationszeit genannt.

Sie ist für die verschiedenen Infektionskrankheiten unterschiedlich lang und hat ihre besondere Bedeutung für die Erkennung der Krankheit und für die Vorbeugung (Prophylaxe). Manche Infektionskrankheiten sind schon in der Inkubationszeit ansteckend.

Beim Wundstarrkrampf (Tetanus) hängen die Aussichten auf Heilung von der Länge der Inkubationszeit ab. Je kürzer diese Zeitspanne, desto schwerwiegender ist dann auch der Verlauf der Erkrankung.

12.1.6 Krankheitszeichen bei Infektionskrankheiten

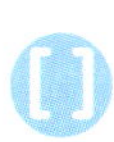

Definition

Bei einer Infektion kann es zu körperlichen Veränderungen kommen. Diese empfindet der Patient selbst. Andere können vom Arzt nur durch Blutuntersuchungen festgestellt werden. Ein typisches Zeichen bei vielen Infektionskrankheiten ist Fieber. Manche Infektionen verlaufen ohne Symptome.

Die Diagnose von Infektionserkrankungen kann aufgrund typischer und für die spezielle Erkrankung charakteristischer Symptome, wie Fieber, Ausschläge usw. gestellt werden.

An der Eintrittsstelle der Erreger (Schleimhäute der Atemwege und Verdauungswege, geschädigte Haut) reagiert der Organismus mit einer Entzündung. Hier reagiert die Körperabwehr.

Bei jeder Entzündung treten folgende Symptome auf:

- Rötung (Rubor)
- Schwellung (Tumor)
- Hitzegefühl (Calor)
- Schmerz (Dolor)
- Funktionseinschränkung (Functio laesa)

Durch vermehrte Durchblutung werden spezielle Leukozyten aktiviert, die zusammen mit Bindegewebezellen die Fähigkeit haben, eingedrungene Keime unschädlich zu machen. Gelingt dies nicht in ausreichendem Maße, kommt es zur weiteren Verbreitung der Erreger im Organismus. Dies kann auf dem Lymphweg, dem Blutweg oder dem Nervenweg geschehen.

▸ **Auf dem Lymphweg.** Die Erreger gelangen in die Lymphbahn. Im Verlauf der Lymphbahn entsteht in der Haut eine feine strangförmige Rötung, die Lymphgefäßentzündung (Lymphangitis). Dies wird oft fälschlicherweise als Zeichen einer Blutvergiftung gewertet. Die Krankheitserreger bewegen sich in den Lymphgefäßen weiter fort bis zu einem Lymphknoten. Hier versucht der Körper erneut, die Erreger zu vernichten. Wie im Kapitel Lymphgefäßsystem (S. 67) beschrieben, sind im gesamten Lymphgefäßnetz Lymphknoten eingeschaltet, die diese Abwehrfunktion ausüben. Dabei schwellen sie an und sind in vielen Fällen tastbar und schmerzhaft. Sind die Erreger aber so zahlreich und so aggressiv, dass die Lymphknoten sie nicht unschädlich machen können, gelangen sie nach Überwindung der letzten Lymphknoten in die Blutbahn. Sind die Keime in der Blutbahn nachweisbar, hat der Patient eine Blutvergiftung (Sepsis).

▸ **Auf dem Blutweg.** Manche Erreger (z. B. Streptokokken) dringen gleich von der Eintrittsstelle aus in die Blutbahn ein.

▸ **Auf dem Nervenweg.** Die Erreger der Kinderlähmung (Polio) können entlang der Nerven zum Gehirn wandern.

Andere Erreger breiten sich auf keinem dieser Wege aus. Sie vermehren sich an Ort und Stelle und geben von hier aus Giftstoffe (Toxine) ab, die auf dem Blutweg an die verschiedenen Stellen im Organismus gelangen (Tetanus und Diphtherie). Sie können in bestimmten Fällen schwere Fernschädigungen am Herzen oder am Nervensystem verursachen.

12.1.7 Virulenz

Definition

Unter Virulenz („Giftigkeit") versteht man die Fähigkeit des Erregers, krank zu machen.

Folgende Faktoren erhöhen die Virulenz eines Erregers:

- Bildung von körperschädigenden Stoffen
- Umgehung oder Ausschaltung der Immunantwort des Körpers
- schnelle Vermehrung

Eine Infektion kommt umso leichter zustande, je größer die Zahl der Infektionserreger ist. Mit wenigen Keimen wird der Körper unter normalen Umständen fertig. Das komplex aufgebaute Immunsystem vernichtet sie, ohne dass es zum Ausbruch einer Krankheit kommt. Dringen sehr viele Erreger ein, können manche Krankheiten sehr rasch und heftig auftreten (z. B. Darminfektionen).

Die krankmachenden Eigenschaften einzelner Stämme einer Erregergruppe können unterschiedlich stark ausgeprägt sein, wie es bei Epidemien (Grippe-, Diphtherie-, Polioepidemien) zu beobachten ist. Sie verlaufen einmal schwerer und einmal leichter.

12.1.8 Abwehrkraft und Immunsystem

Definition

Der Mensch verfügt über ein Immunsystem, um sich gegen Erreger zu schützen. Dazu gehören u. a. die weißen Blutzellen und eine Vielzahl von Abwehrstoffen. Bei guter Abwehrkraft kann das Immunsystem effektiver funktionieren.

Abwehrkraft

Der Virulenz der Erreger gegenüber steht die Abwehrkraft (Resistenz) des Menschen. Sie hängt von vielen Faktoren ab. Wesentlich ist der Allgemeinzustand, der weitgehend durch eine vernünftige Lebensweise bedingt ist. Dazu gehören ausreichend Schlaf und eine gesunde und ausgewogene Ernährung.

Schwere körperliche oder seelische Belastungen setzen die Abwehrkraft herab, sodass die Krankheitsbereitschaft groß ist.

Regelmäßiger Genuss von Alkohol und Nikotin beeinträchtigen die Abwehrkraft.

Besonders wichtig für die Abwehr von Infektionen ist die Fähigkeit des menschlichen Organismus, Schutzstoffe, sog. Antikörper, gegen bestimmte Erreger oder deren Gifte (Toxine) zu bilden (▸ Abb. 12.4).

Immunsystem

Das Immunsystem (S. 56) macht die Krankheitserreger oder die Giftstoffe (Toxine) auf verschiedene Weise unschädlich, indem es die Erreger untereinander oder mit Leukozyten verklebt (Agglutinine und Präzipitine) oder sie auflöst (Lysine). Die Toxine der Erreger werden durch Antikörper neutralisiert. Diese werden von Plasmazellen und Lymphozyten gebildet und ins Blut abgegeben. Sie sind deshalb im Blutserum nachzuweisen.

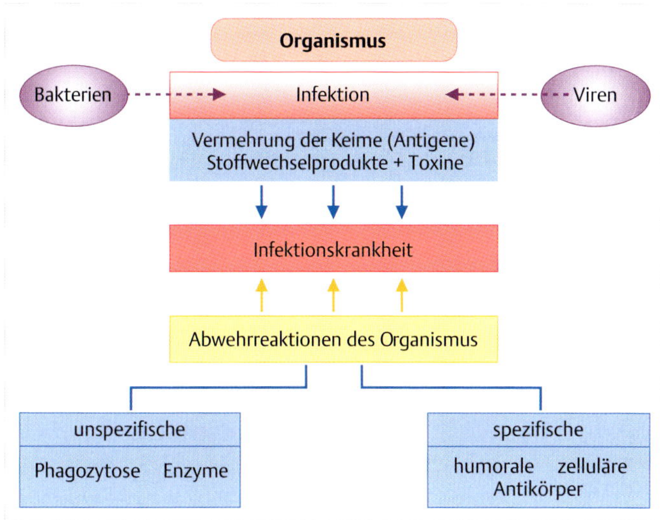

Abb. 12.4 Infektabwehr. Schematische Darstellung der unspezifischen und spezifischen Körperabwehr.

Immunität

Mit dem Überstehen einer Infektionskrankheit entwickelt sich häufig eine Immunität, d.h., der Mensch ist durch Bildung von Antikörpern gegen eine neuerliche Erkrankung gefeit. Die Immunität kann wochenlang, jahrelang oder lebenslang bestehen bleiben. Die Immunität ist aber streng spezifisch, d.h., sie richtet sich nur gegen die durchgemachte Krankheit.

Auch wenn die Infektionskrankheit in leichter Form, manchmal sogar „stumm" verläuft, hinterlässt sie Immunität. In letzterem Fall hat der Körper sich mit den Erregern auseinandergesetzt und sie überwunden, ohne erkennbare Krankheitssymptome zu zeigen.

Latente Infektion

Eine latente Infektion besteht dann, wenn die Erreger nicht vernichtet wurden, sondern sich, ohne Krankheitserscheinungen hervorzurufen, im Körper halten, bis sie eines Tages die Krankheit wieder aufleben lassen.

12.1.9 Antibiotika

Definition

Antibiotika sind Medikamente, die zur Therapie einer Infektion eingesetzt werden. Sie töten oder schädigen die Erreger.

Antibiotika- und Chemotherapie

Die Antibiotika- bzw. Chemotherapie ist heute bei vielen Infektionen Mittel der Wahl. Mikrobiell bedingte Erkrankungen werden mit chemisch definierten Substanzen behandelt, indem die Erreger geschädigt (bakteriostatisch) bzw. abgetötet (bakterizid) werden. Diese Mittel können auch den menschlichen Organismus in Mitleidenschaft ziehen, es treten Nebenwirkungen auf, s. Arzneimittelgruppen (S. 589).

Die Krankheitserreger können im Laufe der Zeit gegen diese Mittel eine sog. Resistenz (Unempfindlichkeit) entwickeln, d.h. die Wirksamkeit vieler Antibiotika verschlechtert sich. Einige werden sogar völlig unwirksam.

Resistenzbildung und Klinikkeime

Zu den resistenten bzw. Klinikkeimen zählen:

MRSA: methicillinrestsenter Staphylokokkus aureus
ESBL: Betalactamase bildende Klebsiella pneumoniae
MRGN: multiresistente gramnegative Keime
VRE: Vancomycinresistente gramnegative Keime

Patienten, die innerhalb eines Jahres ein 2. Mal in einer Klinik aufgenommen werden müssen oder aus einer Pfegeeinrichtung kommen, werden auf dies Keime überprüft und entsprechend isoliert, um eine Weiterverbreitung zu verhindern. Dies verursacht einen hohen personellen und finanziellen Aufwand.

Merke

Antibiotika sollten generell nur dann eingesetzt werden, wenn sie wirklich benötigt werden. Sie müssen ausreichend hoch dosiert und entsprechend lang verabreicht werden, sodass alle Krankheitserreger abgetötet bzw. geschädigt werden.

12

12.1.10 Impfung

Durch vorbeugende Impfung kann eine Infektionskrankheit entweder verhütet oder aber ihr Verlauf gemildert werden. Es gibt die aktive, die passive und die Simultanimpfung.

▶ **Aktive Impfung.** Bei der aktiven Impfung wird dem Organismus des Menschen künstlich der krankmachende Stoff (Antigen) zugeführt, worauf das Abwehrsystem des menschlichen Körpers die Abwehrstoffe (Antikörper) selbst bilden muss. Sie ist die eigentliche Schutzimpfung, da nur durch sie ein jahre- bis jahrzehntelang anhaltender Schutz gewährleistet ist.

Als Impfstoffe werden die Erreger selbst oder ihre Giftstoffe (Toxine) verwendet. Dabei wird unterschieden in:
- **Lebendimpfstoffe:** Hier werden die Erreger in ihrer vollen oder abgeschwächten Wirkung verwendet.
- **Totimpfstoffe:** Die Erreger werden durch Hitze oder chemische Stoffe abgetötet. Alle Impfstoffe aber behalten ihre Fähigkeit, Antikörperbildung zu bewirken, bei.
- **Toxoide:** Dies sind entgiftete Bakteriengifte (Toxine, z. B. Tetanustoxoid).

▶ **Passive Impfung.** Bei der passiven Impfung werden dem schon erkrankten oder dem krankheitsgefährdeten Menschen Seren übertragen, die bereits die gewünschten Antikörper enthalten. Die Seren stammen von Tieren, die aktiv immunisiert wurden. Gentechnisch hergestellte Impfstoffe werden von Bakterien (z. B. Kolibakterien) produziert.

Der Vorteil der passiven Impfung besteht darin, dass in kurzer Zeit eine große Menge an Schutzstoffen verabreicht werden kann. Ein Nachteil ist, dass diese Schutzstoffe rasch verbraucht werden. Die erreichte Immunität ist also nur von kurzer Dauer.

▶ **Simultanimpfung.** Bei Simultanimpfung werden aktive und passive Immunisierung miteinander kombiniert, z. B. Tetanusimpfung (Tetanol und Tetagam) bei frischer Verletzung, sofern kein Impfschutz vorliegt. Die Impfempfehlungen der ständigen Impfkommission (STIKO) am Robert-Koch-Institut sind den ▶ Tab. 12.1 und ▶ Tab. 12.2 zu entnehmen.

12.2 Erkrankungen

12.2.1 Untersuchungsmethoden

Im folgenden Abschnitt werden kurz einige wichtige Untersuchungsmethoden vorgestellt, die zur Diagnosestellung bei Infektionskrankheiten von Bedeutung sind. Diese sind:
- Nachweis von Entzündungsparametern im Blut
- mikroskopische Untersuchung
- kultureller Nachweis
- Antibiogramm
- Tierversuch
- serologischer Nachweis

▶ **Nachweis von Entzündungsparametern im Blut.** Durch eine Blutentnahme lassen sich erste Anzeichen

Tab. 12.1 Impfempfehlung der ständigen Impfkommission am Robert-Koch-Institut (STIKO) für Kinder

Alter	Impfung
ab Beginn 3. Lebensmonat	1. Hepatitis B 1. Poliomyelitis-Impfung, parenteral 1. Diphtherie/Keuchhusten/Tetanus/Haemophilus influenzae Typ b oder 1. Diphtherie/Keuchhusten/Tetanus und 1. Haemophilus influenzae Tyb b
ab Beginn 4. Lebensmonat	2. Diphtherie/Keuchhusten/Tetanus/Haemophilus influenzae Typ b oder 2. Diphtherie/Keuchhusten/Tetanus
ab Beginn 5. Lebensmonat	2. Hepatitis B 2. Poliomyelitis-Impfung, parenteral 3. Diphtherie/Keuchhusten/Tetanus/Haemophilus influenzae Typ b oder 3. Diphtherie/Keuchhusten/Tetanus und 2. Haemophilus influenzae Typ b
ab Beginn 12.–15. Lebensmonat	3. Hepatitis B 3. Poliomyelitis-Impfung, parenteral 4. Diphtherie/Keuchhusten/Tetanus/Haemophilus influenzae Typ b oder 4. Diphtherie/Keuchhusten/Tetanus und 3. Haemophilus influenzae Tyb b 1. Masern/Mumps/Röteln
ab Beginn 6. Lebensjahr	1. Auffrischung Tetanus/Diphtherie (Td) 2. Masern/Mumps/Röteln
11.–15. Lebensjahr	1. Auffrischung Poliomyelitis-Impfung, parenteral 2. Auffrischung Tetanus/Diphtherie (Td) Röteln (alle Mädchen) Hepatitis B für ungeimpfte Jugendliche

Tab. 12.2 **Impfempfehlung der ständigen Impfkommission am Robert-Koch-Institut (STIKO) für Erwachsene**

Impfung	Personengruppe	Zeitpunkt der Impfung
Diphtherie	für alle Erwachsenen	Grundimmunisierung, Routineauffrischung alle 10 Jahre, kombiniert mit
Tetanus	für alle Erwachsenen	Grundimmunisierung, Routineauffrischung alle 10 Jahre
Poliomyelitis	für alle Erwachsenen* vor Fernreisen	Grundimmunisierung (Standard) Auffrischung nach Indikation
Influenza	für bestimmte Berufs- und Risikogruppen, für Personen über 60 Jahre, bei Epi-/Pandemien	Routineimpfung jährlich
FSME (Zeckenenzephalitis)	gefährdete Personen in Endemiegebieten* Zeckenstichgefährdung)	Grundimmunisierung, Auffrischung nach 3–5 Jahren
Hepatitis A	für bestimmte Berufsgruppen, für Personen mit erhöhter Infektionsgefahr*	Grundimmunisierung, Auffrischung nach 5–10 Jahren
Hepatitis B	für bestimmte Berufsgruppen, für Personen mit erhöhter Infektionsgefahr*	Grundimmunisierung, Auffrischung bei bestimmtem Blutwert, sonst alle 10 Jahre

* Indikationsimpfung, Quelle: STIKO

einer Infektion im menschlichen Körper rasch nachweisen. Die erhobenen Werte sind jedoch oft unspezifisch und zeigen nur an, dass eine entzündliche Reaktion vorliegt, aber nicht Ursache und Art.

Zusammen mit der Anamnese, Untersuchung des Patienten und anderen Befunden lässt sich die Diagnose eingrenzen. Die Bestimmung dieser Werte kann im Labor in wenigen Minuten durchgeführt werden. Die gängigsten unspezifischen Blutuntersuchungen sind:

- Bestimmung der Leukozytenzahl (weiße Blutkörperchen), die bei eitriger Entzündung stark erhöht ist
- Bestimmung der Blutsenkungsgeschwindigkeit (BSG)
- Bestimmung des C-reaktiven Proteins (CRP)

▸ **Mikroskopische Untersuchung.** Viele der Krankheitserreger (z. B. Bakterien) lassen sich unter dem Mikroskop nach Farbe, Form und Aussehen erkennen. Dazu wird das Untersuchungsmaterial auf einem dünnen Glasplättchen (Objektträger) ausgestrichen. Es kann entweder sofort (Nativpräparat) oder nach Lufttrocknung und Färbung (z. B. Gram-Färbung) beurteilt werden.

▸ **Kultureller Nachweis.** Mithilfe von künstlichen Nährböden werden Bakterienproben (z. B. Wundabstrich, ▸ Abb. 12.5) angezüchtet. Die für optimales Wachstum der Bakterien zusammengesetzten Nährmedien werden unter standardisierten Bedingungen im Wärmeschrank bebrütet. Wichtig sind Temperatur, Feuchtigkeit, Luftzusammensetzung und Bebrütungszeit. Es gibt eine Vielzahl von kulturellen Nachweismethoden, die genau abgestimmt auf die einzelnen Krankheitserreger sind. Das Ergebnis liegt meist schon nach 24 Stunden vor (▸ Abb. 12.6).

▸ **Antibiogramm.** Ist der kulturelle Nachweis gelungen, werden die auf dem Nährboden gewachsenen Bakterien auf die Empfindlichkeit gegenüber Antibiotika geprüft. Es wird ausgetestet, welche am besten wirken.

▸ **Tierversuch.** In sehr seltenen Fällen werden auch heute noch Tiere (Mäuse) mit Krankheitserregern beimpft. Der Test wird als positiv bezeichnet, wenn bei dem Tier die Krankheit nachgewiesen werden kann.

▸ **Serologischer Nachweis.** Die Antigen-Antikörperreaktion dient als Grundlage aller serologischen Untersuchungsmethoden. Der in den Körper eingedrungene Krankheitserreger (Antigen) erzeugt meist die Bildung eines sehr spezifische Schutzstoffs (Antikörper = Immunglobulin). Nach Bildung dieser Antikörper, oft auch erst nach Monaten (z. B. HI-Infektion), lassen sich diese durch spezielle Testverfahren im Blut nachweisen. Es kommt zum Titeranstieg. Anhand des Titerverlaufs, Anstieg oder Abfall, kann man Rückschlüsse über Krankheitsverlauf, das Ansprechen der Therapie und die Prognose einer Erkrankung gewinnen (z. B. Hepatitis).

12

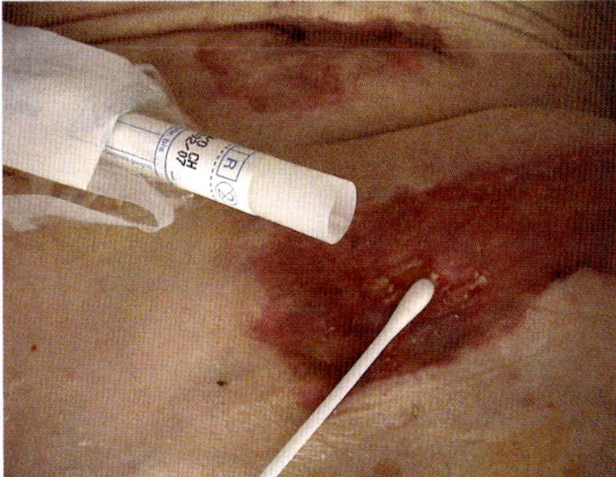

Abb. 12.5 Wundabstrich. Mit einem sterilen Watteträger wird von der Wundoberfläche eine Probe entnommen und der Watteträger anschließend in das Nährmedium des Abstrichröhrchens gesteckt.

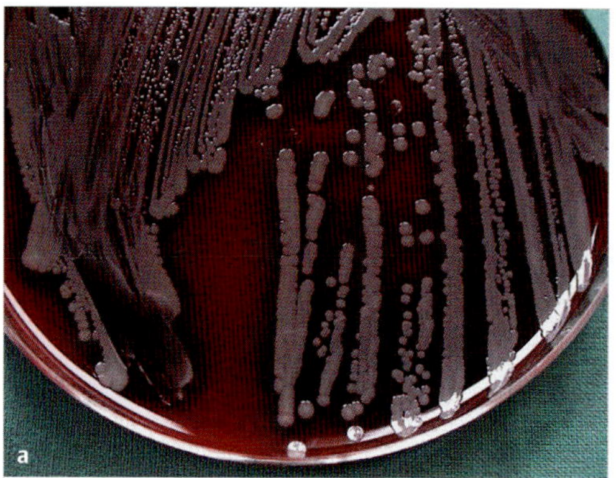

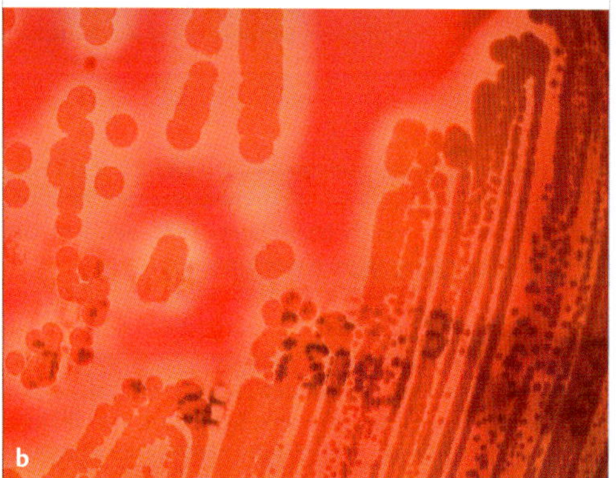

Abb. 12.6 **Bakterienkultur.** Bakterienkolonie eines Staphylokokken-Ausstrichpräparats.

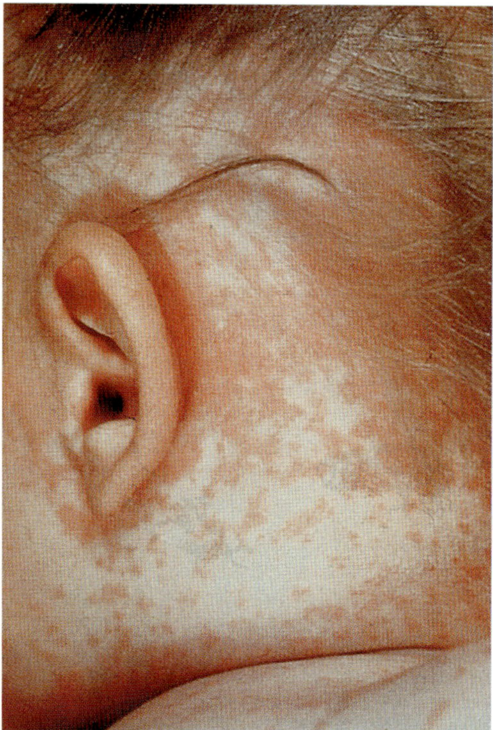

Abb. 12.7 **Masernexanthem.** Die fleckige Rötung findet sich in typischer Weise hinter dem Ohr.

12.2.2 Infektionskrankheiten mit Ausschlag

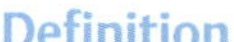

Definition

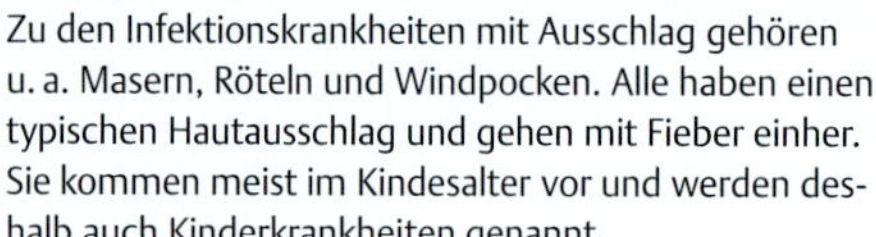

Zu den Infektionskrankheiten mit Ausschlag gehören u. a. Masern, Röteln und Windpocken. Alle haben einen typischen Hautausschlag und gehen mit Fieber einher. Sie kommen meist im Kindesalter vor und werden deshalb auch Kinderkrankheiten genannt.

Masern

Die Masern (Morbilli) sind eine sehr ansteckende (infektiöse) Krankheit, die lebenslange Immunität hinterlässt und meist in Epidemien im Frühjahr auftritt.

Ursache

Der Erreger der Masern ist ein Virus, das durch Tröpfcheninfektion verbreitet wird. Neugeborene besitzen eine relative Immunität, wenn die Mütter Masern durchgemacht haben. Nach dem 1. Lebensjahr jedoch ist das Erkrankungsrisiko sehr groß. Zirka 98 % der Bevölkerung machen irgendwann, meist im Kindesalter, die Masern durch.

Erkrankt eine Frau während der ersten 3 Monate der Schwangerschaft, kann dies zu Missbildungen des Kindes oder zum Abort führen.

Die Inkubationszeit beträgt ca. 7–21 Tage.

Symptome

Die Erkrankung beginnt mit Fieber, Schnupfen, Husten und Augenbindehautentzündung (Lichtscheu) sowie weißlichen Flecken auf der Wangenschleimhaut. Sie treten besonders gegenüber den unteren Backenzähnen (Koplik-Flecken) auf. 3–5 Tage danach bildet sich der Masernausschlag, der sich über Gesicht, Hals, Rumpf und Glieder ausbreitet (▸ Abb. 12.7). Er ist hellrot und kleinfleckig und blasst mit Abklingen des Fiebers ab. Danach erfolgt meist eine kleieförmige Abschuppung der Haut.

Komplikationen

Vor allem werden Mittelohrentzündung, Lungenentzündung (Bronchopneumonie) und Gehirnentzündungen (Enzephalitis) beobachtet. In seltenen Fällen tritt eine subakut sklerosierende Panenzephalitis (6–8 Jahre nach der Erkrankung) und führt durch einen Gehirnzerfall unweigerlich zum Tod.

Therapie

Die aktive Impfung mit Masernimpfstoff ist anzuraten, da als Folgeerkrankung eine schleichende Gehirnentzündung zu völliger Intelligenzminderung führen kann. Durch passive Impfung kann die ausgebrochene Krankheit gemildert werden. Bettruhe bis zum Abblassen des Ausschlags, Behandlung der Allgemeinsymptome.

Röteln

Röteln (Rubeola) sind den Masern ähnlich, aber sie sind weniger ansteckend und verlaufen mit geringeren Krankheitserscheinungen.

Ursache

Der Erreger der Röteln ist ein Virus, das durch Tröpfcheninfektion übertragen wird. Die Krankheit hinterlässt Immunität.

Erkrankt eine Frau während der ersten 3 Monate einer Schwangerschaft an Röteln, kann dies zu Missbildungen des Neugeborenen führen, daher wird heute etwa im 14.–15. Lebensjahr die Impfung empfohlen. Die Inkubationszeit beträgt etwa 14–21 Tage.

Symptome und Komplikationen

Die Kinder bekommen Fieber und fühlen sich unbehaglich. Dann tritt ein masernähnlicher Ausschlag auf Gesicht, Hals, Rumpf und Gliedern auf. Nach 3 Tagen verblasst er wieder. Charakteristisch für Röteln ist eine Schwellung der Lymphknoten hinter den Ohren, am Hinterkopf und am Hals. Komplikationen sind selten.

Therapie

Sie richtet sich nach den Allgemeinsymptomen, evtl. kann man den Juckreiz durch entsprechende Lösungen oder Puder lindern. Prophylaktisch wird die aktive Immunisierung empfohlen.

Windpocken

Windpocken (Varizella) sind eine besonders ansteckende Krankheit. Sie werden „durch den Wind" übertragen. Zu dem typischen Hautausschlag gehören Bläschen. Die Bläschen sind mit Flüssigkeit gefüllt.

Ursache

Der Erreger ist ein Virus, das auch für kürzere Zeit in der Luft überleben kann. Die Übertragung erfolgt durch Tröpfcheninfektion. Epidemien treten meist im Winter und Frühjahr auf. Die Krankheit hinterlässt eine Immunität. Die Inkubationszeit beträgt 2–3 Wochen.

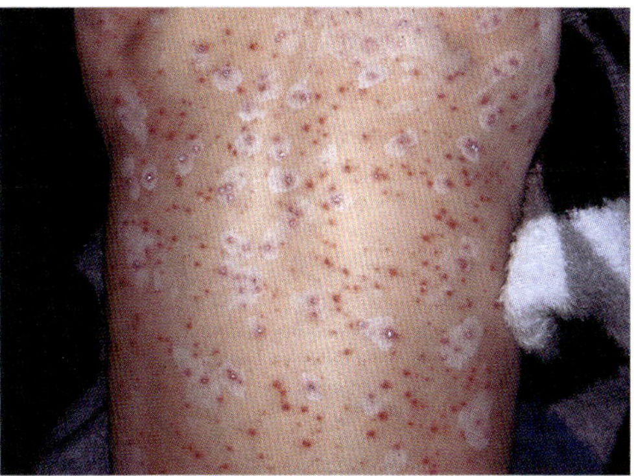

Abb. 12.8 Windpocken. Die Haut ist mehr oder weniger stark mit stark juckenden Blässchen übersät.

Symptome

Der Beginn ist oft rasch mit allgemeinem Unbehagen und hohem Fieber. Dann tritt Ausschlag in Form von roten, linsengroßen Flecken auf. Die Flecken wandeln sich in Bläschen mit zentralen Dellen um. Diese Bläschen treten zuerst am oberen Teil des Rumpfes und am Kopf auf, selten an den Gliedmaßen. Sie können auch auf die Schleimhäute übergreifen (▸ Abb. 12.8). Es besteht häufig starker Juckreiz.

Komplikationen

Manchmal kommt es zu Hauteiterungen, die durch Kratzen hervorgerufen werden und unschöne Narben hinterlassen können. Auch Mittelohrentzündung, Nierenentzündung und Hirnhautentzündung kommen vor.

Therapie

Wichtig ist das Vermeiden von Kratzen. Der Juckreiz kann mit bestimmten Lösungen und Pudern gestillt werden.

Scharlach

Scharlach ist eine akute Infektionskrankheit mit typischem Hautausschlag. Meistens erkranken Kinder. Babys werden selten betroffen. Auch Erwachsene können Scharlach bekommen.

Ursache

Erreger sind hämolysierende Streptokokken, die durch direkten Kontakt (Tröpfcheninfektion) mit Kranken, Keimträgern und Rekonvaleszenten übertragen werden. Eine Ansteckung durch infizierte Gegenstände (Spielzeug) oder Nahrungsmittel ist selten. Die Eintrittspforte ist meist der Nasen-Rachen-Raum, manchmal jedoch auch verletzte Haut.

Die Krankheit hinterlässt weitgehende, jedoch nicht absolute Immunität. Die Inkubationszeit beträgt 2–8 Tage.

Symptome

Typisch für Scharlach ist ein plötzlicher Krankheitsbeginn mit Übelkeit, Erbrechen, Schüttelfrost, hohem Fieber und Kopf- und Gliederschmerzen. Auch Schluckbeschwerden sind häufig. Dabei sind die Mandeln rot, geschwollen und mit grau-gelben oder weißen Streifen auf ihrer Oberfläche versehen. Am weichen Gaumen erscheinen dunkelrote Flecken. Die Zunge ist belegt, aber an Rändern und Spitze auffallend rot. Die Lymphdrüsen am Kieferwinkel schwellen an.

Am 2. Krankheitstag tritt der charakteristische Hautausschlag auf mit stecknadelkopfgroßen, dichtstehenden roten Flecken. Er beginnt an Hals, Brust und Rücken, ist besonders deutlich an der Innenseite der Oberschenkel und breitet sich dann über die ganze Körperoberfläche aus.

Der Zungenbelag stößt sich ab und die Zungenpapillen treten deutlich als Wärzchen hervor. Man spricht von der Himbeerzunge (▶ Abb. 12.9). Häufig ist die Leber vergrößert.

Ohne Behandlung entfiebert der Patient am Ende der 1. Krankheitswoche, auch der Ausschlag blasst ab und es beginnt die oft wochenlang dauernde Abschuppung der Haut.

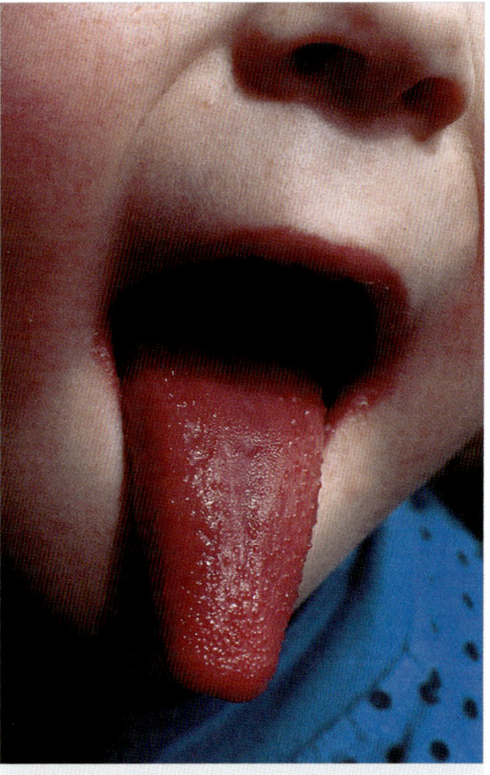

Abb. 12.9 Scharlach. Die Himbeerzunge ist eines der Merkmale der Scharlachinfektion.

Komplikationen und besondere Verlaufsformen

Komplikationen, die auftreten können, sind Mittelohrentzündung, Nierenentzündung und Herzmuskelentzündung.

Durch Eindringen des Erregers in verletzte Haut und Schleimhaut kann es zu Wund- und Verbrennungsscharlach und auch zu Puerperalscharlach (Wochenbettscharlach) kommen.

Eine besonders schwere Verlaufsform ist der toxische Scharlach mit bläulich-rotem Ausschlag, Haut- und Schleimhautblutungen, Erbrechen, Durchfällen, Herz- und Kreislaufversagen (heutzutage sehr selten).

Therapie

Antibiotika (z. B. Penizillin) werden gegeben. Dadurch wird der gesamte Krankheitsverlauf deutlich abgeschwächt und Komplikationen treten sehr selten auf.

12.2.3 Infektionskrankheiten ohne Ausschlag

Definition

Zu den Infektionskrankheiten ohne Ausschlag gehören Keuchhusten, Diphterie und Mumps. Heute gibt es für alle wirksame Impfungen. Auch diese Krankheiten treten vorwiegend im Kindesalter auf.

Keuchhusten

Keuchhusten (Pertussis) ist sehr ansteckend und durch anfallsweise auftretenden, krampfartigen Husten charakterisiert. Die meisten Fälle betreffen Kinder in der Altersgruppe bis zu 2 Jahren. Er kann aber in jedem Lebensalter auftreten.

Ursache

Erreger sind Bakterien, die durch Tröpfcheninfektion verbreitet werden. Die Inkubationszeit schwankt zwischen 7 und 21 Tagen. Meist sind es etwa 14 Tage. Die überstandene Krankheit hinterlässt Immunität.

Symptome und Komplikationen

Keuchhusten verläuft in typischen Stadien:

- Im katarrhalischen Stadium (1.–3. Woche) treten auf: Niesen, Augentränen, Husten, allgemeine Abgeschlagenheit.
- Im Krampfstadium (4.–6. Woche): typische Keuchhustenanfälle, häufig nachts mit schnell aufeinanderfolgenden Hustenstößen und anschließendem tiefem, laut ziehendem Einatmen und Bildung von zähem, glasigem Schleim. Charakteristisch für den Keuchhusten ist Erbrechen im Anschluss an einen Hustenanfall. Blutungen

12

in die Augenbindehaut, Blauwerden und Unruhe kommen hinzu.
- Im 3. Stadium beobachtet man Husten ohne Krampfcharakter.
- Typische Komplikationen sind Bronchitis, Lungenentzündung und Mittelohrentzündung.

Therapie und Prophylaxe

An Medikamenten können im Bedarfsfall Antibiotika und in schweren Fällen und bei Säuglingen Immunserum gegeben werden. Eine wirksame Vorbeugung (Prophylaxe) ist die aktive Impfung.

Mumps (Parotitis epidemica)

Mumps ist eine Erkrankung, die meist Kinder zwischen 5 und 15 Jahren befällt. Sie ist gekennzeichnet durch eine entzündliche Schwellung der Ohrspeicheldrüse. Bei Jungen ist die Hodenentzündung eine gefürchtete Komplikation.

Ursache

Der Erreger ist ein Virus. Es wird durch Tröpfcheninfektion oder Kontakt mit Gegenständen, die mit infiziertem Speichel verunreinigt wurden, übertragen.

Mumps hinterlässt meist Immunität. Die Inkubationszeit bei Mumps beträgt etwa 18–21 Tage.

Symptome

Die Kranken empfinden ein allgemeines Unbehagen und haben Fieber. Die Ohrspeicheldrüse ist geschwollen und schmerzhaft. Dabei kann es sogar zu einer Kieferklemme kommen.

Komplikationen

Besonders wenn ältere Jungen oder Männer erkranken, sind sie durch eine Hodenentzündung gefährdet. Bei Frauen kann es zu Eierstockentzündungen kommen. Nicht selten kommen Mitbeteiligungen der Bauchspeicheldrüse sowie Entzündungen der Hirnhäute und des Gehirns vor.

Therapie und Prophylaxe

Eine Behandlung ist nur symptomatisch möglich. Mit Lebendimpfstoff kann ab dem 11. Lebensmonat geimpft werden.

Diphtherie

Die Diphtherie ist eine ansteckende Entzündung der oberen Rachenwege. Von einer gewöhnlichen Erkältung unterscheidet sie sich durch ihren heftigeren Verlauf und einen typischen Geruch.

Häufigkeit

Diese Infektionskrankheit war durch die Abgrenzung Westeuropas zu den ehemaligen Ostblockstaaten in den 70er- und 80er-Jahren im Westen sehr selten geworden. Nach Öffnung der Grenzen und dem dadurch bedingten geänderten Reiseverhalten in Europa ist auch in Deutschland erneut ein deutlicher Anstieg der Erkrankungsfälle zu verzeichnen gewesen, der in den letzten Jahren jedoch wieder deutlich rückläufig ist.

Ursache

Der Erreger ist das Corynebacterium diphtheriae. Es gelangt über Tröpfcheninfektion (Husten, Niesen) in die Atemwege. Die Inkubationszeit dauert 1–7 Tage.

Symptome

Typisch für die Diphtherie ist eine Mandelentzündung (Angina bei Rachendiphtherie) mit weißlichen Belägen. Sie greift auf die Rachenschleimhaut über und verursacht blutige Beläge. Bei Säuglingen tritt blutiger Schnupfen auf (Nasendiphtherie). Außerdem haben die Kranken hohes Fieber, Erbrechen und anfallsartige Atemnot.

Komplikationen

Zu den wichtigsten Komplikationen gehören Kollaps und Kreislaufversagen, sowie Herzmuskelentzündung und Lähmung des Gaumensegels. Bei verspäteter Therapie kann die Diphtherie auch einen tödlichen Ausgang nehmen.

Diagnose

Bedeutsam zur Erkennung einer Diphtherie sind ein exaktes Erheben des Krankheitsverlaufs (Anamnese) sowie ein kultureller Nachweis der Erreger (Abstrich).

Therapie und Prophylaxe

Bei Verdacht sofortige exakte Diagnostik mit Abstrich und sofort einsetzender Behandlung mit Diphtherieantitoxin und Antibiotikum (z. B. Penicillin). Zur Prophylaxe steht eine aktive und eine passive Impfung zur Verfügung.

12.2.4 Rheumatisches Fieber

Definition

Das rheumatische Fieber tritt als sog. Zweitkrankheit häufig nach einer Streptokokkeninfektion – bes. der oberen Atemwege (Angina) – auf.

Ursache und Diagnose

Die vorausgegangene Streptokokkeninfektion kann durch eine spezielle serologische Untersuchung nachgewiesen werden (Antikörperreaktionen gegen bestehende Stoffwechselprodukte der Bakterien).

Symptome

Zwischen der Vorkrankheit und der Zweitkrankheit liegt meist ein beschwerdefreies Intervall von 1–3 Wochen. Dann tritt erneut Fieber auf mit Kopfschmerzen, Schweißausbrüchen, Schwellung, Rötung und extrem starke Schmerzen an den mittleren und großen Gelenken. Die Gelenkerscheinungen sind meist kurzzeitig und können nacheinander verschiedene Gelenke befallen.

Komplikationen

Sie bestehen darin, dass sich eine rheumatische Entzündung Endokarditis an der Herzinnenhaut (S. 73) entwickeln kann mit allen daraus entstehenden Konsequenzen, wie Klappenfehlern usw.

Therapie

Wichtig ist Penizillin. Außerdem können Salizylpräparate (z. B. Aspirin, wirkt schmerzlindernd, fiebersenkend und entzündungshemmend), und Kortisonpräparate (entzündungshemmend) gegeben werden. Die Gelenke können zur Schmerzlinderung ruhiggestellt werden. Bei Herzbeteiligung sind keinerlei Anstrengungen erlaubt.

Durch Vermeidung von Streptokokkeninfektionen und eine gezielte Behandlung können Rückfälle und wiederholte Erkrankungen vermieden werden (Langzeitpenizillintherapie über Jahre).

12.2.5 Wundrose (Erysipel)

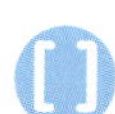

Definition

Das Erysipel ist eine akute, von einer kleinen Wunde ausgehende Hautinfektion mit Rötung, Schüttelfrost und Fieber.

Ursache

Die Erreger des Erysipels sind Streptokokken. Sie gelangen über verletzte Haut oder Schleimhaut (Kratz- oder Schürfwunden, Unterschenkelgeschwüre) in den Organismus. Häufig sind Erysipel bei Patienten mit Krampfadern und Lymphstau. Diese Infektionskrankheit hinterlässt keinerlei Immunität. Sie neigt im Gegenteil dazu, immer wieder auszubrechen (Rezidivgefahr). Die Inkubationszeit beträgt wenige Stunden bis Tage.

Symptome

Die Symptome der Wundrose beginnen plötzlich mit schwerem Krankheitsgefühl, Schüttelfrost und hohem Fieber. Von der betreffenden Hautstelle aus breitet sich eine flächenhafte Rötung flammenförmig aus. Die Abgrenzung gegenüber der gesunden Haut ist jedoch scharf. Die betroffenen Hautbezirke sind geschwollen, schmerzhaft und heiß. Die örtlichen Lymphknoten sind geschwollen.

Nach 4–5 Tagen ist der Höhepunkt der Krankheit erreicht. Danach blasst die entzündliche Rötung ab, das Fieber geht zurück und die Haut beginnt sich leicht abzuschuppen.

Komplikationen

Es kommt zu eitrigen Entzündungen. Sie können flächenhaft ausgebreitet (Phlegmone) oder abgekapselt (Abszess) sein. Oft müssen sie chirurgisch behandelt werden. Außerdem kann eine Nierenentzündung (Glomerulonephritis) auftreten.

Therapie

Penizillin muss in hohen Dosen verabreicht werden. Unterstützend kann der Patient Schmerzmittel und evtl. Kreislaufmittel erhalten.

12.2.6 Gehirn- und Hirnhautentzündung

Definition

Eine Gehirnentzündung nennt man Enzephalitis. Sind die Hirnhäute oder Rückenmarkshäute betroffen, spricht man von Meningitis. Beides kommt häufig gemeinsam vor.

Eine Entzündung der Hirnhäute (Meningitis) kann durch verschiedene Erreger – Viren, Bakterien, Protozoen und bestimmte Pilze – hervorgerufen werden. Sie gelangen von anderen Körperstellen mit dem Blutstrom in die Hirn- oder (und) Rückenmarkshäute. Die Meningitis kann auch als Komplikation einer anderen Krankheit auftreten (z. B. Mittelohrentzündung, Mumps). Offene Schädelbrüche können zu einer direkten Infektion der Hirnhäute führen.

Epidemische Hirnhautentzündung

Ursache

Erreger sind Meningokokken, die durch Tröpfcheninfektion übertragen werden. Für eine Ansteckung sind besonders Keimträger gefährlich, in deren Nasen-Rachen-Raum sich ansteckungsfähige Keime befinden, die selbst aber keine Zeichen einer Meningitis aufweisen.

Die Krankheit tritt in kleineren oder größeren Epidemien, aber auch vereinzelt auf und hinterlässt keine Immunität. Die Inkubationszeit beträgt etwa 2–5 Tage.

Symptome

Die Krankheit beginnt meist mit einer Entzündung des Nasen-Rachen-Raumes. Dann aber treten plötzlich heftige Kopf- und Rückenschmerzen, Schüttelfrost, hohes Fieber und Unruhe auf. Hinzu kommen die typischen meningitischen Zeichen.

M!

Merke

Meningitische Zeichen sind:

- Nacken- und Rückensteife (Opisthotonus)
- starke Schmerzempfindlichkeit der Haut und der Gliedmaßen
- später Benommenheit und Bewusstlosigkeit.

Zeichen des Opisthotonus sind:

- Der Kopf wird stark nach rückwärts gebeugt und in die Kissen gebohrt. Jeder Versuch, ihn nach vorn zu bringen, verursacht starke Schmerzen und damit Widerstand. Man spricht von Nackensteife.
- Bei älteren Kindern besteht eine deutliche Überempfindlichkeit gegen Licht und Geräusche.
- Bei Säuglingen ist die Fontanelle gespannt.

Komplikationen

Erkrankung des Innenohrs (die zur Taubheit führen kann), der Augen (die zur Blindheit führen kann), bei Säuglingen und Kleinkindern Wasserkopfbildung (Hydrozephalus) durch Verklebung des Subarachnoidalraums und dadurch Beeinträchtigung der geistigen Leistungsfähigkeiten bis zu schwerster geistiger Behinderung.

Bei der Meningokokkensepsis kann es zu vielen Thrombosen und kleinen Blutungen am gesamten Körper kommen. Deshalb muss bei Verdacht auf Meningitis die gesamte Haut immer wieder genau untersucht werden. Diese Form der Sepsis kann nämlich auch bei jungen Menschen schnell zum Tod führen.

Diagnose und Therapie

Sofortige Krankenhauseinweisung kann lebensrettend sein! Eine Lumbalpunktion sollte schnellstens durchgeführt werden. Dabei ist die Rückenmarksflüssigkeit trüb bis eitrig und steht unter erhöhtem Druck. Die Erreger können im Liquor nachgewiesen werden und die klinische Diagnose bestätigen.

Meist ist Intensivtherapie notwendig. Antibiotika werden hochdosiert gegeben. Ausreichende Flüssigkeitszufuhr durch Infusionen ist wichtig. Dazu werden fiebersenkende Mittel verabreicht.

Enzephalitis (Gehirnentzündung)

Ursache

Dies ist eine entzündliche Erkrankung des Gehirns, die durch Viren, Rikettsien und Bakterien hervorgerufen wird. Virusbedingte Enzephalitiden sind z. B. die Mumps- und Masernenzephalitis und die durch Zeckenstich übertragene Enzephalitis FSME (Frühjahr-Sommer-Meningoenzephalitis).

Bakterielle Gehirnentzündung kann z. B. durch die Erreger der Syphilis oder Borreliose hervorgerufen werden.

Die Entzündung kann auf das Rückenmark und die Hirnhäute übergreifen.

Symptome

Sie gleichen zunächst häufig einer uncharakteristischen fieberhaften Erkrankung. Später treten zentralnervöse Symptome auf. Diese sind: Kopfschmerzen, besonders der Stirn- und Augengegend, Benommenheit, Störungen im Wach- und Schlafrhythmus, Erbrechen, Lichtscheu, Lähmungen einzelner Hirnnerven, epileptische Anfälle, erhöhter Hirndruck.

Therapie

Bei den viralen Entzündungen ist meist nur eine symptomatische Therapie möglich. In bestimmten Fällen können Virustatika eingesetzt werden. Im Vordergrund steht die Vorbeugung in Form der Impfung, sofern ein Impfstoff zur Verfügung steht (z. B. FSME-Impfstoff). Bei bakterieller Enzephalitis werden Antibiotika gegeben.

12.2.7 Kinderlähmung (Polio)

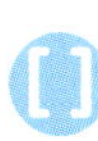

Definition

Die Kinderlähmung (Poliomyelitis) ist eine sehr ansteckende Entzündung von Teilen des Nervensystems. Sie ist eine meldepflichtige Infektionskrankheit.

Ursache

Der Erreger der Kinderlähmung (Poliomyelitis) ist ein Virus. Die Übertragung des Poliovirus geschieht auf dem Wege der Schmierinfektion, wobei sich die Viren zuerst in der Wand des Rachens und des Verdauungstrakts festsetzen und sich vermehren. Sie sind im Rachen wie im Blut und Stuhl nachweisbar.

Poliomyelitisviren haben eine spezielle Fähigkeit, das Nervengewebe zu schädigen. Sie führen zum Untergang bestimmter Bezirke der grauen Substanz des Rückenmarks und des Gehirns.

Es kommt nur bei einem bestimmten Prozentsatz der Patienten, besonders bei Kindern, zu deutlichen Krankheitssymptomen.

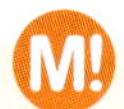

Merke

Die klinisch gesunden Keimträger sind ebenso ansteckend wie die Erkrankten.

Die Krankheit und die aktive Impfung führen zur Immunität. Die Inkubationszeit beträgt 4–14 Tage, kann aber auch länger dauern.

Symptome

Zuerst tritt ein allgemeines Krankheitsgefühl auf, dann folgen Nackensteifigkeit und Muskelschwäche, schließlich schlaffe Lähmungen bestimmter Muskeln (▶ Abb. 12.10). Sie können, je nach Lokalisation und Ausmaß, sehr verschieden sein.

Gefürchtet ist das Auftreten von Atemlähmungen.

Bleiben die Lähmungen bestehen, kommt es zum Muskelschwund der betreffenden Muskulatur und, je nach Alter des Patienten, zu Wachstumsstörungen der gelähmten Gliedmaße.

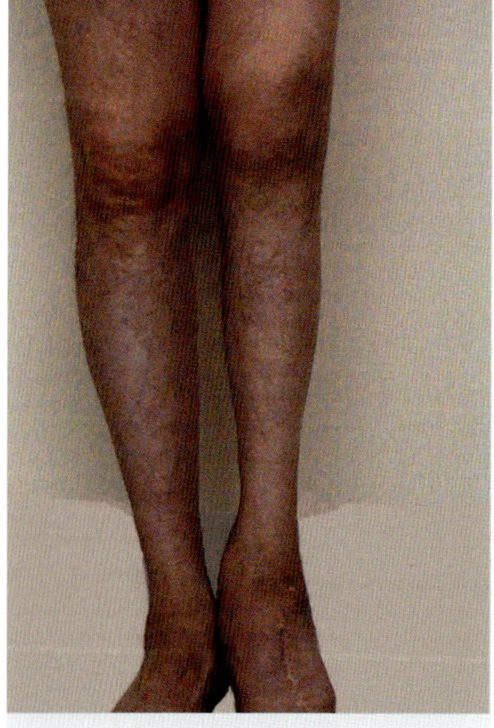

Abb. 12.10 Kinderlähmung (Polio). Das linke Bein des Patienten zeigt den Muskelschwund und die Missbildung nach einer in der Kindheit durchgemachten Kinderlähmung.

Therapie und Prophylaxe

Therapie ist nur symptomatisch möglich. Bei Atemlähmung sind intensivmedizinische Maßnahmen notwendig.

Zur Prophylaxe ist eine aktive Immunisierung dringend anzuraten. Dies wird mit einem zu injizierendem Totimpfstoff durchgeführt (weitere Informationen s. ▶ Tab. 12.1 und ▶ Tab. 12.2 sowie STIKO).

12.2.8 Wundstarrkrampf

Definition

Der Wundstarrkrampf (Tetanus) ist eine Wundinfektion. Sie wird hervorgerufen durch das Gift des Tetanuserregers (Clostridium tetani), das über die motorischen Nerven in das Zentralnervensystem einwandert. Es kommt zu einer krampfartigen Muskelstarre.

Ursache

Die Erreger finden sich in Erde, Straßenstaub, Darminhalt von Tieren usw. Die Inkubationszeit beträgt 4–28 Tage oder länger. Je kürzer die Inkubationszeit ist, desto schwerer ist der Verlauf.

Immunität nach überstandener Krankheit ist nur vorübergehend vorhanden.

Symptome

Zuerst werden Kopfschmerz, Reizbarkeit und Schluckbeschwerden beobachtet. Dann kommt es zur zunehmenden Steifheit der Nackenmuskulatur, der Kau-, Rücken-, Bauch- und Brustmuskulatur.

Krämpfe der Gesichtsmuskeln führen zur grinsenden Grimasse (Teufelsgrinsen). Es besteht starker Speichelfluss. Schwere Muskelkrämpfe können durch geringe äußere Reize hervorgerufen werden (z. B. durch Lärm). Das Bewusstsein ist völlig klar.

Therapie und Prophylaxe

Chirurgische und saubere Wundversorgung ist auch bei kleineren Verletzungen nötig. Bei kleinen Schrunden nach einem Fahrradsturz oder nach der Gartenarbeit sollte man sicher sein, dass der Impfschutz (S. 202) ausreichend ist.

Ist kein (ausreichender) Impfschutz vorhanden, sollte sofort eine Simultanimpfung erfolgen: passiv mit Tetanushyperimmunglobulin und eine aktive Impfung mit Tetanustoxoid. Man gibt Tetanol zusammen mit Tetagam.

Ist es doch zu einer Infektion gekommen, ist Ruhigstellung und Reizabschirmung wichtig. Krampfverhütende Mittel werden gegeben und der Patient stark sediert. Im Bedarfsfall ist auch künstliche Beatmung nötig.

Die aktive Immunisierung schützt für ca. 10 Jahre. Der Schutz der passiven Impfung hält 14 Tage. Die aktive Immunisierung tritt dann in Kraft, wenn die Schutzstoffe der passiven Immunisierung verbraucht sind.

12.2.9 Tollwut

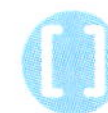

Definition

Tollwut (Rabies, Lyssa) ist eine weit verbreitete Tierkrankheit. Menschen werden nur ausnahmsweise befallen. Unbehandelt endet sie immer tödlich. Deutschland ist seit 2008 tollwutfrei.

Ursache

Die Erreger der Tollwut sind Viren. Sie wandern von der Bissstelle an den peripheren Nerven entlang bis ins Gehirn und Rückenmark. Dort vermehren sie sich.

Die Übertragung erfolgt durch den Speichel infizierter Tiere. Durch Biss gelangen sie in den Körper. Auch wenn das kranke Tier eine kleine Wunde leckt, können die Erreger eindringen.

Die Infektionsquelle sind Katzen und Hunde, die mit kranken Wildtieren in Berührung waren. Kranke Wildtiere sind bei uns Füchse, Eichhörnchen oder Marder. Die Inkubationszeit ist mit 1–3 Monaten relativ lang.

Symptome

Zunächst sind die Symptome uncharakteristisch. Es kommt zu leichtem Fieber und Niedergeschlagenheit (Stadium der Melancholie). Dann wird der Patient reizbar. Krämpfe der Schluck- und Atemmuskulatur kommen hinzu. Sie können durch geringe Reize ausgelöst werden (Erregungsstadium).

Schließlich kommt es zu fortschreitenden Lähmungen (Lähmungsstadium). Nach zunehmender Benommenheit folgt der Tod.

Therapie

Es gibt keine spezifische Therapie. Wichtig ist die Früherkennung verdächtiger Tiere. Bis zu 72 Stunden nach dem Biss kann noch eine Simultanimpfung vorgenommen werden. Dabei wird Hyperimmunglobulin (passive Impfung) mit abgeschwächten Erregern (aktive Impfung) kombiniert.

12.2.10 Infektiöse Durchfallerkrankungen

Ursache

Durchfälle können auf mannigfache Ursachen zurückgeführt werden. Dazu gehören übermäßiger Alkoholgenuss, Überempfindlichkeit gegenüber bestimmten Bestandteilen in der Nahrung und in Getränken, starke Abführmittel, Schwermetalle wie Arsen und Blei, die zum Spritzen von Obst und Gemüse verwendet werden. Als infektiöse Erreger kommen Bakterien und Viren der „Darmgrippe" infrage, s. Erkrankungen der Verdauungsorgane (S. 89). Die Durchfallerkrankungen, die auf der Wirkung bestimmter Bakterien beruhen, werden im Folgenden kurz besprochen.

Lebensmittelvergiftungen

Eine akute Magen-Darm-Störung kann durch den Genuss von Nahrungsmitteln ausgelöst werden, die z. B. durch Staphylokokken verunreinigt sind. Dadurch entsteht die häufigste Form der Lebensmittelvergiftung.

Diese Staphylokokken, deren Toxine (Enterotoxin) die Ursache des Durchfalls sind, gedeihen besonders gut auf Eiscreme, cremegefüllten Backwaren, Milch, Fleischwaren und Fisch. Diese Toxine können durch Erhitzen nicht abgetötet werden.

Die Krankheit wird durch Bakterienträger verbreitet, die mit diesen Lebensmitteln zu tun haben und an Staphylokokkeninfektionen leiden.

Symptome

Etwa 2–4 Stunden nach Genuss der Speisen kommt es plötzlich zu Übelkeit, Erbrechen, Bauchkrämpfen, Durchfällen und Kopfschmerzen. Manchmal kommt Fieber dazu.

Definition

Von Durchfall wird gesprochen, wenn zu oft und/oder zu viel Stuhl abgesetzt wird, der flüssig ist.

Therapie

Die Krankheit ist nur von kurzer Dauer und heilt am besten durch diätetische Maßnahmen (Tee, Zwieback, Salzstangen) aus. Medikamente wie Parenterol oder Lopirmid dienen zur Darmregulierung.

Salmonellenerkrankungen

Zu den Salmonellenerkrankungen zählen der Typhus, Paratyphus und die Magen-Darmtrakt-Entzündung (Gastroenteritis). Die meisten Erreger der Salmonellengruppe rufen eine akute Magen-Darmtrakt-Entzündung hervor.

Ursache

Die Salmonellen vermehren sich gut in Fleischprodukten, Geflügel, Eiern und Milchprodukten. Die Erkrankung tritt erst auf, wenn viele Keime aufgenommen werden. Unsachgemäß gelagerte Lebensmittel stellen einen guten Nährboden dar. Massentierhaltung (Schweine- und Geflügelproduktion) begünstigen ebenfalls die Vermehrung der Salmonellen. Die Inkubationszeit beträgt wenige Stunden bis zu einem Tag.

Symptome

Typisch ist akuter Brechdurchfall mit wässrigen, schleimigen Stühlen. Dazu hat der Patient 39–40 °C Fieber. In

12

schweren Fällen kommt Kreislaufschwäche durch Wasser- und Elektrolytverlust hinzu. Hier sind Säuglinge und alte Menschen bei geminderter Abwehrkraft bedroht.

Therapie und Prophylaxe

Die Maßnahmen richten sich nach dem Schweregrad der Erkrankung. Die meisten Infektionen verlaufen relativ harmlos. Bei geschwächten Patienten werden Infusionstherapie und Gabe von Antibiotika notwendig.

Zur Vorbeugung ist eine strenge Beachtung der Lebensmittelbestimmungen wichtig. Dauerausscheider (Personen, die nicht oder nicht mehr selbst erkrankt sind) dürfen im Gesundheitswesen und in der Lebensmittelindustrie für die Dauer der Ausscheidung nicht arbeiten. Ob eine Person Ausscheider ist, wird über regelmäßige Stuhlproben kontrolliert.

Typhus

Typhus ist eine schwere Allgemeinerkrankung, die durch einen bestimmten Erreger der Salmonellengruppe (Salmonella typhi) verursacht wird.

Ursache

Die Erreger werden durch Wasser, Milch und Nahrungsmittel verbreitet. Auch Fliegen können die Erreger vom Stuhl auf Nahrungsmittel übertragen. Die Inkubationszeit beträgt 10–14 Tage. Die Typhusbakterien gelangen dann durch den Mund in den Dünndarm, von dort über das lymphatische System in die Blutbahn.

Der Erreger findet sich in Stuhl und Urin von Kranken und von Keimträgern bzw. Dauerausscheidern und kann dort nachgewiesen werden.

Symptome und Komplikationen

Krankheitsanzeichen entwickeln sich allmählich: Frösteln, Unwohlsein, Kopfschmerzen, Rückenschmerzen, Durchfall oder Verstopfung. Das Fieber steigt treppenförmig an und erreicht nach 7–10 Tagen seinen Höhepunkt, bleibt für einige Tage hoch, um dann langsam wieder abzufallen. Dabei besteht ein im Vergleich zur Höhe der Temperatur langsamer Puls (Bradykardie). An Brust und Bauch treten rötliche Flecken (Roseolen) auf.

Häufig werden Bewusstseinstrübung und ein schlechter Allgemeinzustand beobachtet.

Komplikationen sind vor allem Darmblutungen und Darmwanddurchbrüche (Darmperforationen).

Therapie und Prophylaxe

Isolierung des Patienten, Gaben von Antibiotika, Infusionstherapie, gute Allgemeinpflege sowie Behandlung der Allgemeinsymptome.

Patienten, die zu Dauerausscheidern werden, müssen gemeldet werden. Der berufliche Umgang mit Nahrungsmitteln ist ihnen nicht gestattet, bis sie durch eine gezielte Behandlung keimfrei geworden sind.

Der Vorbeugung dienen sanitäre Überwachung des Trinkwassers und Pasteurisierung der Milch. All die Personen, die mit Typhuskranken Kontakt haben oder die in Gegenden mit nicht ausreichender Wasserhygiene reisen, sollten eine aktive Typhusimpfung durchführen lassen. Notwendig sind Impfungen auch während auftretender Epidemien.

Cholera

In Asien ist die Cholera in wechselnden Bezirken ständig nachweisbar. Dort treten auch immer wieder große Epidemien auf. Durch den vermehrten weltweiten Reiseverkehr besteht für Europäer die Gefahr der Infektion und Verbreitung der Krankheit.

Ursache

Der Erreger ist ein kurzes, gebogenes, bewegliches Stäbchenbakterium, das Vibrio cholerae. Es bildet Toxine. Die Verbreitung erfolgt durch Wasser und Nahrungsmittel, die durch Ausscheidungen von Patienten verunreinigt wurden. Die Inkubationszeit beträgt 2–3 Tage.

Symptome

Es kommt zu Übelkeit, Erbrechen, Fieber und Unterleibsschmerzen. Hinzu kommen starke wasserähnliche Durchfälle, die in einer Menge von 1–20 l ausgeschieden werden. Durch den enormen Flüssigkeitsverlust kommt es zu erheblichem Durstgefühl, verminderter Urinausscheidung, Muskelkrämpfen, eingesunkenen Augen, Fältelung der Haut und Schock.

Therapie und Prophylaxe

Wichtig ist die Flüssigkeitszufuhr in Form von Infusionen, um die starke Austrocknung des Körpers zu mindern. Nach vollständigem Abklingen des Erbrechens muss die Ernährung langsam wieder aufgebaut werden. Die Erreger werden mit Antibiotika bekämpft.

Zur Vorbeugung sind hygienische Wasserversorgung und sanitäre Maßnahmen bei der Beseitigung menschlicher Exkrete wichtig. Bei Verdacht einer Infektion sind Quarantänemaßnahmen Vorschrift. Eine Impfung ist möglich, sie schützt ca. 6 Monate.

Reisediarrhö (infektiöse Durchfallerkrankung)

Die Reisediarrhö ist eine Touristikerkrankung. Als Erreger kommen Viren, Bakterien und Protozoen in Betracht. Sie beruht darauf, dass der Reisende seinen Verdauungstrakt mit ungewohnten und z. T. mangelhaft hygienisch zubereiteten Lebensmitteln überfordert.

Symptome

Nach einigen Tagen treten Durchfall, Bauchschmerzen, Erbrechen und Fieber auf. Nach 2–4 Tagen ist in den meisten Fällen völlige Normalisierung eingetreten.

Therapie und Prophylaxe

Eine medikamentöse Behandlung ist meist nicht notwendig. Wenn eine Durchfallerkrankung länger als 2–3 Tage dauert, muss der Patient sich in ärztliche Behandlung begeben.

Merke

Wichtig ist eine ausreichende Hygiene zur Vorbeugung, d. h. nur gekochte, keine rohen Speisen, kein Eis, Getränke nur aus originalverschlossenen Flaschen zu sich nehmen. Es gilt: „Koche es, schäle es oder lasse es."

Die Darmflora (natürliche Darmbakterien) muss sich anpassen, deshalb sollten in der 1. Woche diätetische Fehler, Stress und übermäßige Anstrengungen vermieden werden.

Wichtig ist es, Typhus (S. 212), Cholera und schwere bakterielle Durchfallerkrankungen auszuschließen, die einer sofortigen ärztlichen Behandlung bedürfen.

12.2.11 Virushepatitis

Definition

Die Virushepatitis ist eine nicht eitrige Leberentzündung, die durch mehrere bekannte Viren hervorgerufen werden kann. Sie werden mit den Buchstaben A–E bezeichnet (HAV, HBV, HCV, HDV, HEV).

Symptome

Die Erscheinungsformen der einzelnen Hepatitiden unterscheiden sich nicht wesentlich. Zwei Drittel aller Erkrankungen verlaufen asymptomatisch, d. h., Symptome treten nicht auf.

Im Anfangsstadium treten leichte Temperaturerhöhung, Abgeschlagenheit, Appetitlosigkeit, Übelkeit, Druckschmerz im rechten Oberbauch durch Lebervergrößerung, evtl. Durchfall und Hautausschlag auf. Das Anfangstadium dauert ca. 2–10 Tage.

Danach folgt die Organerkrankung (Dauer ca. 4–8 Wochen). Ein Drittel der Patienten hat dabei eine Gelbsucht. Der Urin färbt sich dunkel, der Stuhlgang ist entfärbt. Die Augen werden gelb, der Patient klagt über Juckreiz. Laborchemisch steigen die Leberwerte (Transaminasen GPT und GOT) deutlich an. In seltenen Fällen kommt es zu einer sehr schweren Leberentzündung, die zum Tode führen kann.

Nach Abheilen der Entzündung kann die Infektion, besonders bei den Hepatitiden HB, HC und HD, wieder auftreten. Das wird als rezidivierende Hepatitis bezeichnet. Eine weitere Verlaufsform ist die chronische Hepatitis. Die chronische Entzündung kann zur Leberzirrhose (S. 97) führen.

Hepatitis A

Die Hepatitis A macht 20 % aller Hepatitisinfektionen aus. Der Erreger ist das Hepatitis-A-Virus (HAV). Die Übertragung erfolgt durch verunreinigtes Wasser und Nahrungsmittel. Sie kommt meist in Ländern mit niedrigem Hygienestandard vor.

Therapie und Prophylaxe

Der Patient ist infektiös, solange er das HA-Virus im Stuhl ausscheidet (ca. 4 Wochen). Eine eigentliche Therapie gibt es nicht. Der Patient soll Bettruhe einhalten. Es besteht Alkoholverbot, möglichst keine Medikamentengabe, die nicht notwendig ist.

Die Prognose ist gut. Die Ausheilung beträgt nahezu 100 %, eine chronische Form gibt es nicht. Es besteht lebenslange Immunität. Prophylaxe erfolgt durch passive und aktive Impfung.

Hepatitis B

Sie ist mit 55 % aller Infektionen die häufigste. Der Erreger ist das Virus HB. Die Übertragung erfolgt v. a. durch Geschlechtsverkehr, durch Blut oder Blutprodukte und nur selten perinatal von der Mutter auf das Kind. Die Inkubationszeit beträgt 30–180 Tage. Im Blut lassen sich die Virusantigene nachweisen.

Der Verlauf der Erkrankung spielt eine große prognostische Rolle. Es gibt asymptomatische Verläufe, bei denen 65 % der Patienten nach durchgemachter Erkrankung geheilt sind. Bei ca. 25 % der Patienten treten die Symptome akut auf. Sie sind sichtbar erkrankt, aber die Hepatitis heilt ebenfalls durch Beseitigung des Virus (Viruselimination) aus.

Wird das Virus nicht aus dem Körper entfernt, verbleibt das Virus auf Dauer im Körper (Viruspersistenz in ca. 10 % der Fälle). Man bezeichnet die Patienten als Virusträger. Sie können gesund sein (ca. 80 %). Eine chronische Hepatitis entwickelt sich bei 5–10 % der Virusträger. Hier unterscheidet man die chronisch aggressive und die chronisch persistierende Form. Hieraus kann sich eine Leberzirrhose (S. 97) oder ein Leberzellkrebs entwickeln.

Therapie

Es gibt heute den HBV-Impfstoff. Alle Personen, die im Gesundheitsdienst tätig sind, sollten geimpft werden, ferner Patienten, die zu den Risikogruppen gehören (Dialysepatienten, Patienten mit Immunschwäche und Personen, die sich in Endemiegebieten aufhalten). Mittlerweile ist die Impfung jedem anzuraten.

Hepatitis C

Die Hepatitis C wurde früher Non-A-non-B-Hepatitis genannt. Sie wird durch Blut und Blutprodukte übertragen. Betroffen sind auch Patienten nach Organtransplantationen, Dialysepatienten und Drogenabhängige (Fixer). 50–85 % der Infektionen verlaufen chronisch. Es gibt noch keine Impfung. Seit einem Jahr sind spezifische Medikamente zugelassen, die bei hoher Viruslast gegeben werden.

Hepatitis D

Sie wird wie die Hepatitis B übertragen und tritt nur in Kombination mit ihr auf, weil das HD-Virus ein unvollständiges Virus ist und erst zusammen mit dem HB-Virus krankheitserregend wirkt. In Deutschland ist das Vorkommen noch selten.

Hepatitis E

Sie ist in Europa sehr selten. Sie kommt in Indien und Pakistan häufig vor. Das Virus wird durch Wasser und Lebensmittel übertragen. Bei schwangeren Frauen kommt es relativ häufig zu sehr schweren Erkrankungen, die zum Tode führen. Seit 2012 wird ein in China zugelassener Impfstoff erprobt.

12.2.12 Malaria

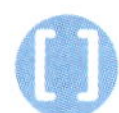

Definition

Weltweit ist Malaria häufigste Infektionskrankheit. Sie geht mit Fieberanfällen einher und kommt in 3 verschiedenen Formen vor: Malaria quartana, Malaria tertiana und Malaria tropica.

Die Malaria ist bei uns eine typische Touristikerkrankung. Rund 30 Millionen Flugtouristen werden jedes Jahr in Deutschland gezählt. Etwa 8–10 Millionen bereisen tropische und subtropische Länder. Die Touristen sind vielen exotischen Erkrankungen ausgesetzt. Wichtig ist eine gute Beratung, wenn nötig Impfung und medikamentöse Vorbeugung gegen Erkrankungen vor, während und ggf. auch nach einer solchen Reise (▸ Abb. 12.11).

12

Ursache

Die Erreger sind einzellige tierische Parasiten (Malariaplasmodien), die durch den Stich der weiblichen Anophelesmücke übertragen werden. Die Erreger durchlaufen mehrere Stadien und reifen hauptsächlich in der menschlichen Leber heran.

Diese Erkrankung tritt in den letzten Jahren durch den Tourismus verstärkt in Europa auf. Die Inkubationszeit ist bei den verschiedenen Formen unterschiedlich:

- **Malaria quartana:** Inkubationszeit 21–40 Tage
- **Malaria tertiana:** Inkubationszeit 10–21 Tage
- **Malaria tropica:** Inkubationszeit 7–20 Tage

Symptome

Die Erkrankung beginnt völlig uncharakteristisch mit Kopf- und Gliederschmerzen (Fehldiagnose: Grippe!). Es folgen Fieber, Schüttelfrost mit schneller Entfieberung. Außerdem kommt es zu Leber- und Milzschwellung, zu Durchfällen, Gelbsucht und Anämie. Wichtig ist es, die Reiseanamnese zu erheben.

Komplikationen

Bei schweren Verlaufsformen, vor allem bei Malaria tropica kommt es zu hämolytischen Krisen durch Zerfall der roten Blutkörperchen.

Kompliziert wird der Verlauf durch Herzwandentzündung, Kreislauf- und Nierenversagen. Mikroembolien des Gehirns können zum Tode führen.

Diagnose

Die Diagnose wird anhand des Blutausstrichs mithilfe eines „dicken Tropfen" kapillaren Blutes gestellt, der vor oder im Fieberschub abgenommen wird. Im Mikroskop sieht man in den roten Blutkörperchen die tierischen Parasiten.

Therapie

An erster Stelle steht die Vorbeugung. Man erkundigt sich, welche Malariaform im Reisegebiet vorliegt und nimmt dementsprechend Antimalaria-Medikamente ein. Es muss berücksichtigt werden, dass es Resistenzen gegen diese Medikamente gibt.

Wichtig ist das Benutzen von Insektensprays, Moskitonetzen, schützender Kleidung (die Mücke sticht nachts!).

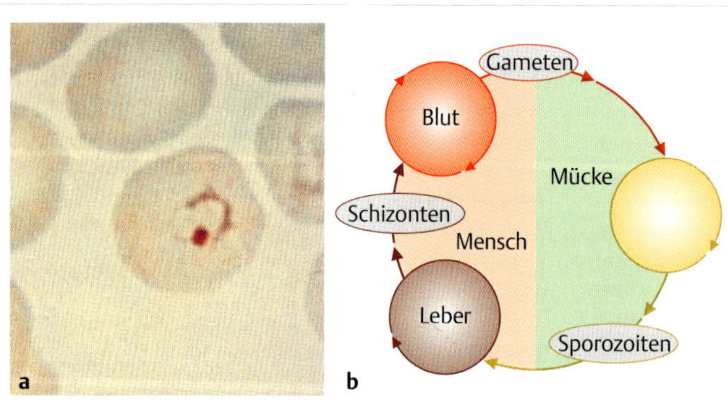

Abb. 12.11 Malaria. a Malariaerreger in roten Blutkörperchen, **b** schematischer Entwicklungsweg der Malariaerreger in der Überträgermücke und im Menschen.

Ist die Erkrankung aufgetreten, muss so schnell als möglich behandelt werden, besonders bei Malaria tropica.

12.2.13 Ebola

Ebola ist eine hochinfektiöse Viruserkrankung. Das Virus ist erst seit 1976 bekannt. Das Virusreservoir ist wahrscheinlich ein Tier (Flughund, Fledermausart in Afrika).

Epidemiologie

Es handelt sich um eine Kontaktinfektion. Körperflüssigkeiten, wie Blut, Kot, Erbrochenes, enthalten die meisten Viren.

2014 trat eine neue schwere Epidemie in Westafrika auf, besonders stark in den Ländern Sierra Leone, Liberia, Guinea und Senegal. Etwa 20 000 Menschen erkrankten, ca. 8 000 verstarben. Auf Grund der sehr starken Ansteckungsgefahr ging die WHO davon aus, dass sich die Erkrankung rasch weltweit ausbreitet. Die Epidemie hat sich abgeschwächt.

Symptome

Grippeähnliche Symptome, wie Fieber, Kopf- und Gliederschmerzen, Übelkeit, Erbrechen, Durchfall, danach hämorrhagisches Fieber mit Schleimhautblutungen im Magen-Darm-Trakt. Es folgen Schockzustand, Kreislaufzusammenbruch und systemisches Organversagen.

Therapie

Strikte Isolierung, Intensitätsabnahmen. Ein Impfstoff wird erprobt.

Vorbeugende Maßnahmen

Desinfektion und Schutzkleidung, Isolierstationen. Kein direkter Kontakt mit Körperflüssigkeiten, kein direkter Körperkontakt mit Verstorbenen in den Familien zur Verabschiedung.

12.2.14 Wurmerkrankungen

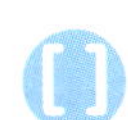

Definition

Würmer gehören in die Gruppe der Parasiten, ein- oder mehrzelliger Lebewesen, die von einem Wirtsorganismus (z. B. vom Menschen) abhängig sind.

Auch in unseren Breiten spielt die Infektion mit Würmern immer noch bzw. wieder eine Rolle. Von den zahlreichen Wurmarten sollen nachstehend die Spulwürmer und Madenwürmer sowie der Rinder-, Schweine- und Fuchsbandwurm besprochen werden.

Spulwürmer

Ursache

Spulwürmer (Askariden) gehören zur Gruppe der Fadenwürmer. Die Wurmeier sind zunächst nicht infektiös, zuerst muss sich im Wurmei der Embryo entwickeln und das geschieht in feuchter Wärme, wie z. B. unter Fingernägeln, in der Gesäßspalte, in feuchten Böden und im Wasser.

Die Ansteckung durch reife Eier erfolgt auf dem Weg der Schmierinfektion (beschmutzte Finger), durch fäkaliengedüngte Salate und Gemüse. Die Entwicklung vom Ei zum Wurm vollzieht sich im menschlichen Darm. Aus den Eiern schlüpfen Larven, sie treten durch die Darmwand in den Blutstrom über, gelangen in das rechte Herz und von dort zur Lunge. Vom Lungengewebe bohren sie sich in die Atemwege (Bronchien) vor und gelangen durch die Luftröhre zur Stimmritze. Von hier geht ihre Wanderung, durch Schlucken aktiv unterstützt, über die Speiseröhre zum Magen und wieder in den Darm. Hier entwickeln sie sich zu geschlechtsreifen Spulwürmern, die 14–20 cm lang werden können. Das Weibchen legt täglich ca. 200 000 Eier.

Symptome und Therapie

Es kommt zu Bauchschmerzen, Blähungen und manchmal zu allergischen Hauterscheinungen. In einzelnen Fällen tritt eine atypische flüchtige Lungenentzündung auf. Im Stuhl können Eier nachgewiesen werden. Den Befall der Lunge mit Larven sieht man bei der Röntgenuntersuchung. Die Behandlung erfolgt durch Medikamente.

Madenwürmer (Oxyuren)

Ursache

Die reifen Eier werden durch Schmierinfektionen übertragen und stammen immer von infizierten Personen und nicht von infizierten Nahrungsmitteln. Auch sie entwickeln sich im Dünndarm zu geschlechtsreifen Tieren und leben im Dünn- und Dickdarm.

Symptome und Therapie

Häufig, besonders nachts, verlassen die Oxyuren den Darm und verursachen dann am After und in seiner Umgebung heftigen Juckreiz. Die dabei entstehenden entzündlichen Erscheinungen können bei der Frau auf die Scheide und Vagina übergreifen. Die Eier sind besonders auf der Haut der Analgegend zu finden. Durch Kratzen und mangelnde Hygiene findet dann eine laufende Selbstinfektion statt. Zur Behandlung sind auch hier Medikamente erforderlich.

Bandwürmer (Taeniae)

Ursache

Bandwürmer sind Darmwürmer ohne Verdauungskanal. Sie halten sich mit Häkchen oder Saugnäpfen an der

Dünndarmwand fest und nehmen als Nahrung unverdauten Darminhalt auf. An den Wurmkopf schließt sich eine größere oder kleinere Kette von Gliedern an. Die einzelnen Glieder verhalten sich wie selbstständige Lebewesen. Jedes Glied ist zwittrig gebaut, enthält also Hoden mit Samenzellen sowie Eierstöcke und Uterus (in dem sich die Eier entwickeln) und eine Geschlechtsöffnung.

Gelangen Eier in den Magen eines Zwischenwirts (Rind oder Schwein), so entwickeln sie sich dort zu blasigen Gebilden, den sog. Finnen. Diese durchbohren die Magen- oder Darmwand und können mit dem Blutstrom in alle Organe gelangen. Wird Fleisch, das mit Finnen infiziert ist, roh gegessen, entwickelt sich aus den Finnen im Darmkanal des Wirts (Mensch) ein Bandwurm.

▸ **Rinderbandwurm.** Dieser kommt in Deutschland immer noch vor, kann bis zu 30 m lang werden und hat eine Lebensdauer von ca. 20 Jahren. Die Finnen finden sich im Muskelfleisch von Rindern und werden mit rohem oder ungenügend gekochtem Fleisch vom Menschen aufgenommen. Aus jeder Finne entwickelt sich im menschlichen Darm ein Bandwurm.

▸ **Schweinebandwurm.** Dieser wird ca. 6 m lang und lebt 20 Jahre. Die Finnen gelangen nach Genuss von rohem Schweinefleisch in den menschlichen Darm.

Symptome

Bandwurmglieder gehen im Stuhl ab. Es kommt zu Bauchschmerzen und Durchfällen. Bei schwereren Fällen kommen Gewichtsverlust und Nervosität hinzu.

Therapie

Auch hier ist eine medikamentöse Therapie nötig. Zur Vorbereitung der Kur sollte der Patient 2 Tage ballaststoffarme Kost zu sich nehmen und anschließend abführen. Eine Bandwurmkur gilt nur dann als erfolgreich, wenn der Kopf des Bandwurms abgegangen ist.

Hunde- und Fuchsbandwurm (Echinokokkose)

Bei dieser Erkrankung ist der Mensch neben verschiedenen Säugetierarten Zwischenwirt, der Hund bzw. Fuchs ist der Endwirt. Der Bandwurm selbst lebt jeweils im Darm des Hundes bzw. des Fuchses.

Man unterscheidet 2 Arten:

- Hundebandwurm (Echinococcus granulosus oder cysticus)
- Fuchsbandwurm (Echinococcus multilocularis)

▸ **Hundebandwurm (Echinococcus cysticus).** Die Eier des Echinokokkus werden über die Nahrung aufgenommen und gelangen über den Darmwand-Pfortader-Kreislauf in Leber (70 %) und Lungen (20 %). Dort bilden sich einzelne Zysten (Hydatide), die im Lauf der Jahre Kindskopfgröße (▸ Abb. 12.12) erreichen können.

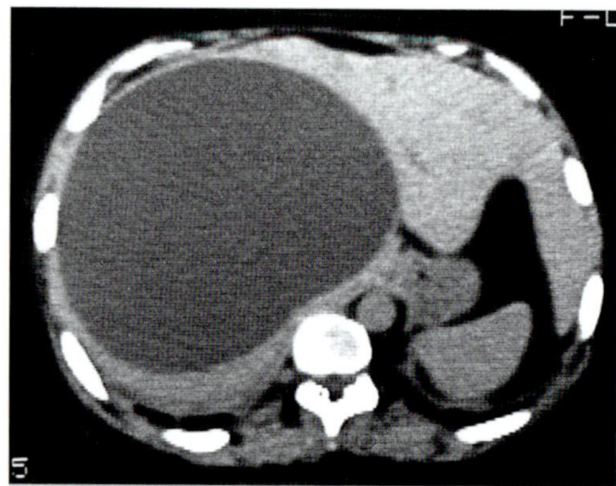

Abb. 12.12 Echinokokkus. Zyste im Computertomogramm.

Er kommt hauptsächlich in den Mittelmeerländern, Mecklenburg und Pommern vor.

Symptome

Jahrelang kann der Patient beschwerdefrei sein. Es treten dann Oberbauchbeschwerden, Appetitlosigkeit und Gelbsucht auf.

Diagnose und Therapie

Zur Diagnosestellung werden die Sonografie, Computertomografie und Blutserumuntersuchungen herangezogen. Die Therapie besteht in der chirurgischen Entfernung der Leberhydatiden.

▸ **Fuchsbandwurm (Echinococcus multilocularis).** Zwischenwirt sind hier Nagetier und Mensch. Er ist viel seltener als der Echinococcus granulosus. Hauptsächlich kommt er auf der schwäbischen Alb, in Tirol, Russland und Alaska vor. Er wächst über die Organgrenzen hinaus. Er bildet keine großen abgegrenzten Zysten und hat keine Kapsel.

Symptome und Diagnose

Die Symptome sind wie oben beschrieben, diagnostisch wird ebenso verfahren. Die Abgrenzung gegen einen bösartigen Tumor ist manchmal schwierig.

Therapie

Chirurgisch lassen sich die Herde oft schlecht entfernen. Es müssen große Teile der Organe entfernt werden, sofern dies überhaupt noch möglich ist. Eine medikamentöse Zusatzbehandlung ist heute zusätzlich einsetzbar. In fortgeschrittenem Stadium ist eine Heilung ausgeschlossen.

12.2.15 Sexuell übertragbare Erkrankungen

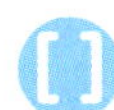

Definition

Zu den sexuell übertragbaren Krankheiten gehören die bakteriellen Erkrankungen Syphilis und Gonorrhö und Viruserkrankungen wie HIV. Auch Protozoen wie die Trichomonaden werden sexuell übertragen.

Im Rahmen des Sextourismus nach Asien und Afrika haben auch die sexuell übertragbaren Erkrankungen zugenommen. Man sollte sich vor Augen halten, dass z. B. in Thailand ca. 30–40 % der Prostituierten HIV-positiv sind. Personen, die sexuelle Kontakte in diesen Ländern suchen, muss dringend angeraten werden, die bekannten Schutzmaßnahmen nicht zu vernachlässigen.

Gonorrhö (Tripper)

Ursache

Die Erreger sind Gonokokken. Sie werden vorwiegend durch sexuellen Kontakt übertragen. Die Inkubationszeit beträgt 2–8 Tage.

Symptome

Beim Mann treten zuerst Entzündungserscheinungen am vorderen Abschnitt der Harnröhrenschleimhaut mit Ausfluss auf. Bei der Frau kommt es entsprechend zur Entzündung der Harnröhre, des Gebärmutterhalses und der Bartholin-Drüsen.

Komplikationen und Therapie

Beim Mann ist ein Übergreifen der Entzündung auf die Prostata, die Samenstränge und Nebenhoden möglich. Nach Abheilung können Narbenzüge zur Harnröhrenverengung (Striktur) führen. Außerdem kann eine einseitige Gelenkentzündung, besonders des Kniegelenks, auftreten. Bei der Frau kann eine aufsteigende Infektion zur Entzündung der Uterusschleimhaut und zur Eileiterentzündung führen. Narbige Verengungen der Tuben können Sterilität zur Folge haben. Die Therapie erfolgt mit Antibiotika.

Syphilis

Ursache

Die Syphilis (Lues) wird durch Spirochäten hervorgerufen. Übertragen wird die Krankheit in der Regel durch sexuellen Kontakt. Die Erreger vermehren sich nach der Infektion und werden über Lymphgefäße und Blutstrom im Organismus weiter verbreitet. Die Inkubationszeit beträgt zwischen 10 und 90 Tagen.

Symptome

Man unterscheidet die Früh- und die Spätsyphilis, bei der Frühsyphilis das primäre und sekundäre Stadium.

Die ersten Anzeichen sind im Bereich des Ansteckungsorts als Geschwür auf verhärtetem Grund (Primäraffekt) zu erkennen. Zusätzlich besteht eine Schwellung der benachbarten Lymphknoten.

Die Ausbreitung des Erregers im Organismus zeigt sich im Auftreten verschiedener Stadien: Hautveränderungen als Flecken, Papeln oder Pusteln, die zusammenfließen können (diese sind hochinfektiös). Auf den Schleimhäuten entstehen flache Geschwüre mit grauem Belag.

Es kann zu schweren Entzündungen der Rachenschleimhaut und zu Anginen kommen, zu Augenschädigungen, Entzündungen an den Röhrenknochen, Leber-, Nieren- und Hirnhautentzündungen. Alle diese Erscheinungen heilen meist ohne Narbenbildung aus.

Eine Syphilis während der Schwangerschaft kann zum Abort, zu Totgeburt oder zu angeborener Syphilis des Neugeborenen führen. Die Spätsyphilis ist nicht ansteckend, jedoch chronisch und wirkt zerstörend. Sie betrifft das Nervensystem (Neurolues), das Herz und die großen Gefäße (besonders gefährlich), Haut, Knochen und Leber.

Therapie

Die Behandlung erfolgt mit Antibiotika.

Trichomonadeninfektion

Ursache

Trichomonaden sind geißelartige einzellige tierische Lebewesen. Sie gehören zur Gruppe der Protozoen. Eine Infektion mit Trichomonaden erfolgt häufig durch Geschlechtsverkehr, es gibt aber auch andere Übertragungsmöglichkeiten, wie Bäder, gemeinsam benutzte Waschlappen usw.

Symptome

Bei der Frau verursachen Trichomonaden eine Entzündung des Scheideneingangs und der Scheide sowie der Harnröhre, beim Mann eine Entzündung der Harnröhre, der Samenblase und der Vorsteherdrüse (Prostata). Bei der Frau ist die Vaginalschleimhaut hochrot, geschwollen, juckt und brennt, hinzu kommt ein eher dünnflüssiger Ausfluss. Beim Mann tritt eine Entzündung der Harnröhrenschleimhaut mit leichtem Ausfluss auf.

Therapie

Wichtig ist die Behandlung von Mann und Frau. Mittel der Wahl sind Metronidazolpräparate (z. B. Clont).

HIV-Infektion, AIDS

Definition

Der Name AIDS ist ein Kürzel aus den Anfangsbuchstaben der englischen Krankheitsbezeichnung (acquired immunodeficiency syndrome, zu deutsch: erworbener Immunmangel).

Häufigkeit und Verbreitung

AIDS-Kranke gab es wohl schon in den 70er-Jahren in örtlich begrenzten Gebieten Äquatorialafrikas. Die Krankheit wurde nur noch nicht als eigenständiges Krankheitsbild erkannt. Durch Exotiktourismus mit Sexkontakten wurde AIDS nach Haiti und von da durch Homosexuelle in die Vereinigten Staaten verschleppt und erreichte schließlich Europa. Risikogruppen sind:

- Menschen mit homosexuellem und Menschen mit bisexuellem Verhalten und Menschen mit häufig wechselnden Geschlechtspartnern (Promiskuität)
- Drogenabhängige, die benutzte Spritzen untereinander weitergeben
- Sexualpartner der o. g. Gruppen
- Kinder, deren Mütter während der Schwangerschaft infiziert waren
- Personen, die verunreinigte Blutprodukte (Plasmakonzentrate) erhielten

Nach Schätzungen der WHO sind Ende 2012 weltweit ca. 60 Millionen Menschen mit HIV infiziert. Die genaue Zahl ist unbekannt. Die meisten Infizierten leben auf dem afrikanischen Kontinent. In einigen Staaten sind bis zu 60 % der Bevölkerung infiziert. Hier sind in den letzten Jahren die meisten Toten zu verzeichnen.

Ursache

Erreger ist das HI-Virus (▸ Abb. 12.13). Im Laufe des Jahres 1984 konnte der AIDS-Erreger zunächst in Frankreich, etwas später in den USA als sog. Retrovirus identifiziert werden. Man unterscheidet HIV-1 und HIV-2.

Die HI-Viren wurden u. a. im lymphatischen Gewebe, im Blut, in der Samenflüssigkeit, im Speichel und in der Tränenflüssigkeit nachgewiesen. Das Virus ist so empfindlich, dass es rasch außerhalb des menschlichen Körpers abstirbt. Durch Tröpfcheninfektion (Husten, Niesen) und durch Gegenstände, die infizierte Personen benutzen (auch Toiletten), kann es nicht übertragen werden.

Die Infektion erfolgt durch erregerhaltiges Blut, andere Körperflüssigkeiten (z. B. Samenflüssigkeit, Muttermilch, Vaginalsekret) über Haut- und Schleimhautverletzungen (After-, Scheiden-, Mundschleimhaut-, Zahnfleischverletzungen). Die Übertragungsmöglichkeiten auch bei kleinsten Blutungen und wechselseitigen Verletzungen führen dazu, dass bestimmte Sexualpraktiken (Anal-, stürmischer Vaginal- und Mundverkehr, Fellatio) eine besondere Ansteckungsgefahr mit sich bringen.

Der frühe Krankheitsbeginn bei Säuglingen HIV-infizierter Mütter zeigt, dass das Virus die sog. Plazentaschranke überwinden kann und die Infektion schon im Mutterleib stattfindet. Das Risiko zu erkranken liegt für das Kind bei ca. 10 %, häufigster Zeitpunkt der Übertragung ist während der Entbindung.

Die krankmachende Wirkung des HIV beruht darauf, dass es das Immunsystem angreift. Vom Virus werden Immunzellen, wie z. B. T4-Lymphozyten, Makrophagen, Monozyten und Gehirnzellen befallen. Diese Zellen werden zerstört (T-Helferzellen und T-Suppresserzellen). Dadurch können die verschiedenartigsten Infektionskrankheiten auftreten. Besonders vor Pilzen und Virusinfektionen kann sich der Körper nicht mehr ausreichend schüt-

12

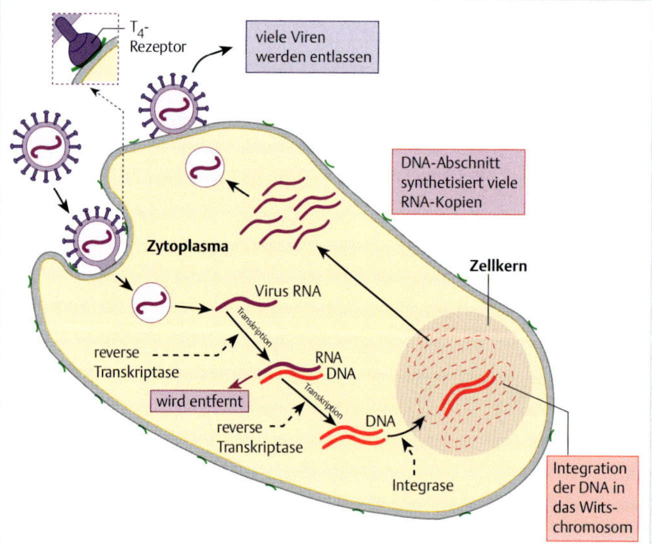

Abb. 12.13 HIV-Infektion. Schematische Darstellung der Virusvermehrung.

Tab. 12.3 CDC-Klassifikation mit Symptomen und Begleiterkrankungen

Gruppe	Bezeichnung	Symptome und Begleiterkrankungen
I	akute HIV-Erkrankung	mononukleoseähnliches Krankheitsbild: Lymphknotenschwellung, Fieber, Angina, Milzschwellung, Hautausschläge, HI-Virus-Nachweis Antikörper oft noch negativ
II	asymptomatische Phase	Patienten sind Virusträger, sind aber ohne Krankheitssymptome. Dauer Monate bis Jahre
III	generalisierte Lymphadenopathie (LAS)	über mindestens 3 Monate bestehende Lymphknotenschwellung, veränderte Laborwerte, HIV-Antikörper positiv bei allen Patienten
IV	(mehrere Untergruppen)	**klinische Symptome:** Nachtschweiß, Fieber, Durchfälle (alles länger als 1 Monat), Gewichtsverlust größer 10 %, deutliche Verminderung der T-Helferzellen **neurologische Symptome:** Hirnentzündung mit Hirnatrophie (Rückgang des Hirngewebes), psychische Veränderungen bis hin zu Gedächtnisstörungen, am Rückenmark degenerative Veränderungen, motorische Schwäche, Gefühlsstörungen etc. **Infektionskrankheiten**, z. B. Pilzinfekte (Lungenentzündung durch Pneumocystis carinii) und Kandidainfekte, Infektionen durch Bakterien z. B. Salmonellen, Virusinfekte z. B. Cytomegalie und Herpesinfekte **bösartige Neubildungen:** z. B. Kaposi-Sarkom, eine auch im Hautbereich auftretende Krebsart mit Knotenbildung und violett bis braun-bläulichen Hautveränderungen. Auch Darmkrebs, Zungen- und verschiedene Blutkrebsarten werden beschrieben.

zen. Die Inkubationszeit beträgt durchschnittlich 6 Monate bis 3 (bis 6) Jahre.

Symptome und Verlauf

Zunächst ist der Betroffene mit dem HI-Virus infiziert und es sind noch keine Krankheitssymptome ausgebrochen. Dieses Stadium kann Jahre dauern. Treten plötzlich Krankheitszeichen auf, spricht man von der AIDS-Erkrankung. Der Verlauf von AIDS ist zeitweise gleichbleibend und verschlechtert sich dann wieder zunehmend. Eine Heilung bzw. eine Rückbildung eines einmal erreichten Krankheitszustands ist derzeit nicht möglich. Die Krankheit führt also mehr oder weniger schnell zum Tode.

Derzeit wird der Krankheitsverlauf in 3 Gruppen (CDC-Klassifikation) eingeteilt, die der ▶ Tab. 12.3 zu entnehmen sind.

Diagnose

Eine HIV-Infektion darf nur diagnostiziert werden, wenn die spezifischen Antikörper zweifelsfrei nachgewiesen werden (ELISA-Test, Western-blot-Test, ▶ Abb. 12.14). Der direkte Virusnachweis ist möglich, jedoch sehr aufwendig.

Therapie

Gesunde Lebensführung steht bei HIV-Infizierten besonders im Vordergrund. Antivirale Therapie wird z. B. mit Retrovir, Norvir, Viracept durchgeführt. Dazu gehören auch Prophylaxe und angemessene Therapie der krankheitstypischen Infektionskrankheiten, psychologische Betreuung und soziale Hilfe. An der Entwicklung von Impfstoffen wird fieberhaft gearbeitet.

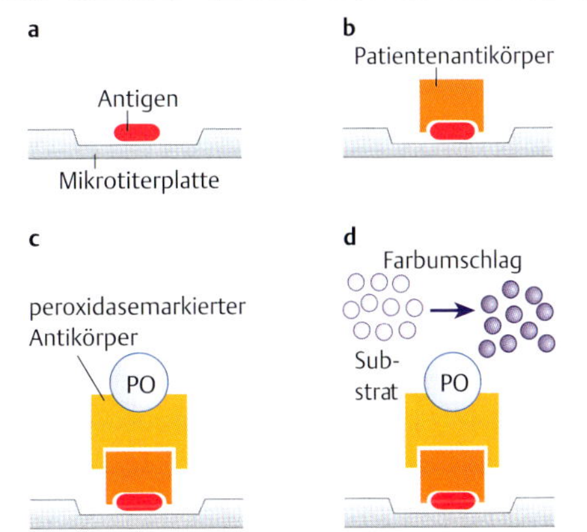

Abb. 12.14 ELISA-Suchtest. Test zum Nachweis von spezifischen Antikörpern.

Prognose

Derzeit zeichnet sich ab, dass ca. 50 % der HIV-Infizierten AIDS innerhalb von 10 Jahren entwickeln. Ohne Behandlung versterben diese Patienten innerhalb von ca. 3–4 Jahren meist durch Infektionen.

Durch die sich immer weiter verbessernde antivirale Therapie kann die Lebensdauer verlängert werden. Diese Behandlung ist sehr teuer. In armen Ländern ist sie nicht bezahlbar.

Erstaunlicherweise können ca. 3 % der HIV-infizierten Kinder das Virus eliminieren. Bei ca. 5 % aller Infizierter besteht nach 12 Jahren noch Symptomfreiheit ohne Ausbruch der Krankheit.

Prophylaxe

Die einzig sinnvolle Maßnahme ist Vermeidung des Kontakts mit Blut, Sperma und Speichel infizierter Personen. Bei sexuellen Kontakten sollten risikoarme Praktiken ohne Austausch von Körperflüssigkeiten gewählt und grundsätzlich Kondome verwendet werden (Safer Sex). Promiskuität ist risikoreich!

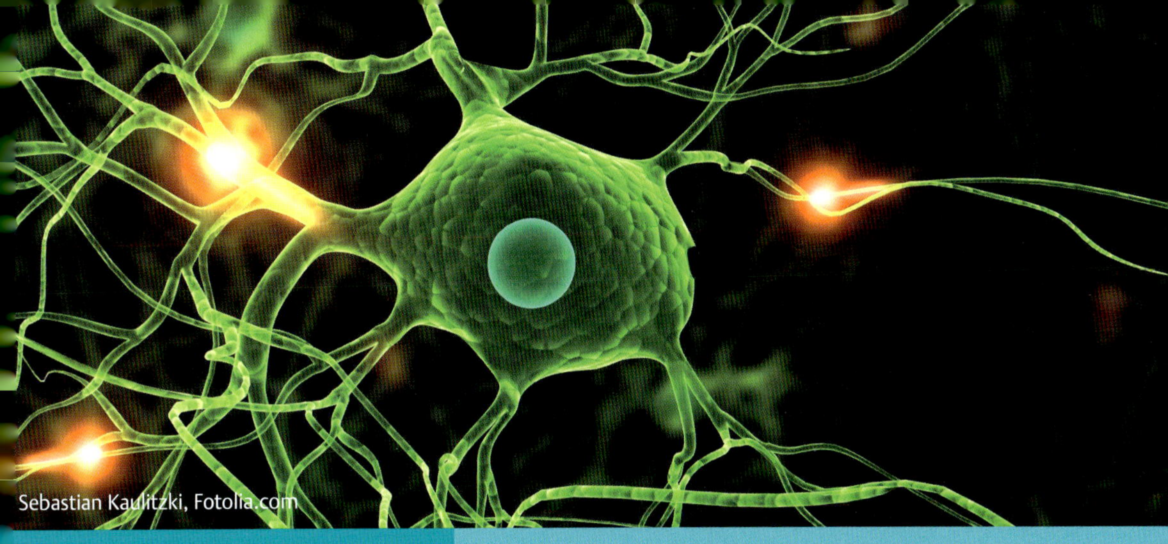

Kapitel 13

Nervensystem

13.1	Einführung	*222*
13.2	Neurologische Erkrankungen	*232*

13 Nervensystem

Walther Wenzel

13.1 Einführung

Das Nervensystem ist in 2 wesentliche Funktionssysteme eingeteilt. Zum einen lenkt es alle Vorgänge, die willkürlich hervorgerufen und bewusst werden können. Dieser Anteil des Systems ist das zerebrospinale System. Zu diesem Teil gehören das periphere und das zentrale Nervensystem. Das zentrale Nervensystem umfasst das Gehirn und das Rückenmark.

Zum anderen regelt es die Tätigkeit der inneren Organe, d. h. die vegetativen Funktionen des Organismus. Dieser Anteil des Nervensystems ist dem Willen nicht unterworfen, es arbeitet selbstständig (autonom). Es wird autonomes oder vegetatives Nervensystem genannt. Das Nervensystem ist aus Nervengewebe (S. 33) aufgebaut.

13.1.1 Gehirn

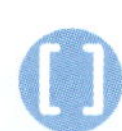

Definition

Das Gehirn ist Sitz der wichtigsten Schalt- und Steuerungsvorgänge des Körpers (▶ Abb. 13.1). Man unterscheidet Großhirn, Kleinhirn und Hirnstamm. Beim Hirnstamm wird zwischen Mittel-, Zwischen- und Rautenhirn unterschieden.

Das ca. 1 400 g schwere Gehirn liegt geschützt in der Schädelhöhle. Seine Oberfläche ist wie das Schädeldach konvex gewölbt, seine Unterfläche ist unregelmäßig gestaltet und passt sich den 3 Gruben der Schädelbasis an.

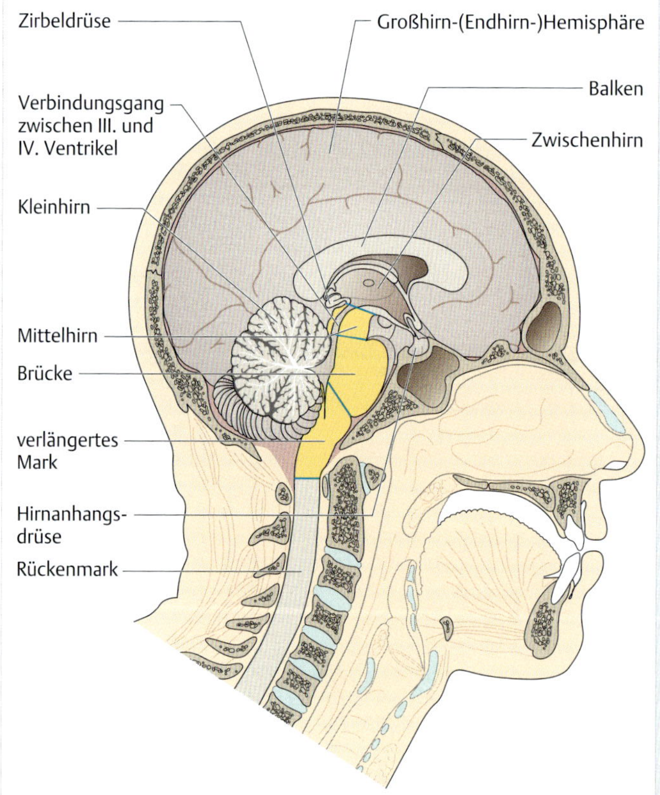

Abb. 13.1 Gehirn. Schematische Übersicht (Mittelschnitt). Hirnstamm, Kleinhirn und Großhirn.

Das Gehirn ist nicht nur durch die knöcherne Schädelkapsel, sondern, wie auch das Rückenmark, durch 3 bindegewebige Hirnhäute (Meningen) geschützt:

- An der Innenseite der Schädelkapsel liegt die harte Hirnhaut (Dura mater).
- Unter dieser liegt die Spinnengewebehaut (Arachnoidea). Sie besteht aus einem feinen Maschenwerk von Bindegewebe.
- Auf die Spinnengewebehaut folgt die weiche Hirnhaut (Pia mater), die der Gehirnrinde unmittelbar fest aufliegt. Sie passt sich jeder Windung und Spalte der Gehirnoberfläche an. In der weichen Hirnhaut befinden sich die Blutgefäße, die das Gehirn ernähren.

Der Raum zwischen Spinnengewebehaut und weicher Hirnhaut ist mit einer Flüssigkeit, der Hirn-Rückenmark-Flüssigkeit (Liquor cerebrospinalis), gefüllt. Dieser Flüssigkeitsmantel, in der Gehirn und Rückenmark gleichsam schwimmen, gewährt diesen lebenswichtigen Organen einen zusätzlichen Schutz vor Gewalteinwirkungen.

Im Inneren des Gehirns finden sich 4 Hohlräume, die Hirnventrikel, die ebenfalls mit Liquor gefüllt sind, der hier gebildet wird. Der Flüssigkeitsraum zwischen Spinnengewebehaut und weicher Hirnhaut steht mit den Hirnventrikeln in Verbindung.

Das Großhirn

Das Großhirn ist das Organ des Denkens und Bewusstwerdens (▶ Abb. 13.2). Es ist der Sitz des Verstandes und aller geistigen und seelischen Regungen des Menschen. Im Hirnstamm dagegen finden sich die Zentralen, die Kreislauf, Atmung und Stoffwechsel regulieren.

Das Großhirn besteht aus der Hirnrinde und dem Hirnmark. Die Hirnrinde wird wegen ihrer grauen Färbung auch die graue Substanz genannt. Sie besteht aus den Zellkörpern der Nervenzellen. In der weißen Substanz des Hirnmarks verlaufen die von den Nervenzellen ausgehenden Fortsätze (Neuriten), die sich zu Leitungsbahnen zusammenschließen.

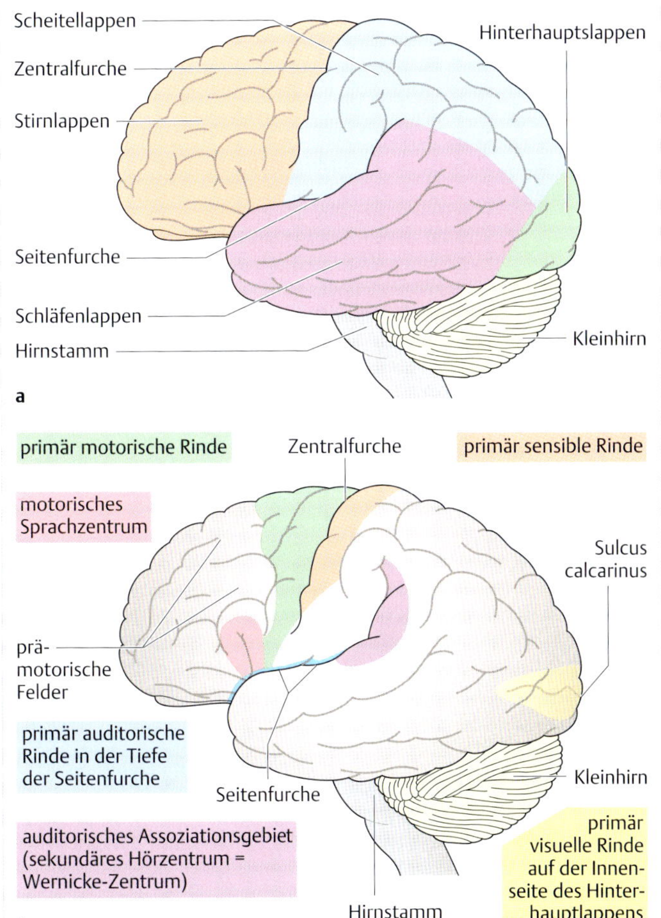

Abb. 13.2 Großhirn. Darstellung der wichtigsten **a** Großhirnabschnitte und **b** funktionellen Hirnrindenareale.

Die Großhirnrinde ist nicht glatt, sondern besitzt ein charakteristisches Relief, das von leicht erhabenen Windungen, den Hirnwindungen (Gyri) und Furchen (Sulci), geprägt wird. Das Großhirn hat von oben betrachtet die Form von 2 Halbkugeln, die Großhirnhälften (Hemisphären). Sie sind durch einen Längsspalt voneinander getrennt.

In der Tiefe dieses Spaltes sind die linke und rechte Hemisphäre durch eine breite, quer verlaufende weiße Nervenmasse, dem Balken, miteinander verbunden. In ihm verlaufen Leitungsbahnen, die die nervalen Reize zwischen beiden Hemisphären übertragen. An beiden Großhirnhälften lassen sich jeweils 4 Bezirke, sog. Lappen, abgrenzen. Dies sind: Stirn-, Scheitel-, Schläfen-, und Hinterhauptlappen.

Zwischen Stirn- und Scheitellappen einerseits und dem Schläfenlappen andererseits verläuft eine tiefe Furche in der Hirnoberfläche, die sog. Sylvius-Furche. Eine ebenfalls deutliche, für die Orientierung am Gehirn bedeutsame Furche liegt zwischen Stirn und Scheitellappen, sie wird Zentralfurche genannt.

Das Großhirn enthält alle wichtigen übergeordneten Befehlszentralen und Wahrnehmungsfelder, die an ganz bestimmten Stellen der Hirnrinde lokalisiert sind. So liegt in der Hirnwindung vor der Zentralfurche (Gyrus praecentralis) das motorische Rindenfeld, das der Ausgangspunkt der Befehle an die quergestreifte Muskulatur (Skelettmuskulatur) ist. Die Nervenzellen, die ihre Impulse an Zehen- und Fußmuskeln senden, liegen oben in Scheitelhöhe der Hirnwindung. Stufenweise nach unten folgen die Felder für die Bein-, Rumpf, Arm- und Handmuskulatur. Nahe der Sylvius-Furche liegen die Zentralen für Hals- und Kopfmuskulatur.

Die in den Nervenzellen entstehenden Impulse werden von den Pyramidenbahnen fortgeleitet. Diese Bahnen kreuzen im Hirnstamm von der linken auf die rechte Seite. So kommt es, dass die Bahnen der rechten Großhirnhälfte die linke Körperseite und die der linken Großhirnhälfte die rechte Körperseite versorgen.

In Höhe des Zwischenhirns verlaufen alle auf- und absteigenden Leitungsbahnen einer Gehirnhälfte auf einem sehr kleinen Bezirk zusammengedrängt in der sog. inneren Kapsel. Zerstörungen dieses Bezirks, z. B. durch Blutungen bei einem Schlaganfall (S. 77), können die Funktion einer ganzen Großhirnhälfte vollständig ausschalten.

Merke

Ereignet sich die Blutung in der rechten Großhirnhälfte, so ist die linke Körperhälfte gelähmt und umgekehrt, wobei im Kopfbereich durch die Innervierung der Hirnnerven die gleiche Seite betroffen ist (hier erfolgt keine Kreuzung der Hirnnervenbahnen).

▸ **Broca-Sprachzentrum.** Vor den motorischen Rindenfeldern liegen andere Felder, in denen Bewegungen von ganzen Muskelgruppen für bestimmte Vorgänge, wie Schreiben, Sprechen, Augenbewegungen, koordiniert werden. Diese Felder werden Planungsfelder genannt. Fällt z. B. durch Verletzung oder Krankheit das Feld für das Sprechen (Broca-Sprachzentrum) aus, so kann der Betreffende wohl die Zungen-, Lippen und Kehlkopfmuskulatur bewegen, wenn das motorische Rindenfeld im Gyrus praecentralis intakt ist, er kann aber trotzdem nicht sprechen, weil die dazu benötigten Muskeln nicht mehr in exakter Weise koordiniert werden können, wie dies zum Sprechen nötig ist.

▸ **Bewusstes Körperfühlen.** In der ersten Hirnwindung hinter der Zentralfurche (Gyrus postcentralis) liegt das Zentrum für die bewusste Körperfühlsphäre. Hier werden alle Empfindungen, die von den Rezeptoren der Haut, Schleimhaut, Muskeln, Sehnen und Bändern aufgenommen werden, bewusst wahrgenommen. Ein Schmerz am Fuß beispielsweise wird an dieser Stelle des Gehirns bewusst gemacht. Durch einen weiteren Schaltplan wird der Reiz zum Fuß zurückprojiziert und am Fuß als Schmerz empfunden.

▸ **Sehzentrum.** Das Sehzentrum liegt im rechten und linken Hinterhauptlappen. Wird es zerstört, ist der Betreffende blind. Vor dem Sehzentrum liegt ein Rindenbezirk, in dem alles, was man einmal gesehen hat, gespeichert wird. Wird gerade dieses Zentrum der „optischen Erinnerung" durch eine Krankheit oder Verletzung zerstört, so kann der Betreffende bei intaktem Sehzentrum wohl alle Dinge sehen, er kennt aber ihre Bedeutung nicht mehr. Dieser Zustand wird Seelenblindheit genannt.

▸ **Hörzentrum.** Das Hörzentrum liegt im linken und rechten oberen Schläfenlappenbereich. Hier werden alle akustischen Wahrnehmungen bewusst. Wird es zerstört, ist der Mensch taub.

In seiner Nähe liegt ein Bezirk, in dem die Erinnerung an alle gehörten Töne, Klänge, Laute und Geräusche festgehalten werden. Mithilfe des Wernicke-Zentrums erkennt man z. B. eine bestimmte Melodie wieder und der Knall eines Pistolenschusses kann von dem eines Donnerschlags unterschieden werden. Fällt dieses Zentrum aus, so kann der Betreffende wohl noch Hören, er weiß aber nicht mehr, was er hört. Er ist seelentaub.

Hirnstamm

Von den Hemisphären des Großhirns fast völlig bedeckt, liegen die übrigen Abschnitte des Gehirns, Zwischen-, Mittel- und Rautenhirn, die als Hirnstamm bezeichnet werden (▸ Abb. 13.3). Im Hirnstamm liegt eine Fülle von Umschaltstationen von nervalen Leitungsbahnen, die zum Gehirn ziehen. Hier liegen auch die Zentralen für das autonome vegetative Nervensystem.

Im Zwischenhirn befindet sich die zentrale Steuerung des Stoffwechsels, des Wachens und Schlafens, des Hungers, des Durstes usw.

An der Unterfläche des Zwischenhirns hängt an einem schmalen Stiel eine der wichtigsten Hormondrüsen, die Hypophyse. Dem Zwischenhirn schließt sich rückenmarkwärts das Mittelhirn und diesem das Rautenhirn an. An

13

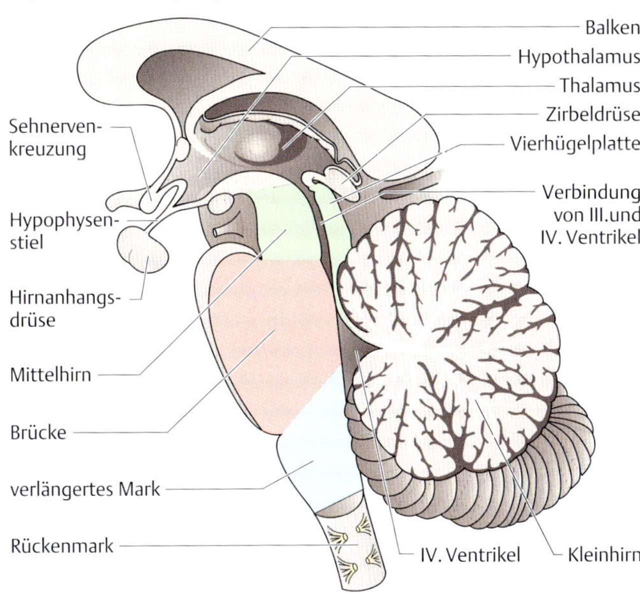

Abb. 13.3 Hirnstamm und Kleinhirn. Schematische Übersicht.

seiner Unterfläche findet sich ein vorspringender Wulst, die Brücke (Pons).

Zum Rautenhirn wird auch das verlängerte Mark (Medulla oblongata) gerechnet, das den Übergang vom Hirnstamm zum Rückenmark darstellt. Im verlängerten Mark liegen lebenswichtige Zentren des autonomen Nervensystems, die Zentren für die Atmung, die der Herzsteuerung und der Nerven, die die Blutgefäße enger und weiter stellen usw. Hier findet auch die oben beschriebene Kreuzung der Pyramidenbahnen statt.

Kleinhirn

Über dem Rautenhirn liegt das etwa apfelgroße Kleinhirn, das aus 2 halbkugeligen Hälften besteht (▸ Abb. 13.3). Beide Hälften sind durch ein Mittelstück, den Wurm, miteinander verbunden. Die Oberfläche des Kleinhirns ist nicht glatt, sondern zeigt rillenartige Windungen und Furchen, die ununterbrochen auch über den Kleinhirnwurm hinweg von einer Kleinhirnhälfte (Hemisphäre) zur anderen ziehen.

Auch am Kleinhirn gibt es eine Rinden- und Markschicht. Die Erstere besteht aus Nervenzellen (graue Substanz), die letztere aus Leitungsbahnen (weiße Substanz). Aus dem Mark ziehen Streifen aus weißer Substanz zu den Windungen und bilden dabei eigenartige baumähnliche Verästelungen, die auf einem Schnitt durch das Kleinhirn deutlich zu erkennen sind. Mit 3 symmetrisch angelegten Armpaaren, in denen Leitungsbahnen verlaufen, ist das Kleinhirn mit dem übrigen Gehirn verbunden.

Das Kleinhirn kontrolliert das geordnete Zusammenspiel der Muskeln als Spieler und Gegenspieler, Muskelspannung und Muskelkraft. Außerdem besitzt es eine besondere Bedeutung für die Stabilisierung des Körpergleichgewichtes und die Koordination.

Hirnnerven

Die 12 paarig angelegten Hirnnerven, die an der Basis des Gehirns entspringen, übermitteln dem Gehirn die Wahrnehmungen der Sinnesorgane (Nase, Augen, Ohren und Zunge). Außerdem steuern sie die willkürliche Betätigung der Gesichts- und Augenmuskulatur (▸ Abb. 13.4).

Die 12 Hirnnerven sind:

- 1. Riechnerv (N. olfactorius)
- 2. Sehnerv (N. opticus)
- 3. gemeinsamer Augenmuskelnerv (N. oculomotorius)
- 4. oberer Augenmuskelnerv (N. trochlearis)
- 5. 3-teiliger Nerv (N. trigeminus)
- 6. äußerer Augenmuskelnerv (N. abducens)
- 7. Gesichtsnerv (N. facialis)
- 8. Hörnerv (N. vestibularis)
- 9. Zungenschlundkopfnerv (N. glossopharyngeus)
- 10. Lungen-Magen-Nerv (N. vagus)
- 11. Beinerv (N. accessorius)
- 12. Zungenmuskelnerv (N. hypoglossus)

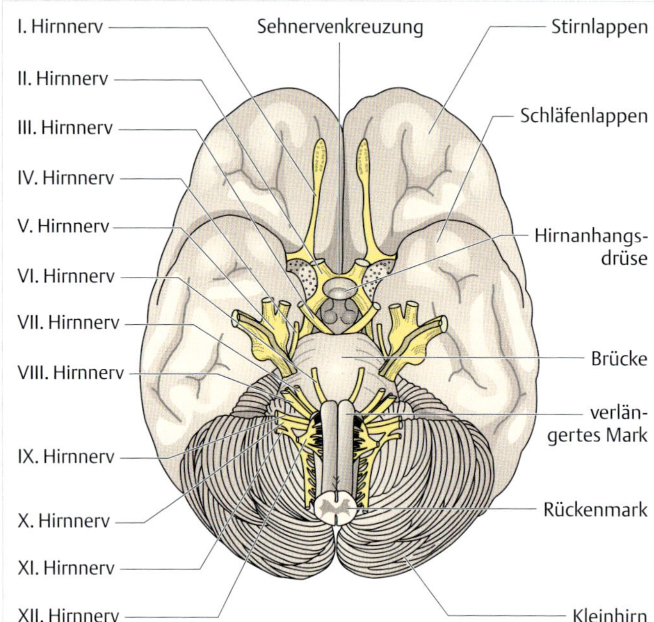

Abb. 13.4 Hirnnerven. Hirnbasis mit austretenden Hirnnerven von unten gesehen.

13.1.2 Rückenmark

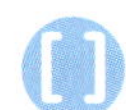

Definition

Das Rückenmark ist eine Säule aus Nervengewebe, deren Länge von der Körpergröße abhängt. Es liegt gut geschützt in einem knöchernen Kanal, der von den einzelnen Wirbeln der Wirbelsäule gebildet wird (▶ Abb. 13.5).

13

Das untere Ende des Rückenmarks liegt in Höhe des 1. und 2. Lendenwirbels, kopfwärts geht es ohne scharfe Abgrenzung in das verlängerte Mark des Hirnstamms über.

Das Rückenmark ist wie das Gehirn von 3 bindegewebigen Häuten eingehüllt. Die weiche Rückenmarkshaut (Pia mater) liegt der Oberfläche des Rückenmarks auf. Ihr folgt nach außen hin die feine Spinnengewebehaut (Arachnoidea) und dieser schließlich die derbe harte Rückenmarkshaut (Dura mater).

Liquor

Der Raum zwischen der Spinnengewebehaut und der weichen Rückenmarkshaut ist mit der Gehirn-Rückenmark-Flüssigkeit (Liquor) gefüllt. Dieser Flüssigkeitsmantel verleiht dem Rückenmark einen zusätzlichen Schutz vor Gewalteinwirkungen.

Liquor wird in Hohlräumen des Gehirns, den sog. Hirnkammern oder Ventrikeln, gebildet. Die Gesamtmenge der wasserklaren, eiweiß- und zellarmen Flüssigkeit beträgt ca. 150 ml.

Bei verschiedenen Krankheiten des Rückenmarks und des Gehirns ist seine Zusammensetzung in typischer Weise verändert. Zur Liquoruntersuchung (Lumbalpunktion) wird der Flüssigkeitsraum mit einer langen speziellen Nadel zwischen den Dornfortsätzen des 3. und 4. Lendenwirbels angestochen und etwas Liquor durch die Nadel abgelassen.

Spinalnerv

Auf einem Querschnitt des Rückenmarks ist eine außen gelegene weiße Substanz und eine innen gelegene graue Substanz erkennbar, die die charakteristische Form eines Schmetterlings besitzt (▶ Abb. 13.6). Man bezeichnet dies als Schmetterlingsfigur. Die bauchwärts gelegenen „Flügel" dieser Figur werden als Vorderhörner, die rückwärts gelegenen als Hinterhörner bezeichnet.

Die graue Substanz enthält Nervenzellen. In der weißen Substanz verläuft eine Vielzahl von Nervenbahnen. Auf der Höhe jedes Wirbels gehen vom Rückenmark rechts und links Nerven ab, die den Wirbelkanal durch die jeweiligen Zwischenwirbellöcher verlassen. Insgesamt gibt es 31 solcher Nervenpaare, die Spinalnerven.

Ein Spinalnerv verlässt nicht als einheitlicher Stamm das Rückenmark, sondern hat zunächst 2 Abgänge, die Wurzeln genannt werden. Entsprechend ihrer Lage spricht man von einer vorderen und einer hinteren Wurzel. Vor dem Austritt aus dem knöchernen Wirbelkanal vereinigen sich beide Wurzeln zu einem gemeinsamen Stamm, dem Spinalnerv. Kurz vor der Vereinigung beider Wurzeln zum Stamm des Spinalnerv verdickt sich die hintere Wurzel eiförmig zu dem Spinalganglion.

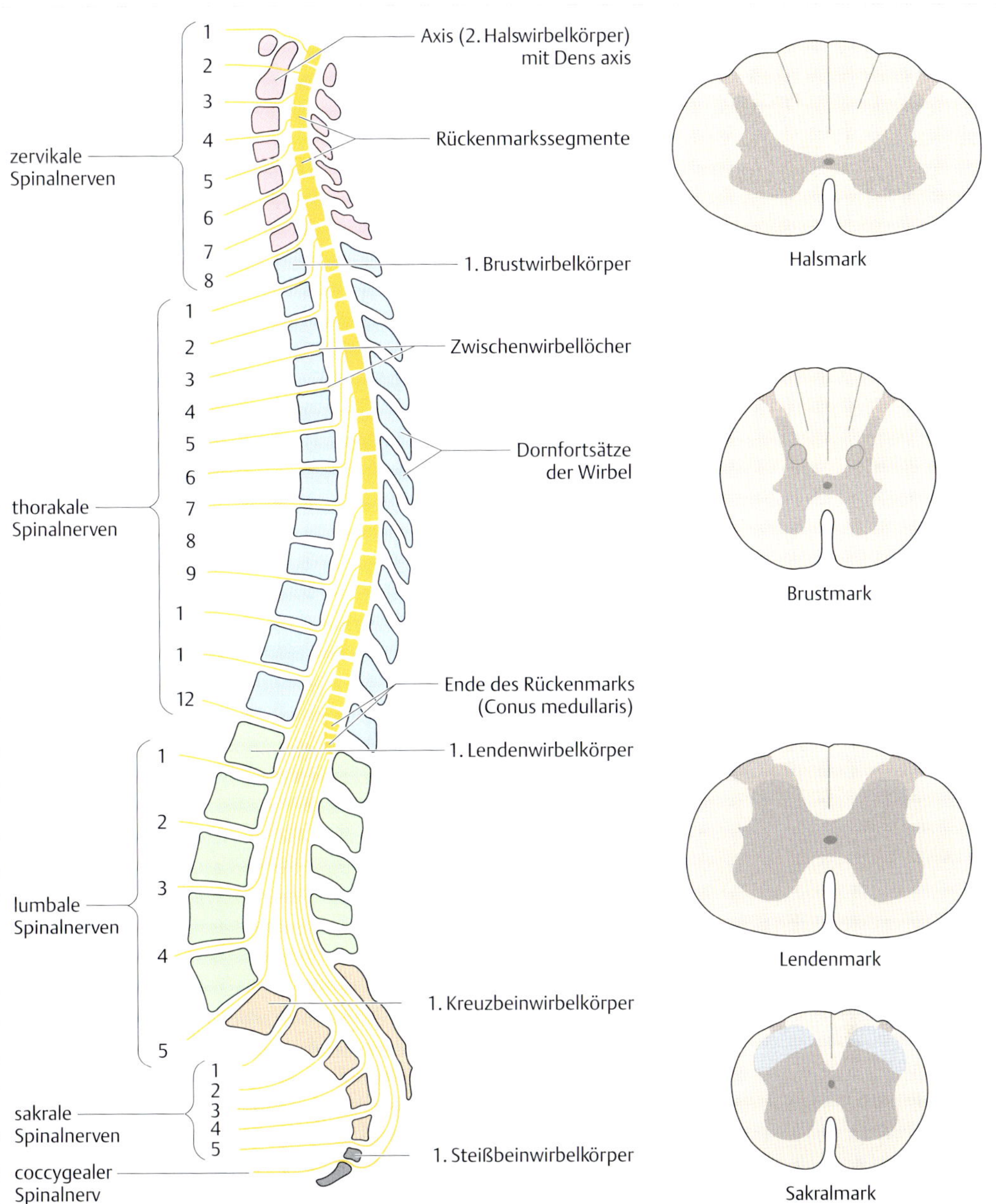

Abb. 13.5 Rückenmarksabschnitte. Gliederung der Wirbelsäule und der zugehörigen Rückenmarksabschnitte. Das Rückenmark endet in Höhe des 1. Lendenwirbels.

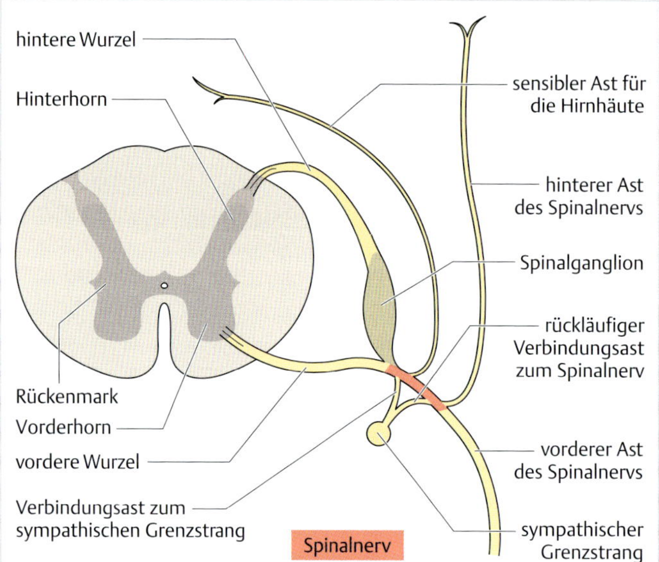

Abb. 13.6 Spiralnerv. Schematische Darstellung der Nervenwurzel, des Spinalnervs und der zugehörigen Nervenäste.

In den Spinalnerven laufen sowohl die sensiblen als auch die motorischen Nervenbahnen. Die von der Peripherie des Körpers kommenden sensiblen Fasern gelangen durch die hinteren Wurzeln in das Rückenmark.

Die einlaufenden Sinnesreize werden im Wesentlichen auf folgende Weise weiterverarbeitet.

▸ **Reizaufnahme.** Bestimmte sensible Fasern werden im Spinalganglion auf andere sensible Bahnen umgeschaltet, die im hinteren Anteil der weißen Substanz zu einem Zentrum (Körperfühlsphäre) des Gehirns laufen. Dort werden die Sinnesreize bewusst.

Andere sensible Bahnen, die ebenfalls durch die hintere Wurzel in das Rückenmark eintreten, gelangen durch das Hinterhorn zum Vorderhorn, wo sich motorische Nervenzellen befinden.

▸ **Motorische Antwort.** Die motorischen Nervenzellen beantworten den eingelaufenen Reiz mit einem Impuls, der auf motorische Nervenfasern übertragen wird. Diese motorischen Nervenfasern verlassen das Rückenmark durch die vordere Wurzel und laufen zur quergestreiften Muskulatur, wo eine entsprechende Reaktion ausgelöst wird.

▸ **Reflex.** Gelangt ein Reiz auf diesem Wege direkt an die motorischen Nervenzellen des Rückenmarks, so wird das Gehirn von diesem Reiz nicht „benachrichtigt", die ausgelöste Muskelbewegung läuft ohne unseren Willen, d. h. unwillkürlich ab. Eine solche Bewegung wird Reflex genannt.

Wie eine solche Reflexreaktion abläuft, wird am Beispiel des Patellarsehnenreflexes erklärt (▸ Abb. 13.7).

Wird bei einem gebeugten Unterschenkel mit einem Reflexhammer auf das Kniescheibenband knapp unterhalb der Kniescheibe (Patella) geklopft, so zieht sich der 4-köpfige Oberschenkelmuskel blitzschnell zusammen und bewirkt eine schnellende Streckbewegung des Unterschenkels. Diese Reflexbewegung kann willentlich nicht unterdrückt werden.

Was geschieht bei dieser Bewegung im Einzelnen? Durch den Schlag werden Tastorgane, die in der Kniescheibensehne und im dazugehörigen 4-köpfigen Oberschenkelmuskel liegen, gereizt. Der Reiz wird auf sensible Nervenfasern übertragen, die in einem Spinalnerv zum Rückenmark laufen. Sie gelangen in das Spinalganglion der hinteren Wurzel, werden dort auf eine neue sensible Bahn umgeschaltet, die in der gleichen Ebene durch das Hinterhorn zum Vorderhorn läuft und an einer motorischen Nervenzelle endet. Die Zelle wird durch den einlaufenden Reiz erregt, erzeugt einen Impuls, der auf den Nervenfasern der motorischen Zelle fortgeleitet wird. Diese motorischen Fasern verlassen durch die vordere Wurzel das Rückenmark und gelangen durch den entsprechenden Spinalnerv zum 4-köpfigen Oberschenkelmuskel. Als Folge des Impulses zieht sich der Muskel zusammen.

Der Patellarsehnenreflex ist ein einfacher sog. Eigenreflex. Andere Reflexe, bei denen mehrere Muskeln beteiligt sind, wie z. B. Bauchdecken-, Husten- und Schluckreflex, haben weitaus kompliziertere Schaltpläne (Fremdreflex).

▸ **Impulsantwort.** Die motorischen Nervenzellen in den Vorderhörnern der grauen Substanz empfangen nicht nur Reize von den peripheren sensiblen Nerven, sondern auch Impulse, die vom Zentrum für willkürliche Bewegungen im Gehirn ausgehen. Diese Impulse werden auf motorischen Bahnen, den Pyramidenbahnen, fortgeleitet. Sie laufen durch das Gehirn und gelangen in den vorderen Teil der weißen Substanz des Rückenmarks. Sie enden an den motorischen Vorderhornzellen, die die vom Zentrum

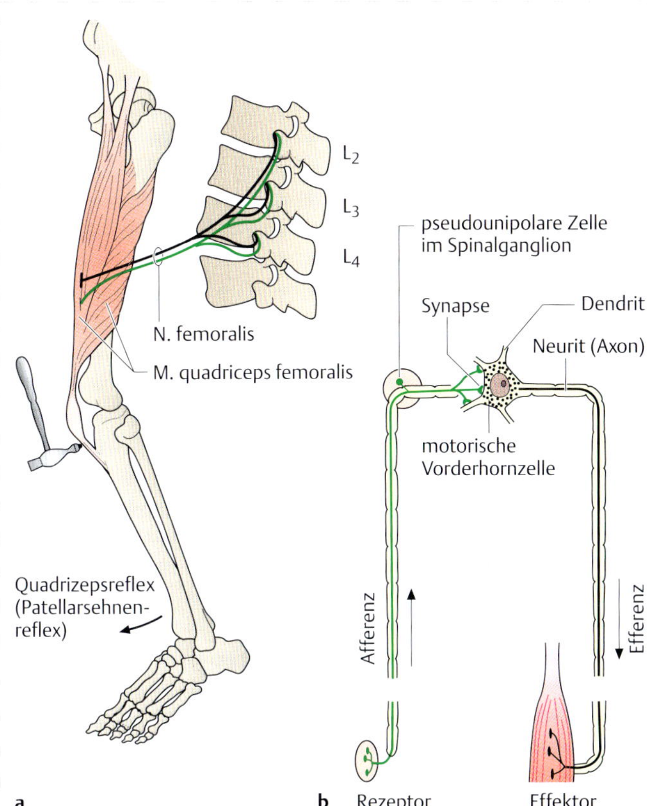

Abb. 13.7 Patellarsehnenreflex. Darstellung einer Reflexbahn.

gesendeten Impulse aufnehmen und auf die motorischen Bahnen der Spinalnerven übertragen. Sollen z. B. die Arme willkürlich gehoben werden, so läuft der Impuls auf Fasern der Pyramidenbahnen bis zu den motorischen Vorderhornzellen, die in Höhe des 4.–7. Halswirbels liegen. Von den hier gelegenen motorischen Zellen gehen die motorischen Leitungsbahnen in die Spinalnerven ab, die die Armmuskulatur versorgen (innervieren).

13.1.3 Peripheres Nervensystem

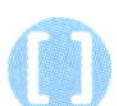

Definition

Als Nerv bezeichnet man Bündel von nebeneinander liegenden Nervenfasern. Als periphere Nerven bezeichnet man die Nerven, die als Spinalnerven beiderseits aus jedem Zwischenwirbelloch heraus ziehen und die jeweilige Körperregion versorgen.

Alle Reize, wie z. B. Licht- und Schallwellen, die von der Umwelt auf den Körper einwirken, werden von Sinneszellen in den Sinnesorganen empfangen. Solche Aufnahme- oder Empfangsapparate (Rezeptoren) gibt es nicht nur in den Seh-, Geruchs-, Geschmacks-, Hör- und Gleichgewichtsorganen, die im Bereich des Kopfes liegen. Eine Vielzahl kleiner Tastorgane ist in die Haut und in tiefer liegende Organe (Knochen, Muskeln, Gelenke) eingelassen. Diese vermitteln dem Körper Tast-, Druck-, Erschütterungs-, Temperatur-, Lust- und Schmerzempfindungen. Die genannten Empfindungen sind vor allem in der Haut und Schleimhaut lokalisiert und werden deshalb insgesamt als Oberflächensensibilität bezeichnet.

In Sehnen, Muskeln und Gelenken liegen spindelförmige Rezeptoren, die die Stellung und Lage der Körperteile registrieren. Diese Empfindungen werden zusammenfassend als Tiefensensibilität bezeichnet.

Alle von den genannten Empfangsapparaten (Rezeptoren) aufgenommenen Reize werden in elektrische Impulse umgewandelt und auf Nerven übertragen, die an die Rezeptoren angeschlossen sind (▶ Abb. 13.8). Die Nerven führen diese Impulse als nervöse Erregung zu zentralen Sammelstellen in Rückenmark und Gehirn, wo sie gesammelt, verarbeitet, miteinander in Verbindung gebracht und zu sinnvoller Einheit zusammengefügt (koordiniert) werden. Alle Nervenbahnen, die zum Rückenmark und Gehirn führen, werden als zuführende oder sensible Bahnen bezeichnet.

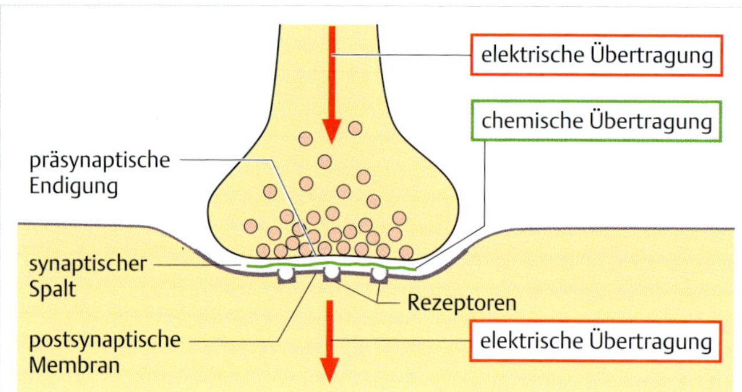

Abb. 13.8 Synapse. Schematische Darstellung der elektrischen und chemischen Wirkung bei der Übertragung eines Nervenreizes an einer Synapse.

Nach der Verarbeitung der Empfindung im Gehirn entstehen Impulse, die über das Rückenmark an die weiterleitenden Nerven übertragen werden. Sie regeln z. B. die dem Willen unterworfene Tätigkeit der quer gestreiften Muskulatur. Die ableitenden Nerven werden als motorische Nerven bezeichnet.

Zuführende sensible Nervenbahnen kommen von der Körperoberfläche, d. h. von der Peripherie des Körpers. Die ableitenden motorischen Bahnen führen dorthin zurück. Man nennt deshalb die Gesamtheit der sensiblen und motorischen Bahnen das periphere Nervensystem. Ihm stehen Gehirn und Rückenmark als zentrales Nervensystem gegenüber.

Gehirn, Rückenmark und periphere Nerven regeln die Beziehungen zur jeweiligen Umwelt, in der sich der Körper befindet. Sie nehmen die von ihr ausgehenden Reize auf und setzen sie in entsprechende Reaktionen, wie z. B. Flucht- und Abwehrbewegungen, um. Das zerebrospinale System lenkt alle Vorgänge körperlicher und geistiger Art, die willkürlich, d. h. beabsichtigt hervorgerufen werden können und bewusst werden.

13.1.4 Vegetatives Nervensystem

13

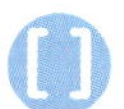

Definition

Dem zerebrospinalen System steht das vegetative oder autonome Nervensystem gegenüber. Es arbeitet selbstständig, d. h. es ist durch unseren Willen kaum beeinflussbar. Kreislauf, Atmung, Verdauung, Fortpflanzung usw. werden so geregelt. Das autonome Nervensystem teilt sich in das sympathische und parasympathische Nervensystem auf (▸ Abb. 13.9).

Sympathikus und Parasympathikus verhalten sich an den Organen wie Gegenspieler:

- Die **Erregung des Sympathikus** bewirkt eine Beschleunigung des Herzschlags, Verengung der Blutgefäße, sie bremst die Peristaltik in Speiseröhre, Magen-Darm-Kanal usw.
- Die **Erregung des Parasympathikus** bewirkt das Gegenteil: Verlangsamung des Herzschlags, Erweiterung der Blutgefäße; außerdem wird die Peristaltik in Speiseröhre, Magen-Darm-Kanal gefördert.

Das autonome Nervensystem hat eigene Zentren in Gehirn und Rückenmark und verfügt über eigene periphere Nerven, die entweder für sich (z. B. Grenzstrang) oder auch zusammen mit den peripheren Nerven des willkürlichen Nervensystems verlaufen.

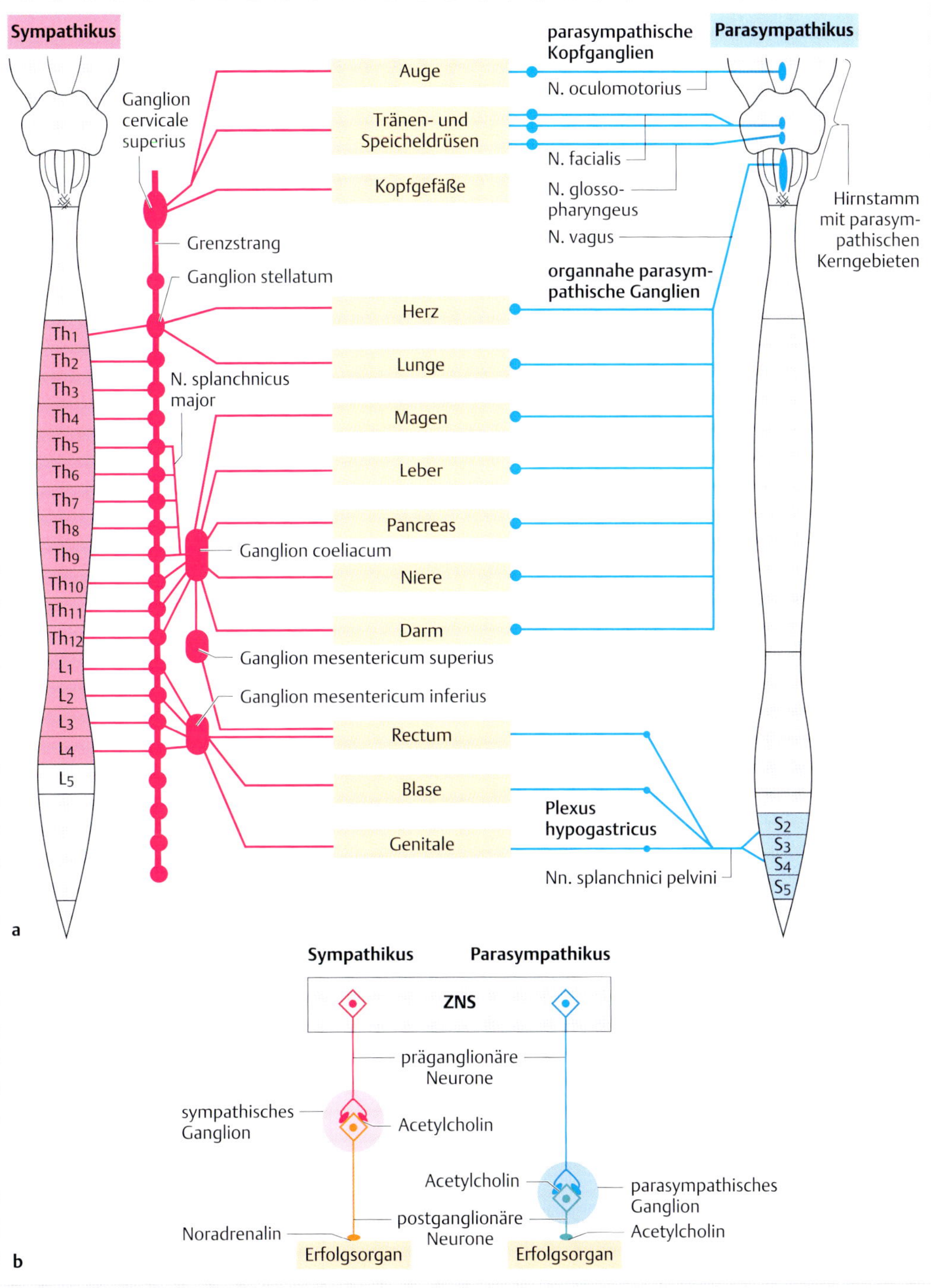

Abb. 13.9 Vegetatives Nervensystem. **a** Sympathikus und Parasympathikus in der Wechselwirkung mit einzelnen Organen, **b** Synapse der vegetativen Ganglien mit dem Überträgerstoff Acetylcholin.

13.2 Neurologische Erkrankungen

13.2.1 Untersuchungsmethoden

Um neurologische Erkrankungen festzustellen und sie auch sicher zu diagnostizieren, werden durch den Arzt verschiedene Tests mit oder an dem Patienten durchgeführt. Die am häufigsten in der Praxis angewandten Untersuchungsmethoden sollen im nächsten Abschnitt kurz dargestellt und erklärt werden.

Untersuchungsmethoden in der Neurologie sind z. B.:

- Untersuchung der Reflexe (Reflexprüfung)
- Sensibilitätsprüfung
- Prüfung der Muskelfunktion (Motorik)
- neuroradiologische Untersuchungen
- Elektroenzephalographie (EEG)
- Elektroneurographie (ENG)
- Elektromyographie (EMG)
- Liquoruntersuchung
- Orientierungstest
- Merkfähigkeitstests
- Intelligenztests

► **Untersuchung der Reflexe (Reflexprüfung).** Mit einem Reflexhammer werden an genau festgelegten Körperstellen (z. B. Ellenbogen, Bauchdecke und Knie) die Reflexe geprüft, s. Patellarsehnenreflex (► Abb. 13.7). Dies gibt Aufschluss über die Funktion der Reizleitung der jeweiligen Reflexbahn.

► **Sensibilitätsprüfung.** Die Gefühlsempfindung der Haut wird durch Betasten, Bestreichen der Haut mit speziellen Pinseln oder mit speziellen Nadeln geprüft.

► **Prüfung der Muskelfunktion (Motorik).** Die Funktion und grobe Kraft der Muskulatur werden überprüft. So lassen sich verschiedenartige Lähmungen dem Ursprungsort zuordnen (z. B. periphere oder zentrale Lähmung). Je nach Ausprägung können Lähmungen vollständig oder unvollständig, schlaff oder spastisch sein.

13

► **Neuroradiologische Untersuchungen.** Zunächst werden normale Röntgenbilder des Schädels und der Wirbelsäule angefertigt. CT- und MRT-Untersuchung des Schädels und der Wirbelsäule erweitern die diagnostischen Möglichkeiten und werden heutzutage hauptsächlich eingesetzt. Kontrastmitteluntersuchungen des Rückenmarkkanals (Myelogramm) und die Gefäßangiografie der Gehirnarterien (Darstellung der Gehirngefäße mit Kontrastmittel) sind bei speziellen Fragestellungen wichtige Untersuchungsverfahren.

► **SPECT CT.** Einzelphotonen-Computertomografie. Sie wird u. a. zur Diagnose der Demenzerkrankungen und des Morbus Parkinson herangezogen. Sie basiert auf der Szintigrafie. Als Radionuklid wird Technetium verabreicht.

► **Elektroenzephalografie (EEG).** Die bioelektrischen Gehirnströme lassen sich ähnlich wie beim EKG aufzeichnen. Die Ableitungselektroden werden am Kopf angebracht. Es gibt unterschiedliche bioelektrische Aktivitäten, die sichtbar werden, z. B. Ruhe-EEG, durch Sinnesreize evozierte Aktivität oder entsprechende Krampfpotenziale bei einer Epilepsie.

► **Elektroneurografie (ENG).** Messung der Nervenleitgeschwindigkeit sowohl der sensiblen als auch der motorischen Nervenbahnen. Indirekt lassen sich so Nervenleitungsstörungen z. B. bei der Einengung des Karpaltunnels am Handgelenk nachweisen.

► **Elektromyographie.** Diese Methode registriert die Aktionspotenziale der Muskulatur, in dem sie abgeleitet werden. Die Ableitung erfolgt einmal in Ruhe und zum anderen während der Muskeltätigkeit.

► **Liquoruntersuchung.** Durch Punktion des Liquors (meist in Höhe des 4./5. Lendenwirbels) lassen sich durch laborchemische Untersuchungen entsprechend Hinweise auf Erkrankungen erhärten, z. B. Nachweis von Leukozyten bei bakterieller Hirnhautentzündung. Der Liquor, der normalerweise klar ist, kann dann flockig, trüb oder blutig sein.

► **Orientierungs-, Merkfähigkeits-, Intelligenztest usw.** Diese können zur Diagnostik von kognitiven Defiziten, wie z. B. bei einer Demenz, hilfreich sein. Zur Überprüfung der Leistungsfähigkeit des Gehirns werden in der neurologischen Praxis eine Vielzahl von Tests angewandt.

13.2.2 Schädel-Hirn-Verletzungen

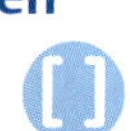

Definition

Bei Kopfverletzungen kann es neben Brüchen und Blutungen auch zu einer Verletzung der Gehirnsubstanz kommen. Die Gehirnerschütterung ist eine leichte Funktionsstörung ohne bleibende Folgen. Bei der Gehirnquetschung sind anatomische Schäden sichtbar.

Die meisten Kopfverletzungen verlaufen harmlos und komplikationslos. Meist handelt es sich um Schädelprellungen und Platzwunden. Oft empfinden Laien Platzwunden, die häufig stark bluten, als dramatisches Ereignis (► Abb. 13.10). Aber: Jede Schädel-Hirn-Verletzung kann (wenn auch selten) zu lebensbedrohlichen Komplikationen führen. Bei schweren Verletzungen können durch die mechanischen Kräfte (Stoß, Schlag) aufgrund von Verletzungen im Schädelinneren rasch schwere Hirnfunktionsstörungen auftreten.

Symptome

Die Leitsymptome sind Bewusstlosigkeit, Übelkeit und Erbrechen, Pupillenveränderungen mit Funktionsstörungen und Störung der Motorik. Dazu kommen Atem- und Kreislaufstörungen.

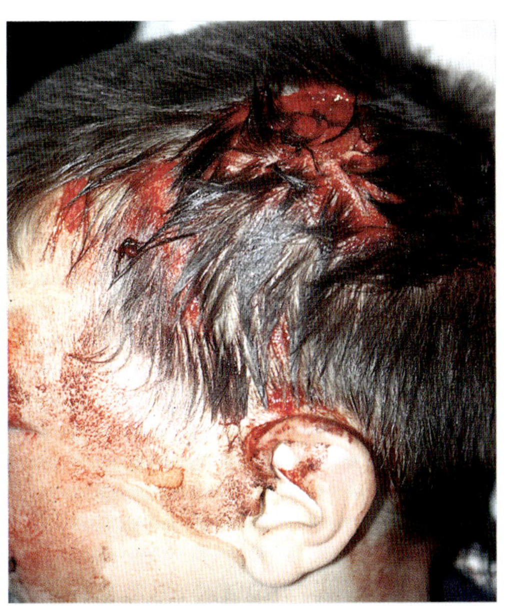

Abb. 13.10 Große Kopfplatzwunde. (ohne Schädel-Hirn-Verletzung).

Diagnose

Die exakte Untersuchung des Patienten und genaue Erhebung des Unfallhergangs und Zustands des Patienten stehen im Vordergrund. Es wird gezielt nach der Bewusstseinslage, Pupillenreaktion, motorischen Reaktion und nach Atmungs- und Kreislauffunktion des Patienten nach dem Unfall gefragt (Notarzt, Sanitäter, Angehörige). Diese Parameter müssen regelmäßig und kurzfristig überprüft werden.

Röntgenaufnahmen des Schädels sind obligate Untersuchungen, um Schädelbrüche zu diagnostizieren.

Zum Ausschluss einer Verletzung (Blutung, Hirnödem und Gehirnquetschung = Kontusion) im Inneren des Schädels ist die Computertomografie des Schädels heute Methode der Wahl, vor allem dann, wenn Patieneten blutverdünnende Medikamente (Antikoagulanzien) einnehmen.

M!

Merke

Wichtig ist die Verlaufskontrolle. Verschlechtert sich der Zustand des Patienten, muss kurzfristig ein CT wiederholt werden, um möglichst früh schwerwiegende Veränderungen zu entdecken. Entscheidend für den Patienten sind das frühzeitige Erkennen von Komplikationen und die rasche Behandlung.

Gehirnerschütterung

Die Gehirnerschütterung (Commotio cerebri) ist eine leichte Form der Hirnverletzung. Es besteht immer eine Bewusstseinsstörung.

Symptome

Infolge der Erschütterung stellen bestimmte Zentren der Großhirnrinde und des verlängerten Marks ihre Tätigkeit vorübergehend ein, der Patient ist für Minuten bis Stunden bewusstlos.

Es besteht i. d. R. für den Unfall und die Zeit davor eine Erinnerungslücke (Amnesie).

Therapie

Zur Behandlung gehört, dass der Patient kurzfristig geschont wird. Wichtig ist eine neurologische Kontrolluntersuchung und Beobachtung. Eine schlimmere Verletzung muss auf jeden Fall ausgeschlossen werden.

Eine reine Gehirnerschütterung heilt folgenlos ab.

Gehirnquetschung

Eine Gehirnquetschung (Contusio cerebri) entsteht infolge stärkerer Gewalteinwirkung. Sie beruht auf einer erkennbaren Verletzung der Gehirnsubstanz (Einblutungen, Kontusionsherde).

Symptome

Länger dauernde Bewusstlosigkeit, Schock und Funktionsausfälle der betroffenen Gehirnzentren sind die Anzeichen dafür.

Infolge der Schädigung kann es zu einer Schwellung des Gehirns kommen (Hirnödem). Das Ödem führt zu einem erhöhten Hirndruck, denn die knöcherne Schädelkapsel kann der Massenzunahme in ihrem Innern nicht nachgeben. Dasselbe geschieht bei Blutungen in der Gehirnsubstanz.

Therapie

Je nach Schweregrad erfolgt eine medikamentöse Behandlung, evtl. maschinelle Beatmung auf einer Intensivstation.

Schädelbrüche

Brüche des Schädeldaches sind die häufigsten Verletzungen des Gehirnschädels. Sie kommen durch direkte und indirekte Gewalteinwirkungen zustande (▸ Abb. 13.11).

Die Schwere des Krankheitsbilds und die Symptome hängen von der Mitverletzung des Gehirns und der Hirnhäute ab.

Therapie

Die Behandlung entspricht der der Gehirnerschütterung. Wenn ein Knochenfragment in das Schädelinnere hineinragt, spricht man von einer Impressionsfraktur des Schädels. Diese Fraktur muss operativ versorgt werden.

Bei Brüchen der Schädelbasis handelt es sich oft um schwere Verletzungen. Es besteht immer die Gefahr der Mitverletzung der an der Schädelbasis gelegenen lebenswichtigen Gehirnzentren und Nerven. Auftretende Blu-

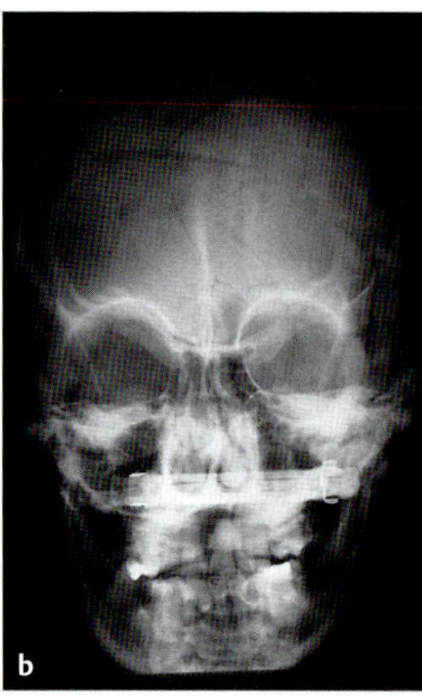

Abb. 13.11 Schädelbruch.
a 3-dimensionale CT-Darstellung,
b Röntgenbild.

tungen aus Nase, Ohr, Rachen und in die Umgebung der Augen geben Hinweise.

Die Behandlung richtet sich nach der Mitverletzung des Gehirns, der Hirnhäute und der an der Basis auftretenden Hirnnerven.

Blutungen und Hirndrucksymptome

Blutungen können sich über oder unter der harten Hirnhaut entwickeln. Man spricht von epiduralen und subduralen Hämatomen (▸ Abb. 13.12).

Symptome

Symptome sind Bewusstseinsverlust und Krämpfe. Wenn die Blutung wegen fehlender Ausweichmöglichkeit entsprechende Hirnteile zusammendrückt, kann es zu Lähmungserscheinungen kommen.

▸ **Symptome des Hirndrucks.** Bei erhöhtem Hirndruck treten Erbrechen und Übelkeit, Bewusstseinsstörungen mit Unruhe und Bewusstlosigkeit auf. Der Puls wird sehr langsam, die Atmung wird verlangsamt und es kann zu einer starken Temperatursteigerung (Hyperthermie) kommen.

Verlangsamung des Pulses unter 60 Schläge pro Minute und Abfallen des Blutdrucks unter 100 mmHg systolisch sind ein Alarmzeichen und Hinweis auf eine rasch zunehmende Verschlechterung des Allgemeinzustands des Verletzten. Dieses Phänomen nennt man Druckpuls.

Merke

Bei Schädelverletzungen ist die sorgfältige und kurzfristige Überwachung und Registrierung von Puls, Blutdruck, Atmung und Bewusstseinslage wichtig. Bei jeder Schädelverletzung ist die Gefahr eines Hirnödems und einer Blutung vorhanden. Die Komplikationen können auch noch Stunden nach dem Unfallereignis auftreten.

Therapie

Bei großen Blutungen mit Verdrängung der Hirnsubstanz ist eine operative Entlastung der Hämatome nötig. Ein stark blutendes Gefäß (z. B. Arteria meningea) muss unterbunden werden.

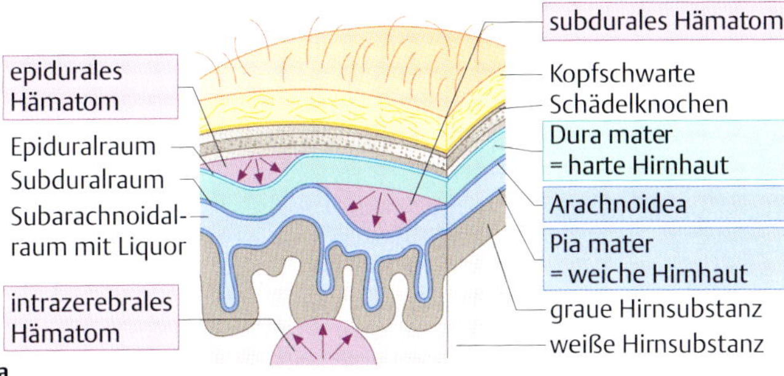

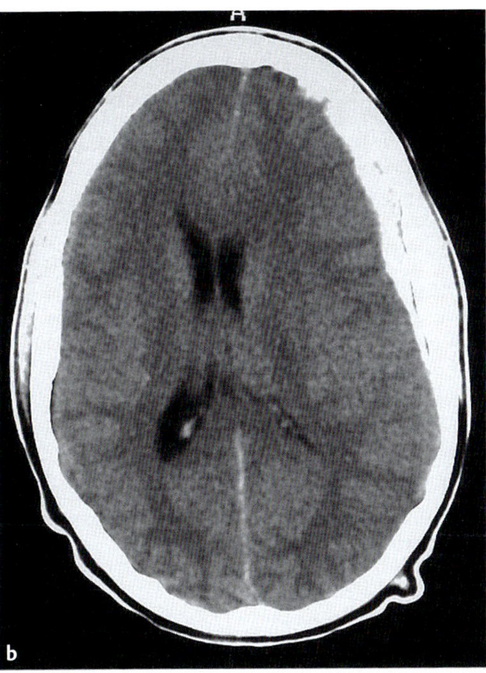

Abb. 13.12 Intrazerebrale Blutung.
a Unterschied der subduralen und epiduralen Blutung,
b CT-Bild epidurale Blutung mit Raumforderung und Mittellinienverlagerung der Großhirnhälften.

13.2.3 Periphere Nervenschädigungen

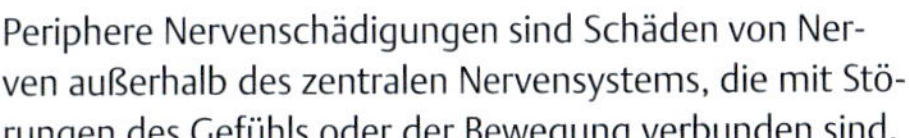

Definition

Periphere Nervenschädigungen sind Schäden von Nerven außerhalb des zentralen Nervensystems, die mit Störungen des Gefühls oder der Bewegung verbunden sind.

Ursache

Häufige Ursache eines peripheren Nervenschadens ist der Bandscheibenvorfall (► Abb. 13.13). Hier wird die Nervenwurzel in Mitleidenschaft gezogen. Durch Druck wird der Nerv in seiner Funktion geschädigt.

Auch durch Verletzungen (Schnittverletzungen, längere Druckeinwirkung) können periphere Nerven in ihrem Verlauf geschädigt oder zerstört werden, was ebenfalls zu sensiblen und motorischen Ausfallerscheinungen in den von den betreffenden Nerven versorgten Gebieten führen kann.

Symptome

Jeder Spinalnerv, der das Rückenmark verlässt, hat einen bestimmten Körperbereich sensibel und motorisch zu versorgen (= Innervationsgebiet). Deshalb kann aus den Störungen, die an bestimmten Körperbezirken auftreten, der Ort der Schädigung lokalisiert werden. Die Schädigung kann an der Stelle des Zusammenschlusses der sensiblen hinteren und der motorischen Vorderwurzel oder aber im weiteren Verlauf des Nervs liegen.

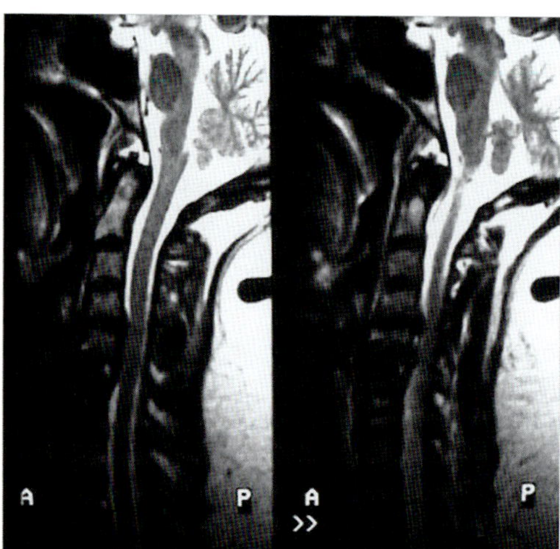

Abb. 13.13 Bandscheibenschaden. MRT eines Bandscheibenvorfalls im Halswirbelsäulenbereich mit Druck auf das Rückenmark (Einengung).

Die Symptome reichen von Sensibilitätsstörungen bis hin zu Lähmungserscheinungen.

Therapie

Zur Behandlung der peripheren Nervenschädigungen kommen Körpertraining, Rückengymnastik und Physiotherapie, aber auch Schwimmen und Wärmeanwendungen in jeder Form infrage.

Nervenverletzungen werden durch direkte Naht (ggf. Mikroskop) oder mit Nerventransplantaten operativ versorgt.

Bei Bandscheibenvorfall und Nervenquetschungen mit neurologischen Ausfallerscheinungen wird die vorgewölbte Bandscheibe entfernt. Es kann mehrere Monate bis Jahre dauern, bis sich ein Nerv von einer Schädigung vollständig erholt hat.

13

13.2.4 Entzündliche Erkrankungen

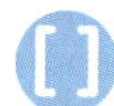

Definition

Entzündliche Erkrankungen des Gehirns werden Enzephalitis genannt. Eine Entzündung der Hirnhäute nennt man Meningitis. Beide kommen häufig kombiniert vor. Die Erkrankungen werden in Kap. 12 (S. 208) besprochen.

13.2.5 Multiple Sklerose

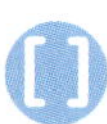

Definition

Die Multiple Sklerose (Enzephalomyelitis disseminata) ist eine chronische, in Schüben langsam fortschreitende Erkrankung des Zentralnervensystems, bei der sich über Gehirn und Rückenmark verstreut Entzündungsherde finden, die zu verhärteten Narben führen. Es kommt zum Untergang der Myelinscheiden und folglich auch der Axone im zentralen Nervensystem. Dadurch entstehen je nach Lokalisation der Krankheitsherde vielerlei Symptome.

Unter den Nervenkrankheiten steht die Multiple Sklerose (MS) an erster Stelle. Sie tritt in einer Häufigkeit von 100 Erkrankungen pro 100 000 Einwohner auf. Charakteristisch für die Multiple Sklerose ist der unberechenbare Verlauf, der plötzliche Wechsel von Verschlechterungen und Besserungen des Zustandsbilds.

Ursache

Die Ursache ist nicht vollständig bekannt. Es wird vermutet, dass autoimmune Krankheitsprozesse eine Rolle spielen. Die Krankheit beginnt meist zwischen dem 20. und 40. Lebensjahr und kann sich über Jahre und Jahrzehnte hinweg weiterentwickeln.

Symptome

Schon Jahre ehe die Krankheit erkannt wird, können flüchtige Vorbotensymptome auftreten und wieder verschwinden. Dazu gehören:

- leichte Sehstörungen
- flüchtige Augenmuskellähmungen
- geringfügige Gehstörungen
- leichte Steifheit und ungewöhnlich rasche Ermüdbarkeit einer Extremität

Im weiteren Verlauf der Erkrankung entwickeln sich dann deutlich Gleichgewichtsstörungen, einseitige oder beidseitige spastische Lähmungen, deutliche Sehstörungen, wie Doppelbildersehen, Einschränkung des Gesichtsfelds, Augenzittern (Nystagmus) und eine skandierende Sprache. Darunter versteht man eine langsame Aussprache, wobei zwischen einzelnen Wörtern oder Silben Pausen eingelegt werden, sodass die Sprache zerhackt erscheint.

Blasenstörungen und psychische Symptome (wie emotionelle Labilität, zwanghaftes Lachen und Weinen) kommen hinzu. Werden die Patienten im Laufe der Krankheit völlig bettlägerig, so besteht die Gefahr, dass Druckgeschwüre (Dekubiti) entstehen, Kontrakturen der spastisch gelähmten Gliedmaßen und schließlich Infektionen der Harn- und Luftwege auftreten. Die sekundären Infektionen können das Schicksal des Kranken besiegeln.

Diagnose

Bei der Punktion von Liquor können Immunglobulin G sowie Plasmazellen (spezielle weiße Blutkörperchen) nachgewiesen werden. Die Entmarkungsherde kann man mithilfe der Computertomografie oder Kernspintomografie von Gehirn und Rückenmark nachweisen.

Therapie

Eine spezifische Behandlung ist bislang nicht bekannt. Medikamentös lässt sich der Verlauf mit Kortison, Immuntherapeutika (z. B. Imurek und Gabe von Interferonen) und Antikörper beeinflussen.

Eine Heilung ist nicht möglich, oft aber eine Verlangsamung bis hin zum Stillstand. Wichtig aber ist wegen des oft langen Verlaufs der Krankheit eine eingehende Betreuung.

Kuren in Spezialkliniken für MS-Kranke sind für den körperlichen und seelischen Zustand des Erkrankten hilfreich. Viele der Erkrankten nutzen das Angebot der Selbsthilfegruppen.

13.2.6 Degenerative Erkrankungen

Parkinson-Syndrom

Ursache

Diese Krankheit beruht auf einer degenerativen Störung in der Substantia nigra des Gehirns und tritt in einer Häufigkeit von 100–200 pro 100 000 der Gesamtbevölkerung, bei Männern häufiger als bei Frauen auf. Ältere Menschen sind ebenfalls häufiger betroffen. Die Ursache ist ungeklärt.

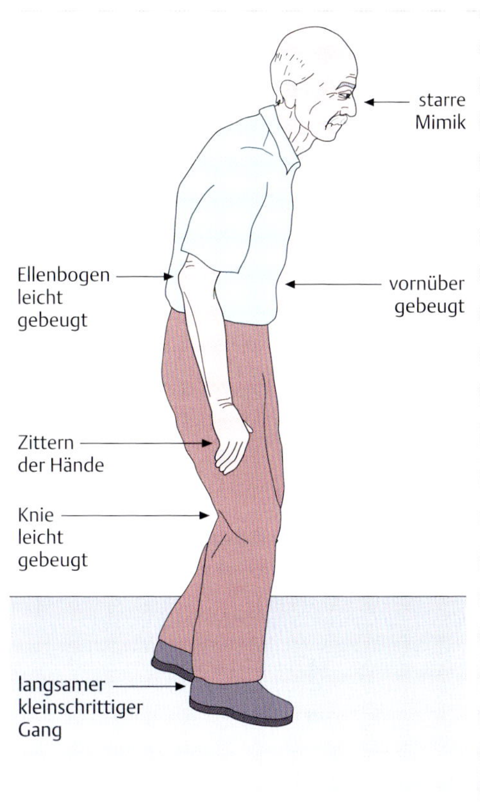

Abb. 13.14 Parkinson-Symptome.

Symptome

Die Symptome sind durch folgende Hauptmerkmale charakterisiert:

- Zittern (Tremor)
- Widerstand bei passiven Bewegungen (Rigor)
- Bewegungsarmut und Bewegungshemmung (Akinese, ▸ Abb. 13.14)
- Fallneigung (posturale Instabilität)

Der Oberkörper des Patienten ist nach vorne geneigt; seine Bewegungen ähneln denen eines Roboters; er geht mit kleinen Trippelschritten; die Arme schwingen nicht mit, sondern sind an den Körper gepresst.

Die Mimik ist starr, der Lidschlag selten. Auffallend ist das Zittern an Händen und Fingern, das bei Emotionen stärker, bei gezielten Tätigkeiten seltener auftritt. Die Sprache ist monoton und leise. Der Patient ist antriebsarm (Aufmerksamkeit und Interesse sind eingeengt); seine Stimmungslage ist depressiv.

Er klagt manchmal über Schmerzen und Sensibilitätsstörungen (Parästhesien), über Krämpfe in Oberarm, Schulter, Oberschenkel und Wade, die besonders in Ruhe auftreten.

Therapie

Eine ursächliche Behandlung gibt es nicht. Es werden Medikamente verabreicht, die einerseits das Zittern und den Bewegungswiderstand beeinflussen (Anticholinergika), und die Bewegungsarmut und -hemmung lindern (z. B. L-Dopa). Sehr wichtige Hilfen sind Physio- und Psychotherapie. Außerdem gibt es inzwischen sehr wirksame operative Therapiemöglichkeiten, z. B. Implantation von Elektroden in das Gehirn.

Alzheimer-Erkrankung

Eine immer häufiger auftretende degenerative Hirnerkrankung ist die Alzheimer-Erkrankung. Sie wird in Kap. 15.4.3 (S. 258) besprochen.

Rinderwahnsinn und Creutzfeldt-Jakob-Krankheit

Ursache

In den Gehirnzellen der erkrankten Tiere lagern sich vermehrt Prione (Eiweißkörper) ab, die die Zellen zerstören.

Daraus resultiert ein Verfall der Gehirnleistung und ein Versagen des zentralen Nervensystems.

Rinderwahnsinn (BSE = bovine spongiforme Enzephalopathie) ist eine seit 1985 bei Rindern in England aufgetretene Erkrankung des Nervensystems. Sie wurde von erkrankten Schafen (Scrapie-Erkrankung), die nach ihrem Tod zu Tierfuttermehl verarbeitet wurden, auf Rinder übertragen, die dieses Tiermehl als Kraftfutter zur Mast gefüttert bekamen.

Die Creutzfeldt-Jakob-Erkrankung ist eine bis jetzt sehr seltene, seit Langem bekannte Erkrankung des zentralen Nervensystems des Menschen, die ebenfalls auf die Wirkung von Prionen zurückzuführen ist. Bis vor wenigen Jahren traf sie vor allem alte Menschen. Zur Diskussion steht derzeit, ob die Prione, die den Rinderwahnsinn verursachen, durch die Nahrungskette auf den Menschen übertragen werden können und die neue Variante der Creutzfeldt-Jakob-Krankheit auslösen.

Symptome

Zu den Symptomen gehören psychische Veränderungen, Angstzustände und Depressionen. Darüber hinaus kommt es zu Muskelzuckungen und Ataxie (gestörte Bewegungsabläufe), Gefühlsstörungen und Krampfanfällen.

Die Krankheit führt bei jüngeren Menschen relativ schnell zum Tod.

Therapie und Prophylaxe

Eine wirksame Therapie ist bisher nicht bekannt.

Da sich das krankheitserregende Prion in den Nervenzellen des ZNS befindet, sollte der Verzehr von Rinderhirn- und Rückenmarksanteilen, Augen, ebenso lymphatischen Organen wie Tonsillen, Ileum und Milz gänzlich vermieden werden.

13.2.7 Durchblutungsstörungen

13

Definition

Zu den Durchblutungsstörungen zählen Hirninfarkte (Apoplex) und Blutungen. Die entsprechenden Erkrankungen sind in Kap. 4 (S. 77) beschrieben.

13.2.8 Anfallsleiden

Definition

Unter epileptischen Anfällen, an denen ca. 0,5 % der Gesamtbevölkerung leidet, versteht man ein anfallsartiges Geschehen, das vom Gehirn ausgeht und das mit Bewusstseinsstörungen oder Krampferscheinungen bzw. beidem einhergeht.

Die Epilepsien stellen eine große Gruppe von Erkrankungen dar, die aus unterschiedlicher Ursache zu wiederholtem Auftreten von epileptischen Anfällen führen. Epileptische Anfälle sind Folge unkontrollierter neuronaler Entladungen des Gehirns.

Man unterscheidet zwischen generalisierten und fokalen Epilepsien. Zu den generalisierten Epilepsien zählen „Petit Mal“ (Absencen, sog. kleine Anfälle) und „Grand Mal“ (der typische Anfall, von dem die Epilepsie ihren Namen hat). Manche Epilepsien treten altersgebunden auf.

Ursache und Diagnose

Als Ursachen kommen frühkindliche und später erworbene Hirnschäden in Betracht, die Folge von Reifestörungen, Entzündungen, Hirntumoren, toxischen oder stoffwechselbedingten Störungen oder Hirnverletzungen sein können.

Die genaue Anamneseerhebung, EEG-Untersuchungen und Diagnostik mithilfe von bildgebenden Verfahren dienen der Klärung der Ursachen einer Epilepsie.

Therapie

Die antikonvulsive medikamentöse Therapie muss sich nach der jeweiligen Form der Epilepsie richten. In bestimmten Fällen können neurochirurgische Eingriffe die Ursache der Epilepsie beheben.

13.2.9 Tumoren

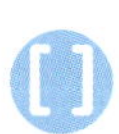

Definition

Hirntumoren sind Geschwülste, die innerhalb des Schädels wachsen. Sie können gutartig oder bösartig sein. Durch Tumorwachstum kann es zu erhöhtem Hirndruck kommen. Rückenmarkstumoren sind selten.

Bösartige Tumoren, die von den Nervenzellen ausgehen, sind Glioblastome. Bösartige Tumoren der Hirnhäute sind die Medulloblastome.

Gutartige Tumore der Hirnhäute sind Meningeome.

Im Gehirn finden sich auch Metastasen anderer Krebsarten (Mammakarzinom, Bronchialkarzinom usw.).

Symptome

Sie können sehr unterschiedlich sein und hängen von der Lokalisation und der Wachstumsgeschwindigkeit des Tumors ab. Bei 25 % der Patienten treten als Erstsymptom epileptische Anfälle (generalisiert oder Jackson-Anfälle) auf. Es kann zu psychischen Veränderungen kommen: Die Kranken wirken antriebslos oder gleichgültig. Bei entsprechender Größe und Ausdehnung des Tumors kommt es zum Anstieg des Hirndrucks mit Kopfschmerzen, selten aber Übelkeit und Erbrechen.

Diagnose

Nach der eingehenden neurologischen und endokrinologischen Untersuchung wird die Ausdehnung und der Sitz des Tumors durch MRT- und CT-Untersuchung gesichert. Falls der Tumor sehr groß ist und in lebenswichtige Bereiche eingewachsen ist und damit chirurgisch nicht mehr entfernt werden kann, wird CT-gesteuert eine Gewebeprobe entnommen.

Therapie

Bösartige Tumoren sollten neurochirurgisch so weit wie möglich verkleinert bzw. komplett entfernt werden. Es gibt neuerdings sehr schonende Operationsverfahren. Bösartige Tumoren können anschließend bestrahlt werden.

Dabei muss beachtet werden, dass auch durch die Bestrahlung das Nervengewebe geschädigt werden kann. Bei manchen Tumorarten können in jüngster Zeit z. B. durch Chemotherapie und Gabe von monoklonalen Antikörpern, vor allem bei Kindern, gute Erfolge erzielt werden.

Prognose

Sie ist bei den bösartigen Gehirntumoren stark abhängig von der Ausdehnung, dem Sitz und dem histologischen Typ des Tumors. Bei aggressiven Glioblastomen beträgt die mittlere Überlebenszeit 6–15 Monate.

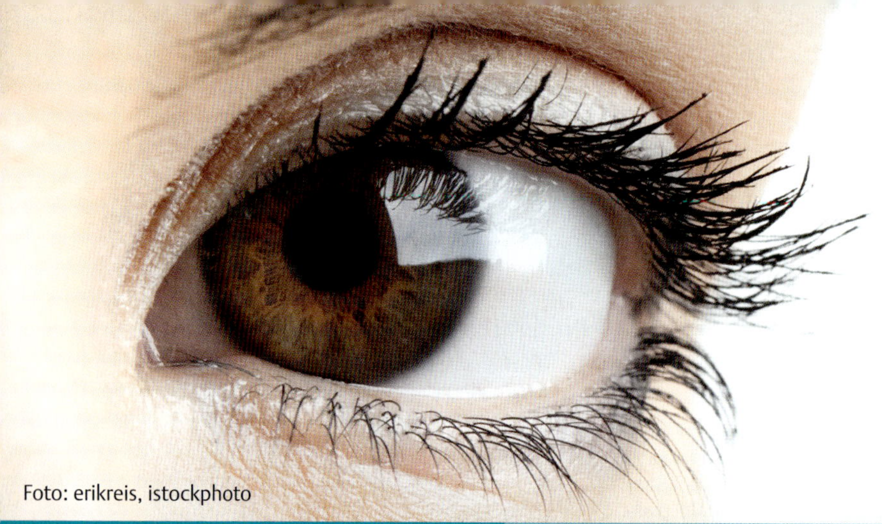

Kapitel 14

Sinnesorgane

14.1 Einführung 241

14.2 Erkrankungen des Auges 247

14.3 Erkrankungen des Ohres 249

14 Sinnesorgane

Walther Wenzel

14.1 Einführung

In diesem Kapitel werden die Sinnesorgane Auge und Ohr besprochen, wobei besonders auf die Anatomie und einige Erkrankungen dieser beiden Sinnesorgane eingegangen wird.

14.1.1 Auge

Definition

Das Sehorgan ermöglicht den Menschen die Orientierung über Form, Größe, Oberflächenbeschaffenheit, Farbe und räumlichen Abstand der Dinge, die sie umgeben.

Das Sehorgan besteht aus dem Sehnerv, Augapfel und den Hilfsorganen. Dazu zählen Augenmuskeln, Augenbindehaut, Tränenapparat, Augenlider und Augenbrauen (▶ Abb. 14.1).

Der Sehnerv (S. 225) zieht durch den Sehnervkanal in die Augenhöhle und verläuft durch den Augapfel an seinem hinteren Pol. Er wird von Gefäßen begleitet, die die Ernährung des Auges gewährleisten.

Der kugelige Augapfel liegt von Fett umgeben in der Augenhöhle. Man unterscheidet an ihm von außen nach innen 3 Anteile:

- Lederhaut
- Aderhaut
- Netzhaut

▶ **Lederhaut.** Die Lederhaut ist eine harte, weiße, undurchsichtige Haut, die besonders stark an der Eintrittsstelle des Sehnervs und an den Ansatzstellen der Augenmuskeln entwickelt ist. Nach vorn zu geht die Lederhaut in die Hornhaut über. Diese ist etwas stärker gewölbt, durchsichtig, glasklar und gefäßlos. Sie ist wesentlich an der Lichtbrechung beteiligt.

▶ **Aderhaut.** Die Aderhaut ist reich an Blutgefäßen. Pigmentzellen geben ihr die schwarze Farbe. Dadurch wird der Augapfel zu einer Dunkelkammer, in die die Lichtstrahlen nur durch das Pupillenloch einfallen können. Nach vorn zu geht die Aderhaut in den Strahlenkörper über, der im Wesentlichen aus glattem Muskelgewebe besteht. In seiner Fortsetzung liegt die Regenbogenhaut, eine kreisförmige Platte, die in der Mitte das runde Sehloch, die Pupille, hat. In die Regenbogenhaut sind Pigmente eingelagert, die dem Auge die Farbe geben. Hier befinden sich 2 glatte, ringförmige Muskeln (Irismuskeln), die die Pupillen erweitern oder verengen können.

▶ **Netzhaut.** Die Netzhaut ist mit ihrem hinteren Anteil der allein lichtempfindliche Teil des Auges, denn hier strahlen die Fasern der Sehnerven ein, hier befinden sich die lichtempfindlichen Sinneszellen. Nach vorn zu geht die Netzhaut in ihren blinden Anteil über. Dieser liegt dem Strahlenkörper und der Regenbogenhaut (Retina) an. In der Sehzone der Netzhaut befinden sich besonders ausgebildete Sinneszellen, die nach ihrem Aussehen Stäbchen- und Zapfenzellen genannt werden.

▶ **Sehnerv und Sinneszellen.** Die ca. 6 Millionen Zapfenzellen dienen dem Farbsehen, die ca. 75–125 Millionen

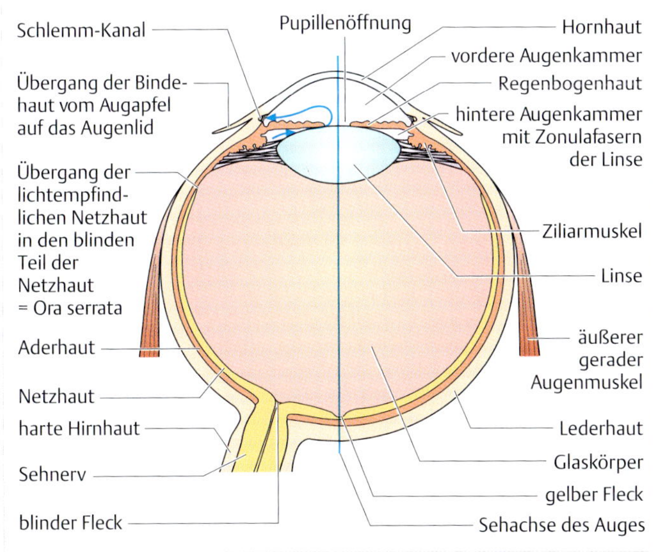

Abb. 14.1 Auge. Schematischer Schnitt durch das menschliche Auge.

Stäbchenzellen dem Schwarz-Weiß-Sehen. Die Zellen nehmen die Reize der eindringenden Lichtstrahlen auf und geben sie an den Sehnerv weiter, der sie zum Sehzentrum im Gehirn leitet.

Die Eintrittsstelle des Sehnervs in den Augapfel wird blinder Fleck genannt. Hier ist keine Lichtempfindung möglich, da sich an dieser Stelle keine Sinneszellen befinden. Die Stelle, mit der am deutlichsten gesehen werden kann, wird gelber Fleck genannt. Er liegt in der optischen Achse des Auges. Hier befinden sich nur Zapfenzellen.

Sehvorgang

Die in das Auge einfallenden Lichtstrahlen müssen sich auf der Netzhaut vereinigen, um dort ein scharfes Bild zu erzeugen und so ein deutliches Sehen zu ermöglichen (▶ Abb. 14.2). Damit dies geschehen kann, sind am Auge lichtbrechende Teile eingebaut.

Es sind dies von hinten nach vorn:
- Glaskörper
- Linse
- vordere und hintere Augenkammer
- Hornhaut

▶ **Glaskörper.** Der Glaskörper füllt den Hohlraum des Augapfels aus und besteht aus einer gallertigen Substanz.

▶ **Linse.** Die Linse ist vorn in den Glaskörper eingelagert. Sie besteht aus einer elastischen Masse, die von einer festen Kapsel umgeben ist. An dieser Kapsel setzt ein ringförmiges, aus Fasern bestehendes Band an, das vom Strahlenkörper ausgeht und die Linse festhält.

Durch An- bzw. Entspannung dieses Bandes wird die Linse stärker abgeflacht oder stärker gewölbt. Mit der Wölbung ändert sich die Brechkraft der Linse. Sie ist mitverantwortlich, dass sich die Lichtstrahlen auf der Netzhaut bei Nah- und Fernsehen zu einem scharfen Bild vereinigen. Man nennt diesen Vorgang Akkommodation.

▶ **Augenkammer.** Die hintere und vordere Augenkammer befinden sich vor der Linse und hinter der Hornhaut. Sie sind mit glasklarer Flüssigkeit (Kammerwasser) gefüllt. Sie stehen miteinander in Verbindung, gleichzeitig sind sie durch die Regenbogenhaut voneinander abgegrenzt. Das Kammerwasser wird von den Gefäßen des Strahlenkörpers gebildet.

14

▶ **Hornhaut.** Die ganz vorn gelegene Hornhaut beteiligt sich durch ihre Krümmung an der Lichtbrechung des Auges. Wenn die Hornhaut nicht gleichmäßig gekrümmt ist, wird die Abbildung eines Punktes auf der Netzhaut z. B. strichförmig verzerrt (Astigmatismus).

▶ **Sehvorgang.** Die Lichtstrahlen gelangen durch die Hornhaut, vordere Augenkammer, Linse und Glaskörper zur Netzhaut. Hier entsteht durch die Lichtbrechung dieses optischen Systems ein umgekehrtes verkleinertes Bild.

Die Anpassung der Brechkraft an die Entfernung der abzubildenden Gegenstände geschieht im Wesentlichen durch die Linse. Durch das Zusammenziehen und Erschlaffen des Strahlenmuskels (Akkommodationsmuskel) wird sie stärker gewölbt oder abgeflacht. Dadurch kann auf der Netzhaut von entfernten und nahen Gegenständen immer ein scharfes Bild entstehen (Abflachung beim In-die-Ferne-Sehen, stärkere Wölbung beim Nahsehen, z. B. Lesen).

Die Sinneszellen der Netzhaut leiten den Lichtreiz über den Sehnerv weiter zum Gehirn. Die einfallenden Lichtstrahlen treffen die Sinneszellen beider Augen. Im Gehirn wird aus den Eindrücken beider Augen ein einzelnes aufrechtes Bild erzeugt. Es ist ein 3-dimensionales, also räumliches Bild.

▶ **Kurzsichtigkeit.** Bei der Kurzsichtigkeit treffen sich die Lichtstrahlen vor der Netzhaut, das Resultat ist unscharfes Sehen in die Ferne. Durch Vorsetzen einer Zerstreuungslinse (Brille) werden die Strahlen im flachen Winkel gebrochen, sodass sie sich erst auf der Netzhaut treffen (▶ Abb. 14.2).

▶ **Altersweitsichtigkeit.** Bei alternden Menschen lässt die Elastizität der Linse nach, sie kann sich beim Nahsehen nicht mehr ausreichend wölben. Es entsteht nur ein unscharfes Bild, da sich die Lichtstrahlen erst hinter der Netzhaut treffen. Es entsteht die Altersweitsichtigkeit. Die mangelhafte Brechkraft der Linse wird durch eine vorgesetzte Sammellinse ausgeglichen (Lesebrille).

▶ **Hilfsorgane des Auges.** 6 Augenmuskeln ermöglichen die Bewegung des Augapfels. Sie kommen von der knöchernen Wand der Augenhöhle und setzen an der Lederhaut an. Durch die symmetrische Versorgung der Muskeln mit Nerven führen beide Augen gleichartige Bewegungen aus. Kommt es jedoch zu Abweichungen infolge Lähmung oder verschiedener Länge eines Muskels, so steht der Augapfel schief, man spricht von Schielen (Einwärts- oder Auswärtsschielen).

▶ **Bindehaut.** Die Augenbindehaut schützt das Auge und besteht aus zartem Bindegewebe. Sie überzieht den sichtbaren Teil des Augapfels und die Innenfläche der Augenlider. Durch mechanische oder chemische Reize wird sie rot infolge einer verstärkten Gefäßfüllung und Durchblutung.

▶ **Augenlider und Tränenapparat.** Die Augenlider sind beweglich und können das Auge verschließen. Ihre freien Ränder tragen Talgdrüsen, die die Lider einfetten, außerdem Wimpernhaare. Sie dienen als Schutz gegen Fremdkörper und als Schirm gegen Sonnenstrahlen (ähnliche Aufgaben haben die Augenbrauen).

Durch den regelmäßigen Lidschlag wird das Sekret der Tränendrüsen (die Tränenflüssigkeit) über die ganze Bindehaut verteilt und so das Auge feucht gehalten.

Die Tränendrüsen liegen im oberen Augenwinkel, die Tränenflüssigkeit wird durch den Tränenkanal, der mit einer punktförmigen Öffnung am inneren Augenwinkel beginnt, zur Nase abgeleitet.

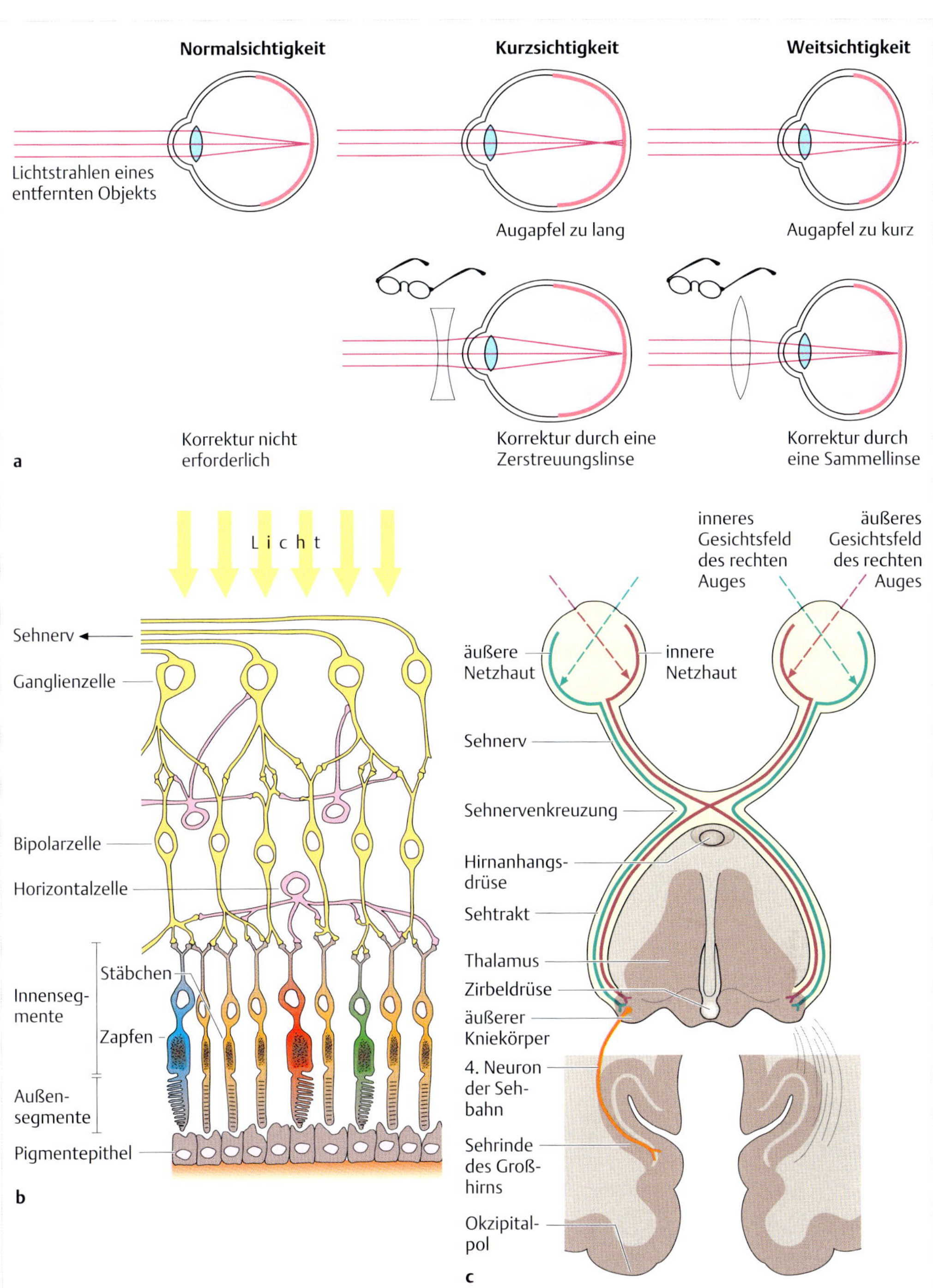

Abb. 14.2 Sehapparat und Sehbahn. **a** Kurzsichtigkeit und Weitsichtigkeit, **b** Netzhaut mit Stäbchen (schwarz-weiß) und Zäpfchen (farbig) und Nervenfasern, die sich zum Sehnerv vereinigen, **c** Sehbahn mit Verlauf der Nervenfasern bis zur Großhirnrinde. Beachte den teilweise gekreuzten und ungekreuzten Verlauf.

14.1.2 Ohr

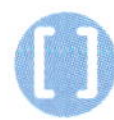

Definition

Töne und Geräusche verursachen Schallwellen, die vom Ohr aufgenommen und verarbeitet werden.

Man teilt den Gehörapparat in das äußere, mittlere und das innere Ohr ein.

Das äußere und mittlere Ohr stellen das schallleitende System dar, das Innenohr enthält den schallempfindenden Anteil.

Äußeres Ohr

Das äußere Ohr setzt sich aus der Ohrmuschel und dem Gehörgang zusammen. Bei der Schallaufnahme wirkt die Ohrmuschel als Schallfänger. Von ihr aus gelangen die Schallwellen in den Gehörgang. Er wird von Haut ausgekleidet, die Haare, Talgdrüsen und Ohrenschmalzdrüsen besitzt. Hinten wird der Gehörgang vom Trommelfell verschlossen. Das Trommelfell nimmt die Schallwellen auf und leitet sie weiter auf die Gehörknöchelchen, die sich im Mittelohr befinden.

Mittelohr

Das Mittelohr liegt in der Paukenhöhle. Diese ist ein Knochenspalt von 2 mm Breite und 2 cm Höhe und liegt zwischen Trommelfell einerseits und der Wand des inneren Ohres andererseits. Die ganze Paukenhöhle ist von Schleimhaut ausgekleidet und mit Luft gefüllt. Sie steht mit dem Rachenraum und damit mit der Außenluft durch die Ohrtrompete (Eustachsche-Röhre) in Verbindung (▶ Abb. 14.3).

In der Paukenhöhle befindet sich die Kette der Gehörknöchelchen. Sie stehen untereinander in gelenkiger Verbindung und werden nach ihrem Aussehen Hammer, Amboss und Steigbügel genannt.

Die Schallwellen versetzen das Trommelfell in Schwingungen. Die Schwingungsbewegungen werden auf den Hammer übertragen, der mit dem Trommelfell verwachsen ist. Er gibt sie an den Amboss und dieser an den Steigbügel weiter. Der Steigbügel überträgt die Bewegung auf das ovale Fenster. Dies ist eine kleine Öffnung in der Wand des Innenohrs, das mit einer Haut verschlossen ist.

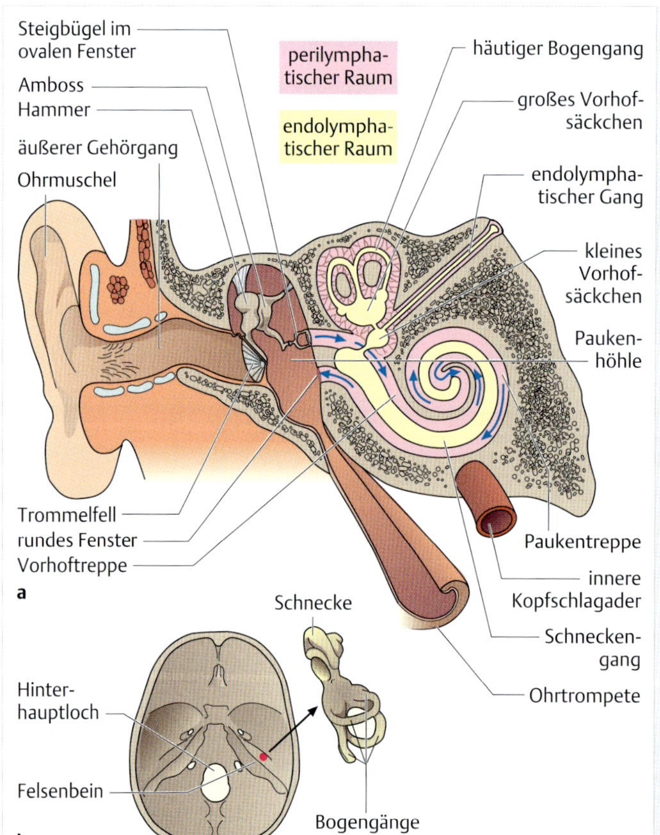

Abb. 14.3 Ohr. **a** Querschnitt durch äußeren Gehörgang, Innenohr und Schnecke. **b** Lage des Innenohrs mit Schnecke und Bogengänge im Felsenbein des Schädelknochens.

Innenohr (Labyrinth)

An dem ovalen Fenster beginnt das Innenohr, das in der Felsenbeinpyramide des Schläfenbeins untergebracht ist. Das ovale Fenster überträgt die Schallwellen auf eine Flüssigkeit, die sich in der Schnecke (Kochlea) befindet. Sie ist ein hautiges Organ und liegt in einer völlig verschlossenen Knochenkapsel. Sie hat 2 Windungen. Die Schnecke ist das Organ der Hörempfindung. Hier befinden sich die Hörsinneszellen. Von ihnen gehen feine Nervenfasern ab, die sich zum Hörnerv vereinigen.

Durch die Schallwellen wird die Flüssigkeit in der Schnecke in Schwingungen versetzt, wodurch die Sinneszellen gereizt werden. Der Reiz wird über feine Nervenfasern, die in den Sinneszellen beginnen, zum Hörnerv weitergeleitet. Er übermittelt die Hörempfindung dem Gehirn (▸ Abb. 14.4).

▸ **Gleichgewichtsorgan.** Im Innenohr befindet sich auch das Gleichgewichtsorgan (Vestibularapparat). Es besteht aus 3 flüssigkeitsgefüllten Bogengängen und den 2 Säck-

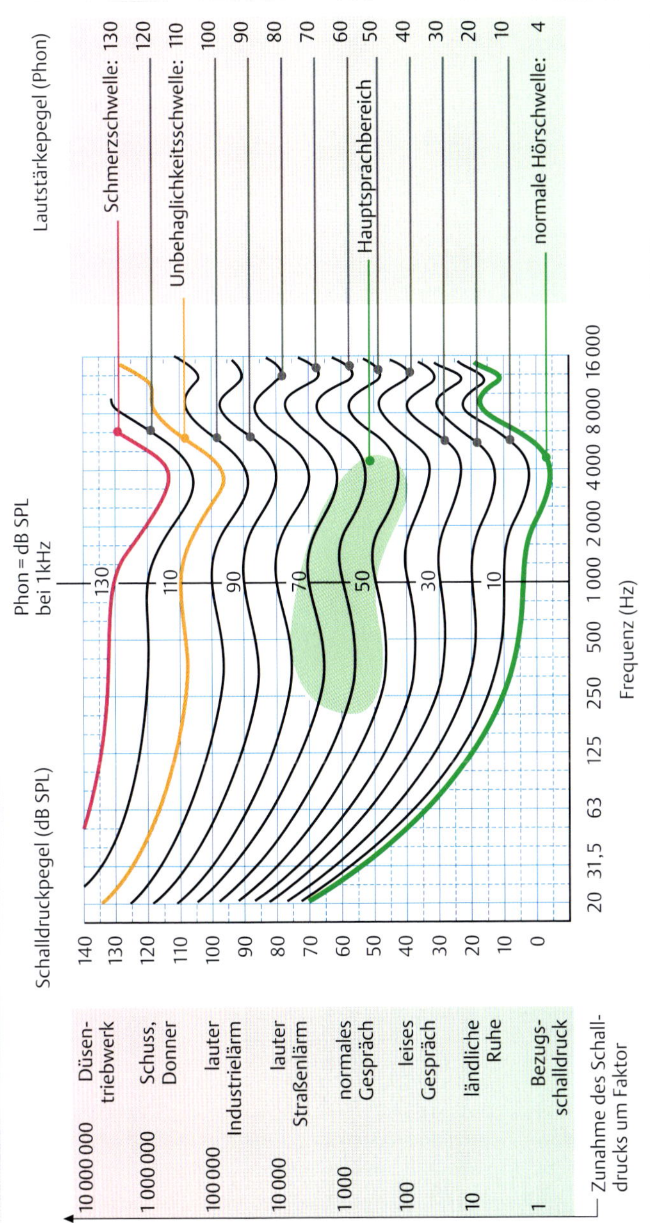

Abb. 14.4 Schallaufnahme. Phonogramm mit Darstellung des Hauptsprachbereichs, der normalen Hörschwelle und des Schallpegels der Schmerzempfindung auslöst.

14

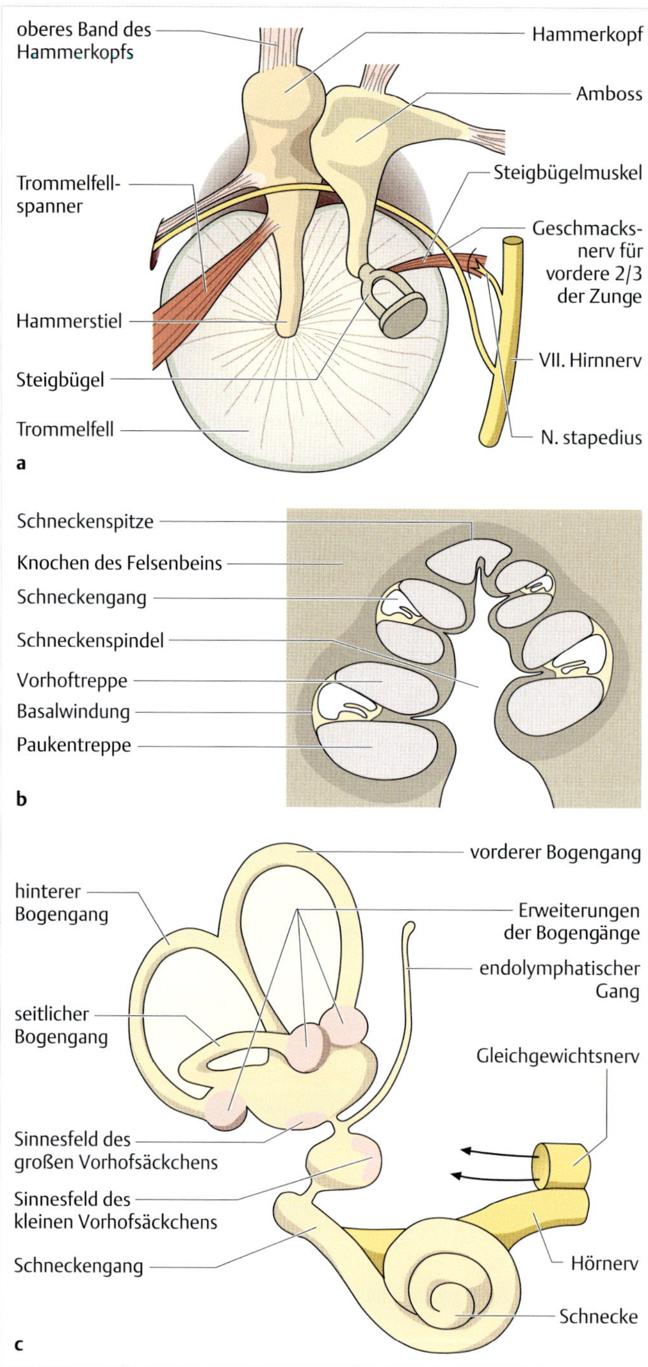

Abb. 14.5 Innenohr. a Trommelfell und Gehörknöchelchen, **b** vergrößert dargestellte Schnecke (Längsschnitt) und **c** Gleichgewichtorgan mit Bogengängen.

chen. Die Bogengänge liegen jeweils senkrecht zueinander. Bei Bewegungen und Lageänderung des Körpers wird die Flüssigkeit in den Bogengängen und den Säckchen verschoben. Dadurch werden spezifische Sinneszellen gereizt und dieser Reiz gelangt über feine Nervenfasern, die sich zum Gleichgewichtsnerv vereinigen, zum Gehirn (▸ Abb. 14.5).

14.2 Erkrankungen des Auges

14.2.1 Untersuchungsmethoden

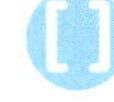

Definition

Zur Routineuntersuchung des Auges gehören die äußere Betrachtung, die Funktionsprüfung der Sehfähigkeit und die Augeninnendruckmessung.

▸ **Inspektion.** Bei der Inspektion der Bindehaut wird auf Rötungen und Sekretbildung geachtet.

▸ **Ektropionieren.** Den Bindehautsack im Ober- und Unterlid kann man komplett einsehen, wenn man das Lid mit einem Stäbchen nach außen umklappt. Man nennt das Ektropionieren. So kann nach Fremdkörpern gesucht und diese entfernt werden. Als Ektropium wird die krankhafte Auswärtswendung des Lidrands bezeichnet (▸ Abb. 14.6).

▸ **Spaltlampe.** Die Spaltlampe liefert einen sehr hellen, spaltförmigen Lichtstrahl. Bei seitlicher Beleuchtung kann man die vorderen Augenabschnitte, die Hornhaut, die Linse und die vordere Augenkammer untersuchen. Veränderungen der Hornhaut, wie Trübungen beim grauen Star, können besonders deutlich dargestellt werden.

▸ **Augenspiegel.** Mit dem Augenspiegel wird der Augenhintergrund untersucht. Es können Veränderungen der Netzhaut (z. B. Ablösungen), der Papille und der Gefäße beurteilt werden.

▸ **Augendruckmessung.** Der Augeninnendruck wird mit der Tonometrie gemessen. Dabei prüft das Gerät die Eindellbarkeit des Augapfels. Mit einem bestimmten Druck wird auf die Hornhaut gedrückt. Die Druckmessung wird für die Diagnostik und Therapieüberwachung des grünen Stars (Glaukom) angewandt.

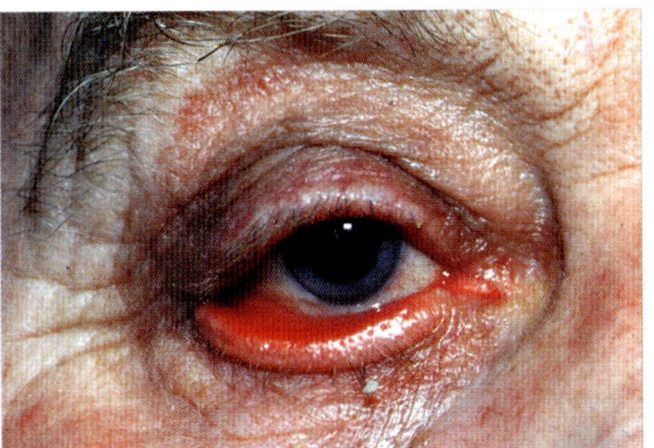

Abb. 14.6 Ektropium. Der Lidaufhängeapparat ist erschlafft, das Unterlid nach außen gekippt.

▸ **Sehfähigkeit.** Ein Sehtest kann mithilfe der sog. Landolt-Ringe durchgeführt werden. Für Kinder stehen Sehtafeln mit verschieden großen Bildern oder Symbolen zur Verfügung.

▸ **Perimetrie.** Mit dieser Untersuchung wird das Gesichtsfeld überprüft. Unter dem Begriff Gesichtsfeld versteht man alle Punkte, die ein menschliches Auge beim Geradeaussehen erfassen kann. Dabei muss der Patient einen bestimmten Punkt fixieren und angeben, welche beweglichen Lichtpunkte er wahrnimmt. Gesichtsfeldausfälle (Bezirke, in denen keine Lichtpunkte wahrgenommen wurden) kommen bei Schädigungen der Netzhaut oder des Sehnervs vor.

▸ **Die Funktionsprüfung der Augenmuskeln.** Die Funktion der Augemuskeln kann auf einfache Art überprüft werden. Man bittet den Patienten, mit den Augen einem Finger zu folgen. Dabei achtet man darauf, ob beide Augen seitengleich mitgehen. Bei Schädigung der Augenmuskeln kommt es zum Abweichen eines Auges aus der Bewegungsrichtung (z. B. Schielen).

14.2.2 Bindehautentzündung

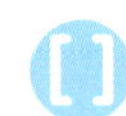

Definition

Die Bindehautentzündung (Konjunktivitis) ist eine entzündliche Reizung der Bindehaut.

Ursache

Die Ursachen sind mannigfaltig. Bei lokaler Reizung durch Lichteinwirkung (Schweißen), durch allergische Reaktionen, bei verschiedensten internistischen Erkrankungen und durch viele Bakterien und Viren kann es zu einer entzündlichen Veränderung der Bindehaut kommen.

Symptome

Es kommt zur Rötung und Schwellung der Bindehaut. Ein wässrig schleimiges bis eitriges Sekret wird vom Auge abgesondert. Die Betroffenen empfinden Lichtscheu und ein Fremdkörpergefühl („Sand im Auge", ▸ Abb. 14.7a).

Therapie

Im Auge befindliche Fremdkörper müssen entfernt werden (Augenspülung). Lindernd wirken Augentropfen mit Adstringenzien (Mittel, die die Blutgefäße verengen).

Wichtig ist eine exakte Diagnosestellung durch den Facharzt und entsprechend spezifische Therapie. Bei bakteriellen Entzündungen werden antibiotikahaltige Augentropfen gegeben.

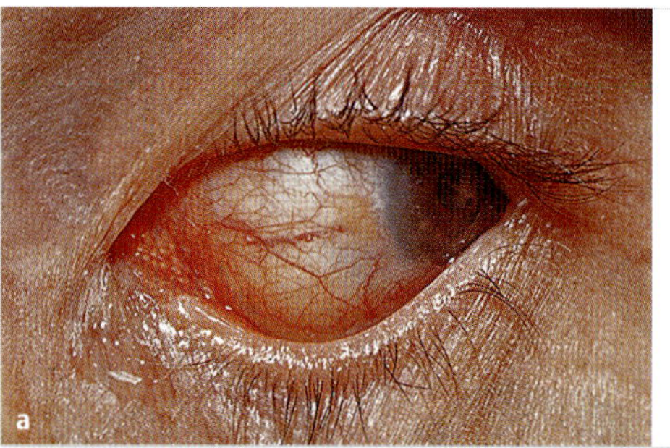

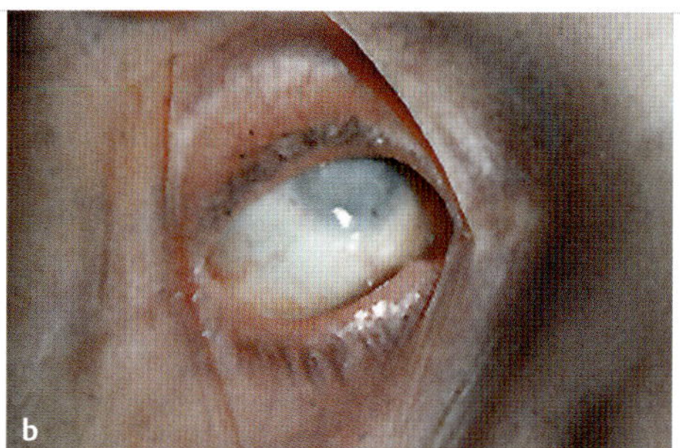

Abb. 14.7 Erkrankungen des Auges.
a Konjunktivitis,
b Katarakt mit Linsentrübung.

14.2.3 Grauer Star

Definition

Eine Linsentrübung wird als grauer Star (Katarakt) bezeichnet. Er kann angeboren oder erworben sein.

Ursache

Die häufigste Form ist die altersbedingte Linsentrübung. Beim Diabetes, bei langer Kortisontherapie, durch Strahlen, nach Verletzungen kann es ebenfalls zur Kataraktbildung kommen (▶ Abb. 14.7b).

Symptome

Meist findet sich eine sichtbare weißgraue Linsenverfärbung. Die Patienten klagen über „Schleiersehen" und geben typischerweise besseres Sehen bei schwachem Licht an. Sie tragen Sonnenbrillen an trüben Tagen. Es besteht eine herabgesetzte Sehschärfe.

Therapie

Therapie der Wahl ist das Entfernen der getrübten Linse und die Implantation einer Kunststofflinse.

14.2.4 Grüner Star

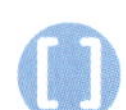

Definition

Vom grünen Star (Glaukom) spricht man, wenn der Druck in der vorderen Augenkammer erhöht ist. Es werden 3 Formen des grünen Stars unterschieden: angeborenes, primäres und sekundäres Glaukom.

2 % aller über 40-jährigen haben einen erhöhten Druck in der vorderen Augenkammer. Es ist die häufigste Erblindungsursache.

Ursache

Das Kammerwasser der Augenvorderkammer fließt im Kammerwinkel über den Schlemm-Kanal ab. In der Augenvorderkammer herrscht normalerweise ein Druck von 10–21 mmHg (▶ Abb. 14.1).

Bei Abflussstörungen des Kammerwassers kann sich der Druck erhöhen. Durch ständigen Druck auf die Sehnervfasern gehen diese langsam zugrunde.

Symptome

Oft ist der Augeninnendruck jahrelang erhöht, ohne dass der Patient etwas merkt. Mit der Zeit kommt es zur Gesichtsfeldeinschränkung.

▶ **Akuter Glaukomanfall.** Wird der Abfluss des Kammerwassers plötzlich behindert, kommt es zum akuten Glaukomanfall mit dumpfen Augenschmerzen, Halbseitenkopfschmerz, Sehverschlechterung, Übelkeit und Lichtscheu. Das Auge ist gerötet und tränt. Der Augapfel ist steinhart. Der akute Glaukomanfall ist ein Notfall.

Therapie

Man gibt pupillenverengende Medikamente, z. B. Betarezeptorenblocker, weil sich dabei der Schlemm-Kanal weitet. Möglich sind auch operative Maßnahmen zur Abflussverbesserung oder Zufuhrdrosselung.

14.2.5 Netzhautablösung

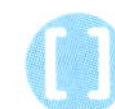

Definition

Bei der Netzhautablösung (Ablatio retinae) löst sich die Netzhaut vom Pigmentepithel, in dem sich die Sinneszellen befinden, ab.

Ursache

Die Ursache sind Einrisse der Netzhaut. Bei älteren oder kurzsichtigen Patienten ist die Netzhaut oft vorgeschädigt und reißt leicht ein. Ähnliches gilt für die diabetischen Augenveränderungen (Retinopathie). Seltener sind Verletzungen, z. B. Schlag aufs Auge.

Symptome

Die Betroffenen nehmen periphere Lichtblitze oder ein plötzliches Auftreten eines Schwarms dunkler Flecken (Rußregen) wahr. Möglich sind auch Vorhangphänomene bzw. Verschleierung oder Verzerrtsehen.

Therapie

Der geringste Verdacht erfordert eine Klinikeinweisung, denn je früher die Therapie beginnt und je kleiner der geschädigte Bezirk, desto besser ist die Heilungschance. Therapie der Wahl ist die Laser- oder Lichtkoagulation.

14.2.6 Makuladegeneration

Makuladegenerationen sind Erkrankungen der Netzhaut (Retina) und des gelben Fleckes (Macula lutea) bei denen die Sehrezeptoren absterben. In Deutschland sind über 2 Millionen Menschen betroffen. Es werden 2 Hauptformen unterschieden: die altersbedingte atrophe Makuladegeneration (AMD, ca. 80 %) und die feuchte Makuladegeneration.

Ursachen

Bei der AMD gehen die Sehzellen durch Ablagerung von Stoffwechselprodukten zugrunde und führen zum verzerrten Sehen.

Bei der feuchten Form treten Neubildungen von Gefäßen auf, die die Sehzellen überwuchern. Es tritt rasch eine Leseblindheit auf.

Symptome

Abnahme der Sehschärfe mit Abnahme der Kontrastempfindung, Abnahme des Farbsehens und erhöhte Blendempfindlichkeit, zentrale Gesichtsfeldausfälle und Leseblindheit.

Diagnostik

Amsler-Gitter Test: Schlangenlinien- und Verschwommensehen der Gitterstruktur.

Perimetrie zur Messung der Gesichtsfeldausfälle.

Therapie

AMD: hochdosiert Luteinpräparat. Weitere Therapien werden mit mehr oder weniger Erfolg angewandt.

Feuchte Makuladegeneration: Die Gefäßneubildungen werden mit Wachstumshemmern, die direkt in den Augapfel gespritzt werden, behandelt. Bei weiteren Neubildungen muss die Injektion wiederholt werden. Eine vollständige Heilung ist noch nicht möglich.

14.3 Erkrankungen des Ohres

14.3.1 Untersuchungsmethoden

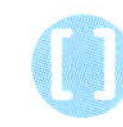

Definition

Zur Untersuchung des Ohres gehört die Betrachtung des äußeren Ohres, die Funktionsprüfung der Hörfähigkeit und Überprüfung des Gleichgewichtssinns.

► **Äußerliche Betrachtung.** Der äußere Gehörgang und das Trommelfell werden mit einem Stirnspiegel mit Lampe und einem kleinen Ohrtrichter untersucht. In der modernen HNO-Praxis wird mit einem Otoskop (Auflichtmikroskop) untersucht.

► **Hörfähigkeit.** Das Gehör wird mithilfe der Audiometrie beurteilt. Dabei werden über Kopfhörer jeweils einem Ohr Töne oder Wörter in verschiedener Lautstärke und verschiedenen Frequenzen vorgespielt. Bei einer Schallleitungsstörung (Mittelohr) hört der Betroffene leise Töne nicht gut (► Abb. 14.5). Bei entsprechend gesteigerter Lautstärke erreicht er immer 100 % Hörvermögen. Bei Schallempfindungsstörungen wird trotz maximaler Lautstärke kein 100 %iges Hörvermögen mehr erreicht. Bei der Altersschwerhörigkeit werden vor allem die hohen Frequenzen schlechter bzw. nicht mehr gehört.

► **Stimmgabeltest.** Einfache Tests lassen sich mit der Stimmgabel durchführen. Hält man das Ende der Stimmgabel auf den Warzenfortsatz hinter dem Ohr, wird über die Knochenleitung gehört. Normalerweise ist die Hörfähigkeit durch die Luft besser als durch die Knochenleitung. Besteht jedoch eine Schallleitungsstörung, ist die Knochenleitung besser. Setzt man die Stimmgabel mitten auf den Kopf, kann man einseitige Schallleitungs- und Schallempfindungsstörungen voneinander unterscheiden.

► **Gleichgewichtssinn.** Um den Gleichgewichtssinn zu überprüfen, gibt es einfache Tests, bei denen der Patient mit geschlossenen Augen geradeaus laufen, auf der Stelle treten oder auf die Nase zeigen muss. Es wird die räumliche Koordination geprüft. Ist der Gleichgewichtssinn im Innenohr geschädigt, hat der Betroffene bei diesen einfachen Übungen Schwierigkeiten. Er klagt über mehr oder weniger starkes Schwindelgefühl.

▸ **Bildgebende Verfahren.** Zur Beurteilung des Felsenbeins werden spezielle Röntgenaufnahmen angefertigt. Bei Knochenbrüchen im Bereich des Felsenbeins, bei Entzündungen (Osteitis) des Knochens und Tumoren wird als weiterführende Untersuchung die Kernspin- oder Computertomografie eingesetzt.

14.3.2 Mittelohrentzündung

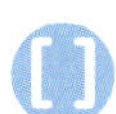

Definition

Die Mittelohrentzündung (Otitis media) ist eine meist bakteriell oder viral hervorgerufene Entzündung der Mittelohrschleimhaut.

Ursache

Sie kommt häufig als aufsteigende Entzündung im Verlauf einer Erkältung oder eines Schnupfens vor. Streptokokken (bzw. Pneumokokken bei Kindern) sind die häufigsten Erreger.

Symptome

Die Kranken klagen über stechende Ohrschmerzen, Ohrgeräusche, Schwerhörigkeit, Kopfschmerzen und Fieber. Bei der Untersuchung zeigt sich ein gerötetes Trommelfell mit Vorwölbung.

Therapie und Komplikationen

Wichtig sind Bettruhe, fiebersenkende Mittel, Wärmeanwendung (Rotlicht), Nasentropfen und Antibiotika.

Treten Komplikationen auf, muss das Trommelfell eröffnet werden (Parazentese). Komplikationen sind Knocheneiterung (Mastoiditis), chronische Infektion, chronischer Trommelfellschaden und Gehirnhautentzündung.

Bei rechtzeitiger gezielter Therapie heilt eine Mittelohrentzündung i. d. R. innerhalb von 10–14 Tagen ohne Folgen aus.

14.3.3 Schwerhörigkeit

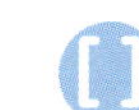

Definition

Schwerhörigkeit ist eine Verminderung des normalen Hörvermögens.

Man unterscheidet Schallleitungsstörungen und Schallempfindungsstörungen. Bei der Schallleitungsstörung wird der ankommende Schall nur unvollständig zu den Sinneszellen in der Schnecke geleitet.

Bei der Schallempfindungsstörung besteht eine Hörstörung im Bereich des Innenohrs oder des Hörnervs (Innen- bzw. Nervenschwerhörigkeit).

Ursache

Die Minderung des Hörvermögens hat viele Ursachen.

▸ **Schallleitungsstörung.** Ursache einer Schallleitungsstörung kann ein mit Ohrenschmalz verstopfter Gehörgang sein. Man spricht von Cerumen obturans. Auch eine Mittelohrentzündung oder Veränderungen an Hammer, Amboss oder Steigbügel, wie sie bei der Otosklerose vorkommen, können zu einer Schallleitungsstörung führen.

▸ **Schallempfindungsstörungen.** Schallempfindungsstörungen können durch degenerative Alterungsprozesse (Altersschwerhörigkeit), Infektionen, Durchblutungsstörungen, Hörsturz, und Tumoren verursacht werden. Im Alter sind es typischerweise zunächst die hohen Töne, die nicht mehr gehört werden können.

Therapie

Therapeutisch werden die Grundleiden behandelt, sofern dies möglich ist. Ein Pfropf aus Ohrenschmalz lässt sich durch eine einfache Spülung des äußeren Gehörgangs entfernen.

Je nach Befund der Hörprüfung (Audiometrie) wird ein Hörgerät angepasst (▸ Abb. 14.8). Es gibt dabei verschiedene Modelle, die im Ohr oder hinter dem Ohr getragen werden können.

Heutzutage werden Gehörlosen kleine Hörcomputer implantiert. Durch Umsetzung der Schallwellen in elektrische Impulse und Weitergabe direkt an den Gehörnerv können sie wieder hören.

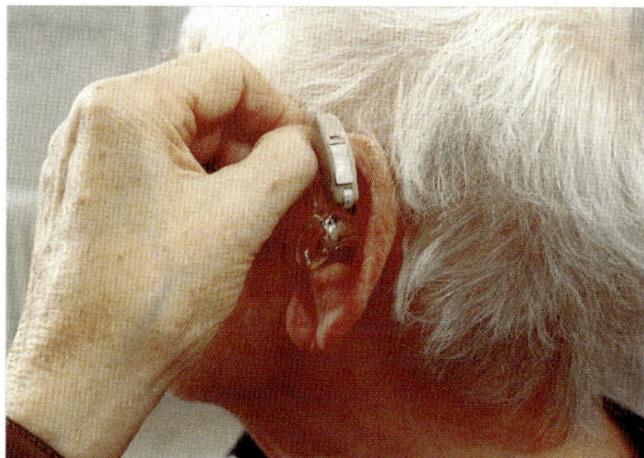

Abb. 14.8 Schwerhörigkeit. Einsetzen eines Im-Ohr-Geräts.

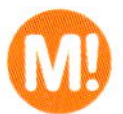

Merke

Wichtig im Umgang mit Schwerhörigen sind Blickkontakt und deutliche Aussprache. Beim Duschen, Baden und auch bei der Strahlentherapie muss das Hörgerät abgelegt werden.

14.3.4 Ohrgeräusche

Definition

Ohrgeräusche werden Tinnitus genannt. Sie machen sich meist als Pfeifen, Zischen oder Brummen bemerkbar. Nur der Betroffene nimmt sie wahr und empfindet sie als sehr störend.

Ursache

Die genaue Ursache ist meist unklar. Als Auslöser spielen lokale Durchblutungsstörungen, Stress und psychische Faktoren eine große Rolle. Beim Hörsturz kommt es plötzlich zu einer Hörminderung, die von Ohrgeräuschen begleitet sein kann.

Therapie

Wichtig sind Ruhe und Entspannung (z. B. autogenes Training).

Beim akuten Hörsturz werden die Betroffenen je nach Befund stationär aufgenommen. Es wird eine Infusionstherapie mit blutverdünnenden Mitteln durchgeführt und spezielle Medikamente verabreicht.

Je schneller die therapeutischen Maßnahmen eingeleitet werden, desto besser ist die Aussicht auf rasche Besserung und komplette Erholung des Hörvermögens. Bisher gibt es noch keinen befriedigenden Therapieansatz bei Ohrgeräuschen.

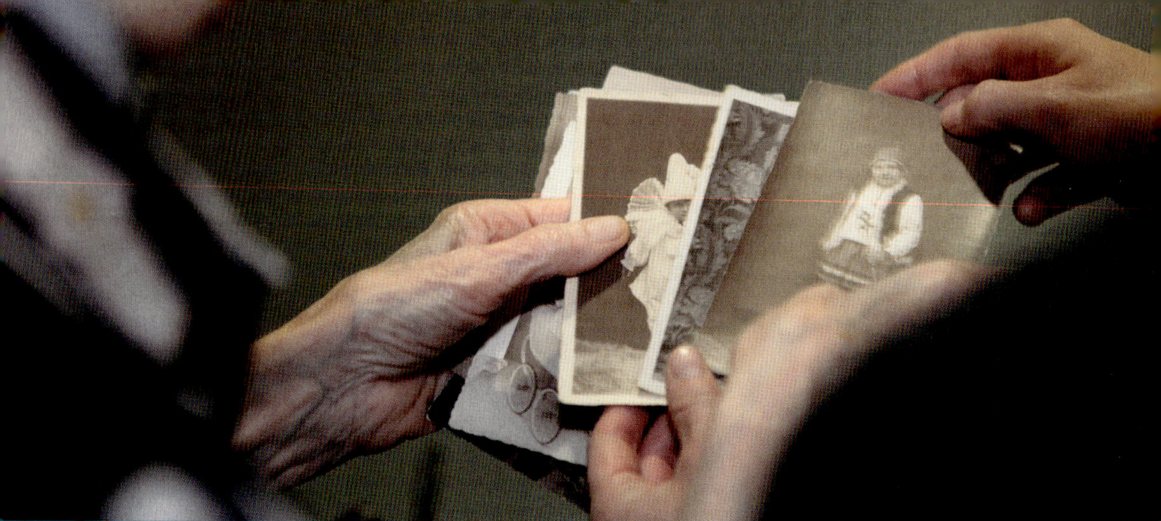

Kapitel 15

Psychiatrische Krankheiten

15.1 Entwicklung der Psychiatrie *253*

15.2 Psychiatrische Systematik *254*

15.3 Untersuchungsmethoden in der Psychiatrie *255*

15.4 Organische psychische Störungen (F04–07) *258*

15.5 Intelligenzminderung und geistige Behinderung (F70) *264*

15.6 Affektive Störungen *265*

15.7 Persönlichkeits- und Verhaltensstörungen (F6) *272*

15.8 F8 – Entwicklungsstörungen und F9 – Verhaltens- und emotionale Störungen mit Beginn in der Kindheit und Jugend *276*

15.9 Abhängigkeitserkrankungen *276*

15.10 Therapieformen *278*

15 Psychiatrische Krankheiten

Jochen Tenter, Rainer Kortus

15.1 Entwicklung der Psychiatrie

Definition

Psychiatrie (Seelenheilkunde) ist das Fachgebiet der Medizin, das sich mit der Erkennung, Behandlung und Verhütung seelischer Erkrankungen bzw. Störungen des Menschen beschäftigt. Der Name leitet sich ab von den griechischen Worten für Psyche (Seele) und Arzt.

Bevor Psychiatrie eine medizinische Disziplin wurde, bestimmten vom Mittelalter bis in die Neuzeit Vorstellungen von Besessenheit, Hexenwahn und die Überzeugung, seelische Erkrankungen seien Strafe und Sühne für Versündigungen, die öffentliche Meinung. Kranke wurde eingesperrt, angekettet, ausgesetzt, blieben ohne Behandlung. Es gab aber schon im Mittelalter Spitäler und Armenhäuser, in denen auch psychisch Kranke versorgt und gepflegt wurden.

Mit Beginn des 19. Jahrhunderts entstanden ausgehend von England sozialpsychiatrische Bewegungen, die in den neu gegründeten „Irrenanstalten" durch Verzicht auf Zwangsmaßnahmen, die Einführung ärztlicher Visiten und Arbeit in Handwerk und Landwirtschaft eine humanere Behandlung einführten.

Die scheinbar naturwissenschaftlich begründete Eugenik, also die Auslese durch gezielte Vererbung, Ende des 19. Jahrhunderts führte in vielen Ländern zu Zwangssterilisierungen, aber nur in Deutschland durch die Verbündung mit nationalsozialistischer Ideologie zur Ermordung hunderttausender psychisch Kranker im Zuge der sog. Euthanasie in den Jahren von 1940 bis 1945.

Die um 1900 von Sigmund Freud begründete Psychoanalyse eröffnete den Weg für ein Verständnis von Symptomen und wurde weiterentwickelt zu vielen heute genutzten psychotherapeutischen Verfahren. Verhaltenstherapeutische Ansätze kamen hinzu und haben sich besonders für depressive und Angststörungen als wirksam erwiesen. Allen Verfahren ist gemeinsam, dass die therapeutische Beziehung mit der wichtigste Wirkfaktor ist.

15.1.1 Psychiatrie der Gegenwart

Die psychiatrische Wissenschaft und Praxis haben in Diagnostik und Therapie enorme Fortschritte zu verzeichnen. Aus den ehemaligen „Heil- und Pflegeanstalten" wurden durchweg erheblich verkleinerte psychiatrische Fachkliniken. Abteilungen an Allgemeinkrankenhäusern wurden neu gegründet mit dem erklärten Ziel gemeindenäher zu arbeiten. Sie stellen etwa die Hälfte der psychiatrischen Krankenhausbetten. Tagesklinische und ambulante Behandlungen, unterstützte Arbeit und Wohnen, Hilfen zur Tagesgestaltung sind die aktuellen Strukturen der Versorgung. Die Einbeziehung von Patienten und deren Familien in alle Planungen und Entscheidungen ist nicht nur rechtlich erforderlich, sondern auch selbstverständlicher fachlicher Standard.

Ziele psychiatrischer Behandlung und Pflege sind neben einer frühzeitigen Wiedereingliederung, d. h. Vermeidung einer „Hospitalisierung", auch die Erlangung von Kompetenz für die eigene Erkrankung, damit z. B. Frühsymptome einer neuerlichen Krise selbst erkannt werden. In den meisten Kliniken liegt die durchschnittliche Verweildauer unter 4 Wochen, was angesichts der Verlaufsdauer vieler psychischer Störungen darauf hinweist, dass stationär nur die notwendigste Akutbehandlung durchgeführt wird und Genesungs- oder Anpassungsprozesse anschließende ambulante Behandlung und Begleitung erfordern.

Nach dem Erscheinen der Psychiatrie-Enquete 1975, die erhebliche Mängel in der Versorgung psychisch Kranker in der Bundesrepublik Deutschland aufzeigte, wurden Reformen eingeleitet. Die Psychiatrie-Personal-Verordnung (Psych-PV) von 1990 sollte zu „einer ausreichenden, zweckmäßigen und wirtschaftlichen stationären Behandlung" führen mit dem Ziel, über ein „qualifiziertes Enthospitalisierungsprogramm" eine große Zahl von Patienten früher aus dem Krankenhaus zu entlassen. Die Patienten rückten als gleichrangige Subjekte in den Brennpunkt des Interesses. Es wurden sozialpsychiatrische Dienste gegründet, die chronisch psychisch Kranke begleiten und der Vorrang „ambulant vor stationär" in der Versorgung aufgestellt. Die konsequente Umsetzung ist allerdings bis heute noch nicht abgeschlossen.

Der Kern psychiatrischer Arbeit ist Beziehungsarbeit, die von unterschiedlichsten Berufsgruppen geleistet wird. (▸ Abb. 15.1). Die ärztlich-psychiatrische Versorgung der Bevölkerung liegt in der Hand niedergelassener Psychiater und zunehmend von psychiatrischen Ambulanzen an Fachkliniken und Abteilungen an Allgemeinkrankenhäu-

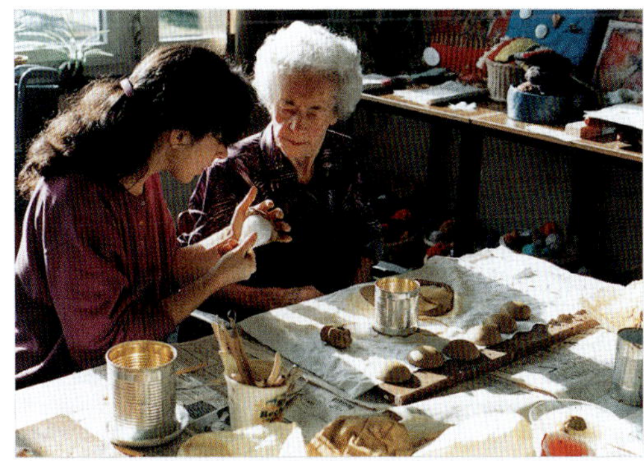

Abb. 15.1 Menschliche Beziehungen. Ein vertrauensvoller Umgang mit den Patienten ist wesentlicher Bestandteil für die Wiedereingliederung psychisch Kranker in die Gesellschaft.

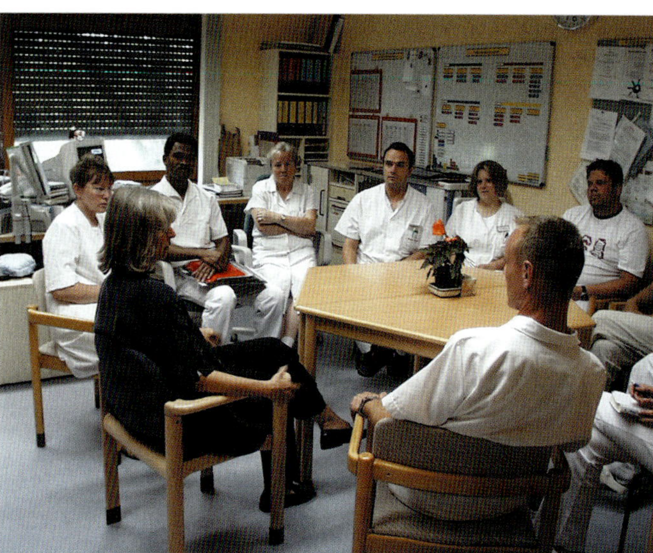

Abb. 15.2 Supervision. Sie kann den Pflegenden helfen, ihre eigenen Gefühle zu verstehen und zu lernen, besser mit ihnen umzugehen.

sern. Psychologische Psychotherapeuten behandeln in ihren Praxen vorwiegend Patienten in seelischen Krisen, mit Konflikten oder ungelösten Lebensthemen. Eine Vielzahl psychosozialer Dienste und Einrichtungen berät, unterstützt und begleitet im Alltag.

Merke

Jeder Mensch kann im Laufe seines Lebens von einer psychischen Krankheit betroffen werden. Dies ist bei durchschnittlich 25 % unserer Gesamtbevölkerung im Laufe eines Jahres der Fall.

Eine wesentliche Fragestellung in der Psychiatrie ist die, was „normal" ist. Sie hat nicht nur medizinische, sondern auch gesellschaftliche Hintergründe. Gesellschaftliche Maßstäbe und Normen ändern sich; so galt bei uns z. B. die Homosexualität (auf das eigene Geschlecht gerichtetes Geschlechtsempfinden) bis vor wenigen Jahrzehnten als abnorm (der entsprechende Strafrechtsparagraf wurde erst 1994 abgeschafft), während sie heute als Variante menschlicher Sexualität akzeptiert wird.

Auch heute steht Psychiatrie immer wieder in der Gefahr, von der Gesellschaft missbraucht zu werden, um missliebige oder unerwünschte Verhaltensweisen als „abnorm" zu erklären und auszugrenzen. Diese Gefahren können verringert werden durch

- Kontrolle der eigenen Arbeit durch nicht zur eigenen Institution gehörige Fachleute: „Supervision", ▶ Abb. 15.2),
- gewissenhafte Anwendung der entsprechenden Gesetze (Unterbringungsgesetze der Länder, Betreuungsrecht) und
- Überprüfung durch unabhängige Richter.

Diese Maßnahmen können das notwendige Vertrauen in psychiatrische Arbeit stärken.

Entgegen der noch weit verbreiteten Laienmeinung muss z. B. die Behandlung auf einer geschlossenen Station eine eindeutige Rechtsgrundlage haben. Entweder erklärt sich der Patient mit der Behandlung einverstanden oder es muss eine dringende Behandlungsbedürftigkeit vorliegen, für die ein Richter die Genehmigung nach den bundesländerspezifischen öffentlich-rechtlichen Gesetzen oder nach dem bundeseinheitlichen Betreuungsrecht erteilt.

15.2 Psychiatrische Systematik

Vorsicht

Zur Einordnung psychiatrischer Krankheitsbilder gilt in Deutschland die ICD-10 (International Classification of Diseases, 10. Fassung) als verbindliches Klassifikationsschema. Entsprechend haben sich viele ältere Krankheitsbezeichnungen geändert und es wird überwiegend von „Störungen" gesprochen.

Die Einordnung psychiatrischer Krankheitsbilder in ein bestimmtes System stellt ein recht problematisches Unterfangen dar. Ordnete man z. B. nach den Ursachen, würde man bald sehen, dass es mit dem Wissen um die Ursachen abnormer Verhaltensweisen keine einheitliche Sichtweise gibt, da viele Erkrankungen mehre Entstehungsbedingungen haben. Nähme man dagegen bestimmte Symptome als Grundlage einer Gliederung, ginge rasch die Übersichtlichkeit verloren, weil gleichartige Krankheitszeichen, wie z. B. eine schwerwiegende traurige Grundstimmung oder eine wahnhafte Überzeugung, oft auf ganz verschiedenen Ursachen beruhen.

Trotz oder gerade wegen dieser Schwierigkeiten sollte man in der Psychiatrie auf eine dem jeweiligen Wissensstand angepasste Systematik aber nicht verzichten, denn sie ordnet das umfangreiche Stoffgebiet und erleichtert besonders den Lernenden ein schnelleres Zurechtfinden.

Man muss sich der Einschränkung bewusst bleiben, dass Einteilungen und Gliederungen innerhalb psychischer Bereiche nicht die Eindeutigkeit, Klarheit und Exaktheit mathematischer Gleichungen besitzen, sondern ein Abbild des gegenwärtigen Standes der Forschung und internationaler Übereinkünfte sind.

15.3 Untersuchungsmethoden in der Psychiatrie

Mit verschiedenen Untersuchungen (▸ Abb. 15.3) muss im Weiteren geklärt werden, ob sich hinter der psychischen Auffälligkeit eine körperliche Erkrankung verbirgt oder nicht. Zu diesen Untersuchungen gehören:

- Eine psychiatrische Untersuchung mit Erstellung eines psychischen Befundes.
- Die Erhebung der Krankheitsvorgeschichte, oft auch bei Bezugspersonen (Fremdanamnese). Durch letztere ergeben sich oft wichtige Hinweise auf die Art der Störung, da Selbst- und Fremdwahrnehmung auseinanderklaffen können.
- Eine gründliche körperliche Untersuchung mit internistischer und neurologischer Befunderhebung.

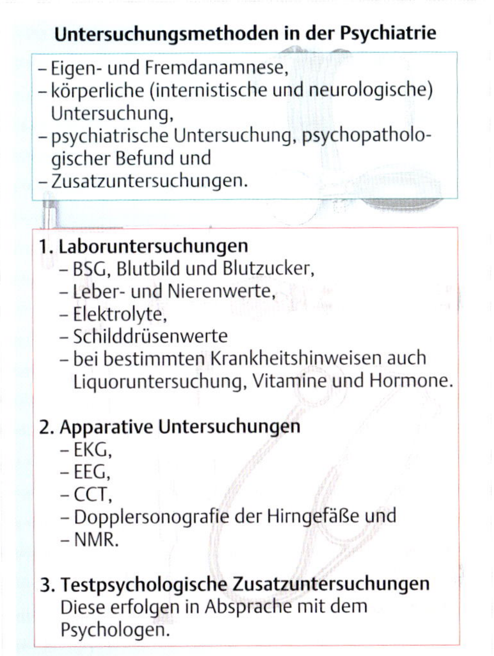

Untersuchungsmethoden in der Psychiatrie

- Eigen- und Fremdanamnese,
- körperliche (internistische und neurologische) Untersuchung,
- psychiatrische Untersuchung, psychopathologischer Befund und
- Zusatzuntersuchungen.

1. Laboruntersuchungen
- BSG, Blutbild und Blutzucker,
- Leber- und Nierenwerte,
- Elektrolyte,
- Schilddrüsenwerte
- bei bestimmten Krankheitshinweisen auch Liquoruntersuchung, Vitamine und Hormone.

2. Apparative Untersuchungen
- EKG,
- EEG,
- CCT,
- Dopplersonografie der Hirngefäße und
- NMR.

3. Testpsychologische Zusatzuntersuchungen
Diese erfolgen in Absprache mit dem Psychologen.

Abb. 15.3 Untersuchung. Der Patient wird hinsichtlich seines psychischen und körperlichen Zustands eingehend untersucht.

Bei der Beschreibung werden Begriffe aus der Psychopathologie (Lehre von der Beschreibung der Symptome psychischer Störungen) verwendet, von denen die wichtigsten hier erläutert werden sollen, da sie für die Verständigung in der Psychiatrie unerlässlich sind. Bei der krankhaften Veränderung seelischer Eigenschaften spielen übersteigerte oder herabgesetzte Ausprägungen (Plus- und Minusvarianten) eine wichtige Rolle.

15.3.1 Bewusstseinsstörungen

Definition

Darunter fällt vor allem die Beurteilung über den Grad der Wachheit/Bewusstseinshelligkeit des Patienten. Er reicht von
- bewusstseinsklar über
- verhangen/schläfrig bis
- tiefschlafend oder
- bewusstlos.

Neben der Wachheit kann das Bewusstsein inhaltlich verändert sein, indem z. B. ein verwirrter Patient zwar wach ist, jedoch seine Umgebung nicht klar erfassen und beurteilen kann. Beim Dämmerzustand ist das Bewusstsein eingeengt auf wenige Gedanken, Gefühle und Impulse.

15.3.2 Orientierung

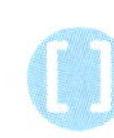

Definition

Die Orientierung beinhaltet die Fähigkeit, sich zurechtzufinden in Zeit, Ort, Situation und persönlichen Daten.

Zur Prüfung der zeitlichen Orientierung. Hier wird z. B. nach Datum, Wochentag, Jahreszeit gefragt (▸ Abb. 15.4). Die örtliche Orientierung gibt Aufschluss über den derzeitigen Aufenthaltsort und Beziehung zu anderen Räumen und Orten. Die situative Orientierung ermöglicht die Einordnung in die derzeitige Tätigkeit und Umgebung (z. B. im Krankenhaus zu sein). Die Orientierung zur eigenen Person (autopsychische Orientierung) umfasst persönliche Daten, wie Name, Beruf, Familienstand, Geburtsort und Geburtstag usw.

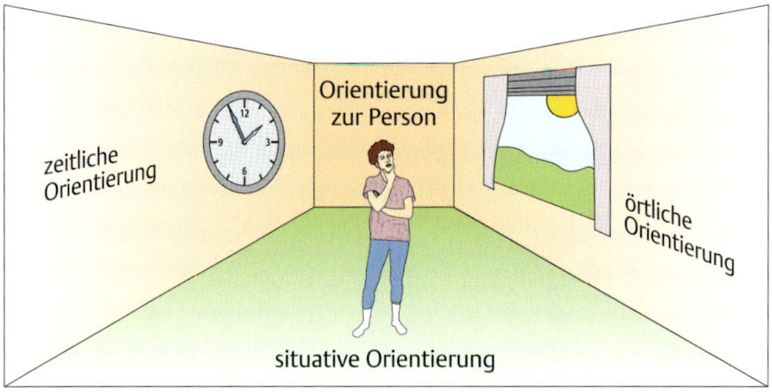

Abb. 15.4 Orientierungsstörungen. Die Orientierung kann in verschiedener Hinsicht gestört sein.

15.3.3 Merkfähigkeit und Gedächtnis

Definition

Gedächtnis ist die Fähigkeit, Wahrnehmungen, Erfahrungen und Erlerntes zu speichern (zu merken) und später wieder zu vergegenwärtigen. Eine begrenzte Erinnerungslücke nennen wir Amnesie.

Merkfähigkeit und Gedächtnis sind mit der Orientierung eng verbunden. Eine ungestörte Merkfähigkeit ist Voraussetzung für eine präzise Orientierung. Merkfähigkeitsstörungen (z. B. bei leichter Ermüdbarkeit oder Ablenkbarkeit) beeinträchtigen zunächst das Frisch- oder Neugedächtnis.

Das Altgedächtnis bezieht sich auf länger zurückliegende Ereignisse und wird durch akute Merkfähigkeitsstörungen nicht mehr beeinträchtigt. Auch inhaltlich kann das Gedächtnis beeinträchtigt sein, z. B. durch Füllen von Erinnerungslücken mit erfundenen Geschichten (Konfabulationen).

15.3.4 Antrieb und Aktivität

Definition

Antrieb und Aktivität (Psychomotorik) sind die Kräfte, die unser Denken und Handeln mit Energie erfüllen und unser äußeres Bild von „Vitalität" prägen.

Störungen als Plusvarianten (Antriebsvermehrung) können zu Unruhezuständen und Erregungszuständen führen. Antriebsminderungen gehen bis zur völligen Erstarrung (Stupor).

15.3.5 Affektivität

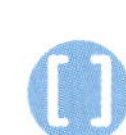

Definition

Damit beschreiben wir sowohl Stimmungen und Gefühle als auch die Möglichkeiten, diese Gefühle auszudrücken.

Hier finden wir alle Qualitäten von manisch-heiterer Verstimmung bis hin zur depressiven Verstimmung.

Affektstarre über Affektlabilität bis zur Affektdurchlässigkeit (unbeherrschbares Lachen und Weinen) sind Störungen im Ausdrucksvermögen. Auch innere Unruhe, Gereiztheit (Dysphorie), mangelndes Übereinstimmen von Erlebnis und Gefühl (Parathymie) und Affektverarmung werden hier eingeordnet.

15.3.6 Denkstörungen

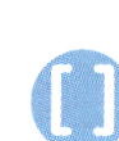

Definition

Denkstörungen werden unterschieden in formale Denkstörungen und inhaltliche Denkstörungen.

▸ **Formale Denkstörungen.** Hier ist der klare Gedankengang gestört. Bei der Ideenflucht überstürzen sich die Gedanken. Bei der Denkzerfahrenheit wird der Gedankengang so sprunghaft, dass wir evtl. gar nicht mehr folgen können. Bei der Denkhemmung ist das Denken stark verlangsamt. Bei der Perseveration wiederholt der Kranke die gleichen Gedanken immer wieder.

▸ **Inhaltliche Denkstörungen.** Hier werden falsche Inhalte gedacht, wobei der Denkablauf oft ungestört ist. Das deutlichste Beispiel finden wir im Wahn, bei dem der Kranke unter einer falschen gedanklichen Voraussetzung seine Wahnideen in sich geordnet entwickelt, „eine unerschütterliche Überzeugung ohne hinreichende Begründung" (Huber).

Merke

Wahn ist auf seinem Höhepunkt eine unkorrigierbare, objektiv falsche und unmögliche, subjektive Gewissheit!

Geläufige Wahnideen sind:
- Größenwahn
- Eifersuchtswahn
- Verfolgungswahn
- Verarmungswahn

15.3.7 Wahrnehmungsstörungen

Definition

Wahrnehmungsstörungen beziehen sich auf unsere fünf Sinne: Der Kranke hat den Eindruck, dass er etwas sieht, hört, riecht, schmeckt, fühlt, von dem wir wissen, dass es nicht vorhanden ist. Solche falschen Wahrnehmungen nennen wir Halluzinationen.

Wir kennen z. B. optische, akustische oder Riech-Halluzinationen (▸ Abb. 15.5). Der Kranke ist dabei von dem Sinneseindruck völlig überzeugt, denn für ihn besteht ein Sinneseindruck – ohne Sinnesreiz.

Denkstörungen und Wahrnehmungsstörungen gehören zu den auffälligsten psychiatrischen Symptomen, bei denen es oft schwerfällt, sie trotz aller Befremdlichkeit dem Patienten nicht auszureden oder ihn vom „Richtigen" überzeugen zu wollen. Vielmehr sollten wir vermitteln, dass alles subjektiv vom Patienten real erlebt wird, wir diese Erlebnisse aber nicht teilen können. Hinweise, wie der Patient sein Erleben prüfen kann, können hilfreich sein.

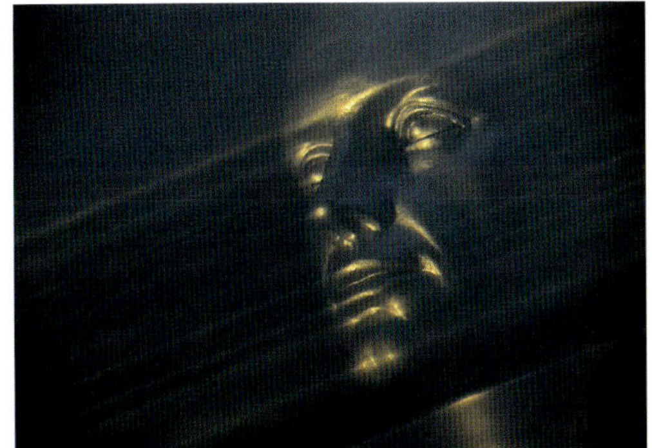

Abb. 15.5 Halluzinationen. Patienten mit Halluzinationen können große Angst haben und unter deren Einfluss eigen- oder fremdgefährdet sein.

15.3.8 Störungen des Ich-Erlebens

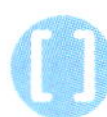

Definition

Diese Störungen treten in 2 Formen auf. Man unterscheidet Ich-Störungen, bei denen der Patient die eigenen psychischen Abläufe als von außen gemacht empfindet, und Störungen der personalen Einheit, bei denen der Patient Teile seines Körpers als fremd empfindet.

Als besonders charakteristisch für schizophrene Psychosen gilt die „Störung der Meinhaftigkeit", bei der die Grenzen zwischen dem Ich und der Umwelt durchlässig werden. Die eigenen psychischen Abläufe werden nicht als dem Ich zugehörig erlebt, sondern als von außen gemacht:
- Gedankenentzug
- Gedankeneingebung
- Gedankenausbreitung
- andere Fremdbeeinflussungserlebnisse (▸ Abb. 15.6)

Bei den Ich-Störungen erlebt der Patient sich von außen gesteuert und beeinflusst, indem ihm z. B. Gedanken eingegeben oder entzogen werden oder er von fremden Mächten wie eine Marionette gesteuert wird.

Störungen der personalen Einheit führen dazu, dass der Patient sich selbst oder Teile seines Körpers als fremd empfindet. Bei der Depersonalisation werden Teile des Körpers als fremd, losgelöst oder abgestorben usw. empfunden.

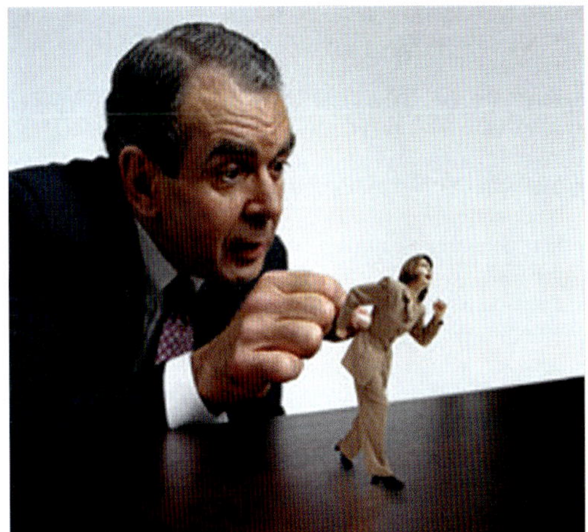

Abb. 15.6 Störungen des Ich-Erlebens. Gedankeneingebung und das Gefühl, „ferngesteuert" zu sein, ist ein Symptom der Derealisation der Umwelt.

15.4 Organische psychische Störungen (F04–07)

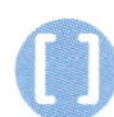

Definition

Darunter versteht man seelisches Kranksein auf der Basis eines nachweisbar abnormen Körperbefundes. Früher hießen sie auch organische Psychosyndrome oder Hirnfunktionsstörungen

15.4.1 Ursache

Zu den körperlichen Erkrankungen, die psychische Störungen hervorrufen können, gehören:
- Missbildungen
- Entzündungen
- Verletzungen
- Tumoren
- Vergiftungen
- Gefäßleiden
- fortschreitende Erkrankungen des Gehirns

Es werden also durch körperliche Grundkrankheiten psychische Symptome hervorgerufen, die sowohl im Gehirn selbst verankert (z. B. krankhafter Abbau von Hirnnervenzellen, Hirntumor oder Gehirndurchblutungsstörungen), als auch durch Erkrankungen anderer Körperorgane verursacht sein können, welche das Gehirn erst zweitrangig in Mitleidenschaft ziehen (z. B. Fieberdelir bei einer Lungenentzündung oder Alkoholentzugsdelir).

15.4.2 Diagnose

Sie wird bei den organischen Störungen unter Zuhilfenahme der gleichen Mittel, wie sie auch sonst in der Medizin üblich sind, gestellt:
- körperliche internistische und neurologische Untersuchung
- Erhebung der Vorgeschichte auch aus sicht von Dritten
- Laboruntersuchungen von Blut und Nervenwasser (Liquor)
- Messung der Hirnaktionsströme (EEG = Elektroenzephalogramm)
- Röntgenuntersuchungen, im Besonderen Computertomografie
- Kernspintomografie mit Funktionsuntersuchungen („Dem Gehirn beim Denken zuschauen“)
- usw.

Merke

Man unterscheidet im Rahmen der organischen Störungen die akuten, die größtenteils rückbildungsfähig sind, von den chronischen. Letztere können meist nicht mehr ausheilen und ziehen organische Wesensänderungen bis zur Demenz nach sich.

15.4.3 Demenzen (F00–F03)

Unter Demenz versteht man die im Laufe des Lebens erworbene Intelligenzminderung. Sie unterscheidet sich von der angeborenen oder früh erworbenen Intelligenzminderung dadurch, dass die Betroffenen einmal über eine normale oder sogar überdurchschnittliche Verstandeskraft verfügt haben und dass die damit einhergehende Differenzierung der Persönlichkeit über lange Strecken des Krankheitsprozesses erkennbar bleibt.

Exkurs Gerontopsychiatrie (Alterspsychiatrie)

Vorzugsweise, aber nicht ausschließlich, sind alte Menschen vom Verlust geistiger Fähigkeiten betroffen. Bei ihnen macht die Abgrenzung zwischen normalem Altern und krankhaften Abbauerscheinungen oft Schwierigkeiten. Man kann davon ausgehen, dass heute ca. 25 % der Durchschnittsbevölkerung im Alter von 80 Jahren krankheitswertige Symptome erkennen lassen. Das bedeutet, dass in diesen Fällen eine eingehende psychiatrische Diagnostik und therapeutische Angebote erforderlich sind. Andersherum soll der Exkurs an dieser Stelle nicht zum falschen Eindruck führen, Alterspsychiatrie beschäftigt sich ausschließlich mit Demenzerkrankungen. Angststörungen, depressive Syndrome, Reaktionen auf körperliche Erkrankungen, Verluste und Abhängigkeit spielen ebenfalls eine große Rolle.

Die gerontopsychiatrische Sichtweise ist folgende:
- „Alter“ ist kein statischer, sondern ein mehrdimensionaler dynamischer Prozess in der Zeit.
- Alter umfasst Phasen intensiver körperlicher, seelischer, aber auch sozialer Wandlungen und Wechselwirkungen (▸ Abb. 15.7). Damit kommt den Veränderungen im Alter nicht nur ein quantitativer, sondern auch ein qualitativer Charakter zu. Gleichzeitig können noch Fähigkeiten und Fertigkeiten sowie neue Formen des Erlebens und Handelns erworben werden.
- Mit zunehmendem Alter erhöht sich die Gefahr, an einer oder mehreren Erkrankungen zu leiden. Diese verlaufen eher schleichend, symptomarm, häufig chronisch und progredient (fortschreitend) und neigen verstärkt zur Unumkehrbarkeit.
- Die Abgrenzung von „normalen“ und „pathologischen“ Alterungsprozessen ist oft schwer zu treffen.
- Die Aufnahme von Medikamente in den Körper und deren Verstoffwechselung verändert sich im Alter.
- Jeder Alternde sieht sich mit der letzten Lebensphase, Krankheit, Sterben und Tod konfrontiert und muss hierauf seine eigene Antwort finden.
- Aufgrund der i. d. R. jüngeren Behandler ergeben sich typische und teils sehr belastende Beziehungskonstellationen.

Die ständig zunehmende Zahl alter Menschen und damit auch an Demenz erkrankter Patienten hat während der letzten Jahre zu einer Spezialisierung im Sinne eines eigenständigen Fachgebiets innerhalb der Psychiatrie geführt, der Gerontopsychiatrie (Alterspsychiatrie). Diese beschäftigt sich intensiv mit

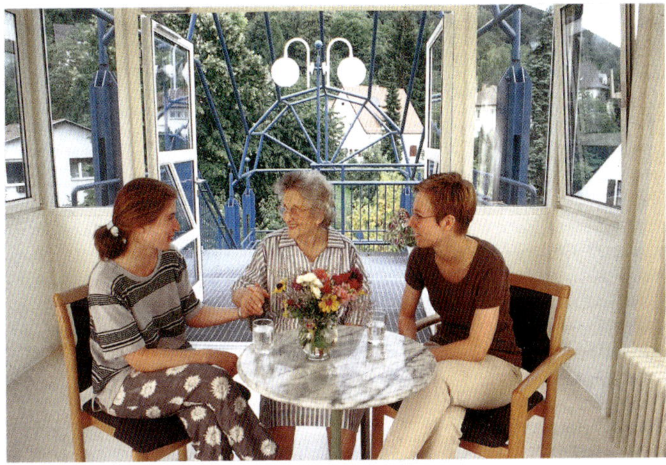

Abb. 15.7 Altern. Das ist ein Prozess, der nicht nur mit körperlichem und geistigem Abbau in Verbindung zu setzen ist, sondern auch mit Lebenserfahrung.

- dem lebensgeschichtlichen Hintergrund,
- den besonderen psychischen, sozialen und somatischen Wechselwirkungen und
- den oft andersartigen Krankheitsverläufen bei alten Menschen.

Dabei hat sich herausgestellt, dass selbst die Demenzerkrankungen im Alter durch Behandlung von seelischen Begleiterkrankungen wie durch Hilfen und Anpassungen des sozialen Umfeldes positiv beeinflussbar sind.

Aus all dem folgt, dass die Psychiatrie im höheren Lebensalter besondere Kenntnisse und altersangepasste Therapiemethoden braucht, um dieser anwachsenden Bevölkerungsgruppe gerecht zu werden. Lehrbücher der Gerontopsychiatrie und Bücher über spezielle diagnostische und therapeutische Fragen in diesem Zusammenhang, z. B. über Depressionen im Alter, Psychotherapie im Alter oder Demenzen stehen zahlreich zur Verfügung. Wegen der besonderen Bedeutung für den Pflegeprozess sei die letztgenannte Krankheitsgruppe besonders erwähnt.

Primäre und sekundäre Demenzen

Primäre Demenzen

Sie stellen bei den Demenzerkrankungen einen Anteil von 75–80 %. Zu ihnen rechnen wir die Demenzformen, die durch hirneigene Erkrankungen ausgelöst werden (▸ Abb. 15.8). Dies ist vor allem die Demenz bei Alzheimer-Erkrankung (AK, ICD 10: F00), die ⅔ der primären Demenzen umfasst.

Es handelt sich um eine Erkrankung, bei der vermehrt Hirnnervenzellen zugrunde gehen. Man kennt zwar die Veränderungen einzelner Moleküle und Stoffwechselabläufe, kann auch deren Ansammlung messen und bildlich darstellen, weiß aber nicht präzise, ob dies tatsächlich Ursache der Demenz oder Folge eines noch unbekannten Prozesses ist. Auch spielt für einen sehr kleinen Teil der Betroffenen eine eindeutige Veranlagung eine Rolle. Dies erkennt man an der Erkrankung mehrerer Familienmitglieder oft vor dem 60sten Lebensjahr.

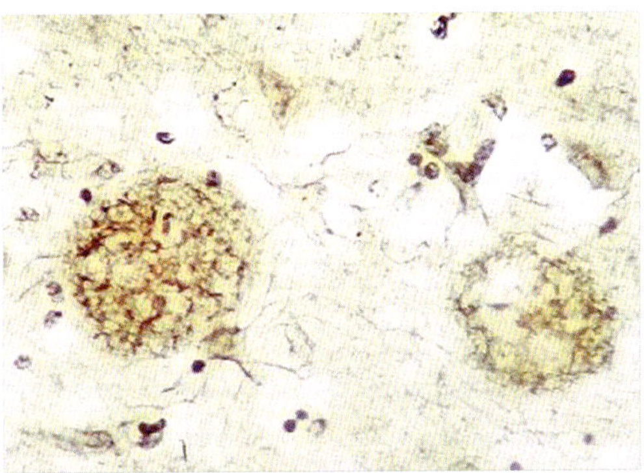

Abb. 15.8 Demenz. Lichtmikroskopische Darstellung des Hirngewebes bei einer Alzheimer-Demenz.

Ungefähr 10 % der primären Demenzen zählen zu den vaskulären Demenzen (VD) (F01) (Multiinfarktdemenz, MID), eine Demenzform, bei der es durch kleine Durchblutungsstörungen im Gehirn immer wieder zu akuten Störungen und fortschreitenden Ausfällen kommt. Risikofaktoren sind Bluthochdruck, Diabetes und Herzrhythmusstörungen.

Symptome und Verlauf

Während die Alzheimer-Krankheit mehr kontinuierlich verläuft, ist die vaskuläre (gefäßbedingte) Demenz durch einen wechselhaften Verlauf mit vorübergehenden neurologischen Ausfällen gekennzeichnet, die auch auf das durchblutungsgestörte Hirngebiet hinweisen. So gibt es z. B.

- kurzzeitige Lähmungen von Extremitäten,
- Störungen der Sprache und des Sprachverständnisses (Aphasie) und
- mehr oder minder ausgeprägte Verwirrtheitszustände.

Die restlichen 15% der primären Demenzen sind Lewy-Körperchen-Demenz, Pick-Erkrankung bzw. fronto-temporale Demenz. (F02.0), Demenz bei Morbus Parkinson (F02.3) und Chorea Huntington (F02.2).

Sekundäre Demenzen

Sie treten auf bei Erkrankungen, die die Hirntätigkeit in Mitleidenschaft ziehen.

Ursache

Als Ursachen finden wir hier vor allem:

- Erkrankungen des Herzens (z. B. Rhythmusstörungen mit Gehirnembolien oder Pumpschwäche)
- Erkrankungen des Kreislaufs (z. B. Bluthochdruck) über Schädigungen kleinster Arterien
- Erkrankungen der Lungen (z. B. Emphysembronchitis) über Sauerstoffmangel und Rechtsherzbelastung
- Stoffwechselstörungen (z. B. führt die Kupfer-Speicherkrankheit zu direkter Gehirnschädigung)
- chronische Vergiftungen mit Medikamenten oder Alkohol.

Gerade die sekundären Demenzen machen deutlich, dass bei sog. „Altersabbauprozessen" immer eine gründliche Diagnostik erforderlich ist, da sie in knapp der Hälfte der Fälle eine gute Heilungschance besitzen. Auch können primäre Demenzen durch sekundäre Demenzen verstärkt werden.

Psychische Symptomatik bei Demenz

Die psychische Symptomatik der Demenzerkrankungen zeigt i. d. R. folgende Auffälligkeiten:

- Einschränkung der Merkfähigkeit, zunächst des Frisch-, später des Altgedächtnisses
- Denkverlangsamung und Konzentrationsstörungen
- Verminderung von Selbsterkenntnis und Kritik
- später Orientierungsstörungen zunächst im Zeitgitter, zuletzt zur eigenen Person
- Affektlabilität (Weinen ohne erkennbaren Anlass)
- Trugwahrnehmungen, Misstrauen, Diebstahlvorwürfe.
- Verhaltensymptome, wie Rufen, wandern, nächtliche Schlaflosigkeit bei Tagesmüdigkeit u. a.m.
- Körperliche Symptome, wie Schluckstörung durch „Verlernen" des Schluckakts.
- Die Verlaufsdauer hängt von der Art der Demenz und Begleiterkrankungen ab. Sie beträgt durchschnittlich 7 Jahre mit großer Streuung von 2 bis 20 Jahren. Am Ende ähneln sich die Krankheitsbilder mit Unruhe oder Apathie, Verwirrtheit, Sprachzerfall und völliger Hilflosigkeit sehr.

Alzheimer-Krankheit

Häufigkeit

Gerade die Alzheimer-Erkrankung findet heute besondere Beachtung, da sie mit steigendem Alter zunimmt und bei 20–30% der über 80-Jährigen anzutreffen ist. Bereits heute müssen wir in Deutschland von mehr als 1 200 000 Kranken mit mittelschwerer und schwerer Demenz ausgehen.

Mit der demografischen Veränderung unserer Gesellschaft wird diese Zahl in den kommenden Jahren noch deutlich ansteigen und uns vor große Herausforderungen stellen.

Durch Beteilung der Betroffen und deren Angehörigen wurden wichtige Erkenntnisse gesammelt und veröffentlicht, die von der medizinischen Zielsetzung des Heilens auf die des Helfens und Begleitens überleiten.

Pflege und Betreuung

Nahezu jeder möchte zu Hause alt werden. Im frühen und mittleren Stadium der Erkrankung ist dies auch mit einer Demenzerkrankung durch ambulante Pflege, Nachbarschaftshilfe oder Tagespflege möglich. Eine anregende, freundliche und verständnisvolle Umwelt führt beim Kranken oft zu einer deutlichen Befindensverbesserung. Im Krankheitsverlauf ist es wichtig, den zunehmend beeinträchtigten Patienten nicht durch überzogene Trainingsprogramme zu überfordern, sondern alle Hilfsangebote aus seiner Sicht zu betrachten und an ihn anzupassen, denn Änderung, Verzicht, Aufschub von Bedürfnissen gelingen Kranken kaum noch. Eine Entlastung von Angehörigen ist genauso wichtig. Doch müssen diese oft erst motiviert werden, ihrerseits Hilfe anzunehmen.

Auch für die Pflegekräfte bedeutet die Arbeit mit Alzheimer-Kranken eine besondere Belastung, da die häufige Überforderung durch die eigene Zielsetzung und dauernde Betreuung mit dem unaufhaltsamen Fortschreiten der Erkrankung kontrastiert.

Hier können nur gründliche Fortbildung, z. B. zur Kommunikation und Haltung („Validation"), Supervision (Teamberatung) und Literaturstudium entgegenwirken. Den in diesem Krankheitsbereich arbeitenden Pflegekräften sei daher die sehr hilfreiche Literatur zur Alzheimer-Krankheit in Form von Büchern und Broschüren für Laien, Helfer und Pflegekräfte in der Altenpflege ganz besonders empfohlen!

Selbsthilfegruppen für Angehörige, die zur Beratung und zum Bewältigen des Krankheitsverlaufs, der Enttäuschungen, Erschütterungen und Schuldgefühle beitragen, gibt es nahezu flächendeckend. Solchermaßen zielgerichtete Betreuung entlastet oft Patienten und Angehörige so sehr, dass dies wie eine Besserung der Erkrankung empfunden wird. In jeder Stadt oder Gemeinde gibt es heute Beratungsstellen, die die Familien unterstützen, Hilfsangebote passend zusammenzustellen.

Medikamentöse Therapie

In den letzten Jahren haben sich die Acetylcholin-Esterase-Hemmer als eine Medikamentengruppe erwiesen, die bei gut der Hälfte der Alzheimerkranken eine positive Wirkung haben, indem sie das Krankheitsbild oft um 1–2 Jahre auf einem annähernd konstanten Niveau halten können. Sie sind daher vor allem bei leichten und mittelschweren Krankheitsausprägungen angezeigt, um den Zeitraum der Schwerstpflegebedürftigkeit möglichst weit hinauszuschieben.

Nicht medikamentöse Therapie

Leicht bis höchstens mittelschwer Erkrankte profitieren von gezielter Ergotherapie oder kognitiver Stimulierung, wobei es nicht um Leistung geht, sondern darum, den Alltag wieder besser zu bewältigen. Übungen sollen Freude machen, gelingen, aber auch nicht zu leicht sein. Oft bessern sich dadurch Antriebsarmut oder Depressivität.

15.4.4 Weitere organische Störungen

(F00–F09 – Organische einschließlich symptomatischer psychischer Störungen)

Durch eine Hirnfunktionsstörung können umschriebene psychiatrische Krankheitsbilder ausgelöst werden, die je nach ihrer vorherrschenden Symptomatik z. B. als
- organische Halluzinose (F06),
- organisch wahnhafte Störung/symptomatische Schizophrenie (F06.2),
- organische katatone Störung (F06.1),
- organische affektive Störung (F06.3),
- organische Angststörungen (F06.4) usw. bezeichnet werden.

Im Gegensatz zum viel häufigeren Delir, ist das Bewusstsein in dieser Diagnosegruppe nicht getrübt. Die Einteilung erfolgt nach der vorherrschenden Symptomatik. Die Ursache ist immer eine direkte oder indirekte Schädigung des Gehirns, die Dauer eher länger als beim Delir. Außerdem muss die Orientierung nicht beeinträchtigt sein.

▸ **(F06.7) Leichte kognitive Störung.** Diese ist charakterisiert durch Gedächtnisstörungen und die verminderte Fähigkeit, sich auf eine Aufgabe zu konzentrieren. Betroffene fühlen sich müde, selbst erfolgreiches Lernen wird als schwierig empfunden. Die Symptome sind aber nicht so schwer, dass eine Demenz diagnostiziert werden kann. Die Diagnose sollte nur in Verbindung mit einer körperlichen Krankheit gestellt werden.

15.4.5 Delir, nicht durch Alkohol oder sonstige psychotrope Substanzen bedingt (F05)

Geht ein abnormes seelisches Erleben und Verhalten mit einer Bewusstseinstrübung einher, kann man in aller Regel davon ausgehen, dass es sich um eine akute, körperlich begründbare Störung handelt.

Man unterscheidet Somnolenz (Schläfrigkeit), Sopor (Dauerschlaf) und Koma.

Je nach dem Ausmaß der Bewusstseinstrübung grenzt man die 3 Schweregrade voneinander ab:
- **Somnolenz:** Dies ist die leichteste Form, welche durch eine Verhangenheit, Benommenheit, ständige Müdigkeit sowie durch Orientierungsstörungen gekennzeichnet wird.
- **Sopor:** Hierbei sinkt der Patient in einen Dauerschlaf, aus dem er nur durch starke Fremdreize vorübergehend zu wecken ist.
- **Koma:** Dies ist die tiefste Bewusstseinstrübung. Aus dem Koma kann der Patient selbst durch starke Reize nicht erweckt werden.

Merke

Im Krankenhaus fallen Patienten mit Delir gelegentlich dadurch auf, dass sie vergebens ihr Zimmer oder die Toilette suchen. Bei schweren Formen können schizophrenieartige Symptome wie Wahnideen und Sinnestäuschungen, die sog. produktiven Symptome, auftreten.

Der Begriff „Delir" gilt für alle akuten (nicht die chronischen wie z. B. in der Gruppe F06), körperlich begründbaren Störungen, mit Bewusstseinstrübung, die i. d. R. rückbildungsfähig sind. Er ist seit längerem nicht mehr auf das Alkoholentzugssyndrom (S. 277) eingeschränkt. Die körperliche Alkoholabhängigkeit bleibt aber eine der gefährlichsten Ursache für ein Delir.

Der Begriff Durchgangssyndrom ist nicht mehr gebräuchlich. Er wurde verwendet für kurzdauernde, meist nach Operationen auftretende, oft spontan, ohne spezifische Behandlung, endende Delirien.

Ursache

Delirien finden sich nicht selten bei
- Patienten mit akuten Hirntraumen oder postoperativ
- Fieber
- Flüssigkeitsmangel
- schweren Infekten
- Arzneimittelunverträglichkeiten bzw. -überdosierung
- bei anderen schweren körperlichen Erkrankungen, z. B. bei Hypoxie nach Herzstillstand
- Hirndurchblutungsstörungen beim Schlaganfall
- Hirntumoren und Hirnhautentzündungen
- Schädel-Hirn-Verletzungen

Symptome

Sie zeigen sich in Form von
- Bewusstseinstrübung, Einschränkung der Aufmerksamkeit
- globalem kognitivem Defizit: z. B. Störungen von Auffassung, Denkvermögen, Gedächtnis, Orientierung verlangsamter Reaktionsfähigkeit
- Störungen der Psychomotorik: überaktives oder apathisches Delir
- Störungen des Schlaf-Wach-Rhythmus, auch z. B. Alpträume, die nach Erwachen als Illusion fortbestehen
- akuter Beginn, fluktuierender Verlauf
- affektiven Störungen: z. B. Depressivität, Ängstlichkeit, Reizbarkeit
- Wahn und Halluzinationen: („Käfer sehen")
- vegetativen Symptomen mit:
  - Schwindel
  - Schlafstörungen (▸ Abb. 15.9)

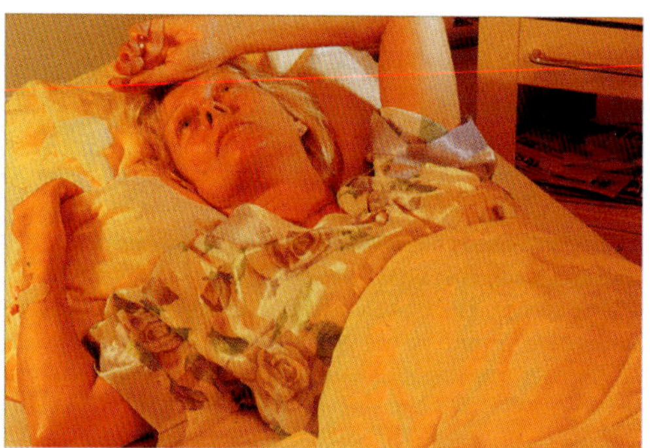

Abb. 15.9 Schlafstörungen. Häufig treten sie bei Patienten mit Durchgangssymptomatik auf (Szene nachgestellt).

Bei zunehmendem Schweregrad treten stärkere Gedächtnisausfälle (sog. Amnesien), eine Unfähigkeit, Zusammenhänge zu erkennen, Traurig- und Ängstlichkeit bis hin zu einer unangepassten Heiterkeit (sog. Affektstörungen) auf.

Derartige Patienten wissen nicht mehr Bescheid über die Tageszeit, über den jeweiligen Monat und das Jahr; sie wissen nicht, wo sie sich befinden und können über ihr Geburtsdatum oder die Namen ihrer Eltern oder Kinder oft nur ungenaue Angaben machen.

Schwere Delirien erkennt man an völliger Desorientiertheit, Antriebsstörungen (Antriebssteigerung oder Antriebsminderung) und Zerfall der Denkleistungen.

Das Delir hinterlässt i. d. R. eine Erinnerungslücke (Amnesie) und ist zumeist rückbildungsfähig (reversibel).

Prophylaxe, Pflege und Therapie

Die Behandlung ist zunächst stets ursächlich: Ein Infekt wird behandelt, eine Anämie ausgeglichen, das Fieber gesenkt. Oft reicht dies nicht aus. Das Verhalten der Pflegenden und die Gestaltung der Umgebung können einen wesentlichen Beitrag leisten, dass delirante Syndrome milder verlaufen.

Wichtig sind Reizabschirmung, zeitliche und örtliche Orientierungshilfen (Kalender, Uhren sichtbar platzieren, Ort, Datum erwähnen) und (Blick-)Kontakt. Auch müssen Dehydratation und Immobilisation vermieden werden.

Da delirante Patienten oft unvorhergesehen handeln, ist es notwendig, für Sicherheit zu sorgen. Am besten ist eine Umgebung, die Klarheit ausstrahlt, die natürliche Lichtverhältnisse und damit normale Tagesrhythmik ins Zimmer bringt und Verletzungsgefahren minimiert. Festbinden (Fixierungen) sind nur dann erlaubt, wenn alle anderen Maßnahmen keinen ausreichenden Erfolg hatten. Wenn diese „nicht nur vorübergehend sind" (§ 1906 BGB) bedürfen sie der richterlichen Genehmigung, nicht nur im psychiatrischen, sondern auch im somatischen Krankenhaus.

15.4.6 Persönlichkeits- und Verhaltensstörungen aufgrund einer Krankheit, Schädigung oder Funktionsstörung des Gehirns (F07)

Jede chronische hirnorganische Wesensänderung setzt eine längerfristige funktionelle oder substanzielle Schädigung des Hirngewebes voraus.

Ursache

Bei den organischen Wesensänderungen handelt es sich wie bei den akuten Störungen nicht um eine Krankheitseinheit. Verschiedenartigste Krankheiten können eine Schädigung von Nervenzellen bewirken. Dazu gehören z. B.:

- Entzündungen (Enzephalitiden)
- Geschwülste
- Gefäßerkrankungen
- Hirntraumen
- Vitamin-B_{12}-Mangel
- Hirnverletzungen

Symptome

Es gibt aber nicht nur vielfältige Ursachen, sondern auch recht unterschiedliche Symptome der organischen Persönlichkeitsstörung. Einmal ist die Gesamtpersönlichkeit mehr oder weniger stark verändert, ein andermal sind nur einzelne psychische Bereiche wie Antrieb, Stimmung, Denken oder Gedächtnis beeinträchtigt.

Definition

Eine organische Persönlichkeitsveränderung ist eine körperlich begründbare Veränderung der Persönlichkeit, die nicht mehr reversibel ist.

Diese Wesensänderungen können in einer kurzen Untersuchung übersehen werden und fallen dann am ehesten solchen Personen auf, die den Betroffenen schon vor seiner Erkrankung kannten. Angehörige berichten z. B., dass der Patient in seiner Stimmung nicht mehr so ausgeglichen ist, öfter unbeherrscht oder gar enthemmt reagiert, weniger belastbar und sehr viel schneller erschöpft ist als früher (▶ Abb. 15.10). Gelegentlich wechseln Teilnahmslosigkeit und heftige Erregung einander ab.

Trotz erhaltener Intelligenz kommt es gegenüber anderen zu einer gewissen Rücksichtslosigkeit und einer Vergröberung ethischer Wertungen. Diese Eigenschaften, die man unter dem Begriff der reizbaren Schwäche zusammenfasst, führen nicht selten sowohl zu Hause als auch im Berufsleben zu großen zwischenmenschlichen Schwierigkeiten und vielerlei Konflikten.

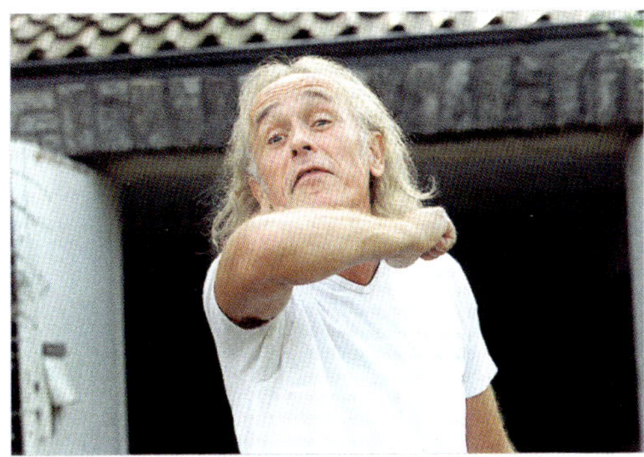

Abb. 15.10 Persönlichkeitsstörung. Organische Wesensänderungen können zu leichter Erregbarkeit (hier dargestellt von einem Schauspieler) führen, die sich gegen den Erkrankten selbst oder gegen seine Mitmenschen richtet.

Prognose

Der Zustand kann gleichbleibend oder im Rahmen eines Prozesses fortschreitend sein. Zwar gelingt es durch Rehabilitationsmaßnahmen oftmals, die Patienten wieder an die Erfordernisse der Umwelt anzupassen. Aber eine vollständige Wiederherstellung der ursprünglichen Persönlichkeitsmerkmale gelingt oft nicht.

15.4.7 Progressive Paralyse

Die Progressive Paralyse ist eine chronische, entzündliche Enzephalitis, die durch den Erreger der Lues hervorgerufen wird. Sie ist das Endstadium der Lues-Erkrankung.

Die Lues war vor der Antibiotika-Ära von sämtlichen „Geisteskrankheiten" die häufigste. Bei Un- bzw. unzureichend Behandelten dringen die Erreger bei ca. 5 % der Patienten im Spätstadium dieses Leidens (erst ca. 5–25 Jahre nach der Ansteckung) in das Gehirn ein. Sie rufen an den Nervenzellen zunächst Entzündungs- und später Entartungsreaktionen hervor. Wird auch in diesem Stadium eine Behandlung versäumt, führt die Krankheit innerhalb weniger Jahre zum Tode.

Symptome

Es gibt bei der Lues recht verschiedenartige Verlaufstypen, bei denen einmal die voranstehend beschriebene reizbare Schwäche, einmal Symptome ähnlich einer schizophrenen oder affektiven Psychose im Vordergrund stehen. Aber auch abgestumpft-demente und (seltener) euphorisch-expansive Formen kommen vor.

Diagnose und Therapie

Leider treten heute eher wieder vermehrt unzureichend behandelte Fälle auf. Da die Lues aufgrund der bunten psychiatrischen Symptomatik mit vielen anderen organischen und nicht organischen Störungen verwechselt werden kann, werden bei ursächlich noch unklaren Psychosen Blutuntersuchungen und ggf. Liquoruntersuchungen zum Ausschluss einer Lues-Infektion durchgeführt. Heute besteht die Therapie der Wahl in einer frühestmöglichen Anwendung von Penizillin.

Aller Verschiedenheit der Ursachen und Gruppierungen einzelner Symptome zum Trotz, gibt es im Rahmen der organischen Wesensänderung doch einzelne Krankheitsbilder, welche in ihrer Ausprägung eine gewisse Einheitlichkeit aufweisen und einer speziellen Beschreibung bedürfen.

15.4.8 Korsakow-Syndrom

Das Korsakow-Syndrom setzt sich aus den Symptomen Orientierungsstörungen, Merkfähigkeitsstörungen und Konfabulationsneigung zusammen.

Ursache

Es kann nicht nur nach einem Alkoholentzugsdelir zurückbleiben oder sich bei chronischem Alkoholmissbrauch schleichend entwickeln, sondern auch nach schweren Hirntraumen und im Rahmen sog. Hirnabbauprozesse entstehen. Es handelt sich bei diesem Syndrom also wiederum um eine Gruppierung einheitlicher Krankheitszeichen, denen jedoch verschiedene Ursachen zugrunde liegen können.

Symptome

▸ **Orientierungsstörungen.** Solche Kranken sind nicht mehr in der Lage, sich in der zeitlichen und räumlichen Gegenwart zurechtzufinden, d. h. sie sind zeitlich und örtlich desorientiert. Patienten mit einem Korsakow-Syndrom können schon viele Jahre auf ein und derselben Station untergebracht sein und wissen trotzdem nicht, wie lange sie schon hier sind und wo sie sich befinden.

▸ **Gedächtnisstörungen.** Neben der Desorientiertheit fallen Störungen des Neugedächtnisses auf. Die Fähigkeit, Ereignisse der jüngsten Vergangenheit im Gedächtnis zu speichern, ist erloschen, während sich die Patienten an weit früher Erlerntes oder Erlebtes, also Dinge, die dem Altgedächtnis zugerechnet werden, durchaus entsinnen können. Kranke mit einem Korsakow-Syndrom behaupten z. B., sie hätten schon seit Wochen keinen Besuch mehr von ihren Angehörigen gehabt, obschon der letzte Besuch erst vor einer Viertelstunde das Zimmer verlassen hat („Sekundengedächtnis"). Andererseits sind sie durchaus in der Lage, ein in der Schulzeit erlerntes Gedicht fehlerfrei vorzutragen.

▸ **Konfabulationen.** Liegen Merkfähigkeitsstörungen vor, wird von den Kranken oft versucht, die Erinnerungslücken durch irgendwelche Geschichten aufzufüllen, welche mehr oder weniger gut in die Lücken hineinpassen. Manche Patienten verstehen das so gut, dass einem Uneingeweihten selbst in einem längeren Gespräch kaum etwas auffällt. Solche Verlegenheitslügen, die man auch als Konfabulationen bezeichnet, dürfen nicht als Verlogenheit im Sinne einer Charakterschwäche, sondern müssen als Krankheitssymptom gewertet werden.

15.5 Intelligenzminderung und geistige Behinderung (F70)

Definition

Die Intelligenzminderung („Oligophrenie") ist ein früh erworbener Intelligenzmangel, der auf einer stehen gebliebenen oder unvollständigen geistigen Entwicklung beruht.

Es handelt sich vor allem um vorgeburtliche oder bei bzw. kurz nach der Geburt eingetretene Störungen, die dazu führen, dass der Betroffene von früh an mit dieser Behinderung lebt und ein dem jeweiligen Alter entsprechendes intellektuelles Niveau niemals erreicht.

15.5.1 Ursache

Die schweren Formen der früh erworbenen Intelligenzminderung beruhen ganz überwiegend auf Krankheiten im medizinischen Sinn, wie z. B.:

- Anomalien der Hirnentwicklung
- entzündliche Gehirnerkrankungen vor oder bald nach der Geburt
- Geburtstraumen
- anlagebedingte Stoffwechselstörungen

15.5.2 Symptome

Je nach dem Ausmaß der intellektuellen Leistungsminderung werden folgende Schweregrade mithilfe des Intelligenzquotienten (IQ) unterschieden:

▸ **Leichte Intelligenzstörung (IQ 50–69).** Es handelt sich um eine leichte intellektuelle Behinderung oft ohne nachweisbare Hirnschädigung, die als einfache Abweichung von der durchschnittlichen Begabung eine Grund- und Hauptschulbildung oder einen Lehrberuf jedoch nicht mehr erlaubt.

15

▸ **Mittelgradige Intelligenzstörung (IQ 35–49).** Die Betroffenen sind oft in der Lage, durch praktische Förderung in Tagesstätten oder Sonderschulen für geistig Behinderte eine gewisse Alltagsroutine zu erwerben.

▸ **Schwere Intelligenzstörung (IQ 20–34).** Die geistigen Fähigkeiten reichen zu selbstständiger Lebensbewältigung nicht aus, sodass diese Behinderten zu Hause, in Wohngruppen und in beschützenden Werkstätten dauernder Anleitung und Betreuung bedürfen.

▸ **Schwerste Intelligenzstörung (IQ unter 20).** Bei diesem Behinderungsgrad, oft mit fehlender Sprachentwicklung, ist lediglich ein pflegeerleichterndes Training möglich, während im Übrigen völlige Abhängigkeit von Pflegenden und Helfern besteht.

Menschen mit einem IQ zwischen 90 und 70 liegen im Übergangsfeld von Intelligenz im unteren Durchschnittsbereich bis zur unterdurchschnittlichen Intelligenz. Sie können selbstständig leben, haben oft eine Ausbildung, tun sich jedoch schwer bei intellektuellen Anforderungen und sind in unserer Leistungsgesellschaft von Ausgrenzung bedroht.

Der IQ eines Menschen wird durch verschiedene Tests ermittelt. Er bezeichnet den relativen Leistungsstand eines Prüflings im Vergleich zur Gesamtbevölkerung gleichen Alters, strenggenommen nur gültig in Bezug auf den angewandten Test. Als normal gilt ein IQ von 90–110. Geistige Behinderung finden wir bei 1–3 % der Gesamtbevölkerung.

15.5.3 Therapie und Rehabilitation

Jedes behinderte Kind muss so gefördert werden, dass es die höchstmögliche Stufe der Eingliederung erreicht, die seine Behinderung zulässt (▸ Abb. 15.11). Diese Förderung ist Auftrag an alle Mitglieder der Gesellschaft. Im Sozialgesetzbuch IX, im Schulrecht und vielen weiteren gesetzlichen Vorschriften sind die Rechte festgehalten.

Man unterscheidet Sonderschulen für:

- geistig Behinderte
- Lernbehinderte
- Verhaltensauffällige

Im Rahmen der Fortentwicklung des gesellschaftlichen Konsens und durch die Verabschiedung der Behindertenrechtskonvention der UN aus dem Jahr 2008 wird Inklusion, wörtlich Einschluss im Sinne von Zugehörigkeit, und Wahlmöglichkeiten für Schulen, Ausbildung, Arbeit und Lebensform zunehmend selbstverständlich.

Körperliche, geistige und seelische Behinderungen lassen sich oft nachhaltig mildern, wenn die Hilfen und Möglichkeiten rechtzeitig in Anspruch genommen werden. Damit die jeweils richtige Hilfe geleistet wird, bedarf es der engen Zusammenarbeit zwischen Jugendpsychia-

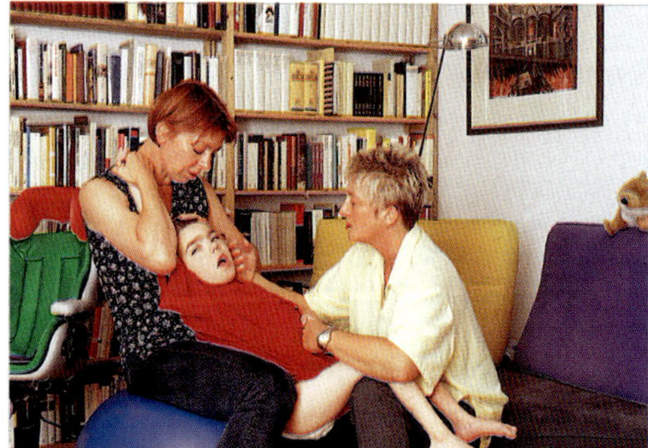

Abb. 15.11 Angehörigenanleitung. Die Pflegende (rechts) zeigt der Mutter, wie sie mit ihrem Kind umgehen kann, und dabei die Ressourcen des Kindes aktiviert.

tern, Psychologen, Heilpädagogen, Sozialpädagogen und Heilerziehungspflegern.

15.6 Affektive Störungen

Definition

Affektive Störungen sind Störungen im Gefühlsleben des Menschen. Damit beschreiben wir sowohl Stimmungen und Gefühle als auch die Möglichkeiten, diese Gefühle auszudrücken, wie eine krankhafte Steigerung von Antrieb und Stimmung (manische Episode) oder eine krankhafte Herabsetzung von Stimmung, Antrieb und Interesse (depressive Episode) oder Kombinationen dieser beiden (bipolare affektive Störung).

Depressive Erkrankungen gehören zu den affektiven Störungen (F30–F34) und sind die häufigsten psychiatrischen Erkrankungen. Sie stellen für die Betroffenen nicht nur eine große Behinderung im Alltag dar, sondern haben weltweit eine große volkswirtschaftliche Bedeutung im Sinne von Belastung.

Die affektiven Psychosen treten als Zyklothymie (manisch-depressive Erkrankung), als monopolare Depression und als monopolare Manie auf.

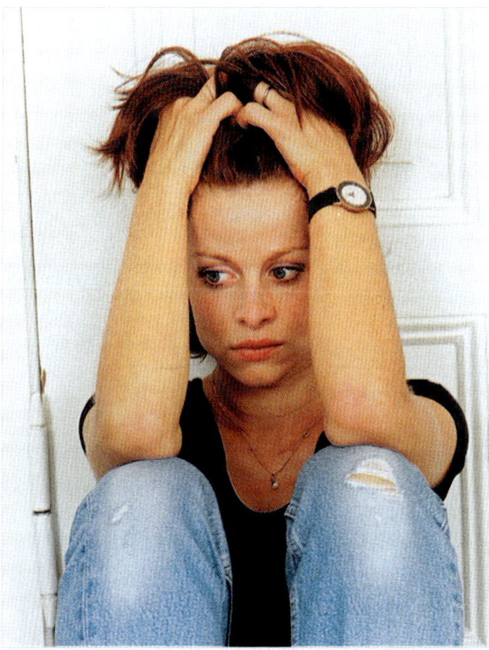

Abb. 15.12 Depression. Diese Schauspielerin stellt die Phase dar, in der sich der betroffene Patient traurig fühlt, eine manische Phase kann dieser unmittelbar folgen.

15.6.1 Ursache

Als Ursache des Krankheitsgeschehens nimmt man ein komplexes bio-psycho-soziales Modell an, dessen gemeinsame Endstrecke die Auslenkung von mehreren Überträgerstoffsystemen im Gehirn ist und mit der affektiven Symptomatik im Verhältnis steht. Andersherum beeinflussen z. B. nicht-medikamentöse Therapien (Verhaltenstherapie) auch die Überträgerstoffsysteme.

Im Gegensatz zu den organischen Psychosen ist es bei den endogenen Psychosen bisher nicht gelungen, eine klare, im Körperlichen verankerte Ursache nachzuweisen.

Als ursächliche Faktoren nimmt man an:

- Reaktive Faktoren, d. h. auf ein Ereignis, z. B. Erkrankung, Verlust, Erschöpfung nach jahrelanger Überbelastung
- negative Zukunftserwartungen, unterschätzte eigene Handlungsmöglichkeiten, Unterbewertung positiver Ereignisse
- Aufflammen alter Konflikte, z. B. um Autonomie gegenüber Abhängigkeit, oft verbunden mit Angst
- erbliche Faktoren (Anlagen), die durch frühkindliche Einflüsse wie verlässliche Bindung an die Eltern in ihrer Aktivität beeinflusst werden (Epigenetik).
- psycho-strukturelle Ursachen, vor allem eine abhängige Struktur (siehe F06)
- sog. Anpassungsstörungen (siehe F43.2)

Depressivität ist also ein Zusammentreffen von Symptomen, keine Krankheit mit einheitlicher Ursache. Die Einteilung erfolgt nach Erscheinungsformen.

Merke

Affektive Psychosen führen beim Betroffenen i. d. R. nicht zu einer Veränderung der Persönlichkeit.

Einschränkend muss bemerkt werden, dass es durch wiederholte Episoden mit zunehmender Anzahl auch zu einer Persönlichkeitsveränderung kommen kann, die als „Residuum" bezeichnet wird. Auch Depressionen im Alter neigen mit zunehmender Anzahl der Episoden oder zunehmender Zeitdauer zur Chronifizierung.

Ob und wann sich eine neue Phase entwickelt, vermag man im Einzelfall nicht vorauszusagen. Jede Phase kann die letzte sein. Ebenso ist es aber möglich, dass sich die Krankheit schon nach Wochen oder erst nach mehreren Jahren oder sogar Jahrzehnten erneut offenbart.

Meistens beginnen und enden die depressiven und die manischen Phasen allmählich. Gelegentlich wird jedoch ein recht akuter Beginn oder ein plötzlicher Abschluss bzw. ein fast pausenloser Übergang in die entgegen gesetzte Stimmungslage beobachtet („rapid cycler" = „Schneller Wechsler").

Keineswegs wechseln manische und depressive Phasen stets in einem regelmäßigen Turnus einander ab. Es überwiegen die Verstimmungen zur depressiven Seite.

15.6.2 Depressive Episode (F32)

Depressive Personen nehmen die Welt, die eigene Person und die Zukunft düster war. Ihre Denkprozesse betonen negative Informationen. Sie können sich oft nicht von negativen Gedankengängen lösen. Deutlich stärker als Gesunde reagieren sie empfindlich auf kritische Rückmeldungen und können anders herum positive Rückmeldungen nicht annehmen. Hinzu kommen Einschränkungen im Denken wie Konzentrationsstörungen, aber auch Angst und Schlafstörungen.

Symptome

Während einer typischen depressiven Episode leiden die Patienten unter gedrückter Stimmung und einer Verminderung von Antrieb und Aktivität. Die Fähigkeit zu Freude, das Interesse und die Konzentration sind vermindert. Ausgeprägte Müdigkeit kann nach jeder kleinsten Anstrengung auftreten. Der Schlaf ist meist gestört, der Appetit vermindert. Selbstwertgefühl und Selbstvertrauen sind fast immer beeinträchtigt. Sie können verzweifelt, hoffnungslos, ängstlich oder leidend sein (▶ Abb. 15.13).

Häufig berichten sie über ein „Gefühl der Gefühllosigkeit", nicht von „Traurigkeit".

Die niedergeschlagene Stimmung wird oft von einer Denkhemmung begleitet. Dem Patienten bereitet es große Mühe, einen neuen Gedanken zu fassen, sodass er im Gespräch einfallsarm und schwerfällig wirkt. Die Hemmung kann bis zur seelisch bedingten, also nicht durch eine organische Schädigung der Sprachzentren im Gehirn verursachten Stummheit, dem sog. Mutismus, reichen.

Neben der traurigen Grundstimmung und der Denkhemmung treten in einigen Fällen depressive Wahnideen auf. Die ohnehin schon spärlichen Gedanken beschäftigen sich einförmig mit Minderwertigkeits-, Schuld-, Verarmungs- und Versündigungsideen oder mit Krankheitsbefürchtungen.

Die Kranken sind überzeugt, im Leben versagt oder große Schuld auf sich geladen zu haben. Einige behaupten, trotz einer gesicherten finanziellen Situation, in allernächster Zeit an den Bettelstab zu kommen oder trotz guter körperlicher Gesundheit unheilbar krank zu sein.

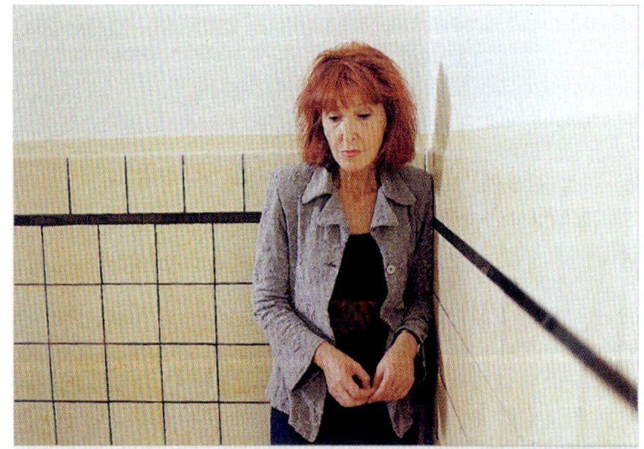

Abb. 15.13 Niedergeschlagenheit. Ein wesentliches seelisches Symptom ist die Niedergeschlagenheit (hier dargestellt von einer Schauspielerin), die bei den meisten psychisch Erkrankten auftritt.

Merke

- Die Kernsymptome einer Depression sind
- depressive Verstimmung (nicht Trauer!)
- Interessenverlust, Freudlosigkeit
- Antriebsmangel, erhöhte Ermüdbarkeit

Der Antrieb kann sowohl vermindert als auch in Form einer starken Unruhe vermehrt sein.

Es tritt dann die innere Unruhe außen zutage. Bei dieser Sonderform, die man agitierte Depression nennt, laufen die Kranken unstet herum und wiederholen jammernd ihre Klagen. Da agitiert Depressive nicht nur dem Pflegepersonal fortgesetzt ihre Befürchtungen vortragen, sondern auch anderen Patienten, beschweren sich diese manchmal über die andauernden Belästigungen oder werden sogar tätlich.

Bei der Hemmung gewinnt man den Eindruck, dass jeder Bewegungsablauf größte Schwierigkeiten bereitet, was sich bis in den Bereich der Körperpflege und der Nahrungsaufnahme auswirken kann.

Gelegentlich führt die Hemmung zur völligen Handlungsunfähigkeit („gehemmte Depression"). Die Kranken liegen nahezu regungslos im Bett und reagieren so gut wie nicht mehr auf Umweltvorgänge. Dieser Zustand wird als depressiver Stupor bezeichnet.

Oft werden die Antriebsstörungen an den Ausdrucksbewegungen wie Mimik und Gestik deutlich.

Manche Kranke erleben die Depression als leibnahe im Sinne körperlicher Missempfindungen. Sie suchen dann den Arzt in erster Linie wegen einer allgemeinen Zerschlagenheit, Kopfschmerzen, Schlaf-, Appetitlosigkeit, Potenzverlust, Frösteln oder wegen anderer Beschwerden auf, die häufig in die Herz- oder Magengegend oder in den Halsbereich lokalisiert werden.

In solchen Fällen, bei denen die körperlichen Symptome das seelische Grundleiden verdecken, spricht man von einem somatischen Syndrom. Da trotz der körperlichen Beschwerden kein krankhafter „Organbefund" zu erheben ist, werden derartige Kranke gelegentlich als wehleidig, schwächlich oder als Simulanten verkannt.

Diagnose

Die seelischen, psychomotorischen und körperlichen Symptomgruppen sind für die Diagnose einer Depression gleich wichtig. Wenn auch oft eine Gruppe ganz im Vordergrund steht, finden sich bei genauer Beobachtung doch immer Anteile der beiden anderen. Eine bloße Traurigkeit ist daher keine Depression.

Ein für endogene Depressionen recht charakteristisches Merkmal stellen Tagesschwankungen in Bezug auf das Ausmaß der Symptome dar. Morgens sind Stimmung und Antrieb stärker in Mitleidenschaft gezogen als am Abend.

Die psychiatrische Diagnose „Depression" ist spezifischer als die Laienvorstellung von „Depression", die den Begriff oft für Krisen aller Art oder Trauer verwendet.

Suizidneigung

Die mit einer Depression verbundene Unfähigkeit, sich über irgendetwas zu freuen, die als quälend erlebte Zukunftslosigkeit oder Lähmung weckt bei vielen Patienten Gedanken an eine Selbsttötung (Suizid). Wenn man bedenkt, dass in Deutschland ca. alle 15 Minuten ein Suizid versucht wird, von denen jeder vierte gelingt, und dass etwa 30% aller vollendeten Suizide mit einer Psychose und hier besonders mit einer Depression in Zusammenhang stehen, wird deutlich, wie hoch der Gefährdungsgrad ist (▶ Abb. 15.14).

Im Jahr 2000 war die Zahl der Suizide mit über 12 000 fast doppelt so hoch wie die Zahl der tödlichen Verkehrsopfer (ca. 7 500)! Dabei ist auch zu beachten, dass die Suizidrate (Suizide pro 100 000 Einwohner) der Menschen über 65 Jahre mehr als doppelt so hoch ist wie die der Menschen unter 65 Jahre.

Auch im Rahmen stationärer Behandlung oder Pflege lässt sich ein Suizid nie mit Sicherheit verhindern. Eine solche Einrichtung müsste völlige Kontrolle gewährleisten, was weder ethisch vertretbar noch machbar ist. Wichtig ist es daher, die Zeichen einer Suizidgefährdung wahrzunehmen, auch gezielt nach Suizidideen zu fragen. Meist gibt es vor der suizidalen Handlung ein Zeitfenster, in dem die Personen noch erreichbar sind. Diese Zeitspanne wird gekennzeichnet durch Unsicherheit, Zweifel und gegensätzliche Gefühle und Wünsche, welche gleichzeitig nebeneinander wirksam sind. Die Gedanken engen sich immer mehr darauf ein, das Leben zu beenden. Diese Einengung gehört neben verstärkten aggressiven Tendenzen gegen die eigene Person und in den Vordergrund tretenden Todesfantasien zu den Hauptkennzeichen des sog. präsuizidalen Syndroms (= psychosoziale Veränderungen, die auf einen drohenden Suizid hinweisen).

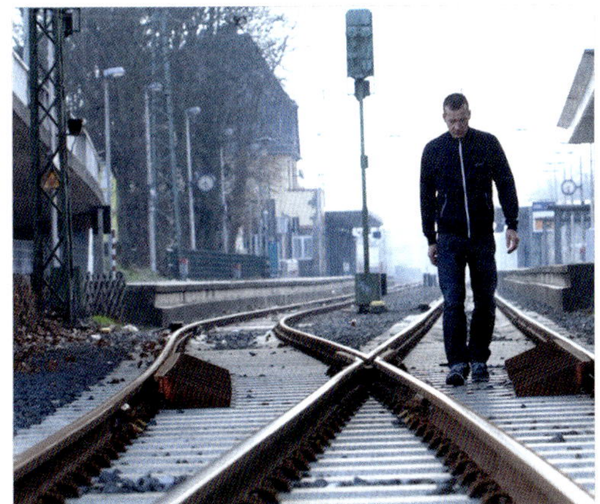

Abb. 15.14 Suizidversuch. Der Umgang mit Suizidpatienten stellt große Herausforderungen an die betreuenden Pflegenden (Szene nachgestellt).

Im Verlauf dieses Geschehens geraten Suizidgefährdete bildlich gesprochen in einen immer enger werdenden Trichter, in dem es irgendwann subjektiv keine Umkehr mehr gibt. Dann kann die Umwelt auch keine Zeichen mehr wahrnehmen, eine trügerische Ruhe vor dem Suizid.

Suizidalität ist nicht an Depressivität gebunden, sondern kommt bei vielen psychischen Störungen wie Borderlinestörung, Sucht oder Psychose und selten auch ohne psychische Störung z. B. im politischen Zusammenhang vor.

Hinweise für das Gespräch mit Suizidgefährdeten

- Suizidalität offen ansprechen! Niemand wird dadurch erst auf „die Idee" gebracht.
- Zuhören. Wiederholen des Gesagten. Aufgreifen. „Was wollten Sie damit zum Ausdruck bringen?" ... „Habe ich das so richtig verstanden?"
- Akuten Handlungsdruck erfragen.
- Zeit, Zuwendung, Fürsorge zur Verfügung stellen.
- Die Sorgen des Betroffenen ernst nehmen.
- Gegebenenfalls zu einer Hilfseinrichtung begleiten.
- Zuversicht vermitteln.
- Angehörige oder als positiv erlebte Bezugspersonen einbeziehen.
- Vermitteln, dass der Betroffene für andere wichtig ist.
- Eigene Grenzen erkennen und als Helfer Unterstützung suchen.

Was sollte ich nicht tun?

- Moralische Vorhaltungen machen.
- Den Betroffenen alleine lassen.
- Allgemeine Ratschläge geben.
- Bagatellisieren („Das ist doch alles nicht so schlimm").

15.6.3 Monopolare Verlaufsform

Bei vielen Patienten mit einer endogenen Depression werden nur depressive Phasen beobachtet. Derartige Verläufe, die ganz ohne Einstreuung manischer Phasen einhergehen, bezeichnet man als monopolare Depression. „Monopolar", weil das Gemütsleiden nur zu einem Pol der möglichen Stimmungsschwankungen, nämlich dem depressiven hin, ausgerichtet ist.

Abgrenzungen

Wegen der unterschiedlichen Behandlung und Prognose sind depressive Symptome bei körperlich begründbaren organischen Störungen (F06.3) und bei Anpassungsstörungen (F43.2) zu unterscheiden. Auch nach einer eingehenden Beobachtung und Untersuchung lässt sich nicht immer zweifelsfrei klären, ob die Symptomatik als Ausdruck einer affektiven Störung, einer organisch affektiven Störung oder depressive Reaktion (im Sinne einer Anpassungsstörung) zu verstehen ist. Überlappungen und gleichzeitiges Auftreten sind möglich. Wenn die Einordnung (noch) nicht gelingt, spricht man von einem „depressiven Syndrom“.

15.6.4 Manische Episode (F30)

Während bei der depressiven Phase die Stimmung zum Pol der Traurigkeit ausgelenkt ist, wird die Manie durch eine unbegründet heitere Stimmungslage gekennzeichnet. Diese Patienten erscheinen

- lustig,
- übertrieben witzig,
- übermütig oder
- deutlich zu optimistisch.

Auch psychotische Symptome wie Wahn (zumeist Größenwahn) oder Halluzinationen (zumeist Stimmen, die unmittelbar zum Betroffenen sprechen) können auftreten.

Sie kennen keine Probleme, und für sie ist infolge ihrer Kritiklosigkeit alles machbar. Obgleich sie sich in keiner Weise krank fühlen, lässt sich eine stationäre Behandlung nicht immer umgehen.

Die mit der manischen Stimmung verbundene Bedenkenlosigkeit ist Ursache sexueller Entgleisungen, einer Verschwendungssucht oder spekulativer Geschäfte, welche die wirtschaftliche Existenz gefährden können.

Symptome

► **Ideenflucht.** Zu den Symptomen der Manie zählt neben der manischen Verstimmung und dem gesteigerten Selbstwertgefühl die sog. Ideenflucht, bei der – als Gegenpol zur Denkhemmung – ein Gedanke den anderen jagt. Dabei bleibt zwar der Zusammenhang der verschiedenen Ideen erkennbar, doch fällt es, besonders in Verbindung mit dem kaum bremsbaren Redefluss, oft schwer, dem im Einzelnen zu folgen, was der Patient zum Ausdruck bringen will.

► **Antriebssteigerung.** Ein weiteres wichtiges Kennzeichen der Manie ist die Antriebssteigerung. Voller Aktivität und Betriebsamkeit kümmern sich die Patienten um alles und jedes. Der Einfallsreichtum bleibt nicht auf das Denken beschränkt, sondern wird sogleich in die Tat umgesetzt. Diese ruhelose Vielgeschäftigkeit führt aber meistens nicht zu einer gesteigerten, nutzbaren Arbeitsleistung, sondern weit eher zu einem ungeordnet-chaotischen Handeln. Infolge seines Antriebsüberschusses harrt der Manische nämlich nicht bei seiner Arbeit aus, sondern wendet sich, ehe er recht begonnen hat, schon einem neuen Betätigungsfeld zu („geschäftiges Nichtstun“). Trotz seiner pausenlosen Betriebsamkeit ermüdet er kaum. Abends ist er der Letzte, der ins Bett geht, morgens der Erste, der in Erscheinung tritt. Er schläft demnach nur kurz, aber zugleich auch gut.

15.6.5 Bipolare affektive Störung (F31) (Zyklothymie)

Dabei liegt entweder eine manische, eine depressive oder eine gemischte Episode (bipolarer oder manisch-depressiver Mischzustand) vor.

An derartigen Gemütsleiden erkranken ca. 0,4–1,6 % der Gesamtbevölkerung, Frauen häufiger als Männer. Die ersten Krankheitszeichen treten i. d. R. zwischen dem 3. und 6. Lebensjahrzehnt in Erscheinung. Der Verlauf wird gekennzeichnet durch zeitlich abgegrenzte Episoden mit extremen Stimmungslagen, die einmal zur heiteren (Manie), ein anderes Mal zur traurigen Seite (Depression, ► Abb. 15.12) ausgerichtet sind. Die Dauer der einzelnen Phase variiert zwischen mehreren Wochen und mehreren Jahren. Diese Phasen enden mit der Wiederherstellung des ursprünglichen Persönlichkeitsbilds. Bei den Manien scheinen Anlagen eine größere Rolle zu spielen als bei einzelnen depressiven Episoden.

Im Gegensatz zur endogenen Depression sind bei der Manie Tagesschwankungen nicht bekannt. Treten bei einem Patienten nur manische Phasen auf, was jedoch im Gegensatz zur endogenen Depression höchst selten der Fall ist, spricht man von einer monopolaren Manie.

Gereizte Manie

Bei einzelnen manischen Patienten verbinden sich Ideenflucht und Antriebssteigerung nicht mit einer heiter-fröhlichen, sondern mit einer gereizt-streitsüchtigen Stimmung. Diese Sonderform wird gereizte Manie genannt. Das Zusammenleben mit diesen Kranken, die sich in querulatorischer Absicht überall einmischen und sich fortwährend beschweren, erfordert ein hohes Maß an Nachsichtigkeit seitens der Angehörigen bzw. der Pflegepersonen.

15.6.6 Schizophrenien und wahnhafte Störungen (F20, F22)

Der Begriff der Schizophrenie wurde von dem Psychiater Eugen Bleuler 1911 geprägt. Er bedeutet „Abspaltung“ und „Seele“ und wird in der Alltagssprache oft mit Persönlichkeitsspaltung gleichgesetzt. Bleuler meinte jedoch damit, dass Teile der psychischen Funktionen schwer gestört sind, andere dagegen völlig normal. Er wollte damit den noch älteren Begriff der „vorzeitigen Demenz“ ersetzen, den er – zu Recht – für völlig falsch hielt. Wegen des missverständlichen, oft falschen Gebrauchs des Schizophreniebegriffs in der Umgangssprache, wird heute oft lieber von einer Psychose gesprochen. Unter Psychosen versteht man allgemein psychische Erkrankungen, bei denen eine Störung des Realitätsbezugs in der Wahrnehmung oder im Denken vorhanden ist.

Ursache

Die Ursachen für das Entstehen schizophrener Psychosen sind nicht völlig geklärt. Sicher ist jedoch auch hier ein Zusammenwirken biologischer, psychischer und sozialer

Faktoren. Risikofaktoren stehen in einem komplexen Wechselspiel zueinander. Aufgrund eingehender Familien- und Zwillingsforschungen kann als gesichert gelten, dass der genetischen Veranlagung eine Bedeutung zukommt. Wenn beispielsweise einer von eineiigen Zwillingen an Schizophrenie erkrankt, ist mit einer ca. 70 %igen Wahrscheinlichkeit damit zu rechnen, dass auch der andere Zwilling schizophren wird. Bei zweieiigen Zwillingen sinkt diese Wahrscheinlichkeit jedoch schon auf ca. 15 % ab. Falls aber ausschließlich die Erbanlage verantwortlich wäre, müssten bei eineiigen Zwillingen eigentlich immer beide erkranken, d. h., es müsste eine 100 %ige Übereinstimmung bestehen.

Da das nicht der Fall ist, steht man heute auf dem Standpunkt, dass Erbfaktoren die Voraussetzung für die Erkrankung schaffen und noch nicht näher bekannte Umwelteinflüsse, die bis in die früheste Kindheit hineinreichen können, das eigentliche Krankheitsgeschehen auslösen („multifaktorielle Genese": viele Faktoren, z. B. Aktivität von Erbanlagen (Epigenetik), neurobiologische Veränderungen, psychosoziale Faktoren). Diese wurden früher als ausschließlich anlagebedingt („endogen") angesehen. Tatsächlich spielt Erbanlage eine Rolle, doch bedarf es offensichtlich noch weiterer Einflüsse oder Erlebnisse für das Auftreten dieser häufigsten Form einer Psychose. Inzwischen wissen wir, dass beim Auftreten dieser Krankheiten Störungen verschiedener Überträgerstoffe im Gehirn (Neurotransmitter, hier: Dopamin) eine bedeutsame Rolle spielen. Unklar ist jedoch, ob dies Ursache oder Folge ist. Auf jeden Fall ist „Psychose" mehr als nur ein Ungleichgewicht der Botenstoffe. Andere Faktoren können Entwicklungsbedingungen wie geringes Vertrauen in wichtige Bezugspersonen, situative Überlastung oder Krisen an Übergängen von Lebensabschnitten (Jugend zum Erwachsenalter) sein. Dies wird im sog. „Vulnerabilitätsmodell" berücksichtigt. Außerdem muss berücksichtigt werden, dass das Auftreten und Erleben einer solchen Erkrankung für den Patienten eine große seelische Belastung bedeutet, die die Dynamik der Erkrankung mitbestimmt und Überschneidungen mit den „Belastungsstörungen" (s. u.) hervorruft.

Krankheitshäufigkeit und Beginn

Das durchschnittliche Erkrankungsalter liegt bei Männern bei 22 und bei Frauen bei 27 Jahren. 0,8 % der Bevölkerung erkranken an Schizophrenie, in Deutschland sind dies rund 700.000, weltweit 60 Millionen Menschen.

Schon etwa 5 Jahre vor der Diagnose verändern sich Stimmung, Erleben und Verhalten. Betroffene ziehen sich von Familie und Freunden zurück, neigen zum Grübeln, die Leistungsfähigkeit nimmt ab.

Die Krankheit verläuft meist in Episoden, wobei eine Episode mehrere Wochen bis Monate dauern kann. Etwa ein Fünftel der Erkrankten bleibt nach einer einmaligen Krankheitsepisode gesund. Bei einem Drittel der Betroffenen nimmt die Erkrankung einen eher ungünstigen, chronischen Verlauf mit dauerhaften Beeinträchtigungen. Bei den übrigen kommt es mindestens zu einer weiteren Krankheitsphase.

Die Suizidrate bei schizophrenen Patienten beträgt rund 10 %.

Das Risiko einer erneuten Krankheitsphase innerhalb eines Jahres liegt ohne Neuroleptika bei ca. 70 %, mit Neuroleptika bei ca. 30 %.

Schizophrene Episode

Ähnlich wie bei der affektiven Störung können sich die Schizophrenien sowohl langsam und allmählich, als auch ganz plötzlich, d. h. innerhalb von Stunden oder Tagen, entwickeln. Ist der Verlaufscharakter nicht geradlinig, sondern wellenförmig, spricht man vom Wellenberg als akute oder perakute aktive, produktive oder psychotische Episode.

Zu den führenden Symptomen, welche bei einer Schizophrenie vorkommen können, gehören:

▸ **Ich-Störungen.** Unter Ich-Störungen versteht man das Empfinden, der eigene Körper, vor allem aber die eigenen Gedanken, Gefühle und Wünsche würden nicht mehr ihnen selbst gehören, sondern würden von anderen beeinflusst, z. B. Gedankeneingebung, Gedankenentzug, Gedankenbeeinflussung, Willensbeeinflussung, leibliche Beeinflussungserlebnisse. Das Ich stelle keine Einheit mehr dar, sondern werde von außen manipuliert. Gelegentlich klagen die Patienten über ein Marionettengefühl, was die Entmachtung des eigenen Ichs recht gut veranschaulicht. Als Erklärung führen die Kranken gern eine Beeinflussung durch Hypnose, Telepathie oder durch Strahlen an.

▸ **Denkstörungen.** Ist die formale Seite des Denkens, also der Verlauf eines Gedanken von der Idee bis zu verständlichen Sätzen, gestört, liegen formale Denkstörungen vor.

Zu den formalen Denkstörungen rechnet man:

- Denkzerfahrenheit
- Denkhemmung
- Perseveration (Wiederholungen)

▸ **Beispiel für Denkzerfahrenheit.** Auf die Frage an einen schizophrenen Patienten, ob er sich an seinen leiblichen Vater erinnere: „Ein Bild habe ich gesehen. Die Mutter von meiner Mutter hatte 2 Söhne und 2 Töchter. Die Söhne waren in Frankreich und haben geschossen. Der eine ist Modellschreiner in München. So schwere Maschinen wie BMW. Er hat für seinen Unfall so 6 000 € zahlen müssen. Der andere Sohn hat in der Schweiz gearbeitet und den Stiefvater so mitgebracht. Ich bin auch mal krank gewesen. Mit 6 Jahren habe ich eine Spritze gekriegt, so in den Oberschenkel hereingebrannt. Der Onkel hat mich immer so mitgeschleift. Wir haben im Kirchenchor mitsingen müssen. Da bekamen wir 50 Cent vom Pfarrer."

Formale und inhaltliche Denkstörungen können nebeneinander auftreten, müssen jedoch nicht gemeinsam vorkommen.

Liegt dagegen die Abnormität im Inhalt dessen, was man denkt, spricht man von inhaltlichen Denkstörungen. Man unterscheidet Wahnwahrnehmungen und Wahneinfälle.

Wahnwahrnehmungen liegt ein mehrgliedriger Vorgang zugrunde. Ungewohnte Eindrücke, z. B. durch eine Psychose bedingte veränderte Filterfunktion bezüglich Sinnesreizen, werden als rätselhaft, mit besonderer Bedeutung erlebt. Die emotionale Spannung steigt, es werden Erklärungen gesucht. Ist eine Erklärung gefunden, auch wenn sie objektiv falsch ist, lässt diese Anspannung nach. Es ist für uns offenbar besser erträglich, eine falsche Erklärung zu haben, als gar keine.

Beispiel: Ein Betroffener sieht und hört einen Wasserhahn tropfen. Den Rhythmus, das Geräusch nimmt er ungewohnt, fremd wahr, kann beides nicht als „harmlos" übergehen. Irgendwann kommt die Erklärung, dass er dadurch erniedrigt werden soll, was – obwohl bedrohlich – erträglicher ist, als die Ungewissheit.

Es wird also von dem Patienten eine völlig harmlose Wahrnehmung wahnhaft auf sich selbst bezogen und zugleich zu einer Wahngewissheit. Jeder Versuch, den Patienten von der Bedeutungslosigkeit des Geschehens oder auch Gehörten zu überzeugen, stößt auf die überlegene Sicherheit des Besserwissenden. Dementsprechend wird ein Wahn inhaltlich erklärt als krankhaft-irrige Überzeugung, die durch logische Einwände nicht widerlegt werden kann („Der Wahn ist ein unkorrigierbarer Irrtum").

▸ **Dem Wahneinfall geht keine irgendwie geartete Wahrnehmung voraus, sondern er entsteht aus sich selbst bzw. aus einer allgemeinen Wahnstimmung. Ohne stichhaltige Gründe angeben zu können, sind die Patienten z. B. überzeugt**

- verfolgt zu werden (Verfolgungswahn, ▸ Abb. 15.15),
- von hoher Abstammung zu sein (Abstammungswahn),
- geniale erfinderische Qualitäten zu besitzen (Erfinderwahn),
- für eine große politische Tat auserkoren zu sein (Berufungswahn),
- oder von einer anderen Person, die den Kranken möglicherweise gar nicht kennt, innig geliebt zu werden (Liebeswahn).

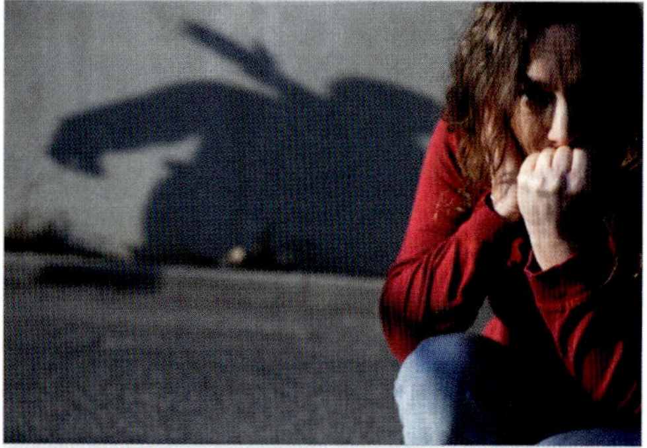

Abb. 15.15 Schizophrenie. Einige Patienten erleben in subjektiv vollständiger Gewissheit und existenzieller Angst, dass sie verfolgt werden, obwohl es objektiv dafür keinerlei Anhaltspunkte gibt (Situation nachgestellt).

▸ **Wahrnehmungsstörungen.** Man spricht auch von Sinnestäuschungen, Trugwahrnehmungen und Halluzinationen. Alle Sinne können betroffen sein. Die Kranken empfinden einen Sinneseindruck, ohne dass ein realer Sinnesreiz vorhanden wäre.

Im Vordergrund stehen bei den schizophrenen Psychosen die akustischen Trugwahrnehmungen. Die Kranken hören Geräusche oder Stimmen, welche ihnen bekannt (Eltern, Geschwister, Ehegatte, Kinder usw.), aber zum Teil auch unbekannt erscheinen. Im letztgenannten Fall wird die Stimme gelegentlich Gott oder außerirdischen Lebewesen zugeordnet. Von einem solch außergewöhnlichen Kontakt leiten manche Patienten ihre Auserwähltheit ab. Einen derartigen Erklärungsversuch bezeichnet man im Gegensatz zum echten Wahn als sekundären oder Erklärungswahn.

Vereinzelt nehmen akustische Halluzinationen einen Befehlscharakter („imperative Stimmen") an, sodass die Stimme dem Patienten befiehlt, dieses oder jenes zu tun. Hierdurch kann es sogar zu strafbaren Handlungen kommen. Die kriminelle Aktivität Schizophrener aber nicht höher ist als die der Durchschnittsbevölkerung.

▸ **Störungen des Gefühlslebens.** Das Gefühlsleben (die Affektivität) wird häufig durch schizophrene Psychosen in Mitleidenschaft gezogen. Es gibt Verstimmungen, die von einer tiefen Traurigkeit bis hin zu ekstatischen Glückszuständen reichen. Die Verstimmungen Schizophrener muten gespreizter, unnatürlicher, befremdender und weniger einfühlbar an als bei manisch-depressiven Kranken.

▸ **Gefühlsverkehrungen.** Sie werden auch Parathymie genannt. Darunter versteht man das Auseinanderfallen von Erlebnis- und Gedankeninhalt einerseits und dem begleitenden Gefühlston andererseits.

▸ **Anhedonie.** So wird die Unfähigkeit, Freude und Vergnügen auszudrücken oder zu erleben, genannt.

▸ **Autismus.** Darunter versteht man ein Abgesperrtsein von der Umgebung, eine Abkapselung in die eigene Ideenwelt. Zwischen den Patienten und den Menschen um sie herum steht symbolisch eine gläserne Wand, oder anders ausgedrückt, sie ziehen sich in ihr Schneckenhaus zurück. Der psychotische Autismus darf nicht mit dem frühkindlichen Autismus verwechselt werden.

▸ **Antriebs- und Bewegungsstörungen.** Sie zeigen sich in Form eines gesteigerten oder verminderten Bewegungsdrangs oder in Form absonderlicher Haltungen und Bewegungsabläufe. Das Zuviel an Antrieb und Bewegung wird gekennzeichnet durch heftige Erregungszustände bzw. durch Impulshandlungen, die ganz plötzlich aufzutreten pflegen und meistens mit Fremd- oder Eigenaggressionen verbunden sind.

Auf der anderen Seite kann der Aktivitätsverlust in einzelnen Fällen bis zur völligen Antriebslosigkeit (Stupor) gehen. Die Regungslosigkeit kann so weit gehen, dass der Patient nicht mehr isst und trinkt, Aufforderungen nicht nachkommt und seine Körperhygiene völlig vernachlässigt. Dieser Zustand darf nicht mit einem Koma bei einer körperlich begründbaren Psychose verwechselt werden, denn beim stuporösen Patienten besteht keine Bewusstseinsstörung; er bleibt in der Lage, alle Umweltvorgänge wahrzunehmen und zu registrieren.

Sog. bizarre Haltungen und Bewegungsabläufe lassen weder einen Sinn erkennen, noch scheinen sie Ausdruck seelischer Vorgänge oder Reaktionen auf äußere Reize zu sein. Derartige Patienten liegen mit dauernd angehobenem Kopf im Bett oder laufen starr mit abgewinkelten Armen herum. Sie klatschen fortgesetzt in die Hände, führen in gleichförmiger Weise Wisch- oder Reibebewegungen durch, wippen mit dem Kopf oder Oberkörper automatenhaft hin und her oder vollziehen mimische Bewegungen, die keine Beziehung zu den jeweiligen seelischen Vorgängen haben (sog. Grimassieren).

Formen von schizophrenen Psychosen

Bestimmte Gruppierungen einzelner schizophrener Symptome, die oft in gewissen Beziehungen zum Erkrankungsalter und zum Verlauf der Erkrankung stehen, wurden für eine Einteilung in die Unterformen genutzt; es gibt jedoch fließende Übergänge.

▸ **Hebephrene Form.** Der Beginn liegt zwischen dem 15. und 20. Lebensjahr, also im Verlauf eines Reifungsprozesses, im Umbruch vom Jugend- zum Erwachsenenalter.

Diese Krankheit beginnt meist schleichend mit:

- Aktivitätsminderung
- Konzentrationsschwäche
- heiter-läppisch-alberner Grundstimmung.

Die Ausdrucksweise der Patienten wirkt zunehmend gekünstelt und geschraubt. Die Affekte sind verflachter oder oft fast euphorisch, situationsinadäquat. Sie beschäftigen sich gerne mit überirdischen Dingen, wobei jedoch das Können stets hinter dem Wollen zurückbleibt. Gelegentlich werden wahnhafte Gedanken erkennbar. Der Arzt wird auf Drängen der Angehörigen, aber seltener wegen derartiger Auffälligkeiten, sondern weit häufiger wegen eines massiven Leistungsabfalls in Schule oder Ausbildung aufgesucht.

▸ **Katatone Form.** Die Katatonie tritt selten vor dem 25. Lebensjahr auf und verläuft in Form akuter Episoden, bei denen schwere Antriebs- und Bewegungsstörungen im Sinne eines Stupors oder heftiger Erregung das Zustandsbild beherrschen. Ein psychotischer Stupor ist eine Indikation für Elektro-Krampf-Therapie (EKT). Durch eine kurzzeitige Stromdurchflutung mit Elektroden an der Kopfhaut wird in Narkose ein epileptischer Anfall ausgelöst, der den Stupor oft besser unterbricht als Antipsychotika.

▸ **Paranoid-halluzinatorische Form.** Sie geht, wie schon die Bezeichnung zum Ausdruck bringt, im Wesentlichen mit Wahnideen, Wahnwahrnehmungen und Halluzinationen einher. Der Krankheitsbeginn liegt oft zwischen dem 35. und 40. Lebensjahr oder noch später. Viele Patienten bilden ein festes Wahnsystem aus, in dem einzelne Wahnideen brückenartig miteinander verbunden werden (z. B. die Überzeugung, ein genialer Erfinder zu sein und deshalb von den Staatssicherheitsdiensten vieler Länder beschattet zu werden).

Schizophrene Residualzustände

Bei ca. 40 % aller an einer Schizophrenie erkrankten Patienten ist mit einem Rest- oder Residualzustand zu rechnen. Das sog. Residuum zeichnet sich durch eine Minderung der Energie, Ausdauer und Geduld aus. Die Patienten fühlen sich leistungsunfähig, schnell erschöpft und können sich nur schwer zu irgendetwas entschließen. Viele haben ein erhöhtes Schlafbedürfnis. Einzelne klagen über ein Gefühl der inneren Leere oder des inneren Ausgebranntseins. Die Minderung der Energie wird von den Patienten wahrgenommen und beklagt. Da eigentlich schizophrene Symptome fehlen, ist das reine Residuum nur aufgrund der Vorgeschichte mit eindeutigen schizophrenen Symptomen oder durch Ausschluss von andersartig verursachten psychischen Störungen zu diagnostizieren.

Therapie

Die Behandlung von Psychosen stützt sich auf mehrere Säulen: Arzneimitteltherapie, Psychotherapie und soziotherapeutische Maßnahmen.

Soziotherapeutische Maßnahmen

Dazu zählen Ergotherapie, Kreativtherapien, wie Kunst, Musik oder Tanztherapie und Bewegungstherapie. Sie sollen helfen, dass die Patienten wieder einen Bezug zu sich selbst und zur Außenwelt aufbauen und ihre Selbstwahrnehmung verbessern. Psychosekranken fällt es oft schwer, ihren häuslichen oder beruflichen Alltag zu bewältigen. Krankheitsbedingt fehlt ihnen Antrieb. Ebenso haben sie oft Schwierigkeiten soziale Situationen korrekt einzuschätzen und sich angemessen zu verhalten. Wenn durch übende Therapien und modellhaftes Verhalten es den Patienten nicht ausreichend gelingt, wieder den Alltag alleine zu gestalten, können betreute Wohn- und Arbeitsformen auch längerfristig die notwendige Unterstützung bieten. Spezielle Dienste fördern Integration auf den ersten Arbeitsmarkt, beraten Betroffene und Unternehmen. Alternativ gibt es geschützte Arbeitsplätze, um Konzentration und Durchhaltevermögen zu üben oder langfristig Arbeit und damit Teilhabe am sozialen Leben zu ermöglichen und dem Alltag Struktur zu geben.

Psychotherapie

Diese bedeutet bei Psychosen vornehmlich, mit der eigenen Erkrankung umgehen zu lernen. Patienten lernen z. B. wie sie mit Stress zurechtkommen oder Probleme schrittweise lösen und schulen Ihre Kommunikationsfähigkeit. Das Wissen um die Erkrankung soll in der Behandlung vermehrt werden, so dass beispielsweise Risikoverhalten vermindert wird (Vermeidung von Suchtstoffen) oder Zeichen eines möglichen Rückfalls zuverlässig selber erkannt werden. Angehörige werden oft mit einbezogen.

In speziell für Psychosekranke entwickelter Verhaltenstherapie lernen Patienten z. B. das eigene Verhalten und Bewertungen zu überprüfen („Könnte es sein, dass ich mich irre und sich das doch nicht auf mich bezieht?").

Medikamente

Zum Einsatz kommen in Akutsituationen in erster Linie Antipsychotika (S. 279). Antipsychotika können die bei Psychosen typischen Halluzinationen, Wahnvorstellungen und Denkstörungen unterdrücken. Oft zeigen sich schon nach wenigen Tagen Verbesserungen der Symptome. Antipsychotika machen nicht abhängig und verändern auch nicht die Persönlichkeit. Hauptproblem zu Beginn der Behandlung ist, dass die Betroffenen sich nicht krank fühlen und daher geduldig von der Behandlung überzeugt werden müssen. Noch wichtiger als die Akutbehandlung ist die Einsicht, dass Rückfälle häufig sind, aber die Medikamente gut zur Verhinderung beitragen. Die unerwünschten Wirkungen sollten durch individuell angepasste Dosen und die Auswahl des Medikamentes möglichst gering gehalten werden. Patienten akzeptieren am ehesten eine längerfristige Behandlung, wenn sie sich verstanden und ernst genommen fühlen und nicht spüren, dass sie ein Medikament einnehmen.

„Recovery"

Wenn es nicht bei einer schizophrenen Episode bleibt, wird gerade bei einem jungen Menschen das Leben nicht so verlaufen, wie er es sich vorgestellt hat. Dennoch ist vielleicht das wichtigste Ziel, ein möglichst normales und sinnerfülltes Leben zu führen. Dazu reichen die oben aufgeführten Therapieangebote sicher nicht immer aus. Die Betroffenen möchten einen Weg finden, der für Sie ganz persönlich passt und ihnen ermöglicht, sich wieder „unbeschädigt" und wertvoll zu fühlen. Aus diesem Anliegen ist eine Bewegung geworden, die unter dem Begriff „Recovery" firmiert. Auch im Deutschen benutzt man den englischen Ausdruck, da es mehr ist als die wörtliche Übersetzung „Heilung" oder „Wiederherstellung". Es ist die Erwartung, auch Dank eigener Kräfte trotz fortbestehenden Symptomen ein erfülltes Leben zu führen, nicht im Gegensatz, sondern in Ergänzung zu den professionellen Angeboten.

Wahnhafte Störung (F22)

Wahnvorstellungen sind das auffälligste, oft das einzige Charakteristikum. Die Dauer des Wahns ist länger als 3 Monate, eindeutig auf die Person bezogen und nicht subkulturell bedingt. Gelegentliche Halluzinationen kommen besonders bei Älteren vor, typische schizophrene Symptome nicht. Im deutschen Sprachraum beschrieb Janzarik 1973 lange vor der ICD 10 diesen „zweiten Grundtypus schizophrenen Krankseins des höheren Alters", als Kontaktmangelparanoid. Gemeinsam war allen die menschliche Isolierung, die Lebenssituation musste von Einsamkeit bestimmt sein. Von 56 Betroffenen waren 15 ledig, 33 verwitwet und 8 geschieden. Viele Menschen hatten durch Flucht oder Vertreibung die Heimat verloren. Ihr Leben hatten sie oft unauffällig gelebt. Im Alter waren wesentliche Kontakte verloren gegangen, die Isolation hatte sich „prozesshaft" entwickelt. Diese Menschen konzentrierten sich eher in städtischen Gebieten. Ein Kreisprozess von Isolation, Rückzug, Wahn und weiterer Isolation begann. Der Wahn war meist auf ein Thema eingegrenzt.

Therapie

Eine Therapie mit Antipsychotika sollte versucht werden. Im Gespräch ist es hilfreich, „wahnfreie Inseln" zu suchen, um fruchtlose Diskussionen um Wahninhalte zu vermeiden. Schließlich ist die Überwindung der meist vorhandenen Isolation entscheidend. Hilfe zu vermitteln ohne zu kränken, ohne das Bedürfnis nach Autonomie zu übersehen, sind weitere Strategien.

15.7 Persönlichkeits- und Verhaltensstörungen (F6)

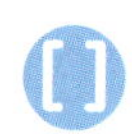

Definition

Nach Tölle (1985) spricht man von Persönlichkeitsstörungen, wenn eine Persönlichkeitsstruktur durch starke Ausprägung bestimmter Merkmale so akzentuiert ist, dass sich hieraus ernsthafte Leidenszustände oder/und Konflikte ergeben.

Sie treten bei 6–10 % der Bevölkerung auf und sind gekennzeichnet gegenüber der Mehrheit der betreffenden Bevölkerung durch deutliche Abweichungen im Wahrnehmen, Denken, Fühlen und in den Beziehungen zu anderen. Solche Verhaltensmuster sind meistens stabil und beziehen sich auf vielfältige Bereiche des Verhaltens und der psychologischen Funktionen. Unter den starren Verhaltensmustern können sie selber oder andere leiden.

Die Persönlichkeitsstörungen sind keine eigenen Krankheiten, sondern Extremvarianten von Wesensmerkmalen, die sich anlagebedingt und reaktiv auf soziale Bedingungen und frühkindliche Entwicklungsbedingungen entwickeln, z. B. durch fehlende positive Bindungserfahrung („Urvertrauen") oder mitbedingt durch seelische Verletzungen. Bei anderen prägen sich die unten beschriebenen Erlebnis- und Verhaltensweisen erst später im Leben spürbar aus, z. B. im Falle der querulatorischen Symptomatik.

15.7.1 Einteilung und Symptome

Die Einteilung in spezifische Formen ist teils historisch zu sehen, teils beruht sie auf häufigeren Symptom- und Verhaltensmustern.

Paranoide oder querulatorische Persönlichkeitsstörung (F60.0)

„Übertriebene Empfindlichkeit gegenüber Zurückweisung, Nachtragen von Kränkungen, durch Misstrauen, sowie eine Neigung, Erlebtes zu verdrehen" (ICD 10 der WHO) werden als wesentliche Kennzeichen angesehen. Oft findet man reale Ablehnung oder Ausgrenzung, als ungerecht erlebte Urteile oder Familienauseinandersetzungen. Die Betroffenen interpretieren irgendwann nach vielen Zurückweisungen sogar neutrale oder freundliche Handlungen anderer als feindlich. Sie können unberechtigte Verdächtigungen hinsichtlich der sexuellen Treue des Ehegatten oder Partners äußern oder fallen durch streitsüchtiges und beharrliches Bestehen auf eigene Rechte auf.

Schizoide Persönlichkeitsstörung (F60.1)

Eine Persönlichkeitsstörung, die durch einen „Rückzug von affektiven, sozialen und anderen Kontakten mit übermäßiger Vorliebe für Phantasie, einzelgängerisches Verhalten und in sich gekehrte Zurückhaltung gekennzeichnet ist". Die Personen können nur begrenzt Gefühle ausdrücken und Freude erleben.

Dissoziale Persönlichkeitsstörung (F60.2)

Die Betroffenen missachten soziale Verpflichtungen, empfinden kein Mitgefühl für andere. Ihr Verhalten weicht erheblich und immer wieder von sozialen Normen ab. Es ändert sich auch durch Strafe nicht. So findet man viele Betroffene in Justizvollzugsanstalten. Es besteht eine geringe Frustrationstoleranz und eine niedrige Schwelle für aggressives, auch gewalttätiges Verhalten, eine Neigung, andere zu beschuldigen oder vordergründige Erklärungen für ihr Verhalten anzubieten, warum es zum Konflikt mit der Gesellschaft kam. Es fehlt oft an Selbstkritik.

Emotional instabile Persönlichkeitsstörung, Borderline-Störung (F60.3)

Ein Gefühl innerer Leere, Selbstverletzungs-, Suizidgedanken, impulsive Reaktionen ohne diese kontrollieren zu können und ohne auf die Konsequenzen Rücksicht zu nehmen, sind häufige Symptome. Auch können normale Gefühle als bedrohlich oder überwältigend wahrgenommen werden, die Stimmung wechselt launenhaft. Auch fällt es schwer Beziehungen einzugehen, obwohl diese intensiv, aber eben kurz sind. Hinzu kommen können Angst vor dem Alleinsein, Trennungs- oder Verlustängste. Die Realitätsprüfung ist anders als bei einer Psychose nicht zwingend gestört, kann aber vorübergehend aussetzen.

Therapie

Eine spezielle Form der Verhaltenstherapie, die sog. Dialektische Behaviorale Therapie (DBT), hat sich einer unspezifischen stützenden Therapie hier als überlegen erwiesen. Der Behandler muss sowohl die Problematik verstehen und respektieren, aber auch eine Veränderung anstreben. Dieses wird als „dialektische Strategie" bezeichnet. Im Laufe der Behandlung sollen sich Gegensätze in der Erlebniswelt des Patienten auflösen, in die Person integriert, also nicht mehr bekämpft oder geleugnet werden. In der Gruppe werden Fertigkeiten geübt wie Achtsamkeit für die eigene Person, Umgang mit Gefühlen, Stresstoleranz und Selbstakzeptanz

Histrionische Persönlichkeitsstörung (F60.4)

Eine Persönlichkeitsstörung, die durch oberflächliche und labile Gefühlslage, Dramatisierung, einen theatralischen, übertriebenen Ausdruck von Gefühlen, durch Egozentrik, Genusssucht, Mangel an Rücksichtnahme, erhöhte Kränkbarkeit und ein dauerndes Verlangen nach Anerkennung, äußeren Reizen und Aufmerksamkeit gekennzeichnet ist.

Anankastische [zwanghafte] Persönlichkeitsstörung (F60.5)

Zwanghafte Personen zweifeln, neigen zum Perfektionismus, sind übertriebener gewissenhaft, kontrollieren sich und andere, sind unflexibel. Es können beharrliche und unerwünschte Gedanken oder Impulse auftreten, die nicht die Schwere einer Zwangsstörung erreichen.

Ängstliche (vermeidende) Persönlichkeitsstörung (F60.6)

Die Betroffenen sind angespannt, besorgt, unsicher, fühlen sich minderwertig. Sie sehnen sich nach Zuneigung, akzeptiert zu werden, sind sehr empfindlich gegen Zurückweisung und Kritik. Sie über-betonen Gefahren und Risiken alltäglicher Situationen, vermeiden deshalb bestimmte, auch harmlose Aktivitäten.

Abhängige (asthenische) Persönlichkeitsstörung (F60.7)

Menschen mit abhängiger Persönlichkeitsstörung verhalten sich auch bei persönlichen Lebensentscheidungen passiv, verlassen sich auf andere. Sie haben oft große Trennungsangst, fühlen sich hilflos und inkompetent. Zudem neigen sie dazu, sich Wünschen älterer und anderer unterzuordnen. Auch durchschnittlichen Alltagsanforderungen sind sie oft nicht gewachsen. Wenn Sie diese Schwierigkeiten bemerken, besteht die Tendenz, die Verantwortung anderen zuzuschieben.

Sonstige spezifische Persönlichkeitsstörungen (F60.8)

Es gibt noch eine Vielzahl anderer Begriffe, wie narzisstisch (▸ Abb. 15.16) oder passiv-aggressiv, die die jeweils vorherrschende Thematik anzeigen.

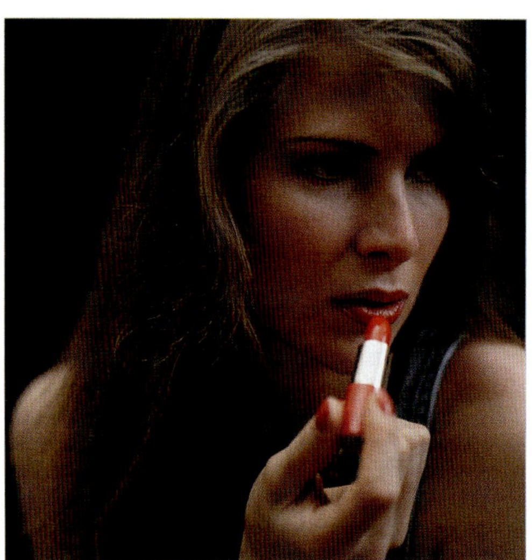

Abb. 15.16 Narzissmus. Menschen mit narzisstischen Persönlichkeitsstörungen messen ihrem äußeren Erscheinungsbild besonders viel Bedeutung zu (Sit. nachgestellt).

15.7.2 Neurotische, Belastungs- und somatoforme Störungen (F40–F49)

Der größte Teil der neurotischen, belastungs- und somatoformen Störungen wurde bis zur Einführung der ICD-10 unter den „Neurosen" subsumiert. Sie sind oft chronische psychische Störungen, die – so die gängigste Theorie - durch einen ungelösten Konflikt in der Kindheit ausgelöst werden.

In dieser Gruppe findet sich eine Vielzahl von unterschiedlichsten Störungen. Hier die wesentlichen:

- phobische und sonstige Angststörungen
- Zwangsstörungen
- Reaktionen auf schwere Belastungen und Anpassungsstörungen
- dissoziative Störungen
- somatoforme Störungen
- sonstige neurotische Störungen

15

Definition

Bei dieser Gruppe handelt es sich um abnorme Erlebnis-, Verarbeitungs- und Verhaltensweisen, die überwiegend auf primär seelischen Prozessen und äußerlichen Einflüssen beruhen.

Diese Störungen sind Störungen im seelischen Sein des Menschen und beruhen nicht auf einer körperlich begründbaren Krankheit. Sie sind deshalb auch nicht durch chemische (z. B. Laborbefunde) oder physikalische Methoden (z. B. Bildgebung) zu erfassen, sondern nur durch eine psychiatrische bzw. psychologische Untersuchung. Trotzdem können sie, was auch im Renten- und Strafrecht anerkannt wird, sehr wohl die Bedeutung und das Gewicht einer Krankheit erlangen. Man spricht dann von einer psychischen Störung mit Krankheitswert.

Ursachen

Diese stellen die wichtigste Gruppe der psychogenen Erkrankungen dar und beruhen nach der psychoanalytischen Lehre ebenfalls auf nicht „gesund" bewältigten frühkindlichen Konfliktsituationen. Diese sind im Verlauf des weiteren Lebens verdrängt worden und sind dem Erkrankten daher **nicht** bewusst. Diese verdrängten Vorstellungen und Gedanken werden auch als Komplex bezeichnet. Sie bestehen meist nicht aus einmaligen Erlebnissen, sondern aus wiederholten ungünstigen Erfahrungen, wie Nichtbeachtung von Bedürfnissen als Kind (z. B. ein Kind, dem (zu) früh eine Rolle eines Erwachsenen im Zusammenleben mit einem getrennten Elternteil zugeschrieben wird), Vernachlässigung oder Überfürsorglichkeit, Gewalterfahrungen, Missbrauch u.v.a.m.

Dabei entwickelt sich zumeist Angst. Wird nun später durch bestimmte Lebensereignisse (z. B. Heirat, Scheidung, berufliche Veränderung, Krankheiten) die „unbewusste" Konfliktsituation aufrecht erhalten oder reaktiviert, so entwickelt der Patient als (untauglichen) Bewältigungsversuch des Konflikts Symptome. Diese bewirken gleichzeitig eine Angstabwehr, machen den Betroffenen aber in seinen psychischen Entfaltungsmöglichkeiten unfrei bzw. krank.

2 vorherrschende Erscheinungsbilder der „Neurosen" werden abgegrenzt:

- Psychoneurosen
- Organneurosen

Psychoneurosen

Verbleiben die Symptome der neurotischen Entwicklung im seelischen Bereich, spricht man von Psychoneurosen, zu denen die Angst- und die Zwangsneurosen gehören. Erstere gehen mit Befürchtungen einher, die weit über normale Angstgefühle hinausgehen und in Erscheinung treten z. B. als

- allgemeine Angst (phobische Störung, F40),
- Angst vor bestimmten räumlichen Gegebenheiten (leere Straßen, Brücken, enge Räume) („Agoraphobie", F40.0),
- Angst vor allem Neuen („Neophobie", F40.8) und
- Angst vor Tieren („Zoophobie", F40.2).

Derartige Ängste sind imstande, die Handlungsfreiheit des Betroffenen derart einzuschnüren, dass er wie in einem Panzer gefangen sitzt und seine Leistungsfähigkeit mehr behindert wird als von einer körperlichen Krankheit. Ähnlich wird bei den Zwangsstörungen („Zwangsneurose" F42) die freie Entfaltung der Persönlichkeit maßgeblich behindert.

Zwar wird der Hang zu bestimmten Handlungen wie etwa, sich zu waschen (vorwiegend Zwangshandlungen, F42.1, ▶ Abb. 15.17) oder sich selbst zu kontrollieren (vor-

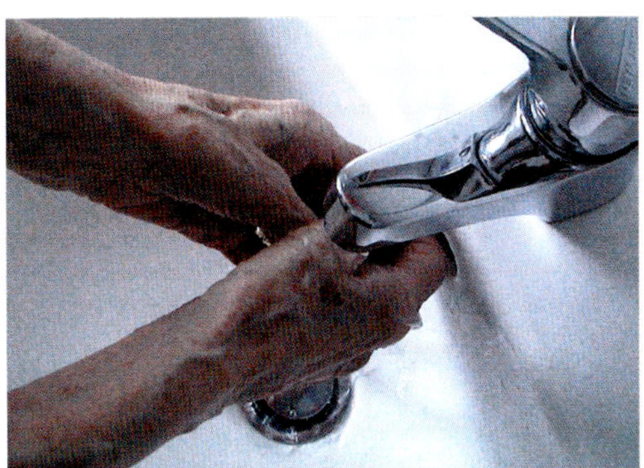

Abb. 15.17 Waschzwang. Diese Zwangsstörung äußert sich oft in pausenlosem Händewaschen und dem persönlichen Gefühl, immer schmutzige Hände zu haben.

wiegend Zwangsgedanken, F42.0), als unsinnig und lästig empfunden, doch sind die Patienten trotzdem ihren Zwängen völlig ausgeliefert.

Bei der zwanghaften Selbstkontrolle dient beispielsweise die angestrebte Ordnung nicht mehr als Mittel, das Leben zu meistern, sondern wird zum Selbstzweck.

Organneurosen (F45, somatoforme Störungen)

Neurotische Entwicklungen müssen nicht auf seelische Bereiche begrenzt bleiben, sondern können auch in Form körperlicher Symptome als sog. Organneurosen hervortreten. Das seelische Grundleiden offenbart sich hier in Form körperlicher Beschwerden, bei denen jedoch kein krankhafter, organischer Befund zu erheben ist (Somatisierungsstörung, F45.0).

Besonders bekannt sind die Herzneurosen („Herzphobie", F45.30), die mit starkem Herzklopfen sowie Druck- und Beklemmungsgefühlen in der Herzgegend einhergehen.

Zu den psychogenen Körperstörungen zählen ferner die psychogenen Lähmungen („dissoziative Bewegungsstörung", F44.4) sowie die psychogene Blindheit oder Taubheit („dissoziative Sensibilitäts- und Empfindungsstörungen", F44.6). Auch im sexuellen Bereich können neurotische Entwicklungen zu vielfältigen Behinderungen führen.

Therapie

Die Behandlung neurotischer Störungen, deren Leidensdruck oft unterschätzt wird, erfolgt in erster Linie durch ambulante Psychotherapie. Stets müssen auch die sozialen Bedingungen, wie Wohnsituation, Arbeit, Vereinsamung bedacht und in die die Behandlung und Hilfeplanung einbezogen werden.

Besonders die kognitive Verhaltenstherapie hat sich als gut wirksam erwiesen. Ein Vorgehen könnte so skizziert werden: Patient und Therapeut definieren die Schlüsselprobleme, schauen sich das Verhalten an, das diese Probleme kennzeichnet und aufrecht erhält, erarbeiten den Aufbau von angenehmen, positiven Aktivitäten und den Abbau von belastenden, negativen Aktivitäten. Zur Wiederaufnahme von Kontakten zu Freunden und Bekannten, zu Reflexion des eigenen Verhaltens in alltäglichen Situationen wird ermutigt. Die „Erfolg-Vergnügen-Technik" als alternatives Denk- und Wahrnehmungsmodell wird vorgestellt. Schließlich erfolgen Erhaltung und Stabilisierung des Therapieerfolgs, Umgang mit Rückschlägen und vorbeugende Interventionen („Was kann ich tun, wenn ich wieder in die gleiche Lage gerate oder besser noch, wie kann ich eine missliche Lage vermeiden.")

In einer gewissen Abhängigkeit von äußeren Bedingungen sind aber auch spontane Heilungen möglich.

15.7.3 Reaktionen auf schwere Belastungen und Anpassungsstörungen (F43)

Reaktionen auf schwere Belastungen und Anpassungsstörungen treten als direkte Folge von akuten schweren Belastungen oder eines andauernden Traumas auf. Ohne diese Ursache könnte die Störung nicht entstehen.

Die akute Belastungsreaktion (F43.0) führt zu erheblichen Leiden oder Beeinträchtigungen im sozialen, beruflichen oder anderen wichtigen Funktionsbereichen und dauert 2 Tage bis 4 Wochen.

Die posttraumatische Belastungsreaktion (F43.1) tritt verzögert auf und dauert länger als 1 Monat. Laut ICD 10 sind Katastrophen, Kriegserlebnisse oder Missbrauch die Ursachen. Typische Symptome sind das wiederholte Erleben des Traumas in Nachhallerinnerungen (Flashbacks), Träumen oder Alpträumen. Ein Gefühls von Betäubtsein und emotionaler Stumpfheit wird beschrieben. Weitere Symptome können Teilnahmslosigkeit der Umgebung gegenüber, depressive Symptome sowie Vermeidung von Aktivitäten und Situationen, die Erinnerungen an das Trauma wachrufen könnten. Die Betroffenen leiden oft unter vegetativer Übererregtheit mit Vigilanzsteigerung, übermäßiger Schreckhaftigkeit und Schlafstörung. Suizidgedanken sind nicht selten.

15.7.4 F5 „Verhaltensauffälligkeiten mit körperlichen Störungen und Faktoren"

Hierunter fallen:

- Essstörungen
- nicht organische Schlafstörungen
- nicht organische sexuelle Funktionsstörungen
- seelische Störungen im Wochenbett
- Missbrauch von nicht abhängigkeitserzeugenden Substanzen (wie Laxanzien, Antidepressiva, Vitamine)

15.8 F8 – Entwicklungsstörungen und F9 – Verhaltens- und emotionale Störungen mit Beginn in der Kindheit und Jugend

Die beiden letzten Gruppen mit Entwicklungsstörungen der Sprache, schulischer Fähigkeiten aber auch Autismus oder ADHS-Syndrom sowie emotionale Störungen, Störungen des Sozialverhaltens, Tic-Störungen, Einnässen, Stottern etc. werden im Bereich der Kinder- und Jugendmedizin bzw. -psychiatrie diagnostiziert und behandelt und hier wegen ihrer Spezialität nicht weiter beschrieben.

15.9 Abhängigkeitserkrankungen

(F10–F19) (Psychische und Verhaltensstörungen durch psychotrope Substanzen)

Definition

Hierunter sind Störungen verschiedenen Ausmaßes zu verstehen, die durch Medikamente und Suchtstoffe ausgelöst wurden (z. B. Alkohol, Schmerz- und Beruhigungsmittel, illegale Drogen).

Der Begriff der Sucht wurde in Wissenschaft und Weltgesundheitsorganisation (WHO) durch den Begriff der Abhängigkeit ersetzt. Diese ist dadurch charakterisiert, dass ein Mensch „trotz körperlicher, seelischer oder sozialer Nachteile ein unüberwindbares Verlangen nach einer bestimmten Substanz oder einem bestimmten Verhalten empfindet, das er nicht mehr steuern kann und von dem er beherrscht wird. Durch zunehmende Gewöhnung an das Suchtmittel besteht die Tendenz, die Dosis zu steigern. Einer Abhängigkeit liegt der Drang zugrunde, die psychischen Wirkungen des Suchtmittels zu erfahren, zunehmend auch das Bedürfnis, unangenehme Auswirkungen ihres Fehlens (Entzugserscheinungen wie Unruhe, Schlafstörungen, Kopfschmerzen, Angstzustände, Schweißausbrüche) zu vermeiden" (ICD 10). Abhängigkeit ist erst seit 1958 von der WHO und seit 1968 vom Bundessozialgericht als Krankheit anerkannt. Auch heute reden vor allem Laien noch von „Charaktermangel" oder „Willensschwäche".

15.9.1 Ursache

Wie bei fast allen seelischen Erkrankungen spielen auch bei der Entstehung von Abhängigkeit mehrere Faktoren eine Rolle: genetische, persönliche, familiäre und soziale bzw. gesellschaftliche.

Beispielsweise leben wir in Deutschland in einer „Permissivkultur", in denen der Gebrauch z. B. von Alkohol gebilligt oder gefördert wird (Werbung!).

Psychosoziale Stressfaktoren, wie z. B. berufliche Überlastung, Partnerschaftskonflikte, kommen ebenso hinzu wie positive Verstärker-Effekte, z. B. initial Angstlösung, Glücksgefühle oder Entspannung.

15.9.2 Symptome

Als Kennzeichen einer Sucht gelten:

- übermäßiges Verlangen nach dem Suchtmittel („Craving")
- Tendenz zur Erhöhung der Dosis
- Entziehungserscheinungen beim Absetzen des Suchtmittels
- psychische und körperliche Abhängigkeit vom Suchtmittel

Bei allen stoffgebundenen Süchten unterscheidet die ICD-10 besonders zwischen Abhängigkeitssyndrom (F1 × .2), Entzugssyndrom ohne (F1 × .3) und mit Delir (1 × .4), psychotischer Störung (F1 × .5), amnestischen Syndrom (F1 × .6, z. B. Korsakow-Psychose) und Restzuständen sowie verzögert auftretenden psychotischen Störungen (F1 × .7, z. B. Demenz).

15.9.3 Alkoholkrankheit

(F10) (Störungen durch Alkohol)

Gemeint ist die körperliche, psychische und soziale Schädigung durch Missbrauch oder Abhängigkeit von Alkohol (▶ Abb. 15.18).

Häufigkeit

Man rechnet heute in der Bundesrepublik Deutschland mit 2–4 % Alkoholkranken (ca. 5 % der Männer und 2 % der Frauen, insgesamt 3–5 Mio. Erkrankte in der BRD).

Längerer Konsum in kritisch hohen Mengen kann zu vielfältigen körperlichen Folgeerkrankungen (z. B. Gastritis, Leberzirrhose, Herzmuskelschwäche, Nervenschäden) führen. Aber auch das Leid der betroffenen Angehörigen und der Schaden für die Gesellschaft ist zu berücksichti-

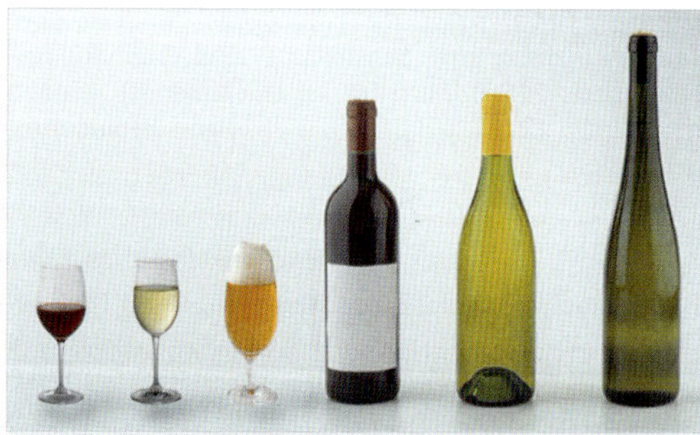

Abb. 15.18 Alkoholabhängigkeit. Ständiges, zwanghaftes Verlangen nach Alkohol und verminderte Kontrollfähigkeit des Alkoholkonsums sind wichtige Symptome der Alkoholkrankheit.

gen, der durch Erkrankung, Behandlung und Arbeitslosigkeit entsteht.

Erkennen

Eine Alkohol-Erkrankung, z. B. bei einem Kollegen zu erkennen, ist nicht einfach, da die Betroffenen schnell lernen, ihre Sucht zu verstecken. Schon morgendliche regelmäßige Alkoholisierung im Übermaß oder bei unpassender Gelegenheit sind ernste Zeichen. Entzugserscheinungen, Aggressivität, v. a. beim Ansprechen auf Alkohol, Vermeiden des Themas Alkohol, Suchen nach Trinkanlässen und Mitkonsumenten sind weitere deutliche Hinweise. Für eine Leistungsminderung gibt es viele Ursachen, auch der Verlust von Interessen ist sehr unspezifisch. Ein Führerscheinverlust, v. a. mehrfach, typische körperliche Folgen, Eheprobleme, Straffälligkeit können hinzukommen. Jedoch sollten aus einzelnen Auffälligkeiten keine voreiligen Schlüsse gezogen werden.

Verlauf

In der sog. „Suchtkarriere" zeichnen sich häufig folgende Phasen ab:

- **voralkoholische Phase**: Erleichterungstrinken bei Lebensschwierigkeiten
- **Prodromalphase**: zunehmendes heimliches und gieriger werdendes Trinken; verstärkte Empfindlichkeit gegenüber Vorwürfen; Erinnerungslücken für begrenzte Zeitspannen
- **kritische Phase**: Kontrollverlust mit Nachlassen der Leistungsfähigkeit, beruflicher Abstieg, Selbsttäuschung hinsichtlich des Alkoholmissbrauchs und Selbstmitleid
- **chronische Phase**: verminderte Alkoholverträglichkeit mit tagelangen Räuschen und möglicher Entwicklung einer alkoholischen Demenz

Therapie

Suchtkranke können ambulant, teilstationär oder stationär in speziellen Einrichtungen oder Kliniken behandelt werden, wo erfahrene Therapeuten mit dem Patienten die Motivation zu einem suchtmittelfreien Leben und neue Perspektiven erarbeiten. Beratungsstellen und Selbsthilfegruppen sind bewährte Anlaufstellen und nahezu in jedem größeren Ort erreichbare Knotenpunkte im Suchthilfenetz. Niemand ist „Schuld" an seiner Abhängigkeit, trägt aber die Verantwortung für sein Handeln oder Nicht-Handeln.

Hier hilft die „motivierende Gesprächsführung". Die vier wichtigsten Elemente sind:

- Empathie zeigen,
- vermitteln, dass momentanes Verhalten im Widerspruch zu eigenen Zukunftsvorstellungen steht,
- bei Widerstand keine Konfrontation, sondern zum Nachdenken anregen,
- bestärken, dass der Klient etwas erreichen kann.

Das therapeutische Ziel einer dauerhaften Abstinenz lässt sich nicht dadurch erreichen, dass man an den Willen des Abhängigen appelliert. Dies würde den Krankheitscharakter von Abhängigkeit verkennen. Dagegen können durch die Vermittlung von Einsicht in die eigenen Persönlichkeitsstrukturen und Handlungen sowie durch das Üben neuer Verhaltensweisen befriedigende Erfolge erzielt werden.

Die mehrwöchigen rehabilitativen Behandlungen (Entwöhnung) in Fachkliniken sind primär finanziert durch die Rentenversicherung und haben das Ziel einer zufriedenen Abstinenz, Wiederbelebung vernachlässigter zwischenmenschlicher Beziehungen und Wiederherstellung der Arbeitsfähigkeit.

15.9.4 Alkoholentzugsdelir (F10.4)

Ursache

Die häufigste, zahlenmäßig noch immer zunehmende, akute organische Störung ist das Delir bei Alkoholabhängigkeit, das Delirium tremens (Delirium = Irresein; Tremor = Zittern). Es entsteht als Folge körperlicher Abhängigkeit meist im Entzug, selten bei fortgesetztem Konsum.

Symptome

Oft beobachtet man bei den Gefährdeten schon Wochen oder Monate vor Beginn des eigentlichen Delirs ein feinschlägiges Zittern der Finger und Hände. Hinzu kommt eine allgemeine Bewegungsunsicherheit. Die Patienten fallen häufig hin und sie sind z. B. nicht mehr in der Lage, mit einer Hand die Tasse zum Mund zu führen.

Da der Alkohol eine Reizung der Magenschleimhaut hervorruft, leiden die Patienten nicht selten unter Magenbeschwerden (sog. Alkoholgastritis, nicht selten einhergehend mit einem Vitamin-B-Mangel). Gelegentlich treten epileptische Anfälle auf.

Das eigentliche Delir kann sich sowohl langsam entwickeln, als auch plötzlich zum Ausbruch kommen. Die Patienten

- werden zunehmend unruhiger,
- greifen, nesteln und zupfen an ihrer Kleidung oder am Bettzeug herum,
- lassen sich nur schwer im Bett halten und schwitzen stark,
- erleiden eine Bewusstseinseintrübung,
- sind über die zeitlichen, örtlichen und persönlichen Verhältnisse nicht mehr hinreichend orientiert und
- verwechseln einen Fremden, der an ihr Bett tritt, mit Angehörigen oder Bekannten (Personenverkennung).

Das Krankheitsbild wechselt rasch. In der Dämmerung oder Dunkelheit ist es durchweg stärker ausgebildet als bei Licht. Das Delirium tremens dauert durchschnittlich 3–6 Tage.

▸ **Halluzinationen.** Unter den verschiedenartigsten Sinnestäuschungen stehen die Trugwahrnehmungen des Gesichtssinns (sog. optische Halluzinationen) im Vordergrund. Die Kranken sehen sich rasch bewegende kleine

Männlein, Käfer, Spinnen, Vögel oder andere Gebilde. Die hier oft erwähnten weißen Mäuse werden nur selten wahrgenommen.

Der Patient vermag nicht, die Sinnestäuschung als solche zu erkennen. Er sieht sie als Realität an und versucht, unter Umständen auf dem Boden kriechend, die vermeintlichen Männlein oder Tiere zu greifen. Wenn er sie sogar auf seiner Haut herumlaufen spürt, handelt es um eine taktile Halluzination (taktil = den Tastsinn betreffend).

Prognose

Noch vor wenigen Jahrzehnten verlief das Alkoholdelir in ca. 30 % der Fälle tödlich. Zu den häufigsten Todesursachen gehörte das primäre Kreislaufversagen, ein Status von Krampfanfällen oder eine Lungenentzündung mit einem sekundären Kreislaufzusammenbruch. Die Letalität konnte inzwischen durch die Anwendung von Psychopharmaka auf ein Prozent vermindert werden.

15.9.5 Medikamentenabhängigkeit

Störungen durch Sedativa, Hypnotika oder Anxiolytika (F13).

Zu den suchtauslösenden Mitteln gehören in erster Linie Medikamente, die auf die Psyche wirken wie Sedativa, Hypnotika oder Anxiolytika. Anxiolytika sind Medikamente, die Angst und Spannung lösen. Auch Schlaf- und Schmerzmittel können Sucht auslösen.

Die erhebliche Zahl von mindestens 800 000 Medikamentenabhängigen macht deutlich, dass im Anschluss an eine medizinisch erforderliche Medikamentengabe nicht selten der Wunsch nach weiteren Medikamenten bestehen bleibt. Vorzugsweise handelt es sich um

- angstlösende Substanzen (typisch: Benzodiazepine),
- Schlafmittel („Z-Substanzen") und
- Schmerzmittel.

Falsch verstandene ärztliche Hilfe, die zu Verschreibungen führt und das Verlangen von Patienten nach Schlaf, Ruhe oder Angstfreiheit ohne eigene Anstrengung oder Veränderungsbereitschaft, sind Anteile des Bedingungsgefüges für die Entstehung von Medikamentenabhängigkeit.

15

15.9.6 Drogenabhängigkeit

Störungen durch Opioide (F11), durch Cannabinoide (F12), durch Kokain (F14), durch andere Stimulanzien, z. B. Amphetamin (F15) und durch Halluzinogene (F16).

Hierbei handelt es sich um Abhängigkeit von streng verschreibungspflichtigen Betäubungsmitteln oder von unerlaubten Drogen, wie Heroin, Marihuana, LSD, Kokain usw.

Häufigkeit

In Deutschland konsumieren ca. 150–200 000 Erwachsene „harte" Drogen, ca. 1–1,5 Mio. Cannabis.

Drogenerkrankungen ziehen oft Beschaffungskriminalität nach sich (Diebstahl, Prostitution) und beinhalten insbesondere beim Fixen (Spritzen von Drogen in eine Vene) die Gefahr einer AIDS- oder Hepatitisinfektion.

Therapie

Ein Therapieerfolg kann auch sein, die Gesundheit durch Reduktion der schädlichen Substanz zu bessern oder im Fall von Opiatkonsum durch Ersatzstoffe (Buprenorphin, Methadon) aus dem Teufelskreis von Beschaffung, Kriminalität und Arbeitslosigkeit heraus zu kommen. Zahlreiche Angebote ergänzen sich zu einem umfassenden Suchthilfenetz (▶ Abb. 15.19).

Das deutsche Betäubungsmittelgesetz ermöglicht den Gerichten mit dem § 35 („Therapie statt Strafe") einen Haftaufschub zum Zwecke einer Entwöhnung zu beschließen, sofern weitere Bedingungen erfüllt sind.

15.10 Therapieformen

In allen Kapiteln wurden bereits aktuelle therapeutische Prinzipien angesprochen. Neben Einzel- und Gruppengesprächen im Rahmen der Soziotherapie (u. a. Übernahme von organisatorischen Aufgaben und Verantwortung innerhalb der Stationsgemeinschaft der Patienten) finden verschiedene Psychotherapien in den Therapieplan Eingang, die von Ärzten oder Psychologen geleitet werden (psychoanalytische Behandlungsverfahren, verhaltenstherapeutische Methoden).

15.10.1 Soziotherapeutische Maßnahmen

Diese Maßnahmen (Arbeits- und Ergotherapie („Beschäftigungstherapie"), Ausflüge, Freizeitsaktivitäten finden meistens in Gruppen statt und sollen den Patienten ebenfalls helfen, sich baldmöglichst wieder in ihrem gewohnten sozialen Umfeld (Familie, Haushalt, Beruf) zurechtzufinden und ihre Stärken wahrzunehmen und zu üben.

15.10.2 Therapieplan

Die Therapie wird i. d. R. geleitet von einem Facharzt für Psychiatrie, Psychiatrie und Psychotherapie oder einem Arzt für Psychiatrie und Neurologie. Im Krankenhaus ist die federführende Stellung des Arztes vorgeschrieben, sonst wäre es kein Krankenhaus. Er leitet daher das multidisziplinäre Team (d. h. aus verschiedenen Berufsgruppen kommend): Pflegeberufe einschließlich Fachpflegepersonal für Psychiatrie, Psychologe, Arbeits- und Ergotherapeut, Sozialarbeiterin, Physio- und Musiktherapeutin, um die wichtigsten zu nennen. Verschiedene therapeutisch wirksame Bausteine werden zu einem Therapieplan zusammengestellt. Therapeutische Ziele sind notwendige Voraussetzung für eine sinnvoll und effektiv geplante Therapie. Sie ist besonders wirksam, wenn die Ziele mit den Patienten gemeinsam erarbeitet und regelmäßig auf die Erreichung überprüft werden.

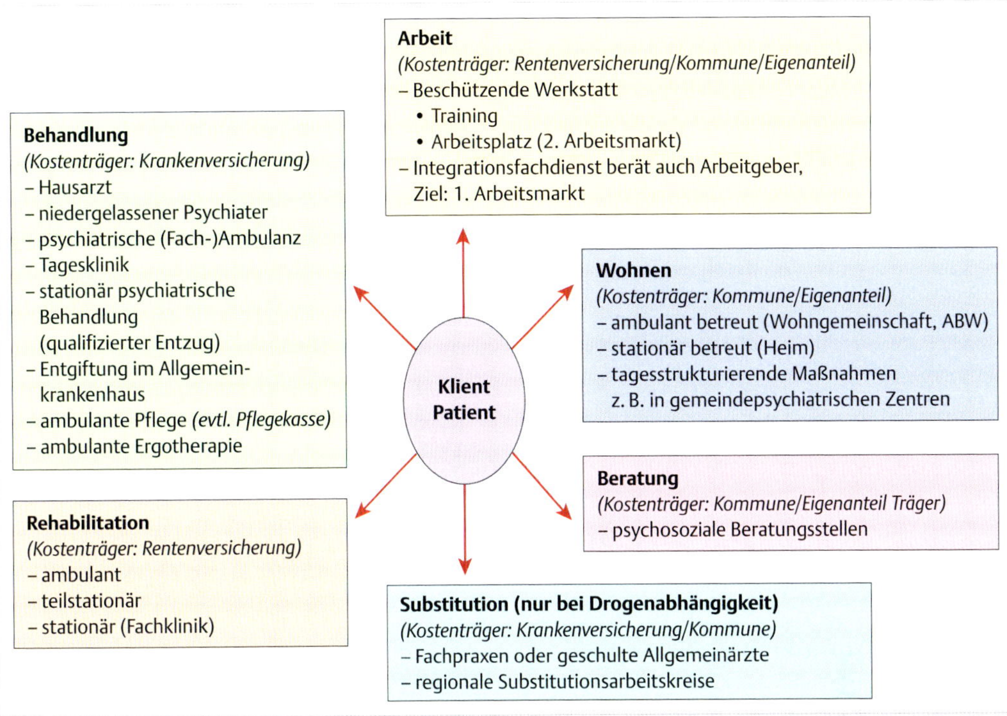

Abb. 15.19 Psychosoziale Hilfen. Therapeutische und psychosoziale Einrichtungen, die psychisch Kranken zur Behandlung und Wiedereingliederung zur Verfügung stehen.

Im ambulanten sozialpsychiatrischen Rahmen übernehmen zunehmend Sozialarbeiterinnen und psychiatrische Fachpflegerinnen leitende Aufgaben.

15.10.3 Therapie mit Psychopharmaka

Eine weitere Säule psychiatrischer Therapie stellen Psychopharmaka dar.

Definition

Unter Psychopharmaka versteht man Medikamente, die einen direkten Einfluss auf psychische Funktionen ausüben.

Zwar obliegt die Entscheidung über die Anwendung derartiger Mittel ausschließlich dem Arzt. Doch sollten Krankenschwestern und -pfleger, welche für die ordnungsgemäße Verabfolgung verantwortlich sind, wissen, mit welchen erwünschten und unerwünschten Wirkungen zu rechnen ist. Nur wer diese Wirkungen kennt, kann sie bei der Krankenbeobachtung wiedererkennen.

15.10.4 Antidepressiva

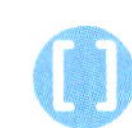

Definition

Antidepressiva üben eine depressionslösende, stimmungsaufhellende Wirkung auf den Patienten aus.

Wirkung

Die spezifisch antidepressive Wirkung variiert zwischen den einzelnen Präparaten stark. Weitere Unterschiede ergeben sich dadurch, dass ein Teil der Antidepressiva einen psychomotorisch aktivierenden (gegen gehemmte Depressionen) und andere neben dem stimmungsaufhellenden einen beruhigenden Effekt (gegen agitierte Depressionen) haben.

▸ **Nebenwirkungen.** Unerwünschte Nebenwirkungen werden gelegentlich im Bereich des vegetativen Nervensystems in Form folgender Symptome beobachtet:

- Senkung des Blutdrucks
- Mundtrockenheit oder verstärkter Speichelfluss
- Stuhlverstopfung oder Durchfall
- vermehrte oder fehlende Schweißbildung
- Hitzewallungen oder Frösteln

- Hautrötung oder Blässe
- beschleunigte oder auch verlangsamte Pulsfrequenz

Die bessere Kenntnis der neurobiologischen Vorgänge im Gehirn hat auch dazu geführt, dass in den letzten Jahren Medikamente entwickelt wurden, die gezielter in einzelne Neurotransmittersysteme und Rezeptorbelegungen eingreifen, als dies die bekannten Standardpräparate (Trizyklika, Tetrazyklika) vermochten.

Die Folge ist eine weitgehend bessere Verträglichkeit der neuen Antidepressiva aus folgenden Gruppen:
- selektive Serotonin-Wiederaufnahmehemmer (SSRI)
- selektive Noradrenalin-Rückaufnahmehemmer
- kombinierte Serotonin- und Noradrenalin-Wiederaufnahmehemmer (SNRI)

Die erwähnten Präparate sind die häufigsten. Auch die weitgehend fehlende anticholinerge (Neben-) Wirkung dieser neueren Medikamente führt dazu, dass sie, insbesondere bei älteren Patienten, eine bessere Verträglichkeit und weniger unerwünschte Wirkungen zeigen als die „klassischen“ Antidepressiva.

Trotzdem sind auch bei den neuen Antidepressiva Vorsichtsmaßnahmen zu beachten, da einzelne schwere Nebenwirkungen eintreten können, z. B. das „Serotonerge Syndrom“, Blutbildveränderungen oder Herzrhythmusstörungen.

15.10.5 Neuroleptika

Definition

Diese heute überwiegend Antipsychotika genannten Psychopharmaka haben eine dämpfende Wirkung gegenüber Erregtheit, Aggressivität, affektiven Spannungen, Sinnestäuschungen, Wahnideen, katatonen Symptomen und schizophrenen Ich-Störungen.

Der Anwendungsschwerpunkt antipsychotischer Arzneimittel liegt in den schizophrenen Psychosen und bei den manischen Phasen einer Zyklothymie sowie wahnhaften Depressionen.

Eine richtige Dosierung der chemisch nicht einheitlichen Neuroleptika kann Schwierigkeiten bereiten, denn ihr Wirkungsgrad von Patient zu Patient unterliegt größeren Schwankungen.

15

Der Wirkungsgrad ist nicht nur von der Konzentration des Wirkstoffs abhängig. Es gibt also Kranke, die bei gleichem Wirkstoffspiegel im Blut kaum, und solche, die sehr stark ansprechen. Symptome und Nebenwirkungen

Kompliziert wird die antipsychotische Therapie weiterhin durch relativ häufig zu beobachtende Nebenwirkungen, bei welchen man früh und spät auftretende unterscheidet.

▸ **Frühe Nebenwirkungen.** Zu den oft schon zu Beginn oder nach wenigen Behandlungstagen zum Vorschein kommenden Symptomen bei Einnahme von Antipsychotika der ersten Generation zählen motorische Reizerscheinungen wie
- Verkrampfungen der Schlundmuskulatur,
- krampfartiges Herausstrecken der Zunge,
- Blickkrämpfe und
- sonstige unwillkürliche Bewegungsabläufe.

Nach ein- bis mehrwöchiger Behandlung zeigt sich nicht selten eine Einschränkung der Beweglichkeit bis hin zu einer allgemeinen Bewegungsstarre. Dabei stehen eine Versteinerung der Mimik, kleine Trippelschritte und sonstige Symptome, wie sie beim Parkinson-Syndrom beschrieben sind, im Vordergrund (extrapyramidales Syndrom, EPS). Diese „Frühdyskinesien“ lassen sich medikamentös meist gut beherrschen, erfordern aber auch eine besondere Umsicht bei der Medikamentenverordnung.

Im Bereich des vegetativen Nervensystems werden gelegentlich eine leichte Blutdrucksenkung, Speichelfluss und eine Gewichtszunahme beobachtet.

Selten, aber gefährlich ist das „maligne neuroleptische Syndrom“ mit Fieber, Erhöhung der Muskelspannung und Bewusstseinstrübung. Vor allem junge Männer in der heißen Jahreszeit sind betroffen. Ein kühles Zimmer kann prophylatisch wirken. Oft wird eine intensivmedizinische Behandlung erforderlich.

▸ **Späte Nebenwirkungen.** Die spät in Erscheinung tretenden Nebenwirkungen zeigen sich erst nach einer mehrjährigen Behandlung. Dazu gehört besonders eine unwillkürliche, übermäßige Bewegungsunruhe im Bereich des Mundes, der Hände und Füße („Spätdyskinesien“). Die Unfähigkeit, ruhig zu stehen oder zu sitzen, wird von den Patienten durchweg als quälende innere Unruhe empfunden.

Die Spätdyskinesien verschwinden nach Absetzen der Medikation in der Mehrzahl der Fälle und im Gegensatz zu den frühen Nebenwirkungen oft nicht mehr.

Nicht jede Bewegungsstörung ist eine Arzneimittelwirkung. Auch vor Einführung von Neuroleptika bewegten sich Patienten zuweilen geschraubt, wächsern steif, überschießend oder gehemmt als Zeichen einer meist schizophrenen Psychose.

Bei den Neuroleptika hat es seit Mitte der 1990er Jahren ebenfalls eine erhebliche Entwicklung gegeben mit ähnlichen Verbesserungen wie bei den Antidepressiva. Durch die Einführung von Antipsychotika der zweiten und dritten Generation sind die unerwünschten motorischen Wirkungen (daher auch „atypische“ Neuroleptika genannt) deutlich zurückgegangen. Allerdings sind andere, ebenfalls schwerwiegende unerwünschte Wirkungen, wie Gewichtszunahme, Neigung zu diabetischer Stoffwechsellage oder Blutbildveränderungen zu beachten. Bei langfristiger Anwendung muss stets der Nutzen, also die Vermeidung psychotischer Krisen gegen die genannten unerwünschten Wirkungen, die auch mit einer verkürzten Lebenserwartung einhergehen können, abgewogen werden.

15.10.6 Tranquilizer

Zu den Psychopharmaka mit einem dämpfenden Effekt gehören neben den Neuroleptika auch die Tranquilizer oder Anxiolytika („Angstlöser"). Sie wirken
- angstlösend,
- beruhigend und
- affektiv entspannend.

Ihre Anwendung findet dementsprechend bei Angsterkrankungen, begleitenden Ängsten oder auch psychotischen Ängsten und Stupor statt. Die mit Abstand am häufigsten verordnete Stoffgruppe sind die Benzodiazepine.

Symptome und Nebenwirkungen

Die Kernsymptome von Psychosen werden dagegen von ihnen nicht nachhaltig beeinflusst. Im Sinne einer zumeist unerwünschten Nebenwirkung ist der Einfluss der Tranquilizer auf den Wachheitsgrad zu werten, indem besonders zu Behandlungsbeginn bei vielen Patienten Folgendes auftritt:
- Müdigkeit, Schläfrigkeit
- Einschränkung der Aufmerksamkeit
- Konzentrationsschwäche

Besonders bei alten Menschen besteht eine Neigung zu Muskelerschlaffung und damit zu erhöhter Sturzgefahr. Dazu kommt auch eine erhebliche Steigerung der Alkoholwirkung. Derartige Begleiteffekte heben in aller Regel die Tauglichkeit zum Führen von Kraftfahrzeugen auf.

Im Übrigen sollten Tranquilizer nur wenige Wochen eingenommen werden. Im Gegensatz zu den Neuroleptika haben die Benzodiazepine eine nicht unerhebliche Suchtgefahr, da sie ähnlich Alkohol Sorgen und Probleme abschirmen und damit Vorschub leisten, eine aktive Auseinandersetzung zu vermeiden. Auch gelingen Lernprozesse z. B. in der Verhaltenstherapie schlechter.

15.10.7 Antidementiva

Antidementiva sind Substanzen, die eine Beeinflussung der demenziellen Symptomatik erreichen sollen. Sie können keine Heilung bringen, sondern den Verlauf nur etwas verzögern.

Die sog. „Nootropika" der 1990er Jahre zur Behandlung von Hirnleistungsschwäche und Demenzen haben die Erwartungen in die Wirksamkeit nicht erfüllt. Abgelöst wurden sie von Acetylcholinesterasehemmern und einer weiteren Substanz, die in die Übertragung der Informationen von Nervenzelle zu Nervenzelle eingreift. Diese „Antidementiva" sind zur Behandlung bei Alzheimer-Demenzen zugelassen und können den Krankheitsprozess zwar nicht aufhalten, aber den Verlauf oft um viele Monate eventuell auch bis zu 2 Jahren verzögern. Dies kann im günstigsten Fall den Kranken und ihren Angehörigen eine bessere Lebensqualität und längere gemeinsame Planung ermöglichen. Seit Antidementiva nach und nach den Patentschutz verlieren, sollte der anfangs hohe Preis kein Verschreibungshindernis mehr darstellen. Neue, besser wirksame Antidementiva sind derzeit leider nicht in Sicht.

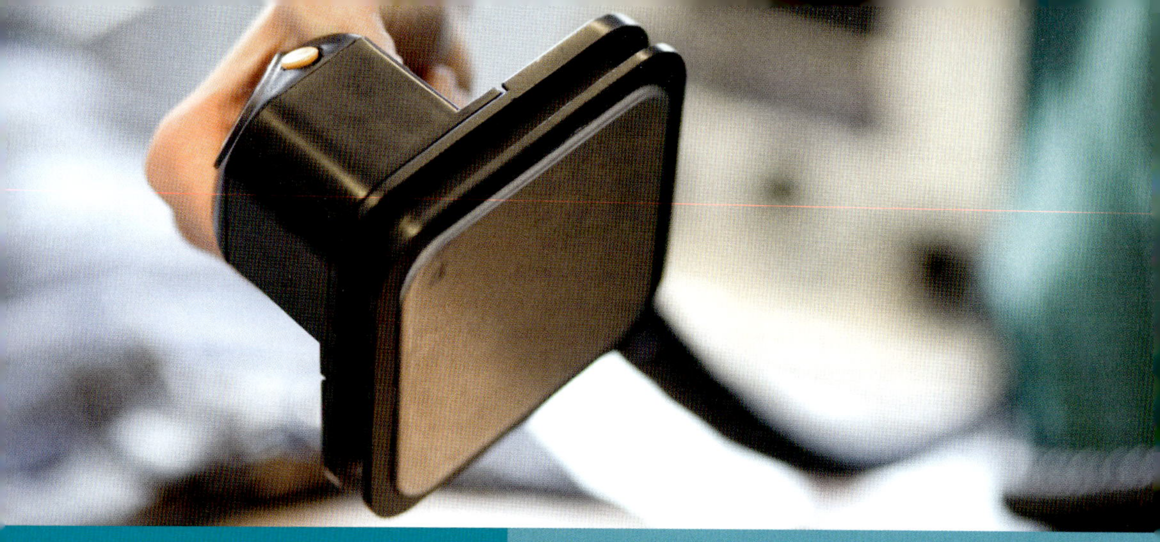

Kapitel 16

Erste Hilfe

16.1 Allgemeine Notfallmaßnahmen 283

16.2 Spezielle Maßnahmen 289

16 Erste Hilfe

Walther Wenzel

16.1 Allgemeine Notfallmaßnahmen

16.1.1 Rechtliche Grundlagen

Jeder Bürger ist in der Bundesrepublik Deutschland verpflichtet, in Notfallsituationen anderen, deren Leben durch plötzliche Unglücksfälle oder gemeine Gefahr oder Not bedroht ist, Hilfe zu leisten. Kommt er dieser Pflicht nicht nach, macht er sich nach § 330c StGB strafbar. Vielen unserer Mitmenschen ist dies nicht bewusst.

16.1.2 Allgemeine Maßnahmen

In diesem Kapitel sollen kurz die Elementartherapie und einfache Sofortmaßnahmen mit Hinweis auf die notfallmedizinischen ärztlichen Maßnahmen aufgeführt werden.

Merke

Die wichtigste Grundregel bei allen Notfällen ist: Ruhe bewahren!

Kommt man als Erster an einen Notfallort, sei es auf der Straße ein Verkehrsunfall oder ein Bewusstloser im Patientenzimmer, muss man gezielt die Hilfsmaßnahmen einleiten.

Man muss sich einen Überblick über die Situation verschaffen und sofort veranlassen, dass weitere Hilfe geholt wird.

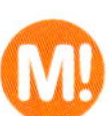

Merke

Äußerst wichtig sind genaue Angaben über den Notfall:
- Was ist passiert?
- Wo ist es passiert?
- Wie viele Personen sind beteiligt?

Auf der Straße werden diese Informationen unverzüglich durch einen Ersthelfer über die **Notrufnummer 112** an die entsprechende Einsatzstelle der Polizei, Feuerwehr oder des Rettungsdienstes weitergegeben. Diese leiten die Rettungsmaßnahmen mit entsprechendem Fachpersonal (Rettungssanitäter, Notarzt, Rettungsfahrzeuge mit Spezialausrüstung) ein.

Notfälle in der Klinik sind heute i. d. R. vom Personal über eine zentrale Herzalarmanlage (Alarmsignalknopf im Patientenzimmer) sofort zu melden.

Speziell ausgerüstete Notfallkoffer stehen zur Erstversorgung (z. B. kardiopulmonale Reanimation) zur Verfügung, bis der Patient auf die Intensivstation gebracht werden kann.

Sind bei Verkehrsunfällen mehrere Ersthelfer am Notfallort, sollte jeder eine Aufgabe übernehmen um zusätzliche Verwirrung zu vermeiden (z. B. Melden des Notfalls, Absichern der Notfallstelle, Bergen der Notfallopfer aus der Gefahrenzone, Erste-Hilfe-Leistung, Notieren von Zeugennamen).

Je nach Notfallsituation muss der Ersthelfer entscheiden, welche Maßnahme die höchste Priorität hat.

Ist die Notfallsituation für den Ersthelfer mit Eigengefährdung verbunden, z. B. Vergiftungsgefahr durch Rauchgase, Explosionsgefahr, ist abzuwarten, bis qualifiziertes Rettungspersonal mit entsprechenden Schutzgeräten (z. B. Feuerwehr, Technisches Hilfswerk) eintrifft.

Retten des Verletzten

Definition

Retten bedeutet, einen Verletzten aus der Gefahrenzone zu entfernen und ihn an einen sicheren Platz zu bringen.

Dazu muss der Ersthelfer sich orientieren, wie schwer der Patient verletzt ist bzw. welcher Notfall vorliegt. Beurteilt werden müssen
- Bewusstseinslage,
- Atmung,
- Kreislauf und
- das Ausmaß der Verletzungen (Blutungen).

Danach ist zu entscheiden, ob das Notfallopfer aus der gefährdenden Umgebung bzw. Situation geborgen werden kann.

Merke

Vorsicht ist bei allen Verunfallten mit Verdacht auf Wirbelsäulenverletzung geboten, um eine Schädigung der peripheren Nerven zu vermeiden (Gefahr einer drohenden Querschnittslähmung).

Das Gleiche gilt für eingeklemmte Personen. Wenn man sich über den Bergungsvorgang nicht sicher und für den Betroffenen keine unmittelbare Bedrohung zu befürchten ist (z. B. brennender Pkw), sollte man abwarten, bis Rettungspersonal eintrifft.

Lagerungsarten

Ist das Notfallopfer geborgen, sollte es bis zum Weitertransport entsprechend gelagert werden. Die Lagerungs-

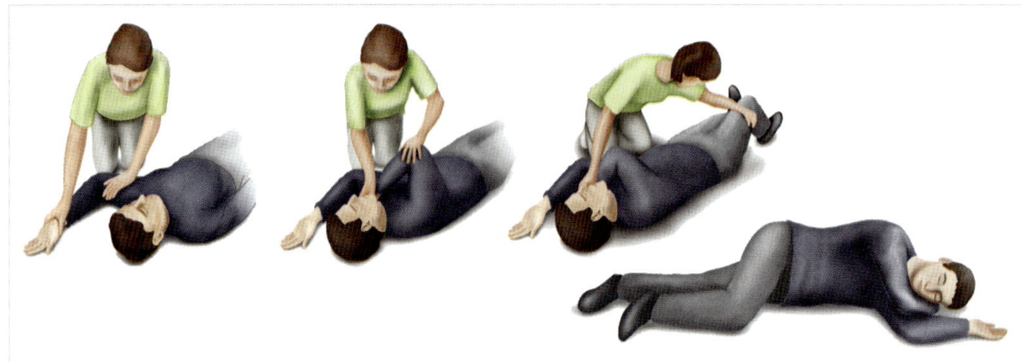

Abb. 16.1 Stabile Seitenlage. Darstellung, wie ein bewusstloser und spontan atmender Mensch von der Rückenlage in die stabile Seitenlage gebracht wird.

technik ist ebenfalls abhängig von der Verletzung bzw. der Notfallsituation.

► **Stabile Seitenlage.** Bewusstlose ohne Störung der Atmung sollten in der stabilen Seitenlage gelagert werden (Ausnahme: Unfallopfer mit Wirbelsäulenverletzungen).

In dieser Lage ist die Atmung nicht eingeschränkt und beim Ausfall des Schluckreflexes bzw. bei Erbrechen kann Speichel bzw. Erbrochenes nicht in die Luftröhre gelangen (► Abb. 16.1).

► **Schocklagerung.** Bei Patienten mit Kollaps oder Volumenmangelschock kann vorübergehend durch Hochlagern der Beine und Kopf-Tieflage der venöse Blutrückstrom zum Herzen verstärkt werden.

► **Oberkörperhochlagerung.** Bei Notfallerkrankungen des Herzens (z. B. Infarkt), der Lunge (z. B. Asthma) und bei Schädel-Hirn-Verletzungen sollte der Patient leicht sitzend mit erhöhtem Oberkörper gelagert werden. So wird das Herz entlastet, die Atmung ist leichter, und der Hirndruck wird gesenkt.
Patienten mit Lungenödem sollte man mit herunter hängenden Beinen lagern! Geraten die Patienten dabei in Schock, muss umgelagert werden.

► **Vakuummatratze.** Bei Verdacht auf Wirbelsäulenverletzungen sollten Patienten zum Transport auf eine absaugbare Matratze gelagert werden.
In der Matratze befinden sich kleine Kunststoffteilchen, die sich an den Körper so anformen lassen, dass nach Absaugen der Luft die Matratze unverformbar bleibt.

16

► **Halskrawatte.** Sie wird zum Transport von Patienten mit Verdacht auf Verletzungen der Halswirbelsäule angelegt.

► **Seitenlage mit erhöhtem Oberkörper.** Sie dient der Lagerung von Patienten mit Brustkorbverletzungen. Der Patient wird auf die verletzte Seite gelagert, sodass die gesunde Seite gut beatmet ist.

► **Lagerung mit angezogenen Beinen.** Diese Lagerungstechnik ist geeignet für Patienten mit akuter Bauchsymptomatik oder Bauchverletzungen. Zur Entspannung der Bauchdecke sollen die Beine angezogen werden. Man verwendet eine Knierolle und Kopfpolster.

► **Linkshalbseitenlage.** Diese Lagerung ist speziell für Hochschwangere geeignet. So kann ein Kavakompressionssyndrom vermieden werden. Darunter versteht man das Abdrücken der großen Körperhohlvene durch das Gewicht der Gebärmutter mit Fötus.

Verschiedene Lagerungsarten siehe ► Abb. 16.2.

Atmung

Definition

Um den Körper mit Sauerstoff versorgen zu können, ist eine ausreichende Lungenfunktion nötig. Die Atemwege müssen frei sein.

Freimachen und Freihalten der Atemwege

Soweit der Patient noch ansprechbar ist, wird er aufgefordert, den Mund zu öffnen. Dabei sollten herausnehmbare Gebissteile und Zahnprothesen entfernt werden.

Ist der Patient bewusstlos, wird die Mundhöhle mit Finger oder Kornzange mit Tupfer gereinigt. Dabei ist Vorsicht angezeigt. Zum Schutz vor Bissverletzung kann ein Beißkeil verwendet werden.

Danach erfolgt der **Esmarch-Handgriff.** Der Kopf wird überstreckt, sofern keine Verletzung der Halswirbelsäule vorliegt. So kann der Patient besser atmen, da der Zungengrund nicht mehr so weit zurückfallen kann.

Bei Patienten mit Störungen der Atmung, Gefahr der Aspiration, schweren Schädel-Hirn-Verletzungen und bei Polytraumatisierten sollte frühzeitig intubiert und beatmet werden (S. 287). Dies erfolgt durch Rettungsdienst und Notarzt.

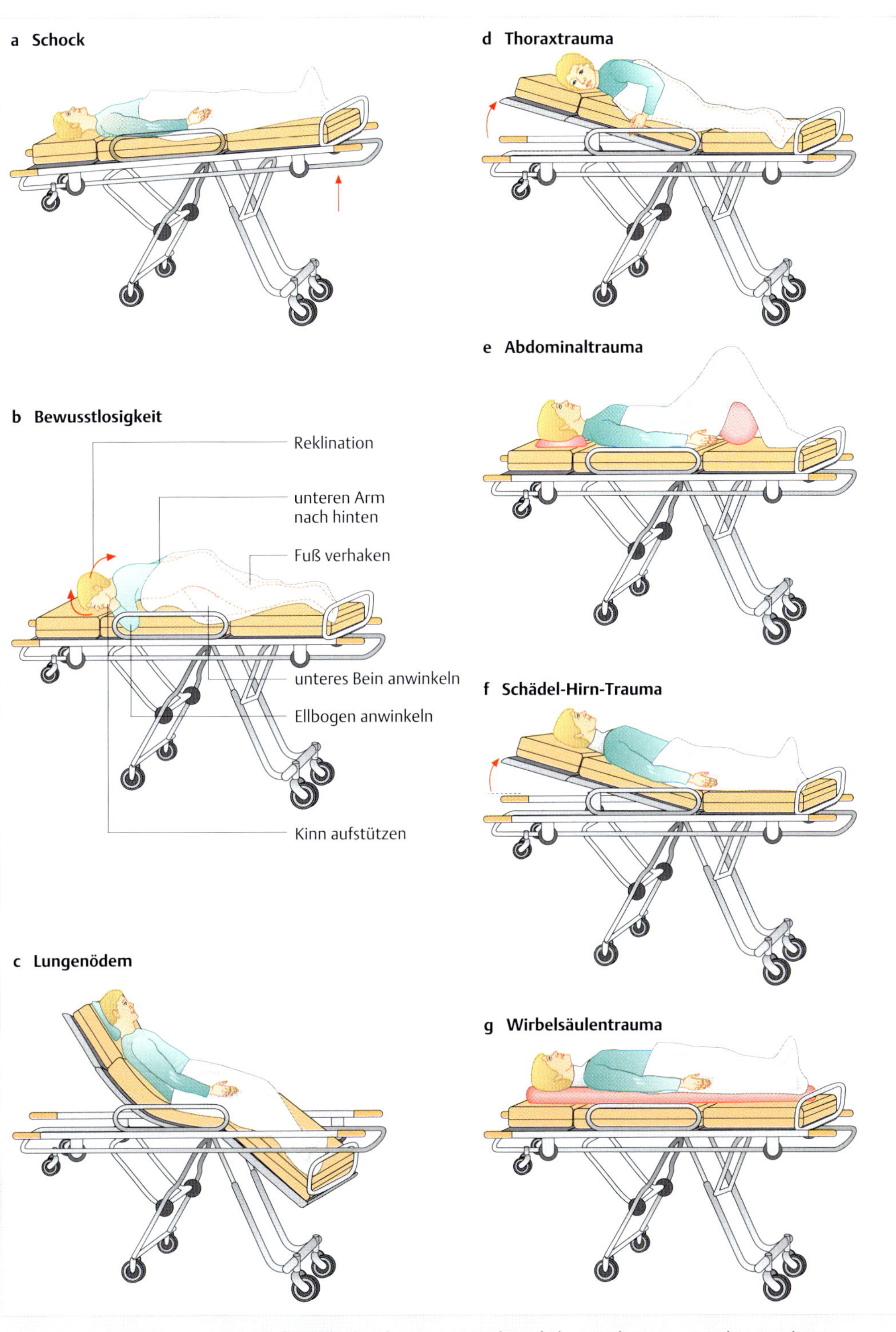

Abb. 16.2 Lagerungsarten. **a** Schock, **b** Bewusstlosigkeit, **c** Lungenödem, **d** Thoraxverletzung, **e** Bauchraumverletzung, **f** Schädel-Hirn-Verletzung, **g** Wirbelsäulenverletzung.

Bis dahin können mit Hilfsmitteln, wie Guedel-Tubus (durch den Mund eingelegt) oder Wendel-Tubus (durch die Nase eingelegt), die Atemwege freigehalten werden, solange der Patient selbst atmet.

Beatmung

Treten beim Patienten Atemstörungen bzw. ein Atemstillstand auf, wird eine künstliche Beatmung notwendig. Für den Ersthelfer gibt es die Möglichkeit der Mund-zu-Nase- und der Mund-zu-Mund-Beatmung. Vorsicht! Bei Verdacht auf Blausäure- und E-605-Vergiftungen ist der Eigenschutz wichtiger.

Die Beatmung mit Maske und Beatmungsbeutel (▸ Abb. 16.3) sowie die Intubation und maschinelle Beatmung bleiben geschultem Personal vorbehalten. Intubationsversuche, die misslingen, vergeuden Zeit und gefährden den Patienten. Wenn es möglich ist, sollte man Sauerstoff verabreichen, im einfachsten Fall über Nasensonde (4–6 l/min) (Intubation, s. Reanimation (S. 287)).

a

b

Abb. 16.3 **Mund-zu-Nase-Beatmung.** Wichtig ist die Überstreckung des Halses zum Freihalten der Atemwege.

Kreislauf

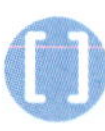

Definition

Ziel aller Maßnahmen ist die Sicherstellung eines sog. Minimalkreislaufs, um lebenswichtige Organe, wie Herz, Lunge, Niere und Gehirn, mit Sauerstoff zu versorgen (▸ Abb. 16.4).

Die einfachste Möglichkeit, den Kreislauf zu unterstützen, ist den Patienten in die Schocklage zu bringen, sofern es die Notfallsituation zulässt. Patienten im Schock (S. 80) sind äußerst gefährdet. Die Schocktherapie richtet sich nach der Ursache der plötzlichen Erkrankung.

Beim Volumenmangelschock gehört die Infusionstherapie zur Elementartherapie. Dies setzt voraus, dass der Arzt beim Patienten einen peripheren venösen Zugang an der Hand oder am Unterarm gelegt hat oder ein zentraler venöser Zugang an der V. subclavia oder V. jugularis vorhanden ist.

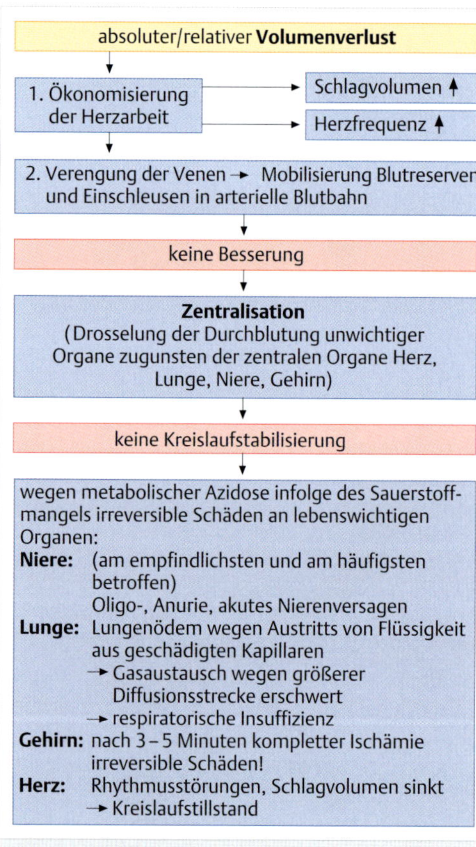

Abb. 16.4 **Schock.** Schematische Übersicht über das Schockgeschehen.

Tab. 16.1 Häufige Ursachen für einen Herz-Kreislauf-Stillstand

Störungen der Atmung	Ursachen
Hypoxie und Hyperkapnie bei Verlegung der Atemwege	• durch zurückfallende Zunge • Fremdkörper (Zahnprothesen) • Erbrochenes, Bronchospasmus • Laryngospasmus
zentrale Atemdepression	• Opiate, Sedativa, Hypnotika, Inhalationsanästhetika • Schädel-Hirn-Trauma
Schädigung der „Atempumpe"	• Thoraxverletzungen • Pneumothorax
Ertrinken und Beinahe-Ertrinken	
Störungen der Herz-Kreislauf-Funktion	
Reizbildungs- und Reizleitungsstörungen	• Myokardinfarkt • Medikamentenüberdosierung (Anästhetika, Herzglykoside, Antiarrhythmika) • Störungen des Wasser-Elektrolyt-Haushalts (besonders Hypo- und Hyperkaliämie) • Störungen des Säure-Basen-Haushalts • Elektrounfall
Schockzustände verschiedener Ursache	
traumatische Schädigung des Herzens	

Die Infusionsflüssigkeit kann unter Druck in die Vene gepresst werden, indem um den Infusionsbeutel eine Druckmanschette gelegt wird. Bei großem Blutverlust kann durch die Druckinfusion schnell das verlorengegangene Volumen ersetzt werden.

▸ **Kreislaufüberwachung.** Sie erfolgt beim Ersthelfer über die Pulskontrolle. Rettungsassistenten und Notarzt führen regelmäßig Blutdruckmessungen durch. Außerdem stehen ihnen weitere Überwachungsgeräte (Pulsoximeter, Kreislaufmonitor) zur Verfügung.

Kardiopulmonale Reanimation

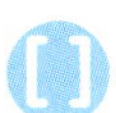

Definition

Bricht der Kreislauf völlig zusammen, kommt es zum Atem- und Kreislaufstillstand. Mund-zu-Mund- bzw. Mund-zu-Nase-Beatmung und Herzdruckmassage sollen einen Minimalkreislauf aufrechterhalten, um die Sauerstoffversorgung des Gehirns zu gewährleisten.

Ursachen für einen Herz-Kreislauf-Stillstand sind in ▸ Tab. 16.1 aufgeführt.

Nach 3 Minuten ohne Sauerstoff treten deutliche Hirnfunktionsstörungen auf, nach 8–10 Minuten tritt der Hirntod durch irreversible Schädigungen ein.

Merke

Jede Reanimation sollte mit 30 Herzdruckmassagen beginnen, danach 2-mal beatmen.

Bei der Herzdruckmassage (▸ Abb. 16.5) und der Beatmung gilt:

- Sie erfolgen abwechselnd im Verhältnis 30 : 2.
- Pro Minute sollte ein Helfer etwa 100 Herzmassagen und 6–8 Beatmungen ausführen (▸ Abb. 16.6).

Intubation

Notarzt und Rettungspersonal verfügen über effektivere Methoden. Ein Patient mit Atemstillstand wird endotracheal intubiert. Ein Kunststofftubus wird über Mund oder Nase bis in die Luftröhre (Trachea) eingeführt und dort mit einem luftgefüllten Ballon zur Luftröhre hin abgedichtet.

Die Beatmung erfolgt mit Beatmungsbeutel oder Notfallbeatmungsgerät (▸ Abb. 16.7).

Gelingt eine Intubation nicht und droht der Patient zu ersticken, bleibt als Ausweg nur ein Luftröhrenschnitt unterhalb des Kehlkopfes (Koniotomie). Nach der Intubation wird die Herzdruckmassage im Wechsel mit der Beatmung von 10 : 1 fortgesetzt.

Der Erfolg der Maßnahmen wird über tastbaren Puls der Leisten- bzw. Halsschlagader kontrolliert. Die Sauerstoffsättigung im Blut lässt sich durch „Rosigwerden des Patienten" erkennen. Die Pupillen werden wieder eng und reagieren auf Licht durch Zusammenziehen. Dies ist ein Hinweis auf Normalisierung der Hirnfunktion.

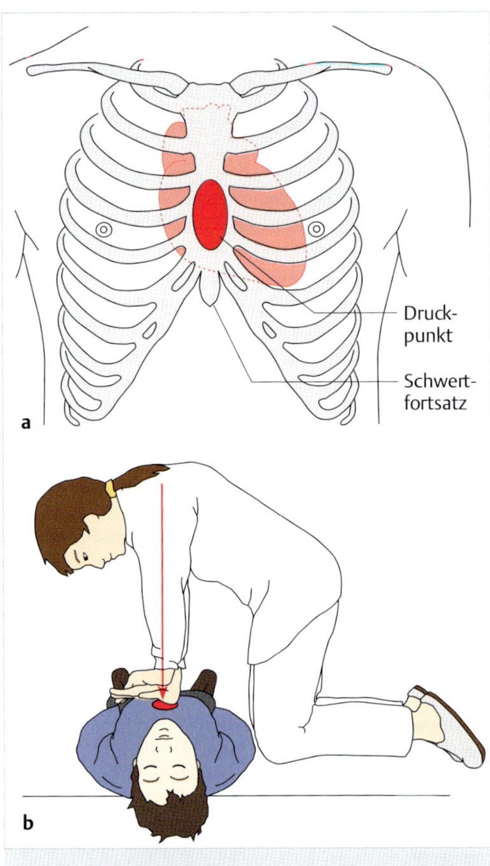

Abb. 16.5 Herzdruckmassage. **a** Druckpunkt am Brustbein, **b** Haltung der durchführenden Person.

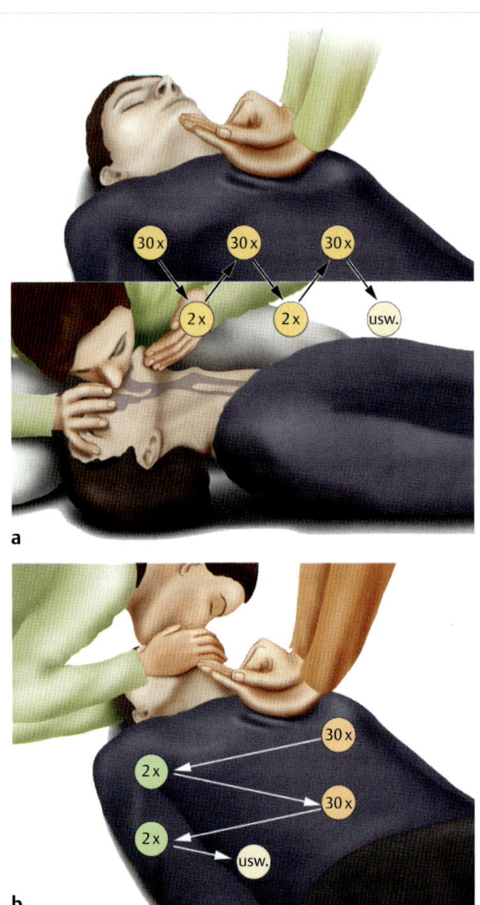

Abb. 16.6 Reanimation. Kardiopulmonale Reanimation in Form der **a** Ein-Helfer-Methode, **b** Zwei-Helfer-Methode.

Beendet wird die Reanimation, wenn regelmäßige Herzaktionen und ausreichende Kreislaufzirkulation vorhanden sind. Zur Stabilisierung wird der Patient weiter beatmet.

Kommt der Kreislauf trotz guter Reanimationsmaßnahmen nicht in Gang, tritt der Hirntod ein. Die Pupillen sind weit, lichtstarr und entrundet. Wenn trotz erweiterter Maßnahmen und medikamentöser Therapie innerhalb 30 Minuten keine spontanen Herzaktionen und Atmung auftreten, ist eine weitere Reanimation meist erfolglos.

Ausnahmen gibt es bei Unterkühlung, „Ertrinken" bei Kindern und Tablettenvergiftungen.

Elektrische Defibrillation

Bei verschiedenen Herzrhythmusstörungen (z. B. bei Kammerflimmern und Kammerflattern) oder bei Herzstillstand kann zusammen mit der Gabe von Medikamenten die Herzreizleitung beeinflusst werden.

Dazu werden 2 handtellergroße Elektroden auf dem Brustkorb (eine Elektrode über dem Brustbein, die andere links unterhalb der linken Brustwarze über der Herz-

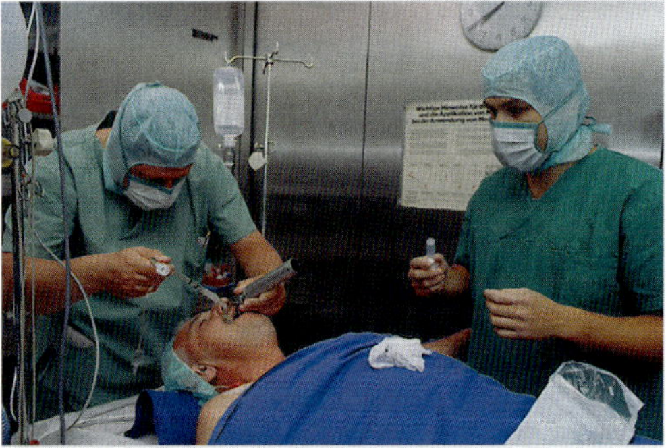

Abb. 16.7 Intubation. Darstellung einer oralen Intubation. Dabei wird der Tubus durch den Mund in die Trachea geführt.

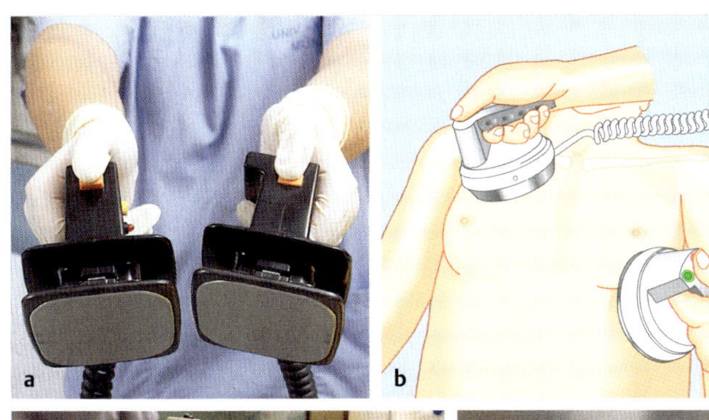

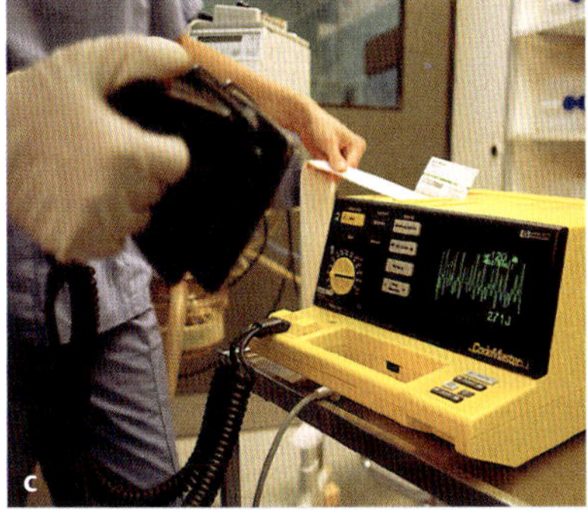

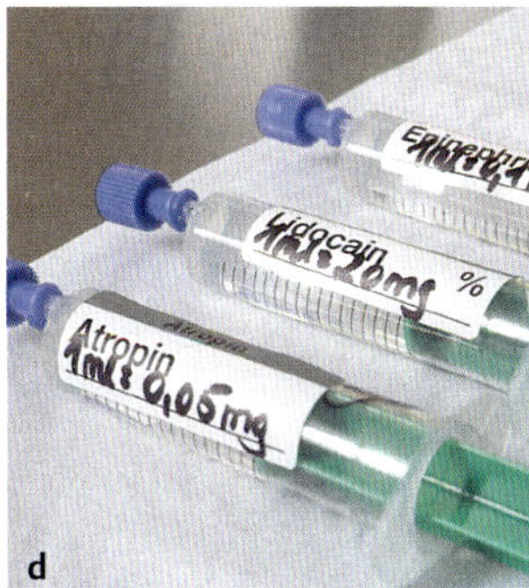

Abb. 16.8 Defibrillation. **a** Elektroden des Defibrillators, **b** Elektrodenposition bei der Defibrillation, **c** Defibrillator mit EKG-Monitor, **d** Notfallmedikamente.

spitze) aufgesetzt. An jeder Elektrode befindet sich ein Handgriff mit Lade- und Auslöseschalter. Über die Steuerung des abgeleiteten EKG erfolgt die Defibrillation (▸ Abb. 16.8).

Die einzelnen Herzmuskelzellen sollen durch den Stromimpuls wieder in einen Reizzustand versetzt werden, um eine gleichmäßige Herzfunktion zu erzeugen.

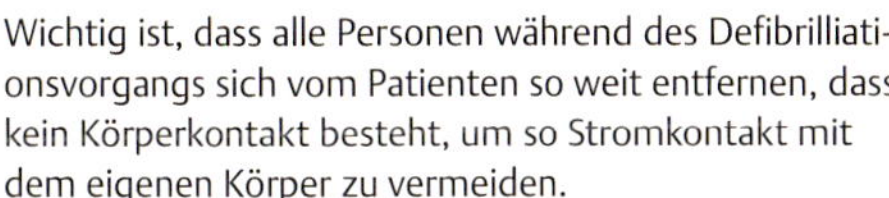

Merke

Wichtig ist, dass alle Personen während des Defibrilliationsvorgangs sich vom Patienten so weit entfernen, dass kein Körperkontakt besteht, um so Stromkontakt mit dem eigenen Körper zu vermeiden.

Schrittmachergerät

Bleibt die Herzfrequenz langsam (bradykard, z. B. weniger als 40 Schläge) und unregelmäßig, kann ein Schrittmachergerät benutzt werden. Dazu werden große Klebeelektroden auf Brustwand und Rücken geklebt. Das Gerät wird auf eine Impulsfrequenz eingestellt, bis das EKG, die Pulsfrequenz und der Blutdruck einen ausreichenden Erfolg zeigen.

Medikamentöse Therapie

Die medikamentöse Therapie, die direkt in den Venenzugang erfolgt, ist dem Notarzt vorbehalten. Die genaue Anwendung und Dosierung sollten Interessierte aus der angegebenen Literatur entnehmen.

16.2 Spezielle Maßnahmen

16.2.1 Untersuchungsmethoden

Definition

Bei Untersuchungsmethoden unterscheidet man einfache Methoden, die vom Ersthelfer durchgeführt werden können, und zusätzliche Methoden, für die Hilfsmittel und Geräte des Rettungspersonals nötig sind. Rettungsassistenten und Notärzte werden nach dem ATLS-Ausbildungskonzept geschult, das sich nach der ABCDE-Regel orientiert.

Die allgemeinen Untersuchungen wurden im ersten Teil bereits erwähnt. Zunächst müssen die Vitalfunktionen überprüft werden. Dazu gehören Bewusstsein, Atmung und Kreislauf.

In dieser Reihenfolge sollte der Ersthelfer die folgenden Fragen klären:

- **Bewusstsein:** Ist der Verletzte ansprechbar? Ist er wach und orientiert?
- **Atmung:** Hebt sich der Brustkorb? Wie häufig atmet der Verletzte? Ist die Atmung regelmäßig?
- **Kreislauf:** Kann man einen Puls tasten? Wie schnell ist der Puls? Ist er regelmäßig?

16

Ist Rettungspersonal eingetroffen, wird der Blutdruck gemessen und der Blutzuckerspiegel bestimmt. Darüber hinaus gibt es apparative Methoden. Dazu gehören EKG-Monitor und O_2-Oximeter bzw. CO_2-Messung. Die sind Geräte zur Messung der Sauerstoffsättigung im Blut bzw. des Kohlendioxidgehalts in der ausgeatmeten Luft.

Hinweise auf spezielle Ereignisse können eventuell von Passanten gewonnen werden. Dies gilt insbesondere bei Unfällen und Krampfanfällen. Sind Angehörige in der Nähe, kann nach vorbestehenden Erkrankungen gefragt werden. Bei Vergiftungen sollte in der Umgebung nach den vermeintlichen Giftstoffen gesucht werden.

16.2.2 Versorgung von Verletzungen

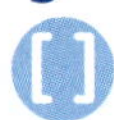

Definition

Zu den häufigen Verletzungen zählen Blutungen, Knochenbrüche, Schädel-Hirn-Verletzungen und Verletzungen innerer Organe. Von Polytrauma spricht man, wenn bei Unfallopfern durch einen Unfallhergang Verletzungen mehrerer Körperregionen oder Organsysteme vorliegen, die einzeln oder in Kombination lebensbedrohlich sind.

Wunden und Blutungen

Im Vordergrund stehen offene Wunden und Blutungen. Jede Wunde sollte mit einem sterilen Verband versorgt werden, damit keine weitere Verschmutzung auf dem Transport des Patienten die Wunde verunreinigt.

▸ **Venöse Blutung.** Besteht eine starke Blutung, sollte ein Druckverband angelegt werden, um die Blutung zu stoppen. Der Verband soll so angelegt sein, dass die Blutung steht, die Durchblutung des Körperteils aber nicht gestört ist.

▸ **Arterielle Blutung.** Liegt eine Schlagaderblutung vor, muss die Schlagader körpernah abgedrückt werden.

Wichtige Druckpunkte am Arm sind

- Achselhöhle,
- Ellenbeuge innen und
- Unterarmschlagader (A. radialis) oberhalb des Handgelenks über der Speiche.

Am Bein ist die Schlagader in der Leistenbeuge und in der Kniekehle abdrückbar (▸ Abb. 16.9).

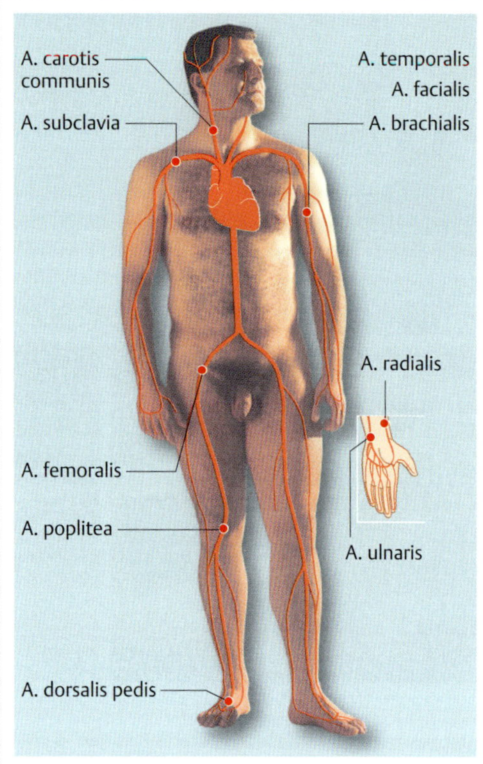

Abb. 16.9 Pulsorte. Körperstellen, um den Puls zu tasten bzw. auch Schlagadern abzudrücken.

16

Merke

Nur im äußersten Notfall wird eine Extremität abgebunden!

Wichtig ist es, den Zeitpunkt des Abbindens zu notieren.

Eröffnung von Körperhöhlen

Bei offenen Bauchverletzungen wird die Wunde steril abgedeckt. Ausgetretene Eingeweide werden nicht berührt und auf keinen Fall in den Bauchraum zurückverlagert. Bei offenen Brustkorbverletzungen erfolgt ebenfalls ein steriler, luftdurchlässiger Verband. Falsch ist eine luftdichte Abdeckung. Intubation und Beatmung sollten so bald wie möglich durchgeführt werden.

▸ **Pneumothorax.** Bei geschlossenen Lungenverletzungen kann Luft zwischen Rippenfell und Lungenfell gelangen, es entsteht ein Pneumothorax (S. 119). Die Atmung wird verschlechtert, da sich die betroffene Lunge nicht mehr ausdehnen kann. Ist der Patient intubiert und beatmet, wird zusätzlich Luft in den Pleuraspalt gepresst.

Trotz Beatmung wird kaum mehr Luft in die Lunge gelangen. Dies ist ein extrem lebensbedrohlicher Zustand (Ventilpneumothorax).

Therapie

Es wird eine Thoraxdränage gelegt. Sie dräniert den Pleuraspalt. Die Luft kann entweichen (sie kann abgesaugt

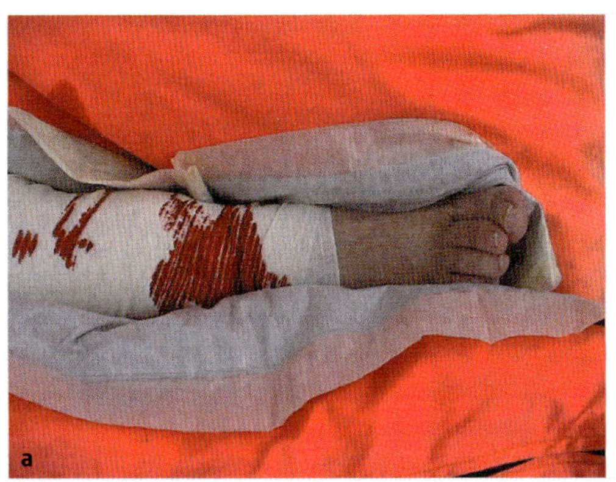

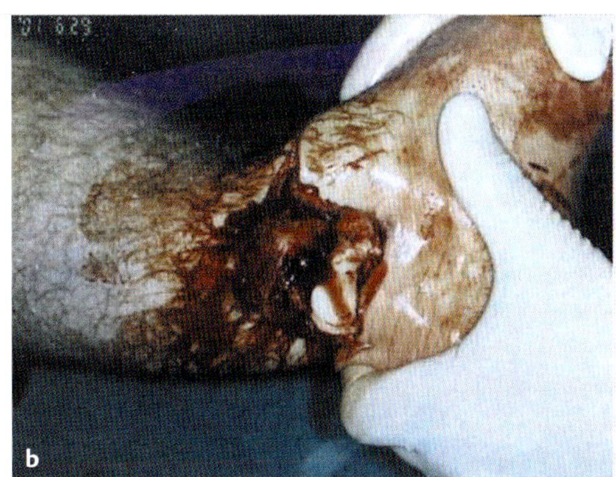

Abb. 16.10 Offene Unterschenkelfraktur.
a Lagerung einer offenen Unterschenkelfraktur in der Vakuummatratze,
b intraoperativer Befund der Verletzung.

werden). Voraussetzung ist eine ausreichende Beatmung und Sauerstoffgabe.

Fremdkörper in Wunden

Grundsätzlich sollten Fremdkörper belassen und alle Wunden vom Ersthelfer steril verbunden werden. Die Fremdkörperentfernung wird unter sterilen Bedingungen im Krankenhaus durchgeführt.

Merke

Bei Pfählungsverletzungen dürfen die eingedrungenen Gegenstände auf keinen Fall entfernt werden. Durch Herausziehen können weitaus schwerere Verletzungen entstehen.

Lange Gegenstände sollten außerhalb des Körpers abgetrennt werden. Der Patient sollte am Unfallort ausreichend Schmerzmittel und ggf. eine Narkose erhalten.

Knochenbrüche und Verrenkungen

Verrenkungen werden auch Luxationen genannt. Nach ausreichender Gabe von Schmerzmitteln werden Brüche so gelagert, dass der Patient während des Transports keine wesentlichen Schmerzen verspürt. Dies gelingt durch vorsichtigen Zug in Längsrichtung und anschließende Ruhigstellung auf einer Luftkammerschiene oder Lagerung auf der angeformten Vakuummatratze (▸ Abb. 16.10).

Bei Verrenkungen von Gelenken sollte durch den Notarzt schon am Unfallort die Einrichtung vorgenommen werden, um z. B. Durchblutungsstörungen zu vermeiden. Gelingt dies nicht beim ersten Versuch, erfolgt das Einrenken erst im Krankenhaus.

Schädel-Hirn-Verletzungen

Man unterscheidet geschlossene und offene Schädel-Hirn-Traumen.

▸ **Geschlossene Verletzungen.** Die Behandlung des geschlossenen Schädel-Hirn-Traumas (S. 232) hängt von der Bewusstseinslage, den Lebensfunktionen und dem zusätzlichen Verletzungsgrad des Patienten ab.

Der Ersthelfer lagert den ansprechbaren Verletzten zunächst in der Oberkörperhochlage (Senkung des Hirndrucks).

Wird der Patient bewusstlos, muss er wegen der Gefahr des Erbrechens in die stabile Seitenlage gebracht werden. Es sollte möglichst früh die Intubation und Beatmung eingeleitet werden.

▸ **Offene Verletzungen.** Von offenen Schädel-Hirn-Verletzungen spricht man bei frei liegender Hirnmasse oder Austritt von Gehirnwasser.

Patienten mit offenen Schädel-Hirn-Traumen werden meist intubiert und beatmet. Die Wunden am Kopf werden steril verbunden.

In 10 % der Fälle liegt eine zusätzliche Verletzung der Halswirbelsäule vor. Zum Schutz wird eine Halskrawatte (Stiff Nec) angelegt.

Polytrauma

Man spricht von Polytraumatisierten, wenn bei Unfallopfern Mehrfachverletzungen vorliegen, die einzeln oder in Kombination lebensbedrohlich sind. Auch hier stehen Schock- und Infusionstherapie, Schmerzmittelgabe und Intubation und Beatmung noch am Unfallort im Vordergrund. Dies gilt auch für nicht bewusstlose Verletzte (▸ Abb. 16.11).

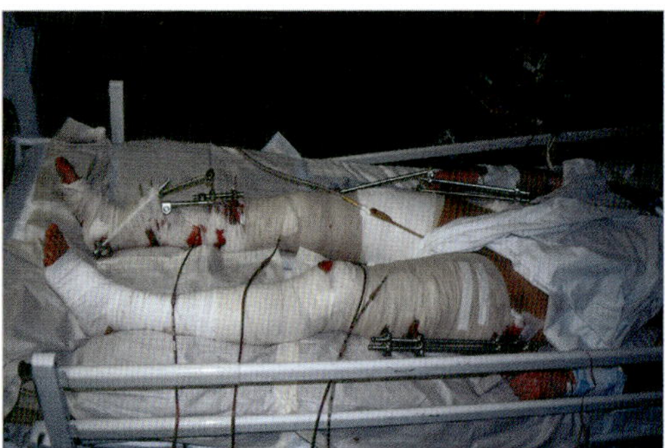

Abb. 16.11 Polytrauma. Ein polytraumatisierter Patient mit Fixateuren am Becken und beiden Beinen nach initialer operativer Versorgung in den ersten Stunden nach dem Unfall. Patient ist intubiert und beatmet.

16.2.3 Kardiale Notfälle

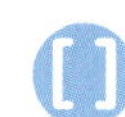

Definition

Zu den kardialen Notfällen gehören Herzinfarkt, Herzrhythmusstörungen und Lungenembolie.

Ursachen

Lebensbedrohliche Notfallsituationen des Herzens werden durch verschiedene akute Ereignisse ausgelöst. Durchblutungsstörungen der Herzkranzgefäße führen zum Angina-pectoris-Anfall oder zum Herzinfarkt (S. 71).

Durch Herzmuskelschwäche kommt es zum Linksherzversagen und Lungenödem.

Reizleitungsstörungen können Kammerflimmern und Rhythmusstörungen auslösen.

Behinderung des Blutausflusses aus der rechten Herzkammer kann durch eine Lungenarterienembolie hervorgerufen werden.

Angina pectoris

Symptome

Das Leitsymptom ist ein heftiger Schmerz hinter dem Brustbein. Weitere Symptome sind:

- Engegefühl
- Angst
- Unruhe
- Schmerzausstrahlung in den linken Arm oder Unterkiefer

Therapie

Der Oberkörper wird hoch gelagert. Man gibt Sauerstoff und Nitrolingual-Spray oder -kapseln. Dadurch werden die Blutgefäße erweitert.

Nach 10 Minuten sollten bei einem Angina-pectoris-Anfall die Beschwerden verschwunden sein.

Dauert der Anfall länger als 15–20 Minuten und tritt auf Nitropräparate keine Besserung der Situation ein, besteht der dringende Verdacht auf einen Herzinfarkt.

Herzinfarkt

Symptome

Die Symptome sind ähnlich wie bei Angina pectoris.

Zusätzlich können Rhythmusstörungen, Lungenödem und kardialer Schock hinzukommen.

Therapie

Auch die Therapie ist ähnlich wie bei der Angina pectoris. Zusätzlich können zur Beruhigung und Schmerzbekämpfung Diazepam und Morphin i. v. gegeben werden. Bei auftretenden Rhythmusstörungen erhält der Patient entsprechende rhythmusstabilisierende Medikamente. Bei Herzstillstand ist kardiopulmonale Reanimation und Krankenhauseinweisung nötig. Der Notarzt kann schon auf dem Transport beginnen, den Blutpfropf in einer Herzkranzschlagader mit entsprechenden Medikamenten aufzulösen (Lysetherapie).

Lungenödem

Symptome

Der Betroffene verspürt Atemnot und Reizhusten mit blutig-schaumigem Auswurf. Angst und Unruhe kommen hinzu. Über der Lunge sind feinblasig brodelnde Rasselgeräusche zu hören.

Therapie

Der Patient wird in eine sitzende Lagerung gebracht mit zusätzlicher Tieflagerung der Beine. Gegen die Schmerzen bekommt der Patient Morphin. Furosemid wird verabreicht, um die Ödemflüssigkeit auszuschwemmen. Wenn nötig, erfolgt Intubation und Beatmung.

Herzrhythmusstörungen

▸ **Bradykardie.** Typisch ist ein langsamer arrhythmischer Puls < 40/min (S. 75) mit zunehmender Bewusstseinseintrübung und Kreislaufversagen.

Therapie

Der Patient wird flach gelagert und erhält Sauerstoff. Außerdem können Atropin und Alupent gegeben werden. Ggf. muss ein externer Schrittmacher angelegt werden.

▸ **Tachykardie.** Typisch ist ein schneller, rasender Puls. Er wird vom Betroffenen als „Herzjagen" erlebt. Hinzu kommen Engegefühl, Blutdruckabfall und Kaltschweißigkeit.

Therapie

Oft schafft ein einfacher Karotissinusdruck Erleichterung. Dabei wird Druck auf den Karotissinus an der Aufzweigung der Halsschlagader ausgeübt.

Die weitere medikamentöse Therapie richtet sich nach Art der Tachykardie (z. B. Sinustachykardie, supraventrikuläre Tachykardie und ventrikuläre Tachykardie). Bei Kammerflimmern ist Defibrillationstherapie nötig.

Lungenembolie

Der Patient klagt über schlagartig einsetzende Atemnot mit starken Angstgefühlen und Unruhe. Eventuell kommen Schockzeichen hinzu.

Therapie

Es erfolgt Lagerung mit angehobenem Oberkörper und Sauerstoffgabe. Zur medikamentösen Therapie werden Morphium und Diazepam verwendet. Bei akutem Rechtsherzversagen ist kardiopulmonale Reanimation nötig.

Im Krankenhaus wird zusätzlich eine Lysetherapie eingeleitet. Lyse bedeutet Auflösen des Thrombus durch Medikamente.

16.2.4 Asthmaanfall

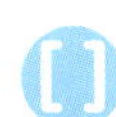

Definition

Darunter versteht man plötzlich einsetzende schwere Atemnot durch Verengung der Atemwege bei der Ausatmung.

Symptome

Das Hauptsymptom ist die spastische Atmung in der Ausatmungsphase. Der Patient hat akute Atemnot, die Hände und Finger sind bläulich. Angst und Unruhe verschlechtern zusätzlich die Atmung.

Therapie

Der Patient wird sitzend gelagert und erhält Sauerstoff über Nasensonde. Therapeutisch wirksam ist die Gabe von Spray (2–3 Hübe) eines die Bronchialmuskulatur entspannenden Medikaments. Auch Theophyllinpräparate (z. B. Solusin) verbessern die Asthmasymptomatik. Ggf. müssen ein Kortisonpräparat und ein Beruhigungsmittel (z. B. Diazepam) verabreicht werden.

16.2.5 Insektenstich und allergischer Schock

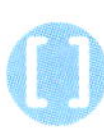

Definition

Bei Insektenstichen handelt es sich meist um Bienen- oder Wespenstiche. Eine Notfallsituation kann eintreten bei Stichen im Mundraum und/oder wenn der Betroffenen gegen das Gift allergisch ist.

Insektenstich im Mundraum

In den Sommermonaten sind Bienen- oder Wespenstiche im Mund- und Rachenraum häufige Notfälle. Die Stiche sind auf der Zunge oder an der Wange sehr schmerzhaft.

Komplikationen treten i. d. R. nur selten auf. Dabei steht die allergische Reaktion mit Schock und Atemnot im Vordergrund.

Therapie

Im Regelfall genügen Kühlen der Einstichstelle mit Eiswasser, Gabe von Cortison und ggf. Antihistaminika. Wichtig ist, den Patienten zu beruhigen. Es muss darauf geachtet werden, dass der evtl. noch in der Mundschleimhaut steckende Stachel sorgfältig entfernt wird. Tritt Atemnot oder ein allergischer Schock auf, wird eine notärztliche Behandlung erforderlich.

Allergischer Schock

Ursache

Der allergische Schock beruht auf einer anaphylaktischen Reaktion (S. 189). Auslösende Substanz kann ein Insektengift sein. Anaphylaktische Reaktionen gibt es auf unzählig viele Substanzen in unserer Umwelt.

Symptome

Bei einer anaphylaktischen Reaktion treten rasch Symptome auf. Dazu gehören:

- Übelkeit
- Erbrechen
- Bronchospasmus
- Rötung und Schwellung der Gesichts-, Brust- und Rückenhaut
- Bewusstseinstrübung bis hin zur Bewusstlosigkeit
- eventuell Atem- und Kreislaufstillstand

Therapie

Der Patient wird flach gelagert, am besten in stabiler Seitenlage. Wichtig ist die schnelle Gabe von Antihistaminika und/oder Kortison. Bei Atemnot wird Sauerstoff gegeben. Bei Kreislaufzusammenbruch ist die Injektion von Adrenalinpräparaten, bei weiterer Verschlechterung Intubation und Beatmung (► Abb. 16.12) erforderlich.

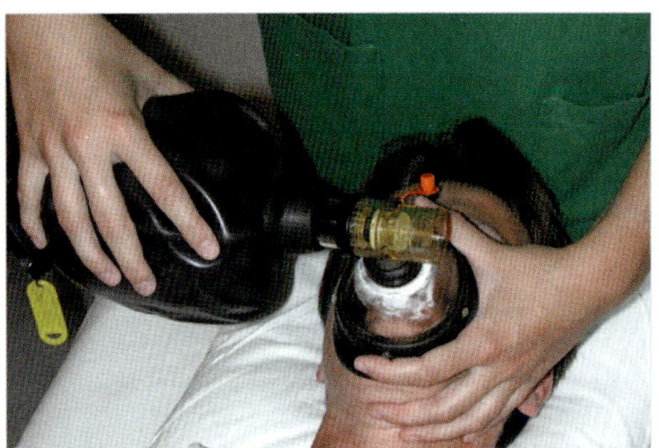

Abb. 16.12 Maskenbeatmung. Mit dem typischen C-Griff (Daumen und Zeigefinger) wird die Atemmaske fest über Mund und Nase aufgesetzt und angedrückt.

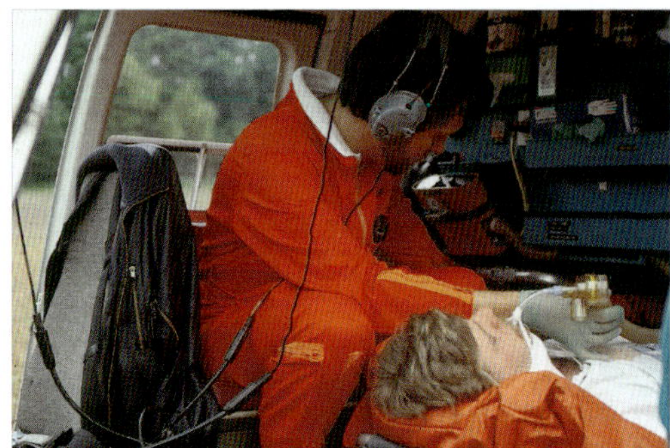

Abb. 16.13 Hubschraubertransport. Schonender Transport eines Schädel-Hirn-Verletzten zur Erstversorgung in eine neurochirurgische Klinik.

16.2.6 Verschlucken und Aspiration von Fremdkörpern

Definition

Von Aspiration spricht man, wenn ein Gegenstand fälschlicherweise in die Atemwege und Lunge gelangt.

Verschlucken von Fremdkörpern

Ursache

Kinder und alte Menschen sind hauptsächlich betroffen. Meist werden kleine Gegenstände verschluckt. Bei alten Menschen sind es meist Nahrungsbestandteile oder Gebissteile. Bei Kindern sind es häufig Geldmünzen, Murmeln, Spielsteine usw.

Therapie

Im Regelfall sind keine Maßnahmen erforderlich, wenn es sich um kleine Gegenstände handelt, die verschluckt worden sind. Sie gehen über den Darm nach einiger Zeit wieder ab.

Gegenstände, die Verletzungen hervorrufen können oder im Rachen- und Speiseröhrenbereich sowie im Magen-Darm-Trakt stecken bleiben, müssen entfernt werden.

Wichtig ist dann das Sicherstellen einer ausreichenden Atmung. Die Fremdkörper sollten nicht gewaltsam entfernt werden! Im Krankenhaus ist die Entfernung mit Rachenspiegeln und speziellen Geräten (Endoskopie) möglich.

Aspiration von Fremdkörpern

Bei der Aspiration gelangen Fremdkörper in den Luftröhren-Lungen-Bereich. Bei Bewusstlosen ist es häufig Erbrochenes. Bei Kindern sind es meist Erdnüsse, Kaugummi, Murmeln usw. Dies ist ein akutes, oft lebensbedrohliches Ereignis, da die Atmung mehr oder weniger stark behindert ist.

Symptome

Die Betroffenen entwickeln eine zunehmende Atemnot. Sie drohen zu ersticken.

Therapie

Oft helfen Schläge auf den Rücken zwischen die Schulterblätter. Bei Kindern werden sie in Kopftieflage durchgeführt. Frühestmöglich sollte eine Intubation und wenn möglich eine Fremdkörperentfernung durchgeführt werden. Ein schneller Transport (▸ Abb. 16.13) in die nächste Klinik ist in schwierigen Fällen von essenzieller Bedeutung.

16.2.7 Krampfanfall

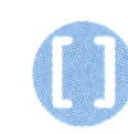

Definition

Epileptische Anfälle sind nach wenigen Sekunden bis Minuten beendet. Dauert ein Anfall länger als 20 Minuten an, spricht man vom Status epilepticus.

Symptome

Diese Notfallsituation tritt ohne Voranzeichen ein. Der Patient fällt plötzlich um und wird bewusstlos.

Generalisierte Krämpfe mit Muskelzucken und rhythmischem Zusammenzucken von Armen und Beinen sind Hauptsymptome. Schaum vor dem Mund, gelegentlich Erbrechen, Zungenbiss, unwillkürlicher Harn- und Stuhlabgang sind weitere Zeichen.

Therapie

Der Krampfende muss vor weiteren Verletzungen geschützt werden. Medikamentös wird Diazepam (z. B. Valium) intravenös gespritzt. Zur Sicherung der Atmung und zum Schutz vor Zungenbiss können ein Guedel-Tubus und ein Beißkeil in Mund und Rachen gesteckt werden. Bei Bewusstlosigkeit wird Sauerstoff verabreicht. Nach dem Anfall kann der Patient in die stabile Seitenlage gebracht werden.

16.2.8 Apoplex

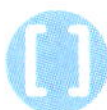

Definition

Der Schlaganfall, auch apoplektischer Insult genannt, ist eine akute Durchblutungsstörung im Gehirn. Sie ist mit Störungen der Hirnfunktion verbunden.

Symptome

Das Hauptsymptom des Schlaganfalls (S. 77) ist eine mehr oder weniger ausgeprägte Halbseitenlähmung.

Zusätzlich treten Sprachstörungen, Bewusstseinstrübung, unwillkürlicher Abgang von Harn und Stuhl auf.

Therapie

Akute Maßnahmen für den Ersthelfer sind: Lagerung des Patienten in stabiler Seitenlage, Sicherung der Atemwege und Sauerstoffzufuhr.

Bei stark erhöhtem Blutdruck können blutdrucksenkende Medikamente gegeben werden. Nur bei tiefer Bewusstlosigkeit erfolgt Intubation und Beatmung.

Merke

Wichtig ist der Transport in ein Krankenhaus mit spezialisierter Schlaganfallstation (Stroke Unit).

16.2.9 Vergiftungen

Vergiftungen kommen versehentlich und in selbstmörderischer (suizidaler) Absicht vor.

Über ¾ der Vergiftungen bei Erwachsenen sind Vergiftungen durch Arzneimittel, die die Patienten in selbstmörderischer Absicht zu sich nehmen. Weitere Stoffe sind Spülmittel, Alkylphosphat (E 605), Kohlenmonoxid (Autoabgas) und Drogen.

Die Liste der Stoffe ist außerordentlich vielfältig. Aus diesem Grund wurden sog. Vergiftungszentralen eingerichtet, die rund um die Uhr besetzt sind und jederzeit über spezielle Therapien Auskunft geben.

Wichtig ist durch gezieltes Suchen (Flaschen, Verpackungen), durch Befragen von Angehörigen, durch Aufbewahren von Erbrochenem Hinweise auf die Giftstoffe zu erhalten.

Therapie

Der Ersthelfer soll zunächst an den Selbstschutz denken (grundsätzlich Handschuhe tragen, Vorsicht vor giftigen Gasen!) Der Patient wird aus der Gefahrenzone geborgen, Atmung und Kreislauffunktion werden sichergestellt.

Merke

Bei Verdacht auf E-605- oder Blausäurevergiftung darf keine Mund-zu-Mund-Beatmung durchgeführt werden.

Ist der Patient voll ansprechbar, kann versucht werden, Erbrechen auszulösen, wenn das Gift über den Mund aufgenommen wurde. Erbrechen kann durch Reizung der Rachenhinterwand hervorgerufen werden.

Merke

Erbrechen darf nicht ausgelöst werden bei Säure- oder Laugenvergiftungen, bei schaumbildenden Substanzen (Spülmittel) oder halogenierten Kohlenwasserstoffen!

Eine weitere Möglichkeit ist die Magenspülung, die dem Arzt vorbehalten bleibt. Sie muss nur in wenigen Fällen direkt am Notfallort erfolgen. Die gezielte Behandlung erfolgt anschließend in der Klinik.

Die spezifische Therapie der mannigfaltigen Vergiftungen ist in der entsprechenden Literatur nachzulesen (Informationsdienst der Vergiftungszentralen).

16.2.10 Tod durch Ertrinken

Definition

Beim Ertrinken kommt es zum Sauerstoffmangel durch Eindringen von Wasser in die Lungen.

Weltweit ertrinken ca. 140 000 Menschen jährlich bei Badeunfällen. Meist sind es Kinder und Jugendliche.

Durch das Untertauchen kommt es nach kurzer Zeit zum Eindringen von Wasser in die Lunge. Der Magen-Darm-Trakt füllt sich ebenfalls mit Wasser. Es tritt Bewusstlosigkeit ein mit anschließendem Herz-Kreislauf-Stillstand. Der Körper kühlt im Wasser rasch aus.

Therapie

Wenn der Betroffene aus dem Wasser geholt ist, sollten sofort die Atemwege freigemacht und die Beatmung begonnen werden. Den Patienten nicht in Kopftieflage bringen, da Wasser nicht aus der Lunge läuft!

Wichtig ist der Schutz vor Auskühlung. Bei Herzstillstand erfolgt kardiopulmonale Reanimation.

Wegen der Unterkühlung werden die Reanimationsmaßnahmen länger als üblich durchgeführt!

16.2.11 Hitze- und Kälteschäden

Definition

Zu den Hitzeschäden zählen der Sonnenstich, die Hitzerschöpfung, der Hitzschlag und Verbrennungen. Zu den Kälteschäden zählen Unterkühlungen und Erfrierungen.

Hitzeschäden

Durch das Freizeitverhalten unserer Bevölkerung kommt es immer häufiger zu diesen Notfallsituationen.

Sonnenstich

Es handelt sich um eine Reizung der Hirnhaut durch übermäßige Sonnenbestrahlung. Gefährdet sind besonders Säuglinge, Kleinkinder und Personen mit Glatze.

Symptome

Typische Anzeichen sind:
- hochroter, heißer Kopf
- Unruhe
- Übelkeit
- kühle Körperhaut
- eventuell Nackensteifigkeit

Therapie

Schnelle und effektive Maßnahmen sind: Flachlagern in kühler Umgebung mit erhöhtem Oberkörper und Einhüllen des Kopfes in feucht-kalte Tücher. Bei Hirndruckzeichen erfolgt Klinikeinweisung.

Hitzeerschöpfung

Durch übermäßigen Schweißverlust tritt ein Flüssigkeitsverlust auf, der zum Schock führt. Des Weiteren ist die Wärmeabgabe bei zunehmendem Wärmestau gestört.

Symptome

Zeichen der Hitzeerschöpfung sind:
- Bewusstseinstrübung
- Übelkeit
- Erbrechen
- Schockzeichen

16

Dabei ist die Körpertemperatur normal bis leicht erhöht. Durch das Erbrechen kann es zu weiterem, für den Betroffenen gefährlichem Flüssigkeitsverlust kommen.

Therapie

Man bringt den Betroffenen in Schocklage in kühler Umgebung. In leichten Fällen werden Elektrolytlösungen (ca. 1 l) zum Trinken verabreicht, anderenfalls ist das rasche Infundieren von 1–1,5 l Ringer-Lösung nötig.

Hitzschlag

Durch unzureichende Wärmeabgabe bei sehr hohen Umgebungstemperaturen kommt es zu einem dramatischen Krankheitsbild.

Symptome

Die Körpertemperatur ist maximal erhöht (höher als 40 °C). Außerdem kommt es zu
- Kopfschmerz,
- Schwindel,
- Bewusstseinstrübung,
- trockener, weißer Haut,
- Tachykardie und
- Schockzeichen.

Therapie

Der Betroffene wird flach im Kühlen gelagert. Andere Maßnahmen sind kalte Umschläge, Eismassage, evtl. Kaltwasserbad.

Beim Auftreten von Schockzeichen erfolgt rasche Infusion von 1–2 l Ringer-Lösung, Intubation und Beatmung. Wichtig ist die kontinuierliche Überwachung der Körpertemperatur. Übersteigt die Körperkerntemperatur 43 °C, verstirbt der Patient.

Verbrennungen

Siehe Kap. 11.3.3 (S. 194).

Kälteschäden

Erfrierungen sind nach wie vor in der kalten Jahreszeit immer wiederkehrende Notfälle. Besonders gefährdet sind Wohnsitzlose, alkoholisierte Personen, die im Freien einschlafen, und Drogenabhängige.

Leichte Unterkühlung

Bei der leichten Unterkühlung fällt die Körpertemperatur auf etwa 30–35 °C.

Symptome sind sehr kalte Haut, Kältezittern, Bewusstseinstrübung und eventuell Herzrhythmusstörung.

Therapie

Der Patient wird in Isolier- und Wolldecken eingehüllt und ihm werden heiße Getränke gegeben, z. B. Tee. Eventuell sind Infusionen von warmen Ringer- oder Glukoselösungen nötig. Bei Temperaturen unter 35 °C ist immer eine Klinikeinweisung nötig.

Merke

Einem Unterkühlten darf niemals Alkohol gegeben werden.

Schwere Unterkühlung

Dabei fällt die Körpertemperatur unter 30 °C. Der Patient ist bewusstlos und die Atmung abgeflacht. Typischerweise kommt es zur Bradykardie und zur beginnenden Zentralisation. Bei 25–27 °C kommt es zum Kreislaufstillstand.

Therapie

Der Patient darf sich nicht bewegen (Immobilisation). Wichtig ist auch hier der Schutz vor weiterer Auskühlung und wenn nötig kardiopulmonale Reanimation. Bewusstlosen dürfen keine warmen Flüssigkeiten durch den Mund gegeben werden.

Bei unterkühlten Patienten sind weite lichtstarre Pupillen kein Hinweis auf einen Hirnschaden. Deshalb werden die Reanimationsmaßnahmen länger durchgeführt.

16.2.12 Stromunfall

Definition

Durch direkten Kontakt mit elektrischem Strom (Leitungen, Blitzschlag) entstehen Stromverletzungen. Der Strom wird ganz oder teilweise durch den menschlichen Körper geleitet. Der Strom fließt auf dem Weg des geringsten elektrischen Widerstands.

Für den Ersthelfer ist bei der Bergung von stromverletzten Personen immer eine Eigengefährdung auszuschließen. Bei Hochspannung muss je nach Spannung ein Sicherheitsabstand eingehalten werden (z. B. 30 000 Volt: 1,5 m). Dies betrifft Überlandleitungen oder Fahrstromleitungen der Bundesbahn.

Symptome

Bei Stromunfällen kommt es lokal zu Haut- und Gewebeschäden. Dazu gehören Verbrennungen, Stromeintritts- und Austrittsmarken, Verkohlungen und Verkochen von Muskulatur und Gewebe.

Außerdem kann es durch den Stromdurchfluss zu Störungen der Herztätigkeit mit Kammerflimmern und Infarktzeichen bis zum Stillstand kommen.

Therapie

Erste Maßnahme ist das Retten des Verletzten aus der Gefahrenzone mit nötigem Eigenschutz! Bei Niederspannung im Haushalt muss der Netzstecker herausgezogen werden. Sicherungen ausschalten. Bei feuchtem oder leitendem Boden ist Isolation nötig.

Bei Hochspannung bleibt die Rettung Fachpersonal vorbehalten.

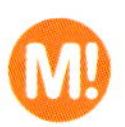

Merke

Als Faustregel gilt: Mindestens 5 Meter Sicherheitsabstand von der elektrischen Leitung müssen eingehalten werden.

Anschließend erfolgt die elementare Therapie wie Lagerung, Versorgung der Wunden, Sauerstoffgabe, Infusion, EKG-Überwachung, ggf. Reanimation. In jedem Fall erfolgt Klinikeinweisung zur Überwachung der Herzkreislaufsituation.

16

Teil II

Pflege

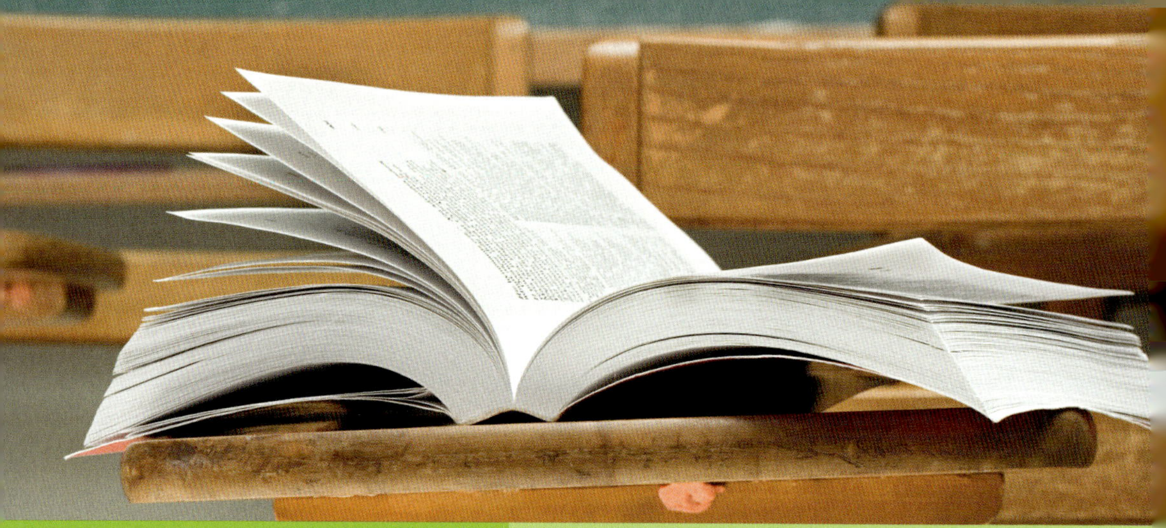

Kapitel 17

Allgemeine theoretische Grundlagen

17.1 Krankenpflege im Wandel der Zeit 301

17.2 Pflege als Beruf 301

17.3 Grundlagen der Krankenpflegehilfe 302

17 Allgemeine theoretische Grundlagen

Lenore Lübke-Schmid, Beate Weisser

17.1 Krankenpflege im Wandel der Zeit

Pflegerisches Handeln hat im Verlauf der Zeitgeschichte viele Wandlungen und Veränderungen erfahren. Von der „Pflege-Medizin" vorchristlicher Zeit mit magischen Götterbeschwörungen und Dämonenaustreibungen über den selbstlosen Auftrag der Nächstenliebe an notleidenden und kranken Menschen bis hin zu einem modernen, eigenständigen Beruf. Erst in der 2. Hälfte des 20. Jahrhunderts löste sich der Pflegeberuf langsam von dem bis dahin üblichen ausschließlich krankheitsbezogenen Denken. Er entwickelte ein Selbstverständnis, das sich an einem ganzheitlichen Menschenbild orientiert. Dieses sieht nicht nur bzw. nicht in erster Linie den „reparaturbedürftigen", kranken Menschen, sondern bezieht auch dessen gesunden Anteile, also seine Selbstpflegefähigkeiten, sog. Ressourcen, in das pflegerische Denken und Handeln mit ein.

Dieser ganzheitliche Pflegeansatz ist Grundlage von zahlreichen Pflegemodellen und Pflegetheorien, die von Pflegetheoretikerinnen, wie Dorothea Orem, Hildegard Peplau und Nancy Roper, um nur einige zu nennen, entwickelt wurden.

17.2 Pflege als Beruf

Definition

Das Berufsbild beschreibt die charakteristischen Merkmale eines Berufs, also z. B. alle Tätigkeiten, die in einem Beruf auszuführen sind. Seine Aussagen bestimmen u. a. die Inhalte der Ausbildung.

Der „Deutsche Berufsverband für Pflegeberufe" (DBfK) definiert das Berufsbild für die pflegerischen Berufe in der Gesundheits- und Krankenpflege, Gesundheits- und Kinderkrankenpflege, Krankenpflegehilfe und Altenpflege (Auszug) wie folgt:

- Pflege als Beruf ist Lebenshilfe und für die Gesellschaft notwendige Dienstleistung. Sie befasst sich mit gesunden und kranken Menschen aller Altersgruppen.
- Pflege als Beruf leistet Hilfe zur Erhaltung, Anpassung und Wiederherstellung der physischen, psychischen und sozialen Funktionen und Aktivitäten des Lebens.
- Pflege als Beruf ist eine abgrenzbare Disziplin von Wissen und Können, welches sie von anderen Fachgebieten unterscheidet.

Merke

Pflegerische Berufe beschäftigen sich nicht nur mit der Kranken-, sondern auch der Gesundheitspflege. Die Patienten werden ganzheitlich – unter Einbeziehung der körperlichen, seelischen und sozialen Belange – gepflegt und betreut. Die Pflege beinhaltet auch Maßnahmen zur Krankheitsverhütung, Gesundheitserziehung und zur Aktivierung bzw. Rehabilitation. Der Pflegeberuf ist ein eigenständiger Beruf mit definierten, berufsspezifischen Aufgabenprofilen."

(Aus DBfK, Berufsordnung für Altenpflegerinnen und Altenpfleger, Kinderkrankenschwestern und Kinderkrankenpfleger, Krankenschwestern und Krankenpfleger, 1994)

17.2.1 Ziele und Aufgaben der Pflege

In der Berufsordnung des Deutschen Pflegerates (DPR) von 2004 sind folgende Ziele der beruflichen Pflege aufgeführt:

- Förderung der Gesundheit
- Verhinderung von Krankheit
- Wiederherstellung der Gesundheit
- Unterstützung und Begleitung sterbender Menschen

Die pflegerischen Aufgaben, die zu diesen Zielen führen, sind im nächsten Absatz dargestellt.

► **Förderung der Gesundheit.** Pflegende informieren die Patienten über gesundheitsfördernde Maßnahmen, z. B. im Umgang mit Genussmitteln (S. 628), Ernährung (S. 605) und sportlicher Betätigung.

► **Verhinderung von Krankheit.** Pflegende informieren die Patienten über gesundheitsgefährdende Faktoren und über Maßnahmen zur persönlichen Gesundheitsvorsorge, z. B. kostenlose Vorsorgeuntersuchungen und Maßnahmen zum Stressabbau.

► **Wiederherstellung der Gesundheit.** Pflegende unterstützen den Genesungsprozess durch pflegerische Maßnahmen bei den Aktivitäten des täglichen Lebens, ATL (S. 316). Sie erkennen und mobilisieren die Ressourcen (S. 303) des Patienten. Bei ärztlichen Diagnose- und Therapiemaßnahmen unterstützen die Pflegepersonen den Arzt, wobei ihr Augenmerk dem Patienten dient.

► **Unterstützung und Begleitung Sterbender.** Pflegende erkennen durch Beobachtung Schmerzzustände und Beeinträchtigungen des Patienten, leiten diese Beobachtungen an den behandelnden Arzt weiter, damit er entsprechende Maßnahmen einleiten kann. Die Pflege Sterbender (S. 466) bedarf einer sensiblen Grundeinstellung und ist auch für erfahrene Pflegende nicht immer einfach zu bewältigen. Die Angehörigen des Sterbenden sollten in die Pflege und Betreuung einbezogen werden.

Pflegende in der Gesundheits- und Kranken- bzw. Kinderkrankenpflege, der Gesundheits- und Krankenpflegehilfe sowie in der Altenpflege bekommen in der praktischen und theoretischen Ausbildung die Qualifikation vermittelt, die sie nach erfolgreichem Ausbildungsabschluss zur Ausübung des Pflegeberufs befähigt. Diese Grundlagen sind im Krankenpflegegesetz (S. 644) und der dazugehörenden Ausbildungs- und Prüfungsverordnung bzw. den Landesverordnungen gesetzlich geregelt.

Die im Lauf der Zeit erworbene Berufserfahrung durch regelmäßig wahrgenommene Fort- und Weiterbildungsmaßnahmen führt zur Aktualisierung des pflegerischen Könnens. Diese Qualifizierung vermittelt den Pflegenden Kompetenz und Sicherheit und kann einerseits zu einer größeren Berufszufriedenheit derselben führen. Andererseits garantiert sie dem Patienten eine sachgemäße Betreuung durch die Pflegenden.

17.3 Grundlagen der Krankenpflegehilfe

Die Ausbildungsinhalte für die Berufe in der Krankenpflege orientieren sich an pflegetheoretischen Erkenntnissen. Für die Darstellung der Grundlagen der Krankenpflegehilfe in diesem Buch wurde ausschließlich das von Liliane Juchli (▸ Abb. 17.1) 1991 nach Henderson u. Roper modifizierte Pflegemodell der Aktivitäten des täglichen Lebens gewählt, da es dem Anspruch einer ganzheitlichen Pflege weitgehend gerecht wird und sich in seiner Anwendung bereits vielerorts in der Krankenpflegeausbildung und in der Praxis bewährt hat.

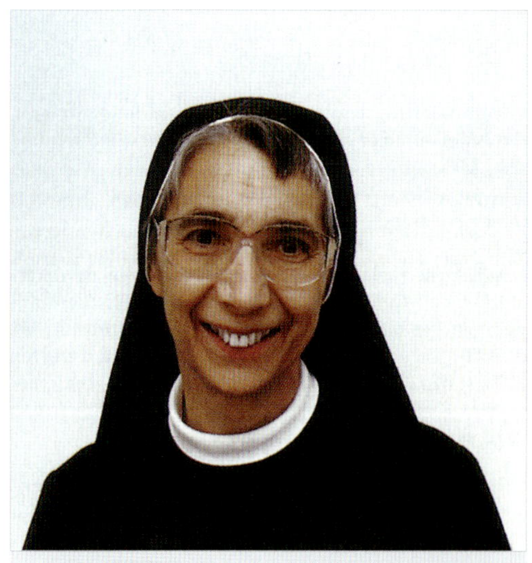

Abb. 17.1 Liliane Juchli.

17.3.1 Aktivitäten des täglichen Lebens (ATL)

Die ATL umschreiben Bedürfnisse und Fähigkeiten des Menschen. Ihre Erfüllung im täglichen Dasein bestimmt die Qualität des Lebens.

Nach Juchli (1991) werden die ATL eingeteilt in:

1. ruhen und schlafen
2. sich bewegen
3. sich waschen und kleiden
4. essen und trinken
5. ausscheiden
6. regulieren der Körpertemperatur
7. atmen
8. für Sicherheit sorgen
9. Raum und Zeit gestalten, sich beschäftigen
10. kommunizieren
11. Sinn finden in Werden, Sein, Vergehen, Selbstwerdung, Selbsttranszendenz, Sterben
12. sich als Mann oder Frau fühlen und verhalten

Die ATL stehen in direkter Beziehung zueinander. Das bedeutet, dass nur der bewegungsfähige Mensch in der Lage ist, sich z. B. zu waschen und zu kleiden.

Die Wahrnehmung und Durchführung dieser Lebensaktivitäten ist von Mensch zu Mensch individuell unterschiedlich. Gesunde oder erwachsene Menschen sind dabei unabhängig und eigenständig. Kranke Menschen hingegen können in der Ausübung einzelner, mehrerer oder aller ATL zeitweise oder dauerhaft eingeschränkt und auf fremde Hilfe angewiesen sein. So benötigt z. B. der gehunfähige Mensch Hilfe, um aus dem Bett mobilisiert zu werden.

Merke

Die ATL sind bei der Betreuung pflegebedürftiger Menschen von großer Bedeutung. Sie stellen die Grundlage bei der Einschätzung des Pflegebedarfs dar. Für die Pflegeplanung und organisatorische Maßnahmen ist die Einschätzung, in wieweit ein Mensch die Aktivitäten des täglichen Lebens selbstständig ausüben kann, deshalb unerlässlich.

17.3.2 Pflegeprozess

Der Pflegeprozess gibt der pflegerischen Handlung Struktur und Ordnung. Durch ihn wird es möglich, Pflegeprobleme zu erkennen, gemeinsam mit dem Patienten Ziele zu definieren und Lösungsmöglichkeiten zu entwickeln. Pflegemaßnahmen werden, ausgehend vom individuellen Pflegebedarf, zielgerichtet geplant und durchgeführt. Die Effektivität der durchgeführten Pflegemaßnahmen wird kontrolliert und bewertet. Der Patient ist in diesen Pflegeprozess mit einbezogen. Seine Selbstpflegefähigkeiten, auch Ressourcen genannt, sowie seine persönlichen Wünsche finden Berücksichtigung (▸ Abb. 17.2).

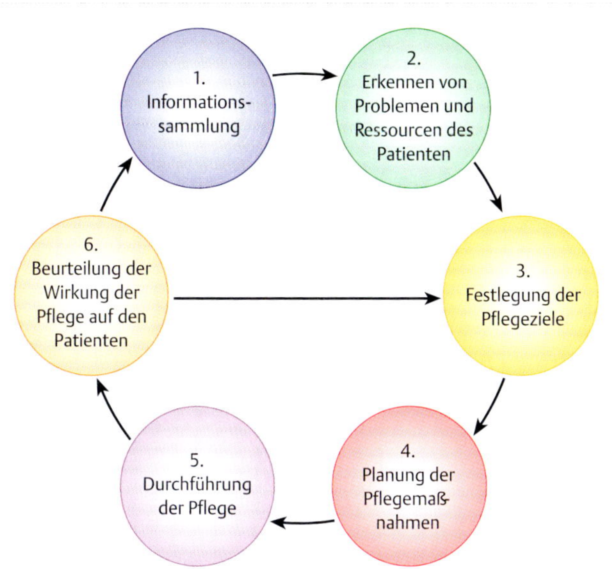

Abb. 17.2 Pflegeprozess. Regelkreis des Pflegeprozesses.

Der Pflegeprozess gliedert sich in folgende Handlungsschritte:

- Informationen sammeln (Pflegeanamnese)
- Pflegeprobleme und Ressourcen erfassen
- Pflegeziele festlegen
- Pflegemaßnahmen planen
- geplante Pflege durchführen
- Pflegewirkung beurteilen/Pflegebericht

Informationen sammeln

Die Informationssammlung (Pflegeanamnese) gibt der Pflegeperson die Möglichkeit, den Patienten kennen zu lernen und das Ausmaß seines Pflegebedarfs einzuschätzen. Sie dient als Grundlage zur Formulierung der Pflegeplanung.

Die Pflegeanamnese beinhaltet Personalien, soziale und familiäre Bedingungen und Selbstpflegefähigkeiten bzw. Beeinträchtigungen im Bereich der Aktivitäten des täglichen Lebens (S. 316) sowie Wünsche und Bedürfnisse des Patienten. Berücksichtigt werden außerdem Diagnose und ärztliche Verordnungen sowie daraus entstehende Beeinträchtigungen.

Möglichkeiten zur Sammlung von Daten und Informationen sind durch Gespräche mit dem Patienten selbst und dessen Angehörigen gegeben. Um sich ein Bild von der Situation des Patienten zu machen, kommt der Krankenbeobachtung eine große Bedeutung zu. Ein Blick in die Unterlagen des Patienten vervollständigt die Informationssammlung.

Die gesammelten Informationen werden auf dem Anamnesebogen des hausüblichen Dokumentationssystems festgehalten.

Pflegeprobleme und Ressourcen erfassen

Pflegeprobleme ergeben sich aus Beeinträchtigungen im Bereich der ATL. Sie werden durch körperliche Beschwerden wie Schmerzen, Immobilität, Schwäche usw. verursacht. Auch psychische Probleme wie Ängste und Sorgen können zu Einschränkungen der Selbstständigkeit führen.

Ressourcen als Selbstpflegefähigkeiten des Patienten können zum Ausdruck kommen durch

- körperliche Fähigkeiten, z. B. „Patient führt Zahnpflege selbstständig durch",
- psychische Verfassung, z. B. „Patient möchte an seiner Genesung aktiv mitarbeiten" und
- soziales Umfeld, z. B. „Ehefrau kommt täglich und geht mit ihrem Mann spazieren".

Pflegepraxis

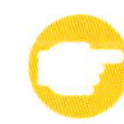

Beispiele Pflegeprobleme

1. **Herr K.** hat eine gestörte Nachtruhe, weil er starken Juckreiz hat. Am Oberkörper befinden sich durch Kratzen hervorgerufene kleine Hautschäden.
2. **Frau F.** macht sich aufgrund ihres Krankenhausaufenthalts große Sorgen um ihre 3 Kinder zu Hause. Sie wirkt bedrückt und weint häufig.

Pflegeprobleme werden je nach Reichweite unterschieden in:

- **Generelle Pflegeprobleme.** Sie werden bei bestimmten Erkrankungen bzw. Behandlungsverfahren erwartet, z. B. eine eingeschränkte Beweglichkeit nach Operationen.

- **Individuelle Pflegeprobleme.** Sie sind abhängig vom einzelnen Menschen, z. B. besondere Ängste, körperliche Schwäche, Gehbehinderung.
- **Potenzielle Pflegeprobleme.** Sie werden erfahrungsgemäß erwartet oder es besteht die Möglichkeit eines Auftretens dieser Probleme, aber zum Zeitpunkt der Erhebung sind sie nicht vorhanden, also nicht aktuell, z. B. ein Dekubitsrisiko bei einem bettlägerigen Patienten.

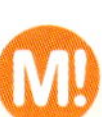

Merke

Ein Pflegeproblem besteht dann, wenn ein Patient in der Ausübung einer oder mehrerer ATL eingeschränkt ist, diese Einschränkung nicht selbst ausgleichen kann **und** das Problem durch pflegerische Maßnahmen behoben oder reduziert werden kann. Bei Diagnosen bzw. Krankheitszeichen, die mit medizinisch-therapeutischen Maßnahmen behandelt werden, handelt es sich um medizinische Probleme.

Pflegeziele festlegen

Das Pflegeziel beschreibt einen realisierbaren Zustand, welcher durch Pflegemaßnahmen, die auf den Patienten abgestimmt wurden, erreicht werden soll. Am Erreichen (bzw. Nichterreichen) von Pflegezielen bewerten Pflegepersonen den Erfolg der durchgeführten Pflegemaßnahmen.

Merke

Pflegeziele müssen so formuliert sein, dass die Zielvorgabe realistisch, erreichbar und überprüfbar ist (Fiechter u. Meier 1981). Zu hoch gesteckte und damit in der Realität unerreichbare Ziele sind für Patienten wie Pflegende demotivierend.

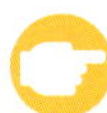

Pflegepraxis

Beispiele Pflegeziele

1. **Herr K.** hat eine reizlose, intakte Haut; er schläft ungestört durch.
2. **Frau F.** ist sorgenfrei; ihre Kinder sind zu Hause betreut.

Fernziele beschreiben einen optimalen pflegerischen Zustand für den Patienten, der nach Erreichen kleinerer Verbesserungen angestrebt wird. Um das Fernziel zu erreichen, wird von der Pflegeperson eine längere Pflegedauer benötigt, z. B. „Frau X führt die Körperpflege bei ihrer Entlassung selbstständig durch“,

Teilziele, auch Nahziele genannt, sind den Fernzielen untergeordnet und werden in einem kürzeren Zeitabstand erreicht, z. B. „Frau X wäscht in 3 Tagen selbstständig Hände und Gesicht“.

Pflegemaßnahmen planen

Sind alle Pflegeprobleme von der Pflegeperson erfasst und Pflegeziele formuliert, erfolgt die Planung der Pflegemaßnahmen. Diese werden so formuliert, dass sie den Problemen entsprechen und zum vorher benannten Ziel führen können. Pflegemaßnahmen sind eindeutig im Pflegeplan zu dokumentieren und werden in einem Zeitplan festgelegt. Die Fragestellung hierbei lautet:

Was wird – wie – wie oft – wann – womit – von wem durchgeführt?

Pflegepraxis

Beispiele Pflegemaßnahmen

1. **Herr K.**

- Puderbehandlung der juckenden Körperstellen bei Herrn K. 3-mal täglich um 8:00 Uhr, 12:00 Uhr, 20:00 Uhr, bei Bedarf öfter
- Kratzspuren mit Hautdesinfektionslösung 1-mal täglich um 10:00 Uhr pinseln
- Patient bitten, Fingernägel kurz zu schneiden

1. **Frau F.**

- Ehemann von Frau F. fragen, ob Angehörige die Kinderbetreuung übernehmen können
- Sozialarbeiterin beauftragen, um eine Familienpflege zu vermitteln

Pflege durchführen

Die Pflege des Patienten ist fachgerecht und kompetent von der Pflegenden durchzuführen (s. Hilfeleistungen bei den ATL (S. 316). Der Pflegeplan ist einzuhalten. Veränderungen des Allgemeinzustands oder andere Bedürfnisse des Patienten sind zu berücksichtigen und zu dokumentieren.

Merke

Der Pflegeplan ist so lange für jede Pflegende verbindlich, bis entweder das Pflegeziel erreicht oder ein nicht erreichtes Pflegeziel die Änderung einer Pflegemaßnahme erforderlich macht. Änderungen werden im Pflegeteam besprochen und gemeinsam mit dem Patienten neu festgelegt.

Pflegewirkung beurteilen (Pflegebericht)

Die Wirkung der durchgeführten Maßnahmen wird im Pflegebericht dokumentiert und beurteilt. Der Pflegebericht beinhaltet eine kurze Schilderung über den Verlauf einer bestimmten Pflegezeit (z. B. einer Schicht) sowie über die Wirkung der Pflege auf den Patienten. Dabei werden Veränderungen und besondere Ereignisse während der Pflegezeit festgehalten. Wurden erwünschte Pflegeziele nicht erreicht, müssen Pflegeziele und Pflegemaßnahmen gemeinsam mit dem Patienten neu formuliert werden.

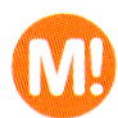

Merke

Der Pflegebericht dient der Informationsweitergabe an die nachfolgende Pflegende und an den behandelnden Arzt sowie der Dokumentation des Pflegeverlaufs. Zur Bewertung (Evaluation) und Einschätzung der durchgeführten Pflegemaßnahmen ist er unerlässlich. Durch die Dokumentation im Pflegebericht wird die Arbeit der Pflegenden nachvollziehbar und transparent und ist deshalb wesentlicher Bestandteil pflegerischer Tätigkeit.

17.3.3 Pflegedokumentation

Die Pflegedokumentation ist ein Teil der Patientenakte. Sie setzt sich aus Pflegeanamnese, Pflegeplanung, Durchführungsnachweis, Pflegebericht und ärztlichen Anordnungen zusammen. Die Dokumentation der pflegerischen Maßnahmen ist gesetzlich vorgeschrieben und dient als Nachweis pflegerischer Intervention.

Es existieren unterschiedliche Dokumentationssysteme. Alle beinhalten jedoch in ihrer Gliederungsstruktur folgende Elemente:

- Stammblatt zur Informationssammlung, Pflegeanamnese (▶ Abb. 17.3)

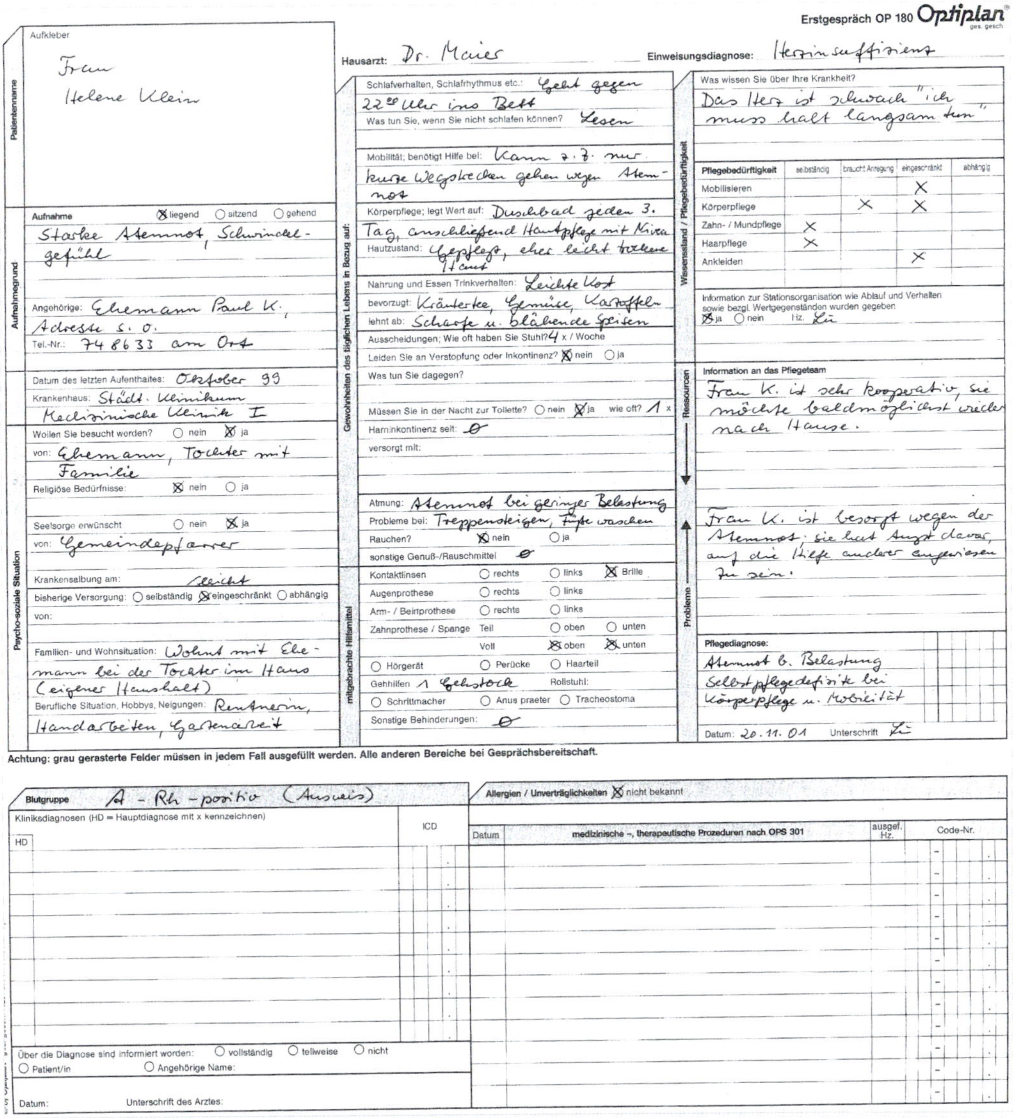

Erstgespräch OP 180 Optiplan® ges. gesch

Patientenname – Aufkleber: Frau Helene Klein

Hausarzt: Dr. Maier
Einweisungsdiagnose: Herzinsuffizienz

Aufnahmegrund
Aufnahme ☒ liegend ○ sitzend ○ gehend
Starke Atemnot, Schwindelgefühl
Angehörige: Ehemann Paul K., Adresse s. o.
Tel.-Nr.: 748633 am Ort
Datum des letzten Aufenthaltes: Oktober 99
Krankenhaus: Städt. Klinikum Medizinische Klinik I

Psycho-soziale Situation
Wollen Sie besucht werden? ○ nein ☒ ja
von: Ehemann, Tochter mit Familie
Religiöse Bedürfnisse: ☒ nein ○ ja
Seelsorge erwünscht ○ nein ☒ ja
von: Gemeindepfarrer
Krankensalbung am: vielleicht
bisherige Versorgung: ○ selbständig ☒ eingeschränkt ○ abhängig
von:
Familien- und Wohnsituation: Wohnt mit Ehemann bei der Tochter im Haus (eigener Haushalt)
Berufliche Situation, Hobbys, Neigungen: Rentnerin, Handarbeiten, Gartenarbeit

Gewohnheiten des täglichen Lebens in Bezug auf:
Schlafverhalten, Schlafrhythmus etc.: Geht gegen 22⁰⁰ Uhr ins Bett
Was tun Sie, wenn Sie nicht schlafen können? Lesen
Mobilität; benötigt Hilfe bei: Kann z. T. nur kurze Wegstrecken gehen wegen Atemnot
Körperpflege; legt Wert auf: Duschbad jeden 3. Tag, anschließend Hautpflege mit Nivea
Hautzustand: Gepflegt, eher leicht trockene Haut
Nahrung und Essen Trinkverhalten: Leichte Kost
bevorzugt: Kräutertee, Gemüse, Kartoffeln
lehnt ab: Scharfe u. blähende Speisen
Ausscheidungen; Wie oft haben Sie Stuhl? 4 x / Woche
Leiden Sie an Verstopfung oder Inkontinenz? ☒ nein ○ ja
Was tun Sie dagegen?
Müssen Sie in der Nacht zur Toilette? ○ nein ☒ ja wie oft? 1 x
Harninkontinenz seit: Ø
versorgt mit:
Atmung: Atemnot bei geringer Belastung
Probleme bei: Treppensteigen, Füße waschen
Rauchen? ☒ nein ○ ja
sonstige Genuß-/Rauschmittel Ø

mitgebrachte Hilfsmittel
Kontaktlinsen ○ rechts ○ links ☒ Brille
Augenprothese ○ rechts ○ links
Arm- / Beinprothese ○ rechts ○ links
Zahnprothese / Spange Teil ○ oben ○ unten
Voll ☒ oben ☒ unten
○ Hörgerät ○ Perücke ○ Haarteil
Gehhilfen 1 Gehstock Rollstuhl:
○ Schrittmacher ○ Anus praeter ○ Tracheostoma
Sonstige Behinderungen: Ø

Wissensstand / Pflegebedürftigkeit
Was wissen Sie über Ihre Krankheit? Das Herz ist schwach „ich muss halt langsam tun"

Pflegebedürftigkeit	selbständig	braucht Anregung	eingeschränkt	abhängig
Mobilisieren			X	
Körperpflege		X	X	
Zahn- / Mundpflege	X			
Haarpflege	X			
Ankleiden			X	

Information zur Stationsorganisation wie Ablauf und Verhalten sowie bezgl. Wertgegenständen wurden gegeben ☒ ja ○ nein Hz. [Kürzel]

Ressourcen
Information an das Pflegeteam: Frau K. ist sehr kooperativ, sie möchte baldmöglichst wieder nach Hause.

Probleme
Frau K. ist besorgt wegen der Atemnot; sie hat Angst davor, auf die Hilfe anderer angewiesen zu sein.

Pflegediagnose: Atemnot b. Belastung; Selbstpflegedefizit bei Körperpflege u. Mobilität
Datum: 20.11.01 Unterschrift [Kürzel]

Achtung: grau gerasterte Felder müssen in jedem Fall ausgefüllt werden. Alle anderen Bereiche bei Gesprächsbereitschaft.

Blutgruppe A - Rh - positiv (Ausweis)
Allergien / Unverträglichkeiten ☒ nicht bekannt

Klinikdiagnosen (HD = Hauptdiagnose mit x kennzeichnen)	ICD
HD	

Datum	medizinische –, therapeutische Prozeduren nach OPS 301	ausgef. Hz.	Code-Nr.

Über die Diagnose sind informiert worden: ○ vollständig ○ teilweise ○ nicht
○ Patient/in ○ Angehörige Name:
Datum: Unterschrift des Arztes:

Abb. 17.3 Pflegedokumentation. Stammblatt zur Informationssammlung.

- Planungsteil zur Pflegeplanung nach dem Modell des Pflegeprozesses (▶ Abb. 17.4)
- Durchführungsnachweis zur Dokumentation der erbrachten Pflegeleistungen (▶ Abb. 17.4)
- Pflegebericht zur Beurteilung der Pflegewirkung (▶ Abb. 17.5)
- Verordnungsblatt für ärztliche Anordnungen (▶ Abb. 17.6)

Die Pflegende bestätigt auf dem Durchführungsnachweis die Ausführung der entsprechenden Pflegehandlung mit Datum und Unterschriftsabkürzung. Parallel dazu wird der Pflegebericht in Kurzform niedergeschrieben und ebenfalls mit Datum und Unterschrift versehen.

Vorteile der Pflegedokumentation sind:

- Die Informationen sind übersichtlich, genau und jederzeit verfügbar für alle Pflegenden.
- Die Pflegemaßnahmen werden von allen Pflegenden einheitlich durchgeführt.
- Der Pflegeablauf kann durch Zeitplanung ökonomisch gestaltet werden.
- Sie stellt einen Beweis für die Ausführung der Pflegetätigkeit im Schadensfall dar.
- Sie dient als quantitative Erfassung der geleisteten Pflegearbeit zur Argumentation bei der Personalbedarfsermittlung.

Datum	Nr.	Ressourcen und Probleme des Patienten (was wurde festgestellt / Fähigkeiten)	Hz.	Datum	Nr.	Pflegeziele (was soll erreicht werden)	Hz.	Datum	Nr.	X F	X S	X N	Pflegeplan (was soll getan werden)	Stop Dat.	Hz.
21.11.	1	Ressourcen: Frau K. ist kooperativ, arbeitet gut mit, ist in einem guten Allgemeinzustand. Pflegeprobleme: - Kurzatmigkeit bei geringer körperl. Belastung - Sekretansammlung in der Lunge (Lungenstauung)		21.11.	1	Globalziel: Sekretfreie Atemwege, intakte Lungenfunktion, normale Atmung bei leichter körperlicher Betätigung Nahziele: - Beherrscht bis zum 27.11. die Hustentechnik z. produktiven Abhusten - Beherrscht bis zum 27.11. entspannende Atemtechniken - Erleichterung des Atemvorgangs u. Besserung der subjekt. Beschwerden bis zum 24.11.	[illegible]	21.11.	1				- Frischluftzufuhr 3 X tägl. nach den Mahlzeiten - Anleitung zum "produktiven Husten" (Standard …) - Anleitung zu einer bewußten Ein- und Ausatemtechnik (Standard …) - Aerosolinhalation (Standard) mit NaCl 2%ig 10^{00} und 16^{00} Uhr anschließend Abhusthilfe		
21.11.	2	Ressourcen: Fr. K. kann Gesicht, Arme u. Brust selbst waschen u. pflegen Pflegeproblem: - Frau K. kann Körperpflege nicht selbständig durchführen wegen Atemnot	Li			Globalziel: - Frau K. führt Körperpflege ohne Atemnot durch Nahziele: - Wäscht bis zum 26.11. Bauch u. Genitalbereich ohne Atemnot - Wäscht bis zum 30.11. Beine ohne Atemnot							- Frau K. sitzt zur Körperpflege am Waschbecken. Sie bestimmt Zeitpunkt u. Tempo der Pflegemaßnahmen ihrer Befindlichkeit entsprechend. - Frau K. bekommt Hilfestellung bei der Körperpflege nach Bedarf		

Pflegemaßnahmen	Datum	Uhrz.	Hz.	Datum	Uhrz.	Hz.	Datum	Uhrz.	Hz.	Datum	Uhrz.	Hz.	Datum	Uhrz.	Hz.	Datum	Uhrz.	Hz.	Datum	Uhrz.	Hz.	Datum	Uhrz.	Hz.
Körperpflege am WB	22.11.	7^{00}	X																					
" " "	22.11.	20^{00}	X																					
Inhalation m. NaCl 2%ig	22.11.	10^{00}	X																					
" "	22.11.	16^{00}	X																					
Atemübungen, Hustentechnik einüben	22.11.	10^{15}	X																					
usw.																								

Abb. 17.4 **Pflegedokumentation.** Pflegeplanung und Durchführungsnachweis.

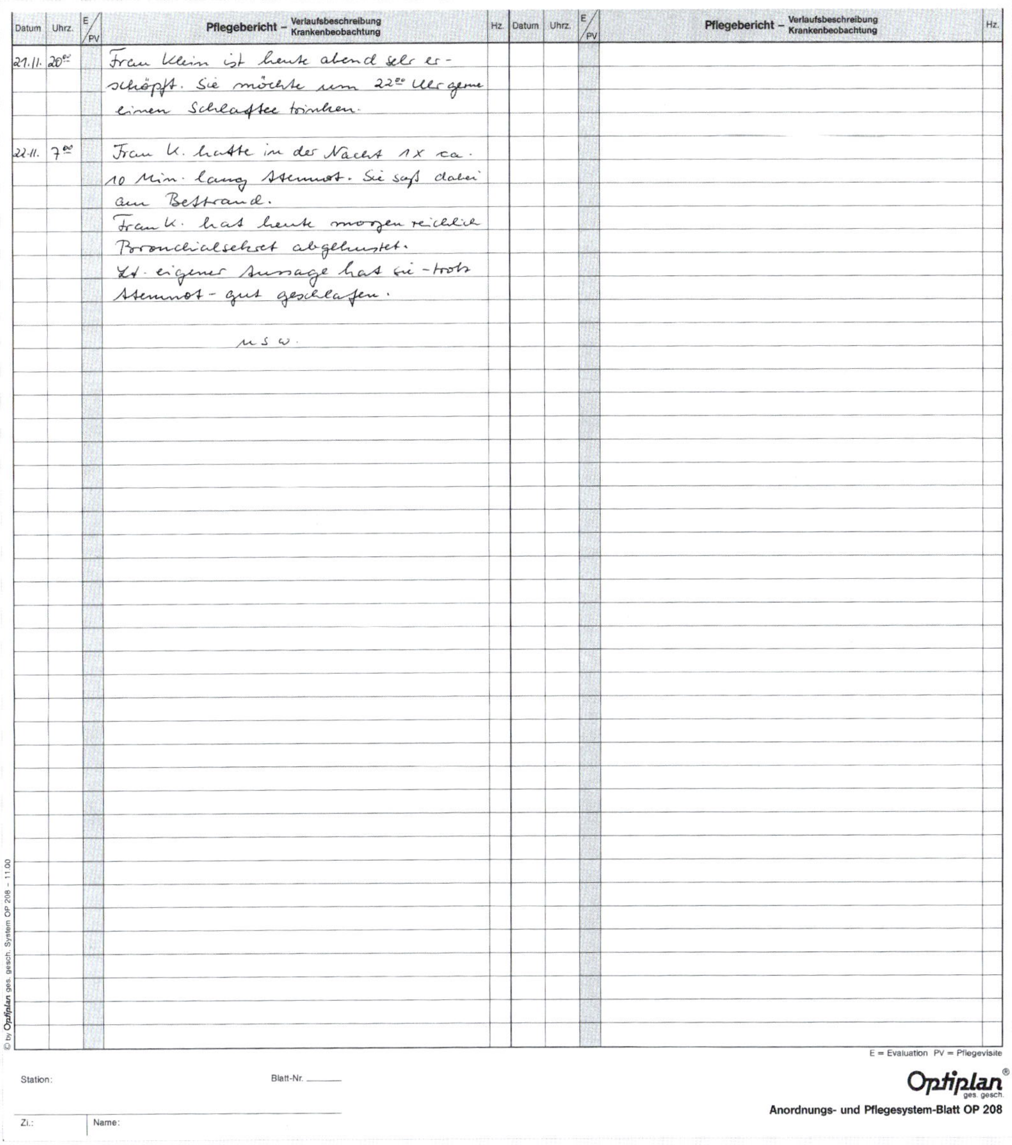

Datum	Uhrz.	E/PV	Pflegebericht – Verlaufsbeschreibung Krankenbeobachtung	Hz.	Datum	Uhrz.	E/PV	Pflegebericht – Verlaufsbeschreibung Krankenbeobachtung	Hz.
21.11.	20^{00}		Frau Klein ist heute abend sehr erschöpft. Sie möchte um 22^{00} Uhr gerne einen Schlaftee trinken.						
22.11.	7^{00}		Frau K. hatte in der Nacht 1x ca. 10 Min. lang Atemnot. Sie saß dabei am Bettrand. Frau K. hat heute morgen reichlich Bronchialsekret abgehustet. Lt. eigener Aussage hat sie – trotz Atemnot – gut geschlafen.						
			usw.						

E = Evaluation PV = Pflegevisite

Station: Blatt-Nr. ______

Zi.: Name:

Optiplan® ges. gesch.

Anordnungs- und Pflegesystem-Blatt OP 208

Abb. 17.5 Pflegedokumentation. Berichterstattung, Pflegebericht.

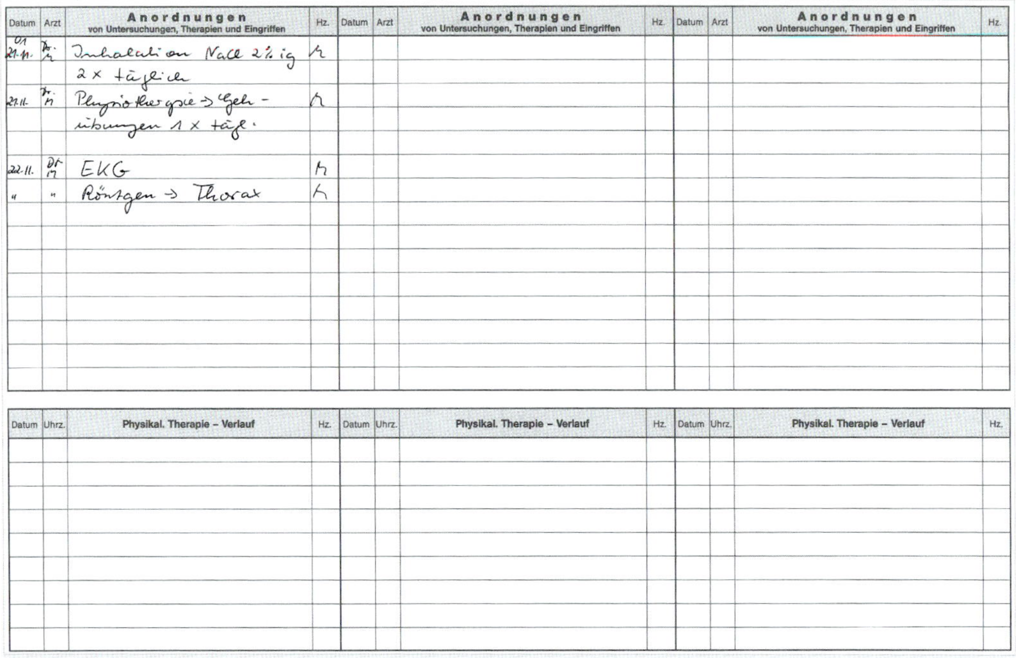

Datum	Arzt	Anordnungen von Untersuchungen, Therapien und Eingriffen	Hz.	Datum	Arzt	Anordnungen von Untersuchungen, Therapien und Eingriffen	Hz.	Datum	Arzt	Anordnungen von Untersuchungen, Therapien und Eingriffen	Hz.
01 21.11.	Dr. M	Inhalation NaCl 2%ig	M								
		2 × täglich									
21.11.	Dr. M	Physiotherapie → Geh-	M								
		übungen 1 × tägl.									
22.11.	Dr. M	EKG	M								
"	"	Röntgen → Thorax	M								

Datum	Uhrz.	Physikal. Therapie – Verlauf	Hz.	Datum	Uhrz.	Physikal. Therapie – Verlauf	Hz.	Datum	Uhrz.	Physikal. Therapie – Verlauf	Hz.

Abb. 17.6 Pflegedokumentation. Verordnungsblatt für ärztliche Anordnungen.

17

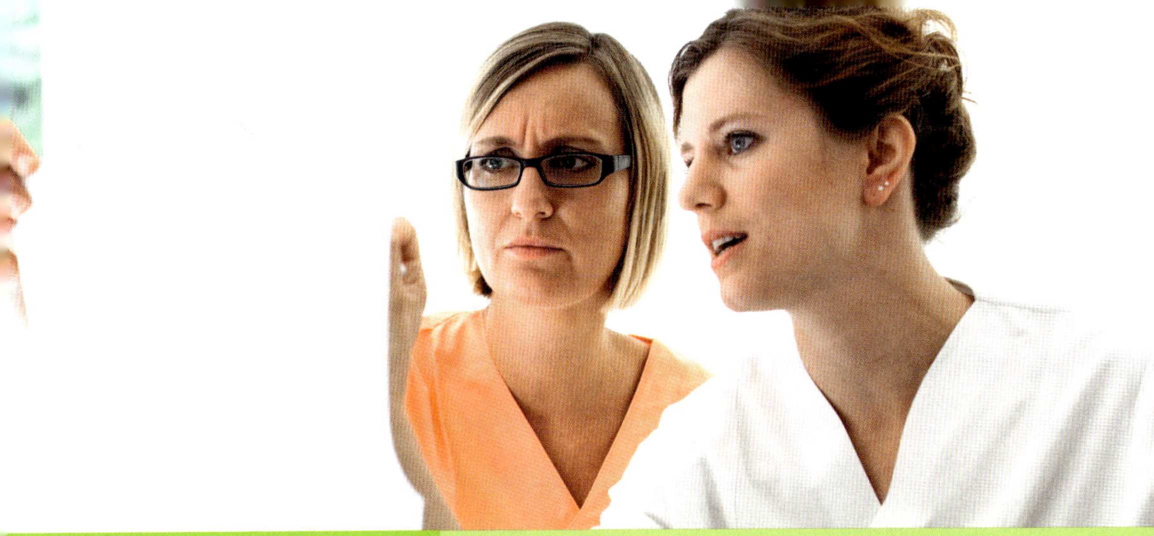

Kapitel 18

Mithilfe bei der Pflegeorganisation

18.1 Mithilfe bei der Aufnahme 310

18.2 Mithilfe bei Verlegung und Entlassung 311

18.3 Durchführung des Nachtdiensts 312

18 Mithilfe bei der Pflegeorganisation

Lenore Lübke-Schmid, Beate Weisser

18.1 Mithilfe bei der Aufnahme

Um den Krankenhausaufenthalt des Patienten so angenehm wie möglich zu gestalten, sollte die zuständige Pflegende mit dem Ablauf der Vorgänge bei der zentralen und stationären Patientenaufnahme vertraut sein, damit sie den Patienten optimal unterstützen kann.

18.1.1 Aufnahmeformalitäten

Bei der Einweisung ins Krankenhaus suchen gehfähige Patienten die zentrale Patientenaufnahme auf, um dort die notwendigen Aufnahmeformalitäten zu erledigen. Dabei werden persönliche Daten aufgenommen und registriert und, je nach System des Hauses, Computerlaufzettel und Klebeetiketten erstellt. Sie dienen der Kennzeichnung von Formularen und Krankenakten.

Bei immobilen Patienten können Angehörige die Aufnahmeformalitäten übernehmen. Ansonsten gehört es zur Aufgabe der Pflegenden, ein Aufnahmeformular nach Angaben des Patienten auszufüllen und an die zentrale Patientenaufnahme weiterzuleiten. Außerdem wird eine Krankenakte angelegt, in der die Pflegedokumentation (S. 305), Diagnosen, alle Verordnungen, Beobachtungen, Untersuchungsergebnisse usw. dokumentiert und archiviert werden.

18.1.2 Aufnahme auf die Station

Menschen, die ins Krankenhaus aufgenommen werden, sind meist stark beeinträchtigt in ihrer psychischen und physischen Verfassung. Auch begleitende Angehörige sind oft sehr besorgt. Der erste Eindruck von einer Station kann das Wohlbefinden des Patienten im Genesungsprozess wesentlich beeinflussen. Deshalb ist ein freundlicher Empfang durch eine kompetente Pflegende von großer Bedeutung (▶ Abb. 18.1).

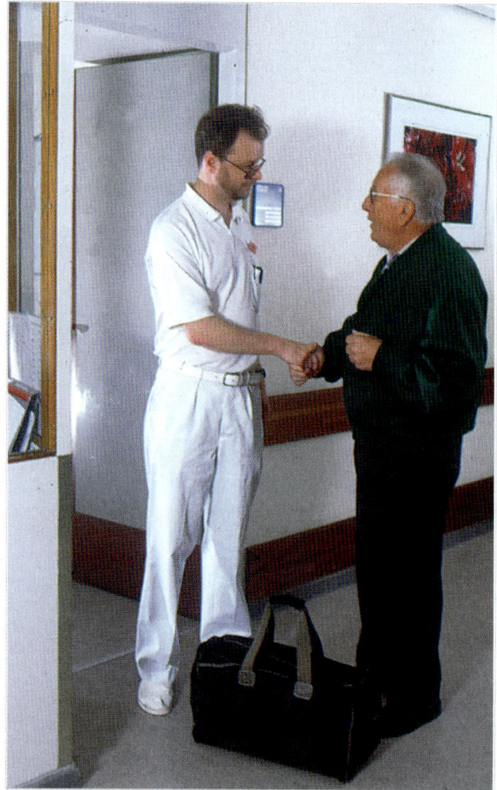

Abb. 18.1 Krankenhausaufnahme eines Patienten. Der Patient wird bei der Krankenhausaufnahme freundlich empfangen.

Nach Auswahl eines geeigneten Patientenzimmers wird der Patient seinem Bettnachbarn vorgestellt. Je nach Belastbarkeit des Patienten können Einrichtungsgegenstände, wie z. B. Bett, Nachttisch, Schrank, Klingel-, Telefon-, Fernseh- und Radioanlage, erläutert bzw. Nebenräume gezeigt werden.

Der Patient erhält Informationen über den Tagesablauf, z. B. über Besuchs-, Visiten- und Essenszeiten. Sofern vorhanden, werden entsprechende Informationsbroschüren an den Patienten ausgehändigt. Nachdem der Patient seine Umgebung kennen gelernt hat, werden vom Stationsarzt erste Untersuchungen durchgeführt, die zur Diagnoseermittlung dienen.

Die zur Erstellung einer Pflegeanamnese (S. 302) notwendigen Informationen werden durch die Pflegende bei der Aufnahme erfragt, beobachtet und gemessen (▶ Abb. 18.2). Angaben von Angehörigen, besonders bei kommunikationseingeschränkten Patienten, sind notwendig und äußerst hilfreich, um eine korrekte Informationssammlung zu erstellen und so einen auf den Patienten abgestimmten Pflegeplan zu gewährleisten.

Während des Erstellens der Pflegeanamnese werden Körpergewicht, Puls, Blutdruck und Temperatur des Patienten ermittelt und in die Patientenakte eingetragen (▶ Abb. 18.3).

Schwerkranke Patienten werden direkt nach der Aufnahme in ein Bett gelegt und entsprechend den ärztlichen Anweisungen weiter betreut.

Die oben erwähnten Informationen erhalten Schwerkranke je nach Allgemeinzustand und Befindlichkeit sofort oder im Laufe des Behandlungszeitraums.

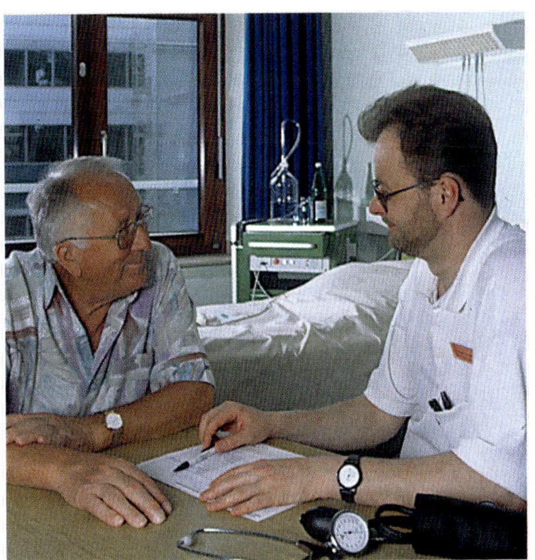

Abb. 18.2 Pflegeanamnese. Bei der Aufnahme des Patienten wird die Pflegeanamnese (Informationssammlung) erstellt. Sie dient als Grundlage für die Pflegeplanung.

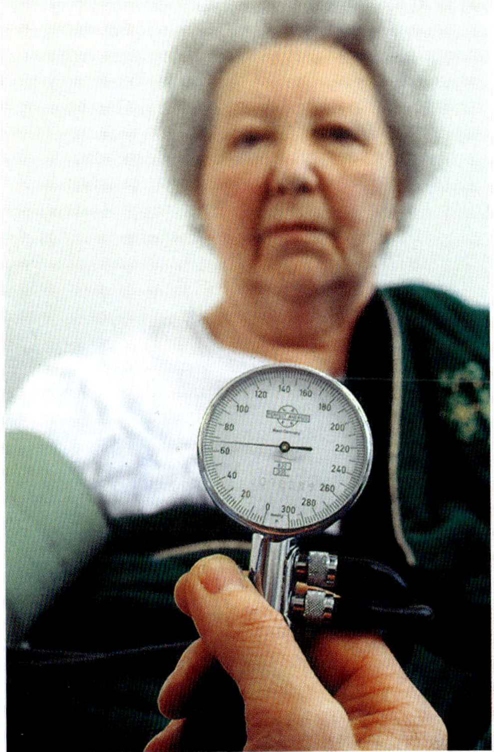

Abb. 18.3 Pflegeanamnese. Im Rahmen der Pflegeanamnese werden auch Körpergewicht, Puls-, Temperatur- und Blutdruckwerte ermittelt und in die Krankenakte eingetragen.

18.2 Mithilfe bei Verlegung und Entlassung

Die Pflegende ist Ansprechpartnerin für den Patienten und stimmt mit ihm und seinen Angehörigen sowie den internen (z. B. behandelnder Arzt) und externen (z. B. Pflegende in einem Heim oder der häuslichen Pflege) Berufsgruppen den Verlegungs- bzw. Entlassungstermin sowie weitere erforderliche Maßnahmen ab. Sie organisiert z. B. Transporte und bereitet den Patienten für die Verlegung oder Entlassung vor. Nach der Verlegung oder Entlassung kümmert sie sich um administrative Aufgaben wie z. B. die Entlassung des Patienten in der Verwaltung und die Versorgung der Patientenakte.

18.2.1 Verlegung

Idealerweise wird der Patient frühzeitig durch den Arzt über die notwendigen Gründe seiner Verlegung informiert und aufgeklärt. Die Pflegende erstellt einen Pflegeverlegungsbericht und ist beim Einpacken der persönlichen Utensilien und Kleidungsstücke behilflich, soweit dies nicht vom Patienten selbst oder dessen Angehörigen übernommen werden kann.

In Absprache mit dem Stationsarzt werden Unterlagen kopiert oder im Original zusammengetragen und transportgerecht verschlossen.

Je nach Allgemeinzustand und Erkrankung des Patienten erfolgt der Transport sitzend oder liegend in einem Krankenwagen, u. U. ist eine betreuende Begleitperson notwendig, die organisiert werden muss.

Die Angehörigen sollten rechtzeitig informiert werden, um ihnen die Möglichkeit zu geben, den Patienten beim Transport zu begleiten bzw. die weitere Versorgung zu organisieren.

18.2.2 Entlassung

Vor der Entlassung führt der Stationsarzt mit dem Patienten ein Informations- und Beratungsgespräch. Er bespricht mit ihm den Behandlungsverlauf, erläutert die evtl. notwendig werdenden Weiterbehandlungen und klärt hinsichtlich der Prognose auf. Je nach Erkrankung/Beeinträchtigung findet ein Entlassungsgespräch mit der Pflegenden statt. Eventuell sind weitere Gespräche mit Fachleuten oder die Erlernung bestimmter Handlungen notwendig.

Beispiele hierfür sind:

- Anleitung und Beratung zur pflegerischen Versorgung einer Stomaanlage (künstlicher Darmausgang) durch die Pflegenden
- Anleitung und Beratung zum Erlernen bestimmter Techniken (z. B. Insulinspritzen bei Diabetes mellitus)
- Anleitung und Beratung zur Weiterführung von Bewegungs- und Gehübungen durch die Krankengymnastin
- Hilfeleistung und Beratung vor der Entlassung in ein Pflegeheim oder Rehabilitationszentrum durch die Sozialarbeiterin

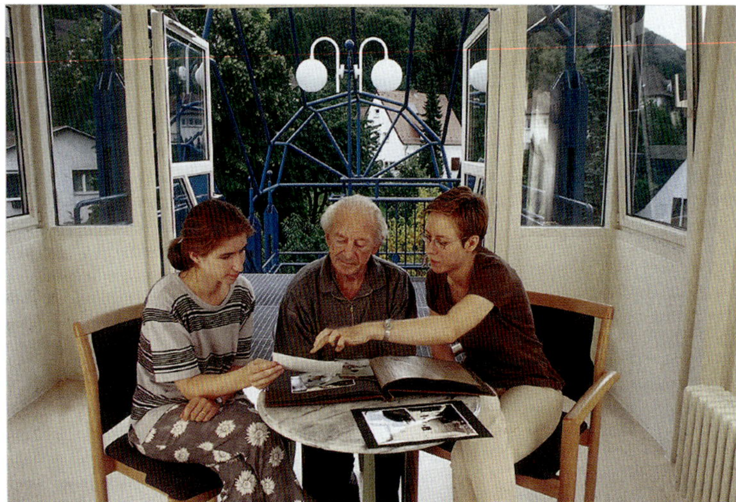

Abb. 18.4 Krankenhausentlassung. Vor der Entlassung aus dem Krankenhaus werden der Patient und evtl. seine Angehörigen über weitere Hilfsmöglichkeiten informiert

Bedarf der Patient nach der Entlassung in den häuslichen Bereich einer weiteren Pflege durch professionelle Pflegende, müssen Angehörige sich rechtzeitig darauf einstellen können (▸ Abb. 18.4). Sie sollten Hilfestellungen erhalten hinsichtlich der verschiedenen Möglichkeiten und Finanzierungen. Wird der Patient von einem ambulanten Pflegedienst weiter versorgt, erhält er bei Entlassung des Patienten einen umfassenden pflegerischen Verlegungs- oder Entlassungsbericht.

Krankenkassen, pharmazeutische Betriebe und andere Einrichtungen stellen für diverse Krankheitsbilder Broschüren und Leitfäden bereit. Sie bieten dem Patienten in wichtigen Lebensfragen hilfreiche Informationen, z. B. zu Fragen der Freizeitgestaltung, Ernährung, Medikamenteneinnahme, Kontrolluntersuchungen und Selbsthilfemaßnahmen. Sie sollten den Betroffenen empfohlen werden.

Außerdem existieren Selbsthilfegruppen (z. B. „Ilco“ für Stomapatienten, „Rheumaliga“ für Rheumapatienten, Diabetikervereine), die für Patienten einen Erfahrungsaustausch mit anderen Betroffenen, Beratung und Hilfe ermöglichen. Kontaktadressen sind im Internet oder durch die Krankenkassen zu erfahren.

18.3 Durchführung des Nachtdiensts

Irmgard Frey

Pflegende sind im Nachtdienst in besonderer Weise für die Patienten verantwortlich, da nachts weniger Pflegende arbeiten und die ärztliche Versorgung durch Bereitschaftsdienste abgedeckt wird.

Gesundheits- und Krankenpflegehelfer arbeiten in der Nacht zusammen mit einem Gesundheits- und Krankenpfleger.

Der Schlaf des Menschen ist zwischen 22:00 und 06:00 Uhr am erholsamsten. Deshalb ist das Umstellen des Körpers auf die nächtliche Arbeit mit Schwierigkeiten verbunden. Um die gleiche Leistung zu vollbringen wie am Tag, wird vom Körper einiges erwartet, denn er muss „gegen die innere Uhr“ aktiv sein. Der menschliche Organismus ist dadurch außergewöhnlichem Stress ausgesetzt, der ihn nicht nur körperlich schwächt, sondern auch psychisch stark belastet. Als Folge können Erschöpfungszustände auftreten.

Um diesem vorzubeugen, sollte die Pflegende

- sich auf den kommenden Nachtdienst einstellen,
- über die Gestaltung der Tage nachdenken, an denen man sich erholen muss
- sich folgende Fragen beantworten:
  - Wann gehe ich morgens schlafen?
  - Wie lange möchte ich schlafen?
  - Wann möchte ich essen?
  - Welche Dinge muss ich erledigen? usw.
- Bekannte und Freunde informieren, um tagsüber störende Telefonate weitgehend auszuschalten,
- am Tag des 1. Nachtdienstes nach Möglichkeit vorschlafen oder ausruhen und entspannen,
- sich nach dem Nachtdienst ohne Hektik auf den Schlaf einstimmen (z. B. einen kurzen Spaziergang machen, keine koffeinhaltigen Getränke oder schwarzen Tee trinken),
- Schlafzimmer gründlich lüften, zum Schlafen verdunkeln,
- genügend (6–8 Stunden) Schlafzeit einräumen und
- bei frühem Erwachen liegen bleiben und ausruhen.

Zum Nachtdienst sollten mitgenommen werden:

- ausgewogene, leichte Kost und Getränke für die Nacht
- warme Kleidung (nachts kühlt es ab und der eigene Stoffwechsel ist herabgesetzt, sodass man leichter friert!)
- bequeme, leise Schuhe

Merke

Nachtarbeit erfordert von Körper und Psyche außergewöhnliche Leistungen und Kraft. Seelische und geistige Defizite sowie Erschöpfungszustände können auftreten. Suchen und finden Sie für sich persönlich sinnvolle Maßnahmen, um übermäßigem Stress infolge von Nachtarbeit vorzubeugen.

18.3.1 Übernahme des Nachtdiensts

Bei Dienstbeginn verschafft sich die Pflegende einen Überblick über die Patienten und deren aktuelle Situation. Dazu gehören pflegerische und organisatorische Informationen, die bei der Übergabe weitergegeben werden.

Pflegerische Informationen

Anhand des Dokumentationssystems werden bei der Übergabe die Krankheitsbilder aller Patienten, deren aktuelle Situation und die anfallenden Pflegeaufgaben durchgesprochen und an den Nachtdienst übergeben.

Die Pflegende benötigt außerdem folgende stationsinterne Informationen:
- Sind alle Patienten auf der Station?
- Wer kommt später?
- Wer ist entlassen worden?
- Wer wurde neu aufgenommen?
- Sind Neuzugänge angekündigt?
- Gibt es leere Betten?
- Welche Untersuchungen und Eingriffe wurden am Tag durchgeführt?
- Welche Überwachungsmaßnahmen sind demzufolge notwendig?
- Welche Untersuchungen und Eingriffe sind für den nächsten Tag geplant?
- Welche pflegerischen Vorbereitungen sind noch zu erledigen?

Organisatorische Informationen

Für die Sicherheit der Patienten sind noch weitere Informationen wichtig:
- Welcher Arzt hat Bereitschaftsdienst?
- Wie lautet seine Telefonnummer und wie die Notrufnummer?
- Wo steht der Notfallkoffer, ist er aufgefüllt?
- Wo befinden sich Sauerstoffgerät und Ersatzflasche?
- Wo ist der Feuerlöscher?
- Wie funktioniert die Alarmanlage?
- Wo sind die Notausgänge?
- Welche Türen werden bei Gefahr geschlossen?
- Wo ist der Sicherungskasten?

Pflegepraxis

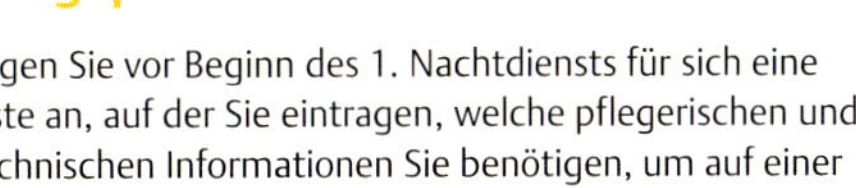

Legen Sie vor Beginn des 1. Nachtdiensts für sich eine Liste an, auf der Sie eintragen, welche pflegerischen und technischen Informationen Sie benötigen, um auf einer speziellen Station zu arbeiten.

18.3.2 Aufgaben im Nachtdienst

Hier sind grundsätzlich 2 wesentliche Aufgaben zu erfüllen, die als Beobachten und Begleiten von Patienten umschrieben werden.

Der 1. Rundgang erfolgt sofort nach der Übergabe durch die zuständige Pflegende mit den Zielen:
- Die Patienten lernen die verantwortliche Pflegende kennen.
- Die Patienten können ihre Wünsche und Bedürfnisse ansprechen.
- Die Pflegende informiert sich über das momentane Befinden der Patienten.

Für die weiteren nächtlichen Rundgänge gilt Folgendes:
- Sie werden in regelmäßigen Abständen wiederholt.
- In den Zimmern soll die Bodenbeleuchtung eingeschaltet und zusätzlich eine Taschenlampe benutzt werden und keine Deckenbeleuchtung, um den Schlaf der Patienten nicht zu stören.
- Die Pflegende geht leise an jedes Bett, hört auf Atemgeräusche und schaut nach jedem einzelnen Patienten. Es genügt nicht, von der Tür aus ins Zimmer zu blicken und dann weiterzugehen. Alte und schwerkranke Menschen können sich nicht so schnell äußern, Unregelmäßigkeiten würden nicht registriert werden (▶ Abb. 18.5).
- Läutet ein Patient, geht die Pflegende zu ihm, auch dann, wenn sie kurze Zeit vorher schon bei ihm war. Plötzliche Schmerzen, Atemnot, Blasen- oder Darm-Beschwerden usw. könnten Ursache des erneuten Klingelns sein. Der Patient empfindet Schmerzen nachts stärker, weil jede Ablenkung fehlt.

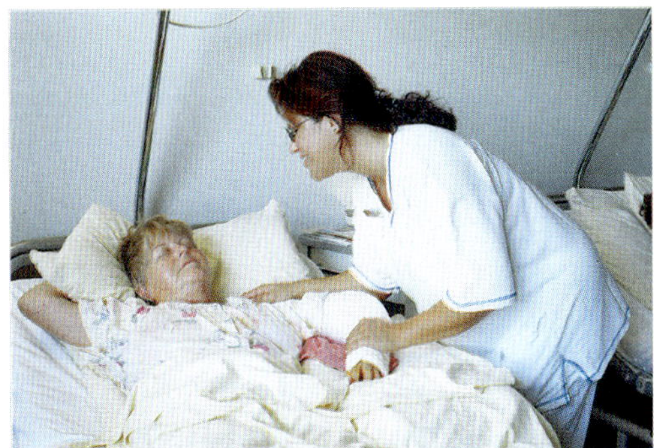

Abb. 18.5 Nachtwache. Die Nachtwache orientiert sich am Krankenbett über die Befindlichkeit des Patienten.

- Viele Patienten haben aber auch Angst vor dem nächtlichen Alleinsein und der Ungewissheit, wie es um ihre Gesundheit und Zukunft bestellt ist. Sie werden eventuell häufiger zwischen den Rundgängen läuten, um ein hilfreiches Gespräch mit der Pflegenden zu führen.
- Es geschieht nicht selten, dass (ältere) Patienten nachts klingeln und dann nicht mehr wissen, aus welchem Grund sie sich meldeten. Hinter diesem Verhalten kann eher der Wunsch nach Zuwendung und Aufmerksamkeit stecken und keinesfalls eine negative Absicht.

Merke M!

Wenn sich die Patienten nachts gut betreut fühlen, ist oft auch ihre Nachtruhe besser. Sie wissen, dass regelmäßig nach ihnen geschaut wird, auch dann, wenn sie schlafen oder sich nicht äußern.

Neben den pflegerischen Aufgaben während der Nacht, die allesamt zu dokumentieren sind, ist die Sorge für die ungestörte Nachtruhe des Patienten und seine Sicherheit von großer Bedeutung. Die Pflegende sollte daher auch beobachten, wie lange kreislaufgefährdete, bewusstseinsveränderte oder teilweise immobile Patienten auf der Toilette oder im Badezimmer verweilen. Es besteht immer die Gefahr, dass ein Patient kollabiert oder sich nicht äußern kann.

Die Pflegende sorgt dafür, dass:

- Flure und Toiletten gut beleuchtet sind, um die Sturzgefahr zu reduzieren;
- Türen und Türklinken leise betätigt werden und die Lautstärke von Radios, Fernsehern und Gesprächen auf ein Minimum reduziert sind, um die Nachruhe nicht zu stören;
- pflegebedürftige Patienten nicht vor 6:00 Uhr zum Waschen oder zum Messen von Puls und Temperatur geweckt werden.

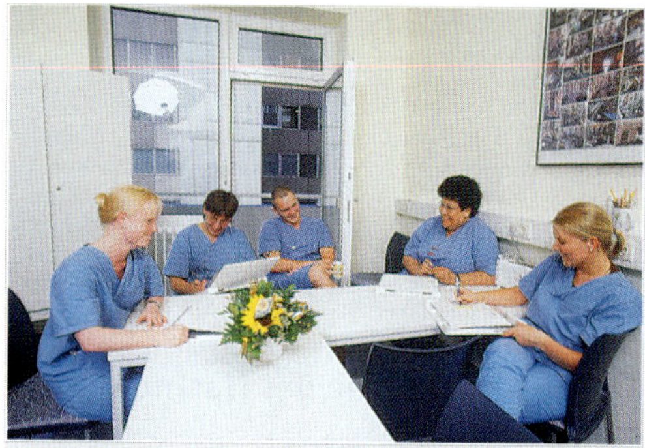

Abb. 18.6 Übergabegespräch. Vor Dienstende informiert die Nachtwache die Mitarbeiter des Frühdienstes über besondere Vorkommnisse während des Nachtdienstes.

18.3.3 Übergabe der Station an den Tagdienst

Die Übergabe erfolgt, wenn alle Mitarbeiter der Frühschicht anwesend sind, am sinnvollsten mithilfe des Dokumentationssystems (▶ Abb. 18.6). So ist gewährleistet, dass über alle durchgeführten Pflegemaßnahmen und Vorkommnisse in der Nacht berichtet wird. Auch Tätigkeiten, für die die Zeit in der Nacht nicht ausreichte, werden gewissenhaft an den Tagdienst übergeben.

Vor dem Verlassen der Station sollte sich die Pflegende davon überzeugen, dass alle benutzten Gegenstände ordnungsgemäß aufgeräumt sind und die Dokumentation der erledigten pflegerischen Tätigkeiten nachvollziehbar durchgeführt wurde.

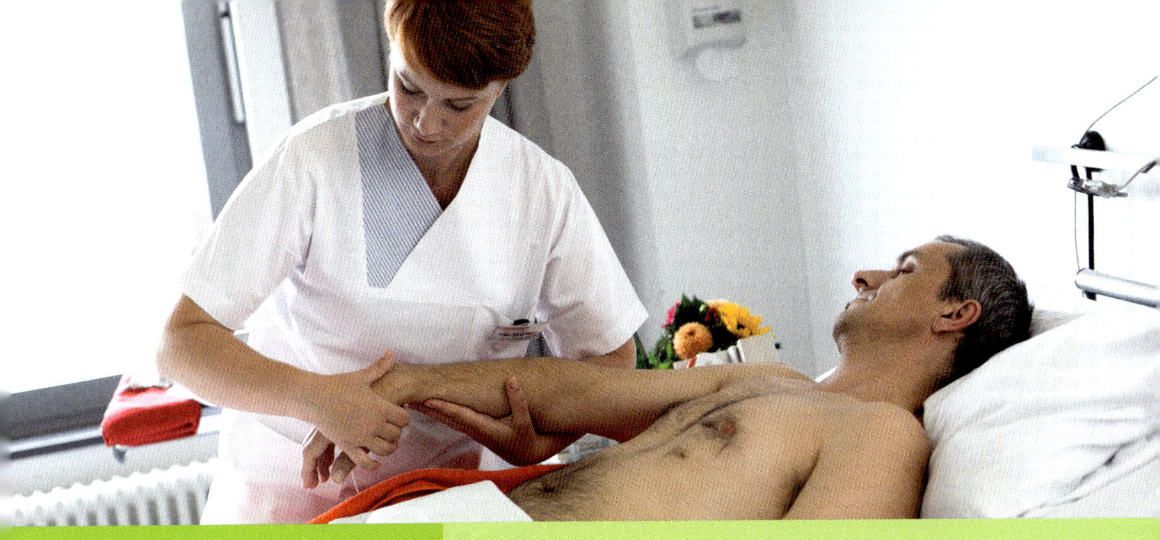

Kapitel 19

Krankenpflegehilfe bei den Aktivitäten des täglichen Lebens

19.1	ATL Wach sein und Schlafen	316
19.2	ATL Sich bewegen	318
19.3	ATL Sich waschen und kleiden	343
19.4	ATL Essen und Trinken	362
19.5	ATL Ausscheiden	373
19.6	ATL Körpertemperatur regulieren	398
19.7	ATL Atmen	411
19.8	ATL Für Sicherheit sorgen	434
19.9	ATL Raum und Zeit gestalten – sich beschäftigen	444
19.10	ATL Kommunizieren	447
19.11	ATL Sich als Mann oder Frau fühlen	455
19.12	ATL Sinn finden im Werden, Sein, Vergehen	458

19 Krankenpflegehilfe bei den Aktivitäten des täglichen Lebens

Lenore Lübke-Schmid, Beate Weisser

19.1 ATL Wach sein und Schlafen

Im Schlaf erholen sich Körper und Geist des Menschen. Ein erholsamer Schlaf ist eine grundlegende Voraussetzung für das Wohlbefinden und die Regeneration des gesunden Menschen und somit auch sehr wichtig für den Genesungsverlauf des Patienten. Es ist daher eine wichtige Aufgabe von Pflegenden, dem Patienten eine ungestörte Nachtruhe zu ermöglichen oder sie zu fördern.

19.1.1 Beobachtung des Schlafes

Der Schlaf ist ein zyklisches, d.h. ein sich im Zeitablauf stets wiederholendes Geschehen. Der Schlafbedarf sowie die Einschlaf- und Wachzeiten eines Menschen sind jedoch sehr individuell und verändern sich mit zunehmendem Alter.

Die durchschnittliche Schlafdauer in den verschiedenen Altersgruppen beträgt:

- bei Säuglingen 18–20 Stunden
- bei Kleinkindern 12–14 Stunden
- bei Erwachsenen 6–8 Stunden
- bei alten Menschen ca. 6 Stunden (bzw. 12–14 Std. inklusive aller „Nickerchen")

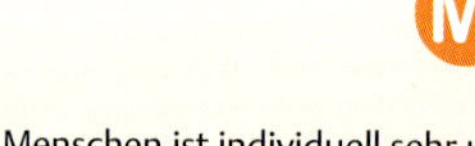

Merke

Das Schlafbedürfnis des Menschen ist individuell sehr unterschiedlich. Neben der altersabhängigen, durchschnittlichen Schlafdauer spielen Veranlagung, Gewohnheiten und das Tagesgeschehen (z. B. körperliche Aktivitäten) zusätzlich eine wesentliche Rolle.

Der Schlafrhythmus eines Menschen variiert ebenso, da er stark von der Lebensweise bzw. Tätigkeit abhängt und z.B. durch Schichtarbeit oder häufiges Verreisen beeinflusst wird.

Merke

Bei der Beobachtung des Schlafes werden besonders Gesamtschlafzeit, Schlaftiefe, Befinden nach dem Aufwachen sowie Störungen beurteilt.

19.1.2 Veränderungen des Schlafes und Schlafstörungen

Schlafstörungen sind ein häufiges und weitverbreitetes Problem. Man unterscheidet Einschlafstörungen (Einschlafzeit dauert länger als 30 Min.) und Durchschlafstörungen (häufiges Erwachen während der Nacht, oft kombiniert mit oberflächlichem Schlaf) und frühes Erwachen. Die Ursachen von Schlafstörungen sind vielfältig (▶ Tab. 19.1).

Tab. 19.1 Ursachen von Schlafstörungen

äußere Ursachen	innere Ursachen
• Lärm (Straße, Geräusche vom Krankenhausflur, schnarchende, unruhige Mitpatienten) • Licht im Zimmer • schlechte Matratzen • Wetterwechsel • zu hohe oder zu tiefe Zimmertemperatur • Vollmond	• Schmerzen • Angst • Nykturie • Sorgen • psychische Erkrankungen • Atemnot

Bei der Schlafumkehr sind die Patienten während der Nacht wach und unruhig, tagsüber dagegen schläfrig. Sie kann durch verschiedene Gehirnerkrankungen, wie Arteriosklerose, Parkinson-Erkrankung etc., verursacht werden. Bei vielen Schlafstörungen ist die Ursache jedoch unbekannt.

19.1.3 Pflegerische Maßnahmen

Zur Einschätzung der Schlafsituation ist ein klärendes Gespräch mit dem Patienten sehr wichtig.

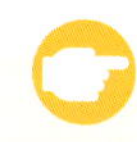

Pflegepraxis

Das Führen eines „Schlafprotokolls", in dem die betreffende Person den Zeitpunkt des Aufstehens und des Zubettgehens, Medikamenten- und Genussmitteleinnahmen (Tee, Kaffee, Alkohol), Wachphasen und die körperliche Aktivitäten einträgt, kann wesentlich zur Klärung der Schlafstörungsursache beitragen.

Sofern keine schwerwiegende Ursache der Schlafstörung zugrunde liegt, kann sie meist schnell und einfach behoben werden (z.B. bei störenden Bettnachbarn das Anbieten von Ohropax oder die Verlegung in ein anderes Zimmer). Es sollte stets darauf geachtet werden, dass belastende Gespräche (z.B. Mitteilung der Diagnose) keinesfalls abends erfolgen.

Pflegende im Spät- und Nachtdienst sollten Schuhe mit geräuscharmen Sohlen tragen, die Türen leise schließen und auf den Fluren keine lauten Gespräche führen.

Beispiele für schlaffördernde Maßnahmen sind:

- Einschlafritual beibehalten oder ein neues Ritual einführen (z.B. leise Musik hören, Zeitung lesen usw.).

- Patientenzimmer vor dem Einschlafen lüften und die Raumtemperatur auf 16–18 °C drosseln.
- Patienten schmerzfrei und bequem lagern und ggf. ein verordnetes Schmerzmittel verabreichen.
- Bei kalten Füßen ein warmes Fußbad anbieten oder Socken (Bettsocken) anziehen.
- Bei hohem Blutdruck zur Beruhigung kühle Fußbäder oder feucht/kühle Wadenwickel anbieten.
- Kurz vor dem Einschlafen ein Glas warme Milch, Bier oder schlaffördernden Tee (z. B. Baldrianwurzel, Hopfenzapfen, Melissenblätter) anbieten.
- Entspannungsübungen oder „Autogenes Training" (evtl. Beratung durch die Physiotherapie) zur Beruhigung vor dem Zubettgehen durchführen.
- Stets die Blase nochmals entleeren lassen.
- Wenn es als angenehm empfunden wird, schwerkranke Patienten lauwarm waschen und frisch ankleiden.
- Alle für den Patienten zur Beruhigung und Sicherheit notwendigen Gebrauchsgegenstände, wie Lichtschalter, Klingel, Getränk, Urinflasche und Taschentücher, stets in Griffweite platzieren.
- Dem an Schlafumkehr leidenden Patienten abends eine Tasse Kaffee oder schwarzen Tee zur besseren Durchblutung des Schlafzentrums im Gehirn verabreichen.

Behandlung von Schlafstörungen

Wenn die Ursache einer Schlafstörung nicht gefunden oder behoben werden kann, ist i. d. R. die ärztliche Verordnung eines Schlafmittels notwendig.

19.1.4 Beobachtung der Bewusstseinslage

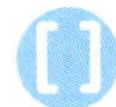

Definition

Nach Kraus (1986) ist das Bewusstsein die Gesamtheit und der Ausdruck aller uns gegenwärtigen, also wahrgenommenen, psychischen Vorgänge. Es besteht dabei eine Selbstkontrollfähigkeit und in wachem Zustand die volle Bewusstseinsklarheit.

Ist ein Mensch bewusstseinsklar, so ist er zu seiner Person (er weiß seinen Namen) sowie örtlich (er kann Angaben machen, wo er sich befindet) und zeitlich (er weiß z. B., dass es Tag oder Nacht ist) und in Bezug auf die eigene Person und Situation (er weiß, in welcher Rolle er sich befindet) orientiert. Darüber hinaus ist sein Reaktionsvermögen nicht beeinträchtigt. Das bedeutet, dass er z. B. gezielt gesetzte Schmerzreize abwehren kann.

Merke

Zur Einschätzung der Bewusstseinslage werden der Grad der Orientierung und das Reaktionsvermögen auf Ansprache und Schmerzreiz beobachtet.

19.1.5 Veränderungen des Bewusstseins

Veränderungen des Bewusstseins werden unterschieden in quantitative (Minderung der Wachheit) und qualitative Störungen (z. B. veränderte Bewusstseinsinhalte, Denk- und Wahrnehmungsvermögen, Realitätsbewusstsein). Beispiele für Bewusstseinsstörungen sind aus ▸ Tab. 19.2 zu ersehen.

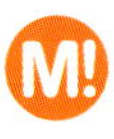

Merke

Pflegende müssen Auffälligkeiten, die das Bewusstsein eines Patienten betreffen, genau beobachten und sofort dem Arzt mitteilen sowie präzise dokumentieren.

Die aktuelle Situation des Patienten muss genau beschrieben werden (z. B. Patient ist schläfrig, kann auf Ansprache keine Angaben zur Person machen, Schmerzreiz wird gezielt abgewehrt). Die konkreten Beobachtungen sind bedeutsam für die Diagnosefindung. Das gilt insbesondere für Patienten mit Verletzungen oder Erkrankungen des Zentralen Nervensystems, mit Vergiftungen, nach Operationen, im Schockzustand oder mit Stoffwechselentgleisung. Auch zur Beurteilung des Erkrankungsverlaufs sowie für die Pflege und den Umgang mit dem Patienten ist die genaue Beobachtung der Bewusstseinslage wichtig.

Tab. 19.2 Bewusstseinsstörungen, ihre Symptome und Ursachen

Bewusstseinsstörung	Symptome	Ursachen (Beispiele)
Benommenheit	• starke Müdigkeit • leichte Bewusstseinstrübung • Herabsetzung der geistigen Leistungsfähigkeit (Denk-, Reaktions- und Orientierungsvermögen)	• hohes Fieber • Verletzungen • Gehirnerkrankungen • sehr starke Gemütsbewegungen
Somnolenz	• starke Benommenheit und Schläfrigkeit • auf Ansprache und Berührung kurz erweckbar • eingeschränkte Verständigungsmöglichkeit	• Vergiftungen (z. B. Alkohol-, Schlafmittelvergiftung) • schwere Infektionskrankheiten • akute hirnorganische Erkrankungen • Anurie

Tab. 19.2 Fortsetzung

Bewusstseinsstörung	Symptome	Ursachen (Beispiele)
Sopor	• schwere tiefschlafähnliche Bewusstseinstrübung • Reaktion auf starken Schmerzreiz vorhanden	siehe Somnolenz
Koma	• tiefe Bewusstlosigkeit • keine Reaktion auf Schmerzreiz	• schwere Vergiftungen • Stoffwechselentgleisung (z. B. Coma uraemicum) • schwere Hirnschädigung (z. B. durch Blutung, Quetschung, Ödem oder Durchblutungsstörungen)
Dämmerzustand	• länger anhaltende Bewusstseinstrübung mit evtl. Trugwahrnehmungen, Orientierungs- und Wahrnehmungsstörungen • Unauffälligkeit des Betroffenen trotz Orientierungsstörung	• nach epileptischen Anfällen • Alkoholgenuss • Hirnschädigungen
Rausch	• vorübergehender, Minuten bis Stunden dauernder Erregungs- oder Dämmerzustand • mitunter begleitet von positiven (Glücksgefühle, high-sein) oder negativen Gefühlen (Wut, Aggression, Angst)	• Alkohol • sonstige Rauschmittel
Delirium	• motorische Unruhe (Zittern, Nesteln usw.) • ängstliche Verstimmung • Sinnestäuschungen • Wahnvorstellungen • Schwitzen	• hohes Fieber • Alkoholentzug • Rauschgiftentzug • große Eingriffe
Stupor	• Erstarrungszustand mit völligem Fehlen von jeglichen körperlichen und geistigen Aktivitäten bei wachem Zustand	• schwere Verlaufsformen bei psychischen Erkrankungen, z. B.: Depression oder Schizophrenie
Verwirrtheit	• Unruhezustand mit Verkennung der Realität • Orientierungsverlust	• schwere Stoffwechselstörungen • Durchblutungsstörungen im Gehirn • sonstige Gehirnerkrankungen, z. B. Alzheimer-Krankheit
Amnesie: • anterograd • retrograd	Amnesie: vorübergehende oder bleibende Erinnerungslücke: • anterograd: fehlende Erinnerung an die erste Zeit nach dem verursachenden Ereignis (z. B. Unfall) • retrograd: fehlende Erinnerung an eine bestimmte Zeit vor dem verursachenden Ereignis (z. B. Unfall)	• Schädel-Hirn-Trauma • Epilepsie

19.2 ATL Sich bewegen

Die Mobilität (Beweglichkeit) befähigt den Menschen dazu, sich frei und ungehindert zu bewegen und seinen Aufenthaltsort nach Belieben bzw. Notwendigkeit zu wählen. Die selbstbestimmte, ungehinderte Bewegungsfähigkeit ist eine wesentliche Grundlage der Lebensqualität. Sie ist für alle ATL bedeutsam. Nur der bewegungsfähige Mensch kann sich selbst pflegen, Nahrung aufnehmen, sich beschäftigen usw. Die Bewegungsabläufe werden vom Gehirn gesteuert und über den aktiven (Muskeln) und passiven (Knochen und Gelenke) Bewegungsapparat ausgeführt.

19.2.1 Beobachtung der Bewegungsfähigkeit

Der gesunde Mensch kann sich willkürlich, schmerzfrei und ungehindert bewegen. Das Gehen erfolgt in einem harmonischen Bewegungsablauf bei aufrechter Körperhaltung, das Sitzen mit aufrechtem Oberkörper und meist abgestützten Armen. Im Liegen sind die Gliedmaßen entspannt und der erwünschten Körperlage angepasst (z. B. Seitenlage).

Die Psychomotorik umschreibt Bewegungen, die das Sprechen gestisch und mimisch unterstützen bzw. die Befindlichkeit des Menschen zum Ausdruck bringen (Ausdrucksverhalten).

Merke

Jede Beeinträchtigung der Mobilität bedeutet, entsprechend ihres Ausmaßes, Abhängigkeit und Einschränkung der Lebensabläufe in Familie, Beruf und Freizeit. Diese ist oft mit erheblicher psychischer Belastung verbunden.

19.2.2 Störungen der Beweglichkeit

Es gibt eine Vielzahl von Erkrankungen, welche die Bewegungsfähigkeit des Menschen einschränken. So kann der Bewegungsapparat direkt betroffen sein, z. B. bei Knochen- und Gelenkerkrankungen; bei Erkrankungen von Gehirn und Nervensystem können Bewegungsabläufe gar nicht oder nur unzureichend gesteuert werden. Auch psychische Erkrankungen können sich auf die Beweglichkeit auswirken, so sind z. B. depressive Menschen oft extrem verlangsamt, manische hingegen sehr bewegungsfreudig.

19.2.3 Veränderungen der Bewegung und Bewegungsstörungen

Im Folgenden sollen einige Veränderungen der Bewegung näher erläutert werden, wie Lähmung, Zittern, Unruhe, Krämpfe, Zwangs- und Schonhaltungen, Bewegungseinschränkungen.

▸ **Lähmung.** Lähmung bedeutet einen unvollständigen (Parese) oder einen vollständigen (Paralyse) Funktionsausfall eines Körperteils oder eines Organs. Ist die betroffene Muskulatur schlaff, so handelt es sich um eine schlaffe Lähmung. Bei einem andauernden Spannungszustand der Muskeln liegt eine spastische Lähmung vor.

▸ **Zittern.** Je nach Art der Zitterbewegung kann in grob- oder feinschlägiges Zittern unterteilt werden. Grobschlägiges Zittern tritt z. B. bei Patienten mit Parkinson-Erkrankung auf.

▸ **Unruhe.** Unruhe äußert sich sehr unterschiedlich, z. B. durch andauerndes Umhergehen des Patienten, ständig nestelnde Bewegungen oder durch den starken Drang, das Bett zu verlassen.

▸ **Krämpfe.** Bei Krämpfen handelt es sich um unwillkürliche Verkrampfungen der Muskulatur. Man unterscheidet tonische Krämpfe (mit gespannter Muskulatur) und klonische Krämpfe (mit Zuckungen bzw. Schüttelbewegungen der Muskulatur).

▸ **Zwangs- und Schonhaltungen.** Zwangs- und Schonhaltungen sind Körperhaltungen, die dem Patienten Erleichterung verschaffen und deshalb häufig eingenommen werden, z. B. das Liegen mit angezogenen Beinen bei Bauchschmerzen, aufrechtes Sitzen bei Atemnot usw.

▸ **Bewegungseinschränkungen.** Bewegungseinschränkungen entstehen durch Behinderungen oder Erkrankungen des Bewegungsapparats, z. B. eine Gehbehinderung durch Arthrose des Hüftgelenks.

19.2.4 Pflegerische Maßnahmen und Pflegehilfsmittel

Rückenschonende Arbeitsweise

Falsche Hebe- und Tragetechniken führen zu einer Fehlbelastung der Wirbelsäule, die im Lauf der Zeit Rückenschmerzen verursachen kann. Bei gebeugtem Rücken werden die Wirbelkörper einseitig komprimiert. Bei häufigem Heben bzw. Tragen mit gebeugtem Rücken kann es durch die Druckbelastung zu schmerzhaften Abnutzungserscheinungen an den Bandscheiben und Wirbelkörpern kommen.

Rückenprobleme rühren vor allem daher, dass geeignete Hilfsmittel (z. B. Lifter) oder Hilfspersonen nicht zur Verfügung stehen, aus Zeitmangel nicht in Anspruch genommen werden oder Konzepte des rückenschonenden Arbeitens, z. B. Kinästhetik, nicht angewendet werden. Dazu können ungünstige Körperhaltungen und Bewegungsmuster bei der Arbeit zu schmerzhaften Muskelverspannungen im Rückenbereich führen (▸ Abb. 19.1 u. ▸ Abb. 19.2).

Merke

Führen Sie Hebe- und Tragearbeiten mit geradem Rücken aus! Die Rumpfbeugung sollte im Hüftgelenk erfolgen. Dabei sollte nicht vergessen werden, in die Hocke zu gehen, wodurch die einseitige Druckbelastung der Wirbelkörper und Bandscheiben entfällt.

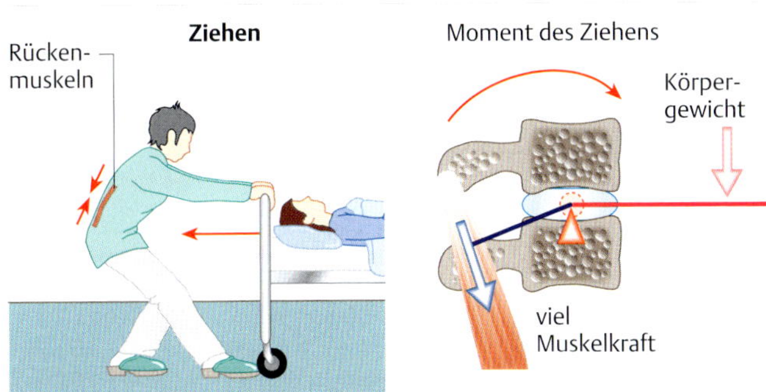

Abb. 19.1 Beispiel für eine ungünstige Körperhaltung. Beim Ziehen eines Patientenbettes wird die Lendenwirbelsäule gebeugt und die Rückenmuskulatur angespannt. Dadurch können Muskelverspannungen im Rückenbereich und Abnutzungserscheinungen an der Wirbelsäule entstehen.

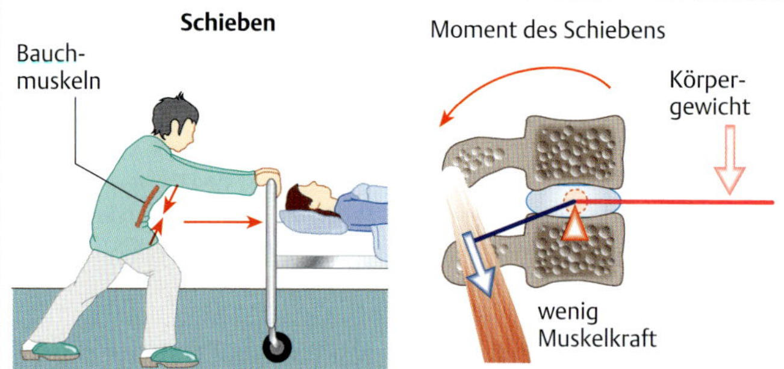

Abb. 19.2 Rückenschonendes Arbeiten. Beim Schieben eines Patientenbettes wird die Bauchmuskulatur angespannt und die Rückenmuskulatur entlastet.

Grundsätze rückenschonender Arbeitsweise

Grundsätzlich sollten einige Regeln beachtet werden, die zur Schonung des Rückens der Pflegenden beitragen:

- **Richtige Kleidung tragen.** Berufskleidung darf die Bewegungsfreiheit nicht einschränken. Die Schuhe müssen geschlossen sein und durch eine rutschfeste Sohle sicheres Stehen und Gehen ermöglichen.
- **Rückenschonend sitzen.** Gerader Rücken, Hüftwinkel 90°, Oberschenkel liegen vollständig auf der Sitzfläche auf, Beine stehen etwa hüftbreit auseinander. Füße stehen unter dem Kniegelenk und haben eine gute Bodenhaftung, das Becken kippt leicht nach vorne und das Gewicht liegt auf den Sitzbeinhöckern (► Abb. 19.3).
- **Rückenschonend stehen.** Beine stehen mit leicht gebeugten Knien in leichter Grätsch- oder Schrittstellung. Somit ist eine bessere Standfestigkeit gewährleistet und eine Schwerpunktverlagerung von einem Bein auf das andere möglich.
- **Rückenschonend arbeiten.** Arbeitsablauf mit Hilfspersonen genau absprechen, den Patienten zur Mitarbeit anleiten, das Patientenbett auf Arbeitshöhe bringen (Liegefläche auf Hüfthöhe) und koordiniert sowie zeitgleich arbeiten (Kommandos geben). Beim Heben den Rücken gerade halten und an die Beugung in der Hüfte denken. Beim Anheben einer Last Pressatmung vermeiden, am besten dabei ausatmen, ggf. Schwerpunktverlagerung von einem Bein auf das andere durchführen.
- **Rückenschonend heben und tragen.** Die Last vorher einschätzen, Knie und Hüftgelenk beugen, die Last körpernah halten und dabei langsam hoch gehen. Die Last auf beide Arme verteilen und die richtige Atemtechnik beachten (s. o.). Schwere Lasten zu zweit oder mit Hilfsmitteln tragen.
- **Hilfsmittel einsetzen.** Als Hilfsmittel z. B. beim Betten von Schwerkranken einen Lifter benutzen. Lasten dagegen entweder auf einem Wagen transportieren oder mit einer Hilfsperson tragen.

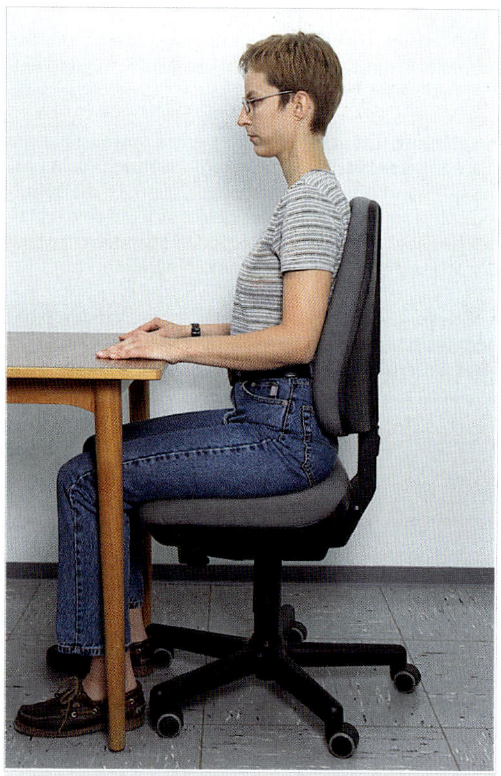

Abb. 19.3 Rückenschonende Sitzhaltung. Die Abbildung zeigt eine korrekte Sitzhaltung, mit der die Lendenwirbelsäule entlastet wird. Sie dient damit der Vorbeugung bzw. Besserung von Rückenschmerzen.

Merke

Angebote durch den Arbeitgeber zur Erlernung einer Ausgleichsgymnastik und einer rückengerechten Arbeitsweise („Rückenschule“) sollten unbedingt wahrgenommen werden. Die erlernten Übungen können in der Freizeit fortgeführt und damit Rückenbeschwerden vermieden werden.

Patientenbett

Die Besonderheiten eines Patientenbetts ergeben sich aus den Anforderungen an seine Funktion, die sowohl dem Patienten als auch den Pflegenden gerecht werden müssen. Es ist durchschnittlich 1 m breit, 2 m lang und 60 cm hoch.

Aufbau des Patientenbetts

Zu einem Patientenbett gehören herausnehmbare Bettbretter am Kopf- und Fußende, Patientenaufrichter (Aufzugstange) mit Haltegriff/Bettbügel für Patienten und evtl. weiteren Haltevorrichtungen z. B. für Infusionsflaschen, höhenverstellbarer Bettrost mit verstellbarem Kopf- bzw. Fußteil. Das Fahrgestell ist mit Rädern ausgestattet, die durch einen Bremshebel blockierbar sind. Zur Sicherung des Patienten vor dem Herausfallen können nach Anordnung zusätzlich Bettgitter angebracht werden.

Je nach Ausführung des Patientenbetts erfolgt die Bedienung manuell, hydraulisch oder elektrisch (▶ Abb. 19.4). Für verschiedene Fachkliniken (z. B. Zentren für Querschnittsgelähmte) stehen Spezialbetten, die besondere Lagerungstechniken ermöglichen, zur Verfügung.

Ausstattung des Patientenbetts

Die Ausstattung eines Patientenbetts besteht aus einer einteiligen Schaumstoffmatratze, die mit einem Schutzbezug versehen ist. Kissen und Decken sind aus waschbarem Synthetikmaterial. Die Bezüge werden meistens durch eine Umschlagfalte („Hotelverschluss“) verschlossen. Das Laken kann im mittleren Drittel des Bettes mit einem quer eingespannten Spannbettuch (Quer- oder Stecklaken) geschützt sein. Darüber befindet sich für schwerkranke Patienten eine wasserundurchlässige Betteinlage, die aus Einweg- oder waschbarem Textilmaterial besteht.

In vielen Krankenhäusern werden die Betten nach der Entlassung in die Bettenzentrale gebracht, dort desinfiziert und frisch bezogen.

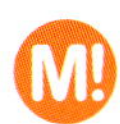

Merke

In vielen Krankenhäusern werden Stecklaken nicht mehr routinemäßig benutzt: Zum einen reduziert es den Wäscheverbrauch, zum anderen mindert es die Dekubitusgefahr des Patienten.

Nachttisch

Der Nachttisch gehört zum Patientenbett. Er ist fahrbar und hat einen ausklappbaren Esstisch, der in Schrägstellung auch als Lesetisch Verwendung finden kann. Manche Nachttische haben an geeigneter Stelle eine Leiste mit Bedienungsschalter für Klingel, Sprechanlage, Radio und Licht.

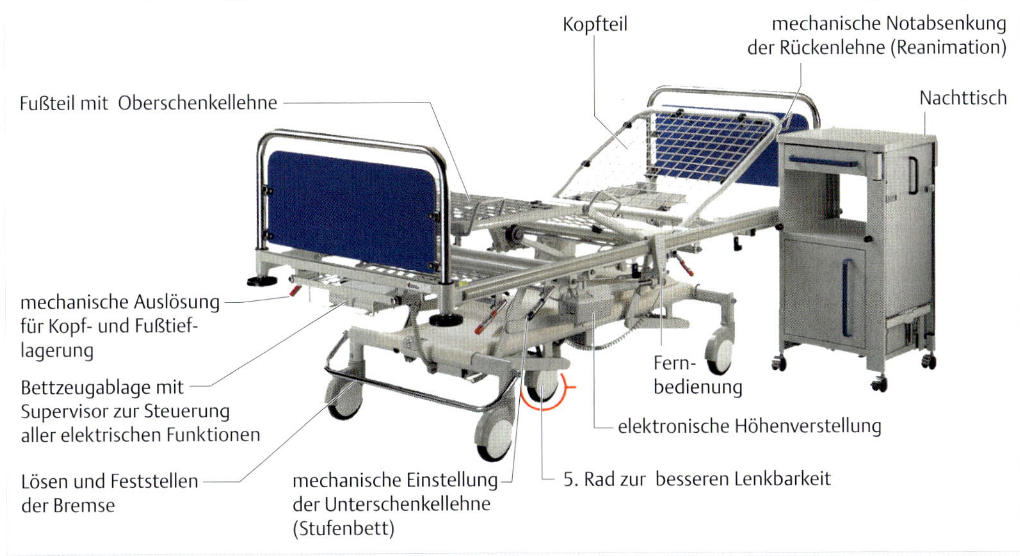

Abb. 19.4 Patientenbett. Die Abbildung zeigt den Aufbau eines Patientenbettes mit seinen verschiedenen Funktionen.

Betten des Patienten

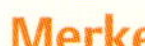

Merke

Das Betten ist für den Patienten eine pflegerische Maßnahme, die sein Wohlbefinden durch besseres Liegen fördert und ihm Kontaktmöglichkeit mit den Pflegenden bietet. Die Pflegenden bekommen durch Beobachtung und Gespräche während des Bettens Informationen über die Befindlichkeit des Patienten. Prophylaktische Maßnahmen (Dekubitus-, Thrombose-, Pneumonie-, Kontrakturenprophylaxe) sowie Mobilisation können mit dem Betten verbunden werden. Patienten, die sich noch selbst im Bett bewegen können, werden je nach Bedarf z. B. 2-mal täglich gebettet, Patienten, die in ihrer Mobilität stark eingeschränkt sind hingegen häufiger.

Vorbereitung

Material:

- Händedesinfektionsmittel
- Bettwäsche
- bei Bedarf Patientenwäsche oder Krankenhaushemd
- Pflegematerialien nach Bedarf
- Einmalhandschuhe
- Abwurfwagen

Patient:

- Patient über den Ablauf informieren und zur Mithilfe motivieren
- evtl. Lagerungshilfsmittel entfernen

Pflegende:

- Schutzkleidung (z. B. Pflegeschürze) anziehen
- Hände desinfizieren
- sich auf den Patienten einstellen

Raum:

- Fenster schließen
- Besucher hinaus bitten
- zum Schutz der Intimsphäre Sichtschutz aufstellen
- Platz schaffen
- einen Stuhl ans Bettende stellen, bzw. die Wäscheablage am Bett ausklappen

Durchführung

Betten von bettlägerigen Patienten

Die Vorgehensweise richtet sich nach dem Zustand des Patienten. Bettlägerige Patienten werden zu zweit gebettet, um einen sicheren und schonenden Ablauf zu gewährleisten.

- Bett in Arbeitshöhe bringen und das Kopfteil so flach wie möglich stellen.
- Decke von oben nach unten (ziehharmonikaartig so falten, dass die dem Körper aufliegende Seite innen bleibt) dritteln und auf einem Stuhl ablegen.
- Patienten mit Molton o. Ä. abdecken.
- Große Kissen entfernen, das kleine Nackenkissen aber belassen.
- Sonden, Dränagen und Urinableitungen sichern und ggf. abklemmen.
- Patienten auf die Seite drehen (Nackenkissen unter den Kopf legen).
- Hilfsperson: Patienten an Schulter und Hüfte halten und beobachten.
- Bei Bedarf pflegerische Maßnahmen, z. B. Hautbeobachtung, Hautpflege oder rektale Temperaturmessung durchführen.
- Stecklaken und Laken lösen und neu einspannen; bei Bedarf erneuern.
- Bettschutzeinlage ausbreiten.
- Frisches Stecklaken zur Hälfte raffen, den gerafften Teil dicht an den Patienten schieben und den überstehenden Teil einspannen.
- Patienten vorsichtig unter Mithilfe auf die andere Seite drehen und ihn auf den vorhandenen Wäschewulst aufmerksam machen.
- Gebrauchtes Stecklaken lösen und in den Abwurfsack geben.
- Laken lösen und neu einspannen.
- Stecklaken ausbreiten (auf Bettschutzeinlage achten!) und einspannen.
- Patient vorsichtig auf den Rücken drehen und bei Bedarf das Krankenhaushemd wechseln.
- Kissen ins Bett einbringen, den Patienten ggf. lagern und ihn zudecken; zuvor Zu- und Ableitungen sicher platzieren und ggf. die Klemmen wieder öffnen.
- Bettbügel, Klingel und sonstige Gebrauchsgegenstände in Griffweite platzieren.
- Wünsche des Patienten erfragen und nochmals seine Lagerung kontrollieren.

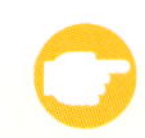

Pflegepraxis

Um eine übermäßige Anstrengung für den Patienten beim Betten zu vermeiden, sollte bei Patienten mit Atemnot das Bett nicht ganz flach gestellt werden. Wäsche, Pflegehilfsmittel und Abwurfwagen sollten zuvor schon so platziert werden, dass zeitaufwändige, weite Wege entfallen und die Schmutzwäsche ohne Zwischenablage direkt in den Wäschesack abgeworfen werden kann.

Wäschewechsel

Wäschewechsel bei bettlägerigen Patienten

- Haltegriff/Bettbügel hochhängen.
- Bett in Arbeitshöhe bringen.
- Decke abziehen, Bezug in den Abwurf werfen, Decke ablegen.
- Kopfkissen entfernen und abziehen; dem Patienten das Nackenkissen belassen.
- Patient vorsichtig auf die Seite drehen (vorher Sicherung von Sonden, Drainagen u. dgl. wie beim Betten).

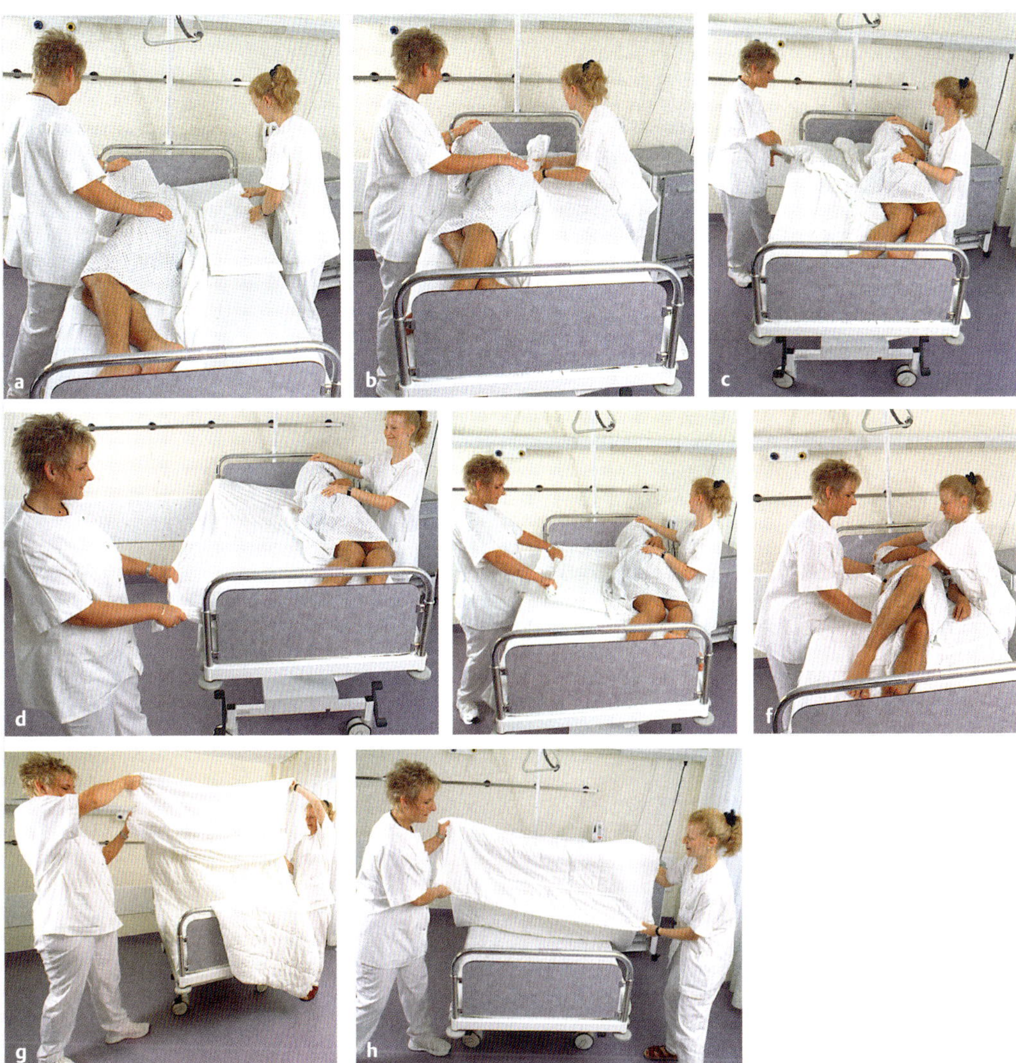

Abb. 19.5 Beziehen des Bettes mit Patient.

a Während der Patient sich zur Seite dreht, wird er zur Absicherung an Schulter und Hüfte gehalten. Stecklaken und Laken werden gelöst und an den Patienten herangerollt.

b Das saubere Laken wird der Länge nach zur Hälfte auf die Matratze gelegt, an der oberen und unteren Ecke eingespannt und unter der Matratze fixiert. Das Stecklaken wird untergesteckt. Bett- und Stecklaken werden hinter die benutzte Wäsche gerollt.

c Patient wird gebeten, sich über den Wäschewulst in der Mitte des Bettes auf die andere Seite zu drehen. Laken und Stecklaken werden zügig gelöst, die schmutzige Wäsche aufgerollt und im Wäschesack abgelegt.

d Das saubere Laken wird ausgerollt und gut gespannt.

e Das Stecklaken wird glattgezogen und faltenfrei untergesteckt.

f Der Patient wird behutsam gelagert und das Kopfteil sofort in eine angenehme Position gebracht.

- Stecklaken und das Laken lösen und beide dicht an den Patienten schieben, ebenso die Bettschutzeinlage (▸ Abb. 19.5a).
- Frisches Laken im Bett ausbreiten, zur Hälfte aufrollen bzw. raffen und den gerafften Teil dicht an den Patienten schieben; überstehende Lakenteile zuerst am Kopf- und Fußteil, dann an der Seite straff einspannen.
- Stecklaken zur Hälfte raffen und einspannen und die Bettschutzeinlage platzieren (▸ Abb. 19.5b).

- Patient vorsichtig auf die andere Seite drehen; Nackenkissen unterlegen (▶ Abb. 19.5c).
- Gebrauchtes Bett- und Stecklaken lösen und in den Wäschesack werfen.
- Laken, Stecklaken und Bettschutzeinlage ausbreiten und, wie schon beschrieben, einspannen (▶ Abb. 19.5d u. ▶ Abb. 19.5e).
- Patient auf den Rücken legen (▶ Abb. 19.5f).
- Kissen beziehen und ins Bett einbringen.
- Frischen Deckenbezug ausbreiten; dazu in den Bezug greifen und damit die oberen Ecken der Decke fassen, dann den Bezug über die Decke ziehen und den Patienten zudecken (▶ Abb. 19.5g und ▶ Abb. 19.5h).
- Weiter verfahren, wie beim „Betten des bettlägerigen Patienten" (S. 322) bereits beschrieben.

Wäschewechsel von oben nach unten

- Patient sitzt und hält sich ggf. am Haltegriff fest.
- Gebrauchtes Laken und Spanntuch von oben her bis zum Gesäß des Patienten zusammenraffen.
- Sauberes Laken unter den oberen Matratzenteil einspannen und bis zum Rücken des Patienten glatt ziehen.
- Patient legt sich hin und hebt das Gesäß (evtl. mit Unterstützung durch eine Hilfsperson).
- Gebrauchte Wäsche zum Fußende hin ziehen und die saubere Wäsche dabei nachspannen.
- Nachdem die gebrauchte Wäsche entfernt und abgeworfen wurde, die Beine des Patienten anheben und das Laken am Fußende einspannen.
- Weiteres Vorgehen siehe „Betten des bettlägerigen Patienten" (S. 322).

Nachbereitung

- Fenster öffnen
- benötigte Gegenstände aufräumen
- volle Wäsche- und Abfallsäcke schließen und entsorgen
- Hände desinfizieren
- Pflegetätigkeit und Beobachtungen in das Dokumentationssystem eintragen

Lagerungshilfsmittel

Lagerungshilfsmittel benötigt man für Patienten, die in ihrer Mobilität stark eingeschränkt sind und ihre Körperlage nicht mehr selbstständig verändern können oder bei denen durch bestimmte Erkrankungen eine besondere Lagerung notwendig ist (z. B. bei Beinbruch: Lagerung auf einer Schiene).

Merke

Lagerungshilfsmittel sollen gut verträglich (hypoallergen), wasch- und desinfizierbar, strapazierfähig, leicht anwendbar und möglichst preiswert sein und keinen Hitzestau verursachen.

Lagerungshilfsmittel zur Druckentlastung

Definition

Lagerungshilfsmittel zur Druckentlastung bewirken durch Weich- oder Hohllagerung von aufliegenden Körperteilen (z. B. Gesäß, Fersen, Ellenbogen) eine Druckverminderung, welche die Gefahr der Entstehung eines Dekubitus reduziert.

▶ **Weiche Kissen.** Diese gibt es in verschiedenen Größen aus Schaumstoff oder Synthetikmaterial. Neben der Weichlagerung werden diese Kissen zur Stabilisierung von verschiedenen Lagerungen, wie z. B. Seitenlagerung, V-Lagerung verwendet. Sie werden nach Gebrauch gewaschen.

▶ **Weichschaumstoffmatratzen.** Diese werden auf Basis von Rippen und Waben angeboten (▶ Abb. 19.6). Sie erreichen eine Verringerung des Auflagedrucks an der ganzen Aufliegefläche des Patienten. Dennoch muss bei Dekubitusgefahr zusätzlich eine regelmäßige Umlagerung des Patienten erfolgen. Sie sind desinfizierbar.

▶ **Luftgefüllte Matratzen.** Diese werden mit einem Spezialgebläse gefüllt (z. B. „Soft-care-Matratze"). Der Füllungsdruck wird dem Körpergewicht des Patienten angepasst. Sie bewirken eine gute Druckentlastung an der Aufliegefläche des Patienten, erfordern aber zusätzlich eine regelmäßige Umlagerung bei Dekubitusgefahr. Nach Gebrauch werden sie mit einer Desinfektionslösung abgewaschen, mit wenig Luft gefüllt und in zusammengerolltem Zustand aufbewahrt.

▶ **Wasserbetten und Wassermatratzen.** Sie gibt es in verschiedenen Ausführungen, finden im Krankenhaus

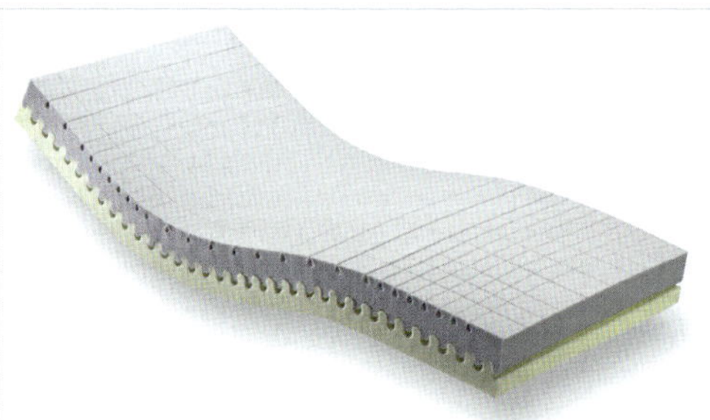

Abb. 19.6 Lagerungshilfsmittel zur Weichlagerung. Ein festelastischer Unterbau in klassischer Wellenschnitttechnik, kombiniert mit einer Liegefläche aus hochelastischem Schaumstoff, verleihen dieser Vierzonenmatratze die Liegeeigenschaften, die für immobile Menschen wichtig sind: Druckentlastung, Stützkraft, Förderung der Körperwahrnehmung und Förderung der Restressourcen. (RMT Reha-Med Technology GmbH, Dietzenbach)

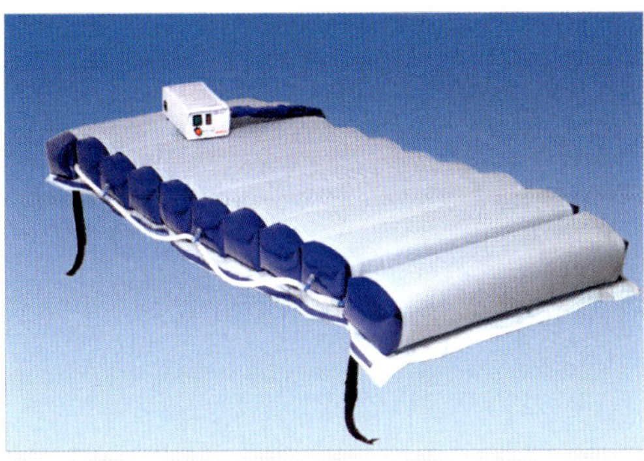

Abb. 19.7 Wechseldruck-Bettauflage. Die quer verlaufenden Zellen der Bettauflage werden wechselnd, in 10-minütigem Abstand aufgepumpt und wieder entlüftet. Damit verändern sich die Auflagedruckpunkte am Patienten ständig (Firma ADL GmbH Münster).

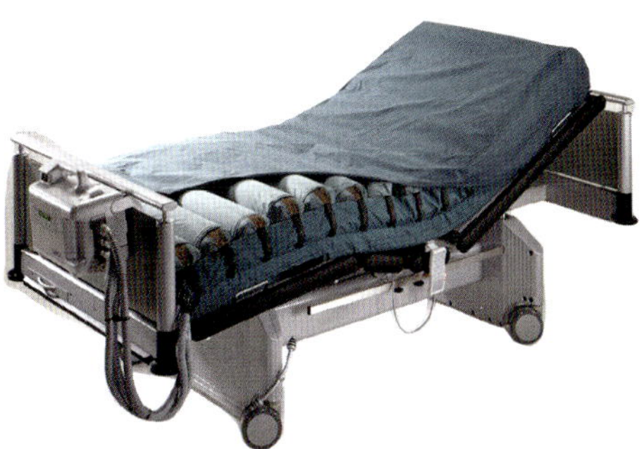

Abb. 19.8 Luftkissenbett. Beim Luftkissenbett werden die Kammern, wie bei der Wechseldruckmatratze, wechselnd mit Luft gefüllt und wieder entlüftet. Der Füllungsdruck der Kammern kann dem Körpergewicht des Patienten individuell angepasst werden (KCI-Medizinprodukte GmbH).

wegen der aufwendigen Handhabung jedoch kaum Verwendung. Sie haben eine gute druckausgleichende Wirkung, der Patient sinkt jedoch tief in das Lagerungsmittel ein und wird deshalb in seiner Bewegungsfreiheit eingeschränkt.

▸ **Wechseldruckmatratzen.** Diese bestehen aus Luftkammern, die wechselnd aufgepumpt und wieder druckentlastet werden. Dadurch ändern sich die Auflagedruckpunkte des Körpers ständig, d. h. eine konstante Flächendruckeinwirkung wird vermieden. Die Wechseldruckmatratze wird elektrisch durch ein Aggregat betrieben (▸ Abb. 19.7). Es gibt klein- und großzellige Wechseldruckmatratzen. Großzellige Matratzen erreichen eine wesentlich bessere druckentlastende Wirkung und sind deshalb zu bevorzugen. Eine regelmäßige Umlagerung mit Hautinspektion ist dennoch erforderlich. Nach Gebrauch können sie desinfiziert werden.

▸ **Spezialbetten.** Zusätzlich gibt es zahlreiche druckentlastende Lagerungsmöglichkeiten, z. B. das Luftkissenbett, mit dem der Patient unter optimalen druckausgleichenden Bedingungen gelagert werden kann (▸ Abb. 19.8). Das Luftkissenbett eignet sich besonders für Patienten, die nicht umgelagert werden können oder die bereits eine Druckschädigung haben.

Es gibt noch eine Vielzahl von geeigneten Lagerungsmaterialien. Fachausstellungen und Sanitätshäuser bieten dazu Anschauungsmaterial und Prospekte.

Lagerungshilfsmittel zur Ruhigstellung

Definition

Lagerungshilfsmittel zur Ruhigstellung werden verwendet, um einzelne Gliedmaßen ruhig zu stellen oder sie in einer speziellen Lagerung zu fixieren.

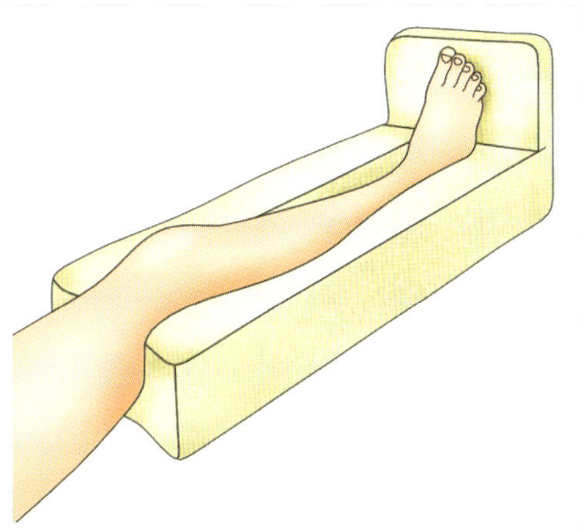

Abb. 19.9 Lagerungshilfsmittel zur Ruhigstellung. Die Schaumstoffschiene findet Verwendung zur Ruhigstellung eines Beines.

▸ **Schienen.** Diese ermöglichen die Ruhigstellung und Hochlagerung von Extremitäten. Sie werden bevorzugt zur Ruhigstellung der Beine eingesetzt. Vor der Anwendung müssen sie, je nach Art der Schiene, gepolstert und bezogen werden (▸ Abb. 19.9).

▸ **Säcke.** Diese sind mit verschiedenen Materialien gefüllt und dienen der Hochlagerung von Extremitäten oder unterstützen eine Lagerung. Kleine Sandsäcke werden zur Blutstillung auf bestimmte Wunden gelegt (z. B. nach einer Punktion).

▸ **Fixiergurte.** Diese sind in verschiedenen Ausführungen so konstruiert, dass der unruhige Patient bei ausreichender Bewegungsfreiheit fixiert und vor dem Herausfallen geschützt ist. Es gibt Bein-, Arm- und Bauchgurte, welche meist mit einem Magnetknopf verschlossen sind.

Merke

Für Pflegende ist zu beachten, dass in aller Regel eine Fixierung nur dann durchgeführt werden darf, wenn sie von einem Arzt angeordnet wurde. Rechtliche Aspekte der Fixierung werden in Kap. 30 (S. 667) ausführlich dargestellt.

Sonstige Lagerungshilfsmittel

Dazu zählt die Reifenbahre. Sie beugt einer Spitzfußstellung vor, indem sie den Auflagedruck der Bettdecke verhindert. Fußstützen aus Schaumstoff oder als Spezialkonstruktion verhindern ebenso eine Spitzfußkontraktur wie das Abrutschen des Patienten im Bett.

Lagerungsmöglichkeiten

Es gibt verschiedene Möglichkeiten der Patientenlagerung. Diese richten sich nach der Erkrankung und der Mobilität des Patienten. Pflegende haben die Aufgabe, Patienten, die ihre Körperlage nicht mehr selbst verändern können, eine situationsgerechte und möglichst bequeme Lagerung zu gewährleisten.

Merke

Lagerungshilfsmittel sollten so sparsam wie möglich verwendet werden, um den Patienten nicht unnötig einzuengen und seine (verbliebene) Eigenbeweglichkeit nicht einzuschränken.

- Patient (sofern dies die Erkrankung erlaubt) so bequem wie möglich lagern.
- Patient, so weit dieser es toleriert und solange keine Atemnot vorliegt, möglichst flach lagern, um das Steißbein von Druck zu entlasten.
- Aufliegende Körperteile weich lagern, um Druckgeschwüre zu vermeiden.
- Stets die Wünsche des Patienten berücksichtigen.

Lagerungsarten

► **Flache Rückenlage.** Sie dient etwa zur Entspannung nach einer Lumbalpunktion, bei Beckenbruch und anderen Erkrankungen. Der Kopf des Patienten liegt auf einem Nackenkissen (evtl. auch Kopfkissen), die Füße sind mit einem geeigneten Lagerungskissen abgestützt. Die Fersen durch Unterlegen mit einem kleinen Kissen oder einem entsprechend gefalteten Handtuch frei lagern (► Abb. 19.10).

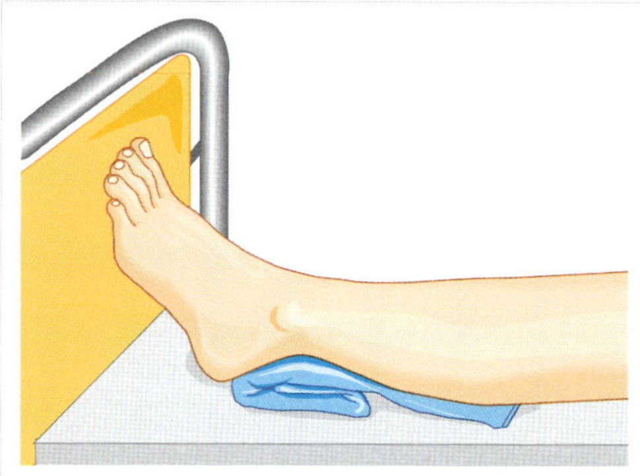

Abb. 19.10 Freilagerung der Fersen zur Dekubitusprophylaxe. In Rückenlage können die Fersen durch ein kleines Kissen oder entsprechend gefaltetes Tuch frei gelagert werden.

► **Oberkörperhochlagerung.** Sie dient zur Atemerleichterung, bei Herzerkrankungen, zur Nahrungsaufnahme, zur besseren Kommunikation. Dabei kann das Kopfteil nach Wunsch des Patienten beliebig erhöht werden. Wichtig ist, dass die Gelenkachse zum Höherstellen des Kopfteiles mit der Abknickung im Hüftbereich übereinstimmt, weil sonst der Patient im Brustbereich eingeengt wird. Den Patienten im Rücken mit einem Kissen abstützen. Durch eine leichte Unterstützung der Unterschenkel und im Knie können die Fersen frei gelagert werden. Bei Atemnot kann die zusätzliche Unterlagerung der Arme Erleichterung bringen. Um ein Herunterrutschen zu vermeiden, kann eine Rutschbremse eingelagert werden, indem ein zusammengerolltes Handtuch oder Waschlappen vor den Sitzbeinhöcker gelegt wird.

► **30°-Lagerung (Seitenlagerung).** Sie wird zur Dekubitusprophylaxe (im Wechsel mit der Rückenlage), bei Halbseitenlähmung (Hemiplegie), bei Bewusstlosigkeit zur Aspirationsprophylaxe und zur besseren Teilbelüftung der Lunge eingesetzt. Hierzu das Bett flach stellen und den Patienten zur Seite drehen. Kopf und Rücken werden mit einem geeigneten Lagerungskissen unterstützt, die aufliegende Schulter vorgezogen. Das untere Bein des Patienten wird in leichter Streckung von Knie- und Hüftgelenk gelagert, während das obere Bein in mehr oder weniger starker Hüft- und Kniebeugung abgewinkelt und abgepolstert nach vorn abgelegt wird, sodass die Knie nicht aufeinander liegen. Darauf achten, dass der oben liegende Arm in Mittelstellung auf dem Körper oder einem Lagerungskissen lagert.

► **Kopftieflage (Trendelenburg-Lage).** Sie dient bei Schock oder Ohnmacht zur besseren Durchblutung der lebenswichtigen Organe. Das Bett wird am Fußende hochgestellt, d. h. es entsteht eine „schiefe Ebene".

► **Herzlagerung.** Diese wird zur Atemerleichterung und Entlastung der Lungenstrombahn bei schwerer Herzinsuffizienz angewendet (► Abb. 19.11). Der Betroffene

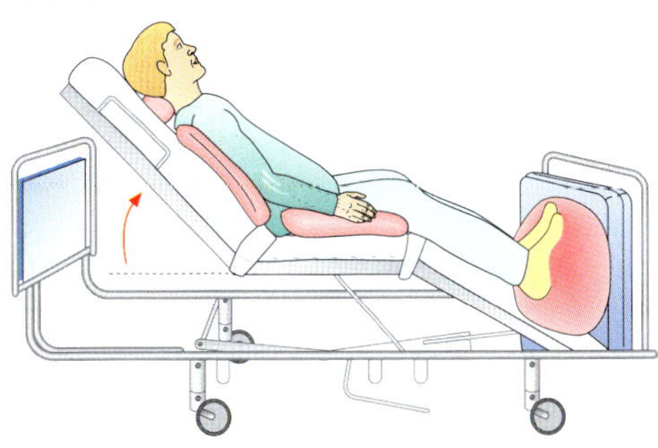

Abb. 19.11 Herzlagerung. Die Herzlagerung ermöglicht Patienten mit schwerer Herzinsuffizienz eine Atemerleichterung, weil das venöse Blut aus der unteren Körperhälfte verlangsamt zum Herzen und in die Lungenstrombahn zurückfließt.

wird in Oberkörperhochlagerung gebracht. Die Unterschenkel sind leicht nach unten gelagert.

Weitere Lagerungsarten werden in der Zuordnung entsprechender Pflegesituationen in späteren Kapiteln vorgestellt.

Mobilisation

Mobilisation heißt „beweglich machen" oder „in Bewegung setzen". Kranke Menschen sind oft über lange Zeit immobil und bewegen sich wenig (nach Operationen, schweren Unfällen usw.). Die noch vorhandene Bewegungsfähigkeit des Patienten wird von den Pflegenden unterstützt und gefördert, ein selbstständiges Bewegungsverhalten des Patienten wird schrittweise angestrebt.

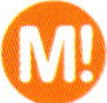

Merke

Neben der Schwächung der Funktionsfähigkeit des Bewegungsapparats können bei lang andauernder Immobilität zahlreiche Komplikationen und Zusatzerkrankungen auftreten, wie z. B. Dekubitus, Thrombose, Kontrakturen, Kreislaufschwäche oder Pneumonie.

Den Zeitpunkt der Mobilisation bestimmt der Arzt. Er richtet sich nach dem Zustand des Patienten. Die Mobilisation des Patienten erfolgt in Zusammenarbeit mit der Physiotherapie und dient, neben der Wiederherstellung der Muskel- und Gelenkfunktion, der Verhinderung von Komplikationen und Zusatzerkrankungen.

Mobilisation im Bett

Aufsetzen im Bett

Kann der Patient beim Aufsetzen im Bett nur wenig Aktivität aufbringen, wird er durch die Pflegende unterstützt. Das Bett wird flach gestellt. Steht die Pflegende auf der rechten Seite des Bettes, fasst sie mit der rechten Hand unter das linke Schulterblatt des Patienten. Mit der linken Hand stützt sie den Kopf. Durch gleichzeitiges Drehen und Beugen des Oberkörpers bewegt die Pflegende den Patienten auf ihrer Seite nach oben ins Sitzen. Mit beiden Händen unterstützt die Pflegende Schulter bzw. Nacken des Patienten.

Transfer zum Kopfende

Dabei muss der Patient gut über die Vorgehensweise informiert werden, damit er bestmöglich mithelfen kann. Besonders auf eine rückenschonende Körperhaltung (S. 319) achten.

▶ **Aktiver Transfer zum Kopfende mit leichter Hilfestellung.** Das Bett flach stellen. Der Patient winkelt beide Beine an und setzt die Füße fest auf der Matratze auf. Hat der Patient wenig Kraft in den Beinen und Füßen, kann der Halt der Füße durch Anti-Rutschhilfen, Lagerungskissen oder eine zusammengerollte Decke unterstützt werden. Die Pflegende legt ihre Hände unter den Brustkorb des Patienten. Dies kann sie von der Seite oder vom Kopfende des Bettes her tun. Das Gewicht des Oberkörpers ruht nun auf den Unterarmen der Pflegenden. Der Patient wird aufgefordert, das Becken anzuheben und sich mit den Füßen Richtung Kopfende abzudrücken. Die Pflegende folgt der Bewegung des Patienten, sodass der Oberkörper des Patienten auf ihren Armen nach oben „gleitet". Der Vorgang wird erleichtert, wenn der Patient sich am Bettbügel festhält.

Sind 2 Pflegende anwesend, so legen die Pflegenden von beiden Seiten des Bettes ihre Unterarme unter den Oberkörper.

Aus der Rückenlage zum Sitzen am Bettrand

Nach einer langen Liegezeit ist es sehr wichtig, diesen Vorgang gut vorzubereiten und dabei langsam, etappenweise vorzugehen. Der Patient sollte nach Möglichkeit einen Schlüpfer und je nach Verordnung, Stützstrümpfe bzw. einen Kompressionsverband tragen. Dafür sorgen, dass Sonden, Dränagen und Katheter gesichert oder bei Bedarf abgeklemmt werden. Den Morgenmantel in Reichweite legen, damit dieser nach dem Aufsitzen über die Schulter des Patienten gelegt werden kann. Das Aufsetzen erfolgt wie in den Abbildungen zu sehen (▶ Abb. 19.12).

Während des Sitzens wird auf Hautfarbe sowie Blutdruck und Puls des Patienten geachtet. Beim Zurücklegen ins Bett wiederholt sich der Vorgang in umgekehrter Reihenfolge.

Hilfestellung beim Aufstehen

Sehr geschwächte Patienten und Patienten nach längerer Bettruhe (z. B. nach einer Unfallverletzung oder Operation) sollten von 2 Pflegenden beim Aufstehen unterstützt werden. Dies gewährleistet für alle Beteiligten eine größere Sicherheit.

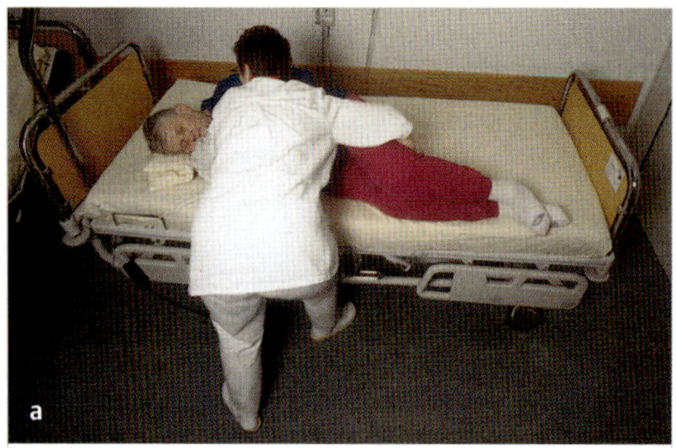

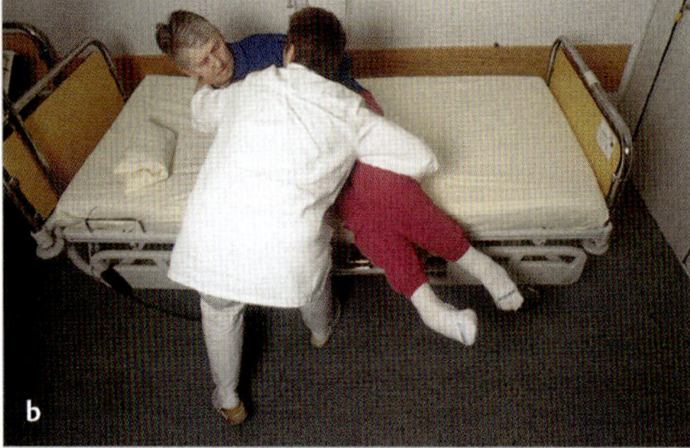

Abb. 19.12 Hilfestellung zum Sitz am Bettrand.
a Der Patient liegt auf dem Rücken und stellt die Beine auf. Er dreht sich, evtl. mit Unterstützung durch die Pflegende, auf die Seite.
b Die Pflegende führt die Beine des Patienten vorsichtig über den Bettrand nach unten und unterstützt ihn gleichzeitig mit dem anderen Arm im Schulterbereich beim Aufsitzen.

Die Vorbereitung erfolgt wie beim „Sitzen am Bettrand". Im Sitzen bekommt der Patient den Morgenmantel und die Hausschuhe angezogen. Darf der Patient im Sessel oder Rollstuhl sitzen, so sollte dieser am Fußende des Bettes stehen. Der Rollstuhl ist blockiert, die Fußstützen sind hochgeklappt. Das Bett ist auf eine günstige Arbeitshöhe zu bringen.

▸ **Aufstehen mithilfe einer Pflegenden.** Die Pflegende umfasst mit einer Hand den Brustkorb, die andere wird von oben auf das gebeugte Bein platziert. Durch gleichzeitigen Zug am Brustkorb und Druck auf das Bein wird das Gewicht auf die Füße des Patienten verlagert. Steht der Patient aufrecht, wird er mit dem Körper der Pflegenden gestützt.

▸ **Aufstehen mithilfe von 2 Pflegenden.** Der Patient wird analog zum oberen Abschnitt an beiden Seiten von den Pflegenden unterstützt. Den Patienten zum Gehen einiger Schritte motivieren, wenn dies sein Befinden erlaubt. Ihn dabei zu tiefem Durchatmen animieren und ihn ermutigen, geradeaus und nicht auf den Boden zu blicken.

Dann erfolgen eine halbe Körperdrehung und das Absitzen in den Sessel oder Rollstuhl. Darauf achten, dass beide Füße fest auf dem Boden (bzw. Schemel, Fußstützen) stehen und die Oberschenkel ganz auf der Sitzfläche aufliegen. Bei Bedarf werden die Beine des Patienten mit einer Decke geschützt.

Durch einen geeigneten Standort des Rollstuhls bzw. Sessels dem Patienten einen schönen Blick ermöglichen. Erwünschte bzw. notwendige Gegenstände sowie die Klingel in Reichweite des Patienten stellen.

Weitere pflegerische Bewegungstransfers werden in Kap. 21 (S. 571) beschrieben.

Unterstützung beim Gehen

Beim Führen eines Patienten gibt es je nach Gangsicherheit verschiedene Möglichkeiten. Grundsätzlich sollte jedoch darauf geachtet werden, dass der Patient beim Gehen tritt- und rutschfeste sowie gut sitzende Schuhe und evtl. seine Brille trägt.

Hilfsmittel zum Gehen

Diese werden in Zusammenarbeit mit dem Arzt und dem Physiotherapeuten ausgewählt.

Gehhilfen wie Rollator und Gehwagen (▸ Abb. 19.13) sind eine gute Unterstützung bei der Mobilisation von geschwächten Patienten oder nach orthopädischen Operationen.

Unterarmgehstützen werden dem Patienten vom Physiotherapeuten angepasst. Das dem Patienten je nach Belastungsgrad angepasste Gangbild sollte vom Physiotherapeuten eingeübt werden (▸ Abb. 19.14).

Gehstöcke müssen so lang sein, dass der Ellenbogen beim Aufstützen etwas angewinkelt ist (20–30°). Der Handgriff soll im rechten Winkel zum Stock stehen, und der Gummipfropf muss noch Profil haben. Der Stock wird auf der Seite des gesunden Beines eingesetzt, um das betroffene Bein zu entlasten (diagonale Kraftübertragung).

Transfers des Patienten

▸ **Umlagerung in ein anderes Bett (oder auf die Krankentrage).** Dazu stehen 3 Pflegende in Kopf-, Gesäß- und Beinhöhe auf einer Körperseite des Patienten. Dieser legt die Arme auf die Brust. Die Pflegenden fassen unter dem Patienten durch, heben ihn an und drehen ihn gleichzeitig zu sich her.

▸ **Tragen eines Patienten.** Zwei Pflegende stehen rechts und links vom sitzenden Patienten. Mit dem Feuerwehrgriff (gegenseitiges Fassen des inneren Handgelenks) oder Hakengriff (gegenseitiges Einhaken der Finger) fassen sie sich unter den Oberschenkeln (mittlerer Teil) und im Rücken des Patienten. Dieser stützt sich mit beiden Armen im Nacken und auf den Schultern der Pflegenden ab. Beim Tragen mit dem „australischen Hebegriff" stehen 2 Pflegende rechts und links vom sitzenden Patienten. Dieser wird mit dem Feuerwehrgriff unter dem Gesäß und im Kreuzbeinbereich gestützt und lehnt seinen Oberkörper während des Tragens gegen die Schultern der Helfer.

▸ **Transfer vom Bett in den Rollstuhl (und zurück).** Den Rollstuhl so parallel zum Bett stellen, dass die Rückenleh-

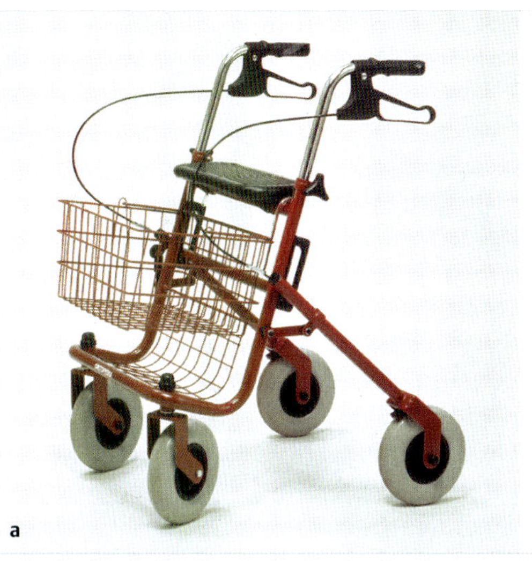

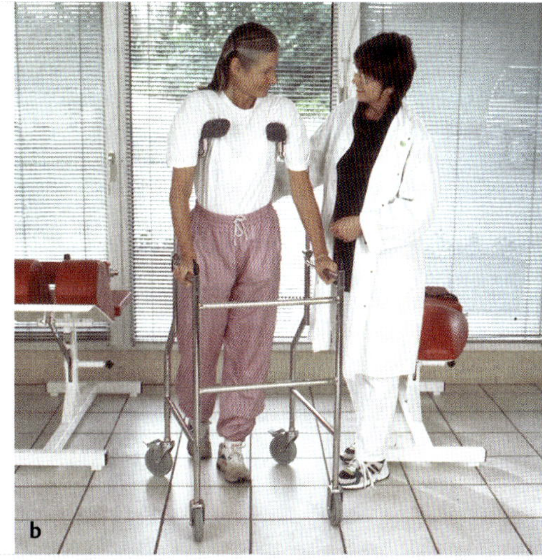

Abb. 19.13 Gehhilfen.

a Der Rollator gibt geschwächten Patienten Sicherheit und Halt beim Gehen.

b Der Gehwagen wird z. B. zur Mobilisation nach orthopädischen Operationen oder nach langer Bettruhe eingesetzt.

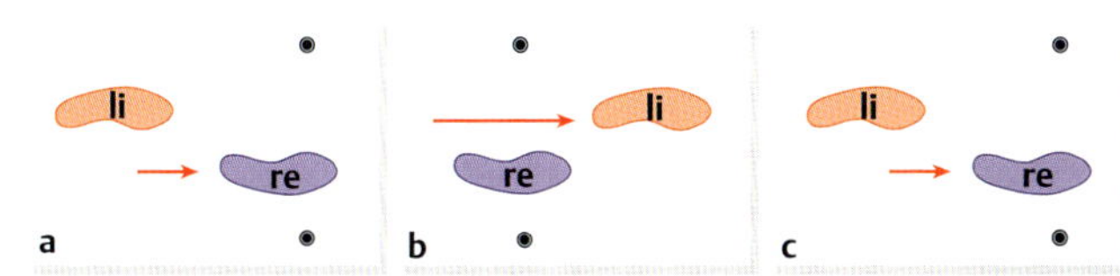

Abb. 19.14 3-Punkte-Gang.

a 14 Betroffenes Bein und Gehstützen vorsetzen,

b 14 nicht betroffenes Bein nachsetzen,

c 14 betroffenes Bein und Gehstützen wieder vorsetzen.

ne am Kopfteil des Bettes ist. Darauf achten, dass die Räder des Rollstuhls arretiert sind, die bettnahe Seitenlehne entfernt ist und die Fußstützen hochgeklappt sind. Der Patient sitzt am Bettrand und wird wie oben beschrieben beim Aufstehen unterstützt. Steht der Patient sicher auf beiden Beinen, wird er durch Gewichtsverlagerung von einem Bein auf das andere vorsichtig beim Drehen unterstützt, bis seine Kniekehlen direkt vor der Sitzfläche des Rollstuhls platziert sind. Der Patient kann zur Orientierung die Armlehne greifen und wird vorsichtig beim Hinsetzen unterstützt. Das Transferieren vom Rollstuhl zurück ins Bett geschieht in umgekehrter Weise (▸ Abb. 19.15).

▸ **Fahren des Patienten.** Patienten können im Bett, Rollstuhl oder auf der Krankentrage transportiert werden. Beim Transport mit dem Rollstuhl oder auf der Krankentrage muss der Patient zumindest Unterhose, Strümpfe, Hausschuhe und einen Morgenmantel tragen und ist außerdem mit einer Decke zuzudecken.

Die Reifen des Rollstuhls (▸ Abb. 19.16) müssen gut aufgepumpt sein, weil er sich sonst schlecht schieben lässt. Beim Abstellen müssen die Bremsen des Transportmittels unbedingt arretiert sein, um Gefahren (z. B. Wegrollen des Rollstuhls) zu vermeiden. Zum Ein- und Aussteigen aus dem Rollstuhl werden die Fußstützen hochgeklappt.

Rollstuhl und Krankentrage sind aus hygienischen Gründen nach der Benutzung mit Desinfektionslösung abzuwaschen und Auflagen aus Stoff- oder Einwegmaterial zu erneuern.

Merke

Alle Transportmittel sollen so geschoben werden, dass der Patient den Weg übersehen kann, also in Blickrichtung. Dabei sollte darauf geachtet werden, dass nicht zu schnell und an Ecken und Schwellen vorsichtig gefahren wird, um dem Patienten unnötige Erschütterungen zu ersparen (▸ Abb. 19.17). Sonden-, Dränage- und Katheterbeutel sind so zu sichern, dass sie nirgends hängen bleiben können.

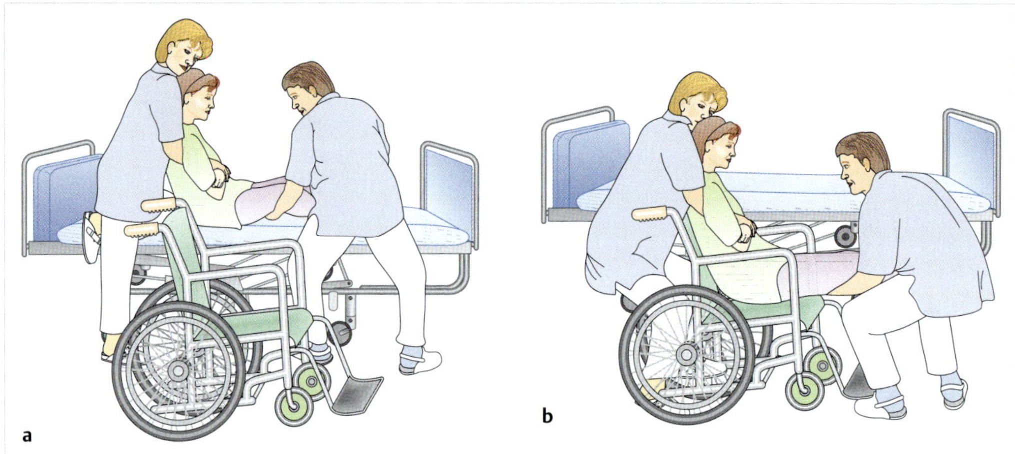

Abb. 19.15 Umsetzen des Patienten. a Eine Pflegende hält mit dem Rautek-Griff den Oberkörper des Patienten, die andere hält Ober- und Unterschenkel des Patienten. **b** Durch Gewichtsverlagerung vom bettnahen zum bettfernen Bein wird der Patient in den Rollstuhl transferiert.

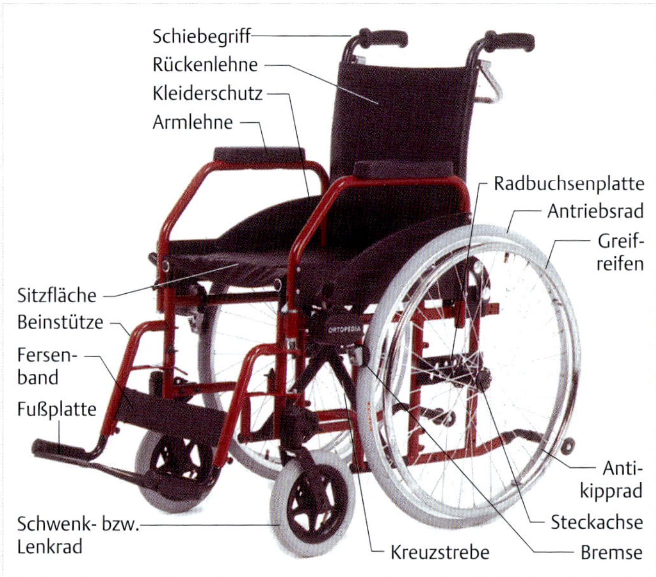

Abb. 19.16 Rollstuhl. Aufbau eines Rollstuhls, mit dem ein nicht gehfähiger Patient sicher transportiert werden kann.

▸ **Hilfsmittel zum Transfer.** Patientenlifter gibt es in verschiedenen Ausführungen. Sie bestehen aus einem stabilen, fahrbaren Metallgestell, an dem Tragegurte aufgehängt werden. Lifter eignen sich zum Anheben des Patienten beim Betten, zu bestimmten Pflegetätigkeiten (z. B. in der Gesäßregion), zum Transport in den Stuhl, in die Badewanne oder in ein anderes Bett (▸ Abb. 19.18).

Patientenlifter müssen nach den Herstellervorschriften gewartet und gehandhabt werden. Nur so ist die Sicherheit des Patienten gewährleistet. Entsprechendes Informationsmaterial kann von den Herstellerfirmen angefordert werden.

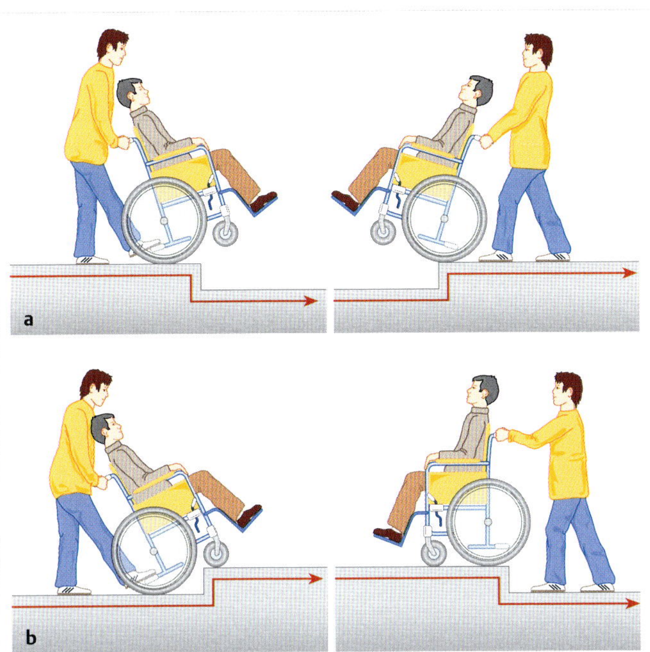

Abb. 19.17 Fahren des Patienten mit dem Rollstuhl.

a Der Patient kann mit dem Rollstuhl vorwärts über eine Stufe hinunter und rückwärts hinauf oder

b vorwärts eine Stufe hinauf und rückwärts hinunter gefahren werden.

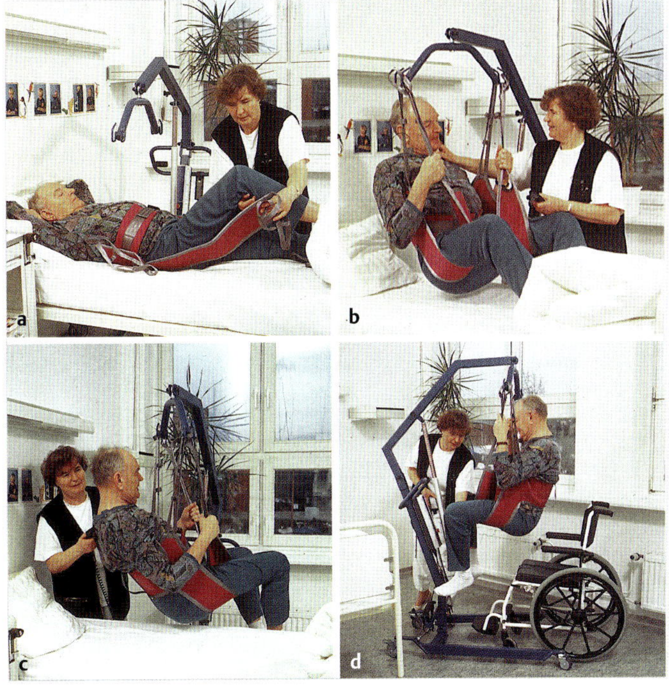

Abb. 19.18 Transfer eines Patienten mit dem Lifter.

a Anlegen der Liftergurte am Patienten,

b Einhängen der Gurte am Lifter und Hochfahren des Patienten,

c Fahren des Lifters zum Rollstuhl,

d Absetzen des Patienten im Rollstuhl.

19.2.5 Prophylaktische Maßnahmen

Definition

Prophylaxe heißt Vorbeugung. Prophylaktische Maßnahmen sind Pflegehandlungen, mit denen Zusatzerkrankungen (Thrombosen) oder Schäden (Druckgeschwüre) bei Patienten verhindert werden sollen.

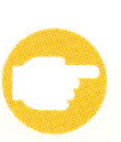

Pflegepraxis

Besonders bei Patienten mit lang andauernder Bettruhe besteht ein hohes Risiko, dass es zu einer Spitzfußkontraktur kommt. Sie macht das Auftreten auf den Fuß und damit das Stehen und Gehen unmöglich. Die Spitzfußkontraktur ist (fast immer!) ein Pflegefehler und kann bei korrekter Spitzfußprophylaxe verhindert werden.

Kontrakturenprophylaxe

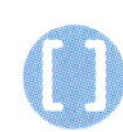

Definition

Eine Kontraktur ist eine andauernde Gelenksteife mit Funktionsbeeinträchtigung oder -verlust. Sie entsteht durch Weichteilverkürzungen (Sehnen, Muskeln, Kapseln) und knöchernen Veränderungen am Gelenk.

Ursache

Kontrakturen können angeboren (z. B. Schiefhalskontraktur) oder erworben sein. Ursachen können sein:

- gelenknahe Muskel- und Sehnenverkürzungen, z. B. bei lang andauernder Bewegungseinschränkung oder Immobilität, bei falscher Lagerungstechnik, fixierenden Verbänden
- gelenknahe Narben; Fixierung eines Gelenks durch schrumpfendes Narbengewebe (Narbenzug)
- neurologisch oder psychogen verursachte Lähmungen bzw. Bewegungsstörungen, z. B. spastische oder schlaffe Lähmungen durch Schädigung des zentralen bzw. peripheren Nervensystems, psychisch bedingte Bewegungsstörungen
- entzündliche, degenerative (abnutzungsbedingte) oder verletzungsbedingte Gelenkveränderungen

Kontrakturen zeigen sich durch eine Beeinträchtigung der Gelenkbeweglichkeit, indem sich das betroffene Gelenk nicht mehr richtig beugen oder strecken lässt. Hinzu kommen häufig begleitende Schmerzen und Gelenkschwäche, die den Patienten in seinem Lebensalltag stark beeinträchtigen.

Risikofaktoren

Faktoren, die die Kontrakturenbildung begünstigen, sind z. B.:

- lang andauernde Ruhigstellung (z. B. Bettruhe)
- Lähmungen (z. B. Apoplexie, Querschnittslähmung, Multiple Sklerose)
- fixierende Verbände (z. B. Schienenverbände, Gipsverbände)
- Schonhaltungen durch Schmerzen
- entzündliche sowie degenerative Gelenkerkrankungen

Vorbeugende Maßnahmen

Ziel der Kontrakturenprophylaxe ist es, die Gelenkfunktionen sowie den ungehinderten Bewegungsablauf zu erhalten.

► **Mobilisation.** Darunter verstehen wir alle Mobilisationsmaßnahmen, z. B. Sitzen am Bettrand, Stehen vor dem Bett und Gehübungen. Die dabei ständig wechselnden Gelenkpositionen können bei regelmäßig durchgeführter Mobilisation eine Kontraktur verhindern. Ebenso dient eine aktivierende Pflege, bei der sich der Patient – ggf. unter Anleitung – selbst pflegt und versorgt, der Verhinderung von Gelenkversteifungen.

► **Bewegungsübungen.** Sie werden als Physiotherapie durchgeführt. Im Rahmen der Kontrakturenprophylaxe ist es jedoch auch die Aufgabe von Pflegenden, Gelenke vorsichtig in allen Freiheitsgraden zu bewegen bzw. bewegen zu lassen. Gängige Bewegungsmuster sind z. B. Beugen/Strecken, Heben/Senken, Spreizen, Kreisen. Beispiele für Bewegungsübungen zur Kontrakturenprophylaxe zeigen ▶ Abb. 19.19 u. ▶ Abb. 19.20.

Bei passiven Bewegungsübungen arbeitet der Betroffene nicht mit. Diese Bewegungen werden von Therapeuten und Pflegenden ausgeführt. Dabei muss darauf geachtet werden, dass das nächstliegende Gelenk für eine bessere Führung unterstützt wird (▶ Tab. 19.3).

Tab. 19.3 Arten von Bewegungsübungen

passive Bewegungsübungen	aktive Bewegungsübungen
Übungen werden von Pflegenden ausgeführt, ohne Mithilfe des Patienten.	Übungen werden vom Patienten ausgeführt.
assistive Bewegungsübungen	**resistive Bewegungsübungen**
Die Pflegende assistiert dem Patienten bei der Ausführung der Bewegungsübungen.	Die Pflegende setzt den Bewegungsübungen des Patienten einen gut dosierten Widerstand entgegen.

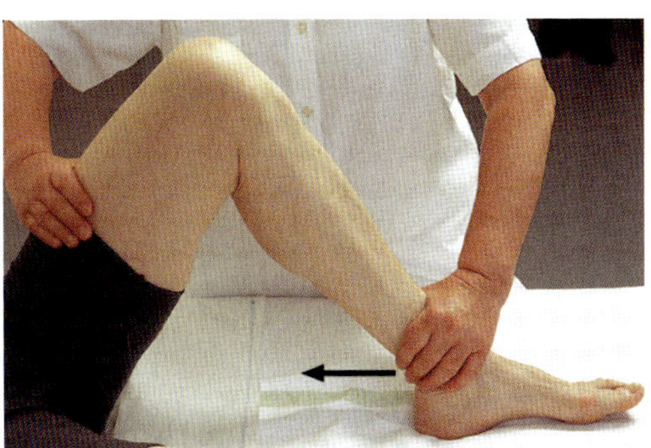

a Flexion und Extension des Kniegelenks: Die gegenseitige Hand der Physiotherapeutin liegt auf der Vorderseite des Oberschenkels. Die gleichseitige Hand umfasst das distale Ende des Unterschenkels und schiebt die Ferse aus der Neutral-Null-Stellung in 120–150° -Knie- und mäßige -Hüftflexion.

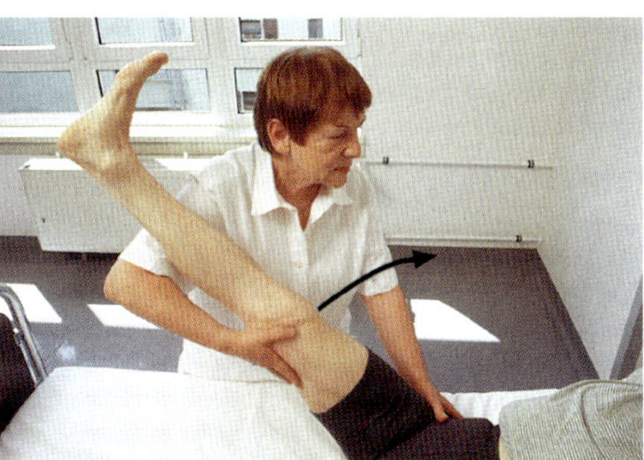

b Flexion und Extension des Hüftgelenks: Die gegenseitige Hand der Physiotherapeutin fixiert das Becken oberhalb des Hüftgelenks. Ihr gleichseitiger, angewinkelter Arm trägt das Bein. Die Hand unterstützt im Bereich der Kniekehle und führt das gestreckte Bein aus der Neutral-Null-Stellung in 80°-Hüftflexion und durch Hüftstreckung in die Neutral-Null-Stellung zurück.

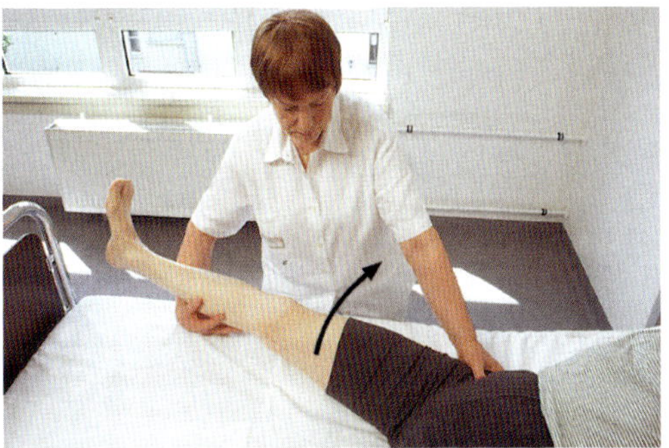

c Abduktion und Adduktion des Hüftgelenks: Die gegenseitige Hand der Physiotherapeutin fixiert das Becken oberhalb des Hüftgelenks. Ihr gleichseitiger Unterarm und ihre Hand liegen unter dem Unterschenkel. Das gestreckte Bein wird aus der Neutral-Null-Stellung in 45°-Abduktion...

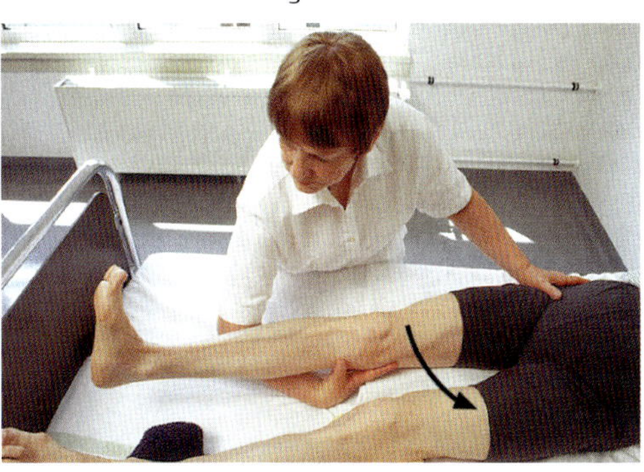

d ... oder 30°-Adduktion und in die Neutral-Null-Stellung zurück geführt.

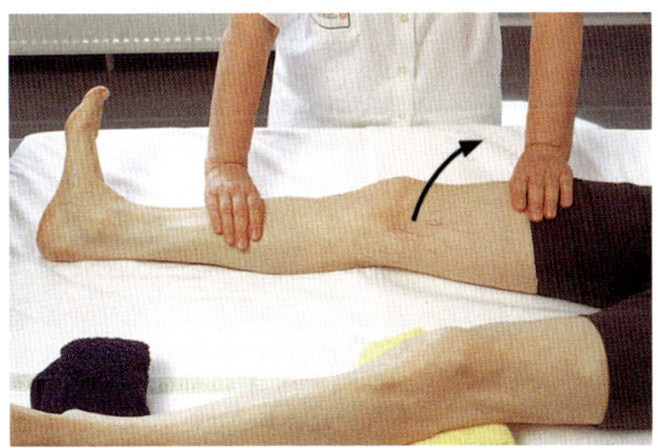

e Außen- und Innenrotation: Die Hände der Physiotherapeutin liegen mit abgespreiztem Daumen auf der Mitte des Ober- und Unterschenkels. Beide Hände führen das Bein aus der Neutral-Null-Stellung in 45°-Außen-...

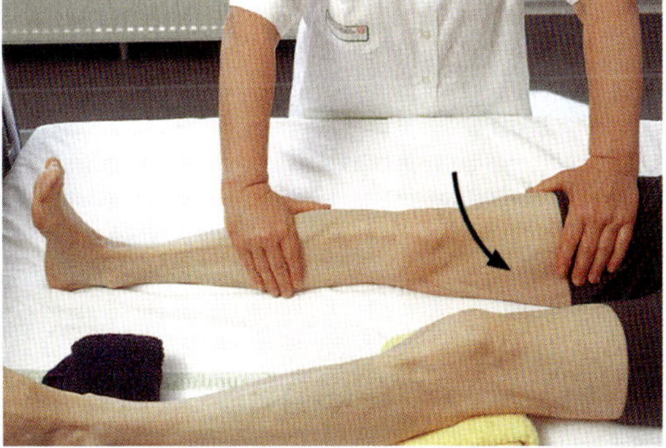

f ... oder in 30°-Innenrotation und in die Neutral-Null-Stellung zurück.

Abb. 19.19 Bewegungsübungen zur Kontrakturenprophylaxe. Die Abbildungen **a–f** zeigen Beispiele für Bewegungsübungen zur Kontrakturenprophylaxe an Knie- und Hüftgelenken.

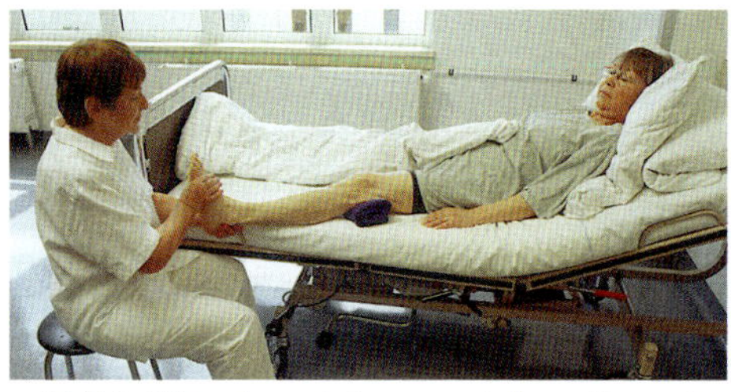

a Erhöhte Rückenlage als Ausgangsstellung. Das zu behandelnde Bein ist abduziert und im Knie unterlagert.

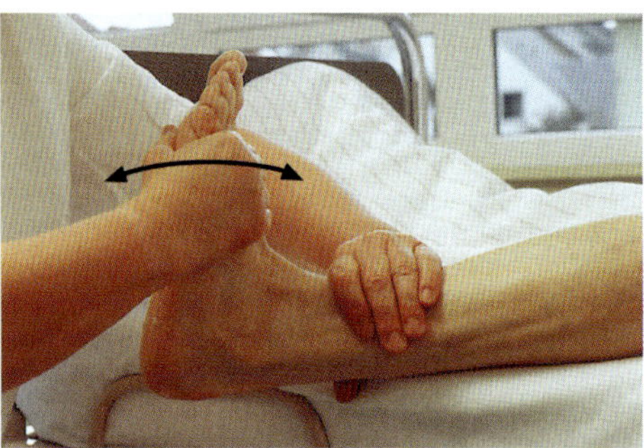

b Dorsalextension und Plantarflexion des Fußgelenks: Die Physiotherapeutin fixiert den distalen Unterschenkelbereich. Sie umgreift den Mittelfuß und führt den Fuß aus der Neutral-Null-Stellung in 20°-Dorsalextension oder 45°-Plantarflexion und anschließend jeweils in die Neutral-Null-Stellung zurück.

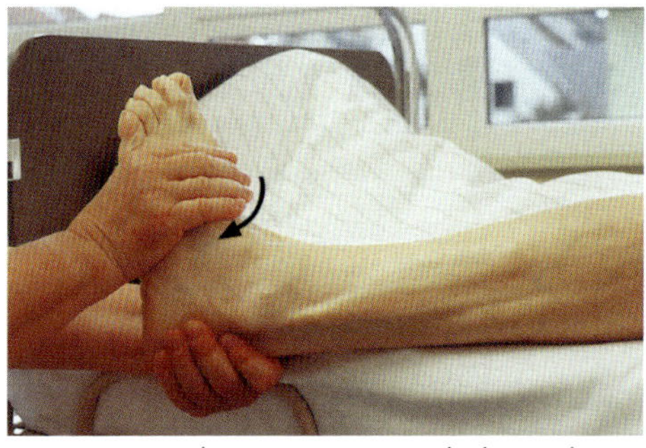

c Supination und Pronation am Fußgelenk: Die Physiotherapeutin umfasst die Ferse. Sie umgreift den Mittelfuß und führt den Fuß aus der Neutral-Null-Stellung in 35°-Supination...

Abb. 19.20 Bewegungsübungen zur Kontrakturenprophylaxe. Die Abbildungen **a–c** zeigen Beispiele für Bewegungsübungen zur Kontrakturenprophylaxe am Fuß.

Tab. 19.4 Lagerung zur Kontrakturenprophylaxe – Rückenlagerung

Körperteil/ Gelenk	Lagerung
Kopf	• achsengerade zum Rumpf lagern (Kopfteil so weit wie möglich flach stellen)
Arme	• Oberarme ca. 25–30° abgespreizt zum Rumpf lagern • Unterarme etwas erhöht und die Ellenbogengelenke ca. 90° gebeugt lagern
Hand	• etwas erhöht, Finger leicht gebeugt und gespreizt sowie Daumen gegenüber dem Zeigefinger lagern
Hüfte	• Hüftgelenk in Normal-Null-Stellung bzw. in gestreckte Lage bringen, sodass die Beine gerade liegen • kippt ein Bein nach außen (Abspreizhaltung), die betreffende Hüftseite mit einem keilförmigen Kissen unterstützen • kippt ein Bein nach innen (Anspreizhaltung), die gegenüberliegende Hüfte unterstützen
Knie	• gestreckt lagern • zur Entlastung der Bauchdecke kleine Polster unterlegen
Füße	• Fußrücken im Winkel von ca. 100° zum Schienbein lagern • Füße mit einem weichen Kissen abstützen, sodass die Ferse frei liegt • wenn nötig, einen Bettbogen zur Entlastung vom Bettdeckendruck einbringen

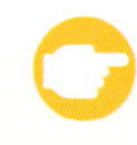

Pflegepraxis

Planen Sie Bewegungsübungen zusammen mit anderen Pflegehandlungen wie Körperpflegemaßnahmen, Betten, Lagern etc. ein. Bei einer ökonomischen, über den Tag verteilten Übungsbehandlung lässt sich der Zeitaufwand in Grenzen halten.

► **Lagerung.** Je nach Erkrankungsart werden Lagerungstechniken in Zusammenarbeit mit dem Arzt und dem Physiotherapeuten festgelegt. Sofern keine besonderen Lagerungsvorschriften bestehen, sollten Gelenke – insbesondere bei schlaffen Lähmungen – entsprechend ihrer jeweiligen Funktion in Neutral-Null-Stellung (physiologische Mittelstellung) gelagert werden (► Tab. 19.4, ► Abb. 19.21). Die beschriebenen Lagerungen können mithilfe von Lagerungshilfsmitteln (S. 324) durchgeführt werden.

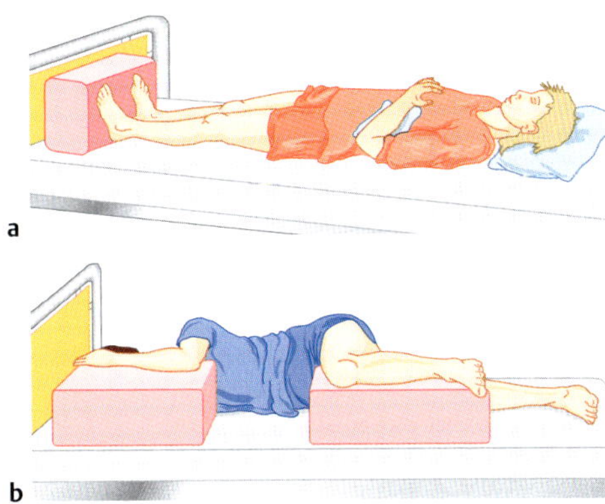

Abb. 19.21 Lagerungstechnik zur Kontrakturenprophylaxe.

a Richtige Gelenkstellungen zur Kontrakturenprophylaxe bei Rückenlage,

b richtige Gelenkstellungen zur Kontrakturenprophylaxe bei Seitenlage.

Merke

Selbstverständlich ist die richtige Lagerungstechnik zur Kontrakturenprophylaxe alleine nicht ausreichend bei entsprechend gefährdeten Patienten. Neben dem regelmäßigen (z. B. 3- bis 4-stündlichen) Lagerungswechsel müssen für den Patienten angepasste Bewegungsübungen und/oder Mobilisationsmaßnahmen geplant werden. Wichtig dabei ist, dass die Gelenkpositionen immer wieder gewechselt werden, damit Sehnen und Bänder nicht schrumpfen und die betreffenden Gelenke einseitig fixieren können.

Dekubitusprophylaxe

Definition

Ein Dekubitus ist eine Schädigung der Haut und des darunter liegenden Gewebes. Er ensteht durch anhaltende Druckeinwirkung (Druck x Zeit) oder Druck in Kombination mit Scherkräften und/oder Reibung. Durch die Druckeinwirkung kommt es zu einer Minderdurchblutung und mangelnder Sauerstoffversorgung des Gewebes. Andere Bezeichnungen sind Druckgeschwür, Liegegeschwür oder Wundliegen. Die Einteilung der Druckschädigung in verschiedene Grade ist aus ▶ Tab. 19.5 zu ersehen.

Tab. 19.5 Gradeinteilung der Druckschädigung

Gradeinteilung	Art der Gewebeschädigung
Dekubitus 1. Grades	scharf umschriebene Rötung, die nicht wegdrückbar ist und nach Druckentlastung nicht verschwindet (positiver Fingertest)
Dekubitus 2. Grades	kleiner oder großer Hautdefekt ohne Tiefenwirkung, reicht bis in die Lederhaut (evtl. Blasenbildung oder Abschürfung)
Dekubitus 3. Grades	Zerstörung aller Hautschichten, subkutanes Fettgewebe kann sichtbar sein. Knochen und Sehnen sind nicht sichtbar
Dekubitus 4. Grades	Gewebeschädigung unter Mitbeteiligung des Knochens; Nekrose

Ursache

Durch Druckeinwirkung werden die Blutgefäße der Haut zusammengepresst. Die damit verbundene Mangeldurchblutung hat zur Folge, dass die Haut nicht mehr ausreichend mit Sauerstoff und Nährstoffen versorgt wird und die Zellen geschädigt werden. Findet keine Druckentlastung – und somit wieder eine ausreichende Gewebedurchblutung statt – kommt es zum Gewebetod, dem Dekubitus. Wann und ob ein Dekubitus entsteht, ist nicht nur von der Dauer der Druckeinwirkung sondern auch von den individuellen Risikofaktoren des Patienten abhängig. Gesunde Menschen führen im Sitzen und Liegen automatisch regelmäßig Entlastungsbewegungen durch, die eine Durchblutung der druckbelasteten Körperteile gewährleisten.

Scherkräfte verursachen ebenfalls eine Minderdurchblutung der Haut. Sie entstehen durch die Verschiebung der Oberhaut (Epidermis) gegenüber tieferliegenden Gewebeschichten, z. B. durch Abrutschen („Hinunterrutschen") eines im Bett sitzenden Patienten.

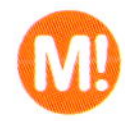

Merke

Bei der Dekubitusentstehung spielt die Dauer der Druckeinwirkung eine wesentliche Rolle, insbesondere an Körperstellen, die wenig „gepolstert" sind, d. h. Knochenvorsprünge, die relativ dicht unter der Haut liegen (z. B. Steißbein, Fersen). Die beim Dekubitus 1. Grades entstehende Hautrötung führt bei fehlender Druckentlastung sehr rasch zum Gewebetod (Nekrose).

Vorhandene Risikofaktoren können die Entstehung eines Dekubitus erheblich beschleunigen (▶ Tab. 19.6).

Dekubitusgefährdete Körperstellen

Ein Dekubitus entsteht bevorzugt an vorspringenden Körperteilen, die direkt auf der Unterlage (Sitzfläche, Matrat-

Tab. 19.6 Risikofaktoren (DNQP 2004)

Risikofaktoren	gefährdete Patienten
extrinsische Risikofaktoren	
Druck und Zeit	Länger anhaltender Druck auf des Gewebe, Dekubiti können aber auch durch Sonden, Drainagen, Tuben, Zu- und Ableitungen oder zu eng anliegende Verbände entstehen
Scherkräfte	Bei Positionswechsel im Bett oder auf dem Stuhl, Hangabtriebskraft beim Hochstellen des Kopfendes
Reibungskräfte	Treten während einer Gleitbewegung zwischen Haut und Hilfsmittel auf, z. B. Rutschen oder Schleifen über das Laken
intrinsische Risikofaktoren	
Eingeschränkte Mobilität	• gelähmte, bewusstlose, narkotisierte, durch Verbände fixierte Patienten • alte und depressive Patienten mit reduzierter Spontanbeweglichkeit • Patienten mit Sensibilitätsstörungen, neurologischen Störungen
schlechter Allgemein- bzw. Ernährungszustand	Patienten mit bösartigen Erkrankungen, Fieber, schweren rheumatischen Erkrankungen, Kachexie, Exsikkose, Eiweißmangel
Herz-Kreislauf-Erkrankungen	Patienten mit Herz-Kreislauf-Erkrankungen (z. B. niedriger Blutdruck), arterieller Verschlusskrankheit, Diabetes mellitus, Schock, Anämie, Ödemen
Erhöhte Hautfeuchtigkeit	Patienten mit Inkontinenz, Blasen- und Mastdarmlähmung (z. B. bei Apoplexie, Querschnittslähmung) oder Patienten, die stark schwitzen
Medikation	Sedativa, Analgetika, Herz-Kreislauf-Medikamente

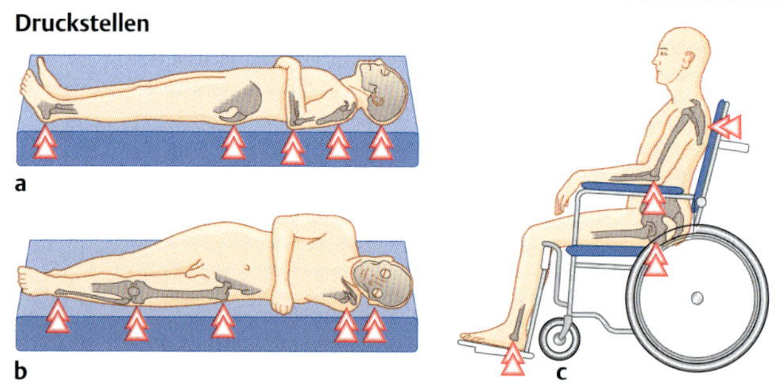

Abb. 19.22 Dekubitusgefährdete Körperstellen. Besonders druckgefährdete Körperstellen **a** in Rückenlage, **b** in Seitenlage, **c** beim Sitzen.

ze) aufliegen und wenig oder nicht durch Fett- bzw. Muskelmasse gepolstert sind. Solche sind in Rückenlage Hinterkopf, Dornfortsätze der Wirbelsäule, Schulterblätter, Ellenbogen, Steißbein und Fersen. In Seitenlage sind Ohrmuschel, Wange, Schultergelenk, Hüftgelenk, Knieaußenseite und Knöchel gefährdete Regionen (▶ Abb. 19.22).

Die Einschätzung der Dekubitusgefährdung bei Patienten kann anhand der Braden-Skala (▶ Abb. 19.23) vorgenommen werden.

Vorbeugende Maßnahmen

Der Ausgleich des Auflagedrucks, die Förderung der Blutzirkulation, das Intakthalten der Haut sowie die Verminderung der Risikofaktoren sind die Ziele der Dekubitusprophylaxe.

Von wesentlicher Bedeutung ist neben der Einschätzung der Dekubitusgefährdung die laufende Beobachtung der aufliegenden Körperstellen bei gefährdeten Patienten. Schon erste Anzeichen eines beginnenden Dekubitus erfordern von Pflegenden die Durchführung geeigneter, druckentlastender Maßnahmen.

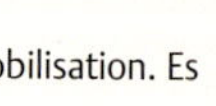

Merke

Die beste Dekubitusprophylaxe ist die Mobilisation. Es gilt: Bewegung vor Lagerung.

Druckentlastende Maßnahmen

Druckentlastung durch Umlagerung

Die Umlagerung ersetzt unzureichende oder fehlende Eigenbewegungen des Patienten. Sie sollte i. d. R. in 2-stündlichem Wechsel, bei stark dekubitusgefährdeten Patienten häufiger und in Kombination mit einer Weichlagerung durchgeführt werden. Es gibt verschiedene Lagerungsmöglichkeiten.

Braden-Skala zur Erkennung eines Dekubitusrisikos

	1 Punkt	2 Punkte	3 Punkte	4 Punkte
Sensorisches Empfindungsvermögen Fähigkeit, adäquat auf druckbedingte Beschwerden zu reagieren	☐ **fehlt** • keine Reaktion auf schmerzhafte Stimuli, mögliche Gründe: Bewusstlosigkeit, Sedierung oder • Störung der Schmerzempfindung durch Lähmungen, die den größten Teil des Körpers betreffen (z. B. hoher Querschnitt)	☐ **stark eingeschränkt** • eine Reaktion erfolgt nur auf starke Schmerzreize • Beschwerden können kaum geäußert werden (z. B. nur durch Stöhnen oder Unruhe) oder • Störung der Schmerzempfindung durch Lähmungen, wovon die Hälfte des Körpers betroffen ist	☐ **leicht eingeschränkt** • eine Reaktion auf Ansprache oder Kommandos • Beschwerden können aber nicht immer ausgedrückt werden (z. B. dass die Position geändert werden soll) oder • Störung der Schmerzempfindung durch Lähmung, wovon eine oder zwei Extremitäten betroffen sind	☐ **vorhanden** • Reaktion auf Ansprache, Beschwerden können geäußert werden oder • keine Störung der Schmerzempfindung
Feuchtigkeit Ausmaß, in dem die Haut Feuchtigkeit ausgesetzt ist	☐ **ständig feucht** • die Haut ist ständig feucht durch Urin, Schweiß oder Kot • immer wenn der Patient gedreht wird, liegt er im Nassen	☐ **oft feucht** • die Haut ist oft feucht, aber nicht immer • Bettzeug oder Wäsche muss mindestens einmal pro Schicht gewechselt werden	☐ **manchmal feucht** • die Haut ist manchmal feucht, und etwa einmal pro Tag wird neue Wäsche benötigt	☐ **selten feucht** • die Haut ist meist trocken • neue Wäsche wird selten benötigt
Aktivität Ausmaß der physischen Aktivität	☐ **bettlägrig** • ans Bett gebunden	☐ **sitzt auf** • kann mit Hilfe etwas laufen • kann das eigene Gewicht nicht allein tragen • braucht Hilfe, um aufzusitzen (Bett, Stuhl, Rollstuhl)	☐ **geht wenig** • geht am Tag allein, aber selten und nur kurze Distanzen • braucht für längere Strecken Hilfe • verbringt die meiste Zeit im Bett oder im Stuhl	☐ **geht regelmäßig** • geht regelmäßig 2- bis 3-mal pro Schicht • bewegt sich regelmäßig
Mobilität Fähigkeit, die Position zu wechseln und zu halten	☐ **komplett immobil** • kann auch keinen geringfügigen Positionswechsel ohne Hilfe ausführen	☐ **Mobilität stark eingeschränkt** • bewegt sich manchmal geringfügig (Körper, Extremitäten) • kann sich aber nicht regelmäßig allein ausreichend umlagern	☐ **Mobilität gering eingeschränkt** • macht regelmäßig kleine Positionswechsel des Körpers und der Extremitäten	☐ **mobil** • kann allein seine Position umfassend verändern
Ernährung Ernährungsgewohnheiten	☐ **sehr schlechte Ernährung** • isst kleine Portionen nie auf, sondern nur etwa 1/3 • isst nur 2 oder weniger Eiweißportionen (Milchprodukte, Fisch, Fleisch) • trinkt zu wenig • nimmt keine Ergänzungskost zu sich oder • darf oral keine Kost zu sich nehmen oder • nur klare Flüssigkeiten oder • erhält Ernährungs-Infusionen länger als 5 Tage	☐ **mäßige Ernährung** • isst selten eine normale Essensportion auf, isst im Allgemeinen etwa die Hälfte der angebotenen Nahrung • isst etwa 3 Eiweißportionen • nimmt unregelmäßig Ergänzungskost zu sich oder • erhält zu wenig Nährstoffe über Sondenkost oder Infusionen	☐ **adäquate Ernährung** • isst mehr als die Hälfte der normalen Essensportionen • nimmt etwa 4 Eiweißportionen täglich zu sich • verweigert gelegentlich eine Mahlzeit, nimmt aber Ergänzungskost zu sich oder • kann über Sonde oder Infusionen die meisten Nährstoffe zu sich nehmen	☐ **gute Ernährung** • isst immer die angebotenen Mahlzeiten auf • nimmt 4 oder mehr Eiweißportionen zu sich • isst auch manchmal zwischen den Mahlzeiten • braucht keine Ergänzungskost
Reibung und Scherkräfte	☐ **Problem** • braucht viel bis massive Unterstützung bei Lagewechsel • Anheben ist ohne Schleifen über die Laken nicht möglich • rutscht im Bett oder im (Roll-)Stuhl ständig herunter, muss immer wieder hochgezogen werden • hat spastische Kontrakturen oder • ist sehr unruhig (scheuert auf dem Laken)	☐ **potenzielles Problem** • bewegt sich etwas allein oder braucht wenig Hilfe • beim Hochziehen schleift die Haut nur wenig über die Laken (kann sich etwas anheben) • kann sich über längere Zeit in einer Lage halten (Stuhl, Rollstuhl) • rutscht nur selten herunter	☐ **kein Problem zur Zeit** • bewegt sich in Bett und Stuhl allein • hat genügend Kraft, sich anzuheben • kann eine Position über lange Zeit halten, ohne herunterzurutschen	**geringes Risiko** 16 – 15 Punkte **mittleres Risiko** 14 – 12 Punkte **hohes Risiko** 11 – 9 Punkte **sehr hohes Risiko** < 9 Punkte Patient: ------------------------ Datum: ------------------------ Handzeichen:------------------

Abb. 19.23 Braden-Skala zur Erkennung eines Dekubitusrisikos. Die Einstufung sollte bei Veränderung der Mobilität, jedoch mindestens 1-mal pro Woche überprüft werden.

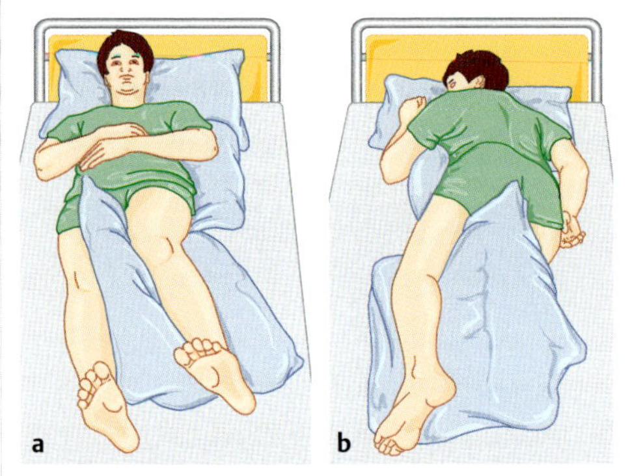

Abb. 19.24 Lagerungen zur Dekubitusprophylaxe.
a Bei der 30°-Schräglagerung sind vor allem Steißbein und Hüftkopf (Trochanter) druckentlastet.
b Die 135°-Lagerung bietet eine völlige Druckentlastung für Steißbein und Fersen.

▸ **30°-Lagerung.** Hierbei lagert der Patient in Halbseitenlage und wird im Rücken und an den Beinen mit einem Kissen unterstützt (▸ Abb. 19.24 **a**). Der Patient liegt jeweils auf einer Gesäßbacke, wobei Steißbein und Hüftkopf (Trochanter) druckentlastet sind. Diese Lagerung ist auch bei schwerkranken Patienten relativ einfach durchzuführen.

▸ **135°-Lagerung.** Diese dient der idealen Druckentlastung von Steißbein und Fersen, wird aber von Patienten mit Atemnot meist nicht toleriert (▸ Abb. 19.24 **b**). Den Patienten bei flachem Kopfteil in 90°-Seitenlage bringen. Der unten liegende, gestreckte Arm muss vorsichtig unter dem Körper zur Rückenseite durchgeschoben werden. Den Patienten dann nach vorne (bauchwärts) auf ein bereitgelegtes Kissen oder eine Lagerungsschlange drehen. Das oben liegende Bein wird mit der Schlange oder einem weiteren Kissen abgestützt. Achtung: es besteht ein erhöhtes Dekubitusrisiko für die Ohrmuschel, den Gesichtsbereich sowie das untenliegende Schultergelenk.

▸ **A-Lagerung.** Diese eignet sich neben der Atemerleichterung zur Druckentlastung des Steißbeins (▸ Abb. 19.96).

Druckreduzierung durch Weich- und Hohllagerung

Alle Patienten, bei denen eine Umlagerung nicht möglich ist, können durch eine Weichlagerung geschützt werden. Die Wahl der Weichlagerungsmittel (S. 324) hängt vom Zustand des Patienten ab. Weiche Lagerungsmittel haben eine gute druckreduzierende Wirkung, schränken aber oft die Wahrnehmungs- und Bewegungsfähigkeit des Patienten durch Einsinken in das Lagerungsmittel erheblich ein. Es gibt verschiedene Lagerungsmöglichkeiten:

▸ **5-Kissen-Lagerung.** Sie ist eine kombinierte Weich- und Hohllagerung mit quer ins Bett eingelegten Spezialkissen (▸ Abb. 19.25**a**). Steißbein, Schulter und Fersen sind druckentlastet.

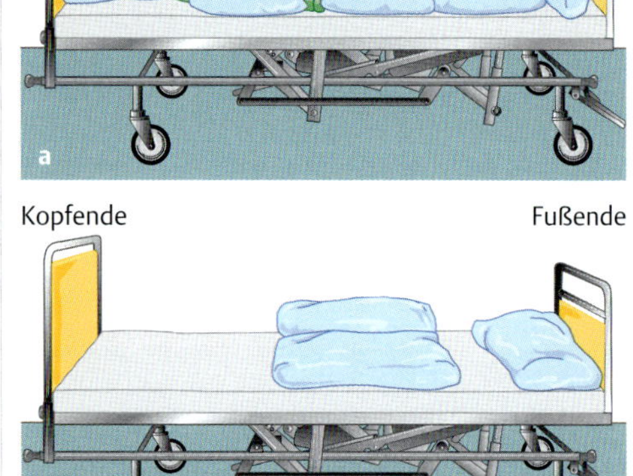

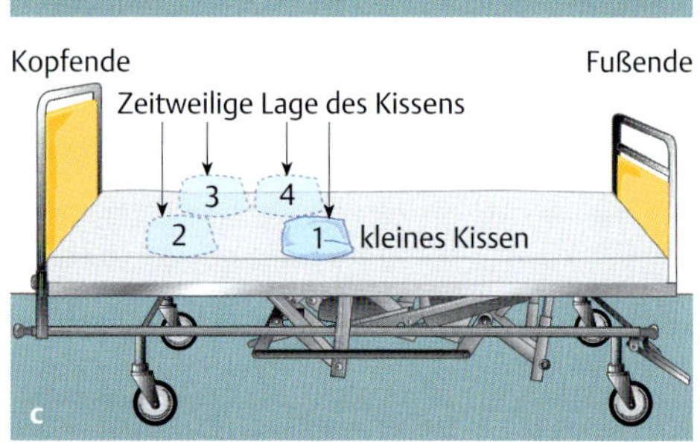

Abb. 19.25 Druckentlastende Weich- und Hohllagerungen. a Bei der 5-Kissen-Lagerung werden Spezialkissen so ins Bett gelegt, dass Schulter, Steißbein und Fersen druckentlastet sind. **b** Die 3-Kissen-Lagerung ermöglicht eine Freilagerung des Steißbeinbereichs. Dazu werden 2 zu „Schiffchen“ geformte Kissen der Länge nach unter den Hüftbereich des Patienten gelegt. **c** Durch das zeitweilige Unterlegen einzelner Körperstellen mit einem kleinen Kissen können umschriebene, gefährdete Körperstellen druckentlastet werden.

▸ **3-Kissen-Lagerung.** Dabei werden 2 Kissen zur Weichlagerung und Druckentlastung des Steißbeins im Beckenbereich längs ins Bett eingelegt. Die Fersen werden mit einem Kissen hohl gelagert (▸ Abb. 19.25**b**).

▸ **Mikrolagerung.** Hierbei wird durch das Einlegen von kleinen Kissen unter verschiedene, wechselnde Körperstellen eine zeitweilige Druckentlastung gewährleistet. Dazu zu Beginn die rechte Gesäßhälfte unterlegen, nach (z. B.) einer Stunde die rechte Schulter, dann die linke

Schulter und zum Schluss die linke Gesäßhälfte (▸ Abb. 19.25c).

▸ **Weichlagerung durch Spezialmatratzen oder Matratzenauflagen.** Bei der Auswahl von Weichlagerungsmatratzen (S. 324) müssen die Herstellerangaben bezüglich der Gewichtsbegrenzungen beachtet werden. Luftgefüllte Matratzen sowie klein- und großzellige Wechseldruckmatratzen sind auf eine bestimmte, definierte Gewichtsbelastung zugeschnitten. Bei Überschreitung der Gewichtsbelastung kann der Erfolg, d. h. die Vermeidung eines Dekubitus, nicht garantiert werden.

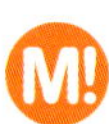

Merke

Bei der Anwendung von luftgefüllten Antidekubitusmatratzen orientiert sich der Füllungsdruck der Matratze am Körpergewicht des Patienten, damit ist eine optimale Reduzierung des Auflagedrucks zu erreichen.

Merke

Gelähmte Patienten benötigen auch im Rollstuhl ein geeignetes Weichlagerungskissen (Schaumstoff- oder Luftkissen). Es besteht sonst die Gefahr des Sitzbeindekubitus. Bei sehr kachektischen Patienten ist es hilfreich, wenn der Rand des Steckbeckens abgepolstert wird. Schienenverbände und Fixiergurte müssen ebenfalls abgepolstert sein, sodass keine Druckstellen entstehen können.

▸ **Förderung der Blutzirkulation.** Durch Anregung der Hautdurchblutung verbessern sich der Stoffwechsel sowie die Widerstandskraft der Haut. Eine bessere Hautdurchblutung wird durch kräftiges Frottieren der gesunden Haut, besonders der gefährdeten Hautbezirke, beim Waschen, Einmassieren pflegender Salben und bestmöglicher Mobilisation des Patienten (Kreislaufanregung) erreicht.

▸ **Intakthalten der Haut.** Die intakte Haut ist weniger anfällig für schädigende Einflüsse, wie Nässe und Bakterien. Zum Intakthalten der Haut trägt die Einhaltung folgender Grundsätze bei:

- Zur Hautreinigung eignen sich pH-neutrale, rückfettende Seifen (z. B. Babyseife). Sofern keine Grobverschmutzung vorliegt, kann zwischendurch auch mit klarem Wasser gewaschen werden.
- Auf Trockenhaltung der Haut muss besonders an Stellen, wo Haut auf Haut liegt (z. B. unter der Brust bei Frauen, in der Leistenbeuge, zwischen den Zehen) geachtet werden.
- Zur Hautpflege sollen mindestens 1-mal täglich (vor allem bei trockenem Hauttyp) rückfettende Cremes oder Lotionen angewendet werden.
- Bei stark schwitzenden Patienten muss ein häufiger Wäschewechsel erfolgen, verbunden mit Teilwaschungen bzw. sorgfältiger Intimhygiene bei Inkontinenz.
- Krümel und sonstige Kleinstgegenstände müssen unbedingt aus dem Bett entfernt werden, da sie die Haut schädigen und erhebliche Beschwerden verursachen können.
- Falten sind regelmäßig glatt zu ziehen.

▸ **Verminderung der Risikofaktoren.** Dazu gehören alle Maßnahmen, die der raschen Besserung der Grunderkrankung und damit des Allgemeinbefindens dienen. Solche sind:

- ausreichende, nährstoffbilanzierte, mineralstoff- und vitaminreiche Ernährung
- ausreichende Flüssigkeitszufuhr, besonders bei alten Menschen (Kontrolle des Hautturgors, der Schleimhaut, evtl. Anlegen eines Bilanzierungsbogens)
- optimale Mobilisation, Zufuhr von Frischluft, einfühlsame Betreuung

Die Behandlung bestehender Dekubitalgeschwüre erfolgt nach den Prinzipien des nationalen Expertenstandards „Pflege von Menschen mit chronischen Wunden“ (DNQP, 2009). Es ist selbstverständlich, dass Dekubitalulzera konsequent druckentlastet (freigelagert) werden.

Thromboseprophylaxe

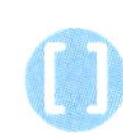

Definition

Bei einer Thrombose handelt es sich um den Verschluss von Venen durch einen Thrombus (Blutpfropf). Eine Thrombose entsteht v. a. in den Bein- und Beckenvenen. Löst sich der Thrombus von der Venenwand und wird mit dem Blutstrom verschleppt, so kommt es zur lebensbedrohlichen Lungenembolie (S. 79).

Ursache

Thromben entstehen durch

- eine verlangsamte Blutströmungsgeschwindigkeit,
- Veränderungen an den Gefäßwänden sowie
- eine veränderte Blutzusammensetzung.

Diese 3 Hauptursachen nennt man Virchow-Trias (▸ Tab. 19.7). Die Gefahr, an einer Thrombose zu erkranken, ist von verschiedenen Risikofaktoren abhängig, wie z. B. Alter, bestehende Venenerkrankungen, Immobilität, OPs, Hormontherapie (Pille), Rauchen oder Übergewicht.

Vorbeugende Maßnahmen

Die Ziele der Thromboseprophylaxe beinhalten die Förderung der Durchblutung der Beine, die Unterstützung des Muskeltonus sowie die Steigerung der Strömungsgeschwindigkeit des venösen Blutes in den Beinen.

Tab. 19.7 Ursachen einer Thrombose

Ursachen	gefährdete Patienten
verlangsamte Blutströmung	Patienten mit lang andauernder Bettruhe (fehlende Muskelpumpe), Lähmungen, Herzinsuffizienz
Veränderung der Gefäßwände	Patienten nach Gefäßoperationen, nach Unfällen, mit Venenentzündungen, mit Gefäßverkalkung, mit Krampfadern
veränderte Blutzusammensetzung	Patienten mit hohem Flüssigkeitsverlust (z. B. nach Operationen, Geburten, Unfällen), mit Venenentzündungen, mit Bluterkrankungen; bei Einnahme bestimmter Medikamente, die die Gerinnbarkeit des Blutes steigern (z. B. Anti-Baby-Pille)

Kompression der Venen

Durch Druck von außen auf die oberflächlichen Venen wird der Venenquerschnitt verengt und somit der Blutfluss in den tief liegenden Beinvenen beschleunigt. Dadurch erhöht sich die Strömungsgeschwindigkeit des venösen Blutes. Außerdem bekommen die nach langer Bettruhe druckentwöhnten Beinvenen eine Stütze, wodurch ein Blutdruckabfall (Kollaps) beim ersten Aufstehen verhindert werden kann. Eine Venenkompression wird durch das Tragen von medizinischen Thromboseprophylaxestrümpfen (MTS) oder durch Kompressionsverbände erreicht. Thromboseprophylaxestrümpfe werden im Bett getragen, wenn z. B. die Muskelpumpe nicht oder nur wenig betätigt wird. Beim Aufstehen von Patienten mit bestehenden Venenveränderungen (z. B. Varizen) reicht diese Form der Venenkompression jedoch nicht aus. Diese Patienten benötigen vom Fachmann angepasste Kompressionsstrümpfe oder einen Kompressionsverband.

Merke

Medizinische Thromboseprophylaxestrümpfe dürfen nicht getragen werden bei:

- arterieller Verschlusskrankheit (AVK)
- schwerer Herzinsuffizienz
- massiven Beinödemen
- schwerer Polyneuropathie

Medizinische Thromboseprophylaxestrümpfe müssen gut sitzen. Mit einem speziellen Maßband (meist Farbkennzeichnung) wird das Bein im Fesselbereich und am Oberschenkel gemessen (Herstellervorschriften beachten). Um eine optimale Venenkompression zu gewährleisten, müssen Farbangaben am Maßband mit den Farbangaben auf den Strümpfen übereinstimmen. Sie müssen in der Beinlänge passen und dürfen wegen der Gefahr des Abschnürens am Oberschenkel nicht umgeschlagen werden. Das Anziehen (▶ Abb. 19.26) kann durch Anziehhilfen (Stoffschuh, Applikator, ▶ Abb. 19.27) erleichtert werden.

Bei der täglichen Pflege der Beine (Waschen und Eincremen, da große Gefahr der Austrocknung der Haut) sollte die Haut des Patienten, besonders an Ferse, Schienbein und Fußrücken, sorgfältig zur Vermeidung von

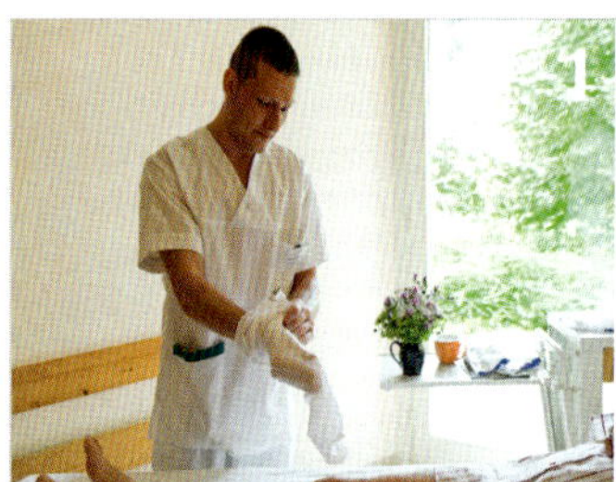

In den Strumpf greifen, Fersenteil festhalten, Beinteil nach außen stülpen.

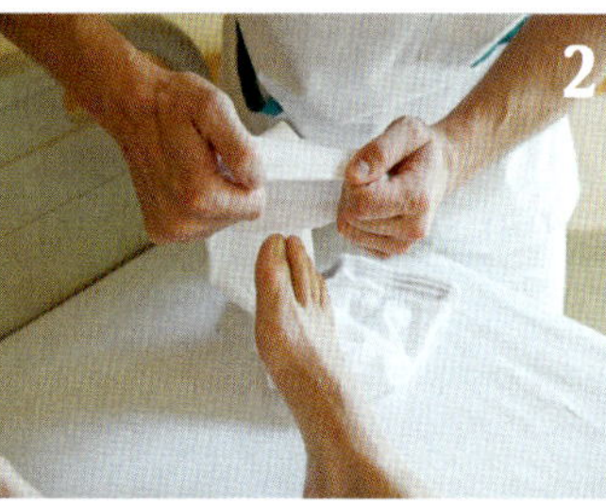

Öffnung weiten, um der Patientin den Einstieg zu erleichtern.

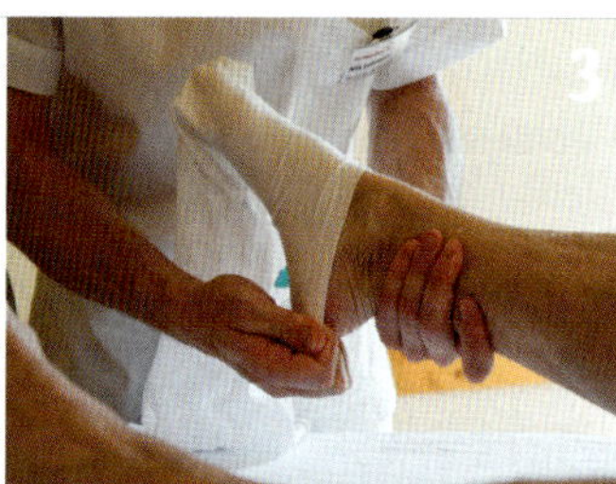

Strumpf über den Vorderfuß bis zur Ferse ziehen.

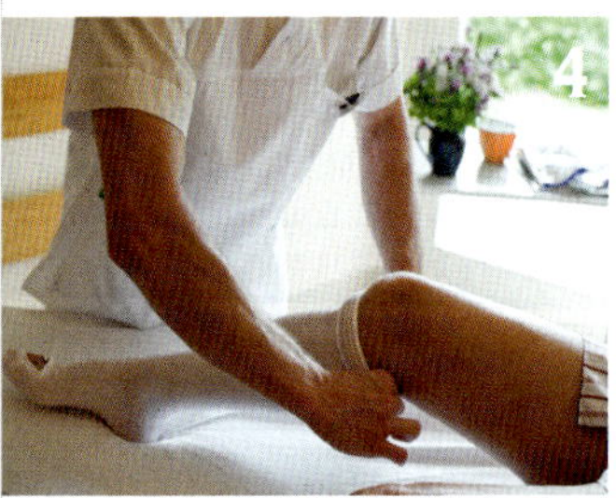

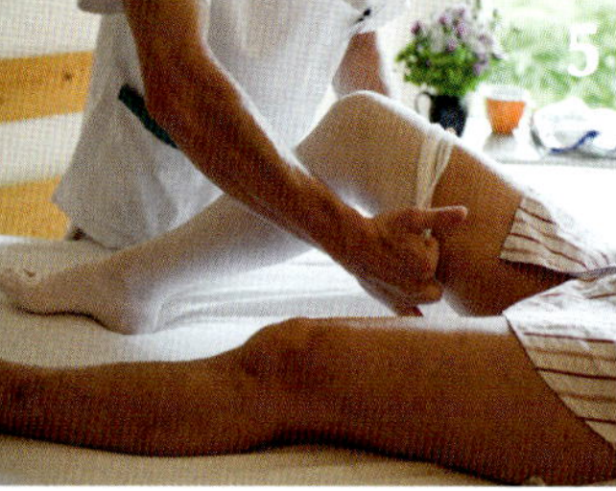

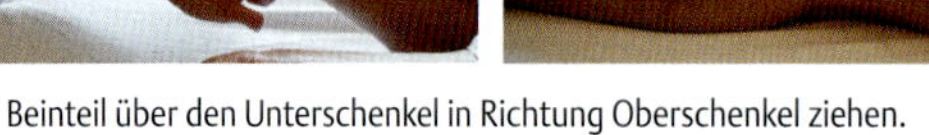
Ausgerolltes Beinteil über den Unterschenkel in Richtung Oberschenkel ziehen.

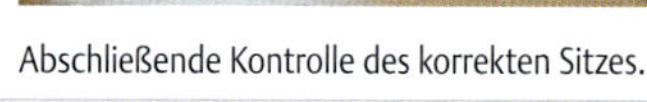
Abschließende Kontrolle des korrekten Sitzes.

Abb. 19.26 Anziehen von MTS ohne Anziehhilfe.

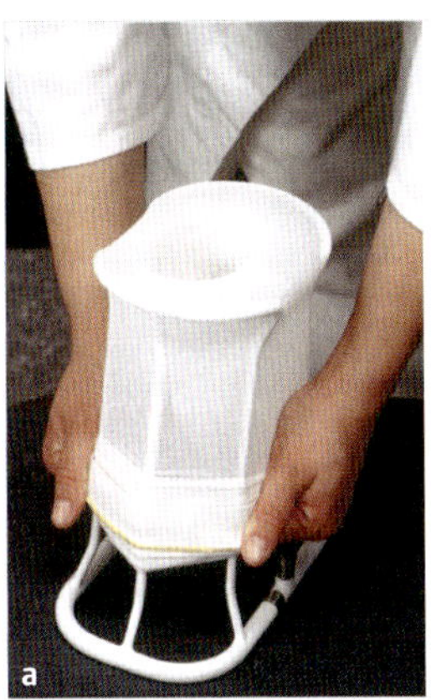

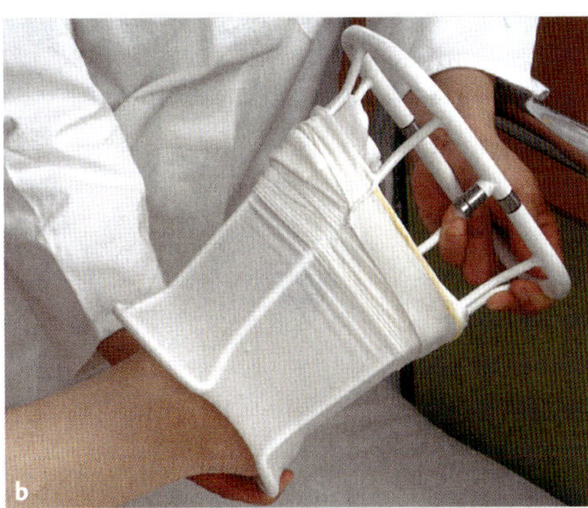

Abb. 19.27 Anziehen von MTS mit Anziehhilfe.
a Beinteil des Strumpfes umgedreht über die Anziehhilfe ziehen.
b Fuß des Patienten in den Strumpf einführen und die Anziehhilfe bis auf Kniehöhe schieben, ab da den Strumpf in Richtung Oberschenkel abrollen.

Druckstellen kontrolliert werden. Kompressionsverbände mit dafür vorgesehenen Kompressionsbinden anlegen.

▸ **Grundsätze zum Anlegen von Kompressionsverbänden.** Diese werden am Beispiel des Kompressionsverbands nach Pütter dargestellt (▸ Abb. 19.28):

- Der Verband wird vor dem Aufstehen angelegt bzw. sollte der Patient vor dem Anlegen 20–30 Minuten die Beine entlastet haben.
- Zum Wickeln für Unterschenkel- und Oberschenkel werden jeweils 2 Kurzzugbinden benötigt, die je nach Größe und Umfang des Beines, 8–10 cm breit sein müssen.
- Binden werden gegenläufig, d. h. die 1. von innen nach außen, die 2. von außen nach innen beginnend, angelegt. Dies gewährleistet Festigkeit und guten Sitz des Verbands.
- Der Fuß des Patienten muss im Winkel von 90° zum Schienbein stehen.
- Bei sehr kachektischen Patienten müssen vorstehende Knochenteile (Fußrücken, Schienbein, Knöchel) zuvor gepolstert werden.
- Die Binde wird so in die Hand genommen, dass der Bindenkopf nach oben und außen zeigt.
- Der Verband ist am Zehengrundgelenk zu beginnen. Der ganze Fuß inkl. der Ferse ist einzuwickeln.
- Die Binde wird mit leichter Spannung gewickelt.
- Der Druck des Verbands soll im Fuß- und Fesselbereich am stärksten sein und bis zum Knie hin langsam abnehmen. Bei zu starkem Druck in der Wade kann es zu Stauungen kommen.
- Die Binden werden beim Anlegen unmittelbar auf der Haut abgerollt und beide Kanten gleichmäßig in Ablaufrichtung gezogen (Niemals die Binde vom Bein wegziehen, dies würde strangulierende Furchen verursachen!).
- Um ein Abrutschen des Verbands zu vermeiden, können an den letzten beiden Touren schmale Schaumstoffstreifen mit eingewickelt werden.
- Bei Schmerzen, andauernder Blaufärbung oder starker Blässe der Zehen muss der Verband sofort wieder abgenommen werden.

Mobilisierungsmaßnahmen

Sie aktivieren die Muskeltätigkeit (-kontraktion) und führen damit zu einem besseren Venenfluss.

▸ **Frühmobilisation.** Diese beinhaltet das frühestmögliche Aufstehen z. B. nach Operationen (S. 327). Dies kann schon wenige Stunden nach dem Eingriff erfolgen.

▸ **Bewegungsübungen im Bett.** Diese werden unter Anleitung der Pflegenden ausgeführt. Es handelt sich z. B. um folgende Übungen:

- Füße kreisen aus dem Sprunggelenk heraus, Innen- und Außenrotation (ca. 30 Sekunden)
- Zehen einkrallen und spreizen (mehrmals wiederholen)
- Abwechselnd rechten und linken Fuß nach oben ziehen und wieder strecken (ca. 30 Sekunden)
- Beine heben und senken
- Bettfahrrad fahren
- Fußsohlendruck erhöhen (ggf. durch Zuhilfenahme einer Bettstütze)

▸ **Atemübungen.** Diese vergrößern die Sogwirkung in den Hohlvenen und verbessern die Blutzirkulation.

▸ **Ausstreichmassage der Venen.** Vor dem Wickeln der Beine (oder dem Anziehen von Thromboseprophylaxestrümpfen) werden die Beinvenen herzwärts unter gleichbleibendem Druck und Tempo ausgestrichen. Beide Hände umfassen die Fußknöchel. Mit festem Druck wird das Bein bis zur Mitte des Oberschenkels ausgestrichen. Dies kann z. B. beim Waschen, Abtrocknen oder Eincremen der Beine in die Pflege integriert werden.

Merke

Bei Patienten mit Venenentzündung, Verdacht auf Thrombose und schwerer Herzinsuffizienz darf keine Ausstreichmassage an den Beinvenen durchgeführt werden.

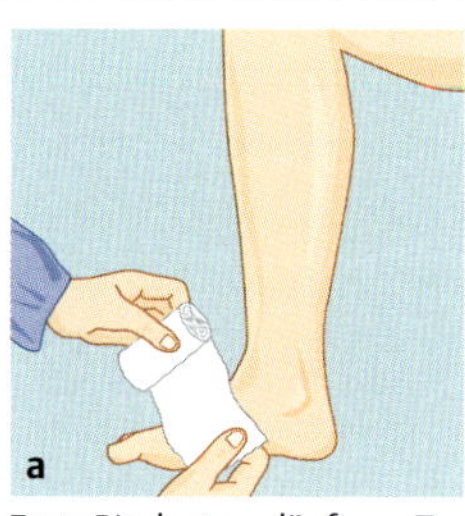

Erste Bindentour läuft am Zehengrundgelenk von innen nach außen. Zur Beurteilung der Hautdurchblutung Zehen sichtbar lassen

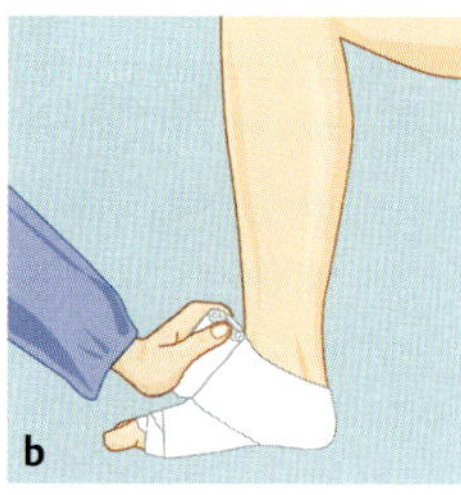

2 – 3 Kornährentouren vom Mittelfuß bis zur Ferse. Eine Tour um die Ferse und über den Innenknöchel zum Fußrücken durchführen

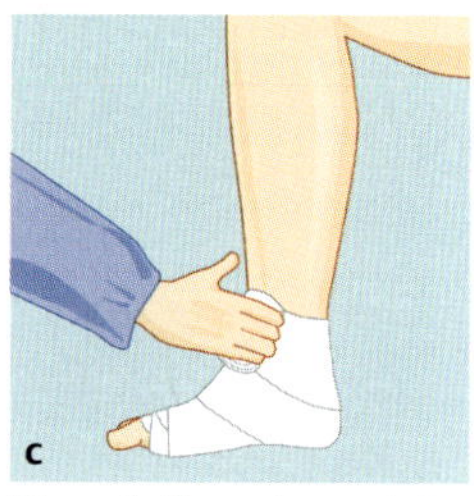

Die erste Fersentour wird oben mit einer Tour um den Knöchel fixiert und...

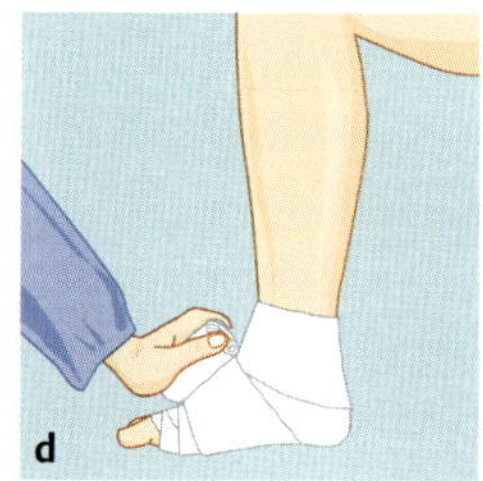

...unten mit einer Tour über die Fußwölbung

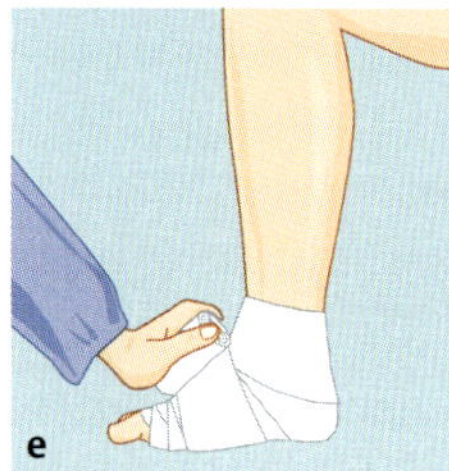

Weitere Tour um den Mittelfuß und weiter zum Knöchelbereich führen

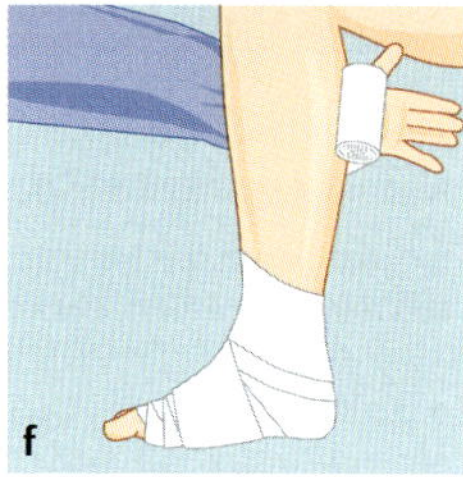

Binde läuft steil nach oben und folgt dabei der Form des Beines bis zur Kniekehle

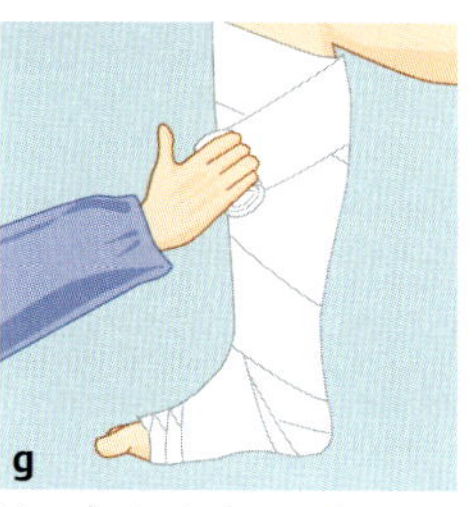

Von dort wieder nach unten führen und dabei die bei der Aufwärtsbewegung entstandenen Lücken schließen. Das Ende der ersten Binde mit einem Pflasterstreifen evtl. fixieren

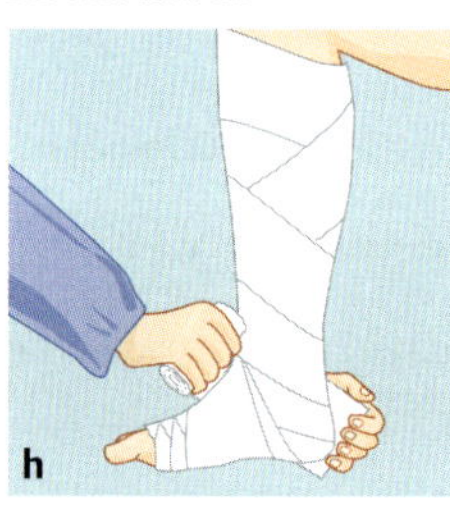

Zweite Binde gegenläufig zur ersten – von außen nach innen – ansetzen

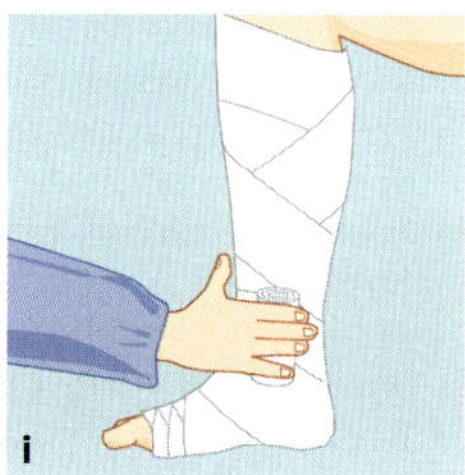

Mit zwei Touren Ferse fixieren

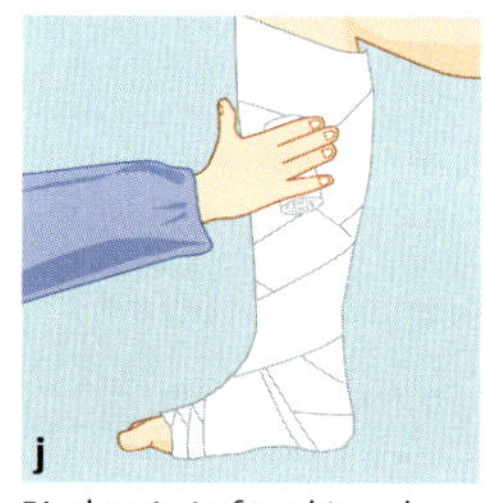

Binde wie in f und i nach oben und unten führen

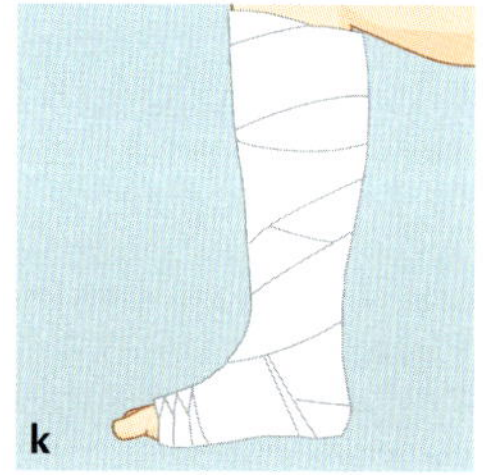

Fertigen Verband mit Pflasterstreifen befestigen

Abb. 19.28 Anlegen eines Venenkompressionsverbands nach Pütter. Die Abbildungen **a–k** zeigen die Vorgehensweise beim Anlegen eines Kompressionsverbands.

▶ **Entstauende Lagerungen.** Durch Hochlagerung der Beine wird der venöse Rückfluss beschleunigt. Dies kann durch das Höherstellen des Fußteils am Bett oder durch eine Hochlagerung der Beine um ca. 20° mittels Lagerungskissen gewährleistet werden. Die Kniekehle kann dabei ganz leicht gebeugt sein (▶ Abb. 19.29). Diese Lagerung darf nicht bei Patienten mit peripherer AVK (arterielle Verschlusskrankheit) durchgeführt werden.

▶ **Medikamentöse Maßnahmen.** Antikoagulanzien sind gerinnungshemmende Medikamente, die nach Arztverordnung gegeben werden. Patienten mit einer Antikoagulanzientherapie müssen auf Anzeichen einer Blutung (z. B. der Mundschleimhaut, aus dem Magen-Darm-Trakt, in das Gewebe mit Hämatombildung) beobachtet werden.

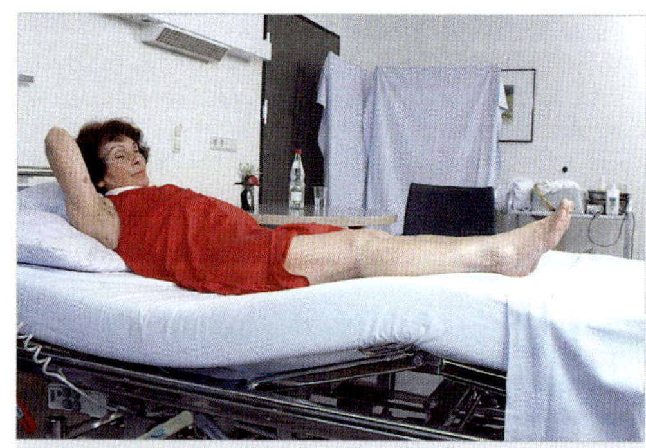

Abb. 19.29 Venenentstauende Lagerung. Das Hochlagern der Beine (20°-Hochlagerung) fördert den venösen Rückfluss aus den Beinen.

Außerdem sind regelmäßige Kontrollen der Gerinnungswerte im Labor notwendig.

19.3 ATL Sich waschen und kleiden

Ein gepflegtes Aussehen ist für viele Menschen eine Grundvoraussetzung für physisches wie psychisches Wohlbefinden und soziale Sicherheit. Verliert ein Mensch aufgrund einer Krankheit die Fähigkeit, sich selbst zu pflegen, so bedeutet dies für ihn meist noch eine zusätzliche Beeinträchtigung seines Befindens.

Die Körperhygiene wird von Mensch zu Mensch sehr unterschiedlich durchgeführt. Hierbei spielen vor allem das Lebensalter, Erziehung, Kultur und Religion, Berufstätigkeit und Freizeitbeschäftigung eine prägende Rolle. Dem einen ist die tägliche kurze Waschung und das wöchentliche Dusch- oder Vollbad ausreichend, der andere benötigt den täglichen Gang unter die Dusche, um sich gepflegt und frisch zu fühlen. Pflegende können im Rahmen des Informationsgesprächs (Pflegeanamnese) individuelle Bedürfnisse erfragen und bei der Pflegeplanung berücksichtigen.

19.3.1 Beobachtung von Haut und Hautanhangsgebilden

Die gesunde Haut ist rosig bis leicht gebräunt, geschmeidig, glatt, intakt und hat einen elastischen Spannungszustand. Die Hauttemperatur ist warm. Mit zunehmendem Alter lässt die Elastizität der Haut nach und es kommt zur Faltenbildung. Die Haut (S. 182) ist das größte Organ des menschlichen Körpers und hat eine Vielfalt von Aufgaben wahrzunehmen.

Wir können bei der Hautbeobachtung eine große Anzahl von Veränderungen wahrnehmen, die Rückschlüsse auf ein Krankheitsbild erlauben. Dazu gehört die Beurteilung von Hautfarbe, Hautturgor, Hauttemperatur, Hautfeuchtigkeit, Hautoberfläche, Hautgeruch, Schleimhäuten sowie der Hautanhangsgebilde.

19.3.2 Veränderungen der Haut und Hautanhangsgebilde

Im Folgenden werden Veränderungen der Hautfarbe, des Hautturgors, der Hautfeuchtigkeit, der Hautoberfläche, des Hautgeruchs, der Schleimhäute und der Hautanhangsgebilde kurz dargestellt und mit Beispielen belegt.

Hautfarbe

► **Rötung.** Diese tritt z. B. auf bei Hitzegefühl, Fieber, Erregung, schwerer körperlicher Arbeit, Hautausschlag oder Entzündung.

► **Blässe.** Diese tritt z. B. auf bei Blutarmut (Anämie), niedrigem Blutdruck (Hypotonie), Schock, Durchblutungsstörungen (z. B. bei „Raucherbeinen“), Schreck, Angst, bestimmten Nierenerkrankungen oder bei Schwerstkranken, wie z. B. Krebspatienten, die oft graublass sind.

► **Blaufärbung (Zyanose).** Dies tritt bei Sauerstoffmangel auf, z. B. durch Herz- und/oder Lungenerkrankungen. Die Zyanose zeigt sich zuerst an Lippen und Fingernägeln.

► **Gelbfärbung (Ikterus).** Diese tritt z. B. auf bei Erkrankungen von Galle und Leber (z. B. infektiöse Hepatitis), Bluterkrankungen, die mit einem vermehrten Zerfall (Hämolyse) der roten Blutkörperchen (Erythrozyten) einhergehen, z. B. bei hämolytischen Anämien.

► **Marmorierung.** Die entweder blassgraue oder blassblaue Marmorierung ist ein Hinweis auf eine sehr schlechte Kreislaufsituation. Sterbende Menschen haben oft kurz vor dem Tod eine marmorierte Haut. Auch bei Gefäßverschlüssen an den Extremitäten ist eine auffallende Marmorierung des betroffenen Körperteils zu beobachten.

► **Pigmentveränderungen.** Diese führen zu unterschiedlich braun bis schwarz (z. B. beim Melanom) bzw. blass aussehenden Hautbezirken.

Hautturgor (Spannungszustand)

► **Erhöhter Hautturgor.** Hierbei ist die Haut gespannt und das darunter liegende Gewebe geschwollen. Mögliche Ursachen sind Wasseransammlungen im Gewebe (Ödeme), Entzündungen, Insektenstiche, Blutergüsse (Hämatome). Beim Eindrücken der ödematösen Haut mit dem Finger entsteht eine Delle, die sich nur langsam wieder zurückbildet. Stauungsödeme befinden sich an den tiefsten Körperstellen, z. B. an den Unterschenkeln oder im Kreuzbeinbereich bei Bettlägerigen. Sie können durch Herzerkrankungen verursacht werden. Renale Ödeme entstehen bei Nierenerkrankungen und sind zuerst im Gesicht (Augenlider) zu sehen. Auch durch schwere Lebererkrankungen, Eiweißmangel und gestauten Venen kann es zu Ödemen kommen. Wassereinlagerungen am ganzen Körper nennt man Anasarka.

► **Herabgesetzter Hautturgor.** Hierbei kann die Haut in Falten abgehoben werden, die sich nur langsam wieder zurückbilden. Die Ursache ist eine starke Austrocknung (Exsikkose), die durch mangelnde Flüssigkeitsaufnahme oder vermehrten Flüssigkeitsverlust (z. B. Durchfall, Fieber, Erbrechen) entsteht.

Hauttemperatur/Hautfeuchtigkeit

► **Überwärmte Haut.** Diese ist Ausdruck einer verstärkten Durchblutung bzw. Gefäßerweiterung z. B. durch Fieber, körperliche Anstrengung und erhöhte Schilddrüsenfunktion. Bei Entzündungen sind die betroffenen Hautstellen zudem noch gerötet, geschwollen und schmerzhaft und in ihrer Beweglichkeit eingeschränkt.

▶ **Kalte Haut.** Dies ist Folge einer Durchblutungsverminderung bei Unterkühlung, Kreislaufschwäche und Durchblutungsstörungen.

▶ **Feuchte Haut.** Diese entsteht durch eine vermehrte Schweißsekretion bei Fieber, schwerer körperlicher Arbeit oder starker Hitze. Es handelt sich dabei um großperligen, warmen Schweiß. Kleinperlige, kalte, klebrige Schweißbildung ist ein ernstes Zeichen und deutet auf ein Kreislaufversagen (S. 286) hin.

▶ **Hauttyp.** Die Hauttypen werden unterschieden in trockene Haut (sebostatischer Hauttyp), fettige Haut (seborrhoischer Hauttyp) und die Mischhaut. Trockene Haut ist im Alter physiologisch bedingt, weil die Talg- und Schweißdrüsen weniger produzieren. Dies ist ebenso bei einer Unterfunktion der Schilddrüse der Fall. Fettige Haut ist gekennzeichnet durch eine Überproduktion der Talgdrüsen. Die Haut erscheint fettig, matt-glänzend und ist großporig. Am häufigsten kommt die Mischhaut vor, z. B. im Gesicht.

Hautoberfläche

Veränderungen der Hautoberfläche können z. B. folgende sein:

- **Geschwüre:** sehr schlecht heilende Gewebedefekte (z. B. Dekubiti)
- **Wunden und Narben:** durch Operationen und Hautverletzungen aller Art
- **Kratzspuren:** durch Kratzen bei starkem Juckreiz (z. B. bei Allergien, Lebererkrankungen, Diabetes mellitus, trockener Haut oder Parasitenbefall)
- **Ausschläge (Exantheme, Ekzeme):** bei Infektionskrankheiten (z. B. Masern oder Scharlach) und allergischen Hautreaktionen, z. B. durch Medikamente, Nahrungsmittel, Kosmetika oder andere Stoffe
- **Furunkel:** eitrige Haarbalgentzündungen
- **Hämatome:** durch Blutungen ins Unterhautgewebe
- **Petechien:** kleine, punktförmige Hautblutungen
- **Schuppen:** oft bei trockener Haut

Außer diesen Erscheinungen gibt es noch eine Vielzahl gutartiger und bösartiger Hauttumoren.

Hautgeruch

Bestimmte Erkrankungen können einen ganz spezifischen Hautgeruch verursachen. In ▶ Tab. 19.8 sind typische Gerüche und ihre jeweilige Ursache aufgelistet.

Tab. 19.8 Hautgerüche und ihre Ursachen

Geruch	Erkrankung
nach Harn	bei Nierenversagen
nach Aceton	bei diabetischem Koma
faulig stinkend	bei einem Gangrän, Eiterungen oder tumorösem Gewebezerfall
nach Leber	beim Leberkoma

Schleimhäute

Die Schleimhaut der Mundhöhle sowie im Genitalbereich ist beim Gesunden rosig, intakt und feucht. Schleimhautveränderungen sind oftmals nur durch eine sehr gründliche Inspektion der entsprechenden Regionen zu erkennen.

- **Entzündungen:** gerötete und/oder belegte Schleimhaut, die juckt und schmerzhafte Bläschen aufweisen kann, etwa bei:
  - Gingivitis = Zahnfleischentzündung
  - Stomatitis = Mundschleimhautentzündung
- **Ulzerationen oder Erosionen:** äußerst schmerzhafte Veränderungen, verursacht z. B. durch Druckstellen bei schlecht sitzenden Zahnprothesen oder durch scharfe Kanten an Zähnen
- **Aphthen:** runde bis linsengroße, entzündliche, sehr schmerzhafte Schleimhautveränderungen
- **Blutungen:** häufig am Zahnfleisch, meist bemerkt beim Putzen der Zähne
- **Borken:** krustige Beläge, oft bei exsikkierten Patienten oder bei fehlender oraler Nahrungsaufnahme. Meist entstehen sie durch eine unzureichende Mundpflege.
- **Zungenbeläge:** die normalerweise rosige Zunge kann erkrankungsbedingt weißliche oder gelb-graue bzw. braune Beläge haben.
- **Soor:** Pilzbefall der Mundschleimhäute. Weißlicher Belag, der nicht oder nur schwer entfernt werden kann. Oft bei Patienten mit Antibiotika- oder Chemotherapie, Immunschwäche.

Hautanhangsgebilde

Haare und Nägel sind Hautanhangsgebilde, die kurz dargestellt werden sollen.

▶ **Haare.** Haarausfall ist im Alter physiologisch bedingt. Durch Einnahme bestimmter Medikamente (z. B. Zytostatika bei Krebserkrankungen) kann es sogar zur (vorübergehenden) Glatzenbildung (Alopezie) kommen. Glanzlose, brüchige Haare können durch Eisenmangel oder eine Schilddrüsenunterfunktion (Hypothyreose) verursacht werden.

▶ **Finger- und Fußnägel.** Hierbei handelt es sich um Hornplatten, die Zehen und Fingerkuppen schützen. Brüchige Nägel entstehen durch Eisenmangel und Störungen der Schilddrüsenfunktion. Uhrglasnägel sind die Folge einer chronischen Lungen- oder Herzerkrankung. Sie sind besonders stark gewölbt und zyanotisch. Eingewachsene Nägel können schmerzhafte Entzündungen hervorrufen. Verdickte, trübe, mit Rillen durchsetzte Nägel, die oft auch brüchig/zerbröckelnd sind, werden häufig von Pilzinfektionen verursacht.

19.3.3 Pflegerische Maßnahmen

Allgemeine Grundsätze

Soweit es die Krankheitssituation erlaubt, fördern Pflegende die Selbstpflegefähigkeiten (Ressourcen) des Patienten. Dies bedeutet, dass der Patient nach seinen Möglichkeiten die Körperpflege selbst übernimmt, auch wenn dies etwas länger dauert. Bei einer Behinderung (z. B. Patient nach Schlaganfall) ist die Aktivierung des Patienten bei der Körperpflege ein wichtiges Training seiner Selbstpflegefähigkeiten. Bei der Durchführung der Körperpflege werden möglichst persönliche Gewohnheiten und Wünsche des Patienten berücksichtigt. Dies kann sich auf den Zeitpunkt, die Methode, die Hilfsmittel, die Pflegeutensilien usw. beziehen.

Die Hautreinigungs- und Hautpflegemittel sind stets entsprechend der Hautbeschaffenheit auszuwählen (z. B. bei trockener Haut Ölbadzusatz oder eine rückfettende W/O-Lotion).

19.3.4 Ganzwaschung

Die Körperpflege umfasst alle Maßnahmen zur Reinigung und Pflege der Haut, der Schleimhaut und der Hautanhangsgebilde. Die tägliche Pflege des Körpers ist für den pflegebedürftigen Menschen von großer Bedeutung. Sie bringt ihm Erfrischung und verbessert sein Wohlbefinden. Der Betroffene erfährt dadurch Zuwendung und Nähe durch die Pflegende, die vertrauensvoll, entspannend und beruhigend sein kann. Der Patient erhält ein besseres Körpergefühl durch die Wahrnehmung der „Körpergrenzen" (z. B. können Patienten, die lange in einer Position liegen mit der Zeit das Gespür für ihre Körpergrenzen verlieren, d. h., sie spüren z. B. ihren Rücken oder ihre Beine nicht mehr).

Während der Pflegehandlung ergibt sich für Pflegende die Möglichkeit zum Gespräch sowie zur umfassenden Beobachtung des Patienten. Außerdem ist im Rahmen der Körperpflege die Durchführung fast aller prophylaktischen Maßnahmen möglich.

M!

Merke

Vor einer Pflegehandlung wie der Körperpflege, sollten sich Pflegende gedanklich auf den jeweiligen Patienten einstellen und sich über seine aktuelle, körperliche und seelische Befindlichkeit informieren. Das erleichtert die Kommunikation und ermöglicht ihr gezieltes Fragen bzw. Beobachten.

Ganzwaschung im Bett

Grundsätze

Auf folgende Grundsätze sollte geachtet werden, um dem Patienten die Ganzkörperwaschung so angenehm und schmerzlos wie möglich zu gestalten:

- Schonende Arbeitsweise, bei Bedarf eine Hilfsperson dazuholen.
- Auch bewusstlose Patienten fortlaufend darüber informieren, was getan wird, da das Gehör evtl. noch intakt ist.
- Patienten nur so weit wie nötig aufdecken und das Wärmebedürfnis sowie das Schamgefühl des Patienten berücksichtigen.
- Um das Bett zu schützen, ein Handtuch unter das zu waschenden Körperteil legen.
- Stets denselben Ablauf wählen, z. B. immer von oben nach unten waschen.
- Patient mit großen, flächigen Bewegungen und ohne Hektik waschen; Wassertemperatur den Wünschen anpassen und Waschlappen gut befeuchten.
- Waschwasser wechseln: vor und nach der Intimpflege.
- Bei Männern die Rasur vor der Gesichtswäsche durchführen
- Seifenreste immer durch gründliches „Klarwaschen" entfernen, um die Haut nicht zu reizen; bei trockener, empfindlicher und dünner Haut kann auf Seife verzichtet werden oder mit einem Ölbadzusatz gewaschen werden.
- Rückfettende und pH-neutrale Seifen (z. B. Babyseife) verwenden.
- Auf stark parfümierte Seifen oder Deodorants (geruchsbindende Pflegemittel) verzichten (sie können empfindliche Haut reizen!).
- Haut vorsichtig trocken frottieren, um die Durchblutung zu fördern und feuchtigkeitsbedingte Hautschäden (z. B. Intertrigo, Wundsein) zu verhindern – besonders an den Körperstellen, wo Haut auf Haut liegt (Leistenbeuge, Achselhöhlen, unter der Brust bei Frauen, Zehenzwischenräume).
- Nach dem Waschen eine entsprechende Hautpflege durchführen; bei trockener Haut pflegende, fetthaltige Cremes (Wasser-in-Öl-Emulsionen – W/O) benutzen, bei fettiger Haut Substanzen mit geringerem Fettgehalt (Öl-in-Wasser-Emulsionen – O/W) verwenden.
- Beobachtete Veränderungen am Patienten (z. B. Hautrötungen) sofort melden und dokumentieren.

Vorbereitung

Um einen reibungslosen und ungestörten Ablauf der Ganzwaschung zu ermöglichen, sind die folgenden Vorbereitungsmaßnahmen zu treffen:

Gegenstände:

- frische Wäsche (Bett- und Körperwäsche)
- 1 Waschschüssel
- 2 Waschlappen
- 2 Handtücher
- evtl. Einmalwaschlappen für den Intimbereich oder die Füße bei Nagelpilz
- Händedesinfektionsmittel
- Einmalhandschuhe (als Eigenschutz für den Intimbereich oder die Füße bei Nagelpilz)
- Schutzkittel oder Schürze für die Pflegende
- Seife oder Waschlotion
- Zahnputzzeug mit Nierenschale, evtl. Prothesenschale

- Kamm oder Bürste
- Rasierzeug bei Männern
- Salben oder Cremes zur Hautpflege und für Prophylaxen
- evtl. Zellstoff bei inkontinenten Patienten
- Abwurfwagen für Wäsche und Abfall

Patient:
- Patient nach seinen Wünschen bzw. Gewohnheiten bezüglich der Körperpflegemittel/Wassertemperatur fragen.
- Dem Patienten die Vorgehensweise erklären.
- Lagerungshilfsmittel entfernen und Patient auf den Rücken lagern; wenn möglich, Kopfteil etwas höher stellen (Beugung im Hüftbereich beachten!)

Pflegende:
- Schutzkittel bzw. Schürze anziehen, Hände desinfizieren und sich innerlich auf den Patienten einstellen.

Raum:
- Fenster rechtzeitig schließen, um eine Raumtemperatur von ca. 22 °C zu erreichen
- Besucher hinausbitten
- Platz schaffen und einen Stuhl ans Bettende stellen bzw. die Bettzeugablage am Fußende des Bettes ausziehen.
- Hilfsmittel so platzieren, dass sie ohne Umweg erreichbar sind.
- Ggf. einen Blickschutz aufstellen, um die Intimsphäre zu wahren.

Durchführung (Beispiel)

Hier wird ein möglicher Handlungsablauf vorgestellt (▶ Abb. 19.30). Die Handlungskette kann je nach Art der Erkrankung, Gewohnheiten des Patienten usw. variieren. Individuelle Abweichungen, die sich am Patienten orientieren, sind deshalb möglich.

▶ **Gesicht.** Dieses wird ohne Waschzusätze gewaschen. Die Augen von außen nach innen (zur Nase hin) auswischen. Darauf achten, dass insbesondere die Ohrmuschel und hinter dem Ohr die Haut gut abgetrocknet wird. Wenn der Patient es wünscht, erst jetzt den Waschwasserzusatz ins Wasser geben.

Pflegepraxis

Möglicherweise kann der Patient Gesicht, Brust und Arme selbst waschen! Die Pflegende kann ihn dabei unterstützen, indem sie, wenn nötig, seine Hand führt.

▶ **Arme.** Dem Patienten das Nachthemd/Oberteil ausziehen und auf dem Patienten liegen lassen. Zuerst den Arm waschen, der auf der gegenüberliegenden Seite liegt. Von der Hand ausgehend in Richtung Achselhöhle waschen. Den Arm gut abtrocknen. Dasselbe geschieht mit dem anderen Arm. Evtl. kann dem Patienten ein Handbad ermöglicht werden.

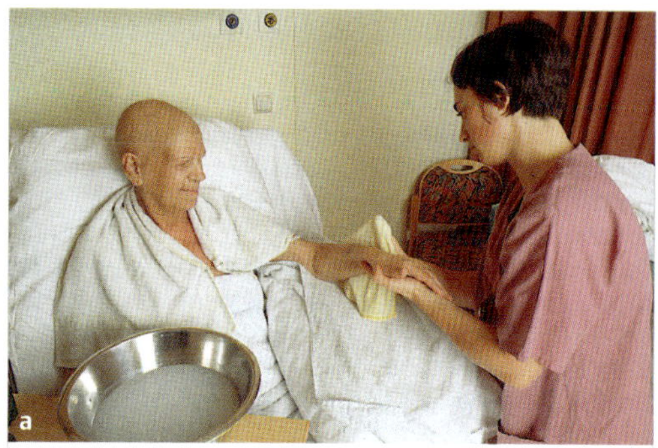

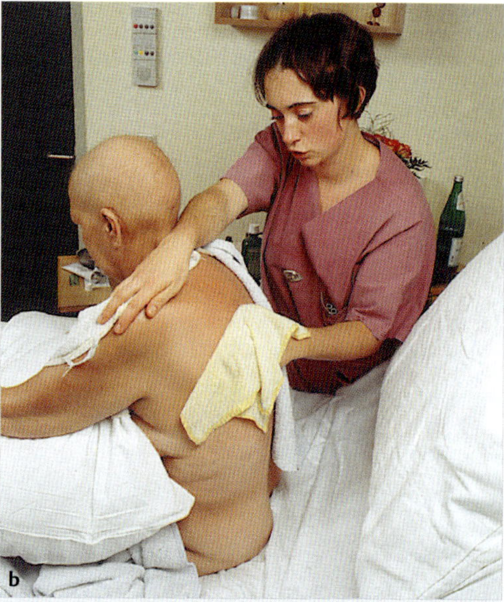

Abb. 19.30 Ganzwaschung im Bett.
a Waschung der Hand, des Armes und
b des Rückens beim sitzenden Patienten.

▶ **Oberkörper.** Jetzt die Achselhöhlen und den Oberkörper bis zum Bauchnabel waschen und abtrocknen, danach den Patienten aufsitzen lassen und den Rücken waschen und abtrocknen. Je nach Hauttyp und Wunsch des Patienten wird eine Hautpflege mit einer entsprechenden Lotion durchgeführt. Dem Patienten nach Absprache ein frisches Nachthemd oder Oberteil anziehen oder ihn je nach Temperaturempfinden mit einem Molton abdecken.

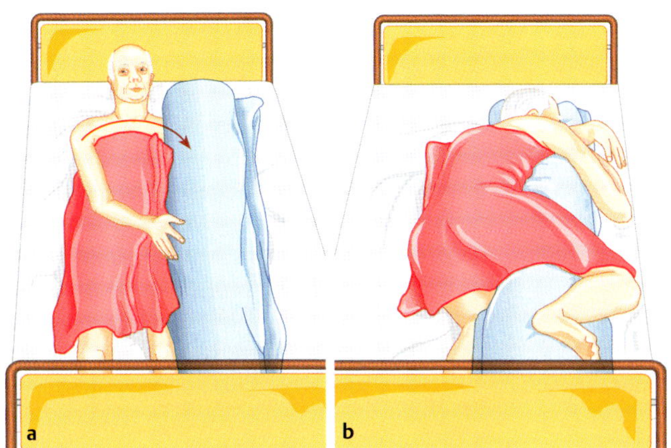

Abb. 19.31 Drehen des Patienten im Bett. Eine gerollte Decke **(a)** bietet dem Patienten beim Drehen im Bett, z. B. zur Rückenwaschung, Halt und Sicherheit vor dem Herausfallen **(b)**.

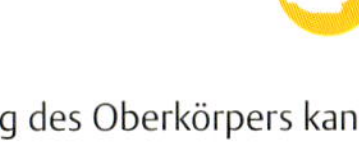

Pflegepraxis

Die Reihenfolge bei der Waschung des Oberkörpers kann nach den Wünschen des Patienten gestaltet werden. So können z. B. zuerst Hände und Brust vor dem Gesicht gewaschen werden!

▸ **Rücken.** Die Rückenwaschung erfolgt im Sitzen oder in Seitenlage, der Patient kann sich dabei zur Stabilisierung auf eine Lagerungsschlange oder eine gerollte Decke stützen (▸ Abb. 19.31).

▸ **Beine.** Während des Waschens der unteren Körperhälfte wird der Oberkörper abgedeckt. Zuerst wird das gegenüberliegende Bein mit dem Waschlappen für „unten" vom Fuß ausgehend bis zur Leiste gewaschen und gut abgetrocknet. Dasselbe geschieht mit dem anderen Bein. Leidet der Patient unter Hauterkrankungen an den Füßen (Fuß-, Nagelpilz) werden zuerst die Beine und zum Schluss die Füße gewaschen. Evtl. dem Patienten ein Fußbad ermöglichen. Jetzt das Wasser für die weitere Körperpflege wechseln.

▸ **Genitalbereich.** Den Patienten die Beine aufstellen und spreizen lassen und ein Handtuch unter das Gesäß legen. Einmalhandschuhe anziehen. Bei starken Verschmutzungen oder einer Pilzerkrankung im Genitalbereich Einmalwaschlappen verwenden.

- Bei Frauen: Zunächst die Schambehaarung und die Leistengegend waschen. Die äußeren und inneren Schamlippen gründlich von vorn nach hinten waschen, dabei immer wieder einen frischen, sauberen Teil des Waschlappens verwenden. Anschließend gut abtrocknen.
- Bei Männern: Schambehaarung und die Leistengegend waschen. Dann die Vorhaut vorsichtig zurückziehen und die Eichel säubern. Die Vorhaut danach wieder vorstreifen und abschließend den Penis und den Hoden waschen. Anschließend gut abtrocknen.

▸ **Gesäß.** Die Gesäßwaschung erfolgt in Seitenlage. Hierfür Einmalhandschuhe anziehen. Bei groben Verschmutzungen mit Zellstoff vorreinigen und einen Einmalwaschlappen verwenden. Immer Richtung Anus waschen. Das Steißbein bei Bedarf mit einer pflegenden Salbe einreiben. Bei Bedarf das Spanntuch und die Betteinlage wechseln. Nach der Körperwaschung die Hände desinfizieren.

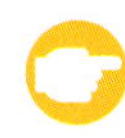

Pflegepraxis

Wenn der Patient es wünscht, kann die Mundhygiene auch vor der Körperwaschung vorgenommen werden. Ansonsten wird sie, ebenso wie die Haarpflege (S. 351), im Anschluss daran durchgeführt.

Nach der kompletten Körperpflege wird der Patient seinen Bedürfnissen und Erfordernissen entsprechend gelagert und nach Wünschen (z. B. Getränken) gefragt. Meist hat der Patient ein Ruhebedürfnis, welches Berücksichtigung finden sollte.

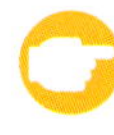

Pflegepraxis

Wenn eine mehrmalige Seitenlagerung für den Patienten zu anstrengend ist, kann zuerst die vordere Körperseite, wie zuvor beschrieben, gewaschen werden. Nach dem Waschen des Oberkörpers und der Beine findet ein Wasserwechsel statt. Nun wird der Genitalbereich gewaschen. Es erfolgt ein erneuter Wasserwechsel. Anschließend wird in Seitenlage mit einem frischen Waschlappen der Rücken, wenn nötig die Rückseite der Beine und das Gesäß gewaschen. Zum Schluss kann noch bei Bedarf ein frisches Laken und/oder Stecklaken eingezogen werden.

Nachbereitung

- Zimmer lüften und aufräumen.
- Nachttisch bzw. die Arbeitsfläche desinfizieren
- Waschschüsseln in Desinfektionslösung (Hygieneplan) einlegen und anschließend säubern.
- Waschlappen sollten aus hygienischen Gründen täglich gewechselt werden, andernfalls ist ein gründliches Auswaschen nötig.
- Ganzkörperwaschung und die dabei gemachten Beobachtungen dokumentieren.

Hilfestellung bei der Ganzwaschung am Waschbecken

Sofern der Patient das Bett verlassen kann und es erlaubt ist, nimmt der Patient die Körperpflege am Waschbecken vor.

Vorbereitung

- Waschutensilien am Waschbecken bereitstellen.
- Sonden, Katheter oder Kanülen so sichern, dass sie nicht versehentlich entfernt werden oder den Patienten behindern, Dauerkatheter unter das Blasenniveau hängen.
- Einen Stuhl mit einem Molton abdecken und ans Waschbecken stellen.

Durchführung

Muss der Patient Stützstrümpfe oder einen Venenkompressionsverband tragen, werden die Beine vor dem Anziehen der Strümpfe oder vor dem Anlegen des Kompressionsverbands im Bett gewaschen.

- Der Patient sitzt auf einem Stuhl am Waschbecken oder wird auf einem Rollstuhl ans Waschbecken gefahren.
- Waschutensilien werden so platziert, dass sich der Patient so weit wie möglich selbst waschen kann.
- Sofern es der Zustand des Patienten erlaubt, wird während dieser Zeit das Bett frisch gerichtet. Ist der Patient kollapsgefährdet, bleibt die Pflegende in seiner unmittelbaren Nähe.
- Dem Patient wird die Klingel in Reichweite gelegt.
- Je nach Bedarf erhält der Patient Unterstützung z. B. bei der Waschung des Rückens, des Intimbereichs und der Beine/Füße.

Hilfestellung bei der Ganzwaschung im Bett/am Bettrand

Vorbereitung

Der Patient wird zur Waschung im Bett bequem in eine sitzende Position gebracht bzw. an die Bettkante gesetzt und mit einem Kissen abgestützt. Pflegeutensilien und Waschwasser sind auf dem Nachttisch bereitzustellen.

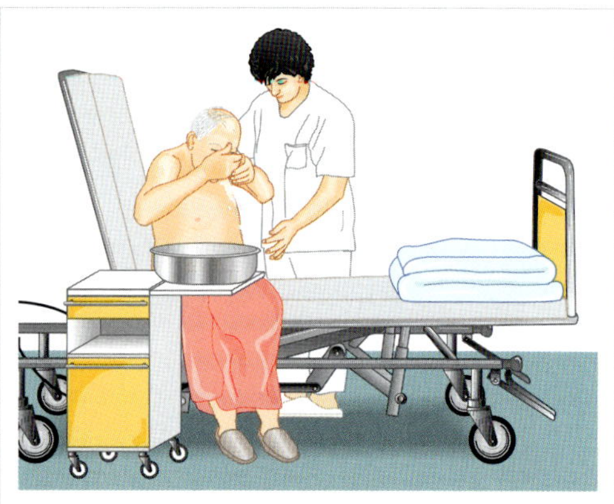

Abb. 19.32 Hilfestellung bei der Ganzwaschung am Bettrand. Die Pflegende unterstützt den Patienten bei der Waschung von Körperteilen, die er nicht selbst waschen kann.

Durchführung

Der Patient erhält, wie bei der Waschung am Waschbecken, durch die Pflegende die notwendige Hilfestellung und Unterstützung bei der Waschung von Körperteilen, die er nicht selbstständig vornehmen kann (▸ Abb. 19.32).

Beruhigende Ganzkörperwaschung

Die beruhigende Ganzkörperwaschung gehört zum Pflegekonzept „Basale Stimulation“ (S. 564) nach Bienstein und Fröhlich. Die beruhigende Ganzkörperwaschung entspannt und beruhigt Patienten, die unter Schmerzen, Unruhe und Schlafstörungen leiden. Darüber hinaus entwickelt der Patient ein besseres Körpergefühl durch die intensive Wahrnehmung seiner Körperoberfläche. Die beruhigende Ganzwaschung ist eine therapeutische Waschung und somit keine Reinigungswaschung.

Vorbereitung

Im Raum sollte es ruhig und gut warm sein, um eine angenehme Atmosphäre zu schaffen. Das Waschwasser hat eine Temperatur von ca. 38–40 °C, es enthält möglichst keine Zusätze. Wenn der Patient dies wünscht, kann ein Aromaöl mit beruhigender Wirkung beigegeben werden (z. B. Lavendel plus Emulgator, z. B. Dosenmilch). Waschlappen und ein Handtuch sollten bereitgelegt sein, um mit der Waschung beginnen zu können.

Durchführung

Mit dem gut ausgewrungenen Waschlappen wird nun vom Thorax ausgehend in langen Zügen in Haarwuchsrichtung (▸ Abb. 19.33) gewaschen. Dabei schmiegt sich die Hand der Pflegenden fest an die Körperform des Patienten an. Sie wird nach jedem Strich neu angesetzt, d. h. die Hand wird nicht am Körper zurückgeführt (nicht „hin und her" waschen). Das Abtrocknen erfolgt in derselben Weise. Der Genitalbereich wird bei der beruhigenden Ganzwaschung ausgespart.

Belebende Ganzkörperwaschung

Die belebende Ganzkörperwaschung gehört ebenfalls zum Pflegekonzept „Basale Stimulation". Sie kommt vor allem bei somnolenten und bewusstlosen sowie depressiven Patienten zum Einsatz. Verwirrte und unruhige Patienten sollten nicht stimulierend gewaschen werden.

Vorbereitung

Im Raum sollte es ruhig und warm sein, um eine angenehme Atmosphäre zu schaffen. Das Wasser ist eher kühl, d. h. die Temperatur liegt in etwa 10 °C unter der Körpertemperatur (also zwischen 24 und 28 °C) und enthält möglichst keine Zusätze. Wenn der Patient es wünscht, kann allenfalls Aromaöl mit anregender Wirkung beigegeben werden (z. B. Rosmarin, Zitronenöl plus Emulgator, z. B. Dosenmilch). Ein kräftiger oder rauer Waschlappen bzw. Schwamm und ein entsprechendes Handtuch sollen zur belebenden Ganzwaschung verwendet werden.

Durchführung

Die Waschung beginnt in der Körpermitte (vom Rumpf ausgehend nach außen, dann die Extremitäten). Der Waschlappen bzw. Schwamm ist tropfnass. Bei der belebenden Waschung in großen Zügen nur in eine Richtung, nämlich gegen die Haarwuchsrichtung, waschen. Nach jedem Strich setzt die waschende Hand neu an und wäscht nicht „hin und her". Die Hand schmiegt sich dabei fest an die Körperform des Patienten an.

- Hände und Füße des Patienten in das Wasser eintauchen.
- Genitalbereich von der belebenden Waschung aussparen.
- Gegen die Haarwuchsrichtung mit einem rauen Handtuch abtrocknen.

19.3.5 Zahn- und Prothesenpflege

Der Patient sollte nach einer Mahlzeit, jedoch mindestens morgens und abends, Gelegenheit zum Zähneputzen bekommen. Durch den Putzvorgang werden Speisereste sowie Zahnbeläge entfernt und die Zahnfleischdurchblutung angeregt. Neben einem Erfrischungseffekt für den Patienten können damit auch Mundgeruch und Munderkrankungen verhindert werden. Bei Patienten mit Bewusstseinsstörungen und mit Schlucklähmungen wird eine gesonderte Mundpflege (S. 371) durchgeführt, um die Mundschleimhaut intakt zu halten und eine Aspiration zu vermeiden.

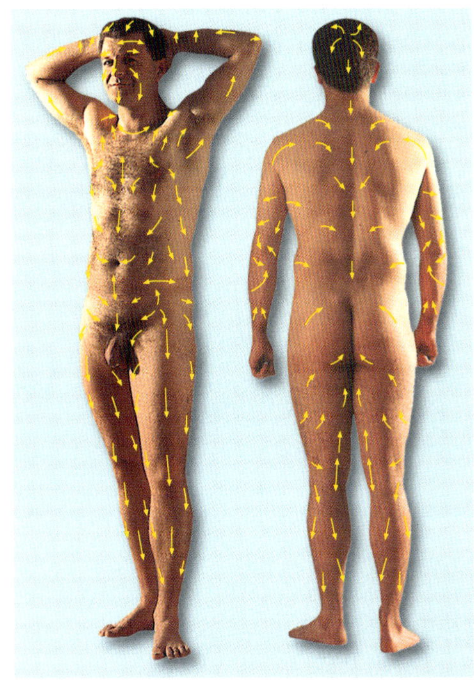

Abb. 19.33 Körperbehaarung. Die Abbildung zeigt die Wuchsrichtung der Körperbehaarung beim erwachsenen Menschen. An ihr orientiert sich die Durchführung der basal stimulierenden bzw. beruhigenden Waschung.

Vorbereitung

Gegenstände:

- Handtuch
- Waschlappen
- Nierenschale
- Zahnbecher
- Zahnbürste
- Zahncreme
- evtl. Zahnseide oder Interdentalbürste
- evtl. Reinigungstabletten
- evtl. Prothesenschale
- Mundwasser
- Lippenpflegemittel
- Taschenlampe
- Einmalhandschuhe zum Eigenschutz

Patient:

Den Patienten im Bett aufsetzen, ein Handtuch auf die Brust legen und einen Betttisch vorschieben. Auf der Ablagefläche die benötigten Gegenstände griffbereit hinstellen.

Wenn der Patient seine Zähne nicht selbst putzen kann, wird dies von der Pflegenden übernommen. Sie kann die Hand des Patienten dabei führen.

Zähneputzen durchführen

- Hände desinfizieren und Einmalhandschuhe anziehen.
- Mundhöhle gründlich inspizieren. Dazu gute Lichtverhältnisse schaffen (Taschenlampe).
- Mund mit klarem Wasser ausspülen lassen und eine Nierenschale bereithalten.
- In kleinen, kreisenden Bewegungen gründlich die Zähne außen und innen sowie die Kauflächen bürsten; dabei die obere und untere Zahnreihe jeweils getrennt voneinander von hinten nach vorne reinigen.
- Anschließend den Patienten den Mund gründlich spülen lassen; erneut Mundinspektion; nach dem Abtrocknen des Mundes evtl. noch Lippenpflege durchführen (▸ Abb. 19.34).

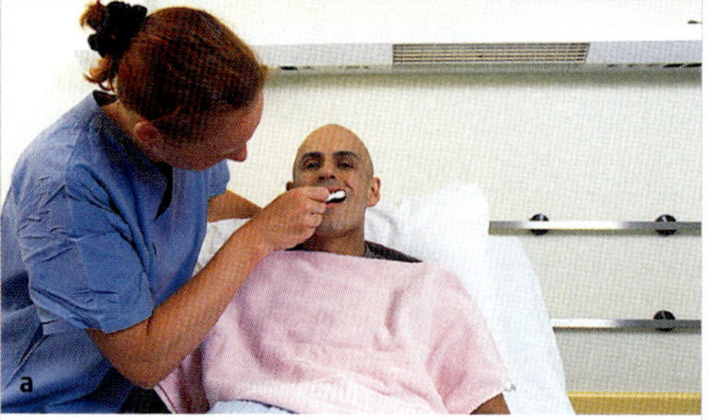

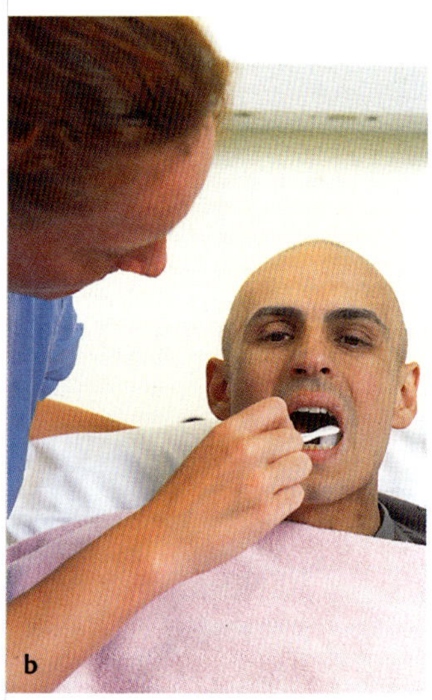

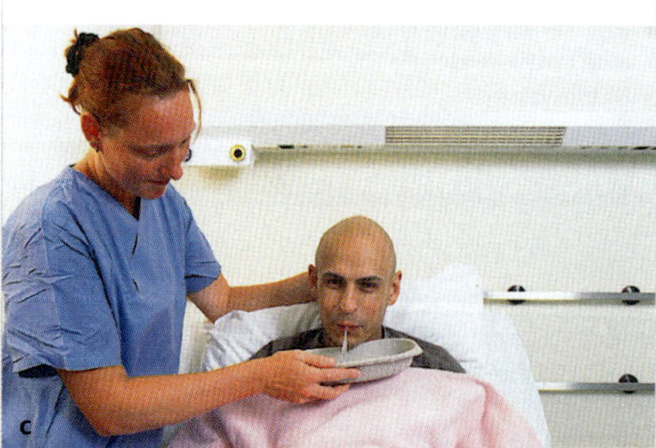

Abb. 19.34 Hilfestellung beim Zähneputzen im Bett. Die Abbildungen **a–c** zeigen, wie die Pflegende das Zähneputzen bei einem Patienten vornehmen kann.

Prothesenpflege durchführen

Die Zahnprothese ist ein Wertgegenstand. Die Prothesenpflege muss deshalb sehr vorsichtig vorgenommen werden.

- Einweghandschuhe anziehen.
- Prothese in eine Nierenschale ablegen lassen, bei Bedarf behilflich sein, dabei Schamgefühl berücksichtigen.
- Zuerst die obere, dann die untere Zahnprothese entfernen; zur Erleichterung beim Herunterdrücken der Prothese mit dem Zeigefinger gegen die Gaumenplatte drücken (▸ Abb. 19.35 **a–d**).
- Etwas Wasser in die Nierenschale laufen lassen, Prothese über dem Wasserspiegel mit einem geeigneten Reinigungsmittel säubern (▸ Abb. 19.35 **e**), um zu verhindern, dass die Prothese bei versehentlichem Entgleiten im Waschbecken zerbricht.
- Patient den Mund spülen lassen und beim Einsetzen der Zahnprothese behilflich sein; Mundhöhle ggf. erneut inspizieren; zuerst die obere, dann die untere Prothese einsetzen (▸ Abb. 19.35 **f–h**).
- Waschlappen und Handtuch zur Säuberung von Mund und Händen reichen, Lippenpflege durchführen.
- Auf Wunsch gesäuberte Zahnprothese über Nacht in einer Prothesenschale (mit Spezialreinigungslösung) aufbewahren.
- Prothese am nächsten Morgen vor dem Einsetzen in die Mundhöhle mit kaltem Wasser abspülen.
- Um Verwechslungen zu vermeiden, die Prothesenschale mit dem Namen des Patienten kennzeichnen.

Vor und nach der Mundpflege haben die Pflegenden eine gründliche Händedesinfektion vorzunehmen. Die Pflegende trägt generell Einmalhandschuhe.

Nach der Mundhygiene sollte dem Patient Gelegenheit zur Händewaschung gegeben werden.

Merke

Eine Zahnprothese, die längere Zeit nicht eingesetzt wurde, sitzt möglicherweise nicht mehr passgenau und kann dadurch Beschwerden verursachen. Aus diesem Grund ist es wichtig, dass der Patient seine Zahnprothese möglichst immer trägt.

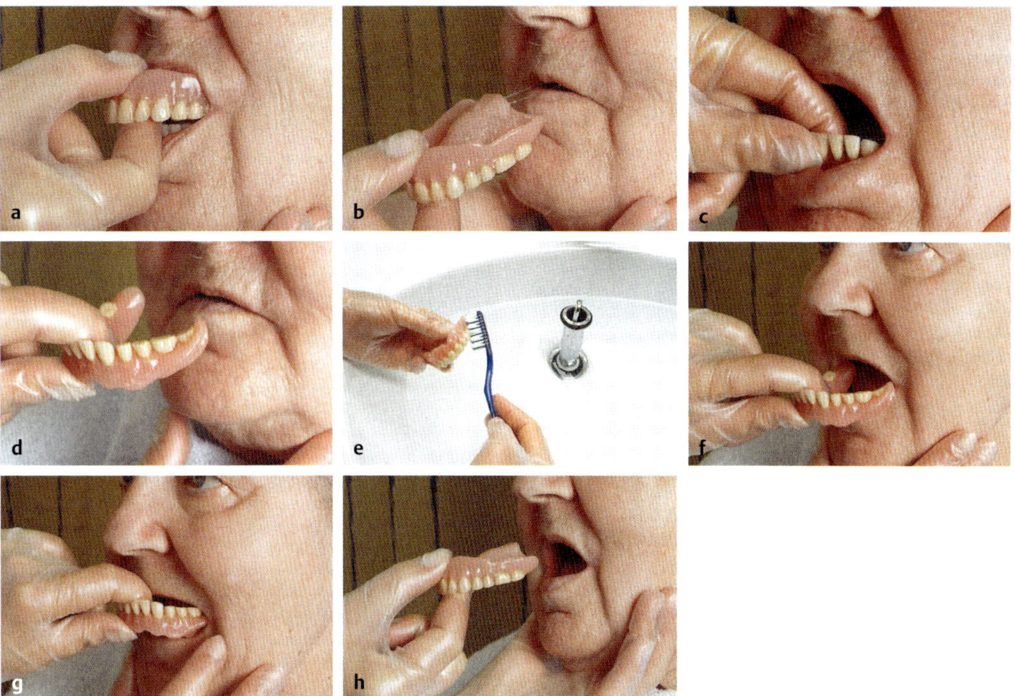

Abb. 19.35 Hilfestellung bei der Pflege der Zahnprothese. Die obere Zahnprothese wird vorsichtig entnommen (**a** u. **b**). Anschließend wird die untere Zahnprothese entnommen (**c** u. **d**). Die Zahnprothese wird über einem Wasserspiegel im Waschbecken gründlich gereinigt (**e**). Beim Einsetzen der gereinigten Zahnprothese wird zuerst die obere (**f** u. **g**) und dann die untere Prothese (**h**) eingesetzt.

19.3.6 Haarpflege

Patienten mit langen Haaren müssen mindestens 1-mal täglich gekämmt werden, bei Patienten mit Kurzhaarfrisuren ist das Kämmen meist öfter notwendig.

Kämmen

Zum Kämmen wird ein Handtuch unter den Kopf gelegt. Bei langen Haaren wird der Kopf zur Seite gedreht und das Haar zuerst auf der einen, dann auf der anderen Seite vorsichtig von den Haarspitzen her ausgekämmt.

Bei schwer pflegebedürftigen Patienten kann der Bereich des Hinterkopfes in Seitenlage (z. B. beim Betten oder Waschen) gekämmt werden. Bettlägrige Patienten sollten keinesfalls die Haare hochstecken, weil Kämme oder Haarnadeln zu Druckgeschwüren führen können. Die Haare werden nach Wunsch seitlich zusammengebunden oder zu Zöpfen geflochten. Dem Patient die Möglichkeit geben, seine Frisur im Spiegel zu begutachten.

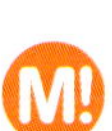

Merke

Niemals dürfen Haare ohne die Einwilligung des Patienten abgeschnitten oder gekürzt werden!

Haarwäsche

Gepflegtes Haar hat einen maßgeblichen Einfluss auf das Wohlbefinden. Gerade bettlägerigen Patienten sollte deshalb die Haarwäsche ihren Gewohnheiten entsprechend angeboten werden. Je nach Zustand des Patienten kann diese im Badezimmer (z. B. im Rahmen eines Vollbads oder des Duschens), am Waschbecken oder im Patientenbett vorgenommen werden. Der Patient soll mit der Haarwäsche einverstanden sein. Selbstverständlich werden die Wünsche des Patienten hinsichtlich der Pflegemittel und der Vorgehensweise berücksichtigt. Sehr geschwächte Patienten werden von einer Hilfsperson gestützt.

Haarwäsche im Bett vorbereiten

Material:
- Gummituch oder wasserdichte Betteinlage als Bettschutz
- Molton
- 2 Frotteehandtücher
- 1 Waschlappen
- Spiegel
- Kopfwaschgarnitur (▸ Abb. 19.36)
- 1 Eimer
- warmes Wasser
- Spülkanne
- Shampoo
- Kamm, Bürste, Föhn
- Putztuch
- Abwurfmöglichkeit für Schmutzwäsche

Patient und Patientenbett:
- Patient über die Vorgehensweise informieren.
- Bettbügel und Kopfbrett des Bettes entfernen.
- Kopfteil flach stellen und das Kopfkissen aus dem Bett nehmen.
- Als Vorsichtsmaßnahme den oberen Teil des Bettes mit einem Gummituch schützen.
- Molton so hinlegen, dass der Patient nicht auf der Folie liegt.
- Kopfwaschgarnitur nach Vorschrift positionieren, Wasserschlauch im Eimer positionieren (▸ Abb. 19.37).
- Frotteehandtuch um den Hals des Patienten legen und dessen Kopf bequem lagern.

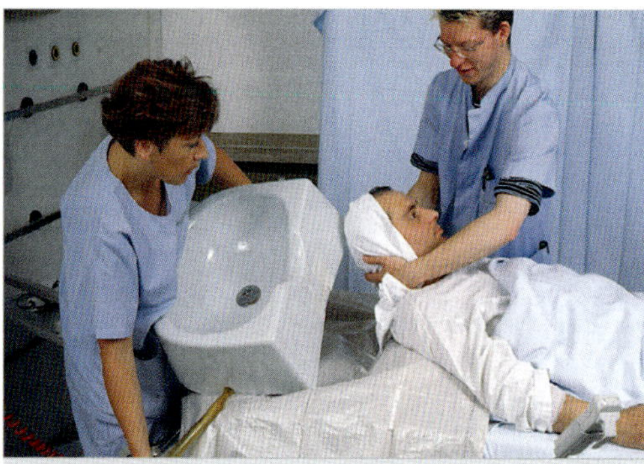

Abb. 19.36 Kopfwaschgarnitur zur Haarwäsche im Bett. Die Haarwäsche im Bett wird durch eine Kopfwaschgarnitur erleichtert.

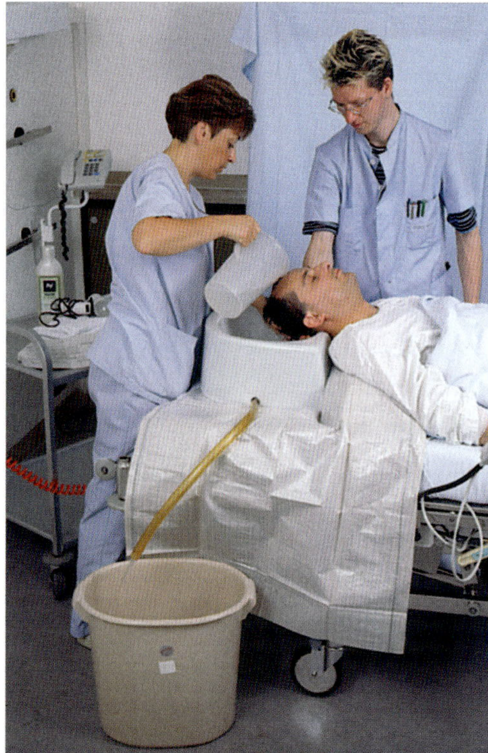

Abb. 19.37 Haarwäsche im Bett. Die Abbildung zeigt, wie die Haarwäsche mithilfe einer Kopfwaschgarnitur vorgenommen wird.

Haarwäsche mit Kopfwaschgarnitur

- Falls der Patient es wünscht, seine Augen mit einem Waschlappen schützen.
- Haare mit dem Wasser aus der Spülkanne befeuchten und dabei fragen, ob die Wassertemperatur angenehm ist.
- Mit Shampoo vorwaschen, den Schaum ausspülen und erneut shampoonieren, dabei die Kopfhaut mit kreisenden Bewegungen gut durchmassieren.
- Nach gründlichem Ausspülen die Haare mit einem Frotteehandtuch trocknen und schützen.
- Kopfwaschgarnitur, Bettschutz und evtl. sonstige nasse Textilien rasch aus dem Bett entfernen.
- Feuchte Haare nach Wunsch kämmen und föhnen, dabei immer wieder die Föhntemperatur mit der Hand kontrollieren.

Haarwäsche ohne Kopfwaschgarnitur

Steht keine Kopfwaschgarnitur zur Verfügung, kann die Haarwäsche mithilfe eines Abfallsacks durchgeführt werden.

Lagerung:
- Bettbügel und Bettbrett am Kopfende entfernen.
- Eine Ecke des Abfallsackes abschneiden, dies dient als Wasserablauf.
- Matratze mit einem Gummituch oder einem wasserdichten Molton schützen, nachdem das Kopfkissen aus dem Bett genommen wurde.
- Die Öffnung des Abfallsackes so unter die Schultern des Patienten legen, dass der Abfallsack über das Ende des

Kopfteils hinaushängt; die Öffnung des Abfallsackes evtl. etwas aufrollen.
- Direkt unter der abgeschnittenen Ecke einen Eimer für das ablaufende Wasser positionieren.
- Ein zusammengerolltes Handtuch in den Nacken des Patienten legen.
- Haarwäsche wie oben beschrieben durchführen.

Nachbereitung

- Nach der Haarwäsche den Patienten bequem lagern und ihm die Möglichkeit zum Ausruhen geben.
- Nasse Wäsche abwerfen, die Kopfwaschwanne nach dem Hygieneplan desinfizieren und säubern.
- Evtl. vorhandene Nässe auf dem Fußboden wegen der erhöhten Unfallgefahr möglichst unverzüglich aufwischen.

19.3.7 Augenpflege

Gesunde Augen benötigen keine besondere Pflege. Es genügt das Auswischen bei der Gesichtswäsche. Eine spezielle Augenpflege wird notwendig bei Patienten mit Verkrustungen an den Augen, bei fehlendem Lidschlag oder unvollständigem Lidschluss, bei Augenprothesen und bei Kontaktlinsen.

Allgemeine Grundsätze zur Augenpflege

- Vor und nach jeder Handlung am Auge eine gründliche Händedesinfektion durchführen.
- Ist nur ein Auge erkrankt, zur Vermeidung einer Keimübertragung das gesunde Auge immer zuerst behandeln.
- Bei Verdacht auf eine infektiöse Augenerkrankung zur Augenpflege Einmalhandschuhe tragen.
- Für jeden Patient separate Augentropfen und Augensalben benutzen.
- Tropfen und Salbentuben mit dem Anbruchdatum versehen (Haltbarkeit i. d. R. nur 3–6 Wochen!).
- Augentropfen vor der Anwendung in der Hand erwärmen.

Merke

Sind bei einem Patient Augentropfen und Augensalbe gleichzeitig verordnet, werden immer zuerst die Augentropfen verabreicht. Bei verschiedenen, gleichzeitig verordneten Augentropfen ca. 5 Minuten bis zur nächsten Anwendung warten.

Augen auswischen

Vorbereitung

Material:
- Händedesinfektionsmittel
- evtl. Einweghandschuhe
- sterile Kompressen
- sterile physiologische Kochsalzlösung oder eine andere verordnete sterile Spülflüssigkeit
- Abwurfschale

Durchführung

Der Patient sitzt oder liegt mit leicht erhöhtem Oberkörper; für den Reinigungsvorgang der Augen neigt er den Kopf leicht nach hinten. Die Pflegende muss die Hände gründlich desinfizieren und bei infektiöser Augenerkrankung Einweghandschuhe anziehen. Die Kompresse mit einer der oben genannten Lösungen gut befeuchten und das Auge von außen nach innen (in Richtung Nase) auswischen. Nach jedem einzelnen Wischvorgang muss die benutzte Kompresse verworfen werden. Zum Schluss wird das Auge mit einer Kompresse vorsichtig trocken getupft.

Augenprothesen versorgen

Eine Augenprothese sollte 1-mal täglich gereinigt werden. Dies sollte der Patient nach Möglichkeit selbst erledigen.

Durchführung

Zum Herausnehmen das Unterlid nach unten ziehen und die Prothese vorsichtig entnehmen. Den Patient dabei nach oben blicken lassen. Evtl. kann die Prothese durch ein Glasstäbchen etwas abgehoben werden.

Die Prothesenreinigung erfolgt mit warmem Wasser. Sie muss sehr vorsichtig vorgenommen werden, um Schädigungen (z. B. Kratzer) zu vermeiden. Die Augenhöhle wird mit einer feuchten Kompresse ausgewischt. Verordnete Salben oder Tropfen können jetzt gut appliziert werden.

Zum Einbringen in die Augenhöhle die angefeuchtete und leicht erwärmte Prothese unter das Oberlid schieben, während der Patient nach unten blickt. Durch ein leichtes Abziehen des Unterlids kann die Prothese richtig platziert werden.

Kontaktlinsen versorgen

Kontaktlinsen werden i. d. R. vor dem Schlafengehen herausgenommen und in einem für das rechte und linke Auge getrennten Behälter aufbewahrt. Dieser Behälter wird täglich gereinigt und mit frischer Speziallösung gefüllt. Es gibt weiche, nicht formstabile und harte, formstabile Kontaktlinsen, die jeweils unterschiedlich gepflegt werden müssen (Pflegehinweise des Herstellers beachten). Hygienevorschriften sind dabei penibel einzuhalten, um das Auge vor Reizungen und Entzündungen zu schützen. Vor jedem Umgang mit Kontaktlinsen erfolgt eine gründliche Händedesinfektion.

Durchführung

Die Entfernung der Linse durch die Pflegende erfolgt unter Zuhilfenahme einer kleinen Saugvorrichtung (Linsensaugnapf), die bei gespreizten Augenlidern das Abheben der Linse ermöglicht.

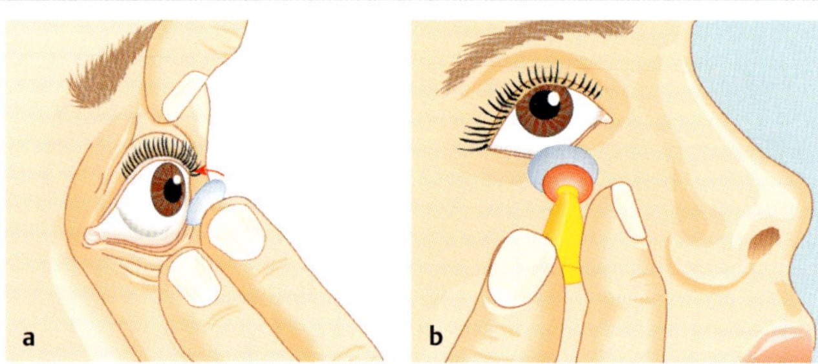

Abb. 19.38 Einbringen der Kontaktlinse ins Auge. Die Kontaktlinse kann nach der Reinigung mit dem sauberen, befeuchteten Zeigefinger **(a)** oder mit dem Saugnapf **(b)** in das Auge eingebracht werden.

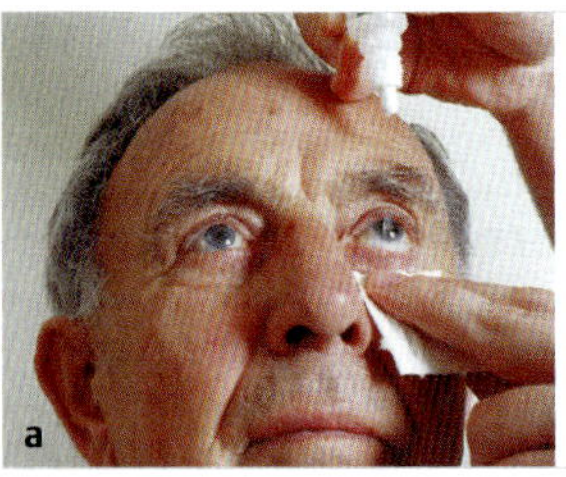

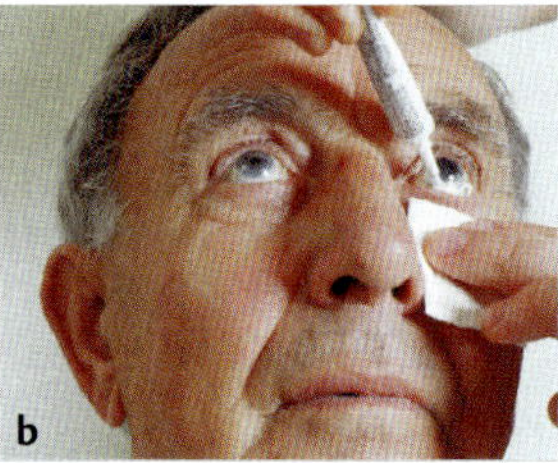

Abb. 19.39 Verabreichung von Augentropfen und Augensalbe.

a Augentropfen werden aus kurzer Distanz vorsichtig in den Bindehautsack geträufelt.

b Bei der Verabreichung von Augensalbe wird der Salbenstrang von der Schläfenseite in Richtung Nase hin in den Bindehautsack gegeben. Die Tülle der Salbentube darf dabei das Auge nicht berühren.

Darauf achten, dass der Saugnapf zentral und sehr behutsam auf die Linse aufgesetzt wird. Ist kein Saugnapf vorhanden, beugt der Patient den Kopf nach vorne und zieht mit 2 Fingern am äußeren Augenwinkel, die Linse fällt dann auf ein vorher bereitgelegtes, weiches Tuch.

Die Kontaktlinsen werden mit einer Speziallösung durch vorsichtiges Reiben zwischen den Fingern gründlich gereinigt. In einem für das rechte und linke Auge vorgesehenen Spezialbehälter werden sie in einer speziellen Lösung aufbewahrt.

Vor dem Wiedereinsetzen ins Auge erfolgt ein gründliches Abspülen mit steriler Lösung, um Augenreizungen zu vermeiden.

Zum Einbringen der Linse soll der Patient geradeaus schauen. Mit der Saugvorrichtung wird die Linse vorsichtig bei gespreizten Augenlidern in der Augenmitte platziert. Ist kein Saugnapf vorhanden, wird die Linse mit befeuchteter Zeigefingerkuppe an ihrer gewölbten Seite gefasst und vorsichtig bei gespreizten Lidern ins Auge eingesetzt (▶ Abb. 19.38).

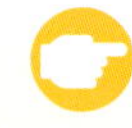

Pflegepraxis

Sollte zum Abspülen der Kontaktlinsen keine sterile Lösung vorhanden sein, genügt es auch, die Kontaktlinsen mit reichlich klarem Wasser abzuspülen. Wird dies am Waschbecken erledigt, muss zuvor zwingend der Abfluss dicht gemacht werden, damit die Linse beim versehentlichen Entgleiten nicht weggespült wird.

Augentropfen verabreichen

Durchführung

Für die Verabreichung von Augentropfen liegt oder sitzt der Patient mit leicht nach hinten geneigtem Kopf. Mithilfe einer kleinen Kompresse zieht die Pflegende das Unterlid nach unten und gibt je nach Anordnung 1 oder 2 Tropfen aus geringer Höhe in den Bindehautsack. Aus hygienischen Gründen darf dabei das Auge nicht mit der Tropfenflasche in Berührung kommen. Der Patient blickt während des Einträufelns nach oben (▶ Abb. 19.39 **a**).

Nach dem Eintropfen schließt der Patient für kurze Zeit die Augen. Er darf die Augenlider dabei nicht zusammenkneifen, weil sonst die Augentropfen wieder herausgepresst werden. Aus dem Auge austretende Flüssigkeit wird mit einer Kompresse abgetupft.

Pflegepraxis

Zum Einträufeln der Augentropfen kann die Pflegende ihre Hand leicht auf der Stirn des Patienten abstützen; damit wird eine zielgenaue Verabreichung der Tropfen wesentlich erleichtert.

Augensalbe verabreichen

Durchführung

Der Patient liegt oder sitzt mit leicht nach hinten geneigtem Kopf. In das mithilfe einer kleinen Kompresse etwas nach unten gezogene Unterlid wird ein ca. 4 mm langer Salbenstrang von der Schläfenseite ausgehend in Rich-

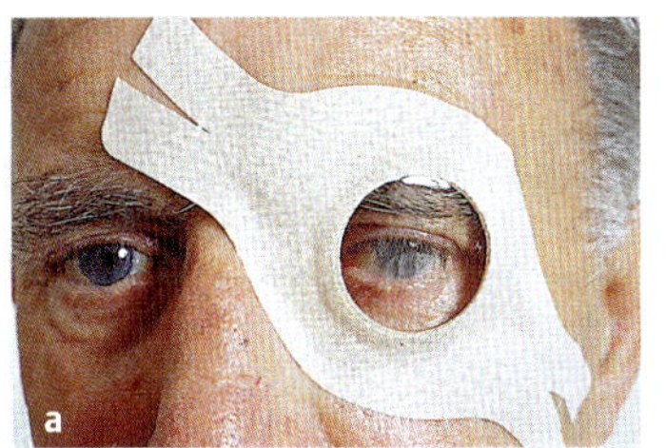

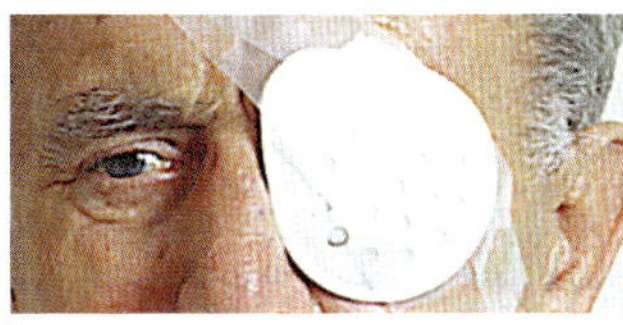

Abb. 19.40 Anlegen eines Augenverbands.
a Der Uhrglasverband ist gebrauchsfertig zu beziehen.
b Der Lochkapselverband schützt das Auge, z. B. nach einer Augenoperation, vor Druckeinwirkungen von außen.

tung Nase in den unteren Bindehautsack eingegeben. Die Tülle der Salbentube darf dabei das Auge keinesfalls berühren.

Der Patient schließt dann für kurze Zeit die Augen (ohne die Lider zusammenzukneifen), wobei Salbenreste mit einer Kompresse abgewischt werden. Der Patient wird darauf hingewiesen, dass kurzzeitig verschwommenes Sehen möglich ist (▶ Abb. 19.39 **b**).

Augenverband anlegen

Durchführung

Ein Augenverband wird mit ovalen, sterilen Augenkompressen angelegt. Sie werden leicht schräg von der Nasenwurzel nach außen, Richtung Jochbein, aufgelegt und mit 3 Pflasterstreifen (über die Mitte und die beiden äußeren Ränder der oberen Kompresse) fixiert. Dieser Augenverband dient vor allem als Infektionsschutz für das Auge.

Der sog. „Uhrglasverband" wird von der Industrie gebrauchsfertig geliefert. Er hat eine durchsichtige, gewölbte Augenschale, die mittels hautfreundlichen Pflasters über dem Auge festgeklebt wird. Dieser Verband schützt das Auge vor Austrocknung (z. B. bei unvollständigem oder fehlendem Lidschluss, ▶ Abb. 19.40 **a**).

Als Schutzverband vor Druck und Stoß, z. B. nach Augenoperationen, wird eine Leichtmetallkappe, der sog. Lochkapselverband, mit Pflasterstreifen über dem Auge fixiert (▶ Abb. 19.40 **b**).

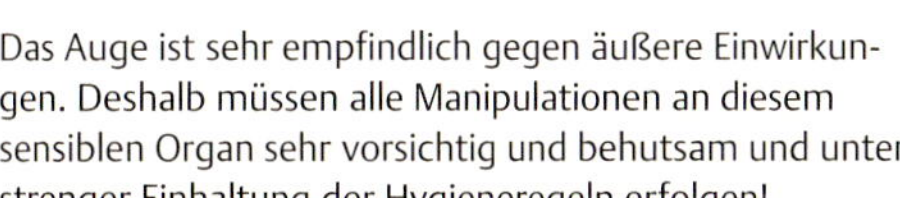

Merke

Das Auge ist sehr empfindlich gegen äußere Einwirkungen. Deshalb müssen alle Manipulationen an diesem sensiblen Organ sehr vorsichtig und behutsam und unter strenger Einhaltung der Hygieneregeln erfolgen!

19.3.8 Ohrenpflege

Die äußere Ohrmuschel bedarf keiner speziellen Pflege. Sie wird mit Wasser und Seife gereinigt und anschließend gut getrocknet. Der Gehörgang reinigt sich von selbst.

Ohrentropfen einträufeln

Der Patient sollte bei der Verabreichung von Ohrentropfen möglichst liegen, weil es kurzzeitig zu Schwindelgefühlen kommen kann.

Durchführung

- Fläschchen mit den Ohrentropfen für einige Minuten in der Hand halten, um die Flüssigkeit auf ca. 36 °C anzuwärmen.
- Ohrmuschel vorsichtig nach hinten oben ziehen und dabei die verordnete Tropfenzahl in den Gehörgang einträufeln.
- Patient bitten, den Kopf noch ca. 5–10 Min. ruhig in seitlicher Stellung zu halten, um ein Auslaufen der Tropfen zu verhindern.
- Ohrmuschel evtl. mit einer Kompresse lose bedecken, diese aber nicht in den Gehörgang drücken.

19.3.9 Nasenpflege

Eine Nasenpflege wird bei Patienten notwendig, die nicht mehr schnäuzen können (z. B. Patienten mit Bewusstseinsstörungen) oder bei denen eine Verweilsonde (z. B. Sauerstoffsonde, Magensonde) in der Nase liegt.

Nasenpflege ohne nasal liegende Sonde

Vorbereitung

Material:
- kleine Watteträger
- physiologische Kochsalzlösung 0,9 %
- Pflegeöl
- Nasensalbe

Durchführung

- Patient auf die genaue Vorgehensweise hinweisen.
- Patient in Rückenlage bringen und den Oberkörper etwas erhöhen.
- Watteträger mit der Kochsalzlösung befeuchten und Nasenloch mit drehenden Bewegungen vorsichtig auswischen.
- Ggf. Borken mit Pflegeöl, das durch einen Watteträger eingebracht wird, aufweichen.
- Verordnete Salbe mit Watteträgern in die Nase streichen.

Nasenpflege bei nasal liegender Sonde

Bei Patienten mit einer nasal liegenden Verweilsonde muss zusätzlich zu einer normalen Nasenpflege noch Folgendes beachtet bzw. weiteres Material gerichtet werden.

Vorbereitung

Zusätzliches Material:

- Tupfer
- Schere
- Pflasterstreifen
- Abwurfbeutel

Durchführung

Pflasterfixierung vorsichtig so lösen, dass die Sonde nicht verrutscht. Pflasterreste auf der Haut vorsichtig entfernen, die Sonde dabei um einige Millimeter zurückziehen.

Die eigentliche Nasenpflege so durchführen, wie es oben beschrieben wurde. Danach die Sonde wieder einige Millimeter vorschieben. Die Nasenschleimhaut wird sorgfältig inspiziert, um Schleimhautveränderungen zeitnah erkennen zu können. Die Sonde neu fixieren und dabei möglichst die Klebestellen wechseln. Gebrauchte Utensilien in den Abwurfbeutel abwerfen (▶ Abb. 19.41).

Merke

Nasal liegende Verweilsonden, die nach Operationen am Magen oder an der Speiseröhre gelegt wurden, stellen eine Ausnahme in der Handhabung dar. Bei diesen Sonden dürfen wegen der Gefährdung der Anastomosen bis zu ihrer Entfernung keinerlei Manipulationen bzw. Lageveränderungen vorgenommen werden.

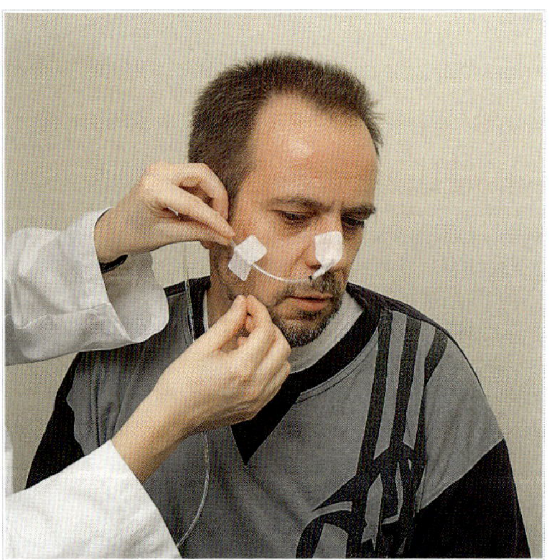

Abb. 19.41 Pflasterfixierung bei einer nasal gelegten Sonde. Die Fixierung einer Nasensonde soll so angebracht werden, dass sie den Patienten so wenig wie möglich stört bzw. beeinträchtigt.

19.3.10 Nagel- und Fußpflege

Zur Nagelpflege gehört das Schneiden und Feilen der Nägel sowie die Entfernung von Schmutzrändern. Problemnägel wie besonders dicke oder eingewachsene Nägel werden von einer Fachkraft für Fußpflege (med. Fußpfleger/-in) behandelt. Ebenso gehört die Entfernung von Nagelhaut, Hühneraugen und Hornhaut in deren Aufgabenbereich.

Merke

Besonders bei Patienten mit Diabetes mellitus oder mit Durchblutungsstörungen in den Extremitäten muss darauf geachtet werden, dass es nicht zu Hautverletzungen kommt, weil diese schlecht heilen und sich infizieren können. Bei diesen Patienten sollten die Fußnägel möglichst von einer Fachkraft für Fußpflege geschnitten und gepflegt werden!

Nagelpflege

Durchführung

Handtuch unter die Extremität legen, an der die Nägel geschnitten werden sollen. Fingernägel mit der Nagelschere rund und die Fußnägel gerade schneiden, scharfe Kanten vorsichtig abfeilen (▶ Abb. 19.42).

Zum Abschluss können Hände und Füße mit einem geeigneten Pflegemittel eingecremt werden.

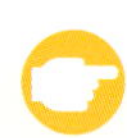

Pflegepraxis

Von Vorteil ist es, wenn die Nagelpflege möglichst nach einem Vollbad vorgenommen wird, weil die Nägel weicher sind und sich besser schneiden lassen. Sonst kann auch ein vorheriges Fuß- oder Handbad der Vorbereitung zur Nagelpflege dienen. Schmutzige Fingernägel können mit einer Nagelbürste gereinigt werden.

Fußpflege

Durchführung

Zur Fußpflege gehört die regelmäßige Waschung bzw. ein regelmäßiges Fußbad mit einem geeigneten Waschzusatz.

Die Füße nach einer solchen Reinigung mit einer Körperlotion oder mit einem Hautöl pflegen. Das Pflegemittel gut einmassieren und dazu Einweghandschuhe tragen.

Die Behandlung einer Fußpilzinfektion nach ärztlicher Vorschrift durchführen. Es ist sehr wichtig, dass die Füße auf Verletzungen bzw. Druckstellen regelmäßig und gründlich kontrolliert werden.

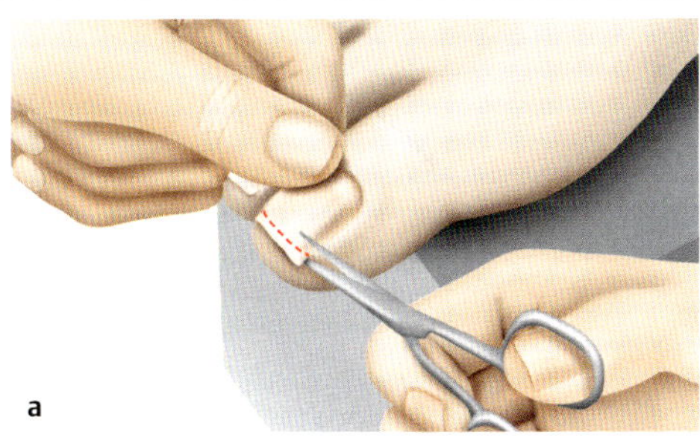

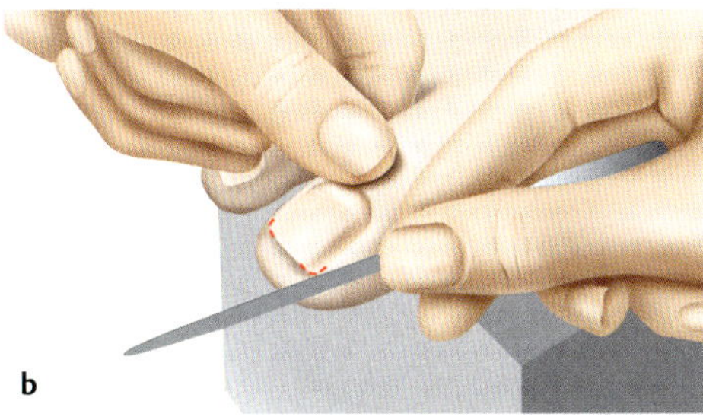

Abb. 19.42 Schneiden und Feilen der Fußnägel.
a Der überstehende Nagelanteil wird mit der Schere gekürzt.
b Die Ecken der Fußnägel sollten nicht mit der Schere abgeschnitten werden. Sie können mit der Feile sanft und unter geringer Verletzungsgefahr leicht rund gefeilt werden.

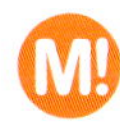

Merke

Bei Durchblutungsstörungen in den Beinen ist es für den Hautstoffwechsel günstig, wenn die Patienten atmungsaktive Strümpfe, möglichst aus Naturfasern, und nicht beengende oder gar drückende Schuhe tragen.

19.3.11 Rasur

Die Gesichtsrasur erfolgt vor dem Waschen. Sie wird i. d. R. 1-mal täglich nach den Gewohnheiten und Bedürfnissen des Patienten durchgeführt.

Trockenrasur

Durchführung

Die Trockenrasur mit dem Elektrorasierer ist einfach und zeitsparend. Sie wird mit dem patienteneigenen Rasierapparat durchgeführt. Den Scherkopf reinigen Sie nach jeder Rasur mit einer Spezialbürste.

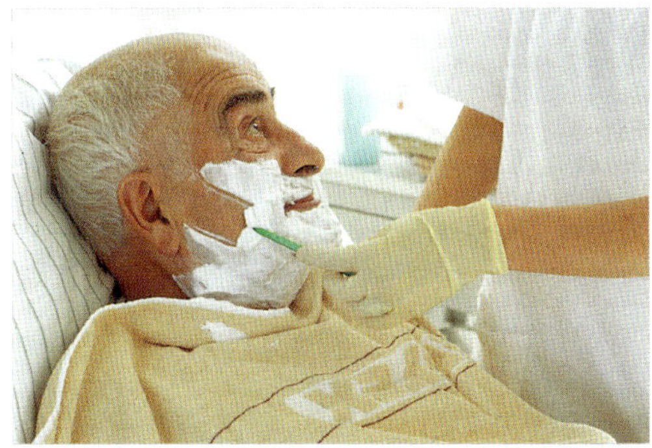

Abb. 19.43 Nassrasur. Die eingeschäumten Hautpartien werden in großen Zügen vorsichtig rasiert. Zur Erleichterung des Vorganges wird die Haut dabei mit der freien Hand leicht gespannt.

Nassrasur

Vorbereitung

Material:

- Rasiergerät
- Rasierschaum
- Nierenschale mit Wasser
- Waschlappen
- Handtuch
- evtl. Rasierwasser oder Rasierbalsam

Durchführung

- Handtuch um den Hals des Patienten legen.
- Je nach Gewohnheit das Gesicht des Patienten waschen.
- Behaarte Stellen im Gesicht mit Rasierschaum einschäumen.
- In die eine Hand das Rasiergerät nehmen; mit der freien Hand die Haut spannen und die Haare mit dem Rasiergerät an Wange, Hals, Kinn und Oberlippe in Haarwuchsrichtung abrasieren (▶ Abb. 19.43).
- Zwischendurch das Rasiergerät mit Wasser abspülen, um die abrasierten Haare zu entfernen.
- Bei Bedarf, also wenn die Rasur nicht gründlich genug war, den Vorgang wiederholen.
- Nach der Rasur das Gesicht des Patienten waschen und nach seinem Wunsch Rasierwasser oder Rasierbalsam auftragen.

19.3.12 Duschbad und Vollbäder

Duschbad

Das Duschen ist für viele Menschen eine vertraute und gewohnte Art der Körperreinigung. Manche Menschen hingegen bevorzugen ein Vollbad, weil sie dabei besser entspannen können. Wenn es die Situation des Patienten erlaubt, sollte ein Duschbad der Waschung im Bett vorgezogen werden, weil dadurch eine gründlichere und hygienisch einwandfreiere Körperreinigung, insbesondere auch bei Inkontinenz, möglich ist. Das Abduschen wirkt darüber hinaus kreislaufanregend, belebend und erfrischend.

Vorbereitung

- Badezimmer vorwärmen.
- Dem Patient die genaue Vorgehensweise erklären und ihn nach seinen Wünschen fragen.
- Duschhocker bereitstellen, sofern kein Klappsitz an der Wand montiert ist.
- Rutschfeste Matte in den Duschbereich legen.
- Waschutensilien, Handtücher, Badetuch, frische Wäsche bereitlegen.
- Für die Pflegende einen Schutzkittel und evtl. wasserdichte Überschuhe vorbereiten.

Durchführung

- Dem Patient vor dem Entkleiden die Möglichkeit zum Toilettengang einräumen.
- Beim Entkleiden helfen und ihn beim Transfer auf den Duschhocker unterstützen. Duschhocker evtl. zuvor mit einem Handtuch abdecken, damit der Patient angenehmer sitzt.
- Patient die Wassertemperatur an seinem Unterarm prüfen lassen.
- Gesicht mit dem Waschlappen waschen lassen.
- Duschstrahl von den Füßen ausgehend langsam nach oben führen, den Patient in seinen Selbstpflegetätigkeiten bei Bedarf unterstützen, z. B. beim Einseifen und Abduschen.
- Genital- und Analbereich zum Schluss im Stehen oder, bei Duschstühlen mit entsprechender Aussparung in der Sitzfläche, im Sitzen waschen.
- Bei Bedarf jetzt die Haare waschen; dabei dem Patient zum Schutz seiner Augen einen Waschlappen anreichen.
- Patient mit einem vorgewärmten Badetuch abtrocknen.
- Hautpflege mit einer geeigneten Lotion durchführen.
- Patient beim Ankleiden helfen.

Weitere Pflegetätigkeiten wie Nagelpflege, Haare föhnen und kämmen erfolgen im Anschluss.

Merke

Die Haare sollen außerhalb des Badezimmers geföhnt werden, es besteht sonst bei nassem Fußboden die Gefahr eines Stromschlags.

Pflegepraxis

In ihrer Bewegung eingeschränkte Patienten können auf einem fahrbaren Dusch- und Toilettenstuhl geduscht werden. Dieser ermöglicht den Transport vom Zimmer ins Bad, nach der Blasen- und ggf. Darmentleerung wird der Topf entfernt und der Patient kann auf diesem Stuhl sitzend abgeduscht werden.

Nachbereitung

- Patient ausruhen lassen und vor Zugluft schützen.
- Gebrauchte Pflegehilfsmittel nach dem Hygieneplan entsorgen, desinfizieren und reinigen.
- Badezimmer aufräumen und gründlich lüften, Duschecke nach dem Hygieneplan desinfizieren und die Nässe auf dem Boden beseitigen (Unfallverhütung!).
- Pflegetätigkeit und Beobachtungen dokumentieren.

Vollbäder

Das Ganzkörperbad hat in den letzten Jahren an Bedeutung verloren. Vor der Durchführung sollte das Einverständnis des Arztes eingeholt werden. Patienten mit Herzerkrankungen sollten eher duschen oder ein Halbbad (Wasserhöhe bis zum Nabel) nehmen, weil dies weniger kreislaufbelastend ist. Vor dem Baden entleert der Patient bei Bedarf seine Blase. Bei inkontinenten Patienten wird im Vorfeld evtl. eine Intimpflege durchgeführt.

Voll- bzw. Halbbäder dienen vor allem der Körperreinigung und -pflege. Wird dem Badewasser aus therapeutischen Zwecken ein entsprechender Badezusatz beigefügt, z. B. zur Behandlung von bestimmten Hauterkrankungen, handelt es sich um ein therapeutisches Bad.

Vorbereitung

- Fenster schließen und das Badezimmer vorwärmen (ca. 22 °C).
- Badewasser mit ca. 37 °C vorbereiten, Badezusatz nach Wunsch des Patienten bzw. nach Arztanordnung beigeben.
- Rutschfeste Matte in und vor die Badewanne legen.
- Handtücher, Badetuch, Waschlappen, Wäsche und Pflegeutensilien bereitlegen.
- Hocker, mit frischem Molton o. Ä. bedeckt, neben die Badewanne stellen.
- Rufanlage so platzieren, dass Patient und Pflegende diese bei Notfällen jederzeit erreichen können.

Durchführung

Hilfeleistung beim Einsteigen in die Badewanne

Der Patient sitzt auf dem Hocker neben der Wanne oder auf dem Wannenrand. Die Sitzgelegenheit sollte möglichst dieselbe Höhe wie der Wannenrand haben. Die Beine des Patienten nacheinander vorsichtig über den Wannenrand heben. Dabei rutscht der Patient mit Hilfe der

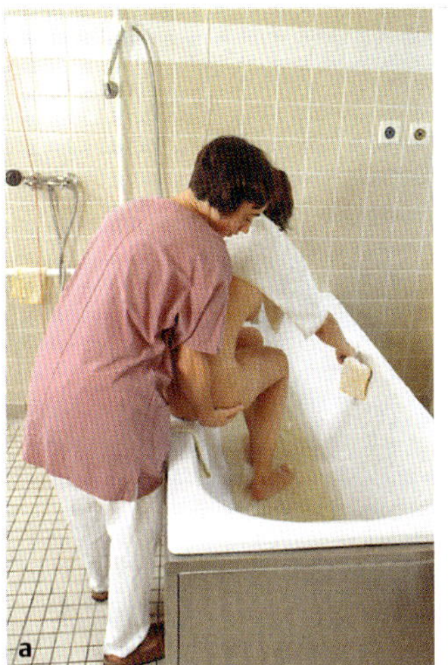

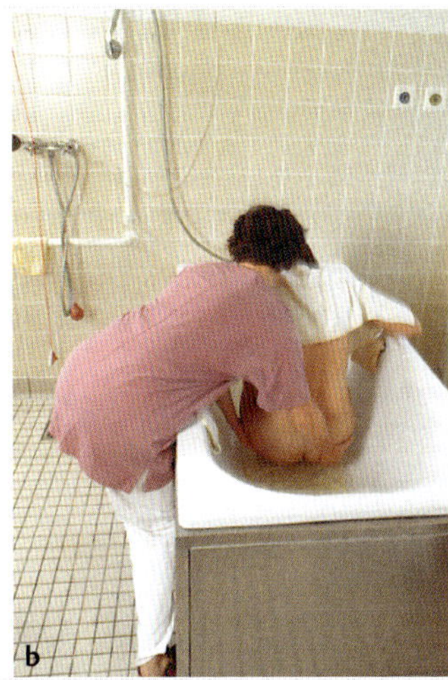

Abb. 19.44 Hilfeleistung beim Einsteigen in die Badewanne.
a Der Patient sitzt auf dem Wannenrand
b und gleitet vorsichtig mithilfe der Pflegenden in die Wanne.

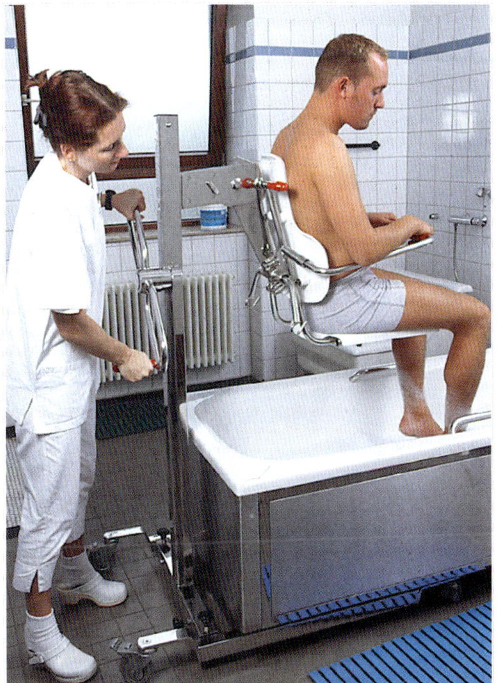

Abb. 19.45 Einsteigen in die Badewanne mithilfe eines Badelifters. Bewegungseingeschränkte Patienten können mithilfe eines Lifters rückenschonend und sicher in die Badewanne transferiert werden.

Pflegenden auf den Rand der Wanne und kann langsam ins Wasser gleiten (▸ Abb. 19.44).

Stark bewegungseingeschränkte Patienten mit dem Rollstuhl (oder Toilettenstuhl) ans Kopfende der Badewanne fahren und die Beine über den Wannenrand heben. Von 2 Pflegenden gestützt, kann der Patient so ins Wasser gleiten. Alternativ kann ein Badelifter benutzt werden (▸ Abb. 19.45).

Hilfeleistung beim Baden

Die Waschung erfolgt in derselben Reihenfolge wie bei der Ganzwaschung (S. 345) beschrieben, die Haare werden dabei zum Schluss gewaschen.

Der Patient muss während des Badevorgangs gut beobachtet werden. Bei Übelkeit oder einem Kollaps des Patienten sofort das Wasser ablassen, den Notruf betätigen und Hilfsmaßnahmen einleiten.

- Die Badedauer soll ca. 15 Min. nicht überschreiten.
- Zum Schluss wird das Wasser abgelassen und der Patient vorsichtig mit lauwarmem Wasser abgeduscht.
- Das Aussteigen aus der Wanne geschieht in umgekehrter Weise wie das Einsteigen.
- Der Patient wird sofort in ein vorgewärmtes Badetuch gehüllt, gründlich abgetrocknet, angezogen und ins frisch bezogene Bett gebracht.

Weitere Pflegetätigkeiten wie Nagelpflege und Haare föhnen können im Patientenzimmer vorgenommen werden.

Im Badezimmer sollen möglichst keine elektrischen Geräte benutzt werden. Bei nassem Fußboden besteht sonst Stromschlaggefahr!

Merke

Ist der Patient auf Hilfe angewiesen, darf er während eines Dusch- oder Vollbads nicht alleine gelassen werden. Bleibt ein kreislaufstabiler Patient für kurze Zeit alleine, muss eine Klingel griffbereit sein, sodass er sich bei Bedarf sofort melden kann.

Nachbereitung

Dem Patient nach dem Bad eine ausreichende Ruhephase lassen und Zugluft vermeiden. Badewanne und sonstige Gebrauchsgegenstände nach dem Hygieneplan desinfizieren und reinigen. Die Schmutzwäsche entsorgen und das Badezimmer lüften. Die Maßnahme wird dokumentiert.

19.3.13 Teilbäder

Teilbäder sowie Vollbäder werden auch zu therapeutischen Zwecken verordnet. Badetemperatur und Badezusätze sind dem Krankheitsbild entsprechend anzupassen (▶ Tab. 19.9 u. ▶ Tab. 19.10).

Badezusätze in Form von ätherischen Ölen wirken nicht nur durch Aufnahme über die Haut, sondern auch durch Inhalation über die Atemwege. Deshalb müssen Badezusätze gezielt den Patientenbedürfnissen entsprechend ausgesucht werden. Wenn nicht ausdrücklich verordnet, sollen Badezusätze nur bei intakter Haut und Schleimhaut eingesetzt werden. Die Dosierung ist den Herstellerangaben zu entnehmen.

Sitzbäder

Sitzbäder werden häufig zur Lokalbehandlung des Genital- und Analbereichs bei Entzündungen, Hämorrhoiden, Enddarmoperationen, Analfissuren (Einrisse am Anus) sowie nach Entbindungen und gynäkologischen Operationen verordnet.

Tab. 19.9 Badewassertemperaturen und ihre Wirkung

Wassertemperatur	Wirkungsweise
heißes Bad 39–42 °C (heißes Wasser langsam zugeben)	schweißtreibend, beschleunigt die Herztätigkeit
warmes Bad 37–38 °C	beruhigend, entspannend, ermüdend
kühles Bad 34–30 °C (kaltes Wasser langsam zugeben)	fiebersenkend, erfrischend (sehr kühle Bäder nur wenige Minuten durchführen)

Durchführung

Die frisch gereinigte und desinfizierte Sitzbadewanne mit ca. 37 °C warmem Wasser füllen und je nach Verordnung einen Zusatz beigeben. Der Patient bleibt am Oberkörper bekleidet, die Beine sind abgedeckt.

Die Badedauer beträgt 15–20 Min. Nach Beendigung des Bades soll der Patient ca. 1 Stunde ruhen.

Merke

Heiße und kühle Bäder sind sehr kreislaufbelastend. Deshalb muss der Patient während des Bades laufend beobachtet werden (Bewusstsein, Hautfarbe, Schweißbildung).

Warme Armbäder

Warme Armbäder dienen der Venenerweiterung und erleichtern dadurch die Venenpunktion. Ein kaltes Armbad wirkt belebend und entspannend.

Durchführung

Steht keine Armbadewanne zur Verfügung, kann ein Waschbecken oder bei bettlägerigen Patienten eine Waschschüssel benutzt werden. Diese wird auf dem Nachttisch so platziert, dass der Patient bequem sitzt. Der Patient bleibt bis auf die Arme bekleidet. Zum Schluss die Arme mit kühlem Wasser übergießen.

Die Badedauer ist hier auf 5–10 Minuten zu begrenzen.

Fußbäder

Ein Fußbad kann z. B. zur Förderung des Wohlbefindens, vor der Fußpflege, da die Nägel und die Hornhaut weicher werden, bei septischen Wunden (z. B. Gangrän) oder bei Pilzinfektionen Anwendung finden.

Tab. 19.10 Einige ausgewählte Badezusätze und ihre Wirkung

Badezusatz	Dosierung	Wirkungsweise
Kamille (Extrakt)	4–5 EL auf 1 Vollbad, bei Teilbädern entsprechend weniger	entzündungshemmend, heilend bei Hauterkrankungen, z. B. Ekzemen, Wunden, Fisteln
Fichtennadel (Extrakt)	2 EL auf 1 Vollbad	schleimlösend, entspannend, beruhigend bei Erkältungen usw.
Heublumen (Extrakt)	4 EL auf 1 Vollbad	gefäßerweiternd, krampflösend, bei Verstauchungen, rheumatischen Erkrankungen usw.
Kaliumpermanganat (Lösung)	Lösung bis zur Rosafärbung des Badewassers zusetzen	desinfizierend bei Hautwunden, juckreizstillend, Gerüche bindend
Lavendel (Bademilch)	3–4 Verschlusskappen auf 1 Vollbad	beruhigend, einschlaffördernd
Rosmarin (Bademilch)	3–4 Verschlusskappen auf 1 Vollbad	belebend, anregend

Durchführung

Der Patient sitzt bequem, die Füße stehen in einer Fußbadewanne oder einem anderen geeigneten Gefäß bis zum Unterschenkel im Wasser. Die Wassertemperatur beträgt ca. 37 °C. Der Badezusatz wird bei therapeutischen Fußbädern (z. B. Infektionen oder Wunden) vom Arzt verordnet. Zur Förderung des Wohlbefindens können ätherische Öle (z. B. Zitrusdüfte zur Anregung, Lavendel zur Beruhigung) genutzt werden. Hierzu 2 – 3 Tropfen Öl pro Waschschüssel sowie einen Emulgator (z. B. Kondensmilch, Milch oder Honig) zugeben.

Das Bad dauert ca. 10–15 Minuten. Nach dem Bad die Füße gut abtrocknen, v. a. zwischen den Zehen. Im Anschluss an das Fußbad können evtl. Wundbehandlung nach Anordnung, eine Nagelpflege oder die Hautpflege mit geeigneter Lotion durchgeführt werden.

Wechselfußbäder

Wechselfußbäder sind kreislaufanregend und durchblutungsfördernd. Durch die wechselnde Eng- und Weitstellung der Blutgefäße kommt es zu einem effektiven Gefäßtraining.

Durchführung

Zwei Fußbadewannen jeweils mit kaltem und heißem Wasser füllen. Zuerst werden die Füße bzw. Unterschenkel ca. 50 Sekunden ins heiße, dann 10 Sekunden ins kalte Wasser getaucht. Dieser Vorgang wird 3-mal wiederholt. Anschließend die Füße gut abtrocknen, insbesondere zwischen den Zehen.

19.3.14 Hautpflege

Nach Möglichkeit sollte der Patient seine gewohnte Hauptpflege im Krankenhaus weiterführen. Eine besonders sorgfältige Hautpflege ist bei Patienten mit schwierigen Hautverhältnissen notwendig (z. B. Allergien, trockener Haut, Altershaut, Hautschäden), mit lange dauernder Bettruhe (als unterstützende Maßnahme zur Dekubitusprophylaxe) und mit Inkontinenz.

Merke

Häufiges Waschen, insbesondere mit Seife oder seifenähnlichen Substanzen, ist eine Belastung für die Haut, weil der physiologische Hydrolipid- und Säureschutzmantel leidet oder zerstört wird. Die Haut wird anfälliger für Schädigungen und Infektionen. Deshalb sollte im Rahmen der Pflegeplanung die Häufigkeit und Intensität der Körperwaschung bei jedem Patienten genau überlegt werden. Es kann durchaus ausreichend sein, mitunter nur Gesicht und Hände sowie potenziell Körpergeruch erzeugende Körperstellen wie z. B. Achselhöhlen, Intimbereich und Füße zu waschen.

Durchführung

Möglichst rückfettende Seifen oder Waschsubstanzen (z. B. Syndets) zur Körperreinigung verwenden. Seifen und sonstige Waschsubstanzen durch gründliches Klarwaschen entfernen, sodass keine Reste auf der Haut verbleiben (Gefahr der Hautreizung). Seifen bzw. Waschsubstanzen verwenden, die möglichst ohne Zusatz von Duftstoffen und Deodorants sind.

Nach der Waschung ein Hautpflegemittel auftragen. Zur Pflege von trockener Haut (z. B. Altershaut) sind Wasser-in-Öl-Emulsionen (W/O = Ölanteil ist höher als der Wasseranteil) geeignet. Sie werden regelmäßig nach dem Waschen bzw. Baden aufgetragen.

Zur Pflege von fettender Haut eignet sich die Öl-in-Wasser-Emulsion (O/W = Wasseranteil ist höher als der Fettanteil). Sie gibt der Haut Feuchtigkeit.

Bei trockener Haut kann 2- bis 3-mal wöchentlich ein Ölbadzusatz dem Wasch- bzw. Badewasser beigefügt werden. Dieser wird nicht durch Klarwaschen entfernt.

Hautfalten in der Leistenbeuge, der Bauchfalte, bei Frauen unter der Brust etc. müssen möglichst trocken gehalten werden. Feuchtigkeit, aber auch Creme- oder Ölreste weichen die Haut auf und machen sie anfällig für Infektionen und Wundsein (Intertrigo).

Für die Gesichtspflege gibt es spezielle Pflegemittel, die vom Patienten möglichst selbst aufgetragen werden.

Merke

Patienten mit Hauterkrankungen werden mit den hautärztlich verordneten Pflegemitteln behandelt. Bei eigenmächtigen, oft gut gemeinten, Behandlungsversuchen der Pflegenden wird die Haut mit einer Vielfalt von Substanzen konfrontiert, die sich negativ auf den Heilungsprozess auswirken können.

19.3.15 Kleidung

Gute Kleidung gehört zum gepflegten Aussehen eines Menschen und dient damit seiner Würde und dem Selbstwertgefühl. Sie ist bei den Menschen, je nach individuellem Geschmack, Jahreszeit, Kulturkreis, religiösen Vorschriften und Gewohnheiten, sehr unterschiedlich.

Im Krankenhaus ist es für Patienten nicht immer möglich, eigene Kleidung zu tragen. Bei Untersuchungen, Operationen oder auch schweren Erkrankungen sind eigene Nachthemden oder Schlafanzüge oft unpraktisch und behindernd.

Krankenhaushemden sind am Rückenteil geöffnet und erlauben ein rasches und schonendes Um- und Entkleiden im Rahmen pflegerischer und medizinischer Maßnahmen. Viele Patienten fühlen sich in den Krankenhaushemden aus verschiedenen Gründen nicht wohl. Wenn irgend möglich, sollte deshalb der Patient seine eigene Kleidung tragen, insbesondere dann, wenn er das Bett verlassen darf.

Neben Schlafanzug, Nachthemd und Morgenmantel sind Jogging- oder Hausanzüge zum Aufenthalt im Krankenhausbereich geeignet. Das Tragen von Strümpfen bzw. Socken ist wichtig, um einer Auskühlung vorzubeugen.

Bei der Auswahl von geeigneter Kleidung sollten Kleidungsstücke aus Naturfasern vorgezogen werden. Sie nehmen Feuchtigkeit auf und sind atmungsaktiv, was für ein besseres Wohlgefühl sorgt.

In der Langzeit-, Alten- und Behindertenpflege gehört es oft zu den Aufgaben der Pflegenden, die Bewohner bei der Kleiderauswahl zu beraten. Für behinderte Menschen gibt es behindertengerecht zugeschnittene Kleidungsstücke z. B. mit Klettverschluss, die ein bequemes An- und Ausziehen ermöglichen.

Im Sanitätsfachhandel sind Kataloge mit entsprechenden Angeboten erhältlich. Vorhandene Kleidungsstücke können oft durch einfache Veränderungen dem Bedarf angepasst werden.

19.4 ATL Essen und Trinken

Die Nahrungsaufnahme ist für den Erhalt bzw. die Wiedererlangung der Gesundheit von großer Bedeutung. Neben dem Aufbau von Körperzellen dient sie dem Organismus als Energiespender und ist damit eine wichtige Voraussetzung für den Ablauf aller Lebensfunktionen. Über diesen physiologischen Aspekt hinaus ist das Essen ein Genusserlebnis, das die Lebensqualität des Menschen sehr individuell beeinflusst. Die Nahrungsaufnahme (Zubereitung, Essenszeiten, Tischsitten etc.) ist von unterschiedlichen kulturellen Gewohnheiten bestimmt.

Eine Vielzahl von Erkrankungen beeinflusst die Nahrungsaufnahme, den Appetit und das Essverhalten des Patienten, z. B. Schluckstörungen, Erkrankungen des Magen-Darm-Trakts oder Stoffwechselerkrankungen. Pflegende haben die Aufgabe, den Patienten zur Nahrungsaufnahme zu motivieren und ihm eine angemessene Hilfe anzubieten. Die aufgenommene Essensmenge, das Körpergewicht, die Verdauungsfunktion und das Allgemeinbefinden geben u. a. Aufschluss über eine effiziente Nahrungsaufnahme.

19.4.1 Beobachtung von Appetit und Körpergewicht

Hungergefühle signalisieren das Bedürfnis nach Nahrungsaufnahme. Der Appetit (die Esslust) hingegen ist individuell sehr unterschiedlich und wird u. a. vom Alter, den Essgewohnheiten, der körperlichen Aktivität, der Umgebungstemperatur sowie vom Aussehen, Geruch und Geschmack der Speisen beeinflusst.

19.4.2 Veränderungen von Appetit und Körpergewicht

Verminderter Appetit

▸ **Appetitlosigkeit (Inappetenz).** Diese gilt als unspezifische Begleiterscheinung bei vielen Krankheiten. Sie tritt bei psychischen Erkrankungen, z. B. Depressionen oder bei Magersucht, bei seelischen Nöten, Konflikten und Sorgen auf. Gleichzeitig ist die Appetitlosigkeit auch bei bösartigen Erkrankungen und deren Behandlung (z. B. Zytostatikatherapie oder Bestrahlung bei Karzinomen), bei fieberhaften Infekten und bei Magen-Darm-Erkrankungen anzutreffen. Mit der Appetitlosigkeit kann ein vermindertes Durstgefühl verbunden sein; besonders alte Menschen empfinden häufig kein Durstgefühl.

▸ **Abneigung gegen bestimmte Speisen.** Hier ist häufig eine Abneigung gegen Fleisch, z. B. bei Magenkrebs, oder gegen Fett, z. B. bei Gallen- und Lebererkrankungen, zu beobachten.

▸ **Nahrungsverweigerung.** Bei schmerzhaften Veränderungen der Mundschleimhaut (S. 371), bei einem schlecht sanierten Gebiss bzw. schlecht sitzenden Zahnprothesen, bei starken Schluckbeschwerden, bei schweren seelischen Belastungen sowie bei dem Wunsch zu sterben, können Menschen mitunter die Nahrungsaufnahme völlig verweigern.

Vermehrter Appetit

▸ **Heißhunger (Hyperorexie).** Bei Stoffwechselerkrankungen, wie z. B. Diabetes mellitus, Schilddrüsenüberfunktion (Hyperthyreose), bei Rekonvaleszenz (nach schwerer Erkrankung) und bei seelischen Belastungen („Kummerspeck“) kann es zu Heißhungerattacken kommen.

Beobachtung des Körpergewichts

Das Körpergewicht gibt eine Aussage über den Ernährungszustand des Menschen. Normalgewichtige Menschen sind in einem guten Ernährungszustand, untergewichtige Menschen hingegen in einem reduzierten (herabgesetzten) Ernährungszustand.

Das Körpergewicht ist abhängig von Größe, Konstitution, Alter, Geschlecht und der Ernährungsweise des Menschen. Bei Erwachsenen errechnet sich das Normalgewicht nach dem Broca-Index:

Körpergröße in cm minus 100 = Normalgewicht.

Zieht man davon 10 % ab, so erhält man das Idealgewicht.

▸ **Beispiel.** Bei einem Menschen mit einer Körpergröße von 170 cm beträgt das Normalgewicht 70 kg, das Idealgewicht 63 kg. Diese Berechnung erlaubt jedoch lediglich eine grobe Einschätzung.

Merke

Eine genauere Aussage über das individuelle Normalgewicht ergibt sich aus dem Body-Mass-Index (BMI, ▸ Abb. 19.46); er errechnet sich aus der Formel Körpergewicht in Kilogramm geteilt durch Körpergröße in Metern im Quadrat.

Beispiel: Bei 58 kg Körpergewicht und 165 cm Körpergröße ergibt sich ein Body-Mass-Index von 21,3.
58 kg : 2,72 = 21,3 (1,65 × 1,65 = 2,72).

Gewichtseinteilung nach dem Body-Mass-Index:

- BMI < 18,5 = Untergewicht
- BMI 20–25 = Normalgewicht
- BMI 25–30 = Übergewicht
- BMI 30–40 = Fettleibigkeit
- Für Kinder und alte Menschen gelten jeweils andere Orientierungswerte.

Gewichtsabnahme

Eine Gewichtsabnahme kann die Folge von Appetitlosigkeit oder Nahrungsverweigerung sein. Eine Magersucht (Anorexia) wird durch psychische Störungen verursacht. Die Patienten sind untergewichtig (kachektisch) und geschwächt, bei ungenügender Flüssigkeitsaufnahme darüber hinaus noch exsikkiert.

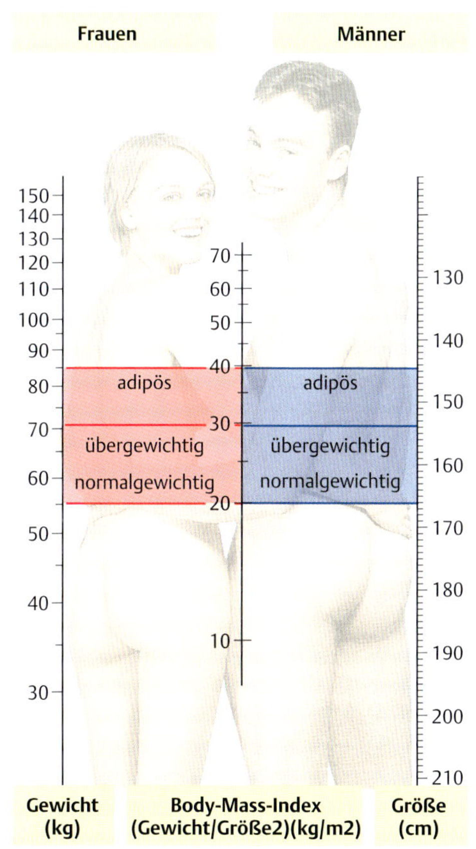

Abb. 19.46 Body-Mass-Index. Mit dem Body-Mass-Index lässt sich bei Erwachsenen das Normalgewicht (BMI 20–25) sowie Übergewicht (BMI > 25) feststellen. Von Untergewicht spricht man bei einem BMI < 18,5.

Merke

Abgemagerte Menschen haben keine Fettpolster mehr und sind deshalb besonders dekubitusgefährdet. Bei gleichzeitiger Exsikkose besteht außerdem die Gefahr einer Thrombose (durch Bluteindickung) und einer Nierenfunktionsstörung (Einschränkung der Ausscheidungsfunktion durch Flüssigkeitsmangel) sowie von Verwirrtheitszuständen (Störung der Hirndurchblutung). Deshalb ist bei diesen Patienten, neben einer gezielten Kalorien- und Flüssigkeitszufuhr, eine angepasste Dekubitus- und Thromboseprophylaxe notwendig.

Gewichtszunahme

Bei einer hyperkalorischen Ernährung, d. h. dem Körper werden mehr Kalorien zugeführt als er verbraucht, oder bei Stoffwechselstörungen (z. B. Hypothyreose) kommt es im Laufe der Zeit zu einer Gewichtszunahme. Führt diese Gewichtszunahme zur Fettleibigkeit (Adipositas), kann dies wiederum weitere gesundheitliche Beeinträchtigungen mit sich bringen (z. B. erhöhte Blutfettwerte, Gicht, Bluthochdruck, Diabetes mellitus). Darüber hinaus kann eine Gewichtszunahme auch im Zusammenhang mit Wassereinlagerungen (Ödemen) stehen.

Körpergewicht und Körpergröße feststellen

Zur Feststellung des Körpergewichts gibt es Stand-, Sitz- und Bettwaagen. Für immobile Menschen gibt es außerdem Rollstuhlwaagen und Lifter mit integrierter Waage (▸ Abb. 19.47). Beim Wiegen ist Folgendes zu beachten:

- Sitz- oder Standfläche der Waage mit einem Tuch bedecken
- Waage austarieren (zur Schonung der beweglichen Teile die Waage beim Transport mit dem Sicherungshebel feststellen)

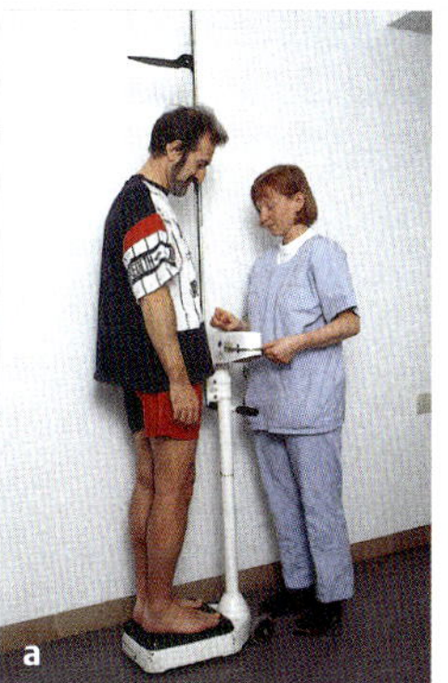

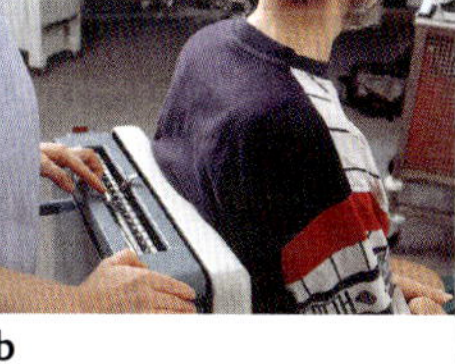

b

Abb. 19.47 Feststellung des Körpergewichts bei Patienten. Der Patient kann zur Feststellung des Körpergewichts mit

a einer Standwaage oder
b einer Sitzwaage gewogen werden.

- Patient immer unter denselben Bedingungen, d. h. zur gleichen Zeit (z. B. morgens vor dem Frühstück) und mit derselben Kleidung wiegen

Die Häufigkeit des Wiegens richtet sich nach der Art der Erkrankung, z. B. werden Patienten mit einer Entwässerungstherapie (Diuretikatherapie) meist täglich gewogen.

Die Körpergröße kann an einer Messlatte, die entweder an der Standwaage oder an einer Wand montiert ist, festgestellt werden. Dabei wird grundsätzlich ohne Schuhe gemessen.

19.4.3 Pflegerische Maßnahmen

Die Speisenverteilung im Krankenhaus erfolgt i. d. R. über das „Tablettsystem". Dabei bekommt jeder Patient das von der Küche fertig angerichtete Essen auf einem Tablett serviert. Die Bestellung wird elektronisch oder über Essenskarten ausgeführt, die nach dem jeweiligen Patientenwunsch bzw. der Diätvorschriften erfolgt. Manche Einrichtungen (z. B. Rehabilitation oder Geburtshilfe) bieten Essensbuffets an. Das Speisenangebot beinhaltet i. d. R. Normalkost, leichte Kost und verschiedene Sonderdiäten (S. 621). Üblicherweise bekommt der Patient 3 Hauptmahlzeiten und 2 kleine Zwischenmahlzeiten.

Merke

Die Nahrungsaufnahme ist ein wichtiger Vorgang für den Patienten und oftmals die einzige angenehme Unterbrechung des Krankenhausalltags. Die Pflegenden sollten sich daher die Zeit nehmen und die individuellen Wünsche bei der Speiseplanung und bei der Nahrungsverabreichung berücksichtigen.

Allgemeine Grundsätze zur Nahrungsverabreichung

Appetitlose Patienten sollten nicht zum Essen genötigt werden, dem Patient dafür häufiger kleine Portionen anbieten. Wenn es erlaubt ist, kann ihm eine halbe Stunde vor dem Essen ein Appetitanreger gereicht werden (z. B. Pepsinwein oder Fleischbrühe).

Nach Möglichkeit die Wünsche des Patienten berücksichtigen und sofern es möglich und erlaubt ist, Angehörige Speisen, evtl. Lieblingsspeisen, mitbringen lassen.

Ältere Menschen sollten, sofern medizinisch erlaubt, häufig zum Trinken ermuntert werden bzw. zwischendurch immer wieder Getränke angeboten bekommen; dabei für Abwechslung im Getränkeangebot sorgen.

Religiös bedingte Ernährungswünsche werden im Aufnahmegespräch erfragt, z. B. Muslimen kein Schweinefleisch oder Alkohol anbieten.

Patienten, die in ihrer Motorik, ihrem Sehvermögen oder durch Verbände und Zu- und Ableitungen eingeschränkt sind, beim Öffnen von verpackten Nahrungsmitteln z. B. Marmelade-, Milchpackungen helfen. Bei Bedarf das Essen (z. B. Brot streichen) anrichten und in mundgerechte Stücke schneiden.

Das Essen immer appetitlich anrichten, denn „das Auge isst mit". Einzunehmende Tabletten und Tropfen bereitstellen und auf die zeitgerechte Einnahme achten; evtl. müssen die Tabletten zermörsert werden.

Bei Bedarf zu Hilfsmitteln, z. B. einem Spezialteller mit hohem Rand, einem Wärmeteller oder Besteck mit Spezialgriffen zum besseren Halten greifen (▶ Abb. 19.48). Die Ressourcen des Patienten werden gefördert, d. h. er übernimmt so viel wie möglich selbstständig.

19.4.4 Hilfe bei der Nahrungsaufnahme

Vorbereitung

Bevor einem Patienten das Essen serviert bzw. er bei der Nahrungsaufnahme unterstützt wird, sollten ggf. vorhandene unangenehme Gerüche durch Lüften entfernt und der Esstisch oder Nachttisch aufgeräumt bzw. gereinigt werden. Das Essen nur auf einen sauberen Tisch stellen. Mobile Patienten an den Tisch bitten und ihnen evtl. beim Aufstehen behilflich sein. Bettlägerige Patienten aufsetzen und ihnen die Möglichkeit geben, die Hände zu waschen und bei Bedarf die Haare zu kämmen. Weitere Aspekte sind:

- beim Einsetzen der Zahnprothese helfen
- Serviette bereitlegen
- Betttisch bereitstellen

Durchführung

- Die Pflegende sitzt am Patientenbett. Bei Patienten mit einer Hemiplegie sitzt sie an der stärker betroffenen Seite.
- Der Patient sitzt so aufrecht wie möglich, um den Schluckvorgang optimal zu gestalten und eine Aspiration (Verschlucken von Nahrung) zu vermeiden. Die Beugung soll im Hüftbereich sein, sodass der Oberkörper nicht eingeengt ist. Evtl. sitzt der Patient am Bettrand.
- Patienten, die nicht aufsitzen dürfen, nehmen ihre Nahrung in Halbseitenlage ein. Vorsicht: Aspirationsgefahr.
- Die Pflegende sollte dem Patienten eine Serviette vorlegen und ihm das Essen zeigen oder erläutern, was es gibt, sowie nach Wünschen fragen, z. B. in welcher Reihenfolge die Speisen gereicht werden sollen.
- Das Essen wird mit einem kleinen Löffel eingegeben. Es wird darauf geachtet, dass die Temperatur nicht zu hoch ist. Die Speise vom Rand wegnehmen und nicht pusten!
- Zur Nahrungsaufnahme beugt der Patient den Kopf leicht nach vorne. Der Löffel wird waagerecht mit leichtem Druck auf die Zunge in die Zungenmitte eingeführt und langsam wieder entfernt (▶ Abb. 19.49)
- Suppe kann der Patient evtl. selbstständig aus einer Schnabeltasse trinken.
- Der Patient sollte genügend Zeit zum Kauen und Schlucken erhalten. Erst wenn der Mund leer ist, den nächsten Löffel anbieten.

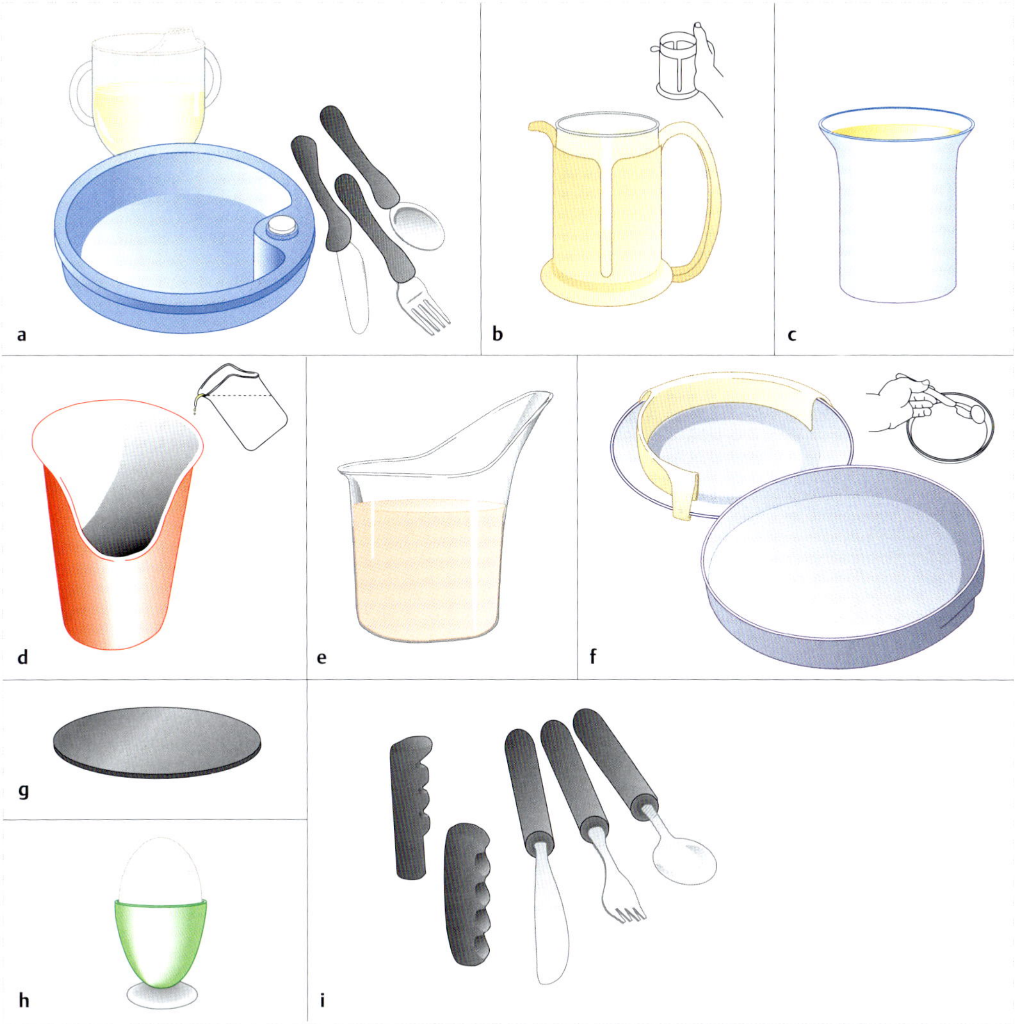

Abb. 19.48 Beispiele für spezielle Ess- und Trinkhilfen. **a** Warmhalteteller, Essbesteck und Trinkbecher, **b** Trinkglas mit Greifhilfe, **c** Trinkbecher mit erweitertem Rand, **d** Trinkbecher mit Aussparung für die Nase (der Kopf muss beim Trinken nicht nach hinten geneigt werden), **e** Dosierbecher, **f** Teller mit hohem Rand zur Nahrungsaufnahme mit einer Hand, **g** rutschfeste Unterlage für Teller, **h** rutschfester Eierbecher (mit Saugnapf), **i** Besteck mit auswechselbaren Griffen.

- Den Patient zwischendurch etwas trinken lassen. Beim Trinken den Kopf unterstützen. Zum Trinken kann auch ein Strohhalm oder eine Schnabeltasse verwendet werden.
- Das Appetitverhalten des Patienten wird beobachtet. Die gegessene Nahrungsmenge wird dokumentiert, sofern ein Ernährungsprotokoll geführt wird.

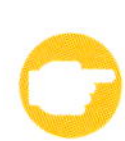

Pflegepraxis

Desorientierte und bewegungseingeschränkte Patienten können evtl. das selbstständige Essen wieder erlernen, wenn sie den Löffel selbst halten und die Pflegende die Hand vom Teller an den Mund führt.

Merke

Wenn der Patient den Mund nicht öffnet, kann evtl. durch leichtes Streicheln der Unterlippe mit dem Löffel ein Öffnen des Mundes erreicht werden. Weitere Maßnahmen zur Stimulation des Kau- und Schluckreflexes können durch Logopäden, geschulte Physiotherapeuten oder Gesundheits- und Krankenpfleger erlernt werden.

Nachbereitung

- Patient noch ca. 20 Min. nach der Mahlzeit mit aufrechtem Oberkörper lagern.
- Entsprechende Mundhygiene (S. 371) durchführen, wenn dadurch kein Brechreiz entsteht.
- Patient wieder nach seinen Bedürfnissen und Erfordernissen lagern und ihm die notwendige Ruhe gönnen.
- Zimmer lüften, um die Essensgerüche zu beseitigen.
- Beobachtungen protokollieren, z. B. die getrunkene Flüssigkeitsmenge und die Essensmenge in das Bilanzblatt eintragen und Auffälligkeiten im Appetit, besonders bei Diabetikern, notieren.

19.4.5 Schluckstörungen

Schluckstörungen entstehen durch Nervenlähmungen, z. B. bei Schlaganfall oder sonstigen Hirnerkrankungen sowie durch Erkrankungen im Mund-, Rachen- und Halsbereich. Schluckstörungen zeigen sich durch häufiges Verschlucken mit Hustenreiz und Würgen sowie durch Zurücklaufen der Nahrung aus Mund und/oder Nase.

Merke

Bei Patienten mit Schluckstörungen darf die Nahrungsverabreichung erst nach ärztlicher Erlaubnis und unter Anleitung von geschultem Personal erfolgen.

Erste-Hilfe-Maßnahmen bei Verschlucken

Folgende Schritte müssen eingeleitet werden, wenn sich ein Patient am Essen verschluckt hat:

- Patient beugt seinen Oberkörper so weit wie möglich vor und hustet dabei kräftig.
- Pflegende unterstützt die Hustenstöße durch Druck auf die Flanken des Patienten.
- Kommt die verschluckte Nahrung auch bei extrem nach unten gebeugtem Oberkörper nicht heraus, muss der Patient abgesaugt werden.
- Pflegende sollte dabei versuchen Ruhe zu bewahren, um den Patienten vor einer Panikreaktion zu schützen.
- Kräftiges Klopfen auf den Rücken sollte unterbleiben, weil die verschluckte Nahrung dadurch noch tiefer rutschen kann.
- Nach einer Aspiration muss umgehend der Arzt benachrichtigt werden.

19.4.6 Sondenernährung

Die Sondenkost wird über einen dünnen Kunststoffschlauch in den Magen oder die oberen Dünndarmabschnitte (Duodenum, Jejunum) verabreicht. Das Einführen der Sonde erfolgt durch die Nase (nasal) oder den Mund (oral) und wird vom Arzt bzw. einem Gesundheits- und Krankenpfleger vorgenommen. Bei bestimmten Erkrankungen oder einer absehbaren Langzeiternährung mit Sondenkost kann eine Sonde mittels eines endoskopischen Eingriffs direkt über die Bauchdecke eingeführt werden (PEG = **p**erkutane **e**nterale **G**astrostomie, ▶ Abb. 19.50).

Die Sondenernährung sowie evtl. eine spezielle Diät oder die zu verabreichende Kalorien- und Flüssigkeitsmenge werden vom Arzt verordnet.

Indikationen

Indikationen für eine Sondenernährung sind z. B. Bewusstlosigkeit, u. a. bei Schädel-Hirn-Traumen, Hirntumor; Schlucklähmung, z. B. nach einem Schlaganfall; Verletzungen, Tumoren oder Operationen im Mund-Rachen-Hals-Bereich.

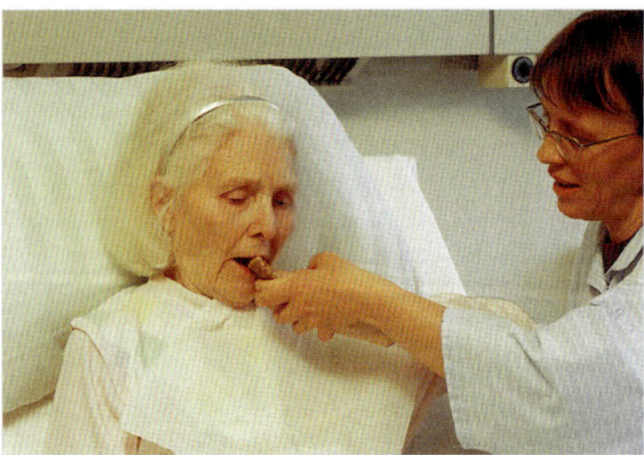

Abb. 19.49 Verabreichen der Nahrung. Die Pflegende sitzt am Bett, die Patientin sitzt möglichst aufrecht.

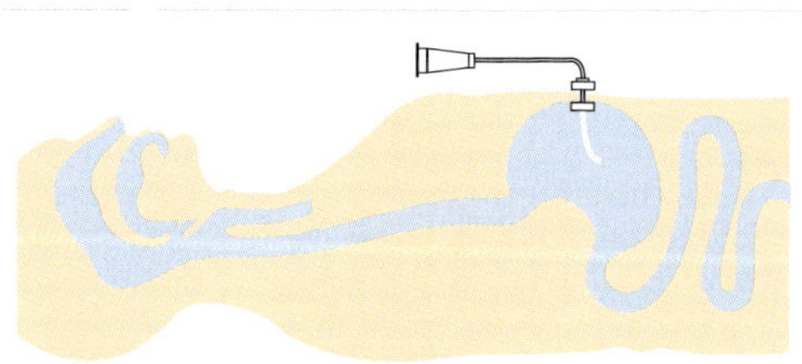

Abb. 19.50 Anlage einer PEG. Bei der PEG wird eine Nahrungssonde über die Bauchdecke in den Magen eingeführt.

Sondennahrung

Die Sondennahrung wird von der Industrie als sterile, gebrauchsfertige Flüssignahrung angeboten. Sie enthält alle Nährstoffe in bedarfsgerechter Dosierung. Die bedarfsgerechte hochmolekulare Sondenkost wird bei intakter Verdauungsfunktion in den Magen verabreicht. Niedermolekulare Sondenkost („Astronautenkost") enthält Nährstoffe, die im Körper wenig oder nicht mehr verdaut werden müssen. Sie wird oft in die oberen Dünndarmabschnitte verabreicht, z. B. bei schweren Erkrankungen der Verdauungsorgane und nach großen Bauchoperationen. Für bestimmte Krankheitsbilder gibt es Diätzubereitungen (z. B. Diabeteskost, bei Niereninsuffizienz) in Sondenkostform.

Die Zubereitung der Sondenkost muss nach den Vorschriften der Gebrauchsanweisung erfolgen. An Sondenkost werden bestimmte Anforderungen gestellt. So muss Sondenkost

- gut verträglich sein, d. h. sie darf den Verdauungstrakt nicht reizen,
- den benötigten Nährstoff-, Mineral- und Vitaminbedarf decken und
- frei von krankmachenden (pathogenen) Keime sein.

Die Sondennahrung kann, je nach Verordnung, in mehreren Einzelportionen (Bolusgaben) über den Tag verteilt, verabreicht werden. Pro Einzelportion sollten ca. 150 ml nicht überschritten werden. Bei der kontinuierlichen Verabreichung erfolgt die Nahrungszufuhr über eine definierte Zeiteinheit (z. B. mehrere Stunden), wobei die Nahrung durch ein Überleitungsgerät mittels Schwerkraft (Tropfenzahl wird an der Rollerklemme eingestellt) oder Ernährungspumpe (ml pro Zeiteinheit) verabreicht wird. Nachts sollte eine physiologische Pause eingelegt werden.

Bei neu verordneter Sondenernährung werden kleinere Portionen (z. B. 50 ml) gegeben, die bei guter Verträglichkeit langsam gesteigert werden. Zeigt der Patient Unverträglichkeitsreaktionen, wie Erbrechen oder Durchfall, ist der Arzt zu informieren.

Sondennahrung (Bolusgabe) verabreichen

Vorbereitung

Material:

- Bettschutz
- 100-ml-Spritze
- Sondennahrung zimmerwarm
- stilles kohlensäurearmes Mineralwasser oder ungesüßter Tee (kein Früchtetee, keine Säfte)
- Spritze zum Aspirieren (bei nasal und oral eingelegter Sonde)
- Stethoskop (bei nasal und oral eingelegter Sonde)
- Händedesinfektionsmittel
- Bilanzblatt
- Klemme

Patient:

- Patient über die Vorgehensweise informieren.
- Mit erhöhtem Oberkörper (ca. 30–40°) lagern.
- Bett und Patient mit einer Serviette schützen, falls etwas von der Sondenkost daneben gehen sollte.

Durchführung

- Patient in den Vorgang einbeziehen; Sondierung evtl. nach genauer Anweisung selbst durchführen lassen.
- Hände waschen und desinfizieren.
- Bei nasal liegender Sonde durch a) Ansaugen von Mageninhalt oder b) Einblasen von ca. 20 ml Luft und gleichzeitigem Abhören der Magenregion mit dem Stethoskop kontrollieren, ob blubbernde Geräusche zu hören sind (▶ Abb. 19.51). Zieht man Magensaft ab, wird mittels eines Indikatorpapiers der pH-Wert geprüft.
- 20 ml Tee oder stilles Wasser in die Sonde einspritzen.
- Sondennahrung in einer Spritze aufziehen und Luft aus dem Spritzenkolben entfernen, die Nahrung dann langsam in die Sonde (etwa 100 ml in 5 Min.) injizieren (▶ Abb. 19.52).
- Patient auf mögliche Unverträglichkeitsreaktionen hin beobachten.

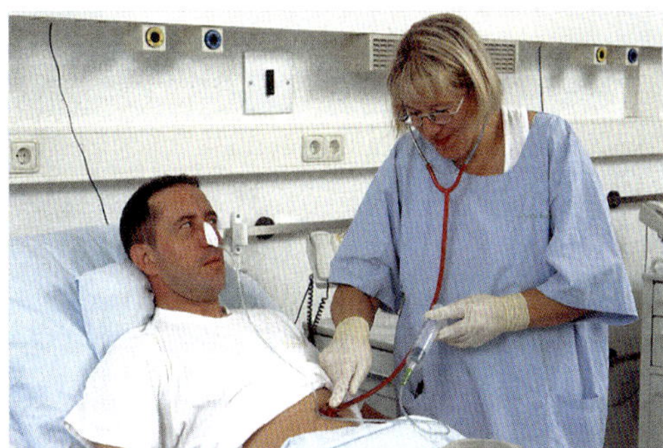

Abb. 19.51 Kontrollmaßnahmen vor der Verabreichung von Sondennahrung. Zur Überprüfung des Sondensitzes wird bei nasal eingelegter Sonde ein wenig Luft in den Magen eingeblasen. Bei richtigem Sondensitz sind dabei über der Magenregion mit dem Stethoskop blubbernde Geräusche zu hören.

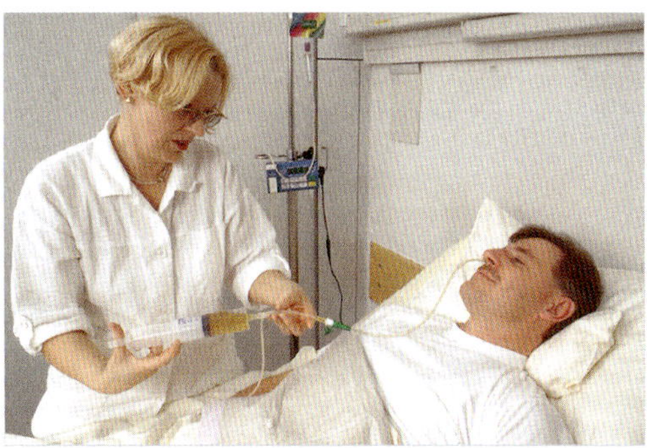

Abb. 19.52 Verabreichung von Sondennahrung. Die Abbildung zeigt die Vorgehensweise bei der Verabreichung von Sondennahrung mit einer Sondenspritze.

- Nahrung bei Entfernung des Spritzenkolbens über den Spritzenzylinder langsam einlaufen lassen; Patient dabei beobachten, pro Mahlzeit nicht mehr als 150 ml verabreichen.
- evtl. zerstoßene Medikamente zum Schluss einzeln mit einspritzen (S. 369), nachdem die Sonde mit Mineralwasser oder Tee freigespült worden ist.
- Anschließend mit 20–30 ml Tee oder stillem Mineralwasser durchspülen, damit die Sonde nicht verklebt.
- Sonde, solange sie noch mit Tee/Wasser gefüllt ist, abklemmen; Spritze entfernen und Sondenende von Nahrungsresten gut säubern.
- Patient noch ca. 30 Min. mit erhöhtem Oberkörper liegen lassen, bevor er wieder bequem zurückgelagert wird; bei Bedarf das Fixierungspflaster der Sonde erneuern.
- Sondenspritze gut reinigen und staubgeschützt aufbewahren, Wechselintervall beachten.
- Verabreichte Menge Sondennahrung in die Patientendokumentation oder in das Bilanzblatt eintragen.

Merke

Zum Spülen der Sonde ist ungesüßter Tee, abgekochtes Wasser oder stilles Mineralwasser geeignet. Früchtetee oder Saft darf wegen seines Säuregehaltes nicht verwendet werden, weil die Nahrung ausflocken kann.

Sondennahrung über das Überleitungsgerät verabreichen

Die Sondennahrung wird in Flaschen oder Kunststoffbeuteln angeboten, wozu die Herstellerfirmen jeweils die passenden Überleitungsgeräte liefern.

Vorbereitung

Vorbereitungsmaßnahmen wie schon vorher beschrieben. Des Weiteren hat zu erfolgen:
- Händedesinfektion.
- Überleitungsgerät nach Herstellerangabe mit der Sondennahrung verbinden und das Schlauchsystem mit zimmerwarmer Nahrung füllen, danach die Rollerklemme schließen.
- Stilles Mineralwasser zur späteren Spülung der Sonde bereitstellen

Durchführung (Verabreichung mittels Schwerkraft)

- Sondenlage wie oben beschrieben überprüfen.
- Ca. 30 ml Tee/Wasser in die Magensonde einspritzen.
- Überleitungsgerät mit der Magensonde verbinden.
- Rollerklemme öffnen und die Tropfenzahl einstellen.
- Patient auf mögliche Unverträglichkeitsreaktionen wie Übelkeit oder Erbrechen hin beobachten (▸ Tab. 19.11).

Durchführung (Verabreichung mittels Nahrungspumpe)

- Sondenlage wie oben beschrieben überprüfen.
- Ca. 30 ml Tee in die Magensonde einspritzen.
- Überleitungsgerät nach Herstellerangaben in die Pumpe (▸ Abb. 19.53) einlegen und mit der Magensonde verbinden.
- Pumpe einschalten, Förderrate einstellen.
- Patient beobachten, auf Alarmfunktionen der Pumpe achten.

Tab. 19.11 Mögliche Komplikationen bei der Sondenernährung

Komplikation	Maßnahmen
Sonde ist verstopft. Möglicherweise wurde die Sonde nicht richtig durchgespült, es ist Nahrung ausgeflockt oder die Sonde ist abgeknickt.	Sonde mit Wasser durchspülen, dazu eine 10- oder 20-ml-Spritze verwenden; keinen zu starken Druck ausüben, um Verletzungen zu vermeiden; den Sondensitz prüfen. Bei nicht behebbarer Verstopfung muss die Sonde erneuert werden.
Patient erbricht. Mögliche Ursachen können sein: Unverträglichkeit der Nahrung, zu hohe Einlaufgeschwindigkeit, zu große Nahrungsportionen oder eine Magenentleerungsstörung	Den Patient vor einer Aspiration des Mageninhalts schützen. Rücksprache mit dem Arzt halten. Evtl. eine Nahrungspause einlegen oder kleinere Nahrungsmengen verabreichen
Patient hat Mageninhalt aspiriert. Möglicherweise war die Lagerung des Patienten zu flach oder die Sonde liegt falsch.	Atemwege sofort freimachen: Seiten- und Oberkörpertieflagerung, Absaugen des Nasen-Rachen-Raumes, Ablaufbeutel an die Magensonde anschließen, umgehend Arzt benachrichtigen, den Patienten beobachten (Atmung, Puls, Blutdruck, Hautfarbe, Hustenreiz)
Patient hat Durchfall. Evtl. verträgt er die Nahrung nicht, die Nahrung war zu kalt, die Nahrung war verkeimt oder die Einlaufgeschwindigkeit ist zu hoch.	Arzt benachrichtigen, evtl. Sondennahrung umstellen, auf richtige Temperatur achten, kleinere Nahrungsmenge verabreichen, Teepause (Schwarztee) einlegen
Patient bekommt Druckstellen in der Nase. Möglicherweise ist die Nasensonde ungünstig fixiert, steht unter Zug oder wurde schon länger nicht mehr in der Position gewechselt.	Geschädigte Hautstellen von Druck entlasten, Anklebestellen des Fixierpflasters häufiger wechseln, Sonde zugfrei fixieren

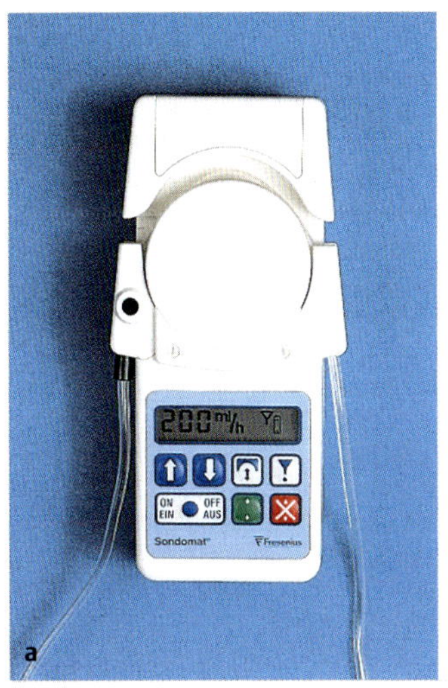

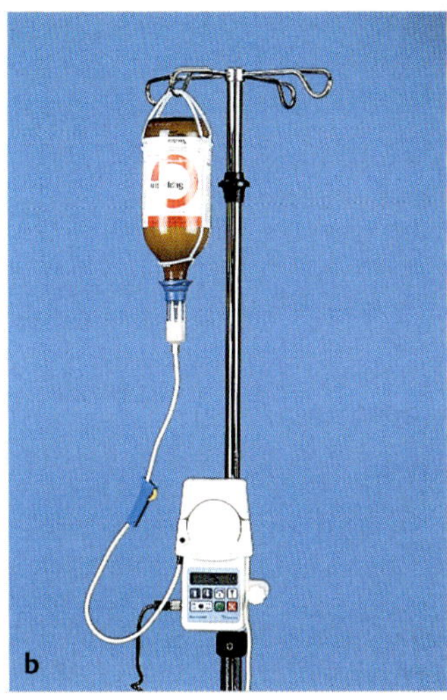

Abb. 19.53 Verabreichung von Sondennahrung mittels Ernährungspumpe. Das mit Nahrung gefüllte Überleitungsgerät wird in die Pumpe eingelegt **(a)**. Nach Verbindung des Überleitungsgerätes mit der Magensonde kann die Pumpe eingeschaltet und die vorgeschriebene Förderrate eingestellt werden **(b)**.

Nachbereitung

- Nach Beendigung der Nahrungsverabreichung Sonde durchspülen.
- Patient noch ca. 30 Min. mit erhöhtem Oberkörper liegen lassen, bevor er wieder bequem gelagert wird.
- Nahrungsverabreichung und Beobachtungen dokumentieren.
- Eine Refluxkontrolle (ca. 1 h nach Beendigung der Sondenkostgabe) dient dazu, eine Magenentleerungsstörung zu erkennen. Hierzu wird ein Magensondenbeutel angehängt oder der Mageninhalt mit einer Blasenspritze aspiriert.

Medikamente durch die Sonde verabreichen

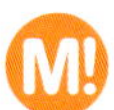

Merke

Kapseln, Dragees und Retard-Tabletten dürfen erst nach Rücksprache mit dem Arzt oder Apotheker über die Sonde verabreicht werden. Durch die Zerstörung der Schutzhülle können sich Resorbierbarkeit und Wirkungsweise des Medikaments verändern. Im Zweifelsfall muss der Arzt eine andere Arzneiform verordnen.

Vorbereitung und Durchführung

- Sondenlage wie oben beschrieben überprüfen.
- Sonde mit ca. 30 ml Tee oder abgekochtem Wasser durchspülen.
- Tabletten einzeln zermörsern und mit wenig Flüssigkeit auflösen; flüssige Medikamente mit Wasser verdünnen.
- Jedes Medikament einzeln mit der Sondenspritze vollständig aufziehen und über das T-Stück oder direkt in das Sondenansatz-Stück einspritzen, dazwischen die Sonde mit 10–20 ml Wasser durchspülen.
- Am Ende Sonde mit Tee oder stillem Mineralwasser gut nachspülen.
- Nach Rücksprache mit Arzt oder Apotheker Kapseln öffnen und das Granulat direkt in den Trichteransatz der Sonde schütten, mit reichlich Tee/Wasser (ca. 60–80 ml) nachspülen (s. o.).
- mehrere gleichzeitig verordnete Medikamente jeweils einzeln verabreichen.
- Sonde nach jedem Medikament mit ein 10–20 ml Flüssigkeit spülen (Medikamente nicht der Sondennahrung beimischen!).

Hygienemaßnahmen bei der Sondenernährung

Da Sondennahrung ein ideales Nährmedium für Bakterien darstellt, ist vor der Verabreichung von Sondennahrung eine gründliche Händehygiene durchzuführen.

Zur Vorbereitung von Sondenkost ist von der Pflegenden ein sauberer, staubgeschützter Platz auszuwählen. Sondenkost wird auf Zimmertemperatur erwärmt. Flasche gut schütteln.

Beim Anschließen des Überleitungsgeräts an die Flasche oder den Beutel auf aseptisches Handeln achten: die Verbindungsstellen dürfen nicht berührt werden.

Sondennahrung nicht länger als maximal 8 Stunden anhängen. Angebrochene Sondennahrung kann bis zu 24 Stunden im Kühlschrank aufbewahrt werden. Bei Zimmertemperatur können sich evtl. vorhandene Keime schnell vermehren.

Nach jeder Nahrungs- und Medikamentenverabreichung zur Vermeidung von Verstopfung und Bakterienwachstum die Sonde gut durchspülen. Das Sondenansatzstück mit klarem warmem Wasser evtl. mithilfe einer sauberen Zahnbürste reinigen und während der Nahrungspause mit einer sauberen Schutzkappe schützen.

Die Anschlussstelle des Überleitungsgeräts ebenfalls reinigen und während der Nahrungspause mit einer Schutzkappe abdecken. Das Überleitungsgerät muss täglich gewechselt werden.

Die Sondenspritze und Nahrungscontainer nach Gebrauch auseinandernehmen und gründlich mit heißem Wasser oder in der Spülmaschine bei 60 °C reinigen. Die Sondenspitze auseinandernehmen und in einem sauberen Tuch aufbewahren. Wechsel von Sondenspitze/Nahrungscontainer nach Vorschrift des Hygieneplans.

Pflege bei nasal eingelegter Magensonde

Damit es möglichst zu keinen Komplikationen bei einer nasal liegenden Ernährungssonde kommt, sind spezielle Pflegemaßnahmen notwendig. So muss täglich, evtl. auch mehrmals, eine adäquate Nasenpflege (S. 355) durchgeführt werden. Eine regelmäßige Mundpflege (S. 371) zur Vermeidung einer Austrocknung der Mundschleimhaut und von Infektionen der Mundhöhle ist ebenfalls von großer Bedeutung. Wenn es dem Patienten möglich ist zu kauen, sollte er zwischendurch zur Anregung des Speichelflusses einen Kaugummi (oder ein Nahrungsmittel nach Geschmack) kauen.

Pflege der PEG-Magensonde

Die Sondenaustrittsstelle am Oberbauch muss in der ersten Woche nach dem Anlegen der PEG täglich steril verbunden werden. In der Folgezeit genügen 2–3 Verbandwechsel pro Woche, wenn die Haut an der Austrittsstelle (Gastrostoma) trocken und reizlos ist. Der Patient kann bei gut abgeheiltem, reizlosem Stoma ohne Verband duschen; im Anschluss daran wird wieder ein Verband angelegt.

Verbandwechsel bei der PEG-Magensonde

Beim Verbandwechsel einer PEG sind alle Grundsätze eines Verbandwechsels bei Wunden (S. 501) zu beachten.

Vorbereitung

Materialien:

- Haut- und Händedesinfektionsmittel
- Verbandset oder:
  - 4 sterile Kompressen
  - 1 sterile Schlitzkompresse
  - 3–4 sterile Kugeltupfer
  - sterile Kochsalzlösung
  - 1 Paar sterile Schutzhandschuhe oder 2 sterile Pinzetten
- Einmalhandschuhe
- Schere
- Klebemull
- Abwurfbeutel

Durchführung

- Patient über die geplante Maßnahme informieren, ihn in Rückenlage bringen und den Sondenbereich freimachen.
- Händedesinfektion, Einmalhandschuhe anziehen.
- Verband vorsichtig lösen und das alte Material in den bereitliegenden Abwurfbeutel werfen.
- Neue Handschuhe anziehen.
- Äußere Halteplatte öffnen und Sonde aus der Halteplatte lösen.
- Halteplatte etwas zurückziehen
- Stomabereich, Sonde und Halteplatte mit Hautdesinfektionsmittel besprühen, evtl. vorhandene Pflasterreste mit NaCl-Lösung oder einer mit Hautdesinfektionsmittel getränkten Kompresse vorsichtig entfernen.
- Stoma, Sonde und Halteplatte mit sterilen Kugeltupfern und Pinzette reinigen (bei reizlosem Stoma: Wischrichtung von der Eintrittsstelle weg).
- Sonde vorsichtig etwas vorschieben und bis zum spürbaren Widerstand wieder zurückziehen, um ein Einwachsen der inneren Halteplatte zu verhindern.
- Stomabereich erneut mit Desinfektionsmittel besprühen und dabei die Einwirkzeit beachten.
- Mit sterilem Handschuh oder steriler Pinzette die Schlitzkompresse auf das Stoma und um die Sonde legen.
- Halteplatte zurückschieben und diese fixieren (schließen), dabei auf die Markierung auf der Sonde achten.
- Halteplatte mit einer sterilen Kompresse abdecken.
- Verband mit Klebemull fixieren (▸ Abb. 19.54).
- PEG-Sonde an der Bauchdecke mit einem kleinen Pflaster fixieren.

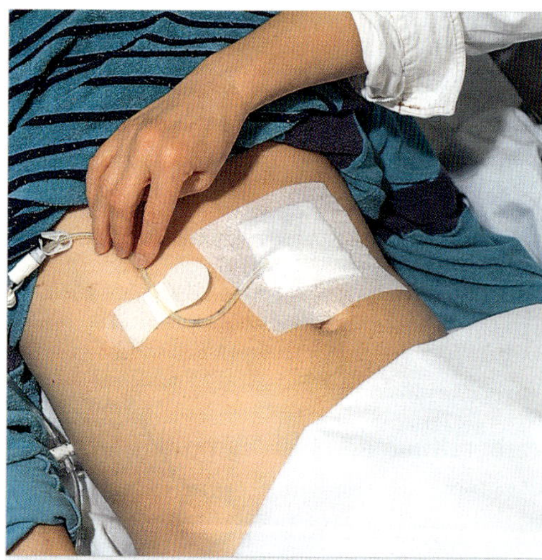

Abb. 19.54 Anlegen eines PEG-Verbands. Die Eintrittsstelle der Magensonde an der Bauchdecke (Gastrostoma) wird mit einer sterilen Kompresse verbunden. Die Fixierung des frei liegenden Sondenteils an der Bauchdecke dient vor allem zum Schutz vor Zug.

Nachbereitung

Der Verbandswechsel und die Beobachtungen werden in der Patientenkurve dokumentiert. Bei Entzündungszeichen an der Sondenaustrittsstelle (z. B. Rötung, Wundsekret oder Schmerzen) ist der Arzt zu informieren.

19.4.7 Mundpflege

Bei Patienten, die eine normale Mundhygiene nicht durchführen können (z. B. Bewusstlose) oder dürfen (z. B. OPs im Mundbereich), ist eine individuell angepasste Mundpflege erforderlich.

Veränderungen der Mundhöhle

Schädigungen oder entzündliche Erkrankungen in der Mundhöhle sind oft unangenehme Begleiterscheinungen von verschiedenen Krankheitsbildern. Einige Erkrankungsbeispiele sind in ▶ Tab. 19.12 dargestellt.

Pflegerische Maßnahmen

Mundpflegemaßnahmen werden vorbeugend oder zur Therapie von Munderkrankungen durchgeführt. Folgende Ziele werden dabei angestrebt:
- intakte, belagfreie und feuchte Mundschleimhaut
- Erhaltung der Kaufunktion
- defektfreie und geschmeidige Lippen
- beschwerdefreie Nahrungsaufnahme

Zum Erreichen dieser Ziele tragen die Reinigung und Pflege der Mundhöhle und Lippen, das Feuchthalten der Mundhöhle sowie die Anregung der Kautätigkeit bei.

Mundhöhle und Lippen reinigen und pflegen

Vorbereitung

Material:
- Einweg- oder Péan-Klemme
- beschriftete, verschlossene Behälter mit Mundpflegelösung (▶ Tab. 19.13), die täglich erneuert werden müssen
- evtl. Mullbinde (oder Gummikeil) als Beißschutz
- Gazetupfer in abgedecktem Behälter
- Watteträger
- Einmaltücher
- Abwurfbeutel
- Einmalspatel und Taschenlampe
- unsterile Schutzhandschuhe
- evtl. Zahnbürste

Durchführung

- Patient über die geplante Maßnahme informieren und ihn mit leicht erhöhtem Oberkörper lagern.
- Hände desinfizieren und Schutzhandschuhe anziehen.
- Patient mit einem geeigneten Einmaltuch schützen.
- Mundhöhle bezüglich Schädigungen, Beläge usw. mit Taschenlampe und Spatel gründlich inspizieren (▶ Abb. 19.55).
- Kopf des Patienten leicht zur Seite drehen.
- Gazetupfer so in die Klemme einspannen, dass keine Verletzungen durch die Klemmenspitze möglich sind, evtl. Watteträger verwenden.
- Tupfer oder Watteträger mit Mundpflegelösung (▶ Tab. 19.13) befeuchten (nicht tropfend nass, weil die Lösung sonst in den Rachen läuft) und die Mundhöhle vorsichtig auswischen; dabei Zunge, Wangentaschen,

Tab. 19.12 Mögliche Erkrankungen am Mund und in der Mundhöhle

Krankheitsbild	Beispiele möglicher Ursachen
Soor Pilzerkrankung mit einem weißlichen, sauermilchartigen Belag auf der Mundschleimhaut	hochdosierte Antibiotikatherapie, Chemotherapie, Immunschwäche
Parotitis Ohrspeicheldrüsen-Entzündung mit schmerzhafter Schwellung unter dem Ohr	fehlende Kautätigkeit bei Nahrungskarenz, parenteraler Ernährung, Sondenernährung oder Schlucklähmung
Stomatitis Mundschleimhautentzündung mit schmerzhaften Geschwüren und übelriechendem Mundgeruch	Abwehrschwäche, Strahlen- und Zytostatikatherapie
trockene Mundschleimhaut	hoher Flüssigkeitsverlust (Exsikkose), Sauerstofftherapie, Fieber, Mundatmung, nach Operationen
Borken krustige Beläge auf der Mundschleimhaut	Nahrungskarenz, Flüssigkeitsmangel (Exsikkose), unzureichende Mundpflege
Aphthen linsengroße entzündliche, sehr schmerzhafte Schleimhautdefekte	Abwehrschwäche, z. B. bei bösartigen Erkrankungen, Verletzungen der Schleimhaut durch schlecht sitzende Prothesen oder Zahnspangen
Herpes labialis „Fieberbläschen"; kleine entzündliche Bläschen im Lippenbereich, sie sind schmerzhaft und bilden nach dem Aufplatzen borkige Krusten.	Abwehrschwäche, fieberhafte Erkrankungen

Tab. 19.13 Lösungen zur Reinigung, Pflege und Behandlung der Mundhöhle

Mundpflegemittel	Zubereitung	Wirkung
Mundwasserlösung	ca. 10 Tr. Mundwasser/Glas Wasser	Erfrischung und Reinigung der Mundhöhle
Schwarztee mit Zitrone	Teeaufguss (hell) mit Zitronensaftzugabe	Erfrischung und Reinigung der Mundhöhle
Pfefferminztee	Teeaufguss (ca. 3 Min. ziehen lassen)	desinfizierend, den Speichelfluss fördernd
Salbeilösung	Teeaufguss oder Lösung mit Tinktur herstellen (nach Herstellervorschrift), Tinktur zum Pinseln unverdünnt anwenden	desinfizierend, schleimlösend, entzündungshemmend bei Entzündungen der Mundschleimhaut
Myrrhentinktur	zum Pinseln unverdünnt anwenden, sonst 30–50 Tr. auf 1 Glas Wasser	reinigend, desinfizierend und heilend bei Infektionen in der Mundhöhle und bei Aphthen
Kamillenlösung	Teeaufguss oder 20–30 Tr. Kamillosan auf 1 Glas Wasser	entzündungshemmend, heilend, schmerzstillend bei Entzündungen der Mundhöhle
Panthenol-Lösung	Fertigprodukt	heilend, zur Ablösung von Borken
Zitroglyzerin	Fertigprodukt (mit Zitroglyzerin getränkte Wattestäbchen)	fördert den Speichelfluss. Die Säure kann den Zahnschmelz angreifen, deshalb nur für begrenzte Zeit anwenden.
synthetischer Speichel	Fertigprodukt als Spray	Feuchthalten der Mundhöhle
Butter oder Nuss-Nugat-Creme	kleine, weiche Butterstückchen verwenden	zur Aufweichung von Borken in der Mundhöhle

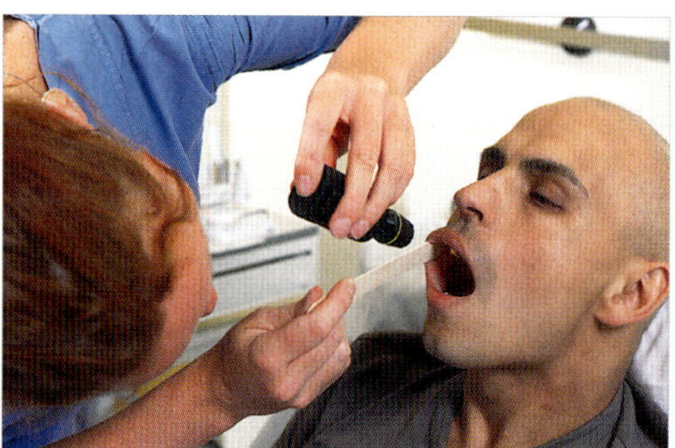

Abb. 19.55 Inspektion der Mundhöhle. Vor der Mundpflege wird die Mundhöhle auf Schädigungen, Entzündungen oder Beläge kontrolliert, damit ein geeignetes Pflegemittel ausgesucht werden kann.

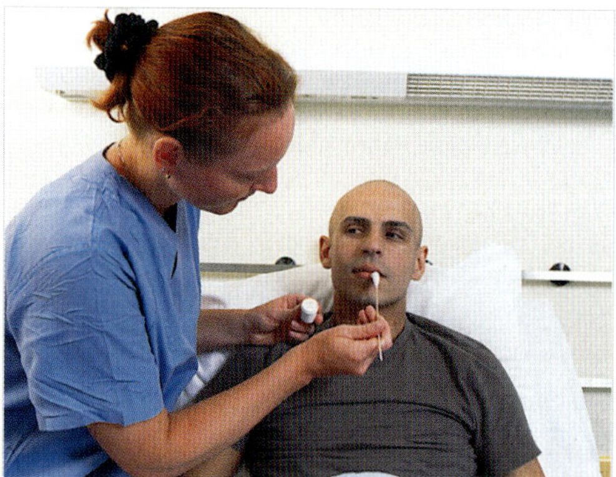

Abb. 19.56 Lippenpflege. Nach der Mundpflege werden die Lippen mit einer geeigneten Creme gepflegt, die mit einem Watteträger aufgetragen wird.

Gaumen und Zähne vorsichtig von hinten nach vorn reinigen; Tupfer bzw. Watteträger dabei öfter wechseln.

- Stark haftende Beläge (wie z. B. Borken) langsam durch mehrmaliges Wischen oder mit ein wenig Butter aufweichen.
- Zahnpflege durchführen.
- Zur Lippenpflege Salbe dünn auftragen oder Fettstift verwenden (▶ Abb. 19.56).

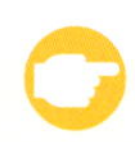

Pflegepraxis

Das Auswischen der Mundhöhle kann bei kooperativen Patienten mit deren Einverständnis oder bei bewusstlosen Patienten mit dem Finger erfolgen. Die Pflegende wickelt einen Tupfer oder eine Kompresse um den Zeige- oder Kleinfinger, befeuchtet ihn mit der Mundpflegelösung und wischt damit vorsichtig die Mundhöhle aus. Die dabei stattfindende Massage der Mundschleimhaut regt die Speichelsekretion an, stimuliert die Wahrnehmungsfähigkeit und ist wohltuend.

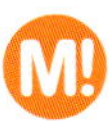

Merke

Bei bewusstlosen Patienten ist zur Mundpflege ein einsatzbereites Absauggerät bereitzustellen, um evtl. im Rachen befindliche Flüssigkeit rasch entfernen zu können, bevor es zu einer Aspiration kommt.

Mundhöhle feucht halten

Bei Patienten mit ausgeprägter Mundatmung und/oder Sauerstofftherapie ist eine ständige Befeuchtung der Mundschleimhaut notwendig. Dies geschieht durch eine regelmäßige Mundpflege, bei der die Mundschleimhaut durch verschiedene Mundpflegemittel feucht gehalten wird, z. B. mit synthetischem Speichel (z. B. Glandosane) sowie, sofern erlaubt (Flüssigkeitskarenz bei Schluckstörungen, postoperativ usw. beachten), durch häufiges Anbieten von Getränken. Wenn möglich, sollte der Patient mehrmals täglich den Mund mit einer geeigneten Mundpflegelösung spülen (▶ Tab. 19.13).

Kautätigkeit und Speichelbildung anregen

Durch das Kauen werden die Funktionen der Speicheldrüsen sowie der Kaumuskulatur angeregt bzw. erhalten. Dies können Sie durch das Kauen von Kaugummi, Fruchtgummi oder sonstiger gewünschter Nahrungsmittel, z. B. Trockenfrüchte, erreichen. Kann der Patient nicht kauen, wird eine Parotismassage durchgeführt. Zähneputzen, sofern möglich, z. B. mit einer Solezahncreme wirkt ebenfalls anregend auf die Speicheldrüsen.

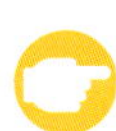

Pflegepraxis

Bei der Wahl der geeigneten Pflegemittel zur Mundpflege und für Mundspülungen sollten die Geschmackswünsche des Patienten berücksichtigt werden. Möglicherweise sind dem Patienten immer wieder wechselnde Geschmacksrichtungen (z. B. auch mit verdünnten Fruchtsäften) angenehm und erleichtern ihm damit die Mundpflege. Die Speichelsekretion kann durch kalte saure Säfte, Zitronenwasser oder durch das Lutschen von Zitronenschnitzen bzw. sauren Fruchteiswürfeln angeregt werden.

19.5 ATL Ausscheiden

Die Stuhl- und Urinausscheidung reguliert u. a. das Stoffwechselgeschehen im Organismus durch die Abgabe von Stoffwechselendprodukten (z. B. Kreatinin, Harnstoff, Harnsäure), Wasser, Salzen und anderen ausscheidungspflichtigen Substanzen. Die Blasen- und Darmentleerung erfolgt bei gesunden Menschen willkürlich und kontrolliert.

Die regelmäßige, beschwerdefreie Blasen- und Darmentleerung ist eine wesentliche Voraussetzung für das Wohlbefinden des Menschen. Störungen der Ausscheidungsfunktion (z. B. Obstipation = Verstopfung oder Durchfall = Diarrhö) gehen oft mit erheblichen Beschwerden, z. B. Blähungen, Bauchschmerzen, Kopfschmerzen und Erschöpfung, einher.

Eine Vielzahl von Erkrankungen (z. B. Magen-Darm-Erkrankungen, Nierenerkrankungen) können die Ausscheidungsfunktion und die Beschaffenheit der Ausscheidungen verändern.

Verliert ein Patient die Selbstständigkeit und Selbstpflegefähigkeit bei der Blasen- und Darmentleerung, so beeinträchtigen zusätzlich noch Schamgefühle sein Befinden erheblich.

Alte Menschen können bei plötzlichen Veränderungen der gewohnten Ausscheidungsrituale auch Aggressionen entwickeln.

Pflegende können durch informierende Gespräche in freundlicher, vertrauensvoller und offener Atmosphäre sowie durch bestmögliche Wahrung der Intimsphäre (z. B. Blickschutz bereitstellen) dem Patienten Erleichterung bringen.

19.5.1 Beobachtung der Urinausscheidung

Der Urin wird in der Niere gebildet und fließt über die Harnleiter (Ureter) in die Blase (S. 124). Die gefüllte Blase löst einen Harndrang aus. Bei gesunden Menschen erfolgt die Harnentleerung (Miktion) ohne Beschwerden. Der Urin enthält keine krankhaften Beimengungen, er ist klar und hat eine hell- bis dunkelgelbe Farbe. Frisch gelassener Urin riecht unauffällig aromatisch.

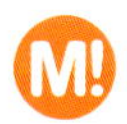

Merke

Bei der Urinausscheidung eines Patienten werden Menge, Farbe, Aussehen, Beimengungen, Geruch, spezifisches Gewicht und Reaktion beobachtet.

19.5.2 Veränderungen der Urinausscheidung

Urinmenge

Die tägliche Urinausscheidung (Diurese) beträgt 1 000–2 000 ml. Sie ist abhängig von der Flüssigkeitszufuhr, evtl. Flüssigkeitsverlusten (z. B. Erbrechen, Durchfall, Schwitzen) sowie der Nieren- bzw. Herz-Kreislauf-Funktion. Zur Ermittlung der Urinmenge wird dieser nach jeder Miktion abgemessen und die Menge jeweils notiert. Bei Patienten mit Blasenverweilkatheter kann die Urinmenge am Ablaufbeutel abgelesen und protokolliert werden.

Merke

Bei kritisch kranken Patienten wird die Stundenurinmenge gemessen. Dies ermöglicht ein am Ablaufbeutel angebrachtes Urimeter, das von der Pflegenden stündlich geleert wird. Die ausgeschiedene Urinmenge wird in der Patientenakte dokumentiert.

Bei der Flüssigkeitsbilanz wird zusätzlich zur Ausfuhrmenge noch die tägliche Flüssigkeitszufuhr gemessen und notiert. In der Bilanz wird die Ein- und Ausfuhr gegenübergestellt. Ist die Einfuhr höher als die Ausfuhr, so spricht man von einer positiven Bilanz. Wenn nötig, werden auch Schweiß, Flüssigkeitsverlust durch die Atmung, Wundsekrete und Mageninhalt mitbilanziert. Ein Defizit in der Urinausscheidung kann z. B. ein Hinweis darauf sein, dass der Patient Ödeme eingelagert hat.

Eine ausgeglichene Bilanz stellt ▶ Abb. 19.57 dar. Dabei wird die Flüssigkeitszufuhr (Getränke, Infusionen) ergänzt durch die angenommene Menge Oxidationsflüssigkeit (sie entsteht bei den Verbrennungsvorgängen im Stoffwechselgeschehen) sowie die Flüssigkeitsanteile der festen Nahrung.

Die tägliche Urinausscheidung wird ergänzt mit dem geschätzten Flüssigkeitsverlust über den Darm sowie über die Atmung und die Haut (Perspiratio insensibilis).

Pflegepraxis

Bei der Flüssigkeitsbilanz muss darauf geachtet werden, dass nur die vom Patient tatsächlich aufgenommene Flüssigkeitsmenge auf dem Bilanzbogen vermerkt wird. Eine eingetragene, aber nicht getrunkene Menge in einem Getränkebecher verfälscht das Ergebnis.

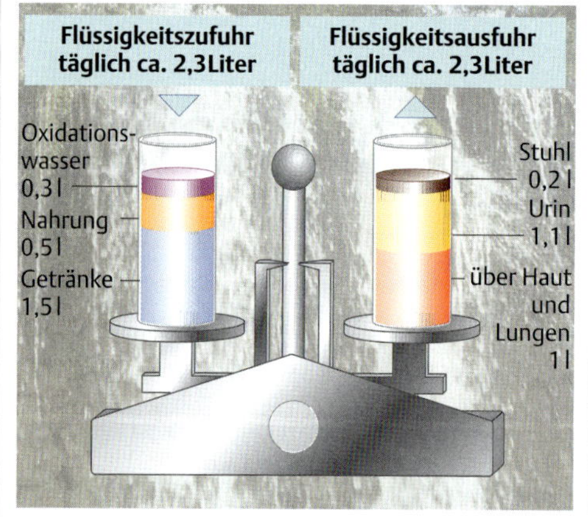

Abb. 19.57 Flüssigkeitsbilanz. In der Abbildung wird die Flüssigkeitseinfuhr der Flüssigkeitsausscheidung gegenübergestellt. Die Bilanz ist ausgeglichen.

Tab. 19.14 Veränderungen der Urinmenge und ihre Ursachen

Veränderung der Urinmenge	Erkrankungsbeispiele
Polyurie Urinausscheidung über 2 000 ml/Tag	• Diabetes mellitus • Diabetes insipidus • Entwässerungstherapie
Oligurie Urinausscheidung unter 500 ml/Tag	• Flüssigkeitsverlust, bei Durchfall, Erbrechen oder Fieber • Herz- und Nierenerkrankungen • Blutverlust • Flüssigkeitsentzug
Anurie Urinmenge unter 100 ml/Tag	• Nierenversagen • Schock • Verlegung der Harnwege

Tab. 19.15 Farbveränderungen im Urin und deren Ursachen

Veränderung von Farbe und Aussehen	mögliche Ursachen
bierbraun	Vermehrung von Gallenfarbstoffen im Blut, z. B. bei Hepatitis
rotbraun, rot	Blutungen aus dem harnbildenden System
wolkig-trüb	Eiter und Schleimbeimengungen durch Entzündungen im Bereich der ableitenden Harnwege, der Blase, und der Genitalorgane bei Frauen
orange, rot, blau, grün	spez. Medikamente, farbstoffhaltige Untersuchungsmittel, bestimmte Speisen (z. B. Rote Bete)

Veränderungen der Urinmenge und entsprechende Erkrankungsbeispiele zeigt ▶ Tab. 19.14.

Farbe, Aussehen und Miktion

Der Urin ist klar und in Abhängigkeit von seiner Konzentration hell- bis dunkelgelb. Farbveränderungen des Urins sind in ▶ Tab. 19.15 dargestellt.

Sichtbares Blut im Urin nennt man Makrohämaturie, nicht sichtbares, nur durch spezielle Untersuchungen nachgewiesenes Blut im Urin bezeichnet man als Mikrohämaturie. Die Miktion erfolgt je nach getrunkener Flüssigkeitsmenge 4- bis 6-mal täglich willkürlich, schmerzfrei und im Strahl. Es werden jeweils 250–400 ml Urin entleert. Es gibt unterschiedliche Miktionsstörungen, die ▶ Tab. 19.16 zu entnehmen sind.

Spezifisches Gewicht

Das spezifische Gewicht ist von der Urinkonzentration abhängig und liegt bei 1 015–1 025 g/l. Die Messung erfolgt mit einem Urometer (▶ Abb. 19.58), der Urin soll dazu abgekühlt sein. Idealerweise erfolgt die Messung bei einem auf 15 °C temperierten Urin.

Tab. 19.16 Miktionsstörungen

Miktionsstörung	Definition
Inkontinenz	Unfähigkeit, den Harn zu halten, unwillkürlicher Urinabgang
Dysurie	erschwerte, schmerzhafte Urinentleerung, z. B. bei Blasenerkrankungen
Pollakisurie	häufiges Wasserlassen, z. B. bei Blasenentzündung, Aufregung, Prostatavergrößerung
Strangurie	schmerzhafter Drang zum Wasserlassen, meist werden nur kleine Urinmengen ausgeschieden, z. B. bei schwerer Blasenentzündung
Nykturie	nächtlich gehäuftes Wasserlassen, z. B. bei Herz- und Niereninsuffizienz, Entwässerungstherapie
Restharn	in der Blase nach einer Miktion verbliebene Rest-Urinmenge, z. B. bei Prostatavergrößerung. Die Restharnmenge wird mittels Ultraschalluntersuchung oder Einmalkatheterismus festgestellt.

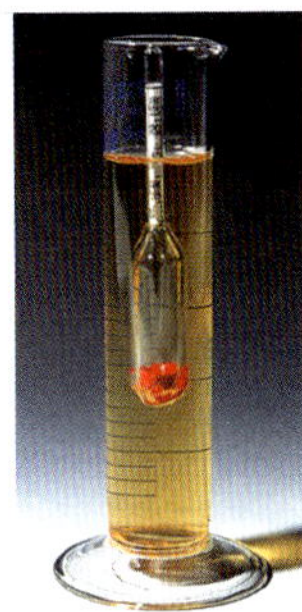

Abb. 19.58 Feststellung des spezifischen Gewichts. Mit dem Urometer wird das spezifische Gewicht des Urins gemessen. Dieser muss dazu auf 15 °C abgekühlt sein.

Ein stark verdünnter Urin (Hyposthenurie) kann z. B. bei chronischer Niereninsuffizienz auftreten, wenn die Niere nicht in der Lage ist, den Harn zu konzentrieren. Konzentrierter Urin (Hypersthenurie) hingegen entsteht bei starkem Flüssigkeitsverlust oder durch krankhafte Beimengungen.

Geruch und Reaktion

Der normale, frisch gelassene Urin riecht aromatisch und reagiert schwach sauer (pH 6). Der pH-Wert des Urins kann ebenfalls durch Teststäbchen festgestellt werden. Auffallende, nicht krankhaft zu wertende Gerüche können schon kurze Zeit nach Genuss bestimmter Speisen auftreten (z. B. nach Spargelgenuss, ▶ Tab. 19.17).

Zucker und Aceton lassen sich durch Schnelltests mittels Teststäbchen feststellen.

Tab. 19.17 Störungen von Geruch und Reaktion des Urins und deren mögliche Ursachen

Veränderung von Geruch und Reaktion	mögliche Ursachen
stinkend, übel riechend	Entzündungen oder Tumoren im Harnsystem
Acetongeruch (nach alten Äpfeln)	bei Acetonausscheidung, z. B. bei Coma diabeticum (schwere Zuckerstoffwechselentgleisung)
stark sauer reagierend	bei gesteigertem Eiweißzerfall, z. B. bei Tumoren, Fieber, Stoffwechselentgleisung (Diabetes mellitus)
alkalisch reagierend	z. B. bei Harnwegsinfekten, Stoffwechselentgleisung (Alkalose)

Beimengungen

Beimengungen des Urins sind krankhaft. Sie sind sichtbar, d. h. makroskopisch, oder nicht sichtbar, d. h. nur mikroskopisch erkennbar und werden dann bevorzugt durch Laboruntersuchungen festgestellt.

Krankhafte Beimengungen sind Eiweiß, Zucker, Blutbestandteile, Bakterien (Nitrit als Hinweis auf Bakterien), Blasen- oder Nierensteine, Zylinder (Eiweißausgüsse der Harnkanälchen), Urobilinogen, Bilirubin, Tumorzellen, Ketonkörper und Eiter. Sie werden durch lokale Erkrankungen des Harnsystems (z. B. Entzündungen, Tumoren, Steinleiden) oder schwere Allgemeinerkrankungen (z. B. Diabetes mellitus, Blutungsneigung) verursacht.

Urinbeimengungen können durch Schnelltests mit Teststäbchen oder Reagenztabletten auf einfache Weise durch Pflegende nachgewiesen werden.

19.5.3 Pflegerische Maßnahmen

Normalerweise kann der Patient die Blasenentleerung selbstständig in gewohnter Weise durchführen.

Bei bestimmten Erkrankungen oder diagnostischen Maßnahmen kann eine besondere Art der Uringewinnung notwendig werden. Beispiele sind die Gewinnung von Urin zu Untersuchungszwecken, zur Blasenentleerung vor Operationen, vor bestimmten Untersuchungen oder Geburten, zur Harnableitung bei schweren Miktionsstörungen (z. B. Harnverhaltung) oder schwerer Allgemeinerkrankung (z. B. Bewusstlosigkeit) und zur Kontrolle der Diurese.

Merke

Gängige Uringewinnungsmöglichkeiten sind:

- Spontanurin
- Mittelstrahlurin
- Harnblasenkatheterismus
- Harnblasenpunktion

Spontanurin

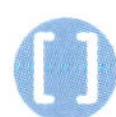

Definition

Spontanurin ist im Allgemeinen ein Morgenurin, der zu Untersuchungszwecken benötigt wird. Der Patient scheidet Urin ohne pflegerische Hilfe aus.

Durchführung

Die Patienten bekommen am Vorabend eine genaue Unterweisung zur korrekten Gewinnung des Morgenurins. Dabei wird das beschriftete, keimarme und geschlossene Urinauffanggefäß an den Patienten ausgehändigt und an einem staubgeschützten Ort bis zum Morgen aufbewahrt. Der Patient wird wie folgt informiert:

- Vor der Urinentleerung sollte er eine gründliche Intimtoilette durchführen.
- Frisch gelassener Urin wird sofort nach Ausscheidung abgegeben (durch Stehen lassen können sich die Keime vermehren) und mit den Begleitpapieren ans Labor weitergeleitet.

Mittelstrahlurin

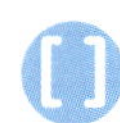

Definition

Mittelstrahlurin gewährt eine keimarme Uringewinnung. Am besten eignet sich dazu Morgenurin, frühestens 3 Stunden nach der letzten Blasenentleerung.

Die betroffenen Patienten bekommen wiederum eine genaue Unterweisung, auch die Nachtwache ist informiert. Zum Auffangen des Urins wird ein sterilisiertes Gefäß mit Deckel bereitgestellt.

Durchführung

- Vor der Harnentleerung ist eine gründliche Intimhygiene nötig. Frauen spreizen dazu die Schamlippen, Männer ziehen zur Reinigung der Eichel die Vorhaut zurück.
- Sterilisiertes und beschriftetes Auffanggerät steht bereit.
- Frauen stehen mit gespreizten Beinen über der Toilettenschüssel.
- Der erste Harnstrahl fließt in die Toilettenschüssel, der mittlere Harnstrahl wird aufgefangen, der Patient darf dabei das Auffanggefäß nur von außen anfassen (nicht am Rand).
- Frisch gelassener Urin wird sofort abgedeckt und mit den Begleitpapieren an das Labor weitergeleitet.

19.5.4 Katheterismus der Harnblase

Katheterismus ist die Urinentnahme aus der Harnblase mithilfe eines sterilen Katheters. Der Katheterismus wird zu diagnostischen (z. B. Untersuchungen von Nieren und Harnwegen) und zu therapeutischen Zwecken (z. B. bei Harnentleerungsstörungen) durchgeführt.

Das Katheterisieren ist die Aufgabe des Gesundheits- und Krankenpflegers oder des Arztes. Bei unruhigen und verwirrten Patienten sollte der Katheterismus von 2 Pflegenden durchgeführt werden, um Komplikationen durch Unruhe und Abwehr des Patienten zu vermeiden. So assistiert die Krankenpflegehelferin oder beruhigt den Patienten.

Allgemeine Grundsätze zum Katheterismus

- Katheterismus muss ärztlich verordnet sein.
- Die korrekte Vorbereitung und Platzierung der Gebrauchsgegenstände ist Voraussetzung für einen reibungslosen Ablauf.
- Aseptisches und sehr behutsames Vorgehen beim Katheterisieren ist unerlässlich zur Vermeidung von Komplikationen (z. B. Harnwegsinfekt, Schleimhautverletzungen).
- Bei einer Harnverhaltung dürfen nicht mehr als 600–800 ml Urin auf einmal abgelassen werden. Es kann sonst zum Blasenkollaps oder zur Blasenblutung kommen.

Der Katheterismus ist ein gravierender Eingriff in die Intimsphäre des Patienten. Deshalb muss er umfassend informiert und es muss auf Fragen des Patienten und evtl. Ängste einfühlsam eingegangen werden. Der Patient muss mit dem Katheterismus einverstanden sein.

Katheterarten

Es gibt verschiedene Katheterarten, die je nach Erfinder, Hersteller und Verwendungszweck unterschiedlich konstruiert sind. So gibt es spitz oder stumpf zulaufende sowie gerade oder gebogene Katheterspitzen. Katheter, die in der Blase verbleiben, haben einen Ballon, der in gefülltem Zustand ein Herausgleiten des Katheters aus der Blase verhindert.

Die Katheter sind aus verschiedenen Materialien hergestellt, z. B. Latex, Silikon, Polyvinylchlorid (PVC) und Polyurethan. Zum längeren Verbleib in der Harnblase eignen sich vor allem Katheter aus Silikon und Polyurethan.

Die Katheterlänge richtet sich nach der Länge der Harnröhre und beträgt bei Männern ca. 40 cm, bei Frauen etwa 20 cm.

Der Katheterdurchmesser (Katheterstärke) wird in „Charrière" angegeben, wobei 1 Charr. ⅓ mm beträgt. Für Männer eignen sich Katheterstärken von 14–18 Charrière, für Frauen von 12–14 Charrière.

Urinableitungssysteme

Urinableitungssysteme werden zur Harnableitung bei liegendem Blasenverweilkatheter benötigt. Sie sind steril verpackt und bestehen aus einem Urinablaufschlauch und einem graduierten Urinauffangbeutel. Der Ablaufschlauch ist an der Verbindungsstelle zum Blasenkatheter mit einer Schutzkappe versehen. Der Urinauffangbeutel (▶ Abb. 19.59) hat eine Aufhängevorrichtung zum Aufhängen am Bettrahmen oder Rollstuhl. Außerdem enthält er am Übergang vom Ablaufschlauch in den Beutel eine Urin-Tropfkammer, eine Rücklaufsperre zur Verhinderung des Zurückfließens von Urin in die Blase, sowie einen bakteriendichten Luftfilter. Am unteren Ende des Beutels befindet sich in einer speziellen Halterung das Urin-Ablassventil mit Klemme. Für mobile Patienten gibt es Urinableitungssysteme mit Beinbeutel, der mittels Spezialhalterung am Bein befestigt wird.

Einmalkatheterismus

Das einmalige Katheterisieren wird verordnet

- bei Harnentleerungsstörungen (z. B. Harnverhaltung),
- zur Blasenentleerung vor und nach Operationen sowie Geburten, bei Patienten mit Querschnittslähmung usw. und
- zur sterilen Uringewinnung (z. B. für bakteriologische Untersuchungen).

Vorbereitung

Raum:

- Fenster schließen, für angenehme Raumtemperatur sorgen.
- Platz schaffen, Arbeitstisch so platzieren, dass er gut zugänglich ist.
- Evtl. Lichtquelle bereitstellen.
- Mitpatienten hinausbitten oder für Abschirmung sorgen.

Gegenstände:

- Materialien zur Intimtoilette, Schutzkleidung für die Pflegende
- 2 Einmalkatheter; für Frauen normalerweise Katheterstärke 12–14 Charrière, für Männer 14–18 Charrière
- Händedesinfektionsmittel
- Abwurfbeutel
- Laborröhrchen für Urin zu Untersuchungszwecken
- steriles Katheterset (▶ Abb. 19.60)

Kathetersets enthalten eine Nieren- oder sonstige Urinauffangschale bzw. -beutel, Lochtuch, Schutztuch, 3 Handschuhe, Schälchen mit 6 pflaumengroßen Tupfern, Schleimhautdesinfektionsmittel (z. B. Octenisept), anatomische Pinzette und eine gleitmittelgefüllte Einmalspritze. Eventuell müssen bei anders ausgerüsteten Kathetersets noch fehlende Gegenstände, wie Schleimhaut-

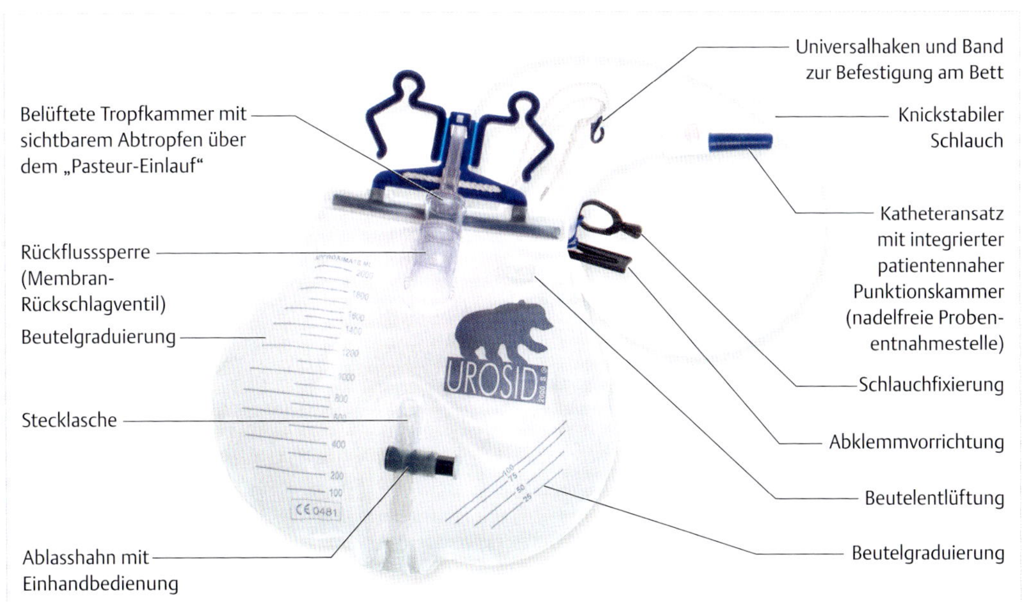

Abb. 19.59 Urinauffangbeutel. Der Urinauffangbeutel (Katheterbeutel) wird über den Ablaufschlauch mit dem Harnblasenkatheter des Patienten verbunden. (Quelle:ASID BONZ GmbH, Herrenberg)

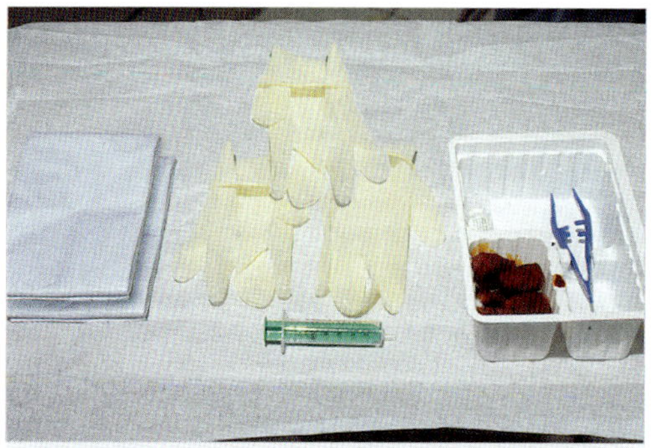

Abb. 19.60 Katheterset. In einem sterilen Katheterset befinden sich Schutztuch, Lochtuch, sterile Handschuhe, Urinauffangschale, pflaumengroße Kugeltupfer, Kompressen, Schleimhautdesinfektionsmittel, anatomische Einwegpinzette und eine mit Gleitmittel gefüllte Einwegspritze.

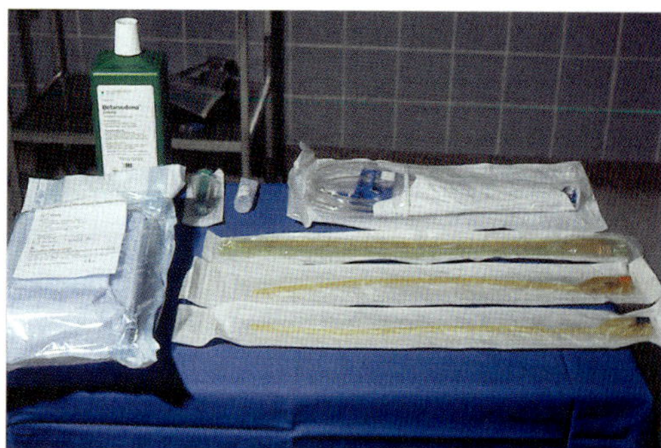

Abb. 19.61 Gegenstände für den Harnblasenkatheterismus. Neben dem Katheterset müssen verschiedene Katheter, eine sterile 10-ml-Spritze mit Aqua dest. zum Füllen des Katheterballons, ein steril verpacktes Urinableitungssystem und, sofern im Katheterset nicht vorhanden, ein Schleimhautdesinfektionsmittel vorbereitet werden.

desinfektionsmittel und Gleitmittel, bereitgestellt werden (▸ Abb. 19.61). Die Gegenstände werden auf einem desinfizierten Nachttisch oder einem Wagen griffbereit platziert. Dabei auf Sterilität achten.

Patient:

- Patient informieren und Zustimmung prüfen.
- Die Intimsphäre schützen, z. B. Wandschirm.
- Bett in Arbeitshöhe bringen, Flachlagerung, Oberkörper abdecken mit zurückgeschlagener Decke. Frauen die Beine spreizen lassen, Männer die gestreckten Beine leicht spreizen lassen.
- Nachthemd zurückschlagen.
- Evtl. kleines Kissen zur besseren Sicht- und Zugangsmöglichkeit unter das Becken legen.
- Genitalbereich inspizieren (z. B. Hautschäden, Ausfluss).
- Intimtoilette durchführen.

Durchführung

Die Durchführung des Einmalkatheterismus wird am Beispiel der Verwendung eines sterilen Kathetersets mit Desinfektionsmittel beschrieben:

- Händedesinfektion.
- Katheterset öffnen; Verpackungsinnenseite als sterile Ablage nutzen.
- Einmalkatheter und alle weiteren steril verpackten Gegenstände vorsichtig auf die sterile Ablagefläche gleiten lassen (dabei nicht mit den Händen berühren!).
- Tupfer mit Desinfektionsmittel benetzen.
- Schutztuch entnehmen und unter das Gesäß des Patienten legen.
- Sterile Handschuhe anziehen.
- Steriles Lochtuch so auflegen, dass der Bereich um die Harnröhrenöffnung gut sichtbar ist.
- Sterile Nierenschale oder Harnauffanggefäß mit dem Tupferschälchen zwischen die Beine des Patienten stellen.

Vorgehen bei Frauen:

- Große Schamlippen von vorn in Richtung Anus mit jeweils einem Tupfer desinfizieren; Tupfer dabei mit der Pinzette halten (▸ Abb. 19.62**a**). Ein Tupfer pro Wischvorgang.
- Schamlippen spreizen und kleine Schamlippen auf dieselbe Weise desinfizieren.
- Harnröhrenöffnung 2-mal desinfizieren und letzten Tupfer vorsichtig in die Vaginalöffnung schieben; Einwirkzeit des Desinfektionsmittels beachten.
- Schamlippen auseinander halten (nicht mehr über die Harnröhrenöffnung fallen lassen), etwas Gleitmittel in den Harnröhreneingang geben (z. B. bei wiederholtem Katheterisieren); Katheter mit der Pinzette oder der Hand (mit sterilem Handschuh!) anfassen und vorsichtig ca. 5–6 cm einführen, bis Urin abfließt (▸ Abb. 19.62**b**).
- Urin zu Untersuchungszwecken auffangen, den restlichen Urin in die bereitgestellte Nierenschale ablaufen lassen.
- Zur völligen Entleerung leicht mit der flachen Hand oberhalb des Schambeins auf die Bauchdecke drücken.
- Katheter mit den Fingern abklemmen und mit geschlossener Öffnung entfernen; ebenso den Tupfer aus der Vaginalöffnung entfernen.
- Gegenstände aus dem Bett nehmen und in den Abwurfsack geben.
- Patientin reinigen und abtrocknen, anschließend bequem lagern.
- Gewonnenes Untersuchungsmaterial versorgen.

Vorgehen bei Männern:

- Vorhaut vorsichtig zurückschieben, Harnröhrenöffnung durch leichten Druck auf die Eichel spreizen.
- Eichel mit Pinzette und Desinfektionsmitteltupfer 2-mal von der Harnröhrenöffnung weg desinfizieren; dazu jeweils einen frischen Tupfer verwenden.

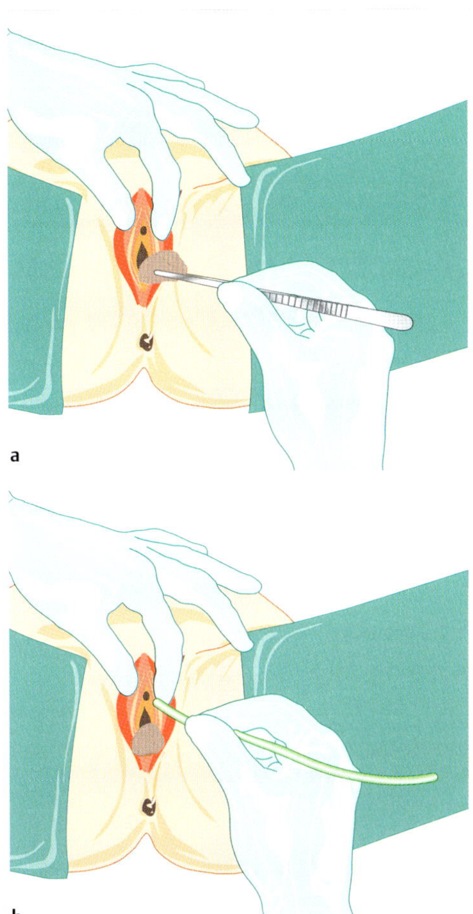

Abb. 19.62 Harnblasenkatheterismus bei der Frau. **a** Desinfektion der großen und kleinen Schamlippen mit desinfektionsmittelgetränkten Kugeltupfern und Pinzette von der Symphyse Richtung Anus, **b** Einführen des Blasenkatheters in die Harnröhre.

- Mit einem dritten Tupfer die Harnröhrenöffnung desinfizieren, dabei Einwirkzeit beachten; Penis auf steriler Kompresse oder Lochtuch ablegen (▶ Abb. 19.63 **a**).
- Etwas Gleitmittel auf die Harnröhrenöffnung und auf die Katheterspitze geben, den Rest in die Harnröhre einspritzen (▶ Abb. 19.63 **b**).

Mit der linken Hand den Katheter am hinteren Ende fassen, die rechte Hand fasst mit einer Pinzette den Katheter ca. 5 cm vor der Spitze (▶ Abb. 19.63 **c**). Das Katheterende wird dann zwischen dem Kleinfinger und dem Ringfinger der rechten Hand eingeklemmt. Beim Anziehen eines frischen sterilen Handschuhs auf die rechte Hand kann der Katheter auch ohne Pinzette eingeführt werden.

Mit der linken Hand wird der Penis nach oben gehalten und der Katheter vorsichtig vorgeschoben. Bei leichtem Widerstand wird die Position des Penis während des Vorschiebens geändert (gesenkt), bis Urin abfließt.

Das weitere Verfahren erfolgt, wie beim Katheterismus der Frau beschrieben, abschließend wird die Vorhaut wieder nach vorn geschoben.

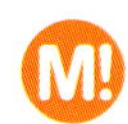

Merke

Lässt sich der Katheter nicht vorschieben oder wäre dies nur mit Druck möglich, oder aber der Patient äußert Schmerzen, wird der Katheterisierungsvorgang abgebrochen und der Arzt benachrichtigt.

Legen eines transurethralen Blasenverweilkatheters

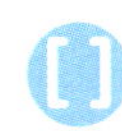

Definition

Beim Legen eines transurethralen Blasenkatheters wird über die Harnröhre ein Blasenkatheter eingelegt, der einige Zeit in der Blase verbleiben soll. Blasenverweilkatheter werden z. B. verordnet vor bestimmten Operationen (z. B. im Urogenitaltrakt), zur Kontrolle der Nierenfunktion bei Schwerkranken (z. B. Schockpatienten, Patienten mit schwerer Herzinsuffizienz) und bei Harnverhaltung.

Das Legen von transurethralen Blasenverweilkathetern wird durch eine assistierende Krankenpflegehilfe erleichtert.

Vorbereitung

Gegenstände:
- Gegenstände wie zum Einmalkatheterisieren (S. 377)

Zusätzlich werden benötigt:
- 2 Ballonkatheter (Größe für Frauen normalerweise Katheterstärke 12–14 Charrière, für Männer 14–18 Charrière)
- 1 zusätzlicher steriler Handschuh
- Urinableitungssystem, steril verpackt
- Spritze mit 10 ml sterilem Aqua dest.

Raum:
Die räumlichen Voraussetzungen entsprechen denen des Einmalkatheterismus (S. 377).

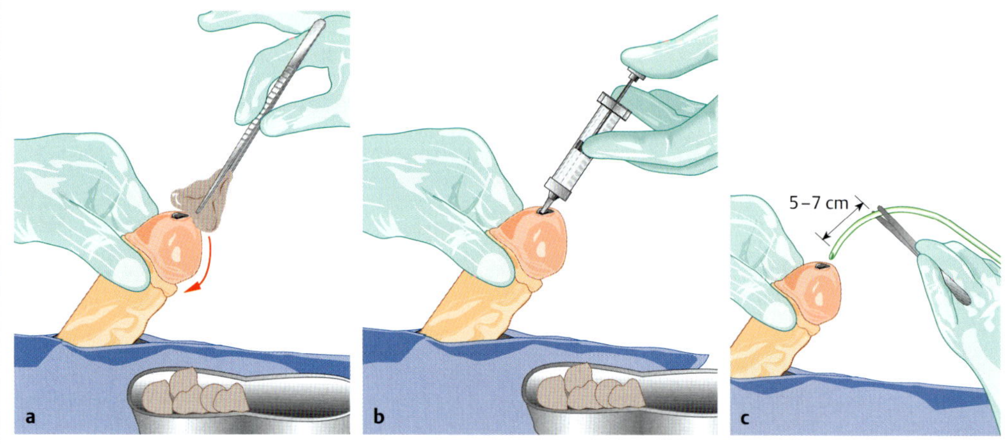

Abb. 19.63 Harnblasenkatheterismus beim Mann. **a** Desinfektion der Eichel und der Harnröhrenöffnung mit desinfektionsmittelgetränkten Kugeltupfern und Pinzette, **b** Einspritzen des Gleitmittels in die Harnröhre, **c** Einführen des Katheters in die Harnröhre mithilfe einer sterilen Pinzette.

Tab. 19.18 Vorgehensweise beim Legen eines Blasenverweilkatheters mit Assistenz

ausführende Pflegende	assistierende Pflegende
• Händedesinfektion • Schutztuch unterlegen • sterile Handschuhen anziehen, an der Arbeitshand (z. B. bei Rechtshändern an der rechten Hand) 2 übereinander • Lochtuch um den Genitalbereich legen • Ballonkatheter und Urinableitungssystem verbinden • Desinfektion des Genitales (▶ Abb. 19.62 u. ▶ Abb. 19.63)	• Händedesinfektion • Katheterset auspacken • sterile Arbeitsfläche schaffen • Gegenstände platzieren
	• 2. Handschuh von der rechten Hand der Pflegenden abziehen • Katheter mit Urinableitungssystem steril anreichen
• Katheter einführen, (vorher Gleitmittel verwenden) bis Urin fließt, dann weitere 2–3 cm vorschieben	
	• Katheterballon mit sterilem Aqua dest. blocken (notwendige Menge ist am Katheterende vermerkt)
• Katheter vorsichtig zurückziehen, bis der Ballon am Blasengrund anliegt	• Urinableitungssystem so am Bett aufhängen, dass der Ablaufschlauch nicht durchhängt bzw. keine Schlaufe bildet oder abgeknickt ist

Patient:
Die Patientenanforderungen entsprechen denen des Einmalkatheterismus (S. 377).

Durchführung

Die Vorgehensweise beim Legen des Blasenverweilkatheters ist identisch mit dem Vorgehen zum Einmalkatheterismus. Sie wird am Beispiel der Ausführung durch 2 Pflegende in ▶ Tab. 19.18 beschrieben. Weiter sollte verfahren werden wie beim Einmalkatheterismus beschrieben.

Pflege bei liegendem Blasenverweilkatheter

Durch den Blasenverweilkatheter besteht eine offene Verbindung zwischen dem Körperinneren und der Außenwelt. Dies bringt erhebliche Gefahren mit sich, insbesondere ein hohes Infektionsrisiko für die ableitenden Harnwege und die Blase. Deshalb sollte die Indikation zum Legen eines Harnblasenkatheters eng gestellt und Alternativen wie externe Urinableitungssysteme überlegt werden.

Durchführung

- Urinausscheidung, evtl. katheterbedingte Beschwerden sowie die Körpertemperatur (Infektion) werden laufend beobachtet.
- Dauerkatheter und Urinablaufbeutel müssen ein geschlossenes System sein, d. h., die Konnektionsstelle zwischen dem Katheter und dem Ablaufschlauch darf nicht geöffnet werden.
- Ist eine Diskonnektion von Katheter und Ablaufschlauch unumgänglich bzw. wurde ein Katheter durch unachtsames Verhalten des Patienten diskonnektiert, so muss das neue, sterile Ablaufsystem unter aseptischen Bedingungen angebracht werden (Sprühdesinfektion des Umfeldes).
- Der Urinbeutel hängt unterhalb des Blasenniveaus, die Tropfkammer ist dabei senkrecht fixiert. Der Ablaufschlauch ist nicht geknickt und hat keine Schlaufen, sodass der Urin ungehindert abfließen kann (▶ Abb. 19.64).
- Zur Vermeidung von Verunreinigungen (z. B. bei Stuhlinkontinenz) und Druckstellen soll der Katheter über den Oberschenkel gelegt werden.
- Eine gründliche und regelmäßige Intimhygiene ist, besonders bei Stuhlinkontinenz, durchzuführen. Außerdem werden nach einer Stuhlverschmutzung die Harnröhrenöffnung und der Katheter mit Schleimhautdesinfektionsmittel desinfiziert.
- Verunreinigungen am Katheter werden mit Wasser und Einmalwaschlappen gesäubert. Verunreinigungen mit Stuhl werden mit steriler Kompresse und Schleimhautdesinfektionsmittel beseitigt.

Bei Männern kann eine sterile Kompresse an der Harnröhrenöffnung um den Katheter gewickelt werden. Sie saugt evtl. aus der Harnröhre austretendes Sekret auf und verhindert die Verschmutzung der Bettwäsche. Bei Verlagerung des Urinbeutels über Blasenniveau muss der Katheter abgeklemmt werden, um das Zurückfließen von Urin aus dem Leitungssystem zu verhindern. Pflegende tragen bei allen Manipulationen am Katheter und Ablaufsystem Einweghandschuhe.

Wenn erlaubt, muss der Patient ausreichend Flüssigkeit bekommen (ca. 2 l täglich). Dadurch wird ein Spüleffekt bewirkt und so die Keimkonzentration des Urins verringert.

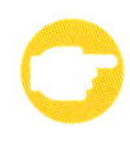

Pflegepraxis

Muss der Patient mit dem Katheter entlassen werden, sollten Patient und Angehörige rechtzeitig in den Umgang mit dem Blasenverweilkatheter und die dazugehörende Pflege eingewiesen werden.

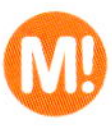

Merke

Bei einer Verstopfung des Blasenkatheters wird der Arzt benachrichtigt. Eigenmächtige Versuche, den Katheter wieder durchgängig zu machen, z. B. mit Spülungen, sind zu unterlassen! Ist die Verstopfung durch Harnsalze, z. B. bei konzentriertem Urin, entstanden, sollte durch eine entsprechend erhöhte Flüssigkeitszufuhr oder durch ärztlich verordnete Medikamente erneuter Verstopfung vorgebeugt werden. Evtl. wird der Katheter neu gelegt.

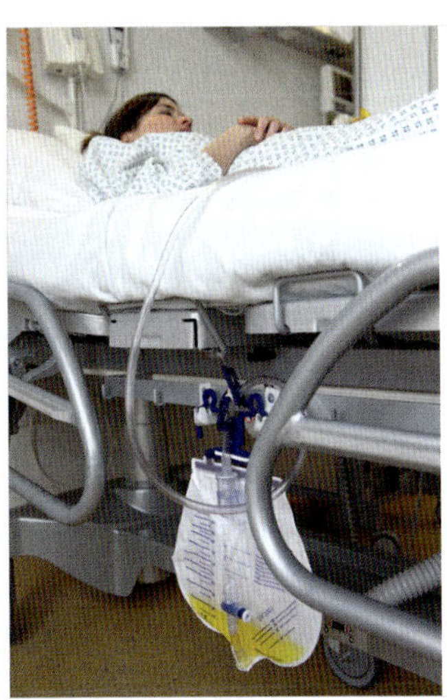

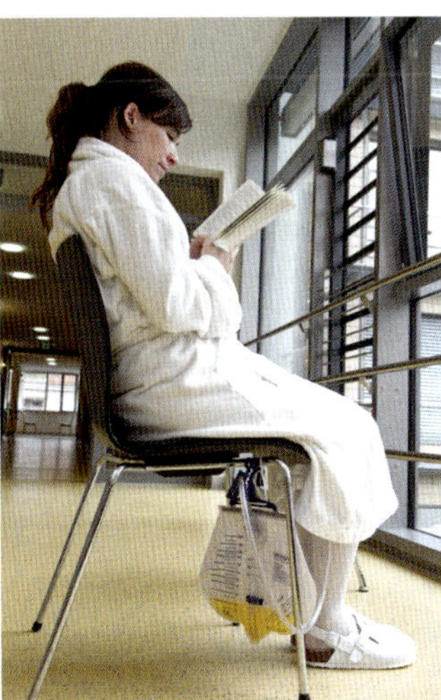

Abb. 19.64 Richtige Platzierung des Urinauffangbeutels. Der Ablaufschlauch darf keine Schlaufen bilden und nicht abknicken. Der Urinablaufbeutel muss immer unter Blasenniveau hängen.

Entfernung eines Blasenverweilkatheters

Die Katheterentfernung wird vom Arzt verordnet, wenn sich der Zustand des Patienten gebessert hat oder zum Zweck des Katheterwechsels.

Vorbereitung

Gegenstände:
- 20-ml-Spritze
- Auffangschale
- Bettschutz
- Abwurfmöglichkeit
- Waschschüssel mit (Einmal-)Waschlappen und Handtuch
- Händedesinfektionsmittel
- Einmalhandschuhe
- evtl. Laborröhrchen

Durchführung

- Patient informieren und bequem lagern (auf den Rücken).
- Intimsphäre wahren.
- Bettschutz einbringen und Auffangschale zwischen die Beine des Patienten legen.
- Händedesinfektion.
- Einmalhandschuhe anziehen.
- Evtl. Gewinnung einer Urinprobe.
- Mit Spritze Flüssigkeit aus dem Ballon restlos abziehen.
- Katheter vorsichtig zurückziehen, auf Veränderungen (Ablagerungen) achten und abwerfen.
- Genitalbereich waschen (lassen) und dem Patient eine bequeme Position ermöglichen.
- Gebrauchsgegenstände entsorgen und anschließend Hände desinfizieren.
- Dokumentation (mit Uhrzeit).
- Miktion des Patienten beobachten: lässt der Patient nach angemessener Zeit spontan Urin?

Legen eines suprapubischen Blasenverweilkatheters

Definition

Ein suprapubischer Blasenverweilkatheter ist ein über die Bauchdecke in die Blase eingeführter Katheter. Er eignet sich für Patienten mit einer engen oder entzündeten Harnröhre und für solche, die einen transurethralen Verweilkatheter nicht tolerieren bzw. für Patienten, die eine dauerhafte Urinableitung benötigen. Außerdem ermöglicht er eine Miktion mit genauer Restharnbestimmung und hat ein geringeres Infektionsrisiko.

Eine suprapubische Harnableitung ist nicht möglich bei
- Blasentumoren,
- Schwangerschaft,
- Blutgerinnungsstörungen,
- Darmverschluss (Ileus) und
- Aszites (Bauchwassersucht).

Die suprapubische Harnableitung wird vom Arzt gelegt, Pflegende haben dabei unterstützende Aufgaben.

Vorbereitung

Gegenstände:
- Haut- und Händedesinfektionsmittel
- sterile Handschuhe
- Lokalanästhetikum mit Spritze und Kanülen
- Schlitzkompresse, Kompresse, Klebemull, Schere
- 20-ml-Spritze mit 8–10 cm langer Kanüle (zur evtl. Probepunktion)
- Abwurfbeutel
- steriles Punktionsset mit Trokar, Spezialkatheter, Fixierplatte, Lochtuch und Nahtmaterial (▸ Abb. 19.65)
- Urinablaufbeutel
- Einmalrasierer
- Laborröhrchen zur Urinuntersuchung

Patient:
- Patient informieren, dass er eine volle Blase haben muss.
- Flachlagerung des Patienten, evtl. leichte Unterstützung des Beckens mit einem kleinen Kissen.
- Schamhaare und Unterbauch bis zum Nabel rasieren.

Durchführung

Die Pflegende assistiert dem Arzt beim Legen des suprapubischen Blasenkatheters wie folgt:
- Hautdesinfektionsmittel anreichen, Spritze mit Lokalanästhetikum und sterilen Handschuhen.
- Punktionsset öffnen, während Arzt Lochtuch auflegt.
- Trokar und Katheter anreichen, Katheter zuvor mit Ablaufbeutel verbinden.

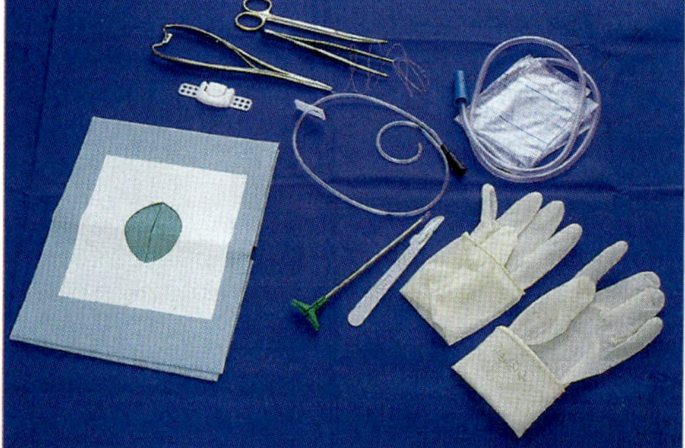

Abb. 19.65 Punktionsset zum Legen eines suprapubischen Blasenkatheters. Als sterile Gegenstände werden sterile Handschuhe, Lochtuch, Skalpell, Trokar, Spezialkatheter, Fixierplatte, Nahtmaterial und Urinauffangbeutel vorbereitet.

- Nach dem Einführen des Katheters und dessen Fixierung durch einen Hautstich, Sicherung des außen liegenden Katheterteils mit einer Fixierplatte, um Abknickungen zu verhindern.
- Punktionsstelle unter der Fixierplatte mit einer sterilen Schlitzkompresse abdecken; darauf eine weitere Kompresse mit Klebemull fixieren.

Der Patient wird wieder bequem gelagert. Es erfolgt daraufhin eine genaue Beobachtung der Urinausscheidung, wobei besonders auf Blutbeimengungen geachtet werden muss, sowie auf evtl. auftretende katheterbedingte Beschwerden.

Pflege bei suprapubischem Blasenverweilkatheter

Das Urinableitungssystem wird in gleicher Weise versorgt wie beim transurethralen Verweilkatheter.

Die Kathetereintrittsstelle wird in den ersten 8–10 Tagen täglich kontrolliert und steril verbunden. Danach genügt ein Verbandwechsel an jedem 2. oder 3. Tag, sofern die Punktionsstelle reizlos ist. Die Spontanmiktion kann durch zeitweiliges Abklemmen des Katheters kontrolliert werden. Ist nach einer Miktion kein Restharn mehr vorhanden, so kann der Katheter, wenn keine weitere Indikation zum Verbleib des Katheters vorhanden ist, durch den Arzt entfernt werden.

Merke

Die suprapubische Harnableitung beeinträchtigt den Patienten weniger als eine transurethrale Harnableitung. Neben dem geringeren Infektionsrisiko der Blase wird der Katheter besser toleriert (keine Harnröhrenreizung). Außerdem kann der Patient jederzeit über eine normale Miktion Wasser lassen.

19.5.5 Beobachtung der Stuhlausscheidung

Der Stuhl (Kot, Fäzes) ist der unverdaute Rest der aufgenommenen Nahrung und besteht aus ca. 75 % Wasser. Die restliche Menge enthält Ballaststoffe (unverdauliche Nahrungsbestandteile), Schleim, Verdauungssekrete, Bakterien, abgestoßene Epithelzellen, Salze und Gallenfarbstoffe (Sterkobilin). Die Darmentleerung (Defäkation) wird durch den Stuhldrang ausgelöst und erfolgt individuell, z. B. 1- bis 2-mal täglich bis hin zu 3- bis 4-mal wöchentlich. Sie ist willkürlich und geschieht unter Mithilfe der Bauchpresse (Anspannung der Bauchmuskeln).

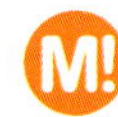

Merke

Bei der Stuhlausscheidung des Patienten werden Menge, Form, Konsistenz, Farbe, Geruch, Reaktion, pH-Wert, Beimengungen und Defäkation durch die betreuende Pflegende beurteilt und dokumentiert.

19.5.6 Veränderungen der Stuhlausscheidung

Stuhlmenge

Die Stuhlmenge hängt vorwiegend von der Ernährungsweise ab. Sie kann individuell sehr schwanken. Zellulosereiche Kost ergibt z. B. eine große Stuhlmenge. Ballaststoffarme, eiweißreiche Nahrung hingegen produziert kleine Stuhlmengen. Normalerweise werden täglich ca. 100–500 g Stuhl ausgeschieden.

Eine vermehrte Stuhlmenge tritt z. B. auf bei Durchfall, Erkrankungen der Bauchspeicheldrüse und Resorptionsstörungen (die ungenügende Verdauungsfunktion führt zu einem vergrößerten Stuhlvolumen).

Eine verminderte Stuhlmenge ist z. B. im Hungerzustand und bei schwerer Obstipation (Stuhlverstopfung) zu beobachten. Diese zeigt sich außerdem noch durch eine harte, trockene und bröckelige Stuhlkonsistenz.

Form und Konsistenz

Normaler Stuhl ist zylindrisch geformt und hat eine dickbreiige bis feste Konsistenz. Sie ist abhängig von der Ernährung, z. B. ballaststoffreiche Kost ergibt eine weiche Konsistenz, stopfende Nahrungsmittel wie Banane, harte Eier, Schokolade und Ähnliches ergeben eine härtere Stuhlkonsistenz. Sie ist auch von der Schnelligkeit der Darmpassage abhängig.

Bei Konsistenzveränderungen werden dünnflüssige, feste bis harte oder bleistiftartig aussehende Stühle beobachtet.

► **Dünnflüssige Stühle.** Diese treten bei Durchfall (Diarrhö) auf. Beispiele für unterschiedliches Aussehen von dünnflüssigen Stühlen sind wässrige, breiige Stühle bei Salmonelleninfektion, Säuglingsdyspepsien und Cholera; schleimige Stühle bei Colitis ulcerosa, schaumige Stühle bei Gärungsdyspepsie, wobei durch Gärung kleine Blasen entstehen; schleimig-blutige Stühle bei Ruhr und Colitis ulcerosa.

► **Feste bis harte Stühle.** Diese sind kennzeichnend bei Verstopfung (Obstipation). Der Stuhlgang ist meist hart, außerdem noch bröckelig bzw. schafkotartig beschaffen.

► **Bleistiftartige Stühle.** Diese entstehen durch Verengungen im Enddarm, z. B. durch Narben, Tumoren sowie Hämorrhoiden.

Tab. 19.19 Farbveränderungen des Stuhls und mögliche Ursachen

Farbe	physiologische Ursachen	pathologische Ursachen
rot	Genuss von roten Rüben	aufliegende Blutbeimengungen z. B. bei Blutungen aus den unteren Darmabschnitten
schwarz bis braun-schwarz	Einnahme von Eisenpräparaten, Tierkohle, Heidelbeeren, Rotwein	Teerstuhl (Meläna) bei Blutungen aus den oberen Darmabschnitten oder dem Magen (z. B. Ulkusblutung)
lehmfarben (acholisch)	Bariumbreischluck (Kontrastmittel)	Galleabflussstörungen (z. B. Hepatitis, Gallensteine) oder schwere Fettverdauungsstörungen
gelb-weiß	tägliche Ernährung überwiegend aus Milch und Eiern	
grün bis grün-braun	Ernährung vorwiegend aus Blattgemüse und Salat bestehend	schwere Durchfallerkrankung

Tab. 19.20 Geruchsveränderungen des Stuhls

Geruch	Vorkommen
• aromatisch/säuerlich	• Muttermilchstuhl
• faulig/jauchig	• schwere Fäulnisdyspepsie
• stechend/säuerlich	• Gärungsdyspepsie
• aasähnlich stinkend	• Tumoren im Enddarm

Farbe und Geruch

Die normale Stuhlfarbe ist durch Sterkobilin, das ist der Gallenfarbstoff Bilirubin, der im Darm umgewandelt wird, hell- bis dunkelbraun. Die Stuhlfarbe kann sich durch bestimmte Nahrungsmittel oder Medikamente und bei bestimmten Erkrankungen verändern (▶ Tab. 19.19).

Der typische Kotgeruch entsteht durch Fäulnis- (Eiweiße) und Gärungsvorgänge (Kohlenhydrate) im Darm. Typische Geruchsveränderungen sind in ▶ Tab. 19.20 beschrieben.

Normalerweise ist der Stuhl leicht alkalisch (zwischen pH 7 und 8). Bei einer Gärungsdyspepsie ist die Reaktion unter pH 6,5, also sauer, bei der Fäulnisdyspepsie über pH 8 im alkalischen Bereich.

Beimengungen

Stuhlbeimengungen sind fast immer krankhaft. Beispiele hierfür zeigt ▶ Tab. 19.21. Stuhlbeimengungen sind meist makroskopisch sichtbar. Sind sie mit dem bloßen Auge nicht, d. h. nur mikroskopisch zu sehen, so müssen sie im Labor nachgewiesen werden. Dazu muss eine Stuhlprobe im Spezialbehälter (Behälter mit Löffel) in das Labor gebracht werden. Bei Keimnachweis muss das Transportmedium zur Untersuchung steril sein. Der Nachweis von okkultem, also verstecktem Blut (Hämoccult) wird mit einer Reagenzlösung (Farbindikator) auf der Station durchgeführt. Werden Stuhlauffälligkeiten beobachtet, wird der Arzt informiert.

Tab. 19.21 Stuhlbeimengungen

Beimengung	Vorkommen (Beispiele)
• Schleim	• Darmentzündungen, z. B. Colitis ulcerosa
• blutiger Schleim	• Darmtumoren
• Eiter	• schwere Darmentzündungen
	• Abszesse
• Blut, frisch aufliegend	• Tumoren im Enddarm
	• Hämorrhoiden
	• Fissuren
• Blut als Teerstuhl	• Blutungen im oberen Magen-Darm-Trakt
• Parasiten	• Maden, Spul- oder Bandwürmer
• Fett (glänzender Stuhl)	• schwere Resorptionsstörungen
• unverdaute Nahrungsreste	• Durchfall, kann bei Säuglingen und Kleinkindern physiologisch sein
• Fremdkörper	• versehentliches Verschlucken von Fremdkörpern (über die Nahrung oder bei Kleinkindern von Spielzeug)

Defäkation

Die Defäkation (Stuhlentleerung) erfolgt bei Gesunden kontrolliert und ohne Beschwerden. Folgende Defäkationsstörungen sind möglich:

- Inkontinenz
- Tenesmus
- Diarrhö
- Obstipation

Inkontinenz

Der Patient ist dabei nicht mehr in der Lage, die Stuhlausscheidung zu kontrollieren. Sie ist häufig mit einer Urininkontinenz verbunden (▶ Tab. 19.23).

Tenesmus

Tenesmus ist ein ständiger, schmerzhafter Drang zur Stuhlentleerung. Er kommt durch eine Verkrampfung des Schließmuskels zustande (z. B. bei Entzündungen im Enddarm, schwersten Durchfällen). Die Stuhlentleerung ist dabei sehr gering.

Diarrhö

Diarrhö äußert sich durch häufige und dünnflüssige Stuhlentleerungen (mehr als 3 ungeformte bis dünnflüssige Stühle pro Tag). Sie sind fast immer mit Beschwerden (Tenesmen) verbunden. Durchfälle können auf Ursachen zurückzuführen sein wie:

- Angst und Nervosität, z. B. vor Prüfungen
- Magen-Darm-Infektionen, z. B. Salmonellenerkrankungen, Infektion mit Noro-Virus
- Medikamente, z. B. Antibiotika
- Ernährungs-/Diätfehler, z. B. bei Überbelastung der Verdauungsorgane oder übermäßige Aufnahme von abführenden Nahrungsmitteln wie z. B. Obst
- schwere Resorptionsstörungen im Darm
- Darmentzündungen wie z. B. Colitis ulcerosa und Morbus Crohn

Der ständige Wechsel von Obstipation und Durchfall kann ein Hinweis auf einen Tumor im Enddarm sein. Eine lang andauernde Durchfallerkrankung führt zu Entkräftung, Exsikkose, Elektrolytverschiebung und schlechtem Allgemeinbefinden. Säuglinge und alte Menschen können dadurch schnell in eine lebensbedrohliche Situation kommen.

Eine „paradoxen Diarrhö“ oder „Stuhlschmieren“ ist ein sog. „Verstopfungsdurchfall“, der hauptsächlich bei älteren Menschen vorkommt. Sie entsteht, wenn es zum Kotstau z. B. durch Kotsteine kommt und als Reaktion darauf dünner Stuhl abgeht. Die paradoxe Diarrhö wird leicht mit einer Stuhlinkontinenz verwechselt.

Obstipation

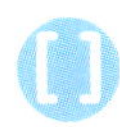

Definition

Unter Obstipation (Stuhlverstopfung) versteht man den subjektiven Eindruck, den Darminhalt nicht in angemessener Häufigkeit und in ausreichender Menge, in zu harter Konsistenz und/oder nur unter Beschwerden ausscheiden zu können. Die Definition der Obstipation orientiert sich also nicht ausschließlich an der Stuhlfrequenz.

Begleiterscheinungen der Obstipation sind Bauchschmerzen, Völlegefühl, gespannter Bauch, Appetitlosigkeit, psychische Verstimmung, Kopfschmerzen und Mundgeruch. Der Patient ist insgesamt stark beeinträchtigt und psychisch belastet. Die Obstipationsprophylaxe beinhaltet Maßnahmen, die einer Stuhlverstopfung entgegenwirken.

Tab. 19.22 Ursachen von Obstipation

Ursache	Vorkommen (Beispiele)
• Ernährung mit Mangel an Ballaststoffen	• schlackenarme Diätverordnung
• unzureichende Flüssigkeitszufuhr	• Flüssigkeitseinschränkung bei Herz- und Niereninsuffizienz • fehlendes Durstgefühl (alte Menschen) • Nahrungs- und Flüssigkeitskarenz nach Operationen • Flüssigkeitsverlust durch Erbrechen, Wundsekret, Schweiß
• mangelnde Bewegung, (Bauchmuskulatur erschlafft, Darmperistaltik wird nicht angeregt)	• sitzende Tätigkeit • Bewegungseinschränkung (Gelähmte) • Bettruhe
• ständige Unterdrückung des Stuhldrangs	• Mangel an Zeit und Gelegenheit zum Toilettengang (Busfahrer, Reisende, Patienten)
• psychologische Beeinträchtigung	• unsaubere Toiletten
• Hemmungen, das Steckbecken oder den Nachtstuhl zu benutzen	
• Gegenwart anderer (Mehrbettzimmer)	
• psychische Erkrankungen	• Depressionen
• Verlegung bzw. Einengung des Darmlumens	• Darmtumoren
• Operationen	• vor allem an den Bauchorganen
• eingeschränkte Verdauungsfunktion	• Magen-, Leber-, Gallen- und Bauchspeicheldrüsenerkrankungen
• neurologische Funktionsstörungen	• Querschnittlähmung • Multiple Sklerose • Muskelschwäche
• peristaltikhemmende Medikamente	• stark wirksame Schmerzmittel (Opiate) • blutdrucksenkende Medikamente

Merke

Beschwerden oder auffällige Veränderungen bei der Stuhlausscheidung bezüglich Konsistenz, Farbe, Beimengungen werden mit dem Arzt besprochen. Es ist hilfreich, wenn hierzu beschriftete Stuhlproben im Pflege-Arbeitsraum aufgehoben werden. Selbstständige Patienten können auf zu erwartende Stuhlveränderungen (z. B. nach Untersuchungen) hingewiesen werden, mit der Bitte, den Stuhlgang nicht wegzuspülen, sondern zu zeigen.

Ursache

Eine Obstipation kann auf verschiedene Ursachen zurückzuführen sein, wie die Beispiele in ▶ Tab. 19.22 zeigen.

19.5.7 Pflegerische Maßnahmen

Obstipationsprophylaxe

Alle obstipationsprophylaktischen Maßnahmen haben die regelmäßige, beschwerdefreie Defäkation zum Ziel. Dieses Ziel kann durch Maßnahmen, wie richtige Ernährung, körperliche Bewegung, Wärmezufuhr, psychische Unterstützung und Gabe von Laxanzien, erreicht werden.

Gesunde Ernährung

Sofern erlaubt, sollten obstipationsgefährdete Menschen ballaststoffreiche Kost zu sich nehmen. Ballaststoffe reizen die Darmwand und regen dadurch die Darmtätigkeit an.

Geeignete Nahrungsmittel sind Vollkornbrot, Schrotbrot, Müsli mit Kleie, Leinsamen und Vollkornhaferflocken, Naturreis, Hirse usw. Zellulosehaltige (ballaststoffreiche) Nahrung muss mit reichlich Flüssigkeit (mindestens 1,5–2 Liter/Tag) aufgenommen werden. Dadurch können die Ballaststoffe aufquellen und das Stuhlvolumen vergrößern.

Obst, gekocht und roh genossen, gehört ebenso zu den stuhlfördernden Nahrungsmitteln. Besonders geeignet sind getrocknete Früchte wie Pflaumen, Feigen, Äpfel, Birnen und Aprikosen. Die in Wasser eingeweichten Früchte wirken besonders abführend, wenn sie morgens nüchtern genommen werden und das Einweichwasser dazu getrunken wird. Salat und Gemüse in Form von Rohkost, wie rohes Sauerkraut, haben eine verstärkend abführende Wirkung.

Auf eine ausreichende Flüssigkeitszufuhr ist zu achten. Getränke wie Gemüse- oder Obstsäfte, Mineralwasser, Sauer-/Buttermilch, Kräutertee usw. sind ideal zu Mahlzeiten und für zwischendurch. Besonders günstig ist das Trinken von einem Glas Mineralwasser oder Obstsaft morgens auf nüchternen Magen.

Die Patienten sollen sich zum Essen Zeit lassen und gut kauen. Menschen, die in ihrer Kaufunktion beeinträchtigt sind, wie z. B. alte Menschen und Prothesenträger, müssen die Nahrung entsprechend zubereitet bekommen (z. B. püriert, zerdrückt, gerieben oder gut eingeweicht).

Merke

Ein defektes Gebiss oder drückende, schlecht sitzende Prothesen sollten umgehend saniert werden, um die Kaufähigkeit zu verbessern oder zu erhalten.

Körperliche Bewegung und Wärmezufuhr

Mobile Patienten können die Darmtätigkeit durch Spaziergänge oder gymnastische Übungen anregen. Bettlägerige erhalten durch Bettgymnastik oder Bauchdeckenmassage (Kolonmassage) verdauungsfördernde Hilfe.

Falls keine Kontraindikation (Gegenanzeige) besteht, können warme Bauchwickel über eine Durchblutungsförderung der Bauchorgane die Darmfunktion anregen.

Psychische Unterstützung und Laxanzien

Patienten, die im Bett oder auf dem Toilettenstuhl abführen müssen, bedürfen einer besonders verständnisvollen Betreuung. Der Stuhldrang sollte nicht unterdrückt werden. Schamgefühle können durch ein sensibles Auftreten der Pflegenden und durch das Hinausbitten von Mitpatienten und Besuchern erfasst und berücksichtigt werden. Sobald es der Zustand des Patienten zulässt, soll ihm der Toilettengang und somit eine ungestörte Umgebung zur Ausscheidung ermöglicht werden. Stuhlgewohnheiten, die in der Pflegeanamnese erfasst wurden, werden wenn möglich bei der Pflege berücksichtigt, wie z. B. der gewohnte Zeitpunkt (z. B. nach dem Essen) oder Rituale.

Laxanzien (S. 599) sind abführende Medikamente, die die Defäkation fördern. Sie sollten, nach Rücksprache mit dem Arzt, erst dann eingesetzt werden, wenn die zuvor genannten Möglichkeiten keinen Erfolg zeigen. Bei einer Verlegung des Enddarms mit hartem Kot (Kotsteine), wird vor der Verabreichung von Abführmedikamenten der Enddarm durch Ausräumen der Kotsteine mit dem Finger oder durch Abführmaßnahmen (Klysma, Einlauf) entleert.

Darmeinläufe

Unter einem Einlauf versteht man das Einbringen größerer Flüssigkeitsmengen in den Mastdarm (Rektum) vom After her. Die Einlaufbehandlung ist für den Patient meist beängstigend und unangenehm, weil sie seine Intimsphäre verletzt. Außerdem fürchtet er den evtl. Kontrollverlust über die Darmausscheidung und die damit verbundene, für ihn peinliche Stuhlverschmutzung des Umfelds. Pflegende informieren den Patient angemessen und achten auf seine Intimsphäre, z. B. durch Aufstellen eines Sichtschutzes. Somit kann die Angst des Patienten reduziert werden.

Folgende Einläufe werden unterschieden:

- Darmeinlauf
- Darmspülung

- Einmalklistiere
- Kontrastmitteleinlauf
- medikamentöser Einlauf

Indikation

Die zuvor genannten Formen der Einlaufbehandlung werden vom Arzt schriftlich verordnet.

Indikationen für Darmeinläufe sind:

- Darmreinigung vor Untersuchungen (z. B. Röntgen), vor Operationen und Geburten
- Therapie bei Obstipation, Darmträgheit (Anregung der Darmperistaltik) und Darmerkrankungen
- Einbringen von Medikamenten
- Diagnostik durch Kontrastmittelgabe vor und während Röntgenuntersuchungen

Kontraindikation

Jegliche unklare Bauchbeschwerden, mechanische Darmverschlüsse (Ileus), Darmblutungen, nach Darmoperationen (postoperative Phase), Bauchfellentzündungen (Peritonitis), drohende Fehl- oder Frühgeburten sind Kontraindikationen für das Durchführen eines Darmeinlaufs.

Wirkungsweise

Mit den Maßnahmen zur Darmentleerung werden verschiedene Reize auf die Darmschleimhaut ausgeübt.

▸ **Mechanischer Reiz.** Dieser erfolgt durch Darmrohr, Flüssigkeitsmenge (Erwachsene 1000–2000 ml, Kinder 100–300 ml je nach Alter) und Flüssigkeitsdruck, welche eine peristaltikanregende Wirkung auf die Darmwand erzeugen.

▸ **Thermische Wirkung.** Diese entsteht durch die Einlauftemperatur, die üblicherweise bei Körpertemperatur liegt. Nach Rücksprache mit dem Arzt kann die Flüssigkeitstemperatur 3–4 °C unter der Körpertemperatur liegen. Es kommt zu einem starken Abführreiz, der aber auch zu starken Darmkrämpfen führen kann.

▸ **Chemisch/osmotischer Reiz.** Werden der Einlaufflüssigkeit Zusätze, wie z. B. Glyzerin oder Kochsalz (1 Teel. Salz auf 1 l Wasser), zugegeben, erhöht dies den Defäkationsreiz.

Reinigungseinlauf

Der Darm- oder Reinigungseinlauf wird zur Behandlung einer Obstipation oder zur Vorbereitung auf bestimmte Untersuchungen (z. B. Röntgenuntersuchungen des Magen-Darm-Trakts) bzw. Operationen und Geburten durchgeführt.

Vorbereitung

Gegenstände (▸ Abb. 19.66):

- Irrigator mit 1–1,5 m langem Schlauch und Ansatzstück mit Hahn oder Schlauchklemme oder Einmalsekretbeutel mit Ablaufschlauch und Klemme (wird nach Gebrauch verworfen)
- ca. 1 000–2 000 ml körperwarmes Leitungswasser oder Kamillentee, Zusätze nach Verordnung
- Darmrohr in entsprechender Größe, für sehr geschwächte Patienten Ballondarmrohr verwenden
- Vaseline und Spatel
- Nierenschale, Abwurfbeutel, Zellstoff und evtl. Toilettenpapier
- Einweghandschuhe, Schutzschürze
- Waschutensilien (Waschhandschuh, Handtuch, evtl. Einwegwaschlappen)
- Nachtstuhl oder Steckbecken, für Männer Urinflasche
- Molton zum Abdecken des Patienten
- Bettschutzunterlage (z. B. Moltex)
- Aufhängevorrichtung (Infusionsständer)

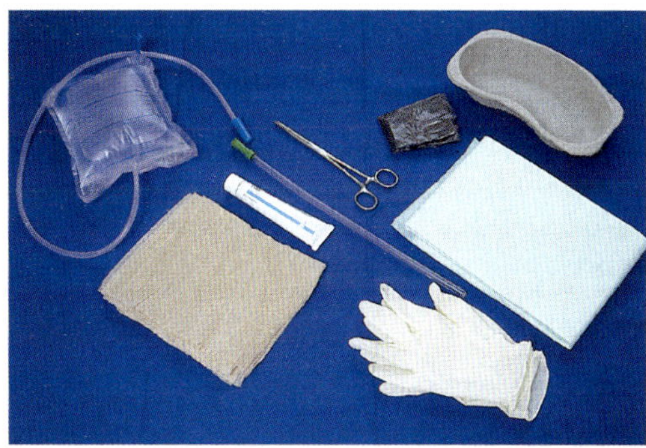

Abb. 19.66 Gegenstände für einen Darmeinlauf. Für die Durchführung eines Darmeinlaufs werden u. a. Vaseline, Darmrohr, ein Sekretbeutel (oder Irrigator) mit Spülflüssigkeit, Klemme, Einweghandschuhe, Nierenschale, Bettschutzeinlage und ein Abwurfbeutel benötigt.

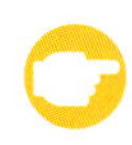

Pflegepraxis

Wird ein Einmalbeutel verwendet, wird dieser gefüllt, indem das Ansatzstück des Ablaufschlauchs in die vorbereitete Einlaufflüssigkeit gehalten wird, (zuvor etwas Luft in den Beutel lassen) bis der Beutel voll ist. Danach wird der Ablaufschlauch abgeklemmt und das Ansatzstück mit einer Kappe verschlossen.

Patient:

- Ausreichende Erklärung der Maßnahme, dabei Schamgefühle berücksichtigen.
- Bett flach stellen.
- Seitenlagerung links (unteres Bein leicht, oberes Bein stark angewinkelt).
- Bettschutzunterlage einlegen.
- Abwurfbeutel oder Nierenschale vor das Gesäß stellen.
- Oberkörper und evtl. die Beine mit Molton bedecken.

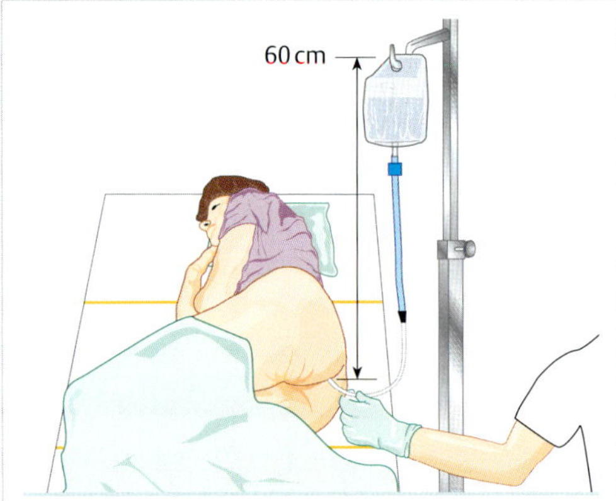

Abb. 19.67 Aufhängen des Sekretbeutels beim Einlauf. Zur Verabreichung des Einlaufs wird der Sekretbeutel ca. 60 cm über dem Patienten aufgehängt.

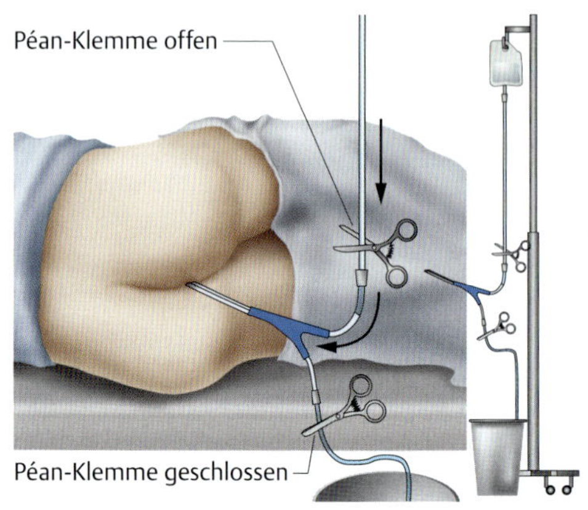

Abb. 19.68 Verabreichung einer Darmspülung. Die Einlaufflüssigkeit erreicht höhere Darmabschnitte, wenn sich der Patient während dem Einlaufen der Flüssigkeit langsam auf die andere Seite und wieder zurück dreht. (Quelle: Schewior-Popp S, Sitzmann F, Ullrich L. Thiemes Pflege. Thieme 2012)

Raum:

- Fenster schließen.
- Sichtschutz aufstellen.
- Mitpatienten und Besucher hinausbitten.
- Wenn möglich, den Einlauf in einem Untersuchungszimmer oder Bad durchführen.

Durchführung

Einläufe sollten generell nicht unmittelbar vor oder nach dem Essen verabreicht werden.

- Gegenstände griffbereit platzieren.
- Irrigator- oder Ablaufschlauch des Beutels luftleer machen, abklemmen bzw. Hahn schließen, Beutel oder Irrigator ca. 60 cm über dem Patienten an einem Infusionsständer aufhängen (▶ Abb. 19.67).
- Hände desinfizieren, Schutzschürze und Handschuhe anziehen.
- Die Spitze des Darmrohrs mit Vaseline einfetten, ohne die Öffnungen zu verstopfen.
- Obere Gesäßbacke des Patienten anheben, Darmrohr vorsichtig unter drehenden Bewegungen ca. 10–20 cm weit einführen und die Öffnung des Darmrohrs in der Nierenschale platzieren; bei Widerstand während des Einführens zurückziehen und vorsichtig erneut vorschieben; bei Schwierigkeiten oder Beschwerden Arzt benachrichtigen.
- Irrigator oder Beutel anschließen und die Flüssigkeit aus ca. 60 cm Höhe langsam einfließen lassen, evtl. Pausen einlegen.
- Bei Beschwerdeäußerungen Schlauch kurz abklemmen und den Patienten tief durchatmen lassen, langsam weiterlaufen lassen, evtl. durch Senken des Irrigators/Beutels; soll die Spülflüssigkeit höhere Darmabschnitte erreichen, Patient dabei unterstützen, sich langsam auf die rechte Seite und wieder zurück auf die linke Seite zu drehen (▶ Abb. 19.68)
- Patient während des gesamten Vorgangs genau beobachten (Schmerzäußerungen, Hautfarbe, Schweiß, Äußerungen).
- Schlauch abklemmen oder Hahn schließen, sobald die Flüssigkeit fast eingelaufen ist.
- Patient bitten, den Schließmuskel zusammenzupressen und Darmrohr entfernen; Darmrohr dazu zwischen Zellstoff zurückziehen, Handschuh darüberstreifen und alles abwerfen.
- Analbereich abtrocknen.
- Patient bequem lagern und auffordern, den Einlauf einige Zeit zu halten (max. 10 Minuten) und wenn möglich etwas umherzulaufen.
- Patient dann aufs Steckbecken, evtl. bereitgestellten Nachtstuhl oder auf die Toilette helfen; bei Verwendung des Steckbeckens das Kopfteil hochstellen, Männern eine Urinflasche geben; Klingel stets bereitlegen.
- Nach der erfolgreichen Defäkation Stuhl inspizieren, Patient auf der Toilette nicht spülen lassen.

Nachbereitung

- Patient im Anschluss an die Darmentleerung die Möglichkeit zur Intimpflege geben bzw. waschen, bequem lagern und Hände waschen lassen.
- Zimmer lüften, Gebrauchsgegenstände verwerfen bzw. nach den Vorschriften des Hygieneplans entsorgen.
- Einlauf und die Stuhlentleerung dokumentieren.

Rektale Darmspülung

Die Darmspülung wird vorwiegend zur Darmreinigung vor einer Darmoperation bzw. Darmspiegelung (Koloskopie) verordnet.

Vorbereitung

Gegenstände:
Es werden alle Gegenstände wie zum Einlauf benötigt. Zusätzlich werden gebraucht:
- ca. 3–5 l körperwarme Spülflüssigkeit (günstig ist Leitungswasser mit einem Zusatz von 2 Teelöffeln Salz pro Liter)
- Eimer zum Auffangen der Spülflüssigkeit
- 3 Klemmen, Y-Verbindungsstück zur Verbindung des Darmrohrs mit dem Irrigatorschlauch und dem Ablaufschlauch zum Eimer
- zusätzliches Schlauchstück zum Ablauf der Spülflüssigkeit
- Auffangeimer

Durchführung

- Patient liegt in linker Seitenlage, das Bett ist am Fußende evtl. leicht erhöht.
- Zuführender Schlauch vom Irrigator/Beutel ist luftleer und abgeklemmt.
- Nach dem Einführen des Darmrohrs lässt man ca. 100–200 ml Flüssigkeit (für höher gelegene Darmabschnitte 500 ml) einlaufen und schließt dann die Klemme des zuführenden Schlauches.
- Nach ausreichender Verweildauer öffnet man die Klemme des Ablaufschlauchs zum Eimer und lässt die Flüssigkeit ablaufen.
- Der Vorgang wird so lange wiederholt, bis die Flüssigkeit klar zurückkommt. Die einlaufende Menge kann auf 500 ml gesteigert werden, wenn sich der Patient wohlfühlt.
- Dann wird weiter verfahren, wie beim Reinigungseinlauf beschrieben.

Orthograde Darmspülung

Bei der orthograden Darmspülung wird die Spülflüssigkeit getrunken oder über eine Magen- bzw. Duodenalsonde verabreicht (S. 366).

Hebe-Senk-Einlauf/Schaukeleinlauf

Dieser Einlauf regt besonders die Darmperistaltik an und fördert den Abgang von Darmgasen.

Vorbereitung

Die Vorbereitung gleicht der des Reinigungseinlaufes.

Durchführung

Die Flüssigkeit (ca. 200 ml) wird in den Darm eingebracht und wieder in den Irrigator entleert, indem dieser gehoben und gesenkt wird. Die Flüssigkeit wird so lange hin und her bewegt, bis sie sich stark verfärbt. Dann wird weiter verfahren wie beim Reinigungseinlauf beschrieben.

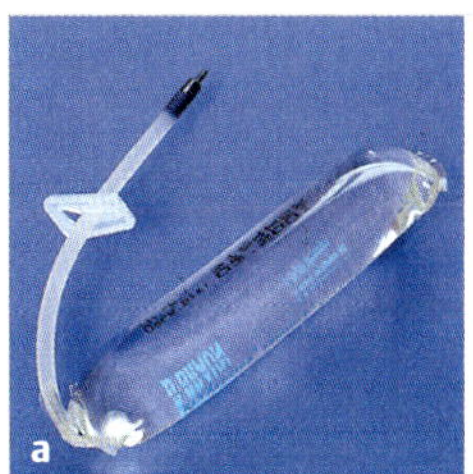

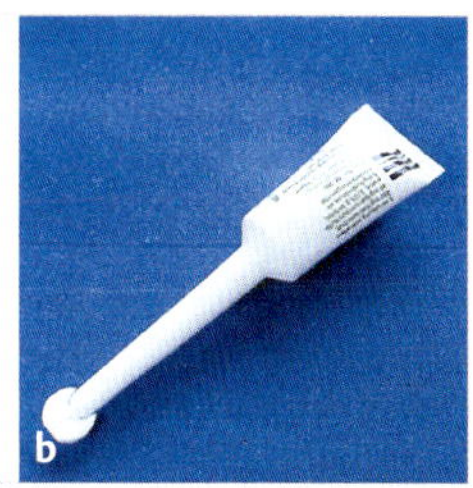

Abb. 19.69 Verschiedene Klistiere. Klistiere sind kleine Einläufe, die gebrauchsfertig geliefert werden.
a Ein Klysma enthält ca. 250 ml Flüssigkeit, die über die Rektalkanüle verabreicht wird.
b Das Mikroklist enthält ca. 5 ml Flüssigkeit.

Klistiere

Klistiere sind kleine Einläufe, die zur Darmanregung, zur Reinigung des Enddarms oder zur Medikamentenverabreichung verordnet werden. Sie werden in einem Plastikbehälter mit Rektalkanüle gebrauchsfertig von der Industrie geliefert. Das Klysma enthält ca. 200–300 ml Flüssigkeit, das Mikroklist nur 5 ml Flüssigkeit (▶ Abb. 19.69).

Vorbereitung

Gegenstände:
- Klysma, auf Körpertemperatur erwärmt
- Schutzunterlage
- Vaseline/Gleitmittel und Zellstoff
- Evtl. zusätzliches Darmrohr
- Einweghandschuhe und Schutzschürze
- Abwurfmöglichkeit
- evtl. Steckbecken bzw. Nachtstuhl

Patient:
Es erfolgt eine Information und Lagerung des Patienten wie beim Reinigungseinlauf beschrieben.

Durchführung

- Hände desinfizieren, Einmalhandschuhe und Schutzschürze anziehen.
- Verschlusskappe am Klysma-Ansatzstück entfernen, Vaseline oder Gleitmittel auf das Ansatzstück geben und 7–10 cm tief in den Darm einführen.
- Flüssigkeit durch Aufrollen des Behälters in den Darm einbringen, im aufgerollten Zustand entfernen, Handschuh darüber ziehen und abwerfen. Den Patienten bitten, dabei den Schließmuskel leicht zusammen zu pressen.
- Weiter verfahren, wie beim Reinigungseinlauf (S. 387) beschrieben.

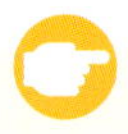

Pflegepraxis

Wenn die Flüssigkeit in höhere Darmabschnitte appliziert werden soll, wird das Klysma durch ein eingeführtes Darmrohr in den Darm eingebracht.

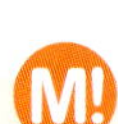

Merke

Die Verabreichung von medikamentösen Einläufen erfolgt nach ärztlicher Verordnung bzw. Herstellerangaben. Klysmen zur Behandlung der Darmschleimhaut (z. B. Betnesol) werden meist abends verabreicht, weil sie bei körperlicher Ruhe besser wirken können. Vor Verabreichung eines medikamentösen Einlaufs muss der Darm entleert werden.

Bei der Harn- und Stuhlausscheidung unterstützen

Bettlägerige oder in ihrer Mobilität eingeschränkte Patienten bekommen zur Blasen- und/oder Darmentleerung ein Steckbecken, Männer darüber hinaus noch eine Urinflasche. Am Nachttisch befinden sich dafür zur Aufbewahrung vorgesehene Halterungen bzw. Stellflächen.

Befangenheit und Schamgefühl des Patienten werden von den Pflegenden berücksichtigt. Dem soll nach Möglichkeit durch freundliches, sicheres und taktvolles Auftreten (z. B. keine Bemerkung über schlechte Gerüche) entgegengewirkt werden.

Die Intimsphäre des Patienten wird gewahrt, indem der Patient so viel wie nötig, aber so wenig wie möglich aufgedeckt bzw. ein Blickschutz aufgestellt wird. Mitpatienten sollten wenn möglich aus dem Zimmer gebeten werden, Besucher werden in jedem Falle gebeten, das Zimmer zu verlassen.

Bei der Unterstützung der Harn- und Stuhlausscheidung gilt Folgendes:

- Steckbecken und Urinflaschen aus hygienischen Gründen niemals auf dem Boden abstellen.
- Steckbecken evtl. mit warmem Wasser vorwärmen, damit der Patient nicht erschrickt.
- Bei Sammelurin niemals Zellstoff in das Steckbecken abwerfen.
- Steckbecken bei Hemiplegiepatienten stets von der stärker betroffenen Seite aus, sonst von der gesunden Seite aus einschieben.
- Den Beckenrand bei kachektischen Patienten mit Schaumstoff polstern.

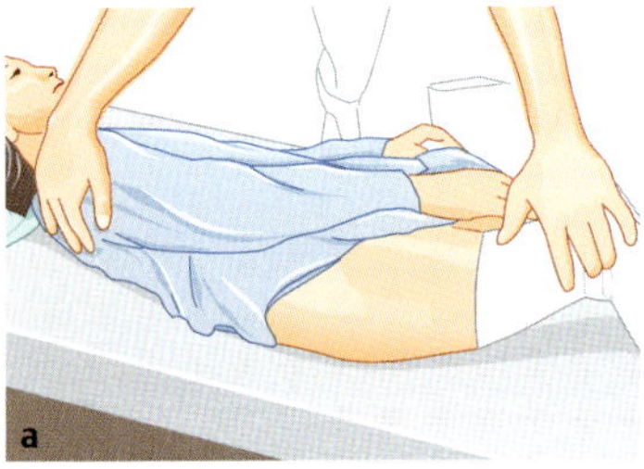

a Der Patient stellt ein Bein an. Die Hand der Pflegeperson fasst am Oberschenkel an…

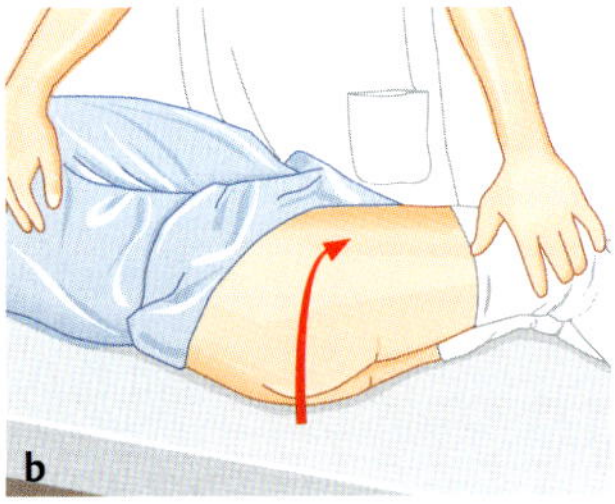

b … und bewegt dieses zu sich her. Dadurch dreht sich das Gesäß des Patienten nach oben.

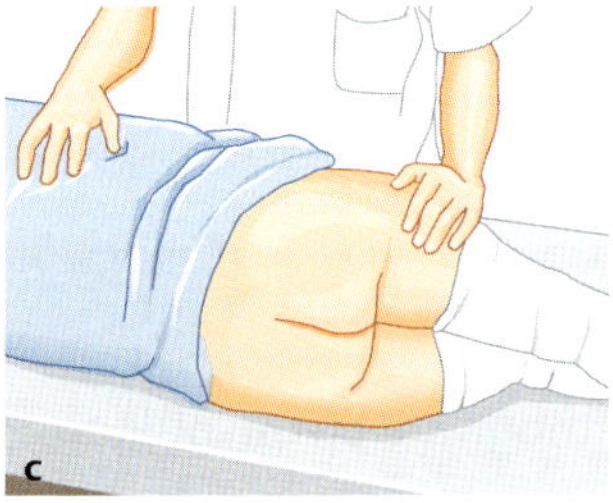

c Der Patient liegt auf der Seite und wird von einer Pflegeperson gehalten.

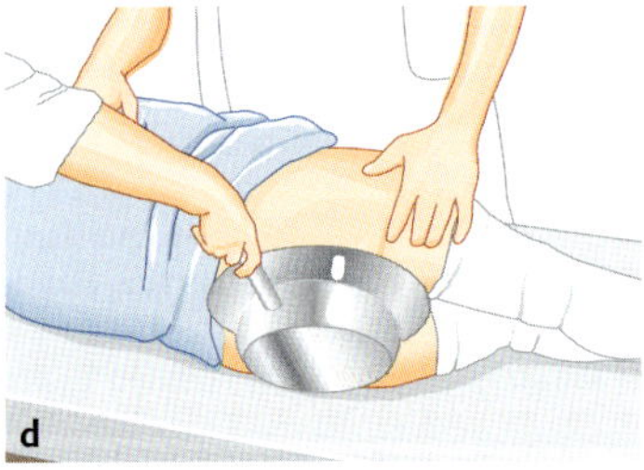

d Die andere Pflegeperson schiebt das Steckbecken unter, so dass dessen oberer Rand sich in Höhe des Kreuzbeins befindet.

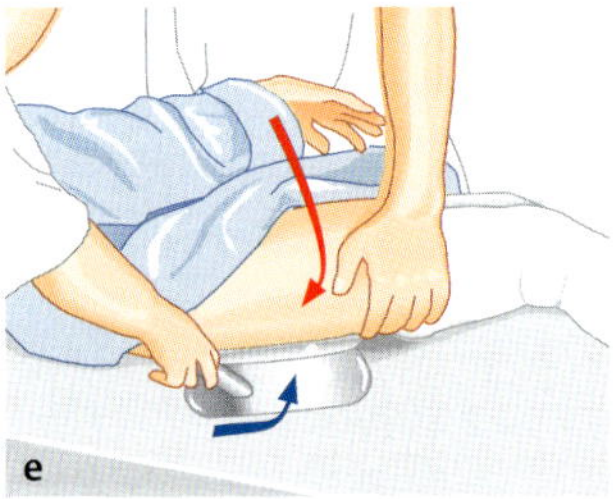

e Der Patient dreht sich langsam auf den Rücken zurück.

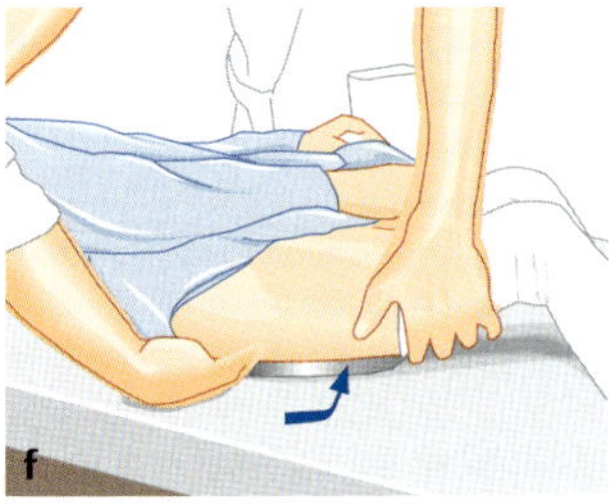

f Das Steckbecken wird vollends unter das Gesäß geschoben. Der Griff muss nach außen zeigen.

Abb. 19.70 Gebrauch des Steckbeckens. Die Abbildungen **a–f** zeigen die Vorgehensweise beim Unterschieben des Steckbeckens unter das Gesäß.

- Bei Schwerkranken Hilfspersonen zur Unterstützung des Patienten holen oder Patientenlifter verwenden.

Steckbecken einbringen

Durchführung

- Die Decke wird bis zum Knie zurückgeschlagen.
- Methode 1: Patient stellt die Beine auf, hält sich am Haltegriff und hebt das Gesäß an, während die Pflegende das Steckbecken unterschiebt.
- Methode 2: Patient dreht sich zur Seite, das Steckbecken wird unter das Gesäß geschoben und festgehalten, während der Patient sich zurückdreht. Bei Patienten mit eingeschränkter oder fehlender Kooperationsfähigkeit muss evtl. eine weitere Pflegende behilflich sein (▸ Abb. 19.70).
- Die richtige Position ist erreicht, wenn das Kreuzbein auf den Rand des Steckbeckens zu liegen kommt.
- Das Kopfteil des Bettes wird wenn möglich hochgestellt.
- Männer bekommen die Urinflasche, Frauen sollen die Beine leicht gespreizt halten, damit der Urin optimal in das Steckbecken ablaufen kann.
- Patient wird zugedeckt, die Klingel ist in Reichweite zu legen.
- Nach Möglichkeit wird der Patient einige Zeit allein gelassen.

Entfernen des Steckbeckens

Durchführung

- Hände desinfizieren, Schutzkleidung und Einmalhandschuhe anziehen.
- Patient bitten, das Gesäß anzuheben oder sich zur Seite zu drehen; das Steckbecken dabei festhalten und vorsichtig wegziehen, Deckel aufsetzen.
- Nach Urinentleerung den Bereich um die Harnröhrenmündung mit Zellstoff abtupfen (nach Möglichkeit durch den Patienten selbst).
- Bei Stuhlentleerung Analbereich mit Zellstoff vorreinigen und mit einem Waschlappen oder Einmaltüchern waschen; die dazu benötigten Gegenstände (S. 396) vorher bereit legen.
- Einwegartikel in einem Abfallsack entsorgen (Ablauf des Steckbeckenspülgeräts könnte sonst verstopfen!).
- Ausscheidungen inspizieren und Auffälligkeiten entsprechend weiterleiten sowie im Pflegebericht dokumentieren.
- Ausscheidungen im Steckbeckenspülgerät entsorgen (▸ Abb. 19.71).
- Steckbecken wieder zurück ins Patientenzimmer bringen.
- Patient anbieten, seine Hände zu waschen und abschließend bequem lagern.
- Zimmer lüften.

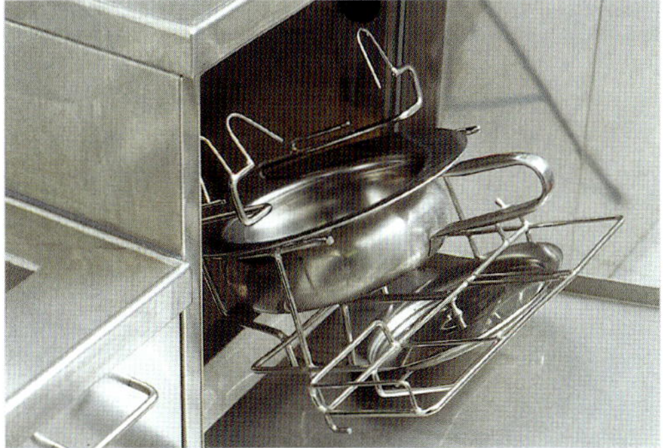

Abb. 19.71 Entsorgung von Ausscheidungen. Das Steckbecken wird im Steckbeckenspülgerät geleert, gesäubert und meist mit Dampf desinfiziert.

Urinflasche anlegen

Durchführung

- Urinflasche zwischen die Beine des Patienten legen; wenn der Patient dies nicht selbst tun kann, Penis vorsichtig an der Wurzel fassen und in die Flasche einführen (vorher Handschuhe anziehen, ▸ Abb. 19.72).
- Urinflasche evtl. mit einem kleinen Polster unterstützen, sodass sie nicht kippt oder auf den Hoden drückt.
- Nach dem Wasserlassen Penis abtupfen und Patienten wieder zudecken.
- Urinflasche im Steckbeckenspülgerät reinigen und dem Patienten eine saubere Urinflasche ins Zimmer bringen.

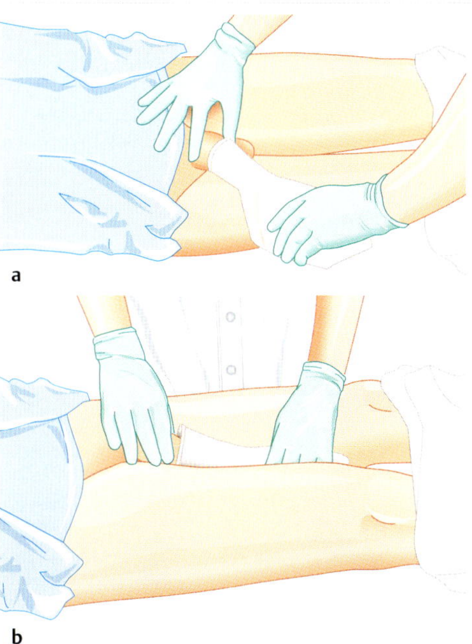

Abb. 19.72 Anlegen der Urinflasche. a Der Penis wird vorsichtig an der Wurzel gefasst und in die Urinflasche eingeführt. **b** Zum Wasserlassen wird die Urinflasche zwischen die Beine des Patienten gelegt.

Merke

Steckbecken und Urinflasche werden nach Gebrauch sofort aus dem Bett entfernt. Durch den Rand des Steckbeckens könnten Druckstellen entstehen. Ebenso kann die Urinflasche Druckstellen an Hoden und Penis verursachen. Deshalb darf eine Urinflasche nicht über längere Zeit angelegt werden. Es besteht zusätzlich eine Infektionsgefahr, weil feuchte Wärme ein guter Nährboden für Krankheitskeime ist.

Gebrauch des Toilettenstuhls

Der Toilettenstuhl (Nachtstuhl) ist fahrbar und hat eine geöffnete Sitzfläche mit herausnehmbarem Nachttopf. Er ist gut geeignet für immobile, d. h. gehbehinderte oder schwache Patienten, die den Weg zur Toilette (besonders in der Nacht) nicht bewältigen können. Auch für Patienten, die häufig zur Toilette müssen (z. B. bei Durchfall) ist der Nachtstuhl sehr hilfreich.

Durchführung

- Räder des Rollstuhls vor der Benutzung arretieren.
- Sitzfläche abnehmen, Topfdeckel entfernen.
- Patient ggf. beim Transfer auf den Toilettenstuhl unterstützen (▸ Abb. 19.73 **a**).
- Je nach Möglichkeit und Vorliebe die Benutzung des Toilettenstuhls im Zimmer oder, zum Schutz der Intimsphäre, auf der Toilette ermöglichen.
- Ggf. Toilettenstuhl ohne Topf direkt über die Toilette schieben (▸ Abb. 19.73 **b**).
- Patienten ggf. bei der Säuberung des Genital- bzw. Analbereichs sowie beim Transfer ins Bett unterstützen.

Pflegepraxis

Wenn der Toilettenstuhl auch als Duschstuhl geeignet ist, kann der Patient im Bedarfsfall nach der Urin- und Stuhlausscheidung auf diesem Stuhl sitzend geduscht oder gewaschen werden.

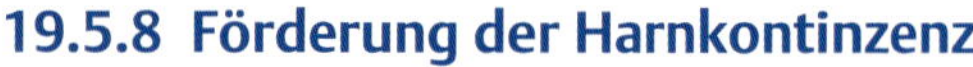

19.5.8 Förderung der Harnkontinzenz

Definition

Kontinenz ist die Fähigkeit, die Harnblase willkürlich und zur passenden Zeit und an einem geeigneten Ort zu entleeren. Kontinenz beinhaltet ebenso die Fähigkeit, seine Bedürfnisse zu kommunizieren, um Hilfestellung zu erhalten, wenn Einschränkungen beim selbstständigen Toilettengang bestehen. Als Harninkontinenz wird jeder unwillkürliche Harnverlust bezeichnet. Die Harninkontinenz ist ein weit verbreitetes Problem, das Menschen aller Altersstufen betreffen kann. Das Risiko steigt mit zunehmendem Alter. Von Inkontinenz sind überwiegend Frauen und ältere Menschen beiderlei Geschlechts betroffen (DNQP, 2014). Ursachen für eine Inkontinenz können körperliche und kognitive Einschränkungen, neurologische Erkrankungen und Harnwegsentzündungen sein.

Schamgefühle verhindern dabei oftmals den Gang zum Arzt, wodurch reale Heilungs- bzw. Besserungschancen ungenutzt bleiben. Die Inkontinenz führt oft zu erheblichen psychischen Belastungen der Betroffenen. Die verlorene Kontrolle über die Ausscheidungsfunktion bringt Verunsicherung, Selbstwertverlust und Angst mit sich. Die Sorge, durch Geruch o. Ä. evtl. aufzufallen, führt zum Rückzug und damit zur sozialen Isolation und Vereinsamung.

Pflegende sollten beim Verdacht auf Kontinenzprobleme durch Zuwendung und Interesse eine Vertrauensebene schaffen, die in diskreter Gesprächsatmosphäre ein behutsames Ansprechen der Probleme ermöglicht. Sollte ein Gespräch nicht möglich sein, da der Betroffene nicht darüber sprechen will/kann, sollten Pflegepersonen auf besondere „Hinweise" achten, wie z. B. häufige Toilettengänge, Verstecken von verunreinigter Kleidung, unruhiges Verhalten, Stürze, auffälliger Geruch oder Hautveränderungen im Intimbereich.

Ursache

Die Ursachen der Harninkontinenz sind in ▸ Tab. 19.23 dargestellt.

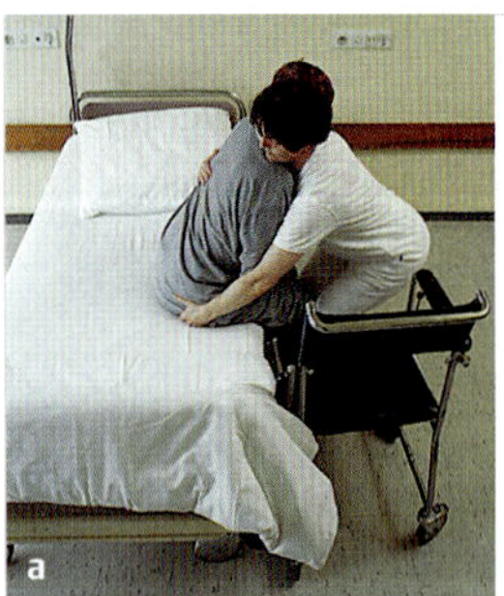

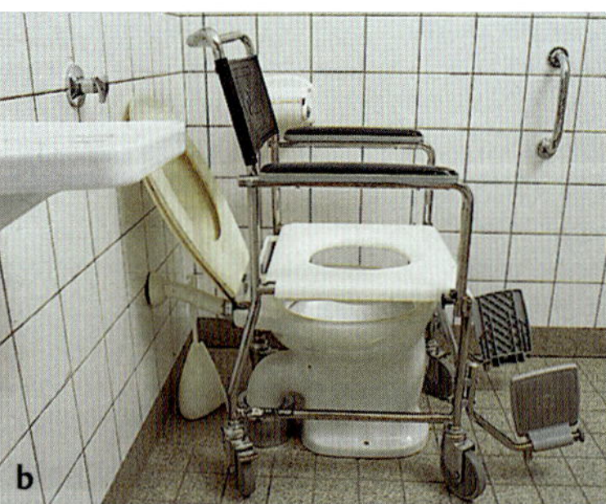

Abb. 19.73 Benutzung des Toilettenstuhls.
a Unterstützung beim Transfer zum Toilettenstuhl.
b Der Toilettenstuhl kann zur Blasen- und Darmentleerung auch über die Toilette geschoben werden.

Tab. 19.23 Formen und Ursachen der Harninkontinenz (nach DNQP 2014)

Inkontinenzform	Symptome	mögliche Ursachen
Stress- bzw. Belastungsinkontinenz	unfreiwilliger Urinverlust, der mit körperlicher Belastung einhergeht, z. B. beim Niesen, Lachen, Husten, Pressen, Heben	• Schwäche der Beckenbodenmuskulatur und des Blasenschließmuskels • Gebärmuttervorfall
Dranginkontinenz	unfreiwilliger Urinabgang, der mit plötzlichem, starkem Harndrang einhergeht und nur schwer unterdrückbar ist	• Überaktivität des Blasenmuskels • Blasenerkrankungen z. B. Harnwegsinfektion, Blasensteine, Tumoren • neurogene Ursachen, z. B. Querschnittlähmung, Apoplex
Mischinkontinenz	unfreiwilliger Urinverlust, der im Zusammenhang mit Harndrang und körperlicher Belastung auftritt	• Mischung aus verschiedenen Ursachen (siehe oben)
Inkontinenz bei chronischer Harnretention Überlaufinkontinenz	unfreiwilliger, schmerzloser Harnabgang mit unvollständiger Blasenentleerung (Restharn)	• Harnröhrenverengung und dadurch Urinabflussbehinderung, z. B. bei Prostatavergrößerung • neurologische Erkrankungen, z. B. Querschnittlähmung

Risikofaktoren für das Auftreten einer Harninkontinenz (Beispiele, DNQP 2014)

Patientenabhängige Risikofaktoren:
- kognitive Einschränkungen
- körperliche Einschränkungen, vor allem der Mobilität
- Erkrankungen, wie z. B. Demenz, Diabetes mellitus, Morbus Parkinson, Multiple Sklerose
- Erkrankungen/Operationen der Prostata
- Medikamente, z. B. Opiate, Diuretika, Psychopharmaka
- Obstipation
- Harnwegsinfektion
- Belastung des Beckenbodens durch Schwangerschaft und Entbindung, Adipositas, Vergrößerung der Gebärmutter
- sexualisierte Gewalt mit Verletzungen des Beckenboden-/Vaginalbereichs
- physiologische Altersveränderungen

Umgebungsbedingte Risikofaktoren:
- erschwerte Erreichbarkeit von Toiletten, z. B. schlechte Beschilderung, schlechte Beleuchtung, weite Wege
- verschmutzte Toiletten
- fehlende Haltegriffe
- fehlende Toilettensitzerhöhung
- enge Türen
- schwer zu öffnende Kleidung

Allgemeine Maßnahmen zum Erhalt und zur Förderung der Kontinenz (DNQP 2014)

- Ausgewogene Flüssigkeitsaufnahme: Trinkt ein Patient zu wenig, besteht die Gefahr einer Obstipation oder Harnwegsinfektion, die mit Harndrang und Inkontinenz einhergehen können. Trinkt der Betroffene zuviel, z. B. auch Kaffee, kann eine Harninkontinenz gefördert werden. Es wird eine Ausscheidung von 1000–2000 ml/Tag empfohlen (SIGN 2012).
- Obstipationsprophylaxe: Obstipation erhöht die Gefahr einer Harninkontinenz
- Gewichtsnormalisierung
- Erhalt der Selbstständigkeit, Umgebungsanpassung, Toilettenassistenz: individuell angepasste Hilfsmittel (Gehhilfen, Toilettensitzerhöhung), Haltegriffe, Beleuchtung, Orientierungshilfen, angepasste Kleidung

19.5.9 Pflegerische Maßnahmen

Vor dem Einsatz von kontinenzfördernden Maßnahmen ist die medizinische Diagnosestellung und evtl. Behebung der auslösenden Ursache durch entsprechende Medikamente oder operative Eingriffe unabdingbar.

M!

Merke

Zur besseren Erkennung von Miktionsstörungen wird eine Miktionsanamnese erhoben. Es werden z. B. Miktionsmenge und -frequenz, Inkontinenzmenge und -häufigkeit, Schmerzen, Trinkmenge und Art der Getränke, Medikamente und Stuhlgewohnheiten sowie bisherige Therapieversuche erfragt. Ein Miktionsprotokoll wird geführt. In diesem Protokoll wird das Miktions- und Trinkverhalten erfasst. Es werden Flüssigkeitsaufnahme mit Menge und Zeitpunkt sowie Art, Menge und Zeitpunkt der Harnentleerung vermerkt.

Blasentraining

Das Blasentraining wird bei Betroffenen eingesetzt, die in der Lage sind, die Maßnahme zu verstehen und umzusetzen. Ziel des Blasentrainings ist es, die Zeit zwischen zwei Toilettengängen zu verlängern und den Harndrang zu lindern. Somit können die Blasenfüllung erhöht werden und inkontinente Vorkommnisse vermieden werden. Das Vertrauen der Betroffenen in die Blasenfunktion steigt wieder.

Durchführung

Selbstständige Patienten werden angehalten, nur zu bestimmten, abgesprochenen Zeiten Wasser zu lassen, auch wenn Harndrang besteht oder unwillkürlich Urin abgeht. Begonnen wird i. d. R. mit 1- bis 2-stündlichen Toilettengängen. Ist der Patient mit diesem Training für 2–3 Tage kontinent, werden die zeitlichen Abstände um 15–30 Minuten gesteigert. Die Trainingszeit dauert i. d. R. mehrere Wochen.

Angebotener Toilettengang

Patienten mit kognitiven Einschränkungen werden in regelmäßigen Abständen zum Toilettengang aufgefordert. So soll die Wahrnehmung der Blasenkontrolle verbessert werden und die selbst initiierten Toilettengänge erhöht werden. Ebenfalls soll erreicht werden, dass die Betroffenen den Harndrang verspüren und entsprechend Hilfe anfordern.

Durchführung

Der Patient wird in regelmäßigen Abständen, z. B. alle 2 Stunden, zum Toilettengang aufgefordert. Die Patienten werden aber nur dann zur Toilette begleitet, wenn sie dies wünschen. Der Patient wird zusätzlich gefragt, ob er nass oder trocken ist, um die Aufmerksamkeit auf die Blase zu lenken. Die Pflegeperson fordert den Betroffenen bis zu 3-mal zum Toilettengang auf, wenn er anfangs abgelehnt hat. Der Patient wird bei Erfolg des Toilettengangs oder trockener Vorlage positiv von der Pflegekraft bestärkt. Das Training kann mehrere Wochen dauern und wird nur tagsüber durchgeführt.

Die Urinausscheidung sowie die aufgenommene Trinkmenge werden protokolliert (Miktionsprotokoll).

Merke

Bei Patienten mit Inkontinenz wird nach der Miktion eine Restharnbestimmung durchgeführt. Ist die Restharnmenge höher als 100 ml, so wird nach ärztlicher Anordnung u. U. einmalkatheterisiert, um stauungsbedingte Harnwegs- und Nierenkomplikationen zu vermeiden. Kooperative Patienten können den Katheterismus erlernen und sich selbst in regelmäßigen Abständen katheterisieren. Dazu gibt es spezielle Kathetersets, die den Vorgang nach entsprechender Anleitung und Übung wesentlich erleichtern.

Beckenbodentraining

Das Beckenbodentraining hat zum Ziel, den Blasenschließmuskel und die Beckenbodenmuskulatur zu stärken und damit eine bessere Blasenfüllung (Kontinenz) zu erreichen. Bei regelmäßiger Übung können bei Patientinnen gute Erfolge erzielt werden. Das gilt besonders bei einer Stress-, Drang- und Mischinkontinenz.

Durchführung

Folgende Übungsbeispiele sollen hier kurz angeführt werden:

Im Liegen (oder Sitzen) jeweils die Oberschenkel-, Gesäß- und Beckenbodenmuskulatur mehrmals hintereinander einige Sekunden lang kräftig anspannen und wieder entspannen. Die Wirkung wird verstärkt, wenn dabei die Beine übereinander gelegt werden und das Becken leicht angehoben wird.

Diese Übungen zeigen auch bei Stuhlinkontinenz eine gute Wirkung. Sie können prophylaktisch, z. B. vor einer Geburt oder vor Operationen im Urogenitalbereich eingeübt werden. Weitere Übungsbeispiele können mit den Physiotherapeuten abgesprochen werden.

Hilfsmittel bei Harninkontinenz

Es wird unterschieden zwischen Hilfsmitteln, die der Förderung und Erhaltung einer Kontinenz dienen sowie Hilfsmitteln, die bei einer Kompensation der Inkontinenz helfen sollen. Pflegende sowie andere beteiligte Berufsgruppen wählen mit dem Patienten die für ihn passende Hilfsmittelversorgung aus. Wichtig ist hierbei, dass die Hilfsmittelversorgung auf den individuellen Bedarf des Patienten zugeschnitten ist und das größtmögliche Maß an Harnkontinenz sichergestellt ist. Auf dem Markt stehen derzeit absorbierende, also aufsaugende, sowie ableitende Systeme (▶ Abb. 19.74) zur Verfügung.

Aufsaugende Systeme

Aufsaugende Systeme sind aus hochsaugfähigem Einwegmaterial oder als waschbares Hilfsmittel erhältlich. Unterschieden wird zwischen körpernahen und körperfernen

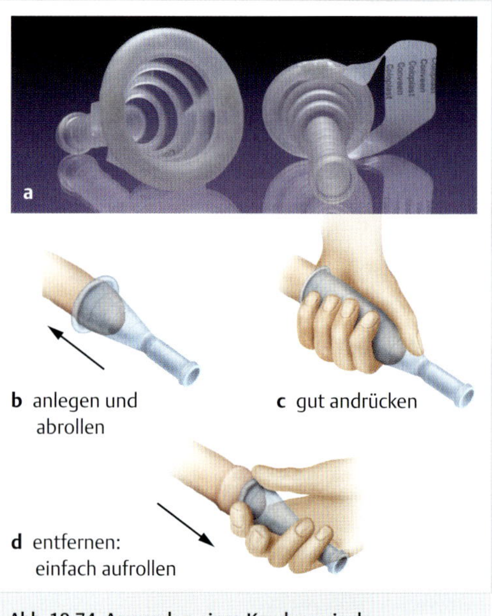

Abb. 19.74 Anwenden eines Kondomurinals.

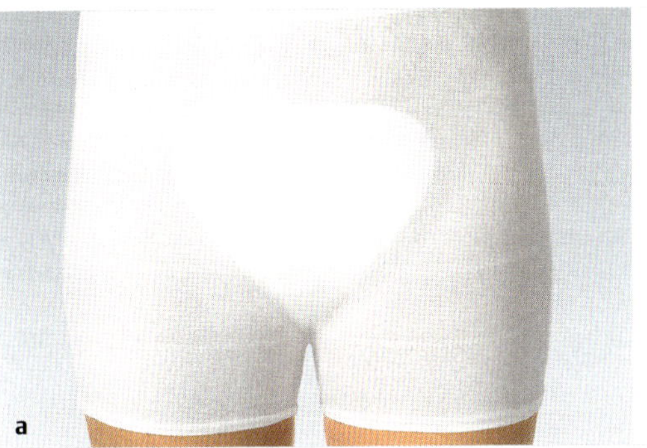

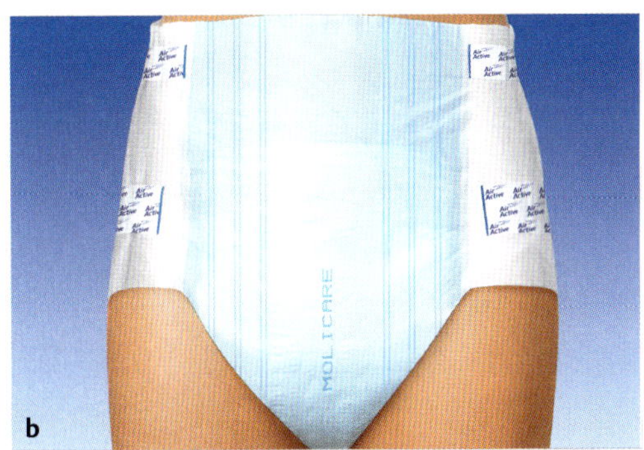

Abb. 19.75 Aufsaugende Inkontinenzhilfsmittel. (Quelle: Paul Hartmann AG, Heidenheim)
a Netzhöschen mit Inkontinenzvorlage,
b Einmalkontinenzslip.

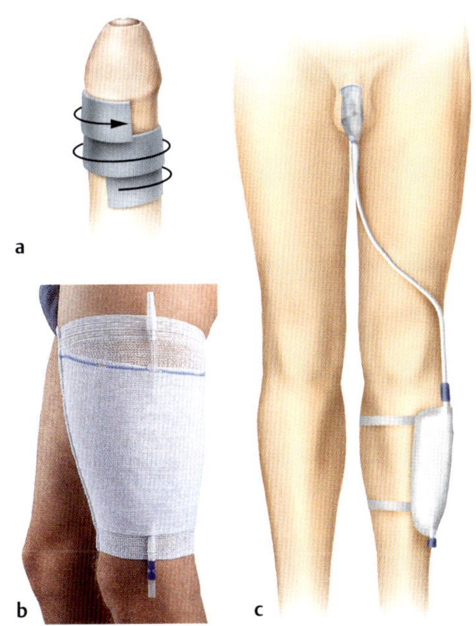

Abb. 19.76 Befestigung für ableitende Inkontinenzhilfsmittel. Kondomurinale sind entweder selbstklebend oder sie werden mit einem Klebestreifen am Penis befestigt.

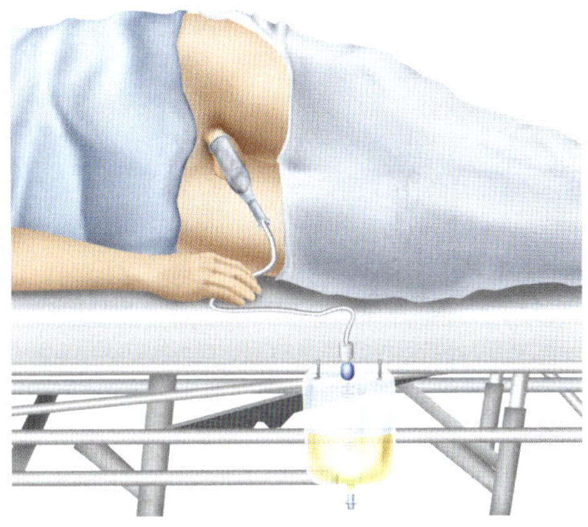

Abb. 19.77 Urinsammelbeutel für Urinale. Zur Urinableitung kann bei angelegtem Urinal ein Sammelbeutel verwendet und am Bett angebracht werden.

Vorlagen. Körpernahe Vorlagen sind z. B. Inkontinenzslips oder Einmalschlüpfer (▶ Abb. 19.75). Körperferne Vorlagen sind z. B. saugfähige Bettschutzeinlagen (Moltex).

Ableitende Systeme

Als ableitende Hilfsmittel stehen Kondomurinale für Männer und externe Urinableiter (Urinkollektoren) für Frauen zur Verfügung.

Kondomurinale gibt es in unterschiedlichen Ausführungen. Das Urinal wird über den Penis gerollt und ist entweder selbstklebend oder wird mittels Haftstreifen am Penis befestigt (▶ Abb. 19.76). Die Urinalgröße kann mittels Schablone ermittelt werden. Durch einen Ableitungsschlauch fließt der Urin dann in einen Sammelbeutel, der am Bett (Nachtsammelbeutel) oder bei mobilen Patienten am Bein (Beinbeutel, ▶ Abb. 19.77) befestigt wird.

Urinkollektoren für Frauen aber auch für Männer mit retrahiertem Penis werden mit einer ovalen Hautschutzplatte um die Urethra geklebt (Genitalbereich vorher rasieren). Der Urindeflektor für Frauen wird vaginal eingeführt. Er umschließt die Harnröhrenöffnung, sodass der Urin über einen Ablaufschlauch in einen Beinbeutel fließen kann (▶ Abb. 19.78).

Die hygienische Versorgung der jeweiligen Ableitungssysteme ist den Herstellerangaben zu entnehmen.

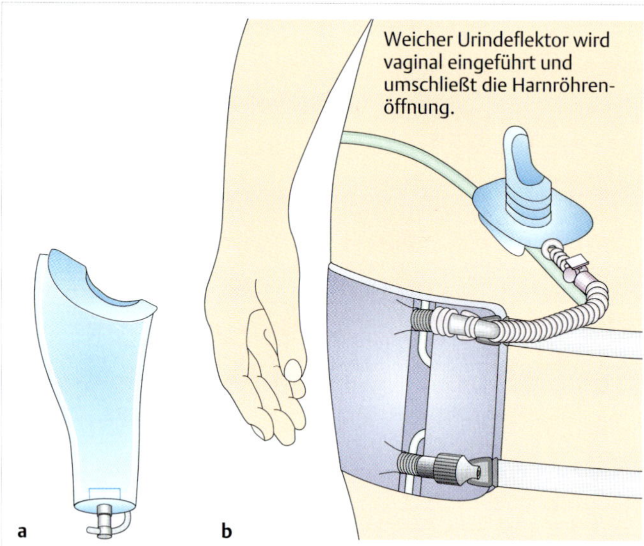

Abb. 19.78 Externe Urinableitungen für Frauen. **a** Urinableiter zum Ankleben um den Urethrabereich (kann auch für Männer mit zurückgezogenem Penis verwendet werden). **b** Der Urindeflektor wird vaginal eingeführt, er umschließt bei richtigem Sitz die Harnröhrenöffnung und leitet den Urin ab.

19.5.10 Stuhlinkontinenz

Der Patient ist dabei nicht mehr in der Lage, Stuhl und Darmgase voneinander zu unterscheiden, zurückzuhalten und kontrolliert, zur gewünschten Zeit und am gewünschten Ort auszuscheiden (Wezler, 2008). Eine Stuhlinkontinenz ist häufig mit einer Harninkontinenz verbunden.

Von einer Stuhlinkontinenz können Erwachsene jeden Alters betroffen sein, sie tritt jedoch häufiger im Alter auf. Frauen sind öfter betroffen als Männer. Der Leidensdruck bei den Betroffenen ist deutlich höher als bei einer Harninkontinenz. Deshalb ist es für die betroffenen Menschen schwierig, Hilfe zu suchen.

Es gibt 3 Schweregrade der Stuhlinkontinenz (Probst, 2007):

- Grad 1: unkontrollierter Abgang von Darmgasen
- Grad 2: unkontrollierter Abgang von dünnflüssigem Stuhl
- Grad 3: unkontrollierter Verlust von festem Stuhl

Die Ursachen für eine Stuhlinkontinenz sind z. B.: dünnflüssiger Stuhl kann nicht gehalten werden, durch Hämorrhoidenleiden ist die Wahrnehmungsfähigkeit der Mastdarmfüllung reduziert, Muskelschädigungen am Schließmuskel, Nervenschädigungen oder psychische Erkrankungen (z. B. Demenz).

Hinweise auf eine Stuhlinkontinenz sind z. B.: häufige Toilettengänge, Ablehnung bei der Unterstützung bei der Körperpflege, sozialer Rückzug.

Ähnlich wie bei der Harninkontinenz kann der Betroffene durch folgende Maßnahmen unterstützt werden:

- Führen eines Stuhltagebuchs.
- Trainieren einer regelmäßigen und kontrollierten Ausscheidung, z. B. 30 Minuten nach einer Mahlzeit (Frühstück). Die Entleerung kann anfangs mit einem Glyzerin- oder CO-Zäpfchen angeregt werden.
- Ballaststoffreiche Ernährung und ausreichend Flüssigkeit.
- Patienten, die nicht mehr selbstständig beim Toilettengang sind, werden regelmäßig zur Toilette gebracht.
- Stuhleindickung durch Quellstoffe.
- Sphinkter-Beckenbodentraining.
- Besonders sorgfältige Hautpflege im Analbereich.
- Anwenden von Inkontinenzhilfsmitteln, z. B. aufsaugende Systeme (Vorlagen), Analtampons, Fäkalkollektoren.

Merke

Wie bei der Harninkontinenz ist zur Abklärung der Ausscheidungsstörung ein Stuhl-Ausscheidungsprotokoll hilfreich, in dem die Art der Stuhlausscheidung, Stuhlbeschaffenheit, Stuhlmenge, Nahrungs- und Medikamenteneinnahme sowie besondere Ereignisse (z. B. Aufregung, Schmerz) protokolliert werden.

19.5.11 Pflegerische Maßnahmen

Patienten mit Stuhlinkontinenz benötigen zum Schutz vor Wundsein und Hautinfektionen im Genitalbereich (Pilzinfektionen!) eine sorgfältige Hautpflege. Neben der regelmäßigen Intimhygiene (S. 345) sind folgende Punkte wichtig:

- Nach Hautverschmutzung durch Ausscheidungen Genitalbereich waschen, Seifenzusätze durch gründliches Waschen mit klarem Wasser entfernen.
- Haut zur Vermeidung von Hautschäden durch Reibung vorsichtig trocken tupfen, Hautfalten trocken halten.

- Haut mit W/O-Produkten oder ggf. zinkhaltigen Hautschutzcremes pflegen.
- Salbenreste und Verschmutzungen bei geröteter Haut vorsichtig mit Öltüchern reinigen.
- Hautrötungen mit geeigneter Wundsalbe dünn abdecken.
- Möglichst Vorlagen mit Nässeschutzflies verwenden, Einlage bei Verschmutzung bzw. Nässe wechseln.

Prophylaxe

Nach Möglichkeit tägliche, regelmäßige Stuhl-Entleerungszeiten anstreben, z. B. morgens nach dem Frühstück.

Stuhlentleerung evtl. durch ein abführendes Zäpfchen/ Mikroklist anregen; bei ausreichender Stuhlentleerung Maßnahme evtl. jeden 2. Tag.

Hilfsmittel bei Stuhlinkontinenz

Aufsaugende Systeme sind anzuwenden wie bei der „Harninkontinenz“ beschrieben. Ableitende Systeme sind Fäkalkollektoren und Analtampons:

- Fäkalkollektoren (▶ Abb. 19.79). Das sind Beutel, die um den Analbereich angeklebt werden. Ihre Handhabung ist ähnlich wie bei den Stoma-Versorgungssystemen. Fäkalkollektoren sind vorwiegend für immobile Patienten geeignet.
- Analtampons (▶ Abb. 19.80). Sie verhindern das unkontrollierte Austreten von Stuhl aus dem Darm. Sie stehen in unterschiedlichen Größen und Ausführungen zur Verfügung. Ihr Einsatz ist abhängig von der individuellen Toleranz des Patienten und von der Inkontinenzursache. Analtampons werden wie Zäpfchen eingeführt. Sie verändern nach der Platzierung im Enddarm ihre Form (▶ Abb. 19.81).

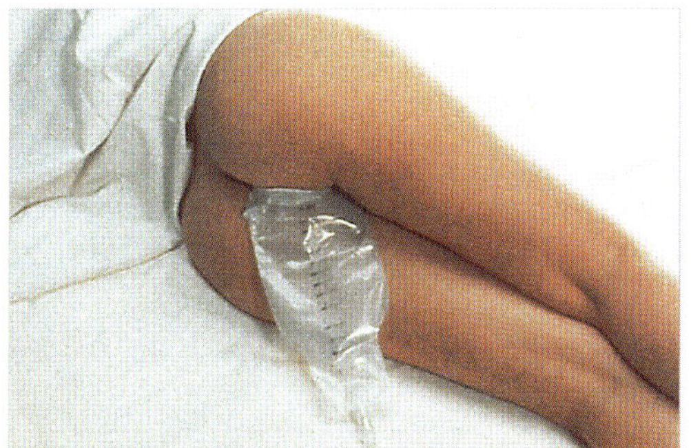

Abb. 19.79 Fäkalkollektor. Der Fäkalkollektor kann bei Stuhlinkontinenz um den Analbereich angeklebt werden.

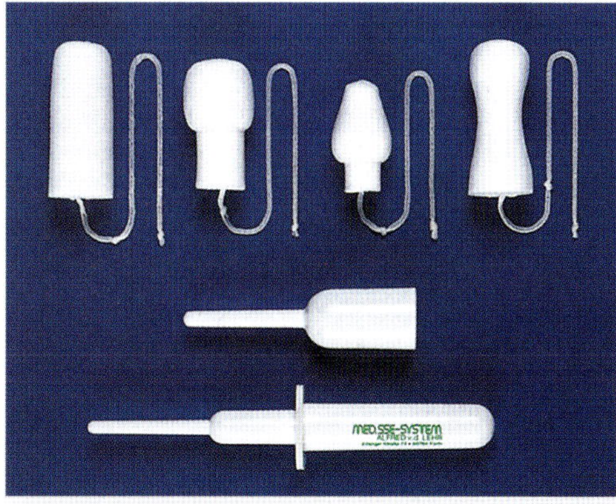

Abb. 19.80 Analtampons. Analtampons finden Verwendung bei Patienten mit Stuhlinkontinenz. Sie können mit einer Einführhilfe (unten quer liegend) in den Enddarm eingeführt werden.

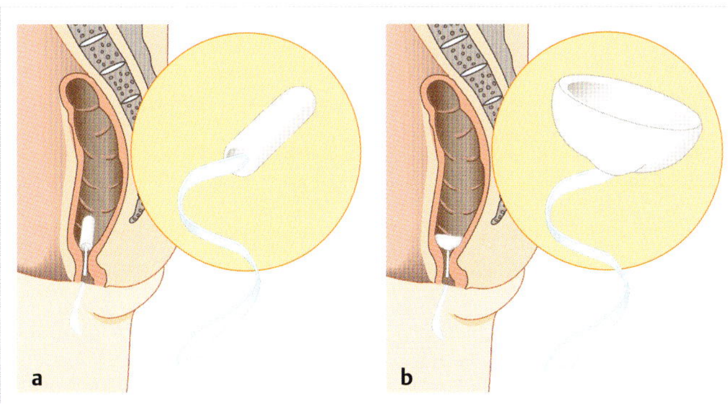

Abb. 19.81 Sitz des Analtampons im Enddarm. Die Form des Tampons **(a)** verändert sich nach dem Einführen in den Enddarm **(b)**.

19.5.12 Beobachtung beim Erbrechen

Definition

Beim Erbrechen (Emesis, Vomitus) kommt es zur unwillkürlichen Entleerung des Magen- bzw. Dünndarminhalts durch den Mund. Es handelt sich hierbei nicht um eine Krankheit, sondern um ein Krankheitszeichen (Symptom). Das Erbrechen ist ein Schutzreflex, mit dem der Mageninhalt rasch herausgebracht werden kann.

Beim Auftreten von Erbrechen ist auf Folgendes zu achten:

- Zusammenhänge, die zum Erbrechen geführt haben (z. B. Aufregung)
- Zeitpunkt und Häufigkeit, z. B. morgendliches Erbrechen bei Schwangerschaft, chronischem Alkoholgenuss, nach dem Essen oder unabhängig von der Nahrungsaufnahme
- Art des Erbrechens, z. B. explosionsartig, in hohem Bogen, würgend oder widerstandslos zurückfließend (bei fehlendem Brechreflex)
- Beschaffenheit und Beimengungen des Erbrochenen, d. h. Speisereste, Schleim, Magensaft (evtl. grünlich aussehend, mit Gallensaft vermengt); hellrotes Blut (Hämatemesis), bei akuten Magen- und Ösophagusvarizenblutungen oder kaffeesatzartiges Blut durch Magensäure angedaut; Koterbrechen (Miserere) als Begleiterscheinung beim Darmverschluss
- Geruch von Erbrochenem, je nach Beschaffenheit sauer, kotartig, faulig oder stinkend
- Menge des Erbrochenen, welche in Nierenschalen oder „mundvoll" eingeschätzt wird; bei schwerem, häufigem Erbrechen die Menge wenn möglich messen und in die Bilanz einbeziehen.

Ursache

- Physikalisch: Reizung des Zungengrunds, des Zäpfchens, des Rachens oder des Magens (z. B. bei Überfüllung) sowie der Reizung des Innenohrs z. B. bei Seereisen oder beim Autofahren
- psychisch: Ekel, Angst, Aufregung
- mechanisch: Reizung des Brechzentrums durch einen erhöhten Hirndruck z. B. nach einer Schädelverletzung oder bei Gehirntumoren
- hormonell: sog. Schwangerschaftserbrechen in der Frühschwangerschaft durch Hormonumstellung
- chemisch-toxisch: z. B. durch Medikamente (Zytostatika, Digitalispräparate, Opiate), Alkohol oder Bakteriengifte

19.5.13 Veränderungen beim Erbrechen

Vor dem Erbrechen kommt es meist zu Übelkeit, Blässe, Schwächegefühl, Schweißausbruch, Tachykardie und vermehrtem Speichelfluss. Deshalb sollte im Zusammenhang mit dem Erbrechen auf Hautfarbe, Schweißbildung, Puls, Blutdruck, Bewusstseinslage und Beschwerdeäußerungen geachtet und Auffälligkeiten weitergegeben sowie dokumentiert werden.

19.5.14 Pflegerische Maßnahmen

Vor dem Erbrechen:

- Patient beruhigen und aufsetzen.
- Fenster öffnen, Patient zum Durchatmen anhalten.
- Besucher und evtl. Mitpatienten hinausbitten, anderenfalls für Sichtschutz (z. B. Wandschirm) sorgen.
- Nierenschalen und Zellstoff bereitstellen.
- Handschuhe anziehen (Eigenschutz).
- Bett und Nachthemd schützen, evtl. Zahnprothesen herausnehmen.

Während des Erbrechens:

- Kopf stützen; dazu Hand auf die Stirn oder in den Nacken legen.
- Nierenschale halten, zwischendurch den Mund abwischen und Schale auswechseln.
- Bei Patienten mit Bewusstseinsstörungen Kopftieflage und Seitenlage durchführen.
- Patient bei Erbrechen nach abdominellen Operationen unterstützen; dazu die Hand auf die Wunde (Gegendruck) halten.

Nach dem Erbrechen:

- Mundpflege durchführen (Mund mit klarem Wasser spülen lassen), Gesicht und Hände waschen.
- Bei Bedarf Wäsche wechseln.
- Patient bequem lagern und ausruhen lassen.
- Für Frischluft sorgen.
- Evtl. Arzt benachrichtigen.
- Entsorgung des Erbrochenen (bei Auffälligkeiten Restmenge aufheben).
- Wenn nichts dagegen spricht, kann der Patient etwas Flüssigkeit zu sich nehmen.

Merke

Bei häufigem Erbrechen besteht die Gefahr einer Elektrolytentgleisung, Verschiebung des Säure-Basenhaushalts und der Austrocknung (Exsikkose). In diesem Fall wird die Menge des Erbrochenen gemessen (Schätzwert), ein entsprechender Flüssigkeitsersatz als Infusion kann vom Arzt angeordnet werden. Besonders bei Säuglingen und alten Menschen kann sich schnell ein lebensbedrohlicher Zustand entwickeln.

19.6 ATL Körpertemperatur regulieren

Die normale Körpertemperatur des Menschen liegt bei ca. 37 °C. Geringfügige Temperaturschwankungen (bis zu 0,9 °C) sind bei Gesunden physiologisch, vorwiegend in Abhängigkeit von der Nahrungsaufnahme und der körperlichen Betätigung auftretend. Eine relativ konstante Körpertemperatur ist Voraussetzung für den optimalen Ablauf der Körperfunktionen im menschlichen Organismus. Im Bemühen um eine als angenehm empfundene Körpertemperatur passt sich der Mensch mit Kleidung (Winter- und Sommerkleidung), Raumtemperatur (Heizung), Nahrungsaufnahme (im Winter mehr kalorienreiche, schwere Gerichte, im Sommer eher leichte, kühle Gerichte) und den körperlichen Aktivitäten (im Winter fallen körperliche Aktivitäten leichter als im Sommer) der Umgebungstemperatur an. Größere Temperaturschwankungen nach unten und nach oben sind krankhaft und können bei extremer Abweichung und längerer Dauer lebensbedrohlich sein.

19.6.1 Mechanismen der Wärmeregulation

Die Temperaturregulation erfolgt im Wärmeregulationszentrum des Gehirns. Die Thermorezeptoren („Wärmefühler") im Körper signalisieren dem Gehirn Temperaturschwankungen, worauf das Temperaturzentrum ausgleichend reagiert:

Bei sinkenden bzw. niedrigen Temperaturen durch Anregung der Wärmebildung durch vermehrte Muskelarbeit (Kältezittern) und Drosselung der Wärmeabgabe durch Verminderung der Hautdurchblutung („Gänsehaut"). Dadurch verbleibt die Wärme im Körperinneren.

Bei steigenden bzw. hohen Temperaturen geschieht die Wärmeabgabe über die Haut. Dabei sind die Blutgefäße der Haut erweitert (gerötete Haut) und geben die Wärme ab mittels

- **Wärmestrahlung:** Wärme wird in die kühlere Umgebung abgestrahlt.
- **Wärmeleitung:** Körperwärme wird mit dem Blut zur Körperoberfläche transportiert und direkt an die kühlere Umgebung abgeleitet.
- **Wärmeströmung:** Die erwärmte Umgebungsluft der Haut strömt nach oben, kühle Luft fließt nach, an der Haut wird ein Luftstrom erzeugt.
- **Verdunstung:** Durch Schweiß entsteht Verdunstungskälte auf der Haut, die abkühlend wirkt.
- **Wärmeabgabe:** Geschieht über die Atemluft und Körperausscheidungen.

19.6.2 Beobachtung der Körpertemperatur

Die Temperaturkurve eines Menschen ist physiologischen Schwankungen unterworfen. Das Minimum ist morgens zwischen 3:00 und 6:00 Uhr, das Maximum nachmittags zwischen 16:00 und 18:00 Uhr zu beobachten.

Temperaturveränderungen werden (rektal gemessen) wie folgt bewertet:

- Normaltemperatur bis 37,4 °C
- subfebrile (erhöhte) Temperatur 37,5–38,0 °C
- febrile (leicht erhöhte) Temperatur 38,1–38,5 °C
- mäßiges Fieber 38,6–39,0 °C
- hohes Fieber 39,1–39,9 °C
- hyperpyretisches (sehr hohes) Fieber > 40 °C

Ab 42 °C beginnt die Zersetzung von Eiweißstoffen im Körper, in deren Folge der Tod eintritt.

19.6.3 Veränderungen der Körpertemperatur

Fieber

Definition

Fieber ist eine Erhöhung der Körpertemperatur. Es handelt sich dabei um keine Krankheit, sondern ein Krankheitssymptom. Fiebererzeugende Stoffe (Pyrogene) reizen das Temperaturzentrum im Gehirn, wodurch sich mittels vermehrter Muskelarbeit (Zittern) die Körpertemperatur erhöht.

Fieber ist eine natürliche Abwehrreaktion des Körpers, z. B. gegen eingedrungene Krankheitserreger. Deshalb sollte eine auftretende Temperaturerhöhung nicht zu früh durch Medikamente (Antipyretika) unterdrückt werden. Die evtl. dadurch verzögerte Antikörperbildung kann zu einer Verlängerung des Erkrankungsverlaufs führen.

Ursache

Ursachen, die zu Fieber führen, sind z. B. folgende:

- **Infektiöses oder septisches Fieber:** In den Körper eingedrungene Krankheitskeime bilden fiebererzeugende Toxine (Giftstoffe).
- **Resorptionsfieber:** Durch Resorption (Aufnahme) von Zelltrümmern bzw. Abbauprodukten von abgestorbenen Körperzellen bei ausgedehnten Verletzungen mit Blutergüssen und Wundsekret, z. B. nach großen Operationen. Dieses Fieber wird auch „aseptisches Fieber" genannt, es steigt i. d. R. nicht höher als 38,5 °C.
- **Zentrales Fieber:** Direkte Schädigung des Temperaturzentrums im Gehirn durch Schädelverletzungen, Tumoren oder Blutungen. Es kommt meist zu sehr hohem, schwer senkbarem Fieber.
- **Toxisches Fieber:** Abwehrreaktion gegen körperfremde Eiweißstoffe, z. B. bei Bluttransfusionen, Transplantationen oder Impfungen
- **Durstfieber:** Es entsteht durch Flüssigkeitsmangel, der Körper kann nicht genügend Verdunstungskälte (Schweiß) erzeugen, die Wärmeabgabe ist gestört. Dies kommt hauptsächlich bei Säuglingen vor.

Begleitsymptome bei Fieber

Die Erhöhung der Körpertemperatur hat unterschiedliche Auswirkungen auf den Organismus und die Körperfunktionen zur Folge, die in ▶ Tab. 19.24 nachzulesen sind.

Bei Epilepsiepatienten kann durch Fieber (ab ca. 38,5°C) ein Krampfanfall ausgelöst werden. Bei Kleinkin-

Tab. 19.24 Begleitsymptome bei Fieber

Organ/Funktion	Symptome
Befinden	• allgemeines Unwohlsein mit Kopf- und Gliederschmerzen • Appetitlosigkeit • Durst • Müdigkeit • Unruhe • Frösteln oder Hitzegefühl
Haut/Schleimhaut	• anfangs kühl, dann rot, trocken und heiß • evtl. Schweißbildung • Mundschleimhaut ist ausgetrocknet und gelegentlich borkig • ggf. Auftreten von Fieberbläschen (Herpes labialis) an den Lippen
Kreislauf/Atmung	• Tachykardie • Tachypnoe • bei Kollaps zusätzlich Blässe, Kaltschweißigkeit und RR-Abfall
Ausscheidung	• Oligurie und Obstipation durch Flüssigkeitsverlust (Schweiß)
Bewusstseinslage	• bei sehr hohem Fieber Fieberdelir mit Bewusstseinstrübung • Unruhe • Sinnestäuschung • bei Kindern gelegentlich Fieberkrämpfe

Tab. 19.25 Fieberverlauf

Phase	Verlaufssymptome
1. Phase	• Fieberanstieg mit heftigem Zittern/Schütteln und Zähneklappern
2. Phase	• Nach Erreichen der Temperaturspitze ist der Patient unruhig und hat ein starkes Hitzegefühl. • Er hat eine gerötete, trockene Haut und ein ausgeprägtes Krankheitsgefühl. • Puls- und Atemfrequenz sind erhöht, meist besteht auch ein starkes Durstgefühl.
3. Phase	• Durch starkes Schwitzen sinkt die Körpertemperatur. • Der Patient ist dadurch kreislaufgeschwächt, d. h. kollapsgefährdet.
4. Phase	• Der Patient hat ein starkes Ruhebedürfnis, um sich von der Anstrengung zu erholen.

dern kann es ab einer Temperatur von ca. 39 °C ebenfalls zu einem Krampfanfall kommen (Fieberkrampf).

Fieberverlaufsformen

Fieberanstieg

Die Körpertemperatur kann langsam über Tage hinweg ansteigen. Plötzlich ansteigende Temperaturen sind häufig mit Schüttelfrost verbunden. Das Zittern/Schütteln kann nicht unterdrückt werden. Es dient der raschen Wärmeerzeugung durch vermehrte Muskelarbeit, die durch eine Reizung des Temperaturzentrums notwendig wird. Der Schüttelfrost verläuft in verschiedenen Phasen (▸ Tab. 19.25).

Fieberhöhe

In dieser Phase hat der Körper die vom Temperaturzentrum vorgegebene Temperatur erreicht. Der Patient hat ein starkes Hitzeempfinden und leidet an einem starken Krankheitsgefühl, verbunden mit Kopf- und Gliederschmerzen. Der Patient hat meist ein großes Durstgefühl.

Fieberabfall

Die langsame Entfieberung (Lysis, lytische Entfieberung) zieht sich meist über mehrere Tage hin. Der plötzliche Fieberabfall (Krisis, kritische Entfieberung) kann innerhalb weniger Stunden erfolgen. Der Patient schwitzt stark und ist deshalb sehr kreislaufbelastet. Es muss daher eine sehr sorgfältige Kreislaufbeobachtung vorgenommen werden.

Fiebertypen

Verschiedene Erkrankungen können mit einem typischen Fieberverlauf einhergehen, wobei häufig durch frühzeitig einsetzende Therapiemaßnahmen (z. B. Antibiotikagabe) typische Fieberverläufe nicht mehr oder selten beobachtbar sind.

▸ **Kontinuierliches Fieber** (▸ **Abb. 19.82 a**). Die Temperaturschwankungen innerhalb eines Tages sind nicht größer als 1 °C (z. B. bei Typhus, Scharlach, Viruspneumonie).

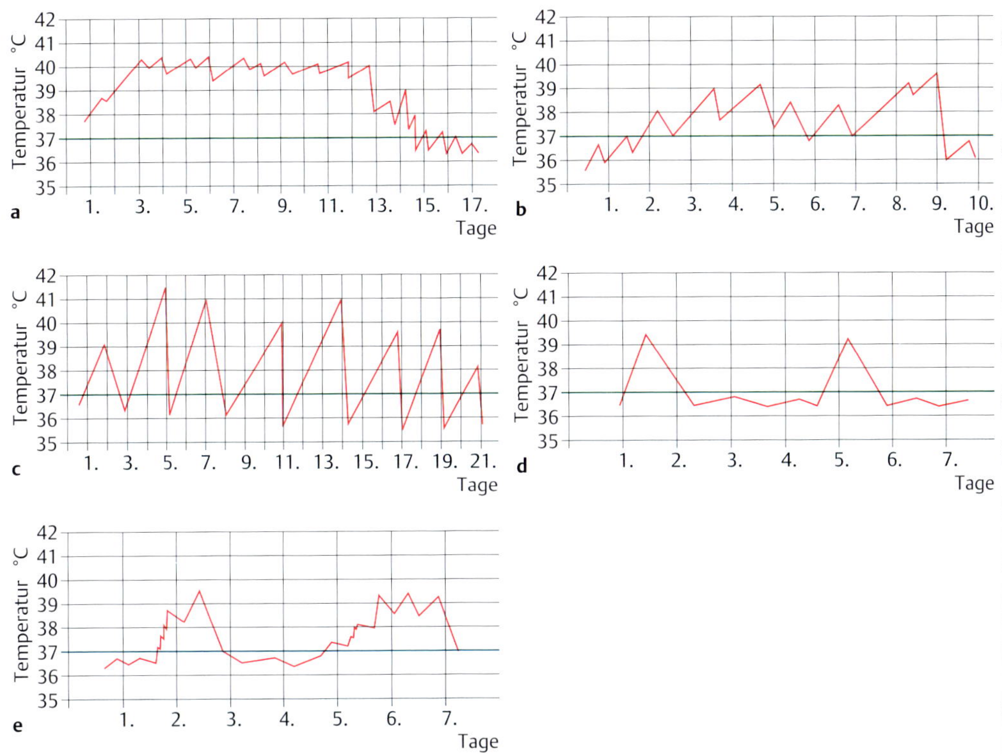

Abb. 19.82 Typische Fieberverlaufsformen. **a** Kontinuierliches Fieber: Die Temperaturschwankungen innerhalb eines Tages sind nicht größer als 1 °C. **b** Remittierendes Fieber: Die Temperaturhöhe kann täglich bis zu 1,5 °C schwanken. **c** Intermittierendes Fieber: Hohe Temperaturspitzen wechseln sich innerhalb eines Tages mit fieberfreien Intervallen ab. **d** Rekurrierendes Fieber: Fieberschübe wechseln sich mit fieberfreien Intervallen ab. **e** Biphasisches Fieber (Dromedarkurve): Es kommt zu 2 hintereinander auftretenden Fieberspitzen.

▶ **Remittierendes Fieber** (▶ **Abb. 19.82 b**). Zeitweilig nachlassendes Fieber. Die Fieberhöhe kann täglich bis zu 1,5 °C schwanken. Das remittierende Fieber ist typisch bei einer Blutvergiftung (Pyämie, Sepsis) und heißt deshalb auch „septisches Fieber".

▶ **Intermittierendes Fieber** (▶ **Abb. 19.82 c**). Hohe Temperaturspitzen wechseln sich im Tagesverlauf mit fieberfreien Intervallen ab. Diese Patienten sind besonders schüttelfrostgefährdet (z. B. Sepsis, Nierenentzündung).

▶ **Rekurrierendes Fieber** (▶ **Abb. 19.82 d**). Fieberschübe wechseln sich mit fieberfreien Intervallen ab. Dies kommt typischerweise bei Malaria vor.

▶ **Biphasisches Fieber** (**Dromedarkurve,** ▶ **Abb. 19.82 e**). 2 hintereinander auftretende Fieberspitzen zeigen in der Fieberkurve das Bild eines Dromedars. Diese Fieberkurve ist typisch für Virusinfektionen, wie sie v. a. im Kindesalter auftreten (Masern, Mumps).

Hypothermie (Untertemperatur)

Von Untertemperatur spricht man bei einer Körpertemperatur von unter 35 °C.

Ursache

Die Untertemperatur kommt vor bei Patienten

- nach einem langen Kälteaufenthalt (Unfall, Alkoholmissbrauch, Umherirren bei Verwirrtheit),
- mit hohem Blut- und Flüssigkeitsverlust,
- mit Schädigung des Temperaturzentrums und
- mit Kreislaufkollaps.

Symptome

Bei einer leichten Hypothermie kommt es zu folgenden Symptomen:

- Kältezittern und Kälteschmerz
- gesteigerte Stoffwechselfunktion
- Tachykardie und Blutdruckanstieg, evtl. leichte Verwirrtheit

Schwerwiegende Hypothermien zeigen in Abhängigkeit von Schwere und Dauer der Kälteeinwirkung die folgenden Symptome:
- Muskelstarre, Reduzierung bis Versagen der Stoffwechseltätigkeit
- Somnolenz bis Bewusstlosigkeit
- Herz-Kreislauf-Störungen bis zur Asystolie, Atemstörungen bis zur Apnoe

19.6.4 Pflegerische Maßnahmen

Pflegeplanung bei Fieber

Bei der nachfolgend ausgeführten Pflegeplanung finden nur die typischen Begleiterscheinungen bei Fieber, nicht aber Probleme der evtl. verursachenden Erkrankung, Berücksichtigung (► Tab. 19.26). Bei den beschriebenen Pflegehilfemaßnahmen wird der Patient seinen Fähigkeiten (Ressourcen) gemäß unterstützt.

Pflegeplanung bei Hypothermie

Hypothermiepatienten dürfen nur langsam und passiv erwärmt werden, weil es sonst zu Kreislaufkomplikationen kommen kann. Am besten geschieht dies in einem gut geheizten Raum, durch Einwickeln in eine Folie oder Decke und durch vorsichtige Wärmezufuhr. Eine extreme Untertemperatur (unter 32 °C) ist lebensbedrohlich und bedarf einer intensivmedizinischen Behandlung.

Die künstlich erzeugte Untertemperatur (Hibernation) wird z. B. bei langanhaltenden, sehr hohen Temperaturen („zentrales Fieber") zur Entlastung der Stoffwechselarbeit oder bei großen Operationen verordnet. Sie wird unter optimalen Überwachungs- und Behandlungsmöglichkeiten auf der Intensivstation durchgeführt.

19.6.5 Beobachtung der Schweißbildung

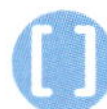

Definition

Der Schweiß wird in den Schweißdrüsen der Haut gebildet. Er besteht zu 99 % aus Wasser und enthält in geringer Menge Kochsalz, Harnstoff, Cholesterin und Fettsäuren.

Normalerweise ist der Schweiß geruchlos. Durch die Duftdrüsen der Haut kann es zu Körpergeruch kommen, der bei bakterieller Zersetzung des Schweißes (z. B. Achselhöhle) unangenehm wahrzunehmen ist. Die Schweißabsonderung (Transpiration) dient der Wärmeregulation und der extrarenalen Flüssigkeitsausscheidung. Der gesunde Mensch produziert täglich ca. 400–1000 ml Schweiß.

Veränderungen der Schweißbildung

Vermehrte Schweißbildung (Hyperhidrosis) z. B. bei Fieber, Schwäche, schwerer körperlicher Anstrengung, Hitze und Aufregung, bei Frauen im Klimakterium. Der Schweiß ist meist großperlig und warm.

Verminderte Schweißbildung (Hypohidrosis) tritt auf bei starkem Flüssigkeitsverlust, nicht ausreichend angelegten Schweißdrüsen oder durch Medikamente. Es besteht die Gefahr des Hitzschlags durch Wärmestau, besonders bei schwüler Witterung. Kleinperliger, kalter Schweiß ist ein Alarmzeichen und kann der Beginn eines Kreislaufversagens sein.

Fehlende Schweißbildung (Anhidrosis) tritt auf bei nicht angelegten Schweißdrüsen, Nervenschädigung oder Medikamentengaben wie Atropin.

Merke

Bei lang andauerndem, starkem Schwitzen muss die Schweißabsonderung in der Flüssigkeitsbilanz berücksichtigt werden. Man rechnet dabei pro 1 °C Temperaturerhöhung ca. 500 ml zusätzliche Schweißbildung/Tag.

19.6.6 Pflegerische Maßnahmen zur Temperaturmessung

Die Körpertemperatur kann ermittelt werden durch die
- rektale Messung im Enddarm,
- axillare Messung unter der Achsel,
- sublinguale Messung unter der Zunge neben dem Zungenbändchen,
- orale Messung in der Mundhöhle,
- inguinale Messung in der Leistenbeuge und die
- Messung im Ohr vor dem Trommelfell.

Die Messwerte sind an den verschiedenen Körperstellen unterschiedlich. So ist die Temperatur im Körperinneren höher (Körperkerntemperatur ca. 37 °C) als an der Körperoberfläche (Peripherie 28–33 °C).

Eine relativ genaue Messart ist die rektale Messung. Sie entspricht weitgehend der Körperkerntemperatur. Die axillare Messung hingegen ist relativ ungenau, weil sie nur die Oberflächentemperatur des Körpers ermittelt.

Merke

Zur Fieberverlaufskontrolle sollte immer dieselbe Messart vorgenommen werden, damit die ermittelten Werte vergleichbar sind.

Tab. 19.26 Planungsgrundlage für die Pflege eines Patienten mit fieberhafter Erkrankung

ATL	Pflegeproblem	Pflegeziel	Mögliche Pflegeaktivitäten
Sich bewegen	Der Patient ist wegen Hämokonzentration und Bewegungsmangel thrombosegefährdet. Es besteht Dekubitus- und Pneumoniegefahr.	Der venöse Blutrückstrom des Patienten wird gefördert und unterstützt. Die Haut an aufliegenden Körperstellen ist reizlos und intakt. Die Atmung ist physiologisch, der Patient hat freie Atemwege	• Maßnahmen zur Thromboseprophylaxe (S. 339), z. B. Bettgymnastik, Venenkompression • angepasste Maßnahmen zur Dekubitusprophylaxe, angemessene Unterstützung bei der Mobilisation • Pneumonieprophylaxe (S. 415) mit situationsentsprechenden Maßnahmen • Beobachtungsmaßnahmen: Thrombosezeichen beachten (z. B. Schmerz in den Waden), Kreislaufsituation während der Mobilisation, Hautzustand, Atmung
Sich waschen und kleiden	Der Patient hat eine trockene Haut und trockene Schleimhäute.	Der Patient hat eine gut durchblutete und intakte Haut. Die Mundschleimhaut ist feucht und rosig.	• Hautreinigung und Hautpflege regelmäßig mit geeigneter Creme oder Ölbadzusatz im Waschwasser • Lippenpflege mit Stift oder Creme • Mundpflege (S. 371), evtl. Mundspülungen • Beobachtungsmaßnahmen: Kontrolle von Hautturgor und Zustand von Haut, Mundhöhle und Lippen
Essen und Trinken	Der Patient ist appetitlos. Er hat Durst.	Der Patient erhält eine bedarfsgerechte Nahrungs- und Flüssigkeitszufuhr.	• Wunschkost ermöglichen, kleine Mahlzeiten (eiweißreich) und reichlich Flüssigkeit zwischendurch anbieten. Geeignete Nahrungsmittel sind: Tee, Mineralwasser, Säfte, Fleischbrühe, Breie, Müsli, Joghurt, Quark, Suppen, Obst, Kompott • Mundpflege (S. 371) mehrmals täglich bei trockener Mundhöhle durchführen • Beobachtungsmaßnahmen: Appetit, Nahrungsaufnahme, Körpergewicht, Schleimhaut
Ausscheiden	Der Patient neigt zu einer Oligurie. Es besteht die Gefahr eines Harnwegsinfektes und einer Obstipation.	Der Patient hat eine ausreichende Nieren- und Darmfunktion.	• reichlich Flüssigkeitszufuhr • Hilfeleistung bei der Intimhygiene, sofern notwendig • Beobachtungsmaßnahmen: Kontrolle von Urin (Aussehen, Geruch, Bilanz) und Stuhl (Konsistenz, Menge, Häufigkeit)
Regulierung der Körpertemperatur	Der Patient hat Fieber. Er friert und schwitzt, evtl. im Wechsel.	Der Patient hat eine normale Körpertemperatur. Die Umgebungstemperatur ist angepasst.	• Bettruhe gewährleisten, solange die Temperatur stark erhöht ist • Raumtemperatur den Bedürfnissen anpassen • Wärmezufuhr bei Frösteln (Getränk, Decke) • kühle Waschungen (evtl. mit Zusatz von Pfefferminztee) bei Schwitzen • Wäschewechsel nach Bedarf, Zugluft vermeiden! Wäsche aus Naturfasern empfehlen, sie nehmen Feuchtigkeit auf. • physikalische Maßnahmen zur Temperatursenkung, z. B. Wadenwickel (S. 405), nach Verordnung • Beobachtungsmaßnahmen: Kontrolle von Temperatur, Schweißbildung, Puls, Blutdruck, Hautfarbe, Hauttemperatur, Beschwerdeäußerungen
Sinn finden, ruhen und schlafen	Der Patient leidet unter dem eingeschränkten Allgemeinbefinden mit z. B. Kopf- und Gliederschmerzen. Damit verbunden können Schlafstörungen auftreten.	Der Patient fühlt sich in seiner Situation angenommen. Seine Beschwerden sind bestmöglich gelindert. Er hat eine erholsame Nachtruhe.	• Pflegemaßnahmen auf ein notwendiges Mindestmaß reduzieren, sodass der Patient genügend Ruhezeit hat • ruhige Atmosphäre ermöglichen (Tür leise schließen, leise Schuhe tragen usw.) • Zimmer auf Wunsch leicht abdunkeln • erfrischende Waschung evtl. abends durchführen • schmerzlindernde Medikamente nach Verordnung verabreichen • Beobachtungsmaßnahmen: Verhalten, Ressourcen, Stimmung, Beschwerdeäußerungen

19.6.7 Fieberthermometer

Zur Temperaturmessung gibt es verschiedene Fieberthermometer, wie z. B. Digitalthermometer, elektronische Thermometer und Infrarotthermometer. Quecksilberthermometer sollen aufgrund der gesundheitlichen Gefährdung durch austretendes Quecksilber bei Zerbrechen der Glashülle nicht mehr benutzt werden. Ab 2009 sind Quecksilberthermometer aufgrund einer EU-Richtlinie nicht mehr zu kaufen. Die geläufigen Thermometer sollen im Folgenden kurz beschrieben werden:

- **Digitalthermometer:** Sie sind batteriebetrieben. Nach dem Einschalten führt das Thermometer eine Selbstkontrolle durch. Nach Ermittlung des Temperaturwerts (meist nach ca. 1–2 Min.) ertönt ein Signalton. Der ermittelte Wert wird auf einem Display angezeigt (▶ Abb. 19.83 **a**).
- **Infrarotthermometer:** Diese werden zur Messung im Ohr verwendet und sind ebenfalls batteriebetrieben. Der Messwert wird über die vom Trommelfell ausgestrahlten Infrarotwärmestrahlen ermittelt. Die Messung ist bei korrekter Ausführung sehr genau, dauert nur wenige Sekunden und entspricht der Körperkerntemperatur. Zur Messung wird eine Schutzhülse auf den Messfühler gesetzt, die nach der Messung verworfen wird (▶ Abb. 19.83 **c**).

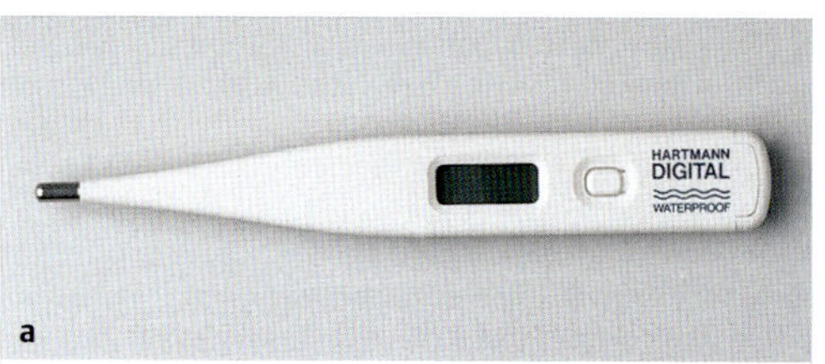

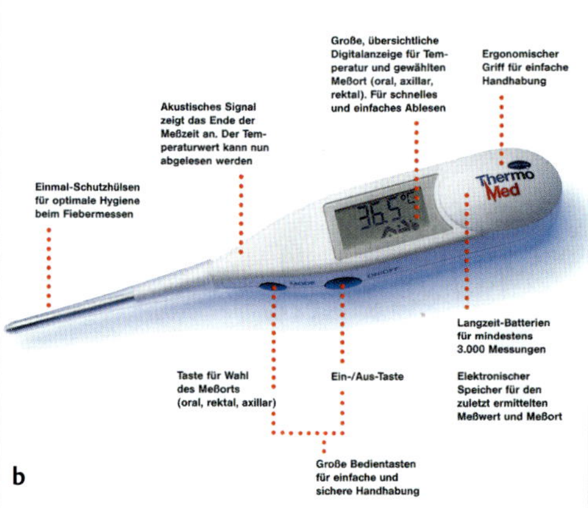

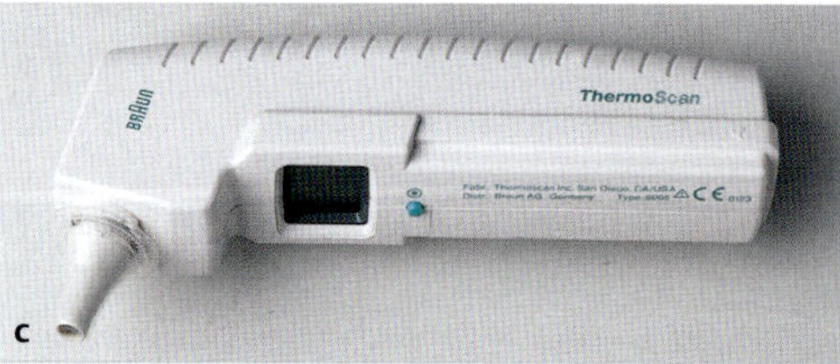

Abb. 19.83 Verschiedene Fieberthermometer. **a** Digitalthermometer, **b** elektronisches Thermometer, **c** Infrarot-Ohrthermometer.

Allgemeine Grundsätze

- Der Patient soll zur Temperaturmessung entspannt sitzen oder liegen und möglichst eine halbe Stunde vor der Messung ruhen, da nach Anstrengung oder Aufregung die Temperatur erhöht sein kann.
- Kinder, verwirrte, bewusstlose und selbstgefährdende Patienten sind bei der Messung zu beaufsichtigen. Sie dürfen wegen der Verletzungsgefahr, ebenso wie Patienten mit Atemnot und Krampfneigung, nicht oral/sublingual gemessen werden. Das Thermometer sollte festgehalten werden.
- Bei rektaler Messung ist die Intimsphäre des Patienten zu berücksichtigen.
- Die jeweilige Messart wird im Dokumentationssystem auf hausübliche Art symbolisiert. Erhöhte Temperaturwerte werden dem Arzt gemeldet.
- Aus hygienischen Gründen sollte jeder Patient sein eigenes Thermometer haben (Ausnahme elektronische und Infrarotthermometer).
- Zur rektalen Messung muss das Thermometer mit einer Schutzhülle bezogen werden.

Merke

Bei der Verwendung von Digitalthermometern, elektronischen oder Infrarotmessgeräten müssen die Herstellerangaben genau eingehalten werden, um falsche Messergebnisse zu vermeiden.

19.6.8 Arten der Temperaturmessung

Rektale Messung

Die rektale Messung ist die genaueste Messart. Sie ist für Patienten mit Erkrankungen im Enddarmbereich (z. B. bei Hämorrhoiden, schwere Blutungsstörungen oder Analoperationen) nicht geeignet. Für viele Patienten ist diese Messart unangenehm, da sie einen Eingriff in die Intimsphäre darstellt.

Durchführung

- Patient liegt mit angezogenen Beinen auf der Seite oder mit gespreizten Beinen auf dem Rücken.
- Das mit einer Plastikhülle geschützte Thermometer wird mit einer leicht drehenden Bewegung vorsichtig ca. 3–4 cm tief in den Enddarm eingeführt. Zur besseren Gleitfähigkeit kann zuvor die Thermometerspitze mit Wasser oder einer Creme befeuchtet werden. Bei Widerstand oder Schmerzäußerungen wird die Messung abgebrochen.

- Messdauer beträgt bei Digitalthermometern oder elektronischen Messgeräten ca. 60–90 Sekunden.

Axillare Messung

Die axillare Messung ist für den Patienten zwar angenehm und leicht in der Durchführung aber relativ ungenau. Die ermittelten Temperaturwerte liegen ca. 0,5 °C unter der Rektaltemperatur.

Durchführung

- Thermometer wird so in die trockene Achselhöhle eingelegt, dass die Thermometerspitze ganz umschlossen ist. Der Patient presst den Oberarm an den Rumpf und stützt den Ellenbogen mit der anderen Hand.
- Messung dauert bei Digitalthermometern ca. 60–90 Sekunden.

Sublinguale/orale Messung

Die Temperaturmessung im Mund ist leicht durchzuführen und für viele Patienten angenehm. Die orale Temperatur liegt ca. 0,3 °C unter der rektal gemessenen Temperatur. Elektronische Thermometer können auf die sublinguale/orale Messung eingestellt werden.

Durchführung

- Thermometer wird von vorne oder seitlich unter die Zunge (sublinguale Messung) bzw. in die Mundhöhle (orale Messung) gelegt, Patient schließt die Lippen.
- Messung nimmt bei Digital- bzw. elektronischen Messgeräten ca. 9–90 Sekunden in Anspruch.

Messung mit dem Infrarot-Ohrthermometer

Diese Messart ist sehr genau, für den Patienten sehr angenehm und auch bei Kindern relativ einfach durchführbar. Sie hat eine sehr kurze Messdauer (1–3 Sekunden). Sie darf nicht bei Patienten mit Verletzungen oder Erkrankungen des Ohres eingesetzt werden.

Durchführung

- Messfühler mit der vorgesehenen Schutzkappe bedecken.
- Thermometer einschalten.
- Das Ohr des Patienten vorsichtig nach oben bzw. hinten ziehen, um den Gehörgang gerade auszurichten.
- Den Messfühler in den Gehörgang einführen und nach Anwendervorschrift bedienen.
- Aus hygienischen Gründen bei jedem Patienten eine neue Schutzkappe aufstecken.

19.6.9 Pflegerische Maßnahmen zur Temperatursenkung

Eine erhöhte Körpertemperatur kann durch Kälteanwendungen, z. B. Wadenwickel, gesenkt werden. Voraussetzung ist, dass der Patient die Fieberhöhe erreicht hat, eine stabile Kreislauffunktion hat und nicht mehr fröstelt. Ferner sollte er warme Extremitäten haben.

Wadenwickel

Vorbereitung

Gegenstände:

- Bettschutzeinlage (Molton)
- 2 Baumwoll- oder Leinentücher, ca. 30 cm breit, oder 1 Paar Baumwollkniestrümpfe mit abgeschnittenem Fußteil
- 2 etwas größere Frottier- oder Wolltücher
- Schüssel mit kühlem Wasser, Wassertemperatur ca. 30–35 °C

Patient:

- Temperatur, Puls und Blutdruck messen.
- Bettschutzeinlage unter die Beine legen.

Durchführung

- Decke bis zu den Knien zurückschlagen.
- Leinentücher aufrollen (oder Baumwollstrümpfe) befeuchten und gut feucht, aber nicht tropfnass, um die Unterschenkel wickeln (bzw. anziehen), Knöchel und Kniegelenk freilassen (▶ Abb. 19.84).
- Zur vorsichtigen Wärmeabgabe Frottier- oder Wolltücher lose darüber schlagen, ansonsten die nassen Tücher nicht abdecken.
- Wadenwickel nach ca. 10–15 Minuten entfernen, Maßnahme evtl. wiederholen, wenn die Waden weiterhin gut durchwärmt sind.
- Patienten während der Wickelbehandlung beobachten (Puls und Hautfarbe).

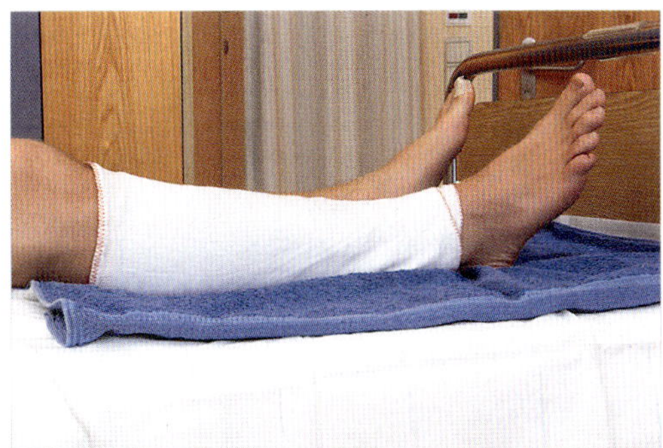

Abb. 19.84 Wadenwickel. Der Wadenwickel wird dicht um den Unterschenkel gewickelt. Knie- und Sprunggelenk bleiben frei.

Pflegepraxis

Zur Wadenwickel-Behandlung kann dem Wasser ein Schuss Obstessig, 0,5 l Pfefferminztee (5 Min. ziehen lassen) oder der Saft einer Zitrone (Zitrone aufschneiden, am Schüsselboden ausquetschen) zur Erfrischung zugesetzt werden.

Nachbereitung

- ½ Stunde nach Abnahme des letzten Wickels Temperatur kontrollieren.
- Wenn nötig, Wiederholung der Wickelbehandlung, aber nur bei stabiler Kreislaufsituation.

19.6.10 Kälte- und Wärmeanwendungen

Allgemeine Grundlagen

Der auf die Haut aufgebrachte Temperaturreiz soll eine therapeutische Wirkung, d. h. die Beseitigung oder Linderung von Beschwerden erzielen. Die zu den Anwendungen erforderliche Zeit, Ruhe und Zuwendung vermittelt dem Patienten dazu noch das Gefühl von Ruhe, Entspannung und Wohlbefinden. Kälte- und Wärmeanwendungen können, je nach Indikation und erwünschter Wirkung, auf unterschiedliche Art erfolgen, z. B. als

- Wickel und Auflagen,
- Güsse, Bäder, Waschungen oder
- trockene Wärme- bzw. Kälteanwendungen.

Durch Zusätze von pflanzlichen Wirkstoffen in Form von Pflanzenauszügen, -ölen, Essenzen und Pflanzenteilen kann die erwünschte Wirkung erweitert und intensiviert werden.

Im Rahmen des vorliegenden Buches können nur grundlegende Maßnahmen zu Wärme- und Kälteanwendungen exemplarisch dargestellt werden. Die jeweils gegen bestimmte Beschwerden vorgesehenen spezifischen Pflanzenzusätze sind der entsprechenden Fachliteratur zu entnehmen.

Merke

Bei unklaren starken, immer wiederkehrenden und andauernden Beschwerden muss vor der physikalischen Behandlung unbedingt ein Arzt aufgesucht werden.

Wirkungsweise

Kälteanwendungen

Sie verengen die Blutgefäße und führen zu einer lokalen Minderdurchblutung des Gewebes. Kälteanwendungen, die ca. 20 °C unter der Körpertemperatur liegen, werden als kalt empfunden. Kälteanwendungen wirken

- abschwellend und schmerzstillend, z. B. bei akuten Entzündungen, Verstauchungen, Prellungen und Venenentzündung,
- blutstillend, z. B. bei inneren Blutungen, Verletzungen und nach Tonsillektomie und
- kühlend bei Fieber.

Zur Fiebersenkung dürfen keine Eisanwendungen erfolgen, der Kälteträger soll dazu ca. 5–10 °C unter der Körpertemperatur liegen.

Merke

Kälteanwendungen sind nur auf gut durchblutete und intakte Haut zu verabreichen. Bei arterieller Verschlusskrankheit (AVK), Sensibilitätsstörungen, Lähmungen, bei bewusstlosen, verwirrten und frierenden Menschen ist es kontraindiziert, Kälteanwendungen durchzuführen. Auf Niere, Blase und Gelenke dürfen keine Kälteanwendungen erfolgen, es sei denn, diese sind ausdrücklich vom behandelnden Arzt verordnet.

Bei einem kurz andauernden Kältereiz von wenigen Minuten kommt es anschließend zu einer reaktiven Wärmewirkung, d. h., die Blutgefäße werden weit gestellt und führen zu einer besseren Durchblutung mit Wärmegefühl. Dies kann bei bestimmten Anwendungsarten, wie z. B. bei Prießnitz- oder Kneipp-Wickeln, erwünscht sein und zu einer wohltuenden Entspannung führen. Ist jedoch eine ausdrückliche Kältewirkung erwünscht, so muss die Kälteanwendung länger dauern (z. B. mehr als 10 Min.), d. h. der Kälteträger muss sofort nach Erwärmung erneuert werden.

Wärmeanwendungen

Sie führen zu einer Weitstellung der Blutgefäße und damit zu einer besseren Nährstoff- und Sauerstoffversorgung der Gewebezellen. Ferner wird der Abbau und Abtransport von Stoffwechselprodukten beschleunigt. Die Organleistung wird durch die Stoffwechselanregung optimiert. Somatosensible Nervenfasern leiten die Wärmewirkung von der Haut (Ort der Wärmeapplikation = „Head-Zone") zu tiefer liegenden Körperregionen (Muskeln, Organe). Wärmeanwendungen wirken

- entspannend und schmerzlindernd bei Muskelverspannungen (Rücken-, Nackenschmerzen),
- krampflösend bei krampfartigen Schmerzen, z. B. bei Magen-Darm-Krämpfen, Koliken und Menstruationsbeschwerden,
- heilend bei chronischen, lokalen Entzündungen, z. B. durch Ausreifung eines Abszesses,
- wohltuend bei Blähungen und Völlegefühl und
- beruhigend bei innerer Unruhe und Nervosität.

Merke

Wärmeanwendungen sind bei der arteriellen Verschlusskrankheit, AVK (S. 77), zu unterlassen, da der durch die Wärmewirkung erhöhte Sauerstoffbedarf der Haut nicht gedeckt werden kann. Außerdem sind sie wegen der Verbrennungsgefahr kontraindiziert bei Patienten mit Sensibilitätsstörungen und Lähmungen sowie bei Patienten mit Bewusstseins- und Orientierungsstörungen. Auf Wärmebehandlung muss auch verzichtet werden bei Verletzungen mit Verdacht auf innere Blutungen, unklaren Bauchschmerzen und akuten Entzündungen, weil dies zur Verschlechterung der Symptome führen könnte.

Trockene Kälteanwendungen

Eisblase/Eiskrawatte

Die Eiskrawatte wird nach einer Tonsillektomie (Gaumenmandelentfernung), bei Nasenbluten oder bei einer akuten Halsentzündung (z. B. bei Angina tonsillaris) umgelegt. Eine Eisblase wird z. B. bei Prellungen, Verstauchungen und Blutergüssen aufgelegt.

Durchführung

Die Eisbehälter werden mit zerstoßenen Eisstückchen (evtl. aus einer Spezial-Eismaschine) so gefüllt, dass sie sich der Körperform gut anpassen. Vor dem Anlegen werden sie wegen zu intensiver Kältewirkung, die zu Erfrierungen führen kann, bezogen oder in ein Tuch gehüllt. Sobald das Eis geschmolzen ist, wird es erneuert.

Kühlelemente

Kühlelemente sind unterschiedlich große Gelkissen. Sie werden im Kühlfach gekühlt und in bezogenem Zustand auf die betreffende Körperstelle aufgelegt.

Merke

Klagt ein Patient während der Kälteanwendung über Schmerzen oder Zeichen einer Kreislaufschwäche, muss die Anwendung sofort abgebrochen werden.

Trockene Wärmeanwendungen

Gummiwärmflasche

Die Gummiwärmflasche eignet sich z. B. zur Therapie von krampfartigen Bauchschmerzen oder zum Warmhalten von feucht-heißen Anwendungen.

Durchführung

- Zu knapp ⅔ mit ca. 60°C heißem Wasser füllen, dabei Temperatur am Unterarm prüfen.
- Gefüllte Flasche auf eine harte Unterlage legen und die Luft ausstreichen (Die Flasche schmiegt sich dann besser der Körperform an!), Flaschenverschluss anbringen und auf Dichtigkeit prüfen.
- Wärmflasche beziehen und so anlegen, dass der Verschluss nicht auf Hautstellen drückt.
- Wärmflasche kennzeichnen oder bei mehrmaligem Gebrauch am Bett belassen.
- Nach Beendigung der Wärmebehandlung die Wärmflasche mit Desinfektionslösung abwaschen und nach dem Trocknen mit etwas Luft gefüllt aufbewahren.

Elektrisches Heizkissen, Heizdecken

In vielen Krankenhäusern ist die Verwendung von Heizkissen oder Heizdecken wegen der Unfallgefahr (Verbrennungsgefahr, Kurzschluss) verboten. Bei erlaubter Benutzung müssen sie in jedem Fall mit einem wasserdichten Bezug versehen sein. Kabel und Kontaktstellen sind vor jeder Benutzung auf Unversehrtheit zu prüfen. Zum Aufwärmen dient Stufe 3, dann Stufe 1 einschalten. Heizkissen dürfen wegen der Brand- und Verbrennungsgefahr nicht über Nacht angewendet werden. Kinder, Menschen mit Lähmungen, Sensibilitäts- oder Durchblutungsstörungen oder verwirrte Menschen dürfen wegen der Gefahr von Verbrennungen kein Heizkissen oder keine Heizdecke bekommen. Ebenfalls ist bei der Verwendung einer Wärmflasche absolute Vorsicht geboten!

Warmpacks

Warmpacks sind wie die Kühlelemente unterschiedlich geformte Gelkissen. Sie werden in heißem Wasser erwärmt, abgetrocknet und mit einem Bezug versehen auf die betreffende Körperstelle aufgelegt, sobald die Wärme toleriert wird.

Wärmestrahlen

Sie werden mittels Rotlichttherapie verabreicht. Wärmestrahlen wirken auch in tieferen Gewebeschichten (z. B. Muskeln).

Durchführung

- Patient hat keine Metallteile (Schmuck, Reißverschluss oder Knöpfe) und keine synthetischen Kleidungsstücke am Bestrahlungsort, da Metallteile heiß werden, Synthetik evtl. schmilzt.
- Haut des Patienten darf nicht gerötet oder gereizt sein.
- Augen sind mit einer Spezialbrille zu schützen.
- Rotlichtlampe ist ca. 1 m vom Bestrahlungsort entfernt.
- Häufigkeit der Bestrahlung und Bestrahlungsdauer wird vom Arzt angeordnet.

Merke

Beim Umgang mit Elektrogeräten sind unbedingt die Sicherheitsvorschriften einzuhalten, d. h., die Geräte müssen intakt sein und dürfen nicht mit Feuchtigkeit in Berührung kommen. Der Mindestabstand zum Körper muss eingehalten werden.

Wickel und Auflagen

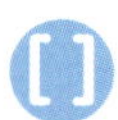

Definition

Wickel sind zirkulär angelegte Tücher, d. h. der betreffende Körperteil wird umwickelt (z. B. Brustwickel). Auflagen (Kompresse, Umschlag) werden auf eine bestimmte Körperregion aufgelegt (z. B. Leber, Niere, Magen).

Wickel und Auflagen können zum Zweck eines physikalischen Temperaturreizes als Wärme- oder Kälteträger, oder mit Heilkräutern bzw. Pflanzenzusätzen als Therapiemaßnahme für spezielle Krankheitsbilder und Beschwerden verordnet werden.

Benötigte Materialien

Innentücher werden direkt auf die Haut aufgelegt. Geeignet sind Baumwoll- und Leinentücher (z. B. Mullwindeln, Geschirrtücher und alte Laken). Für spezielle Auflagen (z. B. Quarkauflage) werden außerdem Mullkompressen benötigt.

Außentücher dienen der Abdeckung, dem Schutz sowie ggf. der Warmhaltung von feuchten Auflagen und Wickelanwendungen. Geeignet sind breite Schals, Dreieckstücher und Decken aus Wolle, alte Wollpullover (Ärmel und Kragen werden entfernt), Moltontücher, Flanelltücher, Frotteetücher. Für manche Anwendungen werden auch Zwischentücher benötigt. Weitere Materialien sind:

- Gummiwärmflasche
- Befestigungsmaterial, z. B. Binden
- Schere und Pflaster

Merke

Tücher für Wickel und Auflagen sollten aus Naturfasern sein. Synthetiktücher sind nicht atmungsaktiv und können zu einem Hitzestau führen.

Allgemeine Grundsätze

- Vor der Anwendung alle benötigten Gegenstände sorgfältig vorbereiten, damit eine zügige Arbeitsweise möglich ist.
- Patient rechtzeitig informieren, d. h. Wirkungsweise und Anwendung erläutern, zur Mitarbeit motivieren.
- Zimmer auf angenehme Temperatur bringen, Zugluft vermeiden.
- Im Zimmer für Ruhe sorgen, also eine günstige Zeit aussuchen, in der keine sonstigen Aktivitäten (Reinigung, Visite, Besucher etc.) stattfinden.
- Patient bitten, vor der Anwendung zur Toilette zu gehen.
- Kreislaufstabilität und subjektives Wärmegefühl des Patienten kontrollieren.
- Wickel- und Auflagentücher vor der Anwendung entsprechend der Größe des zu bedeckenden Körperteils zusammenrollen bzw. -legen; Außentücher einige Zentimeter größer als die Innentücher wählen (Sie dienen neben dem Schutz auch der Fixierung des Wickels/der Auflage!).
- Wickel nur auf intakter, reizloser d. h. nicht entzündeter Haut anwenden.
- Beim Anlegen des Wickels oder der Auflage zügig arbeiten, um einen Wärmeverlust oder Frösteln zu vermeiden; Wickel ca. 15–30 Min. belassen, bis die Wirkung eingetreten ist.
- Nach dem Entfernen des Wickels/der Auflage die Haut trocknen und bei mehrmaligen Anwendungen mit einer Pflegecreme eincremen.
- Patient während der Anwendung beobachten (Aussehen, Puls, Äußerungen), eine Klingel griffbereit legen.
- Zeigt der Patient Beklemmungsgefühle, Atemnot, Herzklopfen, Übelkeit, Hautjucken oder sonstige Beschwerden, die Anwendung sofort abbrechen.

Feucht-heiße Wickel und Auflagen

Feucht-heiße Wickel und Auflagen haben eine intensivere Wärmewirkung als trockene Wärmeanwendungen.

Vorbereitung

Gegenstände:

- Leinen- oder Baumwolltuch
- großes Handtuch zum Auswringen
- Außentuch (Wolle, Frottee, Flanell)
- Schüssel mit sehr heißem Wasser (evtl. mit speziellen Zusätzen)
- bei Bedarf gefüllte Gummiwärmflasche
- Befestigungsmaterialien und Haushaltshandschuhe

Patient/Raum:

Die Vorbereitungen für den Patienten bzw. den Raum wurden schon unter den „Allgemeinen Grundsätzen“ aufgeführt.

Durchführung

- Patient nur so weit wie nötig entkleiden.
- Innentuch (Wickel) auf die gewünschte Breite falten und aufrollen; bei Brustwickel doppelköpfig, d. h. von beiden Enden her einrollen (Auflagen auf die gewünschte Größe zusammenlegen), das gerollte/gefaltete Tuch längs in das Auswringtuch einwickeln (▸ Abb. 19.85).
- Außentuch so legen, dass es einige Zentimeter größer ist als das Innentuch und unter die entsprechende Körperstelle legen.
- Haushaltshandschuhe anziehen und das Auswringtuch (mit dem Wickel/der Auflage) so in das heiße Wasser legen, dass die beiden Handtuchenden trocken bleiben, mit den trockenen Enden den Wickel/die Auflage kräftig auswringen.
- Mit dem eingewickelten Innentuch zum Patienten gehen, Handschuhe ausziehen, die Wärme des Wickels/der Auflage am Handgelenk prüfen, ggf. den Patienten auch prüfen lassen.

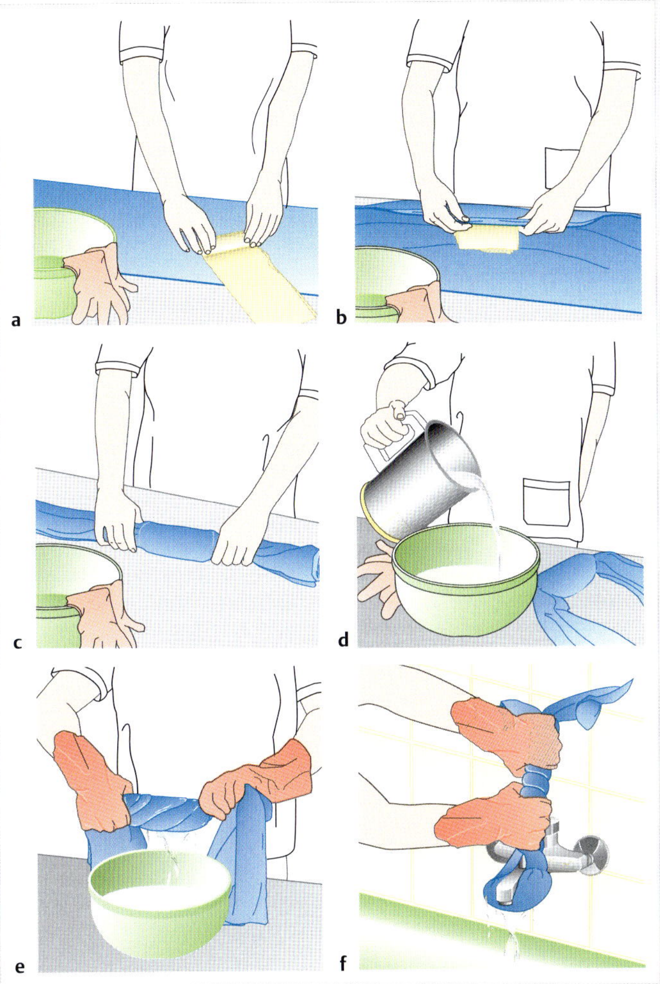

Abb. 19.85 Befeuchten eines Tuchs für feucht-heiße Wickel. a Das Innentuch wird in der gewünschten Breite aufgerollt oder zusammengelegt und anschließend **(b** u. **c)** in das Auswringtuch eingewickelt. Die Rolle wird in einer Schüssel mit sehr heißem Wasser gut befeuchtet **(d)** und anschließend kräftig ausgewrungen **(e)**. Das Auswringen fällt leichter, wenn die Rolle um einen Wasserhahn geschlungen und die Enden kräftig gedreht werden **(f)**.

- Bei entsprechender Wärmetoleranz Innentuch rasch um den betreffenden Körperteil wickeln bzw. auflegen (▶ Abb. 19.86); Innentuch dicht anlegen, um Frösteln durch Luftpolster und damit verringerte Wärmewirkung zu vermeiden.
- Außentuch so darüberwickeln, dass das Innentuch ganz bedeckt ist; Außentuch feststecken oder mit anderen Materialien befestigen.
- Bei Bedarf den Wickel/die Auflage mit einer Gummiwärmflasche auf dem Außentuch warm halten.

Nachbereitung

- Patient zudecken, ruhen lassen, beobachten, Klingel bereitlegen.
- Wickel bei nachlassender Wärmewirkung, oder wenn er nicht mehr als angenehm empfunden wird, abnehmen, die Haut trocknen und den Patient bekleiden.
- Patient ruht noch ca. 15–30 Min. nach der Anwendung.
- Wickeltücher trocknen und bei mehrmaliger Anwendung am Bett aufbewahren.

Feucht-heiße Wickel können als Brust-, Leib-, Gelenk- und Halswickel angelegt werden; heiße Auflagen als Nieren-, Leber-, Blasen-, Brust- und Magenauflage. Die Wirkung kann durch Pflanzenzusätze im Wasser (Zitrone, Salbei, Thymian, Kamille) intensiviert werden.

Kataplasmen

Kataplasmen sind Breiumschläge, die i. d. R. heiß angelegt werden. Sie speichern die Wärme länger anhaltend als feucht heiße Wickel/Auflagen. Im Krankenhaus stehen gebrauchsfertige Pasten zur Verfügung. In der häuslichen Pflege hingegen finden auch Hafer- und Leinsamenbreie, gekochte Kartoffeln und heißer Quark Anwendung.

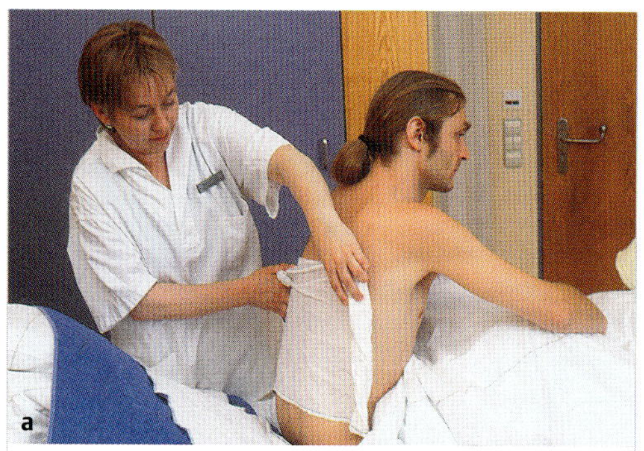

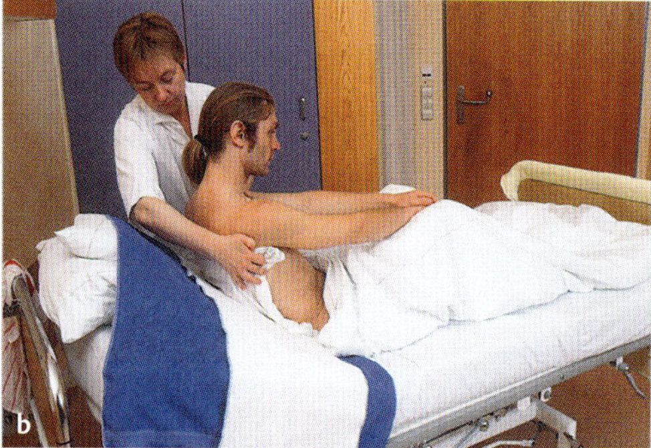

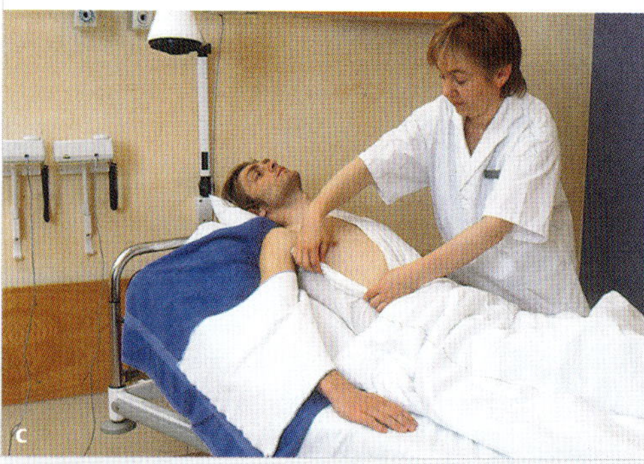

Abb. 19.86 Anlegen eines Brustwickels.
a Vom Rücken ausgehend wird das feucht-heiße Innentuch rasch um den Thorax des Patienten gewickelt,
b um einen Wärmeverlust des Wickels bzw. ein Frösteln des Patienten zu vermeiden.
c Innentuch vorne ausrollen und mit Außentuch fest anlegen.

Kataplasmen werden z. B. verordnet bei:
- Otitis media (Mittelohrentzündung)
- Muskelverspannungen („steifer Nacken")
- chronischen Halsschmerzen
- Mumps
- chronischer Bronchitis
- rheumatischen Beschwerden

Vorbereitung

Gegenstände:
- Kataplasma (Dose, Tube) oder heißer Leinsamenbrei
- Gefäß mit heißen Wasser
- Leinen oder Mull (mehrere Lagen) in Bedarfsgröße gelegt
- ggf. einige Küchentücher oder Mullkompressen
- Flanell- oder Wolltuch
- Befestigungsmaterial oder Binde zum Fixieren

Patient/Raum:
Die Vorbereitungen für den Patienten bzw. den Raum wurden schon unter den „Allgemeinen Grundsätzen" (S. 408) aufgeführt.

Durchführung

- Geschlossene Pastentube im Wasserbad erhitzen, Dosen vor dem Erwärmen öffnen.
- Paste oder Brei rasch mit einem Spatel auf dem vorbereiteten Leinen- oder Mullstreifen messerrückendick ausstreichen und mit einer Lage Mull oder einem Küchentuch bedecken oder Paste kalt aufstreichen und über Wasserdampf erhitzen, z. B. auf einem umgedrehten Topfdeckel.
- Temperatur am Handgelenk prüfen (Vorsicht, Verbrennungsgefahr!) und das Kataplasma so heiß wie möglich bei Wärmeverträglichkeit mit der Mull- bzw. Küchentuchseite rasch auf die vorgesehene Körperstelle auflegen.
- Woll- oder Flanelltuch darüberwickeln und mit einer Binde befestigen.
- Umschlag ggf. mehrere Stunden, z. B. auch über Nacht, belassen.
- Nach Abnahme des Umschlags die Haut waschen, bei Bedarf eincremen und mit einem warmen Tuch schützen.

Kartoffelauflage

Vorbereitung

Gegenstände:
- ca. 500 Gramm frisch gekochte Kartoffeln
- Leinentuch oder -säckchen in Bedarfsgröße
- Küchentücher
- Außentuch

Patient/Raum:
Die Vorbereitungen für den Patienten bzw. den Raum wurden schon unter den „Allgemeinen Grundsätzen" (S. 408) aufgeführt.

Durchführung

- Leinentuch mit Mull oder einem Küchentuch schützen.
- Kartoffeln darauf ausbreiten (mehrere Zentimeter Rand belassen), mit Mull oder einem Küchentuch bedecken und zerdrücken, bis eine ca. 2–3 cm dicke Schicht entsteht.

- Mit den Rändern des Innentuchs die Kartoffelmasse so einpacken, dass ein Päckchen entsteht.
- Kartoffelpäckchen ggf. noch etwas abkühlen lassen; bei Wärmeverträglichkeit auf den betreffenden Körperteil auflegen und fixieren, z. B. mit einem Dreieckstuch.
- Auflage mit warmem Außentuch warm halten.
- Kartoffelauflage so lange liegen lassen, bis die Wärmewirkung nachlässt.

Feucht-kalte Wickel und Auflagen

Sie werden je nach Wirkungsziel z. B. mit kaltem Wasser, Quark oder einem Wasser-Alkohol-Gemisch angelegt. Prießnitz- oder Kneipp-Wickel werden kalt (nicht eiskalt) angelegt (z. B. auf Brust und Hals) und verbleiben am Körper, bis ein reaktives Wärmegefühl eintritt. Sie können z. B. über Nacht angelegt werden.

Prießnitz-Wickel werden vor allem zur Aktivierung und Stimulierung der Antikörperbildung bei einer chronischen Entzündung (z. B. Bronchitis, Halsentzündung) verordnet. Des Weiteren gilt die besprochene Wirkungsweise der Kälteanwendung (S. 406).

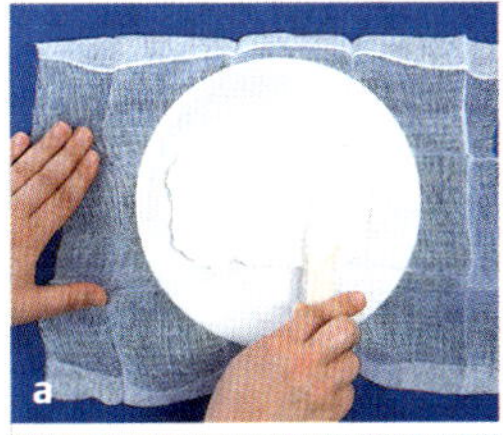

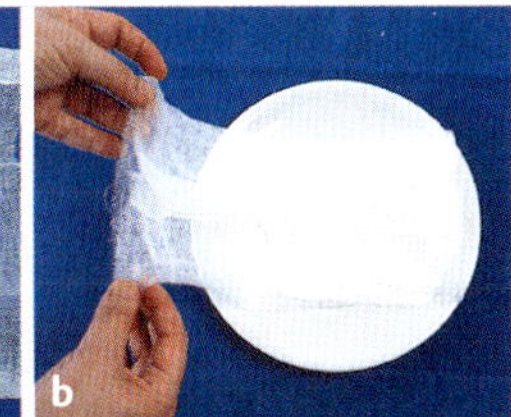

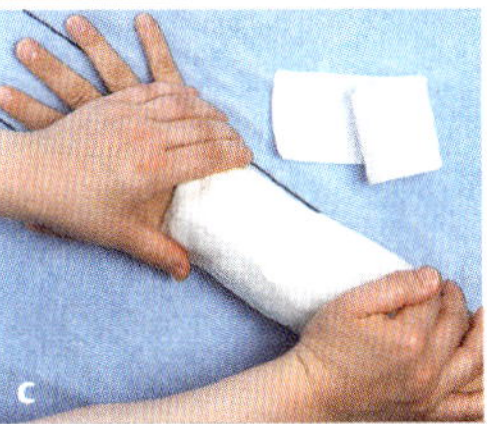

Abb. 19.87 Kühle Auflage.
a Quark ca. 1 cm dick auf der Kompresse ausstreichen,
b Rand einschlagen und
c Kompresse auf entsprechende Stelle legen.

Vorbereitung und Durchführung

Die Vorgehensweise bei feucht-kalten Anwendungen ist so wie bei „feucht-heißen Anwendungen" beschrieben. Statt heißem Wasser wird kaltes Wasser aus dem Wasserhahn verwendet. Das Anlegen erfolgt zügig. Evtl. muss zum Schutz ein Tuch (Frotteetuch) zwischen das Innen- und Außentuch gelegt werden.

Quarkauflage

Quarkauflagen wirken schmerzlindernd und abschwellend bei lokalen Entzündungen z. B. bei Venen- und Halsentzündungen, Verstauchungen, Sonnenbrand und Insektenstich.

Vorbereitung

Material:

- Quark und Spatel
- Leinentuch oder Kompresse doppelt so groß gelegt wie die zu bedeckende Körperstelle
- Bettschutzeinlage
- Mullbinde oder Tuch zum Fixieren

Patient/Raum:

Die Vorbereitungen für den Patienten bzw. den Raum wurden schon unter den „Allgemeinen Grundsätzen" (S. 408) aufgeführt.

Durchführung

- Quark ca. ½–1 cm dick auf Leinentuch oder Kompresse aufstreichen, Ränder freilassen und über dem Quark zusammenschlagen, sodass eine Packung entsteht (▶ Abb. 19.87a u. ▶ Abb. 19.87b).
- Packung auf die betreffende Körperstelle auflegen (▶ Abb. 19.87c).
- Mit Tuch oder Mullbinde locker fixieren.
- Zum Nässeschutz eine Bettschutzeinlage einlegen.
- Quarkauflage bei einsetzender Erwärmung entfernen, spätestens dann, wenn der Quark trocken wird; Haut trocknen und pflegen.

Alkoholauflage

Die Alkoholauflage (Alkoholumschlag) wird verordnet bei Venenreizung/Venenentzündung, z. B. nach einer Infusionstherapie. Alkohol trocknet die Haut aus, deshalb darf die Behandlung nicht lang anhaltend sein. Die Haut muss nach der Anwendung mit einer geeigneten Creme gepflegt werden.

Durchführung

- 35 %igen Alkohol zu gleichen Teilen mit kaltem Wasser mischen und damit ein entsprechend gefaltetes Leinentuch (oder mehrere Kompressen) befeuchten.
- Tuch oder Kompressen auf die entzündete Stelle auflegen und mit einer Mullbinde oder mit Schlauchmull locker befestigen.
- Umschlag ggf. erneuern, indem der Verband mit dem Alkoholgemisch getränkt wird.

19.7 ATL Atmen

Die Atmung (Respiration) dient der Versorgung des Körpers mit Sauerstoff und dem Abtransport von Kohlendioxid (S. 105). Sie wird vom Atemzentrum im Gehirn (verlängertes Mark, Medulla oblongata) gesteuert.

Bei der Brustatmung (kostaler Atemtyp) hebt und senkt sich der Brustkorb, bei der Bauchatmung (abdominaler Atemtyp) hingegen vorwiegend die Bauchmuskulatur.

Ein normaler, unbeeinträchtigter Atemvorgang ist unabdingbar für Gesundheit und Wohlbefinden des Menschen. Die Atmung gehört so wie Puls, Blutdruck und Temperatur zu den Vitalfunktionen des menschlichen Lebens. Eine ernste, krankhafte Störung der Vitalfunktionen ist lebensbedrohlich. So kommt es z. B. bei einem Atemstillstand von mehr als 5 Minuten Dauer bereits zu nicht reparablen Schäden im Gehirn.

Der Atemvorgang kann sich durch krankhafte Einflüsse verändern. Solche sind z. B.:

- Herz- und Lungenerkrankungen
- Stoffwechselentgleisungen
- Schädigungen des Atemzentrums

Auch die psychische Verfassung kann sich auf den Atemvorgang auswirken, z. B. eine flache, schnelle Atmung bei starker Aufregung und eine stockende bei Erschrecken. Diese Veränderungen sind nicht krankhaft.

19.7.1 Beobachtung der Atmung

Der normale Atemvorgang ist geräuschlos und erfolgt bei Erwachsenen etwa 15-mal pro Minute ohne Anstrengung im Wechsel zwischen Einatmung, Ausatmung und Atempause. Eine normale, nicht beeinträchtigte Atmung wird als Eupnoe bezeichnet.

Ist eine Kontrolle der Atemfunktion notwendig, z. B. bei Lungenerkrankungen, so werden Frequenz, Qualität, Rhythmus, Volumen und Atemtyp und evtl. der Geruch der Atmung sowie Auswurf überwacht.

19.7.2 Veränderungen der Atmung

Atemfrequenz

Definition

Mit der Atemfrequenz wird die Anzahl der Atemzüge pro Minute beurteilt. Normal sind bei Erwachsenen 15–20 Atemzüge/Min., bei Kleinkindern ca. 25 Atemzüge/Min. und bei Neugeborenen ca. 40 Atemzüge/Min.

Abweichungen von der normalen Atemfrequenz bezeichnet man bei der beschleunigten Atmung als Tachypnoe und bei Verlangsamung als Bradypnoe (▶ Tab. 19.27). Ein Atemstillstand wird als Apnoe bezeichnet.

Pflegepraxis

Zur Feststellung der Atemfrequenz sollte der Patient schlafen oder sich unbeobachtet fühlen, weil sich die Atemfrequenz und der Atemrhythmus verändern, wenn der Patient seine Atmung willkürlich beeinflusst. Die Atemfrequenz wird 1 Minute lang ausgezählt, um Falschwerte zu vermeiden.

Bei Veränderungen der Atemfrequenz ist meist auch die Atemqualität beeinträchtigt. Eine beschleunigte Atmung ist z. B. häufig flach.

Atemqualität (Atemtiefe)

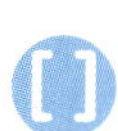

Definition

Die Atemqualität sagt etwas aus über Atemtiefe und Atemgeräusche sowie darüber, ob ein Mensch angestrengt oder frei atmet. Die normale Atmung ist geräuschlos, sie erfolgt frei und ohne Anstrengung.

Folgende krankhafte Veränderungen der Atemqualität sind möglich:

▶ **Flache Atmung.** Sie wird beobachtet bei schwerer Pneumonie, starken Schmerzen, Rippenbrüchen, Bauchoperationen und bei Sterbenden.

▶ **Vertiefte, große Atmung.** Eine solche Atmung erscheint bei Stoffwechselentgleisungen wie z. B. im Coma diabeticum mit Azidose (Übersäuerung des Blutes).

▶ **Hyperventilation.** Hier kommt es zu einer gesteigerten Atemtätigkeit, die zu einer vermehrten Ein- und Ausatmung führt. Die Hyperventilation kann psychisch be-

Tab. 19.27 Ursachen von Tachypnoe und Bradypnoe

	physiologische Ursachen	pathologische Ursachen
Tachypnoe	• körperliche Anstrengung • Aufregung/Angst u. a.	• Fieber (durch gesteigertes Stoffwechselgeschehen wird mehr Sauerstoff verbraucht.) • Herz- und Lungenerkrankungen (Störungen des Gasaustauschs) • Anämie (Mangel an Erythrozyten und des Sauerstoffträgers Hämoglobin) • Schmerzen
Bradypnoe	• im Schlaf	• Hirndruck • Vergiftungen • Schlafmittel bzw. Opiate (Beeinträchtigung des Atemzentrums)

dingt sein, z. B. durch starke Aufregung. Dabei wird vermehrt CO_2 abgeatmet, es kommt zu einer Verschiebung der Sauerstoff- und Kohlendioxidwerte im Blut (Alkalose), was zu beobachtbaren Auffälligkeiten, wie z. B. Pfötchenstellung der Hände, führen kann.

▶ **Atemgeräusche.** Atemgeräusche können harmlos sein, wie z. B. das meist in Rückenlage bei tief schlafenden Menschen auftretende Schnarchen. Krankhaft zu wertende Atemgeräusche entstehen z. B. bei Verlegung oder Verengung der Atemwege durch Schleim, Schwellungen und Fremdkörper. Folgende Atemgeräusche können auftreten:

- **rasselnd/brodelnd:** bei akuter Bronchitis, Lungenentzündung und Lungenödem
- **röchelnd:** bei schwerer Atemnot
- **keuchend:** bei schwerer Anstrengung oder Atemnot
- **pfeifend, giemend:** bei Verengung der Atemwege durch Bronchospasmus (z. B. Asthma bronchiale) oder Verlegung der Atemwege durch Fremdkörper

Merke

Pfeifende, giemende Atemgeräusche werden als Stridor bezeichnet. Ist die Einatmung betroffen, so handelt es sich um einen inspiratorischen Stridor, bei der Ausatmung ist dies ein exspiratorischer Stridor.

▶ **Dyspnoe.** Die Dyspnoe ist eine erschwerte, angestrengte Atmung unter Inanspruchnahme der Atemhilfsmuskulatur. Man unterscheidet die inspiratorische (die Einatmung betreffend) und die exspiratorische Dyspnoe (die Ausatmung betreffend). Der Patient leidet unter der Atemnot. Er hat Beklemmungsgefühle und Angst, welche sich bei schwerster Atemnot sogar zur Todesangst steigert. Zu einer Dyspnoe kommt es bei schweren Lungenerkrankungen (z. B. Lungenödem, chronische Bronchitis, Lungenemphysem oder Asthma bronchiale) und bei schwerer Herzinsuffizienz.

- **Ruhedyspnoe** ist auch im Ruhezustand vorhanden.
- **Belastungs- oder Arbeitsdyspnoe** tritt nur bei Anstrengung auf.
- **Orthopnoe** ist die schwerste Form der Atemnot, bei der die Betroffenen aufrecht sitzend nach Luft ringen (z. B. bei schwerem Asthmaanfall, Lungenödem).

Die **Nasenflügelatmung** (Bewegung der Nasenflügel bei jedem Atemzug) kann ein Begleitsymptom der Dyspnoe sein (z. B. bei schwerer Pneumonie).

Bei der **Schnappatmung** kommt es zu unregelmäßigen, schnappenden Atemzügen, die z. B. bei sterbenden Menschen immer seltener werden und zum Erlöschen der Atmung führen.

Merke

Eine Dyspnoe (Atemnot) tritt oft im Zusammenhang mit Atemgeräuschen auf. Ebenso sind Atemgeräusche häufig von einer Dyspnoe begleitet.

Atemrhythmus

Definition

Der normale Atemrhythmus besteht in Ruhe aus einer regelmäßigen Folge von Einatmung, Ausatmung und Atempause. Die Einatmung erfolgt zur Ausatmung in einem Zeitverhältnis von ungefähr 1:2.

Bei verschiedenen Erkrankungen kann der Atemrhythmus verändert sein, woraus häufig eine ernste Komplikation erkennbar wird (▶ Abb. 19.88). Krankhafte Veränderungen des Atemrhythmus sind z. B.:

- **Cheyne-Stokes-Atmung:** kleine, flache, immer tiefer werdende keuchende und wieder abflachende Atemzüge mit Atempausen, z. B. bei schwersten Erkrankungen und Sterbenden
- **Schnappatmung:** s. o.
- **Kußmaul-Atmung:** große, tiefe, regelmäßige und pausenlose Atemzüge, z. B. bei schwerer Stoffwechselentgleisung (Coma diabeticum)
- **Biot-Atmung:** mehrere gleichmäßig tiefe Atemzüge, periodisch wiederkehrend von Atempausen unterbrochen, z. B. bei Schädigungen des Atemzentrums durch Trauma, Hirndruck usw. (auch als „Maschinenatmung" bezeichnet)

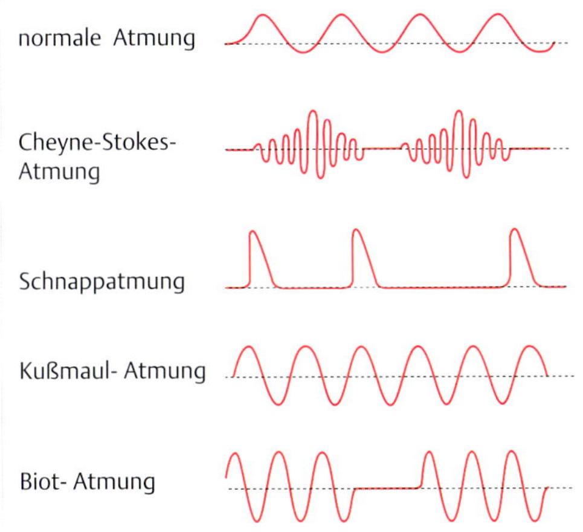

Abb. 19.88 Krankhafte Veränderungen des Atemrhythmus. Normaler Atemrhythmus und für bestimmte Krankheitsbilder typische Veränderungen des Atemrhythmus.

Atemgeruch (Fötor)

Normaler Atem ist unauffällig. Geruchsveränderungen sind wahrnehmbar:

- nach Azeton bei Koma diabeticum
- nach Leber bei Leberkoma
- faulig stinkend bei Bronchiektasen, Bronchial- und Lungenkarzinom
- nach Ammoniak bei Nierenversagen (Urämie)

19.7.3 Schluckauf (Singultus)

Definition

Der Schluckauf (Singultus) entsteht durch unwillkürliche Zwerchfellkontraktionen. Dabei strömt ruckartig Luft in die Atemwege. Das glucksende Geräusch wird durch die Stimmbänder verursacht.

Der Singultus kann nach Bauchoperationen oder bei Erkrankungen des Magen-Darm-Trakts vorkommen. Schwerstkranke und Sterbende empfinden ihn oft als ausgesprochen quälend.

19.7.4 Husten

Definition

Beim Husten kommt es zu ruckartiger, stoßweiser Ausatmung, die mit dem typischen Hustengeräusch verbunden ist. Er ist ein Schutzreflex, mit dem in der Lunge produzierter Schleim oder in die Lunge eingedrungene Fremdkörper bzw. Flüssigkeiten entfernt werden.

Husten ist kein eigenständiges Krankheitsbild, sondern eine Begleiterscheinung von Erkrankungen der Lunge und den Atemwegen wie z. B. bei Bronchitis, Pneumonie, Asthma bronchiale sowie bei Herzinsuffizienz. Husten kann auftreten als

- **trockener Reizhusten**, der oft als schmerzhaft und quälend empfunden wird, besonders bei nächtlichem Auftreten sowie als
- **produktiver Husten**, der Schleim produziert, v. a. bei Erkältungskrankheiten, Bronchitis und Asthma bronchiale. Bei chronischen Lungenerkrankungen kommt es häufig morgens nach dem Aufstehen zum Abhusten von Schleim.

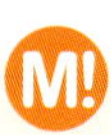

Merke

Bei länger anhaltendem Husten oder Husten gemeinsam mit Fieber muss die Ursache ärztlich abgeklärt werden. Es besteht sonst die Gefahr, dass es zu einer chronischen Lungenerkrankung kommt oder dass eine schwerwiegende Erkrankung, wie z. B. ein Bronchialkarzinom, nicht frühzeitig erkannt wird.

19.7.5 Auswurf (Sputum)

Definition

Auswurf ist das Sekret von den Schleimhäuten der Atemwege (Mund, Rachen, Nase und Bronchialbaum), das bei verschiedenen Erkrankungen produziert wird. Bei gesunden Menschen ist die Schleimproduktion so gering, dass sie nicht in Erscheinung tritt.

Beim Auswurf werden Menge, Farbe, Konsistenz, Beimengungen und Geruch beobachtet. Dazu wird Sputum in einem Einmalgefäß oder einem für Untersuchungszwecke bereitgestellten Behälter gesammelt.

Menge

Sie ist abhängig von der Erkrankungsart. Bei schwerer Bronchitis oder bei Bronchiektasen können bis zu 2 l Sputum täglich ausgehustet werden. Bei Bronchitis kommt es vorwiegend morgens zum Abhusten von Bronchialsekret.

Farbe, Konsistenz, Beimengungen

Hierzu sind Beispiele in ▸ Tab. 19.28 aufgeführt. Beimengungen des Sputums, wie Blutbestandteile, Mikroorganismen, Tumorzellen u. a., werden im Labor nachgewiesen. Das Sputum muss dazu in einem Spezialbehälter gesammelt werden.

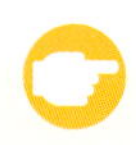

Pflegepraxis

Für die Laborentnahme ist der Patient darauf hinzuweisen, dass nicht Speichel, sondern tatsächlich ausgehustetes Sekret gebraucht wird (Entnahme dabei möglichst vor dem Zähneputzen).

Geruch

Sputum ist normalerweise geruchlos. Durch bakterielle Zersetzung und/oder Gewebezerfall kann es unangenehm jauchig und faulig riechen.

Tab. 19.28 Farb- und Konsistenzveränderungen sowie Beimengungen im Sputum

Konsistenz	Farbe	Beimengungen	Erkrankungsbeispiele
schleimig, fadenziehend	weißlich		• katarrhalische Erkrankungen der Atemwege
zäh, glasig	durchsichtig		• Asthma bronchiale
schleimig, eitrig	gelblich	Eiter	• akute bakterielle Bronchitis
zähflüssig, eitrig	gelb/grün	Eiter	• eitrige Bronchitis • Tuberkulose • Lungenabszess
eitrig, zäh, dünnflüssig, schaumig, 3-schichtig	gelblich	Eiter, Zelltrümmer	• Bronchiektasen (besonders beim morgendlichen Abhusten beobachtbar)
zähflüssig	rostfarben	Blut und evtl. Eiter	• Pneumonie
schaumig, serös, dünnflüssig	rötlich	Blut	• Lungenödem
schaumig	hellrot	Blut	• Blutsturz (z. B. bei Tuberkulose)
spärlich auftretend	rote bis rostbraune Fasern	Blut	• Bronchialkarzinom

19.7.6 Pflegerische Maßnahmen, Pneumonieprophylaxe

Definition

Die Pneumonieprophylaxe beim Patienten beinhaltet atemtherapeutische Maßnahmen zur Verbesserung der Atemfunktion und zur Vermeidung von Atemwegs- und Lungenerkrankungen.

Pflegerische Ziele der Pneumonieprophylaxe sind:

- Verhinderung von Sekretansammlung in den Atemwegen
- Verbesserung des Atemvorgangs und Hustenstoßes
- Gewährleistung einer optimalen Sauerstoffversorgung des Organismus

Pneumoniegefährdete Patienten

Beispiele für pneumoniegefährdete Patientengruppen sind ▶ Tab. 19.29 zu entnehmen. Die „Atemskala zur Erfassung der Atemsituation“ (nach Bienstein) kann – neben der klinischen Beobachtung – Hinweise auf die Pneumoniegefahr eines Patienten geben (▶ Abb. 19.89).

Tab. 19.29 Pneumoniegefährdete Patienten

Patientengruppe	Begründung der Pneumoniegefahr
• Schwerkranke mit schlechtem Allgemeinzustand (z. B. Tumorpatienten, Bewusstlose), bettlägrige Patienten	• Abwehrschwäche (Gefahr der nosokomialen Infektion) • flache Atmung wegen allgemeiner Schwäche und Immobilität • Unfähigkeit, vorhandenes Sekret abzuhusten
• Raucher	• durch vorgeschädigte Lunge vermehrte Sekretbildung
• narkotisierte Patienten	• Gefahr einer nosokomialen Infektion durch Tubus und Absaugung
• Frischoperierte, besonders nach Operationen im Thorax- und Oberbauchbereich	• Schonatmung infolge von Schmerzen
• Patienten mit bestehenden Lungenerkrankungen (z. B Asthma bronchiale)	• Funktionseinschränkung durch vorgeschädigte Lunge
• Patienten mit Schluckstörungen (z. B. bei Apoplexie)	• Gefahr der Aspiration
• Patienten mit Erkrankungen der Mundhöhle und des Rachens	• Krankheitskeime können in Bronchien und Lunge einwandern (endogene Infektion)

Bewertung:
0 – 6 Punkte = nicht gefährdet
7 – 15 Punkte = gefährdet
16 – 45 Punkte = hochgradig gefährdet, bzw. Atemstörungen vorhanden

Kriterien Einstufung von 3–0 s. Legende	Bereitschaft zur Mitarbeit	Vorliegende Lungenerkrankung	Bereits durchgemachte Lungenerkrankungen	Immunabwehrschwäche	Manipulative Maßnahmen oro-tracheal	Raucher/Passivraucher	Schmerzen	Schluckstörungen	Mobilitätseinschränkungen	Lungengefährdender Beruf	Intubationsnarkose/Beatmung	Bewusstseinslage	Atemtiefe	Atemfrequenz	Medikamente, die die Atmung sedieren	Gesamtergebnis

Vorstellung der Atemskala und Legende

Abb. 19.89 Atemskala (nach Bienstein 2000). Mit der Atemskala kann die Atemsituation und damit die Pneumoniegefährdung des Patienten eingeschätzt werden. Nach einer umfassenden Einschätzung können gezielte Maßnahmen zur Vermeidung einer Pneumonie geplant werden.

Maßnahmen zur Vertiefung des Atemzugs und zur Mobilisierung der Atemmuskulatur

Merke

Die wichtigsten Grundlagen aller prophylaktischen Maßnahmen sind Bewegung und Mobilisation. So werden bettlägrige Patienten durch Lagewechsel im Bett bewegt. Dürfen Patienten aufstehen, werden sie so früh und so oft wie möglich aus dem Bett mobilisiert, z. B. an die Bettkante, ins Bad, an den Tisch.

Bestmögliche Frühmobilisation

Eine frühzeitige Mobilisation des Patienten bewirkt durch schnelles Aufstehen, z. B. nach einer Operation, ein besseres Durchatmen und regt gleichzeitig den Kreislauf an.

Atemübungen

Die Atemübungen können eingeübt werden als Bauch-/Zwerchfellatmung sowie Brustatmung.

Durchführung

▶ **Lippenbremse.** Der Patient nimmt eine entspannte Körperlage ein, z. B. flache Rückenlage, Oberkörperhochlagerung, bequemes Sitzen. Wichtig ist, dass der Brustraum frei beweglich ist.

Der Patient atmet langsam tief durch die Nase ein, hält die Luft kurz an und atmet langsam ohne zu pressen bei nur leicht geöffneten Lippen (Lippenbremse) durch den Mund wieder aus. Dadurch wird ein vorzeitiger Verschluss der Bronchien und Alveolen verhindert.

▸ **Bauch-/Zwerchfellatmung.** Hierbei atmet der Patient langsam tief in den Bauch ein, d. h. die Bauchdecke hebt sich bei der Einatmung und senkt sich bei der Ausatmung. Pflegende können die Bauch-/Zwerchfellatmung unterstützen, indem sie beide Hände unterhalb des Rippenbogens flach auf den Bauch des Patienten legen und ihn auffordern, die Hände „wegzuatmen" (Kontaktatmung). Die Ausatmung wird unterstützt durch leichten Druck der Hände während der Ausatemphase (▸ Abb. 19.90).

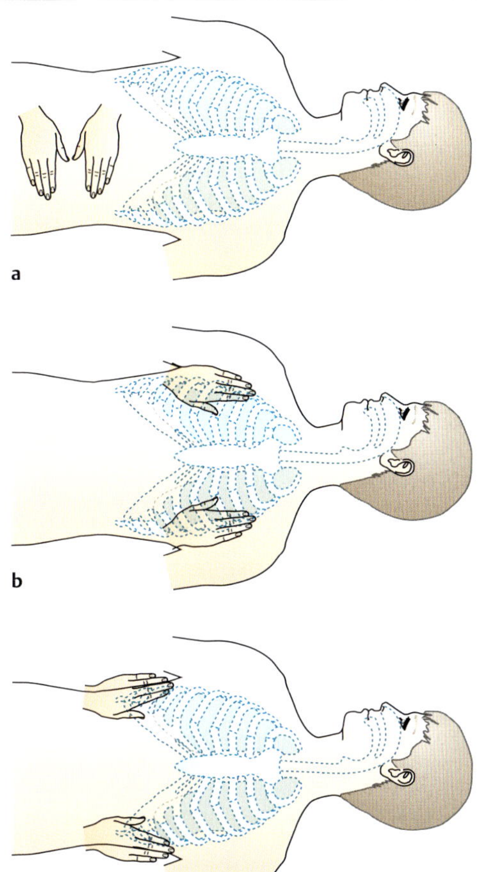

Abb. 19.90 Kontaktatmung zur Verbesserung des Atemvorgangs. Die aufliegenden Hände der Pflegenden werden vom Patienten „weggeatmet". **a** Verbesserung der Bauch-Zwerchfell-Atmung durch Auflegen der Hände auf den Bauch in der Ausatemphase. Verbesserung der Brustkorbatmung durch „wegatmen" der auf dem Brustkorb **(b)** oder an den Flanken des Patienten **(c)** liegenden Hände der Pflegenden.

▸ **Brustatmung.** Dabei erfolgt die Einatmung in den Brustraum, d. h. die Lunge dehnt sich aus und die Rippen heben sich bei der Einatmung und senken sich bei der Ausatmung. Pflegende können die Brustatmung unterstützen, wenn sie die Hände seitlich an den Brustkorb oder an die Flanken des Patienten legen und ihn auffordern, diese „wegzuatmen". Die Ausatmung wird unterstützt durch einen erhöhten Druck der Hände während der Ausatemphase.

▸ **Vollatmung.** Die Einatmung erfolgt langsam gleichzeitig in den Bauch und in den Brustkorb. Die Bauchdecke wölbt sich, Brustkorb und Schlüsselbein heben sich bei der Einatmung, bei der Ausatmung senken sich Bauchdecke, Brustkorb und Schultern. Diese Atemübungen sollten, je nach Befindlichkeit des Patienten, 3-mal täglich jeweils 5- bis 6-mal durchgeführt werden. Wenn der Patient die Bauch-, Brust- und Vollatmung erlernt hat, kann er diese Übungen gezielt einsetzen, z. B. bei auftretender Atemnot oder bei postoperativen Schmerzen zur Entspannung und Linderung der Beschwerden. Günstig ist es, wenn der Patient schon vor der Operation die Atemtechnik erlernt und sie dann im Bedarfsfall einsetzen kann.

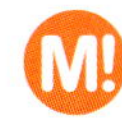

Merke

Patienten mit einer Dyspnoe können leichter atmen, wenn sie im Sitzen ihre Unterarme abstützen, z. B. im Reitersitz oder Kutschersitz (▸ Abb. 19.91).

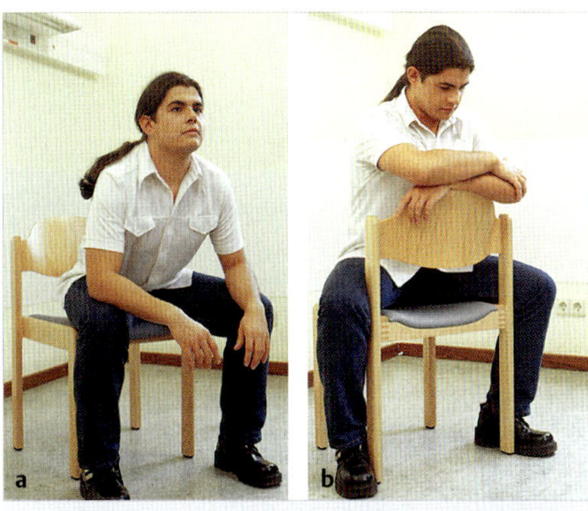

Abb. 19.91 Atemerleichternde Körperhaltung im Sitzen.
a Im Kutschersitz stützt der Patient seine Arme auf den Oberschenkeln ab.
b Im Reitersitz sitzt er umgekehrt auf einem Stuhl und stützt sich auf der Rückenlehne ab.

Atemstimulierende Einreibung (ASE)

Die atemstimulierende Einreibung (▸ Abb. 19.92) führt zur

- tieferen und ruhigeren Atmung,
- Entspannung und Beruhigung des Patienten bei Unruhe, Angst und Schmerzen und zur
- besseren Körperwahrnehmung durch den intensiven Kontakt mit den massierenden Händen. Dies dient der besseren Orientierung, besonders bei verwirrten und dementen Patienten.

Durchführung

- Der Patient sitzt bequem auf einem Hocker oder am Bettrand, die Arme sind auf einem kleinen Kissen abgestützt.
- Bei bettlägerigen Patienten erfolgt die Einreibung in Seitenlage bzw. in 135°-Lage. Die Pflegende befindet sich hinter dem Patienten oder seitlich am Bettrand.
- Zur Einreibung wird eine geeignete Körperlotion (W/O) verwendet, die mit beiden Händen gleichzeitig rechts und links der Wirbelsäule vom Nacken in Richtung Steißbein aufgetragen wird.
- Die Hände der Pflegenden bleiben dabei im Kontakt mit dem Patienten.
- Mit den Händen erspürt die Pflegende den Atemrhythmus des Patienten.
- Vom Nacken ausgehend werden die Hände mit der Ausatmung beidseits der Wirbelsäule ca. 10–15 cm nach unten geführt. Sie sind dabei geschlossen und liegen mit ihrer ganzen Innenfläche auf. Neben der Wirbelsäule üben Zeigefinger und Daumenbereich einen stärkeren Druck aus, um die Ausatmung anzuregen.
- Während der Einatmung gleiten die Hände nun mit nachlassendem Druck sanft nach oben und drehen sich zurück zur Wirbelsäule, wo der Kreis ohne Druck geschlossen wird.

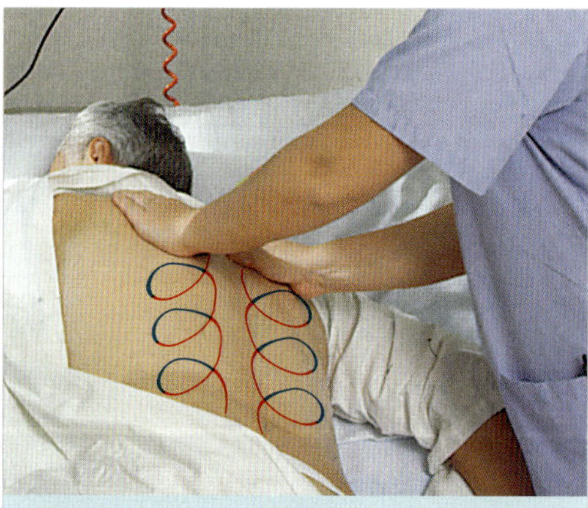

Abb. 19.92 Technik der atemstimulierenden Einreibung. Die Bewegung der Hände während der Einatmung ist blau und während der Ausatmung rot markiert.

- Am Ende des Rückens (Steißbeinbereich) angelangt, werden die Hände versetzt nach oben in den Nackenbereich gebracht, wo der Massagevorgang neu beginnt. Dieser wiederholt sich ca. 6- bis 7-mal.
- Die Kreisbewegungen erfolgen zuerst im Atemrhythmus des Patienten und können nach einem ersten Durchgang je nach Indikation verändert (angeregt, verlangsamt) werden, z. B. in einem Verhältnis Einatmung zur Ausatmung 1 : 2.
- Abschließend streicht die Pflegende mit beiden Händen mehrmals vom Nacken zum Steißbein.
- Der Patient soll nach der Einreibung ruhen.
- Die atemstimulierende Einreibung wird in ruhiger Atmosphäre durchgeführt, d. h. es gibt keine störenden Geräusche oder Aktivitäten im Zimmer. Die Pflegende soll dazu Zeit und innere Ruhe haben, weil sonst die erwünschte Wirkung der Einreibung evtl. ausbleibt.

Atemgymnastik

Spezielle atemgymnastische Übungen z. B. zur Mobilisation der Atemmuskulatur, zur Verbesserung der Ein- und Ausatmung und zur Sekretmobilisation werden nach ärztlicher Verordnung von der Physiotherapie angeleitet und eingeübt. Dabei kommen auch diverse Methoden und unterstützend unterschiedliche Atemtrainingsgeräte zum Einsatz.

Atemtrainingsgeräte

Es gibt eine Vielzahl von Atemtrainingsgeräten, die zur Verbesserung der Atemfunktion eingesetzt werden.

SMI-Trainer

Bei entsprechender Luftströmung während der Einatmung werden kleine Kugeln zum Schweben gebracht oder das Volumen der eingeatmeten Luft angezeigt (▸ Abb. 19.93).

Durchführung

- Der Patient sitzt bequem oder liegt mit erhöhtem Oberkörper.
- Er umschließt mit den Lippen das Mundstück des Atemtrainers und atmet langsam tief durch den Mund ein, bis die Bälle im Trainingsgerät den entsprechenden Markierungspunkt erreicht haben. Sie sollten 2–3 Sekunden lang schweben.
- Beim volumenorientierten Trainingsgerät atmet er so lange ein, bis das erwünschte Einatem-Volumen angezeigt wird.
- Die eingeatmete Luft wird noch kurz angehalten. Das Mundstück wird dann aus dem Mund genommen und der Patient atmet langsam aus.

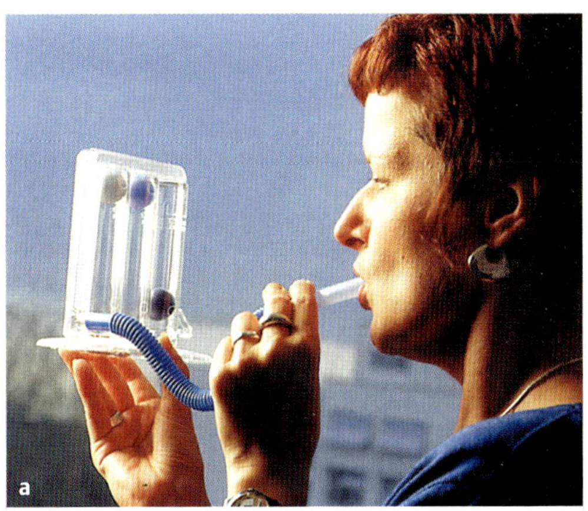

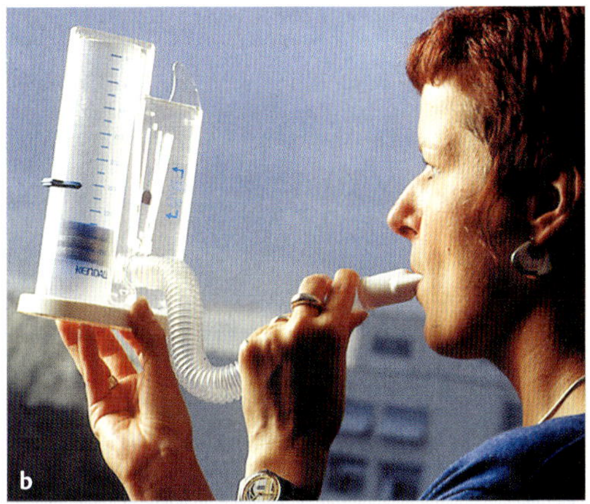

Abb. 19.93 Atemtrainingsgeräte.

a Flow-orientierte Atemtrainingsgeräte bringen die Bällchen bei einer bestimmten Luftströmungsgeschwindigkeit zum Schweben.

b Volumenorientierte Trainingsgeräte zeigen bei richtiger Übungstechnik das eingestellte Einatemvolumen an.

Ausatmen gegen Widerstand

Diese Atemgymnastik ist einfach und ohne Aufwand durchführbar. Sie bringt eine Verbesserung der Lungenbelüftung und Stärkung der Atemmuskulatur mit sich.

Durchführung

Folgende Beispiele zeigen, wie Patienten das Ausatmen gegen einen Widerstand nach Anleitung selbstständig üben können:

- Patient bläst mehrmals täglich einen Luftballon auf.
- Patient setzt durch Blasen ein Windrad in Gang.
- Patient bringt durch Blasen einen Wattebausch oder eine Kompresse zum Schweben.

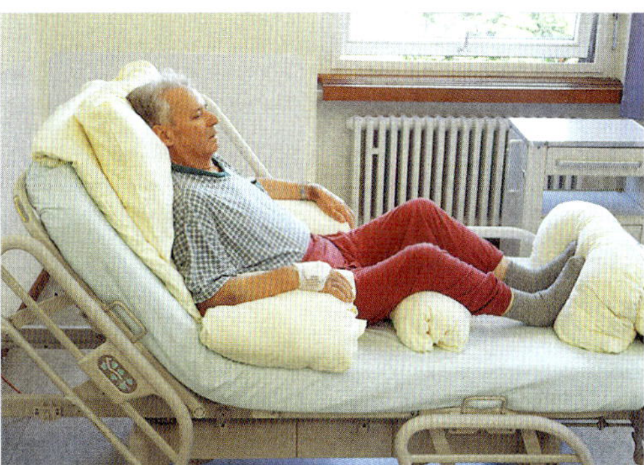

Abb. 19.94 Oberkörperhochlagerung. Die Oberkörperhochlagerung ermöglicht eine Atemerleichterung bei Dyspnoe.

Merke

Der Einsatz von Atemtrainingsgeräten ist von der Belastbarkeit des Patienten abhängig. Er darf sich bei diesen Übungen keinesfalls überanstrengen. Bei geplanten Operationen ist es für den Patienten günstig, wenn er vor dem Eingriff die Atemtechnik und den Umgang mit Atemtrainingsgeräten erlernt.

19.7.7 Atemunterstützende Lagerungen

Atemunterstützende Lagerungen dienen der besseren Belüftung einzelner Lungenabschnitte und optimieren den Einsatz der Atem- und Atemhilfsmuskulatur.

Oberkörperhochlagerung

Sie ermöglicht eine Verbesserung des Atemvorgangs, v. a. bei Dyspnoe (▸ Abb. 19.94).

Durchführung

- Der Patient liegt mit dem Gesäß in der Gelenkachse zwischen Liegefläche und Kopfteil.
- Das Kopfteil des Bettes wird nach Bedarf hochgestellt. Der Patient ist im Rücken mit einem Kissen gut abgestützt.
- Knie sind leicht unterlegt. Bei Dekubitusgefahr werden die Fersen durch leichte Hochlagerung der Unterschenkel freigelagert.

Ein Abrutschen im Bett wird verhindert, wenn die Füße durch eine gepolsterte Bettkiste, ein geeignetes Lagerungskissen oder eine gerollte Decke abgestützt werden. Eine andere Alternative ist das Unterlegen der Oberschenkel mit einem zusammengelegten Handtuch, das kurz vor den Sitzbeinhöckern quer unter die Oberschenkel gelegt wird.

Merke

Bei schwerer Atemnot ist es hilfreich, wenn die Arme durch ein Kissen abgestützt werden.

Einfache Dehnlagerung

Die Dehnlagerungen dienen der Entlastung und der Verbesserung des Atemflusses.

Durchführung

Der Patient liegt in Seitenlage, der Oberkörper ist mit einem Kissen leicht unterlegt, der unten liegende Arm ist bestmöglich nach oben gelagert. Das oben liegende Bein ist gebeugt und nach vorne abgestützt (▶ Abb. 19.95 **a**).

Drehdehnlagerung

Durchführung

Der Patient liegt in wechselnder Seitenlage, der unten liegende Arm wird bestmöglich nach oben gelagert, der oben liegende Arm liegt hinter dem Kopf. Das oben liegende Bein ist gebeugt und nach vorne abgestützt (▶ Abb. 19.95 **b**).

Halbmondlagerung

Durchführung

Der Patient liegt in Rückenlage, die Beine sind gestreckt und liegen nebeneinander. Er legt einen Arm so weit wie möglich über den Kopf. Die andere Hand bewegt sich am Körper entlang ein Stück weit in Richtung Füße (▶ Abb. 19.95 **c**).

V-Lagerung

Die V-Lagerung ermöglicht eine Druckentlastung der Wirbelsäule und dehnt die unteren Lungenabschnitte.

Durchführung

2 zum „Schiffchen" gelegte, wenig gefüllte Kopfkissen werden unter dem Oberkörperbereich des Patienten V-förmig gelegt, sodass sich die übereinander gelegte Spitze unter dem Steißbeinbereich des Patienten befindet. Der Kopf wird auf einem weiteren Kissen abgestützt (▶ Abb. 19.96 **a**).

A-Lagerung

Die A-Lagerung ermöglicht die Dehnung und bessere Belüftung der oberen Lungenanteile.

Durchführung

2 wenig gefüllte, zum „Schiffchen" gelegte Kopfkissen werden A-förmig unter den Oberkörperbereich des Patienten gelegt. Die übereinander gelegte Spitze liegt etwa im Bereich des 3. Halswirbels, sodass der Hals noch frei liegt. Der Kopf wird mit einem kleinen Kissen abgestützt (▶ Abb. 19.96 **b**).

T- und I-Lagerung

Die T-Lagerung führt zu einer Dehnung der unteren, mittleren und oberen Lungenanteile. Bei der sog. I-Lagerung wird anstatt dem Längskissen eine weiche Rolle längs unter die Wirbelsäule des Patienten gelegt. Die I-Lagerung ist besonders für kleine, schmale Patienten geeignet. Sie hat dieselbe therapeutische Wirkung wie die T-Lagerung.

Durchführung

2 wenig gefüllte, zum „Schiffchen" gelegte Kopfkissen werden T-förmig unter den Oberkörperbereich des Patienten gelegt, sodass das Längskissen unter der Wirbelsäule des Patienten liegt. Das Querkissen dient der Unterstützung des Kopfes (▶ Abb. 19.96 **c**).

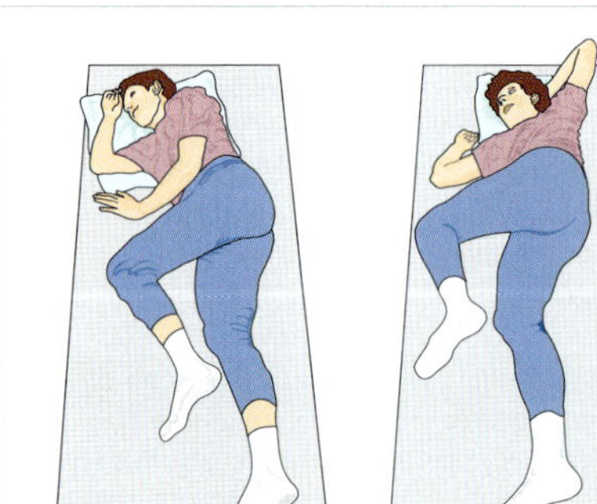

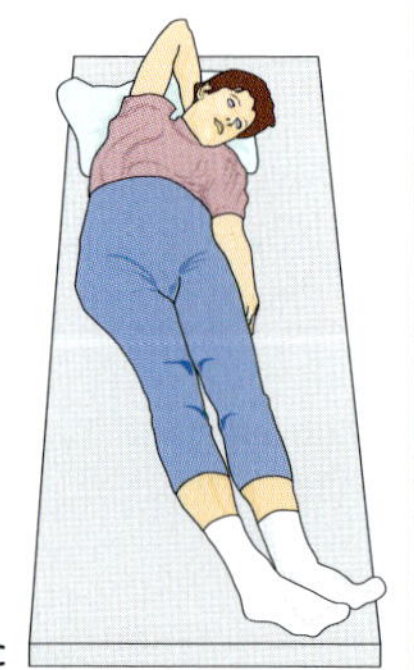

Abb. 19.95 Atemunterstützende Lagerungen. Dehnlagerungen ermöglichen eine Verbesserung des Atemflusses.
a Einfache Dehnlagerung, **b** Drehdehnlage, **c** Halbmondlage.

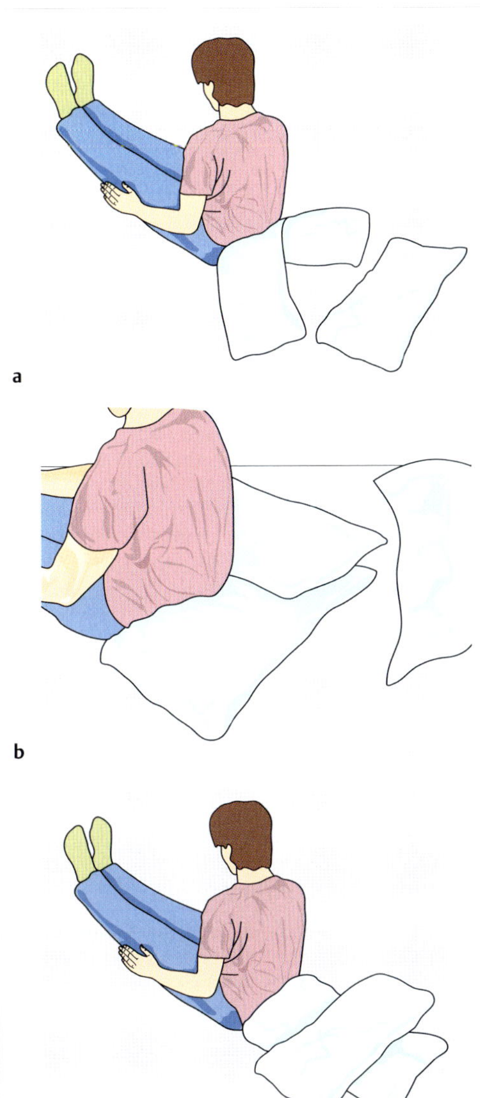

Abb. 19.96 V-, A-, T-, I-Lagerung. **a** Die V-Lagerung ermöglicht eine Dehnung und bessere Belüftung der unteren Lungenanteile, **b** bei der A-Lagerung werden die oberen Lungenanteile besser belüftet, **c** die T- oder I-Lagerung führt zu einer Dehnung und besseren Belüftung der unteren, mittleren und oberen Lungenanteile.

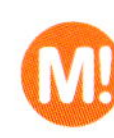

Merke

Dehnlagerungen sind therapeutische Lagerungen. Bei guter Akzeptanz können sie mehrmals täglich 20–30 Min. durchgeführt werden.

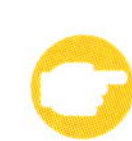

Pflegepraxis

Die V-, A- und T-Lagerungen können, anstatt mit Kissen-Schiffchen, auch mit jeweils 2 gerollten oder schmal zusammengelegten Tüchern (Molton oder Stecktuch) oder einer dünnen, langen Lagerungsschlange durchgeführt werden. Der Kopf wird dabei jeweils mit einem Kissen unterlegt.

19.7.8 Maßnahmen zur Sekretverflüssigung

Inhalationen

Zähflüssiges Sekret kann durch Einatmung (Inhalation) von vernebelten Medikamenten (Aerosolen) oder Wasserdampf verflüssigt und damit besser abhustbar gemacht werden. Sekretlösende Medikamente (Sekretolytika) fördern die Sekretentleerung, sofern eine ausreichende Flüssigkeitszufuhr gewährleistet ist.

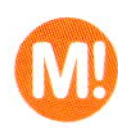

Merke

Maßnahmen zur Sekretverflüssigung sind nur dann sinnvoll, wenn der Patient das gelöste Sekret abhusten kann oder ein regelmäßiges Absaugen des Tracheobronchialsystems vorgenommen wird.

Einreibungen

Einreibungen mit Erkältungssalben bzw. ätherischen Ölen wirken vor allem schleimlösend und auswurffördernd. Außerdem wird der Duft des verwendeten Öls von den Patienten oft als sehr angenehm und wohltuend empfunden. Auszüge aus folgenden Pflanzen finden Anwendung zur Therapie von Atemwegserkrankungen:

- Zitrone
- Lavendel
- Eukalyptus
- Thymian
- Pfefferminze
- Fichtennadel
- Salbei

Die ätherischen Öle wirken durch Einatmung (Inhalation) und durch Resorption über die Haut (lokale Wärmewirkung).

Merke

Einreibungen dürfen nur auf intakte und reizlose Haut, meist an Brust oder Rücken, erfolgen. Bei anhaltender Hautrötung besteht die Gefahr einer Überempfindlichkeit, weitere Einreibungen müssen dann unterbleiben. Um unerwünschte Nebenwirkungen, z. B. bei Patienten mit chronischen Lungenerkrankungen, zu vermeiden, erfolgt eine Einreibung erst nach Rücksprache mit dem Arzt.

Feucht-heiße Brustwickel

Das Anlegen eines feucht heißen Brustwickels ist in Kap. 19 (S.408) beschrieben. Die sekretlösende Wirkung des Wickels kann durch den Zusatz von Zitronensaft (1 Zitrone wird im heißen Wasser zerquetscht) oder anderen Pflanzenauszügen (s. o.) verbessert werden.

19.7.9 Maßnahmen zur Sekretmobilisation

Das Abhusten von Bronchialsekret kann bei geschwächten Patienten durch unterstützende Maßnahmen erleichtert werden.

Vibrationsmassage

Durch Vibration oder Klopfen im Thoraxbereich wird festsitzendes Sekret gelockert und kann abgehustet werden. Das Sekret soll der Schwerkraft nach in Richtung Lungenpforte (Hilus) fließen, deshalb wird bei Lagerungen darauf geachtet, dass der Lungenhilus am tiefsten gelagert wird. Dies ist bei Patienten mit Atemnot oft nicht möglich. Vibration darf nicht bei Patienten nach Herzinfarkt oder Herzrhythmusstörungen sowie Operationen/ Erkrankungen im Thoraxbereich durchgeführt werden.

Durchführung

- Mit einem speziellen Massagegerät (z. B. Vibramat, Vibrax) fährt die Pflegende langsam über den Rücken des Patienten.
- In der Ausatemphase wird ein stärkerer Druck ausgeübt.
- Bei Dränierung der Lungenspitze sitzt der Patient im Bett, die Vibrationsmassage erfolgt vom Schulterbereich in Richtung Lungenhilus.
- Zur Dränierung der mittleren und unteren Lungenanteile liegt der Patient seitlich in leichter Kopf-Tieflage (Trendelenburg-Lage), der Rippenbereich ist mit einem schmalen Querkissen unterlegt. Die Vibrationsmassage erfolgt nun von der Brustkorb-Außenseite in Richtung Lungenhilus und/oder von der Lungenbasis in Richtung Lungenhilus.

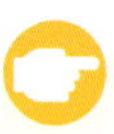

Pflegepraxis

Die Vibrationsmassage ist intensiver als Vibrationen, die von Hand ausgelöst werden. Von einer Vibration der Wirbelsäule, der Schulterblätter und der Nierenbecken wird abgesehen.

Rücken abklopfen

Wie bei der Vibrationsmassage beschrieben, wird durch das vorsichtige Abklopfen des Brustkorbs festsitzendes Bronchialsekret gelockert.

Durchführung

Der Thorax wird mit der lockeren Faust, der Hohlhand oder Kleinfingerkante vorsichtig abgeklopft. Man beginnt hiermit am unteren Rippenbogen. Dabei ist, wie bei der „Vibrationsmassage" beschrieben, zu beachten, dass die Klopfrichtung immer von der Lungenperipherie in Richtung Lungenhilus erfolgt und der Patient dazu die entsprechende Körperlage einnimmt.

Merke

Patienten mit Thrombose, Herzinfarkt, Lungenembolie, Schädel-Hirn-Trauma, Osteoporose, Knochenmetastasen und Wirbel- oder Rippenbrüchen dürfen nicht abgeklopft werden, weil es sonst zu Komplikationen und Schmerzen kommen kann.

Beim Abhusten unterstützen

Wenn der Patient wegen Schmerzen oder Schwäche vorhandenes Bronchialsekret nicht oder nur erschwert abhusten kann, bringt das Einüben einer produktiven Hustentechnik evtl. Abhilfe.

Durchführung

- Patient sitzt im Bett oder auf dem Stuhl. Er kann sich dabei ein kleines Kissen gegen den Brustkorb oder den Bauch halten.
- Er holt durch die Nase tief Luft.
- Dann spannt er die Gesäßbacken an und drückt die Knie aneinander.
- Patient hustet nun in kurzen, kräftigen Stößen.

Hat der Patient eine frische Operationsnarbe im Thorax- oder Bauchbereich, kann die Pflegende während des Hustens zur Vermeidung von Schmerzen mit den flachen Händen während der Hustenstöße einen leichten Gegendruck auf die Wunde ausüben. Das ausgehustete Bronchialsekret wird in ein Papiertaschentuch gespuckt, es soll nicht geschluckt werden.

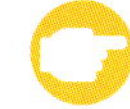

Pflegepraxis

Es ist sinnvoll, die Anleitung zum produktiven Husten nach einer Inhalation und/oder nach dem Abvibrieren/Abklopfen durchzuführen, weil das verflüssigte und gelockerte Sekret dann leichter abhustbar ist.

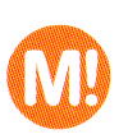

Merke

Frisch operierte Patienten müssen zum effektiven Abhusten schmerzfrei sein. Deshalb ist eine regelmäßige Schmerzmittelgabe nach Operationen von großer Bedeutung.

Dränagelagerungen

Dränagelagerungen ermöglichen eine gezielte Dränage (Ableitung von Schleim) bestimmter Lungenabschnitte. Als therapeutische Lagerungen müssen sie ärztlich verordnet sein, zumal sie den Patienten anstrengen können und kreislaufbelastend sind.

Wie bei der Vibrationsmassage (S. 422) beschrieben, soll das Bronchialsekret der Schwerkraft nach in Richtung Hauptbronchus (Lungenhilus) fließen. Das Abfließen des Sekrets wird durch Dehnung des betreffenden Lungenabschnitts sowie durch eine der Fließrichtung entsprechende Lagerungstechnik erreicht, d. h., dass der Patient zur Dränierung der mittleren und unteren Lungenbereiche in leichter Kopf-Tieflage gelagert sein muss.

Je nach Lungenanteil (vordere, seitliche oder hintere Anteile), liegt der Patient dabei in Rücken-, Seiten-, Halbseiten-, Bauch- oder 135°-Lagerung. Lagerungsbeispiele sind der ▸ Abb. 19.97 **a–d** zu entnehmen.

Die Lagerungen sind mittels weniger Lagerungskissen schnell und einfach durchzuführen. Bei guter Verträglichkeit sollten sie ca. 10–15 Minuten dauern. Es sind genügend Papiertücher bereitzulegen, in die der Patient abhusten kann.

Merke

Der Patient ist während der Lagerung zu beobachten (Kreislaufsituation, Beschwerdeäußerungen). Bei auftretender Atemnot oder sonstigen Beschwerden wird die bestehende Lagerung umgehend abgebrochen.

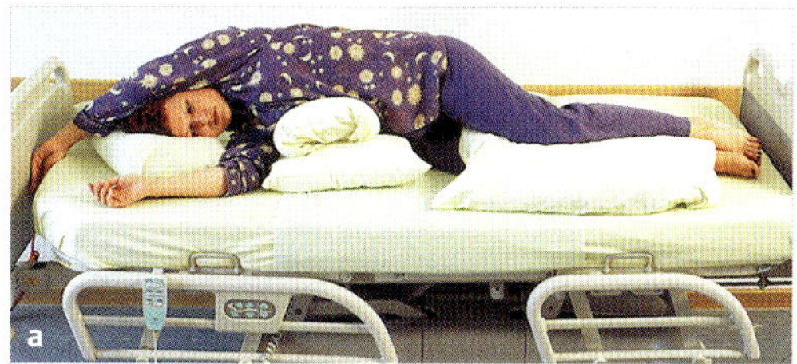

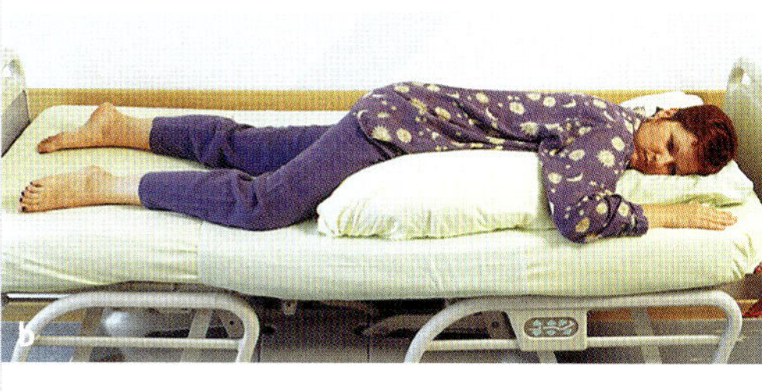

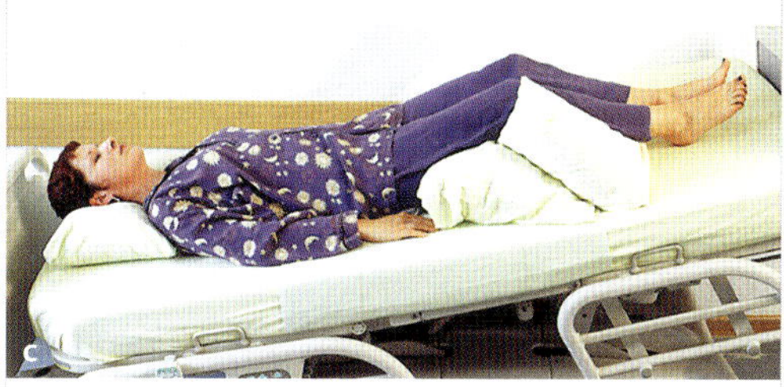

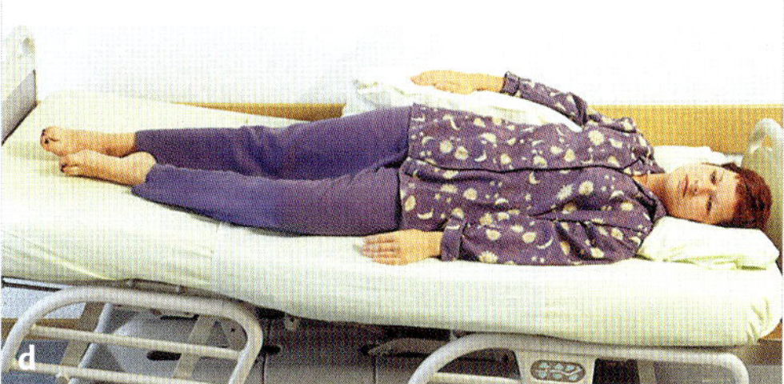

Abb. 19.97 Dränagelagerungen. Dränagelagerungen ermöglichen den gezielten Abfluss von Bronchialsekret aus bestimmten Lungensegmenten.
a Dränage des linken Lungenflügels,
b Dränage des hinteren Oberlappenanteils der rechten Lunge,
c Dränage der beiden vorderen, unteren Lungenanteile,
d Dränage des mittleren Lungenanteils der rechten Lunge.

19.7.10 Weitere prophylaktische Maßnahmen

Die Aspirationsprophylaxe dient der Vermeidung einer Aspirationspneumonie. Entsprechend gefährdete Patienten dürfen entweder keine Nahrung oder nur unter besonderen Vorsichtsmaßnahmen zu sich nehmen.

Wird die Mundpflege bei entsprechend gefährdeten Patienten korrekt durchgeführt, so wird verhindert, dass Keime (z. B. Soorerreger) über die Trachea in die Lunge vordringen und eine Pneumonie verursachen.

19.7.11 Inhalationstherapie

Bei der Inhalationstherapie werden Wasserdampf, vernebelte Flüssigkeiten (Aerosole) oder Gase eingeatmet zur

Prophylaxe und Therapie von Lungen- und Atemwegserkrankungen. Häufig werden den Flüssigkeiten Medikamente zugesetzt, die eine Behandlung der Atemwege ermöglichen (z. B. bei Asthma bronchiale).

Zur Verneblung von Flüssigkeiten wird ein Inhaliergerät benötigt, das elektrisch über einen Membrankompressor oder mit Druckluft betrieben wird. Die Eindringtiefe des Inhalats ist von der Tröpfchengröße der vernebelten bzw. verdampften Flüssigkeit abhängig:

- Größe über 30 Mikrometer: Eindringtiefe bis in die oberen Luftwege (Wasserdampf)
- Größe 10–30 Mikrometer: Eindringtiefe bis in den Bronchialbaum
- Größe 1–10 Mikrometer: Eindringtiefe bis in die kleinsten Bronchien und Lungenalveolen

Inhalationsmedikamente

Physiologische Kochsalzlösung kann direkt als Inhalationslösung verwendet werden oder dient als Trägerlösung für Inhalationsmedikamente. Solche sind z. B. sekretlösende, krampflösende, abschwellende, antiallergische, antientzündliche und antibiotische Medikamente.

Dosierung und Anwendungsdauer der Medikamente werden vom Arzt verordnet. Nebenwirkungen sind auf dem Beipackzettel vermerkt. Die Patienten werden auf Wirkung und Nebenwirkungen hin beobachtet.

Merke

Zur Aerosolinhalation dürfen nur dafür geeignete Medikamente verwendet werden. Selbst gefertigte Lösungen mit ätherischen Ölen können die Düsen des Inhaliergeräts verstopfen.

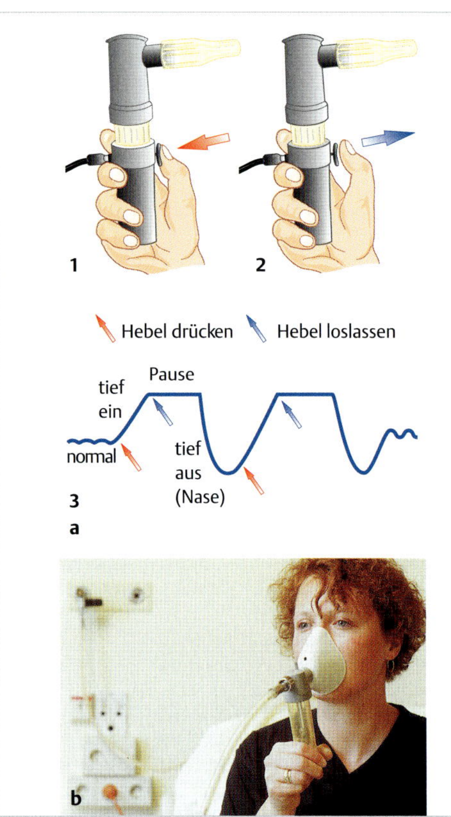

Abb. 19.98 Aerosolinhalation. Bei der Aerosolinhalation wird das vernebelte Medikament entweder
a über ein Mundstück oder
b über eine Maske eingeatmet.

Aerosolinhalation

Durchführung

- Patient sitzt bequem und entspannt.
- Verordnetes Medikament wird in den sauberen Medikamentenbehälter eingefüllt, das Gerät wird eingeschaltet.
- Patient nimmt das Mundstück des Inhaliergeräts zwischen die Zähne und umschließt es mit den Lippen.
- Er atmet langsam durch den Mund tief ein, wobei bei manchen Geräten während der Einatmung eine Unterbrechertaste zu drücken ist.
- Nach der Einatmung wird die Unterbrechertaste losgelassen, die Luft einige Sekunden angehalten und dann langsam durch die Nase ausgeatmet (▸ Abb. 19.98).
- Bei der Inhalation mit der Maske wird diese dicht an Mund und Nase gehalten oder mit einem Gummiband am Kopf fixiert.
- Die Inhalation dauert ca. 10 Minuten.
- Nach der Inhalation soll der Patient ruhen. Er muss genügend Papiertücher zum Abhusten von Bronchialsekret haben. Bei Bedarf werden Maßnahmen der Sekretentfernung angewandt.

Nachbereitung

Inhaliergerät mit Mundstück oder Maske wird nach Gebrauch auseinander genommen, laut Hygieneplan gereinigt und bis zur Wiederverwendung staubgeschützt aufbewahrt. Wird das Gerät bei einem anderen Patienten verwendet, werden die gebrauchten Teile, sofern Einwegmaterial, verworfen, ansonsten entsprechend der Herstellerangaben desinfiziert bzw. sterilisiert. Einmalmasken werden entsprechend des Hygieneplans regelmäßig erneuert.

Inhalation mit dem Dosieraerosol

Dosieraerosole sind kleine, transportable Tascheninhalierer, die der Patient bei sich hat und im Bedarfsfall überall einsetzen kann (z. B. bei einem Asthma-Anfall). Die Anwendung der Dosieraerosole erfolgt nach den Herstellerangaben.

Durchführung

- Schutzkappe am Mundstück des Inhalierers wird entfernt.
- Patient atmet tief aus und hält die Luft an und schüttelt das Dosieraerosol kurz.
- Patient nimmt das Mundstück des Inhalierers zwischen die Zähne und umschließt es mit den Lippen.
- Dann drückt er das Inhaliergerät zusammen und löst damit einen Medikamentenhub aus, er atmet dabei langsam durch den Mund tief ein.
- Patient hält die Luft kurz an, entfernt das Mundstück aus dem Mund und atmet durch die Nase langsam wieder aus.
- Bei entsprechender Verordnung wird der Vorgang wiederholt.

Inhalation mit Dosieraerosol und Inhalationshilfe

Bei bestimmten Inhalationsmedikamenten (z. B. Kortison) wird die Inhalation mit einer Inhalationshilfe (auch Spacer genannt) durchgeführt. Dies ist ein Plastikbehälter, der auf das Mundstück des Dosieraerosolgeräts aufgesetzt wird.

Durchführung

Siehe (▸ Abb. 19.99).

- Schutzkappe vom Mundstück des Dosieraerosols wird abgenommen, die Inhalationshilfe aufgesetzt.
- Schutzkappe wird auf das Mundstück der Inhalationshilfe aufgesetzt.
- Der Patient atmet aus und hält die Luft an.
- Dosieraerosol wird kurz geschüttelt, das Gerät zusammengedrückt und so ein Medikamentenhub ausgelöst. Dieser befindet sich nun in der Inhalationshilfe.

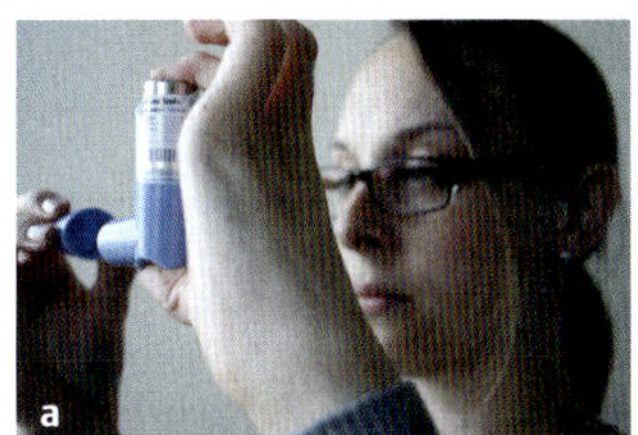

Behälter des Dosieraerosols mit Mittelfinger und Daumen greifen, Schutzkappe abnehmen.

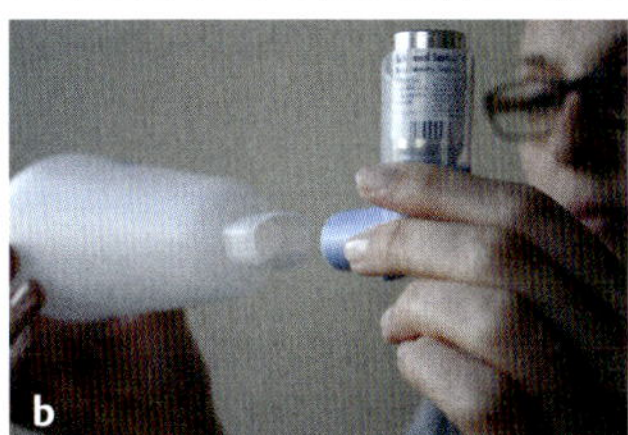

Inhalationshilfe aufsetzen.

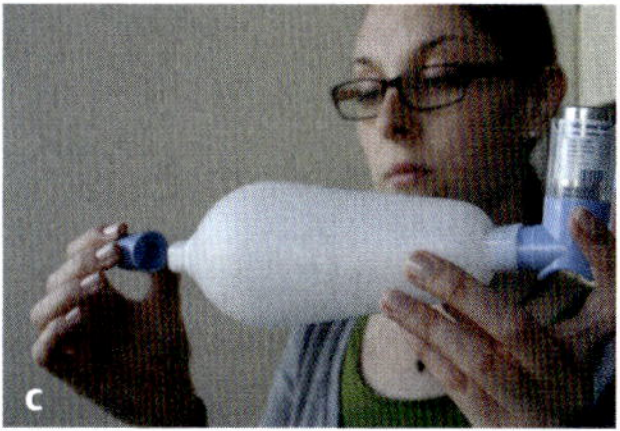

Inhalationshilfe mit Schutzkappe verschließen.

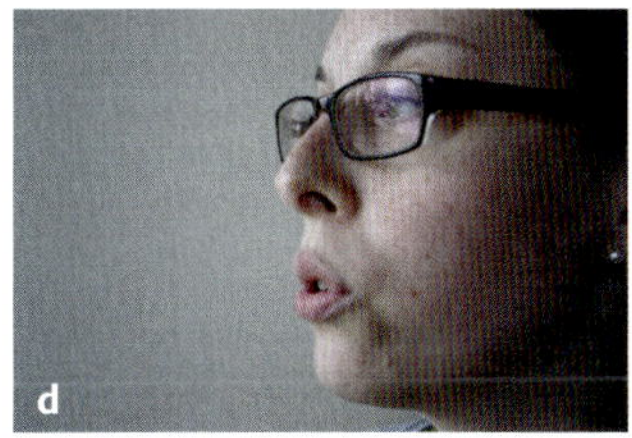

Der Patient muss nun ausatmen und dann die Luft anhalten.

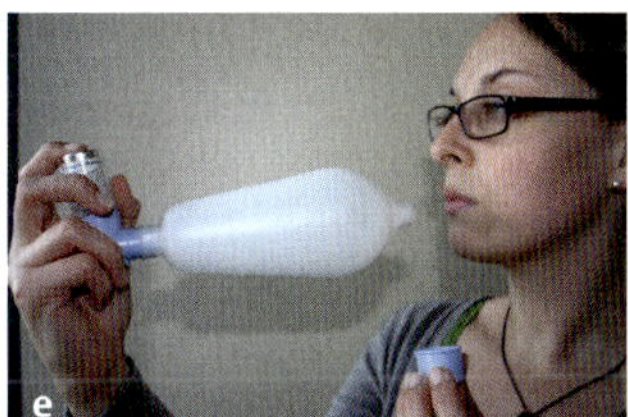

Dosieraerosol kurz schütteln, dann durch Druck auf den Boden des Behälters einen Aerosolstoß auslösen, Schutzkappe abnehmen.

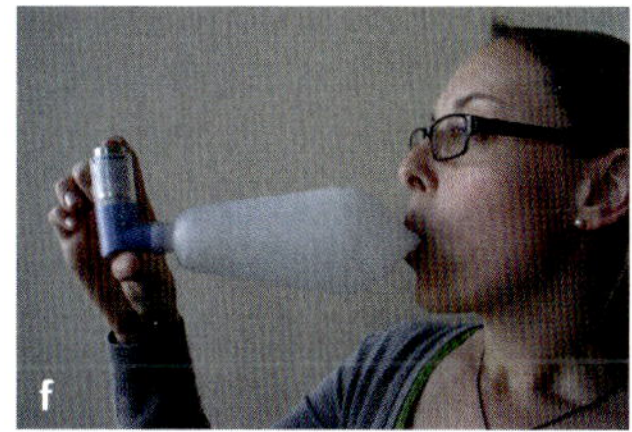

Sofort nach dem Abnehmen der Schutzkappe den Substanznebel aus der Inhalationshilfe inhalieren und den Atem einige Sek. anhalten. Damit hat das Medikament Zeit seine Wirkung zu entfalten.

Abb. 19.99 Inhalation mit einem Dosieraerosol. (Quelle: Schewior-Popp S, Sitzmann F, Ullrich L. Thiemes Pflege. Thieme 2012)

a Behälter des Dosieraerosols mit Mittelfinger und Daumen greifen, Schutzkappe abnehmen.
b Inhalationshilfe aufsetzen.
c Inhalationshilfe mit Schutzkappe verschließen.
d Ausatmen und dann Luft anhalten.
e Dosieraerosol kurz schütteln, dann durch Druck auf den Boden des Behälters einen Aerosolstoß auslösen, Schutzkappe abnehmen.
f Sofort nach dem Abnehmen der Schutzkappe den Substanznebel aus der Inhalationshilfe inhalieren und den Atem einige Sekunden anhalten.

- Der Patient entfernt die Schutzkappe und nimmt sofort das Mundstück der Inhalationshilfe in den Mund und inhaliert wie oben beschrieben.
- Mundstück des Dosieraerosolbehälters wird 1-mal täglich gespült.

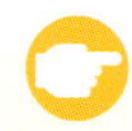

Pflegepraxis

Nach der Inhalation bestimmter Medikamente (siehe Beipackzettel) sollte der Patient den Mund spülen, um eine unerwünschte Resorption des Medikaments über die Mundschleimhaut zu verhindern. Außerdem hat er nach der Spülung wieder bessere Geschmacksempfindungen im Mund.

Dampfinhalation

Die Dampfinhalation eignet sich zur Behandlung der oberen Luftwege, z. B. bei Erkältungskrankheiten (Tröpfchengröße größer als 30 Mikrometer). Durch Zusätze von ätherischen Ölen oder Kamillenblüten kann die Heilwirkung verbessert werden. Im Krankenhaus findet die Dampfinhalation wegen Unfallgefahr (Verbrühung!) keine Anwendung, in der häuslichen Pflege bringt sie z. B. bei Schnupfen Erleichterung.

Durchführung

- 2–3 Liter kochendes Wasser werden in eine Schüssel gefüllt, Zusatz wird beigegeben.
- Patient beugt den Kopf über die Schüssel, Kopf und Schüssel sind mit einem großen Tuch abgedeckt (z. B. mit Badetuch).
- Patient inhaliert ca. 10 Min. durch den Mund.
- Abschließend wird das Gesicht des Patienten mit kühlem Wasser abgewaschen.

19.7.12 Absaugen des Nasen-Rachen-Raums

Das im Nasen-Rachen-Raum befindliche Sekret kann über den oralen oder nasalen Zugangsweg abgesaugt werden, wenn der Patient das Sekret nicht aus eigener Kraft aushusten bzw. ausspucken kann. Die Häufigkeit richtet sich nach der Atemsituation des Patienten bzw. nach der Anwendung von sekretlösenden Maßnahmen.

Vorbereitung

Material:

- verschiedene Einwegabsaugkatheter mit endständiger und evtl. seitlicher Öffnung, bei zähem Sekret möglichst weitlumig (12–16 Charrière)
- Absauggerät je nach Betriebsart an das Stromnetz oder die Energieleitung (Druckluft, Vakuum) anschließen, Sekretbehälter evtl. nach Hygieneplan mit wenig Desinfektionslösung füllen, Spülbecher mit einer Lösung nach Hygieneplan füllen, z. B. Aqua dest. oder eine 1 % ige Desinfektionslösung.
- Adapter (Zwischenstück = Fingertip) zur Verbindung des Absaugschlauchs mit dem Absaugkatheter
- Abwurfbeutel, Einweghandschuhe, Einwegtücher und Bettschutz
- Händedesinfektionsmittel
- Schutzkleidung, Mundschutz
- Mund- und Nasenpflegeset
- evtl. Mundkeil

Durchführung

- Für Blickschutz sorgen.
- Patient informieren und in Rückenlage bringen, Oberkörper evtl. leicht erhöht lagern (bei starker Dyspnoe).
- Bett und Nachthemd schützen.
- Händedesinfektion, Schutzkleidung anziehen.
- Absauggerät einschalten, Katheterhülle am Ansatz öffnen, Katheter mit dem Zwischenstück (Fingertip) am Absaugschlauch verbinden, Katheter in der Hülle belassen.
- Einmalhandschuhe anziehen.

Es gibt in der pflegerischen Praxis 2 Möglichkeiten, den Nasen-Rachen-Raum eines Patienten abzusaugen: die nasale und die orale Absaugung.

▸ **Nasale Absaugung.** Zuerst Nasenlöcher inspizieren und bei Bedarf Nasenpflege durchführen. Katheter aus der Hülle nehmen und waagerecht zum Nasenboden bis in den Rachenraum (ca. 15 cm) vorschieben, einige Millimeter zurückziehen (▸ Abb. 19.100). Sog herstellen, den Katheter mit leicht drehenden Bewegungen zurückziehen. Sog dabei durch Öffnen des Fingertips immer wieder kurz unterbrechen. Während des Saugvorganges Sekret, Atmung und Hautfarbe des Patienten beobachten.

Nach beendetem Saugvorgang Handschuh vorsichtig über den Absaugkatheter ziehen und abwerfen. Absaugschlauch gründlich durchspülen und am Absauggerät befestigen. Patient betreuen, lagern, bei Bedarf Mundpflege durchführen sowie bzw. nach Verordnung Sauerstoff verabreichen. Den Absaugvorgang erst wiederholen, wenn sich der Patient erholt hat.

▸ **Orale Absaugung.** Katheter vorsichtig aus der Hülle ziehen und ohne Sog vorsichtig entlang der Wange in die Mundhöhle einführen bis in den Rachenbereich. Dabei können Katheter mit seitständiger Öffnung unter Sog eingeführt werden, weil sie sich nicht an der Schleimhaut festsaugen können. Dann einige Millimeter zurückziehen, sodass der Katheter sich nicht an der Rachenwand festsaugen kann, und Sog herstellen, indem die Öffnung am Zwischenstück verschlossen wird, den Katheter leicht drehend zurückziehen. Sog durch Öffnen des Fingertips immer wieder kurz unterbrechen. Weiter verfahren, wie bei nasaler Absaugung beschrieben.

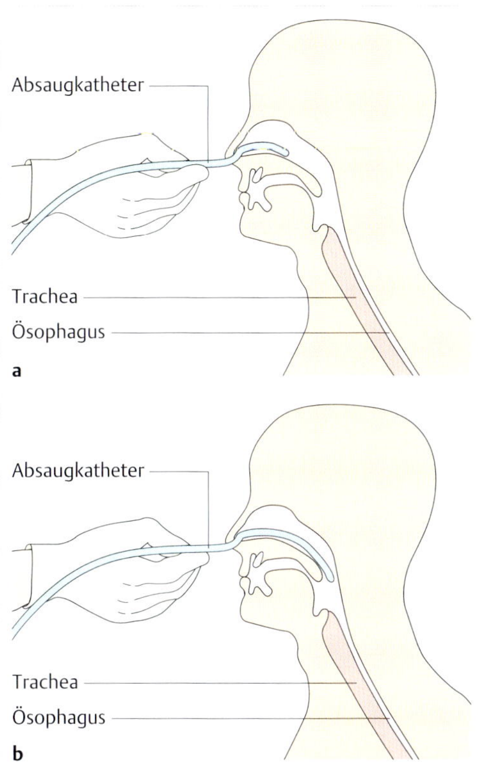

Abb. 19.100 Nasale Absaugung. **a** Einführen des Absaugkatheters durch die Nase, **b** richtige Platzierung der Katheterspitze zur Absaugung des Nasen-Rachen-Raumes.

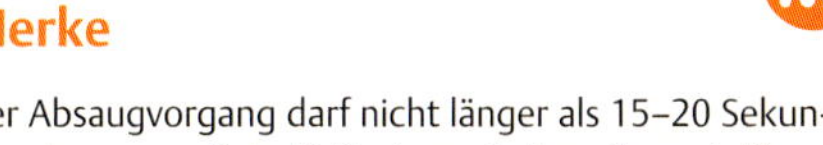

Merke

Der Absaugvorgang darf nicht länger als 15–20 Sekunden dauern, weil der Patient sonst einen Sauerstoffmangel erleidet.

Nachbereitung

- Händedesinfektion.
- Kreislaufsituation und Befinden des Patienten beobachten, Absaugvorgang und Auffälligkeiten während sowie danach dokumentieren.
- Sekretbehälter und Spülbecher bei Bedarf bzw. nach Hygieneplan (z. B. täglich) erneuern.
- Abschließend Einmalteile verwerfen, Gerät nach Vorschrift desinfizieren und reinigen.

19.7.13 Sauerstofftherapie

Die Sauerstofftherapie wird ärztlich verordnet bei Sauerstoffmangel, z. B. aufgrund von Lungen- und Herzerkrankungen. Der Sauerstoffmangel ist erkennbar an Störungen der Atemqualität und an der Hautfarbe (Zyanose). Sauerstoff wird aus der Luft gewonnen. Er ist gasförmig und kann zur Verabreichung aus einer zentralen Gasleitung (▶ Abb. 19.101) oder aus einer Sauerstoffflasche entnommen werden. Der Sauerstoff muss stets angefeuchtet werden, damit die Atemwege nicht austrocknen.

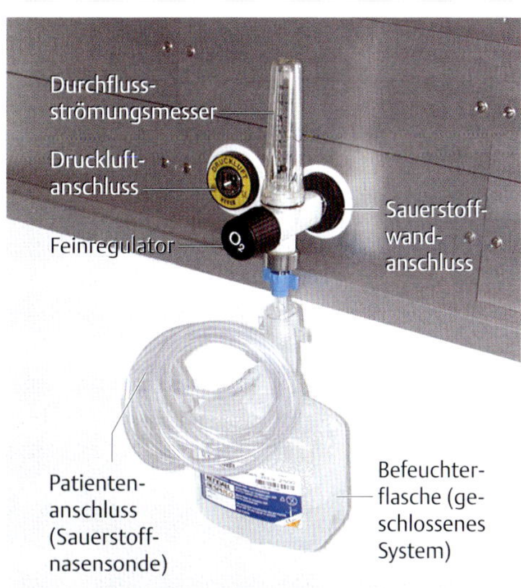

Abb. 19.101 Zentrale Gasversorgung. Sauerstoffwandanschluss mit Befeuchterflasche.

Sauerstoffgerät

Das Sauerstoffgerät besteht aus einem Durchflussströmungsmesser, der an einer zentralen Gasleitung über eine Steckkupplung am Wandanschluss fixiert ist. Die Einstellung der verordneten Literzahl erfolgt mittels eines Regulierventils. Befeuchter und Zuleitungsschlauch sind zumeist aus Einmalmaterial (z. B. Aquapack), um Keimverschleppungen zu vermeiden. Der Wechsel der Materialien erfolgt nach dem jeweiligen Hygieneplan.

Ist das Sauerstoffgerät an eine Flasche angeschlossen, muss der Haupthahn der Flasche vor der Einstellung des Regulierventils geöffnet werden (▶ Abb. 19.102). Bei Beendigung der Sauerstoffgabe wird der Haupthahn geschlossen. Sobald der Manometerzeiger auf „Null" steht, kann das Regulierventil ebenfalls geschlossen werden.

Umgang mit Sauerstoffflaschen

Durch den Überdruck in der Flasche besteht Explosionsgefahr bei unsachgemäßer Handhabung. Sauerstoffflaschen sind entsprechend der Euro-Norm mit der Kennfarbe weiß gekennzeichnet. Folgende Punkte sind deshalb im Umgang mit Sauerstoffflaschen zu beachten:

- Vor Feuer und Wärme (Kerzenlicht, Zigaretten, Heizung) schützen.

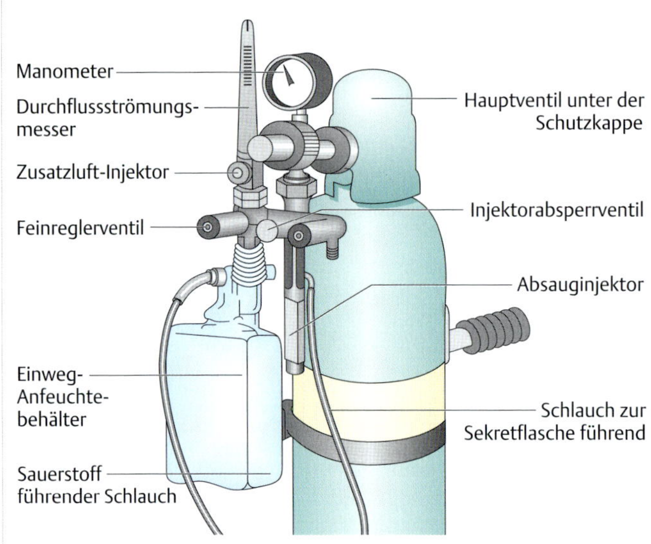

Abb. 19.102 Sauerstoffgerät. Die Abbildung zeigt den Aufbau eines Sauerstoffgeräts.

- Vor Schlag und Fall schützen (vorsichtiges Transportieren, sichere Montage im Fahrgestell).
- Nur mit geschlossenem Ventil und mit Ventilschutzkappe transportieren, Ventile vor öligen und fetten Substanzen schützen (z. B. eingecremte Hände), leere Flaschen vor und nicht im Patientenzimmer wechseln.
- Flaschenventile langsam und vorsichtig öffnen, Gesicht dabei abwenden. Ein Ventil niemals mit Gewalt öffnen.
- Flaschenfüllung ist nach dem Öffnen des Hauptventils am Druckmanometer ablesbar.

Sauerstoffverabreichung

Die Sauerstoffverabreichung wird bezüglich Menge (l/Min.), Anwendungsdauer (kontinuierliche oder intermittierende Gabe), Indikation (z. B. bei Dyspnoe oder nach der Absaugung) und Verabreichungsart (Nasensonde oder Sauerstoffbrille/Sauerstoffmaske) vom Arzt verordnet.

Die Sauerstoffverabreichung ist über mehrere Zugangswege möglich. Sie orientieren sich am Krankheitsbild bzw. am Sauerstoffbedarf des Patienten. Sauerstoff kann z. B. mittels Nasensonde, Sauerstoffbrille, Sauerstoffmaske, Sauerstoffzelt und Beatmungsgerät verabreicht werden.

Durchführung

► **Verabreichung durch die Nasensonde.** Die Sauerstoffsonde ist ein dünner Kunststoffschlauch mit end- und seitständigen Öffnungen an der Spitze.

- Patient putzt sich die Nase, evtl. muss eine Nasenpflege vorausgehen.
- Sonde wird vom Ohrläppchen bis zur Nasenspitze abgemessen. Sie wird durch die Nase bis zum Zäpfchen vorgeschoben und an der Wange fixiert.
- Verordnete Literzahl wird am Regulierventil eingestellt.
- Sauerstoffsonde nach Poulsen wird durch ein Schaumstoffpolster in der Nase fixiert und nur ca. 1 cm weit eingeführt. Sie kann hinter dem Ohr abgelegt werden.

► **Verabreichung durch die Sauerstoffmaske.** Die Sauerstoffmaske besteht aus Einwegmaterial und wird durch ein Gummiband am Kopf fixiert. Sie wird meist nur kurzfristig angewandt, weil der Patient beim Sprechen und bei der Nahrungsaufnahme beeinträchtigt ist.

► **Verabreichung durch die Sauerstoffbrille.** Beide Sauerstoffsonden ca. 1 cm weit in die Nasenlöcher einführen und zuführenden Schlauch über die Ohren legen, verordnete Literzahl einstellen.

Komplikationen bei der Sauerstofftherapie

- Nasenflügeldekubitus bei unsachgemäßer Fixierung der Sonde
- Dekubitus an/hinter den Ohren durch Ablegen der Sonden bzw. ein zu fest sitzendes Gummiband
- Infektion der Atemwege durch Kontamination des Sauerstoffgeräts (Sterilwasser!)
- Austrocknung der Atemwege durch ungenügende Befeuchtung des Gasgemisches
- Schädigung der Lungenalveolen durch zu lang andauernde Sauerstofftherapie
- Sauerstoffübersättigung des Organismus mit Vergiftungserscheinungen (Schwindel, Krämpfe)

Bei zu tiefem Sitz der Sonde kann es zu einer Sauerstoffinsufflation in den Magen mit Magenüberblähung kommen.

19.7.14 Pflegerische Maßnahmen

Pflegeaufgaben bei der Sauerstoffverabreichung

Folgende Aufgaben sind von Pflegenden im Zusammenhang mit der Sauerstoffgabe an Patienten zu erbringen:

- regelmäßige Mund- (S. 371) und Nasenpflege (S. 355)
- Nasenloch beim Einführen der Sonde immer wieder wechseln.
- hygienische Händedesinfektion vor allen Tätigkeiten am Sauerstoffgerät zur Vermeidung einer Kontamination
- Befeuchterpackung (z. B. Aquapack) mit Anbruchdatum versehen. Falls das Sterilwasser nicht vorher verbraucht ist, soll der Behälter spätestens nach 6 Wochen erneuert werden. Ansonsten sind die Herstellerangaben zu beachten.
- Sauerstoffzuleitungsschlauch und -sonde werden täglich erneuert.
- laufende Kontrolle von Atmung und Aussehen des Patienten sowie des Sauerstoffgeräts (Wasserbehälter, Literzahl, evtl. Flascheninhalt).

Pflegeplanung

Eine Planungsgrundlage für die pflegerischen Aktivitäten bei Patienten mit eingeschränkter Atemfunktion ist in ▶ Tab. 19.30 zusammengestellt.

19.7.15 Beobachtung des Pulses

Mit der Pulsbeobachtung wird die Herz-Kreislauf-Funktion beurteilt. Bei jeder Herzkammerkontraktion werden bei Erwachsenen ca. 70–100 ml Blut ausgeworfen. Die Aorta nimmt das Blut auf, indem sie sich dehnt und wieder zusammenzieht, wobei das Blut in die Peripherie getrieben wird (Windkesselfunktion). Diese wellenförmige Dehnung und Zusammenziehung (Druckwelle) der großen Arterien pflanzt sich bis in die kleinen Arterien fort und ist als Pulswelle an den Körperstellen zu fühlen, wo arterielle Gefäße dicht unter der Hautoberfläche verlaufen.

Der Puls gehört zu den Vitalzeichen, mit denen wir die wichtigsten Lebensfunktionen beurteilen. So kann er durch viele Erkrankungen (z. B. Herz-Kreislauf-Erkrankungen und Schilddrüsenerkrankungen), aber auch nicht krankhaft durch physische und psychische Belastungs- bzw. Erregungszustände verändert sein.

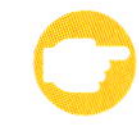

Pflegepraxis

Eine korrekte Beurteilung des Pulsschlags erfordert Übung. Es ist notwendig, Messtechniken und Beurteilungskriterien genau zu kennen.

Körperstellen zum Pulsfühlen

Sie sind dort, wo Arterien oberflächlich verlaufen und gegen einen härteren Widerstand (z. B. Knochen oder Muskel) gedrückt werden können (▶ Abb. 19.103). Beispiele hierfür sind in ▶ Tab. 19.31 aufgeführt.

Tab. 19.30 Planungsgrundlage für die Pflege eines Patienten mit eingeschränkter Atemfunktion

ATL	Pflegeproblem	Pflegeziel	Mögliche Pflegeaktivitäten
Atmen	Der Patient ist verschleimt und hat eine oberflächliche, rasselnde Atmung. Er ist evtl. nicht in der Lage, ausreichend abzuhusten.	Der Patient hat sekretfreie Atemwege. Der Hustenstoß ist verbessert, die Sauerstoffversorgung ausreichend.	• Inhalation mit NaCl oder Emser Salz 3-mal täglich, z. B. 9:00, 14:00 und 19:00 Uhr • Vibrationsmassage im Anschluss an die Inhalation mit Abhusthilfe, Absaugung des Nasen-Rachen-Raums nach Bedarf; anschließend Mundpflege durchführen • Dehnlagerung rechte und linke Seite im Wechsel je 10 Min., z. B. 6:30, 16:00 Uhr • Oberkörperhochlagerung (leicht) nach Bedarf • O_2-Gabe nach Arztverordnung • Beobachtungsmaßnahmen: Kontrolle von Atmung (Geräusch, Frequenz, Tiefe), Hautfarbe, Puls und Blutdruck 3-mal täglich (z. B. 8:00, 12:00 und 18:00 Uhr, Körpertemperatur (z. B. 8:00 und 18:00 Uhr), Bronchialsekret, Hustenstoß

Tab. 19.31 Beispiele für zentrale und periphere Pulse

zentrale Pulse = Puls an den herznahen Arterien	periphere Pulse = Puls an den herzfernen Arterien
• Halsschlagader (A. carotis) beidseits des Kehlkopfs	• Speichenschlagader (A. radialis) an der Daumenseite der Handgelenkinnenseite
• Oberschenkelschlagader (A. femoralis) in der Leistenbeuge	• Fußrückenarterie (A. dorsalis pedis) auf dem Fußrücken
• Schlüsselbeinschlagader (A. subclavia)	• Kniekehlenschlagader (A. poplitea) in der Kniekehle

Pulszählen

Durchführung

Mit den mittleren 3 Fingern einer Hand tastet man vorsichtig (bei zu starkem Druck wird sie evtl. abgedrückt, bei zu schwachem Druck wird evtl. nicht jede Pulswelle wahrgenommen) die Arteria radialis (Speichenarterie) und zählt die Pulsschläge 15 Sekunden lang. Das Ergebnis wird mit 4 multipliziert.

Bei Patienten mit Rhythmusstörungen, d. h., wenn der Puls bezüglich seiner Schlagfolge unregelmäßig tastbar ist, muss 1 Minute lang ausgezählt werden, um ein korrektes Ergebnis zu erhalten. Dieses wird sofort dokumentiert. Auffälligkeiten aller Art, wie Rhythmusstörungen, werden dem Arzt gemeldet und in der Patientenakte vermerkt.

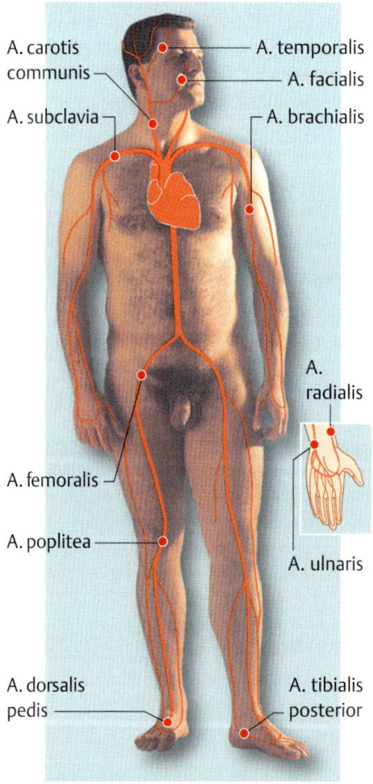

Pulsorte

A. carotis communis
A. temporalis
A. facialis
A. subclavia
A. brachialis
A. radialis
A. femoralis
A. poplitea
A. ulnaris
A. dorsalis pedis
A. tibialis posterior

Abb. 19.103 Körperstellen zum Pulsfühlen. Körperstellen, an denen zentrale und periphere Pulse ertastet und beurteilt werden können.

19.7.16 Veränderungen der Pulseigenschaften

Bei der Pulskontrolle werden die Pulseigenschaften: Frequenz, Rhythmus und Qualität beurteilt.

Pulsfrequenz

Definition

Mit der Pulsfrequenz ist die Anzahl der Pulsschläge pro Minute gemeint. Sie ist bei gesunden Menschen identisch mit der Anzahl der Herzschläge. Normale Pulsfrequenzwerte in Ruhe sind bei Neugeborenen 130 Schläge/Min., bei Kindern um 100 Schläge/Min., bei Erwachsenen um 70 Schläge/Min. und bei alten Menschen ca. 80 Schläge/Min.

Zu den Abweichungen von der normalen Frequenz gehören:

- **Tachykardie:** Pulsfrequenz von über 100 Schlägen/Min. beim Erwachsenen
- **Bradykardie:** Pulsfrequenzen unter 60 Schlägen/Min. beim Erwachsenen. Ihre physiologischen und pathologischen Ursachen sind in ▸ Tab. 19.32 nachzulesen.
- **Relative Bradykardie:** Hier besteht ein Missverhältnis zwischen Körpertemperatur und Pulsfrequenz, d. h., dass die Pulsfrequenz im Verhältnis zur Körpertemperatur zu niedrig ist (z. B. Frequenz von 70 Schlägen/Min. bei 39 °C). Dies kann bei Typhus vorkommen.
- **Asystolie (Pulslosigkeit):** Ist kein Puls mehr zu tasten, müssen sofort Notfallmaßnahmen zur Wiederbelebung eingeleitet werden.

Tab. 19.32 Ursachen von Tachykardie und Bradykardie (Beispiele)

	physiologische Ursachen	pathologische Ursachen
Tachykardie	• Aufregung • Angst • körperliche Anstrengung • Kaffee- und Nikotingenuss	• Fieber (Pulsfrequenzanstieg um 8–12 Schläge pro 1 °C Temperaturerhöhung) • Herzinsuffizienz • Schock • Sauerstoffmangel • Schilddrüsenüberfunktion
Bradykardie	• Sportlerherz bei durchtrainiertem Leistungssportler • im Schlaf • im Hungerzustand	• Reizleitungsstörungen des Herzens • Digitalis- und Morphiumvergiftung • erhöhter Hirndruck

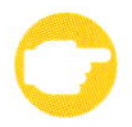

Pflegepraxis

Bei manchen Patienten ist der Radialispuls (an der A. radialis) schlecht auffindbar. In diesem Fall wird der Puls an einer zentralen Arterie (z. B. A. carotis) gezählt und beurteilt.

Pulsrhythmus

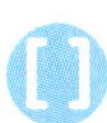

Definition

Mit dem Pulsrhythmus wird die Regelmäßigkeit der Schlagfolge beurteilt. Normalerweise ist der Puls regelmäßig.

Unregelmäßigkeiten nennt man Arrhythmie. Sie ist fast immer krankhaft. Eine Ausnahme stellt die atmungsabhängige Arrhythmie beim Jugendlichen dar.

Zu Rhythmusstörungen kommt es z. B. durch Störungen des Reizleitungssystems im Herzen bei Herzinfarkt, Entzündungen am Herzen, Herzkranzgefäßverkalkung (Koronarsklerose), Digitalisüberdosierung und Elektrolytverschiebungen. Bei den Arrhythmien unterscheidet man die absolute Arrhythmie und die Extrasystolie (▸ Abb. 19.104).

▸ **Absolute Arrhythmie.** Dabei besteht eine völlige Unregelmäßigkeit des Pulsschlags. Ursachen dafür sind z. B. Störungen im Reizleitungssystem des Herzens u. a. bei Herzmuskelerkrankungen.

▸ **Extrasystolen.** Dies sind Sonderschläge des Herzens, die vorzeitig in den normalen Rhythmus einfallen. Sie können vereinzelt auftreten und sind dann i. d. R. harmlos. Bei gehäuftem Auftreten (salvenartig) kann dies der Beginn einer lebensbedrohlichen Situation sein. Extrasystolen werden als Pulsunregelmäßigkeiten bemerkt. Folgt auf jeden normalen Herzschlag eine Extrasystole, so spricht man von einem Zwillingspuls (Bigeminus).

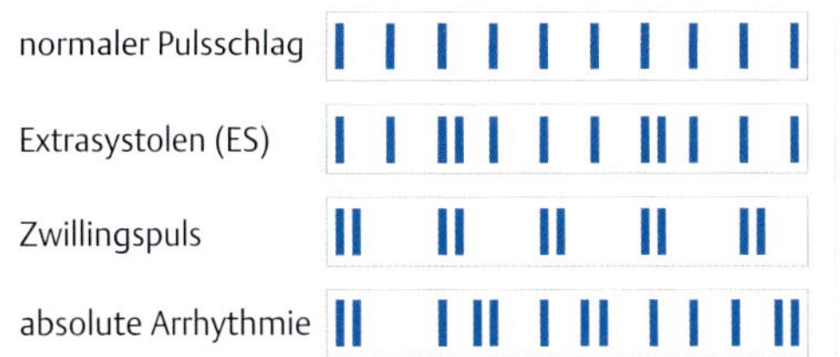

Abb. 19.104 Verschiedene Arrhythmien. Die Abbildung zeigt einen normalen, regelmäßigen Pulsrhythmus und durch Extrasystolen bzw. eine absolute Arrhythmie hervorgerufene Pulsunregelmäßigkeiten.

Pulsdefizit

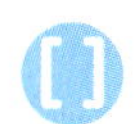

Definition

Hier ist die zentrale Herzschlagfrequenz höher als die peripher zu tastende Pulsfrequenz. Dazu kommt es, wenn einzelne Herzkontraktionen zu schwach sind, um eine Pulswelle zu erzeugen, die bis in die Peripherie vordringt.

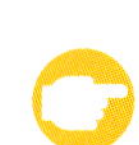

Pflegepraxis

Zur Feststellung des Pulsdefizits sind 2 Personen notwendig. Eine Person zählt die Pulsschläge, die andere zählt gleichzeitig mit dem Stethoskop die Herzschläge bzw. wird die Herzfrequenz über einen Monitor abgeleitet und gleichzeitig der periphere Puls getastet und gezählt.

Pulsqualität

Die Pulsqualität sagt etwas aus über den Spannungs- und Füllungszustand der Arterien. Sie ist abhängig von der zirkulierenden Blutmenge, der Herzkraft und von der Dehnbarkeit der Blutgefäße. Gesunde Menschen haben eine deutlich fühlbare, nicht zu leicht unterdrückbare Pulswelle.

Pflegepraxis

Zur Pulsqualität werden Füllung und Größe sowie Spannung und Härte beurteilt. Dies festzustellen ist nicht immer einfach und erfordert entsprechende Übung bzw. Erfahrung.

Füllung und Größe

Ein schlecht gefüllter, kleiner Puls ist schwach tastbar, z. B. bei Tachykardie, Hypotonie. Ein gut gefüllter großer Puls dagegen ist gut tastbar, z. B. bei Hypertonie, Hirndruck.

Der fadenförmige Puls ist kaum fühlbar, z. B. bei Sterbenden.

Spannung und Härte

Der harte Puls ist kaum unterdrückbar, z. B. bei schwerer Hypertonie, der weiche Puls dagegen ist leicht zu unterdrücken wie z. B. bei Herzinsuffizienz, Fieber und Hypotonie.

Beim Druckpuls handelt es sich um einen großen, harten und bradykarden Puls, wie bei Hirndruck beobachtbar.

Der Drahtpuls ist sehr hart und mit einem Blutdruckanstieg einhergehend wie bei Eklampsie.

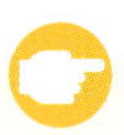

Pflegepraxis

Bei Unsicherheit in der Pulsbeurteilung ist es ratsam, eine weitere erfahrene Pflegende den Puls beurteilen zu lassen. Plötzlich auftretende Pulsveränderungen im Hinblick auf bisher normale Frequenz-, Rhythmus- und Qualitätswerte müssen in jedem Fall unverzüglich dem Arzt gemeldet werden.

19.7.17 Beobachtung des Blutdrucks

Merke

Der Blutdruck ist der Druck, den das strömende Blut auf die Arterienwand ausübt. Er ist abhängig von der Herzkraft, dem Strömungswiderstand der Blutgefäße und von der zirkulierenden Blutmenge.

Der Blutdruckwert ist in den verschiedenen Kreislaufabschnitten unterschiedlich. Der gängige, unblutig ermittelte Blutdruckwert bezieht sich auf den Druck in einer größeren, peripheren Arterie, z. B. in der Arteria brachialis (Oberarmarterie).

► **Systolischer Blutdruckwert.** Der systolische Blutdruck entsteht bei der Zusammenziehung der beiden Herzkammern und dem damit verbundenen Blutauswurf von der linken Herzkammer in den Blutkreislauf. Der systolische Blutdruckwert ist der höchste Druckwert. Er ist vorwiegend abhängig von der Blutauswurfmenge des Herzens.

► **Diastolischer Blutdruckwert.** Der diastolische Blutdruck ist der niedrigste Druckwert, er entsteht während der Erschlaffungsphase der Herzkammern bzw. während sich die Herzkammern mit Blut füllen. Die Höhe des diastolischen Blutdruckwerts ist vorwiegend abhängig vom Gefäßwiderstand der Arterien.

► **Blutdruckamplitude.** Die Blutdruckamplitude ist der Unterschied zwischen dem systolischen und diastolischen Blutdruckwert. Bei einem Blutdruck von z. B. 140/90 mmHg ist die Blutdruckamplitude 50. Die Blutdruckamplitude ist abhängig vom Schlagvolumen des Herzens (Blutauswurf pro Herzschlag).

Tab. 19.33 Normalwerte des Blutdruckes (altersabhängig)

	systolischer Blutdruck	diastolischer Blutdruck
Säugling	80–90 mmHg	60 mmHg
Kleinkind	95 mmHg	60 mmHg
Schulkind	100 mmHg	60 mmHg
Jugendlicher	110 mmHg	70 mmHg
Erwachsene	120 mmHg	80 mmHg
über 60 Jahre	150 mmHg	90 mmHg

► **Blutdrucknormalwerte.** Die Blutdruck-Normalwerte sind abhängig vom Alter des Menschen. Sie erhöhen sich mit zunehmendem Alter. Der Blutdruck wird in mmHg (Millimeter Quecksilbersäule) angegeben. Der zuerst angegebene Wert ist immer der systolische, der 2. Wert der diastolische Blutdruck (► Tab. 19.33).

19.7.18 Veränderungen des Blutdrucks

Bei der Hypertonie sind die Blutdruckwerte erhöht, sie kann ohne erkennbare Ursache auftreten (essenzielle Hypertonie) oder als Begleiterscheinung bei verschiedenen Erkrankungen (z. B. bei Nierenerkrankungen oder Arteriosklerose). Laut WHO spricht man ab einem Blutdruck, der höher als 140/90 mmHg ist, von einer Hypertonie.

Bei der Hypotonie sind erniedrigte Blutdruckwerte zu beobachten. Sie kommen z. B. vor bei vegetativer Dystonie (labiles vegetatives Nervensystem), Blutverlust, Schock, Kollaps und Herzinsuffizienz.

Neben verschiedenen krankhaften Ursachen kann der Blutdruck durch Angst, Aufregung, Stress, Schmerz, Nahrungsaufnahme, Kaffee- und Nikotingenuss, Kälte und Blasenüberdehnung physiologisch erhöht sein.

19.7.19 Pflegerische Maßnahmen

Blutdruckmessung

Der Blutdruck kann unblutig mit einem Blutdruckgerät nach Riva-Rocci (italienischer Kinderarzt, Erfinder des Blutdruckgeräts mit Manschette) gemessen werden. Dabei wird der Blutdruck mittels einer aufblasbaren Oberarmmanschette gemessen; die ermittelten Blutdruckwerte können an einem Manometer abgelesen werden.

Für Kinder gibt es schmale Blutdruckmanschetten, für adipöse Patienten bzw. für die Messung am Oberschenkel gibt es breitere Manschetten, weil sonst evtl. falsche Blutdruckwerte ermittelt werden.

Es gibt elektronische Blutdruckmessgeräte z. B. für Messungen am Oberarm und am Handgelenk, die automatisch arbeiten und den ermittelten Wert über einen Monitor oder mittels Digitalanzeige am Blutdruckgerät aufzeigen. Solche Geräte sind genau nach Herstellerangaben zu bedienen, um Falschmessungen zu vermeiden. Bei der blutigen Blutdruckmessung wird eine Drucksonde direkt in die Arterie eingelegt, der damit ermittelte Wert kann am Monitor abgelesen werden. Diese Methode findet z. B. im Operationssaal und auf der Intensivstation Anwendung.

► **Technik der Blutdruckmessung.** In der Regel wird der Blutdruck am Arm gemessen. Der Blutdruck sollte immer an demselben Arm gemessen werden, um eine bessere Verlaufskontrolle zu bekommen. Ausgenommen sind Messungen am Arm nach Anlage eines Dialyseshunts oder nach sonstigen Gefäßoperationen, bei akuten Gefäßverschlüssen, Thrombophlebitis, nach Brustkrebsoperationen auf der operierten Seite, bei Lähmungen und bei laufender Infusion. Sehr selten (z. B. bei Aortenstenosen) ist eine Differenz der Blutdruckwerte zwischen rechtem und linkem Arm zu beobachten.

Vorbereitung

Material:

- Blutdruckapparat, bestehend aus Manschette mit Haken- oder Klettverschluss, Blasebalg zur Erhöhung des Manschettendrucks, Manometer zum Ablesen des Manschettendrucks, Ventil zum kontrollierten Ablassen des Manschettendrucks
- Stethoskop mit intakter Ohrolive zur Vermeidung von Verletzungen sowie Trichter oder Flachmembran als Schallaufnehmer

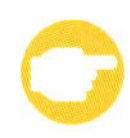

Pflegepraxis

Die Breite der Manschette muss immer entsprechend dem Armumfang ausgewählt werden. Das heißt bei einem Armumfang über 40 cm muss eine breitere Manschette verwendet werden. Es besteht sonst die Gefahr, dass zu hohe Werte gemessen werden.

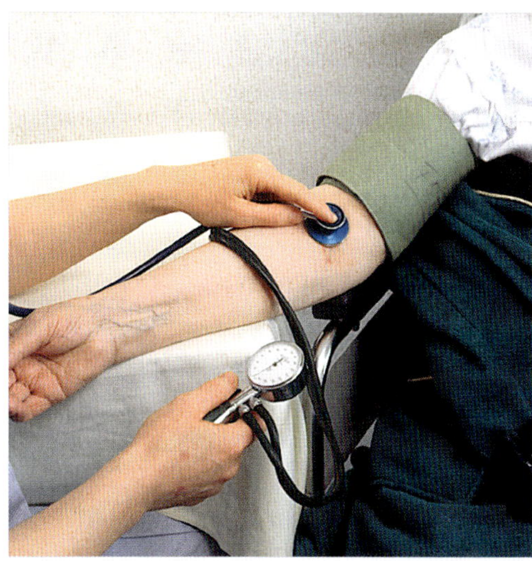

Abb. 19.105 Blutdruckmessung. Anlegen der Blutdruckmanschette ca. 2,5 cm oberhalb der Ellenbeuge des Patienten. Das Stethoskop wird über der Oberarmarterie angesetzt.

Patient:

- Der Patient soll möglichst vor der Messung keine Aufregung oder Anstrengung haben (falsche Blutdruckwerte).
- Patient sitzt oder liegt bequem, der Arm ist leicht gebeugt und wird in Herzhöhe gelagert, beengende Kleidungsstücke sind entfernt und im Raum herrscht Ruhe.

Durchführung (auskultatorische Methode)

- Manschette luftleer machen, Ventil schließen und 2½ cm oberhalb der Ellenbeuge anlegen.
- Stethoskop aufsetzen.
- Schallaufnehmer des Stethoskops fest ansetzen über der A. brachialis (Oberarmschlagader), tastbar in der Ellenbeuge; dabei keine Kleidungsstücke berühren (▸ Abb. 19.105).
- Manschette auf ca. 70 mmHg aufpumpen, dann unter Palpation (siehe unten) die Manschette langsam weiter aufpumpen bis der Wert ca. 20–30 mmHg über dem zu erwartenden systolischen Blutdrucks (das ist der Wert bei dem der Radialispuls nicht mehr tastbar ist) liegt.
- Darauf achten, dass die Schläuche des Geräts nicht abgeknickt oder verwickelt sind (Messwertverfälschung!).
- Ventil leicht öffnen und Manschettendruck langsam ablassen (2–3 mmHg/Sek.). Sobald der abfallende Manschettendruck den arteriellen Blutdurchfluss wieder ermöglicht, kommt es zu hörbaren, klopfenden Geräuschen. Der Beginn dieser Geräusche wird als systolischer Blutdruckwert festgehalten. Der diastolische Blutdruckwert ist beim Verschwinden der immer tiefer werdenden Klopfgeräusche wahrzunehmen.
- Manschette abnehmen und vollends luftleer machen.
- Ermittelten Wert dokumentieren und bei Auffälligkeiten sofort dem Arzt melden.
- Manschette und Stethoskop nach Hygieneplan desinfizieren.

Durchführung (palpatorische Methode)

Diese Methode wird ohne Stethoskop durchgeführt und erlaubt nur die Feststellung des systolischen Blutdruckwerts.

- Manschette anlegen wie zuvor beschrieben.
- Radialispuls ertasten und die Manschette so weit aufpumpen, bis der Puls nicht mehr fühlbar ist.
- Manschettendruck langsam ablassen und sobald die erste Pulswelle tastbar ist, den systolischen Blutdruckwert am Manometer ablesen.
- Eine Ermittlung des diastolischen Wertes ist bei dieser Methode nicht möglich.
- Manschette nach Hygieneplan desinfizieren, Werte dokumentieren.

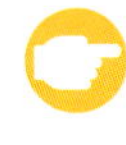

Pflegepraxis

Unerfahrene Pflegende sind manches Mal unsicher bei der Erkennung der typischen Blutdruckgeräusche, insbesondere, wenn es nicht ganz ruhig im Raum ist. Oft ist es hilfreich, am anderen Arm die Messung zu wiederholen. Ansonsten sollte eine andere Pflegende die Messung kontrollieren.

Merke

Ein auffälliger bzw. veränderter Blutdruckwert sollte nach ca. 15–30 Minuten nochmals kontrolliert werden. Ist der Wert immer noch verändert, wird der Arzt benachrichtigt.

19.8 ATL Für Sicherheit sorgen

Das Streben nach Sicherheit gehört zu den elementarsten Bedürfnissen des Menschen. Schon das kleine Kind sucht Sicherheit in der Geborgenheit elterlicher Fürsorge. Der erwachsene Mensch trifft im Streben nach Sicherheit z. B. Vorsorge für das Alter, für den Krankheits- und Unglücksfall und vieles mehr. Sicherheit vermittelnde Lebensgrundlagen sind z. B.:

- ein vertrautes, wertschätzendes soziales Umfeld
- familiäre Geborgenheit
- körperliches und psychisches Wohlbefinden
- gesicherte Existenzgrundlage und berufliche Zufriedenheit
- Selbstbestimmtheit und Unabhängigkeit

19.8.1 Verunsicherung durch Krankheitserleben

Krankheit, v. a. in Verbindung mit einem notwendigen Krankenhausaufenthalt, bringt eine erhebliche Verunsicherung des Patienten mit sich, insbesondere, wenn der Betroffene noch keine oder gar negative Erfahrungen mit Krankheit und Krankenhauserleben gesammelt hat.

Verunsichernde und evtl. angstauslösende Faktoren sind:

- Diagnose (evtl. unheilbare Erkrankung?)
- Krankheitsverlauf, evtl. mit Schmerzen
- Gefahren durch Untersuchungen, Eingriffe und Operationen
- Abhängigkeit und Ausgeliefertsein (Verlust der Selbstständigkeit)
- Verlust der Intimsphäre
- Sorge um die Familie und den Arbeitsplatz
- fremde Zimmernachbarn, ungewohnte Umgebung
- bei chronisch Kranken und alten Menschen eine evtl. bevorstehende Heimaufnahme mit Verlust des bisherigen sozialen Umfelds und der Selbstbestimmung

19.8.2 Sicherheitvermittelnde Maßnahmen durch Pflegende

Schon ein freundlicher Empfang bei der Krankenhausaufnahme kann für den Patienten ein wesentlicher Beitrag zum Angstabbau sowie zum Aufbau eines Vertraunesverhältnisses sein.

Angstabbauende und sicherheitvermittelnde Maßnahmen sind:

- freundliche Zuwendung sowie Interesse an der Befindlichkeit des Patienten
- sicheres Auftreten und fachliche Kompetenz
- zuhören, Äußerungen und Fragen des Patienten nicht bagatellisieren, sondern ernst nehmen, evtl. an zuständige Gesprächspartner weiterleiten
- Information des Patienten über die Räumlichkeiten der Station, Einrichtungen des Hauses und den Tagesablauf
- Einbeziehung des Patienten in die Pflegeplanung

Informationen über die Diagnose sowie über diagnostische und therapeutische Maßnahmen gibt der Arzt. Pflegende können bei Bedarf ein Gespräch mit dem Arzt vermitteln.

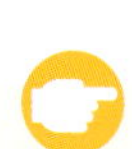

Pflegepraxis

Der Patient sollte zu Beginn des Krankenhausaufenthalts nicht mit Informationen überhäuft werden. Das kann verwirrend sein und ihn überfordern. Je nach Verfassung des Patienten genügen anfänglich die wichtigsten Informationen zum Ablauf der ersten Stunden oder Tage. Weitere Informationen können dann der Situation entsprechend nach und nach erfolgen. Als hilfreich haben sich auch Patienteninformationsbroschüren erwiesen, die in vielen Kliniken bei der Aufnahme ausgehändigt werden.

Sicherheit durch kompetente Pflege und Betreuung

Sichere Pflege bedeutet:

- Pflegemaßnahmen unter Einbeziehung der Ressourcen des Patienten individuell planen.
- Patienten sachlich richtig anleiten und beraten und alle Pflegemaßnahmen ausführen.
- Pflegerische Mithilfe bei diagnostischen und therapeutischen Maßnahmen korrekt planen und durchführen.
- Potenzielle Gefahren im Hinblick auf drohende Zusatzerkrankungen und Komplikationen (z. B. Dekubitus, Thrombose oder Krankenhausinfektion) erkennen und entsprechende prophylaktische Maßnahmen in die Pflegeplanung aufnehmen und durchführen.
- Verwirrte und unruhige Patienten so betreuen und beobachten, dass keine Selbstgefährdung entstehen kann, z. B. durch Entfernung von Kanülen, Kathetern, Sonden.
- Unfallverhütungsvorschriften einhalten und den Patient vor Schaden durch unsachgemäß gewartete oder bediente Geräte und Pflegehilfsmittel (z. B. Anwendung des Patientenlifters) schützen.
- Wege sichern durch Kennzeichnung von Schwellen, Absätzen und Treppenstufen und darauf achten, dass keine Gegenstände und Kabel im Weg stehen.
- Auf eine gute Beleuchtung achten.
- Steh-, Tritt- und Gehsicherheit ermöglichen durch angebrachte Handläufe an langen Fluren, Haltegriffe in Bad und Toilette sowie rutschfeste Matten in Nassbereichen.
- Sturz aus dem Bett oder Rollstuhl/Sessel verhindern, z. B. durch Einstellen der richtigen Betthöhe.

- verordnete Medikamente vor der Verabreichung kontrollieren (Name, Dosis, Verabreichungsart, Verabreichungszeit und Verfallsdatum), korrekt verabreichen sowie auf Wirkung und Nebenwirkungen hin beobachten (Beipackzettel).
- Patienten innerhalb des Krankenhauses Orientierungshilfen anbieten, damit sie sich nicht verlaufen, z. B. auf dem Weg zu diagnostischen und therapeutischen Maßnahmen; dazu den Patient anfangs begleiten und ggf. auf Orientierungspunkte aufmerksam machen.

Pflegepraxis

Der Betreiber eines Krankenhauses ist gesetzlich verpflichtet, strukturelle und personelle Voraussetzungen dafür zu schaffen, dass Sicherheitsmaßnahmen (z. B. Brandschutzmaßnahmen, ▶ Abb. 19.106) und Unfallverhütungsvorschriften überwacht und eingehalten werden können. So gibt es z. B. in jeder Klinik Sicherheits- und Hygienebeauftragte, die als Ansprechpartner die Aufgabe haben, auftretende Sicherheitsmängel zur schnellen Behebung entsprechend weiterzuleiten und die Mitarbeiter über Sicherheitsvorschriften, z. B. im Umgang mit medizinischen Geräten (S. 688), und Unfallverhütungsvorschriften zu informieren und zu schulen.

Verhaltensregeln

Verhalten im Brandfall

Ruhe bewahren – Panik verhindern

1. Alarmieren
- Feuermelder betätigen
- **Zusätzlich** Alarmzentrale telefonisch informieren
  Notruf: „WER – WO – WAS – WIE“
  Bei Telefonstörung: Information durch Boten
- In der Nähe befindliches Personal verständigen

2. Erstmaßnahmen
- Gefährdete Personen in Sicherheit bringen
- Ggf. erste Hilfe leisten
- Brandausbreitung und Verqualmung eingrenzen, alle Türen und Fenster **schließen**

3. Brandbekämpfung/weitere Maßnahmen
- Nur wenn Aussicht auf Erfolg besteht, Feuerlöscher einsetzen
- Eintreffende Feuerwehr und Hilfskräfte informieren
- Weisungen der Feuerwehr Folge leisten

Abb. 19.106 **Brandschutzmaßnahmen.** Die Brandschutzmaßnahmen müssen auf allen Abteilungen eines Krankenhauses oder einer Heimeinrichtung bekannt sein.

19.8.3 Krankenhaushygiene

Die Krankenhaushygiene hat zum Ziel, Infektionen im Krankenhaus zu verhüten. Die dazu notwendigen Maßnahmen dienen dem Schutz des Patienten, der im Krankenhaus tätigen Mitarbeiter und der Besucher.

Die im Krankenhaus zwangsweise vorkommende hohe Konzentration von Krankheitskeimen erfordert spezielle Kenntnisse und Handlungsweisen zur Bekämpfung und Vermeidung einer Ausbreitung der Keime. Deshalb gibt es nach Vorschrift des Infektionsschutzgesetzes (IfSG) und des Robert-Koch-Institutes in jedem Krankenhaus eine Hygienekommission, die Verhütungs- und Bekämpfungsmaßnahmen zur Vermeidung von Krankenhausinfektionen erarbeitet und in einem Hygieneordner festhält. Sie ist z. B. für die Erstellung und Festlegung von Hygieneplänen, die Überwachung von Hygienemaßnahmen sowie für entsprechende Schulungen und Fortbildungen des Klinikpersonals zuständig. Zur Hygienekommission der Gesundheitseinrichtung gehören:
- Hygienefachkraft
- Krankenhaushygieniker
- Hygienebeauftragte
- Mitarbeiter aus ärztlichem, pflegerischem und technischem Bereich sowie dem Verwaltungsbereich

Krankenhausinfektionen

Definition

Nach der Definition des Robert-Koch-Institutes bezeichnet man als Krankenhausinfektion oder nosokomiale Infektion jede durch Mikroorganismen hervorgerufene Infektion, die im kausalen Zusammenhang mit einem Krankenhausaufenthalt steht, unabhängig davon, ob Krankheitssymptome bestehen oder nicht.

Durch den Einsatz von Antibiotika (keimabtötende oder keimwachstumshemmende Medikamente) und Antiseptika (keimreduzierende Desinfektionsmittel) wurden viele Krankheitserreger resistent, d. h. sie haben sich angepasst und durch Umstellung ihrer Erbanlagen eine Widerstandskraft gegen Medikamente und Desinfektionsmittel entwickelt. Die Bekämpfung resistenter Bakterien ist sehr schwierig, da vorhandene Antibiotika evtl. nicht mehr wirken und es dann keine oder nur eingeschränkte Therapiemöglichkeiten gibt.

Merke

Die im Krankenhaus vorhandenen resistenten Krankheitskeime bezeichnet man als infektiösen Hospitalismus.

Infektiöser Hospitalismus

Häufig im Krankenhaus vorkommende nosokomiale Infektionen sind (vgl. NRZ 2011):

- Harnwegsinfekte – vor allem in Verbindung mit harnableitenden Systemen (ca. 25 %)
- postoperative Wundinfektionen (ca. 25 %)
- Infektion der unteren Atemwege (ca. 20 %)
- Clostridium difficile (ca. 5 %)

Infektionen

Durch Anhaften, Eindringen und Vermehren von Krankheitskeimen entsteht eine Infektion, die zu lokalen (z. B. Entzündung) bzw. allgemeinen (z. B. Fieber) Symptomen führt.

▶ **Endogene Infektionen.** Diese werden von körpereigenen Keimen verursacht, z. B. durch Verschleppung von Kolibakterien, die normalerweise im Darm vorkommen, auf eine Wunde.

▶ **Exogene Infektionen.** Sie entstehen durch Krankheitserreger, die aus der Umgebung auf den Patienten übertragen werden, z. B. durch die Hände des Personals, verunreinigte (kontaminierte) Instrumente und Geräte, Nahrungsmittel sowie Luft.

Übertragungswege von Infektionen

Die Übertragung von Infektionen kann direkt von Mensch zu Mensch erfolgen, durch Anhusten, Haut-/Schleimhautkontakt oder indirekt über kontaminierte Gegenstände, wie Pflegehilfsmittel, verunreinigte Nahrungsmittel und Wasser (▶ Abb. 19.107).

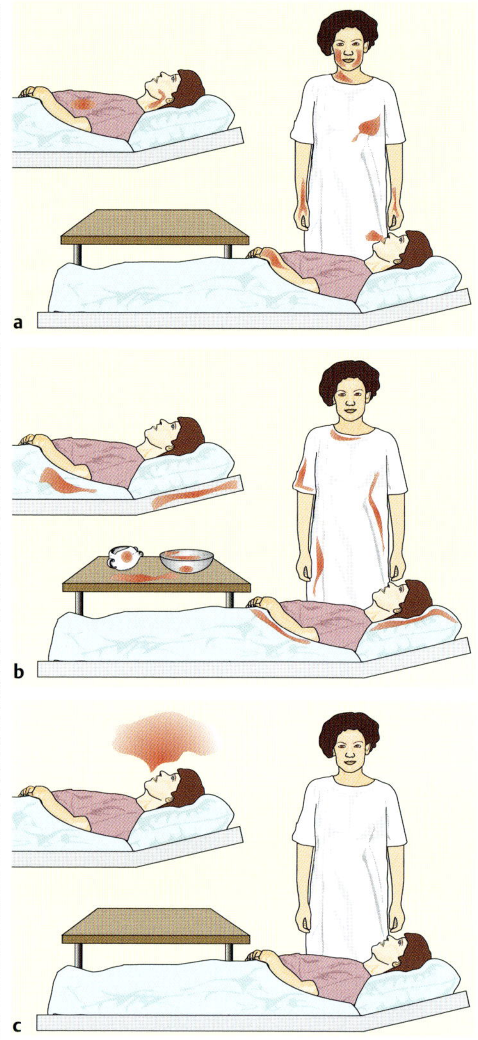

Abb. 19.107 Infektionswege. a Bei der endogenen Infektion infiziert sich der Patient mit Erregern, die er bereits in sich trägt (Selbstinfektion). **b** Infektion von Mensch zu Mensch durch direkten Kontakt oder indirekt über kontaminierte Gegenstände. **c** Infektion über den Luftweg durch feine Tröpfchen (Tröpfcheninfektion).

▶ **Schmierinfektion.** Hier kommt es zu einer Keimübertragung durch kontaminierte Gegenstände oder Lebensmittel. Die Krankheitskeime werden ausschließlich durch den Mund aufgenommen (z. B. bei Hepatitis A und Salmonelleninfektion). Man bezeichnet diesen Infektionsweg auch als fäkal-oral.

▶ **Kontaktinfektion.** Es handelt sich dabei um eine direkte Keimübertragung von Mensch zu Mensch durch Haut- oder Schleimhautkontakt sowie die indirekte Übertragung über die Hände von Ärzten und Pflegenden bei Handlungen am Patienten (z. B. Blasenkatheterismus und Verbandwechsel). Dadurch können u. a. Harnwegsinfekte oder Wundinfektionen entstehen.

▶ **Tröpfchen-/Staubinfektion.** Die Keimübertragung erfolgt hier über den Luftweg durch feine Tröpfchen (durch Anhusten, Anniesen oder Ansprechen) oder Staub. Auf diesem Weg werden v. a. Erkältungskrankheiten und einige Kinderkrankheiten, z. B. Windpocken (S. 205), übertragen.

▶ **Hämatogene Keimübertragung.** Die Infektion breitet sich zunächst über den Blutweg, z. B. durch kontaminierte Instrumente, Kanülen aus. Gefürchtete Infektionen auf diesem Weg sind z. B. Hepatitis B und Aids.

Erregerquellen

Erregerquellen, die für eine Keimausbreitung infrage kommen, sind z. B.:

- Ausscheidungen
- Blut
- Körpersäfte (z. B. Bronchialsekret)

- Wundsekret
- kontaminierte Gegenstände und Nahrung
- Geräte mit Flüssigkeitsbehältern (z. B. Sauerstoffgeräte und Inhaliergeräte), sofern Hygienevorschriften nicht eingehalten werden

Eintrittspforten für Krankheitserreger

Krankheitskeime können vor allem über Körperöffnungen, Wunden und künstlich geschaffene Zugangswege in den Körper eindringen, z. B.:

- Nasen-, Rachenraum
- Mundhöhle
- Scheide
- Harnröhre
- Augenbindehaut
- Wunden
- Einstichstellen (z. B. Kanülen)
- Ein- und Austrittstellen von Dränagen, Sonden und Kathetern

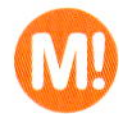

Merke

Besonders infektionsgefährdet sind v. a. hochaltrige Patienten, Patienten mit Mangelernährung, mit herabgesetzter Immunabwehr durch eine schwere Grunderkrankung (z. B. Karzinom) oder aggressive Therapiemaßnahmen (Zytostatika- bzw. Strahlentherapie u. a.) sowie bei allen Maßnahmen, die den Organismus schwächen, wie dies z. B. bei einer Operation der Fall ist.

Maßnahmen zur Verhütung von Krankenhausinfektionen

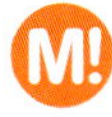

Merke

Die im Krankenhaus erforderlichen Hygienemaßnahmen sind im Hygieneplan festgehalten. Dieser orientiert sich u. a. an den Richtlinien des Robert-Koch-Instituts und gibt Anweisungen über die Personalhygiene, Hygienemaßnahmen bei pflegerischen, diagnostischen und therapeutischen Handlungen, Desinfektions- und Sterilisationsmaßnahmen, Entsorgungsvorschriften usw.

Hygienepläne sind für alle klinischen Bereiche spezifisch festzulegen. Sie müssen an geeigneter Stelle aufgehängt oder einsehbar sein. So gibt es z. B. Hygienepläne für invasive diagnostische und therapeutische Maßnahmen (Punktionen, Blutentnahmen, Endoskopie, Infusionen und Wundversorgung), zur Stationsreinigung, Desinfektion sowie zur Reinigung und Sterilisation von Pflegehilfsmitteln und Instrumenten (▶ Abb. 19.108). Hygienepläne sind verbindlich einzuhalten.

Allgemeine Grundsätze zur Vermeidung von Keimübertragungen

Keimaufwirbelung vermeiden:

- Staubentwicklung (z. B. beim Betten) vermeiden.
- Im Patientenzimmer nicht kehren, sondern wischen.

	Was?	Wann?	Womit?	Wie?	Wer?
	hygienische Händedesinfektion	z. B. vor Verbandwechsel, Absaugen, Blasen-, Venenkatheter legen und nach Kontamination	z. B. Sterilium oder Spitacid	ca. 3 ml in die trockene Hand einreiben, bis die Hände trocken sind (mind. 30 Sek.) Kein Wasser zugeben!	Personal Ärzte PD (Pflegedienst) RD (Reinigungsdienst)
	Pflegeutensilien: Nierenschalen Waschschüsseln Bettflaschen usw.	nach Gebrauch	z. B. Lyso FD 10 0,5 % 1 Std. z. B. Bacillol-Spray	möglichst Tauchbad, sonst wischen (Einweichzeit 1 Std.), falls nicht möglich satt einsprühen	PD
	Textilien		z. B. Lyso FD 10 0,5 % 12 Std.	Tauchbad	PD
	Bettschüsseln	nach Gebrauch	Spülautomat	Geräteanleitung beachten	
	Urinflaschen Nachttöpfe	nach Entlassung	Dampfinfektion oder z. B. Lyso FD 10 0,5 % 1 Std.	Tauchbad	PD

Abb. 19.108 Hygieneplan. Die im Krankenhaus erforderlichen Hygienemaßnahmen sind im Hygieneplan festgehalten.

- Zugluft vermeiden, Fenster vor allen Pflegetätigkeiten schließen.
- Bei Pflegetätigkeiten alle weiteren Aktivitäten im Zimmer unterlassen (z. B. Betten.)

Keimausbreitung vermeiden:
- Kontaminierte Gegenstände wie Schmutzwäsche, Pflegehilfsmittel, Verbände usw. immer vor Ort in den bereitgestellten Abwurfbehälter entsorgen und nicht offen transportieren oder zwischenlagern.
- Gebrauchsgegenstände, die nicht am Patientenbett verbleiben, wie z. B. Salbentuben, Föhn, Desinfektionsmittelflaschen und Scheren, nicht im Bett ablegen oder mit kontaminierten Händen (Handschuhe) anfassen.
- Gegenstände, die auf den Boden gefallen sind, verwerfen oder vor der Wiederverwendung desinfizieren bzw. sterilisieren.
- Nach Kontamination Händehygiene durchführen; keinesfalls Griffe, Türklinken oder sonstige Gegenstände mit kontaminierten Händen berühren (evtl. Türklinken mit dem Ellbogen bedienen).
- Pflegehilfsmittel (z. B. Lagerungshilfen) erst nach Desinfektion bei anderen Patienten anwenden.

Trennung von sauberen und unsauberen Materialien:
- sauberes oder steriles Material so abstellen, dass es nicht mit unsauberen Gegenständen, wie Blumen, Essgeschirr und gebrauchten Nierenschalen, in Berührung kommt.

Keimwachstum vermeiden:
- Einwegartikel wie Sauerstoffsonden, Infusionssysteme, Sondensysteme, Sterilwasserpackungen usw. nach den Vorschriften des Hygieneplans wechseln.
- Sterilgut trocken und staubgeschützt in einem geschlossenen Schrank aufbewahren.

Keimbesiedelung von Wunden und Eintrittsstellen vermeiden:
- Die pflegerische Versorgung von Wunden, Kanülen, Venenkathetern, PEG-Eintrittsstellen usw. muss nach der Non-touch-Methode (S. 502) erfolgen. Dies bedeutet, dass die Wunde oder Eintrittsstelle nicht mit den Händen berührt werden darf, sondern nur mit sterilen Handschuhen oder steriler Pinzette. Dasselbe gilt für alle Materialien, die mit dieser Körperstelle direkt in Kontakt kommen.

19.8.4 Personalhygiene

Berufskleidung

Diese wird im Krankenhaus vom Krankenhausträger gestellt und gewaschen. Sie sollte täglich gewechselt werden. Die Berufskleidung wird nur im Krankenhaus getragen. Zum Umziehen stehen Umkleideräume mit Abwurfmöglichkeit für die Arbeitskleidung zur Verfügung. Für Arbeiten, bei denen mit einer Verschmutzung der Kleidung zu rechnen ist, gibt es gesonderte Kittel oder Schürzen, die aus Einwegmaterial bestehen oder waschbar sind.

Schutzhandschuhe aus Kunststoff oder Latexmaterial dienen als Infektionsschutz bei Arbeiten mit Ausscheidungen, Körpersäften, Wundsekret u. Ä. Mundschutz, Schutzbrille und Schutzhaube stehen für evtl. spritzende Arbeiten (z. B. Absaugung) zur Verfügung. Sichere Arbeitsschuhe sind vorne geschlossen, haben eine geschlossene, feste Fersenkappe, sind rutschfest und aus wasserabweisendem, strapazierfähigem und pflegeleichtem Material.

Körperhygiene

Dazu gehört, dass lange Haare zusammengebunden oder hochgesteckt sind und Fingernägel zur Vermeidung von Keimansiedelungen kurz und sauber gehalten werden. Ringe und Uhren sind nicht zu tragen, weil sich darunter Keime festsetzen können. Außerdem besteht durch sie Verletzungsgefahr.

Händehygiene

Zur Händehygiene rechnet man Maßnahmen wie die hygienische und chirurgische Händedesinfektion sowie die Händewaschung.

Hygienische Händedesinfektion

Mit ihr will man eine Kontamination und Keimausbreitung durch keimbesiedelte Hände vermeiden. Vorschriftsgemäß hat die hygienische Händedesinfektion zu erfolgen
- vor invasiven Eingriffen,
- vor und nach Kontakt mit Wunden, Einstichstellen, Kathetern, Sonden usw.,
- vor der Vorbereitung von Infusionen und Injektionen,
- vor Kontakt mit Patienten, die in besonderem Maß geschützt werden müssen,
- nach Kontakt mit kontaminierten Flächen oder Gegenständen,
- nach Kontakt mit Blut, Sekreten oder Exkreten und
- nach Kontakt mit infektiösen Patienten.

Durchführung

Siehe (▶ Abb. 19.109).
- Spenderhebel des Desinfektionsbehälters mit dem Unterarm bedienen; dabei 3–5 ml Desinfektionslösung in die trockene Hohlhand geben.
- Hände bis zum Handgelenk so lange einreiben, bis die Haut trocken ist, mindestens jedoch 30 Sekunden, Beachtung der Herstellervorschriften.
- Entscheidend ist die Technik der Händehygiene: Benetzungslücken/Desinfektionsschwachstellen müssen vermieden werden (▶ Abb. 19.110).
- Zur Hautpflege die Hände anschließend mit einer geeigneten Creme pflegen.
- Bei Verschmutzung die Hände desinfizieren oder mit einem Desinfektionsmittel getränkten Tuch abwischen, anschließend waschen und erneut desinfizieren.

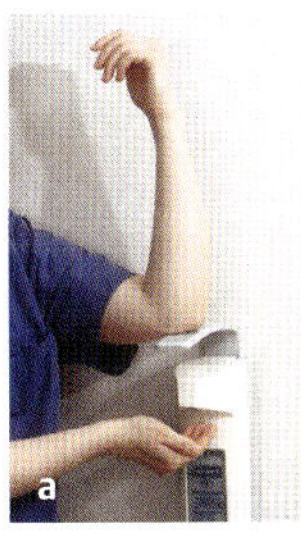

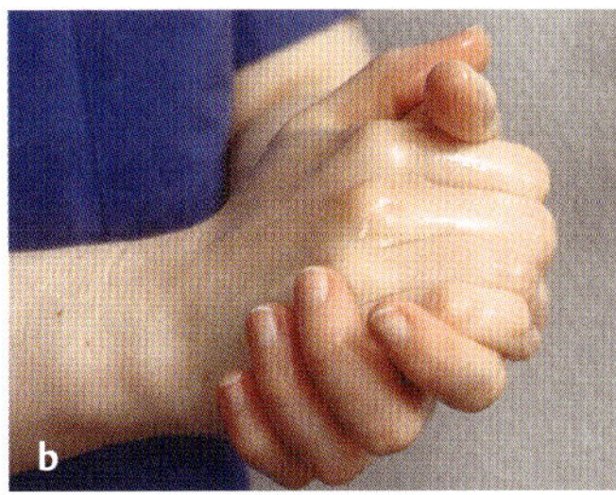

Mithilfe des Ellenbogens wird ausreichend Desinfektionsmittel (3 – 5 ml) in die trockene Hand gegeben und zwischen den Händen verrieben.

Mit der rechten Hand werden Handrücken und Fingerinnenseiten der linken Hand eingerieben und umgekehrt.

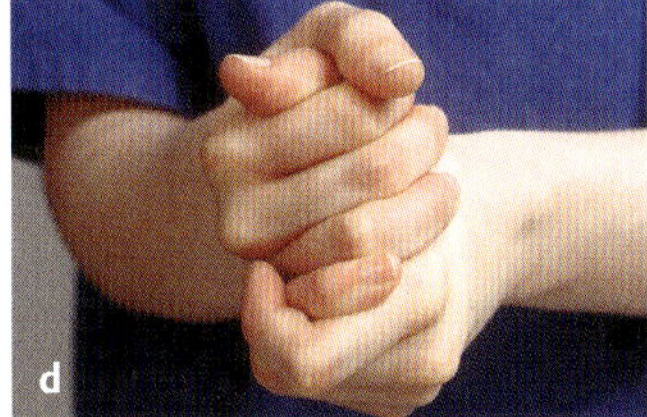

Mit kreisenden Bewegungen wird der linke Daumen mit der umschließenden rechten Handfläche desinfiziert und umgekehrt.

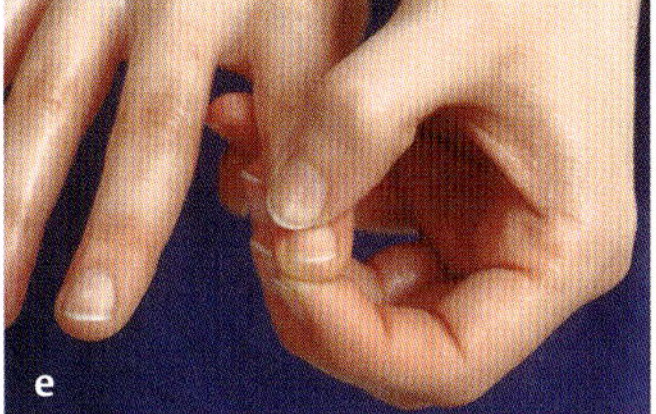

An jedem Finger wird der Fingernagelbereich desinfiziert.

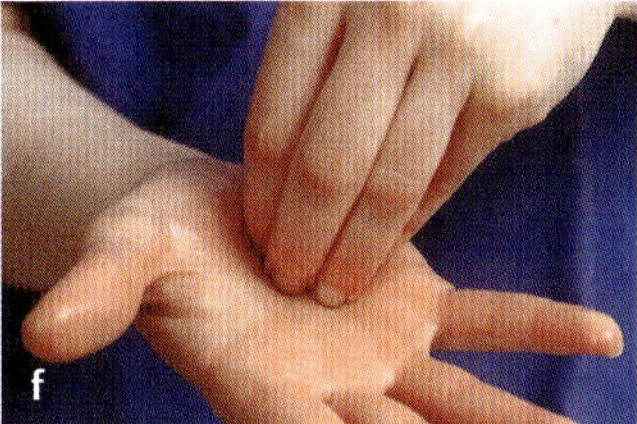

Mit kreisendem Reiben werden die geschlossenen Fingerkuppen in der rechten Handfläche desinfiziert und umgekehrt.

Abb. 19.109 Hygienische Händedesinfektion. (Schewior-Popp S, Sitzmann F, Ullrich L. Thiemes Pflege. Thieme 2012)

a Der Desinfektionsmittelspender wird zur Vermeidung einer Kontamination des Spenderhebels mit dem Unterarm bedient.
b Es wird ausreichend Desinfektionsmittel in die trockene Hand gegeben und zwischen den Händen verrieben.
c Mit der rechten Hand werden Handrücken und Fingerinnenseiten der linken Hand eingerieben und umgekehrt.
d Mit kreisenden Bewegungen wird der linke Daumen mit der umschließenden rechten Handfläche desinfiziert und umgekehrt.
e An jedem Finger wird der Fingernagelbereich desinfiziert.
f Mit kreisendem Reiben werden die geschlossenen Fingerkuppen in der rechten Handfläche desinfiziert und umgekehrt.

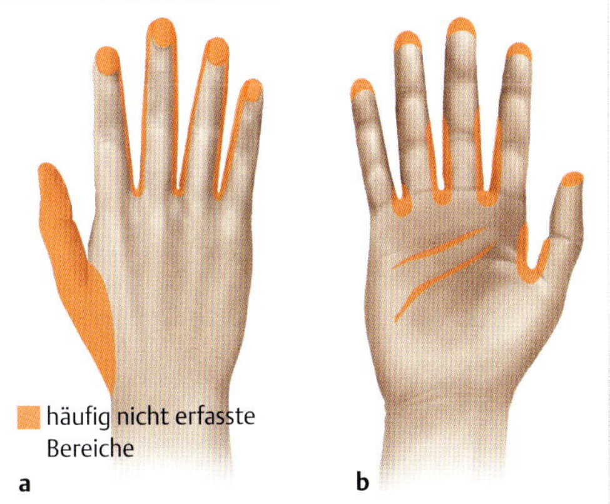

Abb. 19.110 Desinfektionsschwachstellen. Bei unzureichender Benetzung mit dem Desinfektionsmittel lassen sich mit dem Fluorosept-Test Desinfektionsschwachstellen (mit UV-Licht nachweisbar) erkennen. (Schewior-Popp S, Sitzmann F, Ullrich L. Thiemes Pflege. Thieme 2012)

Merke

Die Hände des Krankenhauspersonals sind der Hauptüberträger (80 %) bei Krankenhausinfektionen. Deshalb ist die korrekt ausgeführte Händehygiene von größter Bedeutung für eine effektive Infektionsprophylaxe im Krankenhaus.

Chirurgische Händedesinfektion

Sie ist z. B. vor operativen Eingriffen erforderlich und unterscheidet sich von der hygienischen durch eine längere Wasch- und Einwirkungszeit des Desinfektionsmittels.

Händewaschung

Die Händewaschung beseitigt sichtbare Verschmutzungen an den Händen und mindert die Kontaminationsgefahr. Die Händewaschung erfolgt

- bei jeder sichtbaren Verunreinigung der Hände,

- nach der WC-Benutzung,
- vor Dienstantritt und nach Dienstende,
- vor dem Essen und vor der Nahrungsverabreichung und
- nach Kontakt mit Speichel, Nasensekret etc., z. B. nach dem Niesen, Nase putzen oder Husten.

Durchführung

- Seifenspender mit dem Unterarm bedienen, Hände gründlich waschen.
- Mit einem Einmalhandtuch gut abtrocknen, sodass keine Restfeuchtigkeit auf den Händen verbleibt.
- Wasserhahn bei fehlendem Bügel zur Ellenbogenbedienung mit dem benutzten Einmaltuch schließen.

Zur Hautschonung sollte die Wassertemperatur bei der Händewaschung unter 40 °C liegen. Ebenso sind möglichst milde, gut verträgliche Waschsubstanzen zu verwenden, die zum Schluss gründlich abgespült werden. Zur Vermeidung von Hautschäden werden die Hände obligat nach der Waschung mit einer geeigneten Creme gepflegt.

Schutzhandschuhe

Das Tragen von Schutzhandschuhen dient dem Infektionsschutz für Pflegende und Ärzte sowie dem Schutz von Patienten. Schutzhandschuhe sind zu tragen beim

- Kontakt mit Ausscheidungen, Körpersäften und Wundsekret,
- Umgang mit kontaminierten und/oder verschmutzten Gegenständen und beim
- Arbeiten mit Desinfektionslösungen.

Durchführung

- Schutzhandschuhe nur mit sauberen Händen aus der Handschuhbox (Verpackung) entnehmen.
- Schutzhandschuhe nach Verunreinigung/Kontamination (z. B. nach der Intimpflege) unbedingt wechseln, weil sie sich zur Händewaschung und Desinfektion nicht eignen.
- Kontaminierte Schutzhandschuhe vorsichtig so ausziehen, dass die Außenseite nach innen gedreht wird (▶ Abb. 19.111).
- Nach dem Ausziehen der Schutzhandschuhe Händedesinfektion durchführen, um eine Kontamination der Hände durch undichte Stellen im Handschuh oder beim Ausziehen der Handschuhe zu vermeiden.

19.8.5 Desinfektion

Definition

Bei einer Desinfektion werden pathogene (krankmachende) Keime vernichtet oder so geschädigt, dass sie nicht mehr infizieren können. Es handelt sich um keimzahlmindernde Maßnahmen.

Physikalisch-thermische Desinfektion

Sie erfolgt durch Hitze, z. B. mittels

- strömendem Wasserdampf (Textilien, Matratzen, Kopfkissen),
- desinifizierende Steckbeckenspülgeräte (durch 95 °C warme Flüssigkeit),
- Heißluft (hitzestabile Gefäße),
- Auskochen der Utensilien (Babyflaschen, Sauger),
- Abflammen der Materialien (wird vorwiegend im Labor angewandt) und
- UV-Strahlen (Trinkwasserdesinfektion).

Chemische Desinfektion

Bei ihr werden die Keime durch chemische Einflüsse (Desinfektionsmittel) unschädlich gemacht.

Desinfektionsmittel

Bei der Auswahl eines geeigneten Desinfektionsmittels gilt es, wichtige Kriterien zu beachten. Desinfektionsmittel sollen

- gegen viele Keime wirksam sein (Bakterien, Viren, Pilze),
- keine schädliche (toxische) Wirkung auf den Organismus haben,
- keinen üblen/beißenden Geruch aufweisen,
- in geringer Konzentration wirksam sein,
- materialschonend wirken,
- wirtschaftlich und preiswert und
- nicht abwasserbelastend sein.

Merke

Im Krankenhaus verwendete Desinfektionsmittel müssen in der Desinfektionsmittelliste der Deutschen Gesellschaft für Hygiene und Mikrobiologie (DGHM) gelistet sein. Sie wurden einem speziellen Prüfverfahren auf Wirksamkeit unterzogen.

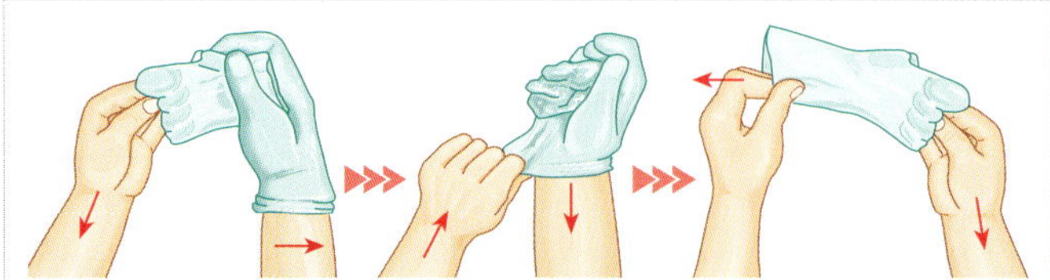

Abb. 19.111 Ausziehen von Schutzhandschuhen. Gebrauchte Schutzhandschuhe werden so ausgezogen, dass die kontaminierte Außenseite nach innen gedreht wird.

Fein-Desinfektionsmittel

Sie dienen der Haut- und Schleimhautdesinfektion.

▸ **Hautdesinfektion.** Sie ist erforderlich vor diagnostischen und therapeutischen Maßnahmen, wie Injektionen, Punktionen, Infusionen und Operationen.

▸ **Schleimhautdesinfektion.** Sie erfolgt z. B. bei invasiven diagnostischen und therapeutischen Maßnahmen im Schleimhautbereich, wie Blasenkatheterismus und Operationen im Urogenitaltrakt.

▸ **Wunddesinfektion.** Sie wird zum Schutz von Operationswunden und Bagatellverletzungen vor Keimbesiedelung vorgenommen. Chronische Wunden (z. B. Ulcus cruris, Dekubitalulzera) hingegen werden entsprechend ihrer Ursache mit anderen Wirkstoffen behandelt (meist Ringer-Lösung). Desinfektionsmittel wirken zellwachstumshemmend und sind dadurch für diese Wunden ungeeignet.

Grobdesinfektionsmittel

Sie werden zur Flächendesinfektion und zur Desinfektion von kontaminierten Gegenständen und Materialien verwendet. In vielen Krankenhäusern gibt es an geeigneter Stelle (z. B. im Pflegearbeitsraum) Desinfektionsmitteldosiergeräte, an denen eine zentral zubereitete, gebrauchsfertige Desinfektionslösung entnommen werden kann.

Entsprechend den Angaben des Hygieneplans ist beim Einsatz von Grobdesinfektionsmitteln Folgendes zu beachten:

- Richtige Konzentration herstellen.
- Einwirkzeit beachten.
- Dem Desinfektionsmittel kein Reinigungsmittel oder weiteres Desinfektionsmittel zusetzen, da es sonst evtl. inaktiviert wird.
- Desinfektionslösungen mit kaltem Wasser ansetzen und nur mit Handschuhen berühren.

Laufende Desinfektion

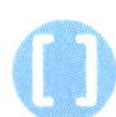

Definition

Darunter versteht man die tägliche desinfizierende Reinigung des Patientenumfelds bzw. von Gegenständen, die mit dem Patienten oder Ausscheidungen/Körpersäften in Berührung kamen, mittels unterschiedlicher Desinfektionsmethoden.

Für Patienten mit septischen Wunden oder infektiösen Erkrankungen (z. B. Hepatitis, MRSA) werden gesonderte Hygienemaßnahmen vorgeschrieben, die genau einzuhalten sind.

Feuchtes Wischen

Es eignet sich für Flächen, z. B. Fußböden, Tische sowie für Gegenstände wie Nachtstühle, Rollstühle, Infusionsständer, Visiten- und Verbandwagen. Die Lösung muss dabei antrocknen, darf also nicht abgetrocknet werden.

Einlegen in Desinfektionslösung

Es ist für Gegenstände wie Fieberthermometer, Instrumente, Steckbecken usw. eine sinnvolle Maßnahme. Das Desinfektionsgut wird in einem Spezial- oder in einem Desinfektionsbecken so eingelegt, dass alle Teile, auch Hohlräume, mit Desinfektionsmittellösung bedeckt sind. Das Desinfektionsbecken ist abgedeckt. Nach der vorgegebenen Einwirkzeit (s. Hygieneplan) werden die Gegenstände gereinigt, getrocknet und zur weiteren Verwendung vorbereitet.

Sprühdesinfektion

Das Absprühen findet Anwendung bei Gegenständen, die nicht abgewaschen oder eingelegt werden können (z. B. Blutdruckmanschetten). Die Pflegende sollte beim Sprühen genügend Abstand halten und das Gesicht abwenden, damit Gesicht und Augen nicht versehentlich benetzt werden. Hautkontakt mit dem Desinfektionsmittel ist zu vermeiden. Bei versehentlicher Desinfektionsmittelbenetzung der Haut ist diese mit klarem Wasser gründlich abzuspülen.

Merke

Wegen der besseren Wirksamkeit sollte bei Materialverträglichkeit eine Wischdesinfektion der Sprühdesinfektion vorgezogen werden.

Schlussdesinfektion

Die Schlussdesinfektion ist notwendig nach Entlassung, Verlegung oder Tod eines Patienten sowie nach einer septischen Erkrankung oder nach Infektion mit multiresistenten Keimen. Je nach Ausbreitungsart des Krankheitskeims findet dann eine Scheuer-Wisch-Desinfektion statt. Neben dem Bett werden Nachttisch, Schrank, Bettplatz und alle gebrauchten Gegenstände nach Vorschrift des Hygieneplans desinfiziert.

Nach Entlassung von Patienten mit bestimmten infektiösen Erkrankungen kann eine erweiterte Schlussdesinfektion notwendig sein, die ggf. von einem Desinfektor durchgeführt wird, d. h., alle Flächen und Gegenstände im Raum werden desinfiziert und besonders entsorgt (Wäsche, Abfall).

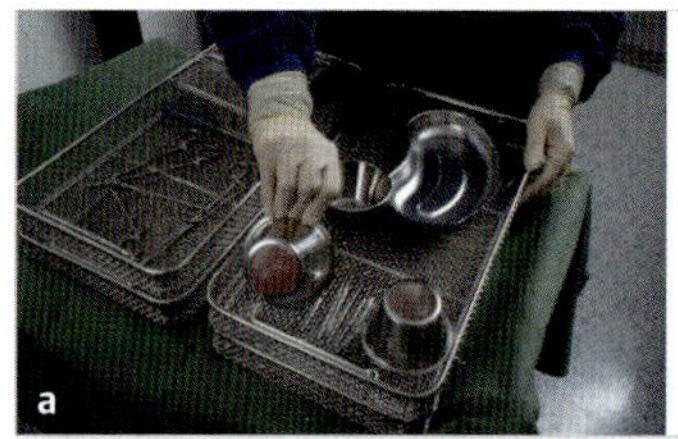

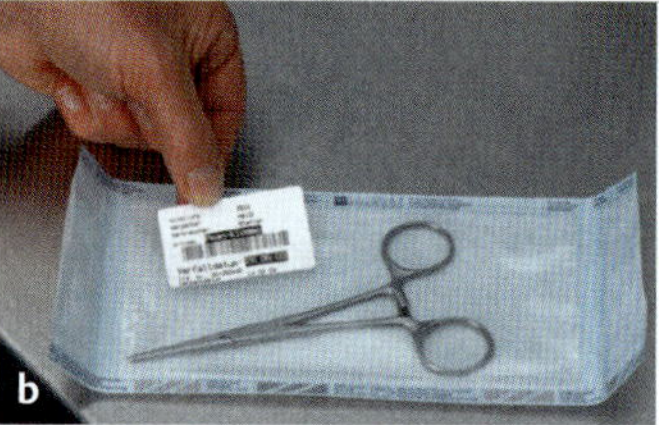

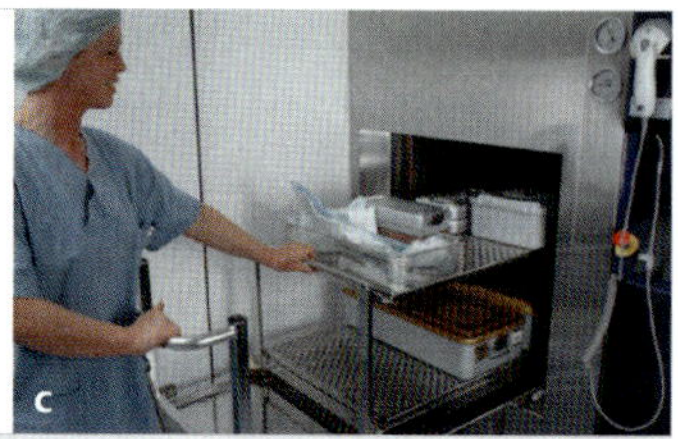

Abb. 19.112 Sterilisation. a Gefäße müssen bei der Sterilisation mit der Öffnung nach unten liegen, damit das Kondensat ablaufen kann. **b** Das Sterilgut wird in spezielle Polyamidfolien eingeschweißt und mit einem Etikett versehen, welches das Datum der Sterilisation, die Chargen-Nummer und den Namen des verpackenden Mitarbeiters angibt. **c** Das eingeschweißte Sterilgut wird in Sterilisationskörben in den Autoklaven geschoben.

19.8.6 Sterilisation

Definition

Bei einer Sterilisation werden alle krankmachenden und nicht krankmachenden Keime sowie Sporen vernichtet.

Die Sterilisation erfolgt

- thermisch durch Wasserdampf oder Heißluft bzw.
- physikalisch/chemisch mit Strahlen, Gas, Formaldehyd oder sonstigen Chemikalien.

Dampfsterilisation

Die Dampfsterilisation erfolgt im Autoklaven (▸ Abb. 19.112). Es handelt sich hierbei um ein wirtschaftliches, schonendes und sicheres Sterilisationsverfahren. Die Sterilisation erfolgt bei einer Temperatur von

- 121 °C mit 2,05 bar Überdruck für 15–20 Minuten oder bei
- 134 °C mit 3,04 bar Überdruck für 5 Minuten.

Der Wasserdampf ist gespannt (d. h. in einem geschlossenen Gefäß steigt die Dampftemperatur und der Dampfdruck) und gesättigt (d. h. der Dampf wird im geschlossenen Raum bei gleichbleibender Temperatur ständig mit Wasser gesättigt). Die Dampfsterilisation ist geeignet für

- Instrumente,
- Gummi,
- Textilien,
- Verbandstoffe und
- Glas- und Metallgegenstände.

Heißluftsterilisation

Die Heißluftsterilisation wird eingesetzt für hitzestabile Gegenstände (Glas/Metall). Sie findet im Krankenhaus kaum mehr Anwendung.

Gas- und Formaldehydsterilisation

Die Gas- und Formaldehydsterilisation eignet sich für alle hitzelabilen Gegenstände, wie z. B. Endoskope. Nach der Gas- und Formaldehydsterilisation muss das Sterilgut einige Stunden lüften.

Strahlensterilisation

Strahlensterilisation mit Gammastrahlen wird angewendet zur Sterilisation von Einwegmaterialien, z. B. Einwegspritzen. Sie wird ausschließlich in der Industrie eingesetzt.

Vor der Sterilisation muss das Sterilgut je nach Eigenschaft des Materials oder Verwendungszweck verpackt werden. Als Verpackungsmaterial dienen Spezialfolien und -papier, Stoff, Siebe und Kästen.

Merke

In den meisten Krankenhäusern wird das Sterilgut von geschulten Fachkräften in der Zentralsterilisation desinfiziert, gereinigt, verpackt und je nach Materialbeschaffenheit sterilisiert. Das Sterilgut muss zur Sterilisation einwandfrei sauber sein, weil sonst die Sterilität nicht gewährleistet werden kann.

Sterilgut vor der Verwendung kontrollieren

- Kontrolle des Verfallsdatums (Sterilitätskontrolle). Sterilgut ist nur eine begrenzte Zeit haltbar, d. h. bei Überschreitung der Haltbarkeitszeit ist zur Sicherheit eine erneute Sterilisation erforderlich.
- Verpackung auf Unversehrtheit prüfen. Bei defekter Verpackung gilt das Material als unsteril (▸ Abb. 19.113).
- Kontrolle auf Feuchtigkeit, da durch Kondenswasser bei der Dampfsterilisation das Sterilgut oder die Verpackung feucht werden kann. Das Sterilgut gilt dann als unsteril.

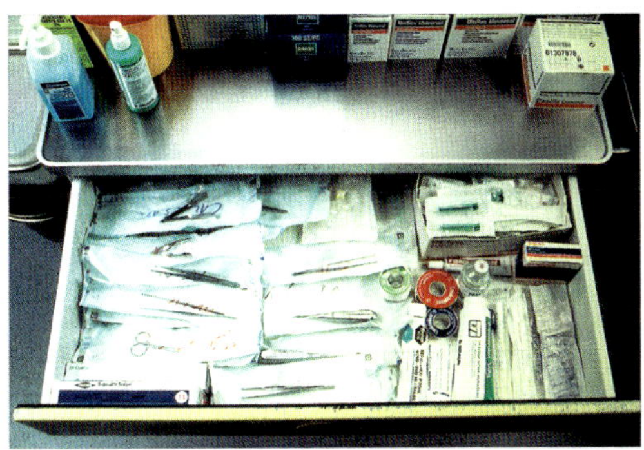

Abb. 19.113 Lagerung von Sterilgut. Sterilgut muss trocken und staubgeschützt gelagert werden. Die Verpackung darf nicht beschädigt werden.

- Kontrolle des Farbumschlagstreifens, er schlägt nach einer bestimmten Hitze-, Gas- oder Strahleneinwirkung in eine andere Farbe um.

19.8.7 Pflegerische Maßnahmen bei Patienten mit infektiösen Erkrankungen

Zur Vermeidung einer Ansteckung von Mitpatienten und Krankenhauspersonal ist bei verschiedenen Infektionen eine Isolierung des Patienten notwendig. Darüber hinaus müssen auch besonders infektionsgefährdete, d. h. abwehrschwache Patienten zum Schutz vor einer Infektion isoliert werden.

Je nach Ansteckungsfähigkeit (Kontagiosität) eines Krankheitserregers bzw. der Infektionsgefahr für einen immungeschwächten Patienten unterscheidet man 3 Isolierungsarten:

- Standardisolierung
- strikte Isolierung
- protektive Isolierung, Schutzisolierung (Umkehrisolation)

Die für eine Erkrankung jeweils erforderliche Isolierungsart ist aus den Empfehlungen der einschlägigen Fachliteratur zu ersehen. Die dazu notwendigen Isoliermaßnahmen sind im Hygieneplan festgehalten. Bei Unklarheiten leistet die Hygienefachkraft kompetente Beratung.

Standardisolierung

Die Standardisolierung ist erforderlich bei verschiedenen Infektionskrankheiten wie Salmonelleninfektion, Hepatitis und Tuberkulose oder einer Infektion mit multiresistenten Keimen (z. B. MRSA).

Grundsätze zur Standardisolierung

Besucher müssen sich bei den Pflegenden melden (Hinweisschild an der Tür des Patientenzimmers). Sie bekommen Schutzkleidung und Anweisungen für richtiges Verhalten (Informationsblatt).

Der Patient hat ein Einzelzimmer, sofern die Erreger seiner Erkrankung durch die Luft übertragbar sind. Ist dies der Fall, so darf er das Zimmer nur mit Erlaubnis verlassen. Die Tür ist stets geschlossen zu halten.

Bei direktem Kontakt mit dem Patienten muss ein Schutzkittel getragen werden. Evtl. ist auch das Tragen von Mund- und Nasenschutz sowie einer Kopfhaube erforderlich, sofern die Keime durch die Luft übertragen werden können.

Handschuhe sind anzuziehen bei Kontakt mit infizierten Körperstellen, Ausscheidungen, Wundsekret usw. Eine Händedesinfektion muss vor dem Verlassen des Zimmers erfolgen.

Gebrauchtes Material wie Instrumente und Wäsche sowie Abfälle sind in dichten, geschlossenen Behältern bzw. in dafür vorgesehenen Plastiksäcken zu entsorgen. Der Schutzkittel wird im Zimmer (mit der Außenseite nach außen) oder im Schleusenvorraum (mit der Innenseite nach außen) aufgehängt.

Strikte Isolierung

Die strikte Isolierung ist für verschiedene meldepflichtige Erkrankungen vorgeschrieben. Solche sind z. B. Diphtherie, Tollwut, Pest und Pocken.

Grundsätze zur strikten Isolierung

Gegebenfalls sind Besucher nicht zugelassen, sonst gelten die gleichen Grundsätze wie bei der Standardisolierung.

Der Patient hat ein Einzelzimmer und darf dieses nicht verlassen. Die Tür ist stets geschlossen zu halten. Jede Person, die das Zimmer betritt, muss einen Schutzkittel tragen. Dieser wird nach 1-maligem Gebrauch verworfen.

Ein Mundschutz ist notwendig, wenn die Keime durch die Luft oder durch Tröpfcheninfektion übertragen werden. Handschuhe sind beim Betreten des Zimmers anzuziehen. Eine Händedesinfektion muss vor dem Betreten und Verlassen des Zimmers durchgeführt werden.

Gebrauchtes Material: Instrumente und Wäsche sowie Abfälle sind in dichten, geschlossenen Behältern bzw. in dafür vorgesehenen Plastiksäcken zu entsorgen.

Protektive Isolierung/Schutzisolierung

Die Schutzisolierung ist notwendig bei Patienten, die durch eine schwere Erkrankung oder durch aggressive Therapiemaßnahmen immungeschwächt sind (z. B. AIDS-Patienten und Patienten mit Zytostatikatherapie).

Grundsätze zur Schutzisolierung

Besucher müssen sich bei den Pflegenden melden. Sie bekommen Schutzkleidung und Anweisungen für richtiges Verhalten. Personen mit ansteckender Krankheit, z. B. Schnupfen, dürfen das Zimmer nicht betreten.

Der Patient hat ein Einzelzimmer. Er darf dieses nicht verlassen. Die Tür bleibt stets geschlossen. Alle Personen, die das Zimmer betreten, müssen einen Mundschutz,

Kopfhaube und einen Schutzkittel tragen. Diese werden nach 1-maligem Gebrauch verworfen. Handschuhe sind bei jeglichem Kontakt mit dem Patienten obligat. Eine Händedesinfektion ist vor dem Betreten und bei Verlassen des Zimmers durchzuführen.

Instrumente, Verbandmaterial usw. müssen steril sein. Gebrauchte Gegenstände, Wäsche, Abfälle usw. sind sofort zu entsorgen. Sie dürfen nicht im Zimmer verbleiben.

19.8.8 Allgemeine Grundsätze im Umgang mit infektiösen Patienten

Laufende Desinfektionsmaßnahmen sind nach den Vorschriften des Hygieneplans vorzunehmen (▶ Abb. 19.108). Das Reinigungspersonal wird entsprechend unterwiesen.

Ausscheidungen von infektiösen Patienten sind in einem dafür vorgesehenen Steckbeckenspülgerät (mit möglichst thermischer Desinfektionsanlage), infektiöse Abfälle (z. B. Verbände, Wundsekret, Blut) nach der klinikinternen Abfallverordnung zu entsorgen.

Verschiedene Erkrankungen müssen nach dem Infektionsschutzgesetz, IfSG (S. 689), bei Verdacht, Erkrankung und/oder Todesfall gemeldet werden. Das Krankenhauspersonal muss die Unfallverhütungsvorschriften zur Vermeidung einer Ansteckung einhalten.

Dazu gehören u. a. das Tragen von Schutzkleidung und Handschuhen, die Vermeidung von Verletzungen beim Umgang mit kontaminierten Instrumenten, Geräten und Abfallbehältern (z. B. Stichverletzungen mit gebrauchten Kanülen) sowie die Händedesinfektion nach allen Tätigkeiten am Patienten bzw. nach Kontakt mit infektiösem Material und kontaminierten Gegenständen.

Infektiöses Untersuchungsmaterial wird in dafür vorgesehene Behälter gegeben. Behälter und Begleitzettel sind entsprechend deutlich zu kennzeichnen.

Die Beendigung der Isolierung bestimmt der Arzt. Patienteneigene Gegenstände dürfen nicht ohne vorherige Desinfektion mit nach Hause genommen werden. Die Schlussdesinfektion nach Verlegung, Entlassung oder Tod des Patienten wird nach den Vorschriften des Hygieneplans ausgeführt. Je nach Krankheitserreger findet dabei eine Scheuer-Wisch-Desinfektion oder eine Raumdesinfektion nach Anordnung des Gesundheitsamts statt.

19.9 ATL Raum und Zeit gestalten – sich beschäftigen

Das Leben des Menschen ist bestimmt vom Wechsel zwischen Arbeits- und Ruhephasen. Durch steigende Arbeitsbelastung und Arbeitsverdichtung, auch in den Pflegeberufen, gewinnt die Freizeit immer mehr an Bedeutung. Die eigentliche Entspannungs- und Regenerationszeit ist von Mensch zu Mensch sehr unterschiedlich und kommt nicht selten zu kurz.

19.9.1 Bedeutung von Beruf und Arbeit

Beruf, Arbeit und Beschäftigung sind i. d. R. zur Sicherung der Existenzgrundlage des Menschen notwendig. Die Berufstätigkeit nimmt meist den größten Teil des Tages in Anspruch, sie ist alltagsbestimmend. Alle anderen Aktivitäten orientieren sich in ihrer Zeitplanung an der Arbeitszeit eines Menschen.

Deshalb ist es von großer Bedeutung, dass die berufliche Tätigkeit zufriedenstellend und sinnstiftend ist und damit gerne wahrgenommen wird.

Weitere Faktoren, die sich auf eine positive Einstellung zum Berufsleben auswirken, sind z. B.:

- wertschätzende und konstruktive Atmosphäre zwischen Team und Vorgesetzten
- geregelte, gute Arbeitsbedingungen
- Anerkennung der eigenen Arbeitsleistung durch Kollegen und Vorgesetzte (▶ Abb. 19.114)
- sicherer Arbeitsplatz
- interessante Aufgabenbereiche

Stressauslösende Faktoren im Berufsleben

Schwierige Arbeitsbedingungen können stressauslösend sein und den betreffenden Menschen physisch und psychisch krank machen. Stressauslösende Faktoren sind z. B.:

- Streitigkeiten, Intrigen (Mobbing) und Neid im Kollegenkreis
- schlechte Arbeitsbedingungen, wie z. B. Akkordarbeit, ständige Arbeitsüberlastung, gefahrvolle Tätigkeiten
- ungeregelte Arbeitszeiten
- ständiger Druck oder negative Rückmeldungen von Vorgesetzten
- zugewiesene Tätigkeiten, die nicht der eigenen Kompetenz und Fähigkeit entsprechen und deshalb über- oder unterfordern
- Sorgen um den Arbeitsplatz wegen anstehender Rationalisierungsmaßnahmen oder Firmenschließung

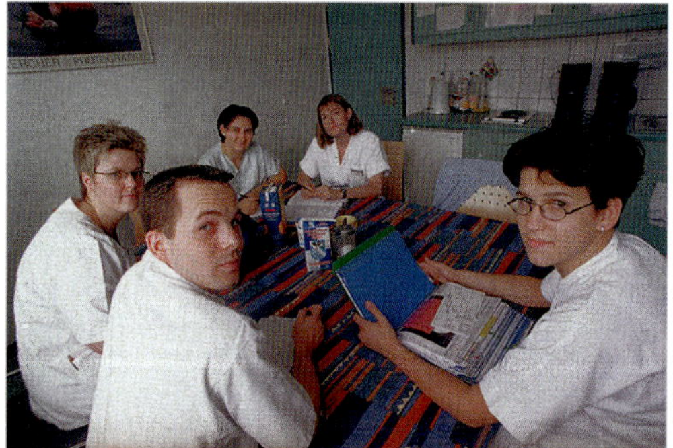

Abb. 19.114 Teambesprechung auf der Station. Für die Arbeitszufriedenheit sind gegenseitige Anerkennung und eine konstruktive Arbeitsatmosphäre von wesentlicher Bedeutung.

Bei der Fülle von Freizeit- und Erlebnisangeboten, wie Erlebnisreisen, Leistungssport, Vereinsaktivitäten, ist es wichtig, freie Tage und Urlaub nicht nur mit solchen Aktivitäten zu verplanen. Sehr schnell kommt es dann auch in der Freizeit zum Leistungsdruck und damit zusätzlich zum Arbeitsstress auch noch zum Freizeitstress!

Beobachtungen bei Stressbelastung

Bei anhaltender Dauerbelastung und Anspannung durch psychische und physische Ursachen kommt es zur Stresskrankheit bzw. zu Stressreaktionen, wie z. B.:

- Kopfschmerzen und Migräne
- Schlaflosigkeit
- Magen- und Verdauungsbeschwerden
- Infektanfälligkeit
- Erschöpfungszuständen
- depressive Verstimmung
- Herz- und Kreislauferkrankungen

Merke

Zu den Stresssymptomen kommt es hauptsächlich bei negativ empfundenem Stress (Disstress). Positiv erlebter Stress (Eustress) entsteht durch selbst angestrebte und gewollte Aktivitäten zur Bewältigung von besonderen Leistungen und Aufgaben, z. B. Bergbesteigung und Leistungssport. Er verursacht i. d. R. keine gesundheitlichen Beeinträchtigungen.

Krankheitserleben als Stressfaktor

Menschen mit plötzlich auftretenden Erkrankungen werden schlagartig aus ihrem Arbeits- und Familienleben herausgerissen und mit ihrer Erkrankung konfrontiert. Chronisch Kranke sind oft zermürbt über anhaltende Beschwerden, fehlende Besserung, ständige Arztbesuche usw. Je nach beruflicher und familiärer Situation können sich Sorgen und Ängste um den Arbeitsplatz oder über familiäre Angelegenheiten (z. B. Versorgung von Kindern) negativ auf den Heilungsprozess auswirken.

Pflegepraxis

Wenn der Patient die Ursachen seiner Sorgen nicht äußert, ist es oft schwierig für Pflegende, den Hintergrund für Unruhe, depressives, ängstliches, abweisendes oder gar aggressives Verhalten zu erkennen. Ein behutsames Ansprechen dieser Fragen im Zusammenhang mit den Erhebungen zur Pflegeanamnese kann evtl. Aufschluss geben und Lösungswege ermöglichen.

Maßnahmen zur Stressbewältigung

Zur Vermeidung von Stresssymptomen sollten Betroffene bewusst immer wieder „innehalten" und Entspannungsphasen einplanen. Der Entspannung dienen z. B.:

- Lesen
- kreative Beschäftigung (malen, werken oder handarbeiten)
- Bewegung, wie z. B. Spazieren gehen und Sport
- Freunde besuchen oder einladen
- Theater- oder Konzertbesuche und vieles mehr

Für Menschen, die nur schwer abschalten und zur Ruhe kommen können, gibt es die Möglichkeit, Kurse zu besuchen zur Erlernung von Entspannungstechniken wie „Autogenes Training" und Meditationsübungen.

19.9.2 Raum und Zeit gestalten

Patientenzimmer

Diese müssen in Akutkrankenhäusern hygienischen und funktionalen Anforderungen entsprechen und wirken deshalb oftmals nüchtern. Für kranke Menschen, die in Anbetracht ihrer momentanen Situation oft Krisen zu bewältigen haben, ist die wohnliche Gestaltung des Patientenzimmers von außerordentlicher Bedeutung. Sie hat Auswirkungen auf die psychische Befindlichkeit und wirkt damit gesundheitsfördernd.

Psychologisch positiv beeinflussende Elemente sind:

- Gardinen und Möbel
- farblich abgestimmte Wände
- gute Lichtführung
- schöne Wandbilder (z. B. mit meditativer oder fantasieanregender Wirkung)
- Gelegenheit für die Betroffenen, persönliche Gegenstände wie Bilder und Blumen aufzustellen

Einen Schutz der Intimsphäre gewähren kleine Zimmer mit höchstens 3 Betten, Nasszelle und der Möglichkeit, den Bettplatz abzuschirmen.

Zeitgestaltung

Sie ist in Akutkliniken von pflegerischen und medizinischen Maßnahmen geprägt. Zu einer patientengerechten Planung des Tagesablaufs gehört, dass die Patienten morgens nicht zu früh geweckt werden und dass die Tagesaktivitäten Ruhepausen (z. B. am Nachmittag) ermöglichen. Das frühmorgendliche Waschen von bettlägrigen Patienten ist unphysiologisch und bewirkt einen gestörten Tag-Nacht-Rhythmus. Es sollte unterbleiben. Die Besuchszeitregelung soll nach Möglichkeit unter Berücksichtigung der festgelegten Ruhezeiten offen gehandhabt werden.

19.9.3 Sich beschäftigen

Beschäftigungsmöglichkeiten in Akutkrankenhäusern

Hier wird der Tagesablauf weitgehend von Diagnose-, Therapie- und Pflegemaßnahmen bestimmt, sodass der Patient die Zwischenzeiten dringend zur Erholung benötigt.

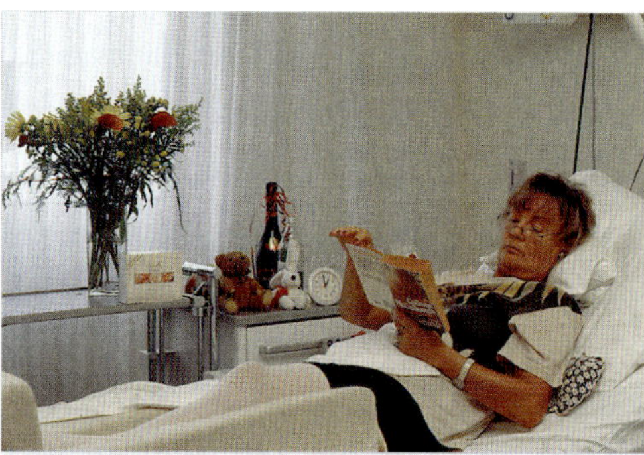

Abb. 19.115 Lesen als Beschäftigungsmöglichkeit im Krankenhaus. Für Patienten, die keinen Lesestoff bei sich haben, können Bücher aus der Krankenhausbibliothek ausgeliehen werden.

Für viele Patienten kann das bei einer Krankenhausaufnahme plötzlich verordnete „Nichtstun" und das Einfügen in eine völlig andere Tagesstruktur sehr belastend sein, insbesondere, wenn halbfertige oder dringend anstehende Tätigkeiten zurückgelassen wurden. Je nach Belastbarkeit und Gesundheitszustand des Patienten gibt es folgende Beschäftigungsmöglichkeiten im Krankenhaus:

- Lesen, wobei Bücher auch aus der Krankenhausbibliothek ausgeliehen werden können (▶ Abb. 19.115)
- Radio hören und fernsehen (möglichst mit Kopfhörer, um andere Patienten nicht zu stören)
- kleine Bastel- und Handarbeiten
- Spiele machen, evtl. mit den Bettnachbarn oder im Gemeinschaftsraum
- Spaziergänge im Krankenhausgarten, wenn keine Bettruhe verordnet ist

Für alleinstehende Menschen gibt es in vielen Krankenhäusern ehrenamtliche Besuchsdienste („Grüne Damen"), die Unterhaltung aber auch Hilfeleistungen anbieten, wie z. B.:

- Einkäufe und Besorgungen
- Ämtergänge
- vorlesen, unterhalten
- Unterstützung bei Spaziergängen, evtl. auch mit dem Rollstuhl
- Kontakte zu anderen Personen/Einrichtungen herstellen

Angehörige können bei Bereitschaft darüber hinaus mit in die Pflege einbezogen werden und dem Patienten bei einfachen Tätigkeiten oder bei der Nahrungsaufnahme helfen.

Beschäftigungsmöglichkeiten in Langzeiteinrichtungen

Altenheime, Behinderteneinrichtungen und psychiatrische Langzeitkliniken haben eine Vielzahl von tagesstrukturierenden Beschäftigungsangeboten, die meist in Kleingruppen durchgeführt werden und neben der sinnvollen Beschäftigung auch einen therapeutischen Wert haben.

Beispiele für solche Beschäftigungsangebote sind:

- Handarbeiten, basteln, werken
- künstlerische Beschäftigung (malen, tonen)
- Körperarbeit, z. B. basal stimulierende Berührungen
- musizieren, singen, tanzen
- spielen, Kugelbad, Klangbett
- Heilgymnastik, Physiotherapie
- Hausarbeiten, wie Tisch decken u. abräumen, Küchenarbeit, Wäsche austeilen
- Tierpflege
- Feste vorbereiten und feiern (z. B. Geburtstage)
- Andachten und Gottesdienste vorbereiten und mitgestalten
- Ausflüge

19.9.4 Rehabilitation

Die Rehabilitation hat zum Ziel, behinderten oder von Behinderung bedrohten Menschen bestmögliche körperliche, geistige und soziale Bedingungen zu sichern, die es ihnen erlauben, mit ihren eigenen Mitteln einen möglichst normalen Platz in der Gesellschaft einzunehmen (vgl. WHO, 1967). Hierzu gehört die Teilhabe am Arbeitsleben sowie am gesellschaftlichen Leben.

Im Zentrum der Rehabilitation stehen die Bemühungen unterschiedlicher Berufsgruppen, körperliche, psychische und soziale Folgen einer Behinderung bzw. Aktivitätseinschränkung auf ein Mindestmaß zu beschränken. Anspruch auf Rehabilitation haben Menschen in allen Altersgruppen. Die Finanzierung erfolgt i. d. R. über Sozialversicherungsträger.

Medizinische Rehabilitation

Sie beginnt schon im Akutkrankenhaus und beinhaltet alle Leistungen, um eine Behinderung oder chronische Krankheit abzuwenden, zu beseitigen oder eine Verschlimmerung zu vermeiden.

Beispiele für Rehabilitationsmaßnahmen sind:

- Physiotherapie, Gymnastik (z. B. zur Verbesserung der Bewegungsfunktion nach einer Apoplexie)
- Ergotherapie zur Wiedererlernung bzw. zur Übung der täglichen Handlungen aus den Bereichen der ATL (z. B. sich ankleiden, waschen und Toilette benutzen)
- berufsbezogenes Training zur Einschätzung von beruflichen Fähigkeiten und der Belastbarkeit des Patienten sowie Einüben berufsbezogener Funktionen; bei Bedarf Anpassung des Arbeitsplatzes an die Fähigkeiten des Patienten
- Sprachtherapie (Logopädie) zur Wiedererlernung des Sprechens (z. B. nach Apoplexie)
- psychologische und psychotherapeutische Hilfe zur Aufarbeitung von seelischen Problemen

Außerdem gehört die Beschaffung von Heil- und Hilfsmitteln zur Verbesserung der Tagesaktivitäten (z. B. Rollator) oder für spezielle therapeutische Maßnahmen (z. B. Inhalator) zu den Aufgabengebieten der Rehabilitation.

Berufliche Rehabilitation/Leistungen zur Teilhabe am Arbeitsleben

Sie beinhaltet alle notwendigen Maßnahmen zur beruflichen Wiedereingliederung. Der Patient bedarf dazu einer sachkundigen Beratung (Arzt, Ergotherapeut, Physiotherapeut und Berufsberater) und wird ggf. umgeschult.

Psychosoziale Rehabilitation

Diese hat zum Ziel, den Betroffenen wieder in die Lage zu versetzen, ein möglichst normales und selbstbestimmtes Leben zu führen. Dazu gehören bei einem nicht heilbaren, chronischen Leiden die Vorbereitung und Ermöglichung des Lebens mit der Beeinträchtigung (Reintegration) sowie die Beseitigung einer Sucht oder seelischen Erkrankung mit dem Ziel, die private, berufliche und gesellschaftliche Rolle wieder aufzunehmen (Resozialisierung).

Merke

Die Verordnung einer Rehabilitationsmaßnahme erfolgt durch den Arzt. Eine beratende Funktion haben dabei Sozialarbeiter, die bei der Ermittlung von Kostenträgern und geeigneten Therapieeinrichtungen behilflich sind.

19.10 ATL Kommunizieren

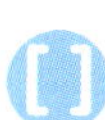

Definition

Der Begriff „Kommunikation“ bedeutet „in Verbindung treten“.

Der Mensch ist im Umfeld von Familie und Gesellschaft auf Kommunikation angewiesen. Ein Säugling, der keine kommunikative Zuwendung bekommt, bleibt in seiner geistigen und körperlichen Entwicklung stehen. Die Kommunikation übermittelt Information und entwickelt bzw. erhält zwischenmenschliche Beziehungen.

Die Sprachfähigkeit entwickelt sich bei gesunden Kindern in den ersten 4–5 Lebensjahren. Voraussetzungen dazu sind:

- Hörfähigkeit
- intakte Sprechorgane
- Sprachverständnis
- Zuwendung, Liebe, Geborgenheit
- tägliches Sprechen mit dem Kind

Das erworbene Sprachvermögen wird im Sprachzentrum des Gehirns gespeichert. Das Gehirn übernimmt die Sprachsteuerung; Stimmbildung und Artikulation erfolgen über die Sprechorgane.

Eine mangelnde oder fehlende Kommunikation führt zu Vereinsamung und Isolation des Menschen, wodurch eine Beeinträchtigung der psychischen, geistigen und körperlichen Befindlichkeit sowie ein sozialer Rückzug entstehen können.

Des Weiteren ist die Wahrung der persönlichen Würde bei der Kommunikation bedeutsam. Hierzu gehört, dass alle Patienten, auch solche mit Bewusstseinsstörungen, stets mit Namen angesprochen werden.

19.10.1 Verbale Kommunikation

Sie beinhaltet die sprachliche und schriftliche Verständigung des Menschen.

19.10.2 Nonverbale Kommunikation

Hierzu gehören das Ausdrucksverhalten und die Körpersprache (Körperhaltung, Gebärden- und Mienenspiel, ▸ Abb. 19.116). Des Weiteren sind sensible Gefühlswahrnehmungen über die Haut (z. B. Hand halten, Streicheln und Wärmeempfindung) sowie die Verständigung durch Symbole (Farbkennzeichnungen und Figurensymbole) nonverbale Kommunikationswege.

Zur Kommunikation sind Bewusstsein und Orientierung, Sprach-, Hör- und Sehvermögen, Beweglichkeit und sensible Wahrnehmungsfähigkeit notwendig. Beeinträchtigungen in diesen Bereichen können sie erschweren oder verhindern (z. B. Bewusstseinsstörungen).

19.10.3 Beobachtung von Stimme, Sprache und Ausdrucksverhalten

Sprache und Ausdrucksverhalten dienen der Informationsvermittlung und geben Aufschluss über die Beziehung zwischen den Kommunikationspartnern (z. B. lautes Sprechen im Streit) sowie über die momentane Befindlichkeit.

Ausdrucksverhalten und gesprochenes Wort stimmen nicht immer überein. So kann ein Patient seine Schmerzen vielleicht nicht wahrhaben wollen und versichern, dass es ihm gut geht, während er mit angespanntem Gesichtsausdruck und verkrampfter Körperhaltung im Bett liegt. Durch behutsames und vorsichtiges Nachfragen kann die Situation evtl. geklärt werden.

Stimme und Sprache

Die Klangfarbe der Stimme sowie der Sprachausdruck sind individuell unterschiedlich, bedingt durch die stimmbildenden Organe (Kehlkopf, Zunge, Lippen, Zähne und Gesichtsmuskulatur) und die momentane Stimmungslage. Die Stimme kann durch verschiedene Erkrankungen verändert sein, wie die Beispiele in ▸ Tab. 19.34 zeigen.

Sprechstörungen (Dysarthrien)

Sprechstörungen sind das Ergebnis eines gestörten Zusammenspiels von Artikulation (Lautgebung) und Phonation (Stimmgebung). Es kommt bei diesen Patienten zu einer fehlerhaften Aussprache von Silben, Worten und Sätzen. Das Stottern ist eine Redeflussstörung, bei der es

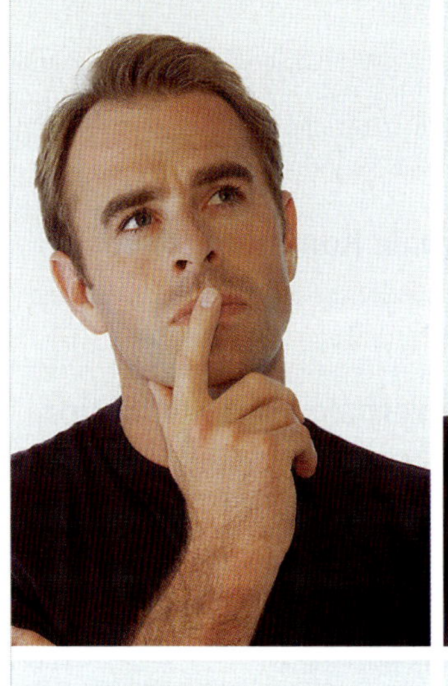
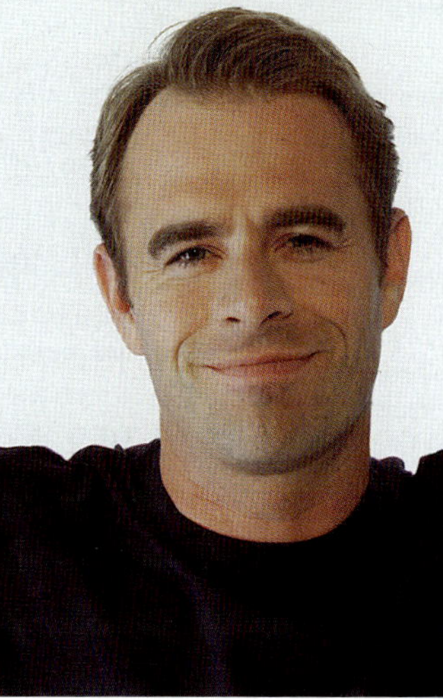
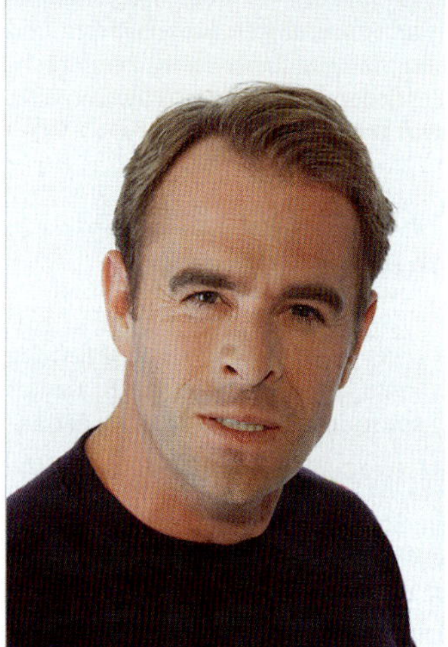
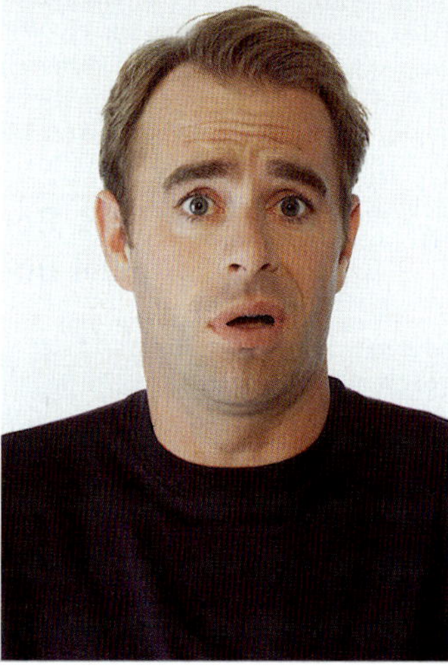

Abb. 19.116 Nonverbale Kommunikation. Die Abbildungen zeigen eindrucksvoll, wie die Gedanken und Gefühle eines Menschen am Gesichtsausdruck erkennbar sind.

Tab. 19.34 Stimmveränderungen

Veränderung	Erkrankungsbeispiele
heiser	Kehlkopfentzündung (Laryngitis), Geschwüre im Kehlkopfbereich
flüsternd	Stimmbandlähmung, Schock
näselnd	Gaumensegellähmung, Polypen
kloßig	Angina, Diphtherie
belegt	Rachenerkrankungen, Stimmbandgeschwüre, Gemütsbewegung

zur Silbenwiederholung oder zur Dehnung von Lauten kommen kann.

Dysarthrien können verschiedene Ursachen haben, z. B.:

- traumatische Hirnschädigung, Hirntumoren, Entwicklungsstörungen des ZNS
- neurologische Erkrankungen, wie Multiple Sklerose und Parkinson-Erkrankung
- psychische Beeinträchtigungen (Stottern),
- organische Erkrankungen, wie Kehlkopferkrankungen, Gaumenspalte, Zahnfehlstellungen und schlecht sitzende Zahnprothesen

Sprachstörungen (Aphasien)

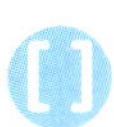

Definition

Die Aphasie ist eine zentral bedingte Sprachstörung, die nach Abschluss der Sprachentwicklung entstanden ist. Neben der Sprache sind das Sprachverständnis sowie das Lesen und Schreiben betroffen. Die Sprechorgane sind intakt.

Ursachen für eine Aphasie sind z. B.:
- Apoplexie
- Schädel-Hirn-Trauma
- Hirnblutung
- Hirntumoren

Es gibt auch Sprachstörungen, die durch psychische und weitere neurologische Erkrankungen verursacht sind.

Formen der Aphasie

▸ **Wernicke-Aphasie (Sensorische Aphasie).** Der Betroffene hat ein fehlendes Sprachverständnis und spricht deshalb oft sinnlose Silben, Worte und Sätze.

▸ **Broca-Aphasie (Motorische Aphasie).** Das Sprachverständnis ist weitgehend intakt. Es bestehen jedoch starke Wortfindungsstörungen.

▸ **Globale Aphasie.** Massive Störung des Sprachverständnisses und der Sprachfähigkeit. Der Patient gibt oft nur stammelnde Laute oder Ausrufe von sich. Es ist jedoch möglich, dass der Betreffende noch die Fähigkeit zur nonverbalen Ausdrucksweise hat.

Ausdrucksverhalten – Körpersprache

Merke

Die Körpersprache bringt Stimmungen, Gefühle und Einstellungen zum Ausdruck und sagt etwas über die Beziehung zwischen den Kommunizierenden aus.

Körperhaltung

Diese wird durch die momentan eingenommene Körperlage beeinflusst. Gesunde Menschen haben eine entspannte, meist aufrechte Körperhaltung. Sie können diese willkürlich und spontan verändern. Je nach Stimmungslage bzw. körperlicher Verfassung sind Änderungen der Körperhaltung beobachtbar, wie steif, in sich zusammengesunken, verkrampft, gebeugt, lässig, gezwungen, unsicher usw. Schonhaltungen werden meist durch starke Beschwerden hervorgerufen, die in dieser Körperlage am ehesten erträglich sind, z. B. angezogene Beine bei Bauchschmerzen (▸ Abb. 19.117).

Gang

Er ist bei gesunden Menschen rhythmisch, bei unwillkürlich mitbewegten Armen. Durch Erkrankungen des Nerven- und Skelettsystems kann sich das Gangbild verändern und z. B. schlurfend, trippelnd, unsicher, steif, unharmonisch, hinkend, schwankend, mühsam oder verlangsamt werden.

Gestik

Sie ist jeweils lebhaft, gehemmt, harmonisch, hastig, anmutig oder fahrig.

Gesichtsausdruck

Er ist normalerweise durch ein lebhaftes Mienenspiel charakterisiert. Psychische und physische Erkrankungen können den Gesichtsausdruck verändern und prägen. Beispiele hierfür sind der durch starke Schmerzen verzerrte, gequälte Gesichtsausdruck, das maskenhafte, amimische Gesicht bei Parkinson-Erkrankung oder abweisend, ängstlich verschlossene Gesichtszüge bei Depression.

Äußeres Erscheinungsbild

Es gehört neben dem Sprach- und Ausdrucksverhalten zum Gesamteindruck eines Menschen. Ein ungepflegtes Aussehen kann verschiedene Ursachen haben, z. B. Schwäche oder Teilnahmslosigkeit. Pflegende unterstützen den Patient im Hinblick auf sein äußeres Erscheinungsbild nach dessen Bedürfnissen und Gewohnheiten. Um die Kommunikationsmöglichkeiten des Patienten zu nutzen und zu fördern, wird die Zahnprothese eingesetzt, falls nichts dagegen spricht, um die Artikulation zu erleichtern. Ebenfalls werden Hörgeräte auf Funktionsfähigkeit geprüft und eingesetzt. Falls der Patient eine Brille zur Orientierung benötigt, wird ihm diese angeboten.

19.10.4 Medizinische Maßnahmen bei Kommunikationsstörungen

Die Behandlung der verursachenden Erkrankung erfolgt durch Fachärzte, z. B.:
- Hals-Nasen-Ohrenarzt
- Neurologe
- Internist
- Pädiater (Kinderarzt)
- Zahnarzt

Die logopädische Behandlung dient der Erlernung und Schulung des Sprechens und des Sprachausdrucks sowie der Therapie von Schluckstörungen. Bei einer Kehlkopfentfernung kann durch die Logopädin die Ösophagussprache erlernt werden. Psychologische bzw. psychotherapeutische Therapiemaßnahmen werden bei psychisch bedingten Kommunikationsstörungen eingesetzt.

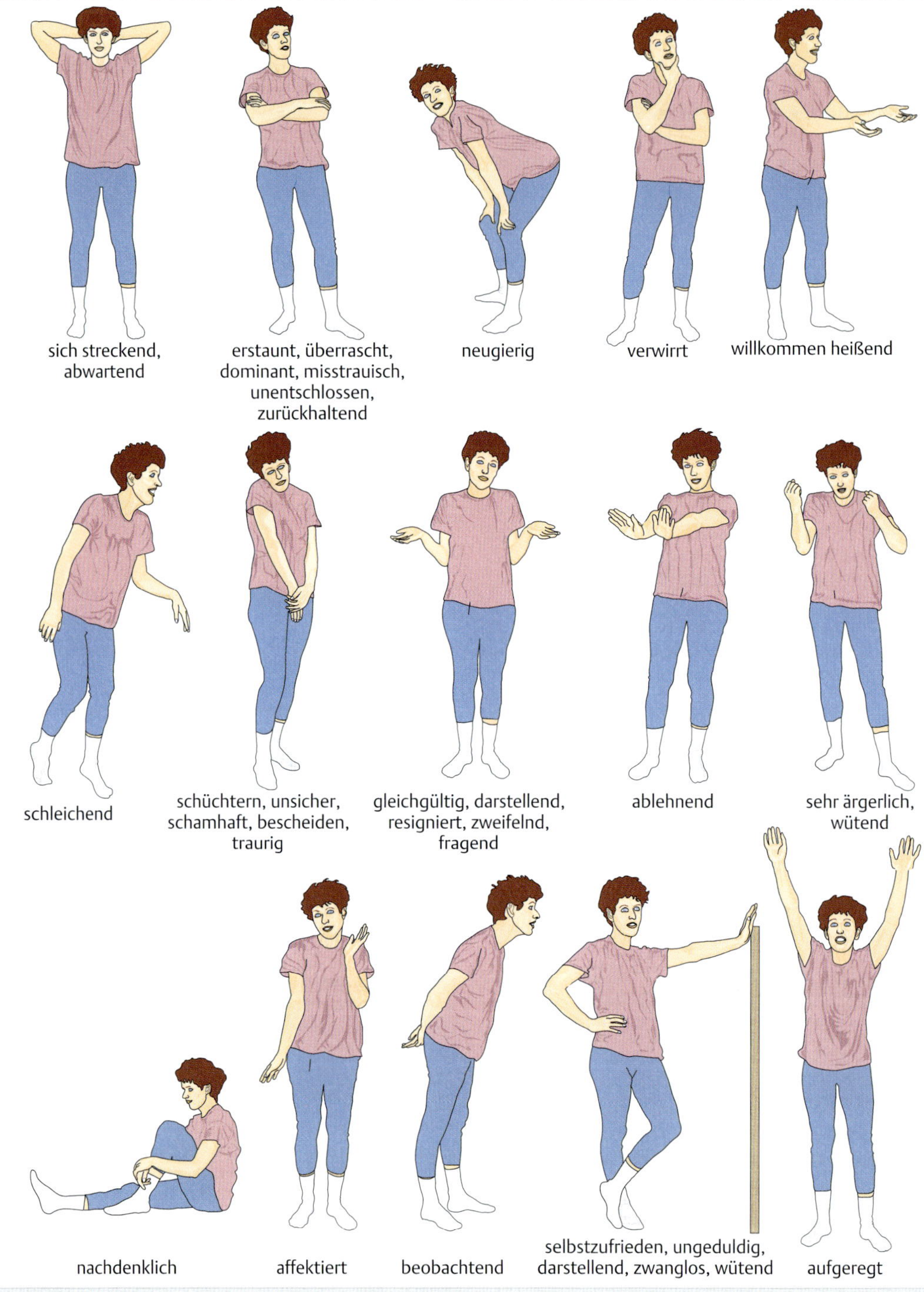

Abb. 19.117 Körpersprache. Gesichtsausdruck und Körperhaltung eines Menschen sind Signale und Botschaften für Kommunikationspartner.

19.10.5 Pflegerische Maßnahmen bei Kommunikationsstörungen

Die Kommunikation zwischen Pflegenden und Patienten kann, neben der Sprech- und Sprachstörung, auch durch Erkrankungen oder ärztliche Maßnahmen erschwert sein. So können sich z. B. bewusstlose Menschen weder verbal noch nonverbal äußern, intubierte/tracheotomierte Patienten sind sprachunfähig, Hörgeschädigte verstehen Gesagtes nicht.

Pflegepraxis

Hektik, Zeitmangel, Lärm, fehlende Rückzugsmöglichkeit an einen ungestörten Ort sind kommunikationshemmend und veranlassen den Patienten evtl. dazu, seine Anliegen, Sorgen und Fragen eher nicht zu äußern. Deshalb sollte ein Gespräch, wenn es im Moment nicht durchführbar ist, terminiert und an einem ruhigen Ort durchgeführt werden.

19.10.6 Allgemeine Grundsätze zum Umgang mit kommunikationseingeschränkten Patienten

- Stets mit und wenn möglich nicht über den Patienten reden; auch bei der Visite bewusst den Patient mit einbeziehen und niemals Äußerungen machen, die ihn ängstigen oder beunruhigen können.
- Zeit und Bereitschaft signalisieren, dem Betroffenen zuzuhören bzw. seine Ausdrucksbemühungen wahrzunehmen und zu erfassen.
- Für eine ruhige Gesprächsatmosphäre sorgen.
- Verbale und nonverbale Ausdrucksbemühungen stets beachten.
- Während der Kommunikation möglichst Blickkontakt herstellen.
- Natürlich auftreten, nicht gekünstelt sprechen; bei Hörgeschädigten eher deutlich als überlaut sprechen.
- Nicht ungeduldig werden, wenn eine Verständigung nicht zustande kommt, um einem Rückzug des Patienten vorzubeugen.
- Den Patient immer ernst nehmen und vor Lächerlichkeit schützen.

Kommunikation mit bewusstlosen Patienten

Bewusstlose Patienten werden stets mit Namen angesprochen und laufend über vorgenommene Maßnahmen sowie im Raum befindliche Personen informiert. Dadurch ist eine Verminderung von Angst und Unsicherheit möglich, sofern das Gehör noch intakt ist. Außerdem vermitteln taktile Reize wie die Initialberührung und Hand halten das Gefühl von Nähe und Geborgenheit.

Kommunikation mit intubierten/tracheotomierten Patienten

Sprechunfähige Patienten können durch Schreiben, Handzeichen/Gesten sowie den Gebrauch von Bild- bzw. Sprechtafeln oder einer elektronischen Kommunikationshilfe ihre Anliegen äußern (▸ Abb. 19.118 u. ▸ Abb. 19.119).

Die elektronische Kommunikationshilfe ist ein handliches Gerät mit Drucktastenbedienung durch den Patient, wobei das Ablesen der Wünsche über eine Leuchtanzeige möglich wird. Sind diese Hilfsmittel nicht anwendbar, so ist mit entsprechend formulierten Sätzen vielleicht ein individueller Verständigungsmodus möglich, z. B. 1-mal blinzeln bedeutet „Ja“, 2-mal blinzeln „Nein“.

Kommunikation mit Patienten mit Aphasie

- Patienten mit Aphasie können kurze, einfache, deutlich gesprochene Sätze am besten verstehen.
- Telegrammstil (stichwortartiges Sprechen) oder Kindersprache sind zu unterlassen.
- Sprechversuche sind durch Lob und Zuwendung zu bestätigen und wirken dadurch stimulierend für weitere Sprechübungen.
- Die laufende Erläuterung von Gebrauchsgegenständen und damit vorgenommenen Handlungen ist sprachanregend.
- Gespräche über persönliche Interessen, Hobby, Familie und Beruf sind ebenfalls sprachanregend.
- Angefangene Sätze dürfen nicht von den Zuhörenden zu Ende gesprochen werden. Dies ist entmutigend und bevormundend. Deshalb sollte man sich für ein Gespräch mit Patienten mit Aphasie Zeit lassen.
- Sofern Patienten mit Aphasie in der Lage sind zu singen, kann das Liedersingen eine gute Übung sein.

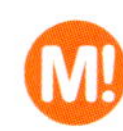

Merke

Logopäden geben wichtige Hinweise und Anleitung zum Umgang und zur Kommunikation mit Patienten mit Aphasie.

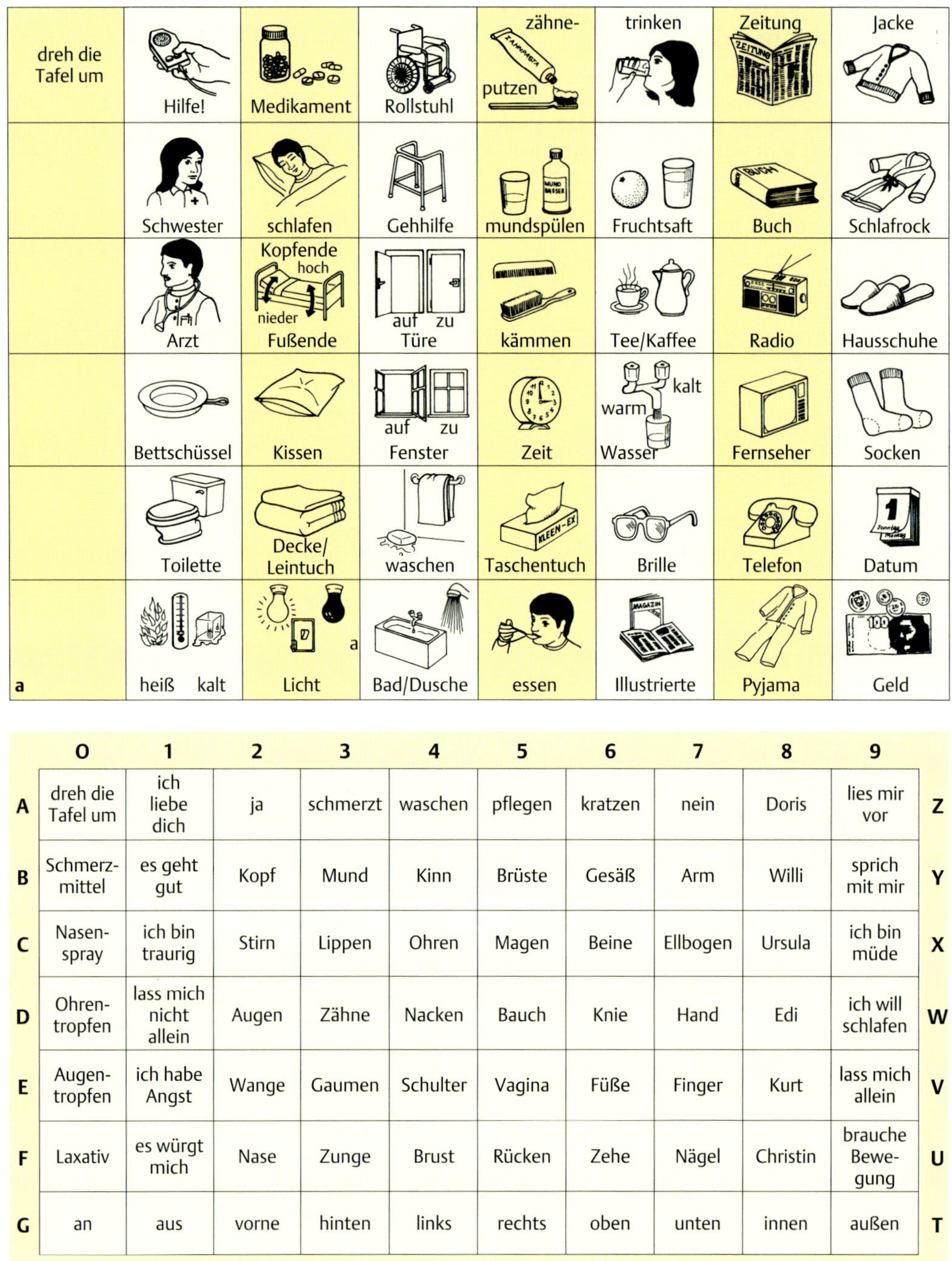

	0	1	2	3	4	5	6	7	8	9	
A	dreh die Tafel um	ich liebe dich	ja	schmerzt	waschen	pflegen	kratzen	nein	Doris	lies mir vor	**Z**
B	Schmerz-mittel	es geht gut	Kopf	Mund	Kinn	Brüste	Gesäß	Arm	Willi	sprich mit mir	**Y**
C	Nasen-spray	ich bin traurig	Stirn	Lippen	Ohren	Magen	Beine	Ellbogen	Ursula	ich bin müde	**X**
D	Ohren-tropfen	lass mich nicht allein	Augen	Zähne	Nacken	Bauch	Knie	Hand	Edi	ich will schlafen	**W**
E	Augen-tropfen	ich habe Angst	Wange	Gaumen	Schulter	Vagina	Füße	Finger	Kurt	lass mich allein	**V**
F	Laxativ	es würgt mich	Nase	Zunge	Brust	Rücken	Zehe	Nägel	Christin	brauche Bewe-gung	**U**
G	an	aus	vorne	hinten	links	rechts	oben	unten	innen	außen	**T**
H	**I**	**J**	**K**	**L**	**M**	**N**	**O**	**P**	**Q**	**R**	**S**

b die einzelnen Begriffe und Namen sind austauschbar

Abb. 19.118 Kommunikationshilfen. Die Sprechtafel ist ein Hilfsmittel für sprachunfähige Patienten, mit der sie durch Symbole **(a)** oder Begriffe **(b)** ihre Wünsche zum Ausdruck bringen können.

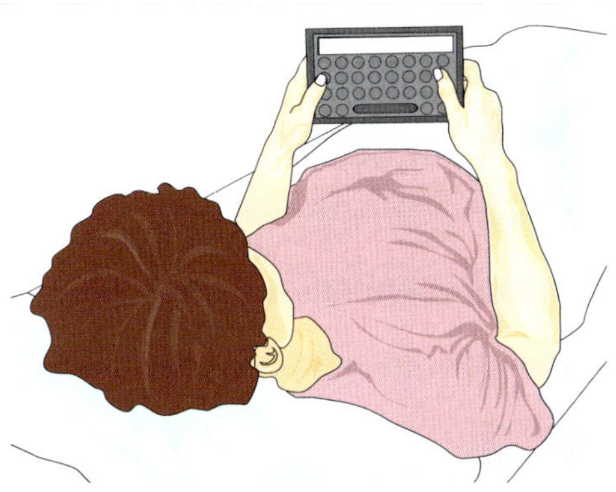

Abb. 19.119 Elektronische Kommunikationshilfen. Die elektronische Kommunikationshilfe wird über eine Tastatur bedient. Der eingegebene Text ist als Leuchtschrift erkennbar.

Kommunikation mit sehbehinderten Patienten

Stark sehbehinderte oder blinde Menschen erfassen ihre Umwelt durch Hören und Fühlen. Im Zusammensein mit ihnen sind deshalb folgende Punkte wichtig:

- Beim Betreten des Raumes stellen sich die jeweiligen Personen mit Namen vor, ebenso wird das Verlassen des Zimmers mitgeteilt.
- Eine neue Umgebung (z. B. Patientenzimmer) wird beschrieben. Der Patient kann evtl. unter Anleitung sein Umfeld mit den Händen ertasten. Der Weg zu Toilette, Bad, Aufenthaltsraum usw. wird ggf. mehrmals in Begleitung abgegangen.
- Persönliche Gegenstände sollen vom Patient möglichst selbst eingeräumt werden, weil er sie dann besser wiederfindet. Sollten Pflegende Gegenstände umräumen oder wegstellen, wird der Patient darüber informiert.
- Alle Aktivitäten im Zimmer werden laufend erläutert, sodass der Betroffene Geräusche zuordnen kann.
- Gegenstände, über die ein Patient mit Sehbehinderung stolpern kann, werden sofort entfernt.
- Speisen werden vorgestellt und ihre Anordnung auf dem Teller erläutert. Tassen und Teller dürfen nicht zu voll sein (Gefahr des Verschüttens).
- Briefe, Karten usw. dürfen nur mit Einverständnis des Betroffenen vorgelesen werden.

Bei der Begleitung von sehbehinderten Menschen werden diese stets rechtzeitig auf Schwellen, Stufen und sonstige Unebenheiten aufmerksam gemacht. Es ist günstig, wenn die Begleitperson ihren Arm anbietet und etwas vorausgeht (▶ Abb. 19.120). Ist noch ein geringes Sehvermögen vorhanden, so sind Brille und ausreichende Helligkeit sehr wichtig. Des Weiteren sollten Wege, Türen und Schwellen mit großen Buchstaben bzw. Symbolen gekennzeichnet sein. Blinde Menschen sollten – wie alle anderen Patienten auch – im Rahmen einer aktivierenden

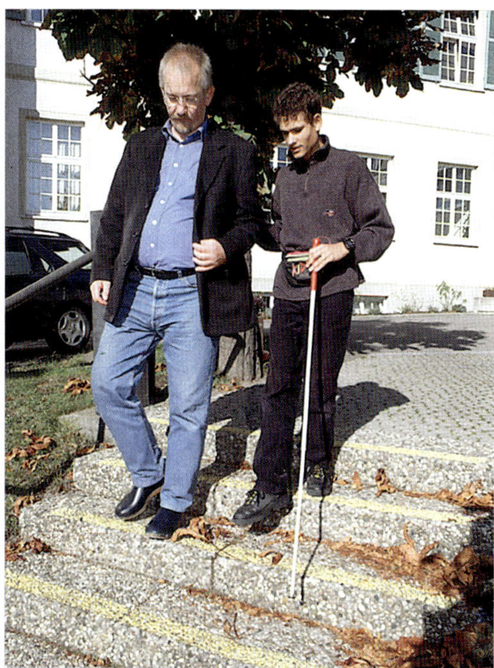

Abb. 19.120 Begleitung eines blinden Menschen. Die Begleitperson geht beim Führen eines Blinden zur Sicherheit etwas voraus. Sie macht den Blinden rechtzeitig auf Unebenheiten bzw. Hindernisse aufmerksam.

Pflege so viele Selbstpflegetätigkeiten wie möglich selbst ausüben. Dies erhält und fördert ihre Selbstständigkeit.

Merke

Für blinde Menschen gibt es Zeitschriften und Bücher in Blindenschrift (Braille-Schrift). Sie ermöglichen das Lesen durch Ertasten der Buchstaben.

Kommunikation mit schwerhörigen Patienten

Schwerhörige oder gehörlose Menschen können oft durch Beobachtung der Mundbewegungen des Kommunikationspartners das nicht verstandene Wort am Mund ablesen. Sie sind in besonderer Weise auf genaues Hinsehen und Beobachten angewiesen, weil warnende Geräusche (z. B. ein nahendes Auto), Lautsprecherdurchsagen oder erklärende Worte nicht wahrgenommen werden.

Zur Vermeidung von Angst, Misstrauen und Verunsicherung sollten im Umgang mit Schwerhörigen folgende Regeln Beachtung finden:

- Beim Sprechen Blickkontakt halten, sodass der Schwerhörige das Gesagte vom Mund ablesen und Mimik und

Gestik beobachten kann; das Gesicht dem Gesprächspartners zuwenden und für gute Beleuchtung sorgen.

- Langsam und deutlich, aber nicht überlaut sprechen; gesprochene Sätze kurz halten und in einfacher Ausdrucksweise vorbringen.
- Bei Nichtverstehen den Satzinhalt evtl. mit anderen Worten wiederholen, dabei geduldig bleiben.
- Bei Gruppengesprächen den Schwerhörigen immer wieder über das Gesprächsthema orientieren.
- Vor Kommunikationsbeginn unbedingt das Licht anschalten (Schwerhörige sind im Dunkeln, z. B. im Röntgen oder nachts oft hilflos!).
- Hörgeräteträger veranlassen, ihr Gerät zu tragen, insb. bei Visiten und Besprechungen.
- Plötzlich auftretende sehr laute und schrille Geräusche (z. B. Maschinen, Motoren) wenn möglich bei Hörgeräteträgern vermeiden oder diese vorwarnen.
- Falls eine Verständigung nicht möglich ist, Papier und Bleistift bereitlegen.

Hörgeräte

Es gibt verschiedene Hörgeräte:

- **Hinter-dem-Ohr-Geräte (HdO):** Sie liegen hinter dem Ohr. Das Ohrpassstück wird für jeden Patienten individuell angefertigt, es ist mit einem Verbindungsschlauch mit dem Hörgerät verbunden (▶ Abb. 19.121 **a**).
- **Im-Ohr-Geräte (IdO):** Sie liegen in der Ohrmuschel und sind deshalb unauffälliger. Allerdings ist ihre Handhabung (z. B. Batteriewechsel) für ältere Menschen oftmals schwierig, insbesondere wenn sie schlecht sehen oder zittern, weil die Geräte sehr klein sind (▶ Abb. 19.121 **b**).
- **Hörbrillen:** Hier ist das Hörgerät am Brillenbügel angebracht.

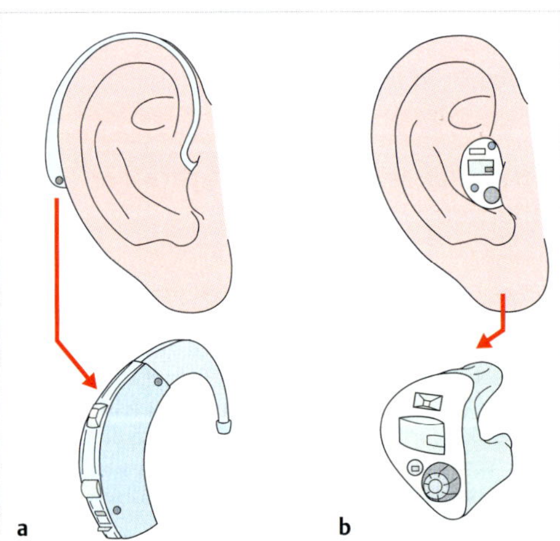

Abb. 19.121 Hörgeräte. Es gibt **a** Hinter-dem-Ohr-Geräte (HdO) und **b** In-dem-Ohr-Geräte (IdO).

Umgang mit Hörgeräten

Bei HdO-Geräten wird das Ohrpassstück vom Gerät getrennt und feucht gereinigt. Hierzu werden spezielle Reinigungsmittel verwendet. Das Gerät selbst wird mit einem feuchten Tuch abgewischt und über Nacht in einen Trockenbeutel gelegt.

IdO-Geräte dürfen nicht mit Wasser in Berührung kommen. Sie werden mit speziellen Reinigungstüchern gereinigt und anschließend in einen Trockenbeutel gelegt. Schmerzende Druckstellen im Gehörgang sind ein Hinweis darauf, dass die Passform des Ohrstücks nicht mehr stimmt.

Bei Nichtbenutzung ist das Gerät auszuschalten, die Batterie wird entfernt. Es wird in einem Spezialetui aufbewahrt. Zum Telefonieren auf „T", sonst auf „M" einstellen. In Räumen (z. B. Kirche) mit einer Induktionsanlage (Ringleitung) kann durch die Geräteeinstellung „T" ein direkter Kontakt zum Redner hergestellt werden. Die Lautstärke ist nach Bedarf an einer Zahlenskala zu regulieren.

Pfeifgeräusche sind meist durch ein schlecht sitzendes Ohrstück oder zu stark eingestellte Lautstärke verursacht. Auch ein abgeknickter Verbindungsschlauch oder ein verstopftes Ohrstück können Pfeifgeräusche verursachen. Die Batterie sollte ca. alle 8–11 Tage gewechselt werden.

Zum Röntgen, bei Strahlentherapien und zu Wasseranwendungen darf das Hörgerät nicht getragen werden, weil dies sonst einer direkten Hitzeeinwirkung (z. B. Föhn) ausgesetzt ist und der Kontakt mit chemischen Substanzen häufig nicht zu vermeiden ist.

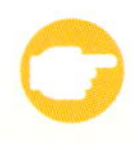

Pflegepraxis

Es ist günstig, wenn die Schwerhörigkeit eines Patienten im Dokumentationssystem hervorgehoben und in der Übergabe weitergegeben wird. Dies erspart den Betroffenen die ständige Darstellung ihrer Behinderung.

Kommunikation mit fremdsprachigen Patienten

Die Kommunikation mit fremdsprachigen Patienten ist bei fehlender Sprachkenntnis besonders dann schwierig, wenn ihrer Lebensweise eine völlig andere kulturelle Prägung zugrunde liegt. Ein Nichtverstehen oder Missverständnisse führen zu Unsicherheit, Angst, Rückzug und evtl. Aggression auf beiden Seiten. Die Kooperationsfähigkeit ist damit stark eingeschränkt.

Das nonverbale Ausdrucksverhalten ist bei fehlender Verständigungsmöglichkeit besonders wichtig. Entsprechende Gesten und freundliche Blicke können Befangenheit und Angst mindern. Eine Verständigung ist evtl. über Bildsymbole möglich. Dazu gibt es Tafeln, auf denen Pflegehandlungen sowie bestimmte Fachausdrücke bildlich dargestellt sind. Weg- bzw. Raummarkierungen durch Bildsymbole (oder mehrsprachige Beschriftung) sind hilfreich für eine bessere Orientierung.

Spezielle Sprachkurse (sog. „1 000-Wort-Kurse") werden von Volkshochschulen und anderen Institutionen zur

Erlernung der wichtigsten Worte und Redewendungen angeboten.

Für Übersetzungsdienste stehen Dolmetscher zur Verfügung. In manchen Krankenhäusern werden ausländische Patienten von sprachkundigen Mitarbeitern bzw. Landsleuten betreut. Sie unterstützen die Kommunikation des Betroffenen mit Pflegenden und Ärzten durch Übersetzung und Information. Außerdem gibt es gelegentlich Informationsdienste, die ausländische Patienten von Anfang an im Krankenhaus helfend begleiten.

19.10.7 Wie führe ich ein (helfendes) Gespräch?

(nach Eva Maria Hege †)

„Ein gutes Gespräch ist wie eine Hand, die dem anderen sich entgegenstreckt und ihn spüren lässt, dass ich bereit bin, ein Stück seines Weges mit ihm zu gehen. Seines Weges, denn sein Weg ist ein anderer als der meine. Jeder Mensch ist anders, erlebt seine Situation anders. Das will von mir bewusst bejaht sein. Mein Gesprächspartner muss merken, dass sie/er mir gegenüber die/der sein darf, der sie/er ist, weil ich ihrem/seinem Anderssein bei mir Raum gebe, es gelten lasse ohne Vorbehalte (▸ Abb. 19.122).

Ein hilfreiches Gespräch besteht zu einem (zum größeren?) Teil aus Zuhören. Dass ich selber ausreichend zu Wort komme, ist dabei so wichtig nicht. Freilich, gut Zuhören können, ist schwerer als man denken möchte. Gilt es doch herauszuhören, was die/der andere mir zwischen den Worten sagen will. Die Signale wollen wahrgenommen sein, die mein Gegenüber aussendet in der Hoffnung, dass ich sie erkenne und dazu verhelfe, auch das zu sagen, was auszusprechen meinem Gesprächspartner schwer fällt. Vor Gesprächspausen brauche ich keine Scheu zu haben; auch im gemeinsamen Schweigen kann man sich nahe sein.

Wenig hilfreich ist dagegen, wenn ich in Gedanken gar nicht richtig da bin, wenn ich (zugleich zu meiner eigenen Entlastung) mich in billige Ratschläge und allgemeine Redensarten flüchte, und so mich dem anderen eher entziehe als ihm zur Seite bin. Oder auch, wenn ich kaum erwarten kann, bis ich meine eigenen Erfahrungen loswerde, gar, wenn ich verstohlen auf die Uhr schaue (habe ich doch so wenig Zeit!).

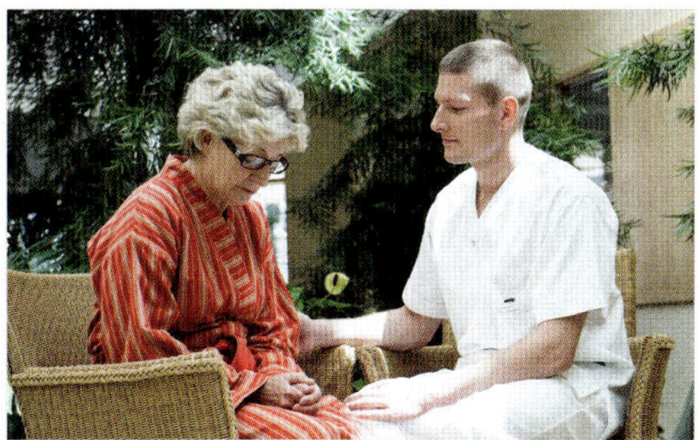

Abb. 19.122 Gespräch mit dem Patienten. Das Gespräch mit einem Patienten soll ruhig und ungestört verlaufen.

Was in dieser Weise, im guten und im weniger guten Sinn, für jedes Gespräch gilt, gilt für das Gespräch am Krankenbett im Besonderen. Die Entfernung vom einen zum anderen ist da deutlich größer: Mein Gegenüber liegt im Bett, ich komme zur Tür herein, mein Gegenüber ist krank, ich bin gesund, mein Gegenüber hat viel (zu viel) Zeit, ich zu wenig. Über diese Verschiedenheit hinweg wird meine Hand sich weiter dem anderen entgegenstrecken müssen, gilt in dieser Situation doch verstärkt, dass Helfen bedeutet, etwas für jemanden tun, was er selber nicht tun kann, dass ich ihm aber das Gefühl, der Unterlegene zu sein, erspare, dadurch, dass ich ihm durch das, was und wie ich es sage, seine Würde nicht mindere, sondern bestätige (Nie werde ich alte Menschen mit Oma und Opa anreden!).

Allerdings, dies zusammengenommen, kann zur Überforderung führen. Am Krankenbett ist zusätzlich ja die eigene Hilflosigkeit auszuhalten im Erleben, dass das eigene Helfen nur unzureichend oder vielleicht gar nicht gelingen will. Wird man doch am Krankenbett so schmerzhaft wie kaum anderswo an die eigenen Grenzen geführt. Von ungefähr ist es gewiss nicht, dass man beim ‚Burn-out-Syndrom', Ausgebrannt- bzw. Aufgebrauchtsein (S.470), unwillkürlich an die Helfer ‚im Hauptberuf' denkt. Denn zwischen aufrichtiger Zuwendung und abgestumpft werden die richtige Mitte zu finden, ist alles andere als leicht.

Kann es sein, dass hauptberufliche Helferinnen und Helfer sich schwerer als andere tun, sich selber helfen zu lassen? Dabei brauchen gerade sie es doch so sehr, dass auch sie Begleitung erfahren. Zu den ‚guten Begleitern' gehören nicht zuletzt Worte, die von vielfacher Erfahrung herkommen. Man kann sie wie einen Schatz sich aneignen, weitergeben und selber davon leben".

19.11 ATL Sich als Mann oder Frau fühlen

Im pflegerischen und medizinischen Bereich gewinnt die Wahrnehmung und Reflexion der Geschlechtlichkeit des Menschen zunehmend an Bedeutung. Zu dieser Entwicklung führte die Erkenntnis, dass die Vielschichtigkeit von Berührung und Beziehung in der Pflege sowie viele medizinische Eingriffe (z. B. urologische und gynäkologische Operationen) eine diesbezügliche Aufarbeitung erfordern.

Jeder Mensch lebt in seiner geschlechtsspezifischen Rolle (Geschlechterrolle), die er in Familie, Beruf und Gesellschaft auszufüllen hat. Das jeweils individuelle Selbstverständnis und Selbstbewusstsein ist vorwiegend vom Vorbild und der Erziehung des Elternhauses geprägt. War in früheren Jahren die Betonung der Geschlechterrolle in der Erziehung von Kindern eher wichtig, Mädchen bekamen z. B. Puppen, Jungen hingegen Autos und Eisenbahnen zum Spielen, ist in heutiger Zeit die strikte Trennung von geschlechtsspezifischen Erziehungsinhalten in Familie, Kindergarten und Schule nicht mehr üblich. Dies hat u. a. zur Folge, dass die sog. „typischen" Männer- und Frauenberufe zunehmend auch vom jeweils anderen Geschlecht ausgeübt und dass Aufgaben in Haushalt und Familie von beiden Partnern wahrgenommen werden.

Merke

Von wesentlicher Bedeutung für den Menschen ist, dass er mit der ihm zugeordneten Rolle im Einklang mit sich selbst und mit seiner Umwelt leben kann. Dies kann dann möglich werden, wenn die Vielzahl von Alltagspflichten (z. B. Hausarbeit, Kindererziehung und Beruf) noch Spielraum zum Aufatmen und zur Verwirklichung persönlicher Bedürfnisse lässt.

19.11.1 Sexualität

Die Sexualität bezeichnet die Gesamtheit der Lebensäußerungen, Verhaltensweisen und Empfindungen von Lebewesen in Bezug auf ihr Geschlecht. In allen Kulturen wird Sexualität als Ausdruck einer sehr privaten, engen und intimen Verbundenheit von 2 Menschen verstanden. In der westlichen Kultur rückt die Sexualität immer mehr ins Blickfeld der Öffentlichkeit. Aufreizende Bilder von nackten Menschen in den Medien, öffentliche Diskussionen über das Liebesleben prominenter Personen sind an der Tagesordnung und missachten die Privat- und Intimsphäre der Menschen.

Jeder Mensch hat seine eigenen und sexuellen Empfindungen und Bedürfnisse. Sie werden geprägt vom Elternhaus, von Erfahrungen mit anderen Menschen, von gesellschaftlichen Normen und den Vorgaben bzw. dem Bild in den Medien.

Durch die Enttabuisierung der Sexualität werden immer mehr Kinder und Jugendliche mit diesbezüglichen Themen und Fragestellungen konfrontiert, was für Eltern und Lehrer eine Herausforderung darstellt und sorgfältig aufgearbeitet werden muss.

Auch im Krankenhaus gibt es Situationen, in denen sexuelle Gedanken und Empfindungen entstehen können. Medizinische und pflegerische Maßnahmen erfordern häufig die direkte Nähe zum Patient und damit ein Eindringen in dessen Intimsphäre. Einige Beispiele hierfür sind:

- Ganzkörperwaschung
- Intimhygiene
- Benutzung von Steckbecken und Urinflasche
- Katheterismus
- Untersuchungen im Urogenitaltrakt

Schamgefühle bei Patienten

Schamgefühle entstehen u. a., wenn pflegerische oder medizinische Maßnahmen ein Eindringen in die Intimsphäre des Patienten erfordern. Maßgeblich hierbei sind:

- Erziehung im Elternhaus
- unterschiedliche Kulturkreise (z. B. Islam)
- Selbstverständnis und Selbstwahrnehmung im Hinblick auf die „Tabuzonen" des eigenen Körpers

Beispiele für Pflegesituationen, die häufig Schamgefühle verursachen, sind:

- Ganzwaschung mit Intimhygiene
- Legen eines Blasenkatheters, Katheterpflege
- Mithilfe beim Gebrauch von Steckbecken, Urinflasche und Nachtstuhl
- Verabreichung eines Einlaufs
- Reinigung der Zahnprothese
- Hilfe beim Erbrechen
- Versorgung des Kolostoma

Ebenso können Schamgefühle u. a. entstehen durch:

- persönliche Gespräche, z. B. zur Erhebung der Pflegeanamnese in ungeschützter Atmosphäre
- vorhandene körperliche Einschränkungen, wie Zittern,
- vorhandene Missbildungen oder Verstümmelungen, z. B. nach Amputationen
- Inkontinenz

Schamgefühle gibt es in allen Kulturen, jedoch spielt körperliche oder sexuelle Scham eine unterschiedliche Rolle. Für Patienten aus anderen Kulturkreisen hat das Schamgefühl oft eine besondere Bedeutung. Bei einer strengen Auslegung des Korans dürfen Frauen z. B. nur verhüllt an die Öffentlichkeit, um die Männer durch ihre Körperformen nicht zu reizen. Die in unserem Kulturkreis übliche leichte und oft knappe Bekleidung kann so als brüskierend und aufreizend empfunden werden. Vor diesem Hintergrund sollten Pflegende durch ihr Verhalten unnötige Schamgefühle verhindern und in besonderer Weise die Intimsphäre der Patienten wahren.

Merke

Das Gefühl von Entwürdigung und Ausgeliefertsein kann Abwehr, Abkapselung, Aggressivität oder völlige Passivität des betroffenen Patienten zur Folge haben.

Schamgefühle bei Pflegenden

Auch Pflegende empfinden oft Hemmungen und Schamgefühle bei pflegerischen Tätigkeiten, die eine große Nähe zum Patienten erfordern. Maßgebend hierbei ist die pflegerische Erfahrung der Betreffenden. Wichtig und hilfreich für Patienten und Pflegende ist eine offene, diskrete Gesprächsatmosphäre, die Äußerungen über momentane Befindlichkeiten zulässt und auffängt.

Des Weiteren können die folgenden Maßnahmen und Verhaltensweisen evtl. Barrieren und Hemmungen abbauen:

- Dem Patient in seiner verletzlichen Lage Respekt signalisieren.
- Patient vor Einbruch in die Intimsphäre über den Eingriff genau informieren und das Einverständnis des Patienten einholen.
- Bei gegebenem Anlass das vermutete Schamgefühl taktvoll ansprechen („Ich kann mir vorstellen, dass das unangenehm für Sie ist …").

- Während der Pflegetätigkeit ein ablenkendes Gespräch führen.

Merke

Eventuell anzüglichen Bemerkungen seitens des Patienten begegnen Pflegende professionell und neutral, indem sie eine klare Grenze ziehen. Beruflicher und privater Umgang sollte nicht vermengt werden.

Berührung – Nähe und Distanz

Pflegetätigkeiten an kranken Menschen gehen fast immer mit Körper- und Hautkontakt einher. Dabei werden zwangsweise auch persönliche „Schutzzonen" des Patienten berührt, was durch fremde Menschen außerhalb des Krankenhauses nicht toleriert werden würde (▸ Abb. 19.123).

Diese Schutzzonen werden in verschiedene Berührungskategorien unterteilt (vgl. Bienstein, 1997):

- **Öffentlicher und halböffentlicher Bereich:** Hände, Hinterkopf, Unterarme, Rücken und Unterschenkel werden erst nach der Frage: „Darf ich?" berührt.
- **Privater Bereich:** Gesicht, Oberkörper, Füße dürfen nur mit der Erlaubnis des Patienten berührt werden, weil er sich sonst „bedroht", „überfahren" oder „wie ein Kind" behandelt fühlt.
- **Intimer Bereich:** Mundpartie und Intimbereich. Die Berührung des Genitalbereichs erfordert große Einfühlsamkeit von Pflegenden und das Vertrauen des Patienten.

Ab einem körperlichen Abstand von 45–75 cm spricht man von der persönlichen Zone, die ein Mensch als Freiraum um sich herum und als Mindestabstand zu seiner Umwelt beansprucht und die engen Freunden und Familienmitgliedern vorbehalten ist.

Im Krankenhaus ist eine Berücksichtigung dieses Territorialbereichs oft nicht möglich, insbesondere in Mehrbettzimmern. Mitarbeiter des Krankenhauses und Mitpatienten kommen immer wieder in Kontakt mit dem Bett oder Nachttisch und dringen damit in den persönlichen Bereich des Patienten ein.

Merke

Die zu große Nähe zu fremden Personen ist für den Patienten oft belastend, insbesondere, wenn er sich zurückziehen möchte und das Bedürfnis nach Ruhe hat. Das Bedürfnis nach Nähe bezieht sich auf Bezugspersonen vorwiegend aus dem Familien- und Freundeskreis (▸ Abb. 19.124).

19.11.2 Pflegerische Maßnahmen

Berührung und Beziehung in der Pflege

Eine Vielzahl von Pflegehandlungen sind Tätigkeiten, die mit Berührung, d. h. Körper- und Hautkontakt einhergehen. Die pflegende Berührung kann eine positive, eine therapeutische Wirkung bei den Patienten erzielen, wenn diese bewusst eingesetzt wird. Das heißt, der Patient wird nicht nur gewaschen, eingerieben oder gelagert, sondern die Pflegende achtet hierbei auf die Qualität der pflegerischen Berührung sowie deren Wirkung auf den Patienten. Dies kann bei folgenden Pflegehandlungen realisiert werden:

- vorsichtige, leichte Massagen
- atemstimulierende Einreibungen (S. 418)
- anregende oder beruhigende Körperpflege
- die Hand halten

▸ **Therapeutische Berührung.** Die gezielt eingesetzte therapeutische Berührung kann dem Patienten durch eine Vielzahl von positiven Wirkungen helfen. Sie vermittelt z. B.:

- Bewusstmachen der Körpergrenzen
- Verbesserung der Körperwahrnehmung

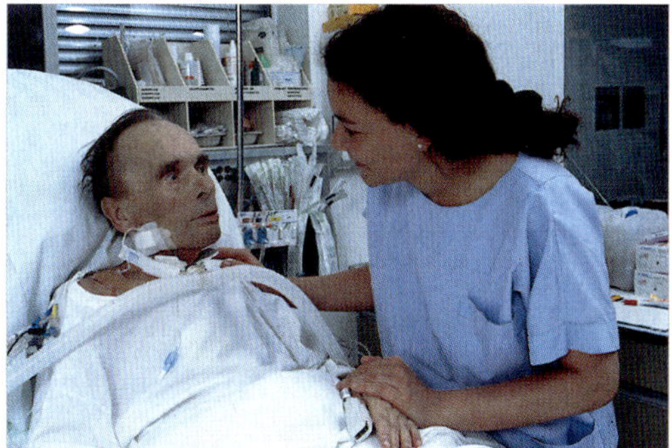

Abb. 19.123 Berührung und Nähe. Pflegende haben im Rahmen von Gesprächen und Pflegetätigkeiten häufig direkten Kontakt zu den Patienten.

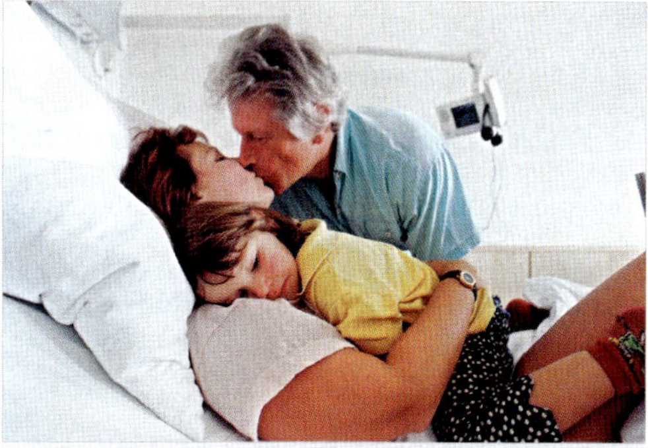

Abb. 19.124 Nähe und Zuwendung im Krankenhaus. Der Austausch von Zärtlichkeiten mit nahestehenden Personen sollte Patienten auch im Krankenhaus in möglichst geschützter Atmosphäre möglich sein.

- Beistand und Nähe
- Geborgenheit
- Entspannung und Ruhe
- Sicherheit
- Schmerzlinderung

Die Wirkung der therapeutischen Berührung wird anhand der verbalen und nonverbalen Kommunikation des Patienten von der Pflegekraft beurteilt. Therapeutische Berührungen sind besonders hilfreich bei:

- unruhigen Menschen, z. B. bei Kindern
- desorientierten Menschen, z. B. bei Menschen mit Demenz
- Menschen, die in ihrem Bewusstsein eingeschränkt sind
- sterbenden Menschen
- ängstlichen Menschen
- depressiven Menschen
- Menschen mit Schmerzen

Information, Aufklärung und Gespräch

Bei Pflegemaßnahmen, die ein Eindringen in die Intimsphäre des Patienten erfordern, treten Pflegende professionell und kompetent auf. Darüber hinaus sind klare Informationen über Sinn, Zweck und Dauer der Maßnahmen sowie über die Vorgehensweise bei der Pflegehandlung wichtig und hilfreich.

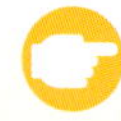

Pflegepraxis

Äußert der Patient Hemmungen, so wird auf diese taktvoll und empathisch eingegangen.

Des Weiteren werden Patienten auf Operationen, die erhebliche körperliche Veränderungen und damit seelische Belastungen, besonders im Hinblick auf seine Geschlechtsidentität, verursachen können (z. B. Brustamputation oder Hodenentfernung) psychologisch begleitet. Dies geschieht in Gesprächen, die von geschulten Kräften durchgeführt werden (Arzt, Psychologe, Pflegende, Seelsorger). Der Patient wird schon vorab über die möglichen Folgen der Operation und Veränderungen des Körperbilds behutsam informiert. Zugleich bekommt er Wege und Hilfsmöglichkeiten aufgezeigt, mit denen er seine Situation verbessern oder meistern kann (z. B. Versorgung mit Prothesen, Hilfsmitteln oder Kontaktadressen zu Selbsthilfegruppen).

Keinesfalls darf der Patient mit seinen Fragen und Ängsten alleine gelassen oder zurückgewiesen werden. In besonderen Fällen ist eine psychotherapeutische Begleitung über einen längeren Zeitraum hinweg notwendig.

Wahrung der Intimsphäre

Zum Schutz der Intimsphäre gehört, dass der Patient vertrauliche Gespräche (s. o.) ohne die Gegenwart weiterer Personen führen kann. Ebenso sind pflegerische Handlungen diskret und unter Blickschutz durchzuführen (▶ Abb. 19.125). Maßnahmen zum Schutz der Intimsphäre sind z. B.:

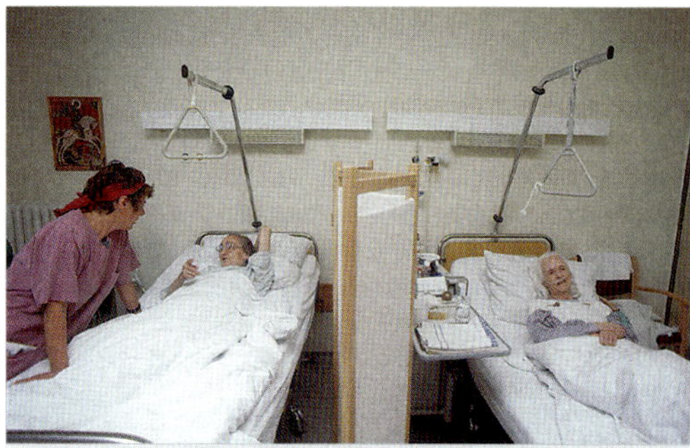

Abb. 19.125 Wahrung der Intimsphäre. Eine spanische Wand zwischen 2 Patientenbetten ermöglicht den Schutz der Intimsphäre des Patienten z. B. bei pflegerischen Verrichtungen.

- Bei Pflegemaßnahmen, insbesondere im Intimbereich, werden Blickschutzwände aufgestellt. Mobile Mitpatienten sollten für kurze Zeit das Zimmer verlassen, Besucher in jedem Fall.
- Bei allen Pflegemaßnahmen, welche die Intimsphäre des Patienten betreffen, wird ein Türschild „Bitte nicht eintreten" aufgehängt.
- Vor dem Betreten des Zimmers klopft die Pflegende an.
- Der Patient wird immer vorab über die geplanten Pflegemaßnahmen informiert.
- Die Bettdecke wird erst nach vorheriger Information über die vorzunehmende Tätigkeit entfernt.
- Patienten sollten niemals völlig entblößt liegen. Es wird jeweils nur der gerade zu pflegende Körperteil aufgedeckt, die übrigen bleiben zugedeckt.
- Der Patient bleibt zur Blasen- und Darmentleerung alleine, nach Möglichkeit wird er zur Toilette begleitet oder kann den Nachtstuhl in einem separaten Raum benutzen.
- Pflegerische Tätigkeiten, besonders im Intimbereich, führt der Patient möglichst selbst durch. Bei Bedarf wird er dabei unterstützt.
- Nach Möglichkeit sollten Pflegetätigkeiten im Intimbereich bei Männern von männlichen und bei Frauen von weiblichen Pflegenden durchgeführt werden.
- Vertrauliche Gespräche sollten unter 4 Augen in einem separaten Raum geführt werden.

19.12 ATL Sinn finden im Werden, Sein, Vergehen

Dem Wort „Sinn" können viele Bedeutungen zugeordnet werden. So haben wir z. B. unsere 5 Sinne, mit denen wir sehen, hören, riechen, schmecken und fühlen (Augen, Ohren, Nase, Zunge, Haut = Sinnesorgane). Des Weiteren hinterfragen wir oft die Sinnhaftigkeit von Handlungen und Abläufen, z. B.: Ist es sinnvoll, täglich bei allen Patienten

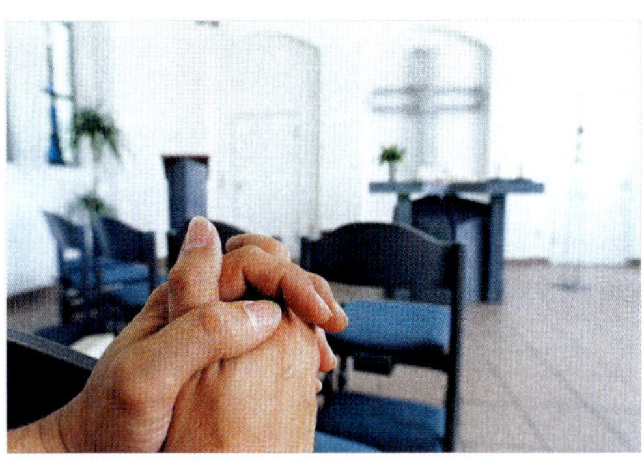

Abb. 19.126 Sinn finden durch Glauben und Gebet. Das Gebet kann gläubigen Menschen auch in der Sorge um die Gesundheit inneren Halt und Hoffnung geben.

Fieber zu messen? Bei einem bestimmten Vorhaben haben wir etwas „im Sinn". Bei einer traurigen Grundstimmung haben wir einen „trüben Sinn".

Die Frage nach dem Sinn des Lebens ist die Frage nach Werten, nach der Bedeutsamkeit des Lebens. Sie beschäftigt den Menschen immer wieder, vor allem in Krisensituationen, die durch schwere Erkrankung, Unfall oder den Verlust eines nahestehenden Menschen auftreten können.

Je nach individueller Lebenserfahrung ist das Wertebild eines Menschen unterschiedlich. Prägenden Einfluss auf die Entwicklung des Werteempfindens haben v. a.:

- Erziehung und Elternhaus
- soziales, politisches, kulturelles Umfeld
- Erfahrungen mit Krisensituationen
- religiöse und weltanschauliche Einstellungen (▸ Abb. 19.126)

Sinnstiftende Werte sind z. B.:

- zwischenmenschliche Beziehungen (Freund- und Partnerschaft)
- anregende, kreative Beschäftigungen in Beruf und Freizeit
- kulturelle Erlebnisse (Musik, Literatur und Kunst)
- Religiosität (Heilsgewissheit), andere weltanschauliche Einstellungen (Philosophie und Esoterik)
- materielle Werte (Besitz)

Alle Handlungen und Aktivitäten eines Menschen, die sich am eigenen Wertebild orientieren, werden als sinnstiftend erlebt. Die Erfahrung und das Erleben von „Sinn" sind von Mensch zu Mensch unterschiedlich.

Merke

Sinn kann nicht vermittelt werden, er muss vom Menschen in seiner derzeitigen Lebenssituation gefunden werden.

Pflegende können Wegbegleiter sein, die durch Gesprächsbereitschaft (S. 455) einfühlsame Zuwendung und pflegerische Hilfe Voraussetzungen für eine diesbezügliche Lebensbewältigung schaffen können.

Das folgende Kapitel gibt Hilfestellungen zur pflegerischen und menschlichen Wegbegleitung von Patienten, die an den körperlichen und seelischen Auswirkungen einer unheilbaren Erkrankung leiden. Im Anschluss daran soll die kurze Darstellung des Burn-out-Syndroms den Pflegenden Möglichkeiten zur besseren Bewältigung der eigenen Belastungen im Pflegealltag aufzeigen.

19.12.1 Beobachtungen bei Schmerzen

Definition

Schmerz ist eine unangenehme Sinneswahrnehmung, die durch Reizung von spezifischen Nervenendigungen (Nozizeptoren) in der Haut und an den Organen entsteht.

Der Schmerzreiz wird über sensible Nervenbahnen zum Gehirn weitergeleitet, wodurch das Schmerzgeschehen bewusst wird. Schmerz ist ein Symptom und oft der erste Hinweis auf eine Erkrankung. Es gibt auch seelische Schmerzen, deren Intensität von der Persönlichkeitsstruktur und dem Ausmaß der persönlichen Erfahrungen abhängt.

Schmerzäußerungen

Die Schmerzempfindlichkeit ist subjektiv und von Mensch zu Mensch verschieden. Beeinflussende Faktoren sind hierbei:

- Soziale und kulturelle Faktoren
- Charaktereigenschaften, Temperament
- bisherige Schmerzerfahrungen
- Bewertung der Schmerzen, ob sie z. B. als bedrohlich oder als unbedenklich eingeschätzt werden
- psychische Verfassung
- Allgemeinzustand

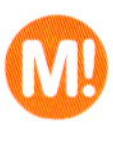

Merke

Schmerzen beeinträchtigen immer den ganzen Menschen.

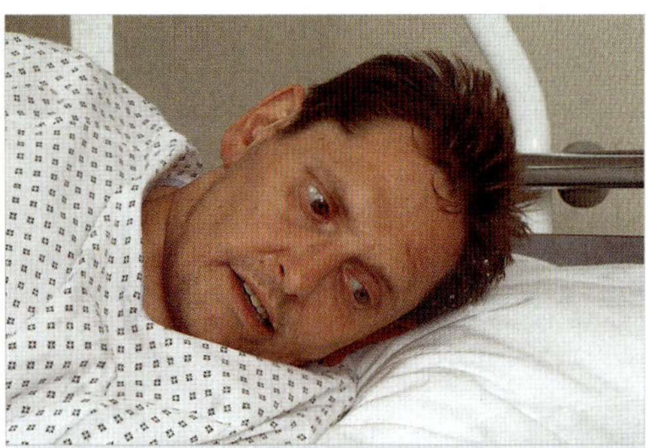

Abb. 19.127 Durch Schmerzen veränderter Gesichtsausdruck. Starke und lang anhaltende Schmerzen prägen den Gesichtsausdruck eines schwerkranken Menschen.

Sie können zu unterschiedlichen beobachtbaren Schmerzreaktionen führen, wie z. B.:

- ängstlich verzerrter Gesichtsausdruck (▸ Abb. 19.127)
- zusammengebissene Zähne
- Gereiztheit und Ruhelosigkeit
- depressive Verstimmung und Abkapselung
- Weinen, Jammern und Stöhnen
- Schonhaltungen
- Schocksymptome mit Blässe, Schweißausbruch, Puls-, Blutdruckanstieg oder -abfall
- Bewusstseinsverlust

Es gibt Menschen, die den Schmerz aus verschiedenen Gründen vielleicht nicht wahrhaben oder äußern wollen. Sie überspielen ihn evtl. mit gekünstelter Heiterkeit. Pflegende bekommen dann durch genaue Beobachtung des nonverbalen Verhaltens und evtl. körperlicher Symptome (S. 447) den Hinweis auf vorhandene Beschwerden.

Schmerzverlauf

Akute Schmerzen sind ein Warnsignal und erzeugen bei starker Intensität Angstgefühle. Sie werden dem Arzt unverzüglich gemeldet. Chronische Schmerzen erscheinen periodisch wiederkehrend oder sind lang anhaltend. Ein Schmerzzustand von mindestens 6 Monaten Dauer wird als chronischer Schmerz oder Schmerzkrankheit bezeichnet.

Schmerzlokalisation

Oberflächenschmerz entsteht auf der Haut, Tiefenschmerz an Knochen, Gelenken, Muskeln, Bindegewebe, im Kopf. Oberflächen- und Tiefenschmerz werden auch als „somatischer Schmerz“ bezeichnet.

Schmerzen im Bauchraum (z. B. Magenschmerzen) werden auch als „Eingeweideschmerzen“ oder „viszerale Schmerzen“ bezeichnet. Ferner können Schmerzen auf bestimmte Körperregionen begrenzt (Kopfweh oder Magenschmerzen) oder gut abgrenzbar (Hautwunden) wahrgenommen werden. Es gibt aber auch nicht lokalisierbare, diffus im ganzen Körper verteilte Schmerzen sowie ausstrahlende Schmerzen wie Herzschmerzen, die in den linken Arm ausstrahlen.

Tab. 19.35 Schmerzempfindungen und ihre Ursachen

Schmerzart	Ursachen (Beispiele)
brennend	Sonnenbrand, Blasenentzündung (Zystitis)
bohrend	Knochenschmerzen, Zahnschmerzen
klopfend	Nagelbettvereiterung (Panaritium), Abszess
stechend	Seitenstechen
kolikartig	Gallen- bzw. Nierenkolik
krampfartig	Menstruationsbeschwerden
reißend	Schürfwunden
beklemmend	Herzschmerzen, Atemnot, Kummer
ziehend	rheumatische Beschwerden, z. B. Muskel- und Gelenkerkrankungen
hämmernd	Kopfschmerzen

Schmerzart

Häufig beschriebene Schmerzempfindungen sind aus ▸ Tab. 19.35 ersichtlich. Phantomschmerzen sind Schmerzwahrnehmungen in nicht mehr vorhandenen (amputierten) Gliedmaßen.

Schmerzintensität

Die Schmerzintensität ist abhängig von der auslösenden Ursache.

Leichte Schmerzen sind kaum spürbar, schwach und erträglich. Mittelschwere bis schwere Schmerzen sind stark, heftig, störend, alarmierend, quälend und unerträglich.

Zeitpunkt des Auftretens von Schmerzen

Das Auftreten von Schmerzen kann zeitgebunden (z. B. morgens, abends oder nachts) sein, im Zusammenhang mit der Nahrungsaufnahme stehen (z. B. bei Nüchternheit oder durch Unverträglichkeit bestimmter Nahrungsmittel), von bestimmten Ereignissen hervorgerufen werden (Anstrengungen, Aufregung, falsche Lagerung) oder gesetzlos, d. h. ohne ersichtliche Ursache sein.

Schmerzerlebnisse können die psychische Verfassung des Patienten erheblich beeinträchtigen. So wirken akute Schmerzen oft bedrohlich und angstauslösend wegen der Frage nach der Ursache und der Behebbarkeit der Schmerzen. Chronische Schmerzen hingegen wirken zermürbend und können zu Reizbarkeit, Verzweiflung oder depressiver Verstimmung führen. In jedem Fall muss der Patient ernst genommen und eine schnellstmögliche Abklärung und Behebung bzw. bestmögliche Linderung der Beschwerden angestrebt werden.

19.12.2 Therapeutische und pflegerische Maßnahmen bei Schmerzen

Schmerzen dokumentieren

Zur besseren Erkennung von Zusammenhängen, besonders bei chronisch anhaltenden Schmerzzuständen, dient ein Schmerztagebuch, in das der Patient Veränderungen seiner Befindlichkeit laufend einträgt.

Das Schmerzaufkommen wird in einem Schmerzprotokoll vermerkt, wobei die Schmerzintensität anhand einer Zahlenskala z. B. von 0–10 ausgedrückt werden kann (0 = keine Schmerzen, 10 = stärkster Schmerz, sehr starker, quälender Schmerz). Des Weiteren werden in dem Schmerzprotokoll alle mit dem Schmerz auftreten in Zusammenhang stehenden Maßnahmen oder Umstände vermerkt wie Nahrungsaufnahme, Medikamenteneinnahme, Untersuchungen, besondere Anstrengungen und körperliche Begleitsymptome wie Zittern, Schweißausbruch und Übelkeit.

Merke

Pflegende beobachten und dokumentieren Äußerungen des Patienten, sein Ausdrucksverhalten und beobachtbare Schmerzreaktionen.

Schmerzbekämpfung

Alle Schmerzzustände werden dem Arzt umgehend gemeldet, der dann die notwendigen Maßnahmen einleitet.

Für schmerzbeeinträchtigte Menschen ist die Unterstützung von Pflegenden bedeutungsvoll und hilfreich. Dazu gehören das Ernstnehmen von Beschwerdeäußerungen sowie Bemühungen, diese durch Pflegemaßnahmen (z. B. Lageveränderungen) zu lindern. Das Bedürfnis des Patienten nach Ruhe und Schonung ist in dieser Situation zu berücksichtigen.

Bekämpfung der Schmerzursache

Nach Möglichkeit wird die schmerzauslösende Erkrankung behandelt, z. B. eine Entzündung. Dies ist eine kurative (heilende) Schmerztherapie.

Schmerzbekämpfung durch Medikamente

Schmerzstillende Medikamente, Analgetika (S. 595), haben unterschiedliche Wirkungsansätze. So kann z. B. die Schmerzentstehung oder die Schmerzwahrnehmung beeinflusst werden.

Schwächer wirksame Analgetika enthalten keine Betäubungsmittel (Opiate). Solche sind z. B. Aspirin, Paracetamol, Antirheumatika. Sie werden bei leichten Schmerzen verordnet.

Mittelstarke Schmerzen werden mit schwachen Opioiden, z. B. Tilidin oder Codein behandelt. Oftmals werden sie mit schwach wirksamen Analgetika kombiniert.

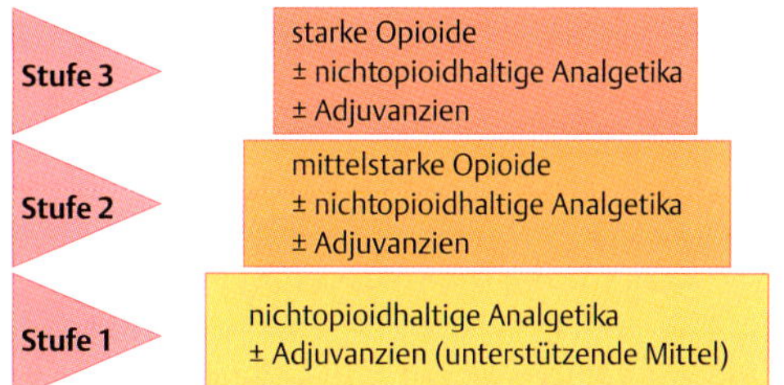

Abb. 19.128 Schmerztherapie bei Patienten mit bösartiger Erkrankung. Der Arzt verordnet entsprechend von Schmerzintensität und Schmerzdauer eine individuell angepasste Schmerzmitteltherapie für den Patienten auf Grundlage des WHO-Stufenschemas.

Bei sehr starken Schmerzen kommen starke Opioide zum Einsatz. Auch sie werden mit schwach wirksamen Analgetika kombiniert. Sie werden bei schweren Schmerzzuständen verordnet, z. B. bei Karzinom-Schmerzen (▶ Abb. 19.128).

Bei bestimmten Schmerztypen werden sog. Ko-Analgetika zur Unterstützung der Therapie eingesetzt. Dies sind z. B. Antidepressiva, Tranquilizer, krampflösende Medikamente.

Oft wird eine Kombination verschieden wirksamer Medikamente verordnet, die regelmäßig nach einem festgelegten Zeitplan einzunehmen sind. Damit kann häufig das Schmerzaufkommen und der damit verbundene Stress verhindert werden.

Starke Opioide sind betäubungsmittelhaltige Medikamente, die dem Betäubungsmittelgesetz (S. 689) unterliegen.

Merke

Bei der Einnahme von Opioiden kann es zu Nebenwirkungen wie Obstipation, Erbrechen, Beeinträchtigung der Atemfunktion und starker Müdigkeit kommen. Diese müssen sorgfältig beobachtet und dokumentiert werden. Der Arzt verordnet ggf. entsprechende Begleitmedikamente, die den Nebenwirkungen entgegenwirken.

Schmerzbekämpfung durch physikalische Maßnahmen

Physikalische Maßnahmen, die in der täglichen Praxis Anwendung finden, sind:

- Kälteanwendungen (S. 406): Sie wirken v. a. bei entzündlichen Schmerzzuständen schmerzlindernd.
- Wärmeanwendungen (S. 406): Sie lösen krampfartige Schmerzen (z. B. Magenkrämpfe und Koliken) und sind wohltuend bei Gelenkbeschwerden und Muskelverspannungen, z. B. bei Nacken- und Rückenschmerzen.
- **Massagen:** Sie wirken lockernd und entspannend bei Muskelverspannungen und Rückenschmerzen. Die

atemstimulierende Einreibung (S. 418) wirkt darüber hinaus noch beruhigend und einschlaffördernd.

- **Elektrotherapie:** Sie erzeugt eine schmerzlindernde Wirkung durch Wärmeentwicklung im Gewebe und entsprechende Nervenstimulation.
- **Strahlentherapie:** Bei starken Knochen- und Gelenkschmerzen kann eine kurzzeitige Bestrahlung mit ionisierenden Strahlen Schmerzlinderung bringen.

Weitere Maßnahmen zur Schmerztherapie

- Weitere Möglichkeiten zur Schmerzbekämpfung sind:
- Akupunktur
- Entspannungstechniken und Psychotherapie als unterstützende Maßnahmen, die den Umgang mit chronischen Schmerzen erleichtern.

19.12.3 Pflegerische Maßnahmen und Begleitung bei unheilbarer Erkrankung

Unheilbare Erkrankungen sind, neben den Tumorkrankheiten, alle chronischen, nicht heilbaren Krankheiten wie schwere rheumatische Erkrankungen, Multiple Sklerose, AIDS und schwerste Herzinsuffizienz. Eine häufige und gefürchtete Begleiterscheinung von unheilbaren Erkrankungen sind Schmerzen.

Das Bekanntwerden einer unheilbaren Krankheit stürzt Betroffene meist in eine tiefe Lebenskrise. Die sich anschließende Bewältigung der Trauerarbeit ist von Mensch zu Mensch sehr verschieden (▶ Abb. 19.129). Nach Kübler-Ross verläuft sie in 5 Phasen, die unterschiedlich lange und nicht immer in der gleichen Reihenfolge auftreten (▶ Tab. 19.36).

Tab. 19.36 Phasen der Trauerarbeit nach Kübler-Ross

Phase	Verlauf
Phase 1	**Verleugnung, Nicht-wahrhaben-Wollen der Krankheit.** Der Betroffene ist verunsichert und schwankt zwischen Angst und Hoffnung. Er will Klarheit über sein Krankheitsbild bekommen.
Phase 2	**Auflehnung gegen die bedrohliche Situation.** Der Betroffene hat Aggressionen gegen sich und/oder seine Umwelt. Es ist möglich, dass er Suizidgedanken entwickelt oder sich depressiv zurückzieht.
Phase 3	**Verhandeln mit dem Schicksal.** Der Betroffene erbittet eine „Gnadenfrist" oder die Abwendung seines Schicksals. Oft entwickelt der Patient in dieser Phase noch besondere Vorhaben wie Reisepläne, berufliche Veränderungen u. a.
Phase 4	**Depressive Verstimmung, Trauer, Verzweiflung.** Der Betroffene zieht sich zurück und nimmt innerlich Abschied von seiner Umwelt.
Phase 5	**Annahme und Bejahung des nahenden Todes.** Die Angst vor dem Tod ist meist gewichen, der Betroffene wirkt gelassen und ruhig.

19.12.4 Unterstützung bei der Trauerbewältigung

Die Begleitung der Patienten während der Trauerbewältigung ist von großer Bedeutung. Es ist sehr hilfreich, wenn sie Gefühle äußern können und diese nicht abgewiesen, sondern ernst und wichtig genommen werden. Zornesäußerungen und aggressives Verhalten darf niemals persönlich genommen und als Kränkung gewertet werden.

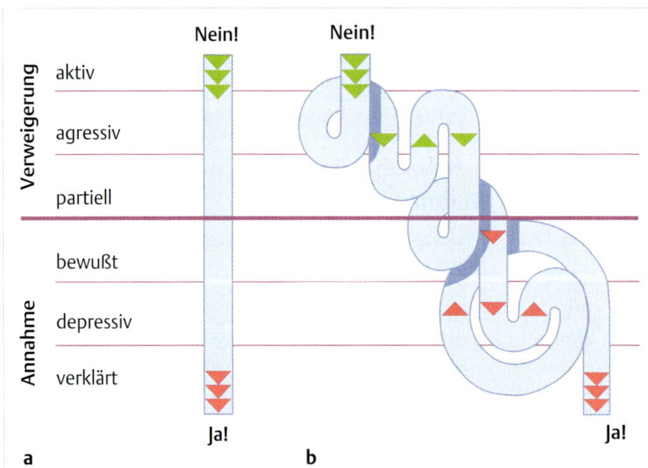

Abb. 19.129 Phasen der Trauerbewältigung. Nach dem Bekanntwerden einer bösartigen Erkrankung verläuft der Trauerprozess nicht geradlinig **(a)**, sondern führt zu immer wieder wechselnden Empfindungen **(b)**.

Von besonderer Bedeutung im Umgang mit diesen Patienten ist das Zuhören. Inwieweit sich der Zuhörende selbst mit einbringen soll, wird vom Betroffenen signalisiert. Nicht erfragte Ratschläge oder Berichte über Krisensituationen des eigenen Lebens sind dabei ebenso falsch wie tröstende Beschwichtigungen nach der Art: „Das wird schon wieder werden" oder: „Es ist doch alles halb so schlimm". Niemals darf der Eindruck von Hoffnungslosigkeit durch entsprechende Äußerungen wie: „Das hat doch keinen Sinn mehr", entstehen.

Gespräche über die Diagnose orientieren sich am Kenntnisstand des Patienten. Es obliegt dabei der Einfühlung des Gesprächspartners zu erspüren, wie weit der Betroffene die Wahrheit zulässt und erträgt.

Individuelle Ängste vor Lebenssituationen nach einer Operation (z. B. Mamma-Amputation oder Stomaanlage) können durch behutsame Aufklärung über prothetische Hilfsmittel und Selbsthilfegruppen gemindert werden. Es ist hierbei zu beachten, dass der Betroffene nicht durch ein Übermaß an Informationen verunsichert wird.

Die Diagnose einer unheilbaren Krankheit stellt auch für die Angehörigen eine außerordentliche Belastung dar. Sie werden deshalb durch beratende und helfende Gespräche (S. 455) unterstützt und begleitet. Wenn möglich können sie nach entsprechender Anleitung bei der Pflege mithelfen und damit die Zeit des Begleitens sinnvoll ergänzen. Wird ein Schwerkranker Tag und Nacht von Angehörigen betreut, so sollte für sie ein bequemer Sessel oder eine Liege im Zimmer sein. Nach Möglichkeit erhalten sie in dieser Situation Getränke, wenn möglich auch Mahlzeiten. Manche Kliniken bieten für Angehörige ein Rooming-in, wobei Unterkunft und Verpflegung gegen Bezahlung gewährt werden.

Pflegeplanung

Bei der Klinikeinweisung von Patienten mit einer bösartigen Erkrankung ist es für die Pflegenden wichtig, über den Informationsstand des Betroffenen und dessen Verfassung Bescheid zu wissen. Die Gelegenheit dazu bietet sich im Erstgespräch zur Erstellung der Pflegeanamnese. Später können auch Pflegehandlungen am Patienten zur Gesprächsführung genutzt werden. Die Beschwerden unheilbar kranker Menschen sind auf die Erkrankung selbst und auf die Auswirkungen aggressiver Therapien zurückzuführen.

Die Zytostatika- und Strahlentherapie kann Begleiterscheinungen verursachen, wie Abwehrschwäche, Appetitlosigkeit, Übelkeit, Erbrechen, Blutungsneigung, Schleimhautschädigungen, Hautreizungen an bestrahlten Körperstellen und Haarausfall. Außerdem können Tumorschmerzen hinzukommen. Die Betroffenen befinden sich in einem schlechten Allgemeinzustand, der neben den oben genannten Symptomen auch Leistungsschwäche und depressive Verstimmung (S. 559) mit sich bringt.

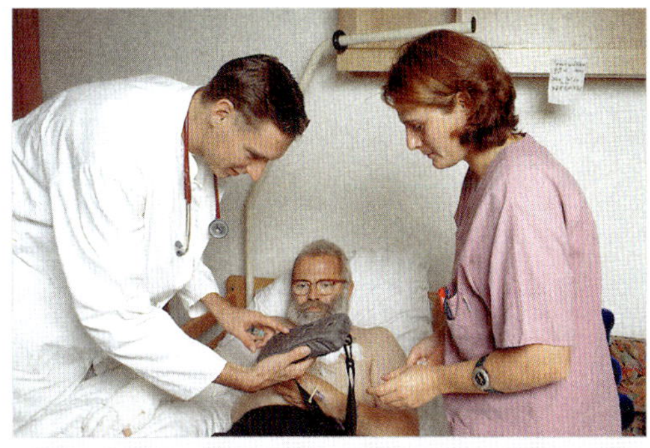

Abb. 19.130 Betreuung eines Tumorpatienten. Die enge Zusammenarbeit von Pflegenden und Ärzten führt zu einer optimalen Betreuung von Tumorpatienten und zu einer Verbesserung des psychischen und physischen Wohlbefindens.

Pflegeschwerpunkte

Dazu gehören:

- Maßnahmen zur Verbesserung des physischen und psychischen Wohlbefindens, wie Schmerzbekämpfung und psychische Unterstützung (▸ Abb. 19.130)
- Vermeidung von zusätzlichen Erkrankungen und Schäden, z. B. Infektion, Blutung, Hautschäden und Pneumonie durch gezielte, prophylaktische Maßnahmen
- bedarfsgerechte Nahrungs- und Flüssigkeitszufuhr

Merke

Der Patient mit einer unheilbaren Erkrankung wird immer nach den Grundsätzen der Selbstbestimmtheit gepflegt, d. h., dass er bei der Pflegeplanung entsprechend seiner Fähigkeiten mitwirken soll.

In der nachfolgenden Pflegeplanungsgrundlage werden Maßnahmen erwähnt, welche die krankheitsbedingten Erscheinungen beheben oder lindern sollen. Eine Pflegeplanung für Patienten mit bösartiger Erkrankung bei Zytostatika- und Strahlentherapie ist beispielhaft in ▸ Tab. 19.37 dargestellt.

Tab. 19.37 Planungsgrundlage für die Pflege eines Patienten mit bösartiger Erkrankung bei Zytostatika- und Strahlentherapie

ATL	Pflegeproblem	Pflegeziel	mögliche Pflegeaktivitäten
Sich waschen und kleiden	Es droht die Gefahr von Hautschäden an den bestrahlten Körperstellen.	Der Patient hat eine reizlose, schmerzfreie und intakte Haut.	• Waschen/Duschen ist mit lauwarmem Wasser möglich, längeres Duschen sollte vermieden werden. • Haut im Bestrahlungsfeld mit weichem Tuch trocken tupfen oder mit einem Fön auf kalter Stufe trocknen. • Markierung der Bestrahlungsfelder niemals abwaschen. • Keine Nassrasuren durchführen. • Keine alkalischen Seifen, Deodoranzien, Parfüms, Rasierwasser, Make-up im Bestrahlungsfeld verwenden, da dies allergische Reaktionen auslösen kann. • Vermeiden von mechanischen Reizen durch Kratzen, Bürsten, reibende Kleidungsstücke, (Gürtel, Träger, enge Hosen usw.) und von physikalischen Reizen wie Wärme (Sonnenbestrahlung, Wärmflasche usw.) und Kälte (Eisbehandlung). • Lockere, bequeme Kleidung aus Naturfasern tragen; keine eng anliegenden, rauen oder juckenden Kleidungsstücke über der bestrahlten Haut tragen; Kleidung mit milden Tensiden waschen. • Die bestrahlte Haut so oft wie möglich der Luft aussetzen. • Hautpflegeprodukte leicht auftragen und nicht einreiben (je nach Hausstandard sollte die Haut nicht weniger als 2 Stunden vor einer Bestrahlung gepflegt werden). • Bei Juckreiz Cremes und Lotionen mit juckreizlindernder und kühlender Wirkung anwenden. • Beobachtungsmaßnahmen: Inspektion der Haut auf Rötung, Bläschen, Ulzeration. • Alle Maßnahmen gelten sowohl für die Eintrittsstelle als auch die Austrittstelle der Strahlen
Sich als Mann oder Frau fühlen/Sich waschen und kleiden	Aufgrund von Haarausfall durch Gabe von Zytostatika kann es zu Störungen des Körperbilds und des Selbstwertgefühls kommen.	Der Patient ist über den Haarausfall frühzeitig informiert, sodass er sich auf die Veränderung einstellen kann. Der Patient ist über geeignete Hilfsmittel informiert.	• Dem Patient empfehlen, sich einen pflegeleichten Haarschnitt zuzulegen. • Frühzeitig eine Perücke beantragen, wenn der Patient dies wünscht, ansonsten über andere geeignete Hilfsmittel (Tücher, Mützen etc.) informieren. • Nasses Haar trocken tupfen und nicht fönen. • Milde Shampoos und weiche Bürsten benutzen. • Kopfhaut vor Kälte, Sonneneinstrahlung und Wärme schützen. • Bei Verlust der Augenwimpern das Auge durch das Tragen einer Sonnenbrille schützen. • Beobachtungsmaßnahmen: Kopfhaut, Haarausfall, Reaktionen der Patienten
Essen und Trinken	Der Patient ist appetitlos. Es besteht die Neigung zu Übelkeit und Erbrechen.	Der Patient erhält ausreichend Nährstoffe und eine seinen Wünschen entsprechende Kost. Die Essenszeiten sind seinen Bedürfnissen angepasst. Beschwerden werden bestmöglich verhindert.	• Zytostatikagabe individuell auf die Essenszeiten abstimmen; orale Zytostatika in den vollen Magen, möglichst abends verabreichen. • Antiemetika (brechreizstillende Medikamente) nach Arztverordnung verabreichen. Betreuung während des Übelseins und beim Erbrechen (S. 398), evtl. auch durch Bezugspersonen (Angehörige, Freunde) ermöglichen. • Wunschkost gewähren. Sie soll kalorien-, eiweiß- und vitaminreich sein. Günstig sind mehrere, kleine Mahlzeiten. • Lieblingsspeisen während des Übelseins nicht verabreichen, da sonst eine Abneigung gegen sie entstehen kann. Stark riechende und gewürzte Speisen sind zu meiden, evtl. zwischendurch kalorienreiche Sonden-Trinknahrung nach Geschmackswunsch anbieten. • Für frische Luft während des Essens sorgen. • Reichliche Flüssigkeitszufuhr durch schluckweises Trinken zwischendurch.

Tab. 19.37 Fortsetzung

ATL	Pflegeproblem	Pflegeziel	mögliche Pflegeaktivitäten
			• Ruhephase mit erhöhtem Oberkörper nach dem Essen anbieten. • Beobachtungsmaßnahmen: Beobachten von Besonderheiten in Bezug auf Appetit und Essenszeiten, Essensmenge sowie von Erbrechen.
Essen und Trinken	Es besteht die Gefahr von Schleimhautschäden, besonders in der Mundhöhle.	Der Patient hat eine intakte, belagfreie und feuchte Mundhöhle.	• Die Nahrung darf nicht übermäßig sauer, scharf, heiß oder hart sein. • Häufiges Spülen der Mundhöhle mit milden, jeweils frisch zubereiteten Lösungen (S. 371) anbieten. • Behandlung von Schleimhauterkrankungen aller Art je nach ärztlicher Anordnung, z. B. Spülen mit Moronallösung bei Soorpilzinfektion. • Oberflächenanästhesierende Lutschtabletten sind bei Schluckbeschwerden und bei Schmerzen in der Mundhöhle hilfreich. • Beobachtungsmaßnahmen: Täglich mehrmalige Inspektion der Mundhöhle auf Entzündung bzw. Defekte.
Ausscheiden	Durch die Schädigung der Darmschleimhaut bei Chemotherapie kann es zu Durchfall kommen.	Vermeiden von Folgeschäden, beschwerdefreie Defäkation	• Nach jeder Stuhlentleerung Analhygiene durchführen (s. o.). Analregion mit Salbe vor Wundsein schützen. • Flüssigkeitsersatz, Diätkost (S. 617)
Ausscheiden	Durch Nebenwirkungen der Schmerzmittel kann es zur Obstipation kommen.	regelmäßige, beschwerdefreie Defäkation	• Jeden 2. Tag für weichen Stuhlgang sorgen (z. B. durch kleine Einläufe) nach Arztverordnung. • Beobachtungsmaßnahmen: Stuhlentleerung (Häufigkeit, Konsistenz)
Für Sicherheit sorgen	Aufgrund der Abwehrschwäche besteht eine hohe Infektionsgefahr.	Der Patient bekommt keine nosokomialen Infektionen.	• Unterbringung in einem Einzelzimmer mit evtl. Umkehrisolation (S. 443). • Strenge Einhaltung der Hygienevorschriften (S. 435) bei allen Verrichtungen. • Sorgfältige Mund-, Genital- und Analhygiene. Sofern möglich, Patient zur Selbstversorgung unter Verwendung von Einwegmaterial und geeigneten Waschlotionen anleiten. • Prophylaxen, besonders Pneumonieprophylaxe, sind der Patientensituation anzupassen. • Ausgewogene Ernährung, dabei auf hygienische Aspekte achten, z. B. Frischkost gründlich waschen und schälen, keimarme Kost • Beobachtungsmaßnahmen: Körpertemperatur auf Fieber, Haut/Schleimhäute auf Infektionen, besonders auch an Einstichstellen; Infektzeichen, besonders Halsschmerzen, Husten, Schnupfen, Atembeschwerden usw.; Miktion/Urin, besonders Brennen beim Wasserlassen, trüber, eitriger, übel riechender Urin
Für Sicherheit sorgen	Aufgrund eines Thrombozytenmangels kann es zu Blutungen kommen (Blutungsgefahr).	Der Patient erleidet keine Blutung infolge von Sturz oder von Pflegemaßnahmen.	Maßnahmen zur Blutungsprophylaxe: • Patient vor Sturz und Stoß schützen. • Nur weiche Zahnbürsten benutzen; bei sehr hoher Blutungsgefahr nur Mundspülungen anbieten (Zahnfleischbluten) • Keine rektale Temperaturmessung, keine Einläufe oder Klistiere. • Keine i. m.-Injektionen verabreichen. • Beobachtungsmaßnahmen: Körperausscheidungen auf Blutbeimengungen, Haut auf Hämatome und Petechien, Haut- und Schleimhautfarbe auf Blässe und Blutverluste, Puls und Blutdruck auf Pulsanstieg sowie Blutdruckabfall bei größerem Blutverlust

Tab. 19.37 Fortsetzung

ATL	Pflegeproblem	Pflegeziel	mögliche Pflegeaktivitäten
Sinn finden	Der Patient leidet unter Schmerzen, er ist deprimiert.	Der Patient ist schmerzfrei und fühlt sich angenommen und geborgen.	• Häufig ist eine orale Morphiumtherapie verordnet, die – wenn möglich – vom Patient selbst gesteuert wird. Nebenwirkungen, z. B. Verstopfung (S. 385), müssen beachtet und behoben werden. • Zuwendung und Begleitung des Patienten durch Bezugspersonen seiner Wahl (z. B. Angehörige, Freunde, Seelsorger). Für eine angenehme Atmosphäre sorgen, z. B. durch Blumen, Lieblingsmusik, Bilder. • Psychoonkologische Betreuung anbieten. • Entspannungstechniken, wie z. B. autogenes Training, ermöglichen, die evtl. eine Besserung der Befindlichkeit erreichen. • Weitere Maßnahmen zur Behebung von Schmerzen (S. 462) • Beobachtungsmaßnahmen: Äußerungen des Patienten über seine Befindlichkeit, Ausdrucksverhalten

19.12.5 Pflegerische Maßnahmen bei Sterbenden – Sterbebegleitung

Die Pflege von sterbenden Menschen ist eine Herausforderung, die für die Pflegenden sehr belastend sein kann. Die Möglichkeit jedoch, dem Sterbenden diese letzte Wegstrecke seines Lebens durch optimale Pflege und Zuwendung zu erleichtern, gibt dieser Aufgabe besonderen Sinn. Pflegende sollten sich jedoch während der Sterbebegleitung im Fall der Erschöpfung oder besonderen Belastung immer wieder zurückziehen und ablösen lassen, um inneren und äußeren Abstand zu gewinnen, zu regenerieren und neue Kraft schöpfen zu können.

Sterbende sind möglichst in einem Einzelzimmer unterzubringen, um das Bedürfnis nach Ruhe und geschützter Intimsphäre zu erfüllen. Auch ermöglicht es Freunden und Angehörigen ein ungestörtes Zusammensein mit dem Betroffenen.

Merke

Die Pflegeplanung ist flexibel und so abzustimmen, dass der sterbende Mensch genügend Ruhepausen zwischen den einzelnen Aktivitäten hat. Ferner sind alle Maßnahmen so schmerzarm wie möglich durchzuführen, was oft nur durch die Mithilfe weiterer Pflegender möglich wird. Schmerzmittelgaben sind so in den Pflegeplan zu integrieren, dass das Wirkungsmaximum während der Pflegeaktivitäten vorhanden ist.

Im Patientenzimmer soll eine ruhige Atmosphäre herrschen, Gespräche orientieren sich sowohl in ihrer Häufigkeit, als auch inhaltlich am Bedürfnis des Betroffenen. Auf Wunsch bzw. bei Bedarf übernehmen Pflegende Vermittlungsaufgaben im Austausch mit Angehörigen, dem Arzt, dem Seelsorger oder sonstigen Personen. Sterbende Menschen werden selbstverständlich wie alle anderen Patienten nach dem Grundsatz der Selbstbestimmung gepflegt.

Pflegeplanung

Eine standardisierte Grundlage zur Planung von Pflegemaßnahmen bei sterbenden Menschen zeigt ▶ Tab. 19.38.

19.12.6 Betreuung und Pflege von Sterbenden im Hospiz

Nicht allen schwerkranken Menschen ist es möglich, ihre letzte Lebensphase in ihrem gewohnten Umfeld zu verbringen. Angehörige sind oftmals nicht in der Lage, das schwerstkranke oder sterbende Familienmitglied zu pflegen.

In den 1980er Jahren begann sich der Hospizgedanke in Deutschland zu entwickeln, nachdem aus England über positive Erfahrungen mit der Hospizarbeit berichtet wurde. Sie hat es sich zur Aufgabe gemacht, sterbende Menschen bis zu ihrem Tod ganzheitlich zu begleiten.

Merke

Ziel der Hospizarbeit ist es, Beschwerden und Schmerzen zu lindern und den Patienten ein menschenwürdiges Leben unter Einbeziehung seiner physischen, psychischen und spirituellen Bedürfnisse zu ermöglichen.

Einrichtungen der Hospizarbeit

Zu den Einrichtungen der Hospizarbeit gehören verschiedene Einrichtungen und Dienste.

▶ **Ambulante Hospizdienste.** Diese betreuen die Patienten im häuslichen Umfeld unter Einbeziehung von Angehörigen und/oder anderen Bezugspersonen.

▶ **Tageshospize.** Sie bieten tagsüber für Schwerstkranke Pflege- und Betreuungsleistungen. Am Abend und in der Nacht (bzw. am Wochenende oder zu anderen, definierten Zeiten) ist der Betroffene zu Hause bei der Familie.

Tab. 19.38 Planungsgrundlage für die Pflege sterbender Patienten

ATL	Pflegeproblem	Pflegeziel	mögliche Pflegeaktivitäten
Sich bewegen	Der Patient ist dekubitusgefährdet.	Der Patient erleidet keine Folgeschäden. Er ist schmerzfrei und fühlt sich wohl.	• 30°-Lagerung oder Weichlagerung auf einer Spezialmatratze zur Dekubitusprophylaxe. • Beobachtungsmaßnahmen: Haut der aufliegenden Körperteile auf Rötung und Defekte.
Sich waschen und kleiden	Der Patient ist zu schwach, um die Körperpflege selbst auszuführen.	Der Patient fühlt sich erfrischt und fühlt sich wohl.	• Durchführung von Teilwaschungen, evtl. in Verbindung mit einem Wäschewechsel bei starkem Schwitzen, sofern eine Ganzwaschung zu anstrengend wäre. • Persönliche Wünsche (z. B. Verwendung spezieller Hautpflegemittel, Frisur usw.) berücksichtigen. • Beobachtungsmaßnahmen: Pflegezustand der Haut, Körpergeruch.
Essen und Trinken	Der Sterbende hat eine durch Mundatmung ausgetrocknete Mundhöhle. Es besteht oft ein mangelndes Durstgefühl. Er ist dadurch gefährdet für Infektionen bzw. Schädigung der Mundhöhle.	Der Sterbende hat eine intakte, belagfreie und ausreichend feuchte Mundschleimhaut.	• Spülen bzw. Auswischen der Mundhöhle mit Mundpflegelösungen nach Wunsch. Es eignen sich auch erfrischende, verdünnte Fruchtsäfte. • Patient so häufig wie möglich schluckweise trinken lassen. • Beobachtungsmaßnahmen.
Essen und Trinken	Der Sterbende ist appetitlos. Darüber hinaus treten oft Schluckbeschwerden auf.	Der Sterbende steuert die Nahrungsaufnahme nach seinen Bedürfnissen.	• Das Speiseangebot orientiert sich an den Wünschen des Sterbenden. Pürierte Nahrung, Joghurt, Breie, Fruchtmus sowie Lieblingsgetränke werden am ehesten akzeptiert. • Bei nachlassender Schluckfähigkeit entscheidet der Arzt (evtl. mit dem Betroffenen zusammen), ob eine Ernährung per Sonde bzw. Infusion erfolgen soll. • Beobachtungsmaßnahmen: Appetit, besonders Vorlieben, Nahrungsmenge; Hautturgor auf Exsikkosezeichen
Ausscheiden	Der Sterbende ist harn- und stuhlinkontinent.	Der Sterbende erleidet keine Folgeschäden im Intimbereich und fühlt sich gepflegt.	• Regelmäßige, sorgfältige Hautpflege (S. 345) zur Vermeidung von Wundsein und Geruchsbelästigung, vor allem nach jeder Urin- und Stuhlentleerung. • Die Anwendung von Inkontinenzprodukten ist angezeigt. • Beobachtungsmaßnahmen: Harn- und Stuhlausscheidung, Hautzustand im Genital- und Analbereich.
Atmen	Der Sterbende leidet an einer Dyspnoe. Häufig ist eine Mundatmung vorhanden.	Der Sterbende hat eine erleichterte Atmung. Sein Organismus ist ausreichend mit Sauerstoff versorgt.	• leichte Oberkörperhochlagerung • ausreichende Frischluftzufuhr bzw. bei Verordnung Sauerstoffgabe (S. 427) • bei Bedarf Absaugen des Nasen-Rachen-Raumes (S. 426) • Beobachtungsmaßnahmen: Atmung (S. 412)
Sinn finden	Der Sterbende nimmt evtl. den bevorstehenden Tod wahr.	Der Sterbende erfährt eine seinen Bedürfnissen entsprechende Begleitung.	• Für ruhige Atmosphäre im Zimmer sorgen, möglichst Einzelzimmer (Privatsphäre). • Auf Wunsch Unterhaltungsangebote, z. B. Musik hören, Filme ansehen ermöglichen. • Auf Wunsch seelsorgerliche Begleitung und religiöse Rituale (S. 468) ermöglichen. • Angehörige betreuen durch Anteilnahme und mitfühlende Gespräche (S. 455).

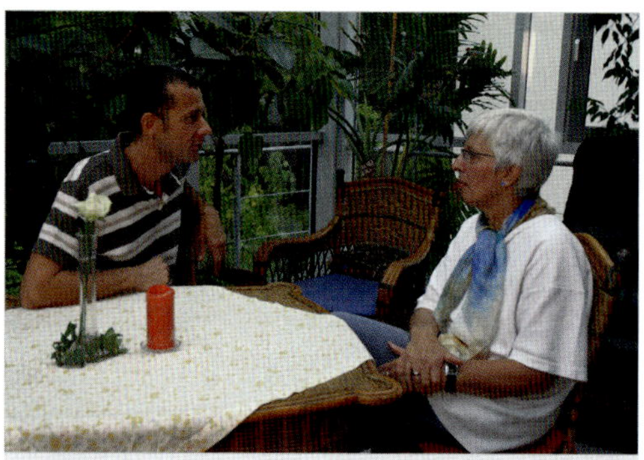

Abb. 19.131 Hospizarbeit. Zu den pflegerischen Aufgaben im Hospiz gehört auch die psychosoziale Betreuung von Patienten und Angehörigen.

► **Stationäre Hospizeinrichtungen.** Diese versorgen Sterbende rund um die Uhr. Sog. Palliativstationen sind einem Krankenhaus angeschlossen; dort werden schwerstkranke Menschen im Hinblick auf Beschwerden und Symptome, besonders Schmerzen, sowie ihre Bedürfnisse und Wünsche in der letzten Lebensphase behandelt und gepflegt.

Die Mitarbeiter in den Hospizeinrichtungen sind neben professionellen Helfern auch ehrenamtliche Mitarbeiter. Diese werden auf ihre Arbeit durch spezielle Schulungen zu Hospizhelfern vorbereitet. Des Weiteren sind im Rahmen einer ganzheitlichen, interdisziplinären Betreuung Hospizfachkräfte, Ärzte, Physiotherapeuten, Theologen, Psychologen, Pflegende und Sozialarbeiter in die Hospizarbeit eingebunden.

Aufgabenbereiche der Hospizarbeit

Pflegende übernehmen im Rahmen der Hospizarbeit folgende Aufgaben:

- Pflegeplanung und entsprechende Maßnahmen zur Unterstützung der ATL (► Abb. 19.131)
- Betreuung und Begleitung von Sterbenden und ihren Angehörigen mit dem Ziel der Erreichung einer bestmöglichen Lebensqualität bzw. -zufriedenheit
- psychosoziale Beratung
- vermittelnde Aufgaben, z. B. im Umgang mit Therapeuten, Ärzten, Ämtern und Behörden

Die Mitarbeiter in den Hospizeinrichtungen werden im Hinblick auf spezielle Anforderungen und Belastungen durch Schulungen und Fortbildungen auf ihre Arbeit vorbereitet bzw. während der Arbeit betreut und unterstützt.

19.12.7 Religiöse Rituale bei Sterbenden

Im Folgenden werden beispielhaft christliche und islamische Bräuche bei Sterbenden erwähnt. Umfassende Informationen sind weiterführender Literatur zur kultursensiblen oder transkulturellen Pflege zu entnehmen.

Katholische Christen

Bei ihnen besteht oftmals der Wunsch nach dem Besuch eines Priesters, der ein Beichtgespräch führt, die Kommunion und Krankensalbung spendet und dem Betroffenen mit Gebeten beisteht. Nach dem Ableben ist es für viele Angehörige wichtig, mit dem Priester zusammen am Totenbett zu beten.

Evangelische Christen

Auf Bitte des Patienten wird eine seelsorgerliche Begleitung durch den Pfarrer ermöglicht. Er feiert auf Wunsch das Abendmahl mit dem Sterbenden und den Angehörigen.

Muslime

In der Sterbephase werden gläubige Muslime sowohl von Angehörigen, als auch von einem Seelsorger betreut. Hygienemaßnahmen spielen eine große Rolle, denn alles, was mit Körperausscheidungen in Berührung kam, muss sorgfältig gereinigt werden (Händewaschung!). Die Patienten sollen immer zugedeckt, d. h. nicht völlig entblößt im Bett liegen (Anstand/Tugend). Nach Möglichkeit werden sie von gleichgeschlechtlichen Pflegenden versorgt.

Speisevorschriften sind unbedingt einzuhalten (kein Schweinefleisch und kein Alkohol).

Nach Möglichkeit sollte dem Sterbenden der Koran in arabischer Sprache vorgelesen werden, evtl. kann dies auch über einen Tonträger, z. B. CD erfolgen. Sterbende Muslime sollten immer wieder trinken, um nicht durstig zu sterben. Sie werden mit dem Gesicht in Richtung Mekka (Südosten) gelagert.

Nach dem Ableben wird der Leichnam von einem Muslim gewaschen und mit fließendem Wasser abgespült. Die Hände werden bei Männern über dem Bauch, bei Frauen über der Brust zusammengelegt. Im Anschluss daran erfolgt die Einhüllung des Toten in Tücher und die rechte Seitenlagerung. Die Totenklage von Angehörigen kann laut und gebärdenreich sein.

Jüdische Patienten

Sie werden von ihren Angehörigen oder von Gemeindemitgliedern begleitet und sollen möglichst nicht alleine sein. Die Einhaltung von religiösen Vorschriften sollte möglich gemacht werden. Nach dem Ableben und der Überführung auf den Friedhof wird der Tote gewaschen. Angehörige halten die Totenwache.

19.12.8 Maßnahmen nach Eintritt des Todes

Der unmittelbar bevorstehende Tod wird durch das Erlöschen der Herz-Kreislauf-Funktion erkennbar. Folgende Symptome können auftreten:

- Pulsfrequenzanstieg mit fadenförmigem Puls oder Bradykardie
- Blutdruckabfall
- Kaltschweißigkeit
- blasse oder marmorierte, meist kühle Haut v. a. an den Extremitäten und im Gesicht
- Cheyne-Stokes-Atmung oder Schnappatmung, evtl. Atemgeräusche
- motorische Unruhe
- maskenhaftes Gesicht
- auftretende Bewusstlosigkeit, das Gehör ist oft trotzdem noch intakt

Der Todeseintritt zeigt sich durch das Aussetzen von Puls und Atmung (unsichere Todeszeichen). Des Weiteren kommt es zum Auftreten von Totenflecken und nach einiger Zeit zur Totenstarre (sichere Todeszeichen). Die Feststellung des Todes ist aus rechtlichen Gründen vom Arzt vorzunehmen, da auch nur dieser befugt ist, die Todesbescheinigung auszustellen. Die Benachrichtigung von Angehörigen ist i. d. R. Aufgabe des Arztes.

Versorgung Verstorbener

Die Versorgung des Toten geschieht möglichst durch 2 Pflegende in ruhiger Atmosphäre. Die Pflegenden ziehen Schutzkleidung und Schutzhandschuhe an.

Durchführung

- Kanülen, Sonden, Katheter und Dränagen entfernen, ebenso Lagerungshilfsmittel und alle Gebrauchsgegenstände, z. B. das Absauggerät.
- Den Leichnam flach lagern, bei Bedarf waschen und mit einem Krankenhaushemd bekleiden; das herabsinkende Kinn mit einer Rolle (z. B. aus Zellstoff) stützen, zuvor die Zahnprothese einsetzen; Augen schließen, Haare kämmen und Schmuck entfernen.
- Die Hände des Toten auf dem Bauch übereinander legen, nicht falten.
- Am Unterschenkel oder Fußgelenk des Verstorbenen einen Begleitschein mit Name, Geburts- und Sterbedatum und -zeitpunkt des Toten sowie Stationsbezeichnung befestigen.
- Den Toten mit einem Laken bedecken.
- Zimmer aufräumen, vorhandene Blumen auf den Nachttisch stellen, das Eigentum des Verstorbenen verpacken und beschriften, Wertgegenstände einschließen.

Der Tote bleibt wenn möglich bis zum Eintreffen der Angehörigen im Zimmer. Der wahrscheinliche Zeitpunkt des Eintreffens von Angehörigen ist bei der Benachrichtigung zu erfragen. Sie werden teilnehmend empfangen und betreut. Dabei darf auch die eigene Betroffenheit zum Ausdruck kommen. Sie können auf Wunsch einige Zeit allein mit dem Toten verweilen. Der Tote bleibt noch einige Zeit nach dem Ableben im Zimmer (etwa 2 Stunden) und wird dann in die Leichenhalle oder die Pathologie gebracht.

Angehörigen bei der Trauerarbeit unterstützen

Der Verstorbene sollte in einem ruhigen, möglichst mit Blumen geschmückten Raum aufgebahrt sein, um den Angehörigen ein würdiges Umfeld zum stillen Abschiednehmen zu ermöglichen (▶ Abb. 19.132). Sie können dem Verstorbenen körperlich und gedanklich nahe sein, über die vergangene Zeit nachdenken oder beten.

Pflegende können ihre Anteilnahme durch nonverbale Gesten, z. B. mit einer stillen Umarmung oder einem Händedruck zum Ausdruck bringen. Oft ist die einfühlsame, schweigende Zuwendung hilfreicher als wortreiche Tröstungsversuche. Auch das Angebot einer kleinen Erfrischung wird von den Angehörigen oft dankbar angenommen.

Nach dem ersten Abschiednehmen werden die Angehörigen über die notwendigen Schritte informiert bzw. in die Verwaltung begleitet, wo die weiteren Maßnahmen zur Erledigung der erforderlichen Formalien eingeleitet werden.

Pflegende, die Patienten über längere Zeit bis zum Tod begleitet haben, können ebenfalls Trauer empfinden. Häufig ist damit die Reflektion der eigenen Betreuungs- und Pflegearbeit bei dem Verstorbenen verbunden. Auch für Pflegende ist es hilfreich und wichtig, dass sie ihre Befindlichkeit äußern können und Rückmeldung bekommen. Geeignete Gesprächspartner sind Kollegen und evtl. der Krankenhausseelsorger.

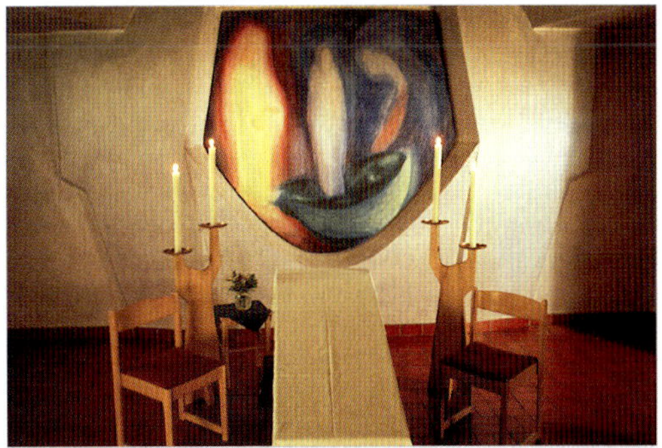

Abb. 19.132 Aufbahrungsraum für verstorbene Patienten. Ein schön gestaltetes Umfeld bei der Aufbahrung bringt die Achtung vor dem Toten zum Ausdruck und ermöglicht den trauernden Angehörigen ein würdiges, stilles Abschiednehmen.

19.12.9 Burn-out-Syndrom

Das Burn-out-Syndrom ist ein Zustand des „Ausgebranntseins", der zu körperlicher, emotionaler und geistiger Erschöpfung führt. Die seelischen und körperlichen Kraftreserven (Ressourcen) sind verbraucht und können deshalb bei Erschöpfungszuständen nicht ausgleichend eingesetzt werden (▶ Abb. 19.133).

Betroffen sind häufig Menschen, die einen helfenden Beruf ausüben und sich über lange Zeit intensiv für andere Menschen einsetzen, also stets „Gebende" sind. Beispiele für gefährdete Berufsgruppen sind Therapeuten, Ärzte, Pflegende, Lehrer und Sozialarbeiter.

Ursache

Pflegende müssen im Alltag ein hohes Maß an Anforderungen bewältigen. Dies ergibt sich aus einem sehr hohen Arbeitsaufkommen bei gleichzeitigem Personalmangel, der ständigen Auseinandersetzung mit Krisensituationen, Krankheit, Sterben und Tod sowie einer mangelnden gesellschaftlichen Anerkennung des Pflegeberufs. Dies kann im Lauf der Zeit zu einer Überforderung der physischen und psychischen Kräfte führen, insbesondere dann, wenn Personalmangel nur eine unzureichende Erledigung der pflegerischen Aufgaben zulässt. Dadurch werden die der Arbeit zugrunde liegenden Qualitätsansprüche nicht erreicht, wodurch Unzufriedenheit, Enttäuschung und Misserfolgsgefühle entstehen.

Des Weiteren können ein schlechtes Arbeitsklima, fehlende Vertrauenspersonen und Austauschmöglichkeiten, fehlende Anerkennung der eigenen Tätigkeit und familiäre Belastungen die Entstehung eines Burn-out-Syndroms fördern.

Symptome

Körperliche Symptome sind häufige Erkältungen, Kopf-, Rücken- und Nackenschmerzen, Schlafstörungen, Verdauungsbeschwerden, Müdigkeit und Kraftlosigkeit, Migräne, Magengeschwüre und Hauterkrankungen.

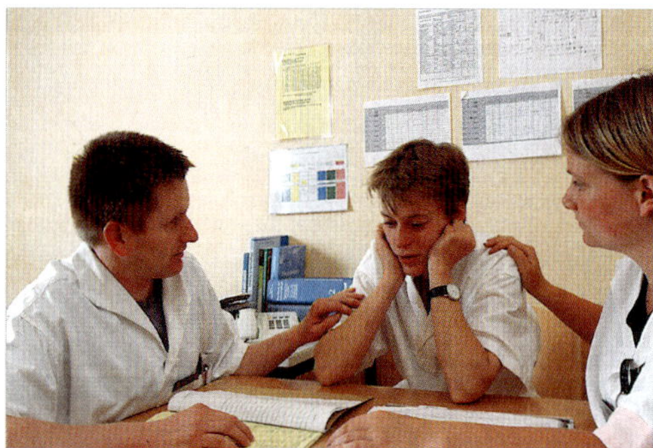

Abb. 19.133 Burn-out-Syndrom. Pflegende, die über lange Zeit unter starker psychischer und physischer Anspannung stehen, können in einen seelischen und körperlichen Erschöpfungszustand kommen.

Emotionale und geistige Erschöpfungssymptome sind Resignation, Hilflosigkeit, Nervosität, Unzufriedenheit, Reizbarkeit, Lustlosigkeit, Verzweiflung, depressive Verstimmung, innere Leere, fehlende Selbstachtung, Minderwertigkeits- und Versagensgefühle, fehlende Zuwendungsfähigkeit und negative Einstellungen.

Der Zustand des „Ausbrennens" kann zu unterschiedlichen Reaktionen führen. Solche sind z. B. sozialer Rückzug, vermehrter Zigaretten-, Kaffee- oder Alkoholkonsum, Veränderungen des Essverhaltens und vermehrter Schmerz- und Schlafmittelgebrauch.

Therapie und Prophylaxe

Sobald Pflegende Symptome des „Ausbrennens" an sich bemerken, sollten sie herausfinden, welche Alltagssituationen sie besonders belasten und damit eine Stresssituation verursachen. Die Wahrnehmung von positiven Umweltbedingungen sowie die Bereitschaft, diese mitzugestalten, kann der erste Schritt in eine bessere Situation sein. Dabei müssen sich die Ziele an der Realität orientieren, Idealsituationen sind meist nicht zu verwirklichen. Vorbeugende Maßnahmen sind z. B.:

- regelmäßige Mitarbeiterbesprechungen
- Zeit zum Abschalten
- flexible Arbeitsorganisation
- ansprechende Arbeitplatzgestaltung
- Fort- und Weiterbildung
- Freizeitausgleich

▶ **Regelmäßige Teambesprechungen.** Diese dienen der Besprechung und Lösung von Konflikten, Problemen sowie Ängsten und ermöglichen eine gegenseitige soziale Unterstützung durch Zuhören, Anerkennung, Anteilnahme und Vertrauen. In manchen Krankenhäusern gibt es Mitarbeitergruppen (z. B. Balint-Gruppen), die sich regelmäßig zum Austausch von Problemen und zur Besprechung von Bewältigungsstrategien treffen. Zur Klärung von schwierigen Arbeits- und Beziehungsstrukturen im Alltag kann eine Supervisionsbegleitung beitragen.

▶ **Zeit zum Abschalten.** Kurze Unterbrechungen eines intensiven Arbeitsablaufs (z. B. intensiver Patientenkontakt) dienen der Erholung und verringern kontinuierlich hohe Arbeitsspitzen. Diese Unterbrechungen sind z. B. das Erledigen von patientenfernen Tätigkeiten. Pausenzeiten sollten eingehalten werden, um zu regenerieren.

▶ **Flexible Arbeitsorganisation.** Sie ermöglicht Mitarbeitern den zwischenzeitlichen Wechsel in eine andere Patientengruppe oder, je nach Neigung, in einen anderen Arbeitsbereich. Zudem sollten bei der Dienstplangestaltung die Wünsche der Mitarbeiter berücksichtigt werden. Der Dienstplan sollte 4–6 Wochen im Vorfeld fertig sein, so dass das Privatleben langfristig geplant werden kann.

▶ **Ansprechende Arbeitsplatzgestaltung.** Hierbei wird darauf geachtet, dass Arbeits- und Pausenräume den Bedürfnissen des Personals entsprechend gestaltet und nicht nur funktional eingerichtet sind.

► **Fort- und Weiterbildung.** Die laufende Erweiterung des eigenen Wissens gibt neue Impulse und Ideen, die Wege aufzeigen und Perspektiven eröffnen (► Abb. 19.134). Ebenso können Stressbewältigungsstrategien erlernt werden.

► **Freizeitausgleich.** Loslassen und Abschalten bringen Ruhe und Entspannung ebenso wie die Wahrnehmung sozialer Kontakte (z. B. Freundeskreis pflegen). Hobbys wie Sport, musische und kreative Beschäftigungen und Reisen tragen ebenso dazu bei.

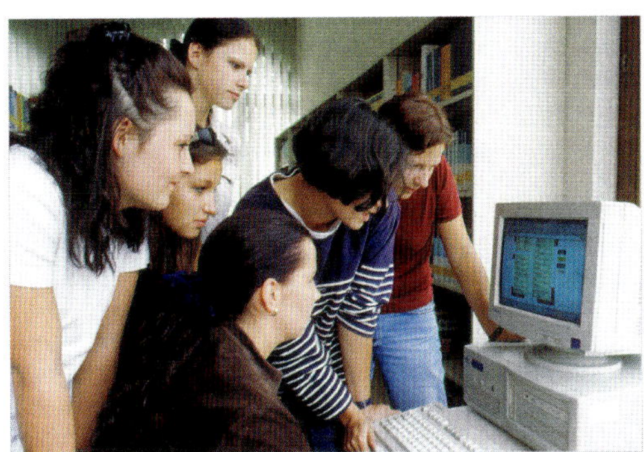

Abb. 19.134 Vorbeugende Maßnahmen gegen ein Burnout-Syndrom. Neben angenehmen Freizeitaktivitäten können auch berufliche Fort- und Weiterbildungsmaßnahmen den Pflegepersonen neue Perspektiven eröffnen, die sich oft im beruflichen Alltag positiv auswirken.

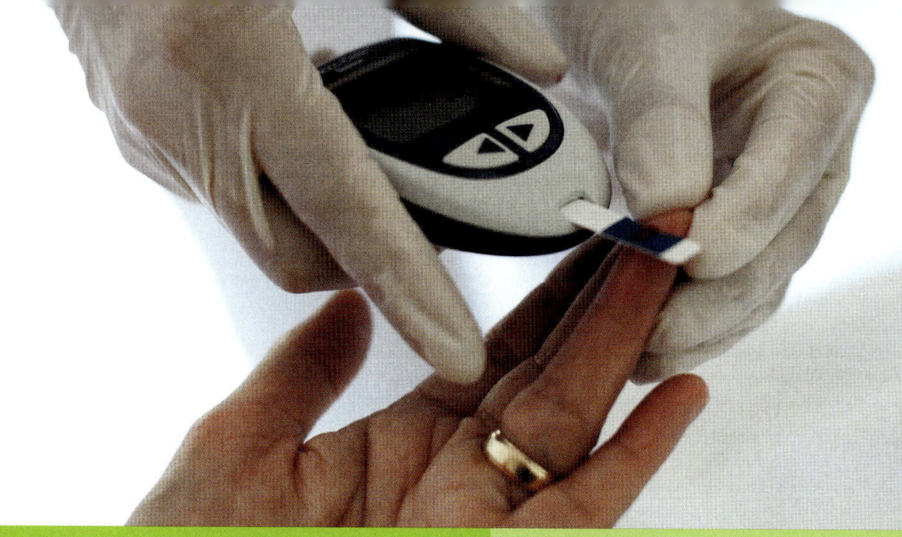

Kapitel 20

Krankenpflegehilfe bei diagnostischen und therapeutischen Maßnahmen

20.1	Einführung	473
20.2	Punktionen und Biopsien	473
20.3	Injektionen	477
20.4	Venenverweilkanülen	488
20.5	Zentrale Venenkatheter	489
20.6	Zentraler Venendruck	491
20.7	Infusionen	493
20.8	Transfusionen	499
20.9	Verbandwechsel bei Wunden	501
20.10	Röntgenuntersuchungen ohne Kontrastmittel	504
20.11	Röntgenuntersuchungen mit Kontrastmittel	505
20.12	Computertomografie	506
20.13	Isotopenuntersuchungen	506
20.14	Kernspintomografie	507
20.15	Ultraschalluntersuchungen	507
20.16	Endoskopische Untersuchungsmethoden	507

20 Krankenpflegehilfe bei diagnostischen und therapeutischen Maßnahmen

Lenore Lübke-Schmid; Beate Weisser

20.1 Einführung

Die Suche nach einer Krankheitsursache (Diagnosefindung) ist für den Patienten in doppelter Weise belastend. Zum einen hat er eine bis dahin für ihn meist unbekannte Untersuchung vor sich, die mit Schmerzen und Komplikationen verbunden sein kann und zum anderen steht die bange Frage nach dem Untersuchungsergebnis mit den entsprechenden Folgen vor ihm.

Es ist selbstverständlich, dass der Patient in dieser Situation einfühlsam betreut wird, Zuwendung bekommt und mit seinen Fragen und Sorgen ernst genommen und angemessen informiert wird.

Zum Aufgabenbereich der Pflegenden gehören die Vor- und Nachbereitung von Untersuchungen bzw. ärztlichen Eingriffen sowie die Assistenz während des Eingriffs. Patienten werden nach der Maßnahme auf Komplikationen und Schmerzen beobachtet und entsprechend begleitet. Die untersuchungsspezifische Aufklärung des Patienten erfolgt durch den Arzt, der dabei auch eine Einverständniserklärung unterschreiben lässt.

20.2 Punktionen und Biopsien

Der folgende Abschnitt gibt einen Überblick über häufig vorkommende Punktionen/Biopsien.

Definition

Eine Punktion ist ein Einstich mit einer speziellen Punktionskanüle in ein Blutgefäß, Organ oder in einen vorgebildeten bzw. neugebildeten Körperhohlraum.

Punktionen werden aus diagnostischen Gründen als Probepunktion (Entnahme von Flüssigkeiten oder Gewebe) oder zum Einbringen von Kontrastmittel (zur Röntgenuntersuchung) und zu therapeutischen Zwecken (z. B. als Entlastungspunktion oder zum Einbringen von Medikamenten) durchgeführt.

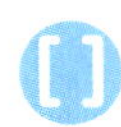

Definition

Eine Biopsie ist die Gewebeentnahme aus dem Körper mittels Hohlnadel, Sonde, Zange oder Skalpell zu Untersuchungszwecken.

Eine Übersicht über häufiger vorkommende Punktionen und Biopsien sowie deren Punktionszielort wird in ▶ Tab. 20.1 vorgestellt.

Im Folgenden werden allgemeine Grundsätze zur Vorbereitung, Durchführung und Nachbereitung von Punktionen und Biopsien aufgeführt.

20.2.1 Allgemeine Grundsätze

Vorbereitung

Gegenstände:
Folgende Gegenstände werden benötigt, um eine Punktion oder Biopsie durchzuführen:

- zusätzliche Lichtquelle
- Lagerungshilfsmittel
- Bettschutzeinlage, Molton zum Abdecken
- Haut- und Händedesinfektionsmittel, evtl. Mittel zur Hautentfettung
- Lokalanästhetikum mit Spritze und Kanüle

Tab. 20.1 Häufig vorkommende Punktionen und Biopsien

Punktion	Punktionszielort	Punktat
Venenpunktion	Vene	venöses Blut
Arterienpunktion	Arterie	arterielles Blut
Lumbalpunktion	Wirbelkanal, lumbaler Durasack	Liquor
Pleurapunktion	Brustfellraum, Pleuraspalt	Erguss, Eiter oder Blut
Gelenkpunktion	Gelenkkapsel	Erguss, Eiter oder Blut
Aszitespunktion	Bauchhöhle	Erguss
Cristapunktion	Beckenkamm	Knochengewebe und Knochenmark
Sternalpunktion	Markhöhle des Brustbeins	Knochenmark
Perikardpunktion	Herzbeutel	Erguss, Blut
Leberpunktion bzw. -biopsie	Leber	Lebergewebe
Milzpunktion bzw. -biopsie	Milz	Milzgewebe
Harnblasenpunktion	Harnblase	Urin
Nierenpunktion bzw. -biopsie	Niere	Nierengewebe

- evtl. Kreislauf- oder sonstige verordnete Medikamente inkl. Spritzen und Kanülen
- sterile Handschuhe und ggf. sterilen Schutzkittel, Haube, Mund- und Augenschutz
- sterile Abdecktücher
- sterile Tupfer
- sterile Punktionsinstrumente (häufig als Einwegset vorhanden), z. B. Kanüle, Trokar
- Auffanggefäß für das Punktat
- beschriftete Laborröhrchen mit ausgefülltem Begleitzettel
- steriles Verbandmaterial, Schnellverband, Deck- oder Kompressionsverband
- Abwurfbehälter
- Blutdruckapparat, zur Blutdruckmessung vor der und bei Bedarf während bzw. nach der Punktion
- Patientenakte mit aktuellen Befunden verordneter Voruntersuchungen, z. B. Gerinnungsstatus oder Blutgruppe vor Leberpunktionen

Patient:
Der Patient wird wie folgt auf die bevorstehende Untersuchung vorbereitet:
- Information/Aufklärung durch den Arzt, schriftliche Einverständniserklärung.
- Je nach Punktion oder Biopsie muss der Patient nüchtern bleiben.
- Vertrauensvolle Atmosphäre schaffen, Ängste und Sorgen des Patienten ernst nehmen, Informationsbedürfnis des Patienten berücksichtigen.
- Blase und ggf. Darm entleeren lassen.
- Möglichst bequeme Lagerung, unter Berücksichtigung der Situation des Patienten, sodass der Punktionsort gut zugänglich ist.
- Einstichstelle frei machen, evtl. kurz vor dem Eingriff rasieren, Patienten sonst zudecken und vor Auskühlung schützen.
- Evtl. verordnete Medikamente verabreichen.
- Intimsphäre durch Aufstellen eines Blickschutzes wahren bzw. Besucher und, wenn möglich, Mitpatienten hinausbitten.

Raum:
Das Zimmer wird wie folgt vorbereitet, um einen störungsfreien Ablauf zu gewährleisten:
- Fenster schließen und für angenehme Raumtemperatur sorgen.
- Für gute Lichtverhältnisse sorgen.
- Platz und eine saubere Arbeitsfläche schaffen.
- Hinweisschild „Bitte nicht eintreten" an der Außenseite der Tür anbringen.

Durchführung

Sind alle Vorbereitungsmaßnahmen abgeschlossen, kann die Punktion oder Biopsie durchgeführt werden. Dabei ist auf Folgendes zu achten:
- Patient bei der Lagerung unterstützen.
- Patient laufend über die Vorgehensweise informieren.
- Äußerungen des Patienten beachten und darauf eingehen, evtl. ein ablenkendes Gespräch führen.
- Patient beobachten, vor allem Blutdruck, Puls, Atmung, Hautfarbe, Schweißbildung, Mimik und Schmerzäußerungen.
- Dem Arzt assistieren durch Anreichen von Instrumenten und Materialien.

Nachbereitung

Nach Beendigung der Punktion/Biopsie sind z. B. folgende Maßnahmen wichtig:
- Einstichstelle steril abdecken und verbinden.
- Patient bequem lagern, evtl. vorhandene Lagerungsvorschriften, wie Flachlagerung nach Lumbalpunktion oder Bettruhe beachten.
- Patient betreuen, Punktionsstelle beobachten (Nachblutungen, Infektionen) sowie die oben erwähnten Beobachtungskriterien beachten.
- Punktat versorgen und weiterleiten, dabei besonders auf Infektionsschutz achten (Einmalhandschuhe tragen, Verletzungen vermeiden).
- Gebrauchte Gegenstände sachgerecht entsorgen (Unfallverhütung, Infektionsschutz berücksichtigen), z. B. Punktionsnadel in Desinfektionslösung einlegen, reinigen, Funktionsfähigkeit überprüfen und zur Sterilisation aufbereiten; Einwegmaterial in einen dafür vorgesehenen Behälter abwerfen.
- Punktion und Patientenzustand dokumentieren.

20.2.2 Bei der Venenpunktion assistieren

Definition

Die Venenpunktion erfolgt zum Zweck der Blutentnahme für diagnostische Zwecke nach Anordnung des Arztes. Geeignete Punktionsstellen sind z. B. die Venen der Ellenbeuge, des Unterarms und des Handrückens.

Pflegende haben die Aufgabe, die Punktion vor- und nachzubereiten sowie bei der Durchführung zu assistieren.

Vorbereitung

Gegenstände:
- Bettschutzeinlage, evtl. ein kleines Kissen zur Unterstützung des Armes
- Haut- und Händedesinfektionsmittel
- sterile Tupfer
- Kanüle oder Butterfly-System
- mit Patientennamen beschriftete Blutröhrchen, die meist als geschlossenes Blutentnahmesystem in Spritzenform verwendet werden (z. B. Monovette, Vacutainer)
- Stauschlauch
- unsterile Handschuhe

- Abwurfbehälter
- Schnellverband
- Evtl. Laboranforderungsschein mit Patientenname, erwünschter Untersuchung und Stationsbezeichnung (meist wird die Untersuchung über das EDV-System angemeldet)

Patient:
- Information/Aufklärung durch den Arzt, Einverständniserklärung
- bequeme Lagerung des Patienten, möglichst auf dem Rücken, dabei den Arm frei machen
- Maßnahmen zur Verbesserung der Venenfüllung

Durchführung

- Arm günstig lagern, sodass der Punktionsort optimal zugängig ist.
- Bettschutzeinlage einbringen.
- Händedesinfektion.
- Anlegen einer Venenstauung.
- Desinfektion der Einstichstelle, Abwischen derselben mit einem sterilen Tupfer, erneute Desinfektion und Einwirkungszeit abwarten.
- Einweghandschuhe anziehen.
- Punktion der Vene und vorsichtiges Aspirieren (Ansaugen) von Blut in eine Spritze bzw. in das Blutentnahmesystem nach Herstellervorschrift.
- Venenstauung nach Blutentnahme lösen.
- Tupfer lose auf die Einstichstelle legen, Kanüle zügig herausziehen und Einstichstelle abdrücken.
- Kanüle noch beim Patienten und direkt nach dem Herausziehen in den Abwurfbehälter geben.
- Einstichstelle einige Minuten komprimieren (Patient drückt nach Möglichkeit selbst) und Schnellverband anlegen. Bei Patienten, die eine Antikoagulation (gerinnungshemmende Medikamente) erhalten oder unter Gerinnungsstörungen leiden, wird wegen der verlängerten Blutungszeit ein Druckverband angelegt. Die Einstichtstelle wird auf Nachblutungen hin beobachtet.

Nachbereitung

- Geschlossenes Blutentnahmesystem nach Herstellerangaben versorgen.
- Röhrchen mit gerinnungshemmenden Substanzen, z. B. Blutsenkungsgeschwindigkeitröhrchen (▸ Abb. 20.1) vorsichtig einige Male hin und her kippen.
- Röhrchen – falls noch nicht im Vorfeld geschehen – beschriften sowie evtl. den Begleitzettel für das Labor und Weiterleitung des Blutes an das Labor kontrollieren.
- Sonstige noch gebrauchte Gegenstände desinfizieren.

Merke

Blutröhrchen dürfen nicht geschüttelt werden, da sonst die Gefahr besteht, dass Erythrozyten platzen und so falsche Messwerte entstehen können.

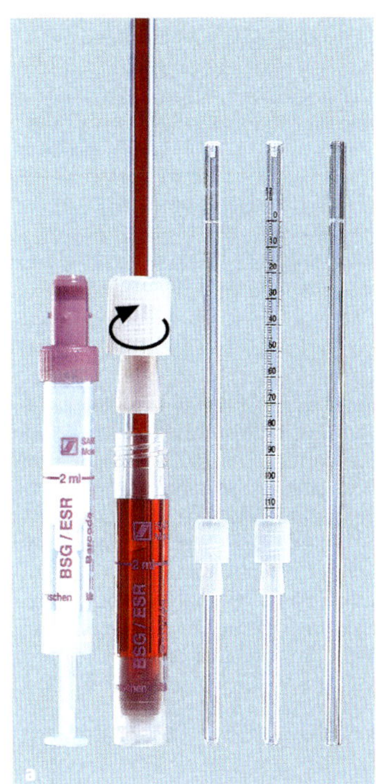

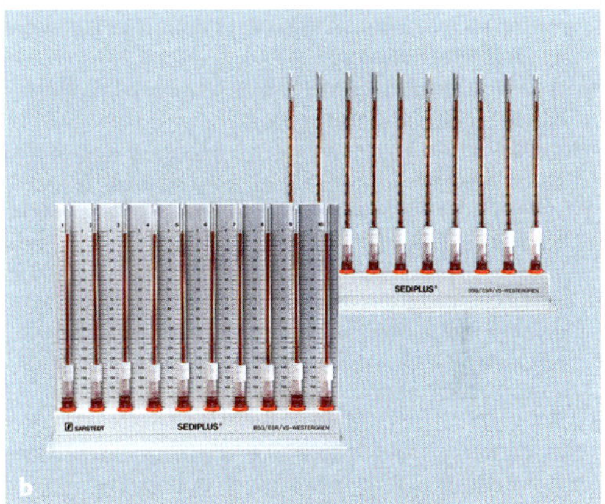

Abb. 20.1 Blutsenkungsgeschwindigkeit messen.
a Das Senkungsröhrchen wird mit dem Blut aus der Monovette nach Herstellervorschrift bis zur Markierung 0 mit Blut gefüllt und
b senkrecht in den Senkungsständer eingestellt, wo dann nach 1 und nach 2 Stunden der Senkungswert abgelesen werden kann.

20.2.3 Blutsenkungsgeschwindigkeit messen

Definition

Die Blutsenkung, kurz BSG (Blutkörperchensenkungsgeschwindigkeit) oder BKS (Blutkörperchensenkung) genannt, misst die Geschwindigkeit, mit der die Erythrozyten bei ungerinnbar gemachtem Blut im Reagenzröhrchen zu Boden sinken.

Die BSG wird beeinflusst vom Verhältnis der Bluteiweißkörper (Albumine und Globuline) zueinander sowie von der Größe und Menge der Erythrozyten. Sie ist ein diagnostisches Hilfsmittel, wobei eine normale BSG eine ernsthafte Erkrankung nicht ausschließt. Zu einer erhöhten Blutsenkung kommt es z. B. bei Entzündungen aller Art u. a. grippalem Infekt, Tumorkrankheit, rheumatischen Erkrankungen und Blutvergiftung. Eine physiologische Blutsenkungserhöhung wird während der Schwangerschaft und im Wochenbett beobachtet.

Vorbereitung

Gegenstände:
- Utensilien zur Venenpunktion (S. 474)
- 2-ml-Einmalspritze mit 0,4 ml Natriumzitrat 3,8 % oder gebrauchsfertiges Blutentnahmesystem, z. B. Monovette oder Vacutainer zur BSG
- Ständer mit Blutsenkungskapillaren (z. B. Sedifix oder Sediplus, BSG-Monovette u. a.)
- Notizblock
- Kurzzeitwecker

Durchführung

- Arzt entnimmt in die vorbereitete Spritze 1,6 ml Venenblut oder füllt die Monovette exakt bis zur Markierung. Dieses wird durch vorsichtiges Kippen mit dem Natriumzitrat vermengt.
- Spritzeninhalt in die Blutsenkungskapillare bis zur Markierung „0" füllen; dabei die Herstellervorschriften des jeweiligen Systems beachten (▸ Abb. 20.1).
- Röhrchen senkrecht in den Senkungsständer einhängen.
- Patientenname am Blutsenkungsröhrchen anbringen.
- Kurzzeitwecker aufziehen.
- Zahlenwert an der Grenze zwischen Blutkörperchensäule und Blutplasma nach 1 und nach 2 Stunden ablesen und dokumentieren.

Die Normalwerte der Blutsenkungsgeschwindigkeit sind ▸ Tab. 20.2 zu entnehmen.

Tab. 20.2 Normalwerte nach Roche-Lexikon (2003)

Geschlecht	nach 1 Stunde	nach 2 Stunden
Mann	3–8 mm	5–18 mm
Frau	6–11 mm	6–20 mm

Aussehen und Farbe der Plasmasäule geben ebenfalls Hinweise auf evtl. vorhandene Erkrankungen. So ist z. B. gelbes Plasma ein Hinweis auf erhöhte Bilirubinwerte im Blut (bei Ikterus). Sehr helles Plasma kommt vor bei Eisenmangelanämie und milchiges Plasma bei erhöhtem Triglyzeridspiegel.

20.2.4 Kapillarblut entnehmen

Verschiedene Blutuntersuchungen werden mit Kapillarblut, dem Blut aus den Kapillargefäßen der Haut, durchgeführt. Dieses wird aus dem seitlichen Anteil der Fingerkuppe (Fingerbeere) oder aus dem Ohrläppchen gewonnen. Kapillarblut wird zur Blutzuckerbestimmung (mit Teststreifen), zur Feststellung von Stoffwechselerkrankungen bei Neugeborenen und zur Bestimmung der Blutgasanalyse (BGA, Säure-Basen-Gehalt des Blutes) verwendet.

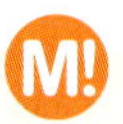

Merke

Die Entnahme von Kapillarblut ist relativ einfach und kann von Patienten, nach entsprechender Anleitung, z. B. zur Kontrolle des Blutzuckerwerts selbstständig vorgenommen werden.

Vorbereitung

Gegenstände:
- Haut- und Händedesinfektionsmittel
- keimarme Tupfer
- steril verpackte Einmallanzette oder Stechhilfe
- unsterile Handschuhe
- kleines Pflaster
- Abwurf
- Teststreifen mit entsprechendem Messgerät oder Glaskapillare für BGA

Patient.
Für die BGA-Untersuchung wird das Ohrläppchen ca. 5–10 Minuten vor der Blutentnahme mit einer durchblutungsfördernden Salbe (z. B. Finalgon) eingerieben. Dabei erfolgt die Information an den Patienten, dass Kapillarblut entnommen werden soll. Der Patient kann dabei sitzen oder liegen, je nach Allgemeinzustand.

Durchführung

- Hände desinfizieren, Schutzhandschuhe anziehen.
- Bei BGA: Entnahmestelle gründlich von Salbenresten befreien.
- Bei der Blutentnahme aus der Fingerbeere ist eine Desinfektion der Haut lt. RKI (2011) notwendig. Es sollte – wie bei jeder Desinfektion – darauf geachtet werden, dass das Desinfektionsmittel vor der Punktion vollständig abgetrocknet ist.
- Lanzettenspitze mit einem kurzen Stoß senkrecht zur Haut rasch einstechen und wieder entfernen bzw. die Stechhilfe fest aufsetzen und den Auslöseknopf drücken

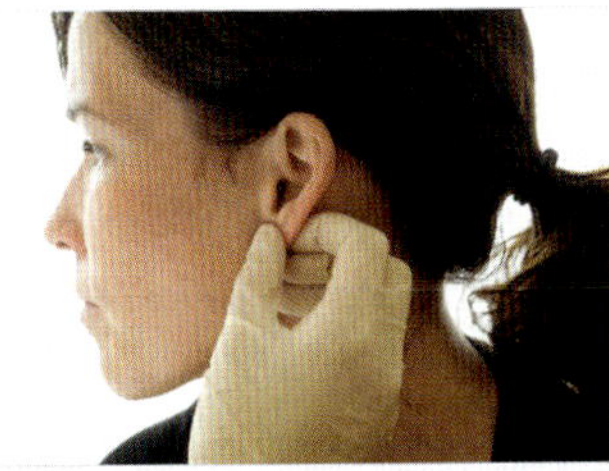
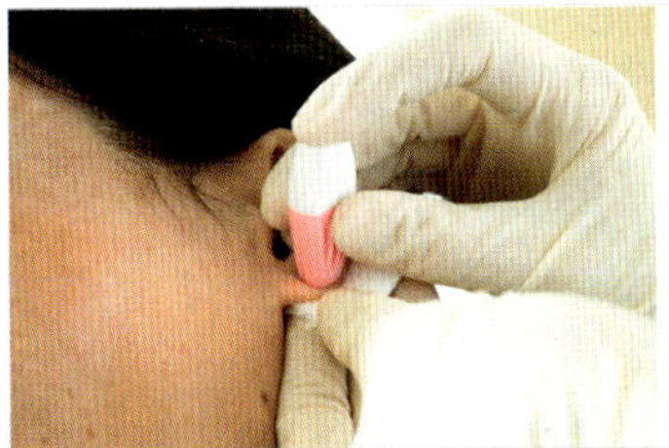
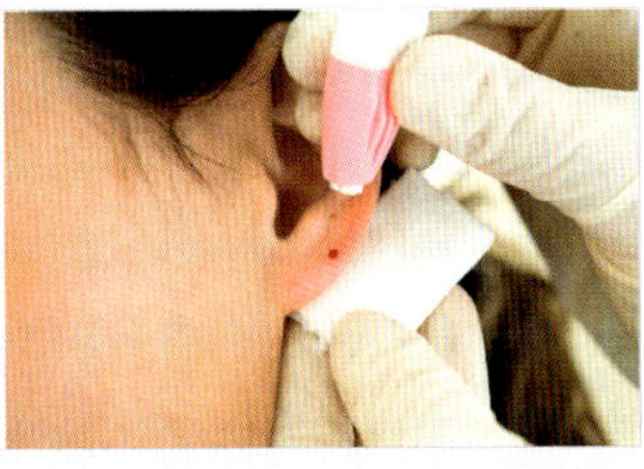

Abb. 20.2 Kapillarblut entnehmen. Entnahme von Kapillarblut aus dem Ohrläppchen mittels moderner Stechhilfe.

(▸ Abb. 20.2); das Ohrläppchen bzw. die Fingerkuppe dabei nicht zu stark quetschen oder drücken (Verfälschung der Blutwerte).

- Lanzette bzw. Stechhilfe in einen Spezialbehälter abwerfen.
- Den 1. Blutstropfen mit einem sauberen Tupfer abwischen, den 2. Blutstropfen auf den Teststreifen oder in die Glaskapillare geben und weiter verfahren nach Vorschrift.
- Einstichstelle mit Tupfer abwischen, leicht komprimieren und evtl. mit einem Pflaster schützen.

20.3 Injektionen

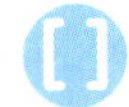

Definition

Eine Injektion ist das Einspritzen von Medikamenten oder anderen Stoffen mithilfe einer Spritze und Injektionskanüle in den Körper. Hierbei wird die Hautoberfläche verletzt.

Die Verordnung von Injektionen ist Aufgabe des Arztes. Sie muss schriftlich erfolgen. Der Patient muss mit der Injektion einverstanden sein, sie darf nicht gegen seinen Willen erfolgen. Gesundheits- und Krankenpfleger haben durch ihre Ausbildung die Handlungskompetenz für die subkutane und intramuskuläre Injektion erworben. Sie übernehmen damit auch die Durchführungsverantwortung. Wird die Verabreichung einer Injektion, z. B. einer s. c.-Injektion an einen Gesundheits- und Krankenpflegehelfer delegiert, so muss sich die delegierende Person von dessen Kompetenz überzeugt haben.

Merke

Pflegende informieren sich vor der Injektion über die Wirkung und Nebenwirkungen des zu verabreichenden Medikaments, um den Patienten auf Wirkung und Nebenwirkung zu beobachten. Ebenso informieren sie sich darüber, ob bei dem betreffenden Patienten eine Allergie gegen das zu injizierende Medikament bekannt ist.

20.3.1 Vorteile einer Injektion

Die Vorteile einer Injektion gegenüber der oralen Medikamenteneinnahme sind:

- Genaue Dosierungsmöglichkeit des Medikaments, da Injektionslösungen in exakten Teilmengen entnommen werden können.
- Schneller Wirkungseintritt des Medikaments, besonders bei intravenöser Verabreichung.
- Vermeidung einer unvollständigen Resorption des Medikaments, z. B. bei Magen-Darm-Erkrankungen.
- Verabreichung der Medikamente jederzeit, unabhängig von der Schluckfähigkeit und Bewusstseinslage des Patienten oder einer Nahrungskarenz.
- Manche Medikamente können nur als Injektion verabreicht werden, weil sie durch Verdauungssäfte inaktiviert werden (z. B. Insulin).

20.3.2 Injektionsarten

Entsprechend der Lokalisation des Injektionsorts (▸ Abb. 20.3) werden Injektionen z. B. eingeteilt in:

- **intrakutane Injektion (i. c.)** als Injektion in die Lederhaut (Korium)
- **subkutane Injektion (s. c.)** als Injektion ins Unterhautgewebe (Subkutis, subkutanes Fettgewebe)
- **intramuskuläre Injektion (i. m.)** als Injektion in den Muskel

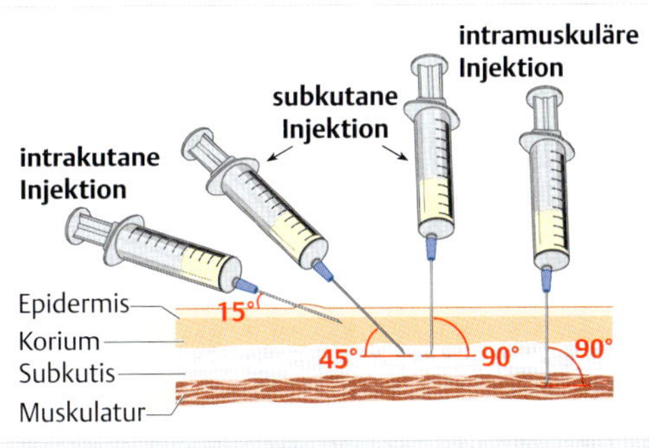

Abb. 20.3 Injektionszielorte für die subkutane und intramuskuläre Injektion. Die Abbildung zeigt im Querschnitt, in welche Gewebeschicht die subkutane bzw. intramuskuläre Injektion erfolgt.

- **intravenöse Injektion (i. v.)** als Injektion in die Vene
- **intraarterielle Injektion (i. a.)** als Injektion in die Arterie

20.3.3 Injektionszubehör

Um Injektionen durchführen zu können, werden Injektionsspritzen, der Injektionsart angemessene Injektionskanülen (z. B. Sicherheitskanülen) und die Medikamente, die verabreicht werden sollen, benötigt.

▸ **Injektionsspritzen.** Sie sind aus Einwegmaterial, steril verpackt und bestehen aus einem graduierten Zylinder, Kolben und Kanülenansatzstück. Manche Spritzen, z. B. Insulin- oder Tuberkulinspritzen haben eine Feingraduierung, die in Zehntelmilliliter oder -einheiten eingeteilt ist. Injektionsspritzen sind ausschließlich steril zu verwenden (▸ Abb. 20.4 u. ▸ Abb. 20.5).

Es gibt auch Spezialspritzen, z. B. zur Wund- und Blasenspülung, für bestimmte Punktionen oder Sondierungen. Sie haben gegenüber den Injektionsspritzen meist ein größeres Fassungsvermögen (z. B. 100 ml).

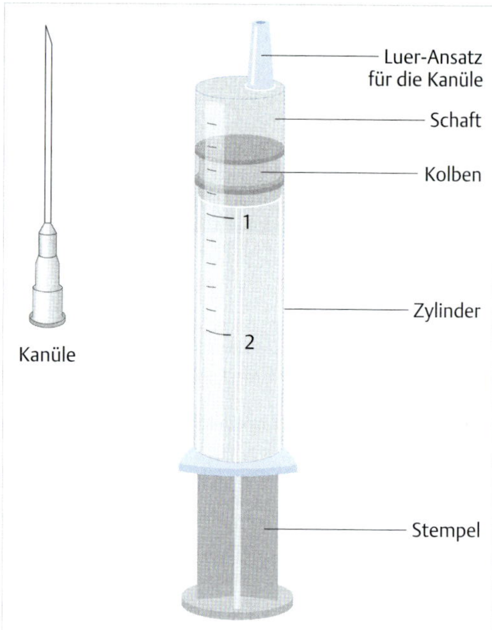

Abb. 20.4 Injektionsspritze. Die Abbildung zeigt den Aufbau einer Injektionsspritze.

▸ **Injektionskanülen.** Dies sind Hohlnadeln aus rostfreiem Stahl und einem Plastikansatzstück. Sie haben unterschiedliche Längen und Durchmesser sowie an der Kanülenspitze einen kurzen oder langen Schliff (z. B. kurzer Schliff für die i. v.-Injektion). Die Kanülengröße ist an einer Farbkennzeichnung am Kanülenansatzstück zu erkennen (▸ Tab. 20.3). Die für eine Injektion geeignete Kanüle richtet sich nach der Injektionsart, dem Medikament (z. B. ob wässrige oder ölige Lösung) sowie der Konstitution des Patienten. Kanülen sind mit einer Plastikhülse versehen, steril verpackt und werden nach Gebrauch verworfen (Kanülenabwurf).

▸ **Medikamente.** Die zur Injektion bestimmten Medikamente sind steril und entweder in Glasampullen als Einzeldosis oder Stechampullen als Mehrdosisbehältnis erhältlich (▸ Abb. 20.6). Es gibt auch Fertigspritzen, in denen das Medikament injektionsbereit aufgezogen ist.

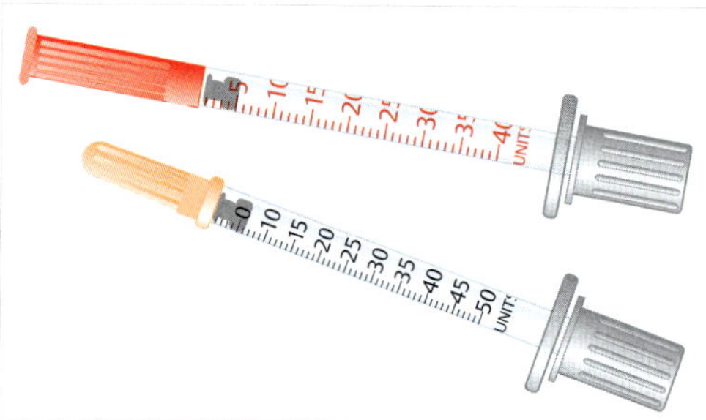

Abb. 20.5 Insulinspritzen mit Feingraduierung. Bei Insulinspritzen kann die Anzahl der zu verabreichenden Insulineinheiten an der Graduierung abgelesen werden. Dabei ist zu beachten, ob es sich jeweils um ein U-100- oder U-40-Insulin handelt.

Merke

Vor der Verabreichung eines Medikaments müssen Pflegende Folgendes kontrollieren (5-R-Regel):
- **Richtiger Patient?**
- **Richtiges Medikament?**
- **Richtige Dosierung?**
- **Richtige Darreichungsform?**
- **Richtiger Zeitpunkt?**

Lichtempfindliche Medikamente werden in der Verpackung aufbewahrt. Temperaturempfindliche Medikamente müssen im Kühlschrank gelagert werden. Entsprechende Hinweise sind auf der Verpackung und im Beipackzettel vermerkt. Aufgezogene Medikamente müssen wegen der Gefahr der Kontamination bzw. Veränderungen durch Licht- und Lufteinwirkung umgehend injiziert werden. Verfallene Medikamente oder solche mit Trübungen, Ausflockungen und Verfärbungen dürfen nicht verabreicht werden.

Tab. 20.3 Kanülengröße, Kanülenlänge und Farbkodierung

Farbe	Außendurchmesser in mm	Länge mm	Größe (nach Pravaz)	Gauge	Verwendung
gelb	0,90	70	-	20	i. m.-Injektion (Gesäß bei übergewichtigen Patienten),
gelb	0,90	40	1	20	i. v.-Injektion, Aufziehkanüle
grün	0,80	40	2	21	i. m.-Injektion (Oberarm, Oberschenkel, Technik nach v. Hochstetter bei untergewichtigen Erwachsenen und Kindern
grün	0,80	50	-	21	i. m. Injektion (Technik nach v. Hochstetter, normalgewichtige Erwachsene)
schwarz	0,70	30	12	22	i. m.-Injektion in den Oberschenkel Blutentnahme
blau	0,60	30	14	23	s. c.-Injektion
blau	0,60	25	16	23	s. c.-Injektion
lila	0,55	25	17	24	s. c.-Injektion (z. B. Insulin) = 45°-Winkel
braun	0,45	12	18	26	s. c.-Injektion (z. B. Insulin) = 45°-Winkel
braun	0,45	25	18	26	s. c.-Injektion (z. B. Insulin)
grau	0,40	20	20	27	s. c.-Injektion (z. B. Heparin) = 45°-Winkel

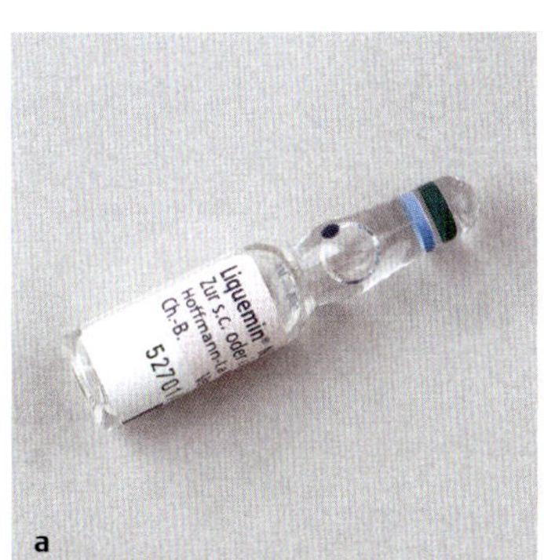

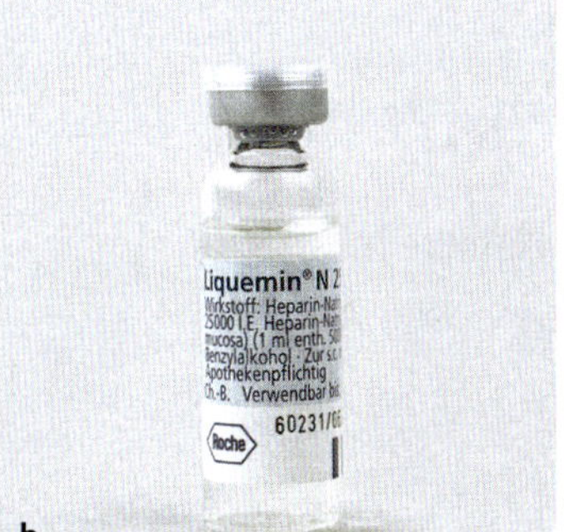

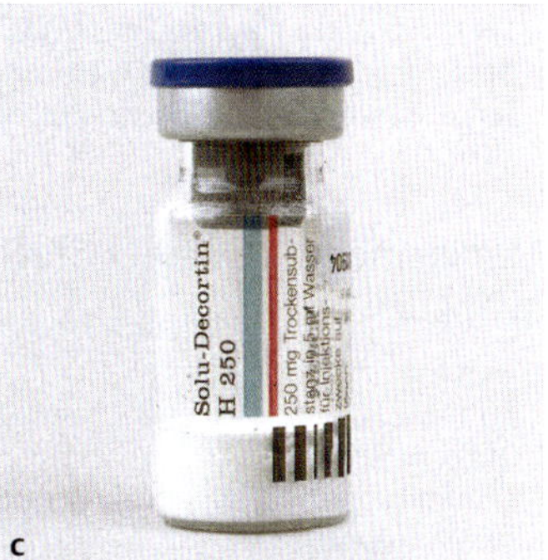

Abb. 20.6 Verschiedene Injektionsampullen.
a Bei Glasampullen wird der Ampullenkopf abgebrochen.
b Stechampullen sind mit einem Gummipfropf verschlossen und zur mehrmaligen Entnahme geeignet.
c In Ampullen mit Trockensubstanz wird eine Lösungsflüssigkeit eingespritzt.

20.3.4 Medikamente aufziehen

Vorbereitung

Gegenstände:
- frisch desinfiziertes Spritzentablett
- verordnetes Medikament
- Spritze
- Aufzieh- und Injektionskanülen
- evtl. steriler Verschlussstöpsel
- ggf. Ampullenfeile
- Hautdesinfektionsmittel
- Händedesinfektionsmittel
- Flächendesinfektionsmittel
- steriler Tupfer
- Kanülen-, Spritzenabwurfbehälter
- Abwurfschale

Durchführung

Medikamente aus einer Glasampulle aufziehen

Dies sollte an einem geeigneten, sauberen Arbeitsplatz erfolgen. Zu beachten ist weiterhin:
- Arbeitsfläche gründlich desinfizieren.
- Händedesinfektion.
- Spritze und Kanüle nach den Herstellervorschriften auspacken.
- Aufziehkanüle mit Schutzhülle auf die Spritze aufsetzen, ohne dabei die Ansatzstücke zu berühren.
- Injektionslösung aus dem Ampullenkopf in die Ampulle zurückbefördern, z. B. durch leichtes Klopfen oder Schnippen.

- Zum Öffnen der Glasampulle einen Tupfer über den Ampullenkopf legen und den Ampullenhals mit Daumen und Zeigefinger abknicken (Unfallverhütung zur Vermeidung von Schnittwunden). Die meisten gebräuchlichen Ampullen haben eine Sollbruchstelle und sind entweder mit einem weißen Ring am Ampullenhals oder einem Punkt am Ampullenkopf gekennzeichnet. Dabei darauf achten, dass der Tupfer nicht den Ampullenhals berührt.
- Bei Glasampullen ohne Kennzeichnung den Ampullenhals mit der Ampullenfeile ansägen und dann ebenso mit Tupferschutz abknicken.
- Aufziehkanüle, ohne die Außenseite zu berühren, in die Ampulle einbringen, diese schräg halten und dabei das Medikament vollständig aufziehen (▸ Abb. 20.7).
- Aufziehkanüle in den Kanülenabwurfbehälter entsorgen.
- Spritze luftleer machen, dazu den Konus nach oben halten. Durch leichtes Beklopfen des Spritzenzylinders sammeln sich die Luftblasen am Konus, die Luft kann herausgespritzt werden ohne dass Injektionsflüssigkeit verloren geht.
- Sterilen Verschlussstöpsel oder Injektionskanüle aufsetzen, ohne die Schutzhülle abzunehmen
- Leere Ampulle neben die Spritze auf das Tablett legen bzw. die Spritze mit einem wasserfesten Stift beschriften, sodass der Inhalt der Spritze genau gekennzeichnet ist.

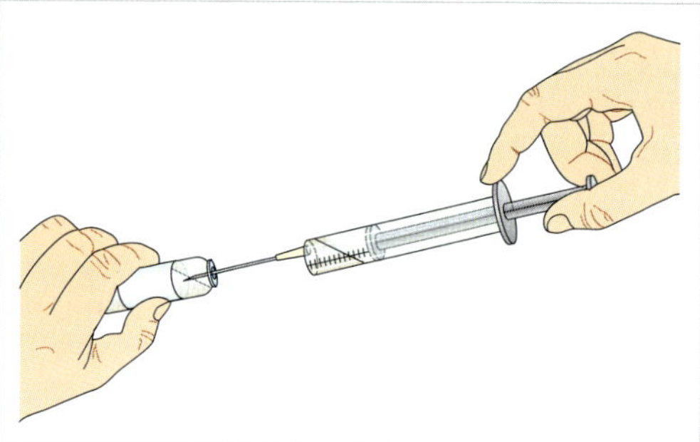

Abb. 20.7 Medikamente aufziehen. Aufziehen eines Medikaments aus der Glasampulle.

Medikamente aus einer Stechampulle aufziehen

- Händedesinfektion.
- Spritze und Aufziehkanüle zusammensetzen (Glasampulle, ▸ Abb. 20.7).
- Gummikappe der Ampulle desinfizieren, dabei Einwirkzeit abwarten.
- Aufziehkanüle mit aufgesetzter Spritze in die Ampulle einstechen.
- Stechampulle nach oben kippen und die verordnete Medikamentenmenge aufziehen (▸ Abb. 20.8).

Merke

M!

Das Aufziehen eines Medikaments aus der Stechampulle kann erleichtert werden, wenn vor der Medikamentenentnahme etwas Luft in die Ampulle eingespritzt wird.

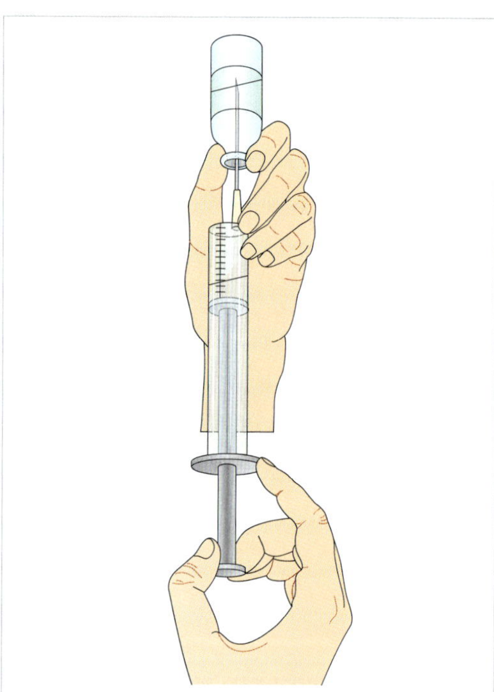

Abb. 20.8 Medikamente aufziehen. Aufziehen eines Medikamentes aus der Stechampulle.

Weiter verfahren, wie beim Aufziehen aus der Glasampulle zuvor beschrieben. Wird nicht der gesamte Inhalt aus der Ampulle entnommen (Mehrfachentnahme), darf die Aufziehkanüle nicht in der Ampulle stecken bleiben, da sonst die Gefahr der Kontamination des Ampulleninhalts besteht. In diesem Fall benützt man eine Mehrfachentnahmekanüle, die in der Ampulle verbleibt.

Trockensubstanzen auflösen

- Händedesinfektion.
- Spritze und Aufziehkanüle zusammensetzen.
- Gummistopfen der Stechampulle mit der Trockensubstanz desinfizieren und Einwirkzeit abwarten.
- Vorgesehene Lösungsflüssigkeit aufziehen und in die Stechampulle mit der Trockensubstanz einspritzen.
- Spritze in der Stechampulle belassen.

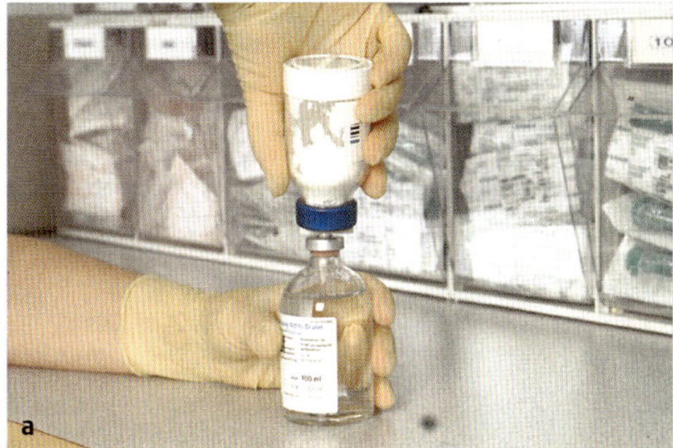

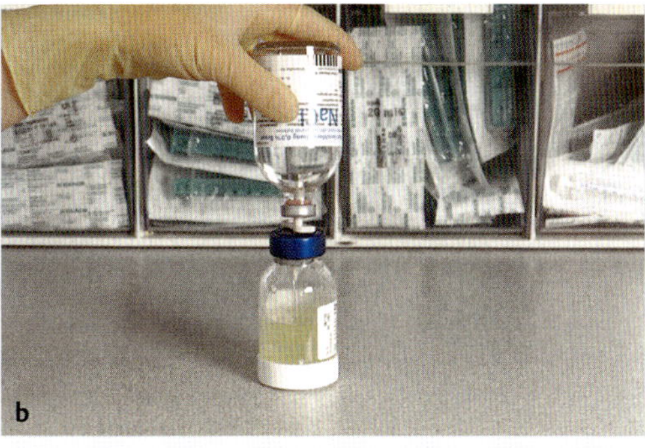

Abb. 20.9 Trockensubstanzen auflösen.

a Die Überleitungskanüle wird nach Entfernung der Schutzhülse zuerst in die Trockenampulle, dann in die Ampulle mit dem Lösungsmittel eingestochen.

b Die Lösungsmittelampulle wird nach oben gehalten, sodass die Flüssigkeit in die Trockenampulle einlaufen kann. Sobald sich die Trockensubstanz völlig aufgelöst hat, kann sie zur Injektion aufgezogen werden.

- Nach vollständiger Auflösung der Trockensubstanz das Medikament in die Spritze aufziehen, die noch in der Ampulle steckt.

M!

Merke

Trockensubstanzen in Stechampullen können je nach Menge des Lösungsmittels auch mit einer Überleitungskanüle aufgelöst werden (▸ Abb. 20.9). Bei Mehrfachentnahmen werden die Ampullen mit Anbruchs- und Verfallsdatum versehen und (meist) im Kühlschrank aufbewahrt. Anweisungen des Medikamentenherstellers müssen genau beachtet werden.

20.3.5 Injektionen verabreichen

Allgemeine Grundsätze

- Bevor Medikamenteninjektionen durchgeführt werden, muss die Pflegende sich über die Wirkung und Nebenwirkungen des Medikaments informiert haben.
- Der Patient wird über den Zweck der Injektion unterrichtet und erklärt sein Einverständnis. Evtl. vorhandene Ängste beim Patienten müssen ernst genommen und nach Möglichkeit abgebaut werden, z. B. durch Information über eine schmerzarme Vorgehensweise beim Spritzen oder ablenkende Gespräche.
- Patient liegt, entsprechend dem Injektionsort, so entspannt wie möglich. Bei Bedarf kann die Injektion auch im Sitzen erfolgen.
- Injektionen dürfen nur in intaktes Gewebe verabreicht werden, d. h. die Injektionsstelle ist frei von Narben, Entzündungen, Schwellungen, Wunden, Hauttumoren, Ödemen und Blutergüssen. Ebenso müssen Injektionen in gelähmte Körperteile unterbleiben.
- Bei der Auswahl des Injektionsorts ist darauf zu achten, dass keine Nerven und Blutgefäße (außer bei der i. v.- und i. a.-Injektion) verletzt werden.
- Zur Vermeidung von unnötigen Schmerzen werden gewebereizende Medikamente (besonders bei größeren Mengen) sehr langsam injiziert. Kalte Flüssigkeiten sind zuvor in der Hand zu erwärmen.
- Der Patient wird während und nach der Injektion auf lokale und allgemeine Reaktionen (Wirkung und Nebenwirkungen) beobachtet.
- Injektionen müssen nach der Ausführung dokumentiert werden mit Name und Dosis des Medikaments, Verabreichungsart und -zeit sowie Unterschrift des Ausführenden.
- Subkutane und intramuskuläre Injektionen dürfen im Schockzustand (Kreislaufversagen) nicht verabreicht werden. Das Medikament wird in diesem Fall nicht an den Wirkungsort transportiert.

20.3.6 Subkutane Injektionen

Definition

Bei der subkutanen Injektion wird das Medikament unter die Haut in das Unterhautgewebe (Subkutis) des Patienten gespritzt (▸ Abb. 20.3).

Es dürfen nur wässrige Lösungen injiziert werden. Ölige Lösungen sowie Medikamente mit verzögertem Wirkungseintritt, sog. Depotmedikamente, können zu Verhärtungen, Nekrosen, Abszessen und erheblichen Schmerzen führen. Subkutan zu verabreichende Medikamente sind hauptsächlich Heparine, Insuline und Schmerzmittel.

Merke

Die subkutane Injektionstechnik ist relativ einfach durchzuführen und deshalb auch zur Selbstinjektion geeignet, z. B. bei Patienten mit Diabetes mellitus nach entsprechender Anleitung durch Pflegende.

Für eine Injektion eigenen sich alle Körperstellen mit einer ausgeprägten Subkutis.

► **Einstichstellen.** Bei der Bestimmung des Injektionsorts muss darauf geachtet werden, dass das betreffende Gebiet nerven- und gefäßarm ist. Geeignet sind folgende Bereiche:

- Außenseite und vordere Fläche der Oberschenkel, wobei eine Handbreite über dem Knie injektionsfrei bleiben soll.
- Außenseite der Oberarme
- Bauchhaut zwischen dem vorderen oberen Darmbeinstachel (Spina iliaca anterior superior) und dem Bauchnabel, wobei 2 cm um den Nabel injektionsfrei bleiben sollen.
- Region ober- und unterhalb des Schulterblatts (► Abb. 20.10)

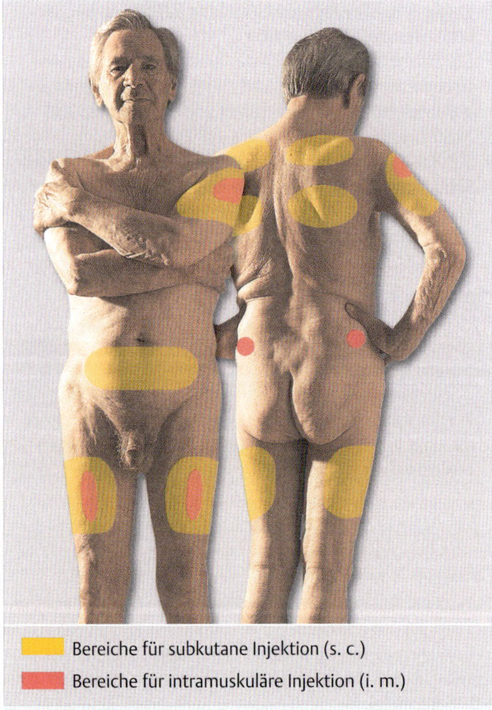

Bereiche für subkutane Injektion (s. c.)

Bereiche für intramuskuläre Injektion (i. m.)

Abb. 20.10 Injektionsbereiche für die subkutane Injektion. Die Abbildung zeigt Körperbereiche, in die subkutane und intramuskuläre Injektionen verabreicht werden können.

► **Kanülengröße.** Je nach Konstitution des Patienten ist die Auswahl der Injektionskanüle zu treffen. Die für s. c.-Injektionen geeigneten Kanülengrößen sind ► Tab. 20.3 zu entnehmen.

Vorbereitung

► **Gegenstände**

- frisch desinfiziertes Spritzentablett
- Spritze mit dem aufgezogenem Medikament, geeignete Injektionskanüle: zur Injektion im Winkel von 45° = 25–30 mm lang (Gr. 14–16), zur Injektion im Winkel von 90° = 12 mm lang (Gr. 18–20)
- keimarme Tupfer
- Haut- und Händedesinfektionsmittel
- Spritzen- und Kanülenabwurf

Durchführung

- Nochmalige Kontrolle des Medikaments.
- Händedesinfektion.
- Vorgesehene Injektionsstelle frei machen und in einer Fläche von ca. 5 cm^2 desinfizieren, dabei Einwirkzeit beachten.
- Mit der linken Hand eine 2–3 cm dicke Hautfalte abheben (► Abb. 20.11 **a**).
- Spritze senkrecht im Winkel von 90° oder, bei längerer Kanüle, im Winkel von 45° rasch in die Hautfalte einstechen (► Abb. 20.11 **b** u. **c**).
- Medikament ohne zu aspirieren (Gefahr von Gewebeschäden) langsam durch gleichmäßigen, leichten Druck auf den Kolben injizieren, ohne die Hautfalte dabei loszulassen.
- Kanüle nach der Injektion noch 8–10 Sek. in der Subkutis belassen, um einen Medikamentenrückfluss zu vermeiden, anschließend rasch herausziehen und die Hautfalte loslassen.
- Einstichstelle mit einem trockenen Tupfer komprimieren, aber nicht reiben.
- Kanüle und Spritze sofort in den Abwurfbehälter entsorgen.
- Patient bequem lagern, beobachten und betreuen.

Merke

Die Schutzhülse der Kanüle darf nach der Injektion keinesfalls wieder über die Kanüle gesteckt werden. Es besteht sonst die Gefahr einer Stichverletzung und die Gefahr einer hämatogenen Krankheitsübertragung.

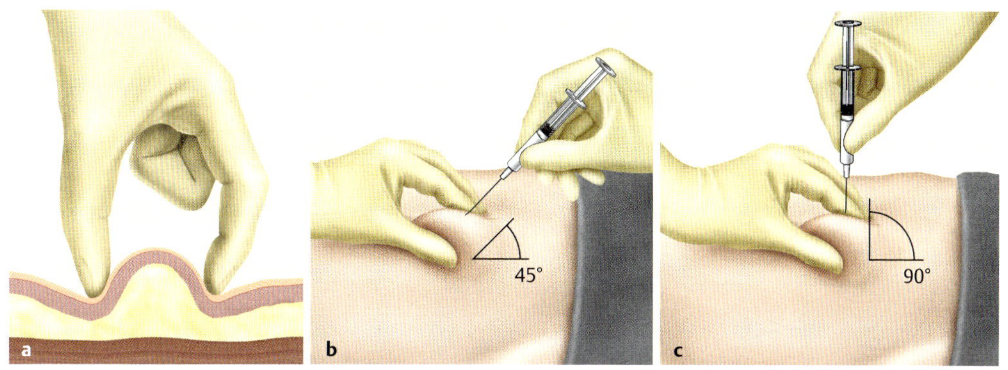

Abb. 20.11 Injektion in die Subkutis des Unterbauchs. **a** Hautfalte aufnehmen, **b** Einstich im 45 °-Winkel, **c** Einstich im 90°-Winkel.

20.3.7 Intramuskuläre Injektionen

Definition

Die intramuskuläre (i. m.) Injektion erfolgt in den Muskel (▸ Abb. 20.3).

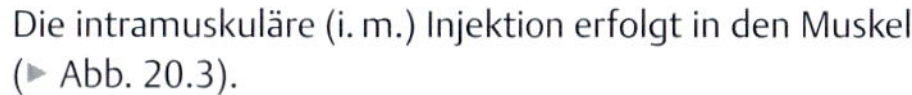

Die gute Muskeldurchblutung gewährt eine rasche Resorption des injizierten Medikaments.

Es können kleine Mengen (bis zu 2 ml) ölige und konzentrierte Lösungen sowie Depotmedikamente intramuskulär verabreicht werden. Die i. m.-Injektion ist nicht erlaubt bei Blutungsneigung (z. B. bei Marcumarbehandlung) und bei Verdacht auf Herzinfarkt.

Auch bei der intramuskulären Injektion muss die Einstichstelle sorgfältig ausgesucht werden, um Komplikationen zu vermeiden. Die Kanülengröße richtet sich ebenfalls nach der Konstitution des Patienten und der Beschaffenheit des Medikaments.

▸ **Einstichstellen.** Wie bereits bei der s. c.-Injektion erwähnt, orientiert sich die Auswahl des Injektionsorts daran, ob größere Nerven und Blutgefäße in der Nähe verlaufen. Darum kommen folgende Muskeln als Einstichstellen infrage:

- Musculus glutaeus medius bzw. Musculus glutaeus minimus: Dreieck zwischen dem vorderen oberen Darmbeinstachel (Spina iliaca anterior superior), dem Darmbeinkamm (Crista iliaca) und dem großen Rollhügel des Oberschenkels (Trochanter major) für die ventroglutäale Injektion (▸ Abb. 20.12)
- Musculus vastus lateralis: zwischen einer Handbreit unterhalb des großen Rollhügels des Oberschenkels (Trochanter major) und einer Handbreit über der Kniescheibe (▸ Abb. 20.13)
- Musculus deltoideus: ca. 5 cm unterhalb des Akromions (Schulterhöhe an der Außenseite des Oberarms, ▸ Abb. 20.14)

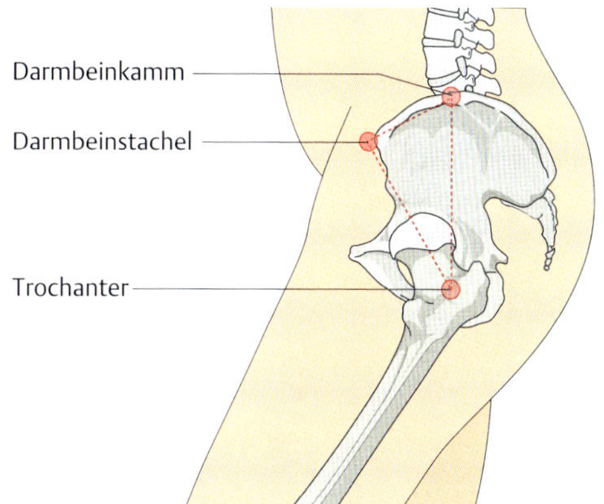

Abb. 20.12 Injektionsbereich für die ventroglutäale Injektion. Darmbeinstachel, Darmbeinkamm und Hüftkopf (Trochanter) sind Orientierungspunkte zum Aufsuchen der Injektionsstelle zur ventroglutäalen Injektion nach Hochstetter.

Merke

Die ventroglutäale Injektion (S. 485) ist den anderen Injektionsorten vorzuziehen, weil sie bei richtiger Durchführung wegen der nerven- und blutgefäßarmen Region am ungefährlichsten ist. Die folgende Beschreibung bezieht sich nur auf die Injektion bei Erwachsenen.

▸ **Kanülengröße.** Bei Injektionen in den Gesäßmuskel sollte die Länge der zu verwendenden Injektionskanüle bei normal- bis leicht übergewichtigen Patienten 70 mm betragen. Bei kachektischen Patienten sollte man eine Kanülenlänge von 40 mm wählen. Zur Vermeidung einer unbeabsichtigten s. c.-Injektion ist auf die richtige Kanülenlänge unbedingt zu achten.

Vorbereitung

Gegenstände:
- frisch desinfiziertes Tablett
- Spritze mit aufgezogenem Medikament und geeigneter Injektionskanüle (▸ Tab. 20.3)
- sterile Tupfer
- Haut- und Händedesinfektionsmittel
- Spritzen- und Kanülenabwurfbehälter

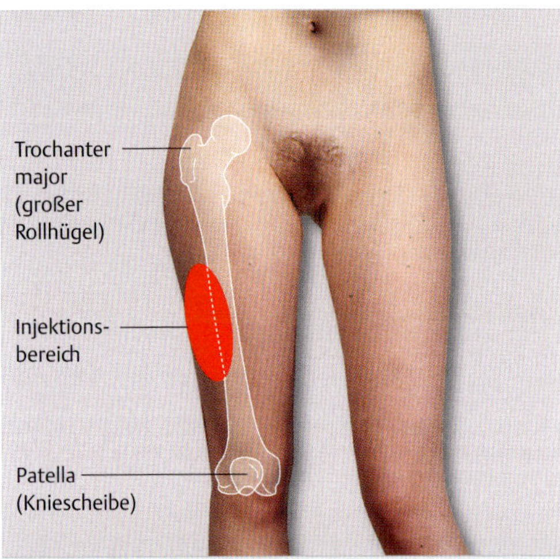

Abb. 20.13 Injektionsbereich für die intramuskuläre Injektion in den Oberschenkel. Im mittleren Drittel, etwas außerhalb der „Bügelfalte" befindet sich der Injektionsbereich für die intramuskuläre Injektion in den Oberschenkel.

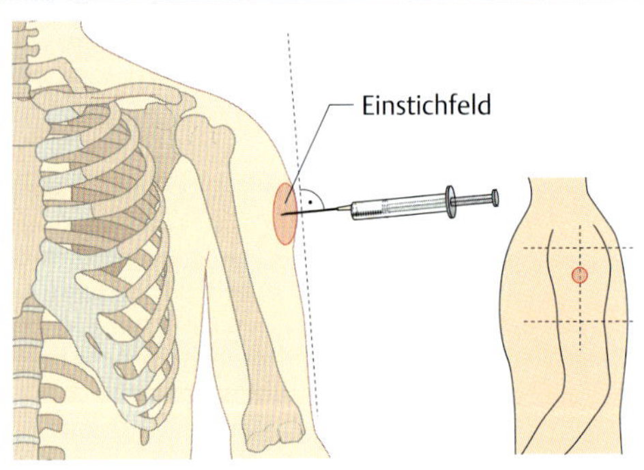

Abb. 20.14 Injektionsbereich für die intramuskuläre Injektion in den Oberarm. Die Injektionsstelle für die intramuskuläre Injektion in den Oberarm befindet sich ca. 3 Querfinger unterhalb der Schulterhöhe an der Außenseite des Oberarmes.

Patient:
Um einen korrekten Injektionsvorgang zu gewährleisten, ist es notwendig, dass der Patient entsprechend gelagert wird.

Für die Bestimmung des Injektionsorts bei der ventroglutäalen Injektion stehen 2 Methoden zur Verfügung, einerseits die Lokalisation nach Hochstetter, andererseits die Lokalisation nach Sachtleben.

Lokalisation der Injektionsstelle nach Hochstetter

Dabei liegt der Patient in entspannter Seitenlage, möglichst flach. Das obere Bein ist leicht angewinkelt (▸ Abb. 20.15). Mit dem 2. und 3. Finger der linken Hand (bei Rechtshändern) oder dem 2. und 3. Finger der rechten Hand (bei Linkshändern) ertastet die Pflegende den vorderen oberen Darmbeinstachel (Knochenvorsprung zur Leiste hin) und durch Abspreizung des 2. Fingers den Darmbeinkamm (▸ Abb. 20.16). Der Finger auf dem

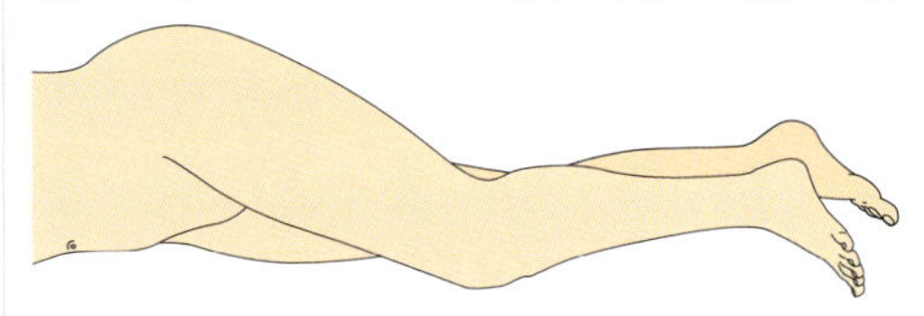

Abb. 20.15 Lagerung zur ventroglutäalen Injektion. Der Patient liegt zur ventroglutäalen in entspannter Seitenlage, das oben liegende Bein wird nach vorne abgelegt.

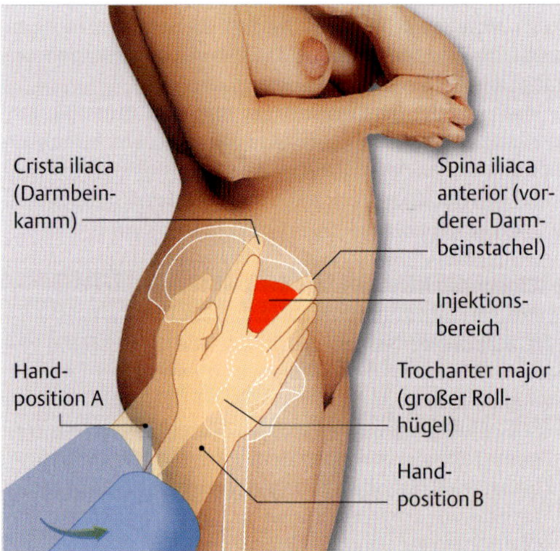

Abb. 20.16 Aufsuchen der Injektionsstelle zur ventroglutäalen Injektion. Nach dem Ertasten des Darmbeinstachels und des Darmbeinkamms bleibt der Finger auf dem Darmbeinstachel liegen, während die Hand ca. 2 cm nach unten bewegt wird, sodass der Handballen auf dem Hüftkopf (Trochanter, Rollhügel) liegt. Zwischen den Grundgliedern der beiden Tastfinger liegt der Injektionsbereich.

Darmbeinstachel bleibt liegen, während die Hand ca. 2 cm weit nach unten bewegt wird, sodass der Handballen auf dem großen Rollhügel (Trochanter) liegt. Zwischen den Grundgliedern der beiden Tastfinger liegt das Injektionsgebiet (▶ Abb. 20.17). Die Einstichstelle wird mit dem Fingernagel oder gefärbtem Hautdesinfektionsmittel markiert.

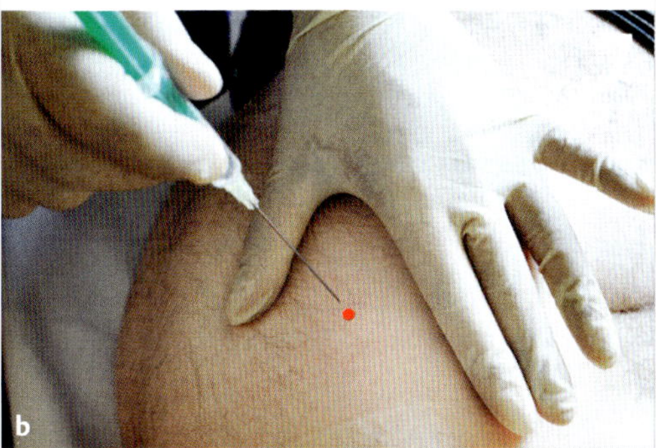

Abb. 20.17 Ventroglutäale Injektion nach Hochstetter.
a Durch Drehen kommt der Handballen auf dem großen Rollhügel zu liegen. Die Injektionsstelle wird z. B. mit dem Fingernagel, Tupferreibung (Haut rötet sich) oder gefärbtem Desinfektionsmittel markiert.
b Die Einstichstelle liegt im unteren Teil des durch die 2 Finger beschriebenen Dreiecks. Die Injektion selbst wird senkrecht zur Hautoberfläche tief in das Gewebe vorgenommen.

Lokalisation der Injektionsstelle nach Sachtleben (Cristamethode)

Der Patient wird gelagert, wie zuvor bei der Methode nach Hochstetter beschrieben. Der Patient befindet sich möglichst links von der Pflegenden. Die linke Hand bei Linkshändern (bzw. die rechte Hand bei Rechtshändern) liegt in der Flanke, mit dem Zeigefinger am Rand des Darmbeinkamms. Die rechte (bzw. linke) Hand schließt sich an, der Zeigefinger liegt dabei auf der Knochenleiste des Darmbeinkamms (▶ Abb. 20.18). Der Injektionsort liegt nun 3 Querfinger breit unterhalb des Darmbeinkamms auf einer gedachten Linie zum Trochanter major (▶ Abb. 20.19). Die Einstichstelle wird mit dem Fingernagel oder mit gefärbtem Desinfektionsmittel markiert.

Injektionsorte

Injektionsort ventroglutäal

Die ventroglutäale Injektion wird folgendermaßen durchgeführt:

- Händedesinfektion.
- Einstichstelle mit Hautdesinfektionsmittel einsprühen und mit einem sterilisierten Tupfer abwischen, erneut einsprühen und Einwirkzeit abwarten.
- Haut der Einstichstelle mit Daumen und Zeigefinger der linken Hand bei Rechtshändern (bei Linkshändern umgekehrt) spannen. Die Kanüle dringt dann leichter und schmerzärmer ein.
- Die rechte Hand hält die Spritze wie einen Bleistift, wobei die Kanüle senkrecht auf die Einstichstelle zeigt, und sticht die Nadel rasch aus kurzer Distanz, im Winkel von 90° zur Haut ein. Zwischen Haut und Kanülenkonus sollte man einen ca. 5 mm großen Sicherheitsabstand lassen.
- Aspirieren und dabei die Kanüle sicher in Position halten. Wird bei der Aspiration durch Zurückziehen des Kolbens etwas Blut angezogen, muss die Kanüle etwas zurückgezogen und erneut aspiriert werden. Wird viel Blut angesaugt, muss die Injektion mit frisch aufgezogenem Medikament an anderer Stelle erfolgen.

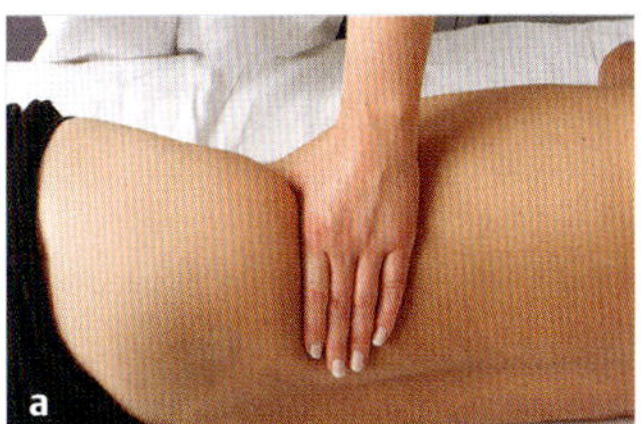

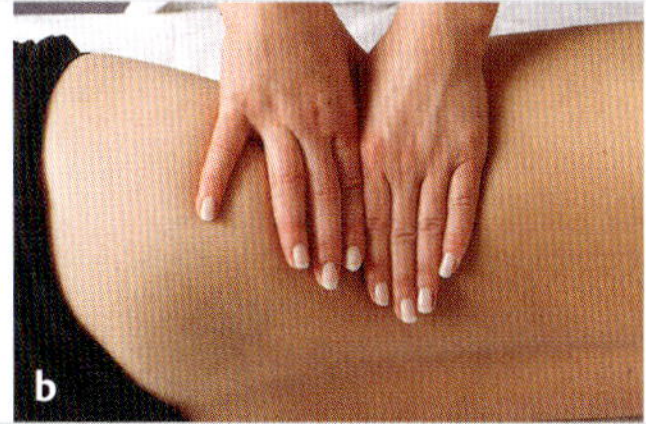

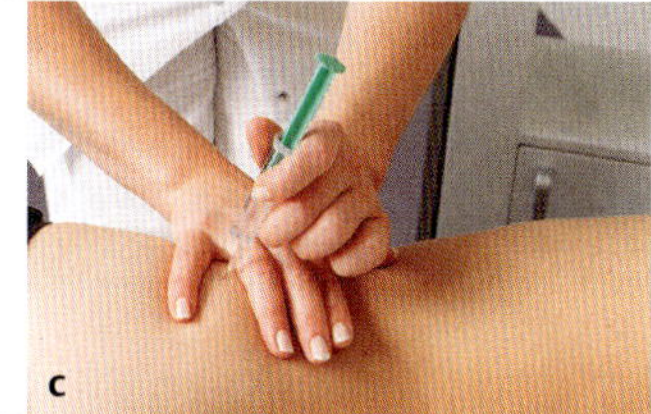

Abb. 20.18 Aufsuchen der Injektionsstelle zur ventroglutäalen Injektion nach Sachtleben.
a Die linke (bei Linkshändern) oder rechte Hand (bei Rechtshändern) liegt mit dem Zeigefinger entlang der Knochenleiste des Darmbeinkammes.
b Die andere Hand schließt sich mit dem Zeigefinger direkt an.
c Nun kann 3 Querfinger unterhalb des Darmbeinkammes die Injektionsstelle markiert werden.

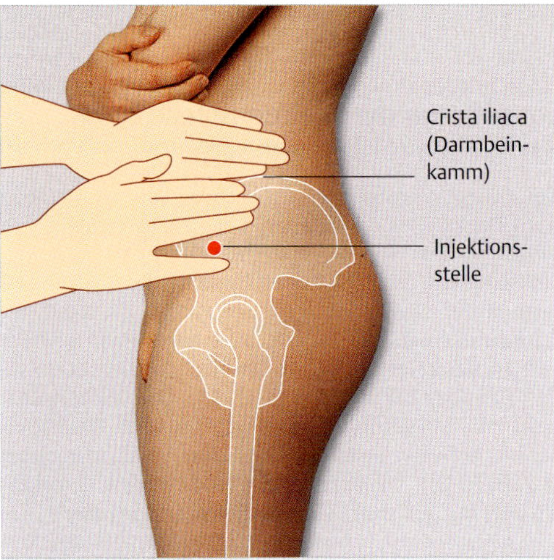

Abb. 20.19 Lokalisation der Einstichstelle zur ventroglutäalen Injektion nach Sachtleben. Hierbei liegt die Einstichstelle beim Erwachsenen 3 Querfinger unterhalb des Darmbeinkamms.

- Wird die Kanüle gegen einen Knochen gestoßen, muss sie vorsichtig ins Muskelgewebe zurückgezogen werden.

Die weitere Vorgehensweise ist genau wie die bei der s. c.-Injektion (S. 481) und wird deshalb nicht noch einmal aufgeführt.

Klagt ein Patient während der Injektion über starke Schmerzen oder Kribbeln (Ameisenlaufen) im Bein, muss die Injektion sofort abgebrochen werden.

Injektionsort Oberschenkel

Die Injektion in den Oberschenkel wird wie folgt durchgeführt ▶ Abb. 20.20):

- Patient liegt bequem auf dem Rücken. Die Injektionsstelle befindet sich ca. eine Handbreit unterhalb des Rollhügels und eine Handbreit über der Kniescheibe in der Mitte des seitlichen Oberschenkels (▶ Abb. 20.13). Die Pflegeperson denkt sich als Hilfslinien eine vordere „Bügelfalte" und eine seitliche „Hosennaht".
- Einstichstelle desinfizieren (s. ventroglutäale Injektion).
- Nadel im Winkel von 90° in Richtung Oberschenkelknochen einstechen, Kanüle fixieren, um Lageveränderungen zu vermeiden.

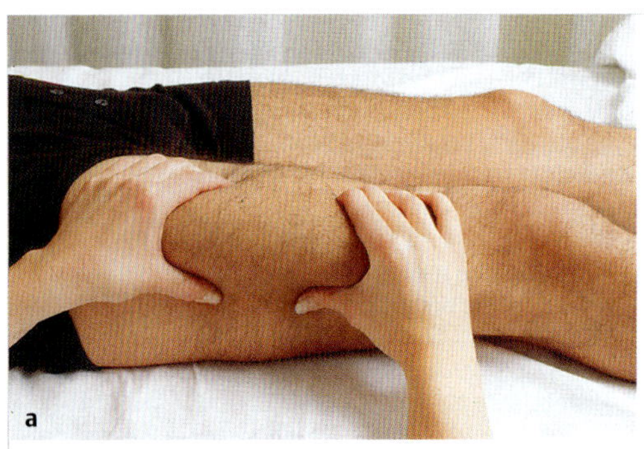

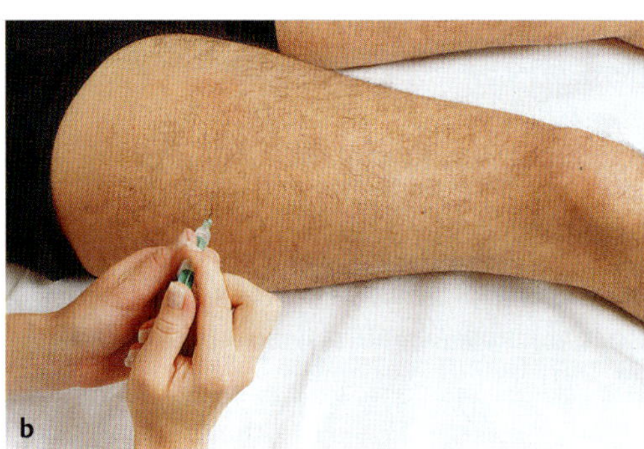

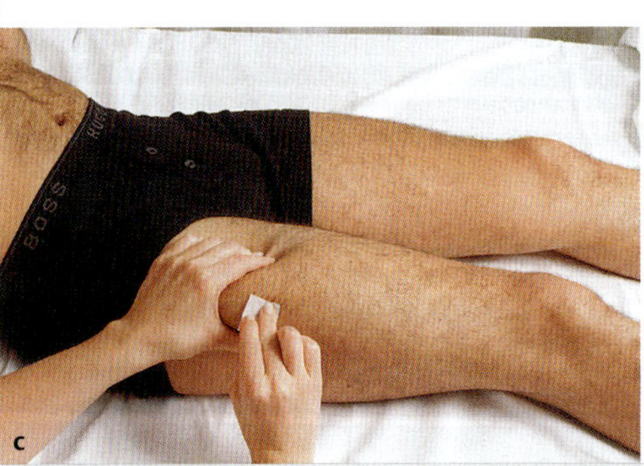

Abb. 20.20 Aufsuchen der Injektionsstelle und intramuskuläre Injektion in den Oberschenkel.
a Die Hände der Pflegenden umgreifen den Oberschenkelmuskel im äußeren, mittleren Teil des Oberschenkels. Die Kleinfingergelenke befinden sich dabei dicht an der Kniescheibe bzw. am Hüftkopf (Trochanter).
b Der Injektionsbereich befindet sich ca. 1 Handbreit unterhalb des Trochanters im äußeren, mittleren Drittel des Oberschenkels. Nach der Desinfektion der Einstichstelle erfolgt die
c Injektion im Winkel von 90° in Stichrichtung Oberschenkelknochen.

- Wird kein Blut aspiriert, Medikament langsam injizieren.
- Injektion beenden wie bei der subkutanen Injektion (S. 481) beschrieben.

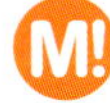

Merke

Die intramuskuläre Injektion in den Oberschenkel ist relativ schmerzhaft und sollte deshalb möglichst selten erfolgen bzw. nur dann, wenn nicht anders möglich.

Injektionsort Oberarm

Die Injektion in den Oberarm wird folgendermaßen durchgeführt:

- Patient sitzt bequem, der Arm ist entblößt. Die Injektionsstelle befindet sich 3 Querfinger unterhalb der Schulterhöhe (▶ Abb. 20.21).
- Einstichstelle desinfizieren (s. ventroglutäale Injektion).
- Kanüle im Winkel von 90° zur Haut einstechen und fixieren.
- Wird kein Blut aspiriert, Medikament langsam injizieren (▶ Abb. 20.22).
- Injektion beenden wie bei der s. c.-Injektion (S. 481) beschrieben.

Merke

Die intramuskuläre Injektion in den Oberarm ist wegen der Verletzungsgefahr von Nervenbahnen und Gefäßen möglichst zu vermeiden.

20.3.8 Gefahren und Komplikationen

Injektionen können zu Komplikationen führen, die möglichst vermieden werden sollen. Folgende Komplikationen können auftreten:

- Hämatombildung durch Anstechen eines Blutgefäßes
- Spritzenabszess durch unsteriles Arbeiten und/oder Abwehrschwäche des Patienten
- steriler Spritzenabszess, welcher durch versehentliche s. c.-Injektion oder durch Unverträglichkeit eines Medikaments entsteht
- Nervenverletzungen, welche sich durch starke Schmerzen, Parästhesien, wie Kribbeln, Taubheitsgefühl oder Lähmungen äußern

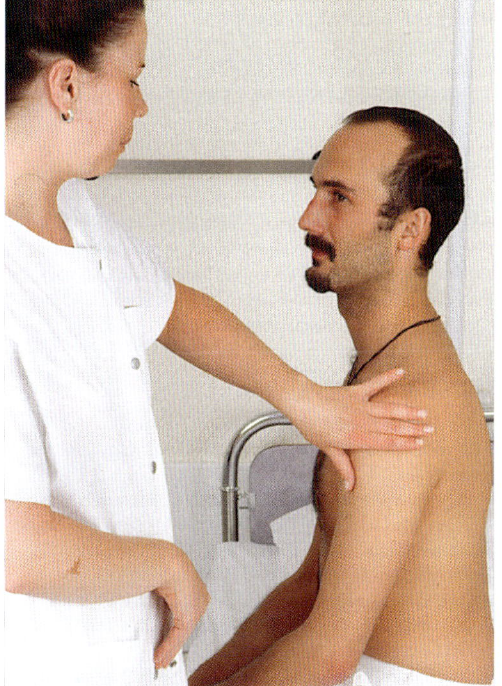

Abb. 20.21 Aufsuchen der Injektionsstelle zur intramuskulären Injektion in den Oberarm. Die Injektionsstelle zur intramuskulären Injektion liegt 3 Querfinger unterhalb der Schulterhöhe.

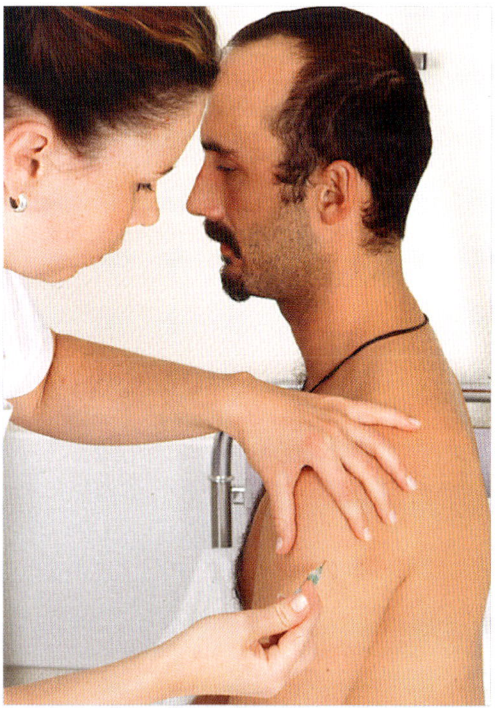

Abb. 20.22 Intramuskuläre Injektion in den Oberarm. Nach der Hautdesinfektion erfolgt die i. m. Injektion in den Oberarm.

Merke

Treten während oder nach einer Injektion beim Patienten starke Schmerzen auf oder sind Hautveränderungen am Injektionsort bzw. am Körper zu beobachten, wird sofort der Arzt informiert.

20.4 Venenverweilkanülen

Definition

Venenverweilkanülen werden zur Infusions- und Transfusionstherapie sowie bei häufig notwendigen i. v.-Injektionen vom Arzt gelegt. Während einer Infusionspause werden sie mit einem Mandrin abgestöpselt.

Venenverweilkanülen haben, je nach Herstellerfirma, unterschiedliche Bezeichnungen; z. B. „Braunüle" oder „Viggo". Sie bestehen aus einer Kunststoffhülse mit einer innen liegenden Stahlkanüle, die nach der Punktion entfernt wird. Des Weiteren befindet sich ein Anschlusskonus für Infusionsgeräte und eine Zuspritzpforte mit Verschlusskappe für i. v.-Injektionen an der Kanüle (▶ Abb. 20.23).

Venenverweilkanülen gibt es in verschiedenen Größen mit Farbkodierung, sie werden je nach Venenverhältnissen und Indikation der Infusionstherapie ausgewählt. Neben den Venenverweilkanülen gibt es Butterfly-Kanülen. Sie sind fein und kurz, mit extra scharf geschliffener Spitze, 2 halbstarren Flügeln zur Fixierung und einem flexiblen Plastikschlauch mit Ansatzstück. Butterfly-Kanülen eignen sich besonders zur Punktion kleiner, oberflächlicher Venen und bei kurzzeitiger Infusionstherapie.

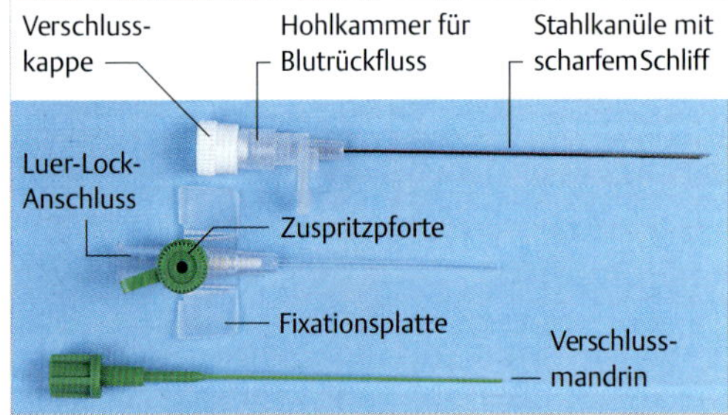

Abb. 20.23 Venenverweilkanüle. Die Abbildung zeigt den Aufbau einer Venenverweilkanüle.

20.4.1 Beim Legen von Venenverweilkanülen assistieren

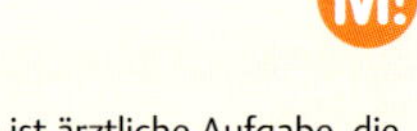

Merke

Das Legen einer Verweilkanüle ist ärztliche Aufgabe, die Pflegende assistiert dabei.

Zum besseren Verständnis wird der Vorgang beschrieben.

Vorbereitung

Gegenstände:

- frisch desinfiziertes Tablett mit Haut- und Händedesinfektionsmittel, Stauschlauch, je nach Bedarf Einmalrasierer
- Verweilkanülen je nach angeordneter Infusionslösung und zu punktierender Vene
- steriler Tupfer
- steriles Pflaster oder Folienverband zur Abdeckung der Punktionsstelle
- sterile 2- oder 5-ml-Spritze mit NaCl-Lösung
- Bettschutz und evtl. ein kleines Kissen zum Unterlegen des Armes
- Einweghandschuhe
- evtl. vorbereitete Infusion bzw. Transfusion
- Spritzen- und Kanülenabwurf

Patient:

- Patient über die Vorgehensweise informieren (s. o.).
- Patient bitten, die Blase zu entleeren.
- Bequeme Lagerung, Arm (möglichst links bei Rechtshändern und umgekehrt) frei machen, Bettschutz unterlegen.
- Sofern nötig, Einstichstelle großflächig rasieren.
- Bei schlecht gefüllten Venen evtl. ein warmes Armbad oder warme Umschläge durchführen, den Arm nach unten hängen lassen, Faust mehrmals schließen und öffnen lassen, Stauschlauch anlegen.

Durchführung

- Einstichstelle desinfizieren, mit sterilisiertem Tupfer abwischen, erneut desinfizieren, Einwirkungszeit abwarten.
- Venenpunktion, Zurückziehen der Stahlkanüle, Plastikhülse wird vorgeschoben und bleibt in der Vene liegen.
- Stauschlauch lösen.
- Verweilkanüle mit sterilem Pflaster fixieren.
- Stahlkanüle entfernen (Kanülenabwurfbehälter).
- Lage durch Injektion von einigen Millilitern steriler NaCl-Lösung kontrollieren.
- Bereitgestellte Infusion anschließen oder Kanüle mit sterilem Verschlussmandrin abstöpseln.
- Kanüle mit speziellem Pflaster oder einem Folienverband fixieren.

- Kompresse zur Dekubitusprophylaxe unter die Konnektionsstelle legen.
- Infusionssystem mit einer Mullbinde zusätzlich sichern.

Liegt die Venenverweilkanüle in der Vene, ist es wichtig, alle benötigten Utensilien fachgerecht zu entsorgen und dem Patienten wieder eine bequemere Lage zu ermöglichen.

20.4.2 Venenverweilkanülen entfernen

Venenverweilkanülen werden nach Rücksprache mit dem Arzt entweder nach Beendigung der Infusionstherapie oder bei entzündlicher Venenreizung entfernt.

Vorbereitung

Gegenstände:
- Hände- und Hautdesinfektionsmittel
- Bettschutz
- sterile Kompressen oder steriles Pflaster
- Einmalhandschuhe
- Abwurfbehälter

Durchführung

- Patient informieren, bequem lagern, Bettschutz einlegen.
- Händedesinfektion.
- Infusion abstellen.
- Einmalhandschuhe anziehen.
- Alten Verband entfernen.
- Pflasterstreifen von außen her sehr vorsichtig lösen, Haut dabei etwas spannen.
- Verband abnehmen und abwerfen.
- Einstichstelle desinfizieren.
- Sterile Kompresse lose auf die Einstichstelle legen, die Kanüle vorsichtig herausziehen und die Einstichstelle dann komprimieren.
- Kanüle in den Abwurfbehälter entsorgen.
- Einstichstelle einige Minuten komprimieren (kann Patient evtl. selbst übernehmen) und zur Blutstillung dabei den Arm gestreckt leicht nach oben halten.
- Pflasterverband (evtl. Druckverband) anlegen.

Merke

Bei entzündlichen Venenreizungen sind kühlende Umschläge auf die schmerzenden Stellen hilfreich.

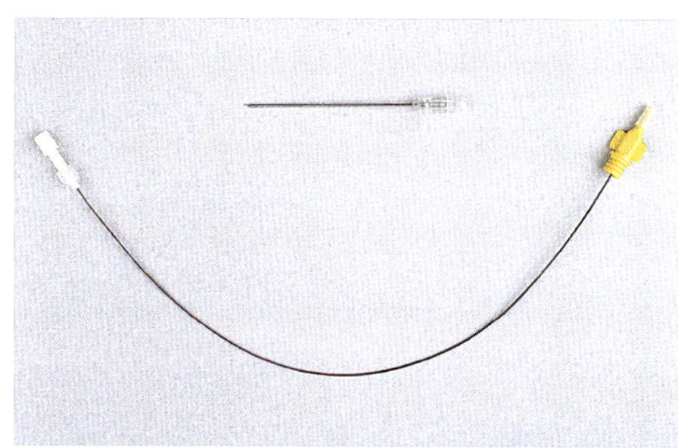

Abb. 20.24 Zentraler Venenkatheter. Die Abbildung zeigt einen zentralen Venenkatheter mit der zugehörigen Punktionskanüle.

20.5 Zentrale Venenkatheter

Definition

Zentrale Venenkatheter (ZVK) sind dünne Kunststoffkatheter, die nach der Venenpunktion durch eine Kunststoffhülse oder über einen in die Vene eingeführten Draht (sog. „Seldinger-Technik") vorgeschoben werden (▶ Abb. 20.24). Die Katheterspitze liegt zentral, d. h. sie befindet sich vor dem rechten Herzen im Bereich der oberen Hohlvene.

Das Einlegen eines zentralen Venenkatheters ist Aufgabe des Arztes. Dies kann nicht an Pflegende delegiert werden.

Ein zentraler Venenkatheter wird u. a. verordnet bei
- lang andauernder Infusionstherapie (z. B. parenteraler Ernährung),
- Infusionen mit hochkonzentrierten, venenreizenden Lösungen,
- schlechten Venenverhältnissen und bei
- notwendiger Kontrolle des zentralen Venendrucks.

Gängige Zugangswege für zentrale Venenkatheter sind die Venen in der Ellenbeuge (V. basilica), die Halsvenen (V. jugularis) und die Schlüsselbeinvene (V. subclavia).

20.5.1 Beim Legen von zentralen Venenkathetern assistieren

Beim Legen eines zentralen Venenkatheters ist es Aufgabe der Pflegenden, den Patienten zu betreuen und dem Arzt durch das Anreichen der notwendigen Materialien Hilfestellung zu geben.

Vorbereitung

Gegenstände:
- zentrale Venenkatheter in der gewünschten Länge (Katheterset)
- sterile Handschuhe, steriler Schutzkittel, Mundschutz und Kopfhaube
- sterile Kompressen
- steriles Lochtuch
- Einmalkanülen
- 10-ml-Einmalspritze für NaCl 0,9 %
- 5-ml-Einmalspritze für Lokalanästhetikum
- 3-Wege-Hahn
- Nadelhalter und Nahtmaterial
- steriles Pflaster
- Händedesinfektionsmittel
- Bettschutz
- unsterile Handschuhe und Hautdesinfektionsmittel
- ggf. Rasierer und Stauschlauch bei Punktionen in der Ellenbeuge
- Ampullen mit NaCl-Lösung und Lokalanästhetikum
- Abwurf

Sterile Gegenstände werden entweder ausgepackt auf einem steril abgedeckten Tisch (sterile Fläche) griffbereit zurechtgelegt oder in der Verpackung auf einem desinfizierten Tablett bereitgelegt, sodass sie nach Bedarf steril angereicht werden können.

Es gibt auch Einmalkathetersets, die einen Teil der zur ZVK-Anlage benötigten Utensilien enthalten.

Patient:
- Aufklärung des Patienten durch den Arzt, schriftliche Einverständniserklärung.
- Evtl. Blase entleeren lassen.
- Blickschutz aufstellen.
- Bei starker Behaarung Einstichstelle rasieren.
- Patient lagern, wobei sich die Lagerung nach der Punktionsstelle richtet.
- Kopfkissen entfernen und Bettschutz einbringen; bei Punktion der Schlüsselbeinvene evtl. ein kleines Kissen unter die der Punktionsseite gegenüberliegende Schulter legen.
- Patient informieren, dass er seinen Kopf von der Punktionsstelle weg drehen soll, lange Haare evtl. hochbinden.

Bei schlechtem Allgemeinzustand, z. B. bei Exsikkose, Hypotonie oder Schock, wird der Patient in Kopftieflage (Trendelenburg-Lage) gebracht, um eine bessere Venenfüllung und einen positiven Venendruck zu erreichen, da bei einem negativen Venendruck die Gefahr einer Luftembolie besteht. Patienten mit Dyspnoe werden so flach wie möglich gelagert. Eine Trendelenburg-Lagerung ist meist nicht möglich.

Durchführung

Die Vorgehensweise beim Legen eines zentralen Venenkatheters ist von Klinik zu Klinik unterschiedlich. Die hier erwähnte Reihenfolge im Anreichen der Gegenstände ist beispielhaft:
- Händedesinfektion (Arzt und Pflegende).
- Einstichstelle desinfizieren, dazu mit sterilem Tupfer abreiben, erneut desinfizieren, Einwirkungszeit abwarten.
- Lokalanästhesie (Hinweis auf den Einstich), Nebenwirkungen beachten.
- Einstichstelle erneut desinfizieren. Der Arzt desinfiziert die Hände und zieht sterilen Kittel, Mundschutz und Haube sowie sterile Handschuhe an.
- Steriles Lochtuch platzieren.
- Venenpunktion, dazu wird eine mit physiologischer Kochsalzlösung gefüllte Spritze benötigt.
- Vorschieben des Venenkatheters je nach Katheterart und vorläufige Fixierung durch ein steriles Pflaster, Transparentfolie oder Kompressen (Non-Touch-Methode).
- Prüfung der Katheterlage durch Röntgenkontrolle. Liegt der Venenkatheter korrekt, wird der Katheter endgültig durch eine Hautnaht fixiert und mit einem sterilen Verband abgeklebt.
- Infusion über einen 3-Wege-Hahn anschließen, Tropfenzahl oder Infusomat einstellen.
- Ggf. Unterpolsterung und Fixierung des freiliegenden Katheterteils mit Kompressen, Pflasterstreifen, Klebevlies oder Mullbinde.

Merke

Die assistierende Pflegende überwacht die Vitalfunktionen – besonders auch die Atmung – des Patienten während der Katheteranlage und informiert ihn laufend über Maßnahmen, die gerade vorgenommen werden. Meist wird der Patient während der Anlage mittels Monitor überwacht. Die Pflegende koordiniert die Lagekontrolle des Katheters mit der Röntgenabteilung.

Nachbereitung

- Patient bequem lagern und auf evtl. Komplikationen beobachten.
- Eingriff mit Uhrzeit und Datum dokumentieren.
- Benutzte Gegenstände verwerfen bzw. entsorgen.

20.5.2 Gefahren und Komplikationen bei zentralen Venenkathetern

- Hämatombildung im Brustraum (Hämatothorax).
- Pneumothorax, Zusammenfallen eines Lungenflügels (S. 119), durch Fehlpunktion mit Verletzung des Lungenfells. Dies ist besonders bei der Punktion der Schlüsselbeinvene möglich.
- Fehllage durch Vorschieben der Katheterspitze, z. B. in das rechte Herz oder in eine Halsvene. Es kann zu Herzrhythmusstörungen kommen.
- Luftembolie durch Diskonnektion des Infusionssystems oder unsachgemäße Anlagetechnik

- Thrombophlebitis, wenn der ZVK durch eine periphere Vene (z. B. in der Ellenbeuge) vorgeschoben wird.

20.5.3 Pflegerische Maßnahmen bei Venenverweilkanülen und zentralen Venenkathetern

Hygienemaßnahmen

Vor allen Verrichtungen an der Infusion, z. B. am Infusionssystem oder an der Verweilkanüle, muss eine hygienische Händedesinfektion erfolgen. Ebenso wird vor Manipulationen an Konnektionsstellen, z. B. vor dem Wechsel von Infusionssystemen, 3-Wege-Hähnen und vor der ZVD-Messung (S. 492), eine gründliche Umfelddesinfektion vorgenommen.

Infusionssysteme, Mehrfachverbindungsstücke und 3-Wege-Hähne werden 1-mal täglich nach Plan erneuert. Neben der hygienischen Vorgehensweise wird darauf geachtet, dass alle Zuleitungen vor dem Anschließen an die Kanüle (den Katheter) luftblasenfrei gefüllt sind. Bei Manipulationen am zentralen Venenkatheter darf wegen der Gefahr einer Luftembolie keine offene Verbindung vom Katheter zur Außenwelt entstehen.

Merke

Ein zentraler Venenkatheter darf wegen der Gefahr des Verstopfens niemals abgestöpselt werden. Es muss immer eine laufende Infusion angeschlossen sein.

Verbandwechsel

An Venenverweilkanülen bzw. zentralvenösen Zugängen erfolgt der Verbandswechsel täglich oder bei der Verwendung von transparenten Folienverbänden nach Herstellerangaben.

Dabei ist Folgendes zu beachten:

- Gebiet um die Kanülen- bzw. Kathetereintrittsstelle wird nach den Prinzipien des aseptischen Verbandwechsels (S. 502) nach Desinfektion mit einer sterilen Kompresse, sterilem Pflaster oder Transparentfolie abgedeckt.
- Bei Venenverweilkanülen sowie Venenkathetern ist darauf zu achten, dass die Katheterlage nicht verändert wird, d. h. der Zugang darf weder herausrutschen noch weiter eingeschoben werden.
- Der Pflasterzügel wird vorsichtig entfernt, dabei assistiert bei unruhigen Patienten eine Hilfsperson, die den Katheter hält.
- Der freiliegende Katheterteil wird unterpolstert und so platziert, dass er weder abknicken noch den Patienten beeinträchtigen kann.
- Die Fixierung erfolgt durch Klebevlies oder Pflasterstreifen.
- Der Patient bekommt Hilfeleistungen bei den täglichen Verrichtungen, wie Essen, Körperpflege, Toilettengang, wenn er aufgrund des Venenkatheters dazu nicht allein in der Lage ist.
- Die Klingel ist so anzubringen, dass der Patient sie jederzeit erreichen kann.
- Der Patiente wird darüber informiert, wie er sich mit einem venösen Zugang verhalten soll.

Merke

Eine verstopfte Venenverweilkanüle darf wegen der Gefahr einer Embolie nicht freigespült werden. Sie muss dann entfernt und bei Bedarf neu angelegt werden.

Beobachtungsmaßnahmen

- **Einstichstelle:** Hier ist besonders auf Rötung, Schwellung, Schmerz und Kanülensitz zu achten.
- **Beschwerdeäußerungen:** Der Patient klagt evtl. über Übelkeit, Hitze- oder Kältegefühl oder gibt Schmerzen im Kopf, Rücken und im Brustraum an.
- **Urinausscheidung:** Patienten mit Venenkathetern sollten bilanziert werden (S. 373).
- **Hautturgor:** Dabei ist besonders auf Ödemeinlagerung bei evtl. ungenügender Urinausscheidung zu achten.
- **Körpergewicht:** Bei Flüssigkeitseinlagerung kann es zur Gewichtzunahme kommen.
- **Atmung:** Bei beginnendem Lungenödem treten Rasselgeräusche auf.
- **Puls:** Bei einer evtl. Unverträglichkeitsreaktion kann es zur Tachykardie kommen.
- **Blutdruck:** Es können Hypotonie bei Unverträglichkeitsreaktion und Hypertonie bei Überwässerung auftreten.
- **Hautfarbe:** Sie gibt Aufschluss über das Befinden des Patienten. Blässe oder Exanthem treten z. B. bei Unverträglichkeitsreaktionen auf.

20.6 Zentraler Venendruck

Definition

Der im klappenlosen, oberen Hohlvenenbereich gemessene Druck wird als zentraler Venendruck (ZVD) bezeichnet. Er wird über einen zentralen Venenkatheter per Flüssigkeitsmanometrie oder elektrisch über einen Druckwandler (Transducer) gemessen.

Mit dem ZVD werden die Volumensituation (zirkulierende Blutmenge), der Spannungszustand der Venen und die Leistung des rechten Herzens beurteilt. Normalwerte des ZVD sind:

- +5 bis +10 cm Wassersäule (cm H_2O)
- 6–12 mmHg.

20.6.1 Zentralen Venendruck messen

Vorbereitung

Gegenstände:

- Haut- und Händedesinfektionsmittel
- sterile Kompressen
- transparentes Pflaster
- Thoraxschublehre, das ist ein Gerät, mit dem der Thoraxquerschnitt automatisch in ⅖ und ⅗ unterteilt wird (▸ Abb. 20.25)

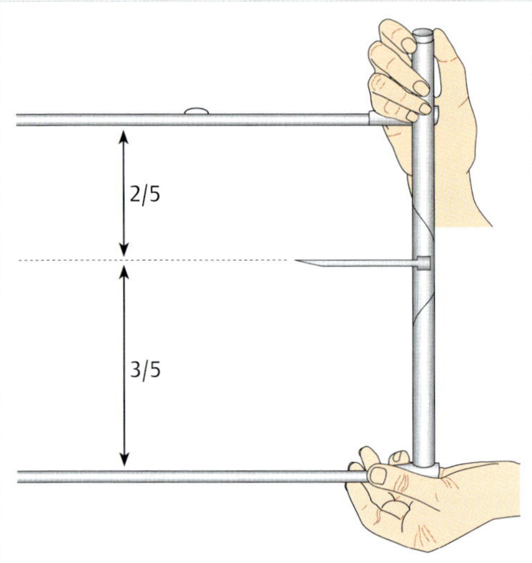

Abb. 20.25 Thoraxschublehre nach Burri. Mit der Thoraxschublehre kann am Thorax des Patienten die Nullpunktbestimmung vorgenommen werden, die zur Messung des zentralen Venendrucks erforderlich ist.

- Fettstift oder wasserfester Filzstift
- Infusionsständer zur Befestigung der Messlatte
- Infusion mit physiologischer Kochsalzlösung
- Messlatte (Venotonometer) mit auslegbarem Pfeil
- Venendruckmesssystem, bestehend aus einem Infusionssystem mit 3-Wege-Hahn, an den der Messschenkel und das Verbindungsstück zum Venenkatheter angeschlossen sind (▸ Abb. 20.26).

Patient:

- Patient über die Art und Weise der Messung informieren.
- Patient in Rückenlage zur Nullpunktbestimmung und zum Messvorgang flach lagern.

Nullpunktbestimmung (▸ Abb. 20.26):

- Thoraxschublehre unter den Thorax des Patienten in Herzhöhe schieben.
- Oberen beweglichen Teil der Thoraxschublehre im Bereich der Brustbeinmitte auflegen.
- Die angebrachte Wasserwaage ins Lot bringen.
- Nun zeigt der seitlich angebrachte Zeiger den Nullpunkt am Thorax an.

Der Nullpunkt wird mit einem Fett- oder Filzstift markiert, damit die Nullpunktbestimmung nicht jedes Mal vor der ZVD-Messung erfolgen muss.

Nachdem die Thoraxschublehre aus dem Bett entfernt wurde, kann die Markierung entweder mit transparentem Pflaster überklebt werden oder die Markierung erfolgte mit einem wasserfesten Stift, damit sie beim Waschen nicht entfernt wird.

Der Nullpunkt entspricht der Höhe des rechten Vorhofs, vor dem sich die Spitze des Venenkatheters befindet.

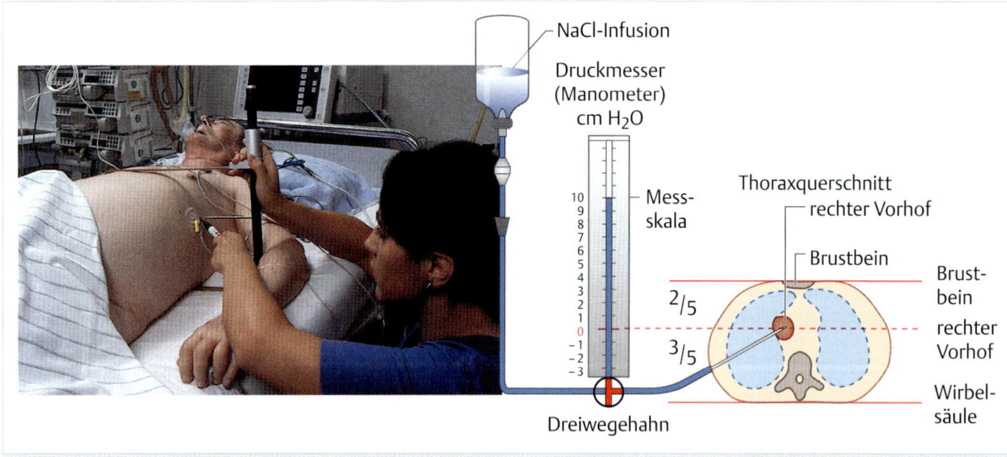

Abb. 20.26 Bestimmung des Nullpunkts und Venenmessdrucksystem. Links: Ermittlung des Referenzpunkts mittels Thoraxschublehre, **rechts:** Die Messlatte (Manometer) stimmt mit dem Nullpunkt und dem ermittelten Referenzpunkt (in Höhe des rechten Vorhofs) überein. Das Messsystem ist mit dem ZVK verbunden, die Skala zeigt einen ZVD von 10 cm Wassersäule.

ZVD-Messsystem anschließen:
Dies geschieht folgendermaßen:

- Messlatte am Infusionsständer befestigen.
- ZVD-Messsystem in die Infusionsflasche einstechen.
- Messschenkel und Verbindungsschlauch zum Venenkatheter über den 3-Wege-Hahn luftblasenfrei füllen.

Durchführung

Die ZVD-Messung ist eine komplexe Handlung und wird von einer erfahrenen Pflegenden wie folgt durchgeführt:

- Alle vorbereiteten Gegenstände am Krankenbett platzieren.
- Den ausklappbaren Zeiger am Nullpunkt der Messlatte mit dem Nullpunkt am Thorax des Patienten auf gleiche Höhe bringen (sog. Justieren oder Eichen des Systems).
- Nach Händedesinfektion und Desinfektion der Konnektionsstellen laufende Infusion abstellen.
- Verbindungsstück am Venenkatheter über den 3-Wege-Hahn mit dem ZVD-Messsystem verbinden (▸ Abb. 20.26).
- Durchgängigkeit des Venenkatheters prüfen durch rasche Infundierung von physiologischer NaCl-Lösung 0,9 %, indem mittels 3-Wege-Hahn eine Verbindung zur NaCl-Infusion hergestellt wird.
- NaCl-Lösung abstellen, über den 3-Wege-Hahn Verbindung zwischen Messlatte und Venenkatheter herstellen. Die NaCl-Lösung kann nun aus dem Messschenkel in den Venenkatheter fließen.
- Sinkt der Flüssigkeitsspiegel im Messschenkel nicht mehr, so bittet man den Patienten, tief ein- und auszuatmen. Schwankt der Spiegel dabei atemsynchron auf und ab, so kann der angezeigte Wert abgelesen und protokolliert werden.
- 3-Wege-Hahn schließen und Infusion wieder anschließen.
- ZVD-System entfernen, wie beim Wechsel der Infusion (S. 498) beschrieben, Anschlussstück mit einer sterilen Schutzkappe abdecken.
- Tropfenzahl einstellen.
- Patienten bequem lagern sowie betreuen.
- ZVD-Wert dokumentieren, Auffälligkeiten umgehend dem Arzt melden.
- NaCl-Lösung und ZVD-Messsystem 1-mal täglich nach Plan erneuern.

Mögliche Fehlerquellen bei der ZVD-Messung

Mögliche Fehlerquellen bei der ZVD-Messung und deren Auswirkungen sind aus ▸ Tab. 20.4 ersichtlich.

Krankhafte Veränderungen des ZVD und mögliche Ursachen

Veränderungen des ZVD und Beispiele für mögliche Ursachen zeigt ▸ Tab. 20.5.

Die Überwachung des ZVD wird z. B. bei Patienten mit umfangreicher Infusionstherapie, Ausscheidungsstörungen, Herzinsuffizienz und akuten schweren Herz-Kreislauf-Erkrankungen angeordnet. Voraussetzung dafür ist ein zentralvenös liegender Venenkatheter.

Tab. 20.4 Fehlerquellen bei der ZVD-Messung

Fehlerquelle	Auswirkung
Abknicken des Venenkatheters oder des ZVD-Messsystems, 3-Wege-Hahn ist in der falschen Position	Flüssigkeitssäule im Messschenkel sinkt nicht
Verstopfen des Venenkatheters	Flüssigkeitssäule im Messschenkel sinkt nicht
unkorrekte Lagerung des Patienten	Werte sind nicht vergleichbar
falsche Einstellung des Nullpunkts	ZVD-Werte sind nicht realistisch
Undichtigkeit im Infusionssystem	ZVD ist extrem niedrig

Tab. 20.5 Mögliche Ursachen für ZVD-Veränderungen

ZVD-Veränderung	mögliche Ursachen
hoher ZVD-Wert, d. h. höher als + 15 cm Wassersäule	**Hypervolämie** (vermehrtes Blutvolumen), z. B. durch umfangreiche Infusionstherapie oder bei unzureichender Nierenfunktion. **Rechtsherzinsuffizienz:** Das insuffiziente Herz kann das venöse Blutangebot nicht im erforderlichen Maß weiterpumpen, weshalb es zum Rückstau in den Hohlvenenbereich kommt. **Erkrankungen, welche die Funktion des rechten Herzens beeinträchtigen,** z. B. Pulmonalstenose, Störungen der Lungenstrombahn usw.
niedriger ZVD-Wert, d. h. niedriger als + 5 cm Wassersäule	**Hypovolämie** (vermindertes Blutvolumen) bei Blutungen, Exsikkose, Schock usw.

20.7 Infusionen

Definition

Unter einer Infusion wird die Zufuhr von Flüssigkeit in den Körper eines Menschen unter Umgehung des Magen-Darm-Trakts verstanden.

Die Infusion erfolgt meist intravenös, d. h. in eine Vene. Eine intraarterielle (in eine Arterie) oder subkutane (in das Unterhautgewebe) Infusion wird selten verordnet.

Bei Kurzinfusionen werden kleine Infusionsmengen über einen kurzen Zeitraum (z. B. 100 ml in 30 Min.) verabreicht. Dauerinfusionen erstrecken sich über einen län-

20

Tab. 20.6 Infusionslösungen und ihre Indikation (Beispiele)

Infusionslösung	Indikation
Basislösungen, z. B. physiologische Kochsalzlösung 0,9 %, Glukose- bzw. Laevuloselösung 5 %	• kurzfristige Infusionstherapie, z. B. nach Operationen zur Flüssigkeits- und Energiezufuhr • Trägerlösung für Medikamente
Elektrolytlösungen in verschiedener Konzentration und Zusammensetzung	• Korrektur des Wasser- und Elektrolythaushalts bei Flüssigkeitsverlust, z. B. durch Wundsekret, Erbrechen und Durchfall • Trägerlösung für Medikamente
Lösungen zur Nährstoff- und Energiezufuhr, z. B. Kohlenhydratlösungen, Fettemulsionen, Aminosäurenlösungen	• parenterale Ernährung: Zufuhr von lebensnotwendigen Energie- und Nährstoffen bei fehlender oder unzureichender enteraler Ernährung
Lösungen zur Verbesserung der Mikrozirkulation und zum Volumenersatz (Plasmaexpander), z. B. Dextrane, Gelatine, Stärke	• Volumenersatz zur Vorbeugung und Therapie eines Volumenmangelschocks

geren Zeitraum (> 3 Stunden), es werden größere Infusionsmengen verabreicht.

Intravenöse Infusionen werden über eine Venenverweilkanüle oder einen ZVK verabreicht.

Merke

Die Verordnung und das Anlegen von Infusionen ist Aufgabe des Arztes. Die Vorbereitung einer Infusion, das Wechseln der Infusionsflasche (sofern keine andere Infusionslösung bzw. Infusionsmischung angehängt wird) sowie die Beendigung einer Infusion kann an eine Pflegende delegiert werden, wenn sich die delegierende Person von der Kompetenz überzeugt hat.

20.7.1 Infusionslösungen

Infusionslösungen sind steril und pyrogenfrei (= frei von fiebererzeugenden Substanzen). Sie werden in Glas- oder Kunststoffflaschen bzw. -beuteln in 100-ml-, 250-ml-, 500-ml- oder 1000-ml-Mengeneinheiten angeboten. Zur Verwendung müssen Flasche/Beutel und Verschlusskappe unversehrt sein.

Beispiele von Infusionslösungen und ihre entsprechende Indikation sind ▸ Tab. 20.6 zu entnehmen.

Die Infusionslösung darf bei der Verabreichung keine Trübungen, Verfärbungen, Ausflockungen oder Fremdkörper-Partikel aufweisen.

20.7.2 Infusionen vorbereiten

Vorbereitung

Gegenstände:

- verordnete Infusionslösung
- Infusionssystem; es ist aus Einwegmaterial, steril verpackt und besteht aus dem Einstichdorn mit Schutzkappe sowie einem Belüftungsteil, der Tropfkammer, in die das Tropfrohr mündet, dem Schlauch mit Durchflussregler (Rollerklemme zur Regulierung der Tropfenzahl) und einem Kanülenansatzstück mit Schutzkappe (▸ Abb. 20.27).
- Hände- und farbloses Hautdesinfektionsmittel
- sterile Kompressen
- Infusionsständer
- Abwurfmöglichkeit

Durchführung

Es gibt verschiedene Möglichkeiten, um Infusionslösungen zu infundieren. Im nächsten Absatz werden 2 Methoden vorgestellt, die Verabreichung mittels Schwerkraft und die Verabreichung mittels Infusionspumpe.

Durchführung zur Verabreichung mittels Schwerkraft

Die Infusion wird auf einer sauberen, desinfizierten Arbeitsfläche erst kurz vor der Verabreichung vorbereitet, um eine bakterielle Verunreinigung zu vermeiden. Beim Anlegen soll die Infusion Zimmertemperatur haben. Das Vorbereiten der Infusion (▸ Abb. 20.28) geschieht wie folgt:

- Händedesinfektion.
- Schutzkappe von der Infusionsflasche entfernen und Gummistopfen desinfizieren (Einwirkungszeit beachten). Verschlussstopfen von verschweißten Kunststoffflaschen müssen nicht desinfiziert werden, wenn der Hersteller die Sterilität der Abdeckung garantiert (vgl. RKI, 2011).

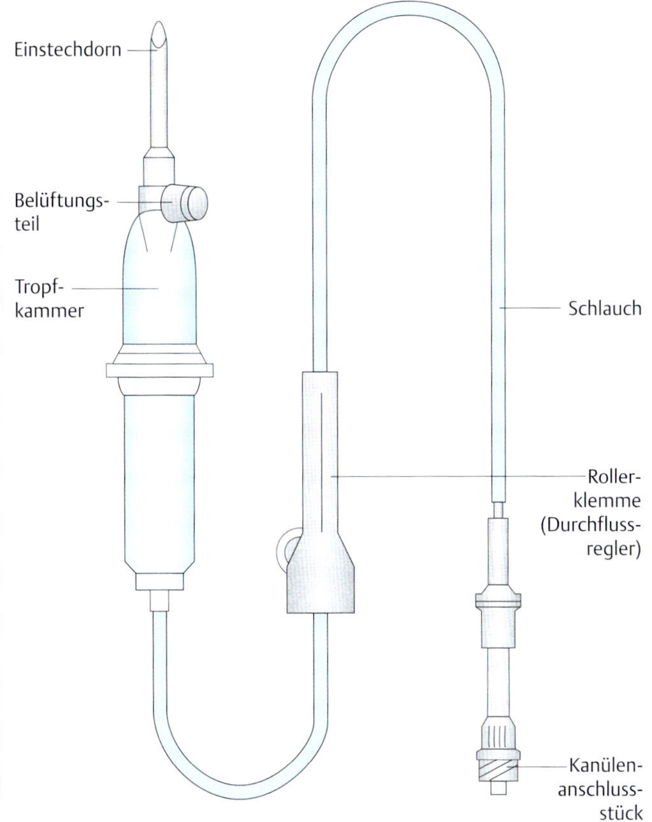

Abb. 20.27 Infusionssystem. Die Abbildung zeigt den Aufbau eines Infusionssystems, wie es zur Verabreichung einer Infusion benötigt wird.

- Die verordneten Medikamente in die Infusionsflasche geben und durch vorsichtiges Hin- und Herbewegen der Flasche gut mischen.
- Flasche mit Patientennamen, Name und Menge des zugegebenen Medikaments sowie Uhrzeit und verordnete Einlaufzeit kennzeichnen.
- Einstichdorn des Infusionsschlauchsystems in die stehende Flasche einstechen, nachdem vorher die Schutzkappe entfernt wurde.
- Rollerklemme schließen, Flasche aufhängen.
- Tropfkammer so oft zusammendrücken, bis der Flüssigkeitsspiegel an der Markierungslinie ist, Belüftungsklappe öffnen.
- Rollerklemme öffnen und Schlauch luftblasenfrei füllen.
- Dokumentation.

▸ **Einstellung der Tropfzahl.** Die verordnete Tropfzahl pro Minute wird an der Rollerklemme eingestellt und reguliert. Dabei gilt: 1 ml Infusionslösung = 20 Tropfen. Bei vorgegebener Infusionsmenge und Verabreichungszeit kann bei Schwerkraftinfusionen die Tropfenzahl/Min. wie in ▸ Abb. 20.29 dargestellt berechnet werden.

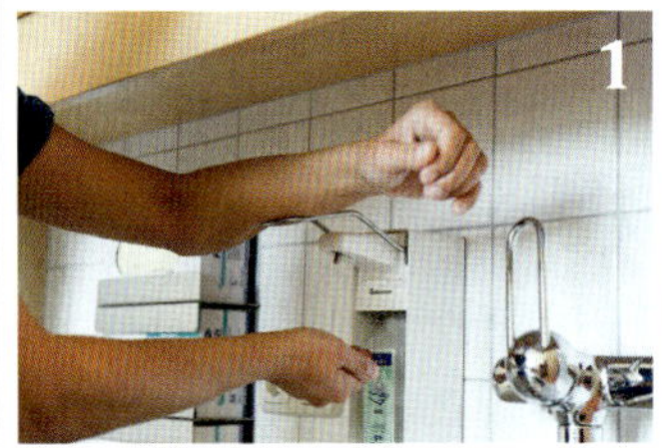

Die Pflegende desinfiziert die Hände.

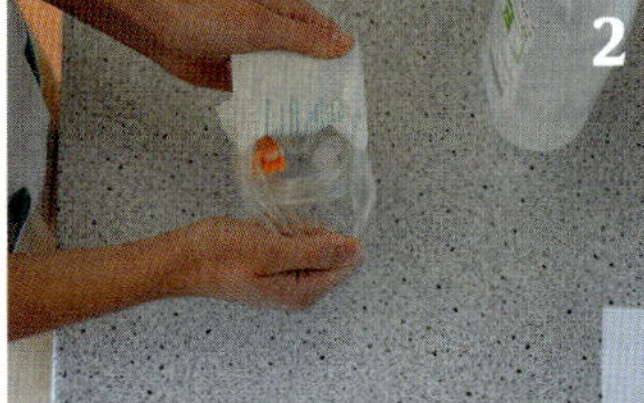

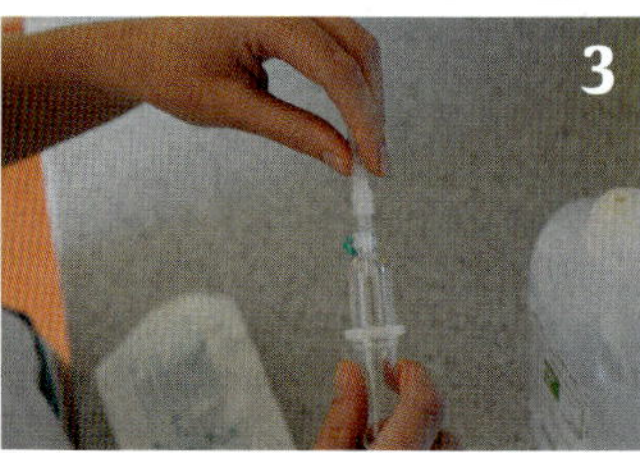

Sie nimmt ein Infusionbesteck aus der Verpackung (peel-off) und entfernt die Schutzkappe vom Einstichdorn.

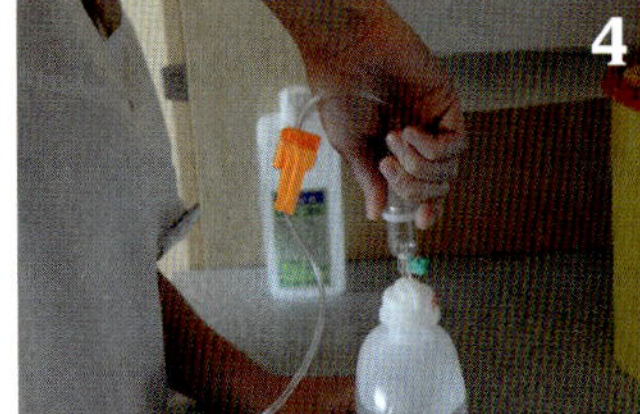

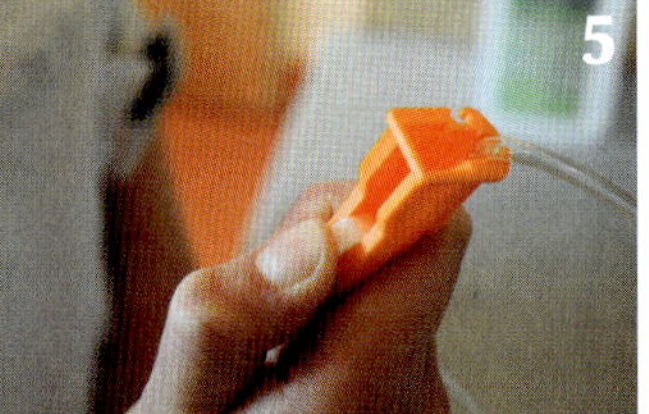

Sie führt den Einstichdorn in die Infusionsflasche und schließt die Rollerklemme.

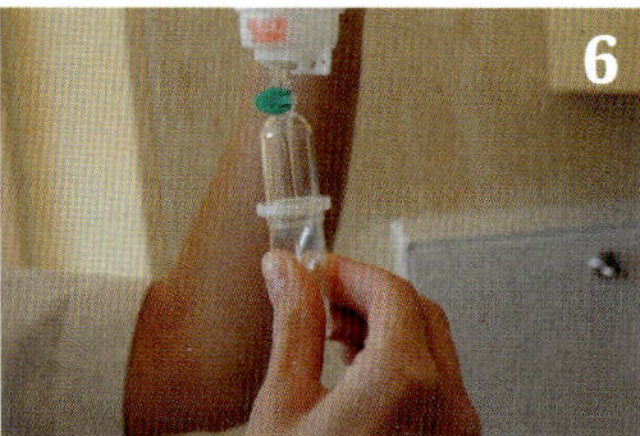

Sie füllt die Tropfenkammer,

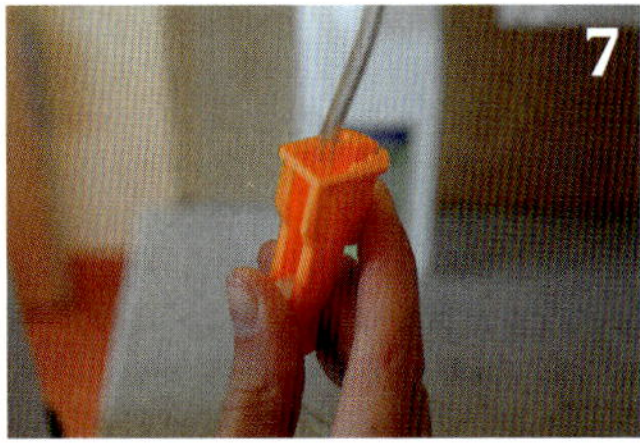

öffnet die Rollerklemme und macht das System luftleer.

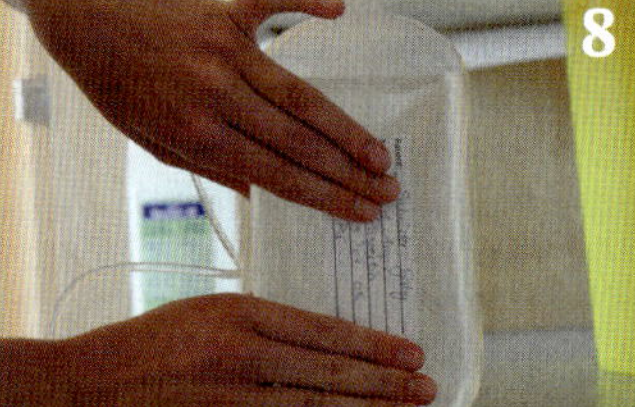

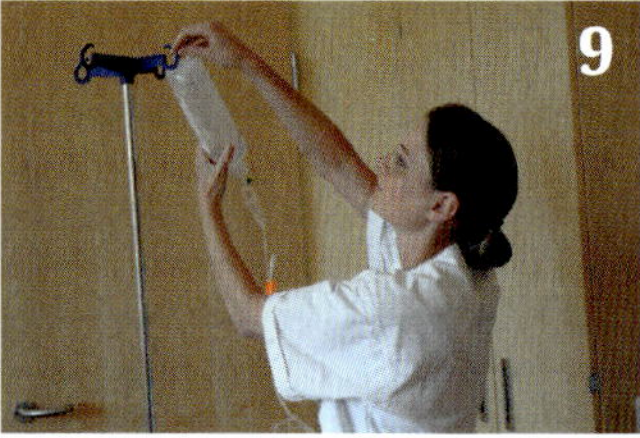

Anschließend beschriftet sie die Infusion und hängt sie an den Infusionsständer.

Abb. 20.28 Vorbereitung einer Infusion. Die Fotoserie zeigt eine Variante, wie eine Infusion vorbereitet wird. Alternativ kann die Infusion schon zum Füllen des Systems an den Infusionsständer gehängt werden, nachdem die Rollerklemme geschlossen wurde.

Regel für die Berechnung der Tropfenzahl/Minute:

$$\frac{\textbf{Infusionsmenge/ml} \cdot \textbf{20 Tropfen}}{\text{Infusionsdauer/Std.} \cdot \text{60 Minuten}} = \frac{\text{Gesamttropfenzahl}}{\text{Infusionsdauer/min}} = \text{Tropfenzahl/min}$$

Beispiel:
Laut Arztverordnung sollen 1000 ml Infusion in 10 Stunden infundiert werden:

$$\frac{\text{1000 ml} \cdot \text{20 Tropfen}}{\text{10 Stunden} \cdot \text{60 Minuten}} = \frac{\textbf{20 000 Tropfen}}{\text{60 Minuten}} = \text{33,3 Tropfen/min}$$

Abb. 20.29 Berechnung der Tropfzahl.

Durchführung zur Verabreichung mittels Infusionspumpe (nach Kirschnick)

Soll dem Patienten die Infusion über eine Infusionspumpe zugeführt werden, ist die Vorgehensweise wie folgt:

- Infusionspumpe am Infusionsständer befestigen.
- Infusionsflasche vorbereiten wie vorher beschrieben, spezielles Infusionssystem anschließen und luftblasenfrei füllen.
- Infusionssystem nach Herstellerangaben in die Infusionspumpe einlegen (▶ Abb. 20.30).
- Tropfendetektor an der Tropfkammer des Überleitungsgeräts befestigen.
- Infusionspumpe an den Stromkreis anschließen und einschalten, verordnete Infusionsmenge (ml pro Std.) eingeben (▶ Abb. 20.31 **a**).
- Das Infusionssystem wird durch den Arzt an den Venenzugang des Patienten angeschlossen.
- Rollerklemme öffnen, Gerät durch Drücken der „Start"-Taste einschalten.
- Auf Alarmfunktionen achten.

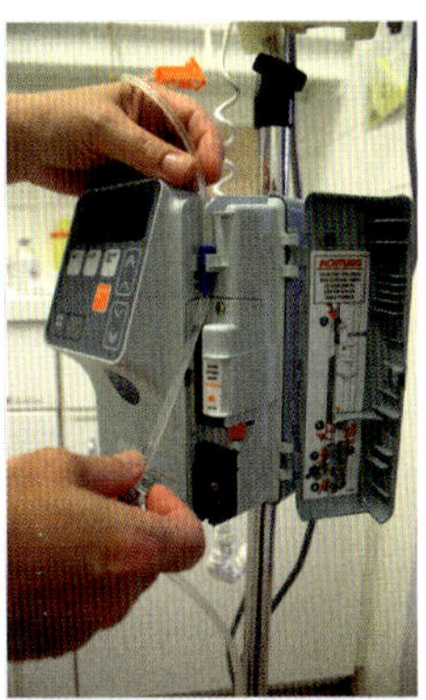

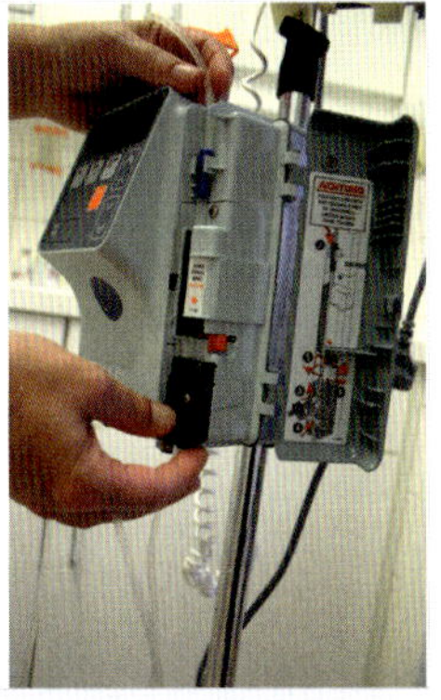

Abb. 20.30 Verabreichung einer Infusion mittels Infusionspumpe. Das Überleitungssystem wird mit seinem elastischen Schlauch in der Rollerwalze der Infusionspumpe eingespannt.

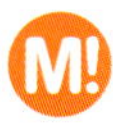

Merke

Über Mehrfach-Verbindungsstücke und 3-Wege-Hähne können mehrere Infusionen gleichzeitig verabreicht werden, sofern sich die Infusionslösungen nicht gegenseitig inaktivieren (Arztverordnung). Eine Infusionspumpe darf nur von Personen bedient werden, die eine Einweisung nach der Medizinproduktebetreiberverordnung (S. 688) erhalten haben.

20.7.3 Pflegerische Maßnahmen während einer Infusion

Die Pflegemaßnahmen während des Einlaufens der Infusion entsprechen weitgehend denen, die bei liegenden Venenverweilkanülen und zentralem Venenkatheter beschrieben wurden (S. 491). Nachfolgend sind dazu ergänzend die speziellen Beobachtungsmaßnahmen, die in Bezug auf laufende Infusionen anfallen, gesondert beschrieben.

Beobachtungsmaßnahmen

- Infusionssystem, Konnektionsstellen und verordnete Tropfenzahl überwachen und kontrollieren.
- Flüssigkeitseinfuhr und -ausfuhr bilanzieren.
- Infusionspumpe auf akustische und optische Alarmfunktionen beobachten, z. B. Luftalarm bei Luftblasen im Überleitungsgerät.
- Patient im Hinblick auf Unverträglichkeitsreaktionen und Komplikationen beobachten.

Merke

Sobald Unverträglichkeitsreaktionen (Beschwerdeäußerungen, Hauterscheinungen, Puls- und Blutdruckveränderungen) und Komplikationen auftreten, wird die Infusion sofort abgestellt und der Arzt benachrichtigt.

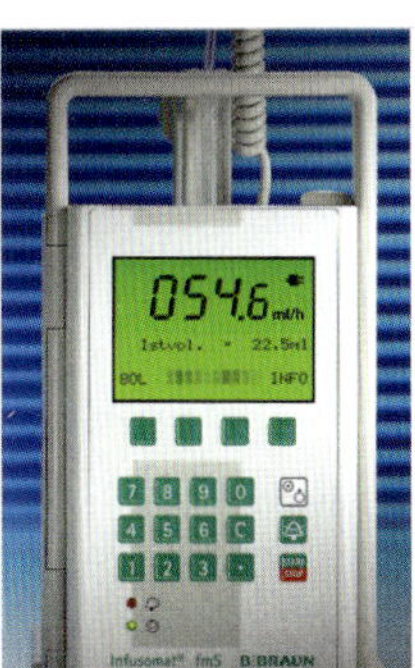

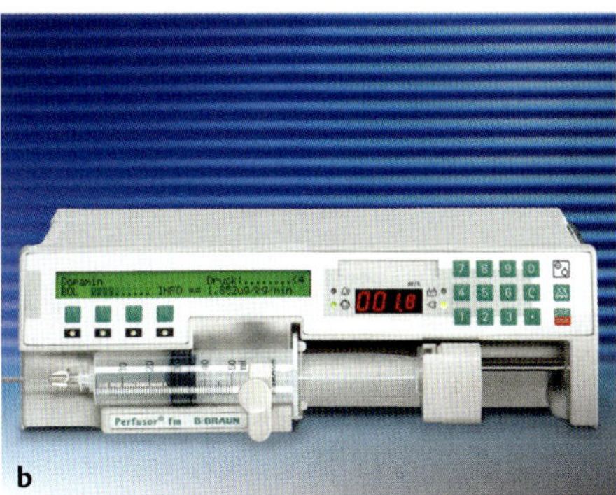

Abb. 20.31 Geräte zur Infusionsverabreichung.
a Elektrische Infusionspumpe (Infusomat),
b elektrische Spritzenpumpe (Perfusor).

Merke

Die verordnete Einlaufzeit von Infusionen ist genau einzuhalten, vor allem bei Fett-Infusionen, bei hochkonzentrierten Lösungen und bei Infusionen mit stark wirksamen Medikamenten. Sie werden aus Sicherheitsgründen mittels Infusionspumpe verabreicht.

20.7.4 Infusionsflaschenwechsel

Beim Infusionsflaschenwechsel ist darauf zu achten, dass der Flüssigkeitsspiegel in der Tropfkammer nicht abgesunken ist. Bei versehentlichem Durchlaufen der Infusion (kein Flüssigkeitsspiegel mehr in der Tropfkammer) muss ein neues Infusionssystem angeschlossen werden.

Vorbereitung

Gegenstände:
- Hände- und Hautdesinfektionsmittel
- verordnete Infusion

Durchführung

- Patient informieren.
- Händedesinfektion.
- Rollerklemme schließen bzw. Infusionspumpe ausschalten.
- Leere Flasche abnehmen und Einstechdorn des Infusionsgeräts herausziehen.
- Einstechdorn in die stehende Infusionsflasche einstechen (Einstichstopfen wurde entsprechend desinfiziert) und diese aufhängen.
- Rollerklemme öffnen und Tropfenzahl neu einstellen bzw. Infusionspumpe starten.
- Patient betreuen.

20.7.5 Beendigung einer Infusion

Venenverweilkanülen können gegenüber zentralen Venenkathetern nach Beendigung einer Infusion bis zum Wiedergebrauch mit einem sterilen Mandrin abgestöpselt werden, sofern die Vene reizlos und der Patient beschwerdefrei ist (▶ Abb. 20.32).

Vorbereitung

Gegenstände:
- Haut- und Händedesinfektionsmittel
- steriler Mandrin, farblich passend zur Veneverweilkanüle
- sterile Kompressen
- evtl. Mullbinde oder Schlauchmull
- Einweghandschuhe
- Abwurfmöglichkeit
- Bettschutz

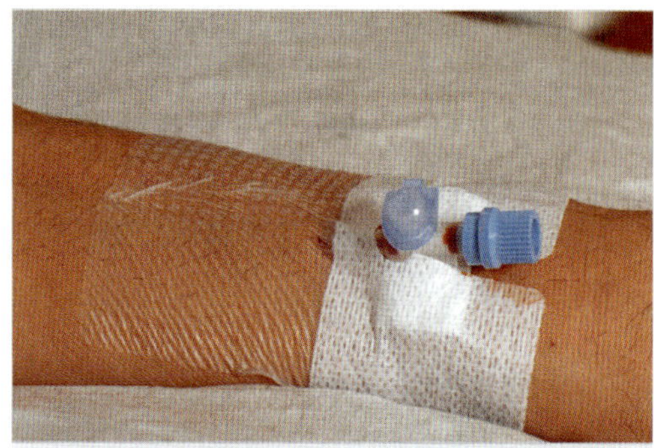

Abb. 20.32 Abstöpseln einer Venenverweilkanüle. Nach Beendigung einer Infusion kann die Venenverweilkanüle bis zur Wiederverwendung mit einem Mandrin abgestöpselt werden.

Durchführung

- Patient informieren.
- Bettschutz einlegen.
- Händedesinfektion
- Kompressen unter und über der Konnektionsstelle entfernen.
- Konnektionsstelle desinfizieren.
- 3-Wege-Hahn und Rollerklemme schließen.
- Einweghandschuhe anziehen.
- Infusion vorsichtig abnehmen.
- Mandrin sorgfältig ohne Kontamination in die Kanüle schieben. Bei versehentlicher Diskonnektion des Verschlussstöpsels besteht Blutungsgefahr.
- Kanüle mit Kompresse unterlegen, abdecken und evtl. mit einem Binden- oder Schlauchmullverband fixieren.
- Infusionsflasche und -system unfallsicher entsorgen.

Merke

Zentrale Venenkatheter werden im Gegensatz zu Venenverweilkanülen nicht abgestöpselt, sondern durch Infusion offengehalten.

20.7.6 Gefahren und Komplikationen

Zu den am häufigsten vorkommenden Komplikationen gehören z. B.:
- **paravenöse Infusion:** Hier läuft Flüssigkeit in das Gewebe (Paravasat). Das Gebiet um die Einstichstelle schwillt schmerzhaft an, entzündet sich und kann im schlimmsten Fall nekrotisieren.
- **Thrombophlebitis:** Es handelt sich um eine mechanisch (Kanüle, Venenkatheter), chemisch (Infusion, Medikamente) oder bakteriell (bei nosokomialer Infektion) verursachte Reizung der Venenwand. Das betroffene Gebiet ist gerötet, heiß, geschwollen und schmerzt stark.

- **Hämatombildung:** Durch Fehlpunktion, besonders bei Patienten mit Antikoagulanzientherapie, entsteht ein Bluterguss.
- **Überwässerung:** Sie kann bei hoher Flüssigkeitszufuhr und/oder unzureichender Urinausscheidung auftreten und die Gefahr eines Lungenödems mit sich bringen.
- **Überempfindlichkeitsreaktionen (Anaphylaxie):** Sie werden durch Medikamente bzw. bestimmte Infusionslösungen, z. B. Fettlösungen oder eiweißhaltige Lösungen verursacht.
- **Luftembolie:** Sie ist bei einem Zentralvenenkatheter durch Diskonnektion des Infusionssystems möglich.
- **Sepsis:** Nosokomiale Infektionen, die über die Verweilkanüle bzw. den Venenkatheter aufsteigen, sind die auslösende Ursache.

20.8 Transfusionen

Definition

Die Bluttransfusion ist eine Übertragung von Spender- oder Eigenblut. Neben Vollblut können dem Patienten auch Blutbestandteile, wie Thrombozyten, Erythrozyten, Granulozyten, Blutplasma bzw. Plasmabestandteile, transfundiert werden.

Die Blutübertragung erfolgt über eine venöse Verweilkanüle oder einen Verweilkatheter.

Transfusionen werden z. B. verordnet für Patienten mit
- hohem Blutverlust nach großen Operationen und Unfällen,
- inneren Blutungen, z. B. Magenblutungen und Ösophagusvarizenblutung oder
- Anämien im Rahmen einer bösartigen Erkrankung.

20.8.1 Gewinnung von Blutkonserven

Das zur Transfusion vorgesehene Blut wird auf Krankheitserreger (obligat Hepatitis und HIV) untersucht. Es wird bei der Entnahme in einen speziellen Transfusionsbeutel abgefüllt, in dem sich eine stabilisierende Lösung (Stabilisator) befindet, die das Blut haltbar und ungerinnbar macht. Nach der Entnahme wird der Blutbeutel mit der Blutgruppe, den Blutuntergruppen, Entnahme- und Verfallsdatum versehen. Anstelle des Spendernamens befindet sich ein Kodierstreifen auf dem Blutbeutel. Für Blutuntersuchungen befindet sich am Transfusionsbeutel ein Stückchen blutgefüllten Schlauches, das extra verschweißt wurde.

Blutkonserven werden in einem Spezialkühlschrank erschütterungsfrei bei +2 bis +6 °C. aufbewahrt. Die Kühlkette darf bis zur Verwendung nicht unterbrochen werden. Bei ununterbrochener Kühlkette sind Blutkonserven bis zu 35 Tage haltbar.

Eigenblutkonserven werden dem Patienten z. B. vor einer geplanten Operation abgenommen und ggf. während oder nach der Operation transfundiert. Von der Eigenblutspende sind Patienten mit einem sehr schlechten Allgemeinzustand und schweren Erkrankungen (z. B. Krebserkrankung im fortgeschrittenen Stadium) ausgenommen.

Merke

Spenderblut muss bei der Übertragung gruppen- und untergruppengleich (z. B. Rhesusfaktor) sein, weil es sonst zu tödlichen Komplikationen kommen kann. Deshalb sind vor einer Transfusion Verträglichkeitsproben, wie Kreuzprobe und Bed-Side-Test, durch den Arzt zwingend vorgeschrieben.

20.8.2 Transfusionen vorbereiten

Vorbereitung

Gegenstände:
- Haut- und Händedesinfektionsmittel
- Blutkonserve: sie wird mit dem Anforderungsschein und dem Ergebnis der Kreuzprobe von der Blutbank auf Station geliefert
- Transfusionssystem
- Einweghandschuhe zum Eigenschutz
- Tupfer
- Infusionsständer
- Patientendokumentation
- Abwurfmöglichkeit und evtl. Gegenstände zum Legen einer Verweilkanüle (S. 488)
- Aussehen der Blutkonserve

▸ **Kontrolle der Bluttransfusion.** Die Blutkonserve wird ca. 1 Stunde vor der Verabreichung aus dem Kühlschrank entnommen oder in einem speziellen Blutwärmer auf 37 °C angewärmt. Der Arzt prüft vor der Transfusion die korrekten Angaben sowie das Aussehen der Transfusion. Die Pflegeperson, die die Transfusion vorbereitet, prüft dies ebenfalls noch einmal.

Merke

Die Kontrolle des Blutbeutels erfolgt nach strengen Richtlinien. Folgende Punkte müssen genauestens überprüft werden:
- Name des Patienten
- Blutgruppe und Blutuntergruppen
- Konservennummer
- Entnahmedatum und Verfallsdatum
- Ergebnis der Kreuzprobe, wobei die Angaben auf dem Konservenetikett mit dem Begleitzettel identisch sein müssen

Merke

Die Blutkonserve darf keine auffälligen Verfärbungen aufweisen (z. B. rosafarbenes Plasma). Im Zweifelsfall muss eine Rückfrage im Blutspendelabor erfolgen.

Durchführung

- Händedesinfektion.
- Einweghandschuhe anziehen.
- Abbrechen der Kunststoffversiegelung am Transfusionsbeutel (je nach hausinternem Standard findet eine Desinfektion des Einstichstöpsels statt).
- Transfusionsbesteck aus der Verpackung entnehmen und den Einstechdorn vorsichtig in den Beutel einführen, Rollerklemme geöffnet lassen.
- Transfusionsbeutel auf die Arbeitsfläche legen und die Tropfkammer leicht nach oben halten.
- Durch leichten Druck auf den Konservenbeutel Blut in die auf dem Kopf stehende Tropfenkammer drücken und sie bis zur Hälfte füllen, Rollerklemme schließen und den Konservenbeutel an einen Infusionsständer hängen.
- Rollerklemme öffnen und das Transfusionsschlauchsystem luftblasenfrei mit Blut füllen, Rollerklemme schließen.
- Transfusion zum Patienten bringen (▶ Abb. 20.33).

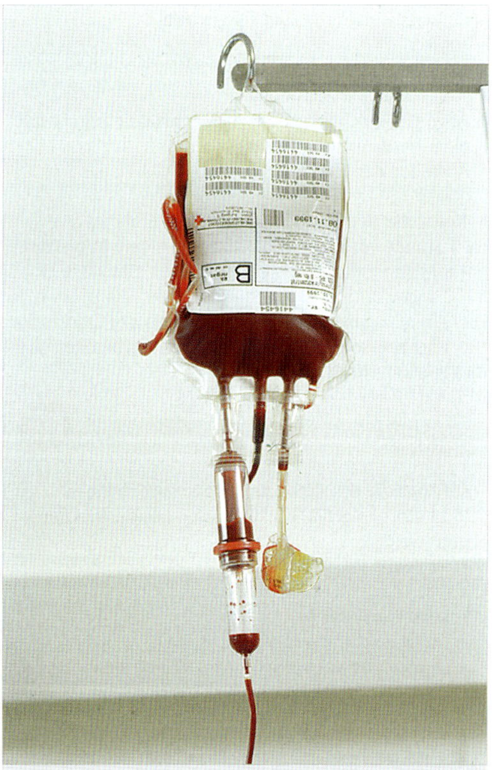

Abb. 20.33 Transfusionstherapie. Die kontrollierte und vorbereitete Transfusion wird vom Arzt beim Patienten an eine Venenverweilkanüle oder an einen Venenkatheter angeschlossen.

Der Arzt führt unmittelbar vor dem Anlegen der Transfusion einen Bed-Side-Test durch. Es ist eine Verträglichkeitsprobe von Empfänger- und Spenderblut und dient als zusätzliche Sicherheitsmaßnahme vor Fehltransfusion.

Merke

Eine Bluttransfusion darf nur vom Arzt angelegt werden. Diese Tätigkeit kann nicht an Pflegende delegiert werden. Der Arzt muss direkt vor der Transfusion einen Bed-Side-Test (am Krankenbett) durchführen.

20.8.3 Pflegerische Maßnahmen während einer Transfusion

- Transfusionsschlauch sichern.
- Patienten bei den täglichen Verrichtungen unterstützen.
- Patienten auf Zeichen einer Unverträglichkeitsreaktion beobachten – besonders in den ersten 20 Minuten, da Frühkomplikationen auftreten können (siehe unten).
- Transfusion mit Kontrolle der Tropfenzahl überwachen.

Sind keine ärztlichen Anweisungen über die Geschwindigkeit der Transfusion vorhanden, kann die Transfusion mit ca. 40–60 Tropfen/Min. einlaufen (ca. 1 Stunde), vorausgesetzt, der Patient leidet nicht unter einer Herzinsuffizienz. Bei instabilen Patienten beträgt die Einlaufzeit 3–4 Stunden.

Merke

Als Hinweis auf eine Unverträglichkeitsreaktion von Transfusionen gelten folgende Beobachtungen bzw. das Auftreten von:

- Übelkeit und Erbrechen
- Kopf-, Rücken- und Gliederschmerzen
- Dyspnoe
- Tachykardie oder Blutdruckabfall
- Schweißausbrüche
- Unruhe und Beklemmungsgefühl
- Frösteln oder Hitzegefühl
- Gesichtsödem
- Hautrötung oder Blässe
- Juckreiz oder Ausschlag (Exanthem)
- Schüttelfrost oder Temperaturanstieg
- Oligurie

Unverträglichkeitsreaktionen können bis zu 24 Stunden nach Transfusionsende auch als Spätreaktionen beobachtbar sein. Darüber hinaus wird die Punktionsstelle auf Hämatombildung kontrolliert. Bei jeglicher Auffälligkeit während der Transfusion bzw. bei Auftreten einer dieser Anzeichen ist die Transfusion sofort abzustellen und der Arzt ist unverzüglich zu benachrichtigen.

20.8.4 Beendigung einer Transfusion

Nach Beendigung der Transfusion sind folgende Maßnahmen durchzuführen:

- Transfusion abnehmen und mit einem sterilen Verschlussstöpsel verschließen.
- Verweilkanüle mit physiologischer Kochsalzlösung durchspülen (Arzt, Gesundheits- und Krankenpfleger) und anschließend mit sterilem Verschlussstöpsel oder Mandrin verschließen.
- Befindlichkeit und Vitalzeichen des Patienten weiterhin beobachten (Gefahr von Spätreaktionen).
- Transfusionsbeutel mit der Bed-Side-Karte sorgfältig verpacken und für 24 Stunden im Kühlschrank aufbewahren. Bei Spätreaktionen ist damit die Möglichkeit einer Blutuntersuchung gegeben.
- Transfusionsverlauf dokumentieren.

20.9 Verbandwechsel bei Wunden

Brigitte Benzinger-König, Beate Weisser

Jede Wunde (S. 191) erfordert, unabhängig von ihrem Entstehungsmechanismus, einen Verband. Dieser hat den Zweck, die defekte Haut z. B. vor Infektionen und mechanischen Einflüssen zu schützen sowie abfließendes Wundsekret aufzusaugen. Der Wundheilungsprozess wird somit unterstützt.

Eine standardisierte Vorgehensweise beim Verbandwechsel für alle Wunden gibt es nicht. Der Handlungsablauf richtet sich hauptsächlich nach Art und Lokalisation der Wunde. Darüber hinaus ist entscheidend, ob es sich um eine *aseptische* (frei von Krankheitskeimen), eine *kontaminierte* (Keime sind vorhanden) oder eine *infizierte* (mit Krankheitskeimen besiedelte) Wunde handelt. So muss bei jedem Verbandwechsel die Vorgehensweise neu überlegt und der aktuellen individuellen Wundsituation angepasst werden.

Das Wundmanagement ist eine interdisziplinäre Aufgabe. Pflegende und Mediziner sollten die Wundverhältnisse des Patienten kennen. In vielen Krankenhäusern gibt es speziell ausgebildete Wundexperten (Pflegepersonen mit einer speziellen Weiterbildung). Krankenpflegehelfer übernehmen beim Wundmanagement Assistenzaufgaben. Sie sollten deshalb über den Verbandwechsel grundlegend informiert sein.

20.9.1 Allgemeine Grundsätze

Generell wird ein Verbandwechsel nur wenn unbedingt notwendig, meist nach einem Plan (z. B. täglich, jeden 2. Tag usw.), durchgeführt. Ausnahmen sind Hinweise auf Störungen im Heilungsverlauf wie, z. B. Entzündungszeichen, Durchblutung oder Durchfeuchtung des Verbandes.

Alle Maßnahmen zur Vorbereitung, Durchführung und Nachbereitung beim Verbandwechsel sind von *aseptischem Handeln* bestimmt. Dies bedeutet, dass durch entsprechende Arbeitsweise, wie z. B. Tragen von Handschuhen und Schutzkleidung, Krankheitskeime von der Wunde ferngehalten werden sollen.

Vorbereitung

Gegenstände:

- Die Auswahl des notwendigen Materials hängt von Charakteristik, Lokalisation, Ausdehnung und Beschaffenheit der Wunde ab. Eine Auflistung der möglicherweise benötigten Materialien zum Verbandwechsel zeigt ▶ Tab. 20.7.
- Es ist immer so viel wie nötig aber so wenig wie möglich an Verbandmaterial zum Patienten mitzunehmen.

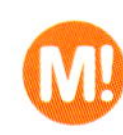

Merke

Alle Gegenstände, die wahrscheinlich oder sicher mit der Wunde in Berührung kommen, müssen steril sein. Diejenigen, die sicher nicht mit der Wunde in Kontakt kommen, können unsteril, aber so keimarm wie möglich verwendet werden.

- Wird ein Verbandwagen gebraucht, so ist streng zu trennen in einen für aseptische und einen für septische Verbandwechsel. Der Verbandwagen wird wegen der

Tab. 20.7 Materialien zum Verbandswechsel bei Wunden

steriles Material	unsteriles Material
Wundauflagen jeglicher Art (Beispiele) • Kompressen • Folien • Tupfer • Tamponaden • Wundschnellverband	*Materialien zum Fixieren der Wundabdeckung* • Pflaster • Binden • Netz- oder Schlauchverband
Instrumente • anatomische/chirurgische Pinzette • Schere • Knopfkanüle • Skalpell • Fadenschere oder Klinge • Spritzen • Spatel • Watteträger	*sonstiges Material* • Verbandschere • unsterile Handschuhe • Abwurfmöglichkeit • Mittel zur Hautdesinfektion • Lösungen zur Wundspülung und Wundreinigung • Abwurfmöglichkeiten für Müll und für gebrauchte Instrumente
sonstiges Material • sterile Handschuhe • Abdecktuch • Dränagen • Mittel zur Wundbehandlung	

Gefahr der Keimverschleppung nicht mit ins Zimmer genommen.

Patient:

- Er wird über Zeitpunkt und Vorgehen bei der Durchführung informiert.
- Die Lagerung während des Verbandwechsels soll für den Patient bequem sowie schmerzarm sein. Es ist darauf zu achten, dass das Wundgebiet gut zugänglich und gut beleuchtet ist.
- Sofern absehbar ist, dass der Verbandwechsel mit großen Schmerzen verbunden sein wird, bekommt der Patient eine halbe Stunde vor dem Verbandswechsel ein Medikament nach ärztlicher Anordnung zur Schmerzstillung.

Pflegende:

- hygienische Händedesinfektion bereits vor der Materialzusammenstellung

Raum:

- Alle Fenster schließen, um eine Kontamination der Wunde durch Zugluft mit Luftkeimen zu verhindern.
- Vor und während des Verbandwechsels soll keine Raumreinigung erfolgen, da diese eine vermehrte Keimaufwirbelung bewirkt und die Gefahr der Keimbesiedelung der Wunde zur Folge haben kann.

Durchführung

- Patienten mit aseptischen Wunden sind immer vor Patienten mit septischen Wunden zu verbinden.
- Eine sterile sowie eine unsterile (Wischdesinfektion) Fläche werden gerichtet, sofern unterschiedliche Materialien erforderlich sind. Dabei werden sterile Gegenstände immer patientenfern, die unsterilen patientennah zurechtgelegt.
- Eine Abwurfmöglichkeit in Reichweite platzieren.
- Zum Verbandwechsel werden immer Handschuhe getragen, um eine Keimübertragung von den Händen des Personals auf die Wunde zu verhindern sowie zur Vermeidung von Kreuzinfektionen von Patient zu Patient und zum Selbstschutz.
- Der alte Verband wird mit unsterilen Handschuhen abgenommen, sein Aussehen wird beurteilt, wobei Beobachtungen, z. B. Durchfeuchtung, Blut- oder Eiterauflagen, dokumentiert werden. Daran schließt sich die Beobachtung der Wunde an. Hierzu gehört die Beurteilung von Wundheilungsstadium, Lokalisation, Nahttechnik, z. B. einfache Hautnaht oder Intrakutannaht, Flächen- und Tiefenausdehnung, Beläge/Absonderungen, z. B. Nekrosen, Eiter oder Blutung, Entzündungszeichen und Geruch.
- Wundbehandlung (in Zusammenarbeit mit dem Arzt) und Wundabdeckung erfolgen unter sterilen Bedingungen, d. h. mit sterilen Handschuhen bzw. sterilen Pinzetten sowie sterilen Wundauflagen.
- Unsterile Gegenstände zum mehrmaligen Gebrauch, wie Flaschen und Behälter für Hautdesinfektionsmittel, dürfen nicht mit kontaminierten Handschuhen, die mit der Wunde oder gebrauchtem Verbandmaterial in Berührung gekommen sind, angefasst werden. Es besteht anderenfalls bei nachfolgendem Gebrauch die Gefahr der Keimverschleppung. Geschieht dies doch, werden die Materialien nach Beendigung der Tätigkeit mit einem Flächendesinfektionsmittel gereinigt.
- Zum Fixieren von Wundauflagen eignen sich Pflasterstreifen, Klebemullverbandstoffe, Bindenverbände, Schlauch- oder Netzverbände. Werden Pflasterstreifen verwendet, so ist beim Anbringen darauf zu achten, dass sie nicht zirkulär geklebt werden, da es sonst zu Einschnürungen und Stauungen mit Durchblutungsstörungen kommen kann.

20.9.2 Verbandwechsel bei aseptischen Wunden

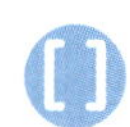

Definition

Aseptische Wunden, z. B. Operationswunden, sind frei von Krankheitskeimen.

Merke

Mit dem Verbandwechsel bei aseptischen Wunden will man durch eine aseptische Arbeitsweise Wunden von Krankheitskeimen freihalten (▶ Abb. 20.34).

Dazu gehört, dass aseptische Wunden möglichst selten verbunden werden, da jegliche Manipulation wie Verbandentfernung zur lokalen Unruhe führt. Operationswunden, die mittels einer Naht verschlossen sind, gelten bereits nach 48 Stunden als komplett dicht. Der 1. postoperative Verband soll deshalb so lange wie möglich belassen werden (z. B. erster Verbandwechsel nach 48 Stunden).

Vorbereitung

Der Materialbedarf richtet sich nach den Wundverhältnissen. Oft erweist sich die Verwendung eines Wundschnellverbands als ausreichend.

Durchführung

Wird eine Wundreinigung zum Entfernen z. B. von Sekret- und Blutkrusten oder eine Hautdesinfektion notwendig, sind dabei aseptische Regeln (S. 501) zu berücksichtigen.

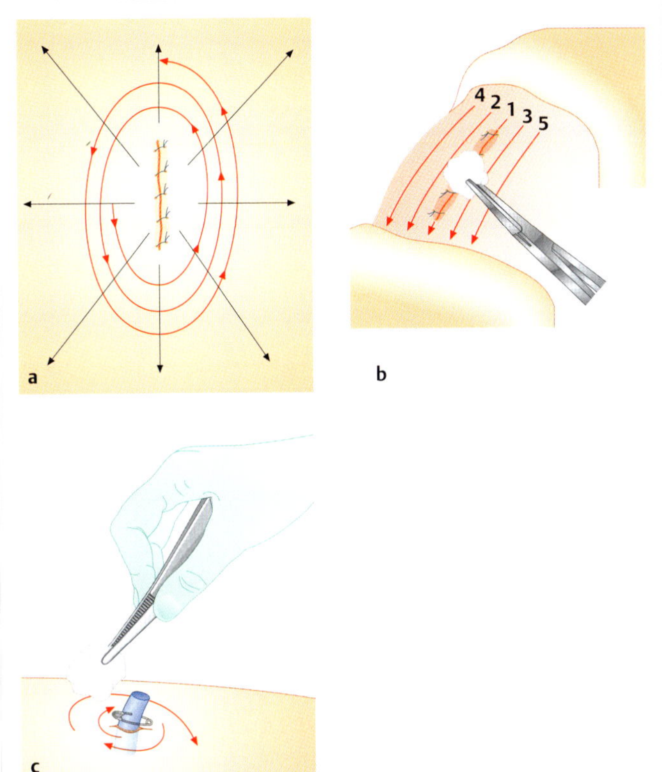

Abb. 20.34 Reinigung und Desinfektion aseptischer Wunden. Die aseptische Wunde wird von **innen nach außen** gereinigt oder desinfiziert. Keime der Umgebung werden so von der Wunde ferngehalten.

20.9.3 Verbandwechsel bei septischen Wunden

Definition

Als septische Wunden bezeichnet man Wunden, die infiziert, also mit Krankheitskeimen behaftet sind oder durch eine Lokalinfektion, wie z. B. Furunkeln hervorgerufen wurden.

Merke

Mit dem Verbandwechsel bei septischen Wunden will man vorhandene Krankheitskeime bekämpfen sowie deren Verschleppung und Ausbreitung vermeiden.

Der Verbandwechsel bei septischen Wunden grenzt sich gegenüber dem aseptischen vor allem durch die *antiseptischen Maßnahmen* zur Wundbehandlung ab, indem gezielt Krankheitskeime beseitigt werden. Häufigkeit und Intervall dieses Verbandwechsels richten sich i. d. R. nur nach einem festgelegten Verbandplan. Die Planung wird dabei den individuellen Wundverhältnissen angepasst. Stark sezernierende (sekretabsondernde Wunden) müssen evtl. mehrmals täglich behandelt und verbunden werden.

Merke

Chronische Wunden erfordern immer ein Wundmanagement. Dabei können u. a. Behandlungsmethoden wie die biochirurgische Wundreinigung mittels steriler Maden oder auch die Vakuumversiegelung der Wunde (V. A. C.-Therapie) eingesetzt werden.

Vorbereitung

Gegenstände:

- Das Verbandmaterial wird entsprechend der Wundsituation ausgewählt.
- Je nach Anordnung werden Mittel zur Wundbehandlung benötigt. Diese werden unterschieden in:
  - Mittel zur Reinigung der Wunde
  - Mittel zur Bekämpfung von Krankheitskeimen
  - Mittel zur Förderung von Granulation und Epithelialisierung
  - Mittel zur Abdeckung des Wundrands

Tab. 20.8 Gebräuchliche Mittel zur Wundbehandlung (Beispiele)

Mittel zur Reinigung der Wunde	Mittel zur Bekämpfung von Krankheitskeimen	Mittel zur Förderung von Granulation und Epithelialisierung
• NaCl-Lösung 0,9 % • Ringerlösung, Wasserstoffperoxid H_2O_2 3 % (schwemmt durch Gasbildung von atomarem Sauerstoff Partikel aus) • Spüllösungen sollten angewärmt verwendet werden, um die Wunde nicht auszukühlen	• Polihexanid-Lösung, wie z. B. Lavasept, Lavanid • PVP-Jod-Lösung/-Salbe, wie z. B. Betaisodona, Braunol • Octenidinlösung, wie z. B. Octenisept • Wundauflagen mit Silberbeschichtung, wie z. B. Contreet, Actisorb, AtraumanAg *Mittel zur Abdeckung des Wundrands:* • Zinkpaste • Vaseline • Stomaschutzsalben z. B. Stomahesive	• Alginate z. B. als Kompresse bzw. Tamponade, wie z. B. Algosorb, Algosteril, Comfeel-Alginatkompresse, Sorbalgon, Seasorb (absorbieren große Mengen an Exsudat und binden dieses gelartig) • Polyurethan-Schaumverbände, wie z. B. Allevyn, Cutinova hydro, Mepilex • Hydrokolloidverbände, wie z. B. Askina-Biofilm, Hydrokoll, Tegasorb, Combiderm, Varihesive • Hydropolymerverbände, wie z. B. Tielle, Spyrosorb • Hydrogelverbände/ Hydrogele, wie z. B. Varihesive-Hydrogel, Hydrosorb *Inaktive Wundauflagen:* • Mullkompressen • Saugkompressen, z. B. Zetuvit • Salbenkompressen, z. B. Adaptic

Eine begrenzte Auswahl von häufig verwendeten Wundbehandlungsmitteln ist ▶ Tab. 20.8 zu entnehmen.

Patient:

- Bei ausgedehntem, für den Patienten schmerzhaftem Vorgehen ist in angemessenem Abstand (ca. 30 Min.) vor dem Verbandwechsel auf ärztliche Anordnung ein Schmerzmittel zu verabreichen.

Pflegende:

- Die Pflegende muss unbedingt Schutzkleidung tragen.

Durchführung

- Die Durchführung durch 2 Pflegende ist bei aufwendig zu verbindenden Wunden empfehlenswert. Die Wundbehandlung erfolgt immer nach festgelegtem Behandlungsschema in Einzelschritten und ist stringent einzuhalten.
- Die Reihenfolge lautet:
  1. Wunde reinigen.
  2. Krankheitskeime bekämpfen.
  3. Granulation und Epithelialisierung fördern.
- Reinigungs- und Desinfektionsmaßnahmen werden nach aseptischen Regeln vorgenommen, indem bei deren Ausführungen stets eine Ausbreitung der Krankheitskeime vermieden wird. Das Reinigungs- und Desinfektionsverfahren hat immer zur Wunde hin zu erfolgen, da bei umgekehrter Handhabung Keime in das Umfeld gelangen würden (▶ Abb. 20.35).

Nachbereitung

Alle benutzten Materialien werden, sofern wieder verwendbar, desinfiziert oder sterilisiert.

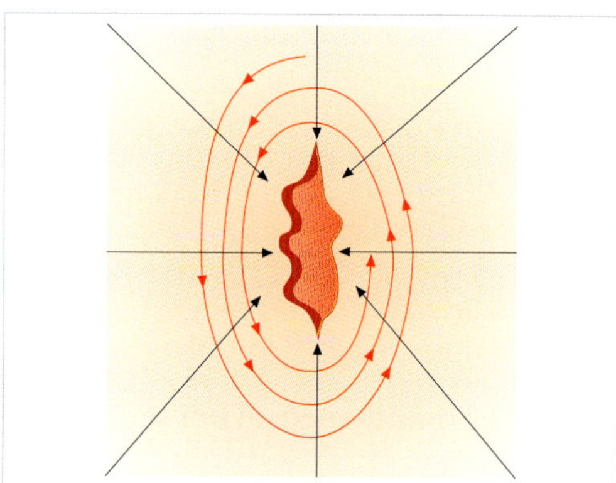

Abb. 20.35 Reinigung und Desinfektion septischer Wunden. Die septische Wunde wird von **außen nach innen** gereinigt. Damit wird eine Keimverschleppung in die Wundumgebung verhindert.

20.10 Röntgenuntersuchungen ohne Kontrastmittel

Lenore Lübke-Schmid

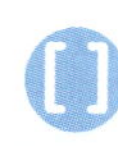

Definition

Ein Röntgenbild entsteht beim Durchqueren von Röntgenstrahlen (elektromagnetische Wellen) durch den menschlichen Körper. Je nach Gewebestruktur werden die durchfließenden Röntgenstrahlen mehr oder weniger absorbiert (geschwächt), wodurch eine unterschiedliche Belichtung (Schwarz-Weiß-Abstufung) des Röntgenbilds entsteht.

Knochendarstellungen auf dem Röntgenbild sind deshalb so hell, weil die dichte Knochenstruktur fast die gesamte Röntgenstrahlung absorbiert. Röntgenbilder werden entweder über einen Röntgenfilm oder als digitales Bildgebungsverfahren über eine entsprechende Speicherfolie gewonnen.

M!

Merke

Mitarbeiter, die mit Röntgenstrahlen in Kontakt kommen, müssen die in der Röntgenverordnung vorgeschriebenen Strahlenschutzmaßnahmen einhalten. Dazu gehören vor allem:

- Abschirmung von Röntgenstrahlen mittels Bleiwänden und Bleischürzen
- Abstand halten zur Strahlenquelle (mit zunehmendem Abstand nimmt die Strahlenintensität ab)
- möglichst kurze Verweilzeit im Strahlungsbereich

Leer- bzw. Übersichtsaufnahmen werden z. B. verordnet zur Abklärung des Vorhandenseins von freier Luft (bei Perforationen) in der Bauchhöhle, zur Beurteilung der Herzgröße, der großen Blutgefäße und der Lungenstruktur sowie evtl. vorhandener Frakturen. Zur Anfertigung des Röntgenbildes soll der Patient Schmuck und evtl. sonstige Metallteile am Körper entfernen.

20.11 Röntgenuntersuchungen mit Kontrastmittel

Zur Diagnose bei manchen Erkrankungen ist es notwendig, dass der Patient ein Kontrastmittel zu sich nimmt. Kontrastmittel können oral, rektal oder intravasal aufgenommen werden.

20.11.1 Magen-Darm-Passage

Bei der Magen-Darm-Passage (MDP) wird das Kontrastmittel vom Patienten geschluckt. Diese Röntgenuntersuchung dient der Beurteilung von Ösophagus und Magen-Darm-Kanal.

Vorbereitung

Der Patient muss nüchtern sein. Seine letzte Mahlzeit nimmt er spätestens am Abend zuvor zu sich. Er darf vor der Untersuchung auch nicht rauchen.

Nachbereitung

Evtl. werden Abführmaßnahmen zur raschen Ausscheidung des Kontrastmittels angeordnet. Das Kontrastmittel (Bariumsulfat) wird wieder unverändert ausgeschieden. Der Stuhlgang verfärbt sich dadurch weißlich. Die Patienten sind daraufhin zu beobachten und entsprechend zu informieren.

20.11.2 Kolonkontrasteinlauf

Mit dem Kolonkontrasteinlauf ist die röntgenologische Beurteilung des Dickdarms möglich.

Vorbereitung

Am Untersuchungstag bekommt der Patient ein leichtes Frühstück, sonst nur schlackenarme, voll resorbierbare Kost, z. B. klare Flüssigkeiten wie Fleischbrühe, Mineralwasser und Tee. Ferner werden Abführmaßnahmen durch stark wirksame Abführmittel verordnet. Weitere Abführmaßnahmen, z. B. ein Reinigungseinlauf oder eine orthograde Darmspülung, sind von der individuellen Patientensituation abhängig. Die bei einem Reinigungseinlauf verbliebenen Flüssigkeitsreste im Darm können die diagnostische Beurteilung erschweren, deshalb wird dieser nur im Ausnahmefall verordnet.

Nachbereitung

Der Patient wird auf Bauchbeschwerden beobachtet, sonst gleiche Nachbereitung wie bei der Magen-Darm-Passage beschrieben.

20.11.3 Angiografie/Arteriografie

Die Angiografie/Arteriografie (Angiogramm) wird zur Beurteilung von Arterien bzw. Arterienverlauf in bestimmten Organen, wie z. B. Gehirn, Herz und Nieren durchgeführt.

Vorbereitung

Die Gerinnungswerte müssen wegen der Nachblutungsgefahr vorliegen. Der Patient ist zur Untersuchung nüchtern. Ist die Einstichstelle zur Verabreichung des Kontrastmittels bekannt (z. B. A. femoralis in der Leistenbeuge), so wird diese, je nach Hausstandard, im Umkreis von ca. einer Handbreit rasiert.

Nachbereitung

Der Patient bekommt einen Druckverband auf die Einstichstelle. Er hat 24 Stunden Bettruhe und soll möglichst flach liegen. Des Weiteren werden Puls, Blutdruck und Hautfarbe wegen der Gefahr der Nachblutung sowie die Einstichstelle auf Hämatombildung und Nachblutung in definierten Zeitabständen kontrolliert. In regelmäßigen Abständen werden ebenfalls Durchblutung, Motorik und Sensibilität des Beines kontrolliert, auf dessen Seite sich der Druckverband befindet. Um das Kontrastmittel, das über die Niere ausgeschieden wird, schnell aus dem Körper zu eliminieren, soll der Patient viel trinken. Ein Steckbecken bzw. eine Urinflasche muss bereitstehen.

20.11.4 Cholegrafie

Die Cholegrafie (i. v.-Cholegramm/Cholangiogramm) wird zur Beurteilung der Gallenblase und Gallenwege durchgeführt.

Vorbereitung

Der Patient bekommt am Vortag der Untersuchung leichte, nicht blähende Kost. Bei Blähungen (Meteorismus) werden evtl. entgasende Tabletten, z. B. Lefax verordnet. Die Leberwerte (Bilirubin) werden bestimmt.

Nachbereitung

Bei komplikationslosem Untersuchungsverlauf ist keine Überwachung notwendig.

20.11.5 Urografie

Durch diese Untersuchung (i. v.-Urogramm) wird die Beurteilung von Nierenbecken, Harnleiter und Harnblase möglich.

Vorbereitung

Evtl. wird am Untersuchungsvortag ein Abführmittel verordnet, sonst wird wie bei der Cholegraphie verfahren. Der Patient entleert kurz vor der Untersuchung die Blase. Der Kreatininwert wird bestimmt.

Nachbereitung

Die Nachbereitung ist wie die bei der Cholegrafie.

20.11.6 Phlebografie

Die Phlebografie (Phlebogramm/Venogramm) als Gefäßdarstellung der Venen dient zur Beurteilung der Extremitätenvenen, z. B. vor Varizenoperationen oder bei Beckenvenenthrombose.

Vorbereitung

Der Patient ist zur Untersuchung nüchtern, evtl. wird eine Prämedikation verordnet. Zur Untersuchung müssen die Blutgerinnungswerte vorliegen.

Nachbereitung

Bei komplikationslosem Untersuchungsverlauf ist i. d. R. keine besondere Überwachung notwendig. Bettruhe wird verordnet.

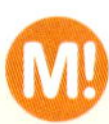

Merke

Bei der intravasalen, besonders bei der arteriellen Kontrastmittelgabe besteht die Gefahr der Überempfindlichkeitsreaktion gegen das Kontrastmittel (Anaphylaxie). Der Patient muss deshalb zur Untersuchung nüchtern sein, um bei Erbrechen eine Aspiration zu vermeiden. Des Weiteren können sich durch die Nahrungsaufnahme Darmgase entwickeln, die eine Beurteilung von Röntgenaufnahmen im Abdominalbereich erschweren. Ferner soll der Patient nach Untersuchungen mit nierengängigen Kontrastmitteln (z. B. einem i. v.-Urogramm, Herzkatheteruntersuchung) reichlich trinken, um eine rasche Ausscheidung des Kontrastmittels zu erreichen.

20.12 Computertomografie

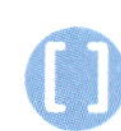

Definition

Bei der Computertomografie können mittels Röntgenstrahlen anatomische Querschnittsbilder (Schichten) vom menschlichen Körper angefertigt werden. Sie ist zu Diagnosemaßnahmen in allen Körperbereichen geeignet.

20.12.1 Vorbereitung

Die Patienten benötigen hierzu keine besondere Vorbereitung, sofern die Untersuchung ohne Kontrastmittel durchgeführt wird. Um unnötige Ängste zu vermeiden, sollte der Patient wissen, dass er sich während der Untersuchung in einem großen, röhrenartigen Apparat befindet.

20.12.2 Nachbereitung

Bei Kontrastmittelgabe gelten die oben beschriebenen Ausführungen (s. intravasale Kontrastmittelgabe).

20.13 Isotopenuntersuchungen

Die Isotopenuntersuchungen (Szintigrafie) sind nuklearmedizinische Untersuchungen, bei denen radioaktive Substanzen gespritzt, getrunken oder inhaliert werden. Diese reichern sich dann, je nach Stoffwechselaktivität in einem bestimmten Organ an. Mit einem Spezialgerät (Szintillationszähler) wird die radioaktive Strahlung über dem zu untersuchenden Organ gemessen. Das dabei angefertigte Szintigramm gibt Auskunft über Bau, Gestalt und Funktion des Organs.

20.13.1 Vorbereitung

Eine besondere Vorbereitung ist nicht notwendig. Die Patienten sollten vor der Untersuchung die Blase und evtl. den Darm entleeren, weil sie relativ lange ruhig auf dem Untersuchungstisch liegen müssen, was durch eine volle Blase erschwert wird. Schmuck und sonstige am Körper getragene Metallteile sind zu entfernen. Sie könnten das Untersuchungsergebnis verfälschen. Ebenso können Kontrastmitteluntersuchungen zu einer Verfälschung der Untersuchungsergebnisse führen. Sie dürfen deshalb erst nach der Isotopenuntersuchung erfolgen. Zur raschen Ausscheidung der radioaktiven Substanz bzw. zum besseren Nierendurchfluss müssen die Patienten vor manchen Untersuchungen, wie z. B. bei der Skelett- und Nierenszintigrafie, eine definierte Flüssigkeitsmenge trinken.

20.13.2 Nachbereitung

Um eine rasche Ausscheidung der radioaktiven Substanz über die Nieren zu bewirken, sollen die Patienten, sofern erlaubt, möglichst viel trinken. Schwangere und Kinder sollen sich am Untersuchungstag aus Strahlenschutz-Gründen nicht in der unmittelbaren Nähe des Patienten aufhalten.

20.14 Kernspintomografie

Definition

Bei der Kernspintomografie werden mittels Magnetfeldern bzw. elektromagnetischer Wellen, deren Signale ein Computer in Bilder umwandelt, Schnittbilder in allen Ebenen angefertigt. Sie erlauben die Beurteilung der Gewebestruktur und lassen Gewebeveränderungen, z. B. durch Tumoren, gut erkennen.

20.14.1 Vorbereitung

Der Patient muss für eine Kernspintomografie nicht besonders vorbereitet werden. Metallteile, z. B. Schmuck, sind zu entfernen. Patienten mit implantierten Metallteilen, wie Herzklappen oder künstliche Hüftgelenke, oder Patienten mit Herzschrittmachern dürfen keine Kernspintomografie bekommen.

20.15 Ultraschalluntersuchungen

Definition

Bei der Sonografie werden mithilfe von Schallwellen 2-dimensionale Schnittbilder von den untersuchten Organen angefertigt. Auch Bewegungsabläufe, wie Darmperistaltik, Herz- und Gefäßpulsation, oder der Fötus im Uterus können sonografisch untersucht werden.

20.15.1 Vorbereitung

Der Patient bedarf keiner besonderen Vorbereitungsmaßnahmen. Bei einer Oberbauchsonografie bekommt der Patient am Untersuchungsvortag keine blähenden Speisen und evtl. entgasende Medikamente, z. B. Sab Simplex verordnet. Er bleibt zu der Untersuchung nüchtern. Zur Sonografie der Beckenorgane ist meist eine gut gefüllte Harnblase notwendig, deshalb müssen die Patienten vorher reichlich trinken.

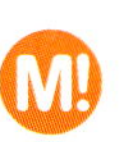

Merke

Röntgen-Kontrastuntersuchungen mit Bariumsulfat sollen erst nach der Sonografie erfolgen, weil die Kontrastmittelreste im Körper die Beurteilung der untersuchten Organe erschweren.

20.16 Endoskopische Untersuchungsmethoden

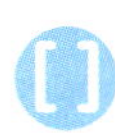

Definition

Bei der Endoskopie handelt es sich um die diagnostische Betrachtung (Spiegelung) von Körperhöhlen und Hohlorganen mit einem Endoskop. Das Endoskop ist ein röhrenförmiges Instrument, das mit einem optischen System und einer Lichtquelle ausgestattet ist (▶ Abb. 20.36).

Durch das Endoskop können Biopsien entnommen sowie Absaugungen und Spülungen vorgenommen werden. Auch chirurgische Eingriffe, z. B. die Entfernung des Blinddarms oder der Gallenblase können endoskopisch erfolgen.

20.16.1 Allgemeine Grundsätze

Vor endoskopischen Untersuchungen müssen Blutbild, Gerinnungswerte und evtl. eine Blutgruppenbestimmung durchgeführt werden. Die Patientenakte mit schriftlicher Einverständniserklärung, Röntgenbildern und Untersuchungsergebnissen sind zur Untersuchung mitzugeben. Evtl. ist eine Prämedikation verordnet, die der Patient vor der anstehenden Untersuchung erhalten muss. Weitere wichtige Punkte sind:

- Patient ist zur Untersuchung nüchtern und hat die Möglichkeit erhalten, Blase sowie Darm zu entleeren.
- Evtl. wird vor der Untersuchung eine venöse Verweilkanüle gelegt.
- Besonderheiten, wie Allergien oder evtl. vorhandene Infektionen, sind auf dem Anforderungszettel zu vermerken.

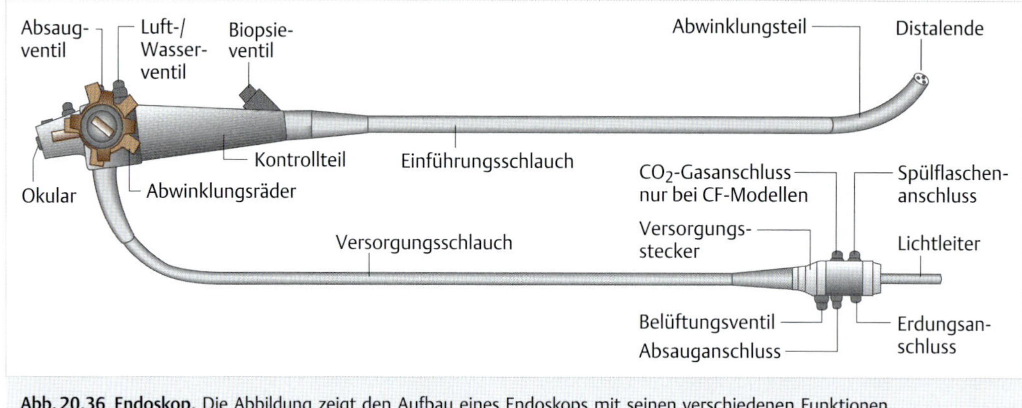

Abb. 20.36 Endoskop. Die Abbildung zeigt den Aufbau eines Endoskops mit seinen verschiedenen Funktionen.

Nach der Untersuchung ist i. d. R. eine Kontrolle der Vitalfunktionen notwendig. Die Häufigkeit der Kontrollen richtet sich nach der Art des Eingriffs (z. B. ist nach Entfernung von Gewebewucherungen oder bei Biopsien eine häufigere Kontrolle wegen der Nachblutungsgefahr notwendig) sowie nach dem Zustand des Patienten und der ärztlichen Anordnung. Die Patienten sind darauf hinzuweisen, dass sie sich bei Veränderungen in ihrem Befinden unverzüglich melden sollen. Dazu ist die Klingel griffbereit zu legen. Beim Auftreten von Komplikationen, wie Kreislaufversagen mit Pulsanstieg, Blutdruckabfall, Blässe und Schweißausbruch, Atemnot, starken Schmerzen oder Blutungen, ist der Arzt unverzüglich zu verständigen.

Untersuchungen sowie evtl. auftretende Besonderheiten werden in der Patientenakte dokumentiert.

Merke

Der Patient muss der Untersuchung mittels einer Einverständniserklärung zustimmen. Er ist über den Zweck und Ablauf der Untersuchung zu informieren. Auftretende Ängste und Sorgen werden ernst genommen und bestmöglich abgebaut.

20.16.2 Ösophagogastroduodenoskopie

Zu den Indikationen gehören:

- **diagnostische Indikation**: z. B. Spiegelung der Speiseröhre, des Magens, des Zwölffingerdarms sowie Gewebeentnahme
- **therapeutische Indikation**: z. B. Verödung von Ösophagusvarizen (Speiseröhrenkrampfadern), Bougierung (Dehnung) der Speiseröhre, Fremdkörperentfernung und Blutstillung

Vorbereitung

Der Patient ist nüchtern, die Zahnprothese wird entfernt, evtl. erfolgt eine Prämedikation zur Beruhigung.

Nachbereitung

Der Patient darf wegen der Gefahr des Verschluckens nach der Rachenanästhesie mindestens 2 Stunden keine Nahrung zu sich nehmen bzw. bis zum Abklingen der Rachenanästhesie. Wurde eine Gewebeentnahme vorgenommen, erfolgt die erste Nahrungszufuhr nach 4 Stunden. Beobachtung von Puls, Blutdruck und Hautfarbe in regelmäßigen Abständen ist wegen der Gefahr der Nachblutung angezeigt. Eine Bettruhe besteht für ca. 2 Stunden.

20.16.3 Endoskopisch retrograde Cholangiopankreatikografie (ERCP)

Zu den Indikationen gehören:

- **diagnostische Indikation**: z. B. Beurteilung des Gallengangsystems und des Bauchspeicheldrüsengangs durch Einspritzen eines Kontrastmittels in die Duodenalpapille mit anschließender Röntgenaufnahme und Gewebeentnahme
- **therapeutische Indikation**: z. B. Entfernung von Gallensteinen mittels einer Schlinge oder medikamentöser Auflösung

Vorbereitung

Der Patient darf 6 Stunden vor der Untersuchung keine Nahrung zu sich nehmen und 12 Stunden vorher nicht rauchen. Vor der Untersuchung wird die Zahnprothese entfernt und eine Prämedikation verabreicht.

Weitere Maßnahmen werden entsprechend den allgemeinen Grundsätzen (S. 507) durchgeführt.

Nachbereitung

Kreislaufüberwachung durch Beobachtung von Puls, Blutdruck, Hautfarbe, Schweißbildung in definierten Zeitabständen über mehrere Stunden hinweg wegen der Blutungsgefahr und der Nachwirkung der Prämedikation. Bei der diagnostischen ERCP bleibt der Patient ca. 2–3 Stunden nach Untersuchungsende nüchtern und hält für 2 Stunden Bettruhe. Nach einer Steinentfernung kann er nach Arztanordnung schluckweise Tee trinken und bekommt am folgenden Tag leichte Kost. Die Bettruhe sollte hier mehrere Stunden, meist bis zum Abend, eingehalten werden. Er soll 24 Stunden lang nicht Auto fahren.

20.16.4 Koloskopie/Rektoskopie

Zu den Indikationen gehören:

- **diagnostische Indikation:** Spiegelung des Dickdarms bzw. des Rektums und Gewebeentnahme
- **therapeutische Indikation**: z. B. Entfernung von Darmpolypen (Polypektomie) und Blutstillung

Vorbereitung

Bei der Koloskopie bekommt der Patient am Untersuchungsvortag ein leichtes Frühstück, dann nur noch voll resorbierbare Kost, z. B. klare Flüssigkeiten wie Tee, Mineralwasser oder Fleischbrühe. Zur völligen Entleerung des Kolons werden meist Abführmittel (z. B. Cascara Salax) und/oder eine orthograde Darmspülung verordnet. Dazu muss der Patient in einem bestimmten Zeitraum 1–3 Liter (wenn nötig mehr) körperwarme Elektrolytlösung trinken, bis der Stuhlgang wasserklar ist. Dadurch wird der Darmtrakt gespült. Am Vorabend der Untersuchung wird evtl. ein Reinigungseinlauf durchgeführt. Am Untersuchungstag werden nochmals 1–3 Liter Elektrolytlösung verabreicht, bis der Stuhlgang wasserklar ist. Zur Geschmacksverbesserung der Elektrolytlösung können Vitaminbrausetabletten oder Apfelsaft zugesetzt werden.

Vor Untersuchungsbeginn wird eine Prämedikation verabreicht. Weitere Maßnahmen sind entsprechend den allgemeinen Grundsätzen (S. 507) durchzuführen.

Bei der Rektoskopie genügt zum Abführen ein Klysma kurz vor dem Eingriff.

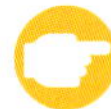

Pflegepraxis

Bei Patienten, die sehr ungern trinken oder nicht trinken können bzw. dürfen, kann die Trinklösung über eine Magensonde verabreicht werden.

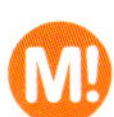

Merke

Bei Patienten mit Herz- oder Niereninsuffizienz ist die orthograde Darmspülung kontraindiziert.

Nachbereitung

Kreislaufkontrolle wegen der Gefahr der Nachblutung bei Polypektomie sowie Beobachtung der Stuhlausscheidung. Bettruhe muss über ca. 2 Stunden eingehalten werden. Eine Nahrungsaufnahme ist nach 1–2 Stunden, bei Darmblutungen jedoch erst nach Arztverordnung, wieder möglich.

Wegen der Perforationsgefahr während der Untersuchung wird im Anschluss an den Eingriff eine Übersichtsaufnahme des Abdomens angeordnet.

20.16.5 Laparoskopie

Zu den Indikationen gehören:

- **diagnostische Indikation**: z. B. Spiegelung der Bauchhöhle mit Begutachtung der Leberoberfläche, Gallenblase, Magen, Bauchfell, Milz und Beckenorgane
- **therapeutische Indikation**: z. B. Lösung von Verwachsungen in der Bauchhöhle und gynäkologische Eingriffe

Vorbereitung

Vorbereitet wird der Patient, indem der Bauchnabel gereinigt wird. Die Bauchhaut wird bei Bedarf kurz vor dem Eingriff rasiert. Der Patient erhält die verordnete Prämedikation. Für den Vorabend wird evtl. ein Einlauf bzw. ein Klysma angeordnet. Weitere Maßnahmen sind wie bei den allgemeinen Grundsätzen (S. 507) auszuführen.

Nachbereitung

Eine Kreislaufüberwachung erfolgt zunächst engmaschig ¼- bis ½-stündlich, dann langsam in größeren Abständen über insgesamt 12 Stunden (Nachblutungsgefahr). Beschwerdeäußerungen, Kontrolle des Wundverbands, der evtl. vorhandenen Drainagen und des Bauchumfangs (Gefahr der Nachblutung). Kontrolle der Ausscheidung (Verletzung der Harnleiter), Bettruhe bis zu 24 Stunden. Nach einer Leberpunktion liegt der Patient ca. 2 Stunden auf der rechten Seite, die Leber wird dabei mit einem Kissen oder Sandsack komprimiert (Blutstillung). Eine Schmerzmittelgabe erfolgt nach ärztlicher Anordnung. 2 Stunden nach der Untersuchung kann der Patient schluckweise Tee trinken, nach 4–6 Stunden ist bereits leichte Kost möglich.

20.16.6 Zystoskopie/Urethroskopie

Zu den Indikationen gehören:

- **diagnostische Indikation**: z. B. Spiegelung der Harnblase und Harnröhre; Anfertigung eines Röntgenbilds vom Nierenbecken und den ableitenden Harnwegen nach retrograder (über einen zystoskopisch eingeführten Harnleiterkatheter) Verabreichung eines Kontrastmittels; Gewebeentnahme
- **therapeutische Indikation**: z. B. Entfernung von Uretersteinen mittels einer Schlinge und von Papillomen (gutartige Schleimhautwucherung)

Vorbereitung

Bei Bedarf Intimtoilette durchführen und Blasenkatheter entfernen. Der Patient trinkt vor dem Eingriff ca. ½ Liter Flüssigkeit. Eine Prämedikation mit Schmerzmittelgabe wird vor allem bei Männern angeordnet. Ist eine Röntgenaufnahme geplant, muss zuvor abgeführt werden. Der Patient wird gebeten, seine Blase zu entleeren.

Weitere Maßnahmen sind wie bei den allgemeinen Grundsätzen (S. 507) auszuführen.

Nachbereitung

Nach der Untersuchung wird der Genitalbereich gesäubert. Weiterhin müssen der Kreislauf kontrolliert und die Urinausscheidung beobachtet werden. Der Patient soll reichlich trinken. Bei Beschwerdeäußerungen, Schmerzen oder bei Temperaturanstieg und Blutbeimengungen im Urin wird der Arzt benachrichtigt.

20.16.7 Bronchoskopie

Zu den Indikationen gehören:

- **diagnostische Indikation:** Spiegelung der Trachea und von Teilen des Bronchialbaums, Gewebeentnahme
- **therapeutische Indikation:** Entfernung von Fremdkörpern, Bronchiallavage (= Bronchialspülung) und Absaugen von festsitzendem Bronchialsekret

Vorbereitung

Der Patient muss zur Untersuchung nüchtern sein, er bekommt eine Prämedikation. Die Zahnprothese wird entfernt.

Weitere Maßnahmen sind, wie bei den allgemeinen Grundsätzen (S. 507) ausgeführt, zu handhaben.

Nachbereitung

Nach einer Bronchoskopie muss die Atmung des Patienten auf Dyspnoe und Stridor beobachtet werden (Gefahr eines Asthmaanfalls, Laryngospasmus), ebenso Hustenreiz und Auswurf. Wegen der Nachblutungsgefahr muss beim Auftreten von blutigem Sputum der Arzt unverzüglich benachrichtigt werden. Geringe Blutbeimengungen sind jedoch normal. Des Weiteren sind die Beobachtung von Hautfarbe (Zyanose bei O_2-Mangel), Kreislauf (engmaschig, da Kreislaufverschlechterung bei Nachblutung, Sauerstoffmangel) und Körpertemperatur wichtig (4–5 Std. nach einer Bronchiallavage kann es zum Temperaturanstieg bis ca. 39°C kommen).

Bettruhe besteht für ca. 2 Stunden; nach 2–3 Stunden kann der Patient Tee bzw. Normalkost zu sich nehmen.

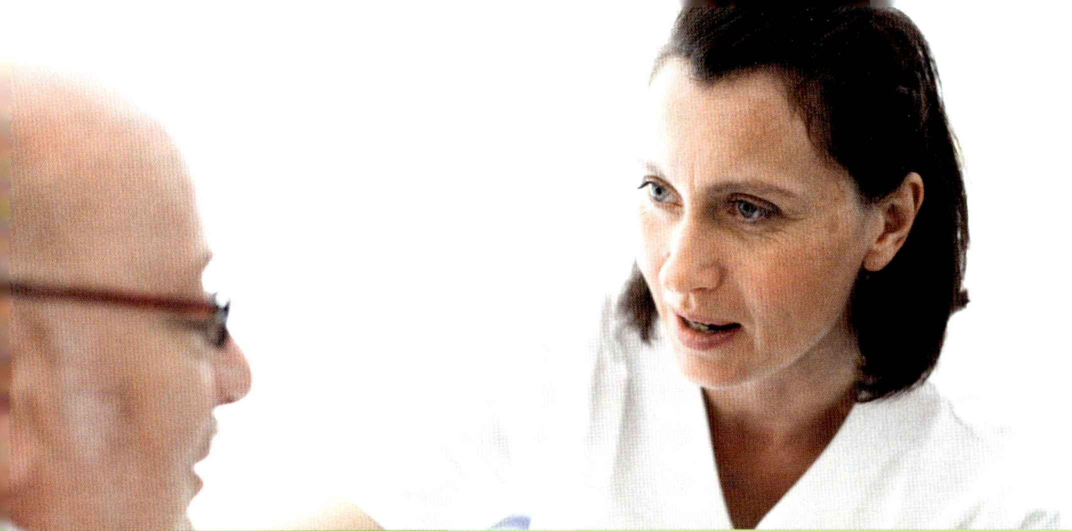

Kapitel 21

Krankenpflegehilfe in unterschiedlichen Pflegedisziplinen

21.1 Krankenpflegehilfe bei alten Menschen 512

21.2 Krankenpflegehilfe in der Inneren Medizin 519

21.3 Krankenpflegehilfe in der Chirurgie 531

21.4 Krankenpflegehilfe in der Geburtshilfe 543

21.5 Krankenpflegehilfe in der häuslichen Krankenpflege 548

21.6 Krankenpflegehilfe in der Psychiatrie 549

21.7 Pflegetherapeutische Ansätze 564

21 Krankenpflegehilfe in unterschiedlichen Pflegedisziplinen

Im folgenden Kapitel werden Pflegemaßnahmen bei Erkrankungen aus den Fachdisziplinen Innere Medizin, Chirurgie, Geburtshilfe und Psychiatrie vorgestellt. Die Auswahl der Pflegesituationen wurde von der Häufigkeit ihres Vorkommens sowie von Umfang und Vielfalt der dazugehörenden pflegerischen Aufgaben bestimmt.

Ausschlaggebend für die pflegerischen Aktivitäten sind vorwiegend Pflegeprobleme, die sich aus den Krankheitssymptomen ergeben. Deshalb wird zum besseren Verständnis vor jeder Pflegeplanung ein kurzer Überblick von krankheitsspezifischen Symptomen und Therapiemaßnahmen gegeben.

Die exemplarische Darstellungsweise der Pflege soll die Übertragung auf andere, nicht beschriebene Pflegesituationen erleichtern.

Die Krankenpflegehilfe bei alten Menschen wird an den Anfang gestellt, da sie, bis auf wenige Ausnahmen, interdisziplinär vorkommt und als Ergänzung zur Krankenpflegehilfe in den anderen Fachgebieten betrachtet werden soll.

Die Säuglingspflege wird im Rahmen der Wochenbettpflege bei der Geburtshilfe dargestellt.

Außerdem wird an dieser Stelle darauf hingewiesen, dass Pflegehilfemaßnahmen bei Patienten mit unheilbarer Krankheit (▶ Tab. 21.9), bei fieberhaften Erkrankungen (▶ Tab. 19.26) und bei eingeschränkter Atemfunktion (▶ Tab. 19.30) bereits in vorhergehenden Kapiteln besprochen wurden. Des Weiteren wurden pflegetherapeutische Ansätze mit aufgenommen, da sie für die pflegerische Praxis eine große Bedeutung haben. Dazu gehören die Basale Stimulation, das Bobath-Konzept und Kinästhetik.

21.1 Krankenpflegehilfe bei alten Menschen

Irmgard Frey, Beate Weisser

Der Alterungsprozess des Menschen führt zu Beeinträchtigungen der körperlichen und psychisch-geistigen Leistungsfähigkeit von individuell unterschiedlichem Ausmaß. Jedoch heißt Altern nicht immer nur Abbau von Fähigkeiten und Fertigkeiten und dadurch verminderte Lebensqualität. Es heißt auch Auseinandersetzen, Reagieren und sich Anpassen auf Veränderungen. Der älter werdende Mensch muss neue Probleme bewältigen und sein Leben danach planen. Der neue Lebenslauf bringt nicht nur Verluste für ihn, sondern auch Gewinne. Die Auseinandersetzung mit der Umwelt kann zu anderen Sinnfindungen führen. So kann sich der alte Mensch trotz Einschränkungen weiterhin wohl fühlen und in Würde leben.

Und dennoch können nicht alle Beeinträchtigungen im Alter beeinflusst werden. Das menschliche Leben hat Grenzen, es ist nicht unendlich.

21.1.1 Körperliche Beeinträchtigungen

Sie sind vorwiegend auf Verschleiß des Bewegungsapparats und durch nachlassende Organleistungen bedingt.

Folgende Beschwerden können auftreten:

- rasche Ermüdbarkeit, nachlassende Körperkraft
- langsamere und oft mit Beschwerden verbundene Bewegungsabläufe
- Verschlechterung des Hör- und Sehvermögens sowie des Riech- und Geschmackssinns
- nachlassendes Durstgefühl
- Neigung zu Schwindel, Juckreiz, Parästhesien und Schlafstörungen

21.1.2 Psychisch-geistige Beeinträchtigungen

Sie sind Folge von Veränderungen im Nervenstoffwechsel des Gehirns.

Häufig vorkommende Symptome sind dabei folgende:

- Ängste und depressive Verstimmung, z. B. durch nachlassende Körperkraft, Konflikte mit Angehörigen, Einsamkeit
- Gedächtnisstörungen, die sich oft in einer starken Vergesslichkeit äußern. Dabei ist das Altgedächtnis, d. h. die Erinnerungsfähigkeit an weiter zurückliegende Ereignisse, meist kaum beeinträchtigt
- Störungen der Lernfähigkeit durch Beeinträchtigung der Wahrnehmungs- und Merkfähigkeit
- Orientierungsverlust (Verwirrtheit) kann akut auftreten und vielerlei Ursachen haben, z. B. Blutdruckabfall, Infekte, Stoffwechselstörungen, Exsikkose, Medikamente, Partnerverlust oder Einweisung in ein Krankenhaus

21.1.3 Pflegeplanung

Bei der Krankenhausaufnahme eines alten Menschen ist die Erstellung einer umfassenden Pflegeanamnese von besonderer Bedeutung. Kenntnisse über Selbstständigkeit, bisherige Lebensgewohnheiten, Interessen etc. befähigen Pflegende dazu, drohenden Angst-, Unruhe- und Verwirrtheitszuständen entgegenzuwirken (▶ Abb. 21.1).

Die Pflegeanamnese sollte daher u.a. abfragen:

- Mobilität/Selbstständigkeit
- Gedächtnis und Reaktionsvermögen
- Seh- und Hörfähigkeit
- Appetit und Essverhalten
- Schlaf- und Wachrhythmus
- körperliche Beschwerden
- Beherrschen der Blasen-Darm-Funktion
- Unterhaltungs- und Beschäftigungsmöglichkeiten, Interessen

Die Pflegeplanungsgrundlage in ▶ Tab. 21.1 orientiert sich an den bei alten Menschen am häufigsten vorkommenden Pflegeproblemen.

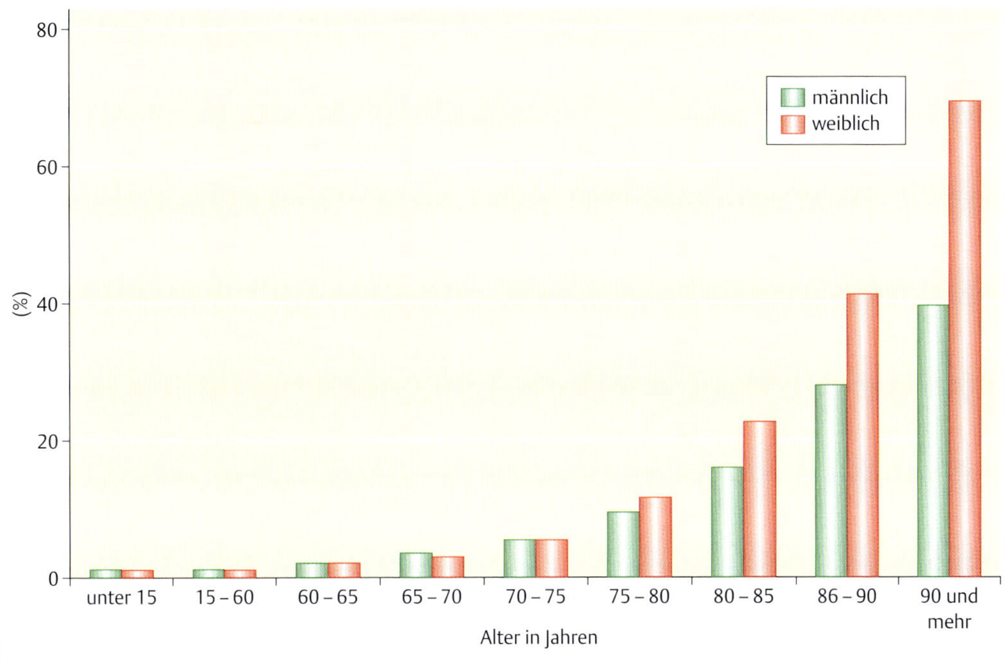

Abb. 21.1 Pflegebedürftigkeit in Deutschland. Pflegebedürftige Frauen und Männer nach Altersgruppen in Tausend (Quelle: Statistisches Bundesamt, 2010).

Tab. 21.1 Planungsgrundlage für die Pflege bei alten Menschen

ATL	Pflegeproblem	Pflegeziel	mögliche Pflegeaktivitäten

Ruhen und Schlafen	Alte Menschen können nachts verwirrt sein. Wenn sie aufwachen, wissen sie nicht, wo sie sind. Es kann deshalb zu Unruhe und Schlafumkehr kommen. Das Problem dabei ist, dass sie zu wenig schlafen und dadurch geschwächt werden.	Beim nächtlichen Erwachen ist für Sicherheit gesorgt. Der Schlaf nachts ist ausreichend lang und erholsam.	• Einschlafrituale (Pflegeanamnese) möglichst einhalten
			• das Nachtlicht die ganze Nacht einschalten
			• die Klingel stets griffbereit legen; erklären, wie sie funktioniert
			• dem Patient beim Erwachen auf Wunsch Toilettengang ermöglichen oder die Inkontinenzeinlage wechseln
			• evtl. zu trinken geben
			• tagsüber den alten Menschen seinen Fähigkeiten gemäß aktivieren, z. B. tgl. morgens und mittags ½ Stunde
			• Therapieprogramm zu Aktivierung erstellen oder den alten Menschen in das bestehende eingliedern
			• die Mittagsruhe relativ kurz halten, nicht länger als 45–60 Minuten
			• weitere Maßnahmen zur Schlafförderung (S. 316)
			• Beobachtungsmaßnahmen:
			  ◦ Einschlaf- oder Durchschlafstörungen
			  ◦ zu frühes Erwachen
			  ◦ schlafhindernde Faktoren, z. B. Unruhe im Zimmer/Flur, Angst, Harndrang und trockener Mund

21

Tab. 21.1 Fortsetzung

ATL	Pflegeproblem	Pflegeziel	mögliche Pflegeaktivitäten
sich bewegen	Durch Schmerzen verschiedenster Ursachen oder durch allgemeine Schwäche kann sich der alte Mensch schlecht bewegen. Das Problem dabei ist, dass • Kontrakturen, • Muskelschwäche, • Dekubitus, • Thrombose oder • Pneumonie entstehen können. Je länger der alte Mensch sich bewegt, desto länger erhält er sich seine Selbstständigkeit und kann dadurch in Würde leben und älter werden.	Der alte Mensch ist schmerzfrei und bewegt sich tagsüber außerhalb des Bettes genügend. Zusätzliche Schädigungen bzw. Erkrankungen sind dadurch vermieden.	• Der Bewohner erhält eine adäquate Schmerztherapie. • Der Bewohner soll täglich (mehrfach) das Bett verlassen. • Beim Aufstehen vom Bett genauso wie beim Aufstehen vom Stuhl/Sessel Unterstützung anbieten. • Entweder mithilfe der Pflegenden oder mit dem Gehwagen 3-mal täglich über die Station gehen, jeweils 5 Minuten lang und wenn möglich, auch Treppen steigen **Beispiel** • Angehörige mit einbeziehen, auch zu kleinen Spaziergängen im Freien anregen • für entsprechende Altersgymnastik (Hockergymnastik, Ball spielen, Tanzen usw.) sorgen, s. ATL „Sich beschäftigen" (S. 444) • bei bettlägerigen Patienten Prophylaxen durchführen: ◦ Dekubitus (S. 335) ◦ Thrombose (S. 339) ◦ Kontrakturen (S. 332) ◦ Pneumonie • Beobachtungsmaßnahmen: ◦ Grad der Selbstständigkeit ◦ Mobilität und Motorik ◦ Beweglichkeit der Gelenke ◦ Äußerungen von Beschwerden
sich waschen und kleiden	Bedingt durch körperliche und/oder geistige Einschränkungen sowie eingeschränkter Bewegungsfähigkeit kann der alte Mensch • die Körperpflege, • das Aussuchen und Wechseln der Kleider und Unterwäsche sowie • das An- und Auskleiden nicht mehr alleine ausführen. Das Problem dabei ist, dass durch mangelnde Hygiene ein gewisser Grad von Verwahrlosung und damit körperliche Schäden und „Sich nicht wohl fühlen" und Alleinsein eintreten können.	Die Körperpflege, das Aussuchen und Wechseln der Kleider und Unterwäsche sowie das An- und Ausziehen werden täglich vom alten Menschen selbstständig oder mit pflegerischer Unterstützung durchgeführt. Haut und Schleimhäute sind intakt. Der Bewohner/die Bewohnerin ist gepflegt. Andere Menschen halten sich gerne in seiner Nähe auf.	• täglich zur gleichen Zeit die Körperpflege durchführen • Duschen oder Waschen am Waschbecken vereinbaren (z. B. jeden 2. Tag duschen) • Wünsche nach persönlicher Seife, Zahnpasta, Körperlotion, Deospray respektieren • Intimsphäre wahren, Vorhang/Sichtschutz benutzen • vor Unfällen im Bad schützen (Ausrutschen auf dem Boden oder in der Dusche/Wanne, zu heißer Fön usw.) • Kleider gemeinsam aussuchen, Jahreszeit beachten • den alten Menschen zum Kleiderwechsel ermuntern • Mundpflege mind. 2-mal täglich, Haarwäsche und Nagelpflege wöchentlich 1-mal vereinbaren (z. B. mittwochs) • pflegerische Hilfe – wenn nötig – anbieten, dabei nicht drängen, sondern genügend Zeit lassen (aktivierende Pflege). Der alte Mensch sollte soviel als möglich selbst übernehmen, z. B. putzt sich die Zähne selbstständig, Pflegende füllt den Becher mit Wasser und drückt die Paste auf die Bürste, zieht Oberhemd oder Bluse selbstständig an, knöpft die Knöpfe zu usw. • Beobachtungsmaßnahmen, z. B.: Pflegezustand der Haut- und Schleimhäute, ob geschmeidig oder trocken, ob Mundschleimhaut feucht, Zunge belegt; Aussehen der Kleidung und Ressourcen bei der Körperpflege

Tab. 21.1 Fortsetzung

ATL	Pflegeproblem	Pflegeziel	mögliche Pflegeaktivitäten
essen und trinken	Bedingt durch • Mangel an Hunger- und Durstgefühl, • schlecht sitzende Zahnprothesen, • Zittern der Hände oder des Kopfes isst und trinkt der alte Mensch zu wenig und zu einseitig. Das Problem dabei ist, dass • er an Gewicht verliert, • austrocknet (exsikkiert), • schwächer wird und dass • Verwirrtheit auftreten kann.	Der alte Mensch isst genügend, abwechslungsreich, mit Appetit. Sein Körpergewicht ist gleichbleibend. Er trinkt täglich die Menge, die für ihn errechnet wurde. Seine Selbstständigkeit beim Essen und Trinken ist gewährleistet.	• wenn möglich, den alten Menschen zum Essen an den Tisch zu den anderen Patienten setzen • Zahnprothesensitz vom Zahnarzt überprüfen lassen • Konsistenz der Nahrung dem Kauvermögen anpassen • bei Zittern große Teller und Tassen verwenden; Teller und Tassen nicht ganz füllen; Kleidung durch große Servietten schützen und keinen Kommentar dazu abgeben, wenn Nahrung verkleckert wurde • zum Essen Zeit lassen, evtl. in der Mikrowelle Essen noch einmal erwärmen • 5–6 kleinere Mahlzeiten anbieten • Lieblingsgetränke herausfinden; genauen Trinkplan aufstellen und die geplanten Zeiten und Trinkmengen einhalten und bilanzieren • auf korrekte Medikamenteneinnahme achten, evtl. eingeben • Beobachtungsmaßnahmen: ○ wie viel wird pro Mahlzeit gegessen/getrunken ○ was wird mit Vorliebe gegessen/getrunken ○ Selbstständigkeit/erforderliche pflegerische Unterstützung ○ Körpergewicht ○ Hautturgor bezüglich Exsikkose ○ Verwirrtheitszustände und Obstipation
ausscheiden	Der alte Mensch leidet häufig an • Harn- und Stuhlinkontinenz und • Obstipation. Das Problem dabei ist, dass • die Haut im Genital- und Analbereich schmerzhaft gerötet ist, • die Bauchdecke schmerzhaft gespannt ist, • für das Pressen auf der Toilette die Kraft nicht reicht oder • das Pressen schmerzhaft ist.	Die Stuhl- und Urinausscheidungen sind regelmäßig. Die Haut im Anal- und Genitalbereich ist reizlos und intakt. Der Darm entleert sich ohne Schmerzen und ohne Kraftanstrengung.	• Kontinenz- und Toilettentraining (S. 393) durchführen • den alten Menschen bei der Intimhygiene unterstützen • Obstipation möglichst diätetisch beseitigen • Abführmaßnahmen lt. Arztverordnung durchführen • Beobachtungsmaßnahmen: ○ Urin auf Menge, Geruch und Aussehen ○ Stuhl auf Menge, Konsistenz ○ Häufigkeit und Schmerzen bei der Darmentleerung ○ Haut im Genitalbereich auf Rötung/Wundsein ○ Bauch, ob hart oder weich
für Sicherheit sorgen	Bedingt durch Schwäche, Schwindel und Bewegungsunsicherheit ist der alte Mensch sturzgefährdet. Durch Verwirrtheit und Orientierungsverlust • kann er sich verlaufen, • verkennt er Gefahren (Feuer, Gas, Fenster usw.) und • verkennt er Personen (Problem der Nähe/Distanz und dadurch Ärger/Streit mit Mitpatienten). Erklären Sie dem alten Menschen alle Sicherungsmaß-	Der alte Mensch bewegt sich ungefährdet und sturzsicher innerhalb und außerhalb der stationären Einrichtung. Er verlässt die Station nicht alleine. Der alte Mensch hat allein keinen Zugang zu Feuer, Gas usw. Streit/Aggressionen mit Mitpatienten sind vermieden.	Ein individueller Maßnahmenplan zur Sturzprophylaxe wird erstellt, Maßnahmen, Hilfsmittel und Umgebung sind dem Risiko des Patienten angepasst und fördern seine Mobilität, z. B.: • Handläufe an den Wänden anbringen lassen • Schuhwerk prüfen auf rutschfeste Sohlen und geschlossene Schuhe • Hilfsmittel, z. B. Rollator, anbieten und mit dem Bewohner das Gehen damit üben; wichtige Wege so lange mit dem alten Menschen gehen/üben, bis er sich auskennt • dem alten Menschen immer wieder nahe legen, er solle bei Unwohlsein nicht allein das Bett verlassen, sondern sich melden, damit er nicht über Kabel, Möbel, Abfalleimer usw. stolpert. Diese so platzieren, dass der Weg zur Türe frei ist

Tab. 21.1 Fortsetzung

ATL	Pflegeproblem	Pflegeziel	mögliche Pflegeaktivitäten
	nahmen oft. Sprechen Sie dabei laut, deutlich und langsam. Sie verhindern dadurch Angst und Misstrauen, der alte Mensch gewinnt mehr Sicherheit und Selbstvertrauen.		• an fahrbaren Möbelstücken (Nachttisch, Nachtstuhl usw.) die Bremsen feststellen, damit die Möbel beim Anfassen und Festhalten nicht wegfahren • Wege und Türen (innen und außen) mit großen Symbolen/ großer Schrift kennzeichnen • Steckdosen sichern • Fenster sichern • evtl. Küche zu bestimmten Zeiten abschließen • Pflegende stellen sich wiederholt mit Namen vor • Fotos von allen Mitarbeitern mit Namen aufhängen • an die Zimmertüren große Schilder anbringen, z. B. Blumenposter Beobachtungsmaßnahmen: • Sturzrisiko (Tritt- und Gehsicherheit) der Bewohner • Orientierungssinn auf Raum, Zeit, Ort, Person, Situation • Aktivitäten: ist der Bewohner aktiv, ist sein Tun realitätsfremd usw.

sich beschäftigen	Bedingt durch
	• Gedächtnis- und Konzentrationsschwäche,
	• Verwirrtheit,
	• ausgeprägten Tremor und
	• körperliche Schwäche
	kann sich der alte Mensch nicht mehr so beschäftigen, wie er es gewohnt war.
	Das Problem dabei ist, dass durch mangelnde Anregungen des Geistes und des Körpers verbliebene Fähigkeiten und Fertigkeiten zum Erliegen kommen und der alte Mensch teilnahmslos wird.
	Vorsicht: Alte Menschen haben Ruhe verdient. Sie sind schnell überfordert und resignieren. Daher sollen Pflegende die Aktivitäten sorgfältig und gezielt auswählen und den zeitlichen Rahmen vorgeben und einhalten.
		Seinen geistigen und körperlichen Fähigkeiten entsprechend ist der alte Mensch mit Freude und Lust morgens und nachmittags je 2 Std. (das ist ein Beispiel) aktiv. Ruhepausen sind gewährleistet.	• den alten Menschen selbst und seine Angehörigen nach Lieblingsbeschäftigungen fragen
			• diese auf den momentanen Zustand abändern, z. B.
			  ◦ wurde früher gerne Kuchen gebacken, jetzt werden die Äpfel zu Apfelmus verarbeitet
			  ◦ wurde früher gerne gelesen, jetzt Zeitung anbieten, evtl. kleine Artikel vorlesen, darüber diskutieren
			• Folgende Aktivitäten sind Beispiele und können abgewandelt und miteinander kombiniert werden:
			  ◦ täglich 1-mal 10 Minuten lang Gedächtnistraining zusammen mit anderen Patienten durchführen
			  ◦ täglich 1-mal 20 Minuten lang Gesellschaftsspiele machen
			  ◦ täglich 1-mal 10 Minuten lang die Fingergeschicklichkeit üben
			  ◦ täglich 1-mal 10 Minuten lang zeichnen, malen, Musik hören, spazieren gehen
			• dem alten Menschen die stattfindenden Veranstaltungen des Hauses/der Station anbieten, 1-mal pro Woche soll er daran teilnehmen
			• Angehörige/Bezugspersonen bitten, sie mögen ebenfalls an diesen Veranstaltungen teilnehmen. Das gibt dem alten Menschen ein „Gefühl von früher", das macht Spaß
			• Beobachtungsmaßnahmen:
			  ◦ Ressourcen herausfinden, das ist wichtiger, als Defizite zu beschreiben
			  ◦ Interessen herausfinden
			  ◦ beobachten, nach welcher Zeit sie/er ermüdet

Tab. 21.1 Fortsetzung

ATL	Pflegeproblem	Pflegeziel	mögliche Pflegeaktivitäten

kommunizieren	Der alte Mensch ist in seinem Seh- und Hörvermögen eingeschränkt. Das Problem dabei ist, dass er
	• mit anderen Menschen nur noch wenig Kontakt aufnehmen kann und dadurch vereinsamt,
	• die Freude am Leben verliert und sich zurückzieht und
	• unsicher/aggressiv werden kann, da er nicht richtig hört und sieht und daher nicht weiß, ob und was man über ihn redet.
	Überlegen Sie bei zunehmender Einschränkung von Hör- und Sehvermögen, ob und wie andere Sinneswahrnehmungen gefördert werden könnten, z. B. Riechen, Schmecken, Tasten und Fühlen.
		Das Seh- und Hörvermögen ist durch das Tragen von Brille und/oder Hörgerät optimiert. Der alte Mensch ist seinen Ressourcen entsprechend in das Stationsleben integriert, das heißt: Er sitzt nicht alleine; unterhält sich mit anderen; bewegt sich sicher auf der Station.	• die Brille mindestens 1-mal täglich saubermachen
			• das Hörgerät täglich auf Funktionstüchtigkeit und richtigen Sitz überprüfen
			• beide Hilfen in Reichweite des alten Menschen legen, bei der Anwendung Hilfe an bieten; zum Umgang mit seh- und hörbehinderten Menschen s. Kap. 19.10.6 (S. 451)
			• Äußerungen der alten Menschen ernst nehmen und darauf eingehen. Beispiele:
			  ○ „Mit mir spricht keiner gerne!"
			  ○ „Die mögen mich nicht!"
			  ○ „Ich glaube, die reden über mich!"
			  ○ „Ich habe keine Lust, an ... teilzunehmen, ich würde gerne mal wieder ... tun."
			• Beobachtungsmaßnahmen:
			  ○ regelmäßig überprüfen, bzw. im Zusammenleben ständig beobachten, ob sich das Seh- und Hörvermögen verschlechtert
			  ○ beobachten, ob der alte Mensch von sich aus auf Mitpatienten/Mitarbeiter zugeht und mit ihnen redet – wird er dabei akzeptiert oder abgewiesen, wie reagiert der Betroffene darauf?

Sinn finden	Bedingt durch körperliche Beschwerden und nachlassende Kräfte nimmt beim alten Menschen die Selbstpflege- und Alltagskompetenz ab. Das Problem dabei ist, dass der Betroffene für sich im Leben keinen Sinn mehr sehen kann und mit Ängstlichkeit und Resignation reagiert.	Die Selbstpflege- und Alltagskompetenzen nach den Möglichkeiten des Bewohners unterstützen/erhalten. Der alte Mensch ist anerkannt und wird ernst genommen. Er/sie fühlt sich sicher und geborgen. Er/sie lebt relativ gerne in der stationären Einrichtung.	• bei der Pflegeplanung den alten Menschen mit einbeziehen
			• diejenigen Tätigkeiten, die er/sie selbst bewältigen kann, schriftlich festhalten
			• alle Mitarbeiter orientieren sich daran
			• keine Ressource der allgemeinen Hektik unterordnen
			• Betroffenen nicht überfordern (ist verunsichert, lässt Misserfolge erleben, verstärkt Depressionen, erhöht die Abhängigkeit vom Pflegenden)
			• den alten Menschen in angemessener Weise loben, z. B. „Ich finde es gut, dass Sie großen Wert darauf legen, selbstständig zu sein."
			• Besuch von Gottesdiensten und Festlichkeit ermöglichen, Angehörige mit einbeziehen und jedes Bemühen um Mitarbeit anerkennen
			• Beobachtungsmaßnahmen:
			  ○ Ist die Stimmung depressiv oder zuversichtlich?
			  ○ Nehmen die Selbstpflegefähigkeiten durch das tägliche Üben zu oder durch fortschreitenden Kräfteschwund ab?
			  ○ Wie verhält sich der alte Mensch gegenüber Angehörigen/Mitarbeitern?
			  ○ Sind Mimik und Gestik lebhaft oder verlangsamt?

Mann und Frau sein	Bedingt durch den Verlust der Selbstpflege- und Alltagskompetenz und die Zunahme altersbedingter Schwächen und Beschwerden (im vorangehenden Text besprochen) ist die Selbstwahrnehmung verändert/gestört und sind die Schamgefühle sehr ausgeprägt. Das	Der alte Mensch wird in seinem Frau- oder Mann-Sein in der stationären Einrichtung menschenwürdig behandelt.	• den alten Menschen stets korrekt mit vollem Namen anreden • vertrauliches Ansprechen oder Du-Sagen unbedingt unterlassen • alle Pflegenden halten sich an diese Regel • offene Besuchszeitregelungen für Lebenspartner, Angehörige (insbesondere Enkelkinder), Freunde • Intimsphäre bei allen Pflegetätigkeiten wahren • über alle Pflegetätigkeiten informieren, den Sinn kurz erklären

Tab. 21.1 Fortsetzung

ATL	Pflegeproblem	Pflegeziel	mögliche Pflegeaktivitäten
	Problem dabei ist, dass sich der alte Mensch möglicherweise wie ein Kind fühlt und verhält, seine eigene Meinung nicht mehr äußert. Gehen Sie mit den Ihnen anvertrauten alten Menschen in der Weise um, wie Sie sich dies später einmal von Ihren Betreuern wünschen.		• Beobachtungsmaßnahmen: ◦ achten Sie auf die Stimmungslage ◦ hören Sie Äußerungen, die Hinweise auf Zuversicht oder Bitterkeit oder Resignation geben können ◦ nehmen Sie diese Äußerungen ernst und handeln Sie danach

21.1.4 Aspekte der geriatrischen Rehabilitation

Die Bevölkerungsentwicklung, von der man weiß, dass der Anteil der alten Menschen immer höher wird, bringt für die Gesellschaft genauso wie für die Medizin und Pflege neue Aufgaben mit sich. Der Anteil der über 60-Jährigen wird von jetzt 20 % bis zum Jahr 2025 auf ca. 32,5 % ansteigen (▶ Abb. 21.2).

Die hinzugewonnene Lebenszeit, so wünschen es sich die jetzigen und künftigen Alten, sollte nicht durch Krankheiten und Behinderungen belastet werden. Das Leben mit seinen täglichen Anforderungen an die alternden Menschen sollte, so der Anspruch, mit möglichst wenig Hilfe bewältigt werden. Schränken nun mehrfache Erkrankungen und Altersveränderungen diese Selbstständigkeit ein und resultieren daraus massive Behinderungen, so bezeichnet man die alternden Menschen als geriatrische Patienten, die medizinischer, pflegerischer und rehabilitativer Maßnahmen bedürfen.

Einige Beispiele, die verdeutlichen, wann medizinische und rehabilitative Maßnahmen aufgrund von Krankheit, Altersveränderung bzw. Behinderung notwendig werden:

- akute Herzerkrankung
- körperliche Schonung – Bewegungsmangel
- Muskelschwund – erschwertes Treppensteigen
- selbstständig außer Haus gehen/einkaufen erschwert
- Verlust von sozialen Bindungen – Vereinsamung – evtl. Depression

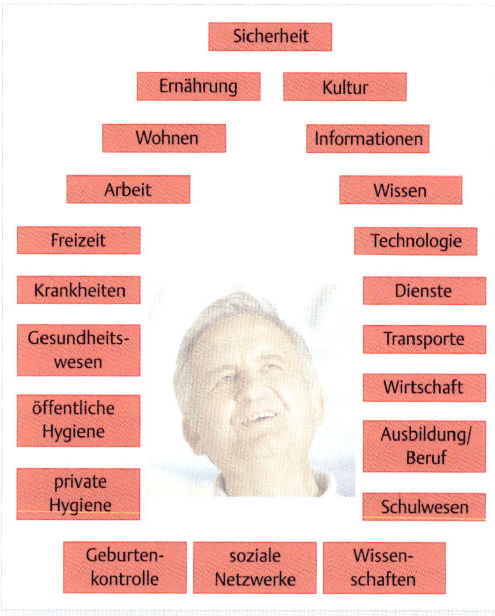

Abb. 21.2 Lebenserwartung. Viele Faktoren führen zu einer immer höheren Lebenserwartung (nach Imhof).

Geriatrische Patienten sollen durch Rehabilitationsmaßnahmen ihre Selbstständigkeit weitest möglich wiedererlangen. Es wird dabei an die Therapie von körperlichen und seelisch/geistigen Defiziten genauso gedacht wie an die ganz praktischen Veränderungen im Umfeld des Patienten, z. B. in Haus und Wohnung. Wohnt der geriatrische Patient nicht mehr in der eigenen Wohnung, ist ein selbstständiges Zurechtkommen in der entsprechenden Einrichtung Ziel der geriatrischen Rehabilitation.

Da stationäre Einrichtungen, wie Altenheime, gerontopsychiatrische Abteilungen, internistische Abteilungen an Allgemeinkrankenhäusern u. Ä., diesen Anforderungen aufgrund ihrer besonderen Strukturen nicht gerecht werden können, sind geriatrische Rehabilitationsabteilungen notwendig. In diesen Einrichtungen arbeiten die unterschiedlichen Berufsgruppen kompetent im therapeutischen Team zusammen, um eine sinnvolle Rehabilitation der geriatrischen Patienten zu erreichen.

21.2 Krankenpflegehilfe in der Inneren Medizin

Lenore Lübke-Schmid, Beate Weisser

21.2.1 Krankenpflegehilfe bei Patienten mit Herzinsuffizienz

Definition

Bei der Herzinsuffizienz handelt es sich um eine Herzmuskelschwäche, die mit einer verminderten Pumpleistung des Herzens einhergeht. Je nach Ausprägungsgrad der Erkrankung können Symptome entweder bei körperlicher Belastung oder schon im Ruhezustand auftreten.

Symptome

Die Symptome der Herzinsuffizienz sind je nach betroffener Herzhälfte unterschiedlich. Bei einer vorwiegenden Schwäche der linken Herzhälfte handelt es sich um eine Linksherzinsuffizienz, bei der rechten Herzhälfte um eine Rechtsherzinsuffizienz. Sind beide Herzhälften gleichermaßen betroffen, hat der Patient eine Globalinsuffizienz. Die Anzeichen einer Herzinsuffizienz sind ausführlich in ▸ Tab. 21.2 beschrieben.

Therapie

Die Auswahl ist beispielhaft getroffen:
- Dilatatoren (gefäßerweiternde Substanzen) zur Senkung der Nachlast
- Betablocker zur Ökonomisierung der Herzarbeit
- Digitalispräparate zur Herzkraftstärkung
- Diuretika zur Ausschwemmung der Ödeme
- Expektoranzien zur Auswurfförderung
- leicht verdauliche Kost mit kleinen Mahlzeiten, natriumarme Kost
- bilanzierte Flüssigkeitszufuhr zur Ödemprophylaxe und zur Entlastung des Herzens
- O_2-Gabe bei Dyspnoe und Zyanose
- Antikoagulanzien zur Thromboseprophylaxe
- bei Bedarf Abführmittel
- Vermeiden von Risikofaktoren, z. B. Rauchen

Bedeutung für den Patienten

Die Herzinsuffizienz ist eine chronisch verlaufende, d. h. nicht heilbare Erkrankung. Die Patienten erleben immer wieder einen Wechsel der Befindlichkeit und sind deshalb in ihrer psychischen Verfassung oft beeinträchtigt und deprimiert. Dazu kommen bei einer Verschlechterung der Symptome evtl. immer wieder notwendige Krankenhausaufenthalte, die den Patienten aus seinem Umfeld herausreißen und beunruhigen.

Pflegerische Maßnahmen

Bei der Pflege eines Patienten mit einer schweren oder entgleisten (dekompensierten) Herzinsuffizienz sind folgende Pflegeschwerpunkte zu beachten:
- Vorsichtig aktivierend pflegen, d. h. den Patienten bei den täglichen Verrichtungen zur Vermeidung einer Belastungsdyspnoe und Kreislaufschwäche so weit wie notwendig unterstützen.
- Maßnahmen zur Atemerleichterung durchführen.
- Nahrungs- und Flüssigkeitszufuhr je nach Bedürfnis, Verträglichkeit, Appetit, Ausscheidung und Nierenfunktion erfolgen lassen.
- Komplikationen, wie Pneumonie, Thrombose und Dekubitus, bestmöglich verhindern.
- Herz-Kreislauffunktion, Atemfunktion, sowie Appetit, Ausscheidung, psychische Verfassung und Belastbarkeit ständig beobachten und dokumentieren.

Pflegeplanung

Die möglichen Pflegehilfemaßnahmen, die sich aus Symptomen und Therapie ableiten lassen, sind in der Planungsgrundlage (▸ Tab. 21.3) zusammengestellt.

Tab. 21.2 Hauptsymptome der Herzinsuffizienz

Symptome der Linksherzinsuffizienz	Symptome der Rechtsherzinsuffizienz	Symptome der Globalinsuffizienz
• Dyspnoe • Tachypnoe • Husten • Auswurf • Zyanose • Tachykardie • nächtliche Atemnotanfälle (Asthma cardiale) • Angst • Unruhe	• gestaute Halsvenen • Appetitlosigkeit • Völlegefühl • Neigung zur Obstipation • gestaute Oberbauchorgane • Ödeme im Unterschenkel- und/oder Kreuzbeinbereich • Oligurie • Verdauungsstörungen • verminderte Leistungsfähigkeit	• Müdigkeit • Erschöpfung • Schwäche • Nykturie • Rhythmusstörungen

21

Tab. 21.3 Planungsgrundlage für die Pflege eines Patienten mit Herzinsuffizienz

ATL	Pflegeproblem	Pflegeziel	mögliche Pflegeaktivitäten
sich bewegen	Der Patient ist aufgrund der Minderversorgung des Organismus mit Sauerstoff in seiner Belastbarkeit und Mobilität eingeschränkt. Es besteht dadurch eine Dekubitus- und Thrombosegefahr.	Der Patient bewegt sich seiner Situation entsprechend, ohne sich zu überfordern. Er erleidet keine zusätzliche Erkrankung oder Schädigung und ist seinen Kräften entsprechend mobilisiert und aktiviert.	• aktivierend pflegen, d. h. den Patienten so weit unterstützen, wie es der körperliche Zustand erfordert • Patient dazu motivieren, das Bett möglichst oft zu verlassen (z. B. Mahlzeiten am Tisch einnehmen, wenn erlaubt) • Maßnahmen zur Thromboseprophylaxe; bei schwerer (dekompensierter) Herzinsuffizienz die Beine nicht wickeln bzw. keine AT-Strümpfe tragen lassen • Maßnahmen zur Dekubitusprophylaxe (S. 335) • schwerpunktmäßig Hautpflege, regelmäßiges Lagern sowie Hautbeobachtung und -pflege • weitere unterstützende Maßnahmen evtl. durch die Physiotherapie veranlassen • Beobachtungsmaßnahmen: Aktivität/Interesse bezüglich Eigeninitiative usw.; Belastbarkeit; Besserung der Bewegungsfähigkeit; Thrombosezeichen (S. 79); Haut auf beginnenden Dekubitus, besonders im Kreuzbeinbereich und an den Fersen
essen und trinken	Der Patient leidet an Appetitlosigkeit und Völlegefühl.	Der Patient nimmt ausreichend Nahrung zu sich und hat eine ausgewogene Nährstoffbilanz. Er versteht die Notwendigkeit seiner Diät und/oder der Einschränkung der Trinkmenge.	• Der Patient bekommt Wunschkost. Sie ist in 5–6 kleinen Mahlzeiten über den Tag verteilt. Die Flüssigkeitszufuhr erfolgt nach Verordnung (z. B. Urinmenge des Vortags plus 500 ml). • Patient bei der Einteilung der Trinkmenge über den gesamten Tag hinweg unterstützen. • Fenchel- oder Kümmeltee sowie evtl. entgasende Medikamente nach Verordnung bei Völlegefühl oder Blähungen geben. • Bei starker Ödembildung bekommt der Patient natriumarme Kost. • Kaliumhaltiges Obst, Gemüse oder Säfte (z. B. Tomaten, Bananen, Aprikosen) nach Rücksprache mit dem Arzt anbieten • Ernährungsberatung vor der Entlassung, evtl. mit dem Ehepartner, durch die Diätassistentin bei Bedarf veranlassen.
			• Beobachtungsmaßnahmen: Appetit, Verdauungsbeschwerden, Körpergewicht.
ausscheiden	Der Patient hat eine Nykturie. Er neigt zur Obstipation, zu Unterschenkel- bzw. Sakralödemen.	Der Patient hat eine weitgehend ungestörte Nachtruhe. Die Stuhlausscheidung erfolgt spontan (zumindest jeden 2. Tag) und beschwerdefrei. Er ist frei von Ödemen.	• Ausschwemmende Medikamente morgens verabreichen, um den nächtlichen Harndrang zu vermeiden. • Obstipationsprophylaxe (S. 386) möglichst durch diätetische Maßnahmen, sonstige Abführmaßnahmen nach Arztverordnung. • Beobachtungsmaßnahmen: Flüssigkeitsbilanz (nach Anordnung); Stuhlgang, vor allem Menge, Beschaffenheit und Häufigkeit; Ödeme, vor allem Umfang der Unterschenkel, Hautturgor an den betreffenden Körperteilen, Körpergewicht.
atmen	Der Patient leidet unter Dyspnoe, Hustenreiz und Auswurf.	Der Patient kann bei durchschnittlicher Tagesbelastung beschwerdefrei atmen. Er erleidet keine Folgeerkrankungen, z. B. Pneumonie.	• Bett in Fensternähe ermöglichen, damit das subjektive Bedürfnis nach frischer Luft erfüllt wird. • Herzlagerung (S. 326) zur Atemerleichterung durchführen. Sie dient der Atemerleichterung und der Entlastung der Lungenstrombahn. • Maßnahmen zur Pneumonieprophylaxe (S. 415), z. B. Inhalationen; Triflow, Abhusthilfe bei Bedarf, ebenso Frischluft- bzw. O_2-Zufuhr; Atemgymnastik meist unter Anleitung der Physiotherapie. • Angemessene Unterstützung bei den täglichen Verrichtungen, um eine körperliche Überbelastung zu vermeiden.

Tab. 21.3 Fortsetzung

ATL	Pflegeproblem	Pflegeziel	mögliche Pflegeaktivitäten
			• Beobachtungsmaßnahmen: Atemqualität und Atemfrequenz auf Besserung der Dyspnoe; Hustenreiz und Auswurf auf Wirkung der verordneten Medikamente sowie auf Menge und Beschaffenheit des Auswurfs; Hautfarbe und Hauttemperatur auf Zyanose sowie evtl. kühle Haut bei Kreislaufschwäche; Puls und Blutdruck auf Zeichen einer schlechten Kreislaufsituation oder O_2-Mangel; Temperatur auf Fieber durch beginnende Bronchitis oder Pneumonie. Nasenschleimhaut (kann bei längerer O_2-Gabe austrocknen und bluten).
für Sicherheit sorgen	Der Patient ist möglicherweise in seinem Gang unsicher, wodurch Sturzgefahr besteht. Die verordneten Medikamente können sich negativ auf die Kreislaufsituation auswirken (Betablocker, Digitalis).	Der Patient ist bei den täglichen Verrichtungen vor Sturz und Verletzungen geschützt. Zeichen der Unverträglichkeit bzw. Nebenwirkungen der Medikamente werden sofort erkannt und weitergeleitet.	• Patient informieren, dass er ggf. vor dem Verlassen des Bettes läuten soll, um eine entsprechende Unterstützung zu bekommen. • Nebenwirkungen von Medikamenten, wie Tachykardie, Bradykardie, Rhythmusstörungen, Übelkeit, Erbrechen, Durchfall, Gelbsehen bei Digitalispräparaten oder Muskelschwäche, starke Müdigkeit, Obstipation, durch kontinuierliche Beobachtung sofort erkennen und weiterleiten. • Beobachtungsmaßnahmen: Bewegungssicherheit bezüglich Selbstständigkeit im Gehen und Bewegen sowie Wirkung und Nebenwirkungen der Medikamente, wie zuvor beschrieben.
Sinn finden	Der Patient leidet evtl. unter Angstzuständen und depressiver Verstimmung.	Der Patient ist angstfrei. Er kann über Unbehagen sprechen und fühlt sich in seiner Situation akzeptiert. Er zeigt Interesse und ist bereit, an seinem Besserungsprozess aktiv mitzuarbeiten.	• Dem Patienten zuhören und auf geäußerte Ängste eingehen (S. 455). • Fortschritte aufzeigen und das Bemühen darum lobend hervorheben. • Um eine Besserung des Befindens bemüht sein durch Verbesserung der Lagerung, Frischluftzufuhr, Erfrischungsangebote usw. • Angehörige und Freunde nach Wunsch des Kranken mit in die pflegerische Betreuung einbeziehen und diese auch im Hinblick auf die spätere Betreuung in der häuslichen Umgebung anleiten. • Für Abwechslung und Ablenkung sorgen durch geeignete Lektüre, Fernsehapparat, Radio, Telefon u. dgl. • Beobachtungsmaßnahmen: Stimmung, gedrückt oder heiter; Verhalten gegenüber Angehörigen und Klinikpersonal (abweisend, freundlich, kooperativ); Äußerungen in Bezug auf positive oder negative Bemerkungen über die Befindlichkeit; Interessenslage (teilnehmend oder teilnahmslos)

21.2.2 Krankenpflegehilfe bei Patienten mit Apoplexie

Definition

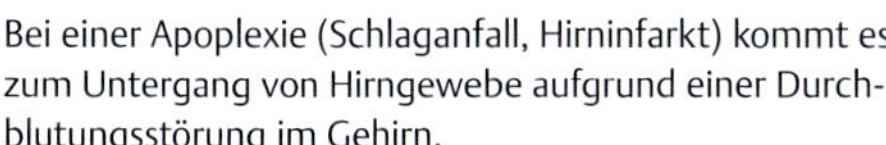

Bei einer Apoplexie (Schlaganfall, Hirninfarkt) kommt es zum Untergang von Hirngewebe aufgrund einer Durchblutungsstörung im Gehirn.

Eine ausführliche Beschreibung des Krankheitsbilds ist in Kap. 4.2.11 (S. 77) zu finden.

Symptome

Die Symptome sind entsprechend der Lokalisation und des Ausmaßes der Hirnschädigung unterschiedlich. So kann sich z. B. eine Lähmung oder Sprachstörung innerhalb weniger Stunden oder Tage wieder vollständig zurückbilden oder der Patient behält bleibende neurologische Ausfallerscheinungen zurück (z. B. Halbseitenlähmung, Schluckstörung, Sprachstörung). Je nach Lokalisation der geschädigten Hirnbereiche können die Symptome sehr unterschiedliche Ausprägungsgrade haben.

Die folgenden Krankheitszeichen sind typisch bei einer Apoplexie:

- schlaffe Halbseitenlähmung (Hemiplegie) zu Beginn der Erkrankung, später Neigung zu Spastizität

- Störungen der Oberflächen- und Tiefensensibilität
- Tabaksbeutelatmung (Aufblähung der gelähmten Wange bei der Ausatmung)
- Schlucklähmung und Aphasie (Sprachstörung)
- Hirnleistungsstörungen, z. B. Gedächtnis- und Konzentrationsstörungen
- Stuhl- und Harninkontinenz
- labile Stimmungslage, Weinerlichkeit

Therapie

Bei Auftreten eines Schlaganfalls muss eine unverzügliche Krankenhausaufnahme erfolgen. Je früher die ärztlichen Therapie- und Rehabilitationsmaßnahmen einsetzen, umso eher können evtl. bleibende Schädigungen für den Patienten abgewendet werden. In vielen Krankenhäusern gibt es spezielle Notfallambulanzen (Stroke Units), die Erstmaßnahmen bei einem Schlaganfallpatienten einleiten.

Der Behandlungsschwerpunkt beruht auf Maßnahmen zur Rehabilitation, einhergehend mit Mobilisation, Ergotherapie, Physiotherapie und Logopädie (Sprachheiltherapie). In der Akutphase müssen oft hirnentwässernde oder hirndurchblutungsfördernde Maßnahmen sowie Maßnahmen zur Stabilisierung der Vitalfunktionen eingeleitet werden.

Bedeutung für den Patienten

Verbleibende Lähmungen oder Hirnleistungsstörungen beeinträchtigen die Patienten oft stark in ihrer Selbstpflegekompetenz und machen sie von der Hilfe anderer Menschen abhängig. Dies kann zum Verlust des Selbstwertgefühls und zu Depressionen (S. 559) führen, vor allem dann, wenn der Patient nicht mehr zu Hause sein kann und in einem Pflegeheim versorgt werden muss.

Pflegerische Maßnahmen

Zu Beginn der Erkrankung sind oftmals Intensivpflegemaßnahmen notwendig mit einer „Rund-um-die-Uhr"-Überwachung der Vitalfunktionen sowie Hilfe bei medizinischen Maßnahmen zur Diagnostik und Therapie.

Merke

Nach Besserung des Allgemeinzustands und Stabilisierung der Vitalfunktionen wird der Patient rehabilitierend gepflegt, wobei er im Hinblick auf seine körperlichen und geistigen Beeinträchtigungen gezielt und ganzheitlich gefördert und betreut wird. Spezielle, auf Patienten mit einer Apoplexie ausgerichtete Pflegemaßnahmen enthält das Pflegekonzept nach Bobath (S. 571).

Pflegeplanung

Die möglichen Pflegehilfemaßnahmen bei Apoplexie, die sich aus Symptomen und Therapie ableiten lassen, sind in der Planungsgrundlage (▶ Tab. 21.4) zusammengestellt.

Tab. 21.4 Planungsgrundlage für die Pflege eines Patienten mit Apoplexie

ATL	Pflegeproblem	Pflegeziel	mögliche Pflegeaktivitäten
sich bewegen	Der Patient ist durch Hemiplegie in seiner Mobilität eingeschränkt. Es droht die Gefahr der Entwicklung einer Spastik an der betroffenen Körperseite. Es besteht ein Verlust der Tiefen- und Oberflächensensibilität auf der gelähmten Körperhälfte mit Gefühls- und Wahrnehmungsstörungen. Der Patient ist dadurch gefährdet für zusätzliche Schädigungen wie Dekubitus, Thrombose und Kontraktur.	Er nimmt seine gelähmte Körperseite wahr und bezieht sie bei den Aktivitäten des täglichen Lebens mit ein. Seine Selbstpflegefähigkeit ist entwickelt. Der Patient erleidet keine zusätzlichen Erkrankungen oder Schäden.	• Alle pflegerischen Aktivitäten erfolgen von der betroffenen Seite aus zur Einübung einer besseren Wahrnehmungsfähigkeit. • Regelmäßige Umlagerung des Patienten, z. B. alle 2–3 Stunden nach den Lagerungsprinzipien nach Bobath (S. 571). • Mobilisationsmaßnahmen (Krankengymnastik, in den Sessel setzen, Gehübungen usw.) sind der Belastbarkeit des Patienten anzupassen. Pflegende und Physiotherapie müssen dabei eng zusammenarbeiten. • Maßnahmen zur Thromboseprophylaxe (S. 339), schwerpunktmäßig mit Ausstreichen der Beinvenen, evtl. Anpassung von Anti-Emboliestrümpfen. • Maßnahmen zur Dekubitusprophylaxe. Bei einer anhaltenden Rötung der aufliegenden Körperteile ist zwischendurch eine 30°-Lagerung durchzuführen. Weichlagerungskissen verschlechtern die Wahrnehmungsfähigkeit des Patienten für seine „Körpergrenzen" und sind deshalb zu meiden. • Förderung der Selbstpflegefähigkeit bei allen Aktivitäten des täglichen Lebens. • Beobachtungsmaßnahmen: Motorik auf Spontanbewegungen; Rigor in Bezug auf erhöhte Muskelspannung; Gelenkstellungen auf Zwangshaltungen oder Kontrakturen auf der betroffenen Körperseite; Eigenaktivitäten bei den Mobilisationsmaßnahmen sowie bei den ergotherapeutischen Übungen, dabei besonders auf Kräftezustand und Besserung der Selbstpflegefähigkeit achten; Haut an aufliegenden Körperteilen auf beginnenden Dekubitus; Thrombosezeichen (S. 79).

Tab. 21.4 Fortsetzung

ATL	Pflegeproblem	Pflegeziel	mögliche Pflegeaktivitäten
sich waschen und kleiden	Der Patient ist in seiner Fähigkeit, die Körperpflege sowie das Aus- und Ankleiden selbstständig durchzuführen, eingeschränkt.	Der Patient entwickelt größtmögliche Selbstpflegefähigkeiten. Haut, Haare und Nägel sind in einem guten Pflegezustand. Der Patient fühlt sich wohl und gepflegt.	• Die Körperwaschung erfolgt nach dem Bobath-Konzept (S. 571). Dabei wird die Wahrnehmung der betroffenen Körperseite gefördert (von der nicht betroffenen Seite zur betroffenen Seite waschen, unter Betonung der Körpermitte). • Körper-, Haar- und Nagelpflege nach Wunsch des Betroffenen durchführen. • Maßnahmen, die der Patient zunehmend beherrscht (z. B. Gesicht, Brust und Bauch waschen, Haare kämmen, Zähne putzen), werden stets von ihm selbst ausgeführt (aktivierende Pflege). • Das An- und Auskleiden erfolgt nach dem Bobath-Konzept. Der Patient wird dabei so weit wie nötig unterstützt (S. 571). • Beobachtungsmaßnahmen: Haut, Haare und Nägel auf Beschaffenheit und Pflegezustand; Körpergeruch; Selbstpflegefähigkeit.
essen und trinken	Der Patient hat eine Schlucklähmung mit Aspirationsgefahr. Er wird zunächst parenteral ernährt.	Der Patient hat eine angemessene Kalorien- und Flüssigkeitszufuhr. Das Kau- und Schluckvermögen ist intakt und der Patient kann selbstständig essen und trinken. Die Infusionstherapie verläuft komplikationslos.	• Ess- und Trinkversuche sehr vorsichtig bei erhöhtem Oberkörper vornehmen. Bei gestörtem Schluckakt erfolgt eine Schlucktherapie durch die Logopädie. • Bei ungestörtem Schluckakt kann der Patient wieder normale Kost zu sich nehmen. Bei nicht wiedereintretender Schluckfähigkeit bekommt der Patient eine Magensonde, PEG (S. 366). Evtl. bekommt er vorübergehend eine transnasal eingelegte Magensonde. • Zum Essen den Betroffenen aufrecht setzen, möglichst an den Tisch. Bei Bedarf bekommt er ein Spezialbesteck (z. B. Einhändermesser) und einen Teller mit hohem Rand. • Mundpflege je nach Zustand der Mundschleimhaut mehrmals täglich, mindestens jedoch nach jeder Nahrungsaufnahme vornehmen. Essensreste müssen dabei aus der Wangentasche auf der gelähmten Seite entfernt werden. Die Prothese wird zur Erhaltung der Passform des Kiefers eingesetzt. • Die Infusionstherapie erfolgt nach Plan. • Beobachtungsmaßnahmen: Schluckfähigkeit, besonders auf häufiges Verschlucken bei Ess- und Trinkversuchen achten; Appetit, vor allem Nahrungsmenge; Körpergewicht, besteht Zu- oder Abnahme; Mundhöhle, vor allem Prothesensitz, Inspektion der Mundschleimhaut; Flüssigkeitsbilanz, Überwachung der Infusionstherapie (S. 497).
ausscheiden	Der Patient hat eine Stuhl- und Harninkontinenz mit der Gefahr von Haut- und Schleimhautschäden im Anal- und Genitalbereich und für aufsteigende Harnwegsinfektionen.	Der Patient hat eine kontrollierte Harn- und Stuhlausscheidung. Die Urinausscheidung ist ausreichend und beschwerdefrei, die Stuhlausscheidung spontan und regelmäßig. Er hat eine intakte, reizlose Haut im Anal- und Genitalbereich.	• Zu einer besseren Bilanzierung kann während der parenteralen Ernährung das Legen eines Blasenkatheters notwendig werden. Es müssen die entsprechenden Pflegeaktivitäten (S. 380) erfolgen. • Es sind Maßnahmen zur Inkontinenzversorgung bzw. bei kooperativen Patienten Kontinenz- und Toilettentraining (S. 393) anzuschließen. • Selbstpflegefähigkeiten werden bei allen Verrichtungen geübt, z. B. An- und Auskleiden, Säuberung usw. • Obstipationsprophylaxe (S. 386) möglichst durch diätetische Maßnahmen, sonstige Maßnahmen nach Arztanordnung. • Beobachtungsmaßnahmen: Urinausscheidung, besonders Bilanzierung, Aussehen, Geruch; Stuhlausscheidung auf Häufigkeit, Konsistenz und Menge; Haut im Anal- und Genitalbereich, ob intakt oder wund; Kontinenz bezüglich Verbesserung der Kontrolle über die Ausscheidungsfunktion nach schnellstmöglicher Entfernung des Verweilkatheters.

Tab. 21.4 Fortsetzung

ATL	Pflegeproblem	Pflegeziel	mögliche Pflegeaktivitäten
atmen	Der Patient hat eine Tabaksbeutelatmung. Es besteht die Gefahr der Aspiration wegen Schlucklähmung und Pneumoniegefahr wegen Immobilität und Abwehrschwäche.	Der Patient hat sekretfreie Atemwege und atmet beschwerdefrei. Die Sauerstoffversorgung des Organismus ist gewährleistet.	• Maßnahmen zur Verhinderung einer Aspiration durch Seitenlagerung, Freihalten der Mundhöhle von Sekret und Nahrungsresten durch häufiges Auswischen der Mundhöhle (S. 371). • Maßnahmen zur Pneumonieprophylaxe (S. 415), schwerpunktmäßig mit Inhalationen, Abhusthilfe oder wenn nötig Absaugung des Nasen-Rachen-Raums, Sauerstoffgabe nach Verordnung, evtl. Atemgymnastik, meist zusammen mit der Physiotherapie. • Beobachtungsmaßnahmen: Atemqualität auf Dyspnoe, flache Atmung, Atemgeräusche und Tachypnoe bei beginnender Pneumonie; Hautfarbe auf Zyanose; Hustenreiz und Auswurf in Bezug auf produktiven Husten bei beginnender Pneumonie; Puls und Blutdruck auf Tachykardie, Blutdruckabfall; Temperatur auf Fieber; Schweißbildung.
für Sicherheit sorgen	Der Patient hat einen Venen- und Blasenverweilkatheter. Es besteht z. B. die Gefahr einer nosokomialen Infektion. Er wird parenteral mittels Infusionstherapie ernährt. Bei Mobilisationsmaßnahmen kann es zu Sturz oder Verletzung kommen.	Der Patient bekommt keine nosokomiale Infektion. Nebenwirkungen der Infusionstherapie werden sofort erkannt. Mobilisationsmaßnahmen verlaufen für den Kranken gefahrenfrei.	• Pflegemaßnahmen bei Venen- (S. 491) und Blasenverweilkatheter (S. 380). • Pflegeaktivitäten bei Infusionen (S. 497) durchführen. • Mobilisationsmaßnahmen unter Einhaltung der Unfallverhütungsvorschriften ausführen, evtl. mit mehreren Pflegenden. • Beobachtungsmaßnahmen: Körpertemperatur auf Fieber wegen nosokomialer Infektionen; Eintrittstelle des Venenkatheters, vor allem ob reizlos oder gerötet; Urin bezüglich Harnwegsinfekt; Nebenwirkungen der Infusionstherapie.
kommunizieren	Der Patient ist in seiner Kommunikationsfähigkeit stark beeinträchtigt, bedingt durch eine motorische oder sensorische Aphasie (Sprachstörung).	Der Patient hat eine weitgehend uneingeschränkte Kommunikationsfähigkeit. Er ist informiert, fühlt sich angenommen und integriert.	• Eine logopädische Behandlung wird eingeleitet. Kommunikationsmöglichkeiten anwenden, wie bei aphasischen Patienten (S. 451) beschrieben. • Anregung des Patienten durch Radio hören, Fernsehen, Vorlesen. • Laufende Information über alle Tätigkeiten und Maßnahmen. • Beobachtungsmaßnahmen; Sprachäußerung, besonders Artikulation und Sinngehalt der Worte; Sprachverständnis, besonders Reaktion auf Ansprache; Ausdrucksverhalten, hinsichtlich Gestik und Mimik.
Sinn finden	Der Patient ist möglicherweise stimmungslabil und weinerlich.	Der Patient hat eine ausgewogene Stimmungslage und beteiligt sich aktiv an seinem Gesundungsprozess. Er kann nach Hause entlassen werden und Aufgaben, die seinen körperlichen und intellektuellen Fähigkeiten entsprechen, übernehmen.	• Zuhören und mit dem Patienten sprechen (S. 455), auf vorhandene Fortschritte hinweisen. • Gesprächsinhalte nach Besserung der Aphasie auf neutrale Gebiete (Hobby, Politik, Familie usw.) lenken. • Eigeninitiative loben und anerkennen. Den Betroffenen dabei nicht überfordern, da sonst leicht Misserfolgsgefühle auftreten können. • Entlassung mit der Familie oder Bezugspersonen, wenn notwendig in Zusammenarbeit mit der Sozialarbeiterin bzw. der Sozialstation, vorbereiten. • Beobachtungsmaßnahmen: Stimmungslage, besonders verbale und nonverbale Äußerungen; Antrieb bezüglich Eigeninitiative; Reaktionen auf Besucher, Pflegende; Interessenlage.

21.2.3 Krankenpflegehilfe bei Diabetes mellitus

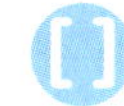

Definition

Der Diabetes mellitus ist eine Kohlenhydratstoffwechselstörung, bei der die Bauchspeicheldrüse entweder kein (Typ-1-Diabetiker) oder zu wenig bzw. nicht verwertbares Insulin produziert (Typ-2-Diabetiker).

Der Typ-1-Diabetes tritt zumeist vor dem 40. Lebensjahr, der Typ 2 hingegen eher nach dem 40. Lebensjahr auf.

Eine ausführliche Beschreibung des Krankheitsbildes ist in Kap. 8.2.3 (S. 141) zu finden.

Symptome

Anzeichen des Diabetes mellitus sind:

- Müdigkeit
- Erschöpfung und Leistungsknick
- Durst
- vermehrte Urinausscheidung
- schlechte Wundheilung
- Neigung zu Hautinfektionen
- Juckreiz
- Adipositas, bei 80 % der Typ-2-Diabetiker
- Gewichtsabnahme bei Typ-1-Diabetes

Bei einem schlecht eingestellten Diabetes kann es durch Veränderungen an den Blutgefäßen und durch Nervenschädigungen zu Folgeerkrankungen, wie Neuropathien (Schmerzen, Empfindungsstörungen hauptsächlich in den Beinen), Gangränbildung besonders an den Füßen, Nierenerkrankungen (Harnwegsinfekte, Bluthochdruck) und Sehstörungen (evtl. bis zur Erblindung), kommen.

Merke

Die Folgeerkrankungen des Diabetes mellitus sind nicht heilbar. Der Patient muss in diesem Fall mit erheblichen Beeinträchtigungen leben (z. B. Amputation, Erblindung und Dialysetherapie). Deshalb sind regelmäßige Blutzuckerkontrollen, die Einhaltung der Diabetestherapie sowie regelmäßige Untersuchungen auf Anzeichen von Komplikationen unerlässlich.

Therapie

Die Therapiemaßnahmen beim Diabetes haben zum Ziel, die Stoffwechsellage zu normalisieren, Komplikationen zu vermeiden und eine nahezu unbeeinträchtigte Lebensführung zu gewährleisten.

▶ **Ernährung bei Diabetes.** Ziel der Ernährung bei Diabetes (S. 618) ist eine ausgewogene Ernährung unter besonderer Berücksichtigung des Kohlenhydratstoffwechsels. Dies bedeutet, dass der Blutzuckerspiegel sich im Normbereich befindet und Übergewicht abgebaut wird. Der tägliche Energiebedarf sollte durch 10–15 % Eiweiß, 30 % Fett und 50–55 % Kohlenhydrate gedeckt werden. Die Kohlenhydrate bestehen aus langsam abbaubaren, ballaststoffreichen Mehrfachzuckern, wie

- Getreideprodukten und Vollkornbrot,
- Teigwaren sowie
- Kartoffeln und Reis.

Zur Berechnung des zur Nahrungsaufnahme benötigten Insulins wird die Kohlenhydratmenge in Berechnungseinheiten (früher: Broteinheiten) angegeben. Eine BE entspricht ca. 10–12 Gramm Kohlenhydraten. Die Mahlzeiten sollten auf mehrere kleine Mahlzeiten, z. B. auf 6 Mahlzeiten am Tag, verteilt werden. Dadurch wird die Energiezufuhr gleichmäßig verteilt und die Verdauungsarbeit verbessert.

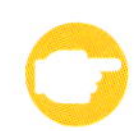

Pflegepraxis

Der Kohlenhydratgehalt einzelner Nahrungsmittel (z. B. Getreideprodukte, Kartoffeln, Teigwaren, Obst oder Gemüse) kann aus Tabellen ersehen werden. Die Kohlenhydratträger können dann beliebig nach Geschmack ausgetauscht werden (▶ Tab. 21.5).

Merke

Zuckerhaltige Nahrungsmittel, die schnell im Darm aufgenommen werden und somit zu einem schnellen Anstieg des Blutzuckers führen, wie z. B. Süßigkeiten, Marmelade, Kuchen oder Eis, sollten nur in geringen Maßen in den Speiseplan aufgenommen werden.

▶ **Antidiabetika.** Dabei handelt es sich um Tabletten, die eine Freisetzung des in der Bauchspeicheldrüse produzierten Insulins bewirken oder eine bessere Auswertung des produzierten Insulins ermöglichen. Sie sind nur beim Typ-2-Diabetes einsetzbar sofern noch eine Insulinproduktion vorliegt.

▶ **Insulin.** Es ist notwendig zur Therapie des Typ-1-Diabetes und sofern Diät sowie Antidiabetika beim Typ-2-Diabetes nicht ausreichen.

Es gibt verschiedene Insulinarten. Sie unterscheiden sich im

- Wirkungsbeginn (Spritz-Ess-Abstand),
- Wirkungsmaximum und in der
- Wirkungsdauer.

Einen Überblick über Insulinarten und ihre Wirkungszeit gibt ▶ Tab. 21.6.

Die Insulingabe kann 1–2-mal täglich morgens und abends verordnet werden (konventionelle Insulintherapie). Dabei ist eine genaue Einhaltung der im Diätplan

Tab. 21.5 Beispiel einer Austauschtabelle

Eine Portion enthält 10 g Kohlenhydrate und entspricht: Mehl/Stärke 15 g Ruchmehl (dunkles Mehl) 15 g Weißmehl		Wenn Sie 30 g Kohlenhydrate verwenden dürfen, dann entspricht dies z. B.: Mehl/Stärke 45 g Ruchmehl (dunkles Mehl) .... g Weißmehl	
Stärkebeilagen/Getreide		**Stärkebeilagen/Getreide**	
roh	gekocht	roh	gekocht
15 g Gerste	40 g	... g Gerste	... g
15 g Grieß	40 g	... g Grieß	... g
15 g Hirse	40 g	... g Hirse	... g
15 g Reis	50 g	... g Reis	... g
15 g Teigwaren	50 g	... g Teigwaren	... g
15 g Vollkornteigwaren	50 g	... g Vollkornteigwaren	... g
Hülsenfrüchte		**Hülsenfrüchte**	
roh	gekocht	roh	gekocht
20 g Kichererbsen	40 g	60 g Kichererbsen	... g
20 g Kidney-Bohnen	40 g	... g Kidney-Bohnen	... g
20 g Linsen	70 g	... g Linsen	... g
Wenn Sie möchten, können Sie die jetzt noch offenen Stellen selbst ausrechnen.			

Tab. 21.6 Insulinpräparate und ihre Wirkungen

Insulinpräparat	Handelsname	Wirkeintritt	Wirkmaximum	Wirkdauer
Normalinsulin	Insulin Actrapid H-Insulin Hoechst	10–15 Min.	1,5–2 Std.	4–6 Std.
Verzögerungsinsulin	Depot-Insulin Hoechst, Insulin Monotard HM	30 Min.	4–6 Std.	10–12 Std.
Kombinationsinsulin	Insulin Actraphane	10–15 Min.	2–6 Std.	10–12 Std.
Analoginsulin	Lantus, Humalog	10–15 Min.	1 Std.	

festgelegten BE-Zahl erforderlich. Wenn der Diabetiker gelernt hat, die Insulinmenge anhand seines aktuellen Blutzuckerwertes selbst zu berechnen – Diabetikerschulung (S. 526) –, kann er die Nahrungsaufnahme flexibel und nach seinen Bedürfnissen gestalten. In diesem Fall sind jedoch mehrere Blutzuckerkontrollen und Insulingaben pro Tag notwendig (intensivierte Insulintherapie).

Bedeutung für den Patienten

Die Diagnose „Diabetes mellitus" ist für viele Patienten beängstigend und erschreckend, weil sie durch Diätvorschriften und Medikamentenabhängigkeit Einbußen in ihrer Lebensqualität befürchten. Durch Aufklärung, Information und Schulung können unbegründete Ängste abgebaut bzw. Wege aufgezeigt werden, die ein Leben mit dieser Erkrankung ohne große Einschränkungen ermöglichen können.

Pflegeplanung

Die möglichen Pflegehilfemaßnahmen, die sich aus Symptomen und Therapie ableiten lassen, sind in der Planungsgrundlage (▶ Tab. 21.7) zusammengestellt.

Diabetikerschulung

Merke

Als Pflegeschwerpunkt steht die Diabetikerschulung im Vordergrund. Sie sollte unbedingt jedem Diabetiker und/oder evtl. in die Therapie mit einbezogenen Bezugspersonen ermöglicht werden. Der Patient lernt alle wichtigen Inhalte über diese Erkrankung, wie Symptome, Komplikationen, Spätfolgen, Therapiemaßnahmen und Besonderheiten der Lebensgestaltung und Körperpflege (▶ Abb. 21.3 u. ▶ Abb. 21.4).

Tab. 21.7 Planungsgrundlage für die Pflege eines Patienten mit Diabetes mellitus

ATL	Pflegeproblem	Pflegeziel	mögliche Pflegeaktivitäten
essen und trinken	Der Patient ernährt sich ausgewogen (insbesondere im Hinblick auf den Blutzuckerspiegel). Bei Typ-2-Diabetikern soll evtl. eine Gewichtsreduktion erfolgen.	Der Diabetiker bekommt eine bilanzierte, seinem Bedarf und Geschmack entsprechende Kost. Er versteht die Notwendigkeit einer korrekten Ernährung und erlernt, sofern nötig, die Zusammenstellung und Zubereitung der Diabetesdiät.	• Den Diabetiker evtl. zur Übung schon im Krankenhaus seine Mahlzeiten mithilfe von Austauschtabellen zusammenstellen lassen, z. B. für Zwischenmahlzeiten, Beilagen zum Hauptgericht. • Vermittlung von Informationen über die Zusammenstellung und Zubereitung der Nahrung bei der Diabetikerschulung (S. 526). • Beobachtungsmaßnahmen: Appetit, Durst- und Sättigungsgefühl, besonders dabei Schmackhaftigkeit des Essens und ausreichende Nahrungs- sowie Trinkmenge; Körpergewicht auf Zu- oder Abnahme.
sich waschen und kleiden	Der Diabetiker hat aufgrund seiner Erkrankung ein hohes Risiko für Wundheilungsstörungen und Juckreiz bzw. Pilzerkrankungen der Haut und der Hautanhangsgebilde.	Der Diabetiker hat eine reizlose, gut durchblutete und intakte Haut/Schleimhaut. Er kennt und beherrscht die Besonderheiten der Körperpflege bei dieser Erkrankung.	• Der Patient wird zur Selbstpflege mit geeigneten Hautreinigungs- und Hautpflegemitteln angeleitet. • Empfehlung von kühlen Waschungen bei Juckreiz. • Anleitung zur Fußpflege, da diese von besonderer Wichtigkeit ist, weil Druckstellen oder Verletzungen evtl. nicht bemerkt werden und schlecht heilen. Dabei sind folgende Grundsätze zu beachten: ○ tägliche Fußwaschung und anschließendes Eincremen ○ Zehenzwischenräume besonders gut trocknen ○ behutsame Nagelpflege, sodass keine Verletzungen entstehen ○ Problemnägel, wie besonders dicke oder eingewachsene Nägel, sowie Hornhaut und Hühneraugen von Fachkräften behandeln lassen ○ Strümpfe/Socken sollten aus Naturfasern sein, da sie besser Fußschweiß aufnehmen ○ Schuhe müssen weit genug sein und dürfen keinesfalls drücken. Sie sollten wegen drohender Druckschäden mehrmals täglich gewechselt werden ○ Barfußlaufen sollte wegen der Verletzungs- und Fußpilzgefahr unterbleiben ○ Wärmebehandlungen an den Unterschenkeln und Füßen sind wegen der Verbrennungsgefahr, vor allem bei Sensibilitätsstörungen, kontraindiziert ○ Beobachtungsmaßnahmen: Haut, besonders an den Füßen auf Druckstellen, Rötungen, Juckreiz, Sensibilitätsstörungen, Turgor. Der Diabetiker kann zur Selbstbeobachtung der Füße einen Spiegel benutzen.
für Sicherheit sorgen	Der Diabetiker ist durch die Erkrankung und die Behandlungsmaßnahmen gefährdet für Komplikationen und Spätschäden.	Der Patient hat Selbstpflegekompetenz und ist in der Lage, bei unvorhergesehenen Situationen oder Komplikationen richtig zu handeln.	• Durchführung einer Diabetikerschulung

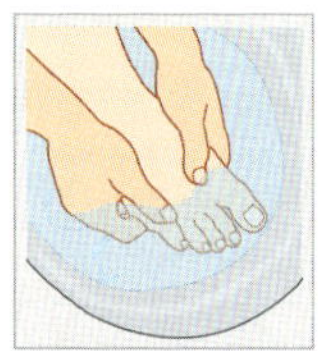

Die Füße sollten täglich mit lauwarmem Wasser und rückfettenden Hautpflegemitteln (Syndets) gewaschen werden.

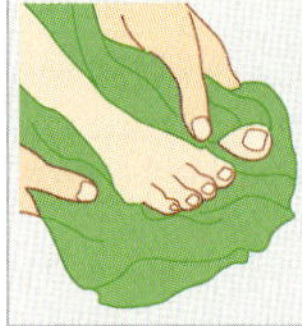

Trocknen Sie die Füße sorgfältig, besonders zwischen den Zehen, denn Feuchtigkeit begünstigt die Ausbreitung von Bakterien und Fußpilz.

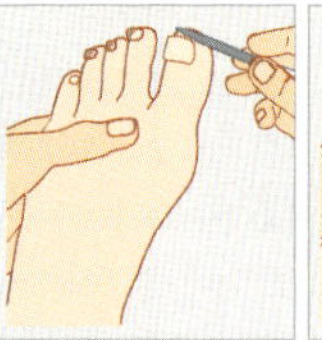

Die Nägel werden mit einer Feile gekürzt, die Hornhaut mit einem Bimsstein vorsichtig abgetragen.

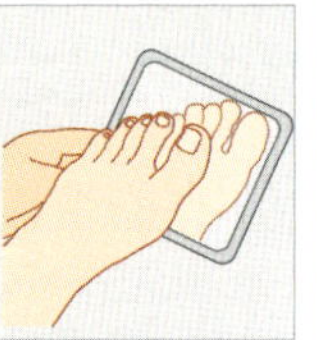

Kontrollieren Sie regelmäßig Ihre Fußsohlen. Achten Sie auf kleine, unscheinbare Verletzungen. Desinfizieren Sie auch kleinste Wunden.

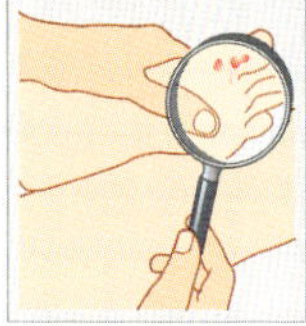

Lassen Sie nichtheilende Wunden und Verletzungen vom Arzt kontrollieren.

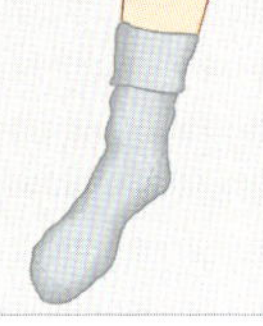

Wählen Sie warme Socken, die bequem zu tragen sind und die Füße trocken halten.

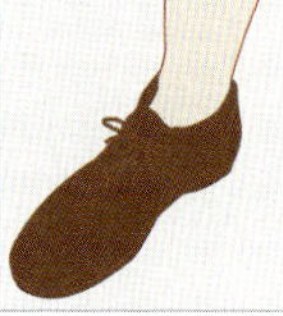

Der beste Schutz für Ihre Füße sind gut passende Schuhe aus weichem Leder.

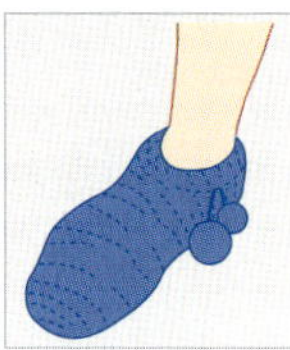

Weiche Bettsocken halten Ihre Füße warm.

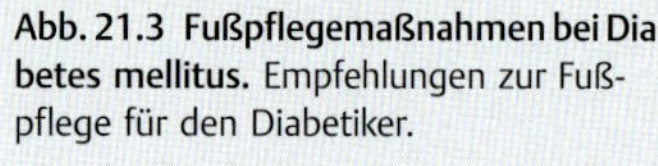

Abb. 21.3 Fußpflegemaßnahmen bei Diabetes mellitus. Empfehlungen zur Fußpflege für den Diabetiker.

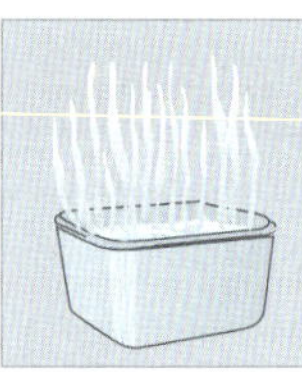

Heiße Fußbäder sind gefährlich, da sie zu Zirkulationsstörungen führen können.

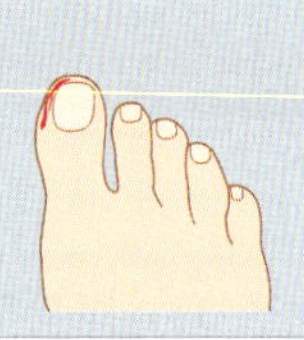

Schneiden Sie die Zehennägel nicht tief ein. Spitze Kanten können schmerzhaft ins Fleisch eindringen.

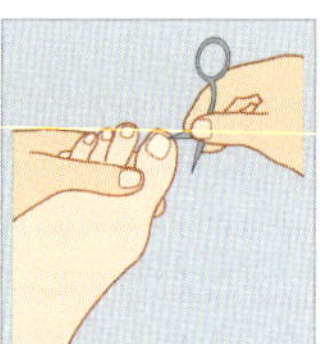

Reinigen Sie die Zehennägel nicht mit scharfen Gegenständen. Sie können sich leicht verletzen.

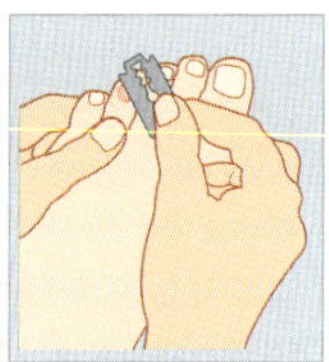

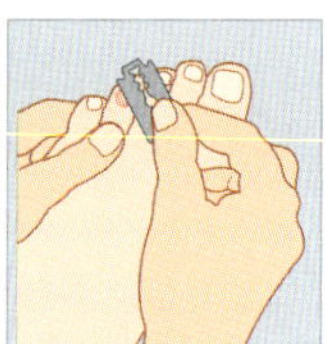

Schneiden Sie nie ein Hühnerauge. Lassen Sie es von der Fußpflegerin behandeln. Wenn es sich entzündet, suchen Sie sofort den Arzt auf.

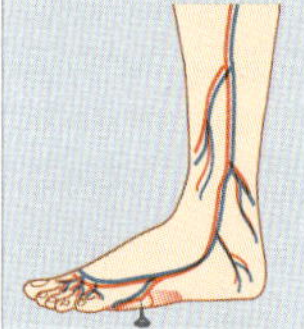

Gehen Sie nie barfuß. Bei schlechter Blutversorgung kann eine geringfügige Verletzung zu einer tiefen Infektion führen.

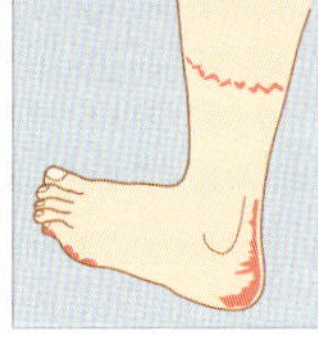

Zu enge Socken und Schuhe sind ungünstig. Druckstellen müssen vermieden werden.

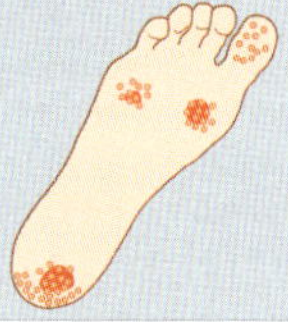

Eine Nervenschädigung kann die Füße gefühllos machen. Druck wird nicht mehr empfunden. Es entstehen Verhornungen und Blutblasen.

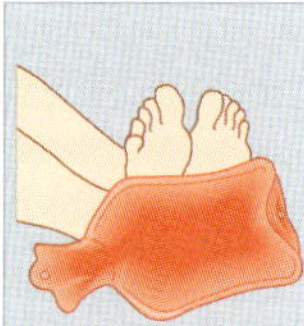

Achtung! Heiße Wärmflaschen können besonders bei Sensibilitätsstörungen zu Verbrennungen führen.

Abb. 21.4 Schädigende Maßnahmen und Einflüsse auf den Diabetikerfuß. Gefahren für den Diabetikerfuß.

Tab. 21.8 Zeichen der Unter- bzw. Überzuckerung und entsprechende Hilfsmaßnahmen

Zeichen der Unterzuckerung (Hypoglykämie)	Zeichen der Überzuckerung (Hyperglykämie)
Zittern	Schläfrigkeit (Somnolenz)
Heißhunger	Durst
Sehstörungen	Polyurie
„weiche Knie"	Übelkeit und Erbrechen
Schweißausbruch	trockene Haut und Schleimhäute
Herzklopfen	Schwäche
Kopfschmerzen und Konzentrationsstörungen	große, tiefe Atemzüge („Kußmaul-Atmung" bei Bewusstlosigkeit)
evtl. Verwirrtheit	
Hilfsmaßnahmen: Zucker, süße Säfte oder gesüßten Tee geben, bei Bewusstlosigkeit wird Glukose i. v. oder Glukagon s. c. verabreicht.	Hilfsmaßnahmen: unverzügliche Krankenhausaufnahme, Infusions- und Insulintherapie, laufende Überwachung der Vitalzeichen, der Blut- und Urinzuckerwerte

Die Diabetikerschulung wird für Typ-1- und Typ-2-Diabetiker jeweils getrennt mit unterschiedlichen Schwerpunkten durchgeführt. Die Referenten sind speziell geschulte Fachkräfte, wie Ärzte, Diätassistentinnen, Pflegende und Diabetikerberaterinnen.

▶ **Ziele der Diabetikerschulung.** Diese beinhalten, dass der Diabetiker

- Symptome von akuten Komplikationen wie Über- oder Unterzuckerung kennt und weiß, wie er darauf reagieren muss
- die Selbstkontrolle von Urin- und Blutzuckerwerten fehlerfrei durchführt
- die Wirkung der verschiedenen Insulinarten kennt, die Insulinmenge anhand der Blutzuckerwerte richtig berechnet (Anpassung der Insulindosis) und die Injektionstechnik fehlerfrei beherrscht
- weiß, was bei der Einnahme von Tabletten (Antidiabetika) zu beachten ist
- einen seiner Situation angemessenen Speiseplan erstellt und die Zubereitung der Mahlzeiten beherrscht
- Frühzeichen von beginnenden Komplikationen kennt
- Maßnahmen kennt, die durch Änderung der Befindlichkeit, der Blut- und Urinzuckerwerte oder durch veränderte äußere Umstände (z. B. Erkrankung, Reisen) notwendig werden
- die Protokollierung aller wichtigen Beobachtungs- und Behandlungsmaßnahmen im Protokollheft bzw. Diabetikerausweis beherrscht sowie
- Maßnahmen beherrscht, um Folgeschäden, z. B. Gangrän, zu vermeiden

Krankenpflegehelfer sollen über die wichtigsten Inhalte der Diabetikerschulung Bescheid wissen, um im Bedarfsfall Auskunft geben zu können. Deshalb werden die Schwerpunkte der Schulung nachfolgend kurz dargestellt.

Informationen zum Krankheitsbild

Diabetikerschulungen dienen der Sensibilisierung und Motivation für eine korrekte Selbstkontrolle und Selbstbehandlung. Dazu gehört vor allem die Kenntnis von Zeichen der Unter- bzw. Überzuckerung (▶ Tab. 21.8) einschließlich der Vorboten der Symptome diabetischer Späterkrankungen (S. 142).

Merke

Eine Blutzuckerentgleisung wird z. B. verursacht durch Diätfehler, falsche Insulindosierung, schwere Erkrankungen, Unfälle, Operationen und Schwangerschaft. Deshalb ist in diesen Fällen unbedingt ein Arzt aufzusuchen.

Selbstkontrolle von Blut- und Urinzuckerwerten

Die Betroffenen erlernen die Anwendung von Teststäbchen zur Urin-, Blutzucker- und Azetonkontrolle (Anwendungsvorschriften liegen auch den Packungen bei), den Umgang mit Blutzuckermessgeräten sowie die Protokollierung der ermittelten Werte in ein Protokollheft (▶ Abb. 21.5 u. ▶ Abb. 21.6).

Insulinberechnung und Insulininjektion

Die Berechnung der Insulinmenge erfolgt in Internationalen Einheiten (I. E.). In Deutschland enthält 1 ml Insulin i. d. R. 40 I. E. Insulin (U 40). Eine Ausnahme bilden die Insuline für Pen-Injektionsgeräte. Sie enthalten pro ml Insulin 100 I. E. Insulin (U 100).

Der Patient erlernt das Aufziehen aus der Stechampulle (S. 479) und die s. c.-Injektionstechnik unter Anleitung einer Pflegenden. Er kennt die Merkpunkte zur Insulinverabreichung.

▶ **Besonderheiten der Insulinverabreichung.** Diese sind:

- Insulin wird im Kühlschrank aufbewahrt. Nach Anbruch kann es einige Wochen (s. dazu auch Packungsbeilage) bei Zimmertemperatur lagern.

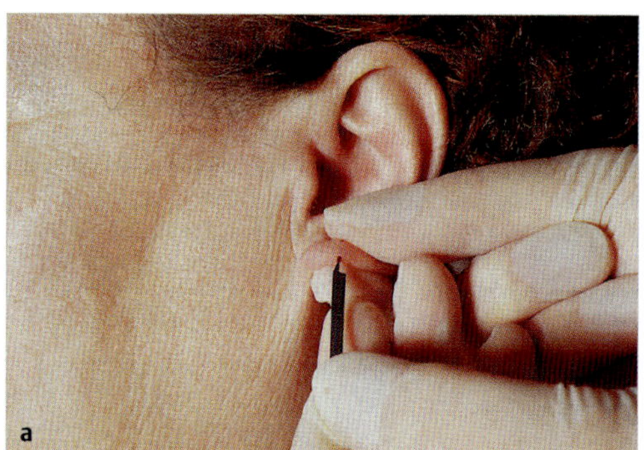

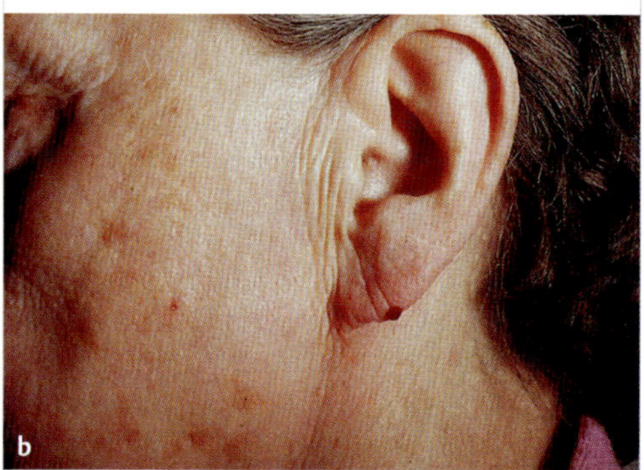

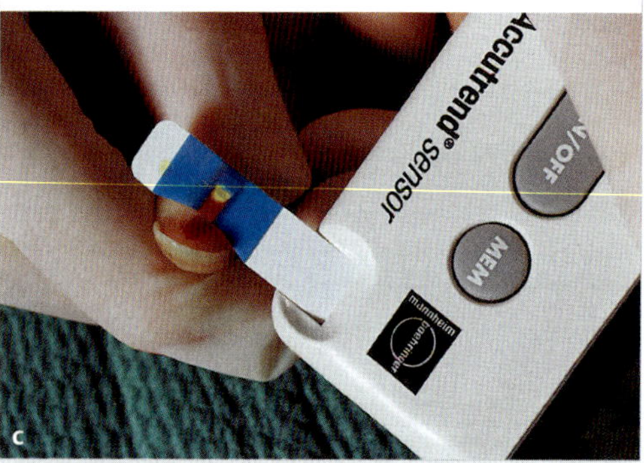

Abb. 21.5 Blutzuckerkontrolle mittels Schnelltest.
a Kapillarblutentnehme am Ohrläppchen (oder an der Fingerbeere)
b Aufbringen des Bluttropfens auf den Teststreifen, Einführen des Teststreifens in das Messgerät (**c**).

- Trübe Insuline (Suspensionen) werden vor dem Aufziehen vorsichtig in der Hand hin und her gerollt. Sie dürfen nicht geschüttelt werden.
- Zur Insulininjektion gibt es Spezialspritzen (Graduierung in Einheiten) und Injektionshilfen (z. B. Pen). Die Insulininjektion mittels Pen (▶ Abb. 21.7) ist einfach:
  - Die erforderliche Insulinmenge wird am Pen eingestellt, die Insulininjektion erfolgt kaum spürbar durch Knopfdruck (Herstellerangaben beachten!).

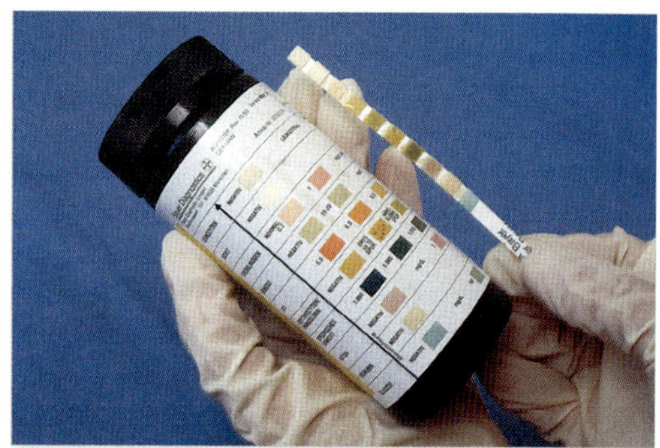

Abb. 21.6 Teststäbchen zur Urinkontrolle. Diabetespatienten können nach entsprechender Anleitung die Urinzucker- und Ketonkörperbestimmung selbst vornehmen.

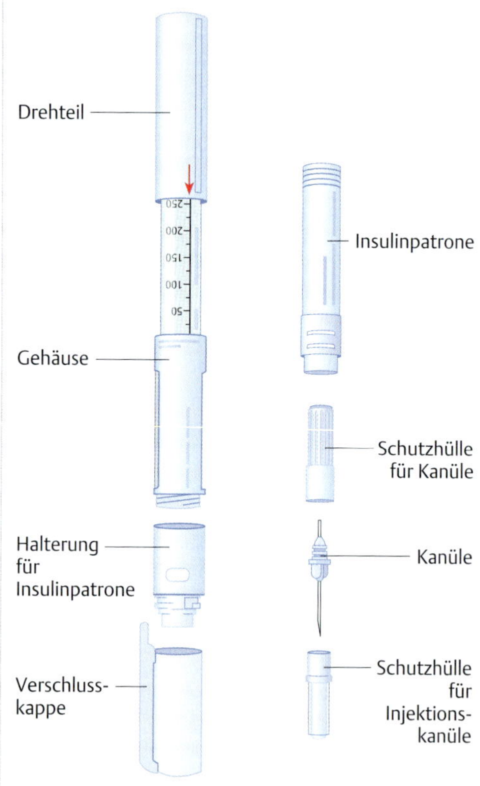

Abb. 21.7 Pen-Injektionshilfe. Aufbau einer Injektionshilfe (Pen) zur Insulinverabreichung.

- Die Verabreichungszeit richtet sich nach der Insulinart und der Höhe des Blutzuckerspiegels:
  - kurz wirksame Insuline, wie Altinsuline, 15 Minuten vor dem Essen
  - lang wirksame Insuline, wie Depotinsuline, 30 Minuten vor dem Essen

- Die Insulininjektionen werden je nach Blutzuckerwerten (Anpassung der Insulindosis) mehrmals täglich (ca. 2- bis 4-mal) ausgeführt.
- Günstige Injektionsstellen sind die Oberschenkel (Vorder- und Außenseite), die Bauchdecke, der Oberarm und das Gesäß. Die Injektionsstelle ist systematisch bei jeder Injektion zu wechseln.
- Außerhalb des Krankenhauses wird die Insulininjektion ohne vorherige Hautdesinfektion ausgeführt.

Nahrungszusammenstellung und -zubereitung

Lerninhalte für den Diabetiker sind:

- Berechnung von Berechnungseinheiten (S.618) und Nährstoffgehalt der verordneten BE-Menge
- Umgang mit Austauschtabellen, d. h. Aufstellungen, in denen der Kohlenhydrat- bzw. BE-Gehalt der Nahrungsmittel zusammengestellt ist. Sie dienen der beliebigen Austauschmöglichkeit kohlenhydrathaltiger Nahrungsmittel
- Zubereitung der Mahlzeiten und das Abwiegen der Kohlenhydrate mit der Waage
- Umgang mit Zuckerersatz- und Zuckeraustauschstoffen
- Ernährungsverhalten in besonderen Situationen (z. B. bei Erkrankungen, Stress oder Unfällen)

Hilfen zur Lebensgestaltung

Darunter fallen folgende Tätigkeiten und Informationen:

- Freizeitgestaltung (Reisen, Sport usw.)
- Durchführung der Körper- und Fußpflege
- Adressen von Selbsthilfegruppen und Diabetikervereinen
- Führung des Protokollhefts bzw. des Diabetikerausweises, welcher immer mitgeführt werden muss zur raschen Information bei Unfällen oder Komplikationen
- Planung der notwendigen Kontrolluntersuchungen beim Hausarzt
- Diabetiker sollen stets Traubenzucker bei sich haben, um bei einer auftretenden Hypoglykämie (▶ Tab. 21.8) Abhilfe schaffen zu können.

21.3 Krankenpflegehilfe in der Chirurgie

Brigitte Benzinger-König, Beate Weisser

Operationen werden i. d. R. *geplant* als *Wahleingriff* bzw. *elektive Operation* und seltener *ungeplant* als *Notfalleingriff* durchgeführt.

21.3.1 Krankenpflegehilfe in der präoperativen Phase

Jeder operative Eingriff erfordert entsprechende Vorbereitungen des Patienten, welche unabhängig vom Narkoseverfahren sowie von Art, Schwere und Dauer der Operation auszuführen sind.

Merke

Alle präoperativen Maßnahmen haben zum Ziel, das Operationsrisiko zu senken und einen ungestörten Operations- und Narkoseverlauf zu gewährleisten.

Im Folgenden wird von der Regelsituation einer planbaren Operation ausgegangen. Es werden die Inhalte näher beschrieben, die auf jede präoperative Situation übertragen werden können.

Allgemeine ärztliche Maßnahmen

Hierzu zählen:

- Anamnese und körperliche Untersuchung
- Routinediagnostik mit Bestimmung von Blutwerten (z. B. kleines Blutbild, CRP, Blutgruppe), Urinuntersuchung, EKG, Röntgen-Thorax, Körpergewicht und Körpergröße
- Aufklärung und Einwilligung des Patienten
- spezielle Vorbehandlung (z. B. Blutzuckereinstellung, Besserung der Herz-Kreislauf-Funktion)

Pflegeplanung

Die allgemeinen pflegerischen Aufgaben sind als Pflegeschwerpunkte der präoperativen Phase in ▶ Abb. 21.8 zusammengestellt. Sie lassen sich zeitlich gliedern in Aktivitäten an den Tagen vor der Operation und in solche am Operationstag selbst.

▶ Tab. 21.9 beinhaltet eine Planungsgrundlage für die allgemeinen präoperativen Pflegehilfemaßnahmen. Die typischen präoperativen Pflegehilfetätigkeiten des Operationstags werden gesondert hervorgehoben.

Spezielle Pflegehilfeaktivitäten am Operationstag

Gerade der Operationstag ist für die meisten Patienten und ihre Angehörigen von ausgeprägten Ängsten bestimmt, z. B. der Angst vor dem Operationsbefund oder der Angst, nicht mehr aufzuwachen. Deshalb gilt bis zur Übernahme des Patienten in die Operationsabteilung, dass die Pflegenden bei allen Kontaktmöglichkeiten sowohl für den Patienten als auch für seine Angehörigen Ruhe vermitteln und sich für Fragen bzw. Gespräche Zeit nehmen.

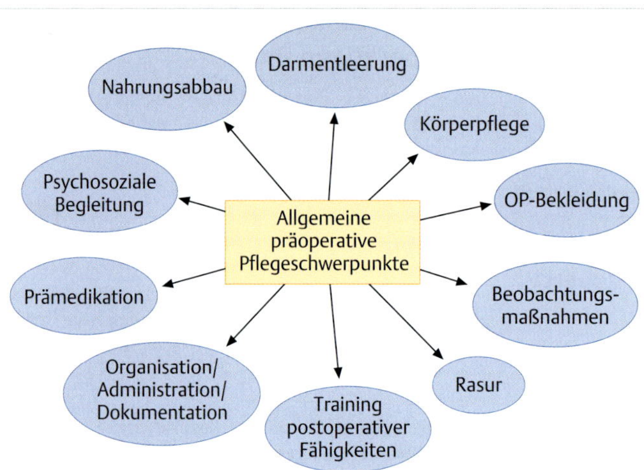

Abb. 21.8 Allgemeine präoperative Pflegeschwerpunkte. Diese fallen bei jedem Patienten unabhängig von Art, Lokalisation und Ausmaß der Operation an.

Tab. 21.9 Planungsgrundlage für die Pflege eines Patienten in der präoperativen Phase

ATL	Pflegeproblem	Pflegeziel	mögliche Pflegeaktivitäten
ruhen und schlafen	Der Patient ist, bedingt durch die bevorstehende Operation, innerlich unruhig und angespannt. Seine Nachtruhe ist dadurch möglicherweise gestört.	Der Patient hat eine ausreichende und erholsame Nachtruhe.	• Gesprächsbereitschaft, besonders auch am Vorabend vor der Operation signalisieren, s. auch ATL Kommunizieren (S. 447). • Verabreichung der vom Anästhesisten verordneten Prämedikation für den Vorabend der Operation, wobei häufig ein Beruhigungsmittel (Sedativum) und/oder ein Schlafmittel (Hypnotikum) gegeben werden. Bei Schmerzen ist ein Schmerzmittel indiziert.
sich bewegen	Der Patient ist nach der Operation in vielen Bereichen seiner Beweglichkeit eingeschränkt. Er muss ungewohnte Bewegungen z. B. unter Schmerzen durchführen. Es besteht eine Thromboemboliegefahr.	Der Patient erlernt ungewohnte Bewegungen und stellt sich auf die Mobilisationsanforderungen der postoperativen Phase ein. Der Patient bekommt keine Thromboembolie.	• Bewegungsabläufe (z. B. Aufstehen aus bestimmten Lagerungspositionen), die postoperativ besonders erschwert sind, üben lassen • spezielle Lagerungen zeigen und erfahren lassen • Miktion in flacher Rückenlage bzw. unter Gebrauch der Bettschüssel üben lassen • Kompression der Beinvenen durch medizinische Thromboseprophylaxestrümpfe, MTS (S. 339), oder Wickeln der Beine mittels Kompressionsverband. Diese Maßnahmen beginnen spätestens am Operationstag • ggf. verordnete Heparininjektion s. c. verabreichen
sich waschen und kleiden	Der Patient ist anfällig für Wundinfektionen, da Haut und Haare physiologischerweise mit Keimen besiedelt sind.	Die Keime an Haut und Haaren des Patienten sind bestmöglich reduziert.	• mobilen Patienten am besten Duschen ermöglichen; Bettlägerige erhalten eine ausgiebige Ganzkörperwaschung • ideal ist es, wenn diese Maßnahmen am OP-Tag erfolgen. Sofern dies aus organisatorischen Gründen (z. B. früher OP-Termin) nicht möglich ist, Patienten ausreichend Zeit zur Morgentoilette lassen • im Anschluss an die Körperpflege für frische Bettwäsche und Nachthemd sorgen, welches auch zum Wohlbefinden des Patienten beiträgt • spezielle Reinigung bestimmter Körperregionen vornehmen: Hautfalten, Nabel (besonders bei allen abdominellen Eingriffen), Fuß- und Fingernägel; Nagellack wegen der Beurteilungsmöglichkeit der Nagelbettdurchblutung entfernen

Tab. 21.9 Fortsetzung

ATL	Pflegeproblem	Pflegeziel	mögliche Pflegeaktivitäten
			• Rasur des Operationsgebiets (Infektionsprophylaxe) nach klinikublichen Vorschriften • allgemein ist dabei zu beachten, dass großflächig rasiert wird. Die Größe der zu rasierenden Hautfläche hängt von der vorgesehenen Schnittführung einschließlich möglicher Schnitterweiterungen, Austrittsstellen von Dränagen sowie Verbandgröße ab. Die Haarentfernung erfolgt idealerweise mittels Elektrorasur Als optimaler Zeitpunkt hat sich wegen der geringeren Wiederverkeimung die Rasur unmittelbar vor der OP erwiesen • am OP-Tag aus hygienischen Gründen für spezielle Operationsbekleidung sorgen. Dazu gehören OP-Hemd (mit Rückenschluss), Kopfbedeckung (lange Haare nicht als Knoten oder Zopf binden, sondern beidseitig locker zusammenfassen und binden, damit Hinterkopf als Auflagefläche frei bleibt), keine Spangen, Nadeln, Reifen, usw., da Dekubitusgefahr, evtl. Einmalslip • Beobachtungsmaßnahmen: Haut im Operationsgebiet bezüglich Hautveränderungen (z. B. Ekzeme, Allergien, eitrige Entzündungen)
essen und trinken	Der Patient kann bei der Narkoseeinleitung und nach der Operation erbrechen, wodurch eine Aspiration möglich wird.	Der Patient hält sich an die Nahrungs- und Flüssigkeitskarenz.	• Patient sowie anwesende Angehörige über Nahrungsabbau und Flüssigkeitskarenz genau und ausführlich informieren. Mit dem Nahrungsabbau beginnt man i. d. R. am Vortag der Operation, wobei Zusammensetzung der Mahlzeiten von dem geplanten Eingriff abhängt. Bei allen extraabdominellen Operationen wird am Vorabend auf eine leicht verdauliche Mahlzeit geachtet. Alle intraabdominellen Eingriffe verlangen eine spezielle präoperative Ernährungsweise, z. B. Darmoperationen (S. 540). • Die absolute Nahrungskarenz beginnt spätestens 6 Std. vor der Operation. Da der genaue Zeitpunkt der Operation oft nicht einzuschätzen ist, gilt in den meisten Kliniken, dass routinemäßig ab 22:00 Uhr am Vorabend, spätestens jedoch ab 0:00 Uhr des Operationstags nichts mehr gegessen werden darf. • Die Flüssigkeitskarenz wird gegenüber der Nahrungskarenz nicht mehr so streng gehandhabt. Laut neuesten Empfehlungen der DGAI (Deutsche Gesellschaft für Anästhesie und Intensivmedizin) und des BDA (Bund der Anästhesisten) ist das Trinken begrenzter Flüssigkeitsmengen (maximal 2 Gläser) bis 2 Std. vor Narkosebeginn erlaubt. Gestattet sind fruchtfleischlose Säfte, Tee und Kaffee ohne Milch/Sahne sowie mit Kohlensäure versetzte, kohlenhydratreiche Getränke (z. B. Limonade, Cola). Somit ist die Einnahme von Dauermedikamenten sowie oraler Prämedikation ebenso bis 2 Std. vor Narkoseeinleitung möglich. Bei nicht kooperationsfähigen Patienten sind Getränke und Flüssigkeiten vorsichtshalber außer Reichweite zu stellen. Bei starkem Durstgefühl ist zusätzlich eine Mundpflege vorzunehmen. Patienten mit schlechtem Ernährungszustand (z. B. bei Tumorkachexie) werden bis zur Operation

Tab. 21.9 Fortsetzung

ATL	Pflegeproblem	Pflegeziel	mögliche Pflegeaktivitäten
			meist über Tage zusätzlich hochkalorisch ernährt, entweder oral mit vollresorbierbarer Flüssigkeit oder mittels Infusionen. • Beobachtungsmaßnahmen: Hunger- und Durstgefühl
ausscheiden	Der Patient kann narkosebedingt während der OP Stuhlgang absetzen. Postoperativ kann es durch extreme Stuhleindickung zur erschwerten Stuhlentleerung kommen.	Der Patient hat intraoperativ keine Stuhlentleerung. Postoperativ kommt die Darmfunktion wieder problemlos in Gang.	• Den Patienten seinem operativen Eingriff entsprechend so schonend wie möglich abführen lassen. Zur Verfügung stehen Abführmaßnahmen mittels Laxanzien z. B. in Form von abführenden Lösungen, Suppositorien, Klysma oder Einlauf. Bei allen intraabdominellen Eingriffen ist eine gründlichere Dickdarmreinigung, bei allen extraabdominellen Eingriffen evtl. nur eine Entleerung des Enddarmes (Rektum) erforderlich. • Die Nachtruhe des Patienten soll störungsfrei verlaufen, deshalb wenn möglich den Zeitpunkt der Laxanziengabe so festlegen, dass die Stuhlentleerung nicht in die Nacht fällt.
für Sicherheit sorgen	Der Patient kann nur erfolgreich operiert werden, wenn bezüglich seiner Sicherheit optimale Voraussetzungen geschaffen sind.	Der Patient ist narkose- und operationsfähig. Seine Sicherheit ist gewährleistet.	• Begleitpapiere müssen rechtzeitig, am besten am Vortag der Operation, vollständig bereitgelegt werden. Dazu gehören mindestens Anästhesieprotokoll, Einverständniserklärung und die komplette Krankenakte, einschließlich Röntgenbilder und sonstige Befunde. • Verabreichen der Prämedikation, welche vom Anästhesisten bei der Narkosevisite festgelegt worden ist. Hierzu zählt die Prämedikation am Vorabend, s. ATL Wach sein und Schlafen (S. 316). Am OP-Tag werden auf Abruf aus dem Operationssaal, ca. 1 Std. vor Operationsbeginn, die Medikamente nach Verordnung verabreicht. Zuvor ist dem Patienten nochmals die Blasenentleerung zu ermöglichen. Es muss auch darauf hingewiesen werden, dass bei Atropingabe eine
			Mundtrockenheit oder durch Beruhigungs- und/oder Schmerzmittel eine zunehmende Müdigkeit auftreten kann. (Patienten nicht mehr alleine aufstehen lassen.) • Die Gabe der Prämedikation muss mit Datum, Uhrzeit und Unterschrift des Ausführenden auf dem Narkoseprotokoll vermerkt werden. • Persönliche Wertsachen der Patienten sind wegzuschließen. Aus juristischen Gründen empfiehlt es sich, Geldbeträge, Schmuck usw. verschlossen, nach Gegenzeichnung durch den Patienten, am besten bei der Verwaltung aufbewahren zu lassen. • Beobachtungsmaßnahmen: Hierzu rechnet man alle Beobachtungen, die im Hinblick der Durchführbarkeit vor der Operation vorgenommen werden. Dazu gehören besonders regelmäßige Kontrolle von Puls, Blutdruck und Temperatur auf Auffälligkeiten. Hat der Patient z. B. Fieber, so wird die Operation bis zur Fieberfreiheit verschoben, sofern keine Dringlichkeit besteht. Größe und Gewicht sind für den Anästhesisten zur Festlegung von Prämedikation und Menge der Narkosemittel wichtige Angaben.

Tab. 21.9 Fortsetzung

ATL	Pflegeproblem	Pflegeziel	mögliche Pflegeaktivitäten
kommunizieren	Der Patient leidet durch die bevorstehende Operation unter Ängsten, z. B. vor der Narkose, vor Schmerzen, vor Ausgeliefertsein, vor ungünstigem Operationsergebnis, vor Komplikationen usw. Hinzu kommen individuelle Ängste, welche auf die persönliche Lebenssituation (Familie, Beruf) zurückzuführen sind.	Der Patient bringt seine individuellen Ängste zum Ausdruck. Er ist über den prä- und postoperativen Verlauf informiert.	• Positive Aufnahmesituation ermöglichen. Ideal ist es, wenn das Zimmer so ausgewählt wird, dass Mitpatienten aufgrund eines komplikationslosen Verlaufs Zuversicht vermitteln. • Dem Patienten häufige Kontaktmöglichkeiten anbieten, um ihn bei seiner Angstbewältigung zu unterstützen • Im Aufnahmegespräch Erwartungen und individuelle Bedürfnisse erfragen und in der Pflegeanamnese dokumentieren. Informationen über den voraussichtlichen prä- und postoperativen Verlauf sind selbstverständlich. Dazu zählt auch z. B. die Information, wann der Patient etwa in den OP gebracht wird. Ebenso muss auf den Aufenthalt im Aufwachraum oder – sofern absehbar – auf der Intensivstation hingewiesen werden. • Angehörige oder Bezugspersonen werden idealerweise mit in die Informationen einbezogen bzw. sollen, sofern gewünscht wird, bei präoperativen Pflegemaßnahmen zugegen sein, da auch sie Ängste haben. • Besuchszeitregelungen sind individuell zu handhaben, d. h. Bedürfnisse des Patienten bezüglich Besucherbeschränkungen sind ebenso zu berücksichtigen. • Sofern es gewünscht wird, sollte der Kontakt zu einem Seelsorger hergestellt werden. Zur Lösung von sozialen Problemen muss evtl. bereits vor der Operation der Sozialdienst eingeschaltet werden. • Der Patient sollte, sobald das definitive OP-Programm bekannt ist, über den voraussichtlichen OP-Zeitpunkt informiert werden, denn gerade ungewisse Wartezeiten sind sehr zermürbend. Kommt es am OP-Tag zu einer unvorhergesehenen Verschiebung der OP oder gar zu einer Verlegung auf den Folgetag, so sind die Betroffenen so früh als möglich zu informieren. Die Nahrungs- und Flüssigkeitskarenz wird in diesem Fall unterbrochen. • Die Begleitung bis zur OP-Schleuse durch eine vertraute Pflegende und evtl. durch Angehörige bzw. durch eine Bezugsperson ist für viele Patienten hilfreich und sollte selbstverständlich sein. Dies sollte auch bei einem Transport durch einen zentralen Abholdienst möglich gemacht werden.

Bis zum Abruf aus der Operationsabteilung

- Dem Patienten ausreichend Zeit zur Körperpflege lassen; bei sehr frühem OP-Termin evtl. rechtzeitig wecken.
- Einhaltung des Nüchternseins, d. h. außer der absoluten Nahrungs- und Flüssigkeitskarenz auch kein Rauchen mehr.
- Spätestens am Operationstag Nagellack entfernen; Patienten ebenso darauf aufmerksam machen, dass Make-up wegen der Beurteilung der Hautfarbe nicht verwendet werden darf.
- Durchführung der Rasur nach klinikühlichem Standard (meist unmittelbar vor der OP).
- Beobachtungsmaßnahmen auf Durchführbarkeit der Operation mit Kontrolle von Temperatur, Puls und Blutdruck einschließlich Hautzustand im Operationsgebiet vornehmen; jegliche Auffälligkeiten im Befinden des Patienten, wie z. B. Infektzeichen wie Schnupfen, Heiserkeit oder Husten, welche die Operation in Frage stellen, unverzüglich weitergeben.
- Schmuck ablegen und aus Sicherheitsgründen mit anderen Wertgegenständen für den Patienten aufbewahren; aus juristischen Gründen den Patienten dabei ge-

genzeichnen lassen, welche Gegenstände er zur Aufbewahrung gegeben hat.
- Prothesen, wie z. B. Zahnprothesen oder Körperteile entfernen und gekennzeichnet in einem entsprechenden Behältnis sicher aufheben; dabei Schamgefühle berücksichtigen, d. h. Zahnprothesen erst direkt vor dem Transport in den OP herausnehmen lassen.
- Je nach kliniküblicher Handhabung Bett mit Namen und Station kennzeichnen; Lagerungshilfsmittel (z. B. Schienen) und Aufhängevorrichtungen, z. B. für Infusionen und Dränagen, die in den OP mitgegeben werden, bereitstellen.

Nach Abruf aus der Operationsabteilung

- Dem Patient die Gelegenheit geben, Blase und Darm zu entleeren.
- Darauf achten, dass der Patient OP-Bekleidung anzieht, d. h. frisches Hemd mit Rückenschluss, Kopfhaube und medizinische Thromboseprophylaxestrümpfe (MTS), alternativ dazu die Beine wickeln.
- Prämedikation laut Anordnung verabreichen und auf dem Narkoseprotokollblatt mit Datum, Uhrzeit und Unterschrift vermerken; Patient auf unangenehme Nebenwirkungen wie Mundtrockenheit, zunehmende Müdigkeit usw. aufmerksam machen.
- Sehhilfen wie Brille, Kontaktlinsen sowie Hörgeräte dem Patienten bis zur Übergabe an das Personal der Operationsabteilung belassen; Patienten fühlen sich dadurch sicherer und sind in ihrer Kommunikationsfähigkeit nicht so sehr eingeschränkt.
- Begleitpapiere komplett zum OP mitgeben.
- Den Patienten persönlich in die OP-Abteilung begleiten, auf Wunsch gemeinsam mit den Angehörigen oder entsprechenden Bezugspersonen; bis zur Übergabe an das OP-Personal beim Patienten bleiben.

21.3.2 Krankenpflegehilfe in der postoperativen Phase

Die postoperative Phase beginnt direkt im Anschluss an die Operation und dauert bis zur Entlassung. Sie ist gekennzeichnet von physischen sowie psychischen Auswirkungen, die durch die Operation selbst und die Narkose bedingt sind. Je nach Größe, Dauer und Verlauf des Eingriffs können unterschiedliche Störungen und Komplikationen auftreten.

Merke

Die postoperative Phase hat zum Ziel, dem Patienten einen komplikationslosen Heilungsverlauf zu ermöglichen.

Allgemeine postoperative Komplikationen

Die wichtigsten Komplikationen, die nach jedem Eingriff auftreten können, sind nach Paetz (2013):
- Nachblutung
- Wundhämatom
- Anurie
- Erbrechen
- Wundinfekt
- Pneumonie
- Harnwegsinfekt
- Phlebitis
- Alkoholdelir
- postoperative Psychose
- Parotitis
- Nahtinsuffizienz
- Thromboembolie
- heparininduzierte Thrombozytopenie (HIT)
- Stressulkus
- postoperativer Ileus
- Platzbauch
- Dekubitus
- intraabdominaler Abszess
- Fadengranulom

Pflegeplanung

Pflegebedarf und -intensität bei Operierten orientieren sich immer am durchgeführten Operations- und Narkoseverfahren. Die Aufgaben, die dabei schwerpunktmäßig bei allen operierten Patienten anfallen, sind als Übersicht in ▶ Abb. 21.9 dargestellt. Gleichzeitig dienen sie als Planungsgrundlage für die Pflege eines Patienten in der postoperativen Phase in ▶ Tab. 21.10. Die pflegerischen Vorbereitungen, die bis zur Rückkehr des Patienten auf die Station erledigt sein müssen, werden der Planungsgrundlage vorangestellt.

Pflegerische Vorbereitungen vor der Übernahme des Frischoperierten auf die Allgemeinstation

Die Frischoperierten werden i. d. R. vorübergehend bis zur vollen Ansprechbarkeit in den Aufwachraum gebracht. Eine Rückverlegung auf die Station erfolgt erst nach komplikationsloser Aufwachphase bei stabilen Vitalfunktionen nach schriftlicher Zustimmung des Anästhesisten.

Risikopatienten, bei denen während der Operation Zwischenfälle auftraten oder bei denen Komplikationen erwartet werden, werden sofort postoperativ oder nach einem Zwischenaufenthalt im Aufwachraum auf die Wach- oder Intensivstation verlegt.

Im Zimmer selbst müssen die Materialien bereitgelegt und auf ihre Funktionstüchtigkeit hin überprüft werden, die zur postoperativen Betreuung notwendig sind. Bevor die Operierten auf die Station zurückkehren, müssen die notwendigen Vorbereitungen getroffen werden.

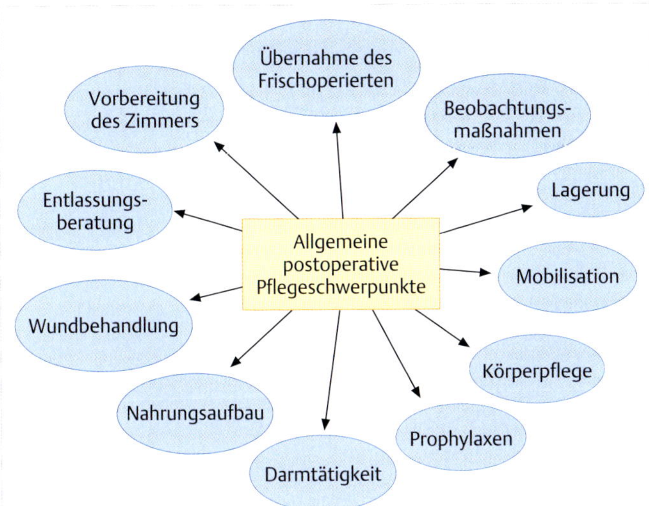

Abb. 21.9 Allgemeine postoperative Pflegeschwerpunkte. Diese sind allgemein gültig und kommen bei jedem Patienten in der postoperativen Phase unabhängig von Art und Dauer der Operation vor.

Tab. 21.10 Planungsgrundlage für die Pflege eines Patienten in der postoperativen Phase

ATL	Pflegeproblem	Pflegeziel	mögliche Pflegeaktivitäten
sich bewegen	Der Frischoperierte ist am Operationstag meist noch schläfrig. Er bewegt sich dadurch wenig und leidet unter Schmerzen, die oft lagerungsabhängig sind. Komplikationen wie Thromboembolie, Pneumonie und Dekubitus sind dadurch begünstigt.	Der Frischoperierte ist bequem und schmerzarm gelagert. Komplikationen wie Thromboembolie, Pneumonie und Dekubitus treten nicht auf.	• Frischoperierte werden bis zur vollständigen Ansprechbarkeit, sofern die Operation keine spezielle Lagerung notwendig macht, flach auf dem Rücken gelagert. Dabei darauf achten, dass die Atemwege nicht durch Zurückfallen der Zunge verlegt werden. • Bei erreichter Ansprechbarkeit Patienten entsprechend seiner Operation lagern; allgemein gelten dabei folgende Richtlinien: ◦ Das Wundgebiet darf nicht gedehnt werden oder unter Spannung stehen (Schmerzen). ◦ Dränageableitungen dürfen nicht abgeknickt sein. (Abflusshindernis) oder unter Zug stehen (Schmerzen). ◦ Lagewechsel so oft als möglich, den Bedürfnissen des Patienten entsprechend vornehmen. • Frühmobilisation ist eine wirkungsvolle Maßnahme, um Komplikationen, wie z. B. Thrombose, Pneumonie und Dekubitus, zu verhindern. Dazu stehen Patienten postoperativ so früh und so häufig als möglich auf. Das bedeutet, dass bei kleineren Eingriffen noch am OP-Tag, bei mittleren und größeren spätestens am Morgen des 1. postoperativen Tages mobilisiert wird. Wegen der Gefahr von Kreislaufstörungen wird dabei schrittweise vorgegangen mit zunächst Sitzen an der Bettkante, danach Stehen vor dem Bett, dann erst Gehen einer kurzen Strecke, stets unter Hilfestellung von 2 Pflegenden. • Spätmobilisation mit 1. Aufstehen nach dem 1. postoperativen Tag ist nur Ausnahmefällen vorbehalten, z. B. nicht belastungsstabilen knochenchirurgischen Eingriffen. In solchen Fällen ist eine Teilaktivierung durch Stoffwechselgymnastik und z. B. Durchbewegen von Gelenken auszuführen.

Tab. 21.10 Fortsetzung

ATL	Pflegeproblem	Pflegeziel	mögliche Pflegeaktivitäten
sich waschen und kleiden	Der Frischoperierte ist in seiner Mobilität mehr oder weniger durch Schmerzen eingeschränkt. Er ist dadurch nicht in der Lage, seine Körperpflege selbstständig durchzuführen.	Der Frischoperierte bekommt seinen Ressourcen entsprechend bei der Körperpflege Unterstützung.	• Übernahme der Körperpflege, vor allem nach großen Eingriffen in den ersten Tagen nach der Operation. Im Übrigen richtet sich die Mithilfe bzw. Unterstützung bei der persönlichen Hygiene nach dem Allgemeinzustand des Operierten. • Teilwäschen werden so bald als möglich angestrebt, da sie eine Frühaktivierung bewirken.
essen und trinken	Der Frischoperierte kann als Folge der Narkosewirkung in den ersten postoperativen Stunden erbrechen. Darüber hinaus besteht eine Magen-Darm-Atonie, die vor allem bei abdominalen Operationen anhält. Es können sich eine Mundsoorinfektion und eine Parotitis entwickeln.	Der Frischoperierte hält sich an die vorübergehende Nahrungs- und Flüssigkeitskarenz. Er akzeptiert den seinem Eingriff entsprechenden schonenden Nahrungsaufbau.	• Patient über den Verlauf der Nahrungs- und Flüssigkeitskarenz sowie den Nahrungsaufbau informieren. • Bei allen Operierten mit extraabdominellen Eingriffen darf frühestens bereits 6 Std. nach der Operation getrunken werden. Zeitpunkt der 1. Flüssigkeitsaufnahme ist meist vom Anästhesisten auf dem Narkoseprotokoll vermerkt. • Bei allen Operierten mit intraabdominellen Eingriffen ist eine länger andauernde Nahrungs- und Flüssigkeitskarenz notwendig. Zwischenzeitlich erfolgt die Deckung von Flüssigkeits- und Nährstoffbedarf über Infusionen. • Der Nahrungsaufbau erfolgt erst, wenn die Darmfunktion sichergestellt ist (Nachweis von Darmgeräuschen, Blähungen, Stuhlentleerung). Bei allen extraabdominellen Operationen ist dieser rasch, während bei allen Abdominaloperationen ein vorsichtiges und stufenweises Vorgehen zwingend ist, s. Beispiel Darmoperationen (S. 540). • Mundpflege (S. 371) während der Phase des absoluten Trinkverbots durchführen, da die Patienten meist unter starkem Durstgefühl leiden
ausscheiden	Beim Frischoperierten kann es durch Narkosenachwirkung zu einem Harnverhalten kommen.	Der Frischoperierte hat spätestens 6 Std. postoperativ Urin gelassen.	• Patienten zum Wasserlassen anhalten. Sofern kein Spontanurin möglich ist, folgende Maßnahmen ergreifen: ◦ Bettschüssel anwärmen ◦ Wasserhahn laufen lassen ◦ Männer im Stehen vor dem Bett Wasserlassen ermöglichen, Toilettenstuhl anbieten, möglichst zur Toilette führen ◦ Schamgefühle (z. B. Wunsch nach Alleinsein) berücksichtigen • erst bei Erfolglosigkeit auf Anordnung Einmalkatheterismus oder Gabe eines Spasmolytikums (z. B. Doryl i. m.)
ausscheiden	Der Frischoperierte hat eine Magen-Darm-Atonie, die bei Abdominaleingriffen für 3–5 Tage nach der Operation bestehen bleibt. Es treten häufig durch die wiederkehrende Darmtätigkeit Beschwerden wie quälende Blähungen auf.	Der Operierte hat bis spätestens zum 5. postoperativen Tag zum 1. Mal Stuhlgang. Beschwerden durch die wiedereinsetzende Darmfunktion sind auf ein erträgliches Maß reduziert.	• Anregung der Darmtätigkeit, wenn diese ausbleibt, mit schonenden Methoden durch ein Klysma oder Einlauf oder medikamentös mit mild wirkenden Abführmitteln wie Agiolax, Kräuterlax usw. Sie wirken aber nur bei ausreichender Flüssigkeitszufuhr. • Bei quälenden Blähungen durch trockene Wärme (z. B. Heizkissen, Wärmflasche) Erleichterung schaffen (nur nach Rücksprache mit dem Arzt). Evtl. ein Darmrohr (niemals länger als 30 Min.) einlegen, damit die Darmgase entweichen können. Kräutertee (z. B. Fenchel, Anis, Pfefferminz) oder auf Anordnung die Gabe eines Mittels gegen Blähungen wie z. B. Lefax können, sofern der Patient keinem Trinkverbot unterliegt, Beschwerden lindern. • Beobachtungsmaßnahmen: auf sichere Zeichen der Darmfunktion wie Absetzen von Stuhlgang, Blähungen und Darmgeräuschen; Beschwerden, vor allem Schmerzhaftigkeit von Blähungen

Tab. 21.10 Fortsetzung

ATL	Pflegeproblem	Pflegeziel	mögliche Pflegeaktivitäten
regulieren der Körpertemperatur	Der Frischoperierte ist vor allem nach länger andauernder Narkose ausgekühlt. Es kann postoperatives Kältezittern auftreten.	Der operationsbedingte Wärmeverlust beim Frischoperierten ist wieder ausgeglichen.	• Frischoperierten nach Narkoseende in ein vorgewärmtes Bett legen und gut zudecken. • Bei stabilen Kreislaufverhältnissen evtl. kontrolliert Wärme (z. B. Wärmedecken) zuführen; niemals wegen der Verbrennungsgefahr bei nicht ansprechbaren Patienten unkontrolliert Wärme anwenden. • Beobachtungsmaßnahmen: Haut, vor allem Temperatur, Körpertemperatur auf Unterkühlung.
für Sicherheit sorgen	Der Frischoperierte ist in den ersten postoperativen Stunden besonders gefährdet für Komplikationen wie z. B. Nachblutung und Wundhämatom.	Der Frischoperierte ist hinsichtlich Komplikationen in der postoperativen Frühphase optimal überwacht.	• Bei Übernahme des Frischoperierten auf die Normalstation müssen sich die Pflegenden über die Ausgangssituation informieren. Dazu zählen Allgemeininformationen: ◦ Art der ausgeführten Operationen bzw. postoperative Diagnose ◦ Operationsverlauf (z. B. Blutungen, Stabilität des Kreislaufs) ◦ Art der Anästhesie (Intubationsnarkose, Lokal-, Spinalanästhesie) und Narkosedauer ◦ postoperative Verordnungen (z. B. Art und Häufigkeit der Kontrollen, Infusionen, Transfusionen, Medikamente, Laborkontrollen, Lagerung, Mobilisationszeitpunkt, 1. orale Flüssigkeitszufuhr). Diese Angaben werden im Rahmen der mündlichen Übergabe weitergegeben oder sind schriftlich dem Narkoseprotokoll zu entnehmen. • Beobachtungsmaßnahmen: direkt nach der Übernahme des Patienten werden routinemäßig kontrolliert: Bewusstseinslage, vor allem Ansprechbarkeit; Puls, vor allem auf Tachykardie; Blutdruck, vor allem auf Hypotonie; Atmung, vor allem Frequenztiefe und Beschwerden; Haut, bevorzugt Farbe und Temperatur, Schmerzen; Verband auf Durchblutung, Durchfeuchtung; Dränagen und Sonde, vor allem Lokalisation, Absonderungsmenge und Aussehen; Infusionen/Infusionswege, vor allem Stand der Infusionsmenge; Urinausscheidung. Die Überwachungsmaßnahmen werden fortlaufend in bestimmtem Intervall fortgeführt und dokumentiert, d. h. erfahrungsgemäß in den ersten 24 Std. zunächst ¼- bis ½ stündlich. Bei Stabilität können die Abstände immer mehr ausgedehnt werden. Außerdem werden noch die Körpertemperatur und die Bilanz fest gestellt.
für Sicherheit sorgen	Der Frischoperierte leidet operationsbedingt unter Schmerzen.	Der Frischoperierte hat möglichst keine Schmerzen. Vermeidbare Schmerzen sind ursächlich behoben.	• Bei manchen Eingriffen erhalten die Operierten routinemäßig Schmerzmittel nach Plan. Ist dies nicht der Fall, so muss der Frischoperierte darauf aufmerksam gemacht werden, dass bei Bedarf ein Schmerzmittel verordnet wird. • Vermeidbare Schmerzen, z. B. durch Lagerung bedingt oder durch Blähungen, werden durch geeignete Gegenmaßnahmen in ihrer Ursache behoben. • Beobachtungsmaßnahmen: Schmerzen, vor allem auf Äußerung, Ursache, Zeitpunkt des Auftretens.
für Sicherheit sorgen	Der Operierte hat eine Operationswunde, welche mittels Naht oder Wundklammern verschlossen ist. Es kann zu Wundheilungsstörungen kommen.	Die Operationswunde des Patienten heilt komplikationslos ab.	• Der 1. Verbandwechsel wird i. d. R. am 2. postoperativen Tag vom behandelnden Arzt durchgeführt. Weitere Verbandwechsel werden meistens von den Pflegenden nach den Regeln des aseptischen Verbandwechsels vorgenommen. • Die Entfernung der nicht resorbierbaren Hautfäden bzw. der Wundklammern erfolgt je nach Wundlokalisation zu unterschiedlichem Zeitpunkt, meist um den 10. postoperativen Tag. Häufig werden dabei zunächst Teilfäden, d. h. jeder 2. Faden bzw. jede 2. Wundklammer am

Tab. 21.10 Fortsetzung

ATL	Pflegeproblem	Pflegeziel	mögliche Pflegeaktivitäten
			übernächsten Tag die Restfäden/Wundklammern entfernt. • Beobachtungsmaßnahmen: Wunde vor allem auf Entzündungszeichen wie Rötung, Schwellung, Schmerz, lokale Überwärmung; Schmerzäußerungen; Körpertemperatur auf Fieberanstieg.
für Sicherheit sorgen	Der Operierte kann auch noch nach der Entlassung Komplikationen entwickeln. Er muss evtl. durch die Auswirkungen der Operation seine Lebensführung ändern.	Der Operierte ist über Verhaltensregeln für die Zeit nach der Entlassung informiert.	• Patienten und Angehörige frühzeitig vor der Entlassung geeignet beraten, z. B. in Bezug auf Handhabung von Hilfsmitteln, z. B. Stomaversorgung, Umgang mit Prothesen, Ernährung, Medikamenteneinnahme, Wunddehiszenz- (Aufgehen der Wunde) und Narbenhernienprophylaxe, Veränderungen der Lebensführung wie z. B. Vermeidung eines Rezidivs durch geeignete Lebensweise. • frühzeitig die Notwendigkeit einer häuslichen Nachbetreuung abklären; dazu Kontakt mit Sozialdienst und Sozialstation aufnehmen
Sinn finden	Der operierte Patient ist durch die Auswirkungen der Operation psychisch und physisch erschöpft. Ein ungünstiges Operationsergebnis wie z. B. Tumordiagnose oder der Verlust eines Körperteils führen zu einer Lebenskrise. Die postoperativen Ängste konzentrieren sich verstärkt bei den Betroffenen und ihren Angehörigen auf die zukünftige Lebenssituation.	Der operierte Patient beginnt, sich mit seiner neuen Lebenssituation positiv auseinanderzusetzen.	• persönliche Ressourcen des Betroffenen und seiner Angehörigen ausfindig machen • Patienten ermutigen, Ängste zu äußern • das Gespräch mit Angehörigen suchen • Selbstpflegekompetenz so früh wie möglich fördern; auch das schrittweise Heranführen an eine Körperbildveränderung, z. B. schrittweise Selbstversorgung eines Stomas • häufig auf positive Fortschritte im Heilungsverlauf hinweisen • Teambesprechungen, bei denen Pflegende, Physiotherapeuten, Ärzte, Seelsorger und Sozialarbeiter regelmäßig gemeinsam beraten, Beobachtungen austauschen und Vorgehensweisen miteinander besprechen. Sie können ein wichtiger Beitrag sein, den Patienten bei der Bewältigung seiner Lebenskrise zu unterstützen.

Dazu gehören entsprechend der Größe des Eingriffs zumindest:

- Blutdruckmessapparat
- Überwachungskurve
- Urinflasche und/oder Bettpfanne
- Mundpflegeset und Abwurfmöglichkeit
- Nierenschale mit Zellstoff
- evtl. Infusionsständer
- Haltevorrichtung mit Bettbügel und Klingel

21.3.3 Krankenpflegehilfe bei Darmoperationen

Operative Eingriffe sind in allen Darmabschnitten möglich, am häufigsten ist dabei der Dickdarm betroffen. Die prä- und postoperativen Maßnahmen bei allen Darmeingriffen sind identisch, außer wenn die Anlage eines künstlichen Darmausgangs (Stoma) geplant bzw. notwendig geworden ist.

Nachfolgend wird in ▶ Tab. 21.11 und ▶ Tab. 21.12 stellvertretend für die pflegerischen Besonderheiten bei abdominellen Eingriffen die Krankenpflegehilfe bei Darmoperationen beschrieben.

Tab. 21.11 Planungsgrundlage für die präoperative Pflege eines Patienten mit Darmoperation

ATL	Pflegeproblem	Pflegeziel	mögliche Pflegeaktivitäten
sich waschen und kleiden	Der Patient bekommt das Abdomen eröffnet (Laparotomie). Die Schnittführung erfolgt dazu meist in Bauchmitte vom Nabel bis zur Symphyse (mediane Laparotomie).	Die Haut im Operationsgebiet des Patienten ist optimal vorbereitet.	• Rasur des Patienten erfolgt am OP-Tag, wobei der vordere Körperstamm von der Axillarlinie bis einschließlich der Schambehaarung mit dem Elektrorasierer rasiert wird. Bei sakraler Zugangsweise zusätzliche Rasur der perianalen Region bis zum Lendenbereich einschließlich der Oberschenkel.
essen und trinken	Der Patient muss aufgrund der besonderen Anfälligkeit gegenüber postoperativen Komplikationen des Magen-Darm-Trakts bei Darmoperationen präoperativ speziell ernährt werden.	Der Patient beginnt seinen Nahrungsabbau bereits am Vortag der Operation.	• Die Patienten erhalten am Tag vor der OP morgens nur noch leichte Kost. Ab dem Mittagessen ist nur noch Flüssigkeit wie Suppe, Tee, Saft, Mineralwasser, abends ausschließlich Tee oder Mineralwasser erlaubt.
ausscheiden	Der Patient kann bei einer ungenügend vorausgegangenen Darmreinigung gefährdet sein für eine Wundinfektion und eine Anastomoseninsuffizienz.	Der Patient hat entsprechend den Anforderungen bei Darmoperationen ausreichend abgeführt.	• Die präoperative Darmreinigung erfolgt mittels einer Darmspüllösung (z. B. Endofalk, Fleet, Moviprep). Es müssen i. d. R. 2–4 l abführende Lösung getrunken werden. Mit dem Abführen wird meist am Morgen vor dem OP-Tag begonnen, wobei zunächst innerhalb von 30 Minuten 1 l Lösung rasch getrunken werden soll. Die Abführmaßnahmen waren dann erfolgreich, wenn die Stuhlausscheidung wässrig, kamillenfarben klar ist. • Durch die effiziente Darmreinigung mit Darmspüllösungen sind die orthograde Magen-Darm-Spülung sowie andere mechanische Maßnahmen, wie z. B. hoher Schwenkeinlauf, überflüssig geworden und kommen nur noch in Ausnahmefällen zur Anwendung.

Tab. 21.12 Planungsgrundlage für die postoperative Pflege eines Patienten mit Darmoperation

ATL	Pflegeproblem	Pflegeziel	mögliche Pflegeaktivitäten
sich bewegen	Der Frischoperierte leidet bei angespannter Bauchdecke unter Schmerzen.	Der Frischoperierte ist bauchdeckenentspannend gelagert.	• Bauchdeckenentspannende Lagerung durch Unterstützung der Knie (evtl. Kissen oder Rolle) herbeiführen. Ein Fußkasten oder Fußbrett verhindert ein Abrutschen im Bett bei Patienten von kleiner Körpergröße.

essen und trinken	Der operierte Patient darf erst oral etwas zu sich nehmen, wenn die Anastomose einer erhöhten Belastung durch die Nahrungspassage ausgesetzt werden kann, da sonst eine Nahtinsuffizienz droht. Die Anastomosenheilungsdauer beträgt bei Dickdarmeingriffen 5–7 Tage, bei Rektumoperation etwa 9 Tage. Der Nahrungsaufbau erfolgt deshalb stufenweise.	Der Operierte hält sich an die für ihn individuell erforderliche orale Nahrungs- und Flüssigkeitskarenz. Er bekommt keine Anastomoseninsuffizienz durch zu frühzeitig begonnenen Nahrungsaufbau.	• Patient über den langsamen stufenweisen Nahrungsaufbau informieren.
			• Nahrungsaufbau beginnt nach dem sicheren Einsetzen der Darmfunktion (z. B. Nachweis von Darmgeräuschen) frühzeitig. Die Nahrungsumstellung von parenteral auf oral erfolgt dabei nach Schema, z. B. nach Beginn der oralen Nahrungsaufnahme:
			  ◦ am 1. Tag: schluckweise Tee, 3 000 ml Infusionen
			  ◦ am 2. Tag: 5 Tassen Tee, 2000 ml Infusionen
			  ◦ am 3. Tag: Tee, Schleim, Zwieback, 1000 ml Infusionen
			  ◦ am 4. Tag: passierte Kost, keine Infusionen
			  ◦ am 5. Tag: leichte Kost, keine Infusionen

Tab. 21.12 Fortsetzung

ATL	Pflegeproblem	Pflegeziel	mögliche Pflegeaktivitäten
			• sorgfältige Mundpflege zur Bekämpfung des Durstgefühls sowie zur Soor- und Parotitisprophylaxe vornehmen; kooperationsfähige Patienten kann man den Mund ausspülen lassen. • Beobachtungsmaßnahmen: Zeichen der sicheren Darmaktivität besonders Stuhlgang und Blähungen; Hunger- und Durstgefühl; Infusionstherapie
ausscheiden	Beim Operierten soll sich bis spätestens zum 5. postoperativen Tag die Darmtätigkeit wieder spontan eingestellt haben. Die Anastomosen dürfen keinesfalls durch aggressive Abführmaßnahmen belastet werden.	Der Operierte hat spätestens am 5. postoperativen Tag abgeführt, wenn notwendig mittels schonender Abführmaßnahmen.	• Sofern die Darmfunktion noch nicht in Gang gekommen ist, wird ab dem 5. postoperativen Tag zunächst ein Klysma verabreicht. • Bei Operierten mit Anastomosen im Rektumbereich sind Einläufe sowie das Einlegen eines Darmrohrs streng untersagt! • Beobachtungsmaßnahmen: Darmfunktion auf Blähungen; Stuhlabgang vor allem nach der 1. postoperativen Entleerung auf Regelmäßigkeit
für Sicherheit sorgen	Der Frischoperierte hat wegen der Magen-Darm-Atonie vorübergehend eine Magensonde liegen. Zur Ableitung von Wundsekret sowie zur frühzeitigen Erkennung von Anastomosenundichtigkeiten sind Ableitungsdränagen eingelegt. Ein Blasenverweilkatheter dient der Urinableitung.	Der operierte Patient hat einen ungefährdeten Anastomosen-Heilungsverlauf.	• Entfernung der Magensonde sobald sie nichts mehr fördert. Sie kann oft bereits am Abend des Operationstages gezogen werden. • auf ungehinderte Abflussmöglichkeit aus den Dränagen achten. Beim Wechsel des Ableitungssystems auf streng aseptisches Vorgehen achten. Ableitungsdränagen werden nach ca. 1 Woche, Redondränagen bereits nach ca. 5 Tagen entfernt. Regelmäßige Verbandwechsel an den Dränageaustrittsstellen sind erforderlich.
			• Blasenkatheter verbleiben nach Koloneingriffen für 1–2 Tage, bei Rektumeingriffen für 4–6 Tage. Zwischenzeitlich entsprechende Pflegemaßnahmen bei Blasenverweilkatheter (S. 380) ausführen. • Beobachtungsmaßnahmen: Magensonde vor allem Menge; Dränagen vor allem Menge, Aussehen; Dränagenaustrittsstelle; Schmerzen; Blasenkatheter vor allem Urin Menge, Aussehen

21.4 Krankenpflegehilfe in der Geburtshilfe

Lenore Lübke-Schmid, Beate Weisser

21.4.1 Krankenpflegehilfe bei gesunden Wöchnerinnen

Definition

Das Wochenbett beginnt nach Abstoßung des Mutterkuchens und dauert so lange, bis sich die durch Schwangerschaft und Geburt entstandenen Veränderungen wieder zurückbilden. Das geschieht nach ca. 6–8 Wochen nach der Entbindung.

Ausführliche Informationen können in Kap. 10.5 (S. 178) nachgelesen werden.

Kennzeichnend für das Wochenbett sind:

- Rückbildungsvorgänge am und um den Genitalbereich, z. B. des Uterus (Wochenfluss, welcher in der 1. Woche blutig, in der 2. Woche bräunlich, Ende der 2. Woche gelb und ab der 3. Woche helles Aussehen hat), des Beckenbodens, der Bauchdecke und von Blase und Darm
- Wundheilungsvorgänge an Uterus, Scheide und Damm
- Einsetzen und Aufrechterhalten der Milchbildung (Laktation)
- Wiederaufnahme der Ovarialtätigkeit
- Entwicklung der Mutter-Kind-Beziehung

Pflegerische Maßnahmen

Die Pflegeschwerpunkte bei einer Wöchnerin konzentrieren sich auf die Anleitung

- zum Erlernen der Stilltechnik und Brustpflege
- zur Pflege und Versorgung des Neugeborenen
- zur Einhaltung von Hygienemaßnahmen beim Wechsel der Vorlagen

Pflegeplanung

In ▸ Tab. 21.13 wird von der Pflegesituation einer gesunden Wöchnerin mit einer komplikationslosen Geburt ausgegangen. Der Wochenbettverlauf bei einer operativen Entbindung (Kaiserschnitt oder Sectio caesarea) bleibt unberücksichtigt.

Tab. 21.13 Planungsgrundlage für die Pflege einer gesunden Wöchnerin

ATL	Pflegeproblem	Pflegeziel	mögliche Pflegeaktivitäten
essen und trinken	Die Wöchnerin benötigt eine bedarfsgerechte Ernährung. Das Neugeborene kann mit Beschwerden (z. B. Blähungen) oder Schäden (z. B. Wundsein) empfindlich auf das Stillen reagieren.	Die Wöchnerin erhält eine bedarfsgerechte, ausgewogene Nahrungs- und Flüssigkeitszufuhr.	• Die Wöchnerin erhält eine eiweiß-, vitamin- und mineralstoffreiche Ernährung, am besten Vollwertkost. Sie hat während der Stillzeit einen Mehrbedarf von ca. 300–500 Kalorien/Tag. Die Flüssigkeitszufuhr liegt bei 2–3 Liter täglich. • Blähende Speisen (z. B. Kohlarten, Hülsenfrüchte, Zwiebeln, Knoblauch) und saure Früchte oder Säfte (z. B. Orangen, Zitronen) sind zu meiden, da das Neugeborene sonst Blähungen bekommen und/oder wund werden kann. Kaffee, schwarzer/grüner Tee und Alkohol sind wegen ihrer Wirkungsweise auf das Neugeborene in größeren Mengen, Nikotin vollkommen, wegzulassen. • Wöchnerinnen über ideale Ernährung beraten und sie darauf hinweisen, dass Medikamente nur auf strenge ärztliche Anordnung eingenommen werden dürfen. • Beobachtungsmaßnahmen: Verträglichkeit der Muttermilch beim Neugeborenen, besonders auf Anzeichen von Wundsein, Blähungen und Gewichtszunahme; Ernährungs- und Kräftezustand der Mutter, vor allem Appetit, Durstgefühl, Milchbildung und Belastbarkeit beim Stillen
ausscheiden	Die Wöchnerin sondert als Zeichen der Uterusrückbildungs- bzw. Wundheilungsvorgänge Wochenfluss (Lochien) ab. Dieser verkeimt rasch. Es kann zur Infektion von Uterus und Dammnaht kommen.	Die Wöchnerin hat eine primäre Wundheilung (Uterus, Dammnaht). Beschaffenheit und Menge des Lochialsekrets entsprechen dem Heilungsverlauf der Uteruswunde.	• Pflege des äußeren Genitales durch Abspülen. Dies geschieht anfangs mehrmals täglich, besonders nach jedem Toilettengang, mit körperwarmem Wasser, evtl. mit Kamille unter Zuhilfenahme einer Spülkanne, am Bidet. • Die Wöchnerin muss zum Abspülen und zum Umgang mit Vorlagen unter Berücksichtigung der erforderlichen Hygienemaßnahmen angeleitet werden. Nach jedem Vorlagenwechsel und vor jedem Stillen sollte sich die Mutter die Hände gut waschen bzw. desinfizieren.

Tab. 21.13 Fortsetzung

ATL	Pflegeproblem	Pflegeziel	mögliche Pflegeaktivitäten
ausscheiden	Die Wöchnerin hat geburtsbedingt eine schlaffe Beckenbodenmuskulatur und evtl. Verletzungen an Blase und Harnröhre. Es besteht dadurch die Gefahr einer Harnverhaltung und die Neigung zur Obstipation.	Die Wöchnerin hat spätestens 8 Stunden nach der Geburt Urin gelassen. Sie führt spätestens am 3.–4. Tag danach so schonend wie möglich ab.	• Die Wöchnerin beim 1. Gang zur Toilette begleiten. Kommt es zu keiner spontanen Blasenentleerung innerhalb der ersten 6–8 Stunden nach der Geburt, müssen unterstützende Maßnahmen, z. B. ein laufender Wasserhahn, ergriffen werden. • Bei Obstipation wird ein leichtes Abführmittel nach Verordnung verabreicht. Ferner sollte die Wöchnerin reichlich trinken (s. ATL essen und trinken). • Beobachtungsmaßnahmen: äußeres Genitale, vor allem Dammnaht auf Entzündungszeichen und Hämatom; Wochenfluss auf Aussehen, Farbe, Beschaffenheit, Menge und Geruch; Urinausscheidung bezüglich Menge und Miktion; Stuhlausscheidung, besonders Häufigkeit, Beschwerden bei der Defäkation
für Sicherheit sorgen	Die Wöchnerin leidet unter Beschwerden an der Dammnaht. Venenentzündung, Thrombose, Brustdrüsenentzündung und Endometritis oder Wochenbettfieber können auftreten.	Das Wochenbett der Wöchnerin verläuft komplikationslos. Die Wöchnerin hat kaum Beschwerden und bleibt entzündungsfrei.	• Bei Beschwerden an der Dammnaht kann beim Sitzen ein Schaumstoffring durch Druckentlastung Erleichterung bringen. Salbenkompressen (z. B. mit Panthenol) wirken schmerzlindernd und heilungsfördernd, ebenso ein Sitzbad, welches ca. ab dem 3. Tag angeboten wird. • Rückbildungsvorgänge werden durch Wochenbettgymnastik unterstützt. Die Wöchnerin wird dazu meist von der Physiotherapie angeleitet. • Beschwerden beim Stillen durch gereizte Brustwarzen können durch Pflege mit einer Spezialsalbe gelindert werden. Kommt es beim Milcheinschuss zu unangenehmen schmerzhaften Empfindungen, so wirken z. B. Quarkwickel (S. 411) wohltuend. • Der Entstehung einer Brustdrüsenentzündung (Mastitis) sowie von Wochenbettfieber kann durch sorgfältige und einwandfreie Brustpflege sowie durch die strenge Beachtung von Hygieneregeln bei Kontakten mit dem Brust- und Intimbereich verhindert werden. Zur Infektionsprophylaxe wird stets vor dem Anfassen der Brust eine Händedesinfektion oder gründliches Händewaschen durchgeführt. Nach jedem Stillvorgang werden die Brustwarzen mit sterilen Kompressen geschützt. Die Wöchnerin soll kochbare Baumwollwäsche (Nachthemd, Still-BH) tragen. Die Brust wird täglich gewaschen oder abgeduscht und mit einem sauberen, weichen Tuch, welches nur dafür benutzt wird, abgetrocknet. • Bei der Versorgung des Intimbereichs stets Einmalartikel (z. B. Vorlagen, Einmalwaschlappen) verwenden bzw. jedes Mal frische Waschlappen und Handtücher benutzten. Zur Körperpflege ist Duschen gestattet, ein Vollbad darf wegen der Infektionsgefahr erst nach Versiegen der Lochien genommen werden. Die Wöchnerin wird über die entsprechenden Hygieneverhaltensregeln aufgeklärt. • Bei erhöhter Thrombosegefahr (z. B. Wöchnerinnen mit Varizen) werden medizinischen Thromboseprophylaxestrümpfe getragen, weitere Maßnahmen (z. B. Heparingabe) nach Arztverordnung.
für Sicherheit sorgen	Die Wöchnerin hat keine Erfahrungen beim Stillen und ist unsicher und ängstlich.	Die Wöchnerin entwickelt zunehmend Sicherheit beim Stillen.	• Anleitung der Wöchnerin zum Stillen. Dabei ist zu beachten, dass sie entspannt und bequem sitzt oder liegt. • Beobachtungsmaßnahmen: Beschwerdeäußerungen, vor allem bezüglich Dammnaht, Bauchschmerzen, Milcheinschuss; Stillvorgang, vor allem ausreichende (Wiegen des Neugeborenen) und beschwerdefreie Nahrungsaufnahme für das Kind; Zeichen beginnender Komplikationen, wie Venenentzündung mit schmerzhaften, geröteten

Tab. 21.13 Fortsetzung

ATL	Pflegeproblem	Pflegeziel	mögliche Pflegeaktivitäten
			Venensträngen an den Beinen, Thrombosezeichen (S. 79), Brustdrüsenentzündung mit geröteter, heißer, verhärteter, schmerzhafter Brust; Wochenbettfieber mit Temperaturanstieg und übel riechendem, eitrigem Wochenbettfluss
Sinn finden	Die Wöchnerin ist durch die Strapazen der Schwangerschaft und vor allem durch die Geburt geschwächt. Die Stimmungslage ist zunächst euphorisch, dann kommt es häufig zwischen dem 3. und 5. Tag nach der Geburt durch die Hormonumstellung zu einem Stimmungswechsel („Heultage"). Beim ersten Kind besteht oft noch Unsicherheit und Angst vor der Versorgung des Kindes.	Die Wöchnerin entwickelt zunehmend Zuversicht und interessiert sich für die Pflege des Kindes.	• Rooming-in-Pflege ermöglichen, d. h., dass sich das Neugeborene bei der Mutter befindet. Auf Wunsch der Mutter wird das Neugeborene über Nacht im Kinderzimmer betreut, sodass sie zur besseren Erholung eine ungestörte Nachtruhe hat. Die Rooming-in-Methode bietet der Mutter die Gelegenheit, sich rasch an das Kind zu gewöhnen und die Pflege unter Anleitung einer Kinderkrankenschwester zu erlernen. • Besuchszeitregelungen für Väter großzügig gestalten, sodass sie ebenfalls mit dem Kind vertraut werden und die Wöchnerin entsprechend unterstützen können. • Das Selbstbewusstsein stärken, indem Pflegende Fortschritte bei der Versorgung des Kindes oder im Wochenbettverlauf lobend hervorheben und auf Fragen und Ängste eingehen. • Beobachtungsmaßnahmen: Stimmung; Interesse und Aktivitäten, vor allem bezüglich verbaler und nonverbaler Äußerungen; Eigeninitiative bei der Pflege des Neugeborenen

21.4.2 Krankenpflegehilfe bei Neugeborenen

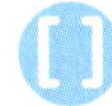

Definition

Die Neugeborenenzeit dauert etwa 3–4 Wochen. Sie ist geprägt von Anpassungsvorgängen des Kindes an das extrauterine Leben (außerhalb des Mutterleibs).

Das Neugeborene wird nach der Geburt im Kreißsaal von der Hebamme versorgt. Es wird der Mutter nach der Erstversorgung (Absaugung) auf den Bauch gelegt und warm abgedeckt. Dabei kann das Neugeborene an die Brust gelegt werden und saugen, was zur Anregung der Milchbildung führt.

Im Anschluss daran erfolgen ärztliche Untersuchungen, z. B. auf Reifezeichen und der Apgar-Test (S. 177), und Vorsorgemaßnahmen, z. B. Credé-Prophylaxe (S. 177). Die Reifezeichen eines gesunden Neugeborenen sind in ▸ Tab. 21.14 dargestellt.

Allgemeine Grundsätze zur Pflege von gesunden Neugeborenen

Beobachtungsaufgaben und daraus abzuleitende pflegerische Aktivitäten sind in ▸ Tab. 21.15 nachzulesen. Die Pflege des Neugeborenen umfasst Folgendes:

- **Händedesinfektion**: Vor allen Verrichtungen am Neugeborenen ist zur Infektionsprophylaxe eine gründliche Händedesinfektion notwendig, da die Immunabwehr bei Neugeborenen noch nicht vollständig ausgebildet ist.
- **Nabelpflege**: Die Nabelpflege wird in Kliniken unterschiedlich gehandhabt. Sie erfolgt meist offen, d. h. der Nabelschnurrest wird mit einer sterilen Kompresse bedeckt. Alle Abweichungen von der Norm werden an den Arzt weitergeleitet.
- **Hautpflege**: Diese ist von besonderer Bedeutung. Die zarte Haut kann sonst schnell wund werden und Schaden erleiden. Für das Waschen oder das Bad wird in der Regel nur klares Wasser verwendet. Ansonsten gibt es besonders milde Seifen (Babyseifen) oder Badezusätze, die nach Herstellervorschrift dosiert werden. Das Gesicht wird ohne Seife bzw. Badezusatz gewaschen. Zum Schutz vor Auskühlung wird der Oberkörper des Kindes nach der Waschung bekleidet, dann der Unterkörper gewaschen und gepflegt. Hautfalten (Hals, Ohrmuschel, hinter dem Ohr, Achselhöhle, Leistenbeuge, Bauchnabel) sind sorgfältig abzutrocknen. Ein Eincremen der Haut ist in der Regel nicht notwendig.
- **Gesäßpflege**: Beim Trockenlegen vor oder nach der Nahrungsaufnahme, oder wenn das Kind Stuhlgang in der Windel hat, wird eine Gesäßpflege vorgenommen. Das Wickeln erfolgt meist mit Einwegwindeln, die in ihrer Handhabung sehr einfach sind. Sofern das Kind nur eingenässt hat, genügt es, die Haut gut abzutrocknen. Bei Stuhlverschmutzung wird der Genital- und Analbereich mit warmem Wasser gereinigt. Salbenreste

Tab. 21.14 Reifezeichen beim Neugeborenen

Reifezeichen	reifes Neugeborenes
Kopfumfang	35 cm (33–37 cm)
Gewicht	3 400 (3 000–4 000 g)
Länge	51 cm (48–55 cm)
Ohrmuschel/Nasenknorpel	gut tastbar, Rand des Ohres ist vollständig ausgebildet
Brustdrüsengewebe und Brustwarzenbildung	fühl- und messbar, Warzenvorhof über Hautniveau
Finger- und Fußnägel	überragen die Kuppen
plantare Hautfältelung	gesamte Sohle einschließlich der Ferse mit Hautfalten bedeckt
Hautfarbe und Hautbeschaffenheit einschließlich des Vorhandenseins des Unterhautfettgewebes	rosig, weich, samtig und glatt, Unterhautfettgewebe gut ausgebildet, besonders an Gesäß und Armen
Kopfhaar	kräftig, seidig, jedes einzelne Haar erkennbar
Käseschmiere (Vernix caseosa)	noch vorhanden
Lanugobehaarung	nicht mehr vorhanden, mit Ausnahme zwischen den Schulterblättern
Genitalbereich: Mädchen Jungen	 große Labien bedecken die kleinen Hoden sind im Skrotum tastbar

Tab. 21.15 Beobachtungsaufgaben bei Neugeborenen

Beobachtung	Normalwert/-zustand	Pflegerische Aktivitäten
Atmung	40–45 Atemzüge/Min., geräuschlos ohne Anstrengung	Seitenlage des Neugeborenen
Kreislauf	Pulsfrequenz: 120–140 Schläge/Min. Hauttemperatur: warm; Hautfarbe: rosig	
Körpertemperatur	nach der Geburt 37 °C; in den ersten Stunden nach der Geburt fällt sie auf 36 °C ab	Bettchen zum Schutz vor Auskühlung vorwärmen Raumtemperatur bei 22 °C
Nabel	Nabelschnurrest ist mit steriler Kompresse und Nabelbinde geschützt	auf Nachblutung aus dem Nabelschnurrest unmittelbar nach der Geburt achten
Haut	rosige, zarte Haut, evtl. Käseschmierereste, physiologischer Ikterus vom 3.–8. Tag durch gesteigerten Erythrozytenabbau	geringe Käseschmierereste werden nicht entfernt (Hautschutz)
1. Urinentleerung	meist rötlich-orangefarbener Urin durch harnsäurehaltiges Ziegelmehlsediment	Dokumentation der 1. Urinentleerung
1. Stuhlausscheidung	schwarz-grünfarbener, zäher Stuhl (Mekonium, Kindspech) aus eingedickten Verdauungssekreten, verschlucktem Fruchtwasser, Epithelzellen, Haaren. Vor dem Auftreten von Milchstühlen kommt es zu Übergangsstühlen (Mischung von Mekonium und Milchstuhl)	Dokumentation der 1. Stuhlausscheidung
Stimme	kräftige Stimme, kräftiges Schreien	

sind mit Öltüchern zu beseitigen. Bei Mädchen darauf achten, dass die Wischrichtung immer vom Genitalbereich in Richtung Anus erfolgt, um eine Verschleppung von Kolibakterien in die Scheide oder Harnröhre zu vermeiden. Zum Schutz der Haut dient eine geeignete Kindercreme, die bei Bedarf allerdings nur dünn aufgetragen wird.

- **Haarpflege**: Hier verwendet man eine weiche Babyhaarbürste.
- **Nagelpflege**: In der Regel werden die Nägel beim Neugeborenen nicht geschnitten. Sollte es dennoch nötig sein, werden mit einer kleinen Nagelschere die Fingernägel rund, die Fußnägel gerade geschnitten.
- **Zuwendung und Sicherheit**: Bei allen Pflegeverrichtungen wird das Neugeborene immer wieder gestreichelt und angesprochen, sodass es die Nähe einer Bezugsperson spürt. Außerdem ist darauf zu achten, dass es stets beaufsichtigt und gesichert ist und niemals versehentlich vom Wickeltisch fallen oder sich sonstige Verletzungen zuziehen kann.
- **Schutz vor Auskühlung**: Der Säugling soll in gut temperierten Räumen (ca. 24 °C) oder unter einer Wär-

melampe versorgt werden. Nach dem Bad ist das Kind sofort in ein vorgewärmtes Tuch zu hüllen und nach dem Abtrocknen rasch mit ebenfalls vorgewärmter Babywäsche zu bekleiden.

Ernährung mit Muttermilch

Vorteile der Muttermilch

Die Muttermilchernährung ist für das Kind in den ersten Lebensmonaten optimal. Sie entspricht in idealer Weise den Bedürfnissen des Kindes und hat z. B. folgende Vorteile:

- qualitativ und quantitativ richtige Flüssigkeits-, Nährstoff-, Kalorien- und Vitaminzufuhr
- Versorgung mit Antikörpern zur Abwehr von Krankheitserregern
- leichte Verdaulichkeit
- Keimfreiheit
- keine Kosten
- immer ohne Vorbereitungsmaßnahmen in richtiger Temperatur verfügbar
- antiallergische Wirkung
- Förderung der Mutter-Kind-Beziehung und der Rückbildungsvorgänge des Uterus

In den ersten Tagen nach der Geburt wird die Vormilch (Kolostrum) aus der Brustdrüse abgesondert. Sie ist besonders reich an Nährstoffen und an Immunglobulinen.

Vom 2.–4. Tag erfolgt durch die Hormonwirkung und den Saugreiz des Kindes der Milcheinschuss, der sehr schmerzhaft sein kann. Nach 4–5 Tagen bildet die Brustdrüse Übergangsmilch, die etwa 10 Tage nach der Geburt in reife Frauenmilch übergeht.

M!

Merke

Bei einer entzündeten und schmerzhaften Brust wirken kühlende Umschläge, z. B. Quarkwickel (S. 411), lindernd.

Stillen

Das erfolgreiche Stillen ist neben der Gesundheit von Mutter und Kind auch von der Einstellung der Mutter zum Stillen der Mutter abhängig. Besonders als Erstgebärende ist es wichtig, sich mit Zeit und Geduld dem Stillen zu widmen, um die Stilltechnik richtig einzuüben.

▸ **Stilltechnik.** Die Mutter sitzt oder liegt bequem, Stillkissen und Lagerungsschlangen sind dabei eine gute Hilfe. Das Kind wird von der Mutter gehalten oder liegt an ihrem Körper (▸ Abb. 21.10) und nimmt zum Saugen die Brustwarze mit einem Teil des Warzenhofes in den Mund.

Die Nahrungszufuhr erfolgt nach Belieben, d. h. das Kind steuert den Trinkrhythmus, die Trinkzeit und Trinkmenge selbst. Da die dünnflüssige Muttermilch nicht lange im Magen des Kindes verweilt, ist es möglich, dass das

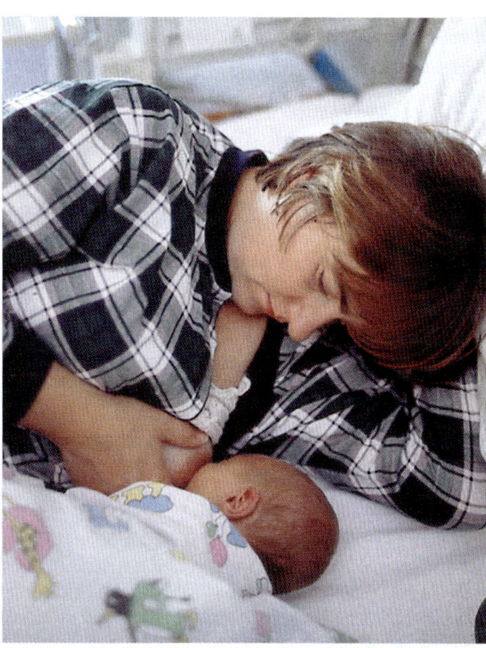

Abb. 21.10 Stillen eines Neugeborenen. Das Neugeborene liegt zum Stillen dicht bei der Mutter oder wird von ihr im Arm gehalten.

Kind im Abstand von 2–3 Stunden angelegt werden muss. Bei einer Stillmahlzeit werden immer beide Brüste angeboten.

Die Gewichtskurve gibt Auskunft darüber, ob eine ausreichende Nahrungsmenge verabreicht wird. Nach der physiologischen Gewichtsabnahme (5–10 % des Geburtsgewichts) in den ersten 5 Lebenstagen, bedingt durch Ausscheidungen und eine geringe Nahrungszufuhr, hat das Neugeborene am Ende der 2. Lebenswoche sein Geburtsgewicht wieder erreicht und nimmt dann im 1. Lebenshalbjahr durchschnittlich 120–150 g pro Woche zu.

Bei gut trinkenden, gesunden Säuglingen ist eine gelegentliche Gewichtskontrolle ausreichend. Schlecht trinkende Kinder hingegen müssen öfter gewogen werden.

Nach 5–6 Monaten erfüllt die Muttermilch den Nährstoffbedarf des Kindes nicht mehr vollständig. Es erfolgt dann eine Zufütterung von Obst- bzw. Gemüsebreien in Absprache mit dem Kinderarzt.

21.5 Krankenpflegehilfe in der häuslichen Krankenpflege

Lenore Lübke-Schmid, Beate Weisser

Definition

Bei der häuslichen Pflege werden notwendige Pflegemaßnahmen von Pflegenden außerhalb des Krankenhauses, d. h. in der häuslichen Umgebung angeboten.

Die häusliche Krankenpflege ist von zunehmender Bedeutung, weil im häuslichen Bereich immer mehr chronisch kranke, alte und alleinstehende Menschen Unterstützung und Hilfe brauchen. Kürzer werdende Verweilzeiten im Krankenhaus erfordern oft eine nachgehende pflegerische Versorgung zu Hause.

In Abhängigkeit vom Zustand und Betreuungsbedarf des Patienten ist die Versorgung im häuslichen Umfeld aus verschiedenen Gründen einer stationären Unterbringung vorzuziehen. Zum einen verbleibt der Patient in seiner vertrauten Umgebung im Kreis von Angehörigen oder anderen Bezugspersonen. Er muss sich nicht in eine fremde Umgebung und einen von anderen Menschen bestimmten Tagesablauf einfügen. Zum anderen ist eine ambulante Versorgung preisgünstiger als die stationäre Pflege.

21.5.1 Finanzierung und Träger ambulanter Dienste

Finanzierung

Die Pflegeversicherung entlastet betroffene Patienten durch finanzielle Zuschüsse, die, entsprechend der Eingruppierung in Pflegestufen, durch den Medizinischen Dienst der Krankenkassen (MDK), gewährt werden. Die ambulanten Dienste rechnen dabei ihre Kosten direkt mit der Pflegekasse ab, evtl. fehlende Differenzbeträge müssen dann vom Patienten bzw. der Sozialkasse beglichen werden. Damit ermöglicht die Pflegeversicherung ein Angebot von Pflegeleistungen, die auch bei Schwerstkranken bzw. Schwer-Pflegebedürftigen eine Versorgung zu Hause sicherstellen können.

Träger ambulanter Pflegedienste

In der Regel leisten Sozialstationen ambulante Krankenpflegedienste. Sie werden von Kirchen, freien Wohlfahrtsverbänden und Kommunen getragen. Daneben gibt es auch private Anbieter. Zur ganzheitlichen Betreuung dieser Patienten gehört ein vielfältiges Aufgabenspektrum, das neben der pflegerischen Hilfe z. B. auch Hilfe in der Hauswirtschaft, Begleitung zu Arztbesuchen, Veranstaltungen und Besorgungen sowie die Vermittlung weiterer Hilfsdienste (wie „Essen auf Rädern") beinhaltet.

21.5.2 Aufgabenschwerpunkte der häuslichen Krankenpflegehilfe

Merke

Die häusliche Pflege erfordert von Pflegenden neben pflegerischer Fachkompetenz und Organisationstalent (Kooperation mit Angehörigen, Ärzten, anderen Hilfsdiensten) auch pädagogisches Geschick im Umgang mit und in der Anleitung von Angehörigen sowie Belastbarkeit, Improvisationstalent und Kompromissfähigkeit bei schwierigen Rahmenbedingungen, z. B. bei fehlenden Pflegehilfsmitteln (Krankenbett, Lifter, Wäsche).

Unterstützung bei den ATL

Sie umfassen die Pflegeplanung für alle pflegerischen Aktivitäten zur Rehabilitation sowie die aktivierende Unterstützung bei der Körperpflege (S. 345), der Nahrungsaufnahme (S. 364), bei Ausscheidungsvorgängen (S. 373) und bei der Mobilisation.

Hilfe bei ärztlichen Verordnungen

Zur Übertragung von Mithilfeaufgaben bei diagnostischen und therapeutischen Maßnahmen (z. B. Verbände und Injektionen) gelten die in Kap. 20 (S. 473) erwähnten Ausführungen. Der Pflegeempfänger wird hinsichtlich seiner körperlichen und seelischen Verfassung fortlaufend beobachtet. Angehörige werden, soweit dies möglich ist, in die pflegerische Versorgung mit einzubezogen.

Psychische Betreuung und Begleitung

Für alleinstehende Pflegeempfänger ist die Pflegende oftmals der einzige Ansprechpartner. Freundliche Zuwendung und Gesprächsbereitschaft (S. 455) sind für das Wohlbefinden dieser Menschen von besonderer Bedeutung. Bei nicht alleinstehenden Pflegeempfängern sind oft auch strapazierte und erschöpfte Angehörige aufmerksam zu betreuen, insbesondere in der Begleitung von Sterbenden (S. 466).

Pädagogische Aufgaben

Zu den pädagogischen Aufgaben der Pflegenden im ambulanten Pflegebereich gehören auch Beratungs- und Anleitungsaufgaben. Sie beziehen sich hauptsächlich auf die Pflegeorganisation, Gesundheitsvorsorgemaßnahmen (z. B. Ernährung, Hygienemaßnahmen), therapeutische Maßnahmen (z. B. s. c.-Injektionen), Pflegetechniken (z. B. Lagerungen, Prophylaxen) sowie auf die Lebensgestaltung (z. B. Beschäftigungsmöglichkeiten) des Pflegeempfängers.

Vermittlungs- und Verwaltungsaufgaben

Hierbei handelt es sich um die Mithilfe bei der Vermittlung notwendiger Hilfs- und Betreuungsdienste, wie z. B. Familienpflege zur Weiterführung des Haushaltes, „Essen auf Rädern", Einkaufsdienste und Nachbarschaftshilfe. Des Weiteren zählt dazu auch die Hilfe bei der Beschaffung von Pflegehilfsmitteln.

Unter Verwaltungsaufgaben versteht man die Maßnahmen zur Pflegedokumentation, z. B. Führen der Patientenkartei und von Tätigkeitsnachweisen zur Abrechnung mit den Kostenträgern.

21.6 Krankenpflegehilfe in der Psychiatrie

Irmgard Frey, Beate Weisser

21.6.1 Psychiatrische Pflege im Wandel der Zeiten

Psychiatrische Erkrankungen sind so alt wie die Menschheit. Die Behandlung und Pflege von psychisch erkrankten Menschen erfuhr im Laufe der Geschichte viele Wandlungen.

Unverständnis, Hass, Spott und quälende Maßnahmen gegenüber Menschen mit psychiatrischen Erkrankungen prägten durch Jahrhunderte hindurch das Leben dieser Kranken und den Umgang mit ihnen. Dramatische Szenen spielten sich fortwährend in den Bewahranstalten, Narrentürmen, Tollhäusern und Irrenanstalten ab. Das Personal der Psychiatrie verstand sich als „Irrenwärter", welche auf die Patienten aufzupassen hatten, damit sie sich nicht selbst oder anderen Gewalt antaten. Wärter und Wärterinnen hatten in erster Linie für Ruhe und Ordnung zu sorgen sowie Entweichungen und Selbstmorde zu verhindern. Pflegerische Maßnahmen erstreckten sich allenfalls auf die Pflege der körperlichen Krankheiten.

Die besonderen Bedürfnisse der Erkrankten jedoch wurden übersehen bzw. nicht erkannt. Diese „bewahrende Psychiatrie", die bis weit in den Anfang des letzten Jahrhunderts hineinreichte, wusste noch nichts über die Chancen der Erkrankten, wieder in die Gesellschaft integriert zu werden.

Hand in Hand mit den neuen therapeutischen Möglichkeiten haben sich auch die Aufgaben der Pflegenden in der Psychiatrie verändert. Die Tätigkeiten von Pflegenden richten sich nicht mehr in erster Linie an den Bedürfnissen der Institutionen aus, sondern orientieren sich mehr an den Bedürfnissen der einzelnen Patienten.

Virginia Henderson, amerikanische Krankenschwester, definiert die Aufgaben der allgemeinen Krankenpflege so:

„Die besondere Funktion der Schwester/des Pflegers besteht in der Hilfeleistung für den Einzelnen, ob krank oder gesund; in der Durchführung jener Handreichungen, die zur Gesundheit oder Genesung beitragen (oder zu einem friedlichen Tod), welche der Kranke selbst ohne Unterstützung vornehmen würde, wenn er über die nötige Kraft, den Willen und das Wissen verfügte. Diese Hilfeleistung hat in der Weise zu geschehen, dass der Kranke so rasch wie möglich seine Unabhängigkeit wiedererlangt."

Was so formuliert die allgemeine Krankenpflege für sich in Anspruch nimmt, gilt vom Grundsatz her auch für die psychiatrische Pflege. Hilfeleistung mit dem Ziel der „Wiedereingliederung der Patienten in die Gesellschaft bei größtmöglicher Selbstständigkeit und Unabhängigkeit von anderen" bedeutet z. B. gemeinsames Einüben von alltagspraktischen Fähigkeiten und Fertigkeiten. Von den Pflegenden begleitet, übernimmt der psychisch Kranke mehr und mehr Selbstverantwortung und gewinnt dadurch sein Selbstvertrauen zurück.

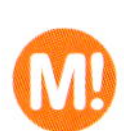

Merke

Die psychiatrische Pflege versteht sich heute nicht mehr im „Aufbewahren" und „Wegsperren" der Patienten. Sie hat die wichtige Aufgabe der Wiedereingliederung der Patienten übernommen.

21.6.2 Aufnahme in eine psychiatrische Klinik

Für einen Menschen, der in eine psychiatrische Klinik aufgenommen wird, ist dieses Ereignis einschneidend. Es kann für ihn bedeutender sein, als wenn er mit Herzinfarkt auf eine Station im Allgemeinkrankenhaus gebracht wird. Dies hängt mit den Vorurteilen zusammen, welche die Bevölkerung der Institution Psychiatrie und den dort behandelten Menschen entgegenbringt. Somit hat der Erkrankte Angst

- vor dem Eingesperrtsein
- vor den Mitpatienten (den „Irren"), vor den Pflegenden („Wärtern")
- vor Psychopharmaka
- vor jahrelangem Krankenhausaufenthalt
- vor dem Verlassenwerden von Angehörigen und Freunden
- vor dem Verlust des Arbeitsplatzes und/oder der Wohnung
- vor dem Prestigeverlust

Das erste Gespräch

Mit diesen Ängsten kommen Patienten auf die Station, sie bestimmen ihr Verhalten. Mit den Pflegenden haben die Patienten den ersten Kontakt. Die Art, wie Pflegende die ersten Stunden gestalten, prägt den weiteren Verlauf und den Erfolg der Therapie.

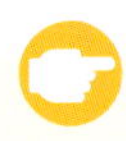

Pflegepraxis

Das erste Gespräch muss den Patienten die Möglichkeit geben, über ihre Ängste zu reden. Die Ängste müssen von den Pflegenden angesprochen werden (Ich kann mir denken, dass Sie vor ... Angst haben). Unter dem Druck von Zeitnot kann kein gutes Gespräch über Ängste und Probleme geführt werden. Es soll dann auf einen späteren Zeitpunkt verschoben werden.

Die falsche Vorstellung von dem, was anlässlich des Krankenhausaufenthalts auf sie zukommt, verunsichert die Patienten und kann sie verschlossen und abweisend erscheinen lassen. Daher muss die Pflegende bei der Aufnahme einige Informationen geben, die bei den Patienten für Sicherheit sorgen. Das Zimmer, das Bett und der Kleiderschrank, die Bettnachbarn und die Tischnachbarn muss man unbedingt kennen, um sich wohlzufühlen. Das Informationsblatt klärt über die Struktur der Station auf. Es macht Aussagen über die Organisation und den Verlauf der einzelnen Tage und über therapeutische Fixpunkte während der Woche. Die Hausordnung ist im Info-Blatt abgedruckt, auch, welche Personen und Berufsgruppen mit den Patienten zusammenarbeiten werden.

Den Patienten wird das Informationsblatt vorgestellt und erklärt. Es ist wichtig, die Gründe zu nennen für diverse Hausordnungspunkte (z. B. Rauchverbot, Ausgangsregelung, geschlossene Station). Nicht immer sind akut Erkrankte in der Lage, alle Informationen sofort aufzunehmen. Dann ist man während des Aufnahmegesprächs mit Worten sparsam und erklärt nur das Notwendigste.

► **Zusammenfassung.** Wird bei der Aufnahme ein einfühlendes Gespräch geführt, werden wichtige Informationen klar vermittelt und das Vorstellen der Mitpatienten und der Räumlichkeiten in ruhiger, freundlicher Weise vorgenommen, dann ist der Anfang der Therapie gemacht. Denn dadurch erfahren die kranken Menschen Zuwendung, sie fühlen sich ernst genommen und aufgenommen. Die begleitenden Angehörigen haben das Gefühl, dass hier viel für die erfolgreiche Behandlung getan und die Würde des Menschen gewahrt wird. So sind sie u. U. eher zur notwendigen Zusammenarbeit mit dem therapeutischen Team bereit.

21.6.3 Beobachtung von Menschen mit psychiatrischen Erkrankungen

Da die Pflegenden rund um die Uhr mit den Patienten zusammen sind, haben sie – wie keine andere Berufsgruppe im Krankenhaus – ständig Gelegenheit zur Beobachtung. Die Beobachtung der Vitalwerte z. B., oder der Funktion von verschiedenen Organen usw. unterscheidet sich in nichts von den Beobachtungsaufgaben im Allgemeinkrankenhaus. Zusätzlich müssen in der Psychiatrie jedoch die Verhaltensweisen der Patienten genau beobachtet werden. Die Möglichkeiten dazu sind vielfältig:

- Verhalten gegenüber Mitpatienten während des Essens, während der Freizeitaktivitäten, während der Gruppenaktivitäten
- Verhalten gegenüber dem therapeutischen Personal
- Verhalten beim Einnehmen (Annehmen) der Medikamente
- Verhalten gegenüber dem anderen Geschlecht
- Verhalten während der Arbeit oder des Ausruhens, Verhalten vor, während und nach den Besuchszeiten
- Verhalten bei der Körperpflege und der Auswahl der Kleidung

Diese Aufzählung ist nicht vollständig.

Merke

Was Pflegende beobachten, wird korrekt und wertfrei mündlich und schriftlich (Dokumentationssystem) so weitergegeben, dass sich jedermann den Patienten bildlich vorstellen kann.

Pflegepraxis

Beispiele zum Dokumentieren von Patientenbeobachtungen:

- **Statt:** Frau H. halluzinierte heute Nacht stark.
- **Besser:** Frau H. saß bis 3:00 Uhr früh auf der Bettkante und starrte angespannt zur Decke, so als ob sie von dort Stimmen hören würde.
- **Statt:** Herr A. ist aggressiv.
- **Besser:** Herr A. hat sich beim Frühstück mit seinem Tischnachbarn heftig gestritten. Es kam zu einem Handgemenge. Seitdem geht er unruhig den Stationsflur auf und ab und beschimpft jeden, der ihm begegnet.

Merke

Die Beobachtungen dürfen nicht wertend sein (aufwertend, abwertend). Wertungen sind unsachlich und haben keinen therapeutischen Wert.

Pflegepraxis

Beispiel zum Dokumentieren von Patientenbeobachtungen:

- **Statt:** Herr X. war bei der Aufnahme schlampig gekleidet.
- **Besser:** Herr X. trug bei der Aufnahme einen Pullover, der ihm viel zu groß war und zahlreiche Löcher aufwies. Seine Jeans waren ebenfalls löchrig und ausgefranst, bei den Schuhen löste sich die Sohle ab.

▸ **Zusammenfassung.** Da Verhaltensweisen nicht nur Aufschluss geben über psychische Befindlichkeiten, sondern auch über psychische Erkrankungen, über Besserung oder Verschlechterung des Gesundheitszustands, ist es unerlässlich für die Pflegenden, die Beobachtungsgabe zu schulen. Gezielte Beobachtung, korrekte und knappe Berichterstattung sind Grundvoraussetzung für eine effektive Therapie.

21.6.4 Das therapeutische Milieu

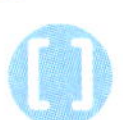

Definition

Die Umgebung wird so gestaltet, dass die Patienten in ihr gesund und nicht noch zusätzlich krank werden. Sie muss dem Patienten die Möglichkeit geben, noch vorhandene Fähigkeiten auszubauen, verschüttete Fähigkeiten neu zu erwerben, Selbstständigkeit und Selbstvertrauen zu erlangen.

Die psychiatrische Klinik/Station kann zusätzlich krank, d. h. unselbstständig und von den anderen abhängig machen, wenn durch sie alle wichtigen Bedürfnisse befriedigt werden (Aktivitäten des täglichen Lebens), wenn die Institution über einen längeren Zeitraum hinweg für die psychisch Kranken denkt und handelt. Dadurch entsteht das als „psychischer Hospitalismus" bekannte Phänomen, bei dem der Mensch auf eine frühere, nicht seinem Alter und Intellekt entsprechende Reifestufe zurückfällt. Er ist nicht mehr in der Lage, für sich selbst zu entscheiden.

Grundprinzip der „Milieutherapie"

Der Stationsalltag spiegelt den Tages-, Wochen- und Jahresablauf außerhalb der Klinik wider. Je besser dies gelingt, umso therapeutischer ist das Milieu, umso mehr lernen die Patienten „Selbstständigkeit und Unabhängigkeit".

Wesentliche Aspekte dabei sind:

- die Stationen zu öffnen
- die Stationen mit Männern und Frauen zu belegen
- die Stationsräumlichkeiten wohnlich auszugestalten
- den Tages- und Wochenablauf zu organisieren
- gemeinsam zu kochen und die Mahlzeiten harmonisch zu gestalten
- die Freizeit zu gestalten und den Urlaub zu planen und gemeinsam zu verbringen
- das Zusammenleben auf der Station durch Stationsbesprechungen zu regeln

Offene Stationen

Sie bedeuten nicht, dass die Patienten kommen und gehen können, wie sie möchten. Sie müssen sich nach den zuvor besprochenen Ausgangsregelungen richten und sich beim Verlassen in das Ausgangsbuch eintragen. Diese Regelung bringt den Patienten ein hohes Maß an Vertrauen entgegen und der schützende Rahmen einer geschlossenen Station fällt weg. Jeder muss für sich entscheiden, was er tut, die Konsequenzen dafür sind bekannt. Am Anfang ist es für die Patienten schwer, mit dieser Regelung zurechtzukommen. Die Pflegenden sind dann verständnisvolle Ansprechpartner ohne eine Entscheidung zu fällen. Man wird gemeinsam abwägen. Nicht alle Stationen können offen geführt werden. Die Entscheidung hängt von der Situation der Betroffenen ab.

Gemischtgeschlechtliche Belegung

Die Stationen sind mit Männern und Frauen belegt. Viele Menschen mit psychiatrischen Erkrankungen haben ein gestörtes Verhältnis zu ihrer Umwelt und zum anderen Geschlecht. Ihre Abkapselung führt zum sozialen Defizit, ihre Aufdringlichkeit/Distanzlosigkeit führt zur sozialen Ablehnung. Im Miteinanderleben auf einer Station kann herausgefunden werden, wie man durch sein Verhalten auf andere wirkt, wem man sympathisch ist. Die Pflegenden verbringen viel Zeit mit den Patienten auf der Station und werden aus diesem Prozess nicht ausgeschlossen. Positive und negative Gefühlsbeziehungen müssen geklärt und benannt werden. Das erfordert von jedem Patienten und Mitarbeiter seelische Stabilität und Einfühlungsvermögen. Im angstfreien, geschützten Rahmen der Stationsgruppe können soziale Verhaltensweisen geübt werden.

Stationsräumlichkeiten wohnlich ausgestalten

Das bedeutet, den Räumlichkeiten den sterilen Klinikcharakter zu nehmen und ist notwendig, da die Aufenthaltsdauer in der Psychiatrie länger ist als im Allgemeinkrankenhaus. Räume, Farben, Mobiliar, Bilder, Blumen usw. beeinflussen die seelische Befindlichkeit. Man fühlt sich wohl oder auch nicht in einem Raum, weil er so ... eingerichtet ist, ... Farben vorherrschen usw.

Das Ausgestalten der Patientenzimmer, der Aufenthaltsräume und der Flure muss gezielt durchgeführt werden, dann bekommen die Kranken ein Gefühl für bewohnbare Räume. Somit wird das Wohlbefinden gefördert. Möglichkeiten des Ausschmückens und Einrichtens werden besprochen und ausprobiert. Die Pflegenden bringen ihre raumgestalterischen Fähigkeiten beratend und fördernd mit ein.

Den Tag/die Woche organisieren und strukturieren

Das ist eine Grundvoraussetzung zur Wiedereingliederung, da sowohl das private wie auch das berufliche Leben der Menschen straff durchorganisiert sind. Auf den Stationen gibt es therapeutische Aktivitäten zu festgelegten Zeiten, die den Tages- und Wochenablauf bestimmen. Alle Patienten finden sich im Tages- und Wochenprogramm mit den für sie geplanten Aktivitäten wieder. Die Zeiten sind von allen, auch von den Teammitgliedern, einzuhalten. Über Änderungen von Terminen muss vorher geredet werden. Nichterscheinen z. B. zum Frühstück, zur Gruppensitzung oder zur Wanderung hat Konsequenzen, die allen Patienten bekannt sein müssen. Das Vernachlässigen von übernommenen Pflichten, z. B. Küchendienst, Einkaufen, den Rollstuhlfahrer zur Arbeitstherapie bringen, hat ebenfalls Konsequenzen. Zudem muss eine Begründung für das Verhalten gegeben werden. Der Stundenplan für die ganze Woche hängt an gut sichtbarer Stelle. Die Pflegenden haben dabei beratende, unterstützende Funktion und nicht den Status der „Bestrafenden". Sowohl die positiven als auch die negativen Konsequenzen sind den Patienten vorher bekannt, sodass sie mehr oder weniger frei über ihr Tun entscheiden können.

Gemeinsam kochen und essen

Das heißt z. B. Folgendes zu planen:

- Wie viel Geld soll/kann ausgegeben werden, was wird gekocht?
- Wer kauft was ein, wer kocht was?
- Wer deckt/schmückt den Tisch, wer wäscht ab und räumt auf?

Jeder Teilnehmer an der Kochtherapie verpflichtet sich, die durch ihn übernommene Arbeit auszuführen. Kann diese Abmachung nicht eingehalten werden, ist vom Betroffenen eine Ersatzperson zu suchen.

Die Pflegenden

- lassen sich mit einplanen und führen die übernommene Arbeit aus
- beobachten die Patienten und greifen helfend/beratend ein
- weisen ab und zu auf die Zeit hin, die eingehalten werden muss
- essen mit, beteiligen sich an den Tischgesprächen und
- besprechen anschließend mit der Gruppe, ob alles planmäßig verlief und welche Punkte beim nächsten Termin beachtet werden sollten

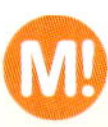

Merke

Es geht bei dieser Übung nicht nur um das Rechnen, Planen und Durchführen, sondern auch um das gemeinsame Arbeiten und um den Spaß an der Sache.

Freizeitgestaltung

Sie nimmt einen großen Raum im Leben der Menschen ein. Diese Freizeit sinnvoll zu gestalten, bringt Spaß, Freude und Zufriedenheit. Es müssen sich aktive Phasen mit erholsamen Phasen abwechseln, sonst wird Freizeit zur Stresszeit.

Durch Freizeittherapie kann

- Abwechslung in den Stationsalltag gebracht werden
- das Gemeinschaftsgefühl untereinander gefördert werden
- zeitweilig von Problemen abgelenkt werden
- Freude an bis dato unbekannten Aktivitäten geweckt werden
- vielseitige Anregung für die Zeit nach der Entlassung gegeben werden

Wie im vorhergehenden Abschnitt „Kochen" beschrieben, ist auch die Freizeittherapie unterteilt in gemeinsames Planen – Durchführen – Nachbesprechen.

Verabredungen sind einzuhalten, die Pflegenden machen mit, beobachten und stehen beratend und motivierend zur Seite. Um den Patienten den Übergang von stationärer Behandlung zu ambulanter Behandlung oder Entlassung zu erleichtern, sollte darüber nachgedacht werden, ob mit örtlichen Freizeitvereinen (z. B. Sport-, Gesang-, Tanz-, Skatverein, Volkshochschule) Kontakt aufgenommen werden kann. So könnte schon während des stationären Aufenthalts an den Übungsstunden teilgenommen werden. Vielen psychisch kranken Menschen fällt es schwer, an Freizeitaktivitäten teilzunehmen. Zum einen lässt dies der Gesundheitszustand nicht zu (z. B. wegen Traurigkeit, Wahnideen, epileptische Anfälle), zum andern machen die verordneten Medikamente oft müde oder hemmen den Antrieb. Hier ist die Vielseitigkeit der Pflegenden gefragt. Keinesfalls darf der Fernsehapparat oder der PC zum einzigen Freizeitinhalt werden.

Merke

Je vielfältiger die Freizeitangebote in der Klinik sind, desto größer ist die Chance für den einzelnen Patienten, für sich persönlich das Passende zu finden, um nach der Entlassung aktiv zu bleiben.

Stationsversammlungen (Forum, Meeting)

Foren sollen das Zusammenleben der unterschiedlichsten Menschen auf engem Raume regeln. Diese Übung dient nicht nur dem reibungslosen Miteinander auf der Station, sie soll die Betroffenen befähigen, auch nach der Entlassung die Schwierigkeiten des Zusammenlebens zu meistern. Es gibt verschiedene Möglichkeiten, eine Stationsversammlung, ein Forum, zu gestalten.

Möglicher äußerer Rahmen:

- Das Forum findet regelmäßig statt (z. B. täglich, 1-mal pro Woche).
- Die Dauer ist festgelegt (½ Std., 1 Std.) und muss eingehalten werden.
- Alle Patienten und alle Mitarbeiter müssen daran teilnehmen.
- Wer verhindert ist, muss dies durch einen anderen ausrichten lassen.
- Über die Veranstaltung wird ein Protokoll geschrieben.
- Zu Beginn werden Tagesordnungspunkte gesammelt.
- An den Diskussionen sollen möglichst viele Personen teilnehmen.
- An den Entscheidungen sind alle beteiligt, viele Meinungen sind nötig.

Mögliche Inhalte:

- Aufgaben und Pflichten werden unter den Patienten verteilt (z. B. Küchendienst, Raucherzimmerdienst, Blumendienst, Tiere füttern, Begleitdienst).
- Es wird nachgefragt, ob die Aufgaben der zurückliegenden Woche ordnungsgemäß erfüllt wurden (Hat Frau

H. Frau B. beim Stadtbummel begleitet, was fiel Frau H. dabei an Frau B. auf?).
- Probleme zwischen Team und Patienten und zwischen Patienten werden besprochen.
- Ausflüge, Grillfeste oder andere Außenaktivitäten werden zeitlich vorgeplant.
- Reparaturen werden gemeldet.
- Ausgangsregelungen für die einzelnen Patienten werden festgelegt.
- Suizidversuche und Suizide werden angesprochen und – wenn möglich – aufgearbeitet.

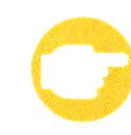

Pflegepraxis

Gestalten Sie den äußeren Rahmen und inhaltlichen Ablauf einer Stationsversammlung immer gleich. Das gibt allen Teilnehmern eine gewisse Sicherheit und befähigt sie, besser und angstfrei mitzumachen.

Das therapeutische Team lebt einen Teil des Tages mit den Patienten auf der Station. Die Teammitglieder sind daher nicht nur Beobachter, sondern auch Teilnehmer am Forum (Stationsversammlungen). Probleme mit ihnen und durch sie können von den Patienten formuliert werden. Dort getroffene Entscheidungen haben für alle Gültigkeit. So werden hierarchische Strukturen abgebaut und ein „normales" soziales Miteinander wird eingeübt und gelebt. Dies kann zu einer Nähe führen, die vor allem für Menschen, die Schwierigkeiten haben, eine notwendige Distanz zu beachten, problematisch werden kann.

21.6.5 Arbeits- und Beschäftigungstherapie

Im Rahmen der therapeutischen Möglichkeiten einer psychiatrischen Klinik sei an dieser Stelle noch kurz auf die Arbeits- und Beschäftigungstherapie hingewiesen. Beide sind wesentliche Elemente für die Behandlung und Wiedereingliederung und stellen wichtige Hilfsmittel in der Förderung sozialer und beruflicher Fähigkeiten dar.

Beschäftigungstherapie

Sie wird gezielt schon bei Patienten eingesetzt, die sich noch in einem akuten psychotischen Zustand befinden. Selbst wenn es ihnen schwerfällt, etwas zu gestalten, ist es wichtig, dass sie an der Beschäftigungstherapie teilnehmen. Sie sollen dadurch
- von ihrer psychotischen Gedankenwelt abgelenkt werden
- zu gestaltender Aktivität angeregt werden
- das Selbstvertrauen wiedergewinnen
- Fähigkeiten wieder erwerben, die unter der Krankheit gelitten haben, z. B. Konzentration, Geduld, Beobachtungsgabe und Einfühlungsvermögen

Das Arbeiten in der Beschäftigungstherapie geschieht ohne Druck und Zwang, es gibt keine Leistungsbewertung nach materiellen und finanziellen Gesichtspunkten. Die Patienten werden daher nicht überfordert. Es soll dadurch erreicht werden, dass sie gerne und regelmäßig zur Beschäftigungstherapie gehen und damit auch der psychische Hospitalismus von Anfang an vermieden wird.

Arbeitstherapie

Sie wird angewandt bei Patienten, die auf die Entlassung vorbereitet werden. Die Leistungssteigerung erfolgt stufenweise und soll eine allmähliche Wiedereingliederung in die Arbeitswelt ermöglichen. Tätigkeiten, die aufgrund der Krankheit teilweise verloren gingen, sollen wiedererworben werden, z. B.:
- Pünktlichkeit
- Regelmäßigkeit
- Konzentrationsfähigkeit
- Ausdauer und Durchhaltevermögen
- Fingerfertigkeit

Bei der Arbeitstherapie stehen leistungsorientierte Gesichtspunkte im Vordergrund.

Eine strenge und in sich abgeschlossene Begrenzung der einzelnen Therapieformen ist nicht möglich und auch nicht erwünscht. Die Beschäftigungstherapie ist der Beginn eines sinnvollen Tuns, das über die Arbeitstherapie zum Arbeitstraining führt mit dem Ziel, den Patienten für den Arbeitsplatz vorzubereiten. Fließende Übergänge sind also vorhanden, Beschäftigungstherapie und Arbeitstherapie sollen sich ergänzen.

21.6.6 Extramurale Einrichtungen

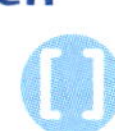

Definition

Unter extramuralen Einrichtungen versteht man Betreuungssysteme für psychisch Kranke außerhalb der Klinik. Die diesem Zweck dienenden Institutionen sollen sich in Wohnortnähe des Patienten befinden und ihm ein den individuellen Bedürfnissen angepasstes, vielseitiges Angebot in Richtung Hilfe zur Selbsthilfe machen.

Da sich hierbei das Ausmaß der Unterstützung dem jeweiligen Zustand des Patienten anpassen muss, sind die Hilfsmaßnahmen sehr unterschiedlich strukturiert. Um sie optimal zu nutzen, ist eine enge Zusammenarbeit der therapeutischen Arbeitsgruppen untereinander erforderlich. Gelingt dies und empfinden sich die einzelnen Institutionen als Glieder eines einheitlichen Konzepts, spricht man von einer therapeutischen Kette. Dazu zählen u. a. ambulante Einrichtungen, durch welche die Patienten regelmäßig betreut werden:
- psychiatrische Ambulanz, sozialpsychiatrischer Dienst (Gemeindearbeit), Beratungsstellen, Selbsthilfegruppen und Telefonseelsorge

- außerdem Einrichtungen, in denen die Patienten nur einen Teil des Tages verbringen:
  - Tagesklinik/Nachtklinik, Übergangswohnheim, Wohngemeinschaft, Werkstätte für behinderte Menschen
  - betreutes Wohnen in angemieteten Wohnungen

Im Rahmen einer derartigen abgestuften Rehabilitation kann ein großer Teil der Betroffenen, die wegen einer psychiatrischen Erkrankung stationär behandelt wurden, auch bei einer nur allmählichen Besserung wieder die alte Selbstständigkeit zurückgewinnen. Es bleibt aber, und das soll nicht verschwiegen werden, eine gewisse Anzahl von Patienten, die nicht wieder fähig werden, außerhalb eines institutionellen Rahmens zu leben.

Die extramuralen Einrichtungen gewinnen zunehmend an Bedeutung, da sie die Lebensqualität nachhaltig erhöhen können und zudem einen nicht geringen Teil von Krankenhausbetten überflüssig machen.

Die begleitende Hilfe für psychisch Kranke im Rahmen der ambulanten Betreuung bietet im Übrigen ein neues, selbstständiges und verantwortungsvolles Betätigungsfeld für entsprechend geschulte Pflegende. Die entsprechenden Dienste, z. B. sozialpsychiatrische Dienste, sind vielerorts im Aufbau und werden in den nächsten Jahren noch viel Unterstützung seitens der gesundheitspolitischen Planer und der Kostenträger bedürfen, um eine große Lücke in der psychiatrischen Versorgung wirklich schließen zu können.

Merke

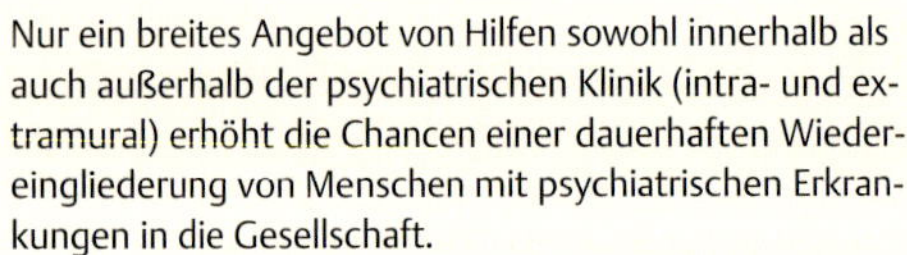

Nur ein breites Angebot von Hilfen sowohl innerhalb als auch außerhalb der psychiatrischen Klinik (intra- und extramural) erhöht die Chancen einer dauerhaften Wiedereingliederung von Menschen mit psychiatrischen Erkrankungen in die Gesellschaft.

21.6.7 Akute exogene Psychosen

Delirium, akute Verwirrtheit, akute organische Psychose

Patienten mit einem leichten oder mittelschweren Delirium werden seltener auf psychiatrischen, eher auf chirurgischen oder internistischen Stationen behandelt. Für die Entstehung eines Delirs gibt es viele verschiedene Ursachen, z. B. eine demenzielle Vorerkrankung, eine schwere körperliche Erkrankung, Stress oder Umweltfaktoren, die die Orientierung erschweren (fremde Umgebung, fehlende Bezugspersonen, fehlende Brille bei Sehstörungen, Fehlen einer Uhr im Zimmer).

Häufig kommt es bei älteren Patienten nach großen Operationen zu einem Delir (postoperative Verwirrtheit). Es stellt eine sehr ernste, manchmal sogar tödliche Komplikation dar. Das Delir beginnt plötzlich und kann Stunden bis Tage dauern, ist aber i. d. R. heilbar. Die Betroffenen können halluzinieren und sind zeitlich, örtlich, zur Person und zur Situation nicht orientiert. Sie leiden unter psychomotorischen Störungen (Hyperaktivität mit Nesteln, Bewegungsdrang oder mangelnde Aktivität). Häufig ist der Schlaf-Wach-Rhythmus gestört. Neben der medikamentösen Therapie spielen pflegerische Maßnahmen eine wichtige Rolle bei der Verhütung und Therapie eines Delirs, wie z. B.:

- möglichst frühe Mobilisation
- aktivierende Pflege, d. h. den Patienten so viel wie möglich selbst machen lassen
- Brille und Hörgerät verfügbar halten
- auf eine ausreichende Flüssigkeitsmenge achten
- durch Kommunikation die Orientierung des Patienten fördern
- Uhr, Kalender, Familienfotos und bekannte Gegenstände auf den Nachttisch stellen
- Beschäftigungen anbieten, die die Konzentration fördern, z. B. Kreuzworträtsel, Zeitung lesen, Gespräche

Schweres Delirium

Eine Verschlechterung zum schweren Delirium oder die Eintrübung des Bewusstseins muss durch gezielte Krankenbeobachtung erkannt werden.

▸ **Pflegeplan.** Patienten mit einem schweren Delirium sind nicht in der Lage, sich selbstständig zu pflegen und ihre Bedürfnisse allein zu befriedigen. Sie sind bei der Bewältigung der Aktivitäten des täglichen Lebens auf die Hilfe der Pflegenden angewiesen.

Ein Pflegeplan ist für den Patienten zu erstellen und die noch vorhandenen Fähigkeiten (Ressourcen) sind unbedingt mit einzuplanen. Die Krankenbeobachtung spielt eine wichtige Rolle, die Vitalwerte müssen überwacht werden. Bei einer raschen Verschlechterung der Befunde, insbesondere bei abnehmendem Bewusstsein, ist an eine Hirnblutung zu denken. Es muss sofort der zuständige Arzt informiert werden.

Merke

Durch exakte Krankenbeobachtung, gezielte Pflegeplanung und „guten Kontakt" zu den Patienten kann zum einen eine rasche Reaktivierung erreicht und zum anderen eine Verschlechterung des Zustands bis hin zur Hirnblutung schnell erkannt werden.

Alkoholdelir (Delirium tremens)

Patienten mit Alkoholdelir werden meist für 4–6 Tage zur Überwachung und Behandlung auf die Intensivstation des Allgemeinkrankenhauses verlegt, da es sich hier um ein schweres Krankheitsbild handelt, das mit Kreislaufstörungen, Magen-Darm-Störungen, Halluzinationen sowie einer Fremd- und Eigengefährdung einhergehen kann. Es kann zu epileptischen Anfällen kommen. Auf der Intensivstation wird eine kontinuierliche Überwachung am Monitor durchgeführt. So können Komplikationen frühzeitig erkannt und behandelt werden.

Die intensiven pflegerischen Aufgaben sind vergleichbar mit denen bei hoch fiebernden Patienten:

- Ruhiges, abgedunkeltes, kühles Zimmer herrichten, da Reize wie Licht, Lärm und Hitze die Unruhe vergrößern.
- Alle pflegerischen Tätigkeiten ruhig durchführen, da Stöße und häufige Lagewechsel weitere Erregungen hervorrufen.
- Sorgfältige Körperpflege, häufigen Bettwäschewechsel durchführen, da die Patienten stark schwitzen.
- Regelmäßige Mundpflege anbieten.
- Intensiv Pneumonieprophylaxe durchführen.
- Ausgewogene und vitaminreiche Ernährung und reichlich Flüssigkeit anbieten, da der Körper entgiftet werden muss und durch die motorische Unruhe viel Energie und Flüssigkeit (Schweiß) verloren geht.
- Ein- und Ausfuhr bilanzieren, evtl. Dauerkatheter legen.
- Ständige Überwachung der Vitalwerte durch Monitor gewährleisten, da ein Kreislaufkollaps vermieden werden muss. Ständige Überwachung des Bewusstseinszustands.
- Pflegerische Beobachtung rund um die Uhr z. B. Sitzwache organisieren, stark unruhige und ängstliche Patienten nach ärztlicher Anordnung fixieren (Eigengefährdung).
- Tag und Nacht ein Abblendlicht brennen lassen, da bei Dunkelheit und Nacht das Krankheitsbild stärker ausgeprägt ist und die Patienten stärker unter Angst leiden.

Merke

Präzise Überwachung und sachgemäße Pflege während der kritischen Phase sind unabdingbare Forderungen, damit lebensbedrohliche Veränderungen frühzeitig erkannt werden können.

21.6.8 Demenz

Zur Pflege und zum Umgang von Menschen mit Demenz sollen an dieser Stelle 2 Aspekte beschrieben werden:

1. pflegerische Tätigkeiten im Hinblick auf die körperliche Leistungsschwäche
2. realitätsorientiertes Training (ROT) im Hinblick auf die Hirnleistungsschwächen

Pflege bei körperlichen Leistungsschwächen

Die Pflegenden müssen – wie schon mehrfach an anderen Stellen beschrieben – eine Pflegeanamnese erstellen, um zu erfahren, wo und in welchem Ausmaß die Patienten pflegerische Hilfe und Unterstützung benötigen und über welche Ressourcen sie verfügen.

Die Patienten benötigen evtl. Hilfe und Unterstützung beim Waschen und Kleiden, Essen und Trinken, Ausscheiden, sich bewegen.

Die Patienten werden aktivierend gepflegt, das bedeutet, dass die vorhandenen Fähigkeiten und Fertigkeiten des Erkrankten genutzt und gefördert werden. Dem Patienten wird nur die Hilfe angeboten, die er benötigt. Es werden nur die Tätigkeiten übernommen, die der Betroffene nicht mehr selbst ausführen kann, sodass das Selbstwertgefühl des Patienten nicht beeinträchtigt wird. Ansonsten kommt es zu einem weiteren Abbau der kognitiven und körperlichen Leistungsfähigkeit. Bettlägerige Pflegeempfänger mit Demenz sind meist auf vollständige pflegerische Hilfe angewiesen. Diese unterscheidet sich nicht von den Pflegetätigkeiten für Bettlägerige mit anderen Grunderkrankungen. Dies wird in diesem Buch an anderen Stellen beschrieben. Durch ihre Bettlägerigkeit blicken die Patienten nur an weiße Decken und weiße Wände. Es kommt zu einem Mangel an äußeren Reizen, was sich negativ auf den Krankheitsverlauf auswirkt. Durch ein anregendes Umfeld (bunte Tücher, Bilder, Farben) sowie menschliche Nähe und Berührung kann die Reizarmut gemindert werden.

Realitätsorientiertes Training (ROT) bei Demenz

Es erscheint uns wichtig, an dieser Stelle ausführlich das realitätsorientierte Training (ROT) zu beschreiben. Das Realitätsorientierungstraining wurde Mitte der 1960er-Jahre von Lucille R. Taulbee und dem Psychiater James C. Folsom entwickelt. Ziel ist es, die vorhandenen Ressourcen des Erkrankten zu erhalten und zu fördern, insbesondere sollen die Orientierung und das Erinnerungsvermögen gefördert werden. ROT findet bei demenziell Erkrankten sowie gerontopsychiatrischen Patienten Anwendung.

Merke

Beim ROT wird der gesamte Stationsalltag so gestaltet, dass die Patienten sich jederzeit orientieren können.

ROT

Realitätsorientiertes Training bedeutet:

- klare Tagesstruktur vom Aufstehen bis zum Schlafengehen: unbedingt feste Zeiten für Aufstehen, Waschen, Essen, Visite usw.
- Orientierungshilfen auf Station: große Tafel mit Orts- und Zeitangaben, Tagesplan, Speisekarte, großer Kalender und große Uhr, Namensschilder an den Zimmertüren, großer Wegweiser für WC, Bad, Pflegedienst und Arztzimmer, Küche, Personaltafel (Passbilder, Namen, Berufsbezeichnung)
- Räumlichkeiten farblich unterscheiden, z. B. die Zimmertüren farblich unterschiedlich gestalten
- Aktivitäten des täglichen Lebens unterstützen, fördern und erhalten: Toilettentraining, Waschtraining mit An- und Ausziehen, Gehübungen und Nahrungsaufnahme
- Teilnahme an verschiedenen Gruppen, dabei die Fähigkeiten der einzelnen Patienten berücksichtigen: Backgruppe, Zeitungsgruppe, Kegelclub, Patientenclub, Einkaufsgruppe

- Gruppendenken fördern: gegenseitiges Erkennen und Probleme des anderen verstehen, z. B. 1-mal wöchentlich Gesprächskreis, Gymnastik, Singen
- Festgestaltung: Durch Schmücken der Station werden die Patienten immer wieder an besondere Festtage, damit verbundene Jahreszeiten erinnert (Weihnachten, Ostern, Geburtstage); Geburtstage der Einzelnen sollten deshalb gefeiert werden, um das Wertgefühl der Patienten zu erhalten und zu steigern
- Verantwortung übertragen, um den Patienten das Gefühl zu geben, dass sie gebraucht werden: Tische abwischen, Blumen gießen, abspülen und abtrocknen, eigenes Bett machen, eigenes Zimmer in Ordnung halten
- Einführung der Patienten auf Station: Bei jeder Neuaufnahme findet ein Aufnahmegespräch mit Patient, Arzt und Pflegenden statt, um den Pflegenden für das ROT wichtige Informationen zu vermitteln und den Patienten erste wichtige Orientierungspunkte, z. B. die Bezugsperson, zu geben

Bei all diesen Punkten muss darauf geachtet werden, dass die Patienten nicht überfordert werden und das ROT Spaß macht. Wichtig ist auch, die Ressourcen der Patienten zu beachten. Sinn des 24-Stunden-ROT ist es, im Tagesverlauf ganz normales Geschehen durchzuspielen, möglichst häufig orientierende Informationen zu geben (z. B. Patienten mit Namen ansprechen, sich vorstellen, Ort, Datum, Jahreszeit, Wetter benennen) und die Patienten zum Nachdenken, Überlegen und Sprechen auffordern. Das 24-Stunden-ROT kann durch ein ROT- und Gedächtnistraining unterstützt werden.

▸ **Classroom-ROT.** Der 2. Bestandteil des ROT sind feste Gruppensitzungen von jeweils 30 Minuten bis 1 Stunde. Diese ROT-Gruppen finden immer mit 4–10 Patienten im selben Raum statt. Der Raum soll hell und freundlich sein und sich von der übrigen Station abheben. Eine große Orientierungstafel zeigt Ort, Jahreszeit und das aktuelle Datum an.

Zu manchen Zeiten kann die Gruppe zur Mehrzahl nur aus geringfügig dementen Patienten bestehen, dann hat die Gruppe ein angehobenes Niveau. Dann wieder kann sie sich vorwiegend aus stark dementen Patienten zusammensetzen oder aus sehr stark sprachgestörten. Patienten mit Aphasien brauchen neben einer separaten logopädischen Therapie auch ein ROT, das auf ihre Bedürfnisse abgestimmt ist. In der normalen ROT-Gruppe sind die Patienten meist sprachgewandt und schnell und setzen so die Aphasiepatienten unter Druck. Das verstärkt die Sprachschwierigkeiten, sodass sie kaum Erfolgserlebnisse haben und sich möglicherweise zurückziehen.

▸ **Training von Hirnleistungen.** In allen ROT-Gruppen werden verschiedene Hirnleistungen trainiert, z. B.:
- Realitätsorientierung
- Wortbildungsfähigkeit
- Flexibilität
- Spontaneität
- Wortflüssigkeit
- Begriffsverständnis
- flüssiges Denken
- Körperwahrnehmung

Außerdem wird die Gruppenfähigkeit gefördert, das gegenseitige Verständnis für die Probleme des Einzelnen. Das Erkennen der eigenen Schwierigkeiten ist der beste Ausgangspunkt für das Gelingen des ROT.

▸ **Zum Überlegen und Sprechen anregen.** Ein wesentlicher Bestandteil der Gruppe ist es, den Patienten zum Überlegen und zum Gespräch aufzufordern. Dabei wird es wichtig, dass die Pflegenden auch von sich erzählen: was haben wir im Urlaub gemacht, wie gestalten wir die Feiertage, warum fühlen wir uns heute nicht wohl, warum ist die Laune heute besonders gut, usw. Dadurch fühlt sich der einzelne weniger als Patient, sondern als Teil einer Gruppe und kann sich besser einbringen. Er kann uns von sich erzählen und dabei erfährt man oft Dinge, die im Aufnahmegespräch nicht erwähnt wurden.

Je angstfreier und lockerer die Patienten sind, umso eher nehmen sie die Therapie an. Ein fester Wochenplan für ROT ist meist nicht möglich, da
- häufig starke Schwankungen in der Leistungsfähigkeit von Menschen mit Demenz bestehen,
- die Gruppenmitglieder wechseln und
- aktuelle Ereignisse oder anfallende Probleme den Inhalt der Gruppenstunde bestimmen.

Da bei solchen Gruppenstunden auch Fragen wie „Warum bin ich krank, was habe ich gesündigt?“ auftreten können und über die Angst vor dem Tod sowie auch über Suizidgedanken gesprochen werden sollte, kann die Gruppe in regelmäßigen Abständen auch vom Krankenhausseelsorger gestaltet werden.

▸ **Durchführung einer ROT-Gruppe.** Hier ist folgender Ablauf denkbar:
- Teilnehmende begrüßen und vorstellen
- Zeit und Ort nennen
- feststellen, wie es draußen aussieht, wie das Wetter ist
- verschiedene geistige Fähigkeiten durch spielerische Aufgaben trainieren
- Gruppe ausklingen lassen; Namen, Zeit und Ort nochmals nennen

Das Training soll Spaß machen und keine Angst bereiten (spielerisch gestaltet werden). Die Patienten müssen gerne zum ROT kommen, sollen sich wohl fühlen, sonst ist kaum ein Erfolg zu verbuchen.

Für das therapeutische Team gelten folgende Thesen:
- lernen ist ein lebenslanger Prozess
- lernen im Alter ist ein Stück Lebensqualität

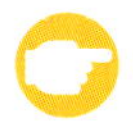

Pflegepraxis

2 Beispiele, wie schwierige Situationen im Umgang mit Demenzkranken für diese fördernd gestaltet werden können:

Herr B. räumt unentwegt Stühle, Sessel, Tische von einer Seite zur anderen. Bitten, verbieten, ärgerlich darauf reagieren nützt nichts, Herr B. muss das tun. Günstig ist, sehr große weiche Plastikformen (Würfel, Rechteck, Keil) anzuschaffen. Herr B. kann diese in einem separaten Raum auf der Station stapeln und verschieben.

Frau H. schiebt den Wäschewagen durch die Flure und in verschiedene Bewohnerzimmer. Pflegende: „Gut, dass Sie den Wagen schieben, Frau H. Fahren wir ihn doch gemeinsam zum Schrank, dort räumen wir die Wäsche ein."

Merke

Das Verhalten der Pflegenden Demenzkranken gegenüber soll in solchen Situationen freundlich und höflich sein. Druck soll vermieden werden, denn das erzeugt Gegendruck. Die Pflegenden sollen keine Verbote aussprechen und durch ihr Verhalten Stress abbauen. Pflegende reden ruhig mit den Patienten und wenden ihnen dabei das Gesicht zu. Die Sprache ist hierbei einfach, die Sätze sind kurz und knapp. Warum-Fragen (offene Fragen) sollten vermieden werden. Stattdessen sollten Ja/Nein-Fragen (geschlossene Fragen) gestellt werden. So kann es gelingen, eine für die Patienten fördernde Atmosphäre zu erzeugen.

21.6.9 Organische Wesensänderungen nach Schädel-Hirn-Traumen und entzündlichen Hirnerkrankungen

Als Folge einer traumatischen Hirnschädigung oder eines entzündlichen Hirnprozesses bleiben häufig neben neurologischen Ausfällen auch psychische Veränderungen zurück. Nicht selten leiden die Betroffenen unter auffallenden Stimmungsschwankungen oder sie wirken unbeherrscht, rücksichtslos und enthemmt. Sie sind in ihrem Antrieb gemindert oder gesteigert, körperlich und geistig nur wenig belastbar und ermüden sehr schnell.

Pflege und Betreuung

Die beschriebenen psychischen Veränderungen erschweren oft den Umgang mit den Patienten und erfordern ein darauf abgestimmtes Reagieren der Pflegenden. Ist der Antrieb im Sinne einer Antriebsminderung gestört, so werden die Patienten leicht als dement oder unkooperativ bezeichnet. Arbeitet man mit ihnen zusammen, erweisen sie sich zumindest über kurze Zeitspannen hinweg als schnell und geschickt. Überlässt man sie jedoch sich selbst, werden sie immer langsamer und stellen die Arbeit bald ganz ein. Es wird dann voreilig der Schluss gezogen, der Patient sei „faul" und habe keine Lust. Die therapeutische Aufgabe ist es, dem Patienten solche Aufgaben zu vermitteln, die ihm Freude machen und ihm Gelegenheit zu Pausen bieten. Dann stellen sich Erfolge ein, die anerkannt werden sollen durch Lob.

Antriebssteigerung

Eine Antriebssteigerung oder ein Antriebsüberschuss äußert sich u. a. in einer planlosen Geschäftigkeit und übermäßigen Beredsamkeit. Die ziellose Geschäftigkeit lässt sich dadurch kanalisieren, dass man die Patienten bei anfallenden Arbeiten mithelfen lässt und ihnen immer wieder körperliche Betätigungen anbietet, z. B. Spaziergänge, Turnen, Spiele im Freien.

Äußert sich die Antriebssteigerung in Distanzlosigkeit, verhalten sich die Pflegenden gelassen und freundlich zurückhaltend, aber bestimmt. Es sollte den Patienten erklärt werden, dass und warum das Verhalten unangebracht ist und sie sich sowohl hier im Krankenhaus als auch nach der Entlassung dadurch Schwierigkeiten einhandeln werden.

Beispiel: „Frau M., wir haben gemeinsam Gesprächstermine vereinbart, in denen wir Ihre Probleme besprechen werden. Enttäuschung und Ärger bleiben Ihnen und uns erspart, wenn Sie sich daran halten, da wir Sie dann nicht wegschicken müssen."

Stimmungsschwankungen

Bei Patienten mit einer Hirnschädigung können sich auch Stimmungsschwankungen in Form von Depressionen, euphorischen Verstimmungen, Angstzuständen und einer enormen Reizbarkeit äußern.

Depression

Der Umgang mit depressiven Patienten wird in Kap. 21.6.11 (S. 559) behandelt.

Euphorie

Euphorische Patienten, die sorglos und manchmal fast albern wirken, erweisen sich meistens als umgänglich, soweit man nicht zu viel von ihnen fordert. Sie lassen sich i. d. R. gut durch kontinuierliche Beschäftigung und körperliche Tätigkeit ablenken. Da euphorische Patienten ihr Selbstvermögen überschätzen, können sie durch Alkoholgenuss im Straßenverkehr oder durch finanzielle Sorglosigkeit leicht in Gefahren und Konflikte geraten. Hier ist es manchmal notwendig, den Freiraum des Patienten zu begrenzen und mit ihm den Sinn derartiger Maßnahmen zu besprechen.

Ängstlichkeit

Ängstlichen Patienten bringt es Erleichterung, wenn sie sich aussprechen können und man ihnen zuhört. Pflegerische Tätigkeiten, die zweifelsohne Angst auslösen können, werden jeweils erklärt und begründet.

Empfindlichkeiten

Manche Patienten wirken mürrisch, verdrießlich, ständig gereizt und überempfindlich. Selbst wenn die Pflegenden wissen, dass diese Empfindlichkeiten krankheitsbedingt sind, fällt ein affektfreier Umgang schwer. Zwar sollten sich alle Teammitglieder um ein gleichmäßig freundliches Verhalten gegenüber den Patienten bemühen, doch muss man den Betroffenen ihr Verhalten deutlich spiegeln und sie auf Fehlverhalten hinweisen. Sie leben mit anderen Patienten und dem therapeutischen Personal in einer Gemeinschaft und sollten darauf Rücksicht nehmen. Bei diesbezüglichen Meinungsverschiedenheiten muss von beiden Seiten nach einem Kompromiss gesucht werden.

Apathie

Der Umgang mit apathischen Patienten erfordert von den Pflegenden viel Initiative, aber auch Ausdauer und Geduld, wenn die Patienten aus ihrer Passivität herausgeholt werden sollen. Beschäftigungen, denen sie früher gern nachgegangen sind, und Wissensgebiete, die sie interessieren, werden im Gespräch herausgefunden. Dann kann es gelingen, sie – wenn auch nur für kurze Zeit – zum Gespräch oder zu einer Tätigkeit zu bewegen. Finden die Betroffenen Freude daran, kann dies ein Ansporn sein, sich das nächste Mal wieder zu beteiligen. Die Pflegenden erkennen die Leistungen des Patienten wertschätzend an, was sich positiv auf seine Motivation auswirkt.

Rehabilitation

Sie ist bei vielen Patienten mit Hirnschädigung möglich und notwendig. Ziel der Therapie während des Klinikaufenthalts ist es, den Patienten das Rüstzeug zur selbstständigen Lebensbewältigung mitzugeben, sowohl im körperlichen als auch im psychischen Bereich. Dabei stehen 2 Aufgaben im Vordergrund:

1. Durch gezieltes und ausdauerndes Training werden die neurologischen Ausfälle auf ein Mindestmaß verringert.
2. Durch persönliche Aussprachen und verschiedenartige Gruppenaktivitäten erkennt der Patient seine Leistungsschwächen und er lernt, mit ihnen zu rechnen und zu leben.

▸ **Das Umfeld einbeziehen.** Ein weiterer Schritt zur Rehabilitation ist das Informieren und die Beratung der Familie und des Arbeitgebers über nicht mehr rückgängig zu machende Schäden und evtl. auftretende Schwierigkeiten im Familienleben und im Beruf. Dadurch lässt sich verhindern, dass der Patient schon nach kurzer Zeit erneut stationär aufgenommen werden muss, weil sein Verhalten nicht verstanden und er deshalb als nicht tragbar empfunden wird. Ist es dem Patienten nicht mehr möglich, die alte berufliche Tätigkeit aufzunehmen, kommt für ihn eine Umschulung oder das beschützende Milieu einer Werkstätte für behinderte Menschen infrage.

21.6.10 Wesensveränderungen bei Epilepsie

Epilepsie führt nicht zwangsläufig zu Wesensveränderungen des Betroffenen. Abhängig von der Anzahl und der Schwere der Anfälle kann es jedoch zu Spätfolgen kommen, die z. B. durch Mangelversorgung des Gehirns mit Sauerstoff während des Anfalls oder durch Sturzfolgen bedingt sind. Unerwünschte Nebenwirkungen und Begleiterscheinungen der Medikamente können ebenso zu Wesensveränderungen führen. Nicht zuletzt wirken sich die Reaktion des Betroffenen auf seine Krankheit sowie deren gesellschaftliche Folgen auf die psychische Situation aus.

Einige Merkmale der Wesensänderungen sind:

- Pedanterie
- Umständlichkeit
- Verlangsamung
- Haften an Meinungen und Gedanken
- Reizbarkeit
- Aggressivität
- Distanzlosigkeit

Sie können sich auf die Lebenssituation der Kranken sehr nachteilig auswirken, da das soziale Miteinander erschwert sein kann. Es gilt täglich erneut, mit Ruhe und Geschick auf die momentane Stimmungslage einzugehen. Anderenfalls verstärkt sich der Zustand der Aggressivität oder der Umständlichkeit, und man wird den Patienten in ihrer Lage nicht gerecht.

Motivation

Man kann z. B. Ordnungsliebe nutzen und den Patienten solche Aufgaben anbieten, welche Genauigkeit und Ausdauer erfordern (z. B. Räume schmücken, Aufräumen, Blumen versorgen, Kuchen backen, Malen, Zeichnen, Kreuzworträtsel lösen). Da diese Aufgaben meistens zur größten Zufriedenheit ausgeführt werden, fällt es nicht schwer, die oft bei den Patienten vorhandene hohe Erwartung nach Lob und Anerkennung zu erfüllen.

Lassen sich die Patienten dazu motivieren, eine Beschäftigung außerhalb der Station aufzunehmen, ist darauf zu achten, dass die Umgebung des neuen Arbeitsplatzes keine Gefahren in sich birgt. So dürfen z. B. keine Maschinen in der Nähe sein, in die der Patient während eines Anfalls stürzen könnte.

Beobachtung

Patienten mit Epilepsie auf psychiatrischen Stationen sind i. d. R. medikamentös so eingestellt, dass nur selten ein Anfall auftritt. Trotzdem werden die Patienten genau beobachtet. Denn z. B. der Aufenthalt in Küche, Bad und Treppenhaus birgt die Gefahr von schweren Stürzen gegen kantige Gegenstände und auf harten Boden. Bei einem Anfall während eines Vollbads ist die Gefahr des Ertrinkens groß. Die ständige Aufsicht sollte jedoch von den Patienten nicht als aufdringlich und distanzlos empfunden werden, sondern eher als Schutz. Das erfordert von den Pflegenden viel Taktgefühl.

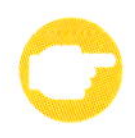

Pflegepraxis

Sammeln Sie Argumente, mit denen Sie einen Patienten, der an Epilepsie erkrankt ist, davon überzeugen, dass Ihre Anwesenheit nicht aufdringlich ist, sondern Schutz bietet, z. B.

- im Badezimmer beim Duschen/Baden,
- beim Spaziergang mit Caféhausbesuch und
- beim Rauchen mit anderen Patienten.

21.6.11 Depression

„Himmelhoch jauchzend – zu Tode betrübt.“ Dies sind bekannte Merkmale von Depression und Manie (▶ Abb. 21.11).

Wenn auf psychiatrischen Stationen Menschen mit Depressionen behandelt werden, muss im Umgang mit diesen Menschen das quälende Traurigsein, die Einsamkeit und Leere und das Sich-verlassen-Fühlen bedacht werden. Daher sollen sich die Patienten auf der Station so gut als möglich geborgen fühlen. Das kann nur gelingen, wenn sie von der ersten Stunde an in das Stationsleben mit einbezogen werden.

Das bedeutet, dass

- das Aufnahmegespräch sofort geführt wird
- außer der Ärztin/dem Arzt die pflegerische Bezugsperson am Gespräch teilnimmt
- für die Therapie und Pflege wichtige Informationen an die Mitarbeiter und umgekehrt an die Patienten gegeben werden

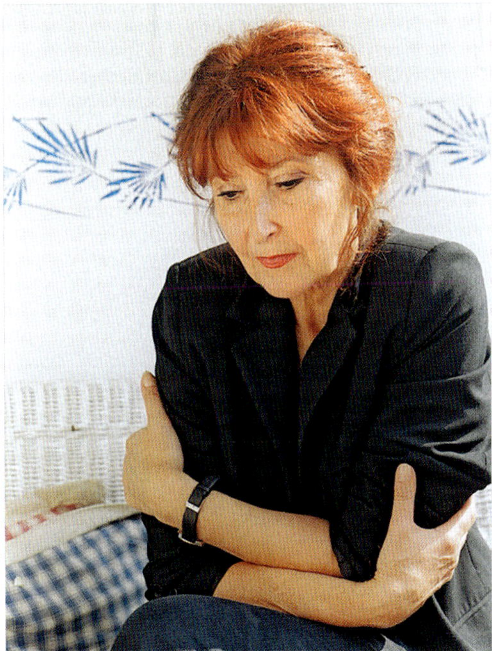

Abb. 21.11 Depression. Diese Schauspielerin zeigt die Traurigkeit und die innere Leere, von denen depressive Menschen gequält werden.

So wird signalisiert, dass die Patienten nicht ihrer traurigen Stimmung überlassen werden.

Antriebs- und willensgehemmten depressiven Patienten fällt es schwer, an Aktivitäten teilzunehmen. Vielen fällt es schwer, das Bett zu verlassen. Dieses „Sich-Eingeln“ wird bis zu einem gewissen Grad respektiert, da sonst den Patienten im akuten Stadium ihre Leistungsunfähigkeit durch Überforderung noch deutlicher wird. Jedoch gilt, dass Patienten mit Depression durch Bettruhe nicht gesund, sondern eher noch depressiver werden. Sie fühlen sich durch das Nichtstun immer wertloser.

Es ist nicht einfach zu erkennen, ab wann die Patienten nicht mehr geschont, sondern aktiviert werden sollen. Gespräche mit ihnen, intensive Krankenbeobachtung und das Besprechen im Team ermöglichen es, den richtigen Zeitpunkt zu finden. Bei zu langer Schonung besteht außerdem die Gefahr der Regression.

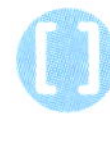

Definition

Unter Regression versteht man das Zurückfallen auf eine kindliche Entwicklungsstufe, in der man gewöhnt war, dass andere für einen sorgen.

Im akuten Stadium der Depression ist es außerdem vielen Patienten nicht möglich, Energie aufzubringen zum

- Essen
- Durchführen der persönlichen Körperpflege
- Aufsuchen der Toilette

Die Pflegenden übernehmen während dieser Zeit die Sorge für die Aktivitäten des täglichen Lebens. Es darf dabei nicht vergessen werden, dass depressive Patienten stark an ihrer Hilflosigkeit leiden. Unbedachte Äußerungen und Ungeduld „ich mache das schnell für Sie“ sind zu vermeiden, besser ist „wir machen das gemeinsam in Ruhe“, „wir denken gemeinsam daran“. Den Patienten wird sonst vollends das Selbstwertgefühl genommen. Selbst bei stärkster Hemmung und Abwehrhaltung vonseiten der Patienten wird das taktlose Verhalten der Pflegenden registriert und verarbeitet.

Motivieren

Ist die akute Krise überwunden, gilt es für alle Team-Mitglieder, den Umgang mit den depressiven Menschen so zu gestalten, dass z. B. Angst, Leere, Hilflosigkeit und Wertlosigkeit abgebaut werden und etwa Hoffnung, Zuversicht, Selbstständigkeit und das Selbstbewusstsein aufgebaut werden. Das Bezugspersonensystem bewährt sich hierbei, jedoch werden ebenfalls alle anderen Team-Mitglieder in die Aufgabe miteinbezogen.

Durch Gespräche mit den Patienten wird Interesse bekundet: „Sie sind uns wichtig, wir möchten, dass es Ihnen bald wieder besser geht". Die Patienten erfahren, dass man ihnen zuhört, sie ernst nimmt, ihre Probleme erfahren möchte.

Dabei ist zu beachten, dass die Gespräche

- kurz sein sollen, um keine Überforderung zu bringen
- täglich regelmäßig stattfinden sollen, um Kontakt zu halten
- weder einen Appell-Charakter („Nun reißen Sie sich zusammen") noch
- eine Trostfunktion („Es wird schon wieder werden") haben sollen

Bleiben Sie im Gespräch bei der Wahrheit und erfinden Sie keine gnädigen Lügen: „Wir wissen nicht, wie lange es noch dauern wird, bis Sie gesund nach Hause gehen können, wir hoffen jedoch mit Ihnen, dass der Zeitpunkt bald kommen wird".

Durch gemeinsames praktisches Tun durch Pflegende und Patient mit aller Ernsthaftigkeit, Lockerheit und Gelassenheit sowie Freude werden die Patienten motiviert, aktiv zu sein, Aufgaben zu übernehmen, selbstständig wieder Entscheidungen zu treffen. Die Bezugspersonen und das Team stehen zur Seite. „Gute" Ratschläge werden nicht erteilt, die Abhängigkeit von anderen würde dadurch nie ganz aufgehoben werden.

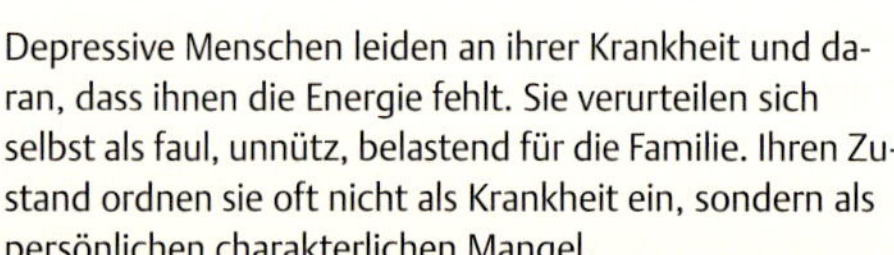

Merke

Depressive Menschen leiden an ihrer Krankheit und daran, dass ihnen die Energie fehlt. Sie verurteilen sich selbst als faul, unnütz, belastend für die Familie. Ihren Zustand ordnen sie oft nicht als Krankheit ein, sondern als persönlichen charakterlichen Mangel.

Maßvoll aktivieren außerhalb der Station

In der Beschäftigungstherapie, wobei die Arbeiten speziell auf depressive Menschen abgestimmt sind, wird darauf geachtet, dass die Patienten nicht zu stark aktiviert werden, denn Überforderung verstärkt Versagens- und Minderwertigkeitsgefühle und damit die Depression. Es genügt zunächst, wenn die Patienten z. B. 1–2 Stunden täglich im Therapieraum dabeisitzen und Informationen darüber erhalten, welche Arbeiten angeboten werden. Sie schauen den anderen bei den diversen Techniken zu und entscheiden sich dann für diejenige Arbeit, die ihnen gefällt und Freude bereitet.

Suizidgedanken

Suizidgedanken sind ein Krankheitssymptom bei Depressionen! Hinter vielen Selbsttötungsdrohungen steht ein Appell an die Mitmenschen: „Helft mir!"

Merke

Suiziddrohungen müssen immer und in jedem Fall gehört und ernst genommen werden.

Meist sehen die Patienten ihr suizidales Verhalten als schuldhaft an und meinen, sie seien schlecht oder böse. Auch meinen sie, niemand könne sie verstehen, keiner könne ihnen helfen. Daher ist es wichtig, beim Aufnahmegespräch dieses Problem offen anzusprechen, nach Suizidgedanken zu fragen und verständnisvoll auf die existenzielle Krise einzugehen. Das bringt dem Betroffenen große Erleichterung und nimmt ihm den Druck weg (▸ Abb. 21.12).

Es kann sinnvoll sein, mit den Patienten einen „Vertrag" abzuschließen:

- Bei drängenden Suizidgedanken kommen Sie zu uns, wir suchen nach einer Lösung.
- Wenn es Ihnen recht ist, vereinbaren wir täglich zur selben Zeit einen kurzen Gesprächstermin. Dabei fragen wir Sie nach drängenden Suizidgedanken und versuchen, die Probleme auf andere Art zu bewältigen.

Problemlösungsvorschläge werden mit den Patienten gemeinsam erarbeitet, damit sie diese akzeptieren und ihr Handeln danach richten können.

Nicht selten erlebt man in der Klinik, dass depressive Patienten mitteilen, sie fühlen sich wieder ganz in Ordnung. Sie wollen erreichen, dass man sich nicht mehr so viel um sie kümmert, ihnen mehr freien Ausgang zuspricht. Diesen benutzen sie dann, um sich außerhalb der Klinik das Leben zu nehmen. Das Verheimlichen des tatsächlichen Krankheitszustandes wird erschwert, wenn

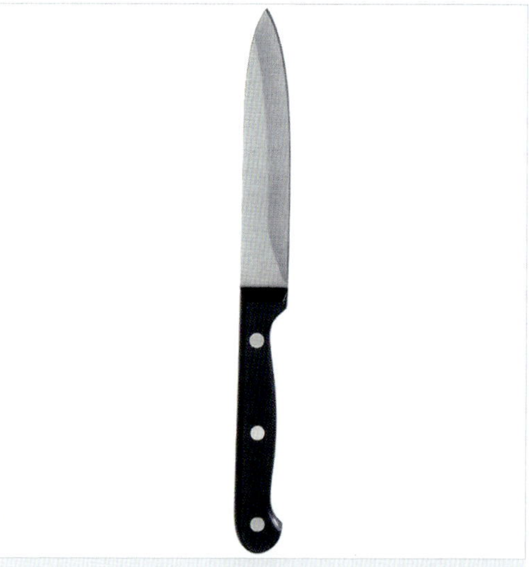

Abb. 21.12 Suizidversuch. Gedanken an eine Selbsttötung anzusprechen, kann beim Betroffenen Erleichterung herbeiführen und Druck lindern.

das Team den regelmäßigen Kontakt und die persönlichen Gespräche mit den Patienten nicht abreißen lässt.

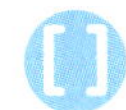

Definition

Dissimulation ist das Herunterspielen, Verheimlichen oder Verleugnen des tatsächlichen Krankheitszustands, um Vorteile zu erreichen.

Jedoch ist es auch möglich, dass die Suiziddrohung als Erpressung dienen soll. Beispiel: „Wenn ich jetzt keinen Ausgang bekomme, bringe ich mich um." In diesem Falle hilft nur eine konsequente Reaktion: „Von einer solch banalen Sache (Genehmigung des Ausgangs) kann man so etwas Ernstes wie die Selbsttötung nicht abhängig machen. Das kann ich nicht auf einen Nenner bringen." Wenn man auf diese Art den Patienten gegenüber eine klare Position einnimmt, werden diese nicht mehr so schnell oder so oft durch Suiziddrohung erpressen wollen.

Suizidversuch

Nach einem Suizidversuch ist es leider häufig der Fall, dass der Betroffene vom Team und den Mitpatienten abgelehnt wird. Es ist für alle schwer zu verstehen, wie es zu derartigen Handlungsweisen kommen konnte, man ist enttäuscht. Man macht dem Betroffenen und auch sich selbst Vorwürfe. Davon sollte man sich frei machen. Jeder Selbsttötungsversuch muss im Team voll ausdiskutiert werden. Dabei ist es wichtig, die eigenen Gefühle und die eigene Einstellung zur Selbsttötung (und zum Tod) zu reflektieren:

- Bin ich beleidigt und vor den Kopf gestoßen, dass mir meine Unterstützung auf diese Weise „belohnt" wurde?
- Bin ich dem Menschen böse, dass er so etwas versucht hat?
- Verbieten mir meine moralischen bzw. religiösen Empfindungen, an Selbsttötung zu denken?
- Habe ich meine eigene Todesangst nicht bearbeitet?

Keinesfalls darf der betroffene Mensch für sein Handeln bestraft werden. Damit ist ihm weder im Moment noch in der Zukunft geholfen. Im Gespräch mit dem Therapeuten wird das Problem aufgearbeitet und vom pflegerischen Team wird der Patient weiterhin als ernstzunehmende Persönlichkeit anerkannt.

21.6.12 Manie

Manische Patienten sind Menschen, die sich nicht krank fühlen. Im Gegenteil, sie erklären: „Ich bin so gesund wie nie, habe Schwung und könnte Berge versetzen". Dieses gesteigerte Selbstwertgefühl führt zu Schwierigkeiten schon bei der Aufnahme in die Klinik; denn wer wird schon in ein psychiatrisches Krankenhaus gehen, wenn er sich nicht krank fühlt. Man muss in solchen Fällen versuchen, sachlich mit den Patienten über ihre Verhaltensweisen zu reden; ihnen aufzeigen, dass sie doch sehr viel lebhafter und unruhiger sind als zu anderen Zeiten und sie so lange Behandlung brauchen, bis sich dieser Zustand wieder normalisiert habe.

Manische Patienten reden und singen viel und laut und suchen ständig irgendeine Beschäftigung. Da sie es nicht ertragen können, wenn man ihnen nicht zuhört oder gar den Redefluss stoppt, müssen die Pflegenden viel Zeit, Geduld und Einfallsreichtum aufbringen, um diese Betriebsamkeit zu dämpfen und in geordnete Bahnen zu lenken. Es ist hilfreich für die Patienten, wenn sie zunächst solche Beschäftigungen und Arbeiten durchführen, die schnell erledigt sind. Später muss mehr auf Ausdauer und Durchhaltevermögen bei der Auswahl von Arbeiten geachtet werden. Konsequentes, auch hin und wieder strenges Auftreten zeigt den Rahmen auf, innerhalb dessen sich die Patienten bewegen sollen, ohne anderen dabei zu stören.

Distanzlosigkeit

Manchmal breitet sich kurze Zeit nach der Aufnahme eines manischen Menschen über die ganze Station eine Unruhe aus. Die Distanzlosigkeit und Enthemmung gegenüber anderen Mitpatienten und den Pflegenden, das Lautsein und das geschäftige Nichtstun stören und verängstigen die Mitpatienten. Wenn es möglich ist, sollte man die manischen Patienten so oft wie möglich am Tage kurz aus dem Stationsleben herausnehmen, z. B. zum Sport oder zur Gymnastik gehen, einen längeren Spaziergang machen, Besorgungen erledigen. So erhalten sie genügend Bewegungsraum, den sie benötigen, und es bietet eine gewisse Abwechslung, die vom geschäftigen Nichtstun abhält und ablenkt.

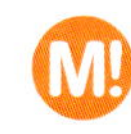

Merke

Temperamentvolle manische Patienten verbreiten viel Unruhe und möglicherweise auch Angst unter den anderen Patienten. Bieten Sie den Menschen kurze, intensive Tätigkeiten an – möglichst außerhalb der Station, z. B. Tischtennis, Tischfußball, Federball, Fußball, Laufen, mit Papier bespannte Wände bemalen.

Meistens sind die Patienten nicht in der Lage, die Grenzen der Norm zu erkennen und die Realität richtig einzuschätzen (▶ Abb. 21.13):

- Wertvolle persönliche Dinge werden verschenkt, auch Geld.
- Gegenstände werden mehrfach gekauft (Pelzmäntel, Autos).
- Personen des anderen Geschlechts werden häufiger am Tag eindeutig angesprochen, wobei die Personen öfter wechseln können.
- Geschehnisse werden erzählt, die absolut der Fantasie entspringen.
- Kleider, Schuhe und Hüte werden angezogen, die nicht dem Anlass und auch nicht der Jahreszeit entsprechen usw.

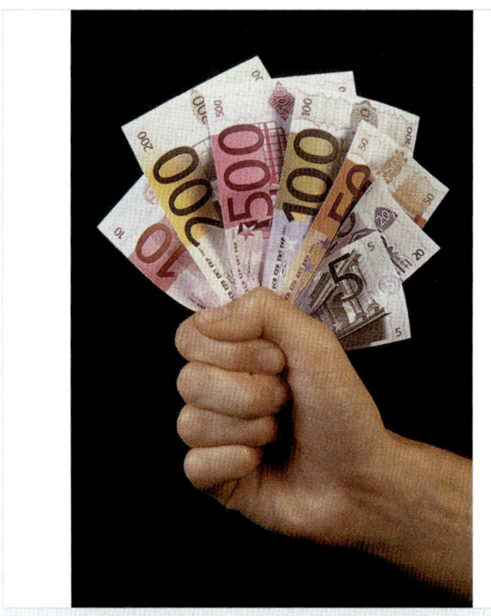

Abb. 21.13 Manie. Durch Realitätsverlust kann es zu Schwierigkeiten im Umgang mit Geld kommen.

Dies alles kann gebremst werden, wenn man deutlich, bestimmt und häufig die bestehenden Regeln und Absprachen verdeutlicht.

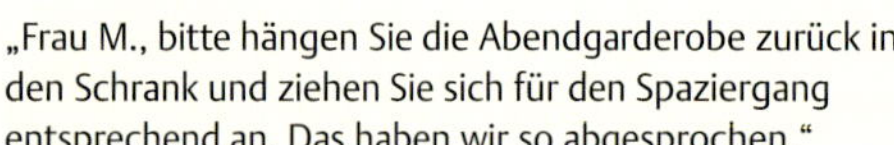

Pflegepraxis

„Frau M., bitte hängen Sie die Abendgarderobe zurück in den Schrank und ziehen Sie sich für den Spaziergang entsprechend an. Das haben wir so abgesprochen."

Körperpflege

Manische Patienten haben keine Zeit. Sie sind immer in Bewegung und fangen stets neue Tätigkeiten an, daher vernachlässigen sie ihre Körperpflege. Das Essen und Trinken ist nicht wichtig und zur Toilette gehen sie nur nach wiederholter Aufforderung. Es ergeben sich für die Pflegenden die Aufgaben der ständigen diskreten Beobachtung und Einflussnahme.

Abklingen der manischen Phase

Wenn die manische Phase abklingt und die Patienten ruhiger werden, erkennen sie oft klar und ernüchtert ihr vergangenes Tun und stehen diesem bestürzt gegenüber. Dann benötigen sie ganz besonders die Unterstützung des therapeutischen Teams, das sachlich und ohne Wertung mit ihnen bespricht, was vorgefallen ist.

21.6.13 Schizophrener Formenkreis

Pflegerische Maßnahmen

Ist der schizophrene Patient stuporös (antriebslos), sitzt er oft tagelang bewegungslos da. Er ist zwar wach und bei vollem Bewusstsein, jedoch nicht in der Lage, zu seiner Umwelt Kontakt herzustellen (▶ Abb. 21.14). Auf seine körperlichen Bedürfnisse kann er nicht achten, sodass die Pflegenden während der Dauer dieses Zustands die Verantwortung dafür übernehmen. Die Pflegenden

- führen die Körperpflege durch
- verabreichen Ernährung (evtl. Magensonde oder parenteral)
- überwachen/unterstützen Funktionen von Blase und Darm
- messen Vitalwerte
- sorgen für Ruhe und Sicherheit
- führen bei länger dauernder Bettlägerigkeit Kontrakturen-, Dekubitus- und Pneumonieprophylaxen durch

Gefühl der Bedrohung

Zeitweise lässt der stuporöse Patient alle diese Maßnahmen bereitwillig an sich geschehen, ohne ein Wort dazu zu sagen und ohne selbst mitzuhelfen. Es kann jedoch vorkommen, dass er unvermittelt aus seiner Starre hochfährt, weil er sich bedroht fühlt. Er wehrt sich gegen diese Bedrohung und wirft z. B. die Waschschüssel um oder schlägt den Teller vom Tisch. Strenge Zurechtweisungen würden bei ihm das Gefühl der Bedrohung verstärken und das Vertrauensverhältnis zwischen Pflegenden und Patient wäre nachhaltig gestört. Hätten die Pflegenden in solchen Situationen Angst vor dem Patienten, würde dieser die Angst spüren und übernehmen. Unterstützung würde er in diesem Fall durch die Pflegenden nicht erfahren.

Isolierung

Werden gefährliche Situationen für die Mitpatienten hervorgerufen, so ist es hier und da unumgänglich, den Kranken für kurze Zeit zu isolieren. In der Krankenbeobachtung geübte und erfahrene Pflegende sind in der Lage, die sich im Patienten anbahnenden inneren Spannungen zu erkennen und rechtzeitig an alle anderen Teammitglieder weiterzugeben. Der Arzt/Psychotherapeut leitet die not-

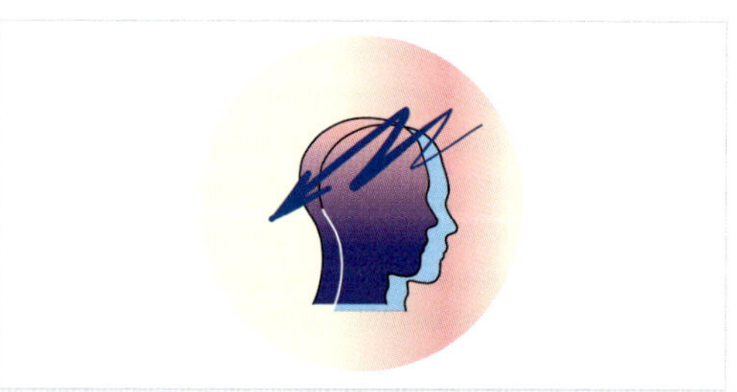

Abb. 21.14 Stupor. Der stuporöse Kranke ist nicht in der Lage, zu seiner Umwelt Kontakt herzustellen.

wendige Therapie ein. Die Pflegenden können durch sicheres Auftreten, durch klare Aussagen und (nicht aufdringliche) Zuwendung auf den betroffenen Patienten beruhigend wirken.

Merke

Isolieren ist keine „Strafmaßnahme", sondern wird zum Schutz und/oder Therapie für den Betroffenen und die Mitpatienten eingesetzt.

Nach dem Stupor

Wenn der Patient das akute Stadium des Stupors überwunden hat, muss das kompensatorische Pflegehandeln in begleitendes und beratendes Verhalten übergehen. Dadurch kann der Patient das Selbstvertrauen und die Unabhängigkeit zurückgewinnen und die Verantwortung für sich selbst mehr und mehr wieder übernehmen.

Therapeutischer Umgang

Schizophrenie ist durch eine Störung der gesamten Persönlichkeit gekennzeichnet und geht mit Veränderungen der Wahrnehmung, des Denkens und der Affekte (Gemütserregung) einher. Der Bezug des Kranken zur Realität ist gestört. Das heißt, dass die Patienten bis zum Ausbruch der Krankheit ihre Frau und ihren Mann im Leben gestanden haben, dass sie mit Fähigkeiten ausgestattet sind, die im Moment aufgrund der Erkrankung zugeschüttet und nicht einsatzfähig sind. Diese Fähigkeiten können jedoch wieder zum Einsatz gebracht werden, wenn die psychiatrische Klinik Möglichkeiten zum angstfreien, jedoch konsequenten Lernen und Üben anbietet.

Therapie- und Pflegeplan

Grundsätzlich wird im Rahmen der Anamnese bei allen schizophrenen Patienten nach deren aktuellen Fähigkeiten und Fertigkeiten gefragt. Auf diesen Ressourcen wird dann der Therapie- und Pflegeplan aufgebaut. Das heißt, die Ansatzpunkte für eine wirksame Pflege bzw. den therapeutischen Umgang müssen bei den gesunden Anteilen der Patienten gesucht werden. Die Betroffenen lassen sich eher zur Mitarbeit motivieren, wenn sie Dinge tun können, zu denen sie in der Lage sind. Sie erleben sich dabei nicht als Versager. Den Pflegenden gelingt es auf diese Weise auch eher, zu den i. d. R. kontaktarmen und misstrauischen Menschen eine Beziehung aufzubauen. Über den Weg einer vertrauensvollen Beziehung ist es dann möglich, mit den schizophrenen Menschen solche Fähigkeiten und Fertigkeiten einzuüben, die – noch zugeschüttet – für sie zur Bewältigung des Alltagslebens notwendig sind.

▶ **Milieutherapie.** Unter dem Begriff Milieutherapie bzw. therapeutisches Milieu sind alle jene Gesichtspunkte zusammengefasst, die im Hinblick auf die Wiedereingliederung der Patienten als Lern- und Übungsmöglichkeiten eine wichtige Rolle spielen. Da dieses therapeutische Milieu gleichermaßen für alle psychisch Kranken wichtig ist, wird es an anderer Stelle dieses Buches beschrieben (S. 551).

▶ **Individuelle Pflegemaßnahmen.** Jeder schizophrene Patient zeigt durch seine Individualität ein andersartig geprägtes Krankheitsbild. So können keine Standardpflegemaßnahmen für Patienten mit Schizophrenie angeboten werden. Der pflegerisch-therapeutische Umgang richtet sich nach folgenden Punkten:

- Welche Fähigkeiten sind noch vorhanden?
- Welche alltagspraktischen Fähigkeiten benötigt der Betroffene (Einkaufen, Kochen, Putzen, Freizeitgestaltung, Umgang mit Ämtern und Behörden, planmäßiges Handeln etc.)?
- Welche sozialen Fähigkeiten benötigt der Betroffene (Kontakte knüpfen können, Entscheidungen fällen können, Verantwortung übernehmen können, Probleme lösen können etc.)?
- Welche beruflichen Fertigkeiten benötigt der Betroffene (pünktlich sein, durchhalten können, ausdauernd sein, spezielle berufliche Fertigkeiten beherrschen etc.)?
- Welche Krankheitssymptome herrschen bei dem Betroffenen vor (Angst, Kontaktarmut, Halluzinationen, Wahnideen, Denkstörungen etc.)?
- Welche Lebensform und Wohnmöglichkeit kommt für den Betroffenen nach dem stationären Aufenthalt in Betracht (Rückkehr in die eigene Familie, selbstständiges Wohnen, Wohngemeinschaft, fremde Familie, Tages-/Nachtklinik etc.)?

▶ **Verhalten der Pflegenden.** Damit die therapeutischen Angebote angenommen werden können, müssen diese überschaubar und konkret sein. Damit sie therapeutisch wirksam werden, müssen sich alle Teammitglieder an die Therapie- und Pflegepläne halten und konsequent vorgehen. Dabei sind die folgende Gesichtspunkte wichtig:

- Ein Beispiel geben, vorleben
- nicht beaufsichtigen, sondern mitmachen
- ehrlich sein, sich an Abmachungen halten, feste Regeln geben
- Anweisungen und Wünsche klar formulieren, konsequent sein
- Ereignisse klar ansprechen
- die Patienten ernst nehmen, sie nicht wie Kinder behandeln
- das fremdartige Verhalten akzeptieren
- nicht über Wahninhalte diskutieren, weder ablehnen noch akzeptieren
- nicht auf Halluzinationen reagieren
- Zuwendung geben, jedoch nicht aufdringlich werden

▶ **Die eigene Sensibilität schulen.** Pflegende benötigen ein gewisses Maß an Sensibilität für die Andersartigkeit und für spezielle Situation der Patienten. Um alle zugeschütteten Fähigkeiten wieder einsetzen zu können, werden die Patienten ständig mit Forderungen konfrontiert. Wer lernen soll, muss viel leisten, das ist anstrengend.

Wer Anstrengung fordert, macht sich unbeliebt. Somit sind Disharmonien im Verhältnis Patient – Pflegende möglich. Die Pflegenden übernehmen hier anleitende und beratende Aufgaben und sind pädagogisch tätig. Ziel aller Pflegemaßnahmen ist es, dass der Patient seine Selbstständigkeit und Unabhängigkeit möglichst schnell wiedererlangt.

21.6.14 Alkoholabhängigkeit

Alkoholkranke fühlen sich meist unverstanden und vereinsamt (▶ Abb. 21.15). Da sie ihren Alkoholkonsum entweder verharmlosen oder für ihren sozialen Abstieg die Gesellschaft verantwortlich machen, sehen sie oft die Notwendigkeit einer stationären Behandlung nicht ein. Sie stehen den Therapeuten und Pflegenden dementsprechend zurückhaltend, wenn nicht gar ablehnend gegenüber. Diese Einstellung erfordert schon bei der Aufnahme viel Verständnis.

Wenn die Patienten erleben, dass das Pflegeteam sie und ihre Probleme ernst nimmt, werden sie in ihrer Abwehrhaltung nicht fixiert. Sie können sich eher auf Gespräche einlassen, in denen offen über die Abhängigkeit und das Trinkverhalten des Patienten gesprochen wird. Dies schafft Vertrauen und ist für spätere therapeutische Maßnahmen (z. B. Entziehungskur in einer Fachklinik) von großer Bedeutung.

Es gilt, die Behandlungsbereitschaft der Patienten zu verstärken, indem man ihnen verdeutlicht, dass sie allein nicht mehr in der Lage sind, das Leben zu bewältigen. Weiterhin muss Krankheitseinsicht vermittelt werden, also die Erkenntnis, dass die vorhandenen Lebensschwierigkeiten nicht durch die Umwelt/Gesellschaft entstanden sind, sondern durch Gründe, die in den Patienten selbst liegen. Den Patienten muss dabei klar werden, dass sie an einer Suchtkrankheit leiden und sich ihr Trinkverhalten von dem der Nichtabhängigen unterscheidet. Bei der Entstehung einer Abhängigkeitserkrankung kommt es zu neurobiologischen Veränderungen im Gehirn, die nicht mehr rückgängig gemacht werden können (Suchtgedächtnis). Auch nach erfolgreicher Behandlung besteht die Alkoholkrankheit weiter fort. Schon ein einziges Glas Wein kann – selbst nach 20-jähriger Abstinenz – die Sucht wieder auslösen.

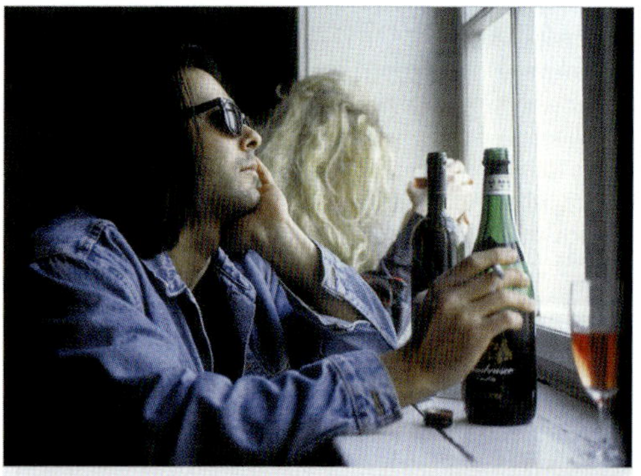

Abb. 21.15 Alkoholabhängigkeit. Bei Vereinsamung ist die Flasche oft Trost und Halt.

Neue Verhaltensweisen

Nach Vermittlung von Krankheitseinsicht ist es Ziel der Therapie, aufzudecken, durch welche Ursachen oder Persönlichkeitsstörungen die Abhängigkeit entstanden ist. Hier stößt man besonders häufig auf die Unfähigkeit, Enttäuschungen zu ertragen. Als letzter Schritt folgt das Üben neuer Verhaltensweisen, das einen Rückfall in alte Verhaltensweisen verhindern soll.

Zu den besonders wichtigen Punkten einer erfolgreichen Therapie von alkoholkranken Menschen gehört die Alkoholabstinenz vom 1. Tag der Behandlung an, das klärende Gespräch mit den Angehörigen und nicht zuletzt die nachgehende Fürsorge durch Selbsthilfeorganisationen, wie z. B. den Anonymen Alkoholikern.

Entziehungskuren

Zur Vervollständigung dieser Ausführungen sei noch erwähnt, dass Alkoholentziehungskuren auf gesonderten Stationen in der Psychiatrie oder in sog. Fachkliniken durchgeführt werden. Sie dauern je nach Art des Therapieprogramms unterschiedlich lange, von 8 Wochen bis zu 6 Monaten.

21.7 Pflegetherapeutische Ansätze

In diesem Abschnitt sollen die pflegetherapeutischen Ansätze der Basalen Stimulation, des Bobath-Konzepts und der Kinästhetik näher betrachtet werden.

21.7.1 Basale Stimulation in der Pflege oder „Ich zeige dir etwas, was dich interessieren könnte“ (Andreas Fröhlich)

Birgit Werner

Konzept

Definition

Basale Stimulation wird heute als ein Handlungsmodell verstanden, das schwer beeinträchtigten oder von schwerer Beeinträchtigung bedrohten Menschen individuelle, systematisierte Erfahrungen und Anregungen in alltäglichen Lebenssituationen ermöglicht. Damit ist gemeint, dass pflegerische, therapeutische oder pädagogische Situationen so gestaltet werden, dass sie dazu geeignet sind

- Gesundheit und Wohlbefinden,
- Entwicklung und gemeinschaftliche Teilhabe sowie
- Selbstbestimmung

der betreffenden Person zu fördern, zu erhalten oder zu unterstützen (vgl. Mohr, 2010).

Entstehung und Weiterentwicklung

Das Konzept Basale Stimulation ist Mitte der 1970er Jahre von dem Sonderpädagogen und heilpädagogischen Psychologen Professor Dr. Andreas Fröhlich im Rahmen eines Schulprojektes zur Förderung schwerst mehrfach behinderter Kinder und Jugendlicher entwickelt worden. Mitte der 1980er Jahre wurde es von der Pflegewissenschaftlerin Professorin Christel Bienstein in die Pflege übertragen und seitdem gemeinsam mit Professor Andreas Fröhlich weiterentwickelt.

Im Jahr 2000 haben Bienstein/Fröhlich sog. „Zentrale Ziele“, heute „Lebensthemen“, in das Konzept der Basalen Stimulation eingeführt. Mit ihrer Beschreibung wird deutlich, dass der betroffene Mensch als eigenaktive Person, die aktuell der Pflege bedarf und nicht das Objekt der Pflege ist, im Mittelpunkt basalstimulierender pflegerischer Bemühungen steht. Die Zentralen Ziele/Lebensthemen zeigen die Perspektiven des betroffenen Menschen auf und sind je nach individueller Lebenssituation für ihn unterschiedlich bedeutsam.

▸ **Zentrale Ziele/Lebensthemen.** Diese umfassen nach Bienstein/Fröhlich (2003, 2008):
- Leben erhalten und Entwicklung erfahren
- Das eigene Leben spüren
- Sicherheit erleben und Vertrauen aufbauen
- Den eigenen Rhythmus entwickeln
- Das Leben selbst gestalten
- Die Außenwelt erfahren
- Beziehung aufnehmen und Begegnung gestalten
- Sinn und Bedeutung geben und erfahren
- Autonomie und Verantwortung leben
- Die Welt entdecken und sich dabei entwickeln

Merke

Mit „basal“ ist eine grundlegende Anregung aller Sinnessysteme gemeint. Unter „Stimulation“ wird nicht ein „Sinn-loses“ „Bereizen“ eines Menschen verstanden. Es geht vielmehr darum, der betroffenen Person eine „Einladung“ zu geben, sich mit einem Sinnesangebot im Rahmen einer alltäglichen pflegerischen oder therapeutischen Aktivität auseinanderzusetzen.

Grundlagen

Basale Stimulation ist ein Konzept, das Menschen unterstützt, die von Geburt an oder aufgrund einer schweren akuten und/oder chronischen Erkrankung beeinträchtigt sind in
- ihrer körperlichen Wahrnehmung
- der Wahrnehmung ihrer Umgebung
- ihren Möglichkeiten, sich anderen mitzuteilen und darin
- mit anderen in Kontakt zu treten

Dies können z. B. sein
- zu früh geborene Kinder
- Kinder, Jugendliche oder Erwachsene die intensivmedizinischer Behandlung und Pflege bedürfen
- schwer mehrfachbehinderte Kinder, Jugendliche und Erwachsene
- durch Krankheit oder Unfall (schwer) beeinträchtigte Menschen, z. B. im Wachkoma, nach einem Schlaganfall (Apoplex) oder im Zustand akuter Verwirrtheit
- pflegebedürftige Menschen im Alter oder im Sterben
- Menschen, die im Zusammenhang mit einer (schweren) kognitiven Behinderung herausfordernde Verhaltensweisen zeigen, z. B. Menschen mit Demenz
- Menschen mit einer (schweren) kognitiven Behinderung, die (chronisch) erkrankt sind (vgl. Mohr, 2010).

Diesem Adressatenkreis soll durch das Ermöglichen systematisierter Erfahrungen über
- den Körper/Haut (somatisch)
- das Gleichgewichtssystem (vestibulär)
- die Wahrnehmungsebene für Schwingungen (vibratorisch)
- das Betasten und Berühren von sich selbst und der Umgebung (taktil-haptisch)
- das Schmecken (oral-gustatorisch)
- das Riechen (olfaktorisch)
- das Hören (audiorhythmisch und auditiv)
- das Sehen (visuell)

die Chance zur Eigenwahrnehmung und zur Kontaktaufnahme mit anderen, wie z. B. ihren Angehörigen, den Pflegenden und der sie umgebenden Umwelt gegeben werden.

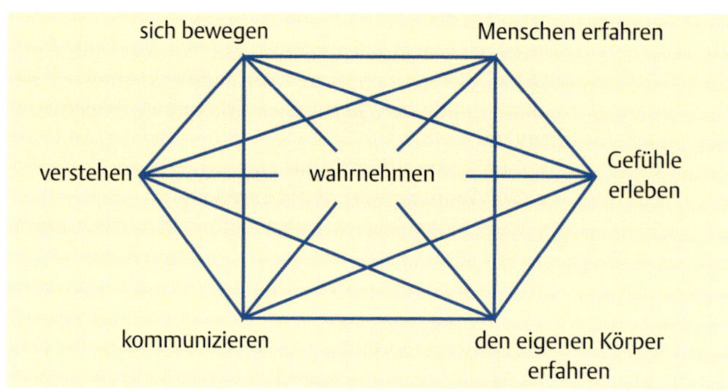

Abb. 21.16 Ganzheitliches Entwicklungsmodell/Hexagon (Bienstein/Fröhlich, 2012). Die wichtigsten menschlichen Entwicklungsbereiche stehen immer miteinander in Beziehung.

Merke

In der Basalen Stimulation geht es im Wesentlichen darum, durch die Art und Weise der Gestaltung einer Pflegesituation eine Kommunikationsebene zu dem betreffenden Menschen aufzubauen, die eine Basis von Sicherheit, Vertrauen und Wohlbefinden und so die gesundheitliche Weiterentwicklung der betreffenden Person unterstützt. Alleine die körperliche Anwesenheit der Person ist ausreichend, damit Basale Stimulation zur Anwendung kommen kann. Die betreffenden Personen müssen keine Vorleistungen erbringen oder besondere Fähigkeiten aufweisen.

Es ist nicht das Auge, das sieht und nicht das Ohr, das hört, sondern immer der ganze Mensch. Das heißt, dass die menschlichen Entwicklungsbereiche nicht isoliert voneinander betrachtet werden können. Sie stehen stets miteinander in Beziehung und beeinflussen sich wechselseitig. All diese Bereiche sind für den Menschen gleich bedeutsam, gleich wirklich und gleichzeitig vorhanden (▶ Abb. 21.16).

Zur Verdeutlichung der Grafik können Sie als Eigenerfahrung oder mit einer Kollegin die im Folgenden beschriebene Aktivität durchführen und reflektieren.

▶ **Reflexion: Waschen des Gesichts.** Während des Gesichtwaschens wird das raue Material des Waschlappens, die Kühle und Feuchtigkeit des Wassers, der Druck der Hand auf der Haut wahrgenommen. Die kreisenden Waschbewegungen können erfahren und der eigene Kopf kann mitbewegt werden. Verstehen bedeutet aufmerksam sein auf das, was passiert. Der Mensch erkennt den Zusammenhang zwischen nassem Gesicht und Waschlappen. Durch das Material des Waschlappens wird der eigene Körper, Stirn, Wangenknochen, Nase, Lippen etc. erfahrbar. Die Intensität der Berührung ist eindeutig und klar. Es stellt sich ein sicheres Gefühl ein. In Gedanken kann der Weg der waschenden Hand mitverfolgt werden. Die Kollegin wird durch den Druck und das Gewicht ihrer Hand spürbar. Die Anwesenheit eines anderen Menschen wird so erfahrbar. Kommuniziert wird mit der eigenen Hand und/oder über die Hand der Kollegin v. a. mittels Berührung und Bewegung. Alle diese Erfahrungen und Empfindungen laufen gleichzeitig ab. Sie sind gleich wirklich und für den betreffenden Menschen gleich bedeutsam.

Kommunikation in der Basalen Stimulation

Mit dem Begriff „Kommunikation" ist im Konzept Basale Stimulation das „auf der Suche sein", „das Entdecken" einer gemeinsamen Ebene des Verstehens gemeint. Dabei handelt es sich in der Pflege häufig um eine nonverbale Ebene. Je nach Situation des Patienten ist das oftmals die somatische d. h. die körperliche Ebene.

Der Körper des Patienten ist immer anwesend. Er bildet den Ausgangspunkt und die Basis für die Anwesenheit und Bemühungen von ärztlichen, pflegerischen und therapeutischen Fachpersonen. Über diesen Körper muss – wenn alle anderen Kommunikationswege ausgeschlossen sind – die Kommunikation beginnen.

Merke

Alle Menschen, besonders aber diejenigen, die sehr stark in ihrer Wahrnehmungs- und Kommunikationsfähigkeit eingeschränkt sind, sind über Berührungs- und Bewegungsebenen bis zu ihrem Tod ansprechbar. Die wesentlichste Sinnesempfindung des menschlichen Körpers ist die über Berührung. Sie ist aus dem Blickwinkel der Basalen Stimulation wahrscheinlich die wichtigste Art menschlicher Wahrnehmung.

Die Haut als das größte Wahrnehmungs- und Kommunikationsorgan des Menschen umschließt wie eine Hülle Knochen und Muskeln und stellt so eine Abgrenzung zwischen dem Körperinneren und der Umwelt dar. Über die Haut, vornehmlich über die Hände, stellen Menschen Kontakt zu ihrer Umwelt her. Es werden Gegenstände und Menschen berührt oder umgekehrt. Nicht immer, nicht an allen Stellen des Körpers und nicht von jedem Menschen, werden Berührung als angenehm empfunden. Dies ist abhängig von:

- der momentanen persönlichen Verfassung
- dem Ort der Berührung
- der Intensität und Klarheit der Berührung
- der Vertrautheit desjenigen Menschen, der die Berührung gibt

Menschen können Berührungen so gestalten, dass sie von ihrem Gegenüber als eindeutig, als sicher, erlebt werden. Um dies zu verdeutlichen, machen Sie dazu eine kurze Übung mit einer Kollegin.

▶ **Übung.** Die Kollegin sitzt oder liegt und hat die Augen geschlossen. Beginnen Sie, ohne vorherige Ansprache Ihre Kollegin irgendwo an einer Stelle des Körpers zu berühren. Machen Sie diese Berührung so, als ob Sie einen Fussel von der Kleidung wegwischen möchten. Dann gehen Sie an eine andere Stelle und ziehen die Kleidung gerade. Heben Sie einen Arm hoch, fahren Sie mit der Hand so über den Arm ihrer Kollegin, als ob Sie Ihr den Arm waschen würden und dafür eigentlich keine Zeit haben.

▶ **Teil zwei der Übung.** Die Kollegin hat immer noch die Augen geschlossen. Sie beginnen jetzt mit einer eindeutigen Berührung an der Schulter. Das heißt, eine Hand umschließt von oben, die andere von unten die Schulter. Es wird dabei ein leichter Druck ausgeübt. Diese Berührung wird einige Sekunden gehalten. Sie soll signalisieren „Ich bin da". Dadurch beginnt sich eine Beziehung aufzubauen. Dann streichen Sie mit beiden Händen in großen, die ganze Fläche des Armes ausnutzenden Bewegungen den Arm in Richtung Finger aus. Dabei versuchen Sie dies in gleich bleibender Geschwindigkeit zu tun. Am Handrücken angekommen, lösen Sie die eine Hand und setzen diese wieder an der Schulter an. Danach lösen Sie die 2. Hand und gehen wieder zur Schulter. Streichen Sie dann erneut den Arm in Richtung Fingerspitzen aus. Wenn Sie das drei- bis viermal so getan haben, „verabschieden" Sie sich von Ihrer Kollegin, nonverbal, mit einem deutlichen Druck an der Schulter. Dies geschieht, indem die Schulter, wie zu Beginn des zweiten Teils der Übung, mit den Händen für eine bestimmte Zeit „umschlossen" wird.

Anschließend lassen Sie Ihre Kollegin noch einen Moment in sich „hineinhören"; danach tauschen Sie die Rollen. Abschließend können Sie gemeinsam reflektieren, wie Sie diese unterschiedlichen Arten der Berührung erlebt haben.

Merke

Berührungen werden für Menschen eindeutig nachvollziehbar und orientierend, wenn sie folgende Kriterien beinhalten:

- ein gewisses Maß an Intensität (Druck)
- einer Richtung folgen
- eine gewisse Zeit andauern
- in einer angemessenen Geschwindigkeit erfolgen
- sich ein Rhythmus in der Berührung entwickelt
- großflächig sind
- eine bestimmte Absicht bzw. ein Ziel verfolgen, z. B. „Ich möchte dir deinen Arm deutlich erfahrbar machen, indem ich ihn z. B. von der Schulter bis zu den Fingerspitzen mehrfach ausstreiche."
- der Mensch sich „gemeint" fühlt und somit Sicherheit durch die wahrnehmende Berührung ermöglicht wird

Weitere Aspekte, die mitentscheidend sind für die Qualität einer Berührung:

- Den betroffenen Menschen alleine, nicht mit mehreren Personen gleichzeitig berühren.
- Den Anfang und das Ende der Handlung signalisieren (siehe „Initialberührung").
- Konstanz in der Berührung erhalten. Das heisst, die Berührungen sollen nicht unterbrochen werden. Der Berührungskontakt bleibt möglichst erhalten (Bienstein/Fröhlich, 2012).

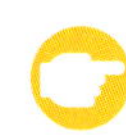

Pflegepraxis

Somatische Wahrnehmungsangebote, wie z. B. Waschen oder Eincremen der Haut, werden – sofern nichts dagegen spricht – mit direktem Hautkontakt durchgeführt. Je nach Zentralem Ziel/Lebensthema des Patienten kann die Wirkung des jeweiligen somatischen Angebots durch den Einsatz unterschiedlicher Materialien oder Durchführungsarten beeinflusst werden. So können z. B. raue oder weiche Waschlappen, Handtücher, Bürsten oder Massagehandschuhe zum Einsatz kommen. Beruhigende oder belebende Wirkungen lassen sich auch erzielen, wenn z. B. mit warmem oder eher mit kühlem Wasser gewaschen wird, bzw. die Waschbewegungen mit oder gegen die Haarwuchsrichtung ausgeführt werden (S. 348).

Grundprinzipien der Basalen Stimulation

Bei der Basalen Stimulation wird davon ausgegangen, dass der Mensch in der Lage ist, sich über seinen Körper zu äußern, vor allem dann, wenn das gesprochene Wort für die betroffene Person mehr und mehr an Bedeutung verliert oder Sprechen nicht oder nicht mehr möglich ist.

Als Kommunikationszeichen gelten aus Perspektive des Konzepts Basale Stimulation neben Mimik und Gestik auch Veränderungen der Atmung, Körpergeräusche und Laute, Hautbeschaffenheit, wie z. B. feucht, warm oder kalt, Muskelspannung, Zucken/Bewegungen der Augenlider, Bewegungen der Extremitäten, Finger und Zehen, die Art und Größe der Bewegung, wie auch Veränderungen der Herzfrequenz und des Blutdrucks. Diese Zeichen sind Ausdruck der Befindlichkeit des Menschen. Sie werden von der Pflegefachperson wahrgenommen und erlangen dadurch Bedeutung. Der Kreislauf der Kommunikation, wie sie bei der Basalen Stimulation verstanden wird, ist in ▶ Abb. 21.17 dargestellt.

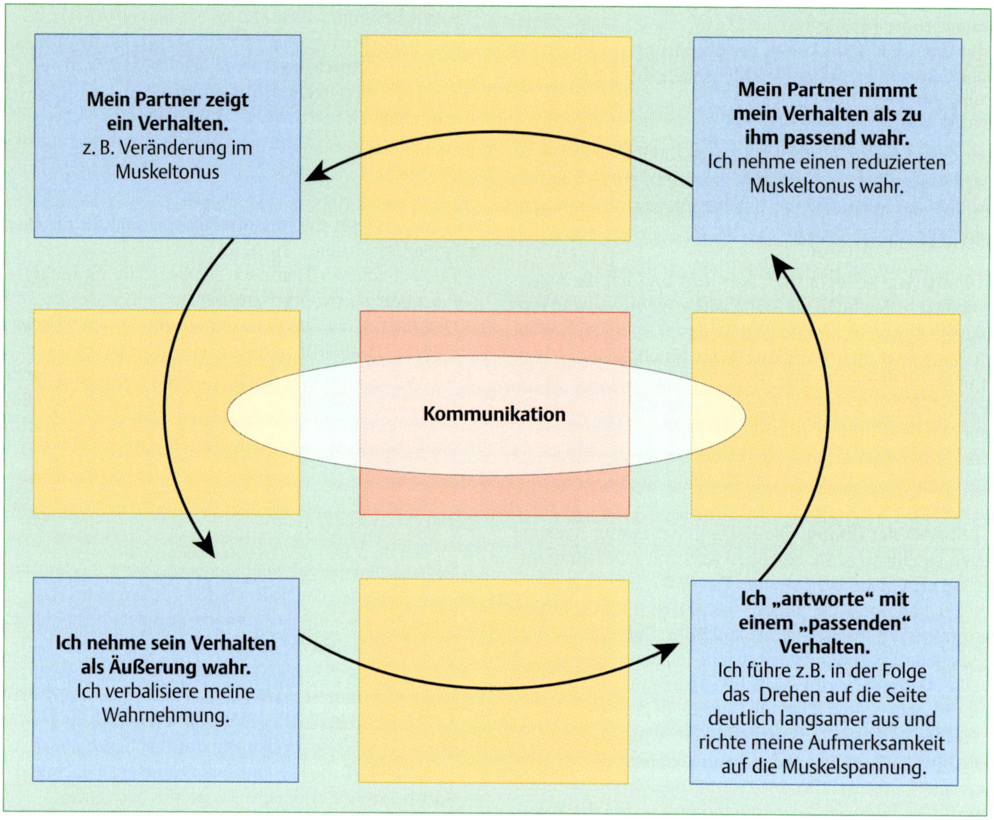

Mein Partner zeigt ein Verhalten.
z. B. Veränderung im Muskeltonus

Mein Partner nimmt mein Verhalten als zu ihm passend wahr.
Ich nehme einen reduzierten Muskeltonus wahr.

Kommunikation

Ich nehme sein Verhalten als Äußerung wahr.
Ich verbalisiere meine Wahrnehmung.

Ich „antworte“ mit einem „passenden“ Verhalten.
Ich führe z.B. in der Folge das Drehen auf die Seite deutlich langsamer aus und richte meine Aufmerksamkeit auf die Muskelspannung.

Abb. 21.17 Kreislauf gelingender Kommunikation. (vgl. Mohr, 2010:13, leicht modifiziert nach Mall, 1993).

Merke

In der Arbeit mit dem Konzept Basale Stimulation muss nicht der betroffene Mensch zuerst zeigen, dass er Interesse an der Pflegefachperson und/oder seiner Umwelt hat. Es ist vielmehr die Aufgabe der ihn umgebenden Menschen, ihm Wahrnehmungsangebote zu machen, die so gestaltet sind, dass sie für ihn interessant und verstehbar sind und angenommen oder auch abgelehnt werden können.

Eindeutigkeit und Sicherheit in der Interaktion – Beziehung aufnehmen und Begegnung gestalten

Menschen in schwierigen Lebenssituationen dürfen nicht durch zusätzliche unklare Umgangsformen verunsichert werden.

In der Basalen Stimulation hat sich deshalb die sog. „Initialberührung“ entwickelt. Sie kann als Begrüßung, als Einleitung der Pflegehandlung, zur Verabschiedung, bei Unterbrechung und als abschließende Berührung durchgeführt werden. Was ist unter dem Begriff der Initialberührung nun genau zu verstehen?

Pflegepraxis

Initialberührung. Zu Beginn einer Pflegehandlung wird der betroffene Mensch in angemessener Form angesprochen. Damit deutlich wird, dass „er“ gemeint ist, erfolgt sogleich eine eindeutige Berührung am Körper. Dafür wird in der Regel die Schulter gewählt. Es hat sich gezeigt, dass Berührungen am Körperstamm deutlicher wahrgenommen werden, als Berührungen an den Extremitäten. Für die Berührung wird eine Hand zwischen Schulterblatt und Matratze geschoben und mit der anderen Hand das Schultergelenk am Oberarm umschlossen. Es soll eine schützende, tragende Berührung sein. Diese Berührung hat eine gewisse Intensität. Damit ist aber kein Zusammendrücken oder Drücken in die Matratze gemeint, sondern Eindeutigkeit und nicht nur ein „Darüberstreichen“. Dieser Berührungskontakt bleibt einen Moment so bestehen und geht dann in eine gleitende Berührung z. B. an die Hand über.

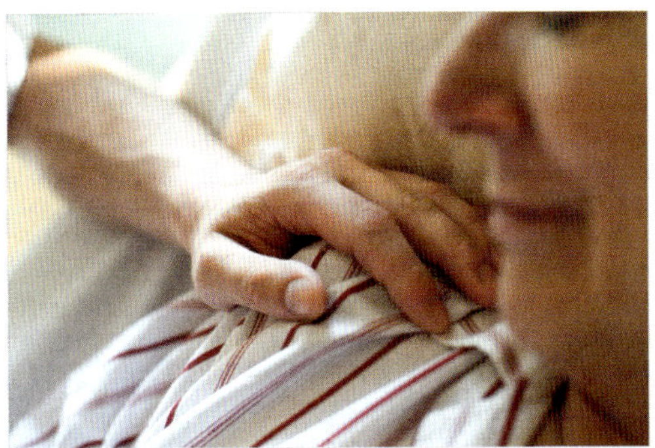

Abb. 21.18 **Initialberührung.** Mit ihr wird der betroffene Mensch zu Beginn einer Pflegehandlung in angemessener Form angesprochen.

Die Initialberührung kann in gleicher Weise auch als Verabschiedungsberührung durchgeführt werden. Selbstverständlich können Initialberührungen auch an anderen Stellen des Körpers stattfinden. Dies ist von der jeweiligen Situation des Patienten abhängig. Es sollte dann gemeinsam mit ihm und/oder seinen Angehörigen nach einem für beide Seiten stimmigen Weg gesucht werden. (▶ Abb. 21.18).

Das eigene Leben spüren – Körperorientierung fördern

Jede pflegerische Maßnahme kann dazu genutzt werden, die Körperorientierung des Menschen zu fördern. Das kann z. B. im Rahmen der Körperpflege der Fall sein.

Pflegepraxis

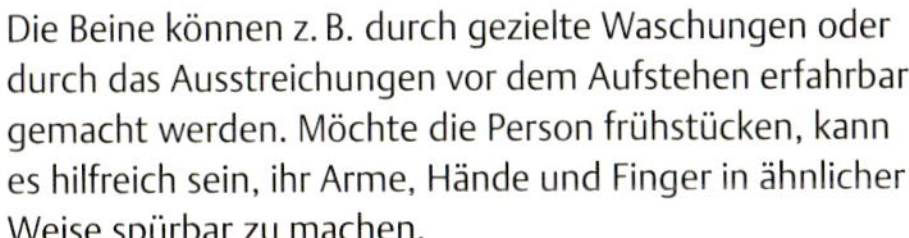

Die Beine können z. B. durch gezielte Waschungen oder durch das Ausstreichungen vor dem Aufstehen erfahrbar gemacht werden. Möchte die Person frühstücken, kann es hilfreich sein, ihr Arme, Hände und Finger in ähnlicher Weise spürbar zu machen.

Verbände und Sonden im Gesicht, an den Armen oder am Bauch können durch die Möglichkeit diese zu betasten, verstehbar gemacht oder abhängig von der Situation des Patienten im Spiegel betrachtet werden.

Positionswechsel, z. B. von der Seitenlage in die Rückenlage, müssen bedächtig vollzogen werden. Das Entfernen von Positionierungsmaterialien sollte Schritt für Schritt erfolgen, sodass der Mensch langsam und selbstkontrolliert von einer Position in eine andere gelangen kann. Nicht alleine das Erreichen der Endposition ist hierbei von Bedeutung. Vielmehr ist das Augenmerk auf die Gestaltung des Weges in die neue Position zu richten.

Außenwelt erfahren – oder die Gestaltung alltäglicher Lebensbezüge

Jede Veränderung der Position im Bett oder im Raum bedeutet eine Veränderung des Blickfelds und der wahrzunehmenden Eindrücke.

▶ **Beispiel.** Der Patient kann in unterschiedliche Liege- oder Sitzpositionen gebracht werden, so z. B. in eine aufrechte Sitzposition oder kurzzeitig in eine 90°-Seitenlage. Das Bett selbst kann im Raum verändert werden z. B. näher an das Fenster gefahren werden oder so, dass der Blick aus der Zimmertüre möglich wird. Auch können die Zimmerdecke oder die seitlichen Wände mit Bildern gestaltet werden. Dies dient der visuellen Anregung. Wichtig dabei ist es, dass diese groß genug sind, um auch aus einiger Entfernung noch erkannt zu werden. Damit kein Gewöhnungseffekt eintritt, darf nicht vergessen werden, dieses visuelle Angebot nach einiger Zeit zu verändern.

▶ **Übung.** Damit ein vertieftes Verständnis dafür entwickelt werden kann, welches Blickfeld der im Bett liegende Mensch in den jeweiligen Positionen hat, ist es hilfreich, sich selbst einmal in diese Positionen zu begeben. Wie spannend ist eine vor der Nase baumelnde Sondenkostleitung? Wie sieht die Welt durch die Lücken eines Bettgitters aus? Wie interessant gestaltet sich ein zweifelhafter dunkler Fleck in Gesichtshöhe an der Wand? Kann eigentlich mehr als das Fensterbrett, die Baumspitzen oder der Himmel gesehen werden, wenn der Blick aus dem Fenster gerichtet ist?

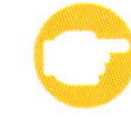

Pflegepraxis

Gestalten Sie alltägliche Situation z. B. das Essen, indem sie den betroffenen Menschen mit einbeziehen. Machen Sie die Essenssituation zu einem „Fest für die Sinne". Lassen Sie den Duft des Mittagessens olfaktorisch erlebbar, das angerichtete Essen visuell wahrnehmbar werden. Machen Sie das Besteck erfahrbar in dem Sie es betasten lassen. Unterstützen Sie den Menschen beim Halten des Bestecks. Versuchen Sie z. B. den Arm – an Handgelenk und Ellenbogen – bei der Nahrungsaufnahme zu stützen und die Person in ihrer Armbewegung zu begleiten.

Die Biografie des Körpers, seine Aktivitäten und Möglichkeiten beachten

Jeder Mensch – unabhängig von seinem Alter – hat eine Geschichte. Seine Vorstellungen und Wünsche hängen mit seinem bisherigen Leben zusammen. Für den Aufbau und die Gestaltung einer gelingenden Beziehung und im Erleben von Fremdheit oder Vertrautheit, kann es bedeutsam sein, seine Vorlieben und Abneigungen, Gewohnheiten und Rituale zu kennen und in seiner Pflege zu beachten. Hilfreich hierfür ist eine an den verschiedenen Sinnesebenen orientierte Biografieanamnese (Senso-Biografie). Angehörige und Freunde der betreffenden Person, sofern diese nicht selbst Auskunft geben kann, sind hier wichtige Ansprechpersonen.

Alleine dadurch, dass z. B. im Anschluss an eine Waschung das Lieblingsparfüm oder die gewohnte elektrische Zahnbürste benutzt werden, Rituale Beachtung finden, wie die Verwendung der Zahnseide nach dem Mittagessen, die allabendlich gehörte Radiosendung oder die zum Einschlafen so wichtige Lieblingsschlafposition, kann den Patienten dabei unterstützen sich sicher und weniger fremd zu fühlen in einer ihm oftmals unbekannten Umgebung. Sich in Situationen sicher fühlen, reduziert die Ausschüttung von Stresshormonen. Dies vermindert das Risiko eine akute Verwirrtheit (Delir) zu entwickeln und beeinflusst dadurch positiv die Gesundheitsentwicklung des betroffenen Menschen.

Die individuelle Entwicklung des Menschen respektieren – Autonomie und Verantwortung leben

Zum Konzept Basale Stimulation gehört die Überzeugung, dass jeder Mensch der Akteur seiner eigenen Entwicklung ist. Dass nur er selbst seine Ziele verfolgen kann. Eine Festlegung der Ziele von außen wird nicht erfolgreich sein. Fremdbestimmung und der Verlust der Möglichkeit, Dinge selbst zu entscheiden und in der eigenen Art und Weise durchzuführen, zu steuern und zu kontrollieren, ist für die meisten Patienten eine unvermeidbare und schmerzliche Erfahrung.

Pflegende müssen lernen und akzeptieren, dass auch schwerstkranke Menschen, demente Menschen oder Menschen im Wachkoma ihren eigenen Weg gehen. Das heißt nicht, dass sie sich selbst und ihrem Schicksal überlassen werden sollen. Vielmehr haben die betreuenden Fachpersonen die Aufgabe, ihnen in schwierigen Lebenssituationen ein fachlich kompetenter und menschlich zugewandter Begleiter zu sein. Dies schließt auch den Respekt und die Akzeptanz von Entwicklungen hin zum Sterben ein. Nach Andreas Fröhlich versucht die Basale Stimulation, Menschen auf ihrem individuellen Weg zu stärken, ihnen Sicherheit und Vertrauen zu geben, Angst zu nehmen und damit Menschlichkeit zu bewahren.

Basale Stimulation und Angehörige

Basalstimulierende Pflegemaßnahmen bieten einen guten Ansatzpunkt zur Integration der Angehörigen in den Pflegeprozess. Das gemeinsame Ausfüllen eines Fragebogens zur Senso-Biografie und das anschließende Gespräch darüber, vermittelt den Angehörigen ein Gefühl der Wertschätzung und lässt sie die Sorge und das Interesse der Fachperson an ihrem Familienmitglied erleben.

Wenn Angehörige es wünschen, können sie Tätigkeiten, wie Einreibungen, eine Gesichts-, Hand- oder Fußmassage oder die Gestaltung einer anregenden Umgebung, übernehmen. Sie können ihrem Angehörigen z. B. Lieblingskissen, -decke, Schal oder Halstuch mitbringen und damit einen „Blickfang", einen Farbtupfer auf die oftmals krankenhausweiße Bettwäsche zaubern. Ein farbiges Tuch über die seitlichen Bettgitter gehängt, lässt den Blick nicht ins „Unendliche" versinken und bringt Farbe und Behaglichkeit auf beigeweiße, kalte, abwaschbare Kunststoffpolster. Das eigene Kissen oder das Kissen einer vertrauten Person, als „olfaktorisch" vertrauter Gegenstand, sorgt für Sicherheit und Wohlbefinden in einer fremden Welt.

Dokumentation

Wie bei allen pflegerischen Tätigkeiten ist es auch im Zusammenhang mit basalstimulierenden Angeboten wichtig, genau zu dokumentieren, was und wie etwas getan wurde. Bedeutungsvoll ist in diesem Kontext vor allem das Beschreiben der Reaktionen/Verhaltensweisen des betroffenen Menschen auf das durchgeführte basalstimulierende Pflegeangbot:

- Wie aufmerksam war der Mensch z. B. bei der Waschung der Beine gegen die Haarwuchsrichtung?
- Hatte dies Auswirkungen z. B. auf seine Fähigkeit, die Beine zu bewegen und aufzustehen?
- Hat er den Mund von selbst geöffnet und hat sich dabei sein angespannter Gesichtsausdruck gelöst?
- Hat er beim Befeuchten der Mundschleimhaut mit Kaffee begonnen die Zunge zu bewegen, zu schmatzen oder zu schlucken?

Basalstimulierende Pflege und Zeitmanagement

Die Prinzipien des Konzeptes der Basalen Stimulation können sehr einfach in der pflegerischen Betreuung von Menschen berücksichtigt werden. Basalstimulierende Pflege stellt keinen zeitlichen Mehraufwand dar. Es bedeutet nicht etwas „extra" zu tun, sondern die täglich erforderlichen pflegerischen Maßnahmen und Beziehungen unter basalstimulierenden Gesichtspunkten zu gestalten. Basal stimulierend zu pflegen bedeutet konzentriert und aufmerksam die Kommunikationszeichen des betroffenen Menschen wahrzunehmen und in für ihn verständlicher Art und Weise darauf zu reagieren.

Das Wissen um entwicklungspsychologische, neurophysiologische und anatomische Zusammenhänge stellt die Grundlage für die Durchführung wahrnehmungsorientierter Kommunikation und Pflege dar. Basalstimulierende Pflege wird sichtbar und für den Betroffenen erlebbar in der Gestaltung z. B. der Initialberührung, einer beruhigenden oder belebenden Waschung oder eines auditiven Angebots.

Im Rahmen dieses Kapitels konnte lediglich ein kurzer Einblick in das Handlungskonzept Basale Stimulation gegeben werden. Zur Vertiefung empfiehlt es sich, in einem autorisierten Kurs für Basale Stimulation, durchgeführt von lizenzierten Praxisbegleitern, das Konzept genauer kennen zu lernen, Fachwissen zu vertiefen, zu üben und so die eigene Handlungskompetenz zu erweitern. Bundesweit bieten verschiedene Bildungsträger, Kliniken und Alten- und Pflegeeinrichtungen mehrtägige Basis- und Aufbauseminare an.

21.7.2 Bobath-Konzept

Christiane Fürll

Das Bobath-Konzept ist nach seinen Begründern, dem Arzt Karel und der Krankengymnastin Berta Bobath benannt (▸ Abb. 21.19). In den 1940er-Jahren bemerkte Berta Bobath bei der Behandlung eines Patienten mit Halbseitenlähmung, dass sich die Muskelspannung auf der gelähmten Seite in verschiedenen Ausgangsstellungen und durch ihre therapeutische Behandlung veränderte. Diese Beobachtung war revolutionär! Mit ihrem Mann Karel Bobath entwickelte sie im Laufe der Jahre das Bobath-Konzept. Karel und Berta Bobath verstarben Anfang 1991.

Zielgruppe

Merke

Alle Patienten mit zentralen neurologischen Schädigungen können im Sinne des Bobath-Konzepts behandelt werden.

„Zentral" heißt, mit einer Schädigung im Bereich des zentralen Nervensystems, dazu gehören Gehirn und Rückenmark. Obwohl Berta Bobath ihre wegweisende Entdeckung bei einem Erwachsenen machte, begannen beide danach vor allem Kinder mit Geburtsschäden zu behandeln. Die dort gemachten Erfahrungen übertrugen sie dann wiederum auf Erwachsene.

Das Haupteinsatzgebiet des Bobath-Konzepts ist sicherlich die Behandlung von Patienten mit Halbseitenlähmung nach einem Schlaganfall.

Wissenschaftliche Grundlagen

Merke

Solange das Gehirn lebt, lernt es!

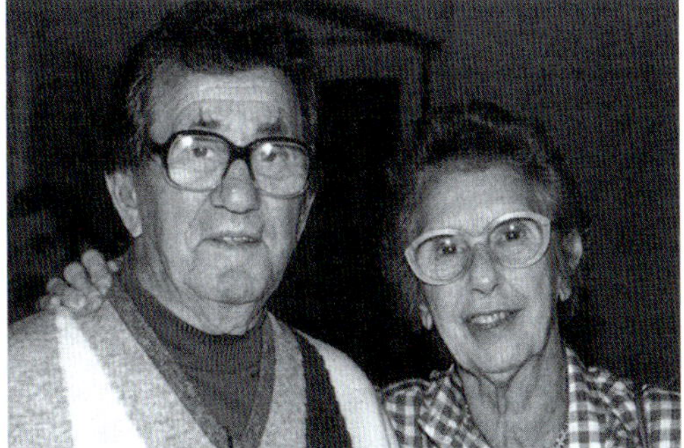

Abb. 21.19 Karel und Berta Bobath. Die Begründer des Bobath-Konzepts.

In jedem Lebensstadium können sich die Nervenzellen neu organisieren. Ab dem 30. Lebensjahr werden täglich Zellen abgebaut, dies kann jedoch, bis zu einem gewissen Maße, durch eine neue Organisation kompensiert werden. Diese Organisation und Kompensation ist jedoch abhängig von Anregungen, die die Nervenzellen erhalten.

Kommt es zu einer Schädigung im Gehirn, werden die Nervenzellen im Bereich der Schädigung zunächst inaktiv. Nach etwa 1 Woche wird der Bereich wieder aktiv und es wird überprüft, welche Funktionen noch vorhanden sind. Es werden sog. Nervenwachstumsfaktoren zur geschädigten Stelle transportiert, um die Zellen vor Ort beim Wiederaufbau zu unterstützen.

In dieser Phase können Anregungen von außen besonders gut umgesetzt werden, daher ist die korrekte Therapie besonders wichtig.

Prinzipien

Das Bobath-Konzept bietet keine festgelegten Übungen, die verschieden aneinander gereiht „individuelle" Übungsprogramme ergeben. Es werden für jeden Patienten vielmehr individuell, aufeinander abgestimmte Aktivitäten erarbeitet.

Diese orientieren sich an der normalen Bewegung, am vorhandenen Potenzial des Patienten und natürlich an den Bedürfnissen des Patienten. Ziel ist es, maximale Selbstständigkeit, Unabhängigkeit und Lebensqualität zu erreichen.

Die Ziele des Konzeptes sind:

- Regulation der Muskelspannung
- Bahnung von richtiger, normaler Bewegung

Die 5 Wege, die zu diesen Zielen führen, sind:

- 24-Stunden-Management
- Rahmenbedingungen
- posturale Kontrolle (postural set)
- Alignment
- Kommunikation

24-Stunden-Management

Nachdem die Patienten früher 2–3 Wochen ruhen sollten, forderten die Bobaths den schnellstmöglichen Beginn der Behandlung. Die am Tag 1- bis 2-malig durchgeführte Behandlung durch Krankengymnasten oder Physiotherapeuten schien auch zu wenig, um die positiven Reize möglichst ununterbrochen auf den Patienten wirken zu lassen.

Es werden alle, die mit dem Patienten zu tun haben, einbezogen; Pflegende, Physiotherapeuten, Ärzte, Ergotherapeuten, Logopäden, Angehörige und Besucher.

Alles ist so zu gestalten, dass möglichst viele Reize über die betroffene Seite an den Patienten gelangen.

▸ **Raumgestaltung.** Der Raum um den Patienten soll so eingerichtet sein, dass er z. B. der Nachtschrank nur über die gelähmte Seite erreichen kann (▸ Abb. 21.20). Wenn er die gelähmte Seite noch nicht bewegen kann, dann dreht er sich so, dass die nicht gelähmte Hand etwas vom

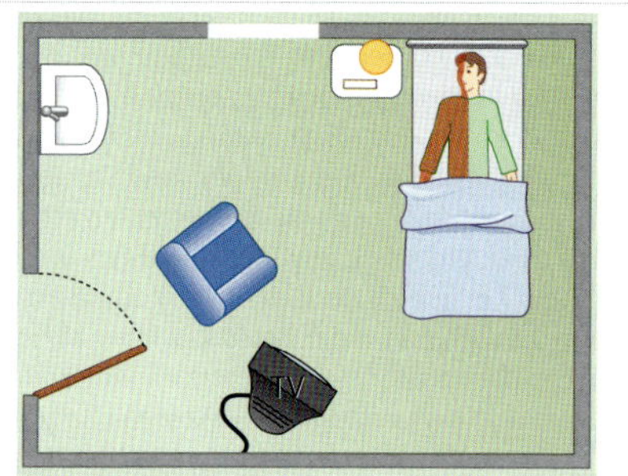

Abb. 21.20 Raumgestaltung. Zimmer für einen Patienten mit rechtsseitiger Lähmung.

Nachtschrank holen kann. Durch die Drehung und den Druck auf die gelähmte Seite wird diese aktiviert.

▸ **Kommunikation.** Der Patient wird über die gelähmte Seite angesprochen, damit er sich dieser zuwendet und die gelähmte Seite nicht „vergessen“ wird (manche Patienten können die gelähmte Seite nicht fühlen). Bei der Ansprache muss berücksichtigt werden, dass Patienten mit einer rechtsseitigen Lähmung oft auch Sprachstörungen haben. Manche Patienten können nicht mehr verstehen, andere nicht mehr sprechen. Die problematischste Störung ist die Kombination aus beidem.

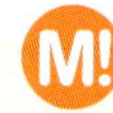

Merke

Wenn ein Patient nicht das tut, um was die Pflegende ihn gebeten hat, dann kann es daran liegen, dass er es nicht verstanden hat und nicht – das wird sehr oft missverstanden – dass er keine Lust hat.

▸ **Nahrungsaufnahme.** Auch hier ist der Helfende auf der gelähmten Seite. Die gelähmte Hand sollte möglichst „normal“ eingesetzt werden. Wenn der Kranke das noch nicht kann, sollte der Helfende die gelähmte Hand führen und halten.

▸ **Waschen.** Bei der Körperpflege muss die gelähmte Seite des Patienten maximal mit einbezogen werden. Bei der orientierenden Waschung nach Bobath wird von der nicht gelähmten zur gelähmten Seite gewaschen. Die gelähmte Hand sollte dabei möglichst mit einbezogen werden.

Geben Sie den Waschlappen in die gelähmte Hand und halten ihn bei Bedarf mit fest. Helfen Sie nun dabei, die Waschung, so weit wie möglich, mit der gelähmten Hand durchzuführen. Lassen Sie den Waschlappen erst nach dem Überschreiten der Mitte auf die nicht gelähmte Hand wechseln (▸ Abb. 21.21). Beim Waschen der gelähmten Körperteile soll der Patient aufmerksam beobachten, was er fühlt. Verwenden Sie raue Waschlappen und Handtücher, da dies den Wahrnehmungsprozess fördert.

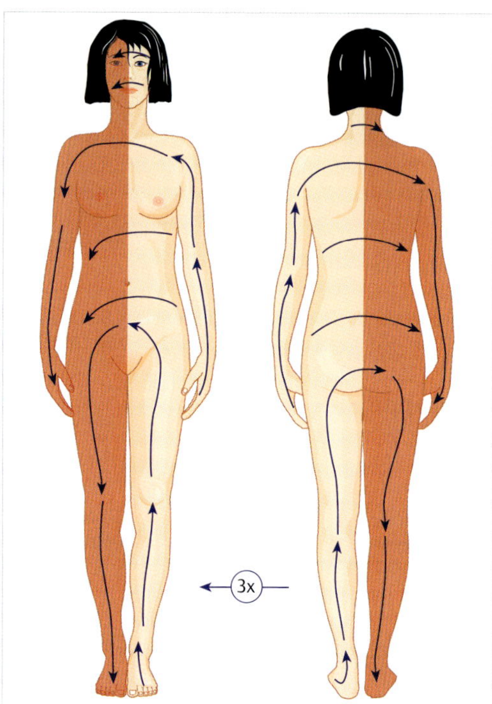

Abb. 21.21 Ganzkörperwaschung. Orientierende Waschung nach Bobath (rechtsseitige Lähmung).

▸ **An- und Auskleiden.** Beim Ausziehen wird zuerst die nicht gelähmte Seite ausgezogen, dann die gelähmte. Ausziehen ist einfacher, da die Reihenfolge eigentlich beliebig ist. Beim Anziehen wird zuerst die gelähmte Seite angezogen. Anziehen ist schwieriger, da die Entscheidung getroffen werden muss (bzw. sollte) was angezogen wird und vor allem, in welcher Reihenfolge es angezogen wird. Für einige Schlaganfallpatienten ist dies ein großes Problem (▸ Abb. 21.22).

▸ **Lagerung.** Die richtige Lagerung ist eine wichtige Grundlage für die Rehabilitation. Die Lagerung soll, neben allen „üblichen“ Aspekten, zu hohe Muskelspannung verhindern, Sensibilität fördern und normale Bewegungen anbahnen. Wichtig ist, dass der Patient keinen Aufrichter am Bett hat. Dadurch wird die zu hohe und damit schlechte Muskelspannung auf der gelähmten Seite gefördert (▸ Abb. 21.23).

Die Lagerungen auf der Seite (▸ Abb. 21.24) entsprechen jeweils einer Phase beim Gehen. Wenn der Patient zu einem späteren Zeitpunkt wieder stehen und gehen lernt, kann das Gehirn auf die Erinnerung der Lagerung zurückgreifen. Das macht es dem Patienten leichter, wieder gehen zu lernen.

Die Rückenlage ist therapeutisch gesehen sehr ungünstig. In dieser Position wird die Wahrnehmung für die gelähmte Seite nicht gefördert und die zu hohe Muskelspan-

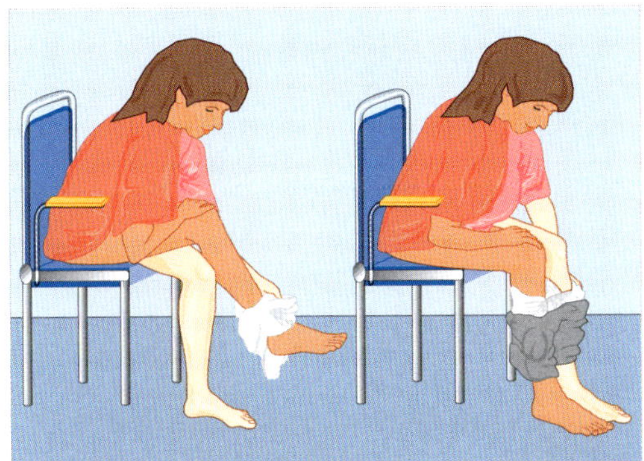

Abb. 21.22 Kleiden. Ankleiden der unteren Extremitäten im Sitz (rechtsseitige Lähmung).

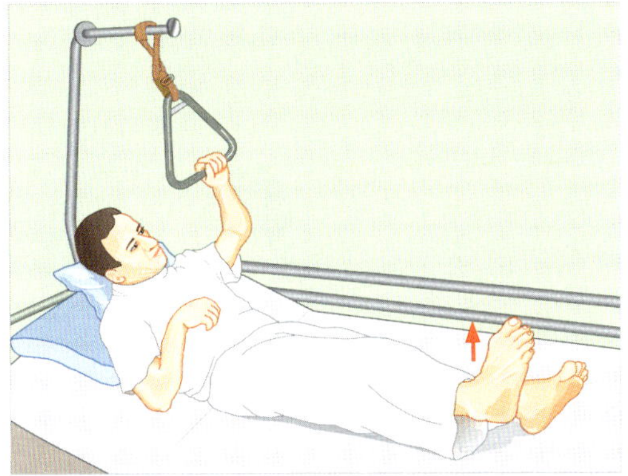

Abb. 21.23 Lagerung. Entwicklung zu hoher Muskelspannung bei Benutzung des Aufrichters (rechtsseitige Lähmung).

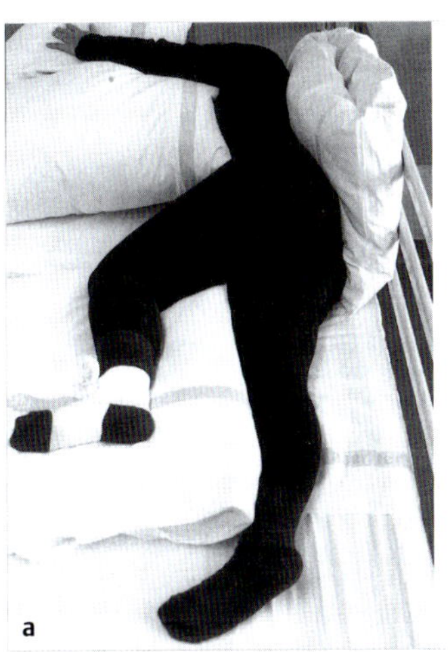

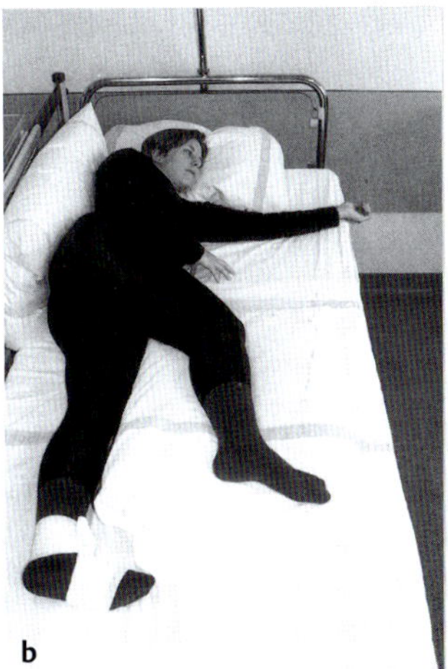

Abb. 21.24 Lagerungen auf der Seite.
- **a** 24 Lagerung auf der nicht gelähmten Seite,
- **b** 24 Lagerung auf der gelähmten Seite.

nung wird nicht verhindert. Sie sollte also selten eingenommen werden.

Der Sitz im Bett ist ebenfalls ungünstig, aber manchmal notwendig. Wenn Sie einen Patienten nicht aus dem Bett mobilisieren können, sollte er zumindest zum Essen kurzfristig im Bett sitzen (▶ Abb. 21.25).

Handling

Als Handling wird das Behandeln, der Umgang mit dem Patienten bezeichnet. Es beinhaltet die Hilfestellungen bei Bewegungen im Bett und im Sitzen, Aufstehen und Hinsetzen sowie alle Transfers. Es wird unterschieden:
- Passives Handling = Der Patient ist nicht in der Lage die Aktivität zu unterstützen.
- Aktives Handling = Der Patient ist in der Lage die Aktivität zu unterstützen.

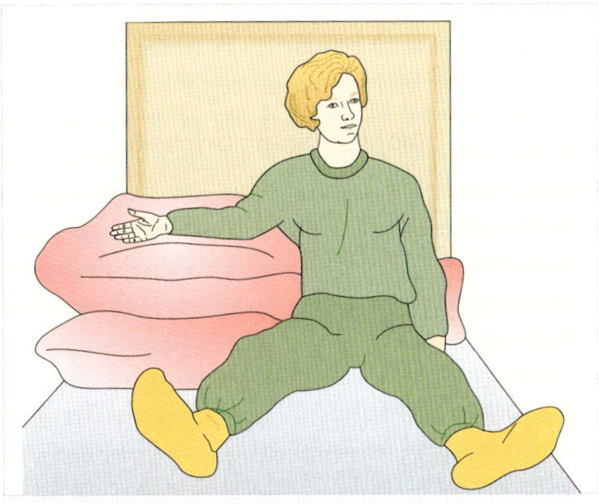

Abb. 21.25 Sitzen. Sitz im Bett bei rechtsseitiger Lähmung.

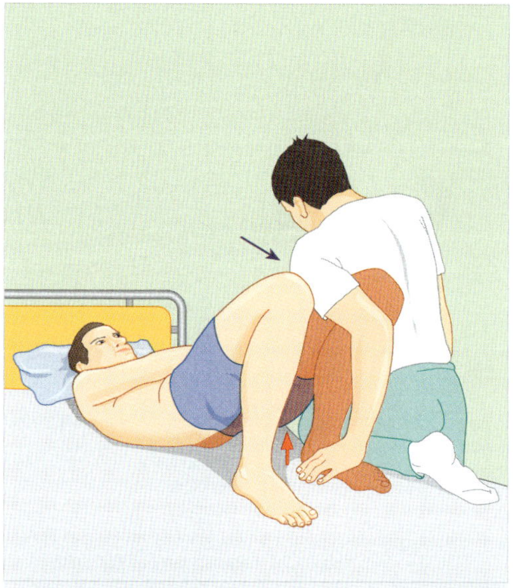

Abb. 21.26 Hochrutschen. Aktives Hochrutschen im Bett (linksseitige Lähmung).

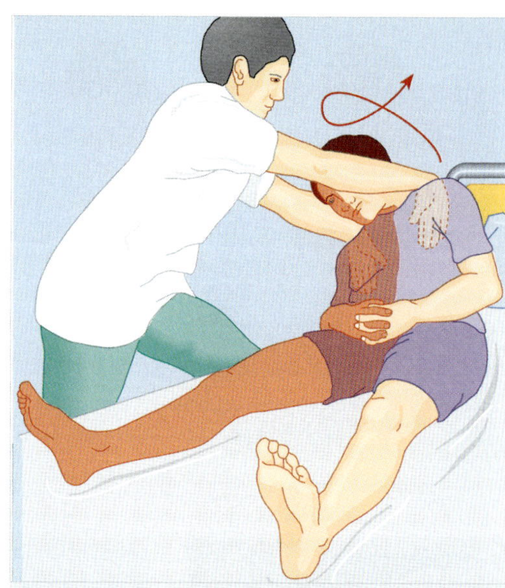

Abb. 21.27 Oberkörper aufrichten. Passives Aufrichten des Oberkörpers (rechtsseitige Lähmung).

Höherrutschen im Bett

▸ **Passiv.** Der Patient kann das Becken nicht aktiv anheben, das betroffene Bein noch nicht halten. Sie halten bei der Brücke (Bridging) das Bein fest, fassen den Patienten beiderseits am Gesäß und „schaukeln" ihn zum Kopfende.

▸ **Aktiv.** Der Patient kann das Becken inzwischen aktiv anheben, das betroffene Bein jedoch noch immer nicht halten. Sie halten beim Bridging das Bein fest, der Patient kann sich aktiv nach oben drücken. Die gelähmte Seite soll in ihrer Aktivität und Wahrnehmung maximal miteinbezogen werden. Ist noch zu wenig Funktion vorhanden, muss man darauf achten, dass die gelähmte Seite nicht vernachlässigt wird. Der Patient wird z. B. aufgefordert, mit seiner nicht betroffenen Hand die gelähmte zu halten (▸ Abb. 21.26).

Bei der Urin- und/oder Stuhlausscheidung unterstützen

Um einem bettlägerigen Patienten auf das Steckbecken zu helfen, verfahren Sie wie beim Höherrutschen. Der Patient wird gebeten, das Becken anzuheben und Sie schieben das Steckbecken von der gelähmten Seite her unter den Patienten.

Oberkörper aufrichten

Sie stehen dabei als Pflegende auf der gelähmten Seite.

▸ **Passiv.** Sie greifen von oben oder von beiden Seite her unter die Schulterblätter des Patienten. Bitte nicht unter den Achseln durchgreifen, da dies zu dauerhaften Schäden an der gelähmten Schulter führen kann (▸ Abb. 21.27). Nun drehen Sie den Oberkörper leicht zur gelähmten Seite und bringen den Patienten dann mit einem halbkreisförmigen Schwung nach oben.

▸ **Aktiv.** Sie greifen von der Seite her unter das Schulterblatt der gelähmten Seite, sodass Sie den gelähmten Arm mit halten können. Der Patient kann sich mit der nicht gelähmten Seite bei ihnen an der Schulter oder am Arm festhalten und bei der Aufrichtung mithelfen. Die Bewegung an sich ist wie beim passiven Handling.

Drehen auf die Seite

Sie stehen dabei als Pflegende auf der Seite, zu der gedreht wird.

▸ **Passiv.** Beugen Sie zunächst beide Beine an und legen Sie sie zur Seite. Dann nehmen Sie beide Arme, lassen die Hände fassen und drehen den Oberkörper zur Seite. Helfen Sie dabei, wie beim Aufrichten des Oberkörpers, an den Schultern.

▸ **Aktiv.** Beugen Sie das gelähmte Bein an und halten Sie es, während der Patient die Beine zur Seite legt. Bei der Drehung auf die gelähmte Seite lagern Sie den gelähmten Arm zur Seite (▸ Abb. 21.28) und fordern den Patienten auf, sich zur Seite zu drehen. Bei der Drehung zur nicht gelähmten Seite halten Sie den gelähmten Arm und helfen von der Schulter her beim Drehen.

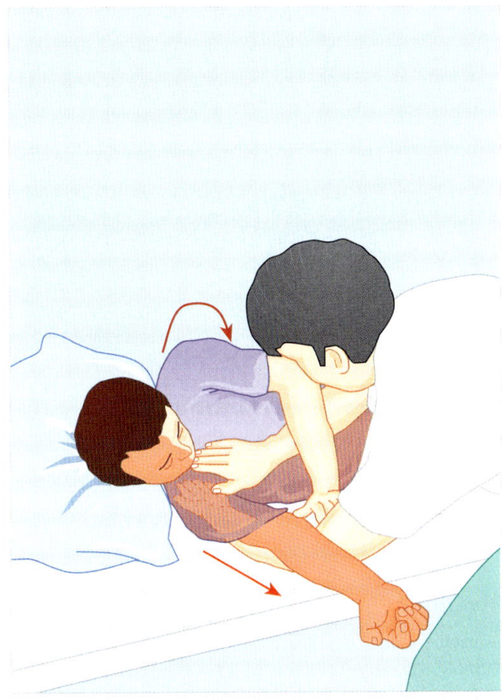

Abb. 21.28 **Drehen.** Aktives Drehen auf die gelähmte Seite.

Aufsetzen an die Bettkante

Nachdem Sie den Patienten auf die gelähmte Seite gelegt haben, können Sie ihm helfen, sich an die Bettkante zu setzen. Helfen Sie zunächst, die Beine aus dem Bett zu nehmen, dann greifen Sie, wie beim Aufrichten des Oberkörpers, an die Schultern und helfen dem Patienten hoch. Der Patient kann evtl. mit der nicht gelähmten Seite mithelfen, in dem er sich hochstützt oder sich an der Schulter des Helfenden hochzieht.

Transfer Bett–Rollstuhl

Nachdem Ihr Patient an der Bettkante sitzt, lassen Sie das Bett so weit nach unten, dass die Füße gut auf dem Boden aufstehen. Sorgen Sie dafür, dass der Patient feste Schuhe, keine Schlappen, anhat. Stellen Sie den Rollstuhl oder Stuhl, in den Sie den Patienten setzen möchten, auf die gelähmte Seite.

▶ **Passiv.** Stellen Sie sich vor Ihren Patienten und klemmen Sie beide Knie des Patienten zwischen Ihre Knie. Fassen Sie nun beiderseits um den Brustkorb des Patienten. Verlagern Sie Ihr Gewicht nach hinten und helfen Sie dem Patienten, das Gesäß vom Bett zu nehmen. Drehen Sie sich und den Patienten zum Stuhl und lassen den Patienten langsam nach unten indem Sie Ihr Gewicht wieder nach vorne verlagern.

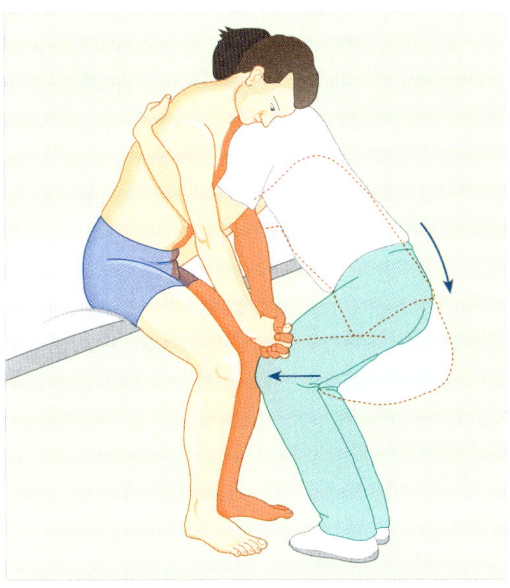

Abb. 21.29 **Transfer.** Aktiver Transfer vom Sitz zum Stand.

▶ **Aktiv.** Beim aktiven Handling reicht es, wenn Sie das gelähmte Bein sichern. Der gelähmte Arm kann vom Patienten gefasst werden, er darf aber auch kurzfristig herunterhängen (▶ Abb. 21.29). Der Patient kann sich mit der nicht gelähmten Hand an Ihrer Schulter festhalten. Das Drehen erfolgt wie beim passiven Handling.

Gehen

Es gibt die verschiedensten Möglichkeiten, einem Patienten mit Halbseitenlähmung beim Gehen zu helfen. Daher zunächst das Wichtigste, was Sie nicht tun sollten:

- nicht auf der gelähmten Seite unter der Achsel fassen
- nicht mit Schlappen gehen
- nicht den Fuß und das Knie der gelähmten Seite ungesichert „mitschleifen“

Sie dürfen:

- auf der gelähmten Seite stehen und den Patienten am Becken halten (▶ Abb. 21.30)
- mit Ihrem Fuß den gelähmten Fuß nach vorne schieben, damit ein Schritt möglich wird
- mit dem Physiotherapeuten zusammen nach Lösungen für ein sicheres Gehen mit oder ohne Gehhilfe suchen

Merke

Für alle Hilfestellungen gilt: so viel Hilfe wie nötig, aber so wenig wie möglich.

Das 24-Stunden-Management fordert den frühestmöglichen Behandlungsbeginn. Alle, die mit dem Patienten zu tun haben, werden einbezogen. Möglichst viele Reize sol-

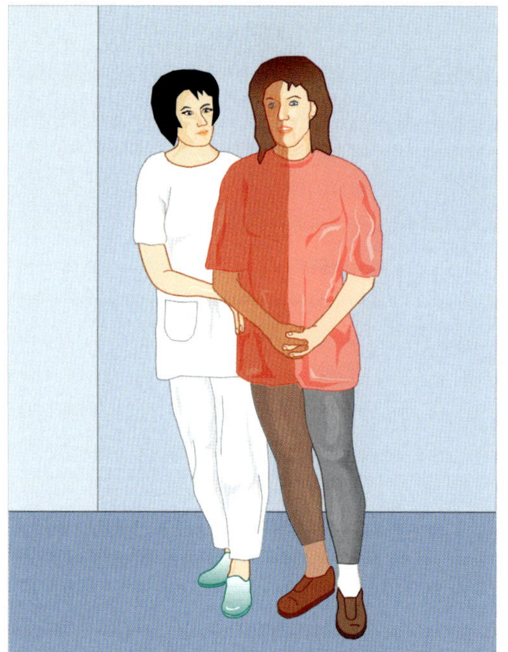

Abb. 21.30 Gehen. Hilfestellung beim Gehen bei rechtsseitiger Lähmung.

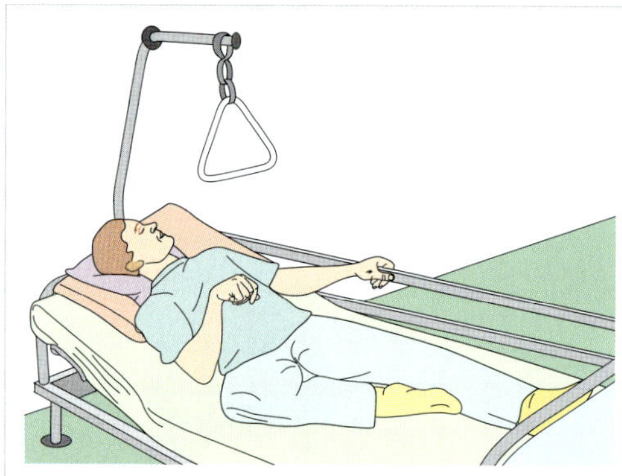

Abb. 21.31 Posturale Kontrolle. Entstehung starker Spannung der Beugemuskulatur des Armes.

len über die gelähmte Seite an den Patienten gelangen. Die Lagerung bahnt richtige, normale Bewegungen an. Das Handling bezieht die betroffene Seite maximal mit ein.

Rahmenbedingungen

Das räumliche Umfeld muss so gestaltet werden, dass der Patient in seiner Wahrnehmung gefördert und motiviert wird. Es bieten sich ein gut lesbarer Kalender oder eine große Uhr an – ob Digital- oder Analoganzeige muss individuell entschieden werden. Die linke Hirnhälfte nimmt Details wahr, die rechte räumliche Zusammenhänge.

Merke

Um eine Analoguhr lesen zu können, muss der Mensch den räumlichen Zusammenhang der Zeiger erkennen. Viele Patienten, die auf der linken Seite gelähmt sind, können das nicht.

Vertraute Musik kann die Muskelspannung positiv beeinflussen und alltagsorientierte Aktivitäten die Selbstständigkeit des Patienten fördern. Die Wünsche des Patienten sind möglichst zu berücksichtigen.

Wahrnehmungsstörungen können jedoch auch dazu führen, dass der Patient sich sehr leicht ablenken und verunsichern lässt, in diesem Fall darf der Raum nicht so üppig ausgestattet werden.

Posturale Kontrolle

Je nach Stellung des Brustbeins wird mehr Muskelspannung für die Streckung oder Beugung aktiviert. Das heißt also, je nachdem wie der Patient liegt oder sitzt, kann die Beuge- oder Streckspastik beeinflusst werden.

Wenn der Patient, wie häufig, eine starke Spannung der Beugemuskulatur des Armes hat, muss bei der Lagerung darauf geachtet werden, dass die Schultern nicht vor das Brustbein gelagert werden (▸ Abb. 21.31).

Alignment

Definition

Das Alignment ist die biomechanisch optimale Position, in der sich Gelenke samt aller zugehörigen Strukturen bei Haltung und Bewegung befinden. Für ein optimales Alignment ist die Anpassung der Muskelspannung nötig, die Muskulatur muss ausreichend dehnfähig sein, es dürfen keine Kontrakturen oder Subluxationen vorliegen.

Das heißt, bei der Lagerung, beim Handling und bei allen sonstigen Aktivitäten muss darauf geachtet werden, dass eine möglichst normale Muskelspannung vorhanden ist. Es sollte vermieden werden, dass aufgrund schlechten Umgangs mit dem Patienten die Muskelspannung steigt. Das kann auch durch Unsicherheit oder Angst geschehen. Die Gelenke, vor allem die Schulter der gelähmten Seite, dürfen nur langsam und vorsichtig bewegt werden. Sobald man einen Widerstand spürt, sollte aufgehört oder mit dem Physiotherapeuten Rücksprache gehalten werden.

Kommunikation

Dass die verbale Kommunikation über die betroffene Seite erfolgen sollte, ist bereits erwähnt. Es können je nach Lokalisation der Schädigung Sprachstörungen im Sinne von Aphasien auftreten. Aphasien entstehen durch eine Schädigung der Sprachzentren im Gehirn. Es können verschiedene Bereiche der Sprache betroffen sein.

► **Das Sprachverständnis.** Der Patient versteht nicht, was gesagt wird. Spricht jedoch recht viel, aber häufig für den Zuhörer unverständlich. Dies wiederum ist für den Patienten nicht nachvollziehbar. Es kann zu massiven Missverständnissen und gelegentlich nicht sehr freundlichem Umgang miteinander führen.

► **Die Sprachproduktion.** Der Patient versteht, was ihm gesagt wird, aber er kann nicht darauf antworten. Er hat vielleicht ein Wort oder ein paar Worte zur Verfügung, die er je nach Geschwindigkeit und Betonung als „Antwort“ zusammenfügt: „Ja, jajajaja, jaaaaaaa, ja ja“.

► **Das Sprachverständnis und die Sprachproduktion.** Der Patient versteht nicht und kann sich nicht äußern. Eine schwierige Situation, die meist vom Patienten sehr genau registriert wird. Die Folgen sind entweder der Rückzug oder ein eher aggressives Verhalten.

Merke

Faktoren, die das Kommunizieren leichter machen, sind in jedem Fall Ruhe, Zeit, Aufmerksamkeit und die Bereitschaft „zwischen den Zeilen zu hören“. In vielen Fällen klappt es ohne Worte besser.

Fazit

Nur wenn alle, die mit dem Patienten zu tun haben, an einem Strang ziehen, nach dem gleichen Konzept arbeiten und die gleiche Sprache sprechen, ist eine optimale Versorgung möglich. Dies erfordert entsprechende Kompetenz aller Beteiligten, Bereitschaft zur Zusammenarbeit, Offenheit und Geduld.

21.7.3 Kinästhetik

Ina Citron

Pflegerisches Handeln als gesundheitsfördernde Interaktion

Pflegerisches Handeln beruht auf einem vielschichtigen Beziehungsgeschehen. Der gegenseitige Informationsaustausch zwischen der Pflegenden und dem Patienten ist die Grundlage eines gelungenen Pflegeprozesses (S. 302). Die Aus- und Rückwirkung von Handlung, Beziehung und Information erreicht die am Pflegeprozess beteiligten Personen auf psycho-physischen, sozial-emotionalen und kognitiv-sprachlichen Ebenen. Die Umgebung, in der eine Pflegehandlung stattfindet, z. B. der Raum, der Zeitpunkt, der kognitive Kontext sowie sonstige individuelle und gegenwärtigen Bedingungen wirken ebenso. Jede zwischenmenschliche Handlung, z. B. die Durchführung einer bestimmten pflegetechnischen Anwendung basiert auf dem gegenseitigen Austausch von Informationen, die im Kontext sozialer, somatopsychischer und kognitiver Prozesse der Beteiligten und beeinflussender Umgebungsfaktoren wahrgenommen, interpretiert und verarbeitet werden. So werden z. B. Einstellungen, Haltungen, Erwartungen, Vorannahmen, Zustände, Befindlichkeiten geformt, die wiederum die vorderrangige Wichtigkeit in der Verarbeitung und Wirkung von Informations- und Beziehungsaspekten bestimmen.

Diese vielschichtigen und zirkulären Interaktionen im gegenwärtigen Kontakt zwischen Menschen sind individuell, einmalig und nicht reproduzierbar. Dies gilt auch für Interaktionen in denen bestimmte Inhalte wiederholt vermittelt, geübt oder trainiert werden, dieselben Personen beteiligt sind, durch gegenseitige Vertrautheit, Gewohnheit, Fähigkeit, Fertigkeit, Anpassungsvermögen, Routine u.v.m. ein hohes Maß an äußerlicher Gleichheit, Symmetrie und kommunikativer Kompetenz beobachtbar ist.

Kinästhetik beschreibt den nonverbalen Austausch von körperlichen Informationen als einen wesentlichen Faktor menschlicher Interaktionsfähigkeit. Sensomotorische Interaktion (engl. motor sensory interaction), Bewegungsdialog, interaktioneller Tanz u. a. sind verschiedene Begrifflichkeiten für den Austausch von aufeinander bezogener Bewegungsinformation, die im Hintergrund anderer Kommunikationsanteile ablaufen und diese beinflussen und/oder bestimmen. Vermittelt werden diese Informationen über alle sensorischen Systeme des Menschen: verbal-nonverbal über bewusst, halbbewusst und/oder unbewusst wahrgenommene visuelle, auditive, taktil-kinästhetische, olfaktorische und gustatorische Modalitäten. Hierbei ist i. d. R. nicht ein bestimmtes Sinnessystem „der wichtige Informationskanal“. Vielmehr basiert sensomotorische Interaktion auf einem multimodalen Informationsaustausch über nicht vorab bestimmbate Wahrnehmungsinhalte. Multimodalität unterstützt die These unterstützt, dass jede Interaktion einmalig ist.

Durch die Pflegehandlung kann die Pflegende die Gesundheit und das Wohlbefinden des Patienten fördern, sofern sie seine Bedürfnisse, Notwendigkeiten und Wünsche beachtet und damit seine aktive, zustimmende Beteiligung bewirkt. Diese soziale Interaktionen unterstützen den Patienten in seiner Selbstregulierung und Eigenständigkeit. Dies führt in der Regel zu einer Erweiterung der Lebensqualität. Für die Pflegende kann dies in Bezug auf ihre physischen und psychischen Berufsbelastungen ausgleichend sein und somit den Erhalt ihrer Gesundheit und Arbeitszufriedenheit unterstützen.

Wesentliche Voraussetzung für die gelungene pflegerische Interaktion ist die Wahrnehmung physischer und psychischer Befindlichkeit sowie der individuellen Verhaltensmuster des Patienten. Für die Pflegeperson gilt das Gleiche in selbstwahrnehmender Weise; es ist die Basis für die Angemessenheit und Echtheit ihres Verhaltens gegenüber dem Patienten. Je höher die gegenseitige Wahrnehmung in der pflegerischen Interaktion sein kann, umso eher kann ein aufeinander bezogener Handlungsablauf entstehen, der körperlich ausgleichend, sozial-emotional stabilisierend und dadurch gesundheitsfördernd wirkt. Als beruflich handelnde gegenüber dem pflegeabhängigen Menschen gehört es zu den Aufgaben der Pflegenden, den Pflegeprozess in der Weise zu gestalten, dass weder der jeweilige Patient noch sie selbst physisch und/oder psychisch überfordert, gefährdet oder verletzt werden.

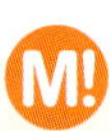

Merke

Die Pflegende sollte beachten, welche Handlungsfähigkeiten und Verhaltensmuster der Patient in die Interaktion einbringt und seine Selbstverantwortlichkeit unterstützen und stärken. Sie sollte aber auch überlegen, welche Fähigkeiten und Verhaltensmuster sie einbringt, um für sich selbst verantwortlich zu handeln.

Bewegungsdialoge in der pflegerischen Tätigkeit

In pflegerischen Interaktionen, die auch die körperliche Unterstützung des Patienten beinhalten, sind die üblichen sprachlichen und nichtsprachlichen Mittel der Kommunikation nur begrenzt wirksam. Das benötigte Medium, um Informationen über Faktoren der menschlichen Bewegung zum Fortbewegen, Position halten oder für zielgerichtete Bewegungen einzelner Körperteile zu geben und zu nehmen, ist die Möglichkeit kinästhetische Wahrnehmungsfähigkeit (= Bewegungsempfindung).

Der sensomotorische Anteil der pflegerischen Interaktion wird häufig nicht als Kommunikationsprozess beachtet oder nur auditiv oder visuell unterstützt („Entspannen Sie sich!" „Sie müssen sich mehr bewegen!" „Strengen Sie sich mehr an!" „Sie müssen besser mitmachen!" „Gucken Sie nach vorne!"). Derartige verbale Informationen bleiben für einen funktionseingeschränkten Menschen i. d. R. wirkungslos.

Menschliche Kommunikationsmittel

Wesentliche Kommunikationsmittel im Austausch von Menschen sind:

- auditiv: sprechen, tönen, singen – hören, zuhören: Sprache, Sprachverständnis, Wortwahl und andere durch die Sprechweise ausgedrückten Inhalte, z. B. Zuwendung, Ablehnung, Mitgefühl, Ärger, Geduld und Ungeduld, Wort- und Tonsignale
- visuell: sehen, zeigen – ansehen: z. B. Bilder, Symbole, Schriftsprache, Gestik, Mimik, Blickkontakt, Körperhaltung und Körperbewegung im Raum
- taktil: berühren - berührt werden: z. B. Hand- und Körperkontakt, drücken, berühren, streichen und reiben
- kinästhetisch: berühren, bewegen – bewegt werden, spüren, empfinden: z. B. Spannung/Widerstand, Empfindung für Gelenkbewegung, Muskelspannung, Körper-Raumposition, Gleichgewicht im Schwerkraftfeld, Gewicht, Spannungsaufbau, Spannungsreduzierung, Bewegungsmöglichkeiten, Bewegungsgeschwindigkeit, -richtung, -umfang, -rhythmus, Kraftaufwand, Kraftimpuls

► **Beispiel 1.** Der an Altersdemenz leidende Patient A. kann den kognitiv-sprachlichen Anteil der Ansprache durch die Pflegende nicht mehr verstehen, die ihm gerade mitteilt, dass sie ihm jetzt beim Aufstehen aus dem Bett helfen wird. Das bedeutet allerdings nicht, dass er sich nicht mehr beteiligen kann. Vielmehr muss die Pflegende überlegen, welche Mittel sie einsetzen kann, ihn trotz mangelnden Sprachverständnisses über die Handlung zu informieren und vorzubereiten; die Handlungs- und Kommunikationsfähigkeiten der Pflegenden sind gefordert.

Die Aufmerksamkeit des Patienten kann die Pflegende z. B. auf einen Stuhl lenken, den sie zum Sitzen neben das Bett rückt, ihm direkt vor dem Aufstehen die Schuhe anziehen oder die Aufstehbewegung durch spezifische Berührung einleiten und unterstützen. Sie beteiligt ihn also neben der sprachlichen Botschaft bewusst durch visuelle und/oder taktil-kinästhetische Signale. Ob er diese besser versteht, wird die Pflegende allerdings erst wissen, wenn sie einen Unterschied in der Bereitschaft oder Fähigkeit zum Aufstehen bemerkt, also visuelle (z. B. die Mimik des Patienten), auditive (zustimmende sprachliche oder stimmliche Äußerungen) oder kinästhetische Reaktionen (weniger Abwehrspannung oder aktivere Beteiligung des Patienten) beachtet.

► **Beispiel 2.** Patient B. benötigt Hilfe beim „Aufsetzen zur Bettkante". Hat die Pflegende nicht genügend Kenntnisse und Erfahrung, kinästhetische Informationen zur Unterstützung der notwendigen Körperbewegung auszutauschen, wird sie den Patienten wahrscheinlich auf die Bettkante bewegen oder heben, ohne ihn aktiv zu beteiligen. Diese „objekthafte" Interaktion reduziert die Möglichkeiten beider Beteiligten. Die Pflegende überlastet sich körperlich, ein wesentlicher Stressfaktor, und gefährdet ihre Gesundheit. Der Patient wird nicht unterstützt, Selbstständigkeit wiederzuerlangen. Er erhält indirekt die Botschaft, dass er zu schwach ist und reagiert vielleicht emotional, beispielsweise mit Angst oder dem Verlust einer positiven Selbsteinschätzung.

Jede Hebeanstrengung bringt die pflegerische Interaktion aus dem körperlichen Gleichgewicht, sie wird einseitig. Die Pflegende trägt alles, der Patient übernimmt nichts, auch wenn er könnte. Das überlastet auf Dauer jede Pflegende. Dadurch kann die Beziehung zwischen den beteiligten Personen auch auf anderen Ebenen aus dem Gleichgewicht geraten und vielschichtige Kommunikationsprobleme verursachen. Die Fähigkeit, über kinästhetische Mittel zu kommunizieren, ist eine wesentliche Voraussetzung, pflegerische Interaktionen im körperlichen Gleichgewicht zu halten und aufeinander bezogenes Handeln auf anderen Beziehungsebenen zu unterstützen.

Kommunikatives Bewegungslernen

Kinästhetik als methodisch-didaktisches Konzept ermöglicht, die eigenen Interaktionsfähigkeiten mit Menschen zu reflektieren und zu erweitern. Der Kern dieses Konzepts ist die Analyse, Beschreibung und Förderung der Bewegungsgrundlagen, die das Gemeinsame bzw. die notwendige Voraussetzung für jede menschliche Aktivität sind. Die Inhalte der Kinästhetik zielen auf die Bedeutung der Körperlichkeit des Menschen, auf das Bewusstwerden der organischen spiraligen Bewegungsmuster und die dadurch veränderten Wahrnehmungs-, Bewegungs- und Lernmöglichkeiten.

Spiralige Bewegungsmuster sind kraftökonomisch, ästhetisch, harmonisch-fließend; sie verlaufen im steten Wechsel von Anspannung und Lösung der Muskeln, und sie erscheinen im gesamten Körper. Sie folgen dem strukturellen Aufbau des menschlichen Körpers, seinen anatomischen Bedingungen, fördern Wahrnehmungsprozesse, unterstützen die aktive Bewegungskontrolle und wirken nach innen auf die sozial-emotionale und psychovegetative Regulierung des Menschen.

▸ **Grundannahmen.** Betrachtungsgegenstand von Kinästhetik ist die menschliche Lernfähigkeit in grundlegender und körperbasierter Weise. Betrachtet, analysiert und beschrieben wird die kommunikative Bewegungsbeziehung von Menschen zueinander. Fokussiert wird in der Regel die Lernmöglichkeit der Einzelnen innerhalb dieser Beziehung. Das pragmatisch Nützliche dieses Konzepts liegt im körperlichen Erleben der Inhalte und ihrer Vermittlung durch anwendungsbezogenes Bewegungslernen. Dies geschieht durch die Betrachtung des menschlichen Körpers und seinen grundlegenden Bewegungsmöglichkeiten und Funktionen, die in einfachen Bildern beschrieben werden. Das bewussste Erfahren der eigenen Bewegungsmuster und das Erleben der Möglichkeit zur Anpassung innerhalb einer Bewegungsinteraktion sind der Ausgangspunkt zur Erweiterung der eigenen Bewegungs- und Interaktionsfähigkeit.

▸ **Bedeutung.** Hier soll Kinästhetik in der Bedeutung für die pflegerische Interaktion mit Menschen vorgestellt werden, die durch Krankheit, Alter oder Behinderung betroffen sind. Die Gemeinsamkeit dieser Personen liegt in der Einschränkung ihrer Bewegungsmöglichkeiten. Dies hindert sie an der selbstständigen Durchführung von Lebensaktivitäten und beschränkt häufig die Fähigkeit zur Selbstregulierung und das Aufrechterhalten der Eigenständigkeit.

▸ **Zur Verdeutlichung.** Eine Person, die nicht mehr selbstständig essen kann, benötigt in diesem Sinne keine Hilfe bei der Nahrungsaufnahme durch Anreichung der Nahrung, sondern die Unterstützung der grundlegenden Bewegungsfähigkeiten, die zur Nahrungsaufnahme führen. Die Hilfe kann darin liegen, das Einnehmen und Verweilen in einer bestimmten Körperposition zu unterstützen, die das Essen und Trinken erleichtert; oder in der Veränderung des Werkzeugs (z. B. Stielverstärkung von Besteck, Schnabeltasse, erhöhter Tellerrand); oder in der Hilfe beim Halten des Löffels und in der Begleitung der Armbewegung zum Mund.

Kinästhetik verwendet bildhafte Vorstellungen und ein beschreibendes Vokabular von der Struktur und Funktion des menschlichen Körpers. Beschrieben wird, was der Mensch wahrnehmen kann, wenn er mit sich selbst und anderen in Aktion ist. Das eigentliche Lernen durch Kinästhetik geschieht in Bewegungsaktivitäten und -interaktionen. Ziel ist die körperliche Eigenerfahrung der Inhalte und das eigene Bewegungslernen. Das ist die Basis zur Erweiterung von Kommunikations- und Handlungsfähigkeit.

Kinästhetik beschreibt, wie pflegerische Aktivitäten durchgeführt werden können und nicht, was durchzuführen ist. Vermittelt werden die Grundlagen der sensomotorischen Fähigkeiten des Menschen und die Möglichkeit, Bewegungssignale kinästhetisch zu geben und Feedback ebenso zu erhalten. Das kognitive Verständnis der Inhalte der Kinästhetik ist ein erster Schritt, aber noch keineswegs die erweiterte Handlungsfähigkeit. Das benötigt in der Regel einen längeren eigenen Erfahrungsprozess, der sich im Wesentlichen in der Berufspraxis vollzieht.

Die Form des Lernens über körperliche Eigenerfahrung in Einzel-, Partner- und Gruppenaktivitäten ist für viele Erwachsene ungewohnt und fremd. Dies ist aber sicherlich die effektivste Lernmethode, wenn es um Inhalte geht, die neben dem theoretischen Wissen vor allem den Erwerb einer breiten Handlungskompetenz unterstützen wollen. Der erste Schritt ist die Gestaltung spielerisch leichter Bewegungsinteraktionen zwischen den Lernenden mit dem Ziel, die Bewegungssignale des anderen beachten und beantworten zu lernen. Die Auseinandersetzung mit spiraligen Bewegungsmustern unterstützt die Fähigkeit, das eigene Bewegungsverhalten zu erkennen und zu erweitern, um Alltags- und Arbeitsbewegungen kraftökonomisch und gesundheitserhaltend auszuführen. Hierauf beruht die hohe präventive und rehabilitative Wirkung von Kinästhetik gegen typische, beruflich bedingte körperliche Überlastungsschäden.

Die Lernbereiche der Kinästhetik

Interaktion

Der Informationsaustausch kann auditiv, visuell, taktil, kinästhetisch, manchmal auch olfaktorisch oder gustatorisch sein. Die Wahrnehmungsfähigkeit über kinästhetische Mittel steht im Vordergrund; das wirkt auf die Somatosensibilität des Menschen. Somatosensibilität ist ein systemisches Zusammenspiel der Oberflächensensibilität (den Rezeptoren in der Haut), der Tiefensensibilität (Gleichgewicht, Wahrnehmung über Raumlage, Gelenkstellung, Gelenkbewegung, Muskelspannung, Körperbild, Körperschema) sowie der vegetativen und emotionalen Befindlichkeit des Menschen.

In der Interaktion wird auf Informationen geachtet, die eine andere Person körperlich vermittelt (z. B. tatsächliche Bewegungsmöglichkeiten, Muskelspannung, Gleichgewicht in der Schwerkraft, Gewichtverteilung im Körper, körperliche und emotionale Befindlichkeit).

Merke

Für Pflegende geht es um das Beachten von Informationen des Patienten, die sie über ihr Selbstempfinden wahrnehmen können.

Bewegung ist ständige Veränderung. Das Veränderbare der Bewegung ist über Aspekte von Zeit, Raum und Kraftaufwand erfahrbar und bestimmbar. Die Durchführung von Interaktionen, in denen Körperbewegungen im Mittelpunkt stehen (sensomotorische Interaktion), ist durch kinästhetische Mittel am wirksamsten: Über den kinästhetischen Kanal können alle Aspekte der Bewegungselemente simultan und genau wahrgenommen werden; auditiv können in hoher Übereinstimmung nur zeitliche Aspekte, visuell nur räumliche Aspekte der Bewegung wahrgenommen werden.

Merke

Für Pflegende geht es darum, die Interaktion zu verlangsamen, den Kraftaufwand zu verringern und kurvenlineare Wege anstatt geradlinige Bewegungsrichtungen zu finden.

Zum Ausgleich von Bewegungsdefiziten kann die Pflegeperson das eigene Bewegungsverhalten durch die Faktoren Zeit/Raum/Kraftaufwand mit den Bewegungsmöglichkeiten des Patienten synchronisieren. Es entsteht ein durchgehender Bewegungsprozess, in dem die wechselseitigen Informationen ohne wahrnehmbare Zeitverzögerung wechselseitig gegeben werden.

Merke

Für Pflegende geht es grundlegend darum, die Rückwirkung des eigenen Handelns wahrzunehmen und als Bewegungssignal des anderen zu beachten.

Anatomie

Die strukturellen (körperlichen) Aspekte der menschlichen Bewegung werden durch ein einfaches Bild vermittelt. Knochen und Muskeln sind die berührbaren Teile, sie arbeiten in Funktionseinheit mit verteilten Aufgaben. Die Knochen sind das schützende, stützende, gewichttragende und stabile Element, die Muskeln das dynamische, verändernde und unstabile Element des Körpers.

Die als eher knöchern wahrgenommenen Körperteile Kopf, Brustkorb, Becken, Arme und Beine können im eigenen Bewegungsspielraum oder in Beziehung zueinander bewegt werden. Dies ist möglich durch die muskelhaft wahrgenommenen, in sich sehr beweglichen Körperbereiche Hals, Taille, Schultergürtel und Hüftgelenke. Diese Körperbereiche ermöglichen die isolierte oder integrierte Bewegung der Körperteile. Werden Kopf, Brustkorb, Becken, Arme und Beine ertastet, erscheinen sie hart, knochig, stabil, formgebend. Sie sind die Kontaktzonen des menschlichen Körpers, hier kann unterstützend berührt werden, mit ihnen bekommt der Mensch Kontakt zu seiner Umgebung und manipuliert sie.

Hals, Taille, Schultergürtel und Hüftgelenke sind weich, muskulär, unstabil, gestaltverändernd. Sie sind die Bewegungsräume des menschlichen Körpers, werden sie berührt oder blockiert, sind ihre Bewegungsmöglichkeiten eingeschränkt oder aufgehoben.

Merke

Für Pflegende geht es um die Aufmerksamkeit während der körperlichen Kontaktaufnahme. Wo genau ist eine Person berührbar, welche Beweglichkeit besitzen seine Körperteile?

Funktionale Anatomie beinhaltet Erfahrungen zum Aspekt Orientierung des Menschen im Schwerkraftfeld. Körperorientiert zu handeln bedeutet, sich an die Körper-Raum-Beziehung des anderen anzupassen, an seine individuellen Bewegungsmöglichkeiten, an seine Körperposition, seiner Lage im Raum und einen effektiven Gewichtstransfer in seinem Körper.

Die Bezugspunkte der körperlichen Orientierung sind höchster und tiefster Punkt (Scheitelpunkt und Spitze der längsten Zehe), Körperquerachse (Hüftgelenke), rechte und linke Körperseite (durch die Körperlängsachse), Vorderseiten und Rückseiten (Beuge- und Streckseiten der Körperteile), Körperdiagonalen (von der rechten Schulter/Arm zum linken Fuß; vom der linken Schulter/Arm zum rechten Fuß).

Merke

Die Pflegende lernt, sich an den Faktoren des „Körpers in seinem Schwerkraftfeld" zu orientieren.

Bewegung

Menschliche Bewegung hat zwei Aspekte – Stabilität und Unstabilität. Stabilität drückt sich durch die Fähigkeit des Menschen aus, seine Körperteile in Beziehung zu halten (Haltungsbewegung). Unstabilität drückt sich durch die Fähigkeit aus, die Beziehung der Körperteile zu verändern (Transportbewegung). Die Integration beider Bewegungsanteile ermöglicht sinnhafte Funktionen (Fortbewegung und Handlungsfähigkeit).

Sind die Funktionsmöglichkeiten einer Person eingeschränkt, lässt sich über die Beachtung von Haltungs- und Transportaspekten in ihrer Bewegung analysieren, welcher Aspekt der Bewegung Unterstützung benötigt, um eine Funktionsverbesserung zu erreichen.

Werden die Bewegungsmöglichkeit zwischen den Körperteilen durch fortlaufende Dreh-/Streckbewegungen

(Drehen/Verlängern um die Körpermittellinie) oder Dreh-/Beugebewegungen (Drehen/Verkürzen um die Körpermittellinie) in eine durchlaufende Ganzkörperbewegung vollständig einbezogen, entsteht das genetische Bewegungsmuster des Menschen – Spiralbewegung. Dieses Bewegungsmuster ist wesentlich effektiver als parallele Bewegungsmuster, welche durch Beuge- oder Streckbewegungen entsteht. Parallele Bewegungsmuster benötigen wesentlich größere Fähigkeiten zur Bewegungskontrolle und sind für den Menschen anstrengender und belastender als Spiralbewegungen.

Erwachsene bewegen sich im vertikalen Raum trotzdem überwiegend in parallelen Bewegungsmustern. Spiralbewegungen folgen der Struktur des Bewegungsapparates des Menschen (Knochen sind in sich spiralförmig, Muskelursprünge und -ansätze folgen dieser Struktur). Kleinkinder bewegen sich überwiegend spiralförmig.

Merke

Für Pflegende geht es um die Re-Integration von spiraligen Bewegungsmustern in das eigene Bewegungsverhalten und um das Erkennen dieser Möglichkeiten in dem Bewegungsverhalten des Patienten.

Funktion

Menschliche Funktion wird hier als zweckmäßige oder zielgerichtete Bewegung definiert. Dies setzt die Fähigkeit zur Bewegungskontrolle, d. h. eine effektive Integration von Haltungs- und Transportbewegung voraus.

▸ **Einfache Funktionen – Einnehmen von Positionen.** Bewegt sich eine Person, wechselnd durch Drehen/Strecken und Drehen/Beugen aus der Rückenlage bis zum Zweibeinstand und folgt sie dabei exakt der Struktur ihres Bewegungsapparats, durchläuft sie 7 Grundpositionen:

1. Rückenlage
2. Kriechposition
3. Sitz mit gekreuzten Beinen
4. Krabbelposition
5. Einbein-Kniestand
6. Schrittstellung
7. Zweibeinstand

Das Einnehmen einer Position und die Fähigkeit, in ihr zu verweilen, ist als einfache Funktionsmöglichkeit definiert. Diese Funktionen werden zunehmend schwieriger, je weniger sich die Position durch die Umgebung der Mensch im Raum befindet.

▸ **Komplexe Funktionen – Fortbewegung und Bewegung am Ort.** Die Bewegung durch die Grundpositionen aus der Rückenlage in den Stand ist eine komplexere Funktion, als das Einnehmen einer Funktion. Es ist Fortbewegung im vertikalen Raum. Sich im horizontalen Raum fortzubewegen, ist noch differenzierter, jetzt muss eine Position gehalten werden und gleichzeitig müssen spezifische Bewegungen durchgeführt werden, die Fortbewegung bewirken. Alle anderen Funktionsmöglichkeiten des Menschen sind als Bewegung am Ort definiert.

Eine Position muss gehalten werden, während andere Körperteile Bewegungen durchführen, die Aktivitäten bewirken, wie das Manipulieren von Gegenständen oder der Umgebung (z. B. Sitzen und Armbewegungen zum Schreiben), das Aufnehmen von symbolischen Informationen (z. B. Sitzen und Augenbewegungen zum Lesen), das Geben von Informationen (z. B. Stehen und Sprechen).

Gehen ist die einfachste Form der menschlichen Fortbewegung. Grundsätzlich entsteht Gehen durch die Gewichtsverlagerung auf eine Körperseite und gleichzeitig ausgeführter Bewegung in den Raum mit der anderen Körperseite. Der Mensch kann aufrecht gehen, auf Händen und Knien (krabbeln), auf den Sitzbeinhöckern, in Bauchlage (kriechen), in Rückenlage oder jeder anderen Körperposition.

Merke

Für Pflegende ist bedeutungsvoll, dass pflegerische Transfers als Fortbewegungsaktivitäten im Gehen in verschiedenen Positionen oder durch verschiedene Positionen ausgeführt werden können.

Beziehung

Dieses Thema stellt Beziehungsformen zwischen Menschen vor und vermittelt, durch welche Anstrengungsart innerhalb einer bestimmten körperlichen Beziehungsform am leichtesten kommuniziert werden kann. Das fließende Gleichgewicht ist der zentrale Faktor. Auf der Ebene der körperlichen Interaktion spielt das Gewicht der Interagierenden eine große Rolle, es wird eingesetzt, um ein dynamisches Gleichgewicht zwischen den Beteiligten herzustellen.

Die Beteiligten können ihr Gewicht vom gemeinsamen Kontaktpunkt weghängen lassen, es entsteht eine hängende Beziehung, die durch Zug in Bewegung gebracht werden kann. Die andere Möglichkeit ist, das Gewicht gegeneinander zu bringen. Diese verstrebte Beziehung kann durch Druck verändert werden.

Über die durch Zug oder Druck bzw. durch Zug/Druck entstehende Gleichgewichtsspannung in den Körpern der beteiligten Personen ist es möglich, gegenseitige Informationen (Bewegungsrichtung, Umfang der Bewegung, Zeitablauf und Kraftaufwand) so unmittelbar miteinander auszutauschen, dass Information und Rückmeldung quasi zeitgleich beide Beteiligten erreicht, also eine synchronisierte Interaktion entsteht.

In dieser Weise ist es möglich, die Defizite des einen Interaktionspartners bzw. die verschiedenen Defizite beider durch gegenseitige Anpassung auszugleichen und gemeinsam Aktivitäten durchzuführen, die der jeweilige Einzelne allein nicht bewältigen könnte.

Für die Pflegenden gilt es, das eigene Körpergewicht als Gegengewicht zum Gewicht des Patienten einzusetzen, um mit ihm in einem beweglichen Gleichgewichtszustand über Zug-Druck-Geschehen sensomotorische Bewegungssignale auszutauschen.

Umgebung

Der Mensch befindet sich in einem ständigen Interaktionsprozess mit seiner Umwelt. Es ist ein wechselseitiger Prozess der Anpassung an die Umgebung und ihrer Veränderung. Ist die Funktionsmöglichkeit eines Menschen innerhalb einer bestimmten Umgebung eingeschränkt, ist es notwendig die Umgebung gezielt an seine Fähigkeiten anzupassen, damit Funktion möglich ist und Lernprozesse stattfinden können.

Dieses Thema vermittelt insbesondere, welchen Einfluss die physikalische und personelle Umgebung auf menschliche Funktionsmöglichkeiten hat, und wie sie systematisch in Richtung Funktionsunterstützung verändert werden kann. Beim Lagern von Patienten im Liegen oder Sitzen gilt der Grundsatz, dass Unterlagerungen der Körperteile die Funktionsfähigkeit (z. B. zum Halten der Körperposition) unterstützt, und die Unterlagerung von Bewegungsräumen die eigenständige Funktionsfähigkeit verhindert.

M!

Merke

Für Pflegende geht es darum zu erkennen, dass eine individuell gestaltete unmittelbare Umgebung des Patienten Eigenständigkeit unterstützt.

Die pflegerische Praxis

Pflegerisches Handeln besteht i. d. R. darin, dass Pflegende den Patienten aktiveren sollen. Hier liegt schon ein Problem. In der Realität können wir keine andere Person aktivieren oder mobilisieren, außer uns selbst. Wirksamer wäre es, eine zu pflegende Person darin zu unterstützen, dass sie im Rahmen ihrer Möglichkeiten aktiv sein kann. Nur durch Eigenaktivität kann die sog. Aktivierung oder Mobilisierung stattfinden, die den Patienten befähigt, aktiv an seiner eigenen Lebensgestaltung, Gesundwerdung oder Anpassung an gesundheitlichen Einschränkungen teilzunehmen. Im pflegerischen Alltag bedeutet dies für eine Pflegeperson häufig, dass sie einen Patienten zur Durchführung von Lebensaktivitäten motivieren, anleiten und/oder unterstützen soll.

Für den Patienten ist durchaus motivierend, einen Bewegungsablauf durchzuführen, der leicht ist und das Gefühl von Sicherheit und eigener Fähigkeit vermittelt. Es ist für den Patienten wahrscheinlich weniger motivierend eigenaktiv zu sein, wenn er durch eine Pflegeaktivität erfährt, dass er es nicht mehr kann und dadurch für den anderen zu einer Gewichtsbelastung wird, wie es häufig durch Hebeaktivitäten zwangsläufig vermittelt wird.

Werden pflegerische Fortbewegungsaktivitäten durch die Hubkraft der Pflegenden bewältigt, ist es müßig, von Bewegungsanleitung und Bewegungsunterstützung des Patienten zu sprechen. Eine Hebeanstrengung der Pflegenden bewirkt zwangsläufig, dass der Patient sich an der hebenden Person allenfalls aktiv festhalten, sich aber nicht aktiv an der Fortbewegung beteiligen kann, da er den Kontakt zum Boden bzw. zur Auflagefläche und zur Schwerkraft verliert.

Kurz, der Patient kann zur Eigenaktivität motiviert, angeleitet und unterstützt werden, wenn die Pflegeperson Bewegungsabläufe anleitet, die im Allgemeinen der menschlichen Bewegungsart entsprechen und im Besonderen die individuelle Möglichkeit des Patienten berücksichtigen.

▸ **Eigenwahrnehmung.** Die Eigenwahrnehmung der Pflegenden ist häufig reduziert, sie ist nicht bewusst aufmerksam für die Spannungszustände und Bewegungsmuster, die in ihrem Körper erscheinen. In der Regel führt sie erlernte oder routinemäßige Bewegungsmuster oder Hebeaktivitäten durch. Häufig wird als Eigenwahrnehmung nur übermäßige Spannung und Schmerz beachtet. Solange die Pflegende sich ihrer eigenen Bewegungs- und Handlungsmuster nicht bewusst ist, kann sie den Patienten weder bewegungsunterstützend anleiten noch aktivierend bewegen. Erst wenn sie ihre eigenen Bewegungs- und Handlungsmuster wahrnimmt, kann sie diese erweitern, anpassen und als aktivierende Bewegungsanleitung und/oder Bewegungsunterstützung kommunizieren.

▸ **Mangelnde Aufmerksamkeit.** Sie führt zwangsläufig zu einer mangelnden Aufmerksamkeit und Beachtung des Bewegungsfeedbacks des Patienten. Erst die erweiterte Eigenwahrnehmung ermöglicht es, die tatsächlichen Bewegungsmöglichkeiten eines Patienten zu erkennen, seine Bewegungssignale zu beantworten und einen individuellen Bewegungsablauf zu finden, der den Patienten im Rahmen seiner Möglichkeiten aktiv sein lässt. Die Wahrnehmung der eigenen Bewegungsmuster und -fähigkeiten, die Bewegungsrückwirkung des anderen und somit die Erkundung seiner spezifischen Bewegungsmuster und -fähigkeiten ist die Voraussetzung für die wechselseitige Anpassung in der pflegerischen Interaktion.

Die Pflegende gibt Bewegungsimpulse, nimmt die Bewegungsrückmeldungen des Patienten über die eigene veränderte Eigenwahrnehmung körperlich wahr und passt sich in dieser Weise den Möglichkeiten des Patienten an. Dies ermöglicht das Mitmachen des Patienten durch körperliche Gegenanpassungsreaktionen.

Praktisches Beispiel

In ▸ Abb. 21.32 – ▸ Abb. 21.38 finden Sie eine Bildreihe zu einem praktischen Beispiel anhand eines alltäglichen pflegerischen Bewegungstransfers, der vor allem die durch Kinästhetik beschriebenen Bewegungsgrundlagen aufzeigen soll.

Die durch die Bildreihe erklärten pflegerischen Aktivitäten basieren nicht auf der Durchführung eines bestimmten Handlungsablaufs, sondern sind nur Orientierungshilfe für einen grundlegenden Bewegungsablauf, den viele Menschen ohnehin durchführen, wenn sie aus dem Bett aufstehen. Wesentlich ist die Eigenwahrnehmung der Pflegenden, die die Eigenwahrnehmung des Patienten initiiert. Ihre Fähigkeit, das Bewegungsfeedback des Patienten zu empfangen und für den nächsten Impuls als Information zu deuten, führt zu dem wechselseitigen

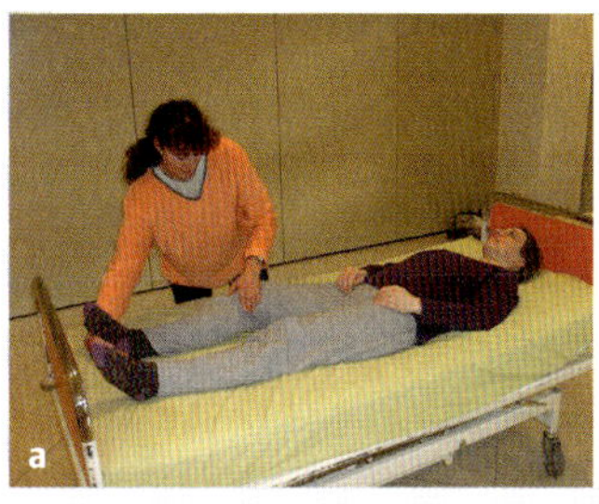
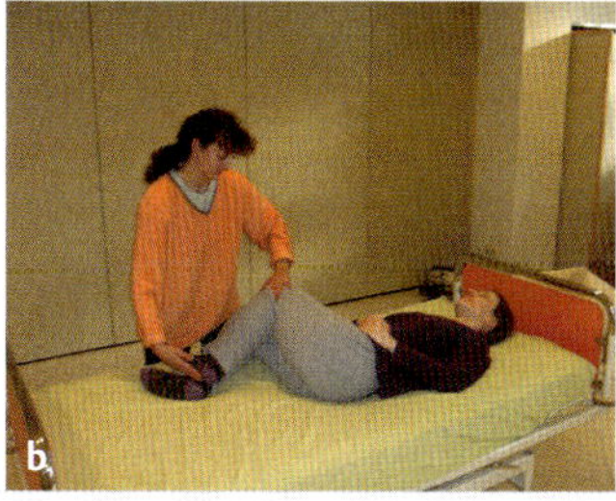
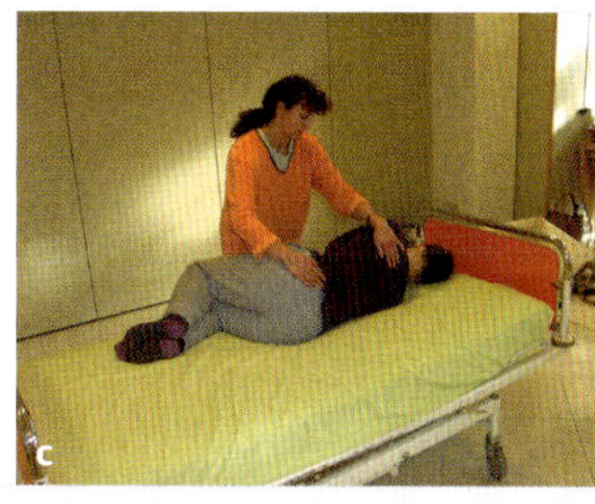

Abb. 21.32 Eine liegende Person in Seitenlageposition bringen.

- **a** Die helfende Person unterstützt die liegende, durch Dreh-Beuge-Bewegungen der Beine nacheinander aus der Rückenlage in die Seitenlage zu rollen.
- **b** Becken, Brustkorb und Kopf rollen den Beinen sequenziell nach, ggf. mittels kleiner Bewegungsimpulse durch die helfende Person am jeweiligen Körperteil.
- **c** Das Körpergewicht der liegenden Person verlagert sich von beiden Körperseiten auf die (hier) rechte Körperseite.

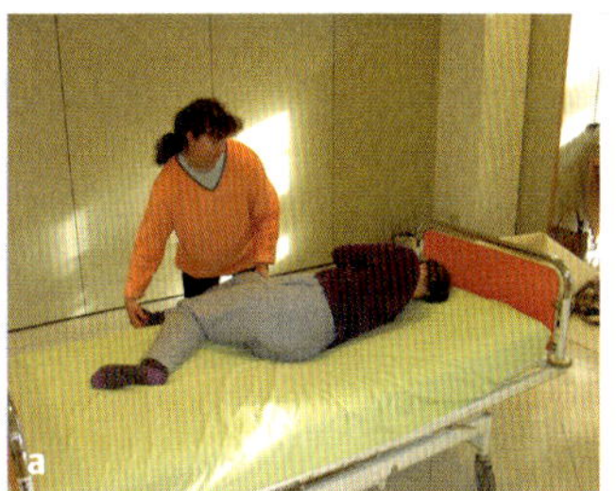
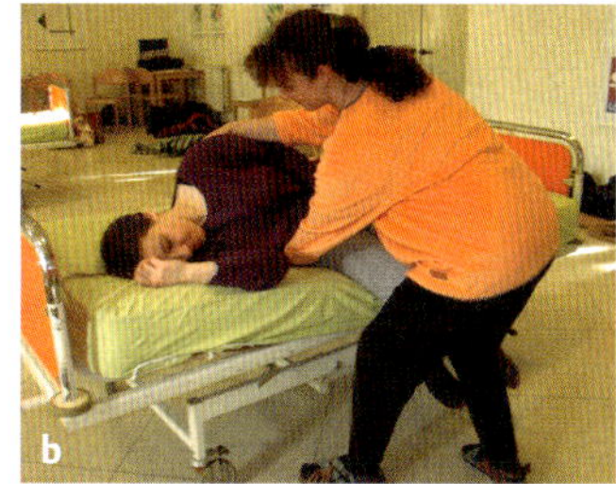
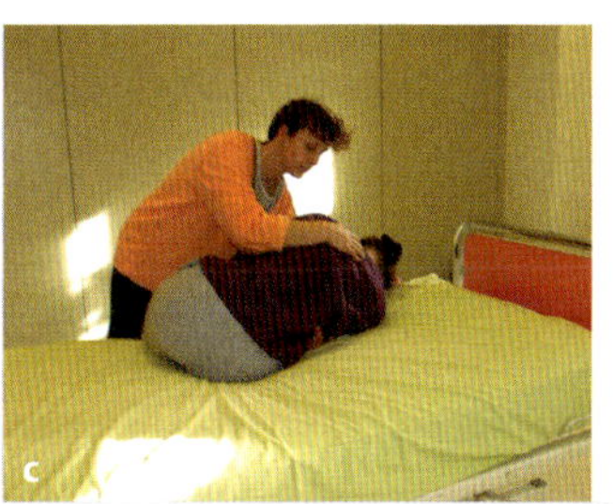
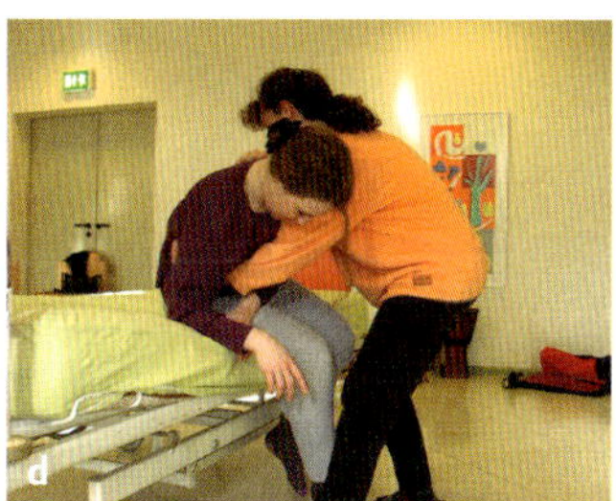
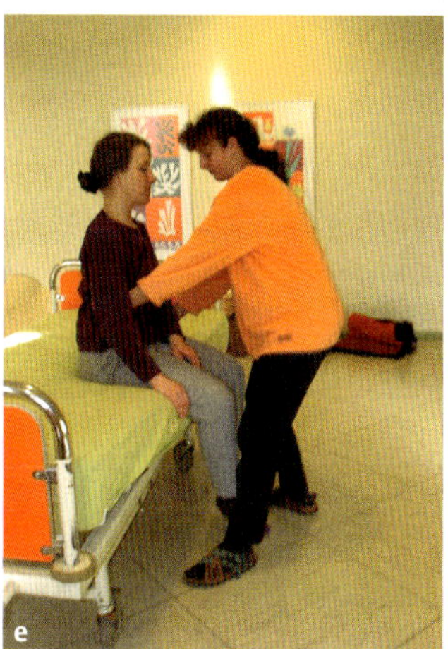

Abb. 21.33 Aus der Seitenlage an die Bettkante.

- **a** Die helfende Person unterstützt die liegende, die Beine nacheinander über die Bettkante hinaus zu bewegen. Wichtig: Das der Auflagefläche zuunterst liegende Bein zuerst, dann das 2. Bein.
- **b** Die helfende Person rollt den Brustkorb der liegenden ein wenig rückwärts, legt ihre Hand unter den Brustkorb. Die zu unterstützende Person liegt in leicht gerundeter Seitenlage, die Beine hängen über die Bettkante. Wichtig: Die Hüftgelenke sind deutlich gebeugt, das Becken muss weit genug von der Bettkante entfernt sein – etwa Oberschenkellänge.
- **c** Die helfende Person gibt dem Brustkorb der liegenden nun einen Impuls zum Rollen nach vorne und begleitet das Aufrollen bis zum Sitzen.
- **d** Dabei führt sie durch die Bewegung ihres eigenen Körpers die Bewegung der zu unterstützenden Person. Wichtig: Gewicht des Oberkörpers der zu unterstützenden Person auf das eigene Becken verschieben.
- **e** Im Körper der sich aufsetzenden Person entsteht eine spiralige Bewegung durch Drehen und Beugen. Wesentliche Fehler: seitliches Hochkippen, Oberkörper nach oben heben, statt nach vorn-unten rollen.

Anpassungsprozess im Bewegungsablauf, der die Handlung zur sicheren Durchführung vollendet.

Wesentliche Aspekte sind:

- Die Bewegungsabläufe sind langsam und kurvenlinear. Das Gewicht der zu unterstützenden Person wird nicht gehoben, sondern auf ihrem eigenen Körper belassen.
- Der Körper der zu unterstützenden Person wird so unterstützt (durch gleichzeitigen Druck und Zug an verschiedenen Körperteilen), dass ein wirksamer Spannungsaufbau im Körper stattfindet, der das Skelett in seiner gewichttragenden Funktion unterstützt.

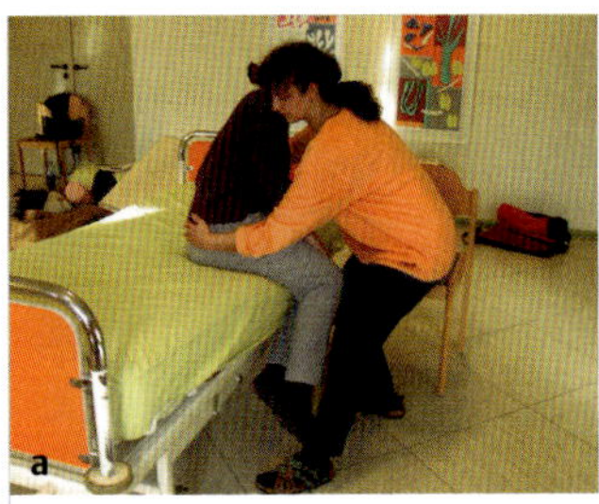

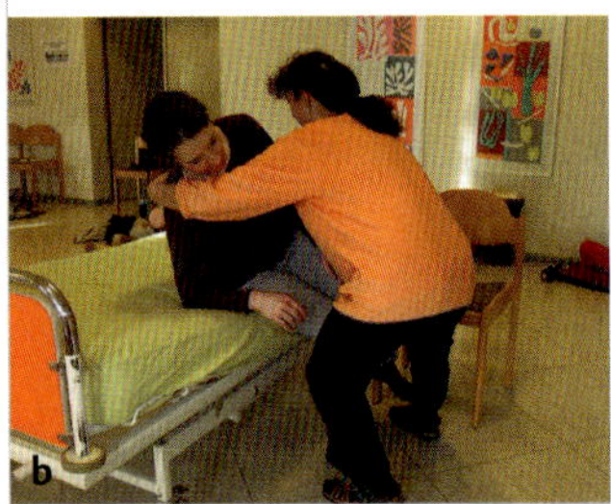

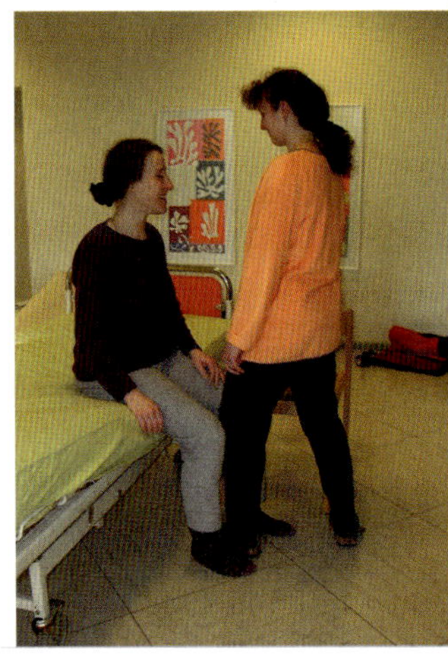

Abb. 21.34 Gehen auf Sitzbeinhöckern.
- **a** Die sitzende Person wird unterstützt, ihr Körpergewicht jeweils auf eine Körperseite zu verlagern.
- **b** Die gewichtsfreie Körperseite kann nun jeweils einen kleinen Schritt nach vorn zur Bettkante ausführen.
- **c** Die helfende Person begleitet jeden Schritt jeweils wechselseitig am Brustkorb zur Unterstützung des Gleichgewichts im Sitzen, und jeweils gleichzeitig am Becken zum kleinen Schritt auf dem Sitzbeinhöcker nach vorne Richtung Bettkante.

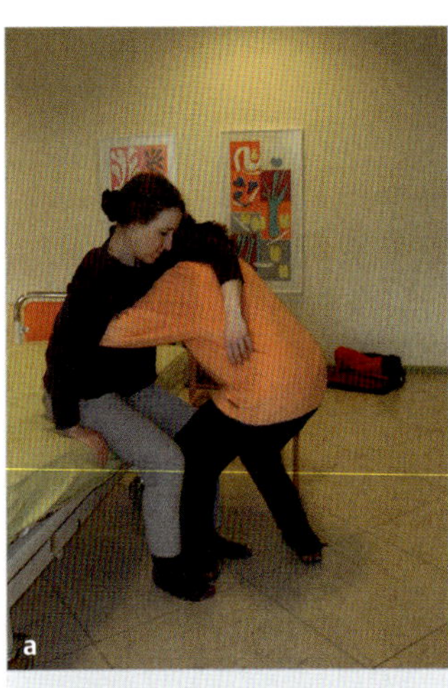

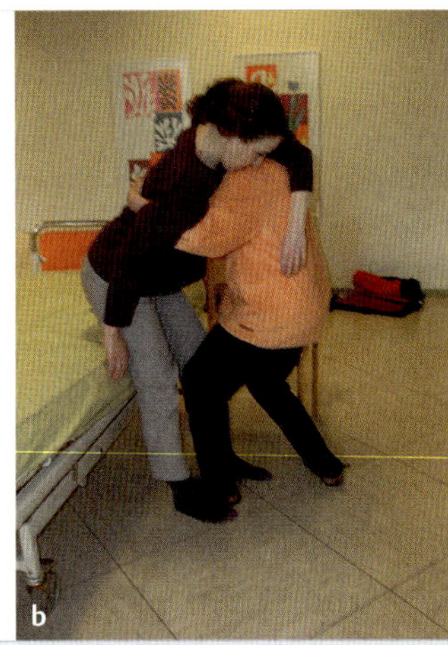

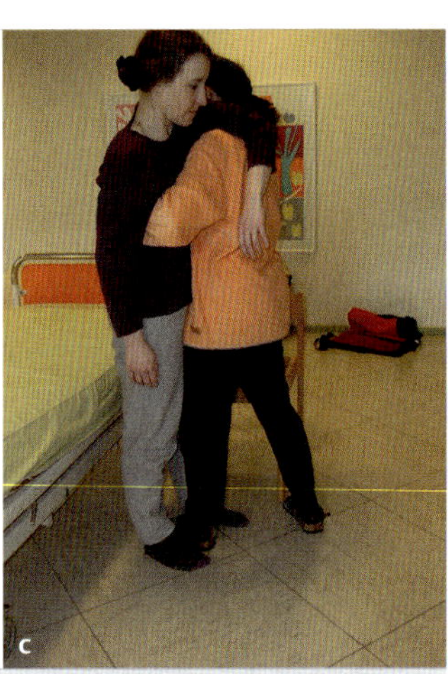

Abb. 21.35 Aufrichten vom Sitzen zum Stehen.
- **a** Die helfende Person steht zwischen zu unterstützender Person und Stuhl, die den einen Arm über den Brustkorb der Helferin legt. Die helfende hat ein Bein zwischen Stuhl und Bein, das andere Bein zwischen den Füßen der sitzenden.
- **b** Ein Arm hält den Brustkorb. Der zweite Arm (Hand) liegt auf dem Knie der sitzenden. Die Pflegende beugt Knie- und Hüftgelenke und steht in einer weiten Schrittstellung.
- **c** Die helfende Person verlagert ihr eigenes Körpergewicht nach hinten-unten, zieht am Brustkorb der sitzenden, drückt auf das Knie. Dabei bewegt sich die helfende Person in die Aufrichtung und begleitet/unterstützt so die sitzende zum Stehen. Dabei wird das Körpergewicht der aufstehenden Person über die Skelettstruktur vom Becken auf die Füße geleitet.

- Die helfende Person wendet keine Kraft gegen die Schwerkraft, sondern baut den notwendigen Kraftaufwand durch Gewichtverlagerung im eigenen Körper und in Bezug zum Körper des anderen auf.

Falls Sie die gezeigten Transfers ausprobieren möchten, gehen Sie folgendermaßen vor:
- Führen Sie die Bewegungsabläufe wiederholt selbst durch.
- Probieren Sie es mit einer gesunden Person aus. Erklären Sie es ihr und lassen sie sich selbst von ihr bewegen.
- Lassen Sie es sich von einer Kollegin, die schon an einem Kinästhetikgrundkurs teilgenommen hat, zeigen.
- Erlernen Sie diese Anwendungsmöglichkeiten und weitere in einem Kinästhetikgrundkurs.

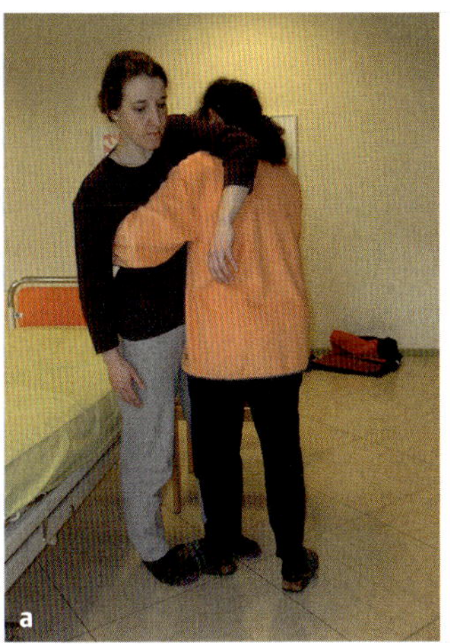

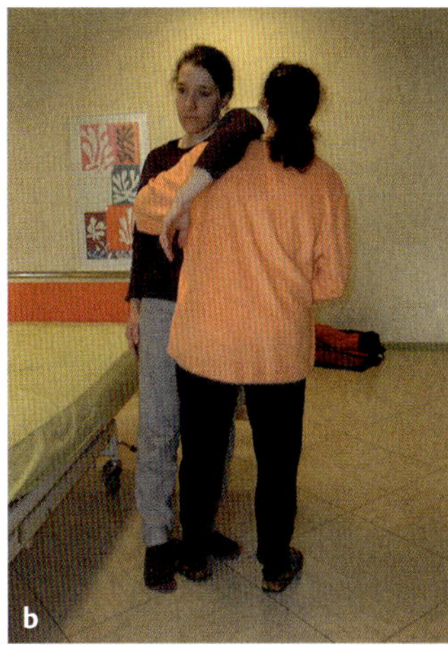

Abb. 21.36 Fortbewegung im Stehen.
a Im Stehen verlagert die helfende Person das eigene Körpergewicht von einer Körperseite zur anderen und nimmt die zu unterstützende Person mit.
b Gemeinsam gehen beide kleine Schritte in Richtung Stuhl. Wichtig: Die Gewichtsverlagerung von einem Bein auf das andere muss so deutlich ausgeführt werden, dass die zu unterstützende Person im Körper das Gleiche tun kann.

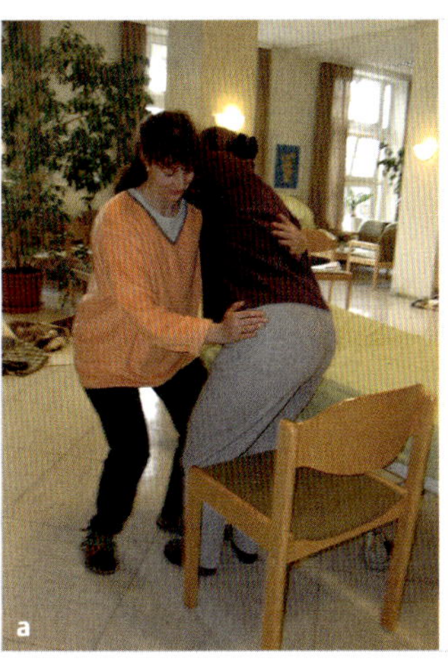

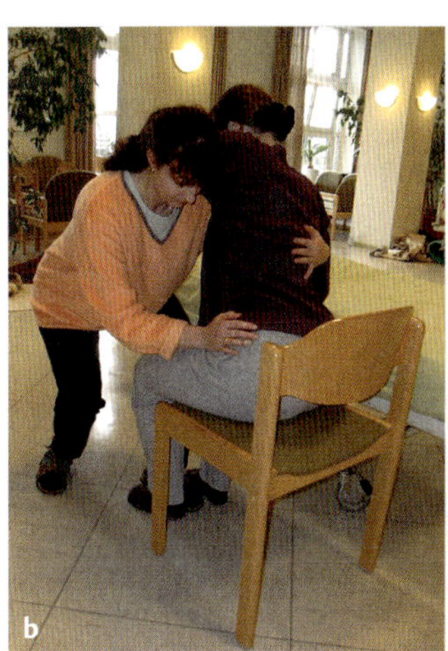

Abb. 21.37 Vom Stehen zum Sitzen.
a Die helfende Person beginnt, den eigenen Körper durch Beugen der Hüftgelenke und Beine nach hinten-unten von der zu unterstützenden Person wegzubewegen und leitet somit die Bewegung vom Stehen zum Sitzen ein.
b Mit einer Hand drückt die helfende Person gegen das Becken der zu unterstützenden Person, damit diese die Beugung in den Hüftgelenken und Beinen durchführen kann.

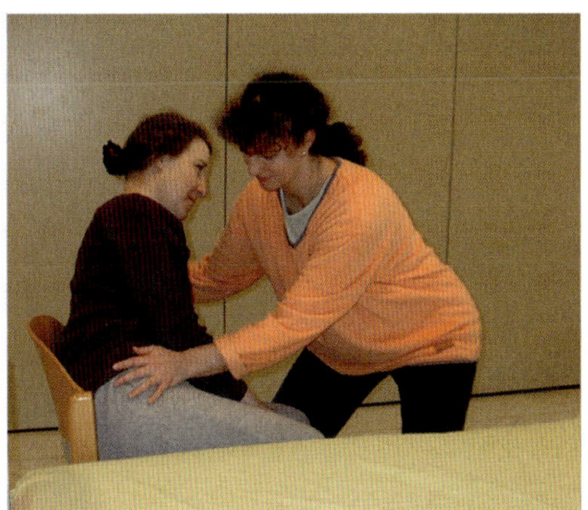

Abb. 21.38 Einnehmen einer angemessenen Sitzposition. Durch Gewichtsverlagerung von einer Körperseite zur anderen (Gehen auf Sitzbeinhöckern) wird die sitzende Person unterstützt, sich in eine für sie angenehme Sitzposition auf dem Stuhl zu bewegen.

▸ Literaturliste zu basale Stimulation

[1] Bienstein Ch.; Fröhlich A. (2003). Basale Stimulation in der Pflege. Kallmeyer'sche Verlagsbuchhandlung. Seelze-Velber

[2] Fröhlich, A. (2010). Das ganzheitliche Entwicklungsmodell. Unveröff. Manuskript.

[3] Fröhlich, A. (2009). Kommunikation in der Pflege. Unveröff. Manuskriptentwurf.

[4] Mohr, L. (2010). Basale Stimulation in 9 Sprachen. Hrsg. Internationaler Förderverein Basale Stimulation® e. V. Norderstedt.

Teil III

Arzneimittellehre

22 Grundlagen der Arzneimittellehre 589

23 Arzneimittelgruppen 595

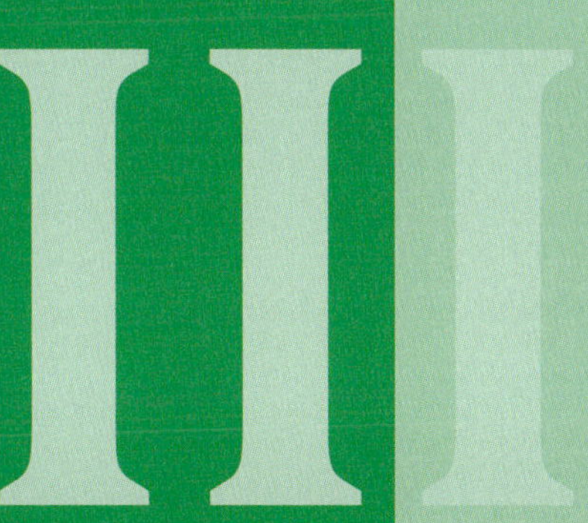

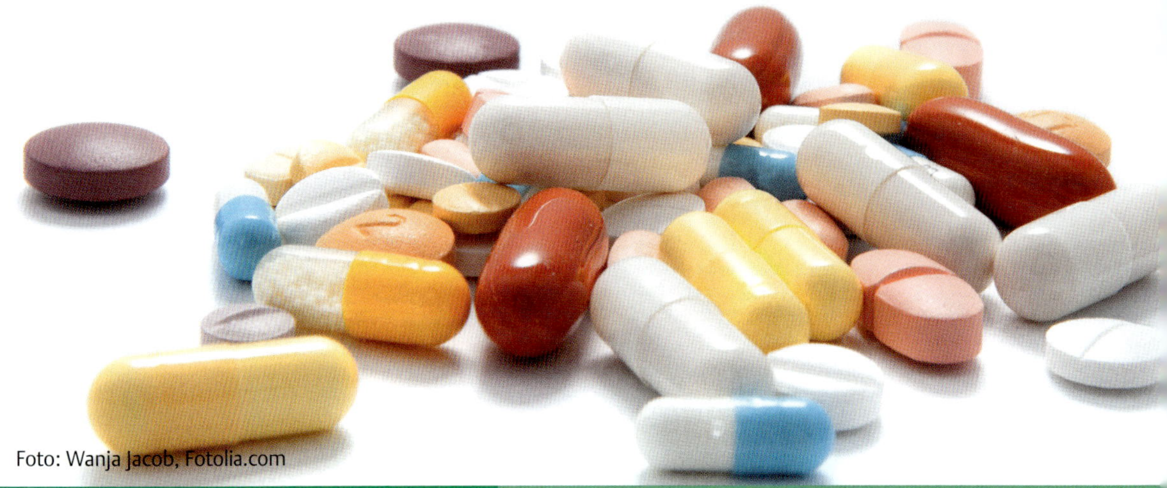
Foto: Wanja Jacob, Fotolia.com

Kapitel 22

Grundlagen der Arzneimittellehre

22.1 Arzneimittel 589

22.2 Arzneiformen 589

22.3 Verabreichungsarten 591

22.4 Aufbewahrung von Medikamenten 591

22.5 Richten und Stellen von Medikamenten 592

22.6 Verabreichung von Medikamenten 593

22.7 Wirkungen/Nebenwirkungen/Wechselwirkungen 593

22 Grundlagen der Arzneimittellehre

Andreas Portsteffen

22.1 Arzneimittel

Die Einnahme von Medikamenten dient der Behandlung von Krankheiten sowie deren Vorbeugung (Prophylaxe) und gehört nicht nur beim alten Menschen zu den Alltäglichkeiten. Die medikamentöse Therapie ist in Pflegeeinrichtungen, in Krankenhäusern sowie in Rehabilitations- und vergleichbaren Einrichtungen eine tägliche Routine. Der Umgang mit Arzneimitteln ist dort ein bestimmender Teil der täglichen Arbeit.

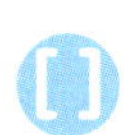

Definition

Ein Arzneimittel dient dazu, Krankheiten, Leiden, Körperschäden oder krankhafte Beschwerden zu heilen, zu lindern, zu verhüten bzw. zu erkennen. Mithilfe von Arzneimitteln lassen sich die Beschaffenheit, der Zustand, die Funktionen des Körpers oder seelische Zustände erkennen bzw. beeinflussen und Krankheitserreger, Parasiten oder körperfremde Stoffe abwehren, beseitigen oder unschädlich machen.

22.1.1 Arzneimittelgruppen

Man unterscheidet nach ihrer Herstellung 2 Gruppen von Arzneimitteln:

- Fertigarzneimittel
- Rezepturarzneimittel

▸ **Fertigarzneimittel.** Sie werden von einem pharmazeutischen Hersteller entwickelt, entsprechend den gesetzlichen Notwendigkeiten zugelassen und über Apotheken in den Verkehr gebracht. Fertigarzneimittel können apothekenpflichtig oder verschreibungspflichtig sein. Ein verschreibungspflichtiges Arzneimittel benötigt zwingend ein ärztliches Rezept zur Abgabe an den Patienten.

▸ **Rezepturarzneimittel.** Sie werden nach einer individuellen Rezeptur von Apothekern hergestellt und sind speziell für einen Patienten bestimmt. Dies können besondere Salben und Lösungen sein, aber auch individuell dosierte Ernährungslösungen oder Chemotherapeutika.

22.2 Arzneiformen

22.2.1 Feste Arzneiformen

Tabletten

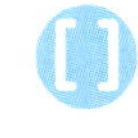

Definition

Tabletten bestehen aus einer Mischung von Wirkstoff (-en) und verschiedenen Hilfsstoffen, die unter Druck in eine Form gepresst werden. Der Inhalt einer Tablette ist genau definiert.

Es gibt verschiedene Formen von Tabletten (▸ Abb. 22.1):

▸ **Filmtabletten.** Hierbei ist die gepresste Tablette mit einem dünnen Überzug versehen, der z. B. den Wirkstoff vor Licht und Luftfeuchtigkeit schützen oder aber einen unangenehmen Geschmack bei der Einnahme verhindern soll. Besteht der Überzug aus einer dickeren Zuckerschicht, spricht man von einem Dragee.

▸ **Retardtabletten.** Aufgrund ihrer inneren Struktur erfolgt die Freigabe des Wirkstoffs aus der Tablette langsam und gleichmäßig. Dadurch werden rasch ansteigende Wirkstoffspiegel im Blut verhindert und bei ansonsten nur kurz wirksamen Wirkstoffen wird der notwendige Einnahmerhythmus verlängert.

▸ **Magensaftresistente Tabletten (= dünndarmlösliche Tablette).** Wirkstoffe, die aufgrund einer Unverträglichkeit oder einer Instabilität im sauren Magensaft den Magen unverändert passieren sollen, werden als Tablette gepresst und dann mit einem speziellen Überzug versehen. Dieser löst sich erst im pH-neutralen Dünndarm auf, sodass auch dort erst die Wirkstofffreisetzung beginnt.

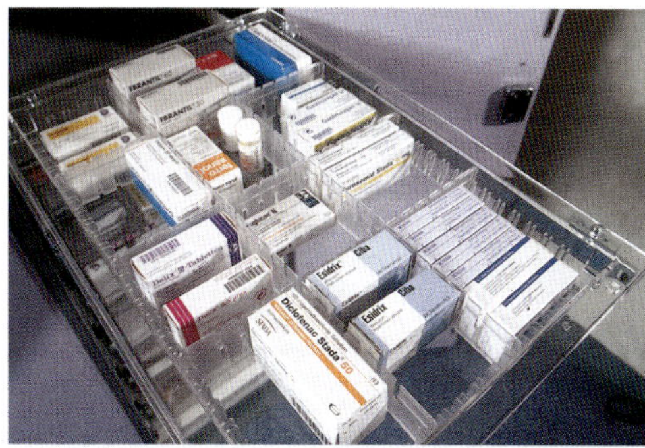

Abb. 22.1 Tabletten. Es gibt verschiedene Tablettenformen, doch allen ist gleich, dass sie so gelagert werden müssen, dass keine Gefahr der Verwechslung besteht.

▶ **Brausetabletten.** Dies sind Tabletten, die sich in Wasser auflösen und so den Wirkstoff freigeben. Bei Patienten mit Schluckstörungen kann diese Darreichungsform vorteilhaft sein.

▶ **Schmelztabletten.** Dies sind Tabletten, die sich auf der Zunge liegend (im Speichel) schnell und komplett auflösen und durch das Schlucken des Speichels in den Magen gelangen. Besonders geeignet für Patienten mit Schluckstörungen. Bei Sublingualtabletten wird die Tablette unter die Zunge gelegt, dort löst sie sich langsam auf und wird teils auch schon von der Mundschleimhaut resorbiert.

Kapseln

Definition

Kapseln sind Darreichungsformen von Arzneimitteln, deren äußere Hülle aus Gelatine besteht.

▶ **Hartgelatine-Kapseln.** Sie bestehen aus einem Unterteil, welches mit einer Pulvermischung gefüllt ist und durch ein Oberteil verschlossen wird. Falls erforderlich, kann meist das Oberteil vorsichtig abgenommen werden, das Pulver herausgeschüttet und auch in dieser Form verabreicht werden.

▶ **Weichgelatine-Kapseln.** Sie bestehen aus zusammengeklebten Gelatinehälften, die nicht geöffnet werden können und meist eine ölige Flüssigkeit enthalten (▶ Abb. 22.2).

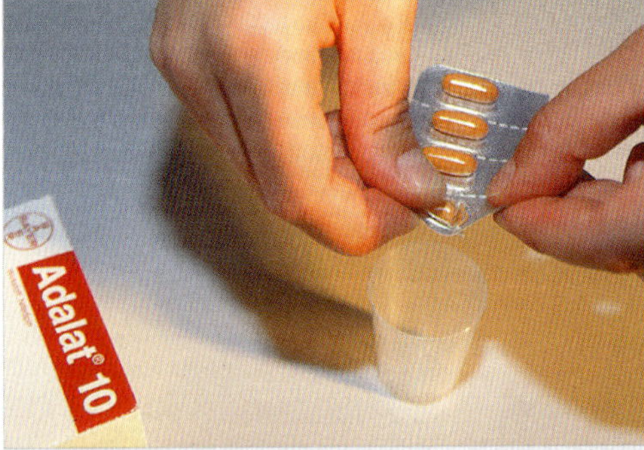

Abb. 22.2 Kapseln. Bei der Verabreichung von Kapseln ist darauf zu achten, dass dem Patienten genügend Flüssigkeit zur Verfügung steht, damit die Kapseln ihm nicht im Rachen stecken bleiben.

Merke

Kapseln können bei der Einnahme mit einer ungenügenden Trinkmenge im Rachenraum oder in der Speiseröhre stecken bleiben. Dadurch können schwere Schleimhautreizungen entstehen. Dies gilt es durch Einnahme in aufrechter Körperhaltung und durch eine ausreichende Trinkmenge (½ Glas Wasser) zu verhindern.

Granulate und Pulver

Granulate oder Pulver gibt es lose oder in Portionsbeuteln einzeln verpackt. Der Wirkstoff liegt gleichmäßig verteilt vor. Granulate oder Pulver können direkt geschluckt, in einem Lebensmittel untergerührt oder in etwas Wasser aufgelöst werden.

22.2.2 Halbfeste Arzneiformen

Cremes, Salben, Pasten

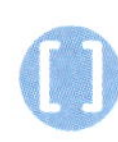

Definition

Cremes, Salben und Pasten sind Zubereitungen, die aus einem öligen/fetten Anteil und einem mehr oder weniger wässrigem Anteil bestehen. Der Wirkstoff liegt gleichmäßig verteilt, meist gelöst vor.

Pasten zeichnen sich durch einen besonders hohen Pulveranteil (z. B. Zinkoxid) aus. Salben sind eher fettiger, Cremes eher weniger fett. Nach Applikation auf die Haut muss der Wirkstoff i. d. R. in die oberen Hautschichten gelangen, um dann weiter in das Gewebe transportiert zu werden.

Gele

Definition

Gele sind wässrige oder ölige Zubereitungen, deren spezielle Konsistenz durch ein Verdickungsmittel (= Gelbildner) bestimmt wird. Der Wirkstoff liegt meist gelöst vor.

Gele haben zusätzlich eine kühlende Eigenschaft. Wässrige Gele bilden oft nach dem Eintrocknen einen dünnen Film auf der Haut.

Zäpfchen/Suppositorien

Definition

Zäpfchen/Suppositorien sind spezielle Zubereitungen, um Wirkstoffe rektal (d. h. in den Enddarm) oder vaginal (d. h. in die Vagina) zu applizieren.

Die Zäpfchenmasse schmilzt bei Körpertemperatur, der Wirkstoff wird langsam freigesetzt und über die Schleimhaut resorbiert.

22.2.3 Flüssige Arzneiformen

Tropfen und Säfte

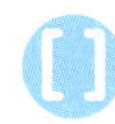

Definition

Tropfen und Säfte sind meist wässrige Zubereitungen, in denen der Wirkstoff gelöst vorliegt.

Tropfen werden i. d. R. auch tropfenweise dosiert, während Säfte mit Hilfe eines Messbechers dosiert und eingenommen werden. Den zuweilen schlechten Geschmack der Wirkstoffe versucht man durch Süßstoffe und Aromen zu überdecken. Liegt eine wässrig-alkoholische Mischung vor, ist diese bei alkoholgefährdeten Personen und bei Kleinkindern zu meiden. Soweit möglich sollte dann auf eine alkoholfreie Zubereitung ausgewichen werden (▶ Abb. 22.3).

Suspensionen und Emulsionen

Definition

Suspensionen und Emulsionen sind Zubereitungen, in denen der Wirkstoff als unlösliches Pulverteilchen in wässrigem Medium bzw. gelöst in einem Öl-Wasser-Gemisch vorliegt.

In beiden Fällen muss vor Gebrauch geschüttelt und die Homogenität der Zubereitung kontrolliert werden. Emulsionen können als Wasser-in-Öl-Emulsionen (W/O) oder als Öl-in-Wasser-Emulsionen (O/W) vorliegen.

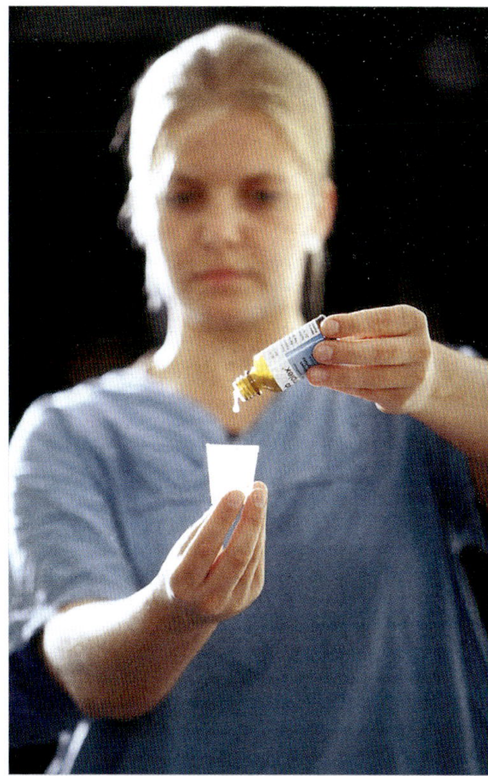

Abb. 22.3 Tropfen. Das Tropfenzählen erfordert von Pflegenden eine hohe Konzentration.

22.3 Verabreichungsarten

Die Arten der Verabreichung von Arzneimitteln können nach verschiedenen Kriterien eingeteilt werden. Die nachfolgende Tabelle (▶ Tab. 22.1) unterscheidet folgende Verabreichungsarten:

- lokal = Aufbringen auf bestimmte Körperstellen
- enteral = Aufnahme über den Magen-Darm-Trakt
- parenteral = Aufnahme unter Umgehung des Magen-Darm-Traktes

22.4 Aufbewahrung von Medikamenten

Arzneimittel müssen so aufbewahrt werden, dass sie vor unbefugtem Zugriff gesichert sind. Dies ist i. d. R. durch verschlossene Medikamentenschränke sicherzustellen. Darüber hinaus gilt Folgendes:

- Lagerung an einem trockenen Ort
- Schutz vor direkter Sonnenbestrahlung
- Aufbewahrung bei 15–25 °C, sofern Raumtemperatur die vorgeschriebene Lagerungstemperatur ist
- kühl zu lagernde Arzneimittel werden in einem gesonderten Medikamentenkühlschrank bei 2–8 °C auf-

Tab. 22.1 Verabreichungsarten

Applikationsart	Abk.	Applikationsort	Beispiele
lokale Applikation			
topisch	top.	Anwendung auf intakte Haut, Haare und Nägel	Salben, Cremes, Gele, Pasten, Tinkturen, wirkstoffhaltige Pflaster
sub-/perlingual	s. l./p. l.	unter die Zunge gelegt bzw. über die Zunge resorbiert	Sublingualtabletten, Zerbeißkapseln
pulmonal/inhalativ	inh.	Applikation in die Bronchien bzw. in die Lungen	Dosieraerosole, Pulverinhalationssysteme, ätherische Öle
konjunktival	kon.	Aufbringen auf die Augenbindehaut	Augentropfen, Augensalben, Augenspüllösungen
nasal	nas.	Applikation auf die Nasenschleimhaut	Nasentropfen, Nasenspray, Nasencremes
vaginal	vag.	Applikation auf die Scheidenschleimhaut	Vaginalzäpfchen, -cremes, -schaum
enterale Applikation			
oral, per os	p. o.	Einnahme durch den Mund	Tabletten, Dragees, Kapseln, Tropfen, Säfte, usw.
rektal	rek.	Einführen des Medikaments in den After	Zäpfchen, Klistiere
parenterale Applikation			
intravenös	i. v.	Injektion in eine Vene	Injektionslösung, Infusionslösung
intraarteriell	i. a.	Injektion in eine Arterie	Injektionslösung
intradermal	i. d.	Injektion in die Haut bzw. in die Epidermis	Injektionslösung
subkutan	s. c.	Injektion unter die Haut	Injektionslösung
intramuskulär	i. m.	Injektion in einen (großen) Muskel	Injektionslösung, Suspension zur Inj.
intraartikulär	i.ar.	Injektion in ein Gelenk (Knie, Schulter, Hüfte, ...)	Injektionslösung, Suspension zur Inj.
intrapleural	i.pl.	Applikation in die Pleurahöhle	Instillationslösung
intrathekal	i.th.	Injektion in den Liquorraum	Injektionslösung

bewahrt; hierbei ist eine kurzzeitige Erwärmung über 8 °C, z. B. bei längerem Offenstehen z. B. zur Entnahme, nicht problematisch

▸ **Injektionslösungen** . Hierbei ist das Gefrieren unbedingt zu vermeiden, da diese Präparate dann unmittelbar nicht mehr verwendungsfähig sind, auch wenn keine sichtbaren Veränderungen im Nachhinein feststellbar sind.

▸ **Betäubungsmittel.** Hierbei besteht die Besonderheit, dass sie in einem separat verschließbaren Schrank bzw. Tresor aufbewahrt werden müssen. Den Schlüssel trägt jeweils ein Mitarbeiter bei sich, im Krankenhaus i. d. R. die jeweils anwesende Gruppenleitung.

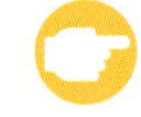

Pflegepraxis

Allgemein gilt, dass die äußere Verpackung (z. B. der Karton), der Beipackzettel und die innere Verpackung (Tabletten- oder Kapselblister, Fläschchen, Tube usw.) immer zusammen aufbewahrt werden müssen. Nur dadurch sind alle notwendigen Informationen verfügbar, die den sicheren Gebrauch der Präparate gewährleisten.

22.5 Richten und Stellen von Medikamenten

Bis der Patient das richtige Medikament zum richtigen Zeitpunkt bekommt, sind innerhalb einer Station oder Pflegeeinrichtung viele organisatorische Abläufe zwischengeschaltet. Die ärztliche Verordnung wird dokumentiert, dies ist die Voraussetzung für die Arzneimittelgabe. Änderungen sind jeweils zu berücksichtigen, wobei sicherzustellen ist, dass veränderte Anordnungen auch umgesetzt werden. Aus der Patientenakte wird meist die tägliche Medikation auf Kärtchen übertragen. Die dann jeweils erforderlichen Medikamente werden anhand der Kärtchen aus dem Schrank entnommen und i. d. R. lose in einen Dispenser oder in ein kleines Plastiktöpfchen gegeben. Die Anordnung dieser Einzelgaben erfolgt meist auf einem Tablett, die Zuordnung zu dem jeweiligen Patienten darf niemals fehlen oder zweifelhaft sein (▸ Abb. 22.4).

Die Praxis zeigt, dass an vielen Stellen dieses Arbeitsablaufs Fehler möglich sind, und dass es besonderer Aufmerksamkeit und Verantwortung bedarf, das Stellen der Medikamente richtig und verordnungsgemäß auszuführen.

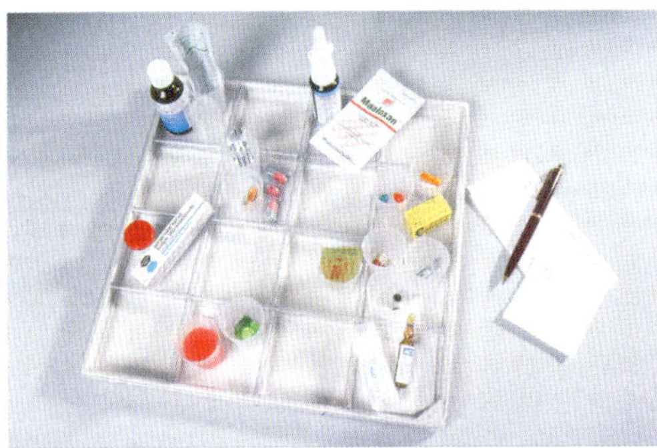

Abb. 22.4 Stellen der Medikamente. Die Kärtchen des Medikamententabletts halten Namen und Zimmernummer des Patienten, verordnetes Medikament und dessen Dosierung fest.

Das Stellen der Medikamente muss in einer ruhigen und konzentrierten Arbeitsatmosphäre erfolgen. Stets sollte eine Abschlusskontrolle durch einen zweiten Mitarbeiter erfolgen. Auszubildende können nicht selbstständig Medikamente stellen.

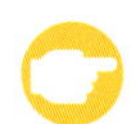

Pflegepraxis

Eine Hilfe können sog. Call-Outs sein: Sprechen Sie sich die gelesenen Angaben auf den Kärtchen laut vor und vergleichen Sie diese Angaben mit den gelesenen Angaben auf den Medikamentenpackungen. Diese besonders intensive Wahrnehmung reduziert nachweislich Verwechslungen und Fehlzuordnungen.

22.6 Verabreichung von Medikamenten

Hier sollen nur kurz einige zentrale Aspekte genannt werden:

▸ **Zeitpunkt.** Zunächst ist zu klären, ob das Medikament vor, mit oder nach einer Mahlzeit einzunehmen ist. Für bestimmte Arzneimittel oder Arzneimittelgruppen gibt es klare Vorgaben (z. B. 2 Stunden vor oder nach der Mahlzeit; nicht zusammen mit Milch, Milchprodukten oder Grapefruitsaft einnehmen; zusammen mit einer Mahlzeit einnehmen).

▸ **Einnahmeform.** Die Einnahme von Tabletten, Kapseln o. Ä. erfolgt i. d. R. mit einem ½ Glas Wasser.

▸ **Informationen.** Die notwendigen Informationen zur Einnahme stehen in der Gebrauchsinformation. Darüber hinausgehende Informationen enthalten die sog. „Informationen für Fachkreise", die über Apotheker bzw. Ärzte erhältlich sind.

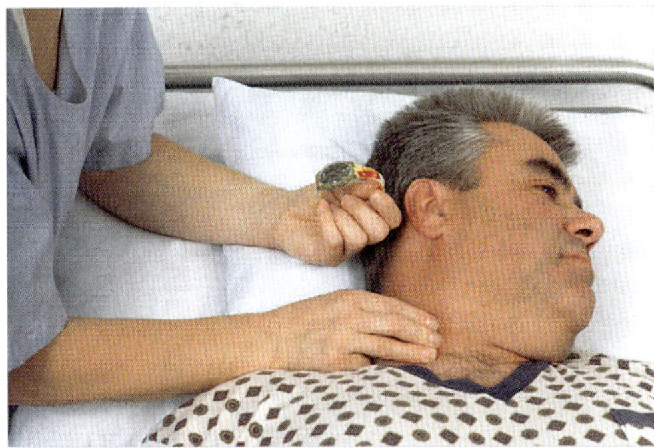

Abb. 22.5 Nebenwirkungen. Nach der Einnahme von Medikamenten kommt es bei manchen Patienten zu Nebenreaktionen. Ein beschleunigter Puls kann erstes Symptom einer allergischen Reaktion sein.

▸ **Kontrolle.** Es ist sicherzustellen, dass der Patient das Medikament auch tatsächlich einnimmt bzw. eingenommen hat. Dies ist nicht immer und automatisch gewährleistet.

22.7 Wirkungen/Nebenwirkungen/Wechselwirkungen

Merke

Es gilt allgemein der Grundsatz: Jedes Mittel, das wirkt, hat auch (potenziell) Nebenwirkungen.

Gemeint sind die unerwünschten „Neben"wirkungen, die bei bestimmungsgemäßem Gebrauch auftreten können und die als Begleiterscheinung i. d. R. tolerabel sind. Es ist jedoch auch möglich, dass Nebenwirkungen in einer Art oder Intensität auftreten, die in dem speziellen Fall nicht akzeptabel sind. Dann muss die Behandlung abgeändert werden oder eine Begleittherapie zur Behandlung der Nebenwirkungen erfolgen.

Die Beobachtung von Wirkungen, Nebenwirkungen und Wechselwirkungen (zwischen verschiedenen Arzneimitteln z. B.) ist ein wesentlicher Teil der Patientenbeobachtung, die auch durch die Pflegenden geleistet wird. Die Gebrauchsinformationen nennen die für ein Präparat denkbaren und möglichen Nebenwirkungen. Sie enthalten auch Hinweise auf die Wahrscheinlichkeit des Auftretens. Darüber hinaus können aber auch andere, dort nicht genannte Reaktionen auftreten (▸ Abb. 22.5).

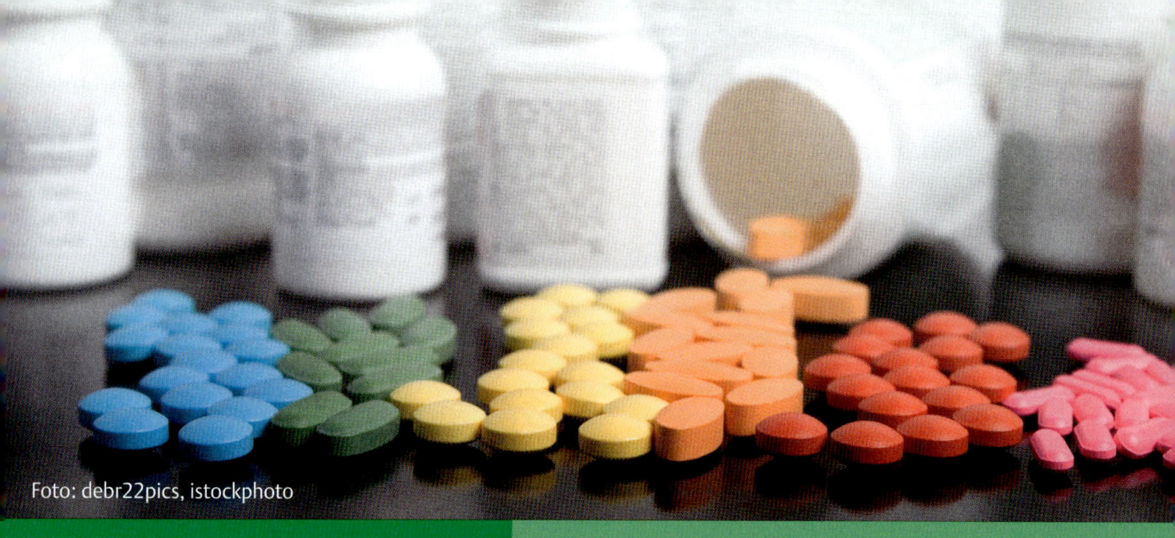

Kapitel 23

Arzneimittelgruppen

23.1 Einführung 595

23 Arzneimittelgruppen

Andreas Portsteffen

23.1 Einführung

Im Folgenden wird ein Überblick über Gruppen von Arzneimitteln und Präparaten gegeben, die in dem jeweiligen Gebiet derzeit verfügbar sind.

23.1.1 Analgetika/Antirheumatika

Schwach wirkende Analgetika

Sie haben neben der schmerzstillenden (analgetischen), auch eine fiebersenkende (antipyretische) und/oder entzündungshemmende (antiphlogistische) Wirkung. Sehr häufig verwendete Wirkstoffe sind:

- Acetylsalicylsäure/ASS (z. B. Aspirin)
- Paracetamol (z. B. Benuron)
- Metamizol/Novaminsulfon (z. B. Novalgin)

▶ **Nebenwirkungen.** Hier sind Magenbeschwerden, Schleimhautblutungen, Neigung zu Ulzera, Nierenschädigungen (bei Dauergebrauch), allergische Reaktionen, z. B. Asthmaanfälle sowie Exantheme zu nennen; bei Überdosierung von Paracetamol schwere Leberschäden und Blutbildveränderungen.

▶ **Wechselwirkungen.** Es kann eine Verstärkung der Wirkung bei gleichzeitiger Einnahme von ASS und Antikoagulanzien (z. B. Marcumar) auftreten.

Stark wirkende Analgetika

Opiate und opioidartige Analgetika zeichnen sich durch eine überwiegend zentrale Wirkung aus. Als Opiate bezeichnet man Morphin und direkte Abkömmlinge. Opioidartige Analgetika haben den gleichen Wirkort, sind aber nicht direkt abgeleitet von der Morphinstruktur. Eine Therapie mit Opiaten und Opioidanalgetika sollte einschleichend begonnen werden, um die Nebenwirkungen zu reduzieren und um die erforderliche Dosierung zu ermitteln.

Häufig verwendete Opiate sind:

- Morphin (z. B. Morphin Merck, Amp., MST, M-long, Capros, Retardtabletten bzw. -kapseln)
- Hydromorphon (z. B. Jurnista, Palladon)
- Oxycodon (z. B. Oxygesic)

Beispiele für Opioid-Analgetika sind:

- Buprenorphin (z. B. Temgesic)
- Piritramid (z. B. Dipidolor)
- Pethidin (z. B. Dolantin)
- Tramadol (z. B. Tramal, Tramadolor, Tramundin)
- Tilidin (zusammen mit Naloxon, einem Antagonisten, in z. B. Valoron N, Tilidin comp.)

▶ **Nebenwirkungen.** Hier können Obstipation, Verminderung der Atemfunktion, Übelkeit und Erbrechen, Miktionsstörungen sowie allergische Hauterscheinungen auftreten. Als Nebenwirkung oder aber als ergänzende Wirkung kann z. B. eine beruhigende Wirkung, eine angstreduzierende Wirkung oder eine mögliche anregende Wirkung verstanden werden.

▶ **Wechselwirkung.** Verstärkung der atemdepressiven, blutdrucksenkenden, obstipierenden Wirkung durch andere Medikamente.

Merke

Die häufig genannte Suchtgefahr tritt bei der therapeutischen Anwendung von Opiaten/Opioiden nicht auf. Bei Einnahme aus anderen Gründen als für die Schmerzbehandlung ist ein Abhängigkeitspotenzial allerdings gegeben.

Antirheumatika

Antirheumatika (▶ Abb. 23.1) werden z. B. in der Rheumatherapie eingesetzt. Zu den sog. nicht-steroidalen Antirheumatika (NSAR) zählen z. B. folgende weit verbreitete Arzneistoffe:

- Diclofenac (z. B. Voltaren)
- Ibuprofen (z. B. Aktren, Imbun)
- Indometacin (z. B. Indomet)
- Naproxen (diverse Generika)

Neuere Entwicklungen sind die sog. COX-2-Hemmer wie Celecoxib (Celebrex) und Etoricoxib (Arcoxia).

▶ **Nebenwirkungen.** Hier können Magen-Darm-Beschwerden, Schleimhautblutungen, Ulzera, allergische Reaktionen sowie Blutbildveränderungen auftreten; bei Dauertherapie Leber- und Nierenschädigungen. Das Spektrum der Nebenwirkungen der COX-2-Hemmer ist prinzipiell vergleichbar mit dem der NSAR, jedoch bezüglich der Magenschleimhautschädigungen scheinen COX-2-Hemmer bei kurz- und mittelfristigem Gebrauch vorteilhaft.

▶ **Wechselwirkungen.** Mit Glukokortikoiden besteht erhöhte Gefahr von Magen-Darm-Beschwerden und Blutungen; außerdem Abschwächung der diuretischen Wirkung von Diuretika sowie Abschwächung der blutdrucksenkenden Wirkung von Antihypertensiva.

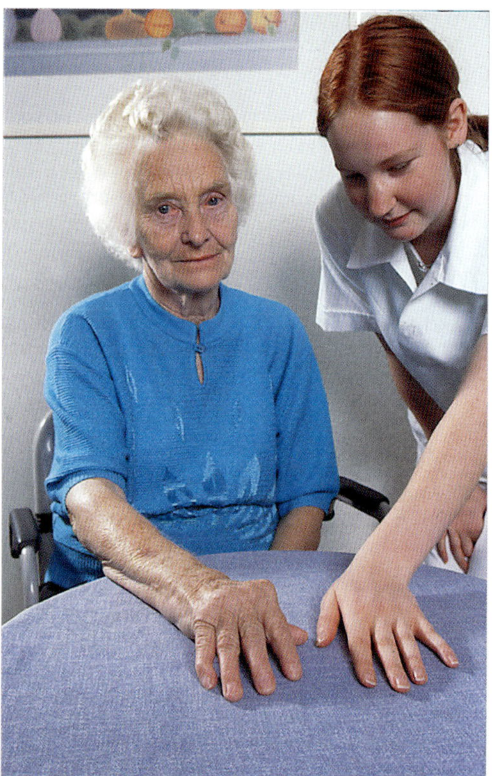

Abb. 23.1 Antirheumatika. Menschen mit Rheuma benötigen Antirheumatika. Auf der Abbildung deutlich zu sehen eine rheumatisch deformierte Hand (li.) im Vergleich zu einer gesunden Hand (re.).

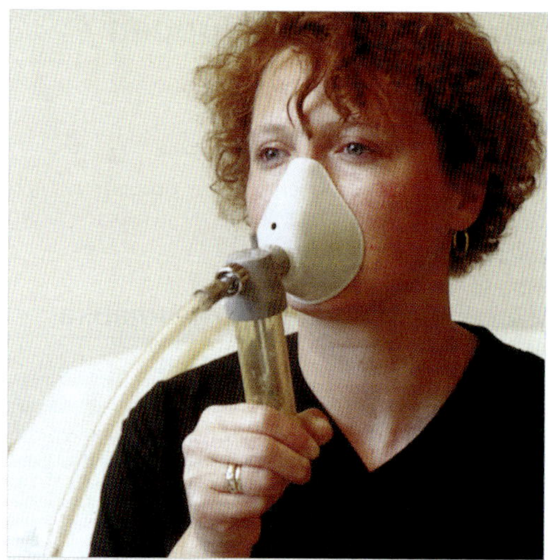

Abb. 23.2 Inhalation. Expektoranzien können auch inhaliert werden. Sie dienen der Verflüssigung von zähem Bronchialschleim und erleichtern so den Patienten das Abhusten.

23.1.2 Antitussiva/Antiasthmatika

Antitussiva

Hustenreizstillende Medikamente zur Behandlung des trockenen Reizhustens sind hauptsächlich auch Abkömmlinge des Morphins. Dazu gehören
- Codein (z. B. Codicaps) und
- Dihydrocodein (z. B. Paracodin).

▸ **Nebenwirkungen.** Vergleichbar mit den Nebenwirkungen der Opiate/Opioide, i. d. R. aber nicht so ausgeprägt. Ein Suchtpotenzial ist bei Dauergebrauch gegeben.

▸ **Wechselwirkungen.** Hier ist die verstärkte sedierende und atemdepressive Wirkung bei Kombination mit Psychopharmaka und Alkohol zu nennen.

Expektoranzien

Expektoranzien (auswurffördernde Mittel) fördern die Verflüssigung von zähem Bronchialsekret und erleichtern dadurch das Abhusten (▸ Abb. 23.2).

Pflanzliche Expektoranzien sind z. B.
- ätherische Öle wie Eukalyptusöl oder
- Extrakte aus Thymian oder Efeu.

Oft verwendete, nicht pflanzliche Expektoranzien sind
- N-Acetylcystein, abgekürzt ACC bzw. NAC, oder
- Ambroxol (z. B. Mucosolvan).

▸ **Nebenwirkungen.** Diese Mittel sind meist sehr gut verträglich; selten treten Magen-Darm-Unverträglichkeiten auf.

▸ **Wechselwirkungen.** Bei gleichzeitiger Gabe von Antitussiva (= „Hustenblocker“) kann ein Sekretstau auftreten.

Antiasthmatika

Zur Therapie von Bronchialasthma werden verschiedene Arzneigruppen eingesetzt. Bronchienerweiternd wirken β2-Sympathomimetika wie
- Salbutamol (z. B. Sultanol),
- Fenoterol (z. B. Berotec) oder
- Formoterol (z. B. Foradil P).

Bronchienerweiternd und zudem entzündungshemmend wirkt Theophyllin (z. B. Bronchoretard, Euphylong, Solosin, Uniphyllin). Stark entzündungshemmend wirken Glukokortikoide, die für die Asthmabehandlung am besten lokal als Bronchialspray verabreicht werden (z. B. Flutide, Pulmicort, Sanasthmax).

Bei den verschiedenen Applikationssystemen zur inhalativen Anwendung („Asthmasprays“) gibt es mittlerweile sehr unterschiedliche Systeme. Um die volle Wirksamkeit mit möglichst geringen Nebenwirkungen zu erzielen, ist das Erlernen der Handhabung dieser Systeme (S. 423) sehr wichtig.

► **Nebenwirkungen.** Hier sind Herzrhythmusstörungen, Übelkeit, Unruhe sowie Magen-Darm-Beschwerden zu nennen.

► **Wechselwirkungen.** Die Behandlung mit Theophyllin führt zu zahlreichen potenziellen Wechselwirkungen mit anderen Arzneimitteln, sodass es einer besonderen Aufmerksamkeit bedarf. Die therapeutische Breite von Theophyllin ist gering. Serumspiegelabfälle bedeuten daher eine unzureichende Wirkung und Serumspiegelanstiege verstärken die Nebenwirkungen.

23.1.3 Antibiotika/Antimykotika

Antibiotika

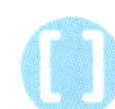

Definition

Antibiotika wirken wachstumshemmend oder keimabtötend und werden eingesetzt, wenn der Körper mit einer Infektion auf das Eindringen von krankheitserregenden Bakterien reagiert.

Eine antibiotische Behandlung schädigt immer auch das körpereigene und lebenswichtige Keimspektrum der Haut, der Schleimhäute und des Darms. Ein Antibiotikum allein kann keine Infektion überwinden, insofern ist immer auch die körpereigene Abwehr durch das Immunsystem notwendig.

Häufiger Einsatz und falsche Indikation von Antibiotika führen zur Selektion von Keimen, die resistent gegenüber den Substanzen sind. Diese Resistenz kann auf andere Keime übertragen werden, sodass schließlich multi-resistente Keime resultieren, die schwer oder kaum zu behandeln sind und die dort besonders gehäuft auftreten, wo mit Antibiotika regelmäßig umgegangen wird (z. B. in Krankenhäusern und dort insbes. Intensivstationen).

Eine entscheidende Ursache für Keime mit verschiedenen Resistenzen ist zudem die Anwendung von Antibiotika als Masthilfsmittel und als Futtermittelzusatz. Es ist belegbar, dass sich dadurch die Behandlungsmöglichkeiten Erkrankter schon heute verschlechtern. Konsequenzen aus dieser Erkenntnis werden nur langsam und sehr zögerlich gezogen.

Antibiotisch wirksam sind verschiedene Substanzgruppen:

- Penicilline (z. B. Penicillin V, Amoxicillin, Piperacillin)
- Cephalosporine (z. B. Cefazolin, Cefuroxim, Cefaclor, Ceftriaxon)
- Carbapeneme (z. B. Imipenem, Meropenem)
- Sulfonamide (z. B. Cotrimoxazol)
- Tetracycline (z. B. Doxycyclin)
- Aminoglycoside (z. B. Gentamicin, Tobramycin)
- Makrolide (z. B. Erythromycin, Clarithromycin, Roxithromycin)
- Gyrasehemmer/Chinolone (z. B. Norfloxacin, Ofloxacin, Ciprofloxacin, Moxifloxacin)
- Glycopeptide (Vancomycin, Teicoplanin)

► **Nebenwirkungen.** Es können allergische Reaktionen, Magen-Darm-Unverträglichkeiten, Übelkeit, Durchfall, bei einigen antibiotisch wirksamen Substanzen auch Leberschädigungen und Nierenfunktionsstörungen auftreten.

► **Wechselwirkungen.** Tetracycline sollten nicht gleichzeitig mit Milch, Antazida- und Eisenpräparaten eingenommen werden.

Antimykotika

Antimykotika hemmen das Wachstum von Pilzen, die den Körper oberflächlich besiedeln und über die Haut oder Schleimhäute zu einer Infektion führen können (► Abb. 23.3).

Systemische Pilzinfektionen sind seltener und stehen oftmals im Zusammenhang mit einer anderen Erkrankung, die zu einer geschwächten Immunabwehr geführt hat.

Für die lokale Therapie an Haut und Schleimhaut stehen verschiedene Substanzen zur Verfügung, z. B.:

- Clotrimazol (z. B. Canesten)
- Econazol (z. B. Epi-Pevaryl)
- Bifonazol (z. B. Mycospor)

Für die Behandlung systemischer Mykosen stehen zur Verfügung:

- Itraconazol (z. B. Sempera)
- Fluconazol (z. B. Diflucan)
- Voriconazol (Vfend)
- Flucytosin (Ancotil)
- Liposomales Amphotericin B, Caspofungin (z. B. Cancidas), Anidulafungin (z. B. Ecalta)

► **Nebenwirkungen.** Es kann zu Leberschädigungen, Blutbildveränderungen, Magen-Darm-Beschwerden, Müdigkeit, Kopfschmerzen sowie Hautreaktionen kommen.

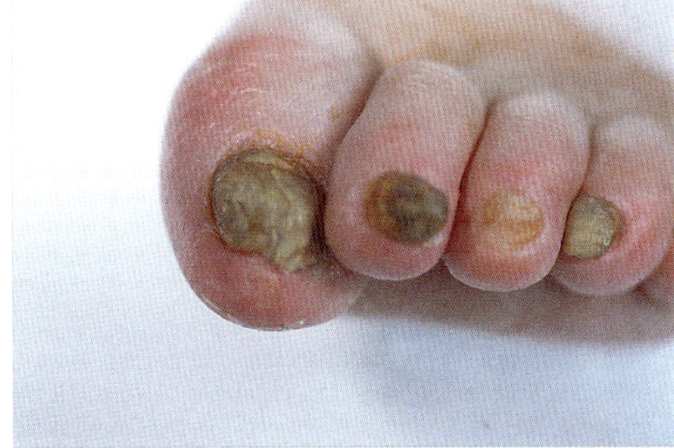

Abb. 23.3 Mykose. Der Pilzbefall am Fuß kann durch Antimykotika und gute Fußhygiene beseitigt werden.

Die topische Anwendung der Antimykotika ist i. d. R. gut verträglich.

► **Wechselwirkungen.** Bei der systemischen Therapie ergeben sich zahlreiche Wechselwirkungen aufgrund der gleichen Metabolisierungswege in der Leber mit z. B. Ciclosporin, Chinidin, Phenytoin, Carbamazepin.

23.1.4 Diuretika

Bei Nierenfunktionsstörungen, zur Behandlung von Bluthochdruck und Herzinsuffizienz oder zur Therapie von Ödemen werden Diuretika eingesetzt. Neben der Ausscheidung von Wasser werden auch Elektrolyte in unterschiedlicher Intensität durch die verschiedenen diuretisch wirksamen Substanzen ausgeschieden.

Schleifendiuretika fördern die Natrium-, Kalium-, Chlorid-, Magnesium- und Wasserausscheidung an der Henle-Schleife. Beispiele sind:

- Furosemid (z. B. Lasix, Furorese)
- Torasemid (z. B. Torem)
- Piretanid (z. B. Arelix)

Kaliumsparende Diuretika fördern die Natrium-, Chlorid- und Wasserausscheidung, gehemmt wird die Kaliumausscheidung. Hierzu gehören

- Spironolakton (z. B. Aldactone) und
- Amilorid (z. B. in Moduretik).

► **Nebenwirkungen.** Bei Dauertherapie kann es zu Störungen im Wasser-Elektrolyt-Haushalt kommen. Ein Kaliummangel kann zu Schwächegefühl, Übelkeit, Herzrhythmusstörungen führen.

► **Wechselwirkungen.** Verschiedene Interaktionen mit z. B. Antihypertensiva, Antidiabetika, Herzglykosiden, Laxanzien sind möglich.

23.1.5 Herz-Kreislauf-Mittel

Zur Therapie der Herzinsuffizienz werden verschiedene Arzneimittelgruppen eingesetzt.

Herzglykoside

Herzglykoside bewirken eine Stärkung der Kontraktionskraft des Herzmuskels. Dadurch wird die Pumpleistung verbessert und die Herzfrequenz verlangsamt. Digitalisglykoside werden noch recht häufig eingesetzt, allerdings mit rückläufiger Tendenz, z. B.:

- Digoxin (z. B. Lanicor)
- Digitoxin (z. B. Digimerck)
- β-Acetyldigoxin (z. B. Novodigal)

► **Nebenwirkungen.** Kopfschmerzen, Benommenheit, Sehstörungen (Farbsehen), Ohrensausen sowie Herzrhythmusstörungen sind zu nennen. Die therapeutische Breite ist gering. Wegen sehr langer Halbwertszeiten der Digitalisglykoside sind Überdosierungen leicht möglich.

► **Wechselwirkungen.** Laxanzien können zu einem Kaliummangel führen, dies verstärkt die Herzglykosidwirkung. Werden die Enzyme der Leber durch z. B. Barbiturate aktiviert, so erfolgt auch ein beschleunigter Abbau der Herzglykoside, also eine Wirkabschwächung.

ACE-Hemmer

ACE-Hemmer hemmen das „Angiotensin-converting-Enzyme" und reduzieren somit die Bildung eines bestimmten Botenstoffs (Angiotensin II). ACE-Hemmer werden sowohl zur Behandlung der Herzinsuffizienz als auch zur Behandlung des Bluthochdrucks (Hypertonie) eingesetzt. Es gibt zahlreiche verschiedene Wirkstoffe, die sich nur geringfügig unterscheiden. Häufig verwendete ACE-Hemmer sind:

- Captopril (diverse Generika)
- Enalapril (z. B. Xanef)
- Lisinopril (diverse Generika)
- Fosinopril (z. B. Fosinorm)

► **Nebenwirkungen.** Es kann zu Reizhusten, Kopfschmerzen, Schwindelgefühl, Diarrhö sowie Geschmacksstörungen kommen.

► **Wechselwirkungen.** In Kombination mit kaliumsparenden Diuretika besteht die Gefahr der Hyperkaliämie. Antirheumatika wie z. B. Diclofenac, Indometacin schwächen die blutdrucksenkende Wirkung.

Die häufigste Nebenwirkung ist der sehr störende trockene Reizhusten. Wenn aufgrund der Nebenwirkung die Fortführung der Behandlung mit ACE-Hemmern nicht akzeptabel ist, kann auf die relativ neu entwickelten AT-II-Antagonisten gewechselt werden.

AT-II-Antagonisten

AT-II-Antagonisten hemmen selektiv den Angiotensin-II-Typ-1-Rezeptor, hemmen also die physiologische Wirkung von Angiotensin II. Vertreter dieser Gruppe sind u. a.:

- Losartan (z. B. Lorzaar)
- Candesartan (z. B. Atacand, Blopress)
- Olmesartan (z. B. Olmetec, Votum)
- Valsartan (z. B. Diovan)

► **Nebenwirkungen.** Selten treten Schwindel, Hyperkaliämie sowie Hautreaktionen auf.

► **Wechselwirkungen.** Sie entsprechen den Wechselwirkungen bei ACE-Hemmern.

Kalziumantagonisten

Kalziumantagonisten werden zur Behandlung der Hypertonie, der koronaren Herzkrankheit sowie der Angina pectoris eingesetzt. Wirksam sind sie durch eine direkte Reduktion der Herzleistung sowie einer Erweiterung der (Koronar-) Gefäße. Beispiele sind:

- Nifedipin (z. B. Adalat)
- Nitrendipin (z. B. Bayotensin)

- Amlodipin (z. B. Norvasc)
- Diltiazem (z. B. Dilzem)
- Verapamil (z. B. Isoptin)

▸ **Nebenwirkungen.** Hier sind Obstipation, Müdigkeit, Kopfschmerzen, Flush (Gesichtsröte) sowie Ödembildung zu nennen. Teilweise verlängert sich die AV-Überleitungszeit am Herzen.

▸ **Wechselwirkungen.** Blutdrucksenkende Wirkungen anderer Arzneimittel werden verstärkt.

β-Blocker/β-Rezeptorenblocker

β-Blocker/β-Rezeptorenblocker werden bei der koronaren Herzkrankheit (KHK), Herzrhythmusstörungen, Hypertonie sowie zur Anfallsprophylaxe von Angina pectoris eingesetzt (▸ Abb. 23.4). Die Wirkung der Katecholamine am Herzen wird gehemmt, sodass es zu einer Reduktion der Herzleistung und Verlangsamung des Herzschlages kommt. Beispiele sind:

- Metoprolol (z. B. Beloc Zok)
- Atenolol (z. B. Tenormin)
- Bisoprolol (z. B. Concor)

▸ **Nebenwirkungen.** Hier sind Müdigkeit, Schlafstörungen, Übelkeit, Kopfschmerzen, depressive Verstimmungen sowie Hypoglykämie zu nennen.

▸ **Wechselwirkungen.** Die Wirkung von Antiarrhythmika wird durch β-Blocker verstärkt. Bei Diabetikern kommt es zu einer verstärkten Wirkung von Insulin und oralen Antidiabetika und somit unter Umständen zu Hypoglykämien.

Organische Nitrate

Organische Nitrate werden zur Akutbehandlung und zur Vorbeugung von Angina pectoris eingesetzt. Nitrate erweitern die Venen, reduzieren so den Sauerstoffverbrauch und führen zur sofortigen Entlastung des Herzens.

Zur Akutbehandlung wird Glyceroltrinitrat (z. B. Nitrolingual) entweder als Zerbeißkapsel oder als Dosierspray eingesetzt.

Zur oralen Weiterbehandlung eignen sich z. B.:

- Isosorbiddinitrat / ISDN (z. B. Isoket)
- Isosorbidmononitrat / ISMN (z. B. Ismo, Corangin)
- Molsidomin (z. B. Corvaton)

▸ **Nebenwirkungen.** Es kann zu Kopfschmerzen, Schwindel, Übelkeit, Blutdruckabfall sowie Flush (Gesichtsröte) kommen.

▸ **Wechselwirkungen.** Bei gleichzeitiger Einnahme von blutdrucksenkenden Mitteln wird deren Wirkung verstärkt.

23.1.6 Magen-Darm-Mittel

Laxanzien

Abführmittel werden eingesetzt zur Beschleunigung der Stuhlentleerung. Eine Darmentleerung bzw. -reinigung kann auch Teil der Vorbereitungen für eine Operation sein. Ebenso können Laxanzien zur Begleittherapie eingesetzt werden, um Obstipation als Nebenwirkung von z. B. Opiaten/Opioiden oder Psychopharmaka zu behandeln. Meistens werden Laxanzien jedoch aufgrund von Verdauungs- und Ausscheidungsstörungen eingenommen, deren Ursache die Ernährungsweise ist.

Quellstoffe

Hierzu zählen verschiedene quellfähige, nicht verdaubare Polysaccharide, die im Darm Flüssigkeit binden und so einer Stuhlverhärtung entgegenwirken, z. B.:

- Leinsamen
- Weizenkleie
- Indischer Flohsamen (z. B. Agiocur, Metamucil)

Der Einnahme von Quellstoffen entspricht die Ergänzung oder Umstellung der Ernährung hin zu ballaststoffreicher Kost mit Vollkornprodukten, Obst und Gemüse (▸ Abb. 23.5) Selbstverständlich ist dies einer Medikation vorzuziehen.

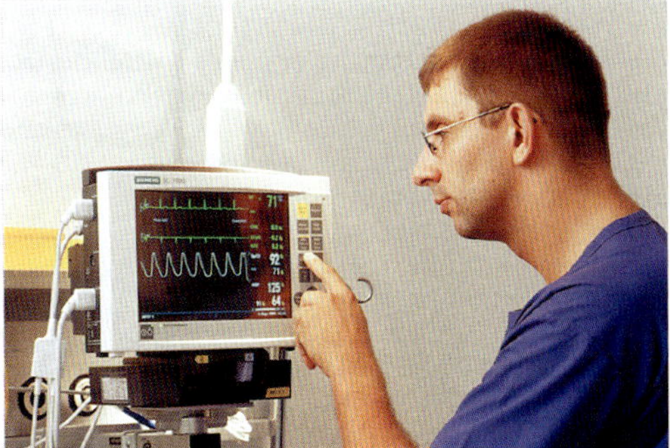

Abb. 23.4 Monitorüberwachung. Eine vorübergehende Monitorüberwachung nach β-Rezeptorenblocker-Einnahme kann helfen, eine auftretende Nebenwirkung zu erkennen.

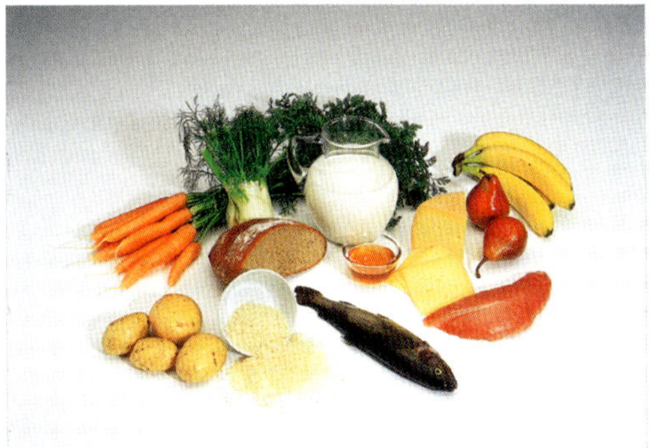

Abb. 23.5 Ballaststoffreiche Kost. Sie führt auch ohne Medikamente dazu, dass Flüssigkeit im Darm gebunden und so einer Stuhlverhärtung entgegengewirkt wird.

Antiresorptiv wirkende Abführmittel

Die Resorption von Elektrolyten und Wasser wird an der Darmwand gehemmt. Der Eindickung des Stuhles wird entgegengewirkt und die Ausscheidung beschleunigt. Beispiele für die pflanzlichen Substanzen sind:

- Rizinusöl und die Extrakte der Aloe
- Faulbaumrinde
- Sennesblätter
- Rhabarber

Diese Extrakte können als Tablette, Lösung oder Instant-Tee verabreicht werden. Die Teedrogen können zudem als Kräutertee verwendet werden. Synthetische Substanzen mit vergleichbarer Wirkung sind

- Bisacodyl (z. B. Dulcolax) oder
- Na-picosulfat (z. B. Laxoberal).

▸ **Nebenwirkungen.** Akute Nebenwirkungen sind eher selten. Abhängig von der Dosierung können Bauchschmerzen auftreten. Der Dauergebrauch führt zu Verschiebungen des Elektrolythaushalts, zu einer chronischen Reizung des Darmes mit Veränderungen der Darmschleimhaut und zu Gewöhnungseffekten, sodass die wirksame Dosis gesteigert werden muss.

▸ **Wechselwirkung.** Gesteigerte Kaliumverluste bei Kombination mit Diuretika. Gesteigerte Wirkung von Herzglykosiden oder Antiarrhythmika aufgrund von erhöhten Kaliumverlusten.

Merke

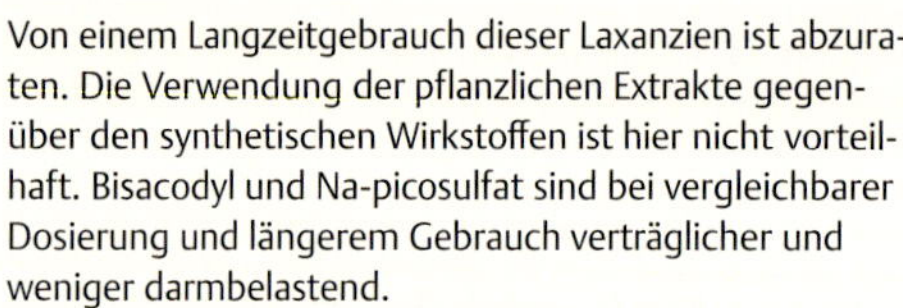

Von einem Langzeitgebrauch dieser Laxanzien ist abzuraten. Die Verwendung der pflanzlichen Extrakte gegenüber den synthetischen Wirkstoffen ist hier nicht vorteilhaft. Bisacodyl und Na-picosulfat sind bei vergleichbarer Dosierung und längerem Gebrauch verträglicher und weniger darmbelastend.

▸ **Osmotisch wirkende Abführmittel.** Durch Einnahme von Salzen oder anderer Substanzen, die im Darm schwer resorbierbar sind, wird Wasser im Darm gehalten und somit die Stuhlentleerung beschleunigt. Beispiele für salinische Mittel sind Glaubersalz/Na-sulfat, Bittersalz/Mg-sulfat, für Zuckeralkohole Mannit, Sorbit, für Zucker Laktose/Milchzucker, Laktulose (z. B. Bifiteral). Relativ neu sind Kombinationen aus einer Salzmischung mit Macrogol (= Polyethylenglykol) (z. B. Movicol, Isomol). Der Vorteil liegt in der guten Verträglichkeit, der milden aber sicheren Wirkung und in der fehlenden Belastung für den Darm.

▸ **Nebenwirkungen.** Bei den salinischen Mitteln kommt es bei Dauergebrauch zu Verschiebungen im Elektrolythaushalt.

▸ **Wechselwirkungen.** Eine beschleunigte Darmentleerung kann zu einer verringerten Resorption anderer Arzneimittel führen.

Merke

Für alle Abführmittel gilt, dass immer ausreichend Flüssigkeit gegeben werden muss. Bei einer zu geringen täglichen Trinkmenge kann schon allein eine gesteigerte Trinkmenge die Stuhlentleerung beschleunigen.

Antazida/Säurehemmer

Definition

Antazida sind Substanzen, die die Salzsäure des Magens aufnehmen und neutralisieren und gleichzeitig durch Abdeckung der Magenschleimhaut reizmildernd wirken.

Antazida/Säurehemmer werden bei übermäßiger Säureproduktion im Magen bzw. bei Erkrankungen, die eine zeitweilige Verminderung der Säureproduktion erfordern, genommen.

Beispiele für Antazida sind z. B. folgende Handelspräparate:

- Riopan
- Gelusil
- Talcid
- Maaloxan

Säurehemmer

Sowohl die H_2-Blocker als auch die Protonenpumpenhemmer reduzieren die Produktion von HCl der Magenschleimhautzellen. Beide Gruppen werden zur Behandlung von Ulzera, chronischer Refluxösophagitis sowie zur Rezidivprophylaxe von Ulzera eingesetzt.

Beispiele für H_2-Blocker sind:

- Ranitidin (diverse Generika)
- Famotidin (z. B. Pepdul)

Die Protonenpumpenhemmer zeigen eine deutlich stärkere und länger anhaltende Unterdrückung der Säureproduktion im Magen. Dadurch ist eine schnellere Abheilung von z. B. Magenulzera möglich. Beispiele sind:

- Omeprazol (z. B. Antra, Omep)
- Esomeprazol (z. B. Nexium)
- Pantoprazol (z. B. Pantozol, Rifun)
- Lansoprazol (z. B. Agopton)

▸ **Nebenwirkungen.** Es können Magen-Darm-Beschwerden, Kopfschmerzen sowie Müdigkeit auftreten. Eine lang anhaltende pH-Erhöhung im Magen reduziert den antibakteriellen Schutz des Magens und es kann zu bakteriellen Besiedlungen des Magens und der Speiseröhre kommen.

▸ **Wechselwirkung.** Der Abbau von Omeprazol in der Leber erfolgt hauptsächlich über Cytochrom-P-450-Isoenzyme. Dadurch kann der Abbau anderer Arzneistoffe beeinträchtigt werden, die ebenfalls über diese Enzymgruppe abgebaut werden.

23.1.7 Psychopharmaka

Definition

Psychopharmaka sind Medikamente, die auf die seelischen Vorgänge des Menschen Einfluss nehmen und zur Therapie von psychischen Störungen eingesetzt werden.

Neuroleptika

Neuroleptika wirken dämpfend, reduzieren Angst und Trugwahrnehmungen sowie affektive Spannungen. Beispiele für klassische, ältere Neuroleptika sind:

- Promethazin (z. B. Atosil)
- Levomepromazin (z. B. Neurocil)
- Perazin (z. B. Taxilan)
- Chlorprothixen (z. B. Truxal)
- Melperon (z. B. Eunerpan)
- Haloperidol (z. B. Haldol)

Neuere sog. „atypische Neuroleptika" gewinnen zunehmend an Bedeutung, da sie verträglicher sind und weniger belastende Nebenwirkungen aufweisen. Beispiele sind hier:

- Clozapin (z. B. Leponex)
- Risperidon (z. B. Risperdal)
- Olanzapin (z. B. Zyprexa)
- Quetiapin (z. B. Seroquel)

▸ **Nebenwirkungen.** Vegetative Reaktionen, wie Mundtrockenheit, Sehstörungen, Obstipation, Miktionsstörungen, extrapyramidal-motorische Störungen, wie Blickkrämpfe, Muskelzuckungen sowie medikamentös induziertes Parkinson-Syndrom, können auftreten.

▸ **Wechselwirkungen.** Andere potenziell dämpfend wirkende Medikamente werden durch Neuroleptika in ihrer Wirkung verstärkt (z. B. Schlafmittel, Narkosemittel, Opiate/Opioide).

Antidepressiva

Antidepressiva wirken stimmungsaufhellend, depressionslösend, antriebssteigernd oder auch antriebshemmend, angsthemmend oder auch angststeigernd. Das genaue Wirkspektrum der einzelnen Antidepressiva muss beachtet und genau auf die differenzierte, psychiatrische Diagnose abgestimmt werden (▸ Abb. 23.6). Beispiele sind:

- Imipramin (z. B. Tofranil)
- Amitriptylin (z. B. Saroten)
- Doxepin (z. B. Aponal)

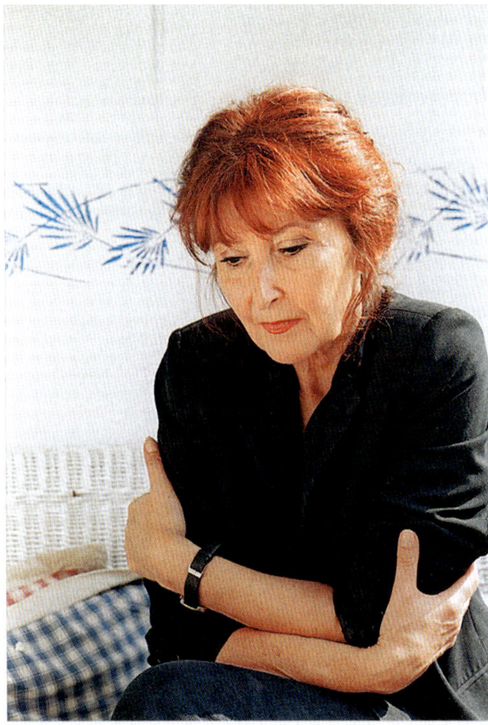

Abb. 23.6 Psychiatrische Erkrankungen. Diese Schauspielerin stellt die Leere und Verzweiflung eines an Depressionen leidenden Menschen dar.

- Mianserin (diverse Generika)
- Fluoxetin (diverse Generika)
- Paroxetin (diverse Generika)

▸ **Nebenwirkungen.** Mundtrockenheit, Sehstörungen, Obstipation, Miktionsstörungen, Blutdruckabfall, Schlaflosigkeit, Erregungs- und Verwirrtheitszustände, Leberfunktionsstörungen.

Merke

Die Wirkung von Antidepressiva wird durch Alkohol verstärkt. Antidepressiva sollten deshalb nicht zusammen mit alkoholischen Getränken eingenommen werden.

Als eher schwach wirkendes Antidepressivum werden seit einigen Jahren zunehmend Johanniskrautextrakte in der Therapie eingesetzt. Die Akzeptanz ist recht gut, indiziert sind diese Präparate aber nur bei leichteren depressiven Verstimmungen. Beispiele sind Handelspräparate wie:

- Jarsin
- Hyperforat
- Felis
- Laif

Eine mögliche Nebenwirkung von Johanniskrautpräparaten ist die Fotosensibilität.

Tranquilizer

Tranquilizer gehören zu den meistverordneten Psychopharmaka und werden zur Behandlung von Angstzuständen eingesetzt. Die meisten Tranquilizer gehören zur Gruppe der Benzodiazepine. Diese werden teilweise auch als Hypnotika/Schlafmittel eingesetzt. Sie wirken angstlösend (= anxiolytisch), vegetativ dämpfend, sedierend. In der Dauertherapie, für die sog. Tagesanxiolyse, oft eingesetzte Benzodiazepine sind:

- Diazepam (z. B. Valium)
- Bromazepam (z. B. Lexotanil)
- Lorazepam (z. B. Tavor)
- Clobazam (Frisium)

▸ **Nebenwirkungen.** Hier sind Konzentrationsminderung, Muskelschwäche, Schwindel sowie Gedächtnisstörungen zu nennen. Bei Dauertherapie besteht die Gefahr der Gewöhnung und der (psychischen) Abhängigkeit.

▸ **Wechselwirkungen.** Es kann zu einer Verstärkung der Wirkung anderer zentral dämpfender Substanzen wie Sedativa, Neuroleptika, Antihistaminika sowie Alkohol kommen.

23.1.8 Schlafmittel

Zur Erleichterung des Schlafes bzw. zum Herbeiführen des Schlafes gibt es verschiedene medikamentöse und nicht medikamentöse Möglichkeiten.

M!

Merke

Die nicht medikamentösen Vorgehensweisen zur Herbeiführung des Schlafes (gezielte Entspannung, Spaziergang, Meiden von Kaffee, Tee oder Alkohol, u. a.) sollten immer Vorrang haben!

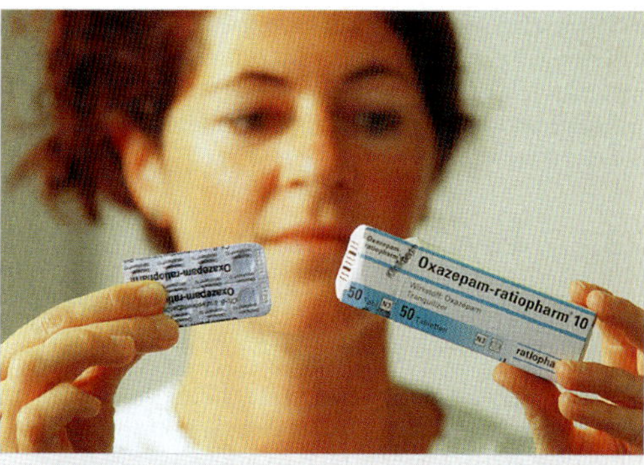

Abb. 23.7 Oxazepam. Das Schlafmittel ist verschreibungspflichtig und sollte nur nach enger Diagnosestellung des Arztes angewandt werden.

Rezeptfreie Schlafmittel sind die pflanzlichen Mittel mit Extrakten aus Baldrian, Hopfen, Melisse oder Passionsblume und die synthetischen sog. Antihistaminika mit beruhigender, schlafanstoßender Wirkung. Beispiele sind:

- Diphenhydramin (z. B. Dolestan, Halbmond)
- Doxylamin (z. B. Hoggar N, Sedaplus)

Verschreibungspflichtige Schlafmittel sind überwiegend kurzwirksame Benzodiazepine wie:

- Triazolam (z. B. Halcion)
- Nitrazepam (z. B. Mogadan)
- Oxazepam (z. B. Adumbran, ▸ Abb. 23.7)
- Flunitrazepam (z. B. Rohypnol = Btm)

Andere Non-Benzodiazepin-Hypnotika wie Zolpidem (z. B. Stilnox) oder Zopiclon (z. B. Ximovan) verdrängen zunehmend die Benzodiazepine. Vorteile dieser neueren Substanzen sind ein geringeres Abhängigkeitspotenzial und eine kürzere Wirkdauer.

▸ **Neben-/Wechselwirkungen.** Diese sind vergleichbar mit denen der Benzodiazepine, aber meist geringer ausgeprägt.

Teil IV

Ernährung, Gesundheit und Krankheit

24 Ernährungslehre *605*

25 Diätetik *617*

26 Grundlagen von Gesundheit und Krankheit *623*

27 Gesundheit und Suchtmittel *628*

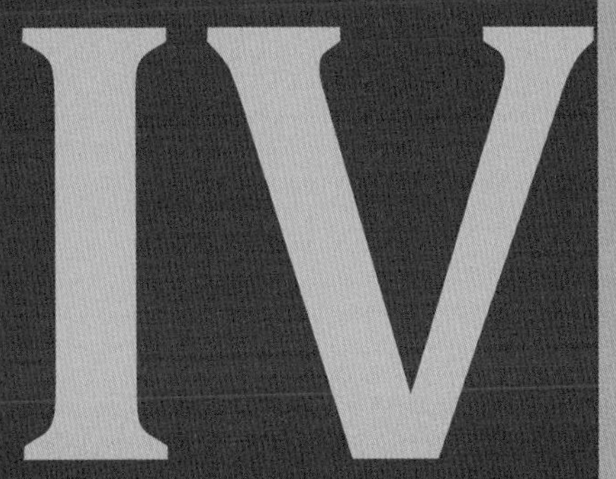

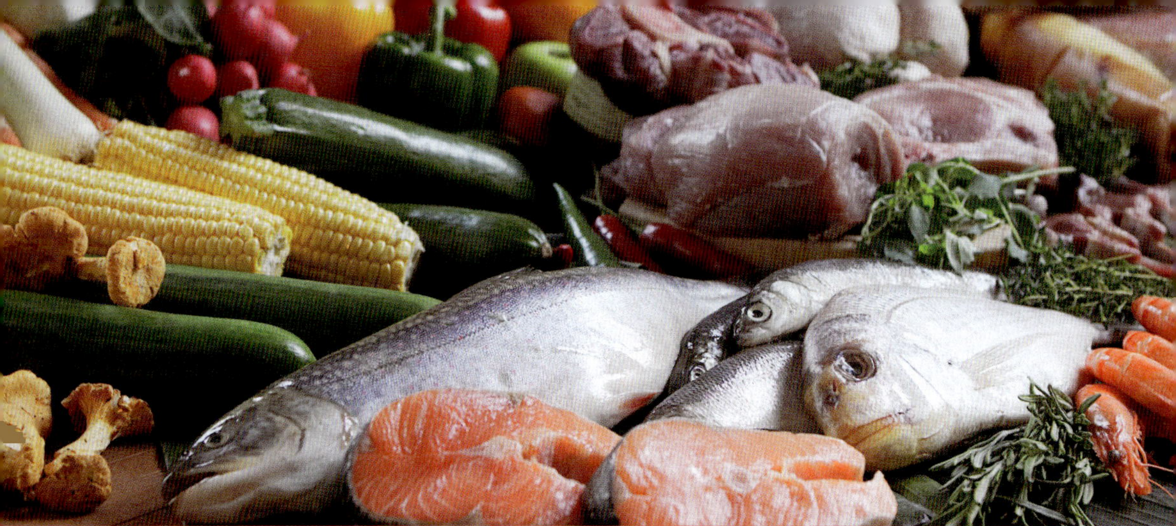

Kapitel 24

Ernährungslehre

24.1 Einführung 605

24.2 Grundlagen der Ernährungslehre 605

24.3 Vollwerternährung 614

24 Ernährungslehre

Lenore Lübke-Schmid, Beate Weisser

24.1 Einführung

Die richtige Ernährung ist eine wichtige Voraussetzung für die Erhaltung der Gesundheit, der Leistungsfähigkeit und des Wohlbefindens. Wesentlich ist, dass alle Nährstoffe (Eiweiß, Fett, Kohlenhydrate), Vitamine und Mineralien bedarfsgerecht und in schmackhafter Zubereitung aufgenommen werden. Es handelt sich dann um eine vollwertige Ernährung (▸ Abb. 24.1).

Die Ernährungsgewohnheiten des Menschen sind sehr unterschiedlich und von verschiedenen Einflussfaktoren abhängig. So gibt es z. B. religiöse Vorschriften, die die Aufnahme bestimmter Speisen oder Nahrungsmittel verbieten, wie z. B. bei Muslimen das Verbot, Schweinefleisch oder Alkohol zu sich zu nehmen.

Die Lebensgestaltung unserer Zeit bringt es mit sich, dass in vielen Familien nicht mehr genügend Zeit für die Nahrungszubereitung vorhanden ist. Die Folge davon ist oft eine sog. Fast-Food-Ernährung mit Fertigprodukten wie z. B. Dosengerichten, Fertigsuppen, vorgekochter Fertignahrung oder Nahrungsangeboten vom Schnellimbiss, die meist zu fett, überwürzt und mit einer Reihe von Zusatzstoffen zur Geschmacksverbesserung und Konservierung versehen sind. Diese Nahrungsmittel sind beim Verzehr größerer Mengen im Lauf der Zeit gesundheitsschädlich, trotzdem werden sie dem Verbraucher geschickt durch umfangreiche Werbemaßnahmen nahe gebracht.

Bei der Behandlung kranker Menschen ist die Ernährung bei vielen Krankheiten von zentraler Bedeutung. So werden z. B. durch Adipositas bedingte Erkrankungen (Hypertonie, Arteriosklerose usw.) oftmals allein durch Gewichtsreduktion beseitigt oder gebessert. Die Regulierung der Blutzuckerwerte bei einem Typ-2-Diabetiker kann allein durch eine korrekte Ernährung – ohne weitere medikamentöse Maßnahmen – gelingen. Für Patienten mit einer auszehrenden Erkrankung hingegen (Tumorkrankheit, schwere, langwierige Infektionskrankheiten usw.) ist die nährstoffbilanzierte, vitaminreiche, kalorisch angemessene Ernährung zur Gewinnung notwendiger Körper- und Abwehrkräfte unabdingbar.

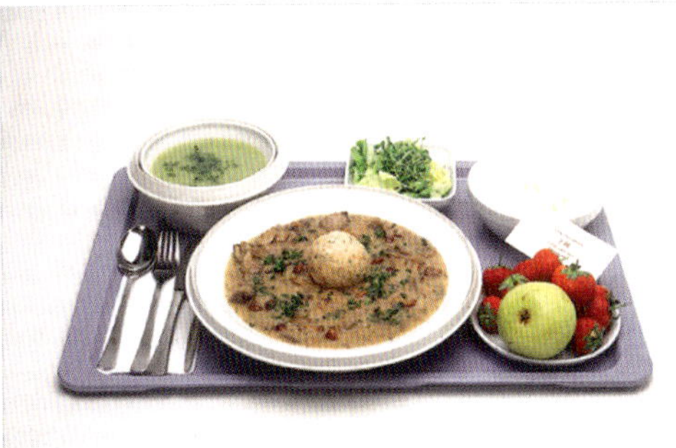

Abb. 24.1 Vollwertige Ernährung. Zu einer vollwertigen Ernährung gehört die Aufnahme von Eiweiß, Fett und Kohlenhydraten sowie von Vitaminen und Mineralstoffen in jeweils bedarfsgerechter Menge.

24.2 Grundlagen der Ernährungslehre

24.2.1 Lebenserhalt

Der Mensch benötigt zum Lebenserhalt neben Wasser die Nahrungsmittel. Sie dienen dem Aufbau und Erhalt der Körpersubstanz, der Energiebildung, der Aufrechterhaltung bzw. Regelung von Körperfunktionen und dem Schutz vor Krankheiten.

Die Nahrungszufuhr wird durch Hunger- und Durstgefühl gesteuert. Verdauungsvorgänge im Magen-Darm-Trakt ermöglichen die Spaltung und Resorption der aufgenommenen Nahrungsmittel, die dann im Organismus ihre spezifische Aufgabe erfüllen (Aufrechterhaltung des Stoffwechsels, des Wasser- und Elektrolythaushaltes usw.).

24.2.2 Energiebedarf

Die im Körper umgesetzte Energiemenge wird in Wärmeeinheiten (Kalorien) oder Joule gemessen.

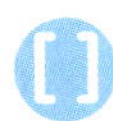

Definition

Eine Kilokalorie (kcal) ist die Energiemenge, die man benötigt, um 1 l Wasser von 14,5 auf 15,5 °C zu erwärmen. Eine Kilokalorie entspricht 4,186 Kilojoule (kJ).

Die aufgenommenen Nährstoffe sorgen für eine Energiezufuhr in folgendem Umfang:
- 1 g Fett = 9,3 kcal
- 1 g Kohlenhydrate (KH) = 4,1 kcal
- 1 g Eiweiß (EW) = 4,1 kcal

Definition

Die Energiemenge, die der Organismus zur Aufrechterhaltung von Lebensfunktionen (Zellstoffwechsel, Atmung, Herztätigkeit usw.) in völliger Ruhe benötigt, nennt man den Grundumsatz. Er ist abhängig von Alter, Geschlecht, Größe und Gewicht des Menschen und beträgt durchschnittlich 1 Kilokalorie pro kg Körpergewicht pro Stunde.

Tab. 24.1 Gesamtkalorienbedarf

Beschäftigungsart	Kalorienbedarf/Tag
Leichtarbeit (z. B. Bürotätigkeit, Autofahren)	um 2 000 kcal/Tag
mittelschwere Arbeit (z. B. Verkäuferin, aufwändige Hausarbeit usw.)	2 500–3 000 kcal/Tag
Schwerarbeit (z. B. Bauarbeiter, landwirtschaftliche Arbeiten usw.)	4 000 kcal/Tag und erheblich mehr
Schwerstarbeit (z. B. Holzfäller, Bergarbeiter, Stahlarbeiter u. a.)	4 800 kcal/Tag und erheblich mehr

Tab. 24.2 Bestandteile der Nahrung

Bestandteil	Funktion
Nährstoffe	Baustoffe (Eiweiß, Mineralstoffe, Wasser) zum Aufbau und Ersatz von Körperzellen. Brennstoffe (Fette, Kohlenhydrate) zur Energiegewinnung
Wirkstoffe	Vitamine, Mineralstoffe, Spurenelemente zur Anregung/Beteiligung an fast allen Lebensvorgängen
Ballaststoffe	Zellulose zur Anregung der Darmperistaltik
Duft-, Farb- u. Geschmacksstoffe	Röststoffe, Blattgrün zur Anregung des Appetits

24

Zur Erhöhung des Grundumsatzes kommt es während der Schwangerschaft, bei Sportlern sowie bei verschiedenen Erkrankungen (z. B. Hyperthyreose, hohes Fieber).

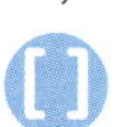

Definition

Unter Arbeitsumsatz versteht man die Energiemenge, die für körperliche Betätigung notwendig ist.

Der Arbeitsumsatz schwankt je nach Beruf und Freizeitbeschäftigung sehr stark. Außerdem spielt die Umgebungstemperatur eine Rolle. So benötigt man z. B. bei Kälte zur Wärmebildung eine größere Energiemenge als bei warmen Temperaturen im Sommer.

Der Gesamtumsatz ergibt sich aus dem Grund- und dem Arbeitsumsatz. Beispiele für den Gesamtkalorienbedarf bei unterschiedlicher körperlicher Betätigung zeigt ▶ Tab. 24.1.

24.2.3 Bestandteile der Nahrung

Die Nährstoffanteile sollen in einem ausgewogenen Verhältnis zueinander aufgenommen werden. Der Kalorienbedarf bei Erwachsenen sollte wie folgt gedeckt werden:

- zu 55–60 % aus Kohlenhydraten
- zu 25 % aus Fett
- zu 15 % aus Eiweiß

Die Bestandteile der Nahrung sind ▶ Tab. 24.2 zu entnehmen.

Eiweiß

Eiweiß setzt sich aus den chemischen Elementen Kohlenstoff, Wasserstoff, Sauerstoff und Stickstoff zusammen. Es ist Bestandteil der Körperzellen, von Hormonen, Fermenten und Antikörpern.

Merke

Jedes Leben ist an Eiweiß gebunden, da es lebensnotwendig ist und durch keinen anderen Nährstoff ersetzt werden kann.

Aufbau der Eiweißstoffe

Aminosäuren sind die kleinsten Bausteine der Eiweißstoffe. Es gibt 20 verschiedene Aminosäuren, 8 davon sind essenziell, d. h. sie müssen mit der Nahrung zugeführt werden, da sie nicht vom Körper gebildet (synthetisiert) werden können. Die anderen Aminosäuren sind nichtessenziell, d. h. sie können vom Körper selbst gebildet werden. Eiweißstoffe, aus denen zu einem hohen Anteil körpereigenes Eiweiß aufgebaut werden kann, sind biologisch hochwertig (z. B. Ei, Milch, Rindfleisch).

- Proteine sind Eiweißstoffe, die nur aus Aminosäuren aufgebaut sind (z. B. Albumine, Globuline).
- Proteide sind zusammengesetzte Eiweißstoffe, die neben Aminosäuren noch andere Baustoffe enthalten (z. B. Glykoproteide = Eiweiß und Kohlenhydrate, Phosphorproteide = Eiweiß und Phosphorsäure u. a.).

Eiweißhaltige Nahrungsmittel

Dazu gehören z. B. Fleisch, Fisch, Milch und Milchprodukte, Ei, Sojabohnen, Getreide, Hülsenfrüchte, Kartoffeln, Nüsse.

Ernährungsphysiologisch günstig ist die Kombination von tierischem und pflanzlichem Eiweiß, z. B.:

- Getreide mit Milch, Fleisch, Ei, Fisch
- Kartoffeln mit Ei bzw. Milchprodukten

Manche eiweißreichen Nahrungsmittel enthalten viel Fett (z. B. Fleisch, Käse, Nüsse, Ei) was bei der Kalorienberechnung oder bestimmten Diäten Berücksichtigung finden muss.

Eiweißhaltige Nahrungsmittel sind leicht verderblich (z. B. Fleisch, Wurst, Fisch) und können bei Verzehr eine Nahrungsmittelvergiftung verursachen.

Tab. 24.3 Täglicher Eiweißbedarf des Menschen

Alter	Eiweißbedarf je kg KG/Tag
Säuglinge	3,5–3 g
Kinder, 1–6 Jahre	2,4 g
Kinder, 7–9 Jahre	2,0 g
Jugendliche	1,5 g
Erwachsene	1,0 g
alte Menschen	1,2 g
Schwangere und Stillende	1,5–2 g

Aufgaben des Eiweißes

Eiweiß liefert die Bausteine zum Zellaufbau und Zellersatz. Es kann nicht im Organismus gespeichert werden und muss deshalb regelmäßig zugeführt werden.

Eiweißbedarf

Der tägliche Eiweißbedarf des Menschen ist aus ▶ Tab. 24.3 zu ersehen.

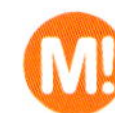

Merke

Überflüssiges Eiweiß kann vom Körper zu Brennstoff umgebaut und zur Energiegewinnung herangezogen werden. Pro 1 g Eiweißzufuhr sollten ca. 30 kcal an Brennstoff (Kohlenhydrate, Fette) mit aufgenommen werden, da sonst das Eiweiß zur Verbrennung und nicht als Baustoff verwendet wird.

Kohlenhydrate

Kohlenhydrate (Saccharide) sind Zuckerstoffe, die in der Pflanze unter Ausnutzung der Sonnenlichtenergie gebildet werden. Sie bestehen aus den Elementen Sauerstoff, Kohlenstoff und Wasserstoff.

Kohlenhydratgruppen

▶ **Monosaccharide.** Dies sind Einfachzucker, z. B.:
- Traubenzucker (Glukose)
- Schleimzucker (Galaktose)
- Fruchtzucker (Lävulose, Fruktose)

Es handelt sich um kleinste, nicht mehr spaltbare Kohlenhydratbausteine. Monosaccharide werden im Darm resorbiert und dienen der Energiezufuhr.

▶ **Disaccharide.** Sie bestehen aus 2 Monosacchariden („Zweifachzucker"). Hierzu gehören:
- Rohr- und Rübenzucker (Saccharose)
- Milchzucker (Laktose)
- Malzzucker (Maltose)

▶ **Oligosaccharide.** Dies sind Verbindungen von 3–10 Monosacchariden. Sie kommen z. B. in Pflanzen vor (Raffinose). Di- und Oligosaccharide werden vor der Resorption im Darm in Monosaccharide gespalten.

Die Süßkraft der erwähnten Mono- und Disaccharide ist sehr unterschiedlich.

▶ **Polysaccharide.** Diese enthalten mehr als 10 Monosaccharide (Mehrfachzucker). Zu den Polysacchariden gehören:
- pflanzliche Stärke (Getreideprodukte, Kartoffeln, Mais, Reis)
- tierische Stärke (Glykogen = Speicherform der Glukose im Organismus)
- Zellulose (unverdauliche Bestandteile der Zellwände = Ballaststoffe)

Aufgaben der Kohlenhydrate

Für den menschlichen Organismus sind Kohlenhydrate Brennstoffe, die Wärme und Energie liefern. Die im Darm aufgenommene Glukose gelangt über den Blutweg zu den Körperzellen, wo sie mittels Insulin aufgenommen wird. Die Verbrennungsvorgänge finden dann in der Zelle unter Mitwirkung von Sauerstoff statt. Die Gehirnzellen benötigen zum Energiestoffwechsel Glukose, weil für sie die Energiegewinnung aus Fett nicht möglich ist. Ebenso ist die vollständige Fettverbrennung nur im Zusammenhang mit der Kohlenhydratverbrennung möglich. Bei fehlender Kohlenhydratzufuhr kommt es deshalb zu lebensbedrohlichen Fettstoffwechselstörungen mit einer Übersäuerung des Blutes (Azidose). Kohlenhydrate werden in Form von Glykogen in der Leber und den Muskeln gespeichert (ca. 300–400 g).

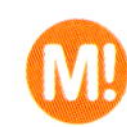

Merke

Bei Bedarf wird das gespeicherte Glykogen wieder zu Monosacchariden abgebaut. Überschüssige Kohlenhydrate werden nach dem Auffüllen der Glykogenspeicher in Fett umgebaut („Dickmacher!").

Kohlenhydratbedarf

Kohlenhydrate sollten ca. 55–60 % des täglichen Energiebedarfs decken. Der durchschnittliche Tagesbedarf liegt bei 5–7 g Kohlenhydrate pro kg Körpergewicht, d. h. für einen Erwachsenen ca. 300–400 g.

Kohlenhydrate sollten in Form von ballaststoffreichen Polysacchariden eingenommen werden, z. B. Vollkornprodukte, Kartoffeln, Reis usw.

Merke

Eine übermäßige Zufuhr von Süßigkeiten (Mono- und Disacchariden) führt zu Karies, Übergewicht und evtl. zu Vitamin-B_1-Mangel, weil bei der Zuckerverwertung im Körper Vitamin B_1 verbraucht wird (▶ Abb. 24.2).

24

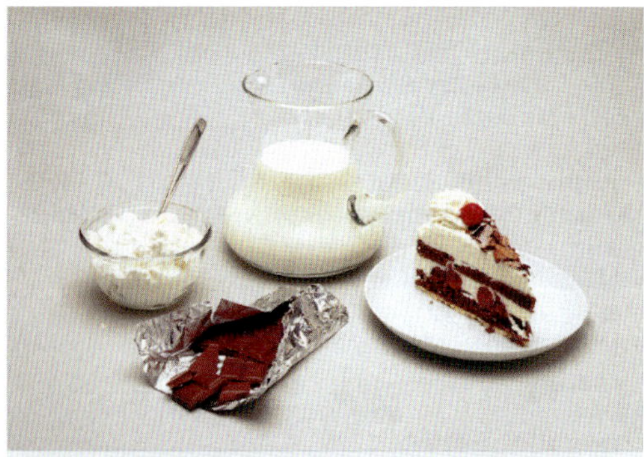

Abb. 24.2 **Süßigkeiten.** Übermäßiger Genuss von zuckerhaltigen Nahrungsmitteln (z. B. Kuchen, Schokolade, Süßigkeiten) kann zu Gesundheitsschäden durch Übergewicht und Karies führen.

Ballaststoffe

Ballaststoffe sind unverdauliche Faserstoffe (Polysaccharide), die vorwiegend aus Zellulose, Holzfasern und dem Quellstoff Pektin bestehen (▸ Abb. 24.3). Sie befinden sich in den Zellwänden von pflanzlichen Nahrungsmitteln (z. B. Getreide, Hülsenfrüchte). Ein Erwachsener sollte etwa 30 g Ballaststoffe pro Tag zu sich nehmen.

Aufgaben der Ballaststoffe

Ballaststoffe werden im Darm nicht gespalten und aufgenommen. Sie binden Wasser (quellen auf), vergrößern das Stuhlvolumen und bewirken eine schnellere Darmpassage des Stuhls. Sie wirken damit abführend, verdauungsfördernd und positiv auf die Zusammensetzung der Darmflora.

M!

Merke

Bei der Einnahme von ballaststoffreicher Kost muss genügend Flüssigkeit mit aufgenommen werden, um das Aufquellen der Faserstoffe im Darm zu ermöglichen.

Fett und fettähnliche Stoffe

Fette bestehen aus den Elementen Kohlenstoff, Wasserstoff und Sauerstoff. Sie sind aus Glyzerin und Fettsäuren aufgebaut.

Fettarten

▸ **Pflanzliche Fette.** Dazu gehören Öle, z. B.:
- Leinöl
- Sonnenblumenöl
- Sojaöl
- Olivenöl

Kleie, Vollkornflocken, Knäckebrot, weiße Bohnen, Dörrfeigen, Dörrzwetschgen
sehr hoch
Haferflocken, Cornflakes, Vollkornbrot, Erbsen, Linsen
hoch
Vollreis, Vollkornteigwaren, Gerste, Johannisbeeren, Himbeeren, Brombeeren, Rosinen, Datteln, Schwarzbrot, Spinat
gut
Sellerie, Kohl, Mais, Lauch, Rüben, grüne Bohnen, Rhabarber, Oliven, Kernobst, Pilze, Orangen, Erdbeeren
mittel
Kopfsalat, Tomaten, Rettich, Spargel, Gurken, Zwiebeln, Steinobst, Trauben, Grapefruits, Melonen
gering
Teigwaren, Fleisch, Eier, Milchprodukte, Zucker, Fette, Öle
Öl
kein
Gehalt an Nahrungsfasern und Ballaststoffen

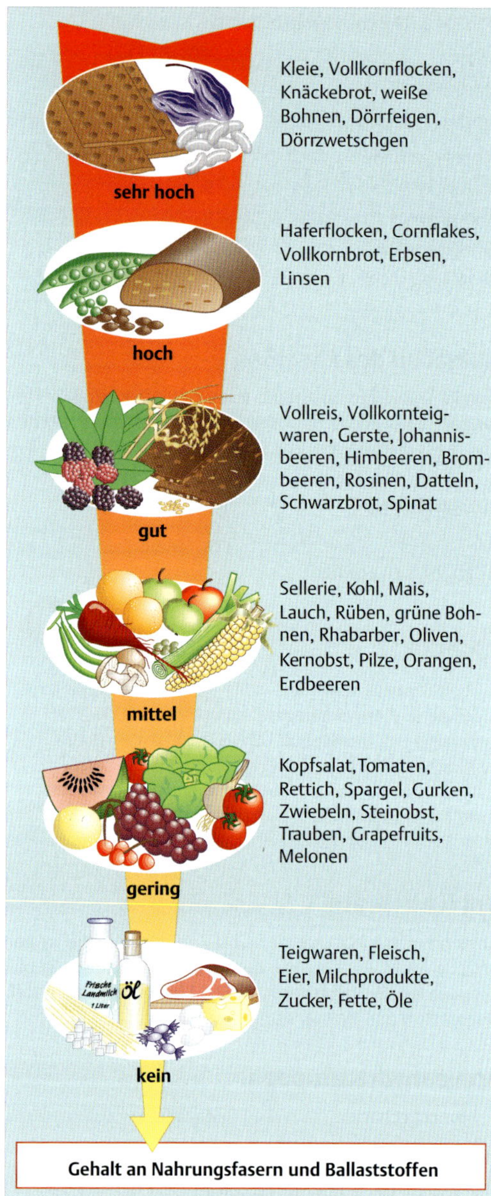

Abb. 24.3 **Ballaststoffe in der Nahrung.** Die Abbildung zeigt Nahrungsmittel, die einen sehr hohen (mehr als 9 g), einen hohen (mehr als 5 g), einen guten (mehr als 2 g), einen mittleren (unter 2 g) und einen geringen Anteil an Ballaststoffen pro Portion enthalten.

Pflanzliche Fette enthalten einen hohen Anteil an ungesättigten Fettsäuren, die für den Organismus lebenswichtig sind und vom Körper nicht selbst gebildet werden können (essenziell). Die wichtigste ungesättigte Fettsäure ist die Linolsäure.

▸ **Tierische Fette.** Dazu gehören:
- Schmalz
- Talg
- Fischöl
- Butter (Milchfett)

Tierische Fette haben einen höheren Anteil an gesättigten Fettsäuren, die weniger bekömmlich und in größerer Menge genommen gesundheitsschädlich sind.

▸ **Lipoide.** Dies sind fettähnliche Stoffe, die vorwiegend am Aufbau der Gehirn- und Nervenzellen mitbeteiligt sind (z. B. Lezithin).

▸ **Cholesterin.** Dies ist ein Fettbegleitstoff, der in tierischen Fetten enthalten ist. In geringer Menge wird Cholesterin vom Organismus gebraucht (z. B. zum Aufbau von Hormonen). Ein erhöhter Cholesterinspiegel im Blut ist jedoch gesundheitsschädlich.

Aufgaben der Fette

Fette sind für den menschlichen Körper durch ihren hohen Brennstoffgehalt (9,3 kcal/1 g Fett) ein wichtiger Energielieferant. Essenzielle Fettsäuren haben eine fettstoffwechsel-regulierende Wirkung. Die Fette sind Träger von Geschmacksstoffen und von fettlöslichen Vitaminen (A, D, E, K), die nur unter Anwesenheit von Fett im Darm resorbiert werden. Geringe Mengen Depotfett im Körper dienen als Wärmeschutz, Schutz vor Stoß und als Polsterung für Organe (z. B. Nieren, Augen) sowie als Energiereserve.

Fettbedarf

Etwa 25 % des täglichen Energiebedarfs kann von Fetten gedeckt werden. Der tägliche Fettbedarf richtet sich vorwiegend nach der Tätigkeit des Menschen. Schwerarbeiter benötigen demzufolge mehr Fett als Menschen mit leichter körperlicher Arbeit. Bei durchschnittlicher Arbeitsbelastung wird ca. 1 g Fett pro kg/Körpergewicht täglich benötigt (70–80 g/Tag). Mindestens 10 % der Fettmenge sollte durch essenzielle Fettsäuren aufgenommen werden, wie sie in pflanzlichen Fetten vorkommen.

Das Nahrungsfett setzt sich aus Streichfett, Kochfett und verstecktem Fett zusammen, welches in anderen Nahrungsmitteln enthalten ist z. B. Wurst, Käse, Eier, Quark.

Merke

Der Gehalt an versteckten Fetten ist in vielen Nahrungsmitteln oft erheblich. So können Käse und Nüsse bis zu 60 % Fett enthalten, Wurst bis zu 50 %. Bei einer kalorienreduzierten Kost ist dies zu berücksichtigen.

Häufig wird der tägliche Fettbedarf erheblich überschritten, sodass im Lauf der Zeit Depotfett zu Gewichtszunahme und gesundheitlichen Beeinträchtigungen führt (z. B. Herz- und Kreislaufbeschwerden, Arteriosklerose).

Wasser

Der menschliche Organismus besteht zu 60 % aus Wasser. Davon befinden sich ca. 70 % im Intrazellulärraum (in der Zelle), die restlichen 30 % sind extrazellulär (außerhalb der Zelle), z. B. als Blut- und Lymphflüssigkeit, Gewebeflüssigkeit und Verdauungssäfte.

Aufgaben des Wassers

Das Wasser dient als Lösungs- und Transportmittel. Nährstoffe, Salze usw. werden nach dem Verdauungsprozess in wasserlöslicher Form durch die Darmwand resorbiert und mittels Körperflüssigkeiten (Blut) zum Wirkungsort (Zelle) transportiert. Ferner werden Schlackenstoffe, überschüssige Salze usw. über die Nieren und die Haut ausgeschieden. Außerdem hat Wasser die Funktion der Wärmeregulation durch Schweißbildung (Entstehung von Verdunstungskälte auf der Haut) bei Fieber, heißem Wetter oder schwerer körperlicher Arbeit.

Wasserbedarf

Der Flüssigkeitsbedarf des Menschen ist je nach Tätigkeit, Witterung, Alter unterschiedlich. Bei verschiedenen Erkrankungen (z. B. Fieber, Erbrechen, Durchfall) kann er stark erhöht sein. Die Flüssigkeitsaufnahme wird durch das Durstgefühl gesteuert.

Der gesunde erwachsene Mensch sollte täglich 2–2,5 l Flüssigkeit zu sich nehmen. Diese setzt sich zusammen aus:
- 300 ml durch Speisen
- 300 ml durch Oxidationsvorgänge (Verbrennungsvorgänge) im Körper
- 1 500 ml durch Getränke

Die Wasserausscheidung erfolgt über die Urinausscheidung (ca. 1,5 l/Tag), die Stuhlausscheidung (ca. 0,2 l/Tag) sowie durch die Atemluft und über Verdunstungsvorgänge der Haut, der Perspiratio insensibilis (ca. 0,8 l/Tag).

Merke

Bei zu geringer Flüssigkeitsaufnahme kommt es, vorwiegend bei alten Menschen, zur Austrocknung (Exsikkose), die zur Bluteindickung (Thrombosegefahr, schlechtere Gehirndurchblutung mit vielerlei Folgen), Obstipation und zu trockener Haut (Gefahr von Hautschäden) führen kann.

Tab. 24.4 Vorkommen und Bedeutung wichtiger Mineralstoffe für den menschlichen Organismus

Mineralstoff	Aufgabe (Funktion)	Vorkommen (Beispiel)
Kalzium (Ca)	Aufbau von Knochen und Zähnen, Beteiligung an der Blutgerinnung, der Herztätigkeit, der Muskel- und Nervenerregbarkeit	Milch, Käse, Quark, Eier, Nüsse, grünes Gemüse
Natrium-chlorid (NaCl)	Regelung des osmotischen Druckes im Gewebe, Bildung von Magensäure, Regelung des Säure-Basen-Haushalts u. a.	in fast allen Nahrungsmitteln (wird als Würzmittel bzw. Geschmacksverbesserer benützt)
Kalium (K)	Aufrechterhaltung des osmotischen Druckes in der Zelle, Regelung der neuromuskulären Erregbarkeit, Steuerung der Vorgänge im Eiweiß, Zucker- und Mineralstoffwechsel u. a.	Sojabohnen, Gemüse, Tomaten, Pilze, Früchte (Banane, Aprikose), Salat, Käse, Milch, Nüsse
Phosphor (P)	Aufbau von Knochengewebe, Baustein von Eiweißkörpern, Steuerung von Stoffwechselvorgängen, Regelung des Säure-Basen-Haushalts	Milch, Milchprodukte, Fleisch, Hülsenfrüchte
Magnesium (M)	Aktivierung des KH- und Proteinstoffwechsels, Regulierung der Herztätigkeit, Hemmung der Nervenerregungsübertragung an der Muskelendplatte	Hülsenfrüchte, grünes Gemüse, Milch, Fleisch
Eisen (Fe)	Bestandteil von Hämoglobin (Beteiligung an der Blutbildung) und von Enzymen u. a.	Fleisch, Leber, grünes Gemüse, Eigelb, Obst
Kupfer (Cu)	Bestandteil von Enzymsystemen (zusammen mit Fe) Bildung von Hämoglobin	Fisch, Eigelb, Leber
Jod (J)	Bildung von Schilddrüsenhormonen	Meersalz, Seefisch, Ei, Milch, Fleisch

Mineralstoffe

Definition

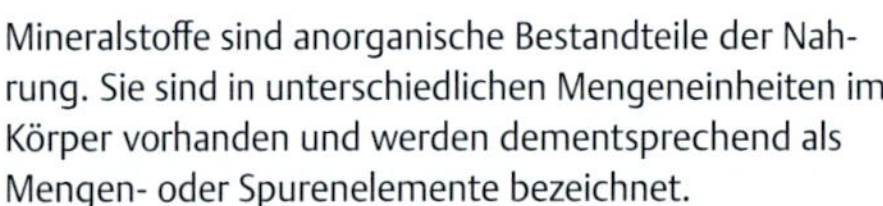

Mineralstoffe sind anorganische Bestandteile der Nahrung. Sie sind in unterschiedlichen Mengeneinheiten im Körper vorhanden und werden dementsprechend als Mengen- oder Spurenelemente bezeichnet.

▸ **Mengenelemente.** Diese sind in größerer Menge im menschlichen Organismus vorhanden. Zu ihnen gehören z. B. Natrium, Chlorid, Kalium, Kalzium, Phosphor, Magnesium.

▸ **Spurenelemente.** Hierzu gehören z. B. Eisen, Kupfer, Jod, Zink, Kobalt.

Die Bedeutung der wichtigsten Mengen- und Spurenelemente für den menschlichen Körper sowie ihr Vorkommen in den Nahrungsmitteln sind aus ▸ Tab. 24.4 zu ersehen.

Mineralstoffbedarf

Der Bedarf wird für den Menschen mit einer normalen Mischkost gedeckt. Bestimmte Bedingungen können eine vermehrte oder reduzierte Mineralstoffaufnahme erfordern. Beispiele hierfür sind:

- vermehrte Kalziumaufnahme während Schwangerschaft/Stillzeit, Wachstumsphase
- vermehrte Eisenaufnahme bei Schwangerschaft (Eisenmangelanämie)
- vermehrte NaCl- und Kalium-Aufnahme bei Erbrechen, Durchfall, Schwitzen und sonstigen Flüssigkeitsverlusten
- verminderte NaCl-Aufnahme bei Hypertonie, Ödemneigung und bestimmten Nierenerkrankungen

Vitamine

Definition

Vitamine sind organische Verbindungen, die als lebensnotwendige Nahrungsbestandteile dem Organismus zugeführt werden müssen. Sie haben wichtige Aufgaben bei allen Lebensvorgängen (z. B. Sehen, Blut-, Knochenbildung, Stoffwechselvorgängen) zu erfüllen.

Vitamine gelten daher als Wirk- oder Reglerstoffe (▸ Abb. 24.4). Vitaminträger und Aufgaben der Vitamine sind in ▸ Tab. 24.5 und ▸ Tab. 24.6 aufgeführt.

Vitaminbedarf

Der Vitaminbedarf wird mit einer normalen Mischkost gedeckt. Vitamine sind flüchtig und können durch falsche Behandlung der Nahrungsmittel zerstört werden (z. B. durch Hitze, Luft- und Lichteinwirkung, langes Lagern).

Bei der vitaminschonenden Nahrungszubereitung ist deshalb Folgendes zu beachten:

- Obst- und Gemüse möglichst frisch verwenden, sonst in kühlen, dunklen Räumen aufbewahren

Tab. 24.5 Die wichtigsten wasserlöslichen Vitamine

Vitamin	Tagesbedarf eines Erwachsenen	chemische und physikalische Eigenschaften	Vorkommen in	Wirkungsweise	Hypovitaminose Avitaminose
Vitamin B_1 Thiamin	1,3 – 1,8 mg	hitzeempfindlich, zerstörbar durch Sauerstoff und Alkalien	Hefe, Vollkornmehle, Leber, Schweinefleisch	Abbau der Kohlenhydrate, Schilddrüsentätigkeit, Nervenfunktion	Wachstumsstörungen, Gewichtsabnahme, Nervenstörungen, Depressionen, Gedächtnisschwäche
Vitamin B_2 Riboflavin	1,8–2 mg	thermostabil	Hefe, Vollkornmehle, Leber, Schweinefleisch, Eier, Milch	Bestandteil eines Coenzyms, Übertragung von Wasserstoff	Wachstumsstörungen, Gewichtsabnahme, Nervenstörungen, Schädigung der Haut und Schleimhäute
Niacin	15–20 mg	stabil	Hefe, Vollkornmehle, Leber, Schweinefleisch	Bestandteil von Coenzymen, Übertragung von Wasserstoff	Pellagra, Hautentzündungen, Verfärbungen, Entzündung der Schleimhäute, Nervenstörungen
Folsäure	0,16 – 0,40 mg	lichtempfindlich	Hefe, Leber, Weizenkeime, dunkelgrüne Gemüse	Bestandteil von Coenzymen, Aminosäurestoffwechsel	Störungen der Blutbildung, Schleimhautentzündungen, Störungen im Magen-Darm-Trakt
Pantothensäure	8 – 10 mg	stabil	Hefe, Leber, Weizenkeime, Eigelb, Pilze	Teil eines Coenzyms, Aktivierung der Essigsäure und höheren Fettsäuren	Wachstumsstörungen, Gewichtsabnahme, Nervenstörung, Schädigung der Haut und Schleimhäute
Vitamin B_6 Pyridoxin	1,6 – 2,1 mg	stabil	Hefe, Schweinefleisch, Weizenkeime, Walnüsse	Bestandteil eines Coenzyms, Aminosäurestoffwechsel	Hautschädigungen, Entzündungen an Mund und Augen, Anämie, Krämpfe
Vitamin B_{12} Cobalamine	3 µg	relativ stabil	Leber, Eigelb, Fleisch, Fisch	Bildung von Erythrozyten, Einfluss auf den Eiweißstoffwechsel	Anämie, verminderte Zellvermehrung, Störung des Eiweißstoffwechsels, Neuralgien
Vitamin C Ascorbinsäure	100 mg	licht-, luft- und hitzeempfindlich	Paprika, Sanddorn, Zitrusfrüchte, Gemüse, Kräuter, Kartoffeln, Obst	Aktivator des Zellstoffwechsels, Bildung und Erhaltung des Bindegewebes, Funktionstüchtigkeit der blutbildenden Organe, stärkt Abwehr gegen Infektionen, entgiftet Toxine, intermediärer Stoffwechsel	Skorbut: Blutungen (Haut, Gelenke, Schleimhäute), Veränderung der Knochen- und Zahnsubstanz, Anämie, gestörte Herztätigkeit
Vitamin H Biotin	0,25 mg	–	Leber, Hefe, Sojamehl, Blumenkohl	Bestandteil eines Coenzyms, Talgproduktion, Muskeln, Haut	Appetitlosigkeit, Müdigkeit, Muskelschmerzen, Übererregbarkeit, Anämie, Veränderungen der Haut und Schleimhäute

- Obst, Gemüse und Salat unzerkleinert kurz waschen, aber niemals im Wasser liegen lassen; Vitamine und Mineralien werden dadurch ausgeschwemmt.
- Frischkost (Salate, Müsli, Presssäfte usw.) sofort nach der Zubereitung verzehren; Salate, die ziehen müssen, luftdicht abdecken und kalt stellen
- Gemüse und Kartoffeln mit wenig Wasser kurz garen (dünsten); bei Dampfkochtöpfen eine niedrige Druckeinstellung wählen
- Speisen nicht warm halten, sondern rasch abkühlen und bei Bedarf erneut aufwärmen
- kleingehackte Kräuter sofort verwenden, nicht offen stehen lassen

Ein erhöhter Vitaminbedarf ist vorhanden bei
- einseitiger, obst- und gemüsearmer Ernährung oder bei falscher Speisenzubereitung (s. o.),
- Schwangeren, stillenden Müttern, Kindern und älteren Menschen,
- lang andauernder Durchfallerkrankung (Resorption im Darm gestört),

Tab. 24.6 Fettlösliche Vitamine

Vitamin	Tagesbedarf eines Erwachsenen	chemische und physikalische Eigenschaften	Vorkommen in	Wirkungsweise	Hypovitaminose Avitaminose	Hypervitaminose
Vitamin A Retinol	0,8–1 mg	hitzebeständig, licht- und luftempfindlich	Lebertran, Leber, Niere, Milchfett, Palmöl, Eigelb	Förderung der Eiweißsynthese, Zellwachstum, Sehpurpur, Haut, Haare	Verhornung von Haut und Schleimhäuten, Gewichtsverlust, Haarausfall, Nachtblindheit	Erbrechen, Durchfall, Schleimhautblutungen, Knochenbrüchigkeit, Übererregbarkeit
Provitamin: Karotin	4–6 mg		Karotten, Spinat, Petersilie, Eigelb			
Vitamin D Calciferole Provitamin: Ergosterin	20 µg	luftempfindlich, hitzestabil	Lebertran, Leber, Butter, Eigelb, Pilze	Förderung der Kalziumverwertung, Verknöcherung des Skeletts	Deformierung der Knochen, Rachitis bei Kindern, Osteomalazie bei Erwachsenen	Entkalkung der Knochen, Kalziumablagerungen in Blutgefäßen und Nieren
Vitamin E Tocopherol	10–15 mg	luftempfindlich, sonst relativ stabil	Weizenkeimöl, pflanzliche Öle, Margarine, Leber, Hühnerei	verhindert Oxidation der ungesättigten Fettsäuren, Schutz gegen Muskelschwund und Leberschäden, Einfluss auf Sexualdrüsen	nicht genügend bekannt, evtl. Muskelschwund	unbekannt
Vitamin K Phyllochinon	0,001–2 mg	lichtempfindlich	Leber, Spinat, Grünkohl, Blumenkohl	normaler Ablauf der Blutgerinnung	Verzögerung der Blutgerinnung	unbekannt

24

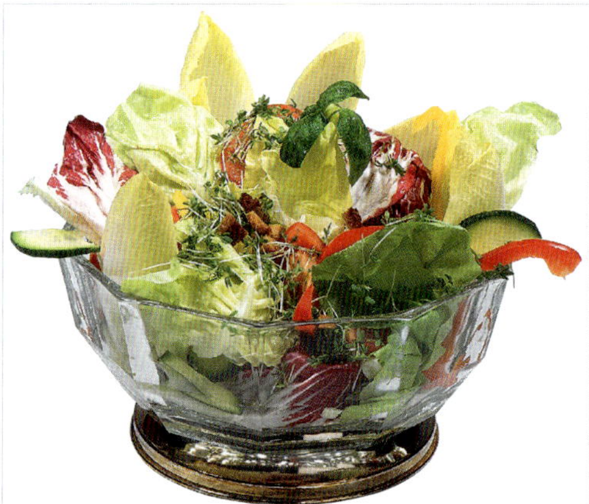

Abb. 24.4 Vitamine als lebensnotwendige Nahrungsbestandteile. Ein frisch zubereiteter, bunter Salat ist schmackhaft und gesund durch seinen hohen Gehalt an Vitaminen und Mineralstoffen.

- lang andauernder Antibiotikatherapie (Veränderungen der Bakterienflora im Darm führen zu verminderter Vitaminaufnahme),
- Leber- und Gallenerkrankungen sowie bei
- allen schweren Krankheiten wie z. B. Karzinomen, Fieberzuständen, Verbrennungen, Polytrauma.

Genussmittel

Genussmittel sind Nahrungsmittel, die nicht wegen ihres Nährwerts aufgenommen werden. Bei mäßigem Genuss steigern sie kurzfristig die körperliche und geistige Leistungskraft und fördern das Wohlgefühl. Im Übermaß genossen können sie erhebliche Gesundheitsschäden verursachen (▶ Abb. 24.5).

Kaffee

Durch Rösten der Kaffeebohne entwickelt sich das typische Kaffeearoma. Der Kaffee wird in unterschiedlichen Zubereitungen genossen, z. B. als Pulverkaffee, Filterkaffee, Espresso, Mokka. Säurearmer Kaffee ist magenschonend. Entkoffeinierter Kaffee enthält noch die Aromastoffe, wirkt aber nicht mehr anregend.

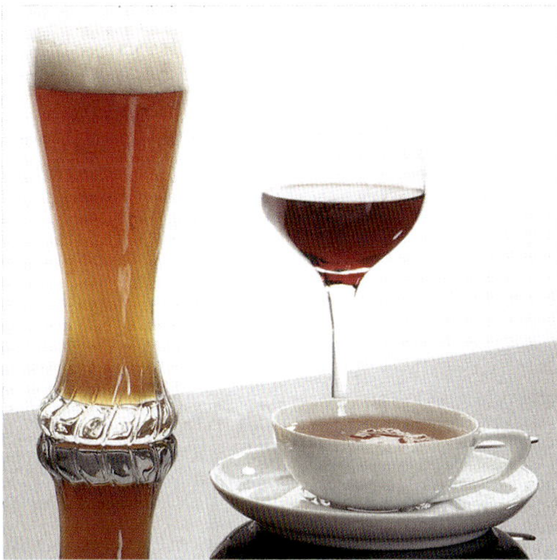

Abb. 24.5 Genussmittel. Alkohol, Kaffee und Schwarztee sind Genussmittel, die – in geringer Menge aufgenommen – anregend und belebend wirken können. Ein übermäßiger Genuss hingegen kann zu Gesundheitsschäden führen.

▸ **Wirkung von Kaffee.** Das Koffein bewirkt eine Kreislaufanregung (Blutdruckerhöhung) sowie eine kurzfristige Leistungssteigerung und Belebung.

Merke

M!

Bei übermäßigem Genuss von starkem Kaffee gewöhnt sich der Körper an den belebenden Wirkstoff, was zur weiteren Steigerung des Kaffeekonsums führt. Es kann zu Herzklopfen, Blutdruckanstieg, Muskelzittern und Schweißausbruch kommen. Schwangere Frauen sollten Kaffee nur in mäßiger Menge und nicht zu stark konzentriert zu sich nehmen. Bei Bluthochdruck wird der Kaffeegenuss evtl. reduziert.

Tee

Schwarzer Tee besteht aus den Blättern des Teestrauches. Diese sind fermentiert (Gärungsprozess) und getrocknet. Die Wirkstoffe im Tee sind Koffein (Tein) und Gerbsäure. Durch die Bindung des Teins an die Gerbsäure wird dieses langsam resorbiert und hat damit eine weniger intensive Wirkung.

▸ **Wirkung von Tee.** Zur Wirkung von Koffein s. Kap. 24.2.3 (S. 612). Im Allgemeinen ist Tee bekömmlicher als Kaffee, weil er keine Röstprodukte enthält und die Koffeinwirkung nicht so ausgeprägt ist. Die Gerbsäure wirkt bei Durchfallerkrankungen heilend.

Alkohol

Alkohol entsteht durch Gärung von zuckerhaltigen Flüssigkeiten. An alkoholischen Getränken unterscheiden wir: Bier, Wein, Branntwein und Liköre.

1 g Alkohol hat einen Energiegehalt von 7 kcal.

▸ **Wirkung von Alkohol.** In kleinen Mengen genossen wirkt Alkohol anregend und fördert das Wohlbefinden. Er regt die Magensaftproduktion an und wirkt damit auch appetitanregend (Aperitif!).

Größere Alkoholmengen wirken vor allem auf das Gehirn. Es kommt zu Gedächtnisstörungen, Reaktionsverlangsamung, euphorischer Stimmungslage („Sorgenbrecher") und schließlich zu Störungen in der Bewegungskoordination (▸ Tab. 19.2). Häufiger Alkoholgenuss kann zu Abhängigkeit und Sucht führen. Bei chronischem, übermäßigem Alkoholkonsum kommt es im Lauf der Zeit zur u. a. zu Leberzirrhose (Alkohol ist ein Zellgift, besonders für Leberzellen) und zu Persönlichkeitsveränderungen, die häufig soziale und psychische Probleme mit sich bringen.

Fremdstoffbelastung der Nahrung

Häufig vorkommende Fremd- und Schadstoffe in der Nahrung sind z. B.:

- Mikroben
- Schwermetalle
- Düngemittel
- Insektizide
- Medikamente

Lebensmittelzusatzstoffe sind z. B. Konservierungsstoffe, Aromen, Farbstoffe, Antioxidanzien und Emulgatoren. Sie dienen als Geschmacksverbesserer und dem guten Aussehen bzw. der Haltbarkeit der Nahrungsmittel.

Mikroben

Eine mikrobielle Verunreinigung entsteht durch falsche bzw. unhygienische Lebensmittelverarbeitung, unsachgemäße Lagerung (z. B. Unterbrechung der Kühlkette usw.). In eiweiß- und kohlenhydratreichen Nahrungsmitteln können sich Mikroorganismen unter für sie günstigen Bedingungen rasch vermehren.

Durch mikrobiell verunreinigte Nahrungsmittel kann es z. B. zur Salmonelleninfektion kommen, die mit schweren Durchfällen einhergeht. Bestimmte Schimmelpilze (vor allem in Nüssen, Nussprodukten, Getreideprodukten) erzeugen Giftstoffe (Aflatoxine), die stark gesundheitsschädlich (leberkrebserzeugend) sind.

Frische Nahrungsmittel, vor allem Fleisch, Fisch, Wurst usw., sollten nur kurz im Kühlschrank gelagert werden. Bei Veränderungen des Aussehens (z. B. Farbveränderungen/Schimmel) oder des Geruchs (z. B. sauer oder faulig) darf das Nahrungsmittel nicht verwendet werden.

Schwermetalle

Eine Umweltbelastung durch Schwermetalle (z. B. Blei, Kadmium, Quecksilber) wird durch Müllverbrennung verursacht, durch Autoreifenabrieb, Klärschlammdüngung, Auto- und Industrieabgase usw. Sie gelangen über verunreinigtes Obst und Gemüse (z. B. bei Anbaugebieten, die an stark befahrenen Straßen liegen) oder durch belastetes Fleisch, vor allem Innereien, in den menschlichen Organismus. Fische aus abwasserbelasteten Gewässern enthalten z. B. oftmals hohe Quecksilberkonzentrationen. Nieren und Leber von Rindern und Schweinen können stark mit Kadmium belastet sein.

Schwermetalle reichern sich im Menschen an (kumulieren). Sie führen bei bestimmten Konzentrationen zu Nierenerkrankungen, Leistungsknick, Schädigung ungeborener Kinder, Knochenschäden usw.

Insektizide/Pestizide

Dies sind Chemikalien, die im Rahmen der Schädlingsbekämpfung bessere Ernteerträge erzielen sollen. Die angewandten Substanzen gelangen über Futtermittel in den tierischen Organismus und sind deshalb in Fleisch, Milch und Milchprodukten nachzuweisen.

Insektizide und Pestizide können sich ebenfalls im menschlichen Körper anreichern und führen bei hoher Schadstoffaufnahme ggf. zu Vergiftungserscheinungen, wie Erbrechen, Schwindel usw.

Düngemittel

Sie führen als Mineralstoff- und Stickstoffdünger zu guten Ernteerträgen. Bei starker Düngung kommt es jedoch zur Nitratanreicherung in den Gemüsepflanzen, vor allem in Kopfsalat, Spinat, Kohlrabi, Rote Bete u. a. und im Grundwasser.

Nitrat wird im Körper durch die Wirkung von Mikroorganismen in Nitrit umgewandelt, was vor allem bei Säuglingen schwere gesundheitliche Beeinträchtigungen zur Folge hat. Nitrit stört den O_2-Transport erheblich, da es die Oxidation von Hämoglobin in Methämoglobin bewirkt. Die Kinder fallen dadurch als „blausüchtig“ auf.

Arzneimittel

Sie werden in der Tierhaltung u. a. zum Schutz vor Infektionen, zur Stressabschirmung und zur Wachstumsförderung eingesetzt. Verwendung finden hauptsächlich Antibiotika, Hormone und Psychopharmaka.

Arzneimittelrückstände in Fleisch, Milch und Eiern sind gesundheitsschädlich (z. B. Allergie- oder Resistenzentwicklung bei Antibiotika, tumorerzeugende Wirkung bei manchen Hormonen).

Lebensmittelzusatzstoffe

Diese finden nach den Bestimmungen des Lebensmittelgesetzes Anwendung. Sie dürfen keine gesundheitlichen Schäden hervorrufen und müssen auf der Lebensmittelverpackung oder auch auf der Speisekarte deklariert sein, z. B. namentlich ausgeschrieben oder als Nummer, z. B. 1 = Sorbinsäure, 2 = Benzoesäure usw.

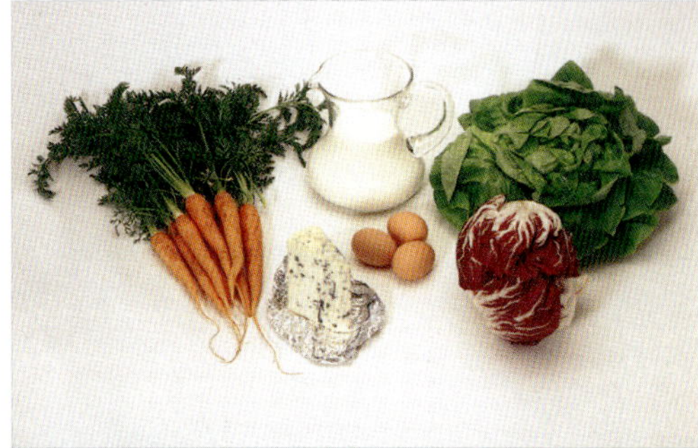

Abb. 24.6 Vollwerternährung. Zu einer Vollwerternährung gehört die Aufnahme von frischem Obst und Gemüse. Die Nahrungsmittel sind naturbelassen und nicht durch industrielle Verarbeitungsprozesse verändert.

24.3 Vollwerternährung

Unter Vollwerternährung versteht man die Aufnahme von möglichst naturbelassenen, wenig verarbeiteten Nahrungsmitteln. Sie bieten neben den notwendigen Nährstoffen reichlich Vitamine, Mineral- und Ballaststoffe und gewährleisten damit eine gesunde Ernährung (▸ Abb. 24.6).

Die Vollwertkost ist eine Alternative zu der Form der Ernährung, bei der die Nahrungsmittel durch Verarbeitungsprozesse häufig denaturiert (stark verändert) sind.

Denaturierte Nahrungsmittel sind z. B.:
- Weißmehl und daraus hergestellte Gebäcke
- raffinierter Zucker in Speisen und Gebäcken
- raffinierte Fette und Öle
- geschälter Reis
- Konserven, industriell hergestellte Fertiggerichte

Die durch Verarbeitungsprozesse stark veränderten Nahrungsmittel sind oft ernährungsphysiologisch unbedeutend, weil wichtige Inhaltsstoffe fehlen.

24.3.1 Richtlinien für die Ernährung

Für eine ausgewogene und gesunde Ernährung sollten folgende Hinweise Beachtung finden:
- Gemüse, Obst und Getreide sollen möglichst aus kontrolliert biologischem Anbau stammen, um eine Schadstoffbelastung der Nahrung zu vermeiden. Ebenso sind Fleisch, Milch und Milchprodukte aus kontrolliert biologisch geführten Erzeugerbetrieben vorzuziehen.
- Getreide soll erst kurz vor der Verarbeitung gemahlen werden, um flüchtige Vitamine und Mineralstoffe zu erhalten. Für die Nahrungszubereitung findet stets das ganze Korn (mit Schalen!) Verwendung (z. B. Vollkornbrot, Kuchen aus Vollkornmehl).

- Gemüse, Obst und Salat sollen erntefrisch sein und erst kurz vor der Nahrungsaufnahme schonend zubereitet werden. Nach Möglichkeit werden Schalen mitverwertet.
- Neben gekochter Nahrung ist die tägliche Zufuhr von Rohkost in Form von Obst- und Gemüsesalaten, Müsli usw. unabdingbar.
- Süßspeisen, Gebäck und Getränke werden mit Honig oder Ahornsirup gesüßt.
- Zur besseren Verdauung sind das gute Kauen der Vollwertnahrung und Ruhe beim Essen sehr wichtig.

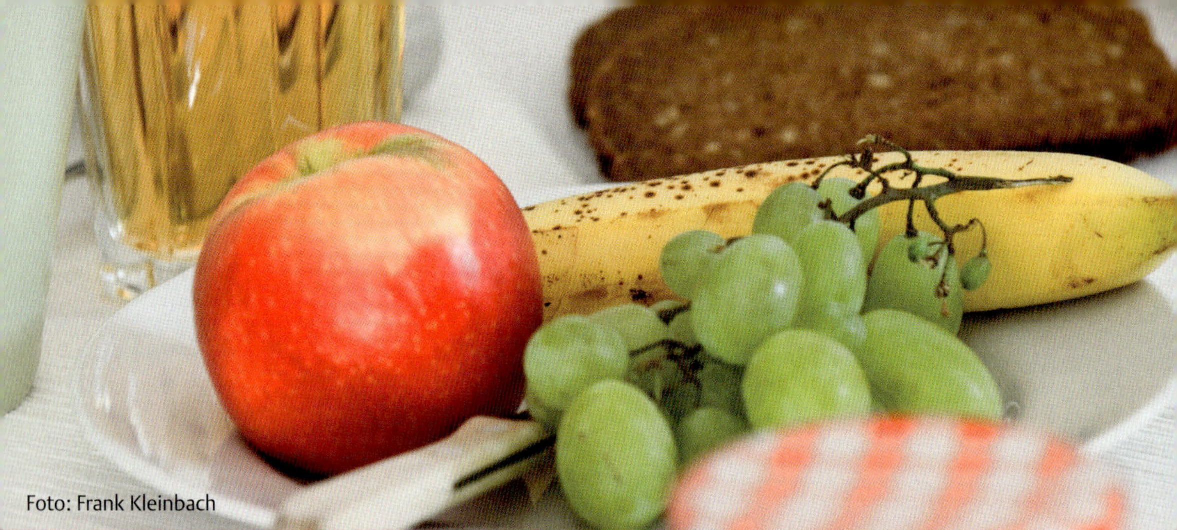

Foto: Frank Kleinbach

Kapitel 25

Diätetik

25.1 Einführung *617*

25.2 Vollkost *617*

25.3 Energiedefinierte Diätformen *617*

25.4 Protein- und elektrolytdefinierte Diäten *620*

25.5 Sonderdiäten *621*

25 Diätetik

Lenore Lübke-Schmid, Beate Weisser

25.1 Einführung

Bei der Ernährung kranker Menschen sind nährstoff- und elektrolytdefinierte Diätformen von Bedeutung, bei denen die Nahrung dem individuellen Energiebedarf und Stoffwechselgeschehen angepasst wird. Bei verschiedenen Erkrankungen kommen angepasste Diätformen zur Anwendung, z. B. zur Schonung einzelner Organe bei akuter Pankreatitis oder solche mit angepasstem Nährstoffbedarf z. B. bei Adipositas.

Die Ernährungswünsche des Patienten sind, sofern sie die Krankheit nicht verschlimmern, bestmöglich zu berücksichtigen. Im Folgenden werden einige häufiger vorkommende Diät- und Kostformen vorgestellt.

25.2 Vollkost

Eine Vollkost deckt den Bedarf an essenziellen Nährstoffen sowie an Energie. Wissenschaftliche Erkenntnisse der Ernährungsforschung werden dabei beachtet (▶ Abb. 25.1).

25.2.1 Leichte Vollkost

Leichte Vollkost entspricht einer leichten vollwertigen Kost. Die Nahrung ist leicht verdaulich, enthält keine blähenden Bestandteile, wie z. B. Hülsenfrüchte, und ist fettarm.

25.3 Energiedefinierte Diätformen

25.3.1 Reduktionskost

Reduktionskost wird zur Therapie der Adipositas verordnet. Um eine Gewichtsabnahme zu erreichen, muss die tägliche Energiezufuhr deutlich unter dem Energiebedarf liegen. Die Tageskalorienmenge beträgt je nach Verordnung ca. 1 000–1 500 kcal. Die Zusammensetzung der Nahrung entspricht der einer gesunden Ernährung.

Diätrichtlinien

Bei der Reduktionskost sind folgende Richtlinien zu beachten:

- Eiweißträger müssen fettarm sein (z. B. Magerquark, magere Käse-, Fleisch- und Wurstsorten); sichtbares Fett ist stets zu entfernen.
- Es sind ballaststoffreiche Kohlenhydrate auszuwählen wie z. B. Vollkornbrot, Reis, Kartoffeln (ohne Fett zubereitet).
- Der Verzehr von tierischen Lebensmitteln ist einzuschränken. So werden weniger Fett, gesättigte Fettsäuren und Cholesterin aufgenommen.
- Der Vitaminbedarf wird durch Obst und Gemüse abgedeckt. Sehr süßes Obst, wie z. B. Trockenfrüchte, Bananen, Datteln, Feigen, sind zu meiden.
- Getränke sind kalorienarm (z. B. Mineralwasser, Tee, Kaffee, Buttermilch, ungesüßte Säfte). Alkohol ist nicht erlaubt.
- Die Nahrung ist auf 4–5 Mahlzeiten täglich zu verteilen.
- Die Nahrungszubereitung soll schonend und fettarm sein (z. B. grillen, dämpfen, Mikrowelle).

25

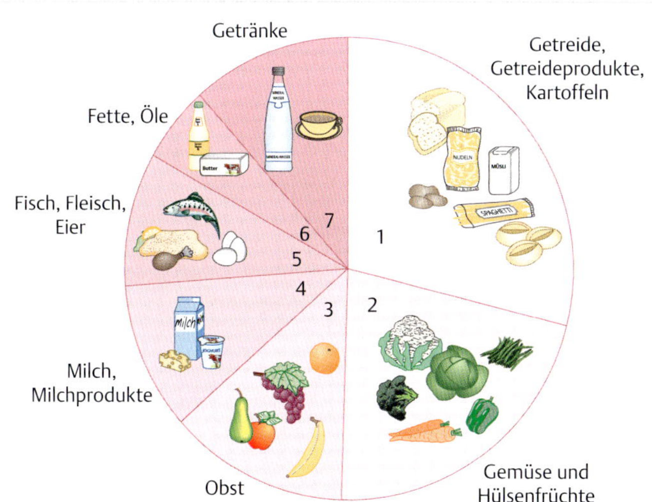

Abb. 25.1 Ernährungskreis. Er zeigt an, in welchen Mengenanteilen die verschiedenen Nahrungsmittel aufgenommen werden sollen (nach DGE). Getränke bilden eine zentrale Komponente im Ernährungskreis. Empfohlene Trinkmenge: ca. 1,5 l pro Tag, am besten (Mineral-) Wasser, ungesüßte Säfte usw.

Eine Nulldiät wird unter ärztlicher Aufsicht durchgeführt. Die Patienten nehmen dabei über einen definierten Zeitraum hinweg 2–3 l kalorienarme Flüssigkeit täglich (z. B. Gemüsebrühe, Tee, Mineralwasser, ungesüßte Säfte) sowie Vitamine und Mineralstoffe zu sich.

Merke

Bei einer Nulldiät baut der Organismus körpereigenes Fett (Depotfett) zur Energiegewinnung ab. Um den Erfolg der Nulldiät längerfristig zu sichern, müssen die Patienten nach der Fastenkur ihr Essverhalten ändern und sog. „Dickmacher“ meiden.

25.3.2 Therapeutische Diät bei Diabetes mellitus

Die Ernährung bei Diabetes orientiert sich am Geschlecht, dem Körpergewicht, dem individuellen Kalorienbedarf und an der Stoffwechselsituation des Patienten (S. 141). Ziel ist eine ausgewogene Ernährung unter Einhaltung der normalen Blutzuckerwerte. Die Ernährung ist i. d. R. relativ fettarm (bei übergewichtigen Diabetikern). Die Kohlenhydratzufuhr wird durch langsam abbaubare Kohlenhydrate gedeckt, die auf 5–6 Mahlzeiten pro Tag verteilt werden. Auf diese Weise sollen starke Blutzuckerschwankungen (bei konventioneller Insulintherapie) vermieden werden. Übergewichtige Diabetiker bekommen eine Reduktionskost.

Ernährungsrichtlinien

Bei der Ernährung bei Diabetes mellitus gelten folgende Richtlinien:

- Die Kohlenhydratzufuhr wird in Berechnungseinheiten (BE) verabreicht, die auf 5–6 Mahlzeiten pro Tag verteilt werden. 1 BE entspricht 10–12 g Kohlenhydrate (▶ Abb. 25.2). Die BE-Menge wird dem individuellen Bedarf angepasst.
- Bei nicht insulinpflichtigen Typ-2-Diabetikern ist evtl. eine kalorienreduzierte, auf 5–6 Mahlzeiten pro Tag verteilte Diät zur Blutzuckerregulierung ausreichend. Eine genaue Aufteilung und Festlegung der Kohlenhydratportionen ist bei ihnen meist nicht notwendig (Biesalski).
- Patienten mit einem Typ-1-Diabetes und einer intensivierten, angepassten Insulintherapie (mehrmalige, selbst durchgeführte Blutzuckerkontrollen und Insulininjektionen/Tag) können ihre Mahlzeiten im Rahmen ihres Energiebedarfs nach Belieben einteilen.
- Für den Diabetiker eignen sich langsam abbaubare, zellulosereiche Kohlenhydrate, wie dunkles Brot, Reis, Kartoffeln, Nudeln, Haferflocken, Obst. Die Nahrungsmittel sollen wenig verarbeitet sein, d. h. Vollkornbrot anstatt Weißbrot, Obst anstatt Obstsaft usw. Der Blutzuckerspiegel steigt dann weniger stark an.
- Beim Verzehr von Nahrungsmitteln, die reichlich Mono- und Disaccharide enthalten (z. B. Süßigkeiten, süße Getränke, Kuchen, Eis) steigt der Blutzuckerspiegel sehr rasch an. Sie sollten deshalb möglichst gemieden werden. Andernfalls muss zwischendurch eine dosis- und zeitangepasste Insulininjektion erfolgen.
- Bei der Eiweißzufuhr ist auf magere Eiweißträger zu achten. Solche sind z. B. mageres Fleisch (Lende), magerer Schinken, magere Fische (Kabeljau, Rotbarsch, Schellfisch), magere Käsesorten mit weniger als 30 % Fett in der Trockenmasse, Magerquark. Schlanke Diabetiker ohne Fettstoffwechselstörung können so wie Nichtdiabetiker Fett zu sich nehmen.
- Die Fettzufuhr sollte zur Hälfte aus mehrfach ungesättigten Fettsäuren bestehen.
- Beim Obst ist eine BE-Anrechnung erforderlich. Gemüse hingegen kann weitgehend ohne Anrechnung gegessen werden. Kohlenhydratreiche Gemüsesorten, wie z. B. Schwarzwurzeln, Karotten, Zuckermais und Hülsenfrüchte, müssen beim Verzehr größerer Mengen ebenfalls angerechnet werden (▶ Abb. 25.3).

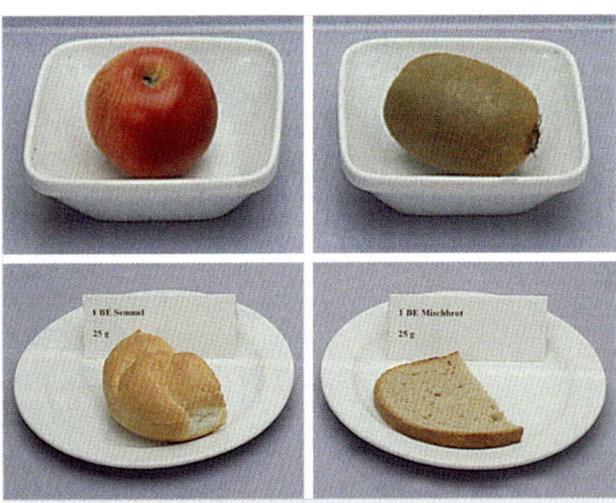

Abb. 25.2 Berechnungseinheiten für kohlenhydrathaltige Nahrungsmittel. Die abgebildeten Nahrungsmittel entsprechen jeweils 1 Berechnungseinheit (BE).

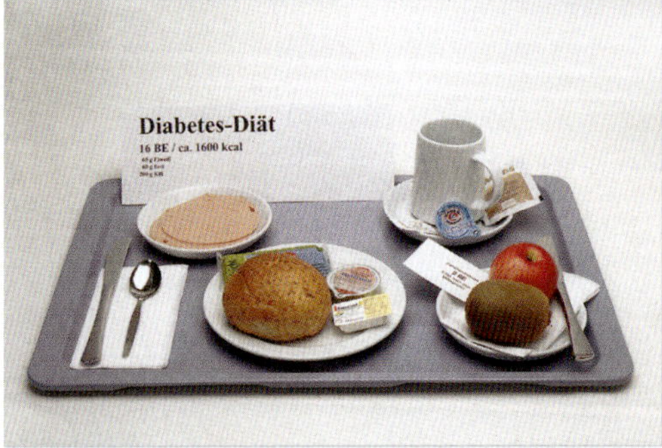

Abb. 25.3 Diabetesdiät. Die Abbildung zeigt beispielhaft, wie das Frühstück für einen Diabetespatienten zusammengestellt sein kann. Das Obst wird meist später als Zwischenmahlzeit eingenommen.

- Zum Süßen von Speisen und Getränken können Süßstoffe verwendet werden. Zuckeraustauschstoffe (Fruktose, Xylit, Sorbit) sind nicht unbedingt zu empfehlen, weil sie gegenüber dem Haushaltszucker keinen Vorteil bringen (Biesalski). In größerer Menge eingenommen wirken sie blähend und abführend.

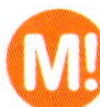

Merke

Zur Erstellung von Ernährungsplänen gibt es Tabellen, die den Kohlenhydratanteil in den einzelnen Nährstoffen angeben. Mithilfe von Waagen und Küchenmaßen wie z. B. Messbecher, Esslöffel, Tasse, lassen sich Mahlzeiten problemlos zusammenstellen. Dabei können Nahrungsmittelportionen, die 10–12 g Kohlenhydrate enthalten, nach Belieben gegeneinander ausgetauscht werden (▸ Tab. 25.1).

Die Einhaltung einer angepassten Ernährung in Verbindung mit der Antidiabetika- bzw. Insulintherapie ist zur Vermeidung von Akut- und Spätkomplikationen (S. 142) unumgänglich.

Tab. 25.1 Kohlenhydrattabelle. Schätzhilfen für Kohlenhydratportionen

	Menge (ca. g)	Schätzhilfen in Küchenmaßen
Brot*		
Grahambrot	30 g	1 dünne Scheibe
Knäckebrot	20 g	2 mittlere Scheiben
Laugenbrezel	25 g	½ Stück
Leinsamenbrot	30 g	½ Scheibe
Pumpernickel	30 g	½ Scheibe
Roggenmischbrot	30 g	½ mittelgroße Scheibe
Roggenvollkornbrot	30 g	1 dünne, kleine Scheibe
Frischobst*		
Ananas	90 g	1 große oder 2 kleine Scheiben
Apfel	110 g	1 kleiner
Apfelsine	170 g	1 mittelgroße
Aprikosen	130 g	2 mittelgroße
Banane	80 g	½ mittelgroße
Birne	110 g	½ mittelgroße
Blaubeeren	170 g	8 Esslöffel
Brombeeren	170 g	9 Esslöffel

* Diese Kohlenhydratportionen enthalten im Durchschnitt 10–12 g Kohlenhydrate mit je 60 kcal.

25.3.3 Therapeutische Diät bei Hyperlipidämie

Bei der Hyperlipidämie sind die Gesamtlipide im Blut erhöht (erhöhter Blutfettspiegel). Die Patienten sind evtl. durch Adipositas und Veränderungen an den Blutgefäßen (Atheromatose) gesundheitlich gefährdet, z. B. durch ein stark erhöhtes Herzinfarktrisiko. Manche Fettstoffwechselstörungen gehen auch mit einer verminderten Glukosetoleranz (erhöhter Blutzuckerspiegel) einher.

Diätrichtlinien

Für die therapeutische Diät bei Hyperlipidämie gilt:

- Die Gesamtkalorienzufuhr erfolgt bedarfsgerecht. Bei Adipositas wird bis zur Erreichung des Normalgewichts eine Reduktionskost verordnet.
- Die Energiezufuhr durch Fette sollte unter der Normgrenze von 25 % liegen, z. B. bei 20 %.
- Das Nahrungsfett soll aus mehrfach ungesättigten Fettsäuren bestehen. Die Aufnahme von tierischem Fett ist stark einzuschränken (cholesterinarme Kost).
- Die Kohlenhydratzufuhr sollte 40 % der Gesamtkalorienzufuhr nicht überschreiten.
- Ballaststoffreiche Kohlenhydrate haben eine cholesterinsenkende Wirkung und sind deshalb zu bevorzugen.
- Die Zufuhr von Mono- und Disacchariden (Süßigkeiten) ist stark einzuschränken, besonders auch bei verminderter Glukosetoleranz.
- Alkohol sollte nur in geringen Mengen genossen werden.

Nach Erreichen des Normalgewichts muss die Ernährung so umgestellt werden, dass keine Gewichtszunahme mehr erfolgt. Neben der Ernährungsumstellung ist eine Steigerung der körperlichen Aktivität empfehlenswert, die eine Senkung der erhöhten Blutfettwerte mit sich bringt.

25.3.4 Therapeutische Diät bei Hyperurikämie und Gicht

Eine Hyperurikämie ist ein erhöhter Harnsäurespiegel im Blut, der durch eine Harnsäurestoffwechselstörung entsteht. Dies kann zu Gichtanfällen (Arthritis urica) führen, welche anfangs am Daumen- und Großzehengelenk, später auch an den anderen Gelenken auftreten (S. 48).

Aus den Nukleinsäuren tierischer und pflanzlicher Nahrungsmittel werden Purinkörper freigesetzt und zu Harnsäure abgebaut. Bei Harnsäurestoffwechselstörungen sind deshalb stark purinhaltige Nahrungsmittel verboten.

Diätrichtlinien

Folgende Richtlinien sind für die Diät bei Hyperurikämie und Gicht zu beachten:

- Bei Adipositas ist eine Reduktionskost bis zum Erreichen des Normalgewichts notwendig. Übergewicht ist unbedingt zu vermeiden.
- Es sind vorwiegend purinarme oder purinfreie Lebensmittel zu verwenden. Solche sind z. B. Milch- und

Milchprodukte, Eier, Brot (vor allem Weißbrot), Teigwaren, Kartoffeln, Reis, Früchte, Gemüse.
- Lebensmittel mit sehr hohem Puringehalt, wie Innereien, bestimmte Fischsorten (Sardellen, Ölsardinen, Kabeljau), sind zu meiden. Fleisch und Hülsenfrüchte sowie Kohl und Rosenkohl sind nur in kleiner Menge erlaubt.
- Alkohol, vor allem Bier, sollte gemieden werden.
- Zur ausreichenden Harnsäureausscheidung ist eine reichliche Flüssigkeitszufuhr (sofern erlaubt) notwendig.

Die purin-, kalorien- und alkoholarme Diät ist eine wichtige Ergänzung zur medikamentösen Therapie bei Gicht.

25.4 Protein- und elektrolytdefinierte Diäten

25.4.1 Therapeutische Diät bei Hypertonie

Die Hypertonie (S.72) ist eine weitverbreitete Erkrankung. Sie kann essenziell, d. h. ohne erkennbare Grunderkrankung, oder sekundär, infolge einer anderen Erkrankung, wie z. B. chronische Niereninsuffizienz, auftreten.

Neben der diätetischen und medikamentösen Therapie spielen auch Gewichtsreduktion bei Adipositas, ausreichend körperliche Bewegung (Sport, Gymnastik), Raucherentwöhnung sowie die Beseitigung von ständigen Spannungen und Stresssituationen eine wichtige Rolle bei der Behandlung von Hypertoniepatienten (▶ Abb. 25.4).

Diätrichtlinien

Für die Diät bei Hypertonie ist Folgendes zu beachten:
- Die Nahrungszufuhr soll kochsalzarm (z. B. 6 g NaCl/Tag oder weniger) sein. Demzufolge sind stark gesalzene Nahrungsmittel, wie Pökelfleisch, Wurst, Salzgebäck, gesalzene Nüsse usw., zu meiden. Kaliumhaltiges Obst und Gemüse sowie kalzium- und magnesiumhaltige Nahrungsmittel (z. B. Milch) sind reichlich zu verzehren.

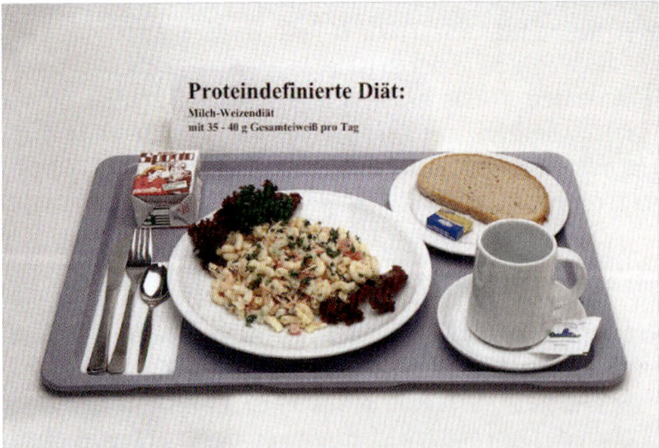

Abb. 25.4 Diättherapie bei Hypertonie. Ein leichtes, salzarmes Abendessen ist für Hypertoniepatienten wichtig.

- Bei Adipositas ist eine Reduktionskost bis zum Erreichen des Normalgewichts notwendig.
- Ballaststoffreiche Nahrungsmittel sind zu bevorzugen.
- Die Nahrungsfette sollen ca. 20–25 % der Energiezufuhr decken, dabei sind hauptsächlich essenzielle Fettsäuren aufzunehmen.
- Kaffee, schwarzer Tee und Alkohol sind nur in geringer Menge erlaubt.

Merke

Bei stark eingeschränkter Kochsalzzufuhr schmecken die Speisen evtl. fad. Durch Zugabe von frischen Kräutern und Gewürzen ist dennoch eine schmackhafte Nahrungszubereitung möglich.

25.4.2 Therapeutische Diät bei chronischer Niereninsuffizienz

Die Nahrungszufuhr bei chronischer Niereninsuffizienz ist entsprechend der Nierenleistung elektrolyt-, wasser- und proteinbilanziert.

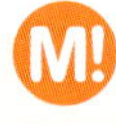

Merke

Im Verlauf einer chronischen Nierenerkrankung kann die Nierenleistung unterschiedlich sein, wodurch evtl. eine mehrmalige Diätanpassung erforderlich wird.

Diätrichtlinien

Für die Diät bei chronischer Niereninsuffizienz ist Folgendes zu beachten:
- Die Kalorienzufuhr muss bedarfsgerecht sein (nach Rücksprache mit dem Ernährungsteam).
- Bei Anstieg der harnpflichtigen Substanzen im Blut (Kreatinin, Harnstoff, Harnsäure) wird die Eiweißzufuhr zur Vermeidung einer Harnvergiftung (Urämie) reduziert, z. B. auf 0,8–1 g Eiweiß pro kg Körpergewicht. Das Nahrungseiweiß ist biologisch hochwertig, d. h. reich an essenziellen Aminosäuren.
- Bei Hypertonie und starker Ödemneigung wird die Kochsalzzufuhr reduziert.
- Die Flüssigkeitszufuhr orientiert sich an der Urinausscheidung.
- Bei dialysepflichtigen Patienten muss die Kalium- und Phosphatzufuhr stark reduziert und die Kochsalzzufuhr eingeschränkt werden. Die Eiweißaufnahme erhöht sich auf ca. 1–1,2 g/kg Körpergewicht, weil bei der Dialyse ein erheblicher Verlust an Aminosäuren vorliegt. Des Weiteren sind Vitamine und evtl. Spurenelemente, wie z. B. Eisen zur Blutbildung, zuzuführen.

Merke

Als Bilanzregel gilt: Urinmenge des Vortags plus 500 ml = Trinkmenge, bei Flüssigkeitsverlusten durch Schwitzen, Durchfall, Erbrechen usw. entsprechend mehr.

25.5 Sonderdiäten

25.5.1 Diättherapie bei Durchfallerkrankungen

Durchfallerkrankungen können vielerlei Ursachen haben, z. B. Infektionen, Nahrungsmittelunverträglichkeit, Erkrankungen der Verdauungsdrüsen u. a. Die diätetische Behandlung dient der Schonung und Entlastung des Darmtrakts.

Diätrichtlinien

Für die Diättherapie bei Durchfallerkrankungen sind folgende Richtlinien zu beachten:

- Die wichtigste Therapie bei Durchfallerkrankungen besteht im Ersatz der verloren gegangenen Flüssigkeit und Elektrolyte, da sonst die Gefahr einer Austrocknung (Dehydratation) besteht. Eine Nahrungskarenz ist nicht zwingend notwendig, da diese zu einer Atrophie der Darmschleimhaut führen kann.
- Der Verbesserung des Stuhlvolumens und der Giftbindung im Darm dienen die Aufnahme von frisch geriebenen Äpfeln und Karottensuppe.
- Je nach Befindlichkeit und Stuhlbeschaffenheit erfolgt die Ernährung über eine Schonkost, z. B. Zwieback, Weißbrot oder fettarme Suppen (▸ Abb. 25.5) bis hin zur Normalkost.

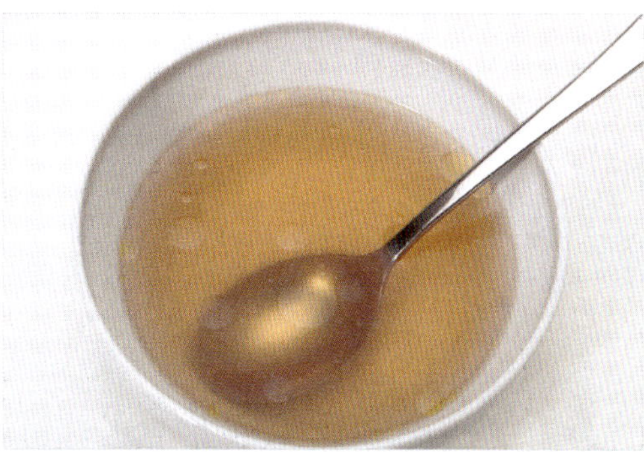

Abb. 25.5 Diättherapie bei Durchfallerkrankungen. Eine fettarme Fleischbrühe ist gut verträglich und wird bei Durchfallerkrankungen meist gerne getrunken.

- Bei schweren Durchfallerkrankungen ist unbedingt ein Arzt aufzusuchen, der nach Abklärung der Ursache eine entsprechende Therapie verordnet.

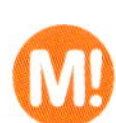

Merke

Um den Verlust von Flüssigkeit und Elektrolyten auszugleichen, gibt es eine Vielzahl von Empfehlungen, z. B.: 1 Liter abgekochtes Wasser mit ½Teelöffel Speisesalz und 5 Teelöffeln Traubenzucker mischen, wobei aus geschmacklichen Gründen z. B. etwas Fruchtsaft hinzugefügt werden kann. Cola und Salzstangen sind nicht zu empfehlen, da Cola einen hohen Zuckergehalt aber sonst einen niedrigen Elektrolytgehalt, insbesondere Kalium, aufweist.

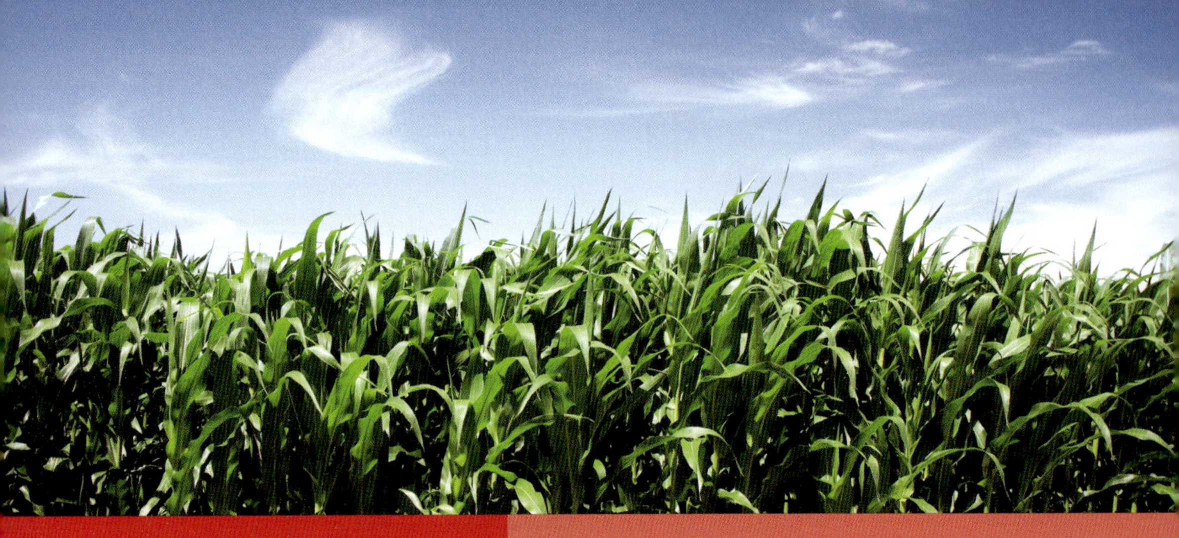

Kapitel 26

Grundlagen von Gesundheit und Krankheit

26.1	Gesundheit und Krankheit	*623*
26.2	Konzept der Salutogenese	*624*
26.3	Gesundheitsförderung und Prävention	*625*

26 Grundlagen von Gesundheit und Krankheit

Beate Weisser

26.1 Gesundheit und Krankheit

26.1.1 Was ist Gesundheit? Was ist Krankheit?

„Gesundheit ist das höchste Gut.“ Die meisten Menschen verstehen unter Gesundheit das Freisein von Krankheit. Die Weltgesundheitsorganisation (WHO) definiert Gesundheit noch weitreichender: „Gesundheit ist ein Zustand völligen psychischen, physischen und sozialen Wohlbefindens und nicht nur das Freisein von Krankheit und Gebrechen. Sich des bestmöglichen Gesundheitszustandes zu erfreuen, ist ein Grundrecht jedes Menschen, ohne Unterschied der Rasse, der Religion, der politischen Überzeugung, der wirtschaftlichen oder sozialen Stellung.“ (WHO 1948)

Damit kommt zum Ausdruck, dass nicht nur die körperliche Gesundheit wichtig ist, sondern auch das seelische und soziale Wohlbefinden. Die Definition der WHO ist von Bedeutung, weil deutlich wird, dass Gesundheit nicht nur auf einer guten medizinischen Versorgung beruht, sondern auch auf einer freien Lebensgestaltung und einem stabilen sozialen Umfeld. Im Folgenden werden einige Faktoren erläutert, die für Gesundheit und Krankheit maßgeblich sind.

26.1.2 Faktoren für Gesundheit und Krankheit

Soziale Schicht

Die soziale Schicht wird in Unter-, Mittel- und Oberschicht eingeteilt. Sie wird bestimmt durch Beruf, Einkommen, Ausbildung und Wohngegend. Menschen der unteren sozialen Schicht sind gesundheitlich benachteiligt und haben häufig einen schlechteren Gesundheitszustand, weil sie z. B. in einer schlechteren Wohngegend wohnen (z. B. hohe Lärmbelastung in der Einflugschneise eines Flughafens oder neben einer großen Straße), weil sie weniger über eine gesunde Lebensweise wissen oder sich diese nicht leisten können (z. B. Ernährung), weil sie weniger häufig oder zu spät zum Arzt gehen („Wegen dem bisschen Ziehen geh ich nicht zum Arzt.“ „Wenn ich so oft fehle, verliere ich meine Arbeit.“) oder weil sie eine körperlich anstrengende oder gefährliche Arbeit mit einem erhöhten Unfallrisiko haben. Oft geht ein geringes Einkommen mit chronischem Stress (z. B. die dauernde Angst, die Miete nicht bezahlen zu können) und „Sozialangst“ (z. B. Angst vor Verlust der Arbeit, Angst vor Kündigung der Wohnung) einher.

Arbeit, Arbeitslosigkeit

Arbeit dient dem Menschen dazu, seinen Lebensunterhalt zu sichern und, wenn möglich, einen gewissen Lebensstandard und Lebenswandel zu ermöglichen. Sie dient im Idealfall dazu, sich selbst zu verwirklichen und seinem Leben einen Sinn zu geben. Ein Mensch, der seine Arbeit nicht als Belastung empfindet sondern als Möglichkeit, seine Vorstellungen und Ideale zu realisieren, wird durch die Arbeit eher Wohlbefinden als Unwohlsein empfinden.

Die Art der Arbeit beeinflusst maßgeblich die Entstehung von Gesundheit und Krankheit. In einigen Berufen ist das Risiko, krank zu werden, höher als in anderen (z. B. ein Bergarbeiter hat ein anderes Risiko als ein Büroangestellter). Krankheiten, die durch die Ausübung des Berufs entstehen, werden Berufskrankheiten genannt. Hierzu einige Beispiele:

- Erkrankungen der Wirbelsäule oder Hauterkrankungen in der Pflege,
- Lungenerkrankungen bei Bergarbeitern.

Eine Krankheit kann aber auch durch einen Arbeitsunfall (z. B. Nadelstichverletzung) verursacht werden. Berufskrankheiten und Arbeitsunfälle können zu Frühberentung oder Arbeitslosigkeit führen. Immer häufiger werden psychische Erkrankungen infolge hoher Arbeitsbelastungen diagnostiziert.

Arbeitslosigkeit kann ebenfalls krank machen. Fällt die Arbeit als wichtiger Teil des alltäglichen Lebens plötzlich weg, ist die Existenz des Menschen gefährdet. Er kann nicht mehr selbst bestimmen, wie und womit er sein Geld verdient und ist auf die Hilfe von andern angewiesen. Das Selbstwertgefühl sinkt und es kann zu psychosomatischen Beschwerden, wie Kopfschmerzen, Herzbeschwerden, Hypertonie, oder gar zu psychischen Krankheiten kommen.

Armut

Armut bedeutet nicht nur, auf Konsumgüter zu verzichten. Armut ist oft verknüpft mit einer höheren Erkrankungsrate und einer geringeren Lebenserwartung. Von Armut betroffen sind in Deutschland vor allem Kinder von 0–15 Jahren, allein erziehende Elternteile, Familien mit mehr als 3 Kindern, arbeitslose Menschen, wohnungslose Menschen, ausländische Mitbürger und zunehmend alte und chronisch kranke Menschen. Arme oder armutsgefährdete Menschen sind häufiger krank und haben eine geringere Lebenserwartung. Arme Menschen gehen zu spät oder gar nicht zum Arzt. Sie können sich die Kosten, die durch den Arztbesuch entstehen, nicht leisten. Zu diesen Kosten gehören Rezeptgebühren oder Zuzahlungen z. B. zu krankengymnastischen Anwendungen.

Migration

Menschen, die aus anderen Ländern zuwandern, sind oft gesundheitlich benachteiligt. Die Gründe hierfür sind häufig schlechtere Arbeitsbedingungen, einen erhöhten und chronischen Stress durch Sprachbarrieren und Entwurzelung. Fehlende Kenntnisse über die Leistungen des

26

Gesundheitswesens, die ihnen zustehenden, verschlechtern die Situation zusätzlich. So gehen Migranten z. B. spät oder gar nicht zum Arzt, weil sie das Sozial- und Gesundheitssystem des neuen Landes nicht kennen.

Geschlechtsrollen und Familie

Frauen haben zurzeit eine fast sieben Jahre höhere Lebenserwartung als Männer (vgl. Trabert, Waller, 2013). Dies hat biologische aber auch psychosoziale Ursachen. So gehen Frauen i. d. R. früher zum Arzt und zeigen einen weniger riskanten Lebenswandel auf. Männer haben häufig körperlich anstrengendere Berufe als Frauen. Somit kommt es häufiger zu Berufskrankheiten und Arbeitsunfällen. Männer verhalten sich in der Freizeit oftmals risikofreudiger als Frauen, z. B. durch schnelles Autofahren.

Ein gutes soziales Umfeld ist immer auch ein Faktor für Gesundheit. Stirbt ein Ehepartner oder kommt es zu einer Scheidung, erhöht dies die Wahrscheinlichkeit, krank zu werden. Besonders belastet und somit auch krankheitsgefährdet sind alleinerziehende Mütter.

Umwelt

26

Die Zerstörung und Veränderung unserer natürlichen Umwelt erhöht das Risiko, krank zu werden. So führt das Ozonloch z. B. zur Zunahme der UV-Strahlung und somit zu einer Zunahme von Hautkrebserkrankungen. Durch die Verschmutzung von Gewässern oder der Luft gelangen Gifte in die Nahrungsmittelkette oder den Organismus. Sie führen dort zu Krankheiten wie z. B. Allergien, Vergiftungen, Krebserkrankungen.

26.1.3 Verschiedene Krankheitsmodelle

Um zu erklären, wie Krankheit entsteht (Pathogenese, patho = Krankheit, Leiden; genese = Entstehung, Entwicklung), wurden verschiedene Modelle entwickelt, die jeweils einen unterschiedlichen Schwerpunkt haben.

Laienkonzepte

Jeder Mensch hat bestimmte Vorstellungen darüber, wie Krankheit entsteht. Diese Vorstellungen sind unter anderem kulturell geprägt und bestimmen darüber, wie er mit einer Krankheit oder Schmerz umgeht oder welche Bedeutung er einem bestimmten Verhalten beimisst. So wurde im Mittelalter das Auftreten von Krankheiten dadurch erklärt, dass sie Gottes Strafe für Sünden seien. Heute erklären sich Menschen die Entstehung einer Krankheit häufig durch Überforderung und Stress.

Biomedizinisches Modell

Dieses Modell ist das am häufigsten verwendete Modell zur Erklärung der Entstehung von Krankheiten. Nach diesem Modell entsteht Krankheit immer aufgrund einer speziellen Ursache, z. B. der Schädigung von Zellen durch Bakterien oder Viren (z. B. Grippe aufgrund einer viralen Infektion) oder einer Fehlsteuerung von normalen Abläufen im Körper (z. B. Diabetes mellitus aufgrund von Insulinmangel). Das Modell orientiert sich stark an biologischen Ursachen und lässt psychische Zusammenhänge außer Acht. Die Krankheit wird dadurch therapiert, dass die Ursachen ausgeschaltet und die Symptome behandelt werden. Deshalb ist das biomedizinische Modell für die Erklärung von psychosomatischen Erkrankungen ungeeignet.

Psychosomatisches Krankheitsmodell

Dieses Modell erklärt, dass Krankheit durch seelische Vorgänge entstehen kann und eine Erkrankung auch Auswirkungen auf die Psyche des Menschen hat. Körper und Seele beeinflussen sich wechselseitig. Stress führt beispielsweise zu einer erhöhten Ausschüttung von Stresshormonen. Diese wiederum führen zu einer Blutdruckerhöhung. Auf Dauer führt dies zu einer arteriellen Hypertonie. Auch Laienkonzepte greifen den Zusammenhang von Körper und Seele oft auf: „Sich den Kopf zerbrechen.", „Es liegt mir wie ein Stein im Magen." oder „Sich etwas zu Herzen nehmen".

Sozialepidemiologisches Krankheitsmodell

Dieses Modell fasst verschiedene Krankheitsmodelle zusammen und beschreibt, dass Krankheit aus einem Zusammenspiel von verschiedenen Ursachen entstehen kann. So kann Krankheit zum Beispiel entstehen, wenn eine Person ständig unter Stress steht. Manche Menschen können gut mit Stress umgehen und erkranken nicht. Andere Menschen werden krank, wenn sie Stress haben. Dies wird im Stress-Coping-Modell beschrieben.

Armut, schlechte Wohnverhältnisse oder eine verschmutzte Umwelt (sozioökonomisches Modell) begünstigen ebenso die Entstehung einer Krankheit wie ein fehlendes soziales Umfeld. Pflegt eine Person einen riskanten Lebensstil (Rauchen, Trinken, falsche Ernährung) oder bestehen genetische Risikofaktoren (biomedizinisches Modell), ist die Wahrscheinlichkeit hoch, dass sich eine Krankheit entwickelt.

26.2 Konzept der Salutogenese

Verschiedene Modelle erklären, wie Krankheit entsteht (Pathogenese). Es stellt sich nun die Frage, wie Gesundheit entsteht und warum Menschen gesund bleiben, obwohl sie vielen krankmachenden Faktoren ausgesetzt sind. Mit dieser Frage hat sich Aaron Antonovsky als einer der ersten beschäftigt und das Modell der Salutogenese (salus = Wohlbefinden, genesis = Entstehung) entwickelt. Solutogenese kann als „Ursprung der Gesundheit" oder der „Entstehung von Wohlbefinden" übersetzt werden.

Antonovsky beschreibt Gesundheit oder Krankheit nicht als einen einmal erreichten und unveränderlichen Zustand. Der Mensch „pendelt" ständig zwischen absoluter Gesundheit und absoluter Krankheit, d. h. mal ist er näher am Krankheitspol und mal näher am Gesundheitspol (Gesundheits-Krankheitskontinuum). Dies bedeutet, dass Gesundheit ein Prozess ist und täglich neu und aktiv eine Balance zwischen beiden Polen gestaltet wird.

Antonovsky geht davon aus, dass jeder Mensch Belastungen (Stressoren) ausgesetzt ist, die seine jeweilige Stellung auf dem Gesundheits-Krankheitskontinuum beeinflussen können. In welche Richtung dies geschieht, hängt davon ab, wie eine Person mit Stressoren umgeht bzw. welche Widerstandsressourcen eine Person in sich trägt.

Beispiel: Person A und Person B haben beide eine Ausbildung zum Kfz-Mechaniker gemacht und arbeiten seit 20 Jahren bei einer Automobilfirma am Fließband und bauen Autos zusammen. Die Firma kündigt den beiden. Person A verfällt in Depressionen, seine Frau verlässt ihn, er fängt an zu trinken und bekommt einen Schlaganfall. (Stressor führt zum Krankheitspol). Person B nimmt die Kündigung nach dem ersten Schock zum Anlass, seinen Jugendtraum zu erfüllen und macht eine eigene Autowerkstatt auf, in der er mit großer Freude und Zufriedenheit arbeitet. Seine Frau unterstützt ihn, indem sie die Buchhaltung für ihn macht. (Stressor führt zum Gesundheitspol.)

Ob jemand gesund bleibt oder krank wird, hängt davon ab, wie er mit den täglichen Belastungen umgeht. Das nennt Antonovsky das Kohärenzgefühl. Dieses ist von Person zu Person unterschiedlich ausgeprägt.

Das Köhärenzgefühl (sense of coherence, SOC) besteht aus 3 Komponenten.

▶ **1. Verstehbarkeit.** Die Verstehbarkeit beschreibt, in wieweit man Ereignisse verstehen kann und inwieweit man Ereignisse beurteilen und erklären kann. Bei einer gering ausgeprägten Verstehbarkeit, werden Ereignisse als Pech eingeordnet, als etwas, das die Person überrollt und dem sie hilflos ausgeliefert ist. Bei einer hoch ausgeprägten Verstehbarkeit werden Ereignisse als Herausforderung angesehen, mit denen man umgehen kann oder die man zumindest ertragen kann.
Beispiel: Person A fühlt sich der Kündigung hilflos ausgeliefert, er versteht nicht, was mit ihm passiert.

▶ **2. Handhabbarkeit.** Die Handhabbarkeit umschreibt das Ausmaß, in dem eine Person wahrnimmt, welche Ressourcen ihr zur Verfügung stehen, um Anforderungen zu begegnen. Diese Ressourcen können unterschiedlich sein: soziale Ressourcen, z. B. der Partner, ein enger Freundeskreis, der Glaube, ein bestimmtes Vorwissen, ein guter Arzt. Eine Person mit einer hohen Handhabbarkeit geht davon aus, dass sie mit Ereignissen aufgrund ihrer Ressourcen umgehen kann und ihnen nicht hilflos ausgeliefert ist.
Beispiel: Person A sieht keine Möglichkeit, seine Situation zu verändern und sich aus der Arbeitslosigkeit zu befreien. Person B hat die Unterstützung seiner Frau und ergreift Möglichkeiten, seine Situation zu verändern.

▶ **3. Bedeutsamkeit.** Die Verstehbarkeit zielt stark auf die verstandesmäßige Erfassung und Verarbeitung eines Ereignisses. Die Bedeutsamkeit zielt eher auf den emotionalen Umgang mit einem Ereignis ab. Menschen mit einem hohen Maß an Bedeutsamkeit empfinden das Leben als sinnvoll. Herausforderungen sind es wert, dass man Energie in sie investiert, dass man sich engagiert. Menschen mit einer gering ausgeprägten Bedeutsamkeit erleben Herausforderungen als ermüdende Last, auf die sie gerne verzichtet hätten.
Beispiel: Person B sieht die neue Situation als eine Chance, einen Lebenstraum zu erfüllen und macht sich voller Tatkraft an die neue Aufgabe. Person A sieht die Arbeitslosigkeit als sein „Schicksal" an, an dem er nichts ändern kann.

Gesundheit ist also nicht ausschließlich abhängig von einem gut ausgebauten Gesundheitssystem. Gesundheit ist auch abhängig vom Kohärenzgefühl einer Person. Gesundheit ist zudem von zahlreichen sozialen Faktoren abhängig.

26.3 Gesundheitsförderung und Prävention

26.3.1 Gesundheitsförderung

Gesundheitsförderung umfasst alle Maßnahmen, die die Entstehung oder Beibehaltung von Gesundheit fördern. „Gesundheitsförderung zielt auf einen Prozess, allen Menschen ein höheres Maß an Selbstbestimmung über ihre Gesundheit zu ermöglichen und sie damit zur Stärkung ihrer Gesundheit zu befähigen." Mit dieser Definition hat die WHO 1986 in der Ottawa-Charta das Konzept der Gesundheitsförderung beschrieben. In der Ottawa-Charta werden Strategien der Gesundheitsförderung beschrieben, die sowohl persönliche als auch gesellschaftliche Handlungsfelder betreffen. Auf gesellschaftlicher Ebene geht es nicht nur um eine gute medizinische Versorgung, sondern auch um eine Politik, die die Gesundheit fördert, z. B. in den Bereichen Gesundheits-, Einkommens- und Sozialpolitik, Umweltpolitik und Wirtschaftspolitik. Auf persönlicher Ebene geht es um die Förderung von Gesundheitskompetenzen, z. B. Zahnpflege im Kindergarten, gesundes Schulfrühstück, Anti-Raucher-Kampagnen.

26.3.2 Prävention

(Krankheits-)Prävention umfasst alle Maßnahmen zur Vermeidung von Krankheiten oder Gebrechen (lat. praevenire = der Krankheit zuvorkommen). Dabei wird je nach Ansatzpunkt unterschieden in medizinische oder körperliche Prävention, Verhaltensprävention oder Verhältnisprävention.

Die medizinische Prävention umfasst 3 Präventionsarten, die je nach ihrem Zeitpunkt eingesetzt werden. Von Primärprävention spricht man, wenn noch keine Krankheit/Krankheitszeichen vorhanden sind und die Person davor geschützt werden soll, z. B. die Schutzimpfung gegen verschiedene Infektionskrankheiten. Maßnahmen der Früherkennung von Krankheiten werden als Sekundärprävention bezeichnet. Dies bedeutet, Krankheitsveränderungen frühzeitig zu erkennen und zu behandeln, bevor die Krankheit ausbricht (z. B. Früherkennungsuntersuchungen gegen Krebs: Es bestehen bereits Zellveränderungen, die eine Vorstufe von Krebs darstellen, der Krebs selbst ist noch nicht ausgebrochen). Maßnahmen der Tertiärprävention kommen zum Einsatz, wenn die Krankheit bereits ausgebrochen ist und eine Verschlimmerung bzw. Zusatzerkrankungen vermieden werden sollen, z. B. Anschlussheilbehandlung.

Zudem wird unterschieden in eine Verhaltens- und Verhältnisprävention. Verhaltensprävention umfasst alle Maßnahmen, die auf die Veränderung von gesundheitsriskantem Verhalten abzielen, z. B. Raucherentwöhnung, Ernährungsberatung, Gesundheitsaufklärung (z. B. „Gib AIDS keine Chance"). Die Verhältnisprävention umfasst Maßnahmen, die dazu dienen, die „Umwelt" so zu gestalten, dass sie die Menschen nicht krank macht, z. B. Lebensmittelkontrollen, Abfallbeseitigung, sauberes Trinkwasser usw. „Verhältnisprävention ist Politik". (Trabert, Waller, 2013) – dies bedeutet, dass die Verhältnisse maßgeblich durch politisches Handeln geprägt werden. Laut Ottawa-Charta sollte dieses Handeln stets die Gesundheit im Blick haben.

26.3.3 Gesundheitsförderung und Prävention in der Pflege

Zu den Aufgaben der Pflege gehört es, die Gesundheit zu fördern und Krankheiten zu verhüten (präventive Pflege), die Gesundheit wiederherzustellen (rehabilitative Pflege) und Leiden zu lindern (palliative Pflege).

Der International Council of Nurses (ICN) diese vier Verantwortungsbereiche für Pflegende festgelegt. (ICN, 2012). Pflegerisches Handeln ist ohne Gesundheitsförderung und Prävention nicht denkbar.

Ein Mensch benötigt aus unterschiedlichen Gründen Pflege. Dies kann krankheits- oder altersbedingte Ursachen haben. Pflege wird notwendig, wenn ein Mensch die Aktivitäten des täglichen Lebens nicht mehr oder nur noch teilweise selbstständig ausüben kann. Pflegerisches Handeln orientiert sich dabei immer an den Ressourcen des Pflegeempfängers. Diese Ressourcen gilt es zu erhalten und zu fördern. Dies geschieht z. B. im Rahmen einer aktivierenden Pflege. Dem Patienten wird die Ausübung einer Aktivität nicht „abgenommen", obwohl dies vielleicht zeitsparender wäre oder auch dem Wunsch des Pflegeempfängers entsprechen würde. Eine aktivierende Pflege orientiert sich an den vorhandenen Fähigkeiten und Fertigkeiten des Patienten und nutzt diese bei der Gestaltung der Pflegesituation.

Beispiele:

Ein Patient fühlt sich fünf Tage nach einer Leisten-OP noch schwach und möchte sich gerne waschen lassen. Eine aktivierende Pflege versucht den Patienten zu motivieren, sich Gesicht und Oberkörper selbst zu waschen. Somit wird die Selbstständigkeit des Patienten gefördert.

Eine Patientin mit einer demenziellen Erkrankung benötigt viel Zeit beim Essen. Anstatt ihr die Gabel abzunehmen und ihr das Essen anzureichen (was schneller ginge), wird die Patientin beim Essen nur verbal unterstützt. Somit bleibt die Fähigkeit der Patientin, selbst zu essen, erhalten.

Pflegende sprechen die Pflegehandlungen im Vorfeld mit dem Patienten ab. Dabei ist es wichtig, dem Pflegeempfänger die Pflegehandlungen zu erklären. Mit dieser Vorgehensweise wird seine Selbstbestimmung gefördert. Die Angehörigen werden, wenn möglich, in die Pflege miteingebunden. Aus diesem Grund wird der Kontakt mit Verwandten und Freunden auch außerhalb von Besuchszeiten möglich gemacht.

Pflegende fördern also die Handlungsmöglichkeiten, die Selbstbestimmung und die Selbstständigkeit von Patienten. Hierzu gehört die Anleitung, durch die der Patient befähigt wird, möglichst eigenständig zu handeln, z. B. die Anleitung zum Blutzuckermessen und Insulinspritzen. Beherrscht der Patient diese Techniken, ist er unabhängig von fremder Hilfe.

Pflegende arbeiten präventiv, indem sie durch verschiedene Prophylaxen, das Risiko von Folgeerkrankungen verringern. Die Durchführung einer Dekubitusprophylaxe verhindert das Wundliegen, die Durchführung einer Pneumonieprophylaxe bei einem bettlägerigen Patienten verhindert das Auftreten einer Lungenentzündung.

Pflegende informieren Patienten aber auch über Gesundheitsrisiken (z. B. Rauchen oder Bewegungsmangel) und suchen in einem Beratungsgespräch mit dem Patienten zusammen Möglichkeiten, sich gesundheitsförderlich zu verhalten. Angehörige werden in diese Maßnahmen mit einbezogen.

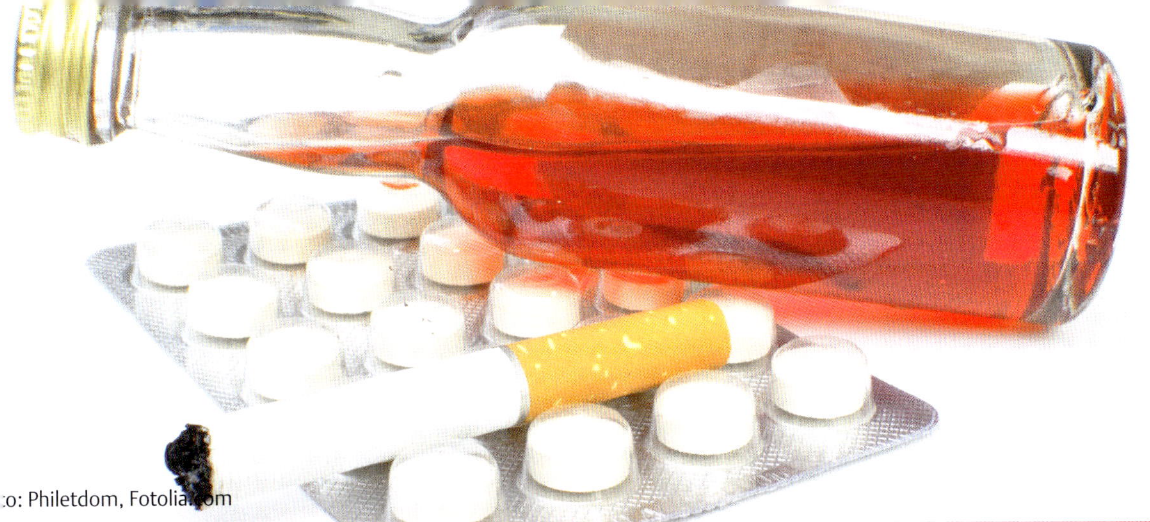

Kapitel 27

Gesundheit und Suchtmittel

27.1 Suchtmittel als Hilfsmittel *628*

27.2 Drogen *628*

27.3 Alkohol *630*

27.4 Tabak *631*

27.5 Missbrauch von Arzneimitteln *632*

27.6 Prävention *633*

27 Gesundheit und Suchtmittel

Irmgard Frey, Beate Weisser

27.1 Suchtmittel als Hilfsmittel

27.1.1 Der Mensch in der Gesellschaft

Konfliktsituationen

Der Wunsch des Menschen, der Wirklichkeit und den Ängsten des Alltagslebens zu entfliehen, ist schon seit Urzeiten bekannt. In unserer heutigen Zeit machen die Jagd nach Luxus und Geld, die Angst, den gestellten Anforderungen im Beruf und Familie nicht gewachsen zu sein, und das passive Konsumieren der Unterhaltungsangebote (z. B. Medien) die Menschen zunehmend unzufrieden, gehetzt, gestresst und einsam. Sie geraten in Konflikt mit ihren Lebensvorstellungen, haben das Gefühl nutzlos, wertlos und überflüssig zu sein.

Suche nach Auswegen

Jeder Mensch hat gelegentlich das Bedürfnis, Konflikten auszuweichen, abzuschalten und alle Sorgen zu vergessen. Hierzu werden oft Drogen, Alkohol oder Medikamente als Hilfsmittel zur Erzeugung von Wohlbefinden eingesetzt. In Stresssituationen verspürt der Mensch dadurch vorübergehend ein Gefühl der Leichtigkeit und des Wohlbehagens. Er verliert seine Hemmungen und kann besser auf andere Menschen zugehen. Er fühlt sich leistungsfähiger und leidet weniger an Minderwertigkeitskomplexen.

27

27.1.2 Sucht – Abhängigkeit – Missbrauch

Unbemerkt und sehr rasch hat er sich jedoch an diese Hilfsmittel gewöhnt, d. h. nur noch „mithilfe dieser Mittel" geht es ihm gut, ohne dieselben fühlt er sich elend. Er ist abhängig geworden von dem Mittel, die Sucht (die Suche danach) hat begonnen (▸ Abb. 27.1).

Definition

Der früher verwendete Begriff „Sucht" wurde 1967 von der WHO durch den Terminus „Abhängigkeit" ersetzt. Unter Abhängigkeit versteht man „einen seelischen, eventuell auch körperlichen Zustand, der dadurch charakterisiert ist, dass ein dringendes Verlangen oder unbezwingbares Bedürfnis besteht, sich die entsprechende Substanz fortgesetzt und periodisch zuzuführen".

Es gibt 4 verschiedene Unterscheidungsmerkmale von Abhängigkeit:

- körperliche Abhängigkeit
- seelische Abhängigkeit
- stoffgebundene Abhängigkeit, z. B. Drogen, Alkohol, Medikamente
- nicht stoffgebundene Abhängigkeit, z. B. Arbeitsabhängigkeit, Essstörungen (Magersucht), Spielsucht, Medienabhängigkeit

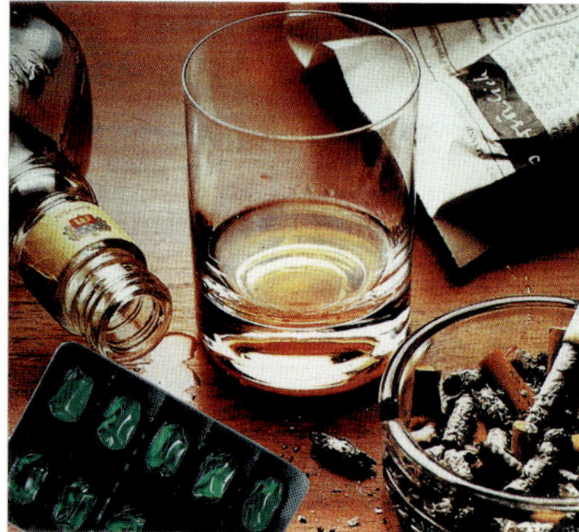

Abb. 27.1 Abhängigkeit. Die Gewöhnung an ein Hilfsmittel, wie z. B. Alkohol, Medikamente oder Tabak, kann zur Sucht führen.

Abhängigkeit wird heute als Krankheit angesehen, die klinisch durch verschiedene Berufsgruppen behandelt wird. Unter gefährlichem Gebrauch versteht man den Gebrauch einer Substanz, die wahrscheinlich gefährliche Folgen für den Konsumenten hat. Ein schädlicher Gebrauch liegt vor, wenn der Substanzgebrauch bereits schädliche Folgen hervorgerufen hat.

Merke

Menschen mit Abhängigkeitserkrankungen benötigen fachliche Hilfe, da sonst der seelische, körperliche und soziale Zerfall droht. Pflegende benötigen in der Versorgung dieser Menschen sowohl Kenntnisse der somatischen als auch der psychiatrischen Pflege

27.2 Drogen

Ursprünglich bedeutete Droge „Wirkstoff pflanzlicher oder tierischer Herkunft". Inzwischen versteht man darunter Substanzen natürlicher oder synthetischer Herkunft, die Körper und Seele beeinflussen.

Drogen können geschluckt, gespritzt, inhaliert, geraucht, geschnupft und durch die Haut absorbiert werden. Drogen wirken auf das zentrale Nervensystem, indem sie

- die Wahrnehmung verändern, z. B. Rausch- und/ oder Schwebezustände hervorrufen und
- die Gefühle und die Stimmungslage beeinflussen, z. B. Heiterkeit auslösen, Angst nehmen, Nervosität abbauen.

27.2.1 Haschisch und Marihuana

Die Ursprungsdroge ist indischer Hanf, aus dem folgende Drogen gewonnen werden:
- Aus dem Harz stellt man Haschisch her.
- Aus den Blüten und Blättern wird Marihuana.

▸ **Wirkungsweise.** Es wird gekaut, geraucht, als Tee getrunken, als Plätzchen gegessen, inhaliert. Beim Rauchen tritt die Wirkung schnell ein:
- Die Stimmung wird angehoben, die Geselligkeit wird gefördert.
- Das Konzentrationsvermögen und die Verkehrstüchtigkeit sind herabgesetzt.
- Es entstehen Trugwahrnehmungen (Halluzinationen).

▸ **Abhängigkeit.** Bei manchen Menschen kann durch Haschisch das Verlangen nach härteren Drogen ausgelöst werden (Schrittmacherfunktion).

27.2.2 Opiate

Die Ursprungsdroge ist Schlafmohn. Daraus werden folgende Drogen hergestellt:
- Aus Schlafmohn stellt man Opium her → Wirkung schwach.
- Aus Opium stellt man Morphium her → Wirkung mittelstark.
- Aus Morphium stellt man Heroin her → Wirkung stark.

▸ **Wirkungsweise.** Opiate werden geraucht, geschluckt oder gespritzt (▸ Abb. 27.2). Sie wirken
- schmerzstillend, beruhigend,
- von der Realität loslösend und
- das Selbstbewusstsein und die Sinneseindrücke reduzierend.

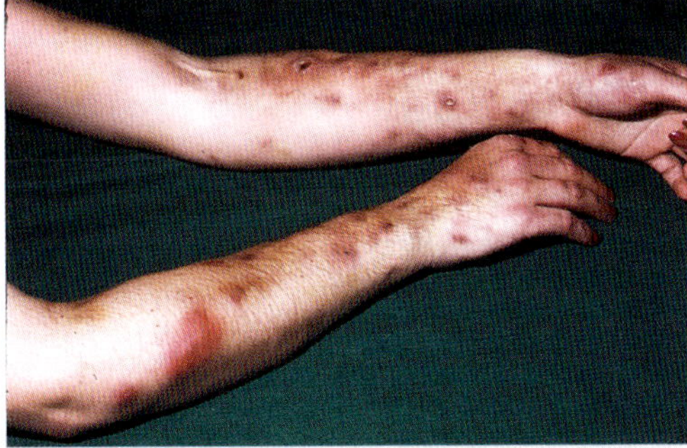

Abb. 27.2 Injektionsstellen. Auf dieser Abbildung sind Heroin-Injektionsstellen und Spritzenabszesse deutlich zu sehen.

▸ **Abhängigkeit.** Diese erfolgt rasch, bei Heroin oft schon nach der ersten Spritze. Kennzeichen der Abhängigkeit sind:
- Um die Wirkung (Glücksgefühl) zu erhalten, muss die Dosis gesteigert werden.
- Überdosis führt zu Herzschwäche, Atemlähmung, Tod.
- Urteilskraft und Leistungsvermögen nehmen ab.
- Süchtige leiden an Magen-Darm-Störungen, es kommt zum körperlichen Zerfall.

27.2.3 Kokain

Die Ursprungsdroge ist der Kokastrauch. Aus den Blättern wird ein weißes Pulver („Schnee") gewonnen.

▸ **Wirkungsweise.** Kokain wird gekaut, geschnupft und gespritzt. Danach treten bei den Süchtigen folgende Wirkungen ein:
- Er fühlt sich kräftig, gut gelaunt, glücklich, stark enthemmt.
- Er hat oft optische Halluzinationen, kann dabei Läuse, Flöhe und Käfer sehen.
- Das Glücksgefühl kann in Verfolgungswahn mit Gewalttätigkeit umschlagen.

▸ **Abhängigkeit.** Es entsteht eine psychische Abhängigkeit mit dem Verlangen nach erneutem Genuss. Der Dauergebrauch führt zu Leberschäden und körperlichem Zerfall.

Merke

Der illegale Umgang mit z. B. den genannten Drogen (Betäubungsmitteln) ist in Deutschland strafbar. Die Rechtsgrundlage für den legalen Handel und die entsprechenden Strafandrohungen für illegales Verhalten ist das „Gesetz über den Verkehr mit Betäubungsmitteln", Betäubungsmittelgesetz (S. 689).

27.2.4 Halluzinogene

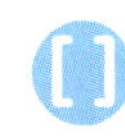

Definition

Halluzinogene sind Substanzen, die lebhafte Wahrnehmungsstörungen unterschiedlicher Art hervorrufen.

Halluzinogene werden synthetisch hergestellt und sind sog. Designerdrogen, z. B. LSD, Ecstasy, Speed.

▸ **Wirkungsweise.** Halluzinogene werden geschluckt. Sie beeinflussen die Stimmungslage und die Wahrnehmungsfähigkeit und führen z. B. zu
- Glücksgefühlen,
- Horrortrips,
- Eigengefährdung sowie
- Fremdgefährdung.

► **Abhängigkeit.** Halluzinogene führen nicht zu körperlicher Abhängigkeit. Massive Kreislaufkomplikationen sind möglich.

27.3 Alkohol

27.3.1 Vom Lebenselixier zur Ersatzbefriedigung

Der Konsum von Alkohol ist Teil unseres gesellschaftlichen Lebens (► Abb. 27.3). Alkoholkonsum wird weitgehend unkritisch positiv bewertet und akzeptiert. Als kulinarisches Genussmittel in kleinen Mengen genossen, wirkt der Alkohol wie ein Lebenselixier. Bei gesellschaftlichen Anlässen wird Alkohol genossen, er wird nach Feierabend zur Entspannung oder Beruhigung genutzt. 9,5 Mio. Menschen in Deutschland konsumieren Alkohol in gesundheitlich riskanter Form. Erwachsene dienen hierbei Kindern und Jugendlichen als Vorbild. Ebenso übernehmen die Medien eine Vorbildfunktion für den Umgang mit Alkohol.

Obwohl der jährliche Alkoholkonsum pro Kopf (10 Liter reinen Alkohols) im Vergleich zu den Vorjahren leicht rückläufig ist, hat sich der Umgang mit Alkohol deutlich verändert. Besonders besorgniserregend ist der sprunghafte Anstieg von Kindern und Jugendlichen, die Alkohol exzessiv konsumieren. Das Rauschtrinken, auch „Binge Drinking" oder „Komasaufen" genannt, führt zu gesundheitlichen Schäden bis hin zum Tod.

27

Alkohol verändert die Wahrnehmung und wirkt euphorisierend und enthemmend, was als angenehm empfunden wird. Bei steigendem Konsum überwiegen die negativen Wirkungen des Alkohols, es kommt es zu Kontrollverlust.

27.3.2 Wirkungsweise und Gesundheitsschäden

► **Wirkungsweise.** Hierbei ist Folgendes zu nennen:

- Alkohol wirkt lähmend auf die Gehirnzellen und bewirkt Euphorie, Bewusstseinstrübung, Denk-, Gleichgewichts- und Koordinationsstörungen, später Verlangsamung der Reflexe, der Atmung, des Kreislaufs.
- Alkohol gelangt rasch in die Leber, wo er abgebaut wird. Dabei werden Leberzellen zerstört. Dies kann zur Leberzirrhose führen.
- Die Bauchspeicheldrüse kann mit chronischen Entzündungen reagieren.
- In der Herzwand lagern sich Fettsubstanzen ab, die Herzleistung wird beeinträchtigt.
- Alkohol bedeutet zusätzliche Kalorienzufuhr. Alkohol, anstelle von ausgewogener Nahrung getrunken, führt zu Mangelernährung.
- Bei Schwangeren geht der Alkohol über die Nabelschnur in den fötalen Kreislauf über, es kommt zur Alkoholkonzentration im Fötus, der dann schwer geschädigt geboren werden kann (Alkoholembryopathie).

► **Abhängigkeit.** Diese ist durch Folgendes gekennzeichnet:

- Hochprozentige Alkoholgetränke (Schnaps, Whisky, Weinbrand usw.) können in kurzer Zeit – in einigen Jahren – zur Abhängigkeit führen.
- Niedrigprozentige Alkoholika (Bier, Wein usw.) in großen Mengen getrunken (15–20 Flaschen Bier oder 1–2 Liter Wein am Tag), führen ebenfalls in relativ kurzer Zeit zur Abhängigkeit.
- Doch auch schon mäßiger, aber regelmäßiger Alkoholgenuss kann zur Abhängigkeit führen (abends 2–3 Flaschen Bier, 2–3 Gläser Wein, einige Schnäpse).

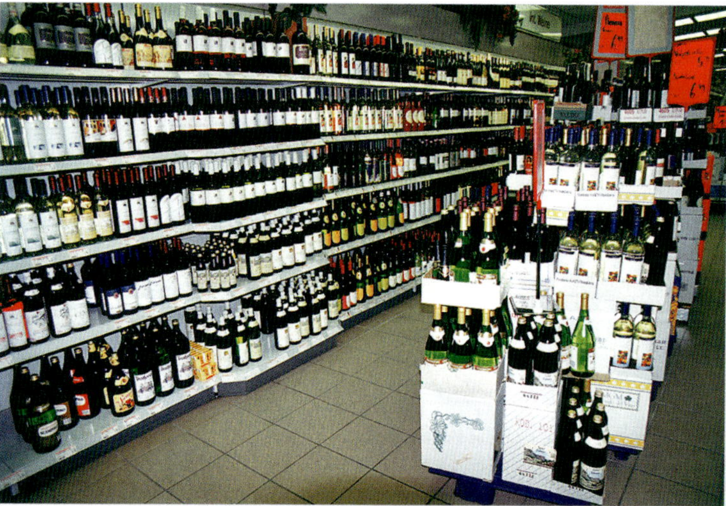

Abb. 27.3 Alkohol. Er wird überall angeboten, die Verführung ist jederzeit da.

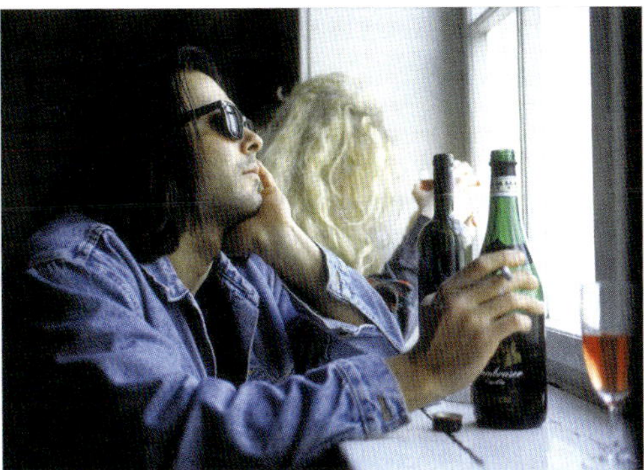

Abb. 27.4 Alkoholkrankheit. Persönliche Probleme oder gesellschaftliche Konflikte können nur noch mit Alkohol ertragen werden. Diese Menschen bedürfen professioneller Hilfe.

27.3.3 Soziale Bedeutung

Der Missbrauch von Alkohol führt nicht nur zu gesundheitlichen, sondern auch zu sozialen Problemen (▸ Abb. 27.4). Die Ursachen für die Entstehung einer Abhängigkeitserkrankung sind vielfältig. Genetische, psychologische und soziale Faktoren spielen eine große Rolle. Eine geringe Frustrationstoleranz, die Orientierung an Vorbildern – z. B. der gesellschaftliche Umgang mit Alkohol sowie die Darstellung von Alkoholkonsum in Medien und Werbung – sowie negative Lebensereignisse, wie z. B. Arbeitslosigkeit oder familiäre Probleme, können einen Einfluss auf die Entstehung einer Abhängigkeit haben.

Die soziale Bedeutung des übermäßigen Alkoholkonsums wirkt erdrückend, wenn man an die zahlreichen Verkehrsunfälle unter Alkoholeinfluss denkt, an die Frühinvalidisierung wegen körperlicher Alkoholschäden und Folgeerkrankungen, an finanzielle und familiäre Probleme, die tragische Auswirkungen auf die Kinder haben können. Dass sich dennoch der Alkoholkonsum erhöht und damit der eigenen Person und fremden Personen viel Schaden zugefügt wird, beruht zum einen auf der falschen Einschätzung der eigenen Trinkfestigkeit und zum anderen auf der falschen Einschätzung der Alkoholwirkung auf Körper und Seele.

Merke

Überdenken Sie Ihre eigenen Trinkgewohnheiten (www.kenn-dein-limit.de)

27.4 Tabak

Beim Rauchen von Tabak entstehen 3 verschiedene Schadstoffe, die gefährlich auf den menschlichen Körper einwirken – Nikotin, Kohlenmonoxid und Teer (▸ Abb. 27.5).

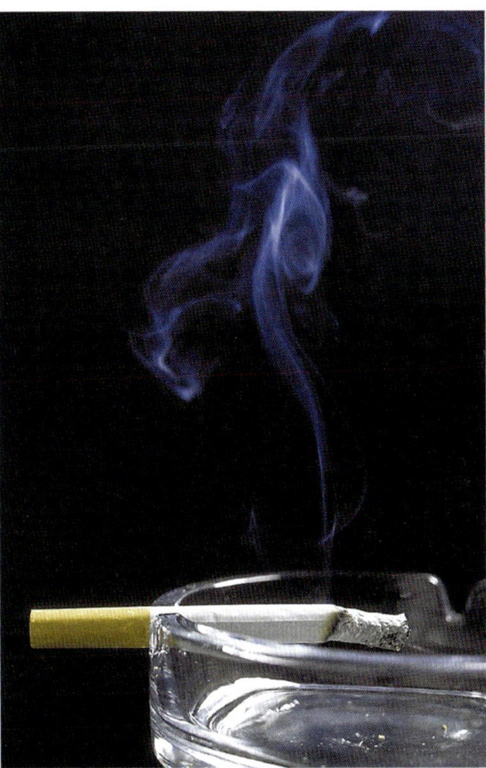

Abb. 27.5 Rauchen. Nikotin, Kohlenmonoxid und Teer sind Schadstoffe, die beim Rauchen auf den Menschen einwirken.

27.4.1 Wirkungsweise und Gesundheitsschäden

Nikotin

Nikotin ist ein Nervengift. In kleinen Mengen wirkt Nikotin stimulierend. Zunächst wird vermehrt Adrenalin ausgeschüttet. Die Blutgefäße verengen sich, es kommt zur Blutdrucksteigerung und beschleunigtem Herzschlag. Kalkablagerungen an den Gefäßwänden werden jedoch begünstigt, dadurch entsteht chronischer Bluthochdruck mit der Gefahr von Gefäßverschluss oder Gefäßwandaussackung. Die Gefäßsklerose durch Nikotin betrifft häufig die großen Arterien der Beine: Die Durchblutung wird gedrosselt, Sauerstoffmangel der Beinmuskulatur entsteht, Beschwerden beim Gehen stellen sich ein. Endstadium: Gefäßverschluss, Nekrose, Amputation (Raucherbein).

Kohlenmonoxid

Kohlenmonoxid, das bei der Verbrennung des Tabaks entsteht, bindet sich 245-mal stärker an die roten Blutkörperchen als Sauerstoff. Der Kohlenmonoxidgehalt im Blut erhöht sich und der Körper erfährt insgesamt einen Sauerstoffmangel. Bei höherem Sauerstoffbedarf (Herz-Kreis-

27

lauf-Erkrankungen) kann dies gefährliche Folgen haben, z. B. Herzinfarkt, Gangrän an den Beinen. Dies betrifft nicht nur aktive, sondern auch passive Raucher. Höhere CO-Konzentration im Blut führt zu Müdigkeit und verlangsamten Reaktionen.

Teer

Teer (Kondensat) des Tabakrauchs wird beim Lungenzug tief in die Atemwege befördert. Die Lungenbläschen werden mit einer Teerschicht überzogen, die dünnen Trennwände der Lungenbläschen werden vom Teer zerstört. Dadurch wird die Gasaustauschfläche kleiner und der Betroffene leidet an Kurzatmigkeit und Atemnot. Durch Teer verkleben auch die Flimmerhärchen, sodass sie Staubkörnchen und Schadstoffe nicht mehr nach außen transportieren können. Der Körper versucht durch „Raucherhusten" die angesammelten Fremdstoffe auszustoßen. Es entstehen chronische Bronchitis und Schleimhautveränderungen bis hin zum Krebs.

▸ **Abhängigkeit.** Die Weltgesundheitsorganisation hat Nikotin nicht in die Liste der Rausch-, Betäubungs- und Aufputschmittel aufgenommen. Dennoch kann man bei Rauchern von einem abhängigen Verhalten durch Nikotin sprechen. Sie müssen bei Stresssituationen mehr rauchen, um sich der Lage gewachsen zu fühlen, und es treten bei Nikotinentzug sog. Entzugserscheinungen auf: allgemeine Unruhe, Nervosität, Tremor, Schlaflosigkeit, nächtliches Schwitzen.

27

Merke

Überdenken Sie Ihre eigenen Rauchgewohnheiten.

27.4.2 Raucherentwöhnung

Mehrere Wege führen zum Ziel:
- Gruppenpsychotherapie zur Persönlichkeitsstärkung
- autogenes Training
- medikamentöse Entwöhnung unter ärztlicher Aufsicht
- Willensakt

Der Wunsch nach Entwöhnung tritt bei solchen Rauchern auf, die sich im Hinblick auf ihre eigene Gesundheit, die Gesundheit und Zukunft ihrer Familie verantwortlich fühlen.

Merke

Beobachten Sie sich und Ihre Umgebung: Sind Sie passive Raucherin/passiver Raucher?

27.5 Missbrauch von Arzneimitteln

Schmerz-, Schlaf-, Beruhigungs- und Aufputschmittel sind keine Heilmittel im eigentlichen Sinne, da sie nur dazu eingesetzt werden, um Symptome zu beseitigen. Sie beheben nicht die Ursachen der Störungen. Diese Mittel sind Gebrauchsgegenstände geworden, derer sich viele Menschen regelmäßig bedienen, um die lästigen Beschwerden loszuwerden. Durch den Griff zur Tablette jedoch nimmt man sich die Möglichkeit, die zugrunde liegenden Konflikte zu erkennen und zu bewältigen (▸ Abb. 27.6). Unschädlichkeit der Mittel und Leistungszunahme durch deren Konsum wird von den Werbefachleuten suggeriert. Etwa 70 % dieser Medikamente werden von Ärzten verschrieben. Sie haben weder Zeit noch die Möglichkeit, die verborgenen seelischen Konflikte bei den Patienten aufzudecken und zu bearbeiten und setzen daher diese Arzneimittel therapeutisch ein.

▸ **Wirkungsweise.** Diese Mittel werden geschluckt, gespritzt oder als Suppositorien in den Darm eingeführt. Sie wirken nach kurzer Zeit (20–40 Minuten) z. B.:
- schmerzstillend
- schlaffördernd, beruhigend, angstlösend
- appetitzügelnd
- anregend, leistungssteigernd

▸ **Abhängigkeit.** Einige der Substanzen führen bei Dauergebrauch zur Abhängigkeit (Hinweise der Arzneimittelfirmen beachten, mit dem Arzt darüber reden). Der Gesetzgeber hat einige dieser Stoffe mit Rezeptpflicht belegt, andere hat er verboten.

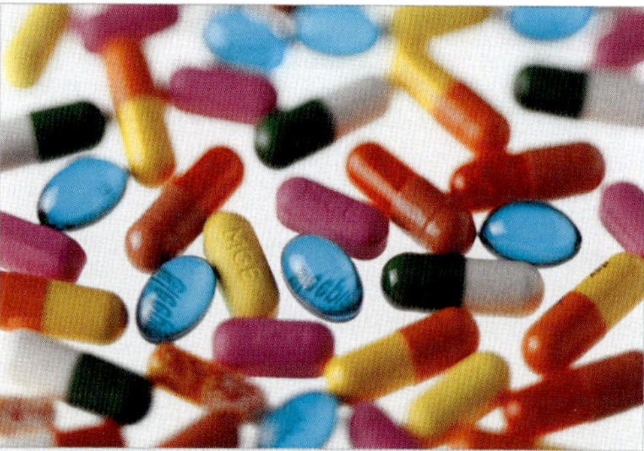

Abb. 27.6 Medikamentenabhängigkeit. Abhängigkeit von Arzneimitteln kann z. B. durch die ärztlich verordnete Einnahme entstehen. Daher kommt den Ärzten bei der Verordnung von Medikamenten eine besondere Verantwortung zu.

27.6 Prävention

Die gesellschaftlich tolerierte Form der Konfliktverdrängung, z. B. durch Medikamenteneinnahme, hat beängstigende Ausmaße angenommen. Bei Alkohol und Drogen, vor allem aber bei Medikamenten, die jederzeit und leicht zugänglich und anwendbar sind und auch von ärztlicher Seite empfohlen werden, ist eine umfassende Aufklärung über drohende Gefahren notwendig. Daneben ist jeder Mensch aufgefordert, darüber nachzudenken, wie er dem Leben mehr Sinn geben und andere Wertvorstellungen finden kann. Nur so kann die zerstörerische Spirale – ungelöste Konflikte – Betäubungsmittel/Aufputschmittel – zusätzliche Konflikte – durchbrochen werden.

Teil V

Berufs-, Staatsbürger- und Gesetzeskunde

28 Berufskunde 637

29 Staatsbürgerkunde 648

30 Überblick über wichtige gesetzliche Regelungen 660

31 Soziale Sicherung 678

32 Wichtige Vorschriften im Gesundheitswesen 687

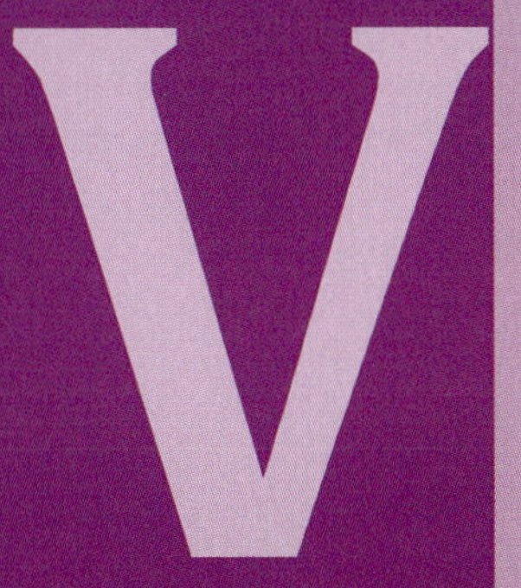

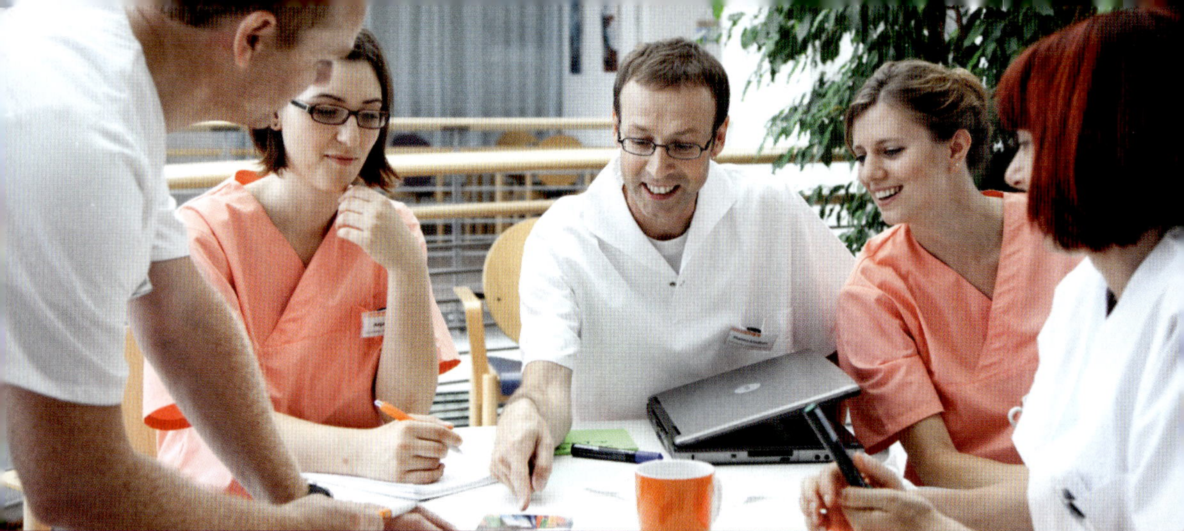

Kapitel 28

Berufskunde

28.1	Geschichte der Pflege	*637*
28.2	Berufshaltung	*643*
28.3	Erwartungen an die Pflegenden	*643*
28.4	Krankenpflegegesetz von 2004	*644*
28.5	Aufgaben und Arbeitsmöglichkeiten von Krankenpflegehelfern	*645*
28.6	Fort- und Weiterbildung	*645*

28 Berufskunde

Irmgard Frey, Beate Weisser

28.1 Geschichte der Pflege

Das heutige Pflegewissen ist durch Jahrtausende gewachsen, daher soll zunächst ein Einblick in die Geschichte der Pflege gegeben werden. Man darf die Pflege nicht nur so sehen, wie sie heute praktiziert wird, man muss sie in Verbindung mit der Vergangenheit betrachten und kann dann feststellen, dass die Geschichte der Jahrtausende die Lehrmeisterin unseres Berufes ist.

Seit es Menschen gibt, gibt es Krankheiten aber auch pflegerische Tätigkeiten. Ob Wunden aufgrund von Unfällen im Kampf mit Mensch und Tier entstanden, ob die Menschen durch das feuchtkalte Höhlenleben an Tuberkulose oder Rheumatismus erkrankten, meist wurden zweckmäßige Maßnahmen ergriffen, um Verwundeten und Kranken zu helfen (Wunden wurden ausgesaugt, Frakturen mit Ästen geschient). Bei den Urvölkern, die den Naturerscheinungen wie z. B. Sturm, Blitz, Kälte, Hitze, Dunkelheit hilflos ausgesetzt waren, herrschte die Vorstellung, die Natur sei von guten und bösen Geistern beseelt. Auch für das plötzliche Auftreten von Krankheiten wurden Dämonen verantwortlich gemacht. Es galt daher, die Dämonen aus dem erkrankten Körper zu treiben bzw. sie in den gesunden Körper erst gar nicht eindringen zu lassen (Medizinmänner sprachen Beschwörungsformeln, Amulette wurden getragen usw.).

Jedoch entwickelten sich aus der Naturverbundenheit auch Kenntnisse über die Wirkung der verschiedenen Kräuter. Zu Tee aufgegossen oder getrocknet zu Pulver zerrieben und als wärmendes oder kühlendes Kataplasma (Breiumschlag) angewendet, empfand man diese Heilkräuter als wirksame Medizin.

28.1.1 Die Anfänge

Von den Kulturen der vorchristlichen Epoche (Ägypten, Indien, Griechenland, Römisches Weltreich) ist überliefert, dass durch konkretes Beobachten der Patienten die verschiedenen Krankheiten diagnostiziert und Behandlungen festgelegt werden konnten. Der Erfolg der Therapie wurde beobachtet, schriftlich festgehalten und weitergegeben. Durch diese wissenschaftliche Arbeitsweise gelangte man zu hohen medizinischen Kenntnissen. Die Ärzte spezialisierten sich, z. B. gab es Augenärzte, Kinderärzte, Chirurgen. Die Hygiene wurde als wichtiger Faktor im Kampf gegen Krankheiten erkannt (z. B. kochbare Kleidung, Abwasserkanäle, Trinkwasserzuleitungen, Schlachthofbeaufsichtigung). Eine vernünftige Lebensweise sah man als Voraussetzung für gute Gesundheit an (z. B. das richtige Verhältnis des Menschen zu Licht – Luft, Speise – Trank, Arbeit – Ruhe, Bewegung – Meditation).

28.1.2 Die Vorläufer der Krankenpflege

Vorläufer unserer Krankenhäuser gab es nur vereinzelt, den Beruf der Krankenpflege ebenfalls (Indien). Die Pflege wurde ausgeübt, ohne ein erlernter Beruf zu sein. Medizinmänner, Priesterärzte, Ärzte und deren Schüler übernahmen die Pflege, aber auch die Familienangehörigen der Kranken, vor allem die Frauen. Beweise dafür finden wir in alten Inschriften und Ausgrabungen und in Büchern (Bibel: Bücher Moses, Ayurveda: heilige Schriften Indiens, Griechenland: Bücher des Hippokrates).

28.1.3 Krankendienst in frühchristlicher Zeit

Glaube und Liebe der Christen schufen in der frühchristlichen Zeit ein ganz neues (christliches) Verhältnis zum Mitmenschen. Im Kranken und Bedürftigen, im Pilger und Gefangenen sah man Christus. Ihm zu dienen war christlicher Lebenssinn. Herbergen und Zufluchtstätten (Xenodochien) für Pilger, Greise, Kinder, Elende und Kranke wurden gebaut. Sie entwickelten sich rasch zu Hospitälern. Vornehme Frauen und Männer widmeten sich mit christlicher Hingabe dem Krankendienst. Noch mehr vom Pflege-„beruf" kann man aber sprechen, wenn man an die Klöster der frühchristlichen Zeit denkt. Die Mönche – des Lesens und Schreibens kundig und vielseitig gebildet – planten in jede Klosterneugründung einen Krankentrakt ein (▶ Abb. 28.1). Sie pflanzten Heilkräuter an und stellten Medikamente her. Sie pflegten die Kranken, die bei ihnen Schutz suchten, mit selbstverständlicher Nächstenliebe. Im Anschluss an die Klostergründungen des Hl. Benedikt von Nursia (480–543) entstanden im Abendland zahlreiche Klöster für Frauen und Männer. Diese waren nicht nur Stätten der christlichen Krankenpflege und Liebestätigkeit, sondern hatten auch großen Anteil am Aufschwung der medizinischen Schulen (Hildegard von Bingen 1098–1179).

28.1.4 Folgen der Reformation

Mit der Reformation wurden zahlreiche Klöster aufgelöst und anderen Zwecken zugeführt. Damit gab es einen Bruch in der Tradition und dem Wissen der klösterlichen Pflege. Die Pflege wurde verstaatlicht und in Form eines „Lohnwartesystems" organisiert. Der Verlust von Pflege und Pflegekenntnissen hatte schlimme Auswirkungen. Aufgrund der unhygienischen Verhältnisse in öffentlichen Spitälern und den immer dichter besiedelten Städten brachen verheerende Infektionskrankheiten und Seuchen aus. Die Unwissenheit der Menschen führte zu Krankheit, zu Verlust von Arbeit und Wohnung und schließlich zu Armut. Mit der Angst vor dem Tod kam auch der Verfall von Bildung, Sitte und Moral.

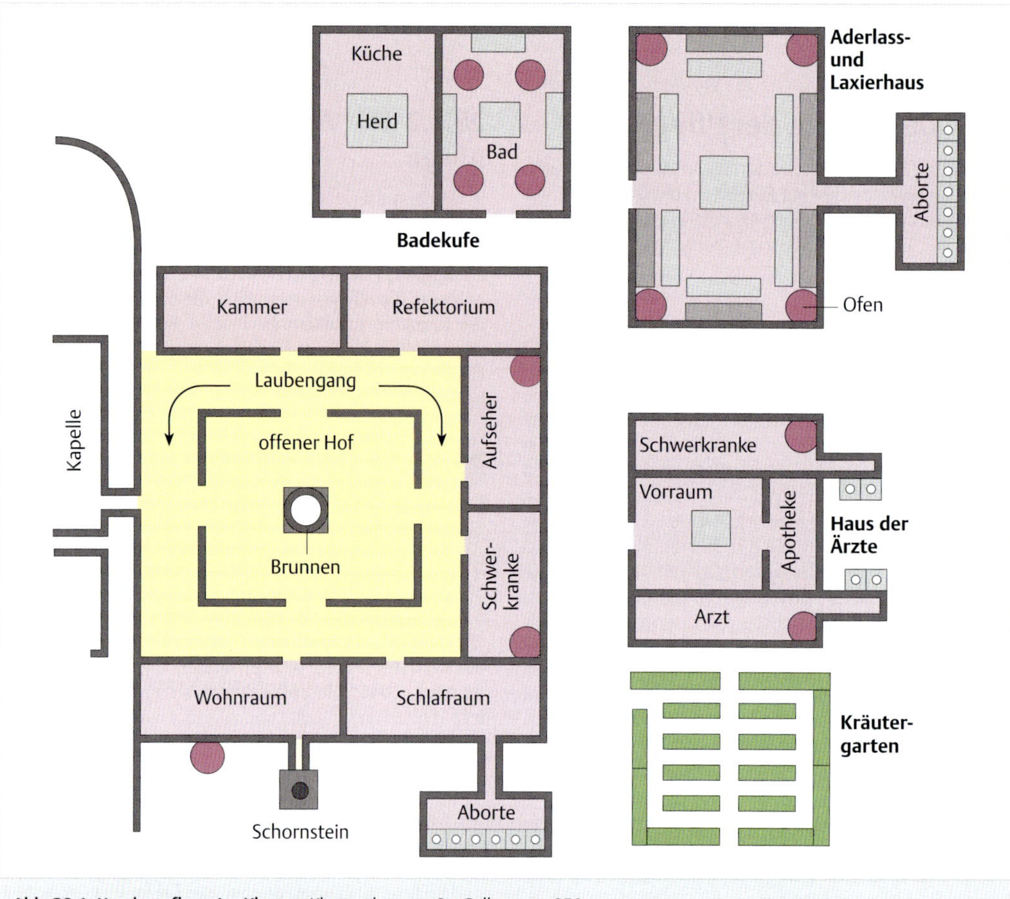

Abb. 28.1 Krankenpflege im Kloster. Klosterplan von St. Gallen, um 850.

„Vinzentinerinnen"

Eine entscheidende Verbesserung in der Krankenpflege erfolgte durch die Neugründung einiger katholischer Pflegeorden, wie z. B. unter dem katholischen Priester Vinzenz von Paul (1581–1660) in Paris. Die von ihm gegründete Frauenorganisation der „Töchter der Barmherzigkeit" oder „Vinzentinerinnen" hatte das Ziel, unverheiratete, fromme und fleißige Frauen in Lesen, Schreiben, Rechnen zu unterweisen, um ihnen dann eine Ausbildung in Krankenpflege, Ethik und Religion zu ermöglichen. Nach der Ausbildung waren die Schwestern an kein Kloster und kein Hospital gebunden, sollten jedoch bereit sein, dort zu arbeiten, wo man sie benötigte (▶ Abb. 28.2). Ihr Arbeitseinsatz wurde vom „Mutterhaus" organisiert, dem sie weiterhin unterstanden. Es bot ihnen Schutz, den unverheiratete, „berufstätige" Frauen damals dringend benötigten; auch konnten sie nach einem ausgefüllten Berufsleben im Alter in das Mutterhaus zurückkehren, wo sie im Alter versorgt wurden. Bis zum heutigen Tage sind die „Vinzentinerinnen" in der Krankenpflege tätig. Ihre Mutterhäuser und Arbeitsplätze sind weit über Frankreich und Deutschland hinaus zu finden.

28.1.5 Beginn der neuzeitlichen Krankenpflege

Von dem Beginn der neuzeitlichen Krankenpflege kann man ab der Mitte des 19. Jahrhunderts reden. Der evangelische Pfarrer Theodor Fliedner (1800–1864) gründete 1836 die erste Diakonissenanstalt in Kaiserswerth bei Düsseldorf. Sein Hauptanliegen bestand darin, die unzulängliche Versorgung der Kranken zu verbessern. Mit geliehenem und gespendetem Geld richtete er eine Krankenanstalt ein, die als eine Art Lehrkrankenhaus zur Übung und Ausbildung von Krankenpflegerinnen bestimmt war. Die Ausbildung dieser Schwestern war für damalige Verhältnisse gut fundiert; das betraf die Krankenpflege genauso wie den seelsorgerischen und beschäftigungstherapeutischen Sektor.

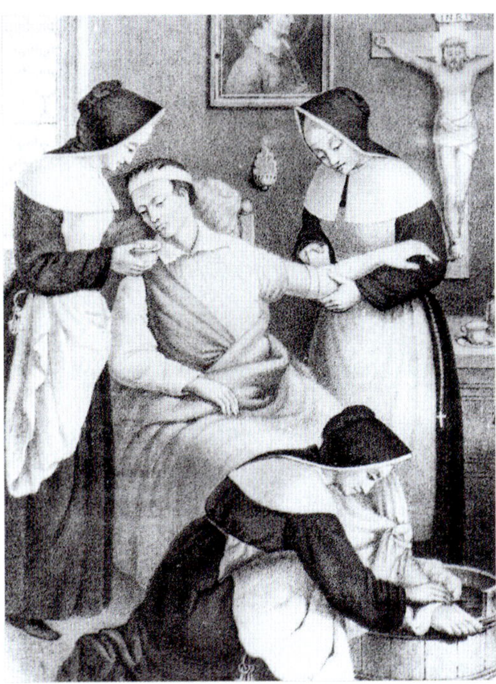

Abb. 28.2 Vinzentinerinnen. Barmherzige Schwestern in Tracht bei der Betreuung eines Kranken.

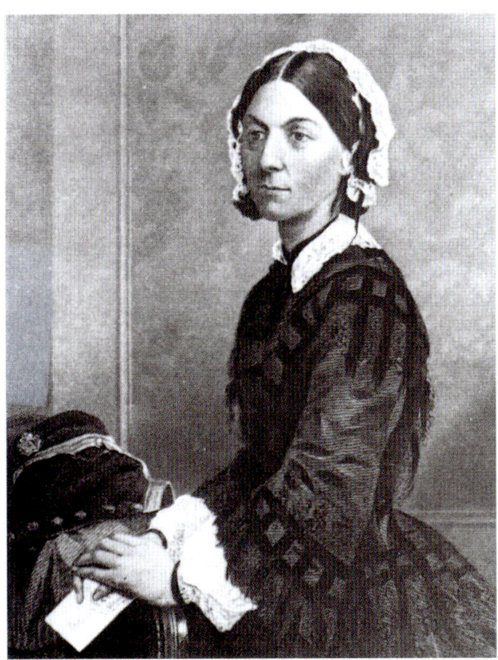

Abb. 28.3 Florence Nightingale. Die erste wissenschaftlich arbeitende Krankenschwester der Neuzeit, die dem Krankenpflegeberuf eine neue Richtung gab.

In dieser Zeit konnten bürgerliche Frauen keiner Berufstätigkeit nachgehen, dies galt als „unschicklich". Die Hausarbeit war die Domäne der bürgerlichen, verheirateten Frau. So gab es vor allem für unverheiratete Frauen keine Möglichkeit, einen Beruf zu erlernen und auszuüben. Daher war es notwendig, diese Frauen unter einen besonderen Schutz zu stellen. Das geschah zum einen, indem diese gut organisierte Pflegegemeinschaft im evangelischen Bereich hohe Anforderungen an den Nachwuchs stellte, zum anderen gab Pastor Fliedner seinen „Diakonissen" die Tracht und Haube, also die Zeichen der verheirateten Bürgerin. So konnte er der Diakonisse Ansehen in der Bevölkerung verschaffen und den Frauen einen Weg zu befriedigender Berufstätigkeit sichern.

Der Bedarf an guten Krankenschwestern war groß, auch das Ausland zeigte Interesse an den Diakonissen. In allen Erdteilen wurden Mutterhäuser gegründet. Vielfach existieren diese Mutterhäuser noch in verschiedenen Ländern der Erde. Sie bilden unter anderem auch Pflegende aus.

Viele bedeutende Männer und Frauen jener Zeit standen mit Fliedner in Verbindung und ließen sich in Fragen der Schwesternausbildung beraten.

Florence Nightingale

Eine der berühmtesten Schülerinnen von Kaiserswerth war Florence Nightingale (1820–1910, ▶ Abb. 28.3). Ihr Name ist heute untrennbar mit dem Begriff der modernen Krankenpflege verbunden. Was machte sie so berühmt, welche umwälzenden Gedanken und Neuerungen führte sie in die Krankenpflege ein?

Florence Nightingale gab dem Krankenpflegeberuf eine neue Richtung dahingehend, dass er in selbstständigen Krankenpflegeschulen zunächst mit 1-jähriger Ausbildung erlernt werden konnte. Die Schülerinnen waren genauso wie die ausgebildeten Schwestern religiös nicht gebunden und finanziell unabhängig. Das Mutterhaus-System lehnte Nightingale ab. Um jedoch diesen „freien" Schwestern öffentliche Anerkennung zu verschaffen, legte sie auf ein hervorragende Ausbildung und strenge Erziehung allergrößten Wert.

Pflegerische Erfahrung sammelte Florence Nightingale in Kaiserswerth. Die menschliche und geistige Haltung der Diakonissen beeindruckte sie sehr. Sie sprach von Kaiserswerth als von ihrer geistigen Heimat. Aber auch bei den katholischen Pflegeorden Frankreichs arbeitete sie praktisch mit und sammelte wertvolle Erfahrungen. Das entscheidende Ereignis in ihrem Leben war der Krimkrieg (Kampf zwischen England und Russland um die Durchfahrt zum Mittelmeer 1854). Der englische Kriegsminister berief sie dorthin zur Reorganisation der englischen Kriegslazarette. Sie leistete dort mit einer Gruppe von Schwestern über 2 Jahre lang fast Übermenschliches im Kampf gegen unhygienische Verhältnisse, mangelhafte Pflege und unzureichende Ernährung. Ärzte und Sanitätsoffiziere machten ihr das Leben schwer, doch die verwundeten Soldaten verehrten sie als den „Engel der Barmherzigkeit“. So ist es nicht verwunderlich, dass sie nach ihrer Rückkehr von der Bevölkerung wie auch von der Regierung gefeiert wurde. Mit einer Spende des englischen Volkes gründete sie dann am St.-Thomas-Hospital in London eine Krankenpflegeschule nach ihren modernen Vorstellungen.

Das Nightingale-System wurde nicht nur von Amerika, den englischen Kolonien und den skandinavischen Ländern übernommen, auch der preußische König, mit der englischen Königstochter verheiratet, rief gegen Ende des vorigen Jahrhunderts Schwestern aus der Florence-Nightingale-Schule in sein Land.

Bürgerliche Wohlfahrtspflege

Die Ärzteschaft erkannte in der damaligen Zeit mehr und mehr die Bedeutung von gut geschulten Pflegenden. Je mehr wissenschaftliche Entdeckungen gemacht wurden, desto größer wurde der Bedarf an Pflegenden, die imstande waren, Kranke zu beobachten und bei der ärztlichen Behandlung zu assistieren. Man befasste sich auf Ärztekongressen und Frauenversammlungen mit der Stellung der Krankenpflege innerhalb der naturwissenschaftlichen Medizin. Die Pflege sollte nicht mehr allein „christliche Liebestätigkeit“ sein, sondern auch bürgerliche Wohlfahrtspflege (Rudolf Virchow, 1821–1902). Als Ideal galt: die Krankenpflege – ein interkonfessioneller, finanziell gesicherter, in der Gesellschaft geachteter Frauenberuf mit geregelter Ausbildung und freier Arbeitsplatzwahl.

28

Das Rote Kreuz und Krankenpflege

Inzwischen war ein weiterer Zweig der Krankenpflege entstanden. Henry Dunant (1828–1910), Gründer des Roten Kreuzes, hatte die Notwendigkeit betont, bereits in Friedenszeiten gute Krankenschwestern auszubilden, damit sie im Kriegsfall sofort bereitstünden und mit dem Militär zusammen mobil gemacht werden könnten (▸ Abb. 28.4). Die nationalen Rot-Kreuz-Gesellschaften der verschiedenen Länder nahmen sich dieser Aufgabe in unterschiedlicher Form an und beeinflussten dadurch auch die Krankenpflege in ihrem Lande.

Rot-Kreuz-Ausbildung

In Deutschland wurde 1861 in Karlsruhe das erste Rot-Kreuz-Mutterhaus gegründet, eine Besonderheit, die sich nirgendwo im Ausland wiederholte. 1914, zu Beginn des Ersten Weltkriegs, gab es 52 Mutterhäuser mit ca. 5 000 Schwestern. Die Grundzüge dieser Mutterhäuser sind denen der konfessionellen Häuser nachgebildet, jedoch sind die Schwestern nicht glaubensgebunden. Das Mutterhaus sorgt für den gesamten Werdegang der Schwester und

- ist verantwortlich für die Aus-, Fort- und Weiterbildung,
- bestimmt das Arbeitsfeld, ja ist sogar verpflichtet, im Kriegs- oder Katastrophenfall Schwestern in die Kriegslazarette und Katastrophengebiete zu senden; damit muss jede Schwester rechnen und einverstanden sein,
- versorgt die Schwester im Fall der Krankheit und im Alter.

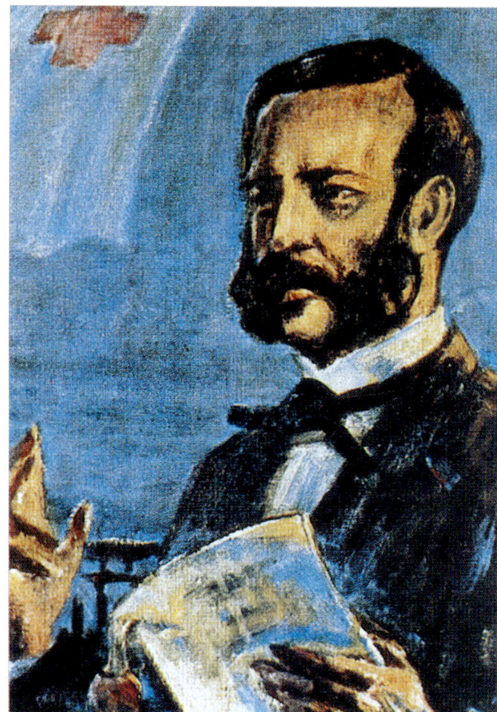

Abb. 28.4 J. H. Dunant. Gründer des Roten Kreuzes.

Schwesternhelferinnen

Zusätzlich zur gesetzlich geregelten Krankenpflegeausbildung werden heute auch Kurzkurse für Schwesternhelferinnen durchgeführt. Diese Kurse dauern i. d. R. 28 Tage. Die kurz ausgebildeten Helferinnen sollen die Krankenpflege in der eigenen Familie und in der Nachbarschaft verbessern. Sie können aber auch in Krankenhäusern und Pflegeheimen arbeiten, dort natürlich nicht den Umfang von Tätigkeiten verantwortlich übernehmen wie dies Krankenpflegehelfer mit 1-jähriger Ausbildung können.

Genfer Konvention

Die Organisation des Internationalen Roten Kreuzes wurde von dem Schweizer Henry Dunant gegründet. Ausschlaggebend für seine Idee, im Kriege die eigenen und die feindlichen Verwundeten zu bergen und zu retten, war das Erlebnis auf dem Kriegsschauplatz nach der Schlacht bei Solferino. In seinem Buch „Erinnerungen an Solferino“ beschreibt er seine erschütternden Erlebnisse und grauenhaften Eindrücke, wie Tausende von Verwundeten und Sterbenden ärztlich und pflegerisch unversorgt auf dem Schlachtfeld lagen. Er rüttelte mit diesem Buch das Gewissen der Regierenden der ganzen Welt auf und warb für seine Idee, solche Tragödien in Zukunft zu vermeiden. Sein Vermögen und seine Lebenskraft setzte er dafür ein. Im Jahr 1864 kamen daraufhin Vertreter von 12 Staaten in Genf zur Unterzeichnung der ersten Genfer Konvention zusammen. Durch diese Übereinkunft sollte das Los der Verwundeten im Kriege verbessert werden und die Neutralität der Lazarette und der militärischen wie auch der zivilen Helfer gewährleistet sein. Als weithin sichtbares Erkennungs- und Schutzzeichen wurde zu Ehren des Gründers die Schweizer Flagge mit umgekehrten Farben bestimmt: ein rotes Kreuz auf weißem Grund.

Heutige Aufgabenbereiche

Die Wirksamkeit dieser Organisation bewies sich in den bald folgenden Kriegen (z. B. 1870/71 Deutschland/Frankreich) bis zum heutigen Tage. Heute ist das Rote Kreuz die größte Freiwilligenhilfsorganisation der Welt. Sie hat inzwischen durch internationale Vereinbarungen weit mehr Aufgaben übernommen als zur Gründerzeit:

- Ausbildung in der Krankenpflege und Ersten Hilfe bei Unfällen und Katastrophen
- Krankentransport und Rettungswesen zu Lande, zu Wasser und in der Luft in Kriegs- und Friedenszeiten
- Hilfen bei Katastrophen aller Art im In- und Ausland
- Versorgung von Kriegsgefangenen und Zivilinternierten
- Vermisstensuchdienst und Familienzusammenführung
- Schutz und Betreuung der Zivilbevölkerung im Kriege
- Pflege und Versorgung besonders Hilfsbedürftiger, Kinder, alter Menschen u. v. m.

Das Werk von Henry Dunant gewann immer mehr an Bedeutung, er selbst jedoch verarmte und wurde fast vergessen. In Heiden am Bodensee fand ihn ein Journalist im Armenasyl. Daraufhin wurden ihm Ehren und Auszeichnungen zuteil, 1901 erhielt er als Erster den Friedensnobelpreis.

Privatpflege

Um die Jahrhundertwende waren in Deutschland diejenigen Schwestern, die keinem Mutterhaus beitreten wollten und sich somit kein Krankenhaus als Arbeitsplatz aussuchen konnten, in der Privatpflege tätig. Viele soziale Nachteile waren damit verbunden, da der Schutz des Mutterhauses fehlte: unsicherer Arbeitsplatz, keine soziale Absicherung bei Krankheit, Arbeitslosigkeit im Alter, minimaler Verdienst, unbegrenzte Arbeitszeit. Auch das Ansehen in der Bevölkerung war gering, man nannte sie die „wilden Schwestern".

28.1.6 Gründung des ersten Fachverbands

Die soziale Stellung der „freien Schwestern"

Zum einen bemühten sich in dieser Zeit die immer einflussreicher werdenden Gewerkschaften um bessere Verhältnisse für die freien Schwestern. Eine eigene Gewerkschaft „Gesundheitswesen" wurde gegründet und nach 1945 in die ÖTV eingegliedert. Zum andern machte eine Frau aus den Reihen dieser „wilden Schwestern" den Staat und die Bevölkerung auf die Probleme aufmerksam. Agnes Karll (1868–1927), eine vom Roten Kreuz ausgebildete, jedoch aus familiären Gründen aus dem Mutterhaus ausgetretene Schwester (▸ Abb. 28.5), erlebte die Schwierigkeiten der ungesicherten sozialen Lage einer freiberuflich tätigen Schwester.

Sie machte es sich zur Aufgabe, die soziale Stellung dieser Schwestern zu heben. In Zusammenarbeit mit damals bestehenden Frauenverbänden gründete sie 1903 die „Berufsorganisation der Krankenpflegerinnen Deutschlands (B. O. K. D.)". Um der Versorgung der Patienten willen und um den Ruf der freien Schwestern auf ein hohes Niveau zu bringen, stellte sie höchste Ansprüche an die Verbandsmitglieder.

Dieser 1. Fachverband deutscher Krankenschwestern bot den Mitgliedern Hilfe in Arbeits- und Rechtsfragen. Er vermittelte gut bezahlte Stellen. Er ermöglichte günstige Abschlüsse bei Privatversicherungen z. B. für den Krankheits- und Rentenfall. Es wurde regelmäßig eine Verbandszeitschrift zur Fortbildung an die Mitglieder herausgegeben. Dafür wurde ein Mitgliedsbeitrag erhoben, das Gehalt jedoch stand den Schwestern voll zur Verfügung.

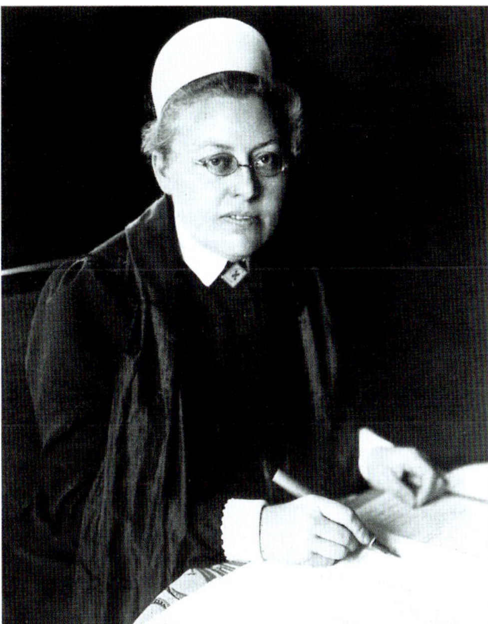

Abb. 28.5 Agnes Karll. Die Gründerin der ersten Berufsorganisation in der Pflege (B. O. K. D.), die es sich zur Aufgabe machte, die soziale Stellung der freien Krankenschwestern zu verbessern.

Das 1. Krankenpflegegesetz

Die Bemühungen von Agnes Karll hatten einen Teilerfolg: 1907 wurde das 1. Krankenpflegegesetz durch den Preußischen Staat herausgegeben. Dieses entsprach nicht ganz ihren Plänen, sie hatte eine 3-jährige Ausbildung gefordert, diese wurde aber auf ein Jahr festgelegt. Es sollte noch über 50 Jahre dauern, bis ihre Vorstellungen in ganz Deutschland gesetzlich verankert wurden. Agnes Karll gewann auch an internationaler Bedeutung als Mitbegründerin des „Weltbundes der Krankenschwestern (International Council of Nurses, ICN)". Sie war mehrmals dessen Präsidentin und konnte 1904 ihre Berufsorganisation dieser internationalen Vereinigung anschließen.

28.1.7 Berufsverbände

Während der Hitler-Diktatur wurde die „Berufsorganisation" von ihrer damaligen Leiterin aufgelöst. Der Verband wollte sich parteipolitisch nicht binden. Nach dem Krieg wurde er unter dem Namen „Agnes-Karll-Verband" neu gegründet. Nach Umorganisation und zusammen mit anderen Krankenpflegeverbänden entstand 1973 der „Deutsche Berufsverband für Krankenpflege" (DBfK), der seit 1991 „Deutscher Berufsverband für Pflegeberufe" heißt und die größte berufsständische Interessensvertretung der Pflegenden in Deutschland ist. Derzeit gibt es in Deutschland 15 Berufsverbände, die die jeweiligen Interessen ihrer Mitglieder auf nationaler und internationaler Ebene vertreten.

Um die Arbeit der verschiedenen Berufsverbände besser koordinieren und bündeln zu können, wurde im Jahr 2000 der Deutsche Pflegerat (DPR) als Dachverband für derzeit 15 Mitgliedsverbände gegründet. Der Deutsche Pflegerat (DPR) als Bundesarbeitsgemeinschaft der Pflegeorganisationen vertritt die Belange des Pflege- und Hebammenwesens in Deutschland. Der DPR hat das Ziel, die Positionen der Pflegeorganisationen zu koordinieren und deren politische Durchsetzung zu steuern. Der DPR versteht sich als „Stimme der Profession Pflege in der Gesellschaft". Die wichtigsten Berufsverbände in Deutschland gehen aus ▶ Tab. 28.1 hervor.

Die Mitgliedschaft in Berufsverbänden ist für die weitere Professionalisierung der Pflege in fachlicher, sozial- und gesundheitspolitischer Beziehung wichtig. „Einheit macht stark"; dieses Wort der Sozialisten gilt auch für die Pflegeberufe. Die Gestaltung von Rahmenbedingungen, die notwendig sind, um den Pflegeberuf professionell ausüben zu können, kann nur durch eine starke Interessensvertretung erfolgen. Die Arbeit jedes Einzelnen ist dazu nötig.

Tab. 28.1 Pflegeverbände in Deutschland, ihre internationalen Verbindungen (Beispiele)

Vereinigungen	internationale Verbindungen
Arbeitsgemeinschaft Deutscher Schwesternverbände und Pflegeorganisationen e. V. (ADS) Göttingen	
• Caritas-Gemeinschaft für Pflege- und Sozialberufe e. V., Mainz • Katholischer Berufsverband für Pflegeberufe e. V., Mainz	CICIAMS – Katholischer Weltbund für Krankenpflege (Comité International Catholique des Infirmières et Assistantes Medico Sociales), Brüssel
• Kaiserswerther Verband deutscher Diakonissen-Mutterhäuser e. V., Kassel • Zehlendorfer Verband für evangelische Diakonie, Berlin • Deutscher Gemeinschafts-Diakonie-Verband GmbH, Marburg • weitere Berufsverbände im Diakonischen Werk der Evangelischen Kirche in Deutschland e. V., Stuttgart	DIAKONIA – Ökumenischer Bund von Schwesternschaften und Verbänden der Diakonie, Den Haag
• Verband der Schwesternschaften vom Deutschen Roten Kreuz e. V., Bonn	Internationale Förderation der Rot-Kreuz- und Rot-Halbmond-Gesellschaften, Genf
Deutscher Berufsverband für Pflegeberufe e. V. (DBfK), Berlin	ICN – Weltbund der Krankenschwestern und Krankenpfleger (International Council of Nurses), Genf
• DBfK-Landesverbände • Fachverband für Stoma und Inkontinenz, Osnabrück • Freie Schwesternschaft Baden-Württemberg e. V., Heilbronn	
ADS und DBfK sind Dachorganisationen für Pflegeberufe, die in ihren Mitgliedsverbänden die Belange der beruflich Pflegenden in der Altenpflege, Krankenpflege und Kinderkrankenpflege national und international vertreten (entnommen dem Faltblatt ADS und DBfK „Bundeskonferenz der Pflegeorganisationen").	
Schwesternverbände und nicht organisierte beruflich Pflegende	ohne internationale Verbindungen
gewerkschaftlich organisierte beruflich Pflegende	internationale Verbindungen der jeweiligen Gewerkschaft

28.2 Berufshaltung

Wer einen Beruf erlernen will, muss eine Reihe von Eigenschaften einbringen, damit er seine Aufgaben auch bewältigen kann. Wer, wie die Pflegenden, bereit ist, Verantwortung für kranke Menschen zu übernehmen, muss nicht nur über praktische Fähigkeiten und Fertigkeiten verfügen, sondern er muss sich auch mit den Grundprinzipien des menschlichen Verhaltens auseinander setzen. In diesem Beruf geht es zum einen um die optimale, professionelle Pflege, zum anderen um humanes und angemessenes Verhalten dem Pflegebedürftigen gegenüber. In der Ausbildung zur/zum Krankenpflegehelfer/in soll deshalb Fachwissen erlernt werden. Soziale Kompetenzen, die im zwischenmenschlichen Umgang wichtig sind, sollen gefördert und erweitert werden. Der Auszubildende lernt, seine Erfahrungen zu reflektieren, eigene Wertvorstellungen und Einstellungen zu entwickeln und Begabungen zu entfalten. In der Ausbildung sollen sowohl Fachwissen als auch soziale und personale Kompetenzen gefördert und weiterentwickelt werden.

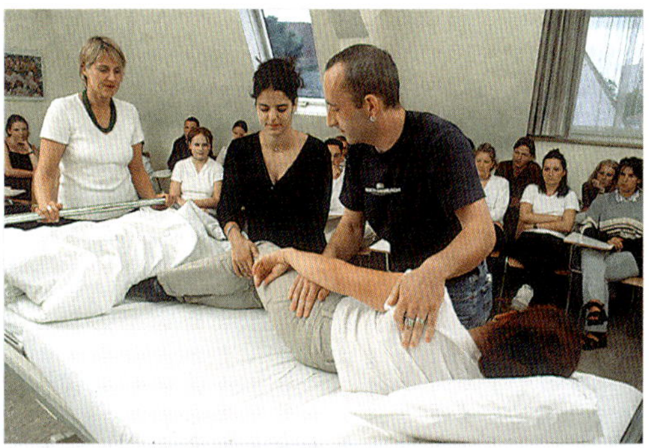

Abb. 28.6 Fachkompetenz. Durch regelmäßige Fortbildungen und eigenes Engagement erlangen motivierte Pflegende persönliche Berufsidentifikation und die Zufriedenheit der Patienten.

28.3 Erwartungen an die Pflegenden

Wo Menschen miteinander in Beziehung treten, stellt sich die Frage nach dem, was „gutes" Handeln bedeutet. Der International Council of Nurses (ICN) hat einen für alle Pflegenden geltenden Ethikkodex (Regelwerk) verabschiedet, der Pflegenden als Richtlinie für ihr Handeln dienen soll. Pflegende haben die Aufgabe, Gesundheit zu fördern, Krankheit zu verhüten, Gesundheit wieder herzustellen und Leiden zu lindern (vgl. ICN-Ethikkodex für Pflegende, 2012).

Pflegende üben ihren Beruf unter Achtung der Menschenwürde aus. Das bedeutet, dass Patienten ohne Rücksicht auf ihr Alter, eine Behinderung oder Krankheit, das Geschlecht oder den Glauben gepflegt werden. Auch Hautfarbe, die Kultur und Nationalität sowie die politische Einstellung, Rasse oder der soziale Status des Patienten werden durch Pflegende respektiert.

Pflegende sind persönlich verantwortlich für die Ausübung der Pflege und die Wahrung ihrer fachlichen Kompetenz (▸ Abb. 28.6). Hierzu zählt, dass Pflegende sich regelmäßig fortbilden. Durch die Anwendung neuester Erkenntnisse wird die Sicherheit der Patienten gewährleistet.

Jeder einzelne Pflegende tritt als Vertreter der gesamten Berufsgruppe auf und sollte in seinem beruflichen Handeln darauf achten, dass das Ansehen des Berufs nicht beschädigt und das Vertrauen der Bevölkerung in die Berufsgruppe gestärkt wird.

Pflegende achten darauf, dass sie mit Kollegen und anderen Berufsgruppen gut zusammen arbeiten. Sie vertreten die Interessen des Patienten (▸ Abb. 28.7).

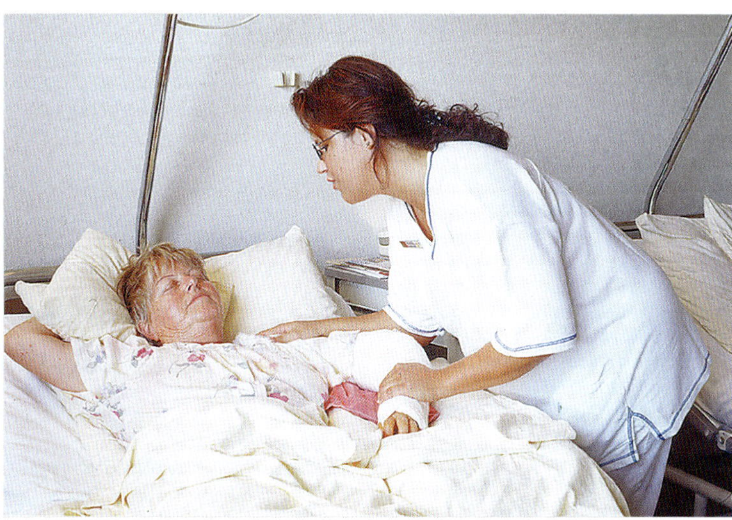

Abb. 28.7 Pflegende als Bezugsperson. Zuhören können ist eine Eigenschaft, die Pflegende mitbringen sollten, um dem Patienten ein Gefühl der Sicherheit zu geben.

Merke

Kompetente Krankenpflegehilfe besteht nicht nur aus Fachkenntnissen, Fingerfertigkeit und Geschicklichkeit. Grundsätze der Ethik müssen in die Verhaltensweisen der Pflegenden unbedingt integriert werden. Kranke Menschen haben – auch vom Grundgesetz her – ein Recht darauf.

28.4 Krankenpflegegesetz von 2004

Das Krankenpflegegesetz und die hierzu erlassene Ausbildungs- und Prüfungsverordnung regelt die Ausbildung in der Gesundheits- und Krankenpflege, Gesundheits- und Kinderkrankenpflege und der Krankenpflegehilfe. Bis 2004 wurde die Ausbildung in der Krankenpflegehilfe bundeseinheitlich im Krankenpflegegesetz geregelt. Seit 2004 unterliegt die Ausbildung dem Landesrecht, d. h. jedes Bundesland erlässt eigene Regelungen zur Strukturierung und Durchführung der Ausbildung. Die Ausbildung wird nicht mehr in allen Bundesländern angeboten, sondern teilweise durch andere Ausbildungen ersetzt.

1. Schulen für Krankenpflegehilfe sind staatlich anerkannt und unterliegen i. d. R. den Bedingungen einer Gesundheits- und Krankenpflegeschule. Dies bedeutet, dass die Schulen von entsprechend qualifizierten Fachkräften mit abgeschlossener Hochschulausbildung geführt werden. Außerdem müssen sie über eine ausreichende Anzahl fachlich qualifizierter Lehrkräfte, Räume und Einrichtungen für den Unterricht verfügen und mit einem zur Ausbildung geeigneten Krankenhaus verbunden sein.
2. Voraussetzungen für die Zulassung zur Ausbildung sind i. d. R.
   - die gesundheitliche Eignung zur Ausübung des Berufes sowie
   - ein Hauptschulabschluss oder ein gleichwertiger Bildungsabschluss.

In einigen Bundesländern gibt es weitere zusätzliche Voraussetzungen wie z. B. der Abschluss einer 1-jährigen Berufsfachschule, eines Freiwilligen Sozialen Jahres o. Ä.

1. Die Ausbildung schließt mit einer staatlichen Prüfung ab und dauert unabhängig vom Prüfungstermin 1 Jahr. Auf die Dauer der Ausbildung werden angerechnet
   - Unterbrechungen wegen Urlaubs und
   - Unterbrechungen wegen Schwangerschaft, Krankheit oder anderer von der Schülerin oder dem Schüler nicht zu vertretenden Gründe bis zur Gesamtdauer von 4 Wochen. Auf Antrag können darüber hinausgehende Fehlzeiten berücksichtigt werden, wenn eine besondere Härte vorliegt und das Ausbildungsziel dadurch nicht gefährdet wird.
2. Der Träger der Ausbildung schließt mit der/dem Auszubildenden einen Ausbildungsvertrag, in dem alle wesentlichen ausbildungsrechtlichen Daten enthalten sind, z. B.:
   - Ziel der Ausbildung, Gliederung der Ausbildung
   - Arbeitszeit
   - Probezeit (3 Monate)
   - Kündigungsrecht
   - Urlaubsrecht
   - Ausbildungsvergütung
   - Ausbildungsmittel
   - Beginn und Ende der Ausbildung
3. Die Ausbildung in der Krankenpflegehilfe soll die Auszubildenden dazu befähigen, in unterschiedlichen Handlungsfeldern Assistenzaufgaben zu erfüllen – insbesondere pflegerische Aufgaben unter Anleitung einer Pflegefachkraft – und hauswirtschaftliche Aufgaben verantwortlich zu übernehmen. In der fachpraktischen Ausbildung sind, je nach Landesregelung, Ausbildungsabschnitte in mindestens einem konservativen, einem operativen Fach sowie ein Einsatz in einem ambulanten Bereich vorgesehen. Die praktische Ausbildung beträgt i. d. R. 900 Stunden.
4. Die theoretische Ausbildung umfasst 700 Stunden theoretischen und praktischen Unterrichts. Der theoretische Unterricht umfasst 600 Stunden und beinhaltet z. B. die Themenbereiche
   - Grundlagen der Pflege und Pflegelehre
   - Gesundheit und Krankheit als Prozess
   - Krankenpflegehilfe als Beruf
   - Erste Hilfe
   - Rechtliche und institutionelle Rahmenbedingungen der pflegerischen Arbeit
5. Die staatliche Prüfung besteht i. d. R. aus einem schriftlichen, mündlichen und einem praktischen Teil und ist für die jeweiligen Bundesländer geregelt.
   - Der schriftliche Teil der Prüfung umfasst den Themenbereich Grundlagen der Pflege und Pflegelehre. Die Bearbeitungszeit umfasst 120 Minuten.
   - Der mündliche Teil erstreckt sich auf die folgenden Fächer:
     - Krankenpflegehilfe unter Einbeziehung der Krankheitslehre (Prüfungsdauer nicht mehr als 15 Minuten für jeden Prüfling)
     - Anatomie, Physiologie und Hygiene (Prüfungsdauer bis zu 10 Minuten pro Prüfling)
     - Berufs-, Gesetzes- und Staatsbürgerkunde (Prüfungsdauer bis zu 10 Minuten pro Prüfling)

Die Prüflinge werden einzeln oder in Gruppen bis zu 5 geprüft.

Der praktische Teil der Prüfung erstreckt sich auf die grundpflegerische Versorgung eines Patienten, die der Prüfling im Stationsalltag zu übernehmen hat. Die Auswahl des Patienten erfolgt durch die Fachprüfer im Einvernehmen mit dem Patienten, dem für diesen Bereich verantwortlichen Arzt/der Ärztin und der an diesem Tag für den Patienten zuständigen Krankenpflegekraft.

Der praktische Teil der Prüfung soll für den Prüfling i. d. R. in 2 Stunden abgeschlossen sein.

1. Der Prüfungsausschuss besteht aus folgenden Mitgliedern:

- einem Medizinalbeamten/einer Medizinalbeamtin
- der Leiterin/dem Leiter der Schule
- mindestens einer Ärztin/einem Arzt
- Fachprüferinnen/Fachprüfer, i. d. R. Lehrkräfte der Schule

Die zuständige Behörde kann Sachverständige und Beobachter zur Teilnahme an allen Prüfungsvorgängen entsenden. Der Vorsitzende bestimmt auf Vorschlag der Schulleitung die Fachprüfer und deren Stellvertreter für die einzelnen Fächer.

1. Die Prüfung ist bestanden, wenn jeder Teil mindestens mit der Note „ausreichend" bewertet wurde. Jeder Teil der Prüfung kann 1-mal wiederholt werden, wenn die Leistung mit der Note „mangelhaft" oder „ungenügend" bewertet wurde. Der Prüfungsvorsitzende bestimmt Dauer und Inhalt der weiteren Teilnahme am Lehrgang vor der Zulassung zur Wiederholungsprüfung. Diese muss spätestens 12 Monate nach der letzten Prüfung abgeschlossen sein.
2. Auf Antrag erhält der Absolvent der Ausbildung die Erlaubnis zur Führung der Berufsbezeichnung „Krankenpflegehelferin" oder „Krankenpflegehelfer" von der zuständigen Behörde, wenn er die durch dieses Gesetz vorgeschriebene Ausbildung absolviert hat, die staatliche Prüfung bestanden und sich nicht eines Verhaltens schuldig gemacht hat, aus dem sich die Unzuverlässigkeit zur Ausübung des Berufes ergibt. Außerdem muss er frei von körperlichen Gebrechen, geistiger Schwäche und Sucht sein, um den Beruf ausüben zu können. Die Erlaubnis zur Führung der Berufsbezeichnung kann unter bestimmten Bedingungen von der zuständigen Behörde widerrufen oder zurückgenommen werden.
3. Ordnungswidrig handelt, wer ohne Erlaubnis die Berufsbezeichnung „Krankenpflegehelferin" oder „Krankenpflegehelfer" führt. Die Ordnungswidrigkeit kann mit einer Geldbuße bis zu 2 500 Euro geahndet werden.

28.5 Aufgaben und Arbeitsmöglichkeiten von Krankenpflegehelfern

28.5.1 Aufgabenbereiche

Krankenpflegehelfer sind Assistenten von Pflegefachkräften. Die Ausbildung bereitet die Auszubildenden darauf vor, Pflegefachkräften zu assistieren und insbesondere pflegerische Aufgaben unter Anleitung einer Pflegefachkraft durchzuführen. Im Rahmen der von Pflegefachkräften übertragenen Aufgaben übernehmen Krankenpflegehelfer ihrem Kompetenzbereich entsprechend eigenverantwortlich Tätigkeiten. Zu den Aufgaben von Krankenpflegehelfern zählen z. B. die Unterstützung bei der Nahrungsaufnahme, bei der Körperpflege, bei Ausscheidungen oder das Messen von Vitalzeichen.

28.5.2 Arbeitsmöglichkeiten

Daraus ergibt sich auch die Antwort auf die Frage, wo Krankenpflegehelfer nach abgeschlossener Ausbildung tätig werden können. Sie arbeiten in stationären, teilstationären und ambulanten Einrichtungen des Gesundheitswesens. Sie arbeiten in Fachkliniken aller Art, z. B.:

- medizinische Kliniken
- geriatrische Abteilungen
- chirurgische Kliniken einschließlich Operationssaal mit besonderer Zusatzqualifikation
- orthopädische Kliniken
- urologische Kliniken
- gynäkologische und geburtshilfliche Kliniken
- psychiatrische und neurologische Kliniken
- Rehabilitationskliniken
- ambulante Pflegedienste
- Einrichtungen der Tagespflege
- Einrichtungen der Altenhilfe

In diesen Fachkliniken sind Krankenpflegehelfer in der Zusammenarbeit mit Gesundheits- und Krankenpflegerinnen zu wichtigen und angesehenen Mitarbeitern geworden. Die Pflegefachkraft entscheidet dabei stets, wann und in welchem Umfang ein Patient von Krankenpflegehelfern gepflegt wird und wann dieser einer Pflegefachkraft assistiert.

28.6 Fort- und Weiterbildung

28

Es ist eine unabdingbare Forderung für alle Pflegenden, sich fortzubilden und somit beruflich auf dem neuesten Stand zu sein (▶ Abb. 28.8). Zum einen machen dies die rasche Entwicklung in der Medizin und die damit verbundenen umfangreichen Behandlungs- und Pflegemethoden notwendig. Zum anderen hat sich das Pflegeverständnis in den pflegerischen Berufen gewandelt. Professionell ausgeübte Krankenpflege ist weder Heilhilfsberuf noch medizinischer Assistenzberuf, sondern ein eigenständiger

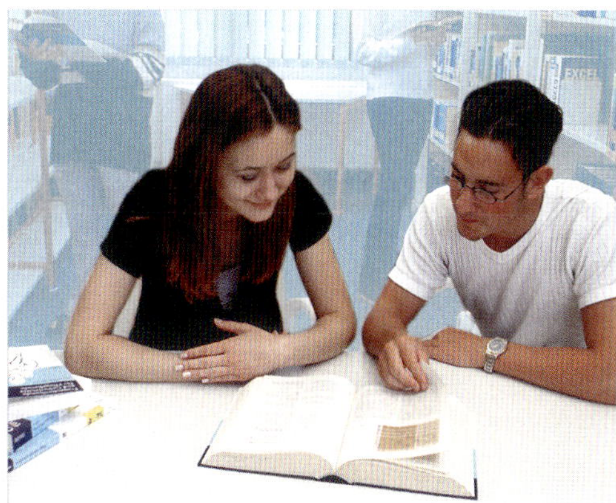

Abb. 28.8 Fortbildung. Stationsinterne Weiterbildungen können ebenso angezeigt sein wie externe Weiterbildungsmaßnahmen. Das ganze Pflegeteam profitiert davon.

Bereich im Gesundheitswesen. Jeder beruflich Pflegende trägt Verantwortung für seine pflegerische Arbeit. Verantwortung setzt fachspezifisches Wissen und Können voraus. Dieses Wissen und Können muss ständig vertieft und verbessert werden, dazu bedarf es lebenslanger Fort- und Weiterbildungsmaßnahmen. Es gibt umfangreiche Möglichkeiten der Fortbildung für die Pflegenden:

- Fachvorträge
- Seminare und Tagungen von einem bis zu mehreren Tagen
- Fachliteratur: Bücher und Zeitschriften
- Fachveröffentlichungen im Internet
- Besichtigungen von pflegerisch-medizinischen Einrichtungen
- Mitgliedschaft in einem Berufsverband oder in einer Gewerkschaft und damit Fachberatung durch diese Organisationen

▸ **Fachbezogene Fortbildung.** Unter fachbezogener Fortbildung versteht man lebenslanges Lernen, um das Wissen und Können zu vertiefen und zu erweitern. So bleiben die Pflegenden auf dem anerkannten Stand pflegewissenschaftlicher und bezugswissenschaftlicher Erkenntnisse.

▸ **Fachbezogene Weiterbildung.** Durch Lehrgänge mit genau festgelegten Richtlinien für die Durchführung, den Inhalt und die Abschlussprüfung erwirbt man sich innerhalb seines Berufs weitere Qualifikationen. Diese berechtigen zur Übernahme spezieller Funktionen (z. B. Leitungsfunktionen) mit größerer Verantwortung, und damit verbunden berechtigen sie zur Einstufung in eine höhere Gehaltsgruppe.

Merke

Kompetente Krankenpflegehilfe besteht nicht nur aus einer hervorragend abgeschlossenen Ausbildung. Das erworbene Wissen muss durch Fortbildung stets auf den neuesten Stand gebracht werden.

28.6.1 Gesundheits- und Krankenpflegeausbildung

1. Voraussetzung für die Zulassung zur 3-jährigen Ausbildung in einer Gesundheits- und Krankenpflege- bzw. Kinderkrankenpflegeschule sind:
   - gesundheitliche Eignung zur Ausübung des Berufs
   - Realschulabschluss oder ein anderer gleichwertiger Bildungsabschluss
   - Hauptschulabschluss oder eine gleichwertige Schulbildung, zusammen mit einer erfolgreich abgeschlossenen Berufsausbildung von mindestens 2 Jahren Dauer
   - Hauptschulabschluss oder eine gleichwertige Schulbildung zusammen mit einer erfolgreich abgeschlossenen Ausbildung in der Gesundheits- und Krankenpflegehilfe
2. Die Ausbildung dauert 3 Jahre.
3. Die Ausbildung umfasst
   - 2 100 Stunden theoretischen und praktischen Unterricht (▸ Abb. 28.9) und
   - 2 500 Stunden praktische Ausbildung.
4. Die staatliche Prüfung besteht aus einem schriftlichen, einem praktischen und einem mündlichen Teil.
5. Krankenpflegehelfer, die sich für eine dieser Ausbildungen interessieren, sollten sich hierüber bei den Gesundheits- und Krankenpflege- und Kinderkrankenpflegeschulen eingehend beraten lassen. Diese Ausbildungen erfordern ein hohes Maß an Lernfähigkeit und Abstraktionsvermögen sowie Durchhaltekraft, um neben der vielfältigen praktischen Ausbildung den Umfang an theoretischem Wissen zu bewältigen.

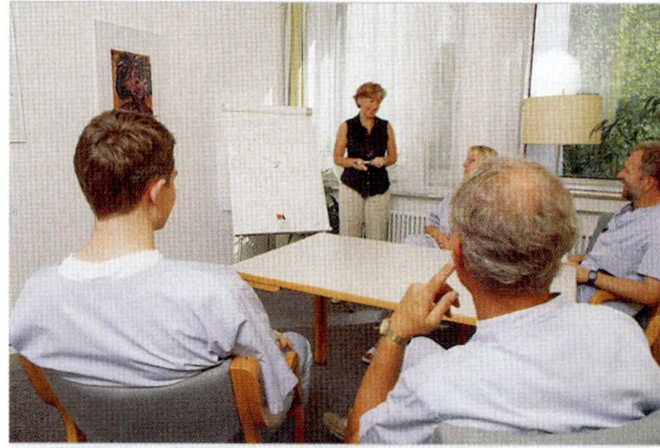

Abb. 28.9 Ausbildung. Neben der praktischen Ausbildung muss der Krankenpflegeschüler ca. 2 100 Stunden theoretischen Unterricht absolvieren.

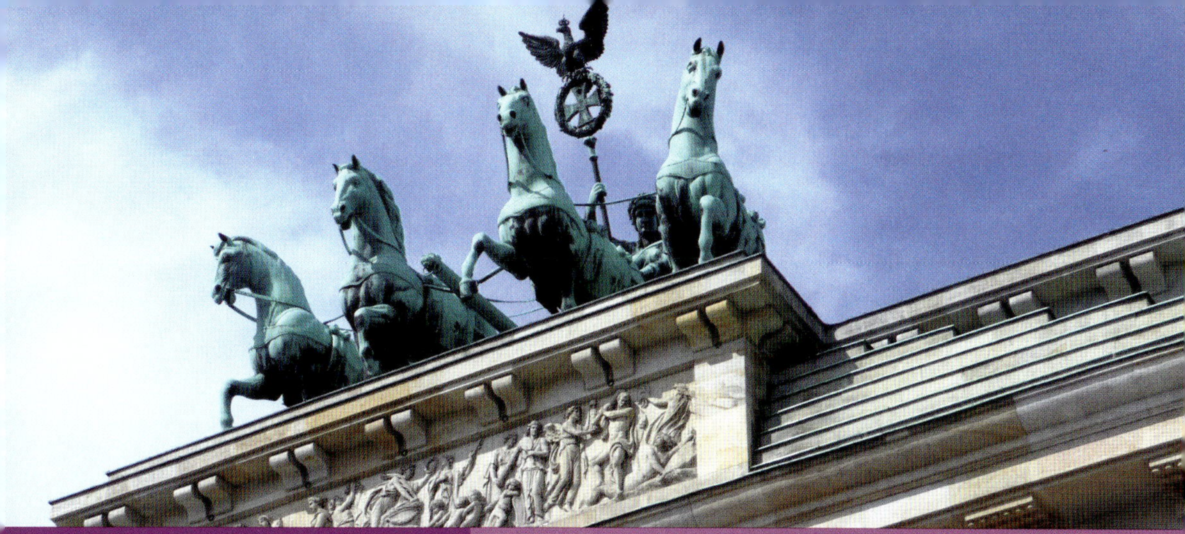

Kapitel 29

Staatsbürgerkunde

29.1	Die staatliche Ordnung	*648*
29.2	Das Grundgesetz	*648*
29.3	Grundrechte	*649*
29.4	Politische Willensbildung und Mitwirkungsmöglichkeiten der Bürger	*649*
29.5	Grundentscheidungen des Art. 20 GG	*650*
29.6	Verfassungsorgane des Bundes und ihre Aufgaben	*653*
29.7	Gang der Bundesgesetzgebung	*655*
29.8	Rechtsprechung	*656*
29.9	Die Bundesrepublik in der Europäischen Union	*657*

29 Staatsbürgerkunde

Martin Kraus

29.1 Die staatliche Ordnung

In der Bundesrepublik Deutschland leben etwa 81 Millionen Menschen. Keiner von ihnen kann in der Gemeinschaft mit den anderen leben, ohne eine Vielzahl sozialer und rechtlicher Kontakte mit seinen Mitmenschen zu pflegen, sei es in der Familie, im Verein, am Arbeitsplatz oder bei den sonstigen Begegnungen des täglichen Lebens. Niemand steht in unserer Gesellschaft isoliert, sondern jeder lebt mit seinen Mitmenschen zusammen (▸ Abb. 29.1). Ein friedliches Zusammenleben der Menschen ist aber nicht vorstellbar, ohne dass es eine staatliche Ordnung gibt, die verbindliche Regelungen für das Zusammenleben der Menschen schafft.

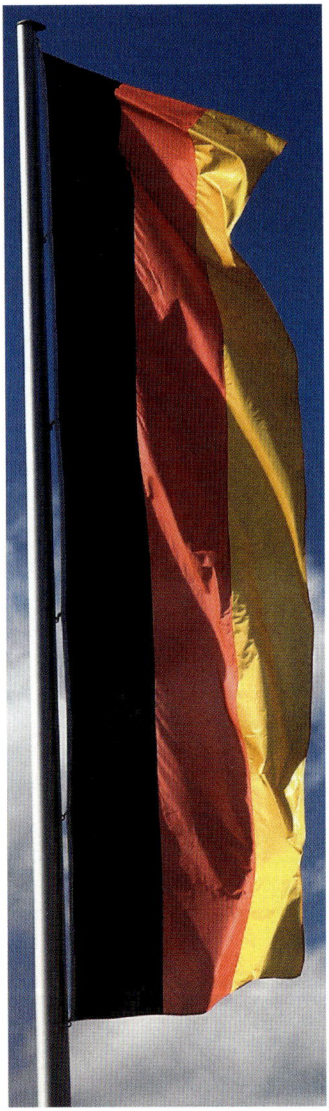

Abb. 29.1 Deutsche Flagge. Die schwarz-rot-goldene Flagge der Bundesrepublik Deutschland.

Die Bundesrepublik Deutschland hat eine Verfassungs- und Rechtsordnung, die solche verbindlichen Regelungen enthält. Es ist für einen Einzelnen sicher nicht möglich, diese Rechtsordnung bis in die kleinsten Einzelheiten zu kennen und zu verstehen. Für einen mündigen Bürger unseres Staates ist es aber wichtig, über die wesentlichen Grundlagen unserer staatlichen Ordnung Bescheid zu wissen, weil er nur so z. B. die politischen Diskussionen in den Medien verfolgen kann. Abgesehen davon kann ein Bürger seine Rechte gegenüber seinen Mitbürgern, aber auch gegenüber dem Staat nur dann wahrnehmen, wenn er diese Rechte kennt. Auch aus diesem Grund ist es wichtig, sich mit den wesentlichen Grundzügen unserer Rechtsordnung vertraut zu machen.

29.2 Das Grundgesetz

Definition

Das Grundgesetz (GG) ist die Verfassung der Bundesrepublik Deutschland.

Es enthält die wesentlichen Entscheidungen über den Aufbau der staatlichen Ordnung der Bundesrepublik. Das sind zum einen Bestimmungen, die das Verhältnis des Staates zu seinen Bürgern regeln (S. 660). Zum anderen sind die Organisation und der innere Aufbau der Bundesrepublik festgelegt. Im Grundgesetz ist also geregelt, welche staatlichen Organe und Einrichtungen es gibt und welche Aufgaben sie haben. Bildlich gesprochen enthält das Grundgesetz die Säulen, auf die unser Staat aufgebaut ist.

Das Grundgesetz wurde vom sog. Parlamentarischen Rat erarbeitet und am 23.5.1949 verkündet. Die Verfassungsväter standen damals noch unter dem Eindruck der Gewalt- und Unterdrückungsherrschaft Adolf Hitlers (1933–1945) und des Zweiten Weltkriegs (1939–1945), der von deutschem Boden ausgegangen war. Um zu verhindern, dass in Deutschland noch einmal solche Entwicklungen eintreten, schuf der Parlamentarische Rat mit dem Grundgesetz eine freiheitlich-demokratische Grundordnung – d. h. eine Demokratie, die von Freiheitsrechten für die Bürger geprägt ist.

Nach dem Zweiten Weltkrieg erfolgte die Teilung Deutschlands (▸ Abb. 29.2) in die Bundesrepublik (West-Deutschland) und in die Deutsche Demokratische Repu-

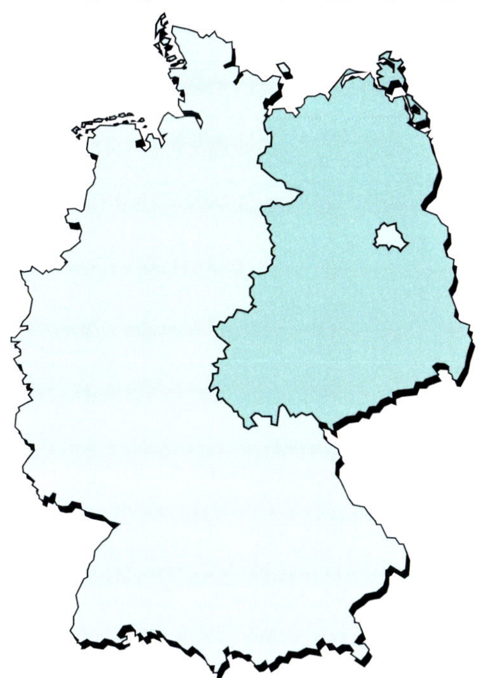

Abb. 29.2 Deutschland. Das geteilte Deutschland von 1949–1990.

blik (Ost-Deutschland). Daher galt das Grundgesetz zunächst nicht in ganz Deutschland, sondern nur in der Bundesrepublik. Die beiden deutschen Staaten waren über 40 Jahre durch den „Eisernen Vorhang" getrennt, der damals mitten durch Europa ging. Seit der Wiedervereinigung Deutschlands, die am 3.10.1990 (Tag der Deutschen Einheit) erfolgte, gilt das Grundgesetz als Verfassung der heutigen Bundesrepublik Deutschland.

29.3 Grundrechte

Die Grundrechte, die in den Art. 1–19 GG enthalten sind, stellen einen wesentlichen Teil der freiheitlich-demokratischen Grundordnung dar. Sie wurden bewusst an den Anfang des Grundgesetzes gestellt, um ihre besondere Bedeutung zu verdeutlichen. Der zentrale Gedanke, der sich durch das ganze Grundgesetz zieht, ist schon in Art. 1 GG enthalten: „Die Würde des Menschen ist unantastbar."

Das Grundgesetz gewährleistet den Bürgern der Bundesrepublik durch die Grundrechte einen sehr umfangreichen Schutz gegenüber dem Staat. Die Grundrechte sind in erster Linie Abwehrrechte des einzelnen Bürgers gegen den Staat. Sie sichern dem Bürger einen Freiraum, in den der Staat nicht eingreifen darf. Alle staatlichen Organe haben die Grundrechte zu beachten.

Sie gelten allerdings nicht völlig uneingeschränkt. Die meisten Grundrechte können durch Gesetze eingeschränkt oder in ihrem Inhalt näher beschrieben werden (sog. Gesetzesvorbehalt). Das bedeutet aber nicht, dass der Gesetzgeber die Grundrechte so weit einschränken darf, dass von ihnen „nichts mehr übrig bleibt". Denn die Gesetze dürfen auf keinen Fall ein Grundrecht ganz beseitigen oder in seinem Kernbereich verletzen. Weiterhin können Grundrechte naturgemäß nur bis dorthin reichen, wo die Rechte anderer Personen anfangen. Das bedeutet, dass der Grundrechtsschutz des Einzelnen durch die Rechte seiner Mitbürger beschränkt ist.

Das Grundgesetz stellt dem Bürger zur Durchsetzung seiner Grundrechte die Verfassungsbeschwerde zum Bundesverfassungsgericht zur Verfügung (S. 656).

Die wichtigsten Grundrechte sind in den folgenden Grundgesetzartikeln enthalten:

- Art. 1 GG: Schutz der Menschenwürde
- Art. 2 GG: Recht auf freie Entfaltung der Persönlichkeit, auf Leben und körperliche Unversehrtheit
- Art. 3 GG: Gleichheit aller Menschen vor dem Gesetz
- Art. 5 GG: Recht auf freie Meinungsäußerung, Pressefreiheit
- Art. 6 GG: Schutz von Ehe und Familie
- Art. 8 GG: Versammlungsfreiheit
- Art. 10 GG: Brief- und Postgeheimnis
- Art. 12 GG: Berufsfreiheit
- Art. 14 GG: Gewährleistung von Eigentum und Erbrecht

29.4 Politische Willensbildung und Mitwirkungsmöglichkeiten der Bürger

Nach Art. 20 Abs. 2 GG geht alle Staatsgewalt vom Volk aus und wird vom Volk in Wahlen (S. 653) ausgeübt.

Das Grundgesetz geht dabei davon aus, dass sich das Volk – also jeder einzelne Bürger – politisch informiert und sich eine politische Meinung bildet. Denn nur der politisch informierte, mündige Bürger kann bei den Wahlen eine bewusste Entscheidung treffen.

Eine besondere Rolle weist das Grundgesetz in Art. 21 dabei den Parteien zu. Zum einen stellen sich die Parteien und ihre Kandidaten zur Wahl und ermöglichen dadurch überhaupt erst die Durchführung von Wahlen. Zum anderen haben die Parteien vor allem die Aufgabe, an der politischen Willensbildung des Volkes mitzuwirken.

Wahlen sind naturgemäß nur dann möglich, wenn es mehrere verschiedene Parteien und Kandidaten gibt, zwischen denen der Bürger seine Auswahl treffen kann. In der Bundesrepublik gibt es daher ein sog. Mehrparteiensystem, in dem mehrere Parteien miteinander konkurrieren. Die wichtigsten Parteien in der Bundesrepublik sind die SPD, die CDU, die CSU, Bündnis 90/Die Grünen, die FDP und die Linke.

Vor allem im Wahlkampf streiten die Parteien um die besten Konzepte zur Lösung der politischen Probleme (z. B. Arbeitslosigkeit; Kriminalität; Umweltverschmutzung; Erhaltung des sozialen Sicherungssystems). Der Wähler kann sich für die Partei entscheiden, die seiner Meinung nach die besseren Lösungskonzepte bzw. die besseren Kandidaten hat.

Der Bürger braucht Informationen, um sich seine Meinung über die Parteien und deren Programme bilden zu können. Diese Informationen bekommt er vor allem über die Medien – über Presse, Fernsehen und Rundfunk. Die Medien sind unverzichtbar für eine moderne Demokratie, weil sie zur Meinungsbildung der Bürger beitragen. Weiterhin überwachen sie die staatlichen Institutionen und decken eventuelle Missstände auf. Wegen ihrer besonderen Bedeutung stehen die Medien unter dem Schutz des Art. 5 GG, der das Recht auf freie Meinungsäußerung und die Pressefreiheit enthält. Die Medien haben aber auch eine besondere Verantwortung, die sie zu einer sachgerechten und wahrheitsgemäßen Berichterstattung verpflichtet.

Die Mitwirkungsmöglichkeiten des Bürgers sind nicht auf die Wahlen und die Mitgliedschaft in politischen Parteien beschränkt. Vielmehr gibt es viele Möglichkeiten, sich politisch, sozial oder gesellschaftlich zu engagieren. So kann ein Bürger z. B. in Interessenverbänden (z. B. Gewerkschaften, Arbeitgeberverbände), in sozialen oder kirchlichen Organisationen (z. B. Caritas, Arbeiterwohlfahrt, Rotes Kreuz) mitarbeiten. Es ist natürlich für den Einzelnen fast unmöglich, die große Bundespolitik zu beeinflussen. Aber auf örtlicher Ebene bestehen mehr Möglichkeiten, sei es in der Kommunalpolitik oder etwa auch in der Mitarbeit in einer Bürgerinitiative.

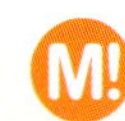

Merke

Auf jeden Fall gilt: Nur derjenige, der sich engagiert, kann etwas bewegen. Und wenn viele Leute im Kleinen etwas verändern, dann ändert sich vielleicht auch das große Ganze.

29

29.5 Grundentscheidungen des Art. 20 GG

Art. 20 GG enthält die grundlegenden Verfassungsentscheidungen für den Staatsaufbau der Bundesrepublik Deutschland. Er besagt, dass unser Staat eine Republik, eine Demokratie, ein Sozialstaat, ein Bundesstaat und ein Rechtsstaat ist (▶ Abb. 29.3).

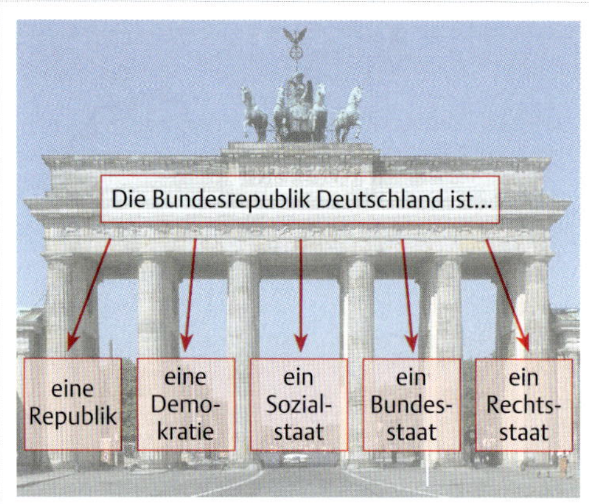

Abb. 29.3 Bundesrepublik. Die grundlegenden Verfassungsentscheidungen des Artikel 20 GG.

29.5.1 Republik

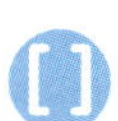

Definition

Die Republik ist die Staatsform, in der die Träger der Staatsgewalt (Bundestag, Bundesregierung, Bundespräsident) durch Wahlen bestimmt werden und grundsätzlich auch frei abwählbar sind.

Das bedeutet, dass eine Republik keine Alleinherrschaft einer einzelnen Person ist (wie z. B. eine Monarchie oder eine Diktatur). Die Bezeichnung „Republik" zeigt auch, dass sich die Bundesrepublik Deutschland dem Wohl der Allgemeinheit verpflichtet fühlt und nicht dem Wohl einzelner Personen oder einzelner Gesellschaftsgruppen.

29.5.2 Demokratie

Der Begriff „Demokratie" bedeutet vom ursprünglichen Wortsinn her Volksherrschaft. Dies wird erkennbar in Art. 20 Abs. 2 GG, der besagt, dass alle Staatsgewalt vom Volke ausgeht. Damit wird zum Ausdruck gebracht, dass das Volk Ursprung der staatlichen Macht ist.

In der Bundesrepublik Deutschland gibt es allerdings keine unmittelbare Demokratie, d. h. das Volk handelt nicht selbst als Staatsorgan (Ausnahme: Volksbegehren, Volksentscheid). Es handelt sich vielmehr um eine repräsentative Demokratie, d. h. die Staatsgewalt wird durch vom Volk gewählte Repräsentanten (Abgeordnete, „Volksvertreter") in den Parlamenten ausgeübt.

Da das Volk in aller Regel in Form von Wahlen tätig wird, ist eine Demokratie immer eng mit dem sog. Mehrheitsprinzip verbunden (▶ Abb. 29.4). Denn streng genommen entscheidet nicht das Volk, sondern die Mehrheit des Volkes, die sich bei den Wahlen durchgesetzt hat.

Zu einer Demokratie im heutigen Sinne gehört auch ein Mindestmaß an Bürgerrechten (z. B. Gleichheitsgrundsatz; Freiheitsrechte, insbesondere Meinungsfreiheit und Rechtsschutzgarantie). Ein Staat, der seinen Bürgern nicht ein Minimum an Rechten gewährt, kann keine Demokratie sein.

29.5.3 Sozialstaat

Die Bundesrepublik ist auch ein Sozialstaat. Damit soll zum Ausdruck gebracht werden, dass die Bundesrepublik nach den Grundsätzen sozialer Gerechtigkeit aufgebaut ist. Das bedeutet, dass der Staat verpflichtet ist, gegen soziale Missstände einzuschreiten und für eine gerechte Sozialordnung zu sorgen. Wichtigster Ausdruck des Sozial-

Gegenüberstellung der Wahlsysteme	
Mehrheitswahl	**Verhältniswahl**
Vorteile – der Kandidat bemüht sich selbst, möglichst die meisten Stimmen zu bekommen, da er nur dann gewählt ist – die Bevölkerung wählt einen Kandidaten, den sie kennt und der ihr Vertrauen genießt – der Gewählte weiß die Stimmen der Wähler hinter sich und ist unabhängiger von seiner Partei	**Vorteile** – jede abgegebene Stimme zählt, da sie Einfluss auf die prozentuale Verteilung der Sitze hat – die Zusammensetzung des Parlamentes entspricht spiegelbildlich der Meinung des Volkes
Nachteile – die Stimmen der unterlegenen Kandidaten werden überhaupt nicht berücksichtigt – die Zusammensetzung des Parlamentes entspricht nicht dem Spiegelbild der Meinung des Volkes – kleine und mittlere Parteien werden verdrängt, da meist Kandidaten der großen Parteien gewählt werden	**Nachteile** – da der Wähler hier nur eine Partei wählt, fehlt es am direkten Bezug zum Kandidaten – es kann zu einer Vielzahl von Fraktionen kommen, wodurch eine Mehrheitsbildung im Parlament erschwert wird

Abb. 29.4 Wahlsysteme. Vorteile und Nachteile der verschiedenen Wahlsysteme. Das personalisierte Verhältniswahlrecht verbindet die Vorteile der Wahlsysteme miteinander.

staatsprinzips ist das System der sozialen Sicherung, zu dem insbesondere die Sozialversicherung, das Arbeitslosengeld 2 („Hartz 4") und die Sozialhilfe gehören. Dieses sog. soziale Netz entlastet die Bürger von den Folgen der wichtigsten Lebensrisiken (z. B. Krankheit, Pflegebedürftigkeit, Arbeitslosigkeit) und gewährleistet denen, die nicht für sich selbst sorgen können, das nötige Existenzminimum (S. 678). Der Staat gewährleistet also für jeden menschenwürdige Lebensbedingungen und sichert so den sozialen Frieden.

29.5.4 Bundesstaat

Definition

Unter einem Bundesstaat versteht man den Zusammenschluss mehrerer selbstständiger Länder zu einem Gesamtstaat.

Durch das Grundgesetz wurden die 16 Bundesländer zum Gesamtstaat der Bundesrepublik Deutschland zusammengeschlossen. Die Bundesländer haben dadurch aber nicht ihre Selbstständigkeit verloren, sondern sind eigene Staaten geblieben. Ihre Staatsgewalt üben die Länder durch ihr jeweiliges Parlament (Landtag oder Senat), durch ihre Regierungen und ihre Gerichte aus. Jedes Bundesland hat auch eine eigene (Landes-)Verfassung, die die staatliche Ordnung im betreffenden Bundesland regelt. Das System des Grundgesetzes weist der Bundesrepublik als Gesamtstaat im Wesentlichen Gesetzgebungsaufgaben zu, während den Ländern die Verwaltungsaufgaben zugewiesen sind. Über den Bundesrat (S. 654), der ein Bundesorgan ist, wirken die Länder aber an der Gesetzgebung des Bundes mit.

Durch die Aufteilung der Bundesrepublik in selbstständige Bundesländer soll erreicht werden, dass nur die Entscheidungen, die sich auf das ganze Staatsgebiet der Bundesrepublik auswirken, zentral getroffen werden (z. B. Währung, Landesverteidigung, Bau von Autobahnen). Dem gegenüber können die Bundesländer über die Angelegenheiten entscheiden, die sich nur auf ihr eigenes Landesgebiet auswirken (z. B. Schulsystem, Polizeiverwaltung, Organisation der Städte und Gemeinden).

In der Bundesrepublik gibt es die folgenden Bundesländer mit den in Klammern genannten Hauptstädten (▶ Abb. 29.5):

1. Baden-Württemberg (Stuttgart), 2. Bayern (München), 3. Berlin, 4. Brandenburg (Potsdam), 5. Bremen, 6. Hamburg, 7. Hessen (Wiesbaden), 8. Mecklenburg-Vorpommern (Schwerin), 9. Niedersachsen (Hannover), 10. Nordrhein-Westfalen (Düsseldorf), 11. Rheinland-Pfalz (Mainz), 12. Saarland (Saarbrücken), 13. Sachsen (Dresden), 14. Sachsen-Anhalt (Magdeburg), 15. Schleswig-Holstein (Kiel), 16. Thüringen (Erfurt).

29.5.5 Rechtsstaat

Der Begriff „Rechtsstaat" ist nicht ausdrücklich in Art. 20 GG erwähnt. Dieser Artikel enthält aber die verfassungsrechtliche Grundlage für 2 tragende Pfeiler des Rechts-

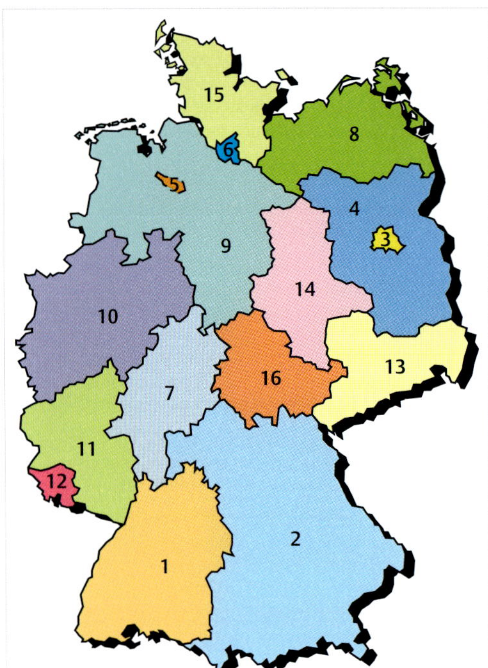

Abb. 29.5 **Bundesländer.** Die Bundesrepublik Deutschland besteht aus 16 Bundesländern.

staats: den Grundsatz der Gewaltenteilung und den Grundsatz der Gesetzmäßigkeit der Verwaltung.

29

Allgemein bedeutet das Rechtsstaatsprinzip, dass für die gesamte staatliche Tätigkeit (also z. B. für den Bundestag, die Bundesregierung und alle Behörden) die Grundsätze des Rechts und der Gerechtigkeit gelten.

Der Grundsatz der Gesetzmäßigkeit der Verwaltung besagt, dass die vollziehende Gewalt (Regierung, Verwaltung) an Recht und Gesetz gebunden sind. Das bedeutet zum einen, dass der Staat und seine Behörden nicht gegen geltende Gesetze verstoßen dürfen. Zum anderen aber auch, dass Behörden eine Rechtsgrundlage in Form eines Gesetzes brauchen, wenn sie Maßnahmen gegen einen Bürger ergreifen wollen. Der Staat und seine Behörden dürfen also nur dann gegen einen Bürger tätig werden, wenn es ein Gesetz ausdrücklich erlaubt.

Zum Wesen eines Rechtsstaats gehört auch ein effektiver Rechtsschutz für den Bürger. In der Bundesrepublik steht den Bürgern, die sich z. B. durch den Staat in ihren Rechten verletzt fühlen, der Rechtsweg zu unabhängigen Gerichten (S. 656) offen.

29.5.6 Gewaltenteilung

Der Grundsatz der Gewaltenteilung ist in Art. 20 Abs. 2 und Abs. 3 GG verankert.

Der Grundgedanke ist, dass die Staatsgewalt nicht bei einer staatlichen Institution konzentriert wird, sondern

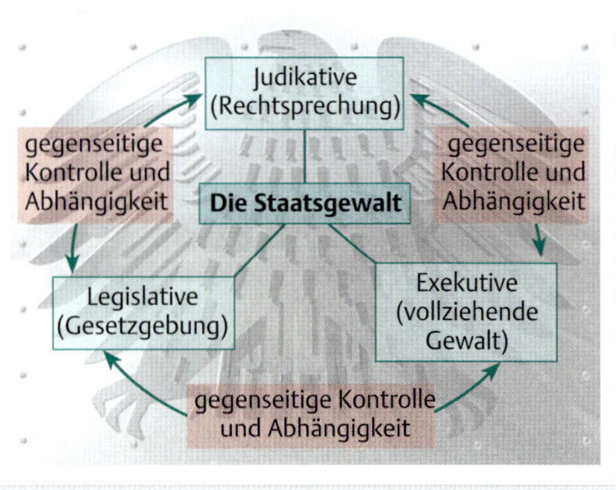

Abb. 29.6 **Staatsgewalt.** Das Prinzip der Gewaltenteilung.

auf verschiedene Institutionen verteilt wird. Unter dem Begriff „Staatsgewalt" ist dabei nicht nur die körperliche Gewaltausübung (wie etwa der Schlagstockeinsatz durch die Polizei) zu verstehen. Vielmehr umfasst dieser Begriff sämtliche Funktionen und Aufgaben, die der Staat als Hoheitsträger ausübt.

Die Staatsgewalt wird nach dem Gewaltenteilungsgrundsatz aufgeteilt auf die 3 folgenden Institutionen:

1. Die gesetzgebende Gewalt; die sog. Legislative (z. B. Bundestag) hat die Aufgabe, Gesetze zu erlassen.
2. Die vollziehende Gewalt; die sog. Exekutive (z. B. Regierung, Verwaltung) hat die Aufgabe, die bestehenden Gesetze zu vollziehen und auszuführen.
3. Die rechtsprechende Gewalt; die sog. Judikative (Gerichte) hat die Aufgabe, über konkrete Streitfälle unter Anwendung der Gesetze zu entscheiden.

Die Gewaltenteilung besteht aber nicht nur aus der Verteilung der staatlichen Aufgaben auf 3 Gewalten. Entscheidend ist vielmehr, dass die 3 Gewalten jeweils voneinander abhängig sind und sich dabei gegenseitig kontrollieren. Der Zweck der Gewaltenteilung ist es, eine Machtkonzentration auf eine staatliche Institution zu verhindern und damit einem Missbrauch der staatlichen Macht entgegenzutreten (▶ Abb. 29.6).

Die Legislative ist von der Exekutive und der Judikative abhängig, denn sie darf nur Gesetze erlassen, darf sie aber nicht selbst vollziehen. Sie ist darauf angewiesen, dass die von ihr erlassenen allgemein geltenden Gesetze von der Exekutive und der Judikative auf konkrete Einzelfälle angewandt werden. Weiterhin wird die Legislative von der Verfassungsgerichtsbarkeit (z. B. Bundesverfassungsgericht) kontrolliert, die als Teil der Judikative darüber wacht, ob die von der Legislative erlassenen Gesetze mit der Verfassung übereinstimmen.

Die Exekutive ist von der Legislative und der Judikative abhängig. Sie ist an die von der Legislative erlassenen Gesetze gebunden und darf nicht gegen diese verstoßen. Die Exekutive darf also nur in dem Rahmen tätig werden, der ihr von der Legislative eingeräumt wird. Sie wird dabei von der Judikative kontrolliert; denn jeder Bürger, der sich durch Maßnahmen der Exekutive in seinen Rechten verletzt fühlt (z. B. beim Entzug der Fahrerlaubnis durch eine Behörde), kann bei Gericht Klage gegen die betreffende Behörde erheben.

Die Judikative wiederum ist von der Legislative und der Exekutive abhängig, denn auch sie ist an die von der Legislative erlassenen Gesetze gebunden und darf nicht gegen diese Gesetze verstoßen. Im Verhältnis zur Exekutive ist die Macht der Judikative insofern beschränkt, als nur die Exekutive die Gesetze gestalterisch anwenden kann. Die Judikative darf keine eigenen Gestaltungsentscheidungen treffen, sondern darf nur das Handeln der Exekutive auf Fehler hin überprüfen. So entscheidet z. B. beim Bau einer Autobahn nur die Exekutive, wo und wie die Autobahn verlaufen soll. Auch wenn der Autobahnverlauf – etwa aufgrund einer Klage von Naturschutzverbänden – durch ein Gericht überprüft wird, so kontrolliert das Gericht nur, ob die konkret von der Exekutive getroffene Entscheidung gegen geltende Gesetze verstößt. Das Gericht darf sich somit nur mit der von der Exekutive vorgesehenen Autobahntrasse beschäftigen und kann nicht von sich aus die Entscheidung für eine andere Trasse treffen. Die Gerichte haben also nur Kontrollfunktion gegenüber der Exekutive und keine eigenen Gestaltungs- oder Planungsaufgaben bei der Anwendung der Gesetze.

29.6 Verfassungsorgane des Bundes und ihre Aufgaben

Das Grundgesetz sieht auf Bundesebene die folgenden Verfassungsorgane vor:

- Bundestag
- Bundesrat
- Bundesregierung
- Bundespräsident

Dabei weist das Grundgesetz jedem Verfassungsorgan bestimmte Aufgaben zu.

29.6.1 Bundestag

Die wichtigste Aufgabe des Bundestags ist es, die Gesetze des Bundes zu beschließen, d. h. er ist vor allem Gesetzgebungsorgan. Insbesondere durch die Einsetzung von Untersuchungsausschüssen übt er die Kontrolle über die Bundesregierung aus. Weiterhin gehört die Wahl des Bundeskanzlers zu seinen Aufgaben.

Der Bundestag besteht grundsätzlich aus 598 Abgeordneten, die vom Volk gewählt werden. Die Abgeordneten gehören in aller Regel einer Partei an und schließen sich im Bundestag – ihrer Parteizugehörigkeit entsprechend – in Fraktionen zusammen. Dadurch stehen sich im Bundestag die sog. Koalitionsfraktionen und die Oppositionsfraktionen gegenüber. In den Koalitionsfraktionen schließen sich die Abgeordneten der Parteien zusammen, die auch die Bundesregierung bestimmen. In den Oppositionsfraktionen sind die Abgeordneten, deren Parteien nicht an der Bildung der Bundesregierung beteiligt sind. Die Koalitionsfraktionen haben die Mehrheit im Bundestag. Daher werden die Gesetzesvorschläge der Bundesregierung in aller Regel vom Bundestag gebilligt.

Der Bundestag verfügt über Fachausschüsse (z. B. Finanz-, Gesundheitsausschuss), in denen die Gesetzesentwürfe (nach der ersten Lesung im Bundestag) behandelt und ggf. abgeändert werden.

Die Hälfte (299) der Bundestagsabgeordneten wird in den einzelnen Wahlkreisen nach Kreiswahlvorschlägen, die andere Hälfte nach Landeswahlvorschlägen (sog. Landeslisten) der Parteien gewählt. Jeder Wahlberechtigte hat bei der Bundestagswahl 2 Stimmen. Mit der Erststimme kann er einen Wahlkreisabgeordneten direkt wählen; d. h. mit der Erststimme wird eine Person und nicht eine Partei gewählt. Mit seiner Zweitstimme kann der Wähler sich für eine der Landeslisten der Parteien entscheiden; d. h. mit der Zweitstimme wird eine Partei und keine Person gewählt.

Mit der Erststimme wird in jedem Wahlkreis ein Abgeordneter direkt in den Bundestag gewählt. Gewählt ist dabei derjenige Bewerber, der die meisten Stimmen bekommt (Direktmandat).

Mit den durch alle Wähler abgegebenen Zweitstimmen wird das Zahlenverhältnis bestimmt, in dem die Parteien im Bundestag vertreten sein werden, d. h. mit wie vielen Abgeordneten die einzelnen Parteien in den Bundestag einrücken. Mit der Zweitstimme entscheiden die Wähler also darüber, welche Parteien im Bundestag die Mehrheit haben (▶ Abb. 29.7).

Bei diesem Wahlsystem handelt es sich sowohl um eine Personenwahl (durch die Erststimme) als auch um eine Verhältniswahl (durch die Zweitstimme). Das Wahlsystem wird daher auch als personalisiertes Verhältniswahlrecht bezeichnet (▶ Abb. 29.4).

Die wichtigsten Wahlgrundsätze sind in Art. 38 Abs. 1 GG enthalten. Dort ist geregelt, dass die Abgeordneten des Deutschen Bundestages in allgemeiner, unmittelbarer, freier, gleicher und geheimer Wahl gewählt werden.

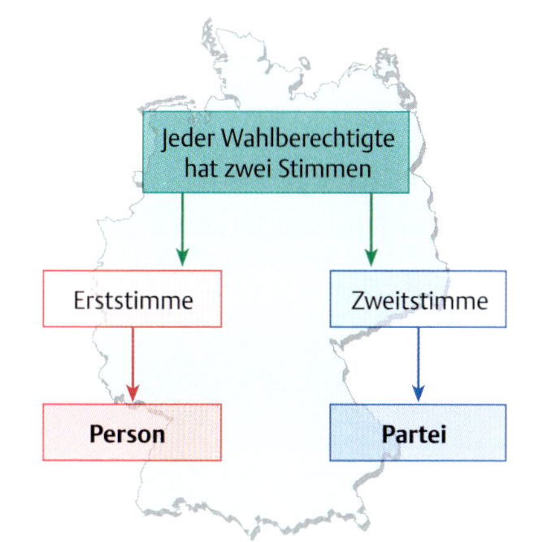

Abb. 29.7 Bundestagswahl. Die Stimmabgabe bei der Bundestagswahl.

- „Allgemein" bedeutet, dass jeder Staatsbürger wählen darf, unabhängig z. B. von Geschlecht, Bildung, Religion.
- „Unmittelbar" bedeutet, dass mit den abgegebenen Stimmen direkt darüber entschieden wird, wie sich der Bundestag in der Zukunft zusammensetzt. Es gibt also keine Wahlmänner (wie etwa in den USA), vielmehr bestimmen die Wähler selbst das Ergebnis der Wahl.
- „Frei" bedeutet, dass auf die Stimmabgabe des Wählers weder von privater noch von öffentlicher Seite Druck oder Einfluss ausgeübt werden darf. Selbstverständlich ist aber der sog. Wahlkampf der Parteien und Kandidaten vor der Wahl erlaubt. Ohne diesen Wahlkampf könnten sich die wahlberechtigten Bürger kein richtiges Bild davon machen, welche Konzepte und Programme die zur Wahl stehenden Parteien haben.
- „Gleich" bedeutet, dass jeder Wahlberechtigte die gleiche Anzahl von Stimmen zu vergeben hat und dass jede Stimme das gleiche Gewicht hat.
- „Geheim" bedeutet, dass die Stimmabgabe nicht öffentlich erkennbar sein darf, d. h. im Wahllokal hinter einem Sichtschutz erfolgt.

Mit der Wahl nimmt der einzelne Bürger unmittelbaren Einfluss auf den staatlichen Aufbau und wirkt mittelbar bei der Regierungsbildung mit. Daher sollte jeder Wahlberechtigte sein Wahlrecht auch tatsächlich ausüben. Das Wahlrecht hängt eng mit Art. 20 Abs. 2 Satz 1 GG zusammen: „Alle Staatsgewalt geht vom Volke aus".

29.6.2 Bundesrat

Durch den Bundesrat wirken die Bundesländer an der Gesetzgebung des Bundes mit. Er wird daher auch „Länderkammer" genannt. Der Bundesrat dient als Gegengewicht der Länder zum Bundestag und verkörpert dadurch den Aufbau der Bundesrepublik als Bundesstaat (S. 651).

Die Mitwirkungsmöglichkeiten des Bundesrats bei der Gesetzgebung sind unterschiedlich ausgestaltet und hängen davon ab, ob es sich jeweils um ein Zustimmungsgesetz oder um ein Einspruchsgesetz handelt (s. u.).

Der Bundesrat besteht aus Vertretern der Bundesländer, die nicht vom Volk gewählt sind, sondern von den Landesregierungen bestellt werden.

29.6.3 Bundesregierung

Die Bundesregierung besteht aus dem Bundeskanzler und den Bundesministern. Sie wird auch Bundeskabinett genannt.

M!

Merke

Der Bundeskanzler bestimmt die Richtlinien der Politik, d. h. er leitet die Bundesregierung. Er wird vom Bundestag gewählt und vom Bundespräsidenten ernannt.

Die Bundesminister werden vom Bundespräsidenten auf Vorschlag des Bundeskanzlers ernannt. Ihnen wird in aller Regel ein bestimmter Geschäftsbereich zugewiesen, den sie selbstständig zu verwalten haben (z. B. Finanzwesen, Verteidigung, Gesundheitswesen). Auch wenn die Bundesminister innerhalb ihres Geschäftsbereichs grundsätzlich eigenverantwortlich handeln, so dürfen sie doch nicht mit den vom Bundeskanzler festgelegten Richtlinien der Politik in Widerspruch geraten.

Die Bundesregierung ist das oberste Verwaltungsorgan (Exekutive) auf der Bundesebene. Von ihr werden die bundesstaatlichen und bundespolitischen Geschäfte erledigt oder gelenkt.

Ihre herausragende politische Bedeutung erhält die Bundesregierung dadurch, dass ihr im Gesetzgebungsverfahren des Bundes das Recht der Gesetzesinitiative zusteht. Im Bundestag, der die Bundesgesetze beschließt, kann sich die Bundesregierung auf die Mehrheit der Abgeordneten (Koalitionsfraktion) stützen. Das bedeutet, dass die von der Bundesregierung vorgeschlagenen Gesetzesentwürfe in aller Regel vom Bundestag auch beschlossen werden.

29.6.4 Bundespräsident

Der Bundespräsident wird von der Bundesversammlung gewählt und ihm fallen im Wesentlichen Repräsentationsaufgaben zu (▶ Abb. 29.8). Er erfüllt die Funktion eines Staatsoberhaupts und vertritt die Bundesrepublik gegenüber anderen Staaten. Weiterhin hat er die Aufgabe, den vom Bundestag gewählten Bundeskanzler sowie die Bundesminister zu ernennen. Im Gesetzgebungsverfahren hat er die vom Bundestag (unter Mitwirkung des Bundesrats) beschlossenen Gesetze zu unterzeichnen.

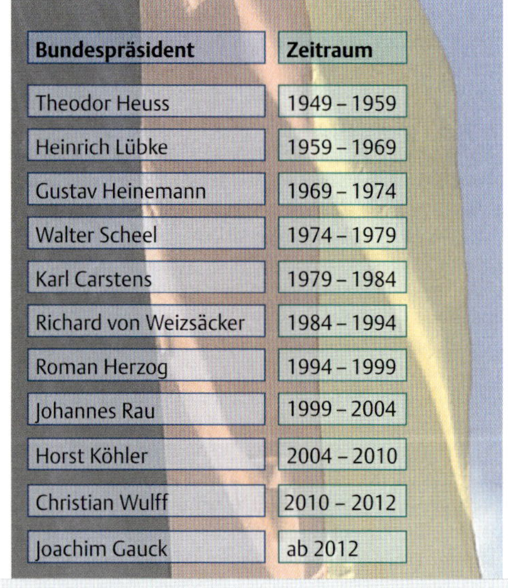

Bundespräsident	Zeitraum
Theodor Heuss	1949 – 1959
Heinrich Lübke	1959 – 1969
Gustav Heinemann	1969 – 1974
Walter Scheel	1974 – 1979
Karl Carstens	1979 – 1984
Richard von Weizsäcker	1984 – 1994
Roman Herzog	1994 – 1999
Johannes Rau	1999 – 2004
Horst Köhler	2004 – 2010
Christian Wulff	2010 – 2012
Joachim Gauck	ab 2012

Abb. 29.8 Bundespräsidenten. Die Bundespräsidenten der Bundesrepublik Deutschland und deren Amtszeiten.

29.7 Gang der Bundesgesetzgebung

Jedes der vorgestellten Verfassungsorgane hat im Gesetzgebungsverfahren (Art. 76–78 GG) für den Erlass von Bundesgesetzen seine eigene Aufgabe. Man kann dieses Verfahren grob in die folgenden 4 Schritte aufteilen (► Abb. 29.9):

- 1. Schritt: die Gesetzesinitiative
- 2. Schritt: die Beschlussfassung durch den Bundestag
- 3. Schritt: die Beteiligung des Bundesrats
- 4. Schritt: die Unterzeichnung durch den Bundespräsidenten/Verkündung im Bundesgesetzblatt

► **1. Schritt.** Das Gesetzgebungsverfahren beginnt mit der Vorlage eines Gesetzesvorschlags an den Bundestag (sog. Gesetzesinitiative). Diese Vorlage erfolgt durch die Bundesregierung, den Bundesrat oder durch Abgeordnete des Bundestags.

► **2. Schritt.** Der vorgelegte Entwurf wird vom Bundestag in 3 sog. Lesungen beraten. Dabei werden nach der 1. Lesung in aller Regel die Fachausschüsse des Bundestags beteiligt (z. B. Finanzausschuss, Gesundheitsausschuss), die den Gesetzentwurf noch abändern können. Nach der 3. Lesung entscheidet der Bundestag über die Annahme oder die Ablehnung des Gesetzes. Für die Annahme eines Gesetzes ist grundsätzlich die einfache Mehrheit der abgegebenen Stimmen erforderlich. Für Änderungen des Grundgesetzes wird eine Zwei-Drittel-Mehrheit benötigt.

► **3. Schritt.** Nach der Annahme des Gesetzes durch den Bundestag ist der Bundesrat zu beteiligen. In welcher Form der Bundesrat an der Gesetzgebung mitwirken kann, hängt davon ab, ob es sich bei dem jeweiligen Ge-

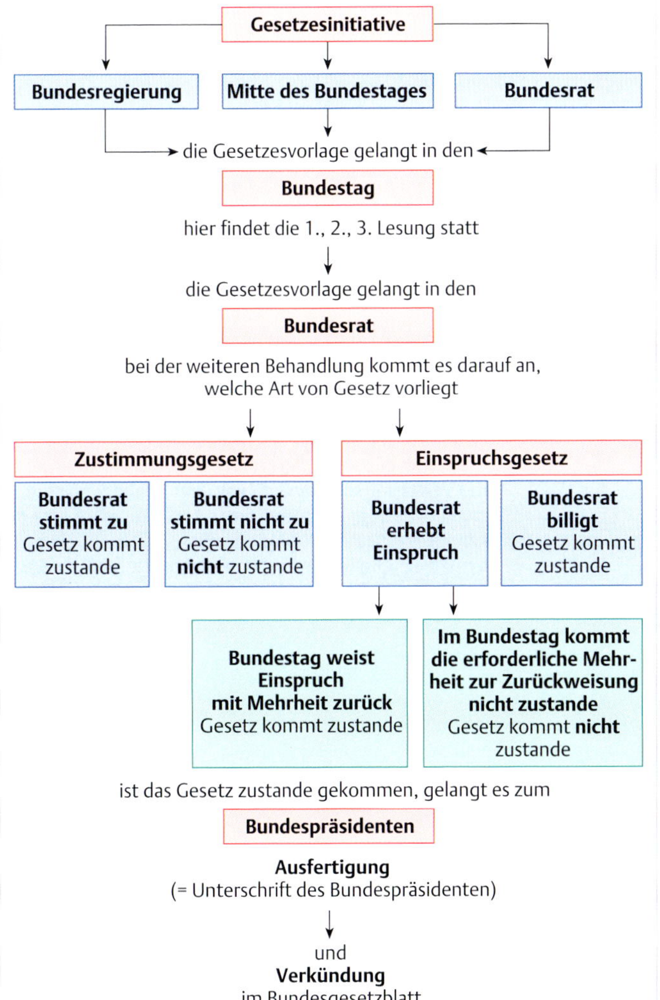

Abb. 29.9 Bundesgesetzgebungsverfahren. Vereinfachte Darstellung des Bundesgesetzgebungsverfahrens ohne Vermittlungsausschuss.

setz um ein Zustimmungsgesetz oder ein Einspruchsgesetz handelt.

Gesetze, bei denen nach dem Grundgesetz die Zustimmung des Bundesrats erforderlich ist, nennt man Zustimmungsgesetze. Wenn der Bundesrat seine Zustimmung verweigert, ist das Gesetz gescheitert. Der Bundesrat kann somit das Zustandekommen von Zustimmungsgesetzen verhindern. Zuvor wird in aller Regel versucht, im sog. Vermittlungsausschuss eine Einigung zwischen Bundestag und Bundesrat herbeizuführen. Vereinfacht gesagt, ist die Zustimmung des Bundesrates bei allen Gesetzen erforderlich, die direkte oder indirekte Auswirkungen auf die Bundesländer haben (z. B. Gesetze, die die Steuern der Länder und Gemeinden betreffen).

Gesetze, bei denen eine Zustimmung des Bundesrats nicht erforderlich ist, nennt man Einspruchsgesetze. Der Bundesrat kann gegen ein solches Gesetz Einspruch erheben, der aber letztlich vom Bundestag (ggf. nach vorheriger Anrufung des Vermittlungsausschusses) zurückgewiesen werden kann. Der Bundesrat kann also das Zustandekommen von Einspruchsgesetzen nicht verhindern, sondern allenfalls verzögern.

▸ **4. Schritt.** Schließlich unterschreibt der Bundespräsident das Gesetz, nachdem es durch den Bundeskanzler und die betroffenen Bundesminister gegengezeichnet wurde. Anschließend wird das Gesetz lt. Art. 82 GG im Bundesgesetzblatt verkündet und kann somit in Kraft treten.

29.8 Rechtsprechung

29

Das GG weist in Art. 92 die Aufgabe der Rechtsprechung den Gerichten zu. Die Gerichte haben die Aufgabe, rechtliche Streitigkeiten unter Anwendung der Gesetze verbindlich zu entscheiden. Da die Rechtsordnung der Bundesrepublik in verschiedene Rechtsgebiete aufgeteilt ist, gibt es auch verschiedene sog. Gerichtszweige. Man unterscheidet die folgenden 5 Gerichtszweige:

- ordentliche Gerichtsbarkeit
- Arbeitsgerichtsbarkeit
- Verwaltungsgerichtsbarkeit
- Sozialgerichtsbarkeit
- Finanzgerichtsbarkeit

▸ **Gerichte der ordentlichen Gerichtsbarkeit.** Diese entscheiden als Strafgerichte über die Bestrafung von Straftätern (z. B. bei Körperverletzung, Diebstahl, Raub). Weiterhin sind diese Gerichte als Zivilgerichte für die sog. bürgerlichen Streitigkeiten zuständig (z. B. Ansprüche aufgrund eines Kauf-, Miet-, Reise- oder sonstigen Vertrags; Schadensersatz- und Schmerzensgeldansprüche; Ehescheidungen).

▸ **Gerichte der Arbeitsgerichtsbarkeit.** Sie entscheiden über Streitigkeiten aus Arbeitsverhältnissen (z. B. wegen Lohn, Kündigung, Arbeitsschutz) oder über Streitigkeiten zwischen den Tarifparteien (Gewerkschaften, Arbeitgeberverbände).

▸ **Gerichte der Verwaltungsgerichtsbarkeit.** Diese sind vor allem zuständig für die Streitigkeiten zwischen Bürgern und Behörden, wenn etwa ein Bürger meint, durch eine Maßnahme einer Behörde in seinen Rechten verletzt worden zu sein (z. B. Entziehung einer Fahrerlaubnis, Ablehnung eines Bauantrags).

▸ **Gerichte der Sozialgerichtsbarkeit.** Sie entscheiden vor allem über Streitigkeiten, die die Sozialversicherung betreffen (z. B. wegen Leistungen aus der Kranken-, Unfall-, Renten-, Pflege- oder Arbeitslosenversicherung).

▸ **Gerichte der Finanzgerichtsbarkeit.** Diese sind zuständig für Streitigkeiten über steuerliche Angelegenheiten (z. B. wegen eines Lohnsteuerbescheides).

Die Kontrolle der Behörden durch die Verwaltungs-, Sozial- und Finanzgerichtsbarkeit ist Bestandteil der Gewaltenteilung (S. 652).

Neben den oben dargestellten Gerichtszweigen gibt es in der Bundesrepublik noch die sog. Verfassungsgerichte. Dies sind vor allem das Bundesverfassungsgericht, aber auch die Verfassungsgerichte der einzelnen Bundesländer. Diese Gerichte entscheiden nur über Fragen, die unmittelbar das Grundgesetz oder die Landesverfassungen betreffen.

Das Bundesverfassungsgericht entscheidet also über Streitfragen, die sich aus dem Grundgesetz ergeben. Daher wird es auch als Hüter des Grundgesetzes bezeichnet. Es wacht darüber, dass die gesamte öffentliche Gewalt die Vorgaben des Grundgesetzes einhält. Das Bundesverfassungsgericht entscheidet z. B. darüber, ob Gesetze, die vom Bundestag erlassen werden, mit dem Grundgesetz vereinbar sind. Auch Entscheidungen der Gerichte und der Behörden können vom Bundesverfassungsgericht auf die Frage hin überprüft werden, ob das Grundgesetz verletzt wurde. Die Kontrolle des Bundestags, der Gerichte und der Behörden durch das Bundesverfassungsgericht ist ein Teil der Gewaltenteilung (S. 652).

Für den einzelnen Bürger ist vor allem die Möglichkeit der Verfassungsbeschwerde vor dem Bundesverfassungsgericht wichtig, denn mit einer Verfassungsbeschwerde kann jedermann vom Bundesverfassungsgericht überprüfen lassen, ob Maßnahmen von Behörden oder Entscheidungen von Gerichten ihn in seinen Grundrechten (S. 649) verletzen.

29.9 Die Bundesrepublik in der Europäischen Union

29.9.1 Europäische Integration

Die Bundesrepublik ist Mitgliedsstaat der Europäischen Union (EU).

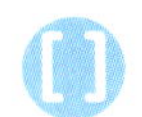

Definition

Die EU ist ein Zusammenschluss von derzeit 28 europäischen Staaten (Stand: 2014), die sich zur Verfolgung gemeinsamer Ziele miteinander verbunden haben.

Durch diesen Zusammenschluss ist aber kein neuer Staat entstanden. Vielmehr ist die EU eine Gemeinschaft selbstständiger Staaten. Die Mitgliedsstaaten haben in den verschiedensten Bereichen (z. B. Landwirtschaft, Währungs- und Wirtschaftsfragen) Hoheitsbefugnisse auf die EU übertragen. Die Organe der EU üben diese übertragenen Aufgaben sozusagen einheitlich für alle Mitgliedsstaaten aus.

Die EU befindet sich in einem Prozess der fortwährenden Integration. Das bedeutet, dass die Mitgliedsstaaten immer enger miteinander verflochten werden, damit die gemeinsamen Ziele effektiver verfolgt werden können. Auch soll die EU durch die Aufnahme weiterer Mitgliedsstaaten – vor allem aus Ost- und Südosteuropa – vergrößert werden.

Der Zweck dieser europäischen Integration besteht zum einen in der engen wirtschaftlichen Zusammenarbeit, die sich vor allem in der Bildung der Wirtschafts- und Währungsunion mit einer einheitlichen Währung zeigt. Dadurch soll ein dauerhafter, wirtschaftlicher und sozialer Fortschritt und Wohlstand für die über 500 Millionen Bürger der EU gesichert werden. Zum anderen soll auch die politische Zusammenarbeit verstärkt werden; Ziel ist hier eine gemeinsame Außen- und Sicherheitspolitik bis hin zu einer gemeinsamen Verteidigungspolitik.

Letztlich soll durch die EU ein Gegengewicht zu den anderen wirtschaftlichen und politischen Machtzentren (z. B. USA, Japan, China, Russland) gebildet werden. Denn jeder einzelne europäische Staat wäre zu unbedeutend, um in der Weltpolitik eine ernst zu nehmende Rolle zu spielen. Nur durch den Zusammenschluss in der EU können die europäischen Staaten weltpolitisch mit gemeinsamer Stimme sprechen und dadurch wirkungsvoller ihre gemeinsamen Interessen wahrnehmen.

29.9.2 Organe der EU

Die wichtigsten Organe der EU (▸ Abb. 29.10) sind:

- Europäische Kommission
- Ministerrat
- Europäisches Parlament
- Europäischer Gerichtshof

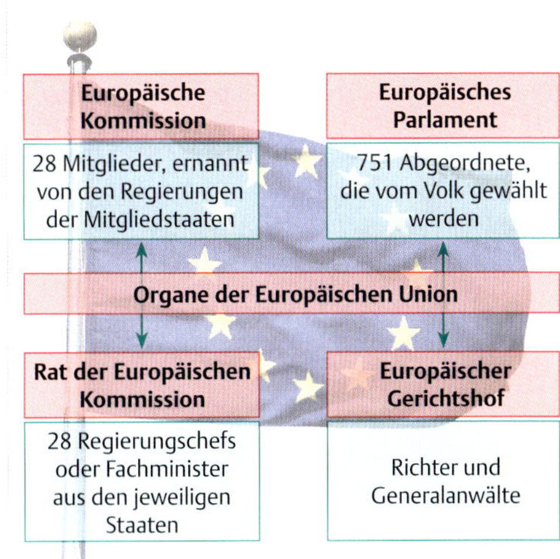

Abb. 29.10 EU. Die Organe der Europäischen Union.

▸ **Europäische Kommission.** Diese spielt in der EU eine zentrale Rolle und wird aufgrund ihrer umfassenden Aufgaben als „Motor der EU" bezeichnet. Sie besteht aus dem Präsidenten der Europäischen Kommission sowie aus 27 Kommissaren, die von den Mitgliedsstaaten mit Zustimmung des Europäischen Parlaments auf 5 Jahre ernannt werden. Die Aufgaben der Europäischen Kommission sind vergleichbar mit denen der Bundesregierung. Die Europäische Kommission hat vor allem die Aufgabe, Gesetzestexte zu entwerfen und vorzuschlagen, die dann dem Ministerrat und dem Europäischen Parlament zur Entscheidung vorgelegt werden. Weiterhin sorgt sie für die Ausführung der europäischen Gesetze und vertritt die EU in den internationalen Organisationen. Die Europäische Kommission hat ihren Sitz in Brüssel.

▸ **Ministerrat.** Er setzt sich aus den 28 jeweils betroffenen Fachministern (z. B. Außen- oder Landwirtschaftsminister) der einzelnen Mitgliedsstaaten zusammen. Er ist – neben dem Europäischen Parlament – eines der beiden Gesetzgebungsorgane der EU. Die europäischen Richtlinien und Verordnungen, die von der Kommission vorgeschlagen werden, werden vom Ministerrat in Zusammenarbeit mit dem Europäischen Parlament erlassen. Der Vorsitz im Ministerrat wechselt halbjährlich zwischen den Mitgliedsstaaten.

▸ **Europäisches Parlament.** Dieses besteht aus 751 Abgeordneten, die von der Bevölkerung der 28 Mitgliedsstaaten in allgemeiner und direkter Wahl für 5 Jahre gewählt werden. Es ist die demokratische Vertretung der über 500 Millionen europäischen Bürger. Das Europäische Parlament ist – neben dem Ministerrat – der 2. Teil der EU-Gesetzgebung. Außerdem übt das Parlament die parlamentarische Kontrolle über die Europäische Kommission und den Ministerrat aus. Hierfür kann es Untersuchungsausschüsse einrichten und gegebenenfalls Klage beim Europäischen Gerichtshof erheben. Das Europäische Parlament hat seinen Sitz in Straßburg und Brüssel.

▸ **Europäischer Gerichtshof.** Mit Sitz in Luxemburg ist er mit 28 unabhängigen Richtern besetzt und wird von 11 Generalanwälten unterstützt. Er sorgt für die einheitliche Auslegung des europäischen Rechts. Der Europäische Gerichtshof entscheidet über Streitigkeiten zwischen den Organen der EU. Aber auch einzelne Bürger können sich mit einer Klage an den Europäischen Gerichtshof wenden, wenn sie sich in Rechten verletzt fühlen, die sich aus dem europäischen Recht ergeben.

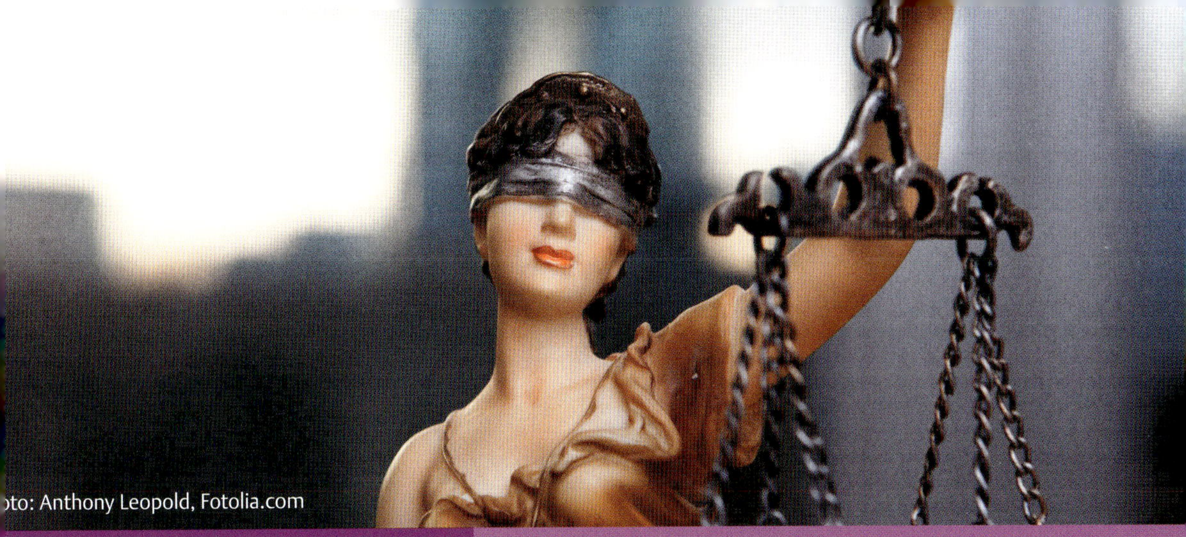

Kapitel 30

Überblick über wichtige gesetzliche Regelungen

30.1 Lebensaltersstufen und ihre rechtliche Bedeutung *660*

30.2 Strafrecht *661*

30.3 Privatrecht *668*

30.4 Arbeitsrecht *673*

30 Überblick über wichtige gesetzliche Regelungen

Martin Kraus

30.1 Lebensaltersstufen und ihre rechtliche Bedeutung

30.1.1 Rechtsfähigkeit

Mit Vollendung der Geburt ist der Mensch rechtsfähig, d. h. er kann Träger von Rechten und Pflichten sein. Diese Rechtsfähigkeit bedeutet aber natürlich nicht, dass bereits der Säugling oder das Kleinkind selbst – wie ein Erwachsener – am Rechtsleben teilnehmen können. So kann etwa ein Kleinkind (▸ Abb. 30.1) noch nicht selbst wirksam Verträge abschließen. Auch haftet es noch nicht selbst für Schäden, die es bei einer anderen Person verursacht hat. Weiterhin kann ein Kleinkind nicht für von ihm begangene Straftaten zur Verantwortung gezogen werden.

Unsere Rechtsordnung sieht durch verschiedene Altersstufen vor, dass der Mensch in seine volle Verantwortung im Geschäfts- und Rechtsleben hineinwachsen kann, bis er als Erwachsener eigenverantwortlich am Rechtsleben teilnimmt. Dies dient dem Schutz der Minderjährigen und Heranwachsenden, die im Rechtsleben in aller Regel noch unerfahren sind.

30.1.2 Geschäftsfähigkeit und Deliktsfähigkeit

Im Bereich des Privatrechts wird zwischen der sog. Geschäftsfähigkeit und der sog. Deliktsfähigkeit unterschieden.

30

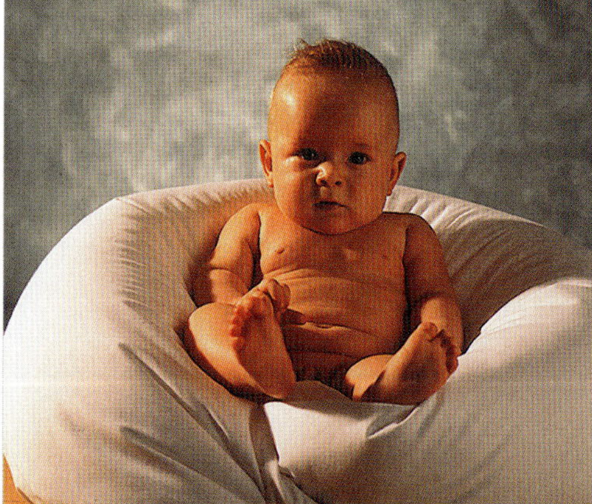

Abb. 30.1 Rechtsfähigkeit. Ein Kleinkind ist mit Vollendung der Geburt rechtsfähig, kann jedoch noch nicht aktiv am Rechtsleben teilnehmen.

Definition

Unter Geschäftsfähigkeit versteht man die Fähigkeit, rechtsgeschäftliche Erklärungen selbst wirksam abgeben zu können, z. B. einen Kaufvertrag abzuschließen.

Die Deliktsfähigkeit hat nichts mit der Strafbarkeit (S. 661) zu tun; vielmehr geht es hier ausschließlich um die Frage, ob der Minderjährige (finanziellen) Ersatz für einen Schaden zu leisten hat, den er bei einem anderen verursacht hat.

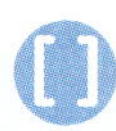

Definition

Deliktsfähigkeit ist die Verantwortlichkeit für Schäden, die man einem anderen zugefügt hat, z. B. Schadensersatz für eine eingeworfene Fensterscheibe.

▸ **Von der Geburt bis zum 7. Lebensjahr.** Bis zur Vollendung des 7. Lebensjahrs ist der Mensch geschäftsunfähig, d. h. er kann keine wirksamen Willenserklärungen abgeben. Der Minderjährige kann also bis zur Vollendung des 7. Lebensjahrs selbst keinen Vertrag abschließen. Für ihn können aber seine Eltern als gesetzliche Vertreter rechtsgeschäftlich handeln. Weiterhin ist er deliktsunfähig, d. h. er selbst kann für Schäden, die er einem anderen zugefügt hat, nicht in Anspruch genommen werden. Wichtig ist dabei, dass auch die Eltern nicht unbedingt die Schäden ersetzen müssen, die ihre minderjährigen Kinder anderen zugefügt haben. Die Eltern haften für ihre Kinder nur, wenn sie ihre elterliche Aufsichtspflicht verletzt haben.

▸ **Vom 7. bis zum 18. Lebensjahr.** In dieser Zeit sind die Minderjährigen in ihrer Geschäftsfähigkeit beschränkt. Sie können wirksam Erklärungen abgeben, wenn sie ihnen einen rechtlichen Vorteil bringen; z. B. können sie ein Geschenk annehmen. Rechtsgeschäfte, die für die Minderjährigen (auch) einen rechtlichen Nachteil bringen, hängen von der Zustimmung der Eltern ab. Nur wenn die Eltern diese Zustimmung erteilen, ist das Rechtsgeschäft wirksam abgeschlossen. Wichtige Ausnahme: Mit dem Taschengeld, das die Minderjährigen von ihren Eltern zur freien Verfügung bekommen, können sie wirksame Verträge abschließen.

Vom 7. bis zum 18. Lebensjahr ist auch die Deliktsfähigkeit beschränkt. Die Minderjährigen haften in dieser Zeit für von Ihnen verursachte Schäden nur, wenn sie die erforderliche Einsicht haben, um ihre Verantwortlichkeit zu erkennen. Es kommt also auf die geistige Entwicklung des jungen Menschen an. War er in der Lage, sein Tun als Unrecht zu erkennen und konnte er auch einsehen, dass er die Folgen seines Handelns in irgendeiner Weise wird verantworten müssen, dann muss der beschränkt Deliktsfähige den von ihm angerichteten Schaden ersetzen. Fehlte ihm diese Einsichtsfähigkeit, kann er nicht zur Verantwortung gezogen werden. Auch in diesem Fall ist allerdings eine Haftung der Eltern möglich, wenn sie ihre Aufsichtspflicht nicht ausreichend erfüllt haben.

▸ **Ab dem 18. Lebensjahr.** Mit Vollendung des 18. Lebensjahrs ist man volljährig und damit auch voll geschäftsfähig und deliktsfähig. Willenserklärungen eines Volljährigen sind voll wirksam und gelten für und gegen ihn. Er kann wirksam Verträge abschließen, die ihn berechtigen, aber in aller Regel auch verpflichten. Weiterhin ist der Volljährige voll verantwortlich für die Schäden, die er schuldhaft einem anderen zugefügt hat.

30.1.3 Strafmündigkeit

Im Bereich des Strafrechts geht es um die Frage, ob jemand vom Staat (Gericht, Staatsanwaltschaft) für eine Straftat, wie z. B. Körperverletzung oder Diebstahl, bestraft werden kann. Auch in diesem Rechtsbereich werden junge Menschen schrittweise an ihre volle Verantwortung herangeführt.

Definition

Unter Strafmündigkeit versteht man die Verpflichtung, sich für begangenes Unrecht verantworten zu müssen.

▸ **Von der Geburt bis zum 14. Lebensjahr.** Bis zur Vollendung des 14. Lebensjahrs ist man nicht strafmündig. Man kann für begangene Straftaten nicht bestraft werden. Für junge Straftäter kommen aber auch schon in diesem Alter Hilfs- und Unterstützungsmaßnahmen des Jugendamts nach dem Sozialgesetzbuch VIII in Betracht.

▸ **Vom 14. bis zum 18. Lebensjahr.** Jugendliche vom 14. bis zum 18. Lebensjahr sind bedingt strafmündig. Sie müssen sich nach dem Jugendstrafrecht verantworten, wenn sie zur Zeit der Tat nach ihrer sittlichen und geistigen Entwicklung reif genug sind, das Unrecht der Tat einzusehen und nach dieser Einsicht zu handeln. Fehlt es daran, ist der Jugendliche strafrechtlich nicht verantwortlich.

▸ **Vom 18. bis zum 21. Lebensjahr.** Als Heranwachsender ist man zwischen dem 18. und dem 21. Lebensjahr voll strafmündig. In dieser Zeit kann man allerdings unter das Jugendstrafrecht fallen, falls die sittliche und geistige Entwicklung noch einem Jugendlichen gleichsteht oder es sich bei der Tat um eine Jugendverfehlung handelt.

▸ **Ab dem 21. Lebensjahr.** Die volle Strafmündigkeit als Erwachsener besteht, wenn man 21 Jahre alt ist.

30.2 Strafrecht

30.2.1 Allgemeines zum Strafrecht

Das Strafrecht ist vor allem im Strafgesetzbuch (StGB) geregelt und bestimmt die Voraussetzungen, unter denen sich jemand strafbar macht. Es regelt, welche Handlungen strafbar sind und welche konkrete Strafe (oder auch Maßregel der Besserung und Sicherung) vom Gericht verhängt werden kann.

▸ **Beispiel: § 223 StGB, Körperverletzung.** Wer eine andere Person körperlich misshandelt oder an der Gesundheit beschädigt, wird mit Freiheitsstrafe bis zu 5 Jahren oder mit Geldstrafe bestraft (▸ Abb. 30.2).

Der wichtigste Zweck des Strafrechts besteht darin, dass es Verstöße gegen die Rechtsordnung oder gegen Rechtsgüter der Bürger (z. B. Eigentum, körperliche Unversehrtheit) verhindern soll. Schon das bloße Dasein des Strafrechts soll die Menschen von strafbaren Handlungen abhalten. Weiterhin soll die einmal verhängte Strafe den Täter selbst von künftigen Straftaten abschrecken, ihn erziehen und die Gesellschaft dauernd oder auf Zeit vor diesem Täter sichern. Das Strafrecht soll also letztlich das friedliche Zusammenleben der Menschen in der Gemeinschaft ermöglichen und schützen.

▸ **Zuständigkeiten.** Zuständig für die Verfolgung von Straftaten sind die Staatsanwaltschaften, die von den Polizeibehörden unterstützt werden, und die Strafgerichte. Das bedeutet, dass nur staatliche Stellen darüber entscheiden, ob ein Täter wegen einer Straftat verfolgt und bestraft wird. Die Strafverfolgung ist somit grundsätzlich unabhängig davon, ob das Opfer die Bestrafung des Täters wünscht oder nicht. Auch wenn das Opfer ausdrücklich erklärt, dass es auf eine Bestrafung des Täters keinen Wert legt, ist die Staatsanwaltschaft dennoch grundsätzlich zum Einschreiten (d. h. zu Ermittlungen und ggf. zur Anklageerhebung) verpflichtet. Eine Ausnahme gilt aber

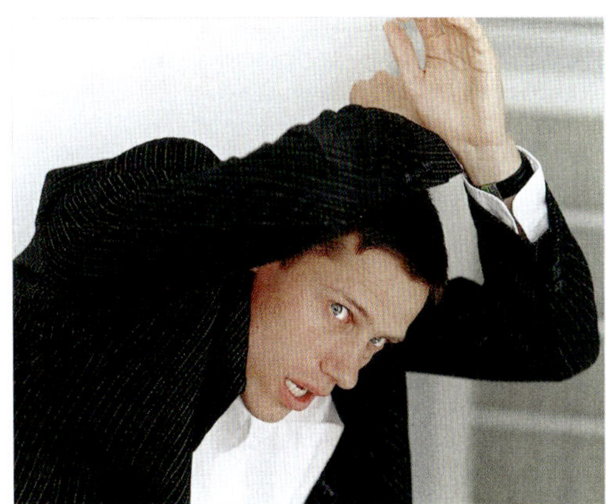

Abb. 30.2 Strafrecht. Dieser Schauspieler stellt die Angst dar, die ein Mensch empfinden kann, wenn er bedroht oder angegriffen wird.

für die Straftaten, die nach dem Strafgesetzbuch nur auf einen Strafantrag des Opfers hin verfolgt werden dürfen (z. B. Beleidigung oder Hausfriedensbruch).

Das Opfer der Straftat ist auf jeden Fall verpflichtet, im Strafverfahren als Zeuge auszusagen, es sei denn, ihm steht ausnahmsweise (z. B. als Ehegatte des Täters) ein Zeugnisverweigerungsrecht zu.

▸ **Voraussetzungen der Strafbarkeit.** Eine Verurteilung wegen einer Straftat ist nur dann möglich, wenn der Täter den in einem Strafgesetz beschriebenen Straftatbestand erfüllt (sog. Tatbestandsmäßigkeit) und dabei rechtswidrig und schuldhaft handelt. Diese 3 Voraussetzungen (Tatbestandsmäßigkeit, Rechtswidrigkeit, Schuld) muss ein Gericht festgestellt haben, um jemanden wegen einer Straftat verurteilen zu können. Dabei spielt es keine Rolle, ob es sich um Diebstahl, Körperverletzung, Raub, Mord oder eine andere Straftat handelt.

▸ **Tatbestandsmäßigkeit.** Diese ist dann gegeben, wenn der Täter alle Voraussetzungen erfüllt, die in einem Strafgesetz enthalten sind. Für die Körperverletzung (S. 663) bedeutet dies z. B., dass der Täter eine körperliche Misshandlung oder eine Gesundheitsbeschädigung an einer anderen Person begangen haben muss.

Neben der Tatbestandsmäßigkeit ist es erforderlich, dass die Tat rechtswidrig ist, also der Rechtsordnung widerspricht (Rechtswidrigkeit). Normalerweise ist eine Tat, die einen Straftatbestand erfüllt, auch rechtswidrig. Die Rechtswidrigkeit entfällt aber, wenn ein Rechtfertigungsgrund (wie z. B. Notwehr) vorliegt.

Weiterhin kann ein Täter nur dann bestraft werden, wenn ihm auch ein Schuldvorwurf gemacht werden kann. Dies setzt voraus, dass der Täter schuldfähig ist und vorsätzlich oder fahrlässig handelt.

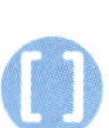

Definition

- Schuldfähigkeit fehlt etwa bei Kindern bis 14 Jahren (S. 661) und bei Personen, die z. B. wegen einer Geisteskrankheit nicht zurechnungsfähig sind.
- Vorsatz liegt vor, wenn der Täter die Tat bewusst und gewollt begeht (z. B. absichtlicher Faustschlag ins Gesicht).
- Fahrlässigkeit liegt vor, wenn der Täter die gebotene und auch mögliche Sorgfalt außer Acht lässt und dadurch die Tatfolgen (z. B. eine Körperverletzung) verursacht.

▸ **Beispiel für eine fahrlässige Körperverletzung.** Durch einen unabsichtlichen, aber vermeidbaren Fahrfehler eines Autofahrers wird ein Fußgänger verletzt. Fahrlässige Taten werden nur dann bestraft, wenn das Gesetz es ausdrücklich bestimmt. So ist etwa eine fahrlässige Körperverletzung (§ 230 StGB) oder auch eine fahrlässige Tötung (§ 222 StGB) strafbar. Demgegenüber ist eine nur fahrlässig begangene Sachbeschädigung nicht strafbar.

▸ **Strafen und Maßregeln der Besserung und Sicherung.** Als Strafen sind vor allem Freiheitsstrafe, die unter bestimmten Voraussetzungen zur Bewährung ausgesetzt werden kann, und Geldstrafe möglich.

Das Strafgericht kann aber nicht nur Strafen verhängen, sondern auch sog. Maßregeln der Besserung und Sicherung anordnen. Diese haben den Zweck, die Wiedereingliederung des Täters in die Gesellschaft zu ermöglichen und die Allgemeinheit in der Zukunft vor dem Täter zu schützen.

Es gibt die folgenden Maßregeln der Besserung und Sicherung:

- Unterbringung in einem psychiatrischen Krankenhaus
- Unterbringung in einer Entziehungsanstalt
- Unterbringung in Sicherungsverwahrung
- Führungsaufsicht
- Entziehung der Fahrerlaubnis
- Berufsverbot

▸ **Unterbringung in einem psychiatrischen Krankenhaus.** Diese kann angeordnet werden, wenn bei einem schuldunfähigen Täter davon auszugehen ist, dass er aufgrund seiner psychischen Störung weitere Straftaten begehen wird und daher eine Gefahr für die Allgemeinheit darstellt. Diese Maßregel kommt dann infrage, wenn z. B. jemand aufgrund seiner Geisteskrankheit bereits mehrere schwere Körperverletzungen begangen hat. Die Unterbringung in einem psychiatrischen Krankenhaus ist in diesen Fällen möglich, weil die Allgemeinheit vor dem Täter geschützt werden muss, aber eine Freiheitsstrafe nicht verhängt werden kann, weil der Täter nicht schuldfähig ist und sich daher auch nicht strafbar machen kann.

▸ **Unterbringung in einer Entziehungsanstalt.** Diese kann insbesondere bei alkohol- oder drogenabhängigen Straftätern angeordnet werden (▸ Abb. 30.3), wenn die Gefahr besteht, dass sie aufgrund ihrer Abhängigkeit weitere Straftaten begehen (z. B. Beschaffungskriminalität bei Drogenabhängigen).

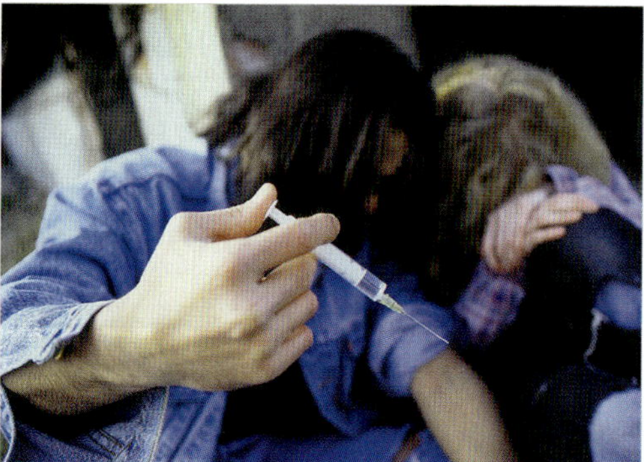

Abb. 30.3 Abhängige Straftäter. Häufig werden süchtige Straftäter unter Auflagen zur Entwöhnung in einer Entziehungsanstalt untergebracht.

► **Unterbringung in Sicherungsverwahrung.** Diese kann neben einer Freiheitsstrafe für besonders gefährliche Straftäter angeordnet werden, die einen Hang zu erheblichen Straftaten haben und daher eine Gefahr für die Allgemeinheit darstellen (z. B. Sexualstraftäter).

► **Führungsaufsicht.** Hier wird für den Täter zum Zweck der Wiedereingliederung in die Gesellschaft ein Bewährungshelfer bestellt. Der Bewährungshelfer hat die Aufgabe, dem Täter helfend und betreuend zur Seite zu stehen sowie darüber zu wachen, dass der Täter die Weisungen des Gerichts erfüllt.

► **Entziehung der Fahrerlaubnis.** Dies kommt infrage, wenn der Straftäter durch seine Tat gezeigt hat, dass er zum Führen von Kraftfahrzeugen nicht geeignet ist (z. B. Autofahrt unter erheblichem Alkoholeinfluss).

► **Anordnung eines Berufsverbots.** Dies ist möglich, wenn der Täter die Straftat unter Missbrauch seines Berufs oder unter Verletzung seiner beruflichen Pflichten begangen hat (z. B. eine Krankenpflegerin entwendet in ihrem Krankenhaus Betäubungsmittel und verkauft sie weiter).

Das Strafrecht enthält eine Vielzahl von Straftatbeständen, von denen im Folgenden einige wenige dargestellt werden.

30.2.2 Körperverletzung, medizinischer Heileingriff und Einwilligung

Im medizinischen Bereich hat der Tatbestand der Körperverletzung, § 223 StGB (S. 661), eine besondere Bedeutung, denn viele medizinische Behandlungsmethoden führen dazu, dass zunächst das körperliche Wohlbefinden des Patienten in irgendeiner Form beeinträchtigt wird. Das gilt für eine Operation genauso wie für eine Injektion oder die Verabreichung von Medikamenten mit gesundheitsbeeinträchtigenden Nebenwirkungen sowie diagnostischen Maßnahmen (► Abb. 30.4). Daher stellt nach Auffassung der Rechtsprechung jeder medizinische Heileingriff in die körperliche Unversehrtheit des Patienten eine Gesundheitsbeschädigung im Sinne des § 223 StGB dar und erfüllt damit den Tatbestand der Körperverletzung. Dies gilt auch dann, wenn der Eingriff medizinisch notwendig war und kunstgerecht durchgeführt wurde (z. B. erfolgreiche Blinddarmoperation). Begründet wird dies mit der großen Bedeutung des Selbstbestimmungsrechts des Patienten, der selbst darüber entscheiden soll, ob und wie seine Krankheit behandelt wird.

Ein medizinischer Heileingriff ist aber dann nicht rechtswidrig und demzufolge nicht strafbar, wenn er durch eine wirksame Einwilligung des Patienten gedeckt ist. Die Einwilligung ist im Bereich der Medizin und der Krankenpflege ein sehr wichtiger Rechtfertigungsgrund, damit sich der behandelnde Arzt oder die Pflegenden trotz eines Eingriffs in die körperliche Unversehrtheit des Patienten letztlich nicht strafbar machen.

Eine Einwilligung kann nur dann ihre rechtfertigende Wirkung entfalten, wenn sie wirksam erteilt wurde. Die Wirksamkeit der Einwilligung ist nur unter den folgenden Voraussetzungen gegeben:

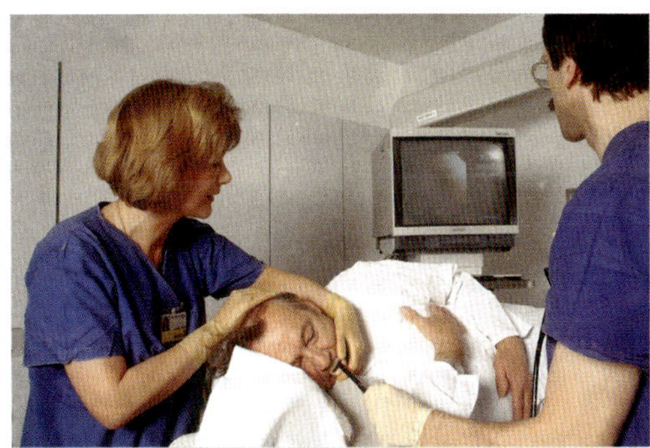

Abb. 30.4 Medizinischer Eingriff. Der Patient muss vor dem Eingriff in diesen eingewilligt haben.

- Die Einwilligung muss vor dem Eingriff erklärt werden.
- Der Patient muss einwilligungsfähig sein.
- Es muss eine ausreichende Aufklärung durch den Arzt erfolgt sein.

► **Die Einwilligung muss vor dem Eingriff erklärt werden.** Nach einem Heileingriff ist sie nicht wirksam. Die Einwilligung muss aber nicht unbedingt schriftlich erteilt werden. Es reicht aus, wenn der Patient die Einwilligung mündlich erklärt oder in irgendeiner Form deutlich zum Ausdruck bringt, dass er mit der Behandlung einverstanden ist (z. B. Kopfnicken).

► **Der Patient muss einwilligungsfähig sein.** Das bedeutet, er muss von seinen geistigen Fähigkeiten her in der Lage sein, die Bedeutung und die Folgen des ärztlichen Eingriffs zu erkennen. Bei volljährigen Personen kann man grundsätzlich davon ausgehen, dass sie einwilligungsfähig sind. Bei Minderjährigen kommt es darauf an, ob sie nach ihrem Alter und Entwicklungsstand die geistige Reife haben, um die Bedeutung und die Folgen des medizinischen Eingriffs zu verstehen. Wenn dies der Fall ist, können sie eine Einwilligung selbst wirksam abgeben; ansonsten ist die Einwilligung durch die Sorgeberechtigten (in der Regel: die Eltern) erforderlich.

► **Es muss eine ausreichende Aufklärung durch den Arzt erfolgt sein.** Diese hat so zu erfolgen, dass der Patient selbst alle für den Eingriff wichtigen Aspekte kennt und somit eine eigene Entscheidung über die Behandlung treffen kann (Selbstbestimmungsrecht des Patienten). Der Patient muss im Wesentlichen über den Befund und über die möglichen Behandlungsmethoden unterrichtet werden. Auch muss er über die Risiken und die möglichen Nebenfolgen des Eingriffs aufgeklärt werden.

Merke

Wichtig ist im Zusammenhang mit medizinischen Eingriffen, dass der Arzt und die Pflegenden den Willen des Patienten zu berücksichtigen haben.

Wenn ein einsichtsfähiger Patient aufgrund einer frei verantwortlich getroffenen Entscheidung seine Einwilligung verweigert, dann darf der betreffende medizinische Eingriff nicht durchgeführt werden. Dies gilt auch dann, wenn die Entscheidung des Patienten völlig unverständlich erscheint und wenn der betreffende Heileingriff aus medizinischer oder aus pflegerischer Sicht notwendig wäre.

Die Verweigerung der Einwilligung durch einen einsichtsfähigen Patienten ist in jedem Fall zu respektieren. Letztlich ergibt sich dies aus dem sog. Selbstbestimmungsrecht des Menschen. Dieses Selbstbestimmungsrecht bedeutet, dass allein der Patient darüber entscheidet, ob und wie in seine körperliche Unversehrtheit eingegriffen wird. Für den Arzt und die Pflegenden ist es in diesen Fällen ratsam, den Patienten eingehend über die Folgen aufzuklären, die eintreten können, wenn der betreffende Heileingriff nicht durchgeführt wird.

30.2.3 Strafrechtlicher Schutz des menschlichen Lebens

Art. 2 Abs. 2 GG besagt, dass jeder das Recht auf Leben und körperliche Unversehrtheit hat. Dem menschlichen Leben wird somit schon im Grundgesetz höchste Bedeutung zugemessen. Wichtig ist in diesem Zusammenhang, dass der Schutz des Art. 2 Abs. 2 GG auch für das ungeborene Leben gilt, also sozusagen bereits im Mutterleib beginnt.

30

Im Bereich des Strafrechts wird der Schutz des menschlichen Lebens dadurch verwirklicht, dass Delikte unter Strafe gestellt werden, die sich gegen das menschliche Leben richten. Der strafrechtliche Schutz des ungeborenen Lebens ist in den §§ 218 ff. StGB (Schwangerschaftsabbruch) aber völlig anders gestaltet als der Schutz geborener Menschen, der durch die sog. Tötungsdelikte (z. B. Totschlag) erreicht wird (▶ Abb. 30.5).

Abb. 30.5 Menschliches Leben. Der strafrechtliche Schutz des menschlichen Lebens.

Schwangerschaftsabbruch

Rechtlich gesehen besteht die Problematik des Schwangerschaftsabbruchs darin, dass ein Konflikt zwischen den Grundrechten des ungeborenen Kindes auf der einen Seite (Recht auf Menschenwürde; Recht auf Leben und körperliche Unversehrtheit) und den Grundrechten der schwangeren Frau auf der anderen Seite (Recht auf freie Entfaltung der Persönlichkeit) besteht. Zwischen diesen beiden Grundrechten versucht das Gesetz einen gerechten Ausgleich zu schaffen, indem es einerseits den Schwangerschaftsabbruch zum Schutz des Ungeborenen grundsätzlich verbietet und unter Strafe stellt. Andererseits aber lässt das Gesetz einen Schwangerschaftsabbruch in bestimmten Ausnahmefällen zu, um den Rechten der schwangeren Frau gerecht zu werden.

Der Schwangerschaftsabbruch wird im Strafgesetzbuch in den §§ 218 ff. geregelt. Im Mittelpunkt dieser Vorschriften steht das sog. Beratungskonzept, das durch bestimmte Indikationen ergänzt wird. Ausgangspunkt dieser Regelung ist, dass der Schwangerschaftsabbruch grundsätzlich strafbar ist und mit Freiheitsstrafe bis zu 3 Jahren oder mit Geldstrafe bestraft wird. Für die Schwangere selbst gilt allerdings ein niedrigerer Strafrahmen (Freiheitsstrafe bis zu 1 Jahr oder Geldstrafe, ▶ Abb. 30.6).

Das Beratungskonzept sieht vor, dass ein Schwangerschaftsabbruch unter den folgenden Voraussetzungen ausnahmsweise straflos ist:

- Der Schwangerschaftsabbruch erfolgt durch einen Arzt.
- Die Schwangere verlangt den Schwangerschaftsabbruch.
- Über die Beratung der Schwangeren liegt eine Bescheinigung vor.

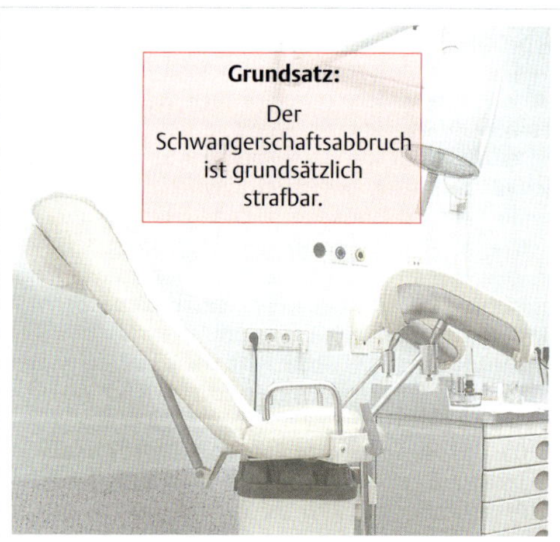

Abb. 30.6 Grundsatz. Der Grundsatz der Strafbarkeit des Schwangerschaftsabbruchs.

- Der Schwangerschaftsabbruch muss innerhalb von 12 Wochen ab Empfängnis erfolgen.

Wichtig ist dabei, dass die Beratung auf die Fortführung der Schwangerschaft gerichtet sein muss. Die Schwangere muss darüber aufgeklärt werden, dass das Ungeborene ein eigenes Lebensrecht hat, und dass ein Schwangerschaftsabbruch nur dann möglich ist, wenn das Austragen des Kindes eine schwere und außergewöhnliche Belastung darstellt. Weiterhin darf die Beratung nicht durch den Arzt erfolgen, der den Abbruch vornimmt. Schließlich muss die Beratung mindestens 3 Tage vor dem Abbruch erfolgen. Konfliktberatungen für Schwangere werden von staatlich anerkannten Beratungsstellen und von den Gesundheitsämtern durchgeführt.

Unabhängig von der Beratungsregelung ist ein Schwangerschaftsabbruch, der mit Einwilligung der Schwangeren durch einen Arzt vorgenommen wird, bei den folgenden Indikationen rechtmäßig:

- Der Schwangerschaftsabbruch ist angezeigt, um eine Gefahr für das Leben oder für die körperliche oder seelische Gesundheit der Schwangeren abzuwenden (medizinische Indikation mit „sozialen Anteilen").
- An der Schwangeren wurde eine Sexualstraftat begangen und es sprechen dringende Gründe dafür, dass die Schwangerschaft auf der Tat beruht (kriminologische Indikation, ▶ Abb. 30.7).

Für die Schwangere besteht ein wichtiger Unterschied zwischen dem Schwangerschaftsabbruch aufgrund einer Beratung und einem Schwangerschaftsabbruch aufgrund einer Indikation.

Merke

Die gesetzliche Krankenversicherung trägt grundsätzlich nicht die Kosten für einen Abbruch, der nach dem Beratungskonzept vorgenommen wurde.

Das bedeutet, dass in diesem Fall die Schwangere die Kosten für den Schwangerschaftsabbruch selbst tragen muss, wenn nicht ein Fall von besonderer finanzieller Bedürftigkeit vorliegt. Wenn der Abbruch aber von einer Indikation gedeckt und damit rechtmäßig ist, übernimmt die gesetzliche Krankenkasse der Schwangeren die anfallenden Kosten.

Tötungsdelikte

Das StGB stellt die Tötung anderer Menschen durch die folgenden Straftatbestände unter Strafe:

- Totschlag
- Tötung auf Verlangen
- Mord
- fahrlässige Tötung

Derjenige, der vorsätzlich einen anderen Menschen tötet, begeht Totschlag (§ 212 StGB) und wird mit Freiheitsstrafe nicht unter 5 Jahren bestraft. Unter diesen Straftatbestand fällt jede Handlung, die zum Tod eines anderen Menschen führt. Eine Strafbarkeit besteht sogar dann, wenn das Opfer ausdrücklich und ernsthaft vom Täter die Tötung verlangt (Tötung auf Verlangen, § 216 StGB). In diesem Fall gilt allerdings ein niedrigerer Strafrahmen von 6 Monaten bis zu 5 Jahren. Zu denken ist hier z. B. an

Straflosigkeit des Schwangerschaftsabbruchs

Fristenregelung mit Beratungspflicht:	Medizinisch-soziale Indikation:	Kriminologische Indikation:
– die Schwangere verlangt den Abbruch – Bescheinigung der Beratungsstelle über Beratung mindestens 3 Tage vor dem Eingriff – Abbruch von Arzt vorgenommen – seit der Empfängnis weniger als 12 Wochen vergangen	– Einwilligung der Schwangeren – Abbruch von Arzt vorgenommen – Abwendung von Gefahr für Leib und Leben der Schwangeren – Beseitigung der Gefahr nicht auf andere zumutbare Weise möglich	– Einwilligung der Schwangeren – Abbruch von Arzt vorgenommen – Vergewaltigung o. ä. an der Schwangeren begangen – Schwangerschaft beruht auf der Straftat – seit der Empfängnis weniger als 12 Wochen vergangen
Der Tatbestand des § 218 ist nicht verwirklicht, deswegen straflos, aber der Abbruch ist rechtswidrig	Schwangerschaftsabbruch ist nicht rechtswidrig	Schwangerschaftsabbruch ist nicht rechtswidrig

Abb. 30.7 Schwangerschaftsabbruch. Ausnahmen von der Strafbarkeit des Schwangerschaftsabbruchs.

einen Patienten, der durch einen Verkehrsunfall so schwer verletzt ist, dass mit einer dauerhaften Behinderung zu rechnen ist, und der von einer Pflegeperson verlangt, dass sie seinem Leben ein Ende setzt. Selbst wenn der Patient im Vollbesitz seiner geistigen Kräfte dieses Verlangen ernsthaft und aufrichtig äußert, macht sich die Pflegeperson strafbar, wenn sie dem Patienten z. B. durch eine tödliche Injektion das Leben nimmt. Das Einverständnis oder die Einwilligung des Getöteten stellen also grundsätzlich keinen Rechtfertigungsgrund für eine Tötung dar.

Ein Mord wird nach § 211 StGB mit lebenslanger Freiheitsstrafe bestraft. Ein Mord liegt immer dann vor, wenn die Tötung eines Menschen unter besonders verwerflichen Umständen erfolgt, wenn der Täter also z. B. zur Befriedigung seines Geschlechtstriebes oder aus Habgier handelt oder wenn er bei der Tat besonders heimtückisch oder grausam vorgeht.

Strafbar macht sich aber nicht nur derjenige, der vorsätzlich (d. h. bewusst und gewollt) den Tod eines Menschen herbeiführt. Denn darüber hinaus stellt das StGB auch die fahrlässige Tötung unter Strafe. Nach § 222 StGB wird derjenige, der durch Fahrlässigkeit den Tod eines Menschen verursacht, mit Freiheitsstrafe bis zu 5 Jahren oder mit Geldstrafe bestraft. Fahrlässigkeit liegt vor, wenn der Täter eine Sorgfaltspflicht verletzt und dadurch unabsichtlich den Tod eines anderen herbeiführt. Unter diesen Straftatbestand fällt eine Vielzahl von Fallgestaltungen, z. B. die Tötung eines Menschen bei einem durch einen Fahrfehler verursachten Verkehrsunfall, aber auch z. B. die Tötung eines Menschen durch einen ärztlichen oder pflegerischen Behandlungsfehler.

30.2.4 Verletzung von Privatgeheimnissen und Schweigepflicht

30

Ärzte und deren medizinisches Hilfspersonal unterliegen der sog. Schweigepflicht, d. h. sie dürfen grundsätzlich Kenntnisse über ihre Patienten nicht an Dritte weitergeben. Die rechtliche Grundlage dieser Schweigepflicht ist in § 203 StGB (Verletzung von Privatgeheimnissen) enthalten. Nach dieser Vorschrift macht sich derjenige strafbar, der unbefugt ein Geheimnis offenbart, das ihm als Arzt oder als Angehörigen eines sonstigen Heilberufes anvertraut worden oder sonst bekannt geworden ist. Als Strafe ist eine Freiheitsstrafe von bis zu 1 Jahr oder Geldstrafe vorgesehen.

Der Zweck der Schweigepflicht und des Straftatbestandes „Verletzung von Privatgeheimnissen“ besteht im Schutz des Patienten davor, dass persönliche Informationen über ihn vom Arzt oder dessen Hilfspersonal weitergegeben werden. Gerade die Angehörigen von Heilberufen haben Zugang zu besonders sensiblen Informationen, die sowohl den medizinischen als auch den persönlichen Bereich des Patienten betreffen. Aufgrund der Schweigepflicht kann sich der Patient darauf verlassen, dass diese Informationen nicht an Dritte gelangen. Durch die Schweigepflicht wird somit die Grundvoraussetzung für ein Vertrauensverhältnis zwischen Patient und Arzt sowie dessen Hilfspersonal geschaffen.

Unter die Schweigepflicht fallen die „Geheimnisse“ des Patienten. Darunter ist jede Information zu verstehen, an deren Geheimhaltung der Patient ein Interesse hat. Ein Geheimnis stellen insbesondere die Diagnose, die Vorerkrankungen sowie der Inhalt der ärztlichen Aufzeichnungen dar. Aber auch außermedizinische Angelegenheiten können ein Geheimnis sein, z. B. Name, Adresse, Familienstand, wirtschaftliche Verhältnisse des Patienten.

Merke

Der Schweigepflicht unterliegen nicht nur die Ärzte, sondern alle Menschen mit Heilberufen. Dazu gehören insbesondere auch die Krankenpfleger und Krankenpflegehelfer.

Die Personen, die unter die Schweigepflicht fallen, dürfen Geheimnisse nicht offenbaren, d. h. sie nicht anderen Personen mitteilen oder sonst zugänglich machen (z. B. offenes Liegenlassen von Patientenunterlagen).

In bestimmten Fällen darf ein Geheimnis, das grundsätzlich unter die Schweigepflicht fällt, ausnahmsweise anderen mitgeteilt werden. Insbesondere in den folgenden Fällen liegt keine Verletzung der Schweigepflicht vor:

- ausdrückliche Entbindung von der Schweigepflicht durch den Patienten
- mutmaßliche Einwilligung des Patienten
- gesetzliche Meldepflichten
- Weitergabe von Informationen zum Schutz höherwertiger Rechtsgüter

Eine Verletzung der Schweigepflicht liegt naturgemäß dann nicht vor, wenn der Patient den Arzt ausdrücklich von seiner Schweigepflicht entbunden hat.

Die Weitergabe eines Geheimnisses kann auch durch eine mutmaßliche Einwilligung gerechtfertigt sein. So wird etwa das Krankenhaus bei einem bewusstlosen Opfer eines Verkehrsunfalls davon ausgehen können, dass der Patient mutmaßlich mit einer Information seiner nächsten Angehörigen einverstanden ist.

Es gibt Fälle, in denen Informationen über Patienten aufgrund einer gesetzlichen Meldepflicht weitergegeben werden müssen. So sind z. B. Ärzte (und evtl. auch die Pflegenden) nach dem Infektionsschutzgesetz verpflichtet, bestimmte übertragbare Krankheiten mit dem Namen des Patienten an das Gesundheitsamt zu melden (S. 689). Die Weitergabe von Informationen im Rahmen dieser gesetzlichen Meldepflichten stellt keine Verletzung der Schweigepflicht dar.

Schließlich ist die Schweigepflicht auch dann nicht verletzt, wenn eine Information weitergegeben wird, die zwar ein Geheimnis darstellt, diese Mitteilung aber zum Schutz wichtigerer Rechtsgüter erforderlich ist. So darf z. B. ein Arzt Mitteilungen an das Jugendamt machen, wenn er an einem Kind Verletzungen feststellt, die darauf hindeuten, dass das Kind von seinen Eltern misshandelt wird. In diesem Fall ist der Schutz des Kindes vor weiteren Misshandlungen höher zu bewerten als die Einhaltung der Schweigepflicht.

30.2.5 Freiheitsberaubung und Fixierung

Zur Freiheit des Menschen gehört nicht nur das Recht auf freie Entfaltung der Persönlichkeit, sondern auch die sog. Fortbewegungsfreiheit. Darunter ist das Recht jeder Person zu verstehen, ihren Aufenthaltsort frei zu bestimmen und zu verändern. Das Strafgesetzbuch schützt diese Fortbewegungsfreiheit dadurch, dass es die Freiheitsberaubung unter Strafe stellt. Nach § 239 StGB wird derjenige, der einen Menschen einsperrt oder auf andere Art und Weise der Freiheit beraubt, mit Freiheitsstrafe bis zu 5 Jahren oder mit Geldstrafe bestraft.

Eine Freiheitsberaubung ist in jeder Handlung zu sehen, die dazu führt, dass sich ein anderer gegen seinen Willen nicht frei fortbewegen kann oder seinen Aufenthaltsort nicht frei verändern kann. In erster Linie kommt hier das Einsperren einer Person (z. B. in einem verschlossenen Raum oder Gebäude) in Betracht. Aber auch das Fesseln oder Festbinden einer Person erfüllt den Tatbestand.

Im Bereich der Krankenpflege ist der Straftatbestand des § 239 StGB von besonderer Bedeutung. Es können Situationen entstehen, in denen es erforderlich ist, einen Patienten in seiner persönlichen Bewegungsfreiheit einzuschränken. Dies kommt vor allem dann in Betracht, wenn z. B. ein psychisch kranker oder verwirrter Patient eine Gefahr für sich oder für andere darstellt. In solchen Fällen kommt eine sog. Fixierung des Patienten, z. B. durch das Anlegen von Hand-, Fuß- oder Körperfesseln, infrage. Dabei ist für Pflegende zu beachten, dass in aller Regel eine Fixierung nur dann durchgeführt werden darf, wenn sie von einem Arzt angeordnet wurde (▸ Abb. 30.8).

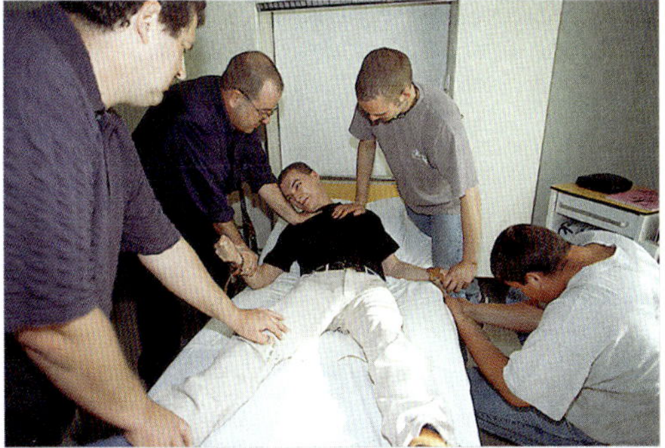

Abb. 30.8 Fixierung des Patienten. Die Pflegende darf eine Fixierung des Patienten nur auf strikte Anordnung des Arztes durchführen.

Merke

Die Fixierung eines Patienten erfüllt grundsätzlich den Tatbestand der Freiheitsberaubung, denn sie bedeutet, dass der Patient sich nicht mehr frei fortbewegen kann.

Der Tatbestand einer Fixierung heißt aber noch nicht zwangsläufig, dass sich die betreffende Pflegende oder der anordnende Arzt tatsächlich wegen einer Freiheitsberaubung strafbar gemacht hat. Vielmehr kann die Fixierung – entsprechend den im Strafrecht geltenden Regeln – durch einen Rechtfertigungsgrund gedeckt sein, womit eine Strafbarkeit nicht vorliegt. Für eine Fixierung kommen vor allem die folgenden Rechtfertigungsgründe in Betracht:

- Einwilligung
- Notwehr
- Notstand

▸ **Einwilligung.** Wenn ein Patient seine Einwilligung in die freiheitsbeschränkende Fixierung erteilt, dann kann keine Strafbarkeit der Pflegeperson oder des Arztes vorliegen. Denn von einer Freiheitsberaubung kann nur dann gesprochen werden, wenn gegen den Willen des Patienten gehandelt wird. Eine Strafbarkeit entfällt aber nur dann, wenn die Einwilligung rechtlich wirksam erteilt wurde. Hier gelten die gleichen Grundsätze wie bei der Einwilligung in eine medizinische Heilbehandlung (S. 663). Insbesondere muss der Patient die erforderliche Einsichtsfähigkeit besitzen; d. h. er muss in der Lage sein, die Bedeutung und die Folgen der Fixierung zu erkennen.

▸ **Nothilfe oder Notwehr.** Wenn ein Patient aggressiv wird und andere Personen tätlich angreift, kann eine Fixierung auch durch Nothilfe oder Notwehr gerechtfertigt sein. Die Fixierung darf in diesem Fall zum Schutz der angegriffenen Personen durchgeführt werden.

▸ **Notstand.** Der sog. rechtfertigende Notstand kommt bei Fixierungen vor allem in den Fällen in Betracht, in denen zu befürchten ist, dass ein Patient sich selbst einen Schaden zufügen wird. Fixierungen, die im Wege der Notwehr oder des Notstands durchgeführt werden, sind in aller Regel nur kurzzeitig möglich. Sie erfolgen durch richterliche Anordnung und müssen beendet werden, sobald von dem betreffenden Patienten keine Gefahr mehr für sich oder für andere ausgeht.

Unabhängig von diesen Rechtfertigungsgründen können länger andauernde Fixierungen auch aufgrund einer besonderen richterlichen Anordnung erfolgen.

30.2.6 Unterlassene Hilfeleistung

Unsere Rechtsordnung kennt für den einzelnen Bürger keine allgemein gültige Pflicht zur Hilfeleistung für andere Personen, die sich in einer hilfebedürftigen Situation befinden. Zwar mag es in bestimmten Fällen aus moralischen Gründen eine Pflicht zur Hilfeleistung für andere geben (z. B. Unterstützung für eine ältere, gehbehinderte Dame, die um Hilfe beim Einsteigen in einen Zug bittet). Eine allgemein gültige Hilfspflicht im juristischen Sinne gibt es aber grundsätzlich nicht. Eine Ausnahme von diesem Grundsatz gilt allerdings bei besonderen Notfällen (z. B. bei Verkehrsunfällen mit Verletzten). Hier besteht für jeden eine Pflicht zur Hilfeleistung im Rahmen des Erforderlichen und Zumutbaren.

Konkret ergibt sich diese Hilfspflicht aus § 323 c StGB, der die sog. unterlassene Hilfeleistung unter Strafe stellt. Nach dieser Vorschrift wird derjenige mit Freiheitsstrafe bis zu 1 Jahr oder mit Geldstrafe bestraft, der z. B. bei Unglücksfällen keine Hilfe leistet, obwohl dies erforderlich ist und ihm auch zuzumuten ist. Der Zweck dieses Straftatbestandes besteht in der Sicherstellung der Nothilfe bei Unglücksfällen. Er beruht auf dem Grundgedanken der mitmenschlichen und gesellschaftlichen Solidarität.

Definition

Unter dem Begriff „Unglücksfall" ist ein plötzlich eintretendes Ereignis zu verstehen, das eine erhebliche Gefahr für Menschen oder Sachen mit sich bringt (z. B. Verkehrsunfall, Zusammenbrechen einer Person auf offener Straße, Zugunglück).

Eine bereits bestehende Krankheit ist kein Unglücksfall. Allerdings kann der plötzliche Beginn oder die plötzliche erhebliche Verschlechterung einer Krankheit einen Unglücksfall im Sinne des § 323 c StGB darstellen.

Merke

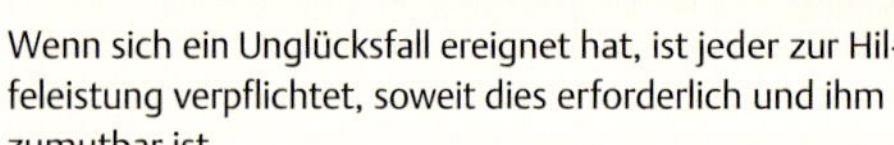

Wenn sich ein Unglücksfall ereignet hat, ist jeder zur Hilfeleistung verpflichtet, soweit dies erforderlich und ihm zumutbar ist.

Erforderlich ist jede Hilfeleistung, die dazu führt, dass kein weiterer Schaden eintritt. Die Anforderungen, die an den Helfenden gestellt werden, hängen u. a. von dessen konkreten Fähigkeiten ab. So wird etwa von einem Arzt, der bei einem Verkehrsunfall Hilfe leistet, eine qualifiziertere Hilfeleistung verlangt werden als von einem Helfer ohne medizinische Kenntnisse. Unabhängig davon ist jeder verpflichtet, den ihm möglichen Beitrag zu leisten, auch wenn dieser Beitrag „nur" darin besteht, z. B. im Falle eines Verkehrsunfalls über Handy den Rettungsdienst und die Polizei zu alarmieren.

Welche Hilfeleistung dem Helfenden zumutbar ist, hängt von den Umständen des Einzelfalls ab. In der Regel ist eine Hilfeleistung dann zumutbar, wenn sie ohne erhebliche eigene Gefahr für den Helfer und ohne Verletzung anderer wichtiger Pflichten möglich ist.

30.3 Privatrecht

Das Privatrecht (auch Zivilrecht oder Bürgerliches Recht genannt) regelt die Rechtsbeziehungen der einzelnen Privatpersonen untereinander. Es ist vor allem im sog. Bürgerlichen Gesetzbuch (BGB) geregelt. Das Privatrecht ist unterteilt in verschiedene einzelne Rechtsgebiete, von denen im Folgenden einige besonders wichtige dargestellt werden.

30.3.1 Vertragsrecht

Die Rechtsbeziehungen zwischen einzelnen Personen werden durch eine Vielzahl von Verträgen bestimmt. So wird z. B. bei jedem Lebensmittel- oder Kleidungseinkauf ein Kaufvertrag abgeschlossen; die meisten Menschen haben einen Arbeitsvertrag mit ihrem Arbeitgeber, einen Mietvertrag mit ihrem Vermieter, einen Dienstvertrag mit ihrer Bank usw.

Im Vertragsrecht ist vor allem geregelt, wie Verträge zustande kommen und welche Wirkungen sie haben. Dabei gilt der Grundsatz der Vertragsfreiheit, der besagt, dass der Inhalt von Verträgen von den Vertragspartnern frei ausgehandelt wird. Jeder Vertragspartner entscheidet also selbst, welche Rechte er dem anderen einräumt und welche Pflichten er selbst übernimmt. Wenn sich die Partner über den Inhalt eines Vertrags (z. B. über den Kaufpreis beim Kauf eines Wagens) nicht einigen können, dann steht es ihnen frei, vom Abschluss eines Kaufvertrags ganz abzusehen. Die Vorschriften über das Vertragsrecht befinden sich im Bürgerlichen Gesetzbuch (BGB).

► **Zustandekommen von Verträgen.** Ein Vertrag kommt dadurch zustande, dass die Vertragspartner 2 übereinstimmende Willenserklärungen abgeben, die man Angebot und Annahme nennt (► Abb. 30.9). Grundsätzlich gilt dabei, dass ein Vertrag auch mündlich wirksam abgeschlossen werden kann. Bei wichtigen Verträgen (z. B. Arbeitsvertrag, Mietvertrag) ist es aber aus Beweisgründen sinnvoll, dass die Vertragspartner einen schriftlichen Vertrag abfassen und unterschreiben, weil so Streitigkeiten über den Inhalt des Vertrags vermieden werden können. Bei manchen besonders wichtigen Verträgen (z. B. Grundstückskaufvertrag, Ehevertrag) schreibt das Gesetz die Einhaltung einer bestimmten Form vor (z. B. Beurkundung durch einen Notar; Schriftform).

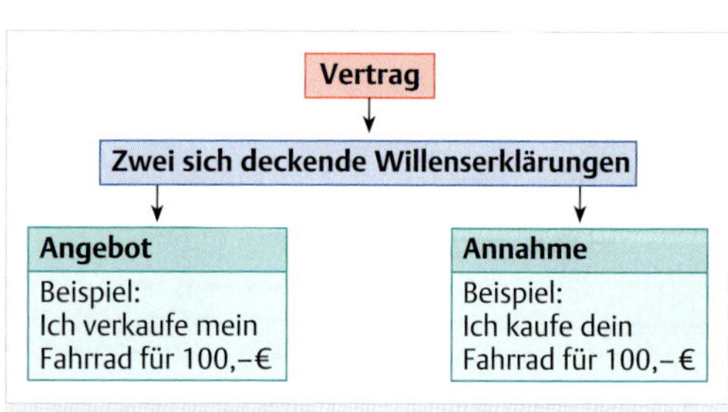

Abb. 30.9 Verträge. Das Zustandekommen von Verträgen wird anhand dieser Abbildung verdeutlicht.

► **Wirkung von Verträgen.** Die wesentliche Wirkung von Verträgen besteht darin, dass im Verhältnis zwischen den Vertragspartnern Rechte und Pflichten entstehen.

Bei einem Mietvertrag über eine Wohnung hat z. B. der Mieter ein Recht darauf, dass ihm die Wohnung zur Nutzung überlassen wird. Dementsprechend hat der Vermieter die Pflicht, dem Mieter die Wohnung zu überlassen. Umgekehrt hat der Vermieter das Recht auf Mietzahlung und der Mieter hat die entsprechende Zahlungspflicht. Diese Rechte und Pflichten können durch entsprechende Klagen vor den Zivilgerichten (S. 656) durchgesetzt werden.

Weiterhin gibt es in jedem Vertrag die sog. Sorgfaltspflicht, wonach sich jeder Vertragspartner so zu verhalten hat, dass dem anderen keine Schäden entstehen. Wenn ein Vertragspartner diese Sorgfaltspflicht verletzt, kann er sich schadensersatzpflichtig machen (s. u.).

► **Beispiel Krankenhausaufnahmevertrag.** Mit der Aufnahme eines Patienten in ein Krankenhaus kommt ein Vertrag zwischen dem Patienten und dem Krankenhausträger (z. B. GmbH) zustande. Im Rahmen dieses Vertrages hat der Krankenhausträger im Wesentlichen die folgenden Pflichten: ärztliche Versorgung, pflegerische Betreuung, stationäre Unterbringung, Verpflegung. Diese Hauptpflichten erfüllt der Krankenhausträger durch angestellte Ärzte sowie durch Pflegepersonen und sonstiges Personal.

Der Patient hat die Pflicht, die Vergütung zu zahlen, die sich aus den ärztlichen Gebührenordnungen bzw. aus den festgesetzten Fallpauschalen ergibt. Bei Kassenpatienten wird diese Verpflichtung direkt von der gesetzlichen Krankenkasse übernommen.

Bei einem Krankenhaus mit Belegarztsystem besteht die Besonderheit, dass der Patient 2 Verträge abschließt. Der 1. Vertrag kommt zwischen dem Patienten und dem Belegarzt zustande und betrifft die ärztliche Behandlung. Den 2. Vertrag schließt der Patient mit dem Krankenhausträger ab; dieser 2. Vertrag betrifft vor allem die pflegerische Betreuung, die stationäre Unterbringung und die Verpflegung des Patienten.

Zum Schutz des Patienten hat der Krankenhausträger besondere vertragliche Sorgfaltspflichten im Hygienebereich. Die Pflegebedingungen müssen nach dem Stand der Hygiene in jeder Hinsicht ausreichend sein. Bei einer Verletzung dieser Verpflichtung – wenn also z. B. ein Patient wegen fehlender Desinfektion vor einer Injektion erkrankt – können Schadensersatzansprüche des Patienten sowohl gegen den Krankenhausträger als auch gegen die betroffene Pflegekraft entstehen.

30.3.2 Haftungsrecht

Das Haftungsrecht (Schadensersatzrecht) regelt, ob jemand einen Schaden ersetzen muss, den er einem anderen (z. B. an dessen Eigentum oder Gesundheit) zugefügt hat. Es umfasst eine Vielzahl von Fallgestaltungen, angefangen mit der beim Fußballspielen eingeschossenen Fensterscheibe über den Verkehrsunfall bis zur fehlerhaften ärztlichen Behandlung. In allen Fällen stellt sich die Frage, ob ein Schadensersatzanspruch entstanden ist und wer in welcher Höhe den Schaden zu ersetzen hat. Entstandene Schadensersatzansprüche können durch Klagen vor den Zivilgerichten (S. 656) durchgesetzt werden. Das Haftungsrecht ist im Wesentlichen im Bürgerlichen Gesetzbuch (BGB) geregelt.

Allgemein wird zwischen der vertraglichen und der gesetzlichen Haftung unterschieden.

► **Vertragliche Haftung.** Die vertragliche Haftung entsteht nur im Rahmen von bestehenden Verträgen. Hier ist vor allem an die Fälle zu denken, in denen ein Vertragspartner seine vertraglichen Pflichten (S. 668) verletzt und dadurch dem anderen Vertragspartner ein Schaden entsteht.

Im Rahmen von Verträgen haften die Vertragspartner nicht nur für die Schäden, die sie selbst durch eigenes Verhalten verursachen, sondern auch für Personen, die sie bei der Erfüllung ihres Vertrags einsetzen (sog. Haftung für Erfüllungsgehilfen). Im Rahmen des Krankenhausaufnahmevertrags z. B. haftet der Krankenhausträger auch für Schäden, die eine angestellte Pflegekraft einem Patienten zufügt (► Abb. 30.10). Wenn eine Pflegekraft

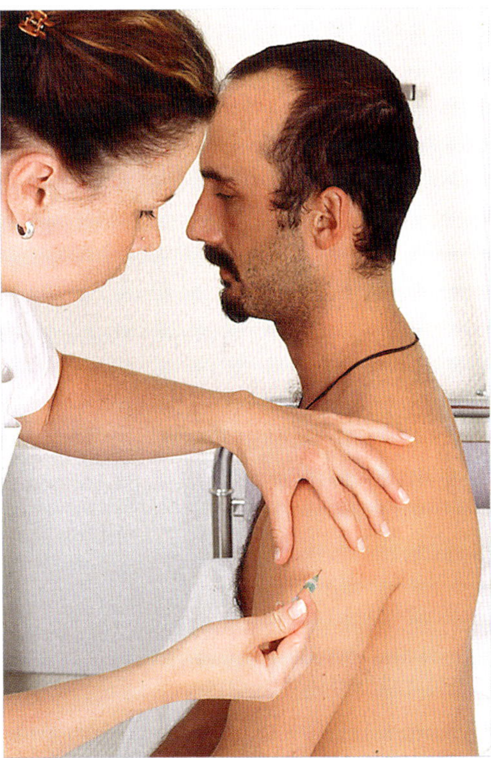

Abb. 30.10 Haftung. Der Krankenhausträger haftet für seine Mitarbeiter. Handelt eine Pflegekraft z. B. bei einer Injektion nicht gewissenhaft und erleidet der Patient einen Schaden, muss der Krankenhausträger in erster Linie haften und den Schaden ersetzen.

etwa die erforderliche Desinfektion vor einer Injektion unterlässt, verletzt sie die Sorgfaltspflicht, die der Krankenhausträger aufgrund seines Vertrags mit dem Patienten hat, denn bei der Injektion handelt die Pflegekraft (als Erfüllungsgehilfe) für den Krankenhausträger. In diesem Fall hat der Krankenhausträger den Schaden zu ersetzen, den die Pflegekraft dem Patienten zugefügt hat.

▶ **Gesetzliche Haftung.** Auch außerhalb von Verträgen können Schadensersatzansprüche entstehen. Wenn z. B. jemand schuldhaft einen Verkehrsunfall verursacht, dann hat er – weil ein Vertrag nicht besteht – keine vertraglichen Pflichten verletzt. Eine vertragliche Haftung ist daher nicht möglich. Dennoch liegt es auf der Hand, dass der Geschädigte seinen Schaden von dem Schadensverursacher ersetzt bekommen muss. Die Frage, unter welchen Voraussetzungen außerhalb von Verträgen Schadensersatzansprüche entstehen, bestimmt sich nach der sog. gesetzlichen Haftung.

Im Rahmen der gesetzlichen Haftung gilt der Grundsatz, dass derjenige, der ein Recht eines anderen (z. B. Gesundheit, Eigentum) schuldhaft und rechtswidrig verletzt, zum Ersatz des Schadens verpflichtet ist. An einem konkreten Beispiel sollen die Voraussetzungen der gesetzlichen Haftung verdeutlicht werden:

Wenn jemand absichtlich die Reifen eines fremden Wagens mit einem Messer zersticht, verletzt er das Eigentumsrecht eines anderen (Rechtsgutverletzung). Er handelt vorsätzlich und damit schuldhaft (Verschulden). Auch ist sein Verhalten nicht durch einen Rechtfertigungsgrund gedeckt (Rechtswidrigkeit). Wegen der Eigentumsverletzung muss sich der Eigentümer des Wagens zumindest neue Reifen kaufen, ggf. auch seinen Wagen in einer Werkstatt reparieren lassen; insoweit entsteht ihm ein Schaden. Der „Reifenstecher“ hat, wenn er deliktsfähig (S. 660) ist, diesen Schaden zu ersetzen.

30.3.3 Elterliche Sorge und Vormundschaft

Elterliche Sorge

Eltern haben das Recht und die Pflicht, für ihre minderjährigen Kinder zu sorgen. Zu dieser sog. elterlichen Sorge gehören die Bereiche Personensorge, Vermögenssorge sowie die gesetzliche Vertretung des Minderjährigen (▶ Abb. 30.11).

▶ **Personensorge.** Die Personensorge umfasst die Pflege, Erziehung und Beaufsichtigung des Kindes. Dazu gehören auch die Gesundheitsfürsorge und das Recht, den Aufenthaltsort des Kindes zu bestimmen.

▶ **Vermögenssorge.** Die Vermögenssorge betrifft die finanziellen Interessen des Kindes. Die Eltern haben hier die Aufgabe, das Vermögen des Kindes zu erhalten, zu vermehren und zu verwerten.

▶ **Gesetzliche Vertretung.** Die Eltern sind gesetzliche Vertreter ihrer Kinder. Diese gesetzliche Vertretung ist erforderlich, weil Minderjährige geschäftsunfähig bzw. beschränkt geschäftsfähig sind und daher Verträge entweder gar nicht oder nur eingeschränkt abschließen können (S. 660). Als gesetzliche Vertreter können Eltern im Namen ihrer Kinder Verträge abschließen.

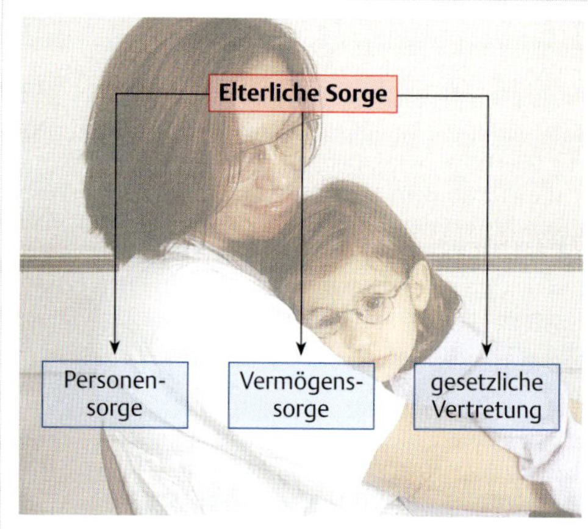

Abb. 30.11 Eltern. Die Bereiche der elterlichen Sorge.

Bei der Ausübung der elterlichen Sorge hat das Wohl des Kindes im Vordergrund zu stehen. Die Eltern haben die elterliche Sorge im gegenseitigen Einvernehmen auszuüben. Das bedeutet, dass bei Entscheidungen die Übereinstimmung der Eltern erforderlich ist, weil ihnen die elterliche Sorge gemeinsam zusteht. Wenn sich die Eltern in einer wichtigen Angelegenheit (z. B. in Ausbildungs- oder Berufsfragen) nicht einigen können, dann kann darüber eine Entscheidung des Vormundschaftsgerichts eingeholt werden.

Wenn die Eltern ihr Sorgerecht missbrauchen (z. B. ihr Kind zu Straftaten anleiten) oder ihr Kind vernachlässigen (z. B. jegliche ärztliche Behandlung für das Kind unterlassen), dann kann das Familiengericht zum Schutz des Kindes eingreifen. Es kann insbesondere die elterliche Sorge auf bestimmte Bereiche beschränken oder den Eltern auch die elterliche Sorge vollständig entziehen.

Bei der Scheidung einer Ehe bleibt es grundsätzlich dabei, dass die elterliche Sorge über die ehelichen Kinder den Eltern weiterhin gemeinsam zusteht. Auf Antrag eines Elternteils kann das Familiengericht ihm aber die elterliche Sorge übertragen, wenn der andere Elternteil zustimmt, oder wenn die Übertragung dem Wohl des Kindes am besten entspricht.

Bei nicht ehelichen Kindern haben die Eltern nur dann die gemeinsame elterliche Sorge, wenn sie eine entsprechende Sorgeerklärung abgeben, die beurkundet werden muss, oder wenn sie einander heiraten. Andernfalls steht bei nicht ehelichen Kindern die elterliche Sorge der Mutter allein zu.

Für medizinische Heileingriffe ist es von Bedeutung, dass auch ein Minderjähriger ohne Einschaltung seiner Eltern wirksam eine Einwilligung erteilen kann, wenn er einwilligungsfähig ist, d. h. wenn er nach seinem Alter und geistigen Entwicklungsstand in der Lage ist, die Bedeutung und die Folgen des ärztlichen Eingriffs zu erkennen.

Vormundschaft

Im Regelfall sorgen die Eltern im Rahmen der elterlichen Sorge für das Wohlergehen ihrer Kinder. Es gibt allerdings auch Minderjährige, die nicht der elterlichen Sorge unterstehen, weil z. B. ihre Eltern verstorben sind oder weil den Eltern die elterliche Sorge durch das Familiengericht entzogen wurde. In diesen Fällen hat das Vormundschaftsgericht unter Beteiligung des Jugendamts einen Vormund für den betroffenen Minderjährigen zu bestellen. Das Jugendamt kann auch selbst die Vormundschaft übernehmen.

Der bestellte Vormund hat dieselben Rechte und Pflichten, die auch die Eltern im Rahmen der elterlichen Sorge haben. Zu den Aufgaben des Vormunds gehören somit die Personensorge, die Vermögenssorge und die gesetzliche Vertretung des Minderjährigen. Der Vormund untersteht dabei der Aufsicht des Vormundschaftsgerichts. Für besonders wichtige Maßnahmen und Rechtsgeschäfte, wie z. B. für Grundstücksgeschäfte oder für Ausbildungs- und Arbeitsverträge benötigt der Vormund die Genehmigung des Vormundschaftsgerichts.

30.3.4 Betreuung

Normalerweise sind volljährige Personen in der Lage, sich selbst um ihre geschäftlichen und finanziellen Dinge sowie um ihr eigenes körperliches Wohlergehen zu kümmern. Auch Volljährige können aber (vor allem durch Krankheit oder durch Behinderung) so hilflos werden, dass sie die Organisation ihres Lebens und die Wahrnehmung ihrer eigenen Rechte nicht mehr selbst bewältigen können. Für diese Personen kann eine sog. Betreuung angeordnet und ein Betreuer bestellt werden, der in genau festgelegten Aufgabenkreisen für den Betreuten handelt. Die Betreuung hat den Zweck, dem Betroffenen eine Hilfe bei der Erledigung seiner Angelegenheiten zur Verfügung zu stellen (► Abb. 30.12).

Merke

Eine Betreuung kann angeordnet werden, wenn ein Volljähriger aufgrund einer psychischen Krankheit oder aufgrund einer körperlichen, geistigen oder seelischen Behinderung nicht in der Lage ist, seine Angelegenheiten selbst zu organisieren.

Eine Betreuung kann also auf verschiedenen Gründen beruhen; z. B. altersbedingte geistige Behinderung, Suchterkrankungen, Psychosen.

Wichtig ist in diesem Zusammenhang, dass eine Betreuung nur dann infrage kommt, wenn andere Hilfemöglichkeiten, wie z. B. Unterstützung durch Familienangehörige oder durch karitative Einrichtungen, nicht bestehen.

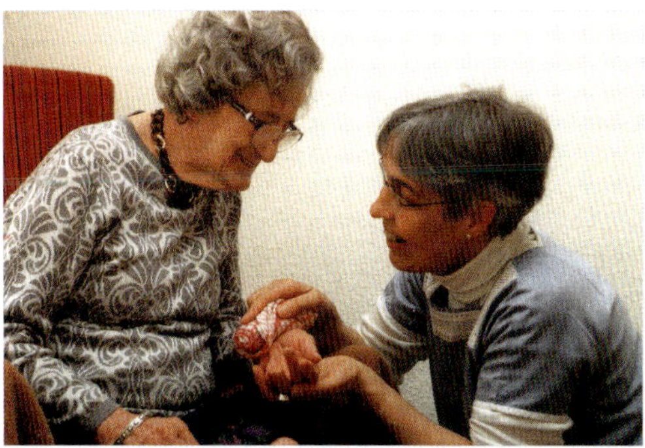

Abb. 30.12 Betreuung. Kann ein Mensch sein Leben nicht mehr selbst organisieren, wird durch das Vormundschaftsgericht eine Betreuung angeordnet und ein Betreuer bestellt.

Zuständig für die Anordnung der Betreuung ist das Vormundschaftsgericht. Das Gericht muss, wenn die Voraussetzungen für eine Betreuung vorliegen, einen geeigneten Betreuer auswählen. Bei dieser Auswahl hat das Vormundschaftsgericht – soweit möglich – die Wünsche des Betroffenen zu berücksichtigen. Wenn der Betroffene keine Wünsche äußert, kommen in erster Linie Familienangehörige als Betreuer infrage, daneben aber auch Betreuungsvereine oder -behörden.

► **Aufgabenkreise.** Nicht immer muss eine Betreuung für alle Angelegenheiten des Betreuten angeordnet werden. Das Vormundschaftsgericht darf die Betreuung nur auf die notwendigen Aufgabenkreise erstrecken. Bereiche, die der Betroffene eigenständig erledigen kann, dürfen nicht auf den Betreuer übertragen werden. So kann es z. B. Fälle geben, in denen der Betreute nicht in der Lage ist, für seine eigene körperliche Pflege und Gesundheitsfürsorge zu sorgen, sich aber trotzdem um seine finanziellen Dinge kümmern kann. In diesen Fällen ist eine Betreuung nur für die Personensorge erforderlich, nicht aber für die Vermögenssorge.

Weitere wichtige Aufgabenkreise können sein: Heilbehandlung, Recht zur Aufenthaltsbestimmung, Wohnungsauflösung, Regelung von Erbschaftsangelegenheiten. Auf welche Aufgabenkreise eine Betreuung im Einzelfall erstreckt wird, richtet sich vor allem nach den persönlichen Fähigkeiten des Betroffenen.

Der Betreuer hat die Aufgabe, den Betreuten in den übertragenen Aufgabenkreisen zu vertreten. Er hat insoweit die Stellung eines gesetzlichen Vertreters, d. h. er kann in den übertragenen Aufgabenkreisen (ähnlich wie die Eltern beim Minderjährigen) Entscheidungen für den Betreuten treffen und Willenserklärungen für den Betreuten abgeben, also z. B. Verträge für ihn abschließen (Beispiel: Vertrag über die Aufnahme in ein Pflegeheim). Bei der Erledigung seiner Aufgaben hat für den Betreuer (ähnlich wie bei den Eltern) das Wohl des Betreuten im Vordergrund zu stehen. Der Betreuer hat daher bei seinen Entscheidungen die Wünsche und Vorstellungen seines

30

Betreuten – soweit dies möglich und sinnvoll ist – zu berücksichtigen.

▸ **Medizinische Eingriffe.** Hierbei ist wichtig, dass auch ein Betreuter wirksam eine Einwilligung erteilen kann, wenn er einwilligungsfähig ist, d. h. wenn er nach seinen geistigen Fähigkeiten in der Lage ist, die Bedeutung und die Folgen des ärztlichen Eingriffs zu erkennen. Ist der Betreute einwilligungsfähig, dann kann nur er (und nicht der Betreuer) die Einwilligung erteilen. Ansonsten kann der Betreuer als sein gesetzlicher Vertreter die Einwilligung erteilen. In Zweifelsfällen wird es sinnvoll sein, sowohl die Einwilligung des Betreuers als auch die des Betreuten einzuholen.

▸ **Unterbringung.** Zum Schutz des Betreuten kann u. U. dessen Unterbringung erforderlich sein (z. B. in der geschlossenen Abteilung eines Krankenhauses oder Altenheims). Auch andere freiheitsentziehende Maßnahmen wie z. B. Festbinden der Arme und Beine, Abschließen des Zimmers oder der Station oder auch ruhigstellende Medikamente können möglicherweise erforderlich sein. Unterbringungen oder andere freiheitsentziehende Maßnahmen durch den Betreuer sind zum einen zulässig, wenn die Gefahr besteht, dass der Betreute sich selbst tötet oder sich selbst erheblichen gesundheitlichen Schaden zufügt. Zum anderen, wenn ohne sie eine zwingend erforderliche Heilbehandlung nicht durchgeführt werden könnte. Darüber hinaus ist für eine Unterbringung oder für andere freiheitsentziehende Maßnahmen am Betreuten grundsätzlich die Genehmigung des Vormundschaftsgerichts erforderlich, weil es sich hier um Maßnahmen handelt, die in besonders massiver Weise in die Rechte des Betreuten eingreifen.

30.3.5 Erbrecht

Allgemeines

Wenn ein Mensch verstirbt, stellt sich in rechtlicher Hinsicht die Frage, wer das von ihm hinterlassene Vermögen erhält. Gesetzlich geregelt sind die Vermögensverhältnisse nach dem Tod des Erblassers im sog. Erbrecht, das zum Zivilrecht gehört und das vor allem im BGB normiert ist. Das Erbrecht bestimmt weiterhin, wie ein Testament wirksam abzufassen ist.

Mit dem Tod einer Person geht deren Vermögen als Ganzes auf den oder die Erben über. Der oder die Erben sind die Rechtsnachfolger des Erblassers, d. h. sie rücken voll in dessen Rechtsstellung ein. Sie erhalten daher nicht nur die Vermögenswerte, sondern sie haften auch für die Verbindlichkeiten des Erblassers. Eine Erbschaft kann, insbesondere wenn sie überschuldet ist, vom Erben aber auch ausgeschlagen werden. Außerdem hat er die Möglichkeit, seine Haftung auf den Nachlass, d. h. auf den Wert der Erbschaft zu beschränken. Der Erbe erhält auf Antrag vom Nachlassgericht (Amtsgericht) einen Erbschein. Das Nachlassgericht ist für viele Erbschaftsangelegenheiten das zuständige Gericht.

Wenn der Erblasser seinen Nachlass in einem Testament (oder auch in einem Erbvertrag) bestimmt hat, tritt die sog. testamentarische Erbfolge ein. Wenn kein Testament vorhanden ist, bestimmt das Gesetz, wer Erbe ist (gesetzliche Erbfolge).

Testamentarische Erbfolge

In einem Testament kann ein Erblasser selbst bestimmen, wer sein Erbe wird, oder auch andere Anordnungen für seinen Nachlass treffen. Für die Errichtung eines Testaments gelten aus Beweisgründen sehr strenge Formvorschriften, deren Einhaltung wichtig ist, weil andernfalls das Testament unwirksam sein kann. Ein Testament kann grundsätzlich nur von einer volljährigen Person errichtet werden, die nicht an einer Geistes- oder Bewusstseinsstörung leidet. Nur das notarielle Testament kann bereits ab dem 16. Lebensjahr errichtet werden.

Man unterscheidet die 3 folgenden Arten von Testamenten:
- eigenhändiges Testament
- notarielles Testament
- Nottestamente (vor allem Drei-Zeugen-Testament)

Das eigenhändige Testament muss von Anfang bis zum Ende eigenhändig (handschriftlich) geschrieben und unterschrieben sein. Weiterhin soll es den Ort und das Datum der Errichtung enthalten.

Das notarielle Testament wird vor einem Notar errichtet, indem der Erblasser seinen letzten Willen mündlich äußert oder indem er dem Notar ein Schriftstück mit seinem letzten Willen übergibt. Der Notar erstellt in beiden Fällen eine Niederschrift.

In bestimmten Not- und Ausnahmefällen ist die Errichtung eines Nottestaments, vor allem eines sog. Drei-Zeugen-Testaments, möglich. Ein solches Drei-Zeugen-Testament kommt dann infrage, wenn sich der Erblasser (z. B. ein Patient in einem Krankenhaus) in unmittelbarer Todesgefahr befindet, sodass die Errichtung eines Testaments auf andere Weise nicht mehr möglich ist. In diesem Fall kann der Erblasser seinen letzten Willen mündlich vor 3 Zeugen erklären. Diese müssen über die Erklärung des Erblassers eine Niederschrift erstellen, die dem Erblasser vorgelesen und von ihm genehmigt werden muss. Schließlich ist diese Niederschrift von den 3 Zeugen und – wenn möglich – vom Erblasser zu unterschreiben.

Gesetzliche Erbfolge

Wenn kein Testament vorhanden ist, dann bestimmt die gesetzliche Erbfolge, wer Erbe ist. Gesetzliche Erben sind
- die Verwandten des Erblassers und
- der Ehepartner des Erblassers.

Die Verwandten werden dabei in Ordnungen unterteilt. In erster Linie erben die Verwandten der 1. Ordnung, d. h. die Kinder des Erblassers und deren Abkömmlinge (Enkel, Urenkel). Wenn der Erblasser keine Verwandten der 1. Ordnung hinterlässt, erben die Verwandten der 2. Ordnung, d. h. seine Eltern und deren Abkömmlinge. Die weiteren Ordnungen sind praktisch meist ohne Bedeutung.

Zu den gesetzlichen Erben zählt auch der Ehepartner des Erblassers. Sein Erbrecht reicht von einem Viertel bis zur gesamten Erbschaft. Die genaue Höhe des Ehegattenerbrechts hängt davon ab, welche Verwandten des Erblassers zur Erbschaft berufen sind und welcher Güterstand in der Ehe gegolten hat.

30.4 Arbeitsrecht

30.4.1 Das Arbeitsverhältnis

Definition

Ein Arbeitsverhältnis entsteht dadurch, dass Arbeitnehmer und Arbeitgeber einen Arbeitsvertrag abschließen.

In aller Regel werden Arbeitsverträge schriftlich abgeschlossen, weil auf diese Weise der Inhalt des Arbeitsvertrags zweifelsfrei bewiesen werden kann.

Inhalt des Arbeitsverhältnisses

Der Inhalt des Arbeitsverhältnisses wird zunächst durch die Vereinbarungen im Arbeitsvertrag bestimmt. Darüber hinaus können sich die Einzelheiten des Arbeitsverhältnisses auch aus Gesetzen sowie aus einem Tarifvertrag oder auch aus einer Betriebsvereinbarung ergeben.

Im Arbeitsvertrag können Vereinbarungen über alle Aspekte des Arbeitsverhältnisses getroffen werden. So können insbesondere die konkrete Art der Arbeitsleistung, das Arbeitsentgelt, Urlaub, Arbeitszeit und Kündigungsfristen geregelt werden.

Merke

Im Arbeitsrecht gibt es eine Vielzahl von Gesetzen, die dem Schutz des Arbeitnehmers dienen. Diese Gesetze enthalten Mindestrechte für die Arbeitnehmer, die im Arbeitsvertrag nicht aufgehoben werden können. Als Beispiele sind hier etwa das Kündigungsschutzgesetz, das Arbeitszeitgesetz und das Mutterschutzgesetz (S. 675) zu nennen.

Weiterhin können sich die Bestimmungen eines Tarifvertrags unmittelbar auf den Inhalt des Arbeitsverhältnisses auswirken. Tarifverträge werden von Gewerkschaften und Arbeitgeberverbänden (sog. Tarifvertragsparteien) abgeschlossen und enthalten Regelungen über die Rechte und Pflichten der Arbeitnehmer und Arbeitgeber. Auch die Tarifverträge enthalten im Wesentlichen Mindestrechte der Arbeitnehmer, die in Einzelarbeitsverträgen nicht beschnitten werden dürfen.

Neben den gesetzlichen und den tarifvertraglichen Bestimmungen können sich auch Betriebsvereinbarungen, die für jeden Betrieb vom Betriebsrat und vom Arbeitgeber abgeschlossen werden können, auf die einzelnen Arbeitsverträge auswirken.

Insgesamt ist festzuhalten, dass das Arbeitsrecht v. a. aus Regelungen besteht, die dem Schutz der Arbeitnehmer dienen. Im Hintergrund steht dabei der Gedanke, dass der Arbeitnehmer meist persönlich und wirtschaftlich von seinem Arbeitgeber abhängig ist und deshalb ohne zwingende Schutzvorschriften leicht in die Gefahr der Ausbeutung geraten könnte.

Merke

Wie jeder andere Vertrag begründet auch der Arbeitsvertrag Rechte und Pflichten der Vertragspartner.

Der Arbeitnehmer hat als Hauptpflicht die vereinbarte Arbeitsleistung zu erbringen. Dabei hat er sich im Einzelfall nach den Weisungen des Arbeitgebers zu richten (z. B. Zuweisung eines bestimmten Arbeitsplatzes, Einteilung in Schichten, Überstunden). Der Arbeitnehmer hat auch Nebenpflichten, wie etwa die Pflicht zur Verschwiegenheit über betriebsinterne Angelegenheiten.

Die Hauptpflicht des Arbeitgebers besteht darin, das vereinbarte Arbeitsentgelt zu zahlen. Weiterhin trifft den Arbeitgeber als Nebenpflicht die sog. Fürsorgepflicht, d. h. er hat den Arbeitnehmer – soweit wie möglich – vor Gefahren im Zusammenhang mit der Arbeitsleistung zu schützen. Insbesondere ist der Arbeitgeber zur Einhaltung der Unfallverhütungsvorschriften (S. 676) verpflichtet ist.

Beendigung des Arbeitsverhältnisses

Ein Arbeitsverhältnis wird i. d. R. auf unbestimmte Dauer, d. h. ohne eine Befristung abgeschlossen. Arbeitnehmer und Arbeitgeber haben aber die Möglichkeit, das Arbeitsverhältnis durch Kündigung zu beenden. Es gibt 2 Arten von Kündigungen: die sog. ordentliche Kündigung und die sog. außerordentliche (fristlose) Kündigung (▸ Abb. 30.13).

30

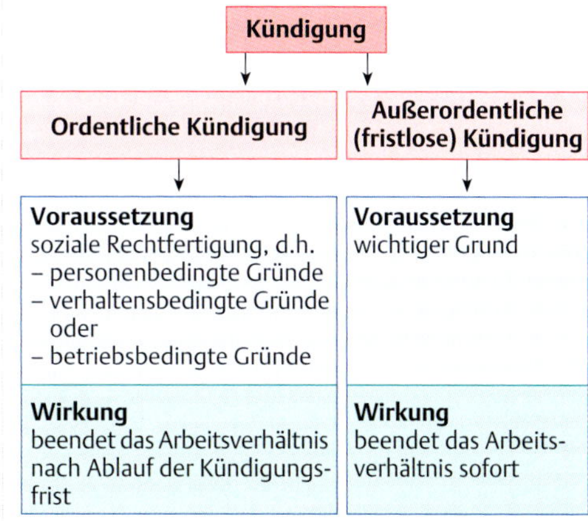

Abb. 30.13 Kündigung. Ordentliche und außerordentliche Kündigung und deren Wirkung.

Ordentliche Kündigung

Eine ordentliche Kündigung ist an die Einhaltung von Fristen gebunden, die sich i. d. R. aus dem Gesetz oder aus dem Tarifvertrag ergeben. Eine ordentliche Kündigung beendet das Arbeitsverhältnis nicht sofort, sondern erst nach Ablauf einer gewissen Zeitspanne.

Eine ordentliche Kündigung gegenüber einem Arbeitnehmer, der unter das Kündigungsschutzgesetz fällt, ist nur dann wirksam, wenn sie sozial gerechtfertigt ist, d. h. wenn sich die Kündigung auf

- personenbedingte,
- verhaltensbedingte oder
- betriebsbedingte Gründe stützen kann.

▶ **Personenbedingte Gründe.** Diese liegen die in der Person des Arbeitnehmers. Dies ist z. B. dann der Fall, wenn der Arbeitnehmer die für die Arbeitsleistung erforderliche persönliche Eignung verliert.

▶ **Verhaltensbedingte Gründe.** Diese liegen im Verhalten des Arbeitnehmers, wenn also z. B. der Arbeitnehmer wiederholt seine arbeitsvertraglichen Pflichten verletzt (Beispiel: Eine Krankenpflegerin erscheint ständig mit erheblicher Verspätung zum Dienst). Vor einer verhaltensbedingten Kündigung durch den Arbeitgeber ist eine Abmahnung erforderlich. Die Abmahnung hat den Zweck, dem Arbeitnehmer deutlich zu machen, dass der Arbeitgeber sein Verhalten nicht duldet und dass die Kündigung droht. Die Abmahnung gibt dem Arbeitnehmer sozusagen eine „letzte Chance" vor der Kündigung.

▶ **Betriebsbedingte Gründe.** Diese beruhen auf dringenden betrieblichen Erfordernissen. Betriebsbedingte Kündigungen sind z. B. bei betrieblichen Umstrukturierungen oder bei Rationalisierungsmaßnahmen möglich, die zum Abbau von Arbeitsplätzen führen.

Außerordentliche Kündigung

Die außerordentliche (fristlose) Kündigung beendet das Arbeitsverhältnis sofort. Sie ist allerdings nur wirksam, wenn für den Kündigenden ein wichtiger Grund vorliegt, der die Fortsetzung des Arbeitsverhältnisses für ihn unzumutbar macht. Das ist vor allem dann der Fall, wenn das Vertrauensverhältnis zwischen Arbeitnehmer und Arbeitgeber zerstört ist (Beispiel: Eine Krankenpflegerin entwendet Medikamente ihres Arbeitgebers).

Ein Arbeitnehmer kann sich gegen die Kündigung durch seinen Arbeitgeber mit einer Kündigungsschutzklage beim Arbeitsgericht zur Wehr setzen. Das Arbeitsgericht entscheidet dann darüber, ob die Kündigung wirksam ist, oder ob das Arbeitsverhältnis weiter besteht.

Merke

Wichtig ist, dass der Arbeitnehmer die Kündigungsschutzklage nach dem Kündigungsschutzgesetz innerhalb von 3 Wochen nach Zugang der Kündigung erhebt.

Wenn der Arbeitnehmer diese Frist versäumt, gilt die Kündigung als wirksam, auch wenn ein ausreichender Kündigungsgrund nicht besteht.

30.4.2 Arbeitnehmerschutz und Arbeitssicherheit

Das Arbeitsrecht besteht v. a. aus Bestimmungen, die dem Schutz der Arbeitnehmer dienen. Einige der wichtigsten Gesetze zum Arbeitnehmerschutz und zur Arbeitssicherheit sollen im Folgenden dargestellt werden, wobei jeweils nur ein grober Überblick gegeben werden kann. Neben den hier erläuterten Gesetzen gibt es noch weitere zum Schutz der Arbeitnehmer (insb. das Entgeltfortzahlungsgesetz). Wenn ein Arbeitnehmer Probleme oder Fragen im Zusammenhang mit dem Arbeitnehmerschutz hat, kann er sich an den Betriebsrat oder Personalrat seines Betriebs wenden, der auf der betrieblichen Ebene die Interessen der Arbeitnehmer vertritt.

Jugendarbeitsschutzgesetz (JArbSchG)

Das JArbSchG hat den Zweck, die Gesundheit und die körperliche und seelische Entwicklung von Minderjährigen vor den Gefahren des Arbeitslebens zu schützen. Man unterscheidet dabei zwischen Kindern (Minderjährige bis zum 14. Lebensjahr) und Jugendlichen (Minderjährige zwischen 15 und 18 Jahren).

Das JArbSchG enthält im Wesentlichen die folgenden Mittel zum Schutz der Minderjährigen:

- Beschäftigungsverbote
- Arbeitszeitregelungen
- besondere gesundheitliche Betreuung

▶ **Beschäftigungsverbote.** Die Beschäftigung von Kindern ist nach dem JArbSchG verboten. Eine der Ausnahmen von diesem Verbot gilt für Kinder über 13 Jahren, die mit Einwilligung der Eltern für wenige Stunden täglich bestimmte leichte Arbeiten (z. B. Austragen von Zeitungen, Hilfe beim Ernteeinsatz) leisten dürfen.
Allgemein dürfen Jugendliche nicht mit Arbeiten beschäftigt werden, die ihre Leistungsfähigkeit übersteigen oder die mit besonderer Unfallgefahr verbunden sind.

▶ **Arbeitszeitregelungen.** Für Jugendliche über 15 Jahre, die in einem Arbeitsverhältnis stehen, gelten ausführliche Bestimmungen über die Arbeitszeit, die grundsätzlich nicht mehr als 8 Stunden täglich und 40 Stunden wöchentlich betragen darf. Auch gibt es genaue Regelungen über Ruhepausen, Urlaub, Samstags-, Sonntags- und Feiertagsruhe, tägliche Freizeit usw.

▶ **Besondere gesundheitliche Betreuung.** Zum Zweck der gesundheitlichen Betreuung der Jugendlichen gibt es im JArbSchG Vorschriften über bestimmte ärztliche Untersuchungen. So darf ein Jugendlicher, der in das Berufsleben eintritt, nur beschäftigt werden, wenn eine ärztliche Erstuntersuchung durchgeführt wurde. Weiterhin schreibt das JArbSchG mindestens eine Nachuntersuchung vor (nach 1 Jahr der Beschäftigung).

Mutterschutzgesetz (MuSchG)

Das MuSchG soll berufstätige Frauen vor den Gefahren schützen, denen sie durch ihre Arbeit während der Schwangerschaft und in der Zeit nach der Entbindung ausgesetzt sind. Das MuSchG dient damit dem Schutz von Leben und Gesundheit der (werdenden) Mütter und der Kinder.

Dieses Ziel erreicht das MuSchG vor allem durch die folgenden Mittel:
- Beschäftigungsverbote für werdende Mütter und für Wöchnerinnen
- Kündigungsverbot
- Mutterschaftsgeld
- Stillzeit

Nach dem MuSchG soll die werdende Mutter ihrem Arbeitgeber (ggf. unter Vorlage eines ärztlichen Attests) die Schwangerschaft und den mutmaßlichen Entbindungstermin mitteilen, sobald ihr die Schwangerschaft bekannt ist.

▸ **Beschäftigungsverbote.** Für werdende Mütter und Wöchnerinnen bestehen verschiedene sog. Beschäftigungsverbote, d.h. sie dürfen von ihrem Arbeitgeber in bestimmten Zeiten bzw. unter bestimmten Voraussetzungen nicht beschäftigt werden.

Ein allgemeines Beschäftigungsverbot besteht für werdende Mütter in den letzten 6 Wochen der Schwangerschaft und für Wöchnerinnen in den ersten 8 Wochen (bei Früh- und Mehrlingsgeburten: 12 Wochen) nach der Entbindung. Ein weiteres allgemeines Beschäftigungsverbot besteht darin, dass werdende Mütter nicht mit schweren körperlichen Arbeiten und nicht mit Arbeiten beschäftigt werden dürfen, bei denen sie schädlichen Einwirkungen z.B. von gesundheitsgefährdenden Stoffen oder Strahlen ausgesetzt sind. Dies gilt z.B. für Arbeiten, bei denen regelmäßig Lasten von mehr als 5 kg Gewicht gehoben werden oder bei denen sich die Frauen häufig erheblich strecken oder beugen müssen.

Darüber hinaus ist für werdende und stillende Mütter grundsätzlich die Nacht- und Sonntagsarbeit verboten. Für werdende Mütter gilt weiterhin ein besonderes Beschäftigungsverbot, soweit sie durch ärztliches Attest nachweisen können, dass Leben oder Gesundheit von Mutter und Kind durch die Beschäftigung gefährdet ist. In diesem Fall muss der Arbeitgeber das bisherige Arbeitsentgelt weiter bezahlen, auch wenn er die Schwangere gar nicht oder nur an einem anderen (ungefährlichen) Arbeitsplatz einsetzen kann.

▸ **Mutterschaftsgeld.** Damit die betreffenden Frauen durch die Beschäftigungsverbote keine finanziellen Nachteile erleiden, erhalten sie für diese Zeit Mutterschaftsgeld von ihrer Krankenkasse sowie ggf. einen Zuschuss von ihrem Arbeitgeber.

▸ **Kündigungsverbot.** Werdende Mütter und Wöchnerinnen genießen einen besonderen Kündigungsschutz. Während der Schwangerschaft und bis zu 4 Monate nach der Entbindung ist die Kündigung durch den Arbeitgeber unzulässig. Dies gilt aber nur dann, wenn dem Arbeitgeber die Schwangerschaft oder die Entbindung bekannt war oder wenn sie ihm innerhalb von 2 Wochen nach der Kündigung mitgeteilt wird.

▸ **Stillzeit.** Eine stillende Mutter hat einen Anspruch darauf, dass ihr vom Arbeitgeber die zum Stillen erforderliche Zeit freigegeben wird (▸ Abb. 30.14). Diese Stillzeit beträgt mindestens 2-mal täglich ½ Stunde oder 1-mal täglich 1 Stunde.

Elterngeld- und Elternzeitgesetz

Nach der Geburt eines Kindes können die Eltern Elterngeld und Elternzeit nach dem Elterngeld- und Elternzeitgesetz in Anspruch nehmen. Dieses Gesetz soll es (mindestens) einem Elternteil ermöglichen, sich in der ersten Lebensphase des Kindes der Betreuung und Erziehung des Kindes zu widmen, ohne durch eine Erwerbstätigkeit behindert zu sein. Dadurch soll auch die Vereinbarkeit von Beruf und Familie erleichtert werden.

Elterngeld

Einen Anspruch auf Elterngeld hat derjenige, der
- einen Wohnsitz oder seinen gewöhnlichen Aufenthalt in Deutschland hat,
- mit seinem Kind in einem Haushalt lebt,
- dieses Kind selbst betreut und erzieht und
- keine oder keine volle Erwerbstätigkeit ausübt.

Das Elterngeld beträgt 67 % des durchschnittlichen vor der Geburt monatlich verfügbaren Einkommens, höchstens aber 1 800 Euro und mindestens 300 Euro. Geringverdiener mit einem Einkommen unter 1 000 Euro vor der Geburt des Kindes erhalten bis zu 100 %. Familien mit mehreren kleinen Kindern erhalten einen Zuschlag von 10 %, mindestens aber 75 Euro zum Elterngeld (sog. Geschwisterbonus).

Das Elterngeld muss schriftlich bei der zuständigen Behörde beantragt werden und wird an Väter und Mütter für maximal 14 Monate gezahlt, wobei sich beide den

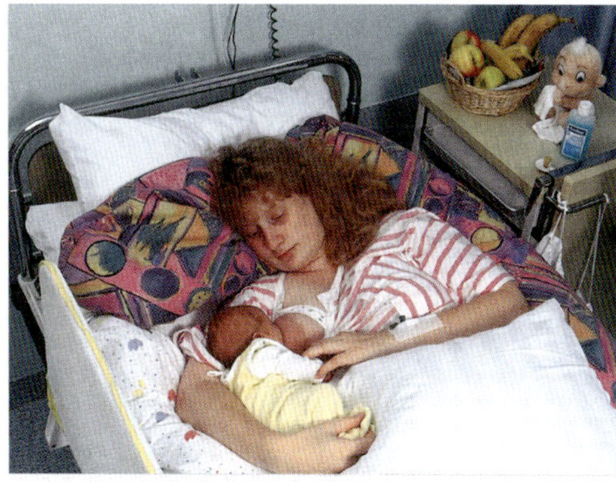

Abb. 30.14 Stillende Mutter. Sie hat Anspruch darauf, dass ihr freie Zeit zum Stillen zur Verfügung gestellt wird.

30

Zeitraum frei untereinander aufteilen können. Ein Elternteil kann dabei höchstens 12 Monate für sich in Anspruch nehmen. Zwei weitere Monate gibt es, wenn sich der Partner an der Betreuung des Kindes beteiligt. Alleinerziehende können die vollen 14 Monate Elterngeld in Anspruch nehmen.

Elternzeit

Nach der Geburt eines Kindes kann ein Arbeitnehmer von seinem Arbeitgeber die Gewährung von Elternzeit bis zum Ende des 3. Lebensjahres des Kindes verlangen. Beide Elternteile können (auch gleichzeitig) bis zu 3 Jahre Elternzeit in Anspruch nehmen. Mit Zustimmung des Arbeitgebers können bis zu 12 Monate der Elternzeit auf die Zeit zwischen dem 3. und 8. Geburtstag des Kindes übertragen werden (z. B. während des 1. Schuljahres). Der Antrag auf Bewilligung der Elternzeit muss grundsätzlich spätestens 7 Wochen vor Beginn beim Arbeitgeber gestellt werden. Wichtig ist auch, dass der Arbeitnehmer während der Elternzeit Kündigungsschutz genießt, d. h. der Arbeitgeber kann ihm in diesem Zeitraum grundsätzlich nicht kündigen.

Arbeitszeitgesetz (ArbZG)

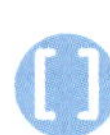

Definition

Durch das Arbeitszeitgesetz soll vor allem der Gesundheitsschutz der Arbeitnehmer bei der Arbeitszeitgestaltung gewährleistet werden.

Die Arbeitnehmer sollen vor einer übermäßigen zeitlichen Belastung durch ihre Berufstätigkeit geschützt werden. So enthält das Arbeitszeitgesetz z. B. Regelungen über die tägliche maximale Arbeitszeit (höchstens 10 Stunden) sowie über die tägliche Ruhepause, die mindestens 30 Minuten (bei einer Arbeitszeit von 6–9 Stunden) bzw. 45 Minuten (bei einer Arbeitszeit von mehr als 9 Stunden) beträgt.

Das ArbZG enthält weiterhin einschränkende Vorschriften über die Nacht- und Schichtarbeit. Die tägliche Arbeitszeit von Nachtarbeitnehmern darf grundsätzlich 8 Stunden nicht überschreiten. Sie kann aber auf höchstens 10 Stunden verlängert werden, wenn sie innerhalb von 4 Wochen auf durchschnittlich 8 Stunden ausgeglichen wird. Zum Schutz der Gesundheit der Nachtarbeitnehmer steht ihnen auf Kosten des Arbeitgebers eine regelmäßige arbeitsmedizinische Untersuchung zu.

Das ArbZG sieht weiterhin die sog. Sonn- und Feiertagsruhe für Arbeitnehmer vor. Grundsätzlich dürfen Arbeitnehmer an Sonntagen und gesetzlichen Feiertagen nicht beschäftigt werden. Dieses Beschäftigungsverbot gilt aber naturgemäß nicht in Krankenhäusern und anderen Pflegeeinrichtungen, weil hier die Betreuung der Patienten durchgehend gewährleistet sein muss. Mindestens 15 Sonntage im Jahr müssen aber (auch für Arbeitnehmer in Krankenhäusern) beschäftigungsfrei sein. Wenn ein Arbeitnehmer an einem Sonntag beschäftigt wird, steht ihm innerhalb der nächsten 2 Wochen ein Ersatzruhetag zu.

Unfallverhütungsvorschriften (UVV)

Bei jeder Berufsausübung besteht die Gefahr, dass der Arbeitnehmer einen Arbeitsunfall oder eine Berufskrankheit erleidet. Um dieser Gefahr zu begegnen, gibt es UVV. Der Zweck der UVV besteht darin, Arbeitsunfälle und Berufskrankheiten zu vermeiden. Die UVV werden von den Berufsgenossenschaften, den Trägern der Unfallversicherung (S. 680), erlassen, die auch ihre Einhaltung überwachen.

Die UVV verpflichten in erster Linie die Arbeitgeber, ihre Betriebseinrichtungen so einzurichten, dass die Arbeitnehmer gegen Unfälle und Berufskrankheiten geschützt sind. Darüber hinaus sind auch die Arbeitnehmer verpflichtet, sich (zu ihrer eigenen Sicherheit) mit den UVV vertraut zu machen und sie genau zu beachten.

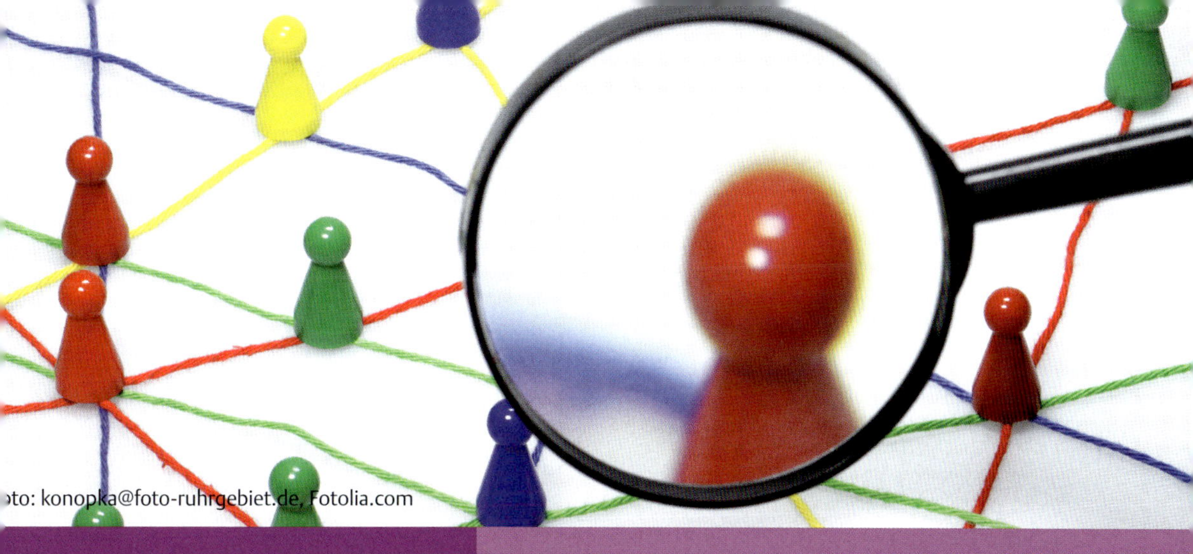

Kapitel 31

Soziale Sicherung

31.1 Sozialversicherung *678*

31.2 Arbeitslosengeld 2 *682*

31.3 Sozialhilfe *683*

31.4 Rehabilitation und Teilhabe behinderter Menschen *684*

31 Soziale Sicherung

Martin Kraus

31.1 Sozialversicherung

31.1.1 Allgemeines

Definition

Die Bundesrepublik Deutschland ist ein Sozialstaat (S. 650) und verfügt daher zum sozialen Schutz seiner Bürger über ein soziales Sicherungssystem (sog. soziales Netz). Die wichtigsten Teile dieses sozialen Netzes sind die Sozialversicherung, das Arbeitslosengeld 2 und die Sozialhilfe.

Jeder Einzelne trägt die Verantwortung für sich und seine eigene Lebensführung selbst. Es gibt aber bestimmte Risiken im Leben, die den einzelnen Menschen – wenn sie bei ihm eintreten – wirtschaftlich und finanziell ruinieren können. Dies sind vor allem:

- Krankheit
- Arbeitsunfall und Berufskrankheit
- Arbeitslosigkeit
- Erwerbsunfähigkeit und Alter
- Pflegebedürftigkeit

Die meisten dieser Risiken bewirken, dass der Betroffene seine Arbeitskraft nicht mehr einsetzen kann und daher den Lebensunterhalt für sich (und ggf. für seine Familie) nicht mehr selbst sicherstellen kann. Ohne soziale Absicherung würde derjenige, bei dem sich eines dieser Risiken verwirklicht, in soziale Not geraten (▶ Abb. 31.1). Um dem einzelnen Bürger dieses existenzielle Risiko abzunehmen, stellt der Staat als „Sicherheitsmaßnahme" die Sozialversicherung zur Verfügung. Sie hat den Zweck, die finanziellen und wirtschaftlichen Folgen der wichtigsten Lebensrisiken auszugleichen.

31

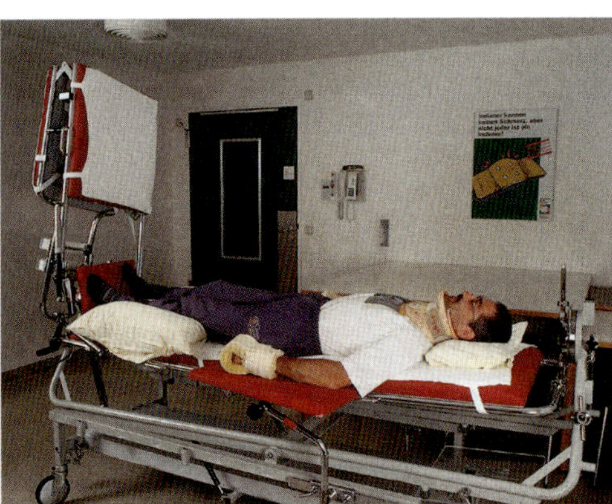

Abb. 31.1 Verunfallter Mensch. Ohne soziale Absicherung würde er evtl. in soziale Not geraten.

Geschichtliches zur Sozialversicherung

Das Sozialversicherungssystem reicht in seinen Grundlagen zurück bis ins Ende des 19. Jahrhunderts, als im Rahmen der Industrialisierung in Deutschland sehr viele Fabriken entstanden. Diese Fabriken zogen Arbeitskräfte von den Dörfern in die Städte. Das führte zu großen gesellschaftlichen Veränderungen, weil der soziale Schutz, der bis dahin im Wesentlichen durch die Großfamilien, durch die dörfliche Gemeinschaft oder durch die Handwerkszünfte gewährleistet worden war, nicht mehr funktionierte. Dadurch fielen Arbeiter, die wegen Krankheit oder Berufsunfall arbeitsunfähig wurden, zusammen mit ihren Familien in tiefste soziale Not. Diese Situation führte in der Arbeiterschaft zu großer Unzufriedenheit und in der Folge zu sozialen Unruhen. Durch den Druck der Sozialisten und der Gewerkschaften, die damals entstanden, wurde schließlich im Jahr 1881 mit dem Aufbau des Sozialversicherungssystems begonnen. Bis heute wurde die Sozialversicherung mehrfach geändert und ständig fortentwickelt. So wurde zum Beispiel die Pflegeversicherung als 5. Versicherungszweig im Jahr 1995 eingeführt.

Unser heutiges Sozialversicherungssystem

Unsere Sozialversicherung besteht – entsprechend den oben aufgelisteten Risiken – aus 5 sog. Versicherungszweigen:

- Krankenversicherung
- Unfallversicherung
- Arbeitslosenversicherung
- Rentenversicherung
- Pflegeversicherung

Grundsätzlich ist jeder dieser Versicherungszweige ein eigenständiges Versicherungssystem, das dem einzelnen Bürger ein konkretes Lebensrisiko (z. B. Krankheit) „abnimmt". Jeder Versicherungszweig wird von einem sog. Versicherungsträger verwaltet (z. B. für die Krankenversicherung: die Krankenkassen), der aus einer Vielzahl von Versicherten besteht (z. B. Mitglieder einer Krankenkasse). Durch die Beiträge dieser Versicherten wird jeder Versicherungszweig finanziert. Die Gesamtheit der Beiträge führt dazu, dass jeder Versicherungszweig eine relativ große Finanzmenge zur Verfügung hat. Von dieser Finanzmenge profitiert jeder einzelne Versicherte, wenn sich bei ihm das betreffende Lebensrisiko (z. B. Krankheit) verwirklicht. In diesem Fall hat der Versicherte einen Anspruch darauf, dass der Versicherungsträger ihm die Versicherungsleistungen gewährt (z. B. Begleichung der Arzt- oder Krankenhauskosten).

31.1.2 Grundprinzipien der Sozialversicherung

Die 5 Zweige der Sozialversicherung bestehen unabhängig voneinander und sind unterschiedlich gesetzlich geregelt. Dennoch gibt es einige Grundprinzipien, die für alle Versicherungszweige gelten und die den Charakter unseres Sozialversicherungssystems prägen (▶ Abb. 31.2). Dies sind:

- Versicherungspflicht für Arbeitnehmer
- Solidaritätsprinzip
- Finanzierung durch Arbeitnehmer und Arbeitgeber
- Selbstverwaltung
- Rechtsanspruch auf Versicherungsleistungen

▶ **Versicherungspflicht für Arbeitnehmer.** Grundsätzlich besteht für alle, die in einem Arbeitsverhältnis stehen, die Versicherungspflicht in der Sozialversicherung.

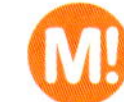

Merke

Versicherungspflicht bedeutet, dass grundsätzlich jeder Arbeitnehmer Mitglied in jedem Versicherungszweig wird, sobald er eine Beschäftigung aufnimmt.

Die Mitgliedschaft in der Sozialversicherung entsteht somit unabhängig davon, ob der Arbeitnehmer das will oder nicht. Durch diese Versicherungspflicht soll gewährleistet werden, dass tatsächlich alle Personen unter den Schutz der Sozialversicherung fallen, die diesen Schutz auch benötigen. Für bestimmte Personengruppen, die den Sozialversicherungsschutz nicht benötigen, gilt eine Ausnahme von der Versicherungspflicht. Versicherungsfrei sind vor allem die folgenden Berufsgruppen: Beamte, Richter, Selbstständige (z. B. Rechtsanwälte und Ärzte), Personen mit sehr hohem Jahreseinkommen.

Versicherungsfreie Personen können sich durch Abschluss von Versicherungsverträgen mit freien Versicherungsunternehmen privat absichern. Bei einem privaten Krankenversicherungsvertrag z. B. verpflichtet sich das Versicherungsunternehmen, dem Versicherten im Falle einer Krankheit die für die Krankenbehandlung entstandenen Kosten zu erstatten. Der privat versicherte Patient hat aber grundsätzlich dem Arzt oder dem Krankenhaus die Behandlungskosten zu bezahlen, um sie sich anschließend von seiner Krankenversicherung erstatten zu lassen. Die private Krankenversicherung ist nicht Bestandteil des Sozialversicherungssystems.

▶ **Solidaritätsprinzip.** Der wesentliche Grundgedanke unserer Sozialversicherung ist das Solidaritätsprinzip. Dieses Prinzip besteht darin, dass alle Mitglieder eines Versicherungszweigs (z. B. der Krankenversicherung) gemeinsam das versicherte Risiko (z. B. Krankheit) jedes einzelnen Mitglieds tragen. Die Mitglieder bilden somit durch ihre Beiträge eine „Risikogemeinschaft", die für das einzelne Mitglied dann eintritt, wenn sich bei ihm das versicherte Risiko (z. B. Krankheit) verwirklicht und es daher die Hilfe der Gemeinschaft braucht.

▶ **Finanzierung durch Arbeitnehmer und Arbeitgeber.** Die Zweige der Sozialversicherung werden grundsätzlich durch Beiträge von Arbeitnehmern und Arbeitgebern finanziert, die jeweils die Beitragslast zur Hälfte tragen. Eine wichtige Ausnahme von der gemeinsamen Beitragspflicht stellt die Unfallversicherung dar, die allein von den Arbeitgebern finanziert wird. Eine weitere Ausnahme besteht im Bereich der Krankenversicherung, weil hier jede Krankenkasse einen einkommensabhängigen Zusatzbeitrag von ihren Mitgliedern erheben kann. Der Zusatzbeitrag kann somit von Krankenkasse zu Krankenkasse unterschiedlich ausfallen. Wenn eine Krankenkasse einen Zusatzbeitrag erhebt oder erhöht, dann haben die Mitglieder dieser Krankenkasse ein Sonderkündigungsrecht und können die Krankenkasse wechseln. Schließlich werden Teile von Leistungen (sog. versicherungsfremde Leistungen) im Bereich der Krankenkasse durch Zuschüsse aus dem Staatshaushalt bezahlt.

Der einzelne Arbeitnehmer braucht sich um die Bezahlung seiner Sozialversicherungsbeiträge nicht zu kümmern, weil diese durch den Arbeitgeber vom Lohn abgezogen werden und direkt an die Krankenkasse überwiesen werden. Die Krankenkassen ziehen die Beiträge für alle Versicherungszweige ein (Ausnahme: Unfallversicherung).

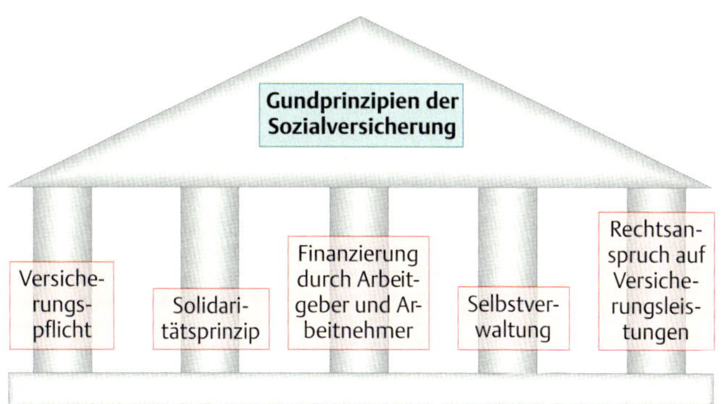

Abb. 31.2 Sozialversicherung. 5 Säulen ergeben die Grundprinzipien der Sozialversicherung.

▸ **Selbstverwaltung.** Das Prinzip der Selbstverwaltung bedeutet, dass die Betroffenen selbst (Versicherte und Arbeitgeber) die wichtigen Entscheidungen etwa über Personal- und Finanzfragen für die einzelnen Versicherungsträger (z. B. Krankenkassen) treffen. Hierfür gibt es bei den Versicherungsträgern grundsätzlich eine Vertreterversammlung und einen Vorstand. Die Mitglieder der Vertreterversammlungen werden von den Versicherten und den Arbeitgebern gewählt (sog. Sozialwahl). Eine Sonderregelung gibt es für die Bundesagentur für Arbeit, die anstelle der Vertreterversammlung einen Verwaltungsrat hat, dessen Mitglieder vom Bundeswirtschaftsministerium ernannt werden.

▸ **Rechtsanspruch (auf Versicherungsleistungen).** Zu den Grundprinzipien der Sozialversicherung gehört es, dass der Versicherte einen Rechtsanspruch auf die Versicherungsleistungen hat, wenn bei ihm der Versicherungsfall eintritt. Dieser Rechtsanspruch kann durch Klage bei den Sozialgerichten (S. 656) durchgesetzt werden.

31.1.3 Die einzelnen Versicherungszweige

Jeder der 5 Versicherungszweige
- hat einen Versicherungsträger, der den Versicherungszweig verwaltet,
- deckt bestimmte Risiken seiner versicherten Mitglieder ab und
- gewährt seinen Mitgliedern im Versicherungsfall bestimmte Versicherungsleistungen.

Nach diesem Schema sollen im Folgenden die einzelnen Versicherungszweige dargestellt werden, wobei es sich nur um einen groben Überblick handeln kann. Um nähere Informationen zu einem Versicherungszweig zu erhalten, sollte man sich an den betreffenden Versicherungsträger wenden.

Krankenversicherung

Versicherungsträger der Krankenversicherung sind die Krankenkassen, wie z. B. Ortskrankenkassen, und Betriebskrankenkassen. Das Risiko der Krankheit wird durch die Krankenkasse abgesichert. Versicherungsleistungen sind vor allem die Finanzierung der ambulanten und stationären Krankenbehandlung sowie der notwendigen Arznei- und Hilfsmittel.

Insbesondere bei Zahnersatz und Arzneimitteln haben die Versicherten durch Selbstbeteiligungen einen Teil der angefallenen Kosten zu tragen. Durch diese Selbstbeteiligungen wird die Eigenverantwortung der Versicherten für ihre Gesundheit deutlich. Weiterhin sollen die Versicherten dadurch einen Beitrag zur Kostendämpfung im Gesundheitswesen leisten.

Die Krankenkassen gewähren ihren Versicherten aber nicht nur im Fall einer bereits eingetretenen Krankheit Leistungen. Zu ihren Leistungen gehören vielmehr auch Maßnahmen zur Verhütung und zur Früherkennung von Krankheiten (z. B. Vorsorgekuren, Vorsorgeuntersuchungen). Weiterhin gewähren sie Leistungen bei Schwangerschaft und Geburt.

Unfallversicherung

Der Versicherungsträger der Unfallversicherung sind die Berufsgenossenschaften. Sie decken das Risiko des Arbeitunfalls und der Berufskrankheiten ab. Versicherungsleistungen der Unfallversicherung sind vor allem:
- Heilbehandlung einschließlich Rehabilitation
- Berufshilfe (z. B. Umschulung, wenn die alte Berufstätigkeit wegen eines Arbeitsunfalls oder einer Berufskrankheit nicht mehr aufgenommen werden kann, ▸ Abb. 31.3)
- Verletztenrente (bei Berufsunfähigkeit aufgrund eines Arbeitsunfalls bzw. einer Berufskrankheit)

Die genannten Versicherungsleistungen werden gewährt, wenn der Versicherte einen Arbeitsunfall oder eine Berufskrankheit bereits erlitten hat. Als Arbeitsunfall zählt auch ein Unfall auf dem Weg von der Wohnung zum Arbeitsplatz und zurück (sog. Wegeunfall). Die Träger der Unfallversicherung haben aber weiterhin die Aufgabe, Arbeitsunfälle und Berufskrankheiten zu verhüten. Diese Aufgabe erfüllen sie dadurch, dass sie Unfallverhütungsvorschriften (S. 676) erlassen und deren Einhaltung durch die Arbeitgeber überwachen.

Rentenversicherung

Versicherungsträger für die Rentenversicherung sind die sog. Deutsche Rentenversicherung Bund und die einzelnen regionalen Träger (z. B. Deutsche Rentenversicherung Baden-Württemberg). Berufs- oder Erwerbsunfähigkeit, Alter sowie Tod sind die Risiken, die von der Rentenversicherung abgedeckt werden sollen. Versicherungsleistungen der Rentenversicherung sind:
- Rentenzahlungen an den Versicherten (bei Berufs- oder Erwerbsunfähigkeit oder wegen Alters)
- Rentenzahlungen an die Hinterbliebenen (Witwen, Waisen) beim Tod des Versicherten

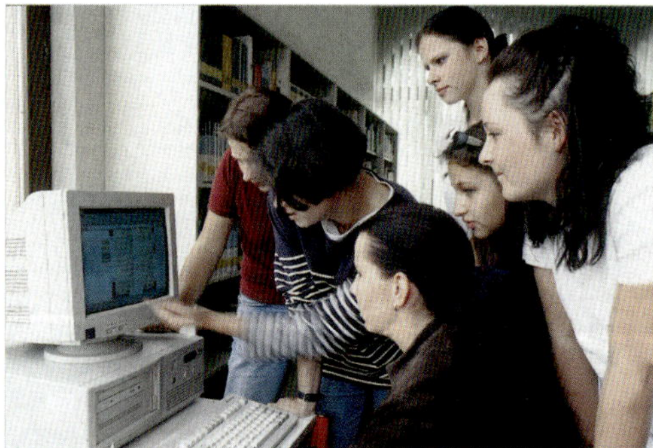

Abb. 31.3 Umschulung. Menschen mit Berufsunfähigkeit oder Berufskrankheit erhalten so eine neue Zukunftsperspektive.

Generationenvertrag

Die Höhe der Rente für den einzelnen Versicherten wird nach der sog. Rentenformel berechnet. Nach dieser Berechnungsmethode hängt die Höhe der Rente u. a. davon ab, wie lange der Betreffende in der Rentenversicherung war, welches Jahreseinkommen er erzielt hat und in welchem Lebensalter er in den Ruhestand gegangen ist (▶ Abb. 31.4).

Die Finanzierung der Rentenversicherung beruht auf dem Prinzip des sog. Generationenvertrags. Zwar hat noch keine Generation förmlich einen Vertrag mit einer anderen Generation abgeschlossen. Der Begriff „Generationenvertrag" beschreibt aber schlagwortartig, wie die Rentenversicherung finanziert wird. Das Prinzip des Generationenvertrags besteht darin, dass die jeweils arbeitende Generation durch ihre Beiträge die Renten der rentenempfangenden Generation finanziert. Die Beiträge, die heute von den Arbeitnehmern eingezahlt werden, werden also nicht angespart, um die späteren Renten der heutigen Beitragszahler zu finanzieren. Vielmehr werden die heutigen Beiträge unmittelbar an die heutigen Rentner „weitergereicht". Die heutige beitragszahlende Generation ist dabei darauf angewiesen, dass später ihre eigene Rente von der nächsten Generation finanziert wird.

Das Prinzip des Generationenvertrags ist heute dadurch gefährdet, dass die Lebenserwartung steigt und gleichzeitig aber die Geburtenrate sinkt. Dies führt dazu, dass immer weniger Beitragszahler die Renten von immer mehr Rentnern finanzieren müssen. Die Finanzierung der Rentenversicherung wird daher durch eine private Altersvorsorge, die staatlich gefördert wird, ergänzt. Dadurch soll die Eigenverantwortung des Einzelnen für seine Altersversorgung gestärkt werden.

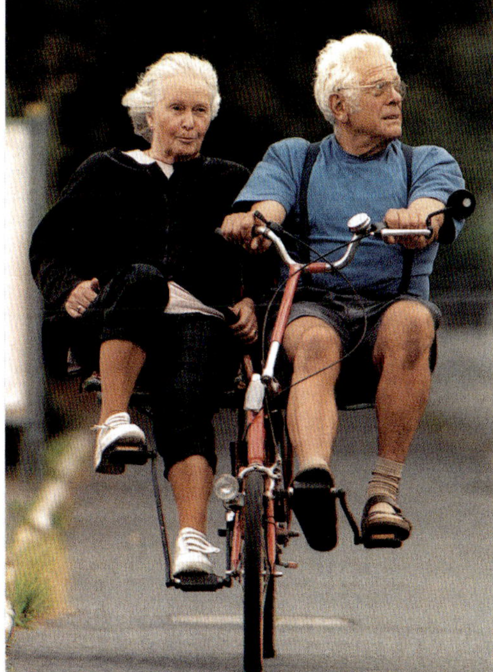

Abb. 31.4 Ruhestand. Dieses Ehepaar genießt den Ruhestand und erfüllt sich die Träume, zu denen es während des Arbeitslebens keine Zeit hatte (KNA-Bild).

Pflegeversicherung

Versicherungsträger der Pflegeversicherung sind die Pflegekassen, die bei den Krankenkassen gebildet sind. Sie versichern das Risiko einer Pflegebedürftigkeit in jungen oder alten Jahren. Versicherungsleistungen der Pflegekassen sind vor allem:

- Pflegesachleistungen (Häusliche Pflege), z. B. durch ambulanten Pflegedienst
- Pflegegeld, z. B. bei Pflege durch Familienangehörige (▶ Abb. 31.5)
- teilstationäre Pflege, z. B. Nachtpflege in stationären Pflegeeinrichtungen
- vollstationäre Pflege, wenn eine andere Form der Pflege nicht mehr möglich ist

Pflegebedürftig sind Personen, die wegen einer körperlichen, geistigen oder seelischen Krankheit oder Behinderung für die gewöhnlichen Verrichtungen des Lebens in erheblichem Umfang der Hilfe bedürfen. Der genaue Umfang der Versicherungsleistungen für den einzelnen pflegebedürftigen Versicherten richtet sich nach der sog. Pflegestufe, in die der betreffende Versicherte fällt. Die Entscheidung, welche Pflegestufe vorliegt, trifft die Pflegekasse unter Berücksichtigung eines sog. Pflegegutachtens, das für jeden Pflegebedürftigen erstellt wird. Es gibt die folgenden 3 Pflegestufen:

- **Pflegestufe I: erheblich Pflegebedürftige.** Das sind Pflegebedürftige, die bei der Körperpflege, Ernährung oder Mobilität mindestens 1-mal täglich der Hilfe bedürfen und zusätzlich mehrfach in der Woche Hilfe bei der hauswirtschaftlichen Versorgung benötigen.
- **Pflegestufe II: Schwerpflegebedürftige.** Das sind Pflegebedürftige, die bei der Körperpflege, Ernährung oder Mobilität mindestens 3-mal täglich zu verschiedenen

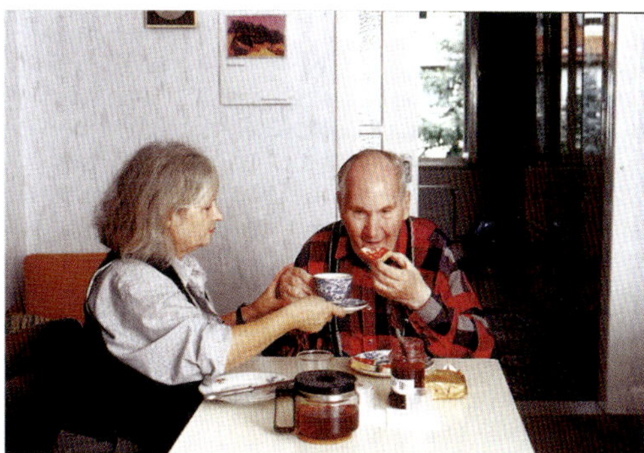

Abb. 31.5 Häusliche Pflege. Pflegende Angehörige haben Anspruch auf Pflegegeld, je nach Pflegestufe sind die Beträge unterschiedlich.

Tageszeiten der Hilfe bedürfen und zusätzlich mehrfach in der Woche Hilfe bei der hauswirtschaftlichen Versorgung benötigen.
- **Pflegestufe III: Schwerstpflegebedürftige.** Das sind Pflegebedürftige, die bei der Körperpflege, Ernährung oder Mobilität täglich rund um die Uhr der Hilfe bedürfen und zusätzlich mehrfach in der Woche Hilfe bei der hauswirtschaftlichen Versorgung benötigen.

Arbeitslosenversicherung

Versicherungsträger der Arbeitslosenversicherung ist die Bundesagentur für Arbeit, ihr unterstehen die Arbeitsämter. Die Arbeitslosenversicherung deckt das Risiko der Arbeitslosigkeit ab. Versicherungsleistungen der Arbeitslosenversicherung sind:
- Arbeitslosengeld 1
- berufsfördernde Leistungen (z. B. Berufsberatung, Förderung der Berufsausbildung und der beruflichen Weiterbildung)

Arbeitslosengeld 1 erhalten grundsätzlich Arbeitslose nach Beendigung ihres Arbeitsverhältnisses, wenn sie in den letzten 2 Jahren vor der Arbeitslosigkeit mindestens 12 Monate beitragspflichtig gewesen sind, also i. d. R. Beiträge zur Arbeitslosenversicherung gezahlt haben. Das Arbeitslosengeld 1 ist (anders als das Arbeitslosengeld 2) eine echte Sozialversicherungsleistung, die – zeitlich beschränkt – unabhängig von der Bedürftigkeit des Betroffenen ausgezahlt wird.

Die Höhe des Arbeitslosengeldes 1 hängt davon ab, wie hoch das letzte Arbeitsentgelt des betreffenden Arbeitslosen war, ob er ein Kind hat und in welcher Lohnsteuerklasse er sich befindet. Das Arbeitslosengeld 1 beträgt für Arbeitslose mit Kindern 67 %, für alle anderen 60 % des Netto-Leistungsentgelts. Wie lange ein Arbeitsloser Arbeitslosengeld 1 erhalten kann, hängt von seinem Lebensalter und der Dauer des Versicherungsverhältnisses in den letzten Jahren ab; Arbeitslosengeld wird maximal 24 Monate lang ausgezahlt.

31.2 Arbeitslosengeld 2

Das Arbeitslosengeld 2 wird häufig auch als „Hartz 4" bezeichnet, weil es Bestandteil der sog. Hartz-Gesetzgebung war, mit der in den Jahren 2002–2005 das System der Sozialleistungen vor allem für Arbeitsuchende neu gestaltet wurde. Das Arbeitslosengeld 2 sieht im Wesentlichen Grundsicherungsleistungen zur Existenzsicherung von Arbeitsuchenden vor. Es dient dem Zweck, den Hilfebedürftigen ein menschenwürdiges Leben zu ermöglichen und trägt somit dem Sozialstaatsgebot des Grundgesetzes (Art. 20 GG) Rechnung.

Arbeitslosengeld 2 wird auf der Rechtsgrundlage des Zweiten Buchs des Sozialgesetzbuchs (SGB II) geleistet und ist nicht Bestandteil der Sozialversicherung, sondern eine echte soziale Fürsorgeleistung des Staates für sog. erwerbsfähige Hilfebedürftige. Dies sind Personen, die grundsätzlich in der Lage sind, erwerbstätig zu sein, aber aktuell ihren Lebensunterhalt nicht aus eigenen Mitteln und Kräften sichern können. In dieser Notsituation erhalten erwerbsfähige Hilfebedürftige Arbeitslosengeld 2 unabhängig davon, ob sie vorher sozialversicherungspflichtig beschäftigt waren oder nicht. Häufig schließt es sich an den Bezug von Arbeitslosengeld 1 an.

Zuständig für die Bewilligung von Arbeitslosengeld 2 sind i. d. R. die Agenturen für Arbeit und die Kommunen (vor allem Landkreise und kreisfreie Städte), die sich meist zu sog. Jobcentern zusammengeschlossen haben. Neben dem Arbeitslosengeld 2 als Leistung zur Sicherung des Lebensunterhalts erhalten die Betroffenen Hilfestellungen (z. B. Schulungen und Qualifizierungen), damit sie möglichst schnell wieder eine Arbeitsstelle erhalten und ohne staatliche Unterstützung leben können.

Die wichtigsten Voraussetzungen für den Bezug von Arbeitslosengeld 2 sind
- Erwerbsfähigkeit und
- Hilfebedürftigkeit.

▶ **Erwerbsfähigkeit.** Erwerbsfähig ist, wer in der Lage ist, unter den üblichen Bedingungen des Arbeitsmarktes mindestens 3 Stunden täglich erwerbstätig zu sein. Wer also nicht in der Lage ist, 3 Stunden täglich zu arbeiten, erhält kein Arbeitslosengeld 2, sondern allenfalls Leistungen der Sozialhilfe.

▶ **Hilfebedürftigkeit.** Hilfebedürftig sind Personen, die ihren eigenen Lebensunterhalt oder den Lebensunterhalt der mit ihnen in einer Bedarfsgemeinschaft lebenden Personen (das sind vor allem sein Ehegatte oder Lebenspartner und seine Kinder) nicht aus eigenen Mitteln sichern können. Zu diesen Mitteln gehören das eigene Einkommen und Vermögen sowie die Aufnahme einer zumutbaren Arbeit. Wer also z. B. eigenes Einkommen hat, das für den Lebensunterhalt ausreicht, ist nicht hilfebedürftig. Auch wer verwertbares Vermögen hat, ist nicht hilfebedürftig. Ein Arbeitsuchender muss also grundsätzlich zunächst sein Vermögen aufbrauchen, bevor er Arbeitslosengeld 2 in Anspruch nehmen kann. Allerdings gibt es sog. Vermögensfreigrenzen; nur wenn diese Freigrenzen überschritten sind, entfällt das Arbeitslosengeld 2. Die Höhe der Freigrenzen hängt vor allem davon ab, wie alt der betreffende Hilfebedürftige ist und ob er Kinder hat. Die allgemeine Vermögensfreigrenze beträgt z. B. für einen 30-Jährigen alleinstehenden Hilfebedürftigen ohne Kinder 5 250 €. Weiterhin ist jemand dann nicht hilfebedürftig, wenn er durch Aufnahme einer zumutbaren Arbeit seinen Lebensunterhalt selbst sicherstellen kann. Dabei ist nach dem SGB II grundsätzlich jede Arbeit zumutbar, wenn nicht ein wichtiger Grund (z. B. Pflege und Erziehung eines eigenen Kindes) der Arbeitsaufnahme entgegensteht.

Arbeitslosigkeit ist keine Voraussetzung für den Bezug von Arbeitslosengeld 2. Denn es gibt viele Personen, die zwar erwerbstätig sind, deren Gehalt aber nicht ausreicht, um den Lebensunterhalt für sich und für ihre Familien zu sichern. Diese Personen erhalten als sog. Aufstocker Arbeitslosengeld 2.

Wer die Voraussetzungen erfüllt, erhält als Arbeitslosengeld 2 vor allem die folgenden Leistungen:

- Regelleistung
- Leistung für Unterkunft und Heizung
- ggf. Leistungen für bestimmte Mehrbedarfe

Die sog. Regelleistung beträgt z. B. für alleinstehende Erwachsene pauschal 391 € monatlich (Stand: 2014). Dieser Betrag ist gedacht für die allgemeine Sicherung des Lebensunterhalts, also insbesondere für Ernährung, Kleidung, Körperpflege, Hausrat und die allgemeinen Anschaffungen des täglichen Lebens. Die Höhe der Regelleistung wird jährlich vom Bundesarbeitsministerium überprüft und angepasst.

Daneben gehören zum Arbeitslosengeld 2 die Kosten für Unterkunft und Heizung. Das sind vor allem die Kosten für die Miete einer angemessenen Wohnung. Weiterhin können bestimmte Empfänger von Arbeitslosengeld 2 (z. B. Alleinerziehende, werdende Mütter, behinderte Menschen) als sog. Mehrbedarf zusätzliche pauschale Leistungen erhalten.

Arbeitslosengeld 2 steht aber nicht nur den erwerbsfähigen Hilfebedürftigen selbst zu, sondern auch den Personen, die mit einem erwerbsfähigen Hilfebedürftigen in einem Haushalt (das Gesetz spricht hier von einer Bedarfsgemeinschaft) zusammenleben. Das sind vor allem die Ehegatten oder Lebenspartner und die Kinder der Hilfeempfänger. Sie haben Anspruch auf Sozialgeld, das – wie die Regelleistung – für die allgemeine Sicherung des Lebensunterhalts gedacht ist. Die Höhe des Sozialgelds hängt davon ab, wie alt der Empfänger ist; für ein Kind unter 6 Jahren beträgt das Sozialgeld z. B. 229 € (Stand: 2014).

Selbstverständlich erhalten nur diejenigen Hilfebedürftigen das volle Arbeitslosengeld 2, die überhaupt kein Einkommen haben. Wenn jemand Einkommen (z. B. aus einer Teilzeitstelle) hat und dieses Einkommen aber nicht ausreicht, um den gesamten Lebensunterhalt der Familie abzudecken, dann hat derjenige Anspruch auf ein entsprechend vermindertes Arbeitslosengeld 2.

31.3 Sozialhilfe

Trotz des weit reichenden Schutzes durch die Sozialversicherung, die für die Versicherten die wichtigsten Lebensrisiken abdeckt, und durch das Arbeitslosengeld 2 für Erwerbsfähige ist es möglich, dass Menschen in soziale Not geraten. Die Personen, die ihren Lebensunterhalt nicht selbst sicherstellen können und die von anderer Seite (etwa von Familienangehörigen) keine Hilfe bekommen, können Sozialhilfe erhalten.

Die Sozialhilfe stellt sozusagen das „unterste Auffangnetz" im sozialen Sicherungssystem der Bundesrepublik dar. Sie greift erst dann ein, wenn andere Sozialleistungen (z. B. aus der Sozialversicherung oder das Arbeitslosengeld 2) nicht in Anspruch genommen werden können. Anders als bei der Sozialversicherung, die nur den versicherten Beitragszahlern Ansprüche gewährt, steht die Sozialhilfe jedem zur Verfügung, der die entsprechenden Voraussetzungen erfüllt. Die Sozialhilfe ist vollkommen unabhängig von der Sozialversicherung.

Sie hat den Zweck, dem Hilfebedürftigen die selbstständige Führung eines menschenwürdigen Lebens zu ermöglichen. Sie steht damit im Zusammenhang mit Art. 1 GG (Schutz der Menschenwürde) und mit dem Sozialstaatsgebot des Art. 20 GG. Rechtsgrundlage für die Sozialhilfe ist das Zwölfte Buch des Sozialgesetzbuchs (SGB XII).

Vereinfacht ausgedrückt wird Sozialhilfe – ähnlich wie beim Arbeitslosengeld 2 – demjenigen gewährt, der bedürftig ist, d. h. der seinen Lebensunterhalt nicht selbst aus eigenen Mitteln (eigenes Einkommen oder Vermögen) oder mithilfe von Familienangehörigen sicherstellen kann. Es gibt mehrere Arten von Sozialhilfe:

- Grundsicherung im Alter und bei Erwerbsminderung (§§ 41–46 SGB XII)
- Hilfe zum Lebensunterhalt (§§ 27–40 SGB XII)
- Hilfe zur Pflege (§§ 61–66 SGB XII)
- Eingliederungshilfe für behinderte Personen (§§ 53–60 SGB XII)
- Hilfen zur Gesundheit (§§ 47–52 SGB XII)
- Hilfe zur Überwindung besonderer sozialer Schwierigkeiten (§§ 67–69 SGB XII)
- Hilfe in anderen Lebenslagen (§§ 70–74 SGB XII)

▶ **Grundsicherung im Alter und bei Erwerbsminderung.** Diese ist praktisch die wichtigste Leistung der Sozialhilfe. Grundsicherung im Alter erhalten bedürftige Personen ab dem 65. Lebensjahr, wobei die Altersgrenze ab dem Geburtsjahrgang 1947 stufenweise bis auf das 67. Lebensjahr heraufgesetzt wird. Grundsicherung bei Erwerbsminderung erhalten Erwerbsunfähige, d. h. solche Personen, die nicht in der Lage sind, unter den üblichen Bedingungen des Arbeitsmarktes mindestens 3 Stunden täglich erwerbstätig zu sein. Diese Personen erhalten bei Bedürftigkeit zur Existenzsicherung Grundsicherungsleistungen, die in Inhalt und Umfang ähnlich ausgestaltet sind wie das Arbeitslosengeld 2. Das heißt, ihnen werden ein pauschaler Regelsatz in Höhe von 391 € (Stand: 2014), Leistungen für die Kosten der Unterkunft und Heizung sowie ggf. Mehrbedarfsleistungen gewährt. Allerdings gelten bei der Sozialhilfe im Hinblick auf die Anrechnung von eigenem Einkommen und Vermögen strengere Regelungen als beim Arbeitslosengeld 2.

▶ **Hilfe zum Lebensunterhalt.** Hierfür bleibt neben den Grundsicherungsleistungen für Arbeitsuchende (Arbeitslosengeld 2) und den Grundsicherungsleistungen im Alter und bei Erwerbsminderung nur noch ein kleiner Anwendungsbereich. Auch die Leistungen der Hilfe zum Lebensunterhalt sind ähnlich ausgestaltet sind wie das Arbeitslosengeld 2.

▶ **Hilfe zur Pflege.** Die Hilfe zur Pflege als Sozialhilfe steht z. B. den Hilfebedürftigen zu, die keine Leistungen aus der gesetzlichen Pflegeversicherung erhalten. Die Leistungen der Hilfe zur Pflege entsprechen in diesen Fällen weitgehend den Leistungen der gesetzlichen Pflegeversicherung.

► **Eingliederungshilfe für Behinderte.** Durch sie wird gewährleistet, dass auch bedürftige und mittellose behinderte Menschen die Möglichkeit erhalten, am Leben in der Gesellschaft teilzunehmen. Diese Hilfe umfasst im Wesentlichen medizinische und soziale Hilfe sowie berufsfördernde und berufserhaltende Maßnahmen für Behinderte.

► **Weitere Sozialhilfeleistungen.** Die übrigen oben aufgelisteten Sozialhilfeleistungen betreffen im weitesten Sinne Hilfen in besonderen Lebenslagen für bedürftige Personen. Die Hilfen zur Gesundheit werden z. B. dann gewährt, wenn ein Hilfebedürftiger keine Leistungen aus der gesetzlichen Krankenversicherung erhält. Die Leistungen der Hilfen zur Gesundheit entsprechen i. d. R. den Leistungen der gesetzlichen Krankenversicherung.

31.4 Rehabilitation und Teilhabe behinderter Menschen

31.4.1 Allgemeines

Ein besonderer Teil des Sozialrechts ist im Neunten Buch des Sozialgesetzbuchs (SGB IX) geregelt, das sich mit der Rehabilitation und der Teilhabe behinderter Menschen befasst. Menschen mit Behinderung sind in besonderem Maße auf den Schutz und die Solidarität der Gesellschaft angewiesen (► Abb. 31.6). Der Zweck des SGB IX besteht daher darin, behinderten und von Behinderung bedrohten Menschen ein selbstbestimmtes Leben zu ermöglichen und ihre Teilhabe an der Gesellschaft, insbesondere am Arbeitsleben, zu fördern. Das SGB IX setzt das in Art. 3 Abs. 2 des Grundgesetzes enthaltene Benachteiligungsverbot um („Niemand darf wegen seiner Behinderung benachteiligt werden").

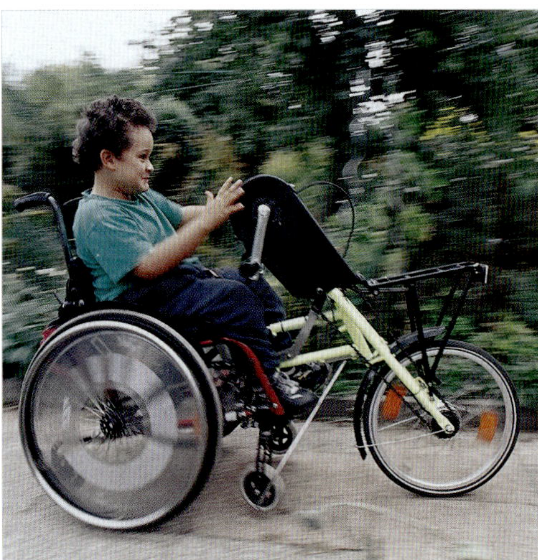

Abb. 31.6 Behinderter Mensch. Dieses behinderte Kind gehört genauso zur Gesellschaft wie jeder andere Mensch. Es möchte glücklich leben.

Das SGB IX unterscheidet zwischen behinderten und von Behinderung bedrohten Menschen auf der einen Seite und schwerbehinderten Menschen auf der anderen Seite.

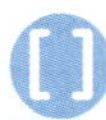

Definition

Ein Mensch ist behindert, wenn seine körperliche Funktion, geistige Fähigkeit oder seelische Gesundheit von dem für das Lebensalter typischen Zustand abweicht und daher seine Teilhabe am Leben in der Gesellschaft beeinträchtigt ist.

Ein Mensch ist schwerbehindert, wenn bei ihm ein Grad der Behinderung von mindestens 50 vorliegt. Zuständig für die Feststellung des Grades der Behinderung ist das Versorgungsamt, das auch den Schwerbehindertenausweis ausstellt.

31.4.2 Regelungen für behinderte und von Behinderung bedrohten Menschen

Für behinderte Menschen kommen häufig verschiedene Sozialleistungen infrage, für die verschiedene Leistungsträger zuständig sein können (z. B. medizinische Leistungen aus der Krankenversicherung; Arbeitsförderungsmaßnahmen der Agenturen für Arbeit; Sozialhilfeleistungen der Sozialhilfeträger). Das SGB IX fasst diese Leistungen zusammen und verpflichtet die verschiedenen Leistungsträger zu einer intensiven Zusammenarbeit, um eine koordinierte und effektive Hilfe für den einzelnen Behinderten zu ermöglichen. Zu diesem Zweck haben die Leistungsträger in jedem Landkreis bzw. in jeder kreisfreien Stadt eine sog. gemeinsame Servicestelle zu errichten, die als einheitlicher Ansprechpartner für die Betroffenen in allen Fragen der Rehabilitation und Teilhabe behinderter Menschen zur Verfügung steht.

31.4.3 Regelungen für schwerbehinderte Menschen

Das SGB IX enthält für schwerbehinderte Menschen Regelungen, deren Schwerpunkt darin besteht, Schwerbehinderte durch einen besonderen arbeitsrechtlichen Schutz in das Arbeitsleben zu integrieren (► Abb. 31.7). Dieses Ziel wird vor allem durch die folgenden Mittel erreicht:

- Beschäftigungspflicht der Arbeitgeber
- besonderer Kündigungsschutz für Schwerbehinderte
- sonstige arbeitsrechtliche Vergünstigungen für Schwerbehinderte

► **Beschäftigungspflicht.** Jeder Arbeitgeber mit mindestens 20 Arbeitsplätzen hat auf 5 % seiner Arbeitsplätze Schwerbehinderte zu beschäftigen. Wenn er diese Pflicht nicht erfüllt, hat er eine Ausgleichsabgabe zu zahlen, die pro Monat und nicht besetztem Arbeitsplatz 105–260 Euro beträgt.

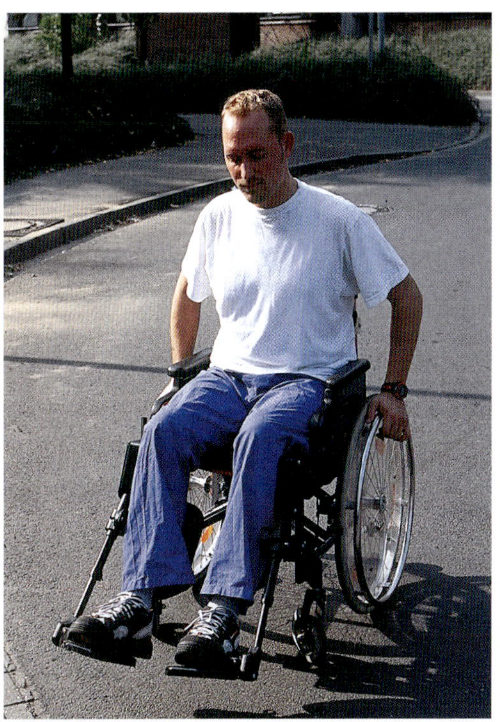

Abb. 31.7 Integration ins Arbeitsleben. Laut SGB IX sind schwerbehinderte Menschen ins Arbeitsleben zu integrieren.

▸ **Besonderer Kündigungsschutz.** Schwerbehinderte, deren Arbeitsverhältnis länger als 6 Monate besteht, genießen einen besonderen Kündigungsschutz. Zwar ist die Kündigung von Schwerbehinderten nicht verboten, sie ist aber nur mit Zustimmung des sog. Integrationsamtes möglich, das bei seiner Entscheidung die Interessen des Schwerbehinderten zu berücksichtigen hat. Weiterhin gilt für die Kündigung eines Schwerbehinderten eine Kündigungsfrist von mindestens 4 Wochen.

▸ **Sonstige arbeitsrechtliche Vergünstigungen für Schwerbehinderte.** Das SGB IX sieht weiterhin verschiedene Vergünstigungen für Schwerbehinderte im Arbeitsverhältnis vor. So hat der Arbeitgeber die Schwerbehinderten so zu beschäftigen, dass sie ihre Fähigkeiten und Kenntnisse möglichst voll verwerten können. Arbeitsräume und Maschinen sind möglichst behindertengerecht einzurichten. Weiterhin haben Schwerbehinderte einen Anspruch auf Zusatzurlaub von 5 Arbeitstagen im Jahr.

Schließlich muss in Betrieben, in denen mindestens 5 Schwerbehinderte beschäftigt sind, ein Vertrauensmann oder eine Vertrauensfrau für die Schwerbehinderten gewählt werden (sog. Schwerbehindertenvertretung). Diese Schwerbehindertenvertretung hat die Interessen der Schwerbehinderten im Betrieb zu vertreten und ihnen Hilfestellung zu leisten. Sie hat ein Mitspracherecht bei allen betrieblichen Angelegenheiten, die einen oder mehrere Schwerbehinderte betreffen.

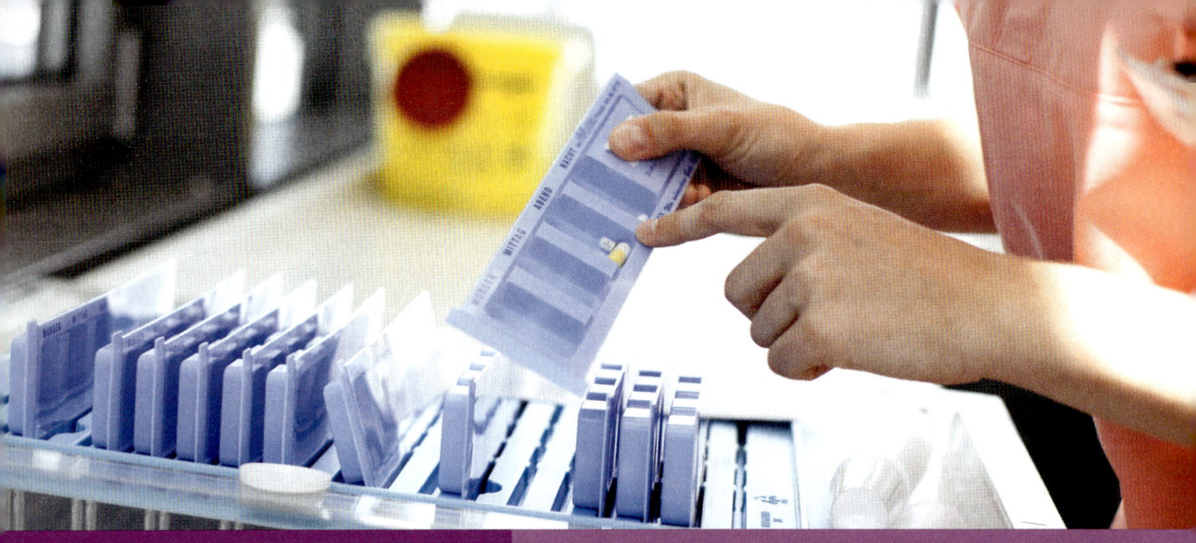

Kapitel 32

Wichtige Vorschriften im Gesundheitswesen

32.1 Arzneimittelgesetz 687

32.2 Medizinproduktegesetz (MPG) 688

32.3 Betäubungsmittelgesetz, Betäubungsmittel-verschreibungsverordnung 689

32.4 Infektionsschutzgesetz 689

32.5 Aufgaben und Aufbau des öffentlichen Gesundheitswesens 691

32 Wichtige Vorschriften im Gesundheitswesen

Martin Kraus

32.1 Arzneimittelgesetz

Definition

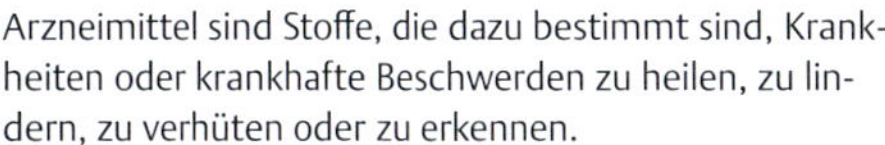

Arzneimittel sind Stoffe, die dazu bestimmt sind, Krankheiten oder krankhafte Beschwerden zu heilen, zu lindern, zu verhüten oder zu erkennen.

Arzneimittel werden am oder im Körper von Menschen oder Tieren angewendet und haben aber häufig nicht nur gesundheitsfördernde Wirkungen, sondern auch unerwünschte Nebenwirkungen. Sie können auch gesundheitsschädigende Wirkungen haben, wenn sie etwa nicht bestimmungsgemäß angewendet werden.

Um diesen Risiken von Arzneimitteln zu begegnen, wurde das Arzneimittelgesetz (AMG) erlassen. Der Sinn des AMG besteht darin, eine ordnungsgemäße Arzneimittelversorgung für Mensch und Tier sicherzustellen und für Qualität und Wirksamkeit der Arzneimittel zu sorgen (▶ Abb. 32.1). Zu diesem Zweck enthält das AMG vor allem Regelungen über die Anforderungen an Arzneimittel sowie über die Zulassung und die Abgabe von Arzneimitteln.

32.1.1 Anforderungen an Arzneimittel

Das AMG stellt strenge Anforderungen an Arzneimittel. So ist es etwa verboten, Arzneimittel in den Verkehr zu bringen, bei denen der begründete Verdacht besteht, dass sie schädliche Wirkungen haben, die über ein vertretbares Maß hinausgehen. Weiterhin ist es verboten, Arzneimittel in den Verkehr zu bringen, die in ihrer Qualität gemindert sind oder deren Verfallsdatum abgelaufen ist.

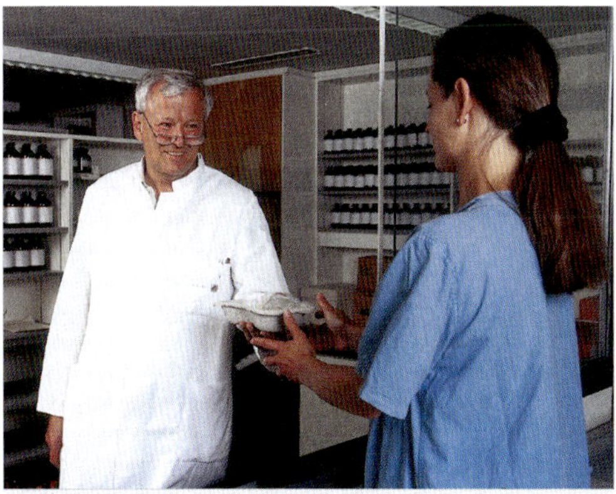

Abb. 32.1 Arzneimittel. Die Sicherstellung einer ordnungsgemäßen Arzneimittelversorgung ist wesentliches Ziel des AMG.

Darüber hinaus enthält das AMG Anforderungen an die Kennzeichnung von sog. Fertigarzneimitteln.

Unter Fertigarzneimitteln sind solche Arzneimittel zu verstehen, die im Voraus hergestellt werden und die in einer Verpackung an den Verbraucher abgegeben werden.

Bei Fertigarzneimitteln müssen auf der Verpackung verschiedene Informationen angegeben sein (z. B. Name des Unternehmens; Bezeichnung des Arzneimittels; Zulassungsnummer; Verfallsdatum). Weiterhin dürfen Fertigarzneimittel nur mit einem Beipackzettel („Gebrauchsinformation") in den Verkehr gebracht werden. Auch dieser Beipackzettel muss bestimmte Informationen enthalten (z. B. Anwendungsgebiete des Arzneimittels, Gegenanzeigen, Wechselwirkungen, Dosierungsanleitung).

32.1.2 Zulassung von Arzneimitteln

Arzneimittel dürfen nur dann in den Verkehr gebracht werden, wenn sie vorher vom Bundesinstitut für Arzneimittel und Medizinprodukte eine Zulassung erhalten haben; dies gilt allerdings nicht für homöopathische Arzneimittel, die von diesem Bundesinstitut nur registriert werden müssen. Vor der Zulassung eines Arzneimittels werden umfangreiche Überprüfungen vorgenommen (z. B. Tierversuche, aber auch die klinische Überprüfung an Patienten). Ein Arzneimittel darf insbesondere dann keine Zulassung erhalten, wenn die therapeutische Wirksamkeit fehlt oder wenn es bei bestimmungsgemäßem Gebrauch zu schädlichen Nebenwirkungen kommt, die über ein vertretbares Maß hinausgehen.

32.1.3 Abgabe von Arzneimitteln

Grundsätzlich sind Arzneimittel apothekenpflichtig, d. h. sie dürfen nur in Apotheken an den Verbraucher abgegeben werden. Darüber hinaus gibt es für bestimmte Arzneimittel die Verschreibungspflicht (sog. Rezeptpflicht). Sie dürfen von Apotheken nur abgegeben werden, wenn sie von einem Arzt verschrieben wurden. Verschreibungspflichtig sind vor allem solche Arzneimittel, die ohne ärztliche Überwachung die Gesundheit gefährden könnten oder die häufig nicht bestimmungsgemäß gebraucht werden (Schutz vor Medikamentenmissbrauch).

32.2 Medizinproduktegesetz (MPG)

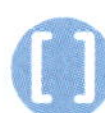

Definition

Unter Medizinprodukten versteht man im Wesentlichen alle Instrumente, Vorrichtungen und Stoffe, die zur Erkennung, Überwachung und Behandlung von Krankheiten, Verletzungen und Behinderungen oder zur Empfängnisverhütung bestimmt sind.

Bei der Behandlung und Untersuchung von Menschen werden in der modernen Medizin eine Vielzahl technischer und sonstiger Hilfsmittel eingesetzt. Diese Hilfsmittel können, wenn sie z. B. technisch mangelhaft sind oder fehlerhaft eingesetzt werden, eine erhebliche Gefahr vor allem für Patienten und für das anwendende medizinische und Pflegepersonal darstellen.

Merke

Das Medizinproduktegesetz (MPG) hat den Zweck, die Sicherheit, Eignung und Leistung von Medizinprodukten zu gewährleisten. Die Patienten und das anwendende Personal sollen vor den Gefahren der Medizinprodukte geschützt werden.

Medizinprodukte sind dadurch charakterisiert, dass sie vor allem physikalisch wirken und nicht – wie Arzneimittel – eine pharmakologische Wirkungsweise haben.

Der Begriff „Medizinprodukt" umfasst eine große Bandbreite von medizinischen Hilfsmitteln, z. B. Verbandmittel, Spritzen, Desinfektionsmittel, Handschuhe, Hör- und Sehhilfen, chirurgische Instrumente, Blutdruckmessgeräte (▶ Abb. 32.2), Computer, Software, Katheter, Inhalationsgeräte, Infusionsgeräte, Röntgengeräte, Tomografen usw. (▶ Abb. 32.3).

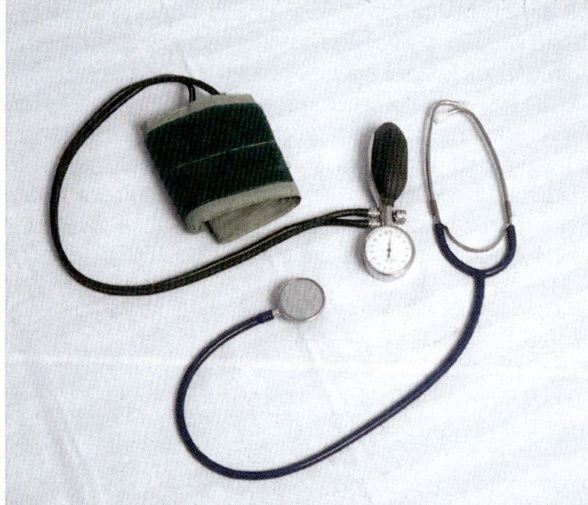

Abb. 32.2 Blutdruckmessgerät. Es unterliegt ebenso den Bestimmungen des Medizinproduktegesetzes.

Das MPG regelt den gesamten Umgang mit Medizinprodukten, vom Herstellen über das In-Verkehr-Bringen bis zum Betreiben und Anwenden der Medizinprodukte. Der Schutz von Patienten und Anwendern, den das MPG bezweckt, wird dabei durch verschiedene Mittel erreicht.

Medizinprodukte dürfen nur dann in den Verkehr gebracht und in Betrieb genommen werden, wenn sie mit der sog. CE-Kennzeichnung versehen sind. Durch diese Kennzeichnung wird bestätigt, dass das betreffende Medizinprodukt die „grundlegenden Anforderungen" der maßgebenden Vorschriften erfüllt.

Das MPG enthält weiterhin verschiedene Verbote, mit denen die Sicherheit der Medizinprodukte gewährleistet werden soll. So ist es verboten, Medizinprodukte, die die Sicherheit und Gesundheit gefährden, oder deren Verfalldatum abgelaufen ist, in den Verkehr zu bringen, in Betrieb zu nehmen, zu errichten, zu betreiben oder anzuwenden. Auch ist es verboten, Medizinprodukte zu betreiben oder anzuwenden, die einen Mangel aufweisen, durch den Patienten, Beschäftigte oder Dritte gefährdet werden können. Eine Verletzung dieser Verbote kann als Straftat oder als Ordnungswidrigkeit verfolgt werden.

Das MPG wird durch die Medizinproduktebetreiberverordnung (MPBetreibV) ergänzt, in der die Einzelheiten zum Errichten, Betreiben und Anwenden von Medizinprodukten geregelt sind. So stellt die MPBetreibV Anforderungen an die Qualifikation der Anwender. Medizinprodukte dürfen nur von Personen angewendet werden, die aufgrund ihrer Ausbildung oder ihrer Kenntnisse und praktischen Erfahrungen die Gewähr für eine sachgerechte Anwendung bieten.

Die Betreiber von Medizinprodukten (z. B. Krankenhausträger oder Inhaber von Arztpraxen) dürfen nur Personen mit dem Errichten und Anwenden von Medizinprodukten beauftragen, die diese Voraussetzungen erfüllen. Für die Pflegenden, zu deren Aufgaben die Anwendung bestimmter Medizinprodukte gehört, ist in diesem Zusammenhang die Pflicht zur Prüfung der Funktionsfähigkeit und zur Beachtung der Gebrauchsanweisung be-

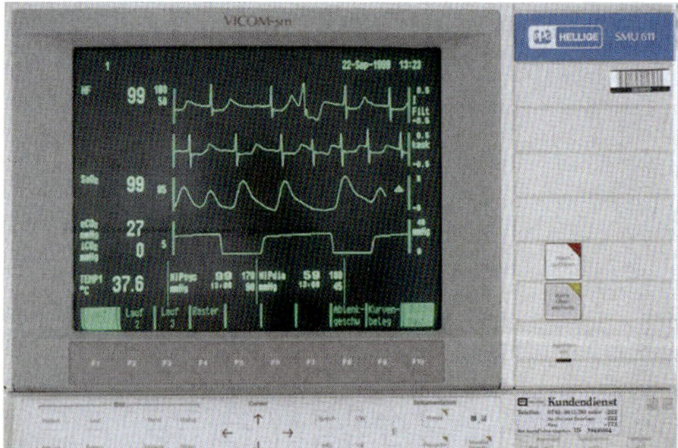

Abb. 32.3 Patientenüberwachungsmonitor. Er ist ein medizinisches Hilfsmittel und deshalb auch ein Medizinprodukt.

sonders wichtig. Denn der Anwender eines Medizinprodukts hat sich vor der Anwendung von der Funktionsfähigkeit und dem ordnungsgemäßen Zustand des Medizinprodukts zu überzeugen und die Gebrauchsanweisung sowie sonstige sicherheitsbezogene Informationen zu beachten.

32.3 Betäubungsmittelgesetz, Betäubungsmittelverschreibungsverordnung

Definition

Betäubungsmittel sind Stoffe, die wegen ihrer besonderen Wirkungsweise zur Abhängigkeit führen können.

Es gibt Betäubungsmittel, deren verantwortungsvolle therapeutische Verwendung nach einer entsprechenden Risiko-Nutzen-Abwägung durchaus sinnvoll sein kann (verschreibungsfähige Betäubungsmittel wie Amphetamin, Methadon).

Das Betäubungsmittelgesetz (BtMG) und die Betäubungsmittelverschreibungsverordnung (BtMVV) haben vor diesem Hintergrund vor allem das Ziel, den Suchtgefahren vorzubeugen, die mit dem Gebrauch von Betäubungsmitteln verbunden sind. Zu diesem Zweck stellt das BtMG in weiten Teilen den (unerlaubten) Umgang mit Betäubungsmitteln (also vor allem Ein- und Ausfuhr, Besitz, Handel treiben, Herstellen, Veräußern) unter Strafe.

Merke

Um die Chancen von Betäubungsmitteln nutzen zu können, ist der Umgang mit ihnen nicht schlechthin verboten. Es gibt einen legalen Umgang mit Betäubungsmitteln, der sehr genau gesetzlich geregelt ist, um einen Missbrauch zu verhindern (▶ Abb. 32.4).

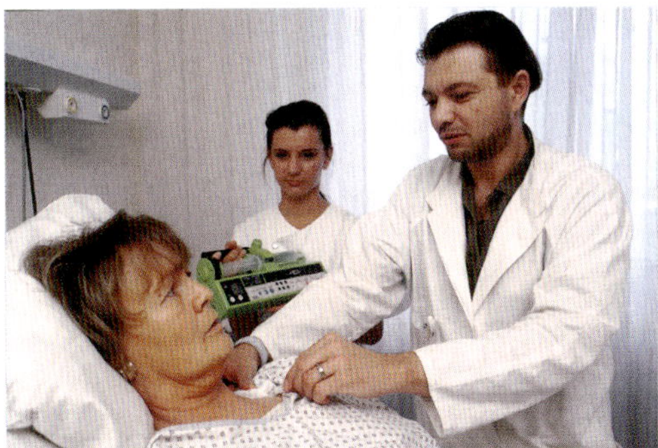

Abb. 32.4 Betäubungsmittel. Bei schwerstkranken Menschen ist eine verantwortungsvolle Verwendung durchaus angezeigt.

Wer mit Betäubungsmitteln umgeht, braucht eine Erlaubnis, die vom Bundesinstitut für Arzneimittel und Medizinprodukte erteilt wird. Eine der Ausnahmen von dieser Erlaubnispflicht gilt für den Umgang mit Betäubungsmitteln in Apotheken.

Der erlaubte Umgang mit Betäubungsmitteln unterliegt sehr strengen Anforderungen im Hinblick auf die Aufbewahrung und auf die damit zusammenhängenden Aufzeichnungspflichten. Für den Stationsbetrieb im Krankenhaus gilt dabei Folgendes:

- Betäubungsmittel müssen getrennt von den übrigen Arzneimitteln aufbewahrt werden.
- Die Aufbewahrung hat diebstahlssicher, d. h. in einem stets abgeschlossenen Betäubungsmittelschrank, zu erfolgen.
- Über den Bestand an Betäubungsmitteln sind genaue Aufzeichnungen zu führen. Das bedeutet, dass jeder Zugang und jede Entnahme von Betäubungsmitteln auf bestimmten Formblättern oder im Betäubungsmittelbuch zu protokollieren ist. Diese Unterlagen sind 3 Jahre lang aufzubewahren.

Auch für die Verschreibung von Betäubungsmitteln gelten sehr strenge Vorschriften. Betäubungsmittel dürfen nur von Ärzten auf bestimmten 3-teiligen Betäubungsmittelrezepten (durchnummerierte amtliche Formblätter) verschrieben werden. Teil 1 des Rezepts verbleibt bei der Apotheke, Teil 2 des Rezepts geht an die Krankenkasse und Teil 3 wird vom verschreibenden Arzt einbehalten. Der Arzt und die Apotheke haben diese Rezepte 3 Jahre lang aufzubewahren und den zuständigen Behörden bei Überprüfungen vorzulegen. Betäubungsmittelrezepte sind vor Diebstahl besonders zu sichern.

Für die Anforderungen von Betäubungsmitteln für den Stationsbedarf gibt es spezielle sog. Betäubungsmittelanforderungsscheine, die ebenfalls – wie die Betäubungsmittelrezepte – aus 3 Teilen bestehen. Für diese Anforderungsscheine gelten ähnliche Vorschriften wie für die Betäubungsmittelrezepte. Verstöße gegen das BtMG und gegen die BtMVV stellen Straftaten oder Ordnungswidrigkeiten dar und können entsprechend bestraft werden.

32.4 Infektionsschutzgesetz

▶ **Zweck des Gesetzes.** Auch wenn in der Bundesrepublik Deutschland in den letzten Jahrzehnten viele übertragbare Krankheiten nahezu oder völlig ausgerottet wurden, besteht nach wie vor ein erhebliches Gefährdungspotenzial für die Gesundheit der Bevölkerung.

Merke

Unter dem Begriff „übertragbare Krankheit“ ist jede Krankheit zu verstehen, die durch Krankheitserreger oder deren toxische Produkte, die mittelbar oder unmittelbar auf den Menschen übertragen werden, verursacht wird. Als Krankheitserreger kommen vor allem Viren, Bakterien, Pilze oder Parasiten in Betracht.

Zum Schutz der Bevölkerung vor übertragbaren Krankheiten wurde das Infektionsschutzgesetz (IfSG) erlassen, das den Zweck hat, übertragbaren Krankheiten beim Menschen vorzubeugen, Infektionen frühzeitig zu erkennen und ihre Weiterverbreitung zu verhindern. Dies soll vor allem erreicht werden durch Regelungen über

- Meldepflichten,
- Schutzimpfungen,
- Infektionsprävention an Betreuungseinrichtungen für Kinder und
- Infektionsprävention beim Umgang mit Lebensmitteln.

Allgemein setzt das IfSG Schwerpunkte im Bereich der Prävention übertragbarer Krankheiten. Auf Bundesebene weist das IfSG dem Robert-Koch-Institut wesentliche Aufgaben im Bereich der Datenerhebung, der Analyse und der Bewertung übertragbarer Krankheiten zu. Das Robert-Koch-Institut hat im Rahmen des IfSG die Aufgabe, Konzeptionen zur Vorbeugung übertragbarer Krankheiten sowie zur frühzeitigen Erkennung und zur Verhinderung der Weiterverbreitung von Infektionen zu entwickeln.

Merke

Das Robert-Koch-Institut ist das epidemiologische und koordinierende Zentrum im Bereich der Infektionsprävention.

► **Meldepflichten.** Das IfSG enthält in detaillierten Vorschriften ein abgestuftes System von Meldepflichten. Bei bestimmten übertragbaren Krankheiten (z. B. Cholera, Diphtherie, akute Virushepatitis, Tollwut) hat eine namentliche Meldung des Krankheitsverdachts, der Erkrankung oder des Todes einer Person an das Gesundheitsamt zu erfolgen. Zu dieser Meldung ist in erster Linie der feststellende Arzt sowie in Krankenhäusern der leitende Arzt verpflichtet. Unter bestimmten Voraussetzungen sind aber auch Angehörige anderer Heil- und Pflegeberufe (wie etwa Krankenpfleger, Krankenpflegehelfer) zur Meldung an das Gesundheitsamt verpflichtet. Die Angaben bei der namentlichen Nennung haben u. a. den Namen, die Anschrift und das Geburtsdatum des Patienten zu enthalten. Die namentliche Nennung hat unverzüglich, spätestens innerhalb von 24 Stunden nach der Feststellung zu erfolgen.

Eine namentliche Meldung an das Gesundheitsamt hat auch beim Nachweis bestimmter Krankheitserreger (z. B. Ebola-, Lassa-, Marburg-Virus) zu erfolgen. Darüber hinaus muss der Nachweis bestimmter anderer Krankheitserreger (z. B. HIV) nicht namentlich, d. h. ohne personenbezogene Daten des Patienten, an das Robert-Koch-Institut gemeldet werden. Zu den genannten Meldungen von Krankheitserregern sind die medizinischen Untersuchungsstellen verpflichtet, die die entsprechende Feststellung gemacht haben.

► **Schutzimpfungen.** Nach dem IfSG können das Bundesgesundheitsministerium oder auch die Landesregierungen verpflichtende Schutzimpfungen für bedrohte Bevölkerungsteile anordnen, wenn eine übertragbare Krankheit mit klinisch schweren Verlaufsformen auftritt und mit ihrer epidemischen Verbreitung zu rechnen ist.

Das IfSG sieht eine „ständige Impfkommission" vor, die beim Robert Koch-Institut eingerichtet ist. Diese Kommission gibt Empfehlungen zur Durchführung von Schutzimpfungen und von anderen prophylaktischen Maßnahmen gegen übertragbare Krankheiten. Auf der Grundlage dieser Empfehlungen sollen die obersten Gesundheitsbehörden der Länder öffentliche Empfehlungen für Schutzimpfungen (z. B. gegen Kinderlähmung, Tetanus) aussprechen.

Der impfende Arzt hat jede Schutzimpfung unverzüglich in einen Impfausweis einzutragen oder, falls der Impfausweis nicht vorgelegt wird, eine Impfbescheinigung auszustellen.

► **Infektionsprävention an Betreuungseinrichtungen für Kinder.** Zum Schutz von Kindern vor übertragbaren Krankheiten gelten besondere Vorschriften für Einrichtungen, in denen überwiegend Säuglinge, Kinder oder Jugendliche betreut werden (insbesondere Kindergärten, Horte, Schulen, Heime, Ferienlager und ähnliche Einrichtungen, ► Abb. 32.5). Personen, die an bestimmten übertragbaren Krankheiten (z. B. Mumps, Masern oder Keuchhusten) erkrankt sind, dürfen in solchen Einrichtungen nicht als Betreuer tätig werden. Kinder, die an bestimmten übertragbaren Krankheiten erkrankt sind, dürfen die Einrichtung nicht mehr betreten. Die Sorgeberechtigten haben die Einrichtung sofort zu informieren, wenn ihr Kind an einer dieser übertragbaren Krankheiten erkrankt ist.

► **Infektionsprävention beim Umgang mit Lebensmitteln.** Personen, die an bestimmten übertragbaren Krankheiten (z. B. Salmonellose, Virushepatitis A oder E) erkrankt sind, dürfen nicht beim Herstellen, Behandeln oder Inverkehrbringen von Lebensmitteln tätig sein oder beschäftigt werden (sog. Beschäftigungsverbot). Dies gilt auch für die Beschäftigung in Küchen von Gaststätten

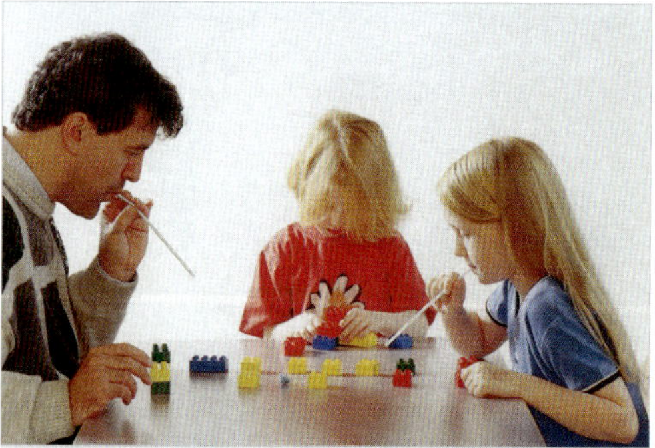

Abb. 32.5 Betreuungseinrichtungen. Laut IfSG gelten hier ganz besondere hygienische Vorschriften.

32

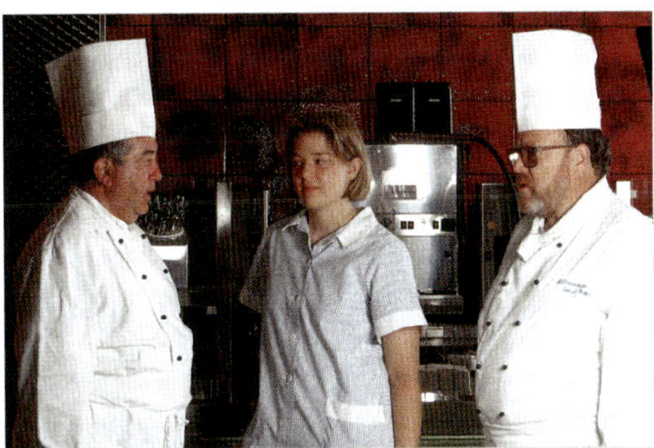

Abb. 32.6 Gemeinschaftsküchen. Personen, die hier arbeiten, müssen regelmäßig eine Gesundheitsbescheinigung des Gesundheitsamtes vorlegen.

oder anderen Gemeinschaftsküchen (▶ Abb. 32.6). Personen, die gewerbsmäßig beim Herstellen, Behandeln oder Inverkehrbringen von Lebensmitteln tätig sind, benötigen hierfür eine Bescheinigung des Gesundheitsamtes oder eines vom Gesundheitsamt beauftragten Arztes, dass sie über ihre gesetzlichen Verpflichtungen belehrt worden sind. Sie haben sofort ihren Arbeitgeber zu informieren, wenn sie an einer der betreffenden Krankheiten leiden.

32.5 Aufgaben und Aufbau des öffentlichen Gesundheitswesens

Grundsätzlich ist jeder Einzelne für seine Gesundheit selbst verantwortlich. Dies ergibt sich bereits aus dem natürlichen Anliegen des Menschen, Krankheiten von sich fern zu halten oder sie zu überwinden, sowie aus dem Selbstbestimmungsrecht. Unabhängig davon liegt es aber aus verschiedenen Gründen im Interesse des Staates, die Gesundheit seiner Bürger zu fördern, zu schützen und gegebenenfalls wiederherzustellen. In der Bundesrepublik gibt es daher ein öffentliches Gesundheitswesen, das aus einer Vielzahl von Behörden und Einrichtungen besteht, die – jede in ihrem jeweiligen Aufgabenbereich – zur Gesundheitsförderung im weitesten Sinne tätig werden.

Zu den vielfältigen Aufgaben des öffentlichen Gesundheitswesens gehören:

- gesundheitliche Aufklärung und Beratung der Bevölkerung
- gesundheitlicher Verbraucherschutz
- Schutz- und Kontrollaufgaben in den verschiedensten Lebensbereichen (z. B. Strahlenschutz; Schutz vor Infektionskrankheiten; Arzneimittel- und Lebensmittelwesen)
- Schaffung leistungsfähiger und zuverlässiger Gesundheitsstrukturen
- Sorge für die erforderlichen Einrichtungen zur Gesundheitsversorgung der Bevölkerung (insbesondere Apotheken, Ärzte, Krankenhäuser, Pflegeeinrichtungen, Rettungsdienste)

Das Gesundheitswesen ist in vielen Gebieten eng verzahnt mit Bereichen des Sozialwesens. Insbesondere besteht eine enge Verbindung zu den Sozialversicherungszweigen der Kranken- und Unfallversicherung (S. 680).

Die Aufgaben des öffentlichen Gesundheitswesens werden durch verschiedene Einrichtungen auf Bundes- und Landesebene erfüllt (▶ Abb. 32.7).

32.5.1 Bundesebene

Hier sind 2 Ministerien angesiedelt, das Bundesgesundheitsministerium und das Bundesministerium für Ernährung und Landwirtschaft.

▶ **Bundesgesundheitsministerium.** Dieses Ministerium ist insbesondere für das Recht der gesetzlichen Kranken-

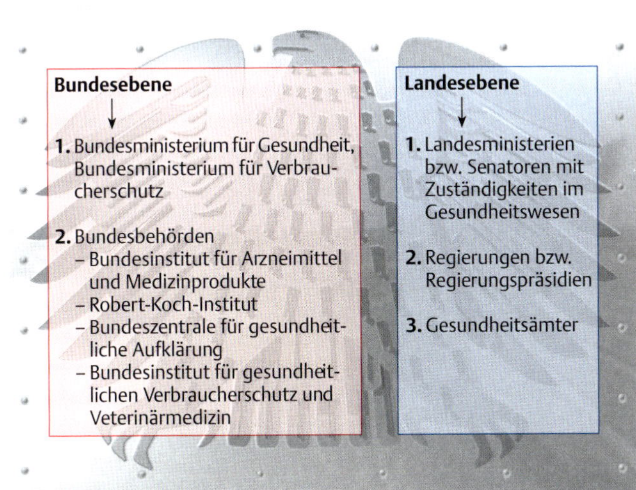

Abb. 32.7 Gesundheitswesen. Aufbau des öffentlichen Gesundheitswesens in der Bundesrepublik Deutschland.

versicherung und der Krankenhausfinanzierung sowie für die Gesundheitsberufe und für den öffentlichen Gesundheitsdienst zuständig. Dem Bundesgesundheitsministerium sind die folgenden Bundesbehörden mit den in Klammern genannten wesentlichen Aufgaben untergeordnet:

- Bundesinstitut für Arzneimittel und Medizinprodukte (Zulassung von Arzneimitteln; Risikobewertung von Arzneimitteln und Medizinprodukten; Überwachung des legalen Verkehrs mit Betäubungsmitteln)
- Robert-Koch-Institut (Verhütung und Bekämpfung übertragbarer Krankheiten)
- Bundeszentrale für gesundheitliche Aufklärung (Gesundheitserziehung und Gesundheitsaufklärung)

▸ **Bundesministerium für Ernährung und Landwirtschaft.** Dieses Ministerium erfüllt einige Aufgaben im Gesundheitsbereich, insbesondere die Aufgabe des gesundheitlichen Verbraucherschutzes. Dementsprechend ist diesem Ministerium das Bundesamt für Verbraucherschutz und Lebensmittelsicherheit untergeordnet, das Aufgaben im Gesundheitswesen wahrnimmt. Dazu gehören die Sicherung des Gesundheitsschutzes im Hinblick auf chemische und mikrobielle Risiken in Lebensmitteln und Bedarfsgegenständen sowie die Forschung auf dem Gebiet des gesundheitlichen Verbraucherschutzes.

32.5.2 Landesebene

Auf der Landesebene werden die Gesundheitsaufgaben grundsätzlich auf 3 Behördenstufen erfüllt.

▸ **Oberste Stufe.** Hier stehen die für das Gesundheitswesen zuständigen Landesministerien (bzw. in Stadtstaaten: Senatoren), die von Bundesland zu Bundesland unterschiedlich bezeichnet werden. Die Aufgaben dieser Landesministerien entsprechen auf der Landesebene jeweils in etwa den Aufgaben des Bundesgesundheitsministeriums.

▸ **Zweite Stufe.** Hier werden Gesundheitsaufgaben von den Regierungen bzw. den Regierungspräsidien wahrgenommen. Diese mittlere Verwaltungsstufe gibt es allerdings nicht in allen Bundesländern, insb. nicht in den Stadtstaaten.

▸ **Untere Ebene.** Hier gibt es die Gesundheitsämter, die teilweise in die Kreisverwaltungsbehörden (Landratsämter, kreisfreie Städte) eingegliedert sind. Die Gesundheitsämter haben ein sehr breit gefächertes Aufgabenspektrum. Sie sind insb. zuständig für die:

- Gesundheitsaufsicht
- gesundheitliche Beratung und Erziehung
- Hygieneüberwachung bei sog. Gemeinschaftseinrichtungen (Schulen, Kindergärten, Altenheimen usw.)
- AIDS-Beratung
- Schwangeren- und Schwangerenkonfliktberatung
- Schulgesundheitspflege
- Überwachung der Heilberufe
- Mitwirkung bei Schutzimpfungen
- fachliche Beaufsichtigung von Krankenhäusern und anderen Einrichtungen des Gesundheitswesens
- Mitwirkung bei der Bekämpfung von Infektionskrankheiten usw.

Anhang

Lese- und Lernservice Teil I 694

Lese- und Lernservice Teil II 699

Lese- und Lernservice Teil III 709

Lese- und Lernservice Teil IV 710

Glossar 712

Abbildungsnachweis 727

Lese- und Lernservice Teil I

Literatur

[1] Andreae S, von Hayek D, Weniger J. Krankheitslehre für Altenpflegeberufe. 3. Aufl. Stuttgart: Thieme; 2011
[2] Boenninghaus HG. Hals-Nasen-Ohren-Heilkunde für Studierende der Medizin. 13. Aufl. Berlin: Springer; 2007
[3] Delank HW, Gehlen W. Neurologie. 12. Aufl. Stuttgart: Thieme; 2010
[4] Faller A, Schünke M, Schünke G. Der Körper des Menschen. 15. Aufl. Stuttgart: Thieme; 2008
[5] Gross U. Kurzlehrbuch Medizinische Mikrobiologie und Infektiologie. 2. Aufl. Stuttgart: Thieme; 2009
[6] Haupt W, Jochheim KA, Gouzolis-Mayfrank E. Neurologie und Psychiatrie für Pflegeberufe. 10. Aufl. Stuttgart: Thieme; 2009
[7] Herold G et al., Hrsg. Innere Medizin. Köln: Eigenverlag Gerd Herold; 2010
[8] Lang GK. Augenheilkunde. 4. Aufl. Stuttgart: Thieme; 2008
[9] Rassner G, Steinert U, Schlaghauf B. Dermatologie Lehrbuch und Atlas. 9. Aufl. München: Urban & Fischer; 2009
[10] Roche Lexikon Medizin. 5. Aufl. München: Urban & Fischer; 2006
[11] Paetz B, Benzinger-König B. Chirurgie für Pflegeberufe. 21. Aufl. Stuttgart: Thieme; 2009
[12] Schewior-Popp S, Ullrich L, Sitzmann F, Hrsg. Thiemes Pflege. 11. Aufl. Stuttgart: Thieme; 2009
[13] Schwegler JS. Der Mensch – Anatomie und Physiologie. 4. Aufl. Stuttgart: Thieme; 2006
[14] Secchi A, Ziegenfuß T. Checkliste Notfallmedizin. 4. Aufl. Stuttgart: Thieme; 2009
[15] Silbernagel S, Despopoulos A. Taschenatlas der Physiologie. 7. Aufl. Stuttgart: Thieme; 2007
[16] Skibbe X, Löseke A. Gynäkologie und Geburtshilfe für Geburtshilfe. 2. Aufl. Stuttgart: Thieme; 2007
[17] Sökeland J. Urologie für Pflegeberufe. 4. Aufl. Stuttgart: Thieme; 2007
[18] Thiemes Express-Pflegewissen Innere Medizin. Stuttgart: Thieme; 2009

Kontaktadressen

Bundesverband der Angehörigen psychisch Kranker e. V.
Oppelner Straße 130
53 119 Bonn
Tel.: 0228/632 646
Fax: 0228/658 063

Deutsche Aids-Hilfe e. V.
Wilhelmstr. 138
10 921 Berlin
Tel.: 030/ 690 087–0
Fax: 030/690 087–42

Deutsche Atemwegsliga e. V. Geschäftsstelle
Im Prinzenpalais Burgstr.
33 175 Bad Lippspringe

Deutscher Allergie- und Asthmabund
Fliethstr. 114
41 061 Mönchengladbach
Tel.: 02 161/814 940
Fax: 02 161/8 149 430

Deutscher Diabetes-Bund e. V.
Goethestr. 27
34 119 Kassel
Tel.: 0561/7 034 770
Fax: 0561/7 034 771

Deutsche Herzstiftung e. V.
Vogtstr. 50
60 322 Frankfurt
Tel.: 069/955 128–0
Fax: 069/955 128–313

Deutsche Krebshilfe
Buschstr. 32
53 113 Bonn
Tel.: 0228/299 092
Fax: 0228/729 90–11

Dialysepatienten Deutschlands e. V.
Weberstr. 2
55 130 Mainz
Tel.: 06 131/85 152
Fax: 06 131/835 198

Internetadressen

www.allergieinfo.de
www.organspende-info.de/
www.aidshilfe.de
www.atemwegsliga.de
www.herzstiftung.de
www.hochdruckliga.info
www.deutsche-gefaessliga.de
www.krebshilfe.de
www.rheuma-liga.de
www.schwerhoerigen-netz.de
www.diabetes-forum.de
www.transplant.org
www.giftnotruf.de
www.schwangerschaft.de
www.dmsg.de
www.hauterkrankungen.de/
www.profamilia.de
www.schlaganfall-hilfe.de
www.dbsv.org

Fragen zum Selbststudium

Kap. 1 Gewebelehre

1. In den Zellen gibt es Zellorganellen. Welche Arten kennen Sie? Nennen Sie mindestens 5 verschiedene und deren Hauptaufgabe!
2. Beim Menschen gibt es 3 verschiedene Arten von Muskelzellen. Beschreiben Sie die typischen Merkmale dieser Zellen, ihre Aufgaben und Funktionen!
3. Welche Gewebearten gehören zum sog. Skelett- und Stützapparat des menschlichen Körpers. Welche Aufgaben haben sie?
4. Beschreiben Sie die wichtigsten Schritte der normalen Zellteilung (Mitose)!
5. Welche Arten von Bindegewebe gibt es, wo kommen sie vor und welche Aufgaben haben sie?
6. Beschreiben Sie den Aufbau einer normalen Zelle!

Antworten im Kap. 1 Gewebelehre (S. 26).

Kap. 2 Bewegungsapparat

1. Nennen Sie die Abschnitte der Wirbelsäule, die entsprechende Anzahl der jeweiligen dazugehörigen Wirbel und die normalerweise vorliegende Krümmung (Lordose/Kyphose)!
2. Erklären Sie die Muskelfunktion (Gegenspielerprinzip) anhand der wichtigen Oberarmmuskeln und des Ellenbogengelenks!
3. Wie ist ein Röhrenknochen aufgebaut?
4. Welche Arten von Gelenken kennen Sie? Beschreiben Sie den Aufbau eines dieser Gelenke!
5. Viele ältere Mensche ziehen sich bei einem Sturz einen Schenkelhalsbruch zu. Was versteht man darunter? Welche Behandlungsmaßnahmen gibt es?
6. Eine weitverbreitete Alterserscheinung ist der Gelenkverschleiß (Arthrose). Erklären Sie den Begriff! Welche Behandlungsmöglichkeiten kennen Sie?
7. Nennen Sie sichere und unsichere Zeichen bei einem Knochenbruch (Fraktur)!

Antworten im Kap. 2 Bewegungsapparat (S. 35).

Kap. 3 Blut

1. Nennen Sie die wichtigsten Bestandteile des Blutes!
2. Welche Arten von Blutzellen gibt es? Nennen Sie von mindestens 3, zusätzlich Aufgabe und Funktion!
3. Nennen Sie von den Blutgruppen die 4 Hauptgruppen, die Blutgruppenverträglichkeit und erklären Sie die Begriffe Universalspender und Universalempfänger!
4. Die Blutplättchen (Thrombozyten) spielen eine wichtige Rolle bei der Blutgerinnung. Beschreiben Sie kurz den Vorgang der Blutgerinnung!
5. Was versteht man unter Blutarmut? Bei welchen Krankheiten tritt sie auf? Welche Behandlung kann man durchführen?
6. Was versteht man unter dem Begriff Leukämie? Nennen Sie allgemeine Symptome dieser Krankheit!

Antworten im Kap. 3 Blut (S. 52).

Kap. 4 Herz und Kreislauf

1. Was versteht man unter dem großen und kleinen Kreislauf? Beschreiben Sie den Weg des Blutes vom linken Herz durch den Körperkreislauf zum rechten Herz!
2. Wie viele Herzklappen gibt es, wie heißen sie und wie funktioniert eine Klappe?
3. Beschreiben Sie den Unterschied zwischen einer Schlagader (Arterie) und einer Vene! Wie nennt sich die häufigste Erkrankung der Venen?
4. Nennen Sie wichtige Untersuchungsmethoden des Herzens! Was versteht man unter einer Koronarangiografie?
5. Der Herzinfarkt ist eine lebensbedrohliche Herzerkrankung. Was geschieht bei einem Infarkt? Welche Risikofaktoren gibt es? Was tun Sie selbst, um diese Risiken zu senken?
6. Eine Thrombose der Bein- und Beckenvenen kommt oft bei bettlägerigen Patienten vor. Wie entsteht eine Thrombose und welche vorbeugenden Maßnahmen ergreifen Sie zur Vermeidung (Prophylaxe) einer Thrombose?
7. Erklären Sie den Begriff Herzinsuffizienz und nennen Sie typische Krankheitszeichen!
8. Was versteht man unter Hypertonie? Nennen Sie typische Krankheitssymptome!

Antworten im Kap. 4 Herz- und Kreislauf (S. 63).

Kap. 5 Verdauungsorgane

1. Beschreiben Sie den Aufbau eines Zahnes! Welche Aufgaben erfüllen die Zähne im Rahmen der Verdauung?
2. Beschreiben Sie den Weg der Nahrung vom Mund durch den Verdauungstrakt bis in den Enddarm. Nennen Sie die einzelnen Organabschnitte, die die Nahrung durchwandert!
3. Was versteht man unter dem Begriff Verdauung? Was geschieht mit den Eiweißen, Kohlehydraten und Fetten aus der Nahrung?
4. Welche Aufgabe haben Leber, Gallenwege und Gallenblase?
5. Beschreiben Sie Aufbau und Aufgabe der Bauchspeicheldrüse!
6. Eine der häufigsten Erkrankungen ist ein Magen- bzw. Zwölffingerdarmgeschwür (Ulcus ventriculi bzw. duodeni). Nennen Sie Ursache, Symptome und Behandlungsmöglichkeiten!
7. Eine der häufigsten Krebsarten ist das Dickdarmkarzinom. Welche Maßnahmen werden bei der Vorsorgeuntersuchung durchgeführt?
8. Was versteht man unter minimal-invasiver Chirurgie (MIC)? Erklären Sie den Begriff und nennen Sie einige Operationsmethoden!

Antworten im Kap. 5 Verdauungsorgane (S. 83).

Kap. 6 Atmungsorgane

1. Beschreiben Sie den Aufbau des Kehlkopfs und die Stimmbildung!
2. Was versteht man unter dem Begriff Atmungsorgane? Beschreiben Sie kurz den Aufbau und die Funktion der Lunge!
3. Erklären Sie den sog. Gasaustausch! Welche Atemgase werden ausgetauscht, wo findet der Austausch statt?
4. Erklären Sie den mechanischen Ablauf der Atmung!
5. Nennen Sie die wichtigsten Untersuchungsmethoden zur Lungendiagnostik!
6. Was versteht man unter einer Lungenentzündung (Pneumonie)? Erklären Sie die möglichen Ursachen und die vorbeugenden Maßnahmen die Sie ergreifen!
7. Erklären Sie den Begriff Pneumothorax!

Antworten im Kap. 6 Atmungsorgane (S. 105).

Kap. 7 Harnorgane

1. Welche Organe gehören zu den Ausscheidungsorganen?
2. Beschreiben Sie den schematischen Aufbau einer Niere!
3. In der Niere entsteht der Harn (Urin). Beschreiben Sie kurz diesen Vorgang!
4. Welche Bestandteile finden sich im Urin? Nennen Sie Untersuchungsmethoden!
5. Häufige Erkrankungen sind Nieren- und Blasenentzündungen. Nennen Sie Ursachen, Krankheitszeichen und Behandlungsmöglichkeiten!
6. Erklären Sie den Begriff Dialyse (Blutwäsche)! Wann wird das Dialyseverfahren eingesetzt?

Antworten im Kap. 7 Harnorgane (S. 122).

Kap. 8 Endokrines System

1. Erklären Sie den Begriff Drüse! Nennen Sie wichtige Drüsen im menschlichen Körper!
2. Nennen Sie einige wichtige Hormone der Hirnanhangdrüse (Hypophyse)!
3. Wo liegt die Schilddrüse, welche Funktion hat Sie?
4. Was versteht man unter Nebenniere? Welche wichtigen Hormone werden dort gebildet?
5. Die Zuckererkrankung (Diabetes mellitus) tritt immer häufiger auf. Welches sind die Symptome, welche Form der Zuckererkrankung kann auftreten und welche Behandlungsmöglichkeiten bestehen?
6. Nennen Sie typische Langzeitveränderungen (Folgeerkrankungen) bei der Zuckererkrankung!

Antworten im Kap. 8 Endokrines System (S. 135).

Kap. 9 Geschlechtsorgane

1. Beschreiben Sie in kurzen Worten die männlichen und weiblichen Geschlechtsorgane!
2. Welche Vorgänge laufen während des Menstruationszyklus in der Gebärmutter ab? Beschreiben Sie die einzelnen Phasen!
3. Nennen Sie wichtige gynäkologische Untersuchungsmethoden! Welche Untersuchungen werden bei der Voruntersuchung durchgeführt?
4. Nennen Sie Veränderungen und Erkrankungen der Hoden!
5. Der Brustkrebs tritt bei Frauen immer häufiger auf. Nennen Sie Vorsorgemaßnahmen und Behandlungsmöglichkeiten!
6. Was sind Myome? Nennen Sie Ursache, Symptome und Behandlungsmöglichkeiten!

Antworten im Kap. 9 Geschlechtsorgane (S. 146).

Kap. 10 Schwangerschaft und Geburt

1. Nennen Sie gängige sichere Verhütungsmethoden!
2. Welches sind sichere und unsichere Schwangerschaftszeichen?
3. Beschreiben Sie die sog. Reifeteilung der Eizelle (Meiose)!
4. Nach der Befruchtung der Eizelle wandert diese in die Gebärmutter. Beschreiben Sie die Befruchtung, den Weg und den Einnistvorgang in der Gebärmutterschleimhaut!
5. Welche Untersuchungen werden zur Schwangerschaftsbetreuung durchgeführt?
6. Erklären Sie die Phasen des Geburtsvorgangs!
7. Was versteht man unter dem Apgar-Schema?
8. Nennen Sie wichtige Störungen während der Schwangerschaft!

Antworten im Kap. 10 Schwangerschaft und Geburt (S. 162).

Kap. 11 Haut und Hautanhangsorgane

1. Beschreiben Sie kurz den Aufbau der Haut. Welche wichtigen Aufgaben hat die Haut des Menschen?
2. Nennen Sie die wichtigsten Hautanhangsorgane und deren Aufgaben!
3. Welche Arten von typischen Infektionen, die die Haut betreffen, kennen Sie? Beschreiben Sie eine Infektion ausführlicher!
4. Was versteht man unter dem Begriff Allergie? Beschreiben Sie eine allergische Reaktion!
5. Beschreiben Sie die Wundheilung und erklären Sie die Begriffe primäre und sekundäre Wundheilung!
6. Verbrennungen werden in 3 bzw. 4 Schweregrade eingeteilt. Beschreiben Sie die Schweregrade anhand ihrer typischen Veränderungen!

Antworten im Kap. 11 Haut und Hautanhangsorgane (S. 182).

Kap. 12 Infektionskrankheiten

1. Nennen Sie mindestens 3 unterschiedliche Krankheitserreger und von ihnen übertragene Krankheiten!
2. Erklären Sie den Begriff Immunität bei der sog. Infektabwehr im menschlichen Körper!
3. Was geschieht bei einer Impfung? Welche Reaktion wird im Körper hervorgerufen? Worin besteht der Impfschutz?
4. Was ist eine Antigen-Antikörper-Reaktion? Beschreiben Sie kurz den Vorgang im menschlichen Körper!
5. Welche typischen sog. Kinderkrankheiten kennen Sie? Beschreiben Sie eine Erkrankung mit ihren typischen Symptomen und Behandlungsmöglichkeiten!
6. Welche sind die typischen Erscheinungen einer Magen-Darm-Erkrankung z. B. im Sommer durch verdorbenes Speiseeis? Welche Maßnahmen ergreifen Sie?
7. Nennen Sie Wurmerkrankungen des Menschen, beschreiben Sie den normalen Infektionsweg und Schutzmaßnahmen!
8. Der HI-Virus löst die AIDS-Erkrankung aus. Nennen Sie Übertragungsweg, Symptome der Erkrankung und Schutzmaßnahmen, um sich nicht selbst anzustecken!

Antworten im Kap. 12 Infektionskrankheiten (S. 197).

Kap. 13 Nervensystem

1. Das menschliche Großhirn besteht aus der rechten und linken Gehirnhälfte. Beide sind nahezu gleich aufgebaut. Beschreiben Sie mindestens 3 wichtige Gebiete und deren Funktion!
2. Beschreiben Sie den Aufbau des menschlichen Gehirns, angefangen vom Übergang des Rückenmarks bis zur Großhirnrinde!
3. Nennen Sie die 2 wichtigsten Leitungsbahnen im Rückenmark! Welche Aufgaben haben Sie?
4. Was versteht man unter dem vegetativen Nervensystem? Nennen Sie einige wichtige Funktionen (mindestens 4)!
5. Was versteht man unter einem Reflex (Muskeleigenreflex)? Versuchen Sie diesen Vorgang kurz zu beschreiben!
6. Nennen Sie mindestens 3 Untersuchungsmethoden zur Diagnostik von Gehirnerkrankungen! Beschreiben Sie kurz eines dieser Verfahren!
7. Nennen Sie wichtige Symptome der Parkinson-Erkrankung!
8. Beim Schlaganfall (Apoplex) treten Lähmungserscheinungen auf. Beschreiben Sie die möglichen Symptome des Schlaganfalls und die Behandlungsmöglichkeiten!

Antworten im Kap. 13 Nervensystem (S. 222).

Kap. 14 Sinnesorgane

1. Beschreiben Sie in kurzen Worten den Aufbau des Auges!
2. Was versteht man unter Kurz- und Weitsichtigkeit? Welche Art von Brillen (Kontaktlinsen) benötigt man, um die Sehfehler auszugleichen?
3. Was versteht man unter dem grünen und unter dem grauen Star? Beschreiben Sie die Krankheitssymptome und nennen Sie Therapiemöglichkeiten!
4. Wie wird der Schall im Ohr übertragen, sodass er für uns hörbar wird? Beschreiben Sie kurz den Aufbau des Innenohrs!
5. Bei vielen Menschen tritt im Alter die Altersschwerhörigkeit auf. Nennen Sie Ursache und Behandlungsmöglichkeiten!

Antworten im Kap. 14 Sinnesorgane (S. 241).

Kap. 15 Psychiatrische Erkrankungen

1. Was ist Psychiatrie und was ist das Aufgabengebiet der Psychiatrie?
2. Welche 3 wesentlichen Gruppen seelischer Erkrankungen kennen Sie? Nennen Sie Beispiele!
3. Nennen Sie wenigstens 5 Begriffe des psychopathologischen Befundes und erklären Sie sie!
4. Was sind Demenzerkrankungen? Nennen Sie Beispiele, geben Sie Zahlen zur Häufigkeit an!
5. Zu welcher Gruppe der Störungen gehören Depressionen?
6. Nennen Sie wesentliche Symptome, die bei Depressionen vorkommen!
7. Welches ist die größte Gefahr bei einer Depression?
8. Nennen Sie 3 wesentliche Symptome von Schizophrenien und geben Sie Beispiele!
9. Nennen Sie 3 wesentliche Formen der Schizophrenie mit typischen Symptomen!
10. Welches ist die vorherrschende Therapie für neurotische Störungen und warum?
11. Welches sind die typischen Bausteine der psychiatrischen Therapie und wer führt sie im multidisziplinären Team vorzugsweise durch?

Antworten im Kap. 15 Psychiatrische Erkrankungen (S. 253).

Kap. 16 Erste Hilfe

1. Bei den Ersthelfermaßnahmen ist es wichtig, entweder alleine oder zu zweit Wiederbelebungsmaßnahmen durchzuführen. Beschreiben Sie die sog. „Einhelfer"- und „Zweihelfer"-Methode!
2. Als Ersthelfer müssen Sie über Telefon bzw. Handy den Rettungsdienst benachrichtigen. Welche Angaben machen Sie?
3. Welche Maßnahmen ergreifen Sie bei der Rettung eines bewusstlosen Notfallopfers? Begründen Sie Ihr Vorgehen!

4. Nennen Sie Lagerungsarten und wann Sie diese anwenden! Beschreiben Sie die stabile Seitenlage!
5. Welche Beatmungsmöglichkeiten gibt es?
6. Was versteht man medizinisch unter dem Begriff Schock?
7. Welches sind lebensbedrohliche Zeichen bei einem Schädel-Hirn-verletzten Unfallopfer? Welche Maßnahmen ergreifen Sie?
8. Welche Eigenschutzmaßnahmen ergreifen Sie bei der Rettung eines Stromunfallopfers?

Antworten im Kap. 16 Erste Hilfe (S. 283).

Lese- und Lernservice Teil II

Literatur

[1] Bienstein C et al. Atmen. Stuttgart: Thieme; 2000

[2] Bienstein C, Fröhlich A. Basale Stimulation® in der Pflege – Die Grundlagen. 7. Aufl. Bern: Verlag Hans Huber; 2012

[3] Citron I. Kinästhetik – kommunikatives Bewegungslernen. 3. Aufl. Stuttgart: Thieme; 2011

[4] Deutsches Netzwerk für Qualtiätsentwicklung in der Pflege (DNQP) Hrsg. Expertenstandard Dekubitusprophylaxe in der Pflege. 1. Aktualisierung. Osnabrück; 2010

[5] Fröhlich A. Basale Stimulation, Manuskript für Juchli-Pflege. 9. Aufl. Stuttgart: Thieme; Stuttgart 2000

[6] Fröhlich A. Der Zusammenhang von Pflege und Pädagogik. In: Pflege Aktuell 2000; 11: 618–620

[7] Fröhlich A. Basale Stimulation – Anregungen für die Pflege. In: Forum Sozialstation 1992; 58: 24–28

[8] Fröhlich A. Basale Stimulation – Das Konzept. Düsseldorf: verlag selbstbestimmtes leben; 1991

[9] Fröhlich A. Basale Stimulation – Möglichkeiten einer aktivierenden Förderung und Pflege. In: Krankenpflege 1990; 1: 5–8

[10] Fröhlich A. Das ganzheitliche Entwicklungsmodell. Unveröff. Manuskript; 2010

[11] Fröhlich A. Kommunikation in der Pflege. Unveröff. Manuskriptentwurf; 2009

[12] Gümbel D. Wie neugeboren durch Heilkräuter – Essenzen. Ratgeber fürs Leben. München: Gräfe u. Unzer; 1995

[13] Hoehl M, Kullick P. Gesundheits- und Kinderkrankenpflege. 4. Aufl. Stuttgart: Thieme; 2012

[14] Jassoy C, Schwarzkopf A. Mikrobiologie, Hygiene und Infektiologie für Pflegeberufe. 2. Aufl. Stuttgart: Thieme; 2013

[15] Kirschnick O. Pflegetechniken von A – Z. 4. Aufl. Stuttgart: Thieme; 2012

[16] Köther I, Gnamm E. (Hrsg.). Altenpflege. 4. Aufl. Stuttgart: Thieme; 2011

[17] Kottner J, Blume-Peytavi U. Am tatsächlichen Hautzustand orientieren. In: Pflegezeitschrift 2013; 4, S. 200–203

[18] Lauber A (Hrsg.). Verstehen & Pflegen, Bd. I. Grundlagen beruflicher Pflege. 3. Aufl. Stuttgart: Thieme; 2012

[19] Lauber A, Schmalstieg P. (Hrsg.). Verstehen & Pflegen, Bd. II. Wahrnehmen und Beobachten. 3. Aufl. Stuttgart: Thieme; 2012

[20] Lehrvideo: Kinästhetisches Arbeiten in der Altenpflege. Hannover: Vincentz-Verlag

[21] Menche N et al. Pflege Heute. 6. Aufl. München: Urban & Fischer; 2014

[22] Menche N, Brandt I. Pflege Konkret Innere Medizin. 6. Aufl. München: Urban & Fischer; 2013

[23] Mohr L. Basale Stimulation in 9 Sprachen. Norderstedt: Internationaler Förderverein Basale Stimulation e. V.; 2010

[24] Niklas S. Persönliche Hygiene der Beschäftigten. In: Die Schwester/Der Pfleger 2012; 5: 454–456

[25] Niklas S. Hände richtig schützen und pflegen. In: Die Schwester/Der Pfleger 2013; 1: 28–32

[26] Nydahl P. Basale Stimulation in der Intensivpflege – Angehörige in die Pflege integrieren? In: Die Schwester/Der Pfleger 1996; 5: 439–440

[27] Nydahl P, Bartoszek G. Im Rhythmus der Patienten – Basale Stimulation richtig anwenden. In: Die Schwester/Der Pfleger 2012; 11: 1068–1073

[28] Nydahl P, Bartoszek G. Basale Stimulation – Neue Wege in der Pflege Schwerstkranker. 6. Aufl. München: Urban & Fischer; 2012

[29] Paetz B, Benzinger-König B. Chirurgie für Pflegeberufe. 22. Aufl. Stuttgart: Thieme; 2013

[30] Schewior-Popp et al. (Hrsg.). Thiemes Pflege. 12. Aufl. Stuttgart: Thieme; 2012

[31] Schmidt D. Pflegequalität – Prophylaxen neu entdeckt. In. Die Schwester/Der Pfleger 2010; 4: 346–349

[32] Schmidt D. Wie wasche und pflege ich richtig? In: Die Schwester/Der Pfleger 2011; 11: 1080–1083

[33] Schröder G, Kottner, J. Dekubitus und Dekubitusprophylaxe. Bern: Verlag Hans Huber; 2012

[34] Sonn A. Wickel und Auflagen. 4. Aufl. Stuttgart: Thieme; 2014

[35] Thüler M. Wohltuende Wickel. Wickel und Kompressen in der Kranken- und Gesundheitspflege. 11. Aufl. Worb/CH: Thüler; 2013

[36] Ullrich L. Zu- und ableitende Systeme. Stuttgart: Thieme; 2000

[37] Urbas L. Die Pflege des Menschen mit Hemiplegie nach dem Bobath-Konzept. 2. Aufl. Stuttgart: Thieme; 2005

[38] Werner B. Basale Stimulation in der Pflege – eine Konzeptanalyse und -bewertung. Bern: Hans Huber; 2001

[39] Zimmer R. Handbuch der Sinneswahrnehmung. Freiburg: Herder; 2012

[40] Zimmermann E. Aromatherapie für Pflege- und Heilberufe – Kursbuch für Ausbildung und Praxis. 5. Aufl. Stuttgart: Haug; 2011

Kontaktadressen

Deutscher Berufsverband für Pflegeberufe e. V. (DBfK), Bundesverband e. V.
Agnes-Karll-Institut für Pflegeforschung
Salzufer 6
10 587 Berlin
Tel.: 030/219 157-0
Fax: 030/219 157-77

Deutsche Gesellschaft für Kinästhetik und Kommunikation e. V.
Althoffstr. 20
12 169 Berlin
Tel.: 030/7 931 182
Fax: 030/79 745 167

Deutsches Institut für Ernährungsforschung
Arthur-Scheunert-Allee 114–116
14 558 Potsdam-Rehbrücke
Tel.: 033 200/88 335
Fax: 033 200/88 503

Deutsche Gesellschaft für Pflegewissenschaft e. V.
Bürgerstr. 47
47 057 Duisburg
Tel.: 0203/356 793

Deutsche Kontinenz Gesellschaft
Friedrich-Ebert-Str. 124
34 119 Kassel
Tel.: 0561/780 604
Fax: 0561/776 770

Telefon für pflegende Angehörige
c/o Caritasverband Frankfurt
Humboldtstraße 94
60 318 Frankfurt am Main
Tel.: 069/95 524 911
Fax: 069/959 663–50

Internetadressen

www.basale-stimulation.de
www.bobathpflege.de
www.dbfk.de
www.dife.de
www.dg-pflegewissenschaft.de
www.dnqp.de
www.kinaesthetik.de
www.kneippbund.de
www.rhi.de
www.weleda.de

Fragen zum Selbststudium

Kap. 17 Allgemeine theoretische Grundlagen

1. Nennen Sie die 6 Schritte des Pflegeprozesses!
2. Was ist bei der Formulierung von Pflegeproblemen zu beachten?
3. Erläutern Sie den Begriff „Ressourcen"!
4. Wozu formuliert man Pflegeziele? Was ist bei der Formulierung von Pflegezielen zu beachten?
5. Wodurch unterscheiden sich Fern- und Nahziele?
6. Welche Aussagen werden im Pflegebericht dokumentiert?
7. Nennen Sie 5 Vorteile der Pflegedokumentation!

Antworten im Kap. 17 Allgemeine theoretische Grundlagen (S. 301).

Kap. 18 Mithilfe bei der Pflegeorganisation

1. Welche Aufgaben haben Pflegende bei der Krankenhausaufnahme eines Patienten?
2. Welche Informationen bekommt der Patient bei seiner Entlassung?
3. Was sollte die Pflegende vor Beginn des Nachtdiensts bedenken?
4. Welche pflegerischen Informationen sind für Pflegende bei Antritt des Nachtdiensts wichtig?
5. Pflegende übernehmen im Nachtdienst ein großes Maß an Verantwortung. Sie benötigen für die Nachtarbeit u. a. pflegerische und technische Informationen. Zählen Sie bitte von jeweils 10 benötigten Informationen mindestens 6 auf!
6. 2 grundsätzliche pflegerische Aufgaben sind von Pflegenden im Nachtdienst zu erfüllen. Nennen Sie bitte diese 2 Aufgaben!

Antworten im Kap. 18 Mithilfe bei der Pflegeorganisation (S. 310).

Kap. 19 Krankenpflegehilfe bei den Aktivitäten des täglichen Lebens

19.1 ATL Wach sein und schlafen

1. Welche Arten von Schlafstörungen kommen relativ häufig vor?
2. Nennen Sie jeweils 4 äußere und 4 innere Ursachen für Schlafstörungen.
3. Beschreiben Sie 5 schlaffördernde Maßnahmen, die Pflegende dem Patienten bei Bedarf anbieten können.
4. Schildern Sie mindestens 5 mögliche Bewusstseinsstörungen und die dazugehörenden charakteristischen Symptome.

Antworten im Kap. 19.1 ATL Wach sein und schlafen (S. 316).

19.2 ATL Sich bewegen

1. Erläutern Sie häufig vorkommende Arten von Bewegungsstörungen!
2. Beschreiben Sie die Grundsätze der rückenschonenden Arbeitsweise!
3. Welche Bedeutung hat das Betten für den Patienten und für die Pflegende?
4. Welche Eigenschaften sollten Lagerungshilfsmittel aufweisen?
5. Beschreiben Sie 5 Lagerungshilfsmittel zur Druckentlastung!
6. Welche allgemeinen Grundsätze müssen bei der Anwendung von Lagerungshilfsmitteln berücksichtigt werden?

7. Wann werden Oberkörperhochlagerung, Seitenlagerung und Trendelenburg-Lagerung durchgeführt? Benennen Sie die jeweiligen Ziele!
8. Welche Gefahren bringt eine langdauernde Immobilität für den Patienten?
9. Schildern Sie Unterstützungsmaßnahmen zum aktiven und passiven Hochbewegen im Bett!
10. Welche Gehhilfen für den Patienten sind Ihnen bekannt?
11. Was ist zu beachten, wenn ein Patient im Rollstuhl gefahren wird?
12. Zu welchem Zweck können Lifter (Krankenheber) eingesetzt werden?
13. Definieren Sie den Begriff „Prophylaxe"!
14. Definieren Sie den Begriff „Kontraktur"!
15. Welche Ursachen für eine Kontraktur kennen Sie?
16. Nennen Sie 3 wichtige Maßnahmen zur Kontrakturenprophylaxe!
17. Nennen Sie 4 Arten von Bewegungsübungen, die zur Kontrakturenprophylaxe durchgeführt werden können!
18. Schildern Sie die Lagerung eines Gelenks bei Narben a) an der Beugeseite und b) an der Streckseite des Gelenks!
19. Erläutern Sie den Begriff „Dekubitus"!
20. Schildern Sie Ursachen, die zu einem Dekubitus führen können!
21. Welche Patienten sind besonders dekubitusgefährdet? Begründen Sie Ihre Aussage!
22. Welche Ziele haben pflegerische Maßnahmen zur Dekubitusprophylaxe?
23. Beschreiben Sie druckentlastende Lagerungen zur Dekubitusprophylaxe!
24. Welche Pflegemaßnahmen, außer der Druckentlastung, wirken unterstützend bei der Dekubitusprophylaxe?
25. Definieren Sie den Begriff „Thrombus"! Wie kommt es zur Entstehung eines Thrombus?
26. Welche Ursachen können zu einer Thrombose führen?
27. Nennen Sie die Ziele der Thromboseprophylaxe!
28. Erläutern Sie die Pflegemaßnahmen zur Thromboseprophylaxe und beschreiben Sie ihre jeweilige Wirkung!

Antworten im Kap. 19.2 ATL Sich bewegen (S. 318).

19.3 ATL Waschen und kleiden

1. Wodurch kann eine Hautrötung verursacht werden?
2. Nennen Sie Ursachen für eine blasse Haut!
3. Was ist ein Ödem? Wodurch können Ödeme entstehen?
4. Beschreiben Sie mögliche krankhafte Veränderungen der Mundschleimhaut!
5. Nennen Sie mindestens 4 krankhafte Veränderungen der Hautoberfläche!
6. Welche Bedeutung kann die tägliche Körperpflege für Patienten haben?
7. Nennen Sie spezielle Grundsätze, die Sie bei der Waschung eines Patienten im Bett berücksichtigen!
8. Welche Zusammensetzung eines Körperpflegemittels bevorzugen Sie bei Patienten mit trockener Haut?
9. Wie gehen Sie bei einer beruhigenden Ganzwaschung vor?
10. Nennen Sie Ziele, die mit der täglichen Zahnpflege angestrebt werden!
11. Durch welche Maßnahme können Sie verhindern, dass die Zahnprothese, bei versehentlichem Entgleiten während der Reinigung, zu Bruch geht?
12. Beschreiben Sie die Vorgehensweise bei einer Haarwäsche im Bett.
13. Welche Grundsätze sind bei der Augenpflege und bei Verabreichung von Augentropfen bzw. Augensalbe zu beachten?
14. Wie gehen Sie bei der Verabreichung von Augentropfen und Augensalbe vor?
15. Wann ist eine besondere Nasenpflege notwendig?
16. Was ist bei der Pflege der Fußnägel besonders zu beachten?
17. Beschreiben Sie das Vorgehen bei der Nassrassur eines Patienten.
18. Welche Vorteile hat das Duschen eines Patienten gegenüber einer Ganzwaschung im Bett?
19. Wie ist die Wirkungsweise von Badezusätzen? Was ist bei der Auswahl von Badezusätzen zu bedenken?
20. Welche Hilfestellung geben Sie einem Patienten während eines Vollbads?
21. Bei welchen Erkrankungen/Beschwerden werden Sitzbäder verordnet?
22. Welche Wirkung haben Wechselfußbäder auf den Patienten?
23. Wann sind besondere Hautpflegemaßnahmen bei Patienten erforderlich?
24. Was beachten Sie bei der Durchführung von Hautpflegemaßnahmen?

Antworten im Kap. 19.3 ATL Waschen und kleiden (S. 343).

19.4 ATL Essen und trinken

1. Bei welchen Erkrankungen (Beispiele) kommt Appetitlosigkeit als Begleiterscheinung infrage?
2. Wie errechnet sich das Normalgewicht eines Menschen mit dem „Body-Mass-Index"?
3. Zu welchen Zusatzerkrankungen und Komplikationen kann es bei abgemagerten und ausgetrockneten (exsikkierten) Patienten kommen?
4. Welche gesundheitlichen Beeinträchtigungen können bei Dickleibigkeit auftreten?
5. Wie führen Sie die Nahrungsverabreichung bei Patienten durch, die nicht mehr selbst essen können (Vorbereitung, Durchführung und Nachbereitung)?
6. Welche Anforderungen werden an die Sondenkost gestellt?
7. Erläutern Sie den Begriff Bolusgabe bei der Sondenernährung!

8. Schildern Sie den Vorgang der Verabreichung von Sondennahrung mit der Sondenspritze!
9. Wie verabreichen Sie verordnete Medikamente durch die Magensonde?
10. Schildern Sie mögliche Komplikationen bei der Sondenernährung! Erläutern Sie die dazugehörenden Maßnahmen zur Behebung der jeweiligen Komplikation!
11. Schildern Sie die Schritte Ihrer Vorgehensweise beim Verbandwechsel an der PEG-Eintrittsstelle!
12. Schildern Sie mögliche Schädigungen und Erkrankungen der Mundhöhle und ihre Ursachen!
13. Welche Ziele streben Pflegende durch die Mundpflegemaßnahmen an?
14. Welche Gegenstände benötigen Sie zur Durchführung der Mundpflege?
15. Schildern Sie Ihre Vorgehensweise beim Auswischen der Mundhöhle zur Mundpflege!
16. Erläutern Sie die Ihnen bekannten Mundpflegemittel und ihre Wirkungsweise!
17. Schildern Sie Maßnahmen zur Feuchthaltung der Mundhöhle und zur Anregung der Kaufunktion!

Antworten im Kap. 19.4 ATL Essen und trinken (S.362).

19.5 ATL Ausscheiden

1. Schildern Sie die etwaige Tagesmenge und das Aussehen des Urins bei einem gesunden Erwachsenen!
2. Welche Aussage macht die Flüssigkeitsbilanz? Was verstehen Sie unter a) einer positiven und b) einer negativen Flüssigkeitsbilanz?
3. Definieren Sie die Begriffe „Polyurie“, „Oligurie“ und „Anurie“. Nennen Sie einige für diese Ausscheidungsstörungen typischen Erkrankungsbeispiele!
4. Welche krankhaften Urinbeimengungen sind Ihnen bekannt?
5. Schildern Sie mögliche Miktionsstörungen und ihre Ursachen!
6. Welche Aussage über die Urinbeschaffenheit macht das spezifische Gewicht?
7. Wie leiten Sie den Patienten zur Gewinnung eines Mittelstrahlurins an?
8. Definieren Sie den Begriff Harnblasenkatheterismus. Nennen Sie diagnostische und therapeutische Gründe für den Harnblasenkatheterismus!
9. Schildern Sie Vorbereitung und Durchführung des Einmalkatheterismus a) bei der Frau und b) beim Mann!
10. Schildern Sie die Pflegemaßnahmen bei liegendem Blasenverweilkatheter!
11. Schildern Sie die Vorgehensweise bei der Entfernung eines Blasenverweilkatheters!
12. Was ist eine suprapubische Harnableitung?
13. Welche Vorteile hat eine suprapubische Harnableitung?
14. Schildern Sie Beschaffenheit und Aussehen des Stuhls bei gesunden Menschen. Welche krankhaften Veränderungen der Form und Konsistenz des Stuhls sind möglich?
15. Nennen und erläutern Sie 2 Stuhl-Ausscheidungsstörungen (Defäkationsstörungen)!
16. Welche Ursachen für eine Durchfallerkrankung kennen Sie?
17. Beschreiben Sie mögliche Stuhlbeimengungen und dazugehörige Erkrankungsbeispiele!
18. Nennen Sie a) mögliche Ursachen für eine Obstipation und b) Begleitsymptome bei Obstipation!
19. Erläutern Sie die Ernährungsrichtlinien zur Obstipationsprophylaxe!
20. Nennen Sie Indikationen und Kontraindikationen für die Einlaufbehandlung!
21. Welche Reizwirkung kann ein Einlauf auf die Darmwand ausüben?
22. Nennen Sie Zusätze für die Einlaufflüssigkeit und ihr Wirkungsziel!
23. Schildern Sie Vorbereitungsmaßnahmen und Vorgehensweise beim Reinigungseinlauf!
24. Wie gehen Sie bei der Verabreichung eines Klistiers vor?
25. Schildern Sie Ihre Vorgehensweise a) beim Einbringen des Steckbeckens in das Krankenbett und b) bei der Entfernung eines Steckbeckens aus dem Krankenbett!
26. Welche Ursachen für eine Harninkontinenz kennen Sie?
27. Welche Faktoren können eine Harninkontinenz fördern?
28. Durch welche vorbeugenden Maßnahmen kann eine Inkontinenz evtl. verhindert werden?
29. Beschreiben Sie pflegerische Maßnahmen zur Förderung der Kontinenz!
30. Nennen Sie die Ziele des Beckenbodentrainings und beschreiben Sie einige entsprechende Übungsbeispiele!
31. Beschreiben Sie a) aufsaugende und b) ableitende Hilfsmittel bei der Harninkontinenz!
32. Nennen Sie Ursachen für eine Stuhlinkontinenz!
33. Erläutern Sie ableitende Hilfsmittel bei der Stuhlinkontinenz!
34. Erläutern Sie Besonderheiten der Intimhygiene bei Patienten mit Stuhlinkontinenz!
35. Nennen Sie Ursachen, die zum Erbrechen führen können!
36. Schildern Sie Beobachtungsmaßnahmen, mit denen Begleiterscheinungen beim Erbrechen und das Erbrochene beurteilt werden!
37. Beschreiben Sie pflegerische Maßnahmen vor, während und nach dem Erbrechen!

Antworten im Kap. 19.5 ATL Ausscheiden (S.373).

19.6 ATL Körpertemperatur regulieren

1. Beschreiben Sie Regulationsmechanismen, mit denen sich der menschliche Organismus an kühle bzw. warme Umgebungstemperaturen anpassen kann!
2. Erklären Sie, weshalb eine erhöhte Körpertemperatur nicht zu früh medikamentös gesenkt werden sollte!
3. Beschreiben Sie mögliche Fieberursachen!

4. Beschreiben Sie den typischen Ablauf eines Schüttelfrosts!
5. Beschreiben Sie typische Fieberverlaufsformen mit dazugehörenden Erkrankungsbeispielen!
6. Erläutern Sie Begleiterscheinungen bei Fieber!
7. Schildern Sie Ursachen einer Hypothermie!
8. Welche Symptome hat ein Patient mit leichter Hypothermie?
9. Beschreiben Sie spezielle Pflegemaßnahmen bei Patienten mit Fieber!
10. Erläutern Sie die Ursachen a) der vermehrten und b) der verminderten Schweißbildung!
11. Schildern Sie verschiedene Messorte, an denen die Körpertemperatur ermittelt werden kann! Was ist bei der Interpretation des Messwerts zu beachten?
12. Erläutern Sie die Funktion der heute gängigen Fieberthermometer!
13. Schildern Sie die Vorgehensweise bei der a) rektalen b) sublingualen und c) axillaren Fiebermessung!
14. Was ist vor der physikalischen Temperatursenkung mittels Wadenwickel beim Patienten zu prüfen?
15. Beschreiben Sie die Vorgehensweise beim Anlegen von Wadenwickeln!
16. Schildern Sie die erwünsche Wirkung von Kälteanwendungen! Bei welchen Erkrankungen/Beschwerden ist die Kältewirkung nicht hilfreich und daher kontraindiziert?
17. Beschreiben Sie die erwünschte Wirkung von Wärmeanwendungen. Bei welchen Erkrankungen/Beschwerden ist die Wärmewirkung kontraindiziert?
18. Beschreiben Sie trockene Kälteanwendungen und die jeweilige Vorgehensweise bei der Anwendung!
19. Beschreiben Sie trockene Wärmeanwendungen und die jeweilige Vorgehensweise bei der Anwendung!
20. Erläutern Sie die Begriffe „Wickel" bzw. „Auflagen"/„Umschläge"!
21. Schildern Sie Maßnahmen zur Vorbereitung, Durchführung und Nachbereitung eines feucht-warmen Wickels oder einer Auflage!
22. Schildern Sie allgemeine Grundsätze, die bei der Anwendung von Wickeln und Auflagen zu beachten sind!
23. Bei welchen Beschwerden bzw. Erkrankungen wird ein heißer Breiumschlag (Kataplasma) verordnet? Beschreiben Sie die Vorgehensweise beim Anlegen des Umschlags!
24. Nennen Sie die Indikationen für einen kühlen Quarkumschlag! Beschreiben Sie, wie der Umschlag angelegt wird!
25. Beschreiben Sie die typischen Pflegeprobleme bei einem Patienten mit hohem Fieber und ordnen Sie dabei die Probleme der jeweiligen Lebensaktivität zu!

Antworten im Kap. 19.6 ATL Körpertemperatur regulieren (S. 398).

19.7 ATL Atmen

1. Wie häufig atmet ein gesunder erwachsener Mensch durchschnittlich pro Minute?
2. Beschreiben Sie Ursachen für eine verlangsamte (Bradypnoe) und eine beschleunigte Atmung (Tachypnoe)!
3. Beschreiben Sie die Atemqualität eines gesunden Menschen!
4. Erläutern Sie krankhafte Veränderungen der Atemqualität!
5. Beschreiben Sie krankhafte Veränderungen des Atemrhythmus mit den dazu gehörenden Erkrankungsbeispielen!
6. Wie läuft der Hustenvorgang ab? Welche unterschiedlichen Hustenformen kennen Sie?
7. Nennen Sie typische Symptome bei beeinträchtigter Atemfunktion!
8. Nennen Sie die Ziele der Pneumonieprophylaxe!
9. Bei welchen Patientengruppen besteht eine besondere Pneumoniegefährdung? Nennen Sie Beispiele und Gründe für die Pneumoniegefahr.
10. Beschreiben Sie 3 Atemübungen, die zur Vertiefung des Atemzugs durchgeführt werden können!
11. In welcher Körperhaltung (Sitzposition) wird das Atmen bei einer bestehenden Dyspnoe erleichtert?
12. Welche Ziele hat die atemstimulierende Einreibung?
13. Mit welchem Ziel werden Atemtrainingsgeräte eingesetzt? Wie leiten Sie einen Patienten dazu an?
14. Wodurch bringt die Oberkörperhochlagerung dem Patienten mit Dyspnoe Erleichterung?
15. Erläutern Sie Lagerungen a) zur Dehnung und besseren Belüftung einzelner Lungenabschnitte und b) zur Verbesserung des Atemflusses!
16. Schildern Sie Maßnahmen zur Verflüssigung von Bronchialsekret!
17. Was ist bei der Einnahme oder Inhalation von sekretlösenden Medikamenten zu beachten?
18. Worauf müssen Sie bei Einreibungen mit ätherischen Ölen oder Salben am Patienten besonders achten?
19. Mit welchem Ziel führen Sie eine Vibrationsmassage am Brustkorb durch? Schildern Sie Ihre Vorgehensweise bei der Vibrationsmassage!
20. Bei welchen Erkrankungen darf ein Patient nicht abgeklopft werden?
21. Wie können Sie einem geschwächten Patienten mit einer frischen Operationswunde am Bauch beim Abhusten behilflich sein?
22. Welches Ziel hat eine Dränagelagerung? Was beachten Sie bei der Durchführung der Lagerung?
23. Wie führen Sie eine Aerosolinhalation durch? Was ist bei der Wahl des Inhaliermedikaments besonders zu beachten?
24. Was ist, vor allem nach einer Inhalation mit Kortison, für den Patienten wichtig zur Vermeidung einer Medikamentenresorption im Mund?
25. Bei welchen Beschwerden bringt eine Dampfinhalation Besserung? Warum soll im Krankenhaus keine Dampfinhalation durchgeführt werden?
26. Schildern Sie die Vorgehensweise beim Absaugen des Nasen-Rachen-Raums durch die Mundhöhle!

27. Beschreiben Sie die Vorgehensweise bei der Sauerstoffverabreichung durch eine Nasensonde!
28. Welche Pflegemaßnahmen sind während einer Sauerstofftherapie durchzuführen?
29. Beschreiben Sie spezielle Pflegemaßnahmen bei Patienten mit eingeschränkter Atemfunktion!
30. An welchen Körperstellen können Sie a) zentrale und b) periphere Pulse ertasten?
31. Erläutern Sie den Begriff „Pulsfrequenz"! Wie hoch ist (ca.) die normale Pulsfrequenz bei einem Erwachsenen?
32. Erläutern Sie Abweichungen von der normalen Pulsfrequenz bei einem Erwachsenen! Ordnen Sie der jeweiligen Abweichung jeweils 3 krankhafte und nicht krankhafte Ursachen zu!
33. Nennen Sie einige Erkrankungsbeispiele, bei denen es zu einem unregelmäßigen Pulsschlag kommen kann!
34. Definieren Sie den Begriff Pulsqualität!
35. Bei welchen Erkrankungen ist der Puls häufig schwach gefüllt und schlecht tastbar?
36. Welche Aussagen macht der Blutdruckwert?
37. Erläutern Sie die Begriffe a) „systolischer Blutdruckwert" und b) „diastolischer Blutdruckwert"!
38. Schildern Sie die Vorgehensweise (Vorbereitung und Durchführung) bei der Blutdruckmessung (auskultatorische Methode)!
39. Was sollten Sie vor dem Anlegen der Blutdruckmanschette bedenken?

Antworten im Kap. 19.7 ATL Atmen (S.411).

19.8 ATL Für Sicherheit sorgen

1. Welche Faktoren wirken evtl. verunsichernd und angstauslösend auf den Patienten bei der Aufnahme ins Krankenhaus?
2. Erläutern Sie die Aussage des Satzes: „Sicherheit vermitteln durch kompetente Pflege"!
3. Nennen Sie Ziele der Krankenhaushygiene!
4. Welche Aufgaben hat die Hygienekommission?
5. Was bedeutet der Begriff „infektiöser Hospitalismus"? Nennen Sie Gründe, weshalb die Bekämpfung des infektiösen Hospitalismus problematisch ist!
6. Erläutern Sie den Begriff „Infektion"!
7. Erläutern Sie mögliche Übertragungswege von Krankheitskeimen auf den menschlichen Organismus!
8. Welche möglichen Erregerquellen gibt es?
9. Durch welche Eintrittspforten können Krankheitserreger in den Organismus gelangen?
10. Welche Patienten sind besonders infektionsgefährdet?
11. Wo sind die im Krankenhaus erforderlichen Hygienemaßnahmen dokumentiert?
12. Erläutern Sie allgemeine Grundsätze zur Vermeidung von Keimübertragungen!
13. Welche Ziele hat die hygienische Händedesinfektion? Vor und nach welchen Maßnahmen ist sie erforderlich?
14. Wie führen Sie eine hygienische Händedesinfektion durch?
15. Schildern Sie, weshalb die korrekt ausgeführte Händedesinfektion im Krankenhaus sehr wichtig ist!
16. Welche Maßnahmen sind im Hinblick auf die Hautschonung bei der Händewaschung zu beachten?
17. Bei welchen Arbeiten ist das Anziehen von Schutzhandschuhen erforderlich?
18. Definieren Sie den Begriff „Desinfektion"!
19. Welche physikalischen Desinfektionsmaßnahmen kennen Sie?
20. Welchen Anforderungen soll ein im Krankenhaus angewendetes Desinfektionsmittel genügen?
21. Wozu werden a) Feindesinfektionsmittel und b) Grobdesinfektionsmittel verwendet?
22. Was versteht man unter dem Begriff „laufende Desinfektion"?
23. Beschreiben Sie die Maßnahmen der laufenden Desinfektion mit Anwendungsbeispielen!
24. Was ist eine Schlussdesinfektion?
25. Definieren Sie den Begriff „Sterilisation"!
26. Beschreiben Sie die physikalischen Sterilisationsverfahren!
27. Erläutern Sie physikalisch-chemische Sterilisationsverfahren!
28. Welche Kontrollmaßnahmen führen Sie vor der Verwendung von Sterilgut durch?
29. Beschreiben Sie allgemeine Grundsätze im Umgang mit infektiösen Patienten im Krankenhaus!

Antworten im Kap. 19.8 ATL Für Sicherheit sorgen (S.434).

19.9 ATL Raum und Zeit gestalten, sich beschäftigen

1. Was sind mögliche stressauslösende Faktoren im Berufsleben?
2. Welche seelischen, geistigen und körperlichen Symptome können bei chronischer Stressbelastung (Disstress) auftreten?
3. Wann kann eine Erkrankung stressauslösend sein?
4. Schildern Sie Maßnahmen zur Stressbewältigung!
5. Welche Beschäftigungs- und Unterhaltungsmöglichkeiten hat ein Patient im Krankenhaus?
6. Welche Maßnahmen beinhaltet die medizinische Rehabilitation?

Antworten im Kap. 19.9 ATL Raum und Zeit gestalten, sich beschäftigen (S.444).

19.10 ATL Kommunizieren

1. Was versteht man unter a) verbalen und b) nonverbalen Kommunikationswegen?
2. Definieren Sie den Begriff „Dysarthrie"!
3. Definieren Sie den Begriff „Aphasie"! Welche Formen der Aphasie gibt es?
4. Was wird durch das Ausdrucksverhalten eines Menschen ausgesagt?
5. Beschreiben Sie Kommunikationsmöglichkeiten mit bewusstlosen Patienten!

6. Beschreiben Sie Kommunikationsmöglichkeiten mit aphasischen Patienten!
7. Schildern Sie wichtige Umgangsregeln bei der Kommunikation mit sehbehinderten Menschen!
8. Schildern Sie wichtige Umgangsregeln bei der Kommunikation mit schwerhörigen Menschen!
9. Was ist beim Umgang mit Hörgeräten zu beachten?
10. Welche Unterstützungs- und Hilfsmöglichkeiten haben Sie bei der Kommunikation mit fremdsprachigen Menschen?

Antworten im Kap. 19.10 ATL Kommunizieren (S. 447).

19.11 ATL Sich als Mann oder Frau fühlen

1. Nennen Sie Beispiele für Pflegesituationen, die Schamgefühle bei Patienten hervorrufen können!
2. Nennen Sie Gründe, warum Patienten besonderen Wert auf den Schutz ihrer Intimsphäre legen!
3. Durch welche Maßnahmen können Pflegende eigene Hemmungen oder Schamgefühle bei Pflegeverrichtungen abbauen?
4. Beschreiben Sie, was die Begriffe „öffentlicher" und „halböffentlicher Bereich", „privater" und „intimer Bereich" im pflegerischen Umgang mit Patienten zum Ausdruck bringen!
5. Beschreiben Sie Möglichkeiten der therapeutisch wirksamen, pflegenden Berührung! Welche Wirkung kann pflegende Berührung auf den Patienten haben?
6. Bei welchen Patienten ist eine therapeutisch pflegerische Berührung besonders hilfreich?
7. Beschreiben Sie Maßnahmen, die zum Schutz der Intimsphäre von Patienten, z. B. bei Pflegeverrichtungen eingesetzt werden!

Antworten im Kap. 19.11 ATL Sich als Mann oder Frau fühlen (S. 455).

19.12 ATL Sinn finden im Werden, Sein, Vergehen

1. Schildern Sie mögliche Schmerzreaktionen bei Patienten!
2. Erläutern Sie die Begriffe „somatischer Schmerz" und „viszeraler Schmerz"!
3. Was verstehen Sie unter dem Begriff „Phantomschmerz"?
4. Was wird in einem Schmerztagebuch dokumentiert?
5. Welche physikalischen Maßnahmen zur Schmerzbekämpfung kennen Sie?
6. Welche Nebenwirkungen können betäubungsmittelhaltige Schmerzmittel (Opioide) verursachen?
7. Schildern Sie die Pflegeschwerpunkte bei einem Patienten mit unheilbarer Erkrankung unter Zytostatika- und Strahlentherapie!
8. Schildern Sie Besonderheiten, die bei der Pflege von sterbenden Menschen Beachtung finden sollten!
9. Welche Aufgaben haben die Hospizeinrichtungen übernommen?
10. Welche Einrichtungen der Hospizarbeit gibt es?
11. Was sind Anzeichen eines nahenden Todes bei Sterbenden?
12. Welche pflegerischen Aufgaben müssen bei einem soeben verstorbenen Menschen durchgeführt werden?
13. Wie können Pflegende Angehörige eines soeben verstorbenen Patienten bei der Trauerarbeit unterstützen?
14. Wodurch kann ein Burn-out-Syndrom verursacht werden?
15. Welche körperlichen und emotional-geistigen Erschöpfungssymptome können bei einem Burn-out-Syndrom auftreten?
16. Schildern Sie Möglichkeiten, die vorbeugend eingesetzt werden oder bei beginnendem Burn-out-Syndrom Abhilfe schaffen können!

Antworten im Kap. 19.12 ATL Sinn finden im Werden, Sein, Vergehen (S. 458).

Kapitel 20 Krankenpflegehilfe bei diagnostischen und therapeutischen Maßnahmen

1. Definieren Sie die Begriffe „Punktion" und „Biopsie"!
2. Schildern Sie allgemeine Grundlagen zur Vorbereitung, Durchführung und Nachbereitung von Punktionen!
3. Schildern Sie die Vorbereitung, Hilfsmaßnahmen bei der Durchführung und Nachbereitung der Venenpunktion!
4. Schildern Sie die pflegerischen Aufgaben bei der Vorbereitung und Durchführung einer Blutsenkungsgeschwindigkeit!
5. Schildern Sie die Vorgehensweise bei der Entnahme von Kapillarblut!
6. Erläutern Sie die Vorteile einer Injektion!
7. Welche Injektionsarten kennen Sie?
8. Schildern Sie pflegerische Aufgaben beim Aufziehen eines Medikamentes a) aus der Glasampulle und b) aus einer Stechampulle!
9. Schildern Sie allgemeine Grundsätze, die bei der Verabreichung von Injektionen zu beachten sind!
10. Welche Medikamente dürfen nicht subkutan verabreicht werden?
11. Nennen Sie für die subkutane Injektion geeignete Körperstellen! Begründen Sie Ihre Aussage!
12. Beschreiben Sie die Vorgehensweise (Vorbereitung und Durchführung) bei der subkutanen Injektion!
13. Erläutern Sie, wie die Einstichstellen a) zur ventroglutäalen Injektion, b) zur intramuskulären Injektion in den Oberschenkel und c) in den Oberarm ermittelt werden!
14. Welche Kontraindikationen für die i. m.-Injektion kennen Sie?
15. Schildern Sie die Vorgehensweise bei der ventroglutäalen Injektion a) nach der Hochstetter-Methode und b) nach der Sachtleben-Methode (Crista-)!

16. Weshalb ist die ventroglutäale Injektion gegenüber der i. m-Injektion in den Oberschenkel und in den Oberarm vorzuziehen?
17. Welche Komplikationen können bei einer Injektion auftreten?
18. Erläutern Sie, zu welchem Zweck Venenverweilkanülen gelegt werden!
19. Welche Arten von Venenverweilkanülen kennen Sie?
20. Erläutern Sie Ihre Aufgaben bei der Vorbereitung und Mithilfe beim Legen einer Venenverweilkanüle!
21. Schildern Sie die Vorgehensweise bei der Entfernung einer Venenverweilkanüle! Welche Maßnahmen können Sie bei einer Venenentzündung zur Schmerzlinderung durchführen?
22. Schildern Sie Pflegemaßnahmen, die bei liegender Venenverweilkanüle und Venenkatheter erforderlich sind!
23. Definieren Sie den Begriff „Infusion".
24. Welche Kontrollmaßnahmen müssen Sie vor der Verabreichung einer Infusion durchführen?
25. Schildern Sie pflegerische Aufgaben beim Richten einer Infusion!
26. Schildern Sie die Vorgehensweise beim Wechsel der Infusionsflasche!
27. Welche Beobachtungsmaßnahmen werden bei laufender Infusion durchgeführt?
28. Erklären Sie, wie bei der Schwerkraftinfusion bei vorgegebener Einlaufzeit die Tropfenzahl pro Minute errechnet werden kann!
29. Beschreiben Sie Pflegemaßnahmen, die bei Beendigung der Infusionstherapie durchzuführen sind!
30. Welche Gefahren und Komplikationen können bei einer Infusionstherapie auftreten?
31. Für welche Patienten kann eine Bluttransfusion verordnet werden?
32. Was ist bei der Aufbewahrung von Blutkonserven zu beachten?
33. Schildern Sie die Vorgehensweise beim Richten einer Transfusion!
34. Welche Beschwerden und Krankheitszeichen können bei einer Bluttransfusion auf eine Unverträglichkeitsreaktion hinweisen?
35. Welche Körperfunktionen beurteilen wir mit der zentralen Venendruckmessung?
36. Schildern Sie mögliche Ursachen für einen erhöhten ZVD!
37. Bei welchen Patienten wird ggf. eine zentrale Venendruckmessung zur Verlaufskontrolle verordnet?
38. Welche Funktion hat ein Wundverband?
39. Welche allgemeinen Grundsätze zum Wundverbandwechsel kennen Sie? Erläutern Sie diese anhand der Vorbereitung, der Durchführung und der Nachbereitung!
40. Was versteht man unter einem „aseptischen Verbandwechsel"?
41. Welche Unterschiede gibt es bei der Wundreinigung von aseptischen und septischen Wunden?
42. Was versteht man unter einem septischen Verbandwechsel?
43. Worin unterscheidet sich der aseptische vom septischen Verbandwechsel?
44. Welche Prinzipien der Wundbehandlung kennen Sie?
45. Schildern Sie pflegerische Aufgaben zur Vorbereitung und Nachbereitung von Röntgenuntersuchungen mit oraler Kontrastmittelgabe!
46. Schildern Sie pflegerische Maßnahmen zur Vorbereitung eines Kolonkontrasteinlaufs!
47. Welche Komplikationen können bei einer Untersuchung mit Kontrastmittelgabe in eine Vene oder Arterie beim Patienten auftreten?
48. Welches Organ wird durch eine Cholegrafie beurteilt?
49. Welches Organ wird durch eine Urografie beurteilt?
50. Welches Organ wird durch eine Phlebografie beurteilt?
51. Welches Organ wird durch eine Arteriografie beurteilt? Schildern Sie pflegerische Aufgaben zur Vor- und Nachbereitung einer Arteriografie!
52. Erläutern Sie pflegerische Aufgaben zur Vor- und Nachbereitung einer Szintigrafie!
53. Schildern Sie pflegerische Maßnahmen zur Vorbereitung einer Oberbauchsonografie!
54. Erläutern Sie allgemeine Grundsätze zur Vor- und Nachbereitung von endoskopischen Untersuchungen!
55. Schildern Sie pflegerische Maßnahmen zur Vor- und Nachbereitung einer Ösophagogastroskopie!
56. Schildern Sie pflegerische Maßnahmen zur Vor- und Nachbereitung einer ERCP!
57. Erläutern Sie die Maßnahmen zur Vorbereitung einer Koloskopie!
58. Erläutern Sie die pflegerischen Maßnahmen zur Vor- und Nachbereitung einer Laparoskopie!
59. Erläutern Sie die pflegerischen Aufgaben zur Vor- und Nachbereitung einer Zystoskopie!
60. Erläutern Sie die pflegerischen Aufgaben zur Vor- und Nachbereitung einer Bronchoskopie!

Antworten im Kap. 20 Krankenpflegehilfe bei diagnostischen und therapeutischen Maßnahmen (S. 473).

Kap. 21 Krankenpflegehilfe in unterschiedlichen Pflegedisziplinen

1. Nennen Sie 3 Gründe, warum alte Menschen zu wenig essen und trinken! Nennen Sie 4 Probleme, die daraus entstehen!
2. Zählen Sie 5 von 10 Pflegeaktivitäten auf, durch welche die vorher benannten Probleme behoben werden können!
3. Nennen Sie 3 Gründe, warum der alte Mensch sich nicht mehr so beschäftigen kann, wie er es gewohnt ist und welches Problem daraus entsteht!
4. Nennen Sie das Ziel, welches Sie mit Ihren Pflegeaktivitäten erreichen möchten! Zählen Sie 4 Pflegeaktivitäten auf, die zum Ziel führen!
5. Erläutern Sie die Pflegeschwerpunkte bei einem Patienten mit schwerer Herzinsuffizienz!
6. Was bedeutet die Diagnose „Herzinsuffizienz" für den Patienten?

7. Beschreiben Sie spezielle Krankenpflegehilfemaßnahmen bei Patienten mit schwerer Herzinsuffizienz!
8. Welche Pflegeschwerpunkte sind bei einem Patienten mit Apoplexie wichtig?
9. Beschreiben Sie häufig vorkommende Pflegeprobleme bei Patienten mit einer frischen Apoplexie! Ordnen Sie die Probleme der jeweiligen Lebensaktivität zu!
10. Welche längerfristigen Auswirkungen kann die Apoplexie für den Patienten mit sich bringen?
11. Welche Ziele strebt die Diabetestherapie an?
12. Welche Späterkrankungen können bei einem schlecht eingestellten Diabetes mellitus auftreten?
13. Beschreiben Sie die Merkmale der Diabetesdiät!
14. Welche Besonderheiten sind bei der Insulinbehandlung des Diabetes mellitus zu beachten?
15. Was bedeutet die Diagnose Diabetes mellitus für einen Patienten?
16. Beschreiben und begründen Sie spezielle Krankenpflegehilfemaßnahmen bei Patienten mit einem Typ-1-Diabetes!
17. Nennen Sie die Ziele der Diabetikerschulung!
18. Nennen Sie die Zeichen einer Unterzuckerung und einer Blutzuckererhöhung! Welche Erste-Hilfe-Maßnahmen können Sie jeweils durchführen?
19. Wie beraten Sie einen Patienten mit Diabetes mellitus im Hinblick auf die Körperpflege?
20. Worin unterscheiden sich Wahloperationen von Notfalloperationen?
21. Was versteht man unter präoperativer Phase und postoperativer Phase?
22. Welche Pflegeschwerpunkte stehen in der präoperativen Phase im Vordergrund?
23. Nennen Sie die ärztlichen Routinemaßnahmen in der präoperativen Phase!
24. Welche Bedeutung hat der Operationstag für den Patienten? Erläutern Sie diese an möglichen konkreten Ängsten des Patienten!
25. Schildern Sie die Pflegehilfeaktivitäten am Operationstag, welche a) bis zum Abruf aus der Operationsabteilung und b) nach Abruf aus der Operationsabteilung durchgeführt werden müssen!
26. Welche Möglichkeiten zum präoperativen Angstabbau beim Patienten kennen Sie?
27. Zählen Sie die wichtigsten allgemeinen Komplikationen nach einer Operation auf!
28. Welche Pflegeschwerpunkte stehen in der postoperativen Phase im Vordergrund?
29. Welche Materialien müssen im Zimmer des Frischoperierten vor seiner Rückkunft von der Operation bereit liegen?
30. Welche Informationen sind bei Patientenübernahme nach der Operation unbedingt einzuholen?
31. Welche Beobachtungsmaßnahmen werden bei Frischoperierten routinemäßig durchgeführt?
32. Beschreiben und begründen Sie die speziellen Krankenpflegehilfemaßnahmen bei einem Patienten vor einer Darmoperation!
33. Welche postoperativen Pflegeprobleme gibt es bei Patienten nach einer Darmoperation?
34. Beschreiben Sie die Pflegeschwerpunkte bei einer Wöchnerin!
35. Schildern Sie allgemeine Grundsätze zur Pflege eines gesunden Neugeborenen mit den Schwerpunkten: Nabel-, Haut- und Gesäßpflege!
36. Beschreiben Sie die Vorteile der Muttermilchernährung!
37. Welche Besonderheit hat die erste Stuhl- und Urinausscheidung bei einem Neugeborenen?
38. Weshalb wird ein Teil der Käseschmiere nach der Geburt auf der Haut des Neugeborenen belassen?
39. Welches Kriterium ist für die ausreichende Ernährung mit Muttermilch aussagekräftig?
40. Beschreiben und begründen Sie typische Krankenpflegehilfemaßnahmen bei einer gesunden Wöchnerin!
41. Weshalb gewinnt die ambulante Pflege zunehmend an Bedeutung?
42. Welche Träger für ambulante Pflegeeinrichtungen gibt es?
43. Welche Aufgabenschwerpunkte haben ambulante Pflegedienste?
44. Nennen Sie die Vorteile einer ambulanten, pflegerischen Betreuung!
45. Die Pflege von psychisch Kranken hat sich in den vergangenen Jahrzehnten geändert. Sie ist nicht mehr „aufbewahren, bewachen und für Ordnung sorgen", sondern bietet „Hilfe zur Selbsthilfe" an. Die kranken Menschen sollen so bald wie möglich wieder selbstständig leben können. Wie sieht die pflegerische Tätigkeit aus, wenn die Therapie heißt: 4 Patienten kochen und essen heute Abend gemeinsam. Beschreiben sie konkret Schritt für Schritt die Tätigkeiten der Pflegenden und der 4 Patienten vom Planen bis zum Geschirrspülen!
46. Jeder schizophrene Patient zeigt durch seine Individualität und Intelligenz ein anderes Krankheitsbild. Somit gibt es keine „Standardpflegemaßnahme" für schizophrene Menschen. Erstellen Sie bitte einen Pflegeplan für diesen Menschen! Dazu benötigen Sie eine Anzahl von Informationen. Nennen Sie mindestens 4 von 6!
47. Damit die Pflegemaßnahme/der therapeutische Umgang mit schizophrenen Patienten wirksam werden kann, muss der Mensch seine Erkrankung selbst akzeptieren. Die Pflegenden müssen deshalb verschiedene Regeln beachten. Nennen Sie 6 von 10 pflegerischen Verhaltensregeln, welche eine wirksame Pflege gewährleisten können!
48. In der akuten depressiven Phase ist es den Betroffenen nicht möglich, Energie aufzubringen und aktiv zu sein. Die Patienten empfinden sich hilflos, wertlos, ohne Selbstbewusstsein und Hoffnung. Durch Gespräche mit der pflegerischen Bezugsperson können Selbstvertrauen und Zuversicht gewonnen werden. Nennen Sie 5 von 7 Gesprächsmerkmalen, welche für depressive Patienten hilfreich sind!
49. Selbsttötungsgedanken sind ein Symptom bei Depressionen wie Bauchschmerzen bei Blinddarmentzündungen. Daher müssen Suizidäußerungen immer

ernst genommen werden. Was konkret antworten Sie einem Patienten auf Äußerungen wie: „Ich bin an allem schuld, ich bin schlecht und böse; am besten ist es, ich bringe mich um. Dann falle ich niemandem mehr zur Last?“

50. Von wem wurde das Konzept der Basalen Stimulation entwickelt?
51. Welche Patientengruppe soll mit der Basalen Stimulation angeregt werden und welche Auswirkungen sind in der Praxis häufig anzutreffen?
52. Nennen Sie die Ziele des Bobath-Konzeptes und erklären Sie diese kurz!
53. Nennen Sie die Lernbereiche der Kinästhetik und geben Sie ein Beispiel aus Ihrer praktischen Erfahrung!
54. Wie können Sie die Techniken der Kinästhetik erlernen, und welche Voraussetzungen braucht eine Pflegende, um dies an andere weitergeben?

Antworten im Kap. 21 Krankenpflegehilfe in unterschiedlichen Pflegedisziplinen (S. 512).

Lese- und Lernservice Teil III

Literatur

[1] Arzneimittelkommission, Hrsg. Arzneiverordnungen. 22. Aufl. Köln: Deutscher-Ärzte-Verlag; 2009
[2] Kretz F-J, Reichenberger S. Medikamentöse Therapie. 6. Aufl. Stuttgart: Thieme; 2007
[3] Lüllmann H et al. Taschenatlas der Pharmakologie. Stuttgart: Thieme; 2008
[4] Mutschler E, Geislinger G, Kroemer HK, Schäfer-Korting M. Mutschler. Arzneimittelwirkungen – Lehrbuch der Pharmakologie und Toxikologie. 9. Aufl. Stuttgart: WVG; 2008

Kontaktadressen

Bundeszentrale für gesundheitliche Aufklärung
Ostmerheimer Str. 220
51 109 Köln
Tel.: 0221 /8 992–0
Fax: 0221/8 992–300

Bundesministerium für Gesundheit
Friedrichstraße 108
10 117 Berlin (Mitte)
Telefon: 030/18 441–0 (bundesweiter Ortstarif)
Fax: 030/18 441–4 900

Internetadressen

www.bzga.de
www.bmg.bund.de
www.arzneimittel.com
www.med-online.de

Fragen zum Selbststudium

Kap. 22 Grundlagen der Arzneimittellehre

1. Wie werden Arzneimittel nach ihrer Herstellung differenziert, und welche Unterschiede gibt es?
2. Welche Arzneimittelformen kennen Sie, nennen Sie dazu jeweils ein Beispiel!
3. Was ist aus pflegerischer Sicht bei der Verabreichung von Weichgelatinekapseln zu beachten?
4. Wie und durch wen erfolgt das Richten der Medikamente? Wann werden Medikamente an den Patienten verabreicht?

Antworten im Kap. 22 Grundlagen der Arzneimittellehre (S. 589).

Kap. 23 Arzneimittelgruppen

1. Es gibt schwach wirkende und stark wirkende Analgetika. Bitte nennen Sie jeweils ein Beispiel und erläutern Wirkung und Nebenwirkung des entsprechenden Medikaments!
2. Was ist bei der Gabe von Antibiotika hinsichtlich der Resistenz zu beachten?
3. Wann werden Schlafmittel verordnet und welche Maßnahmen, außer der medikamentösen Variante, sind noch in Betracht zu ziehen, um dem Patienten einen erholsamen Schlaf zu ermöglichen?

Antworten im Kap. 23 Arzneimittelgruppen (S. 595).

Lese- und Lernservice Teil IV

Literatur

[1] Andreae S, von Hayek D, Weniger J. Gesundheits- und Krankheitslehre für Altenpflege. 3. Aufl. Stuttgart: Thieme; 2011

[2] Antonovsky A. Salutogenese – Zur Entmystifizierung der Gesundheit. Tübingen: dgvt; 1997

[3] Biesalski HK et al., (Hrsg.). Ernährungsmedizin. 4. Aufl. Stuttgart: Thieme; 2010

[4] Biesalski HK, Grimm P. Taschenatlas der Ernährung. 5. Aufl. Stuttgart: Thieme; 2011

[5] Blättner B, Waller H. Gesundheitswissenschaften. 5. Aufl. Stuttgart: Kohlhammer; 2011

[6] Lückerath E, Müller S. Diätetik und Ernährungsberatung. 4. Aufl. Stuttgart: Haug; 2011

[7] Haupt WF, Jochheim KA, Remschmidt H. Neurologie und Psychiatrie für Pflegeberufe. 10. Aufl. Stuttgart: Thieme; 2009

[8] Schewior-Popp et al., (Hrsg.). Thiemes Pflege. 12. Aufl. Stuttgart: Thieme; 2012

[9] Trabert G, Waller H. Sozialmedizin – Grundlagen und Praxis. 7. Aufl. Stuttgart: Kohlhammer; 2013

[10] WHO. Ottawa-Charta; 1986

Kontaktadressen

Deutsche Hauptstelle für Suchtfragen (DHS) e. V.
Westenwall 4
59 065 Hamm
Tel.: 02 381/9 015-0
Fax: 02 381/901 530

Deutsche Gesellschaft für Ernährung e. V.
Godesberger Allee 18
53 175 Bonn
Tel.: 0228/3 776-600
Fax: 0228/3 776-800

Anonyme Alkoholiker Interessengemeinschaft e. V.
Waldweg 6
84 177 Gottfrieding-Unterweilnbach
Tel.: 08 731/325 73-0
Fax: 08 731/325 73-20

Internetadressen

www.dge.de
www.dhs.de
www.meine-gesundheit.de
www.kenn-dein-limit.de
www.bzga.de/

Fragen zum Selbststudium

Kap. 24 Ernährungslehre

1. Weshalb ist eine Fast-Food-Ernährung gesundheitsschädlich?
2. Wie wird die im Körper umgesetzte Energiemenge gemessen?
3. Definieren Sie den Begriff „Grundumsatz"!
4. Wie viel Brennenergie (kcal) liefern 1 g Eiweiß, 1 g Kohlenhydrate und 1 g Fett?
5. Welche Aufgaben hat das Eiweiß bei der Ernährung des Menschen?
6. Was sind eiweißhaltige Nahrungsmittel?
7. Definieren Sie die Begriffe Monosaccharide, Disaccharide und Polysaccharide!
8. Welche Aufgaben haben Kohlenhydrate im menschlichen Stoffwechsel?
9. In welcher Form können Kohlenhydrate im Körper gespeichert werden?
10. In welcher Form sollten Kohlenhydrate aus gesundheitlichen Gründen bei der Ernährung aufgenommen werden?
11. Was sind Ballaststoffe?
12. Warum sollte die Nahrung immer einen Ballaststoffanteil enthalten?
13. Warum sollte man bei einer ballaststoffreichen Ernährung reichlich Flüssigkeit zu sich nehmen?
14. Welche Fettarten kennen Sie? Beschreiben Sie ihre Unterschiede!
15. Welche Aufgaben haben die Fette im Stoffwechselgeschehen des Menschen?
16. Wie sind die Anteile des Nahrungsfetts zusammengesetzt? Was ist dabei, insbesondere bei kalorienreduzierter Kost, zu beachten?
17. Welche Aufgaben hat das Wasser im menschlichen Körper?
18. Wie hoch ist der durchschnittliche, tägliche Flüssigkeitsbedarf bei einem gesunden Erwachsenen?
19. Wie erfolgt die Flüssigkeitsausscheidung im menschlichen Organismus?
20. Welche Mineralstoffe werden als Mengenelemente und welche als Spurenelemente bezeichnet (Beispiele)?
21. Bei welchen Erkrankungen ist eine Reduzierung der Kochsalzzufuhr erforderlich?
22. Was verstehen Sie unter dem Begriff Vitamine?
23. Beschreiben Sie, wie die Nahrungszubereitung vitaminschonend durchgeführt werden kann!
24. Was sind „Genussmittel"?
25. Welche Symptome können bei einem übermäßigen Kaffeegenuss auftreten?
26. Welche gesundheitlichen Schäden können bei regelmäßigem Konsum größerer Alkoholmengen auftreten? Wie wirken kleine Mengen Alkohol auf den Organismus?
27. Zu welchem Zweck werden Lebensmittelzusatzstoffe der Nahrung beigefügt?

28. Nennen Sie Schadstoffe, die unsere Nahrung belasten können! Schildern Sie, auf welche Weise die Schadstoffe in die Nahrung gelangen und welche gesundheitlichen Schäden durch sie entstehen können!
29. Welche Ansprüche müssen Nahrungsmittel bei einer Vollwerternährung erfüllen?
30. Nennen Sie einige Beispiele für denaturierte Lebensmittel!
31. Nennen Sie Richtlinien der Vollwerternährung!

Antworten im Kap. 24 Ernährungslehre (S.605).

Kap. 25 Diätetik

1. Welche Diätrichtlinien werden bei der leichten Vollkost angestrebt?
2. Beschreiben Sie die Diätrichtlinien bei der Reduktionskost!
3. Wie errechnet sich die Kohlenhydrataufnahme bei einem Typ-1-Diabetiker?
4. Welche Kohlenhydratträger sollten Diabetiker in erster Linie zu sich nehmen? Begründen Sie Ihre Aussage!
5. Was geschieht im Stoffwechsel eines Diabetikers, wenn er zuckerhaltige Nahrungsmittel (Süßigkeiten) zu sich nimmt?
6. Was sollte ein Diabetiker im Rahmen seines Diätplanes bei der Zusammenstellung und Aufnahme von Eiweißträgern bedenken?
7. Welches Hilfsmittel kann ein Diabetiker bei der Zusammenstellung und beim Austausch der Kohlenhydratportionen verwenden?
8. Nennen Sie die Diätrichtlinien bei Hyperlipidämie!
9. Schildern Sie die Diätrichtlinien bei einer Hypertonie!
10. Beschreiben Sie die Diätrichtlinien bei chronischer Niereninsuffizienz!
11. Wie sind die Diätrichtlinien bei einer Durchfallerkrankung?

Antworten im Kap. 25 Diätetik (S.617).

Kap. 26 Grundlagen von Gesundheit und Krankheit

1. Wie wird der Begriff „Gesundheit" von der WHO definiert?
2. Welche Konzepte von Krankheit kennen Sie?
3. Welches Konzept von Krankheit deckt sich am ehesten mit Ihrem Pflegeverständnis?
4. Womit beschäftigt sich die Salutogenese im Vergleich zur Pathogenese?
5. Wovon hängt nach Antonovsky ab, ob ein Mensch krank wird oder gesund bleibt?
6. Welchen Grundgedanken verfolgt die Gesundheitsförderung?
7. Nennen Sie 5 Maßnahmen der Prävention von Krankheiten.

Antworten im Kap. 26 Grundlagen von Gesundheit und Krankheit (S.623).

Kap. 27 Gesundheit und Suchtmittel

1. Die Gründe, um alkoholkrank zu werden, sind vielfältig. Erklären Sie bitte einem gefährdeten Menschen die krankmachenden Wirkungsweisen des Alkohols (5 Punkte)!
2. Erklären Sie bitte einem gefährdeten Menschen die giftige Wirkungsweise des Teerkondensats einer gerauchten Zigarette!

Antworten im Kap. 27 Gesundheit und Suchtmittel (S.628).

Glossar

Abkürzungen

ABEDL *Aktivitäten, Beziehungen und existenzielle Erfahrungen des Lebens*
ATL *Aktivitäten des täglichen Lebens*
ACVB *Aortocoronarer Venenbypass*
BSHG *Bundessozialhilfegesetz*
BGB *Bürgerliches Gesetzbuch*
CO_2 *Kohlendioxid*
EEG *Elektroenzephalogramm: Aufzeichnung des Verlaufs der Hirnaktionsströme*
EKG *Elektrokardiogramm: Aufzeichnung des Verlaufs der Herzaktionsströme*
FSH *follikelstimulierendes Hormon*
HOPS *hirnorganisches Psychosyndrom*
i. m. *intramuskulär*
i. v. *intravenös*
mm^3 *Kubikmillimeter*
MIC *minimalinvasive Chirurgie*
MS *Multiple Sklerose*
O_2 *Sauerstoff*
ROT *realitätsorientiertes Training*
RVO *Reichsversicherungsordnung*
s. c. *subkutan*
StGB *Strafgesetzbuch*
WHO *World Health Organization (Weltgesundheitsorganisation)*
ZVD *zentraler Venendruck*

A

abdominal zum Bauch gehörend
Ablatio retinae Netzhautablösung
Abort Abstoßen des Embryos bzw. Fötus innerhalb der ersten 28 Schwangerschaftswochen
Absence flüchtige Bewusstseinstrübung
Abszess eingeschmolzener, von der Umgebung abgegrenzter Eiterherd
Abusus Missbrauch
Adipositas Fettleibigkeit, Übergewicht
adipös fettleibig
Adventitia äußerste Schicht der Arterien und Venen
Aerosol feinst verteilte feste oder flüssige Teilchen in der Luft
Affekt Gemütsbewegung
Aflatoxin vom Schimmelpilz erzeugtes Gift
Agglutination Zusammenballung, Verklebung
Agglutinine Antikörper, die artfremde Zellen bzw. Bakterien zur Verklebung und Verklumpung bringen
aggressiv angreifend, angriffslustig
Agnosie Störung des Erkennens trotz normaler Funktion der entsprechenden Sinnesorgane (akustische, optische, taktile Agnosie) bei Krankheitsherden im Parietalbereich des Gehirns
Agranulozytose schweres Krankheitsbild mit starker Verminderung oder Fehlen von weißen Blutkörperchen im strömenden Blut
AIDS Acquired immune Deficiency Syndrome = erworbener Immunmangel durch Virusinfektion (HIV)
Akkommodation Anpassungsfähigkeit (z. B. des Auges an nahe gelegene Objekte)
alimentär durch Nahrung hervorgerufen
Allergie Überempfindlichkeitsreaktion
Alveole Lungenbläschen
Aminosäuren einfachste Bausteine der Eiweißkörper
Amnesie: zeitlich begrenzte Erinnerungslücke
Amnion Eihaut, auch Schafshaut oder Wasserhaut genannt. Haut, die den Embryo umgibt, enthält das Fruchtwasser. Embryonalhülle
Amputation operative Abtrennung eines Körperteils
Anämie Blutarmut
Anaphylaxie schwerste Überempfindlichkeitsreaktion
Anästhesie Betäubung, Ausschaltung der Schmerzempfindung
Anastomose operativ hergestellte durchgängige Verbindung zwischen 2 Hohlorganen (z. B. Magen und Darm) oder Gefäßen
Anazidität, anazid Fehlen „freier" Salzsäure im Magensaft
Aneurysma krankhafte Ausbuchtung einer Arterie
Angina „Halsentzündung". Entzündung im Bereich der Gaumenmandeln und des Rachens
Angina pectoris Herzenge
Angiografie röntgenologische Gefäßdarstellung mithilfe injizierter Kontrastmittel
Anomalie Abweichung von der Regel
Antagonisten gegensinnig arbeitende Muskeln, Gegenspieler
Antazida Medikamente, die die Magensalzsäure neutralisieren
anti gegen, wider
Antibiotika Medikamente zur Bekämpfung von bakteriellen Infektionen
Antidiabetika Medikamente, die für die Behandlung des Diabetes mellitus geeignet sind
Antiepileptika Medikamente zur Behandlung der Epilepsie
Antigene Stoffe, die die Bildung von speziellen Antikörpern bewirken
Antikörper Blutbestandteile, die Antigene unschädlich machen
Antioxidanzien Stoffe mit antioxidierender Wirkung (gegen Verderblichkeit)
Antitoxine Gegengifte
Anurie fehlende Harnabsonderung
Anus naturalis After mit normaler Öffnung
Anus praeter naturalis künstlich angelegter Darmausgang
Aorta große Körperschlagader, Hauptschlagader
Aortenstenose Verengung in der Hauptschlagader
Apathie Teilnahmslosigkeit

Apgar-Schema Punktesystem zur Beurteilung von Neugeborenen unmittelbar nach der Geburt

Aphasie Störung des Sprechvermögens infolge Erkrankung von Sprachzentren im Gehirn bei erhaltener Funktion des Sprechapparates

Aphten entzündliche Schleimhautveränderungen im Mund, kleine linsengroße schmerzende Herde

Apnoe Atemstillstand

Apoplexie Gehirnschlag, Schlaganfall

Appendektomie operative Entfernung des Wurmfortsatzes („Blinddarms")

Appendix Wurmfortsatz

Appendizitis Entzündung des Wurmfortsatzes

Apraxie Unfähigkeit, bewegliche Körperteile zweckmäßig zu bewegen

Arachnoidea Spinnengewebehaut um das Gehirn und Rückenmark

Aromen natürliche oder künstlich hergestellte Geschmacksstoffe zur Geschmacksverbesserung von Nahrungsmitteln und Speisen

Arrosion, arrodieren Annagen, Anfressen, besonders von Gefäßwänden durch Entzündungsvorgänge, Geschwüre oder bösartige Tumoren

Arrhythmie Unregelmäßigkeit

Arterie mit sauerstoffreichem Blut gefülltes Blutgefäß

arteriell sauerstoffhaltiges Blut führend

Arteriografie röntgenologische Darstellung von Arterien in bestimmten Organen

Arteriolen kleinste Schlagadern, in die Haargefäße übergehend

Arteriosklerose „Arterienverkalkung", krankhafte Veränderung der Arterien mit Verhärtung, Elastizitätsverlust und Einengung des Gefäßlumens

Arthritis urica infolge einer Gichterkrankung auftretende Gelenkentzündung

Arthrose degenerative Gelenkveränderung

ASE atemstimulierende Einreibung

Asepsis Keimfreiheit aller Gegenstände, die mit einer Wunde in Berührung kommen

aseptische Wunde Wunde ist frei von Krankheitskeimen

Askariden Spulwürmer, Eingeweidewürmer des Menschen

aspirieren ansaugen, verschlucken

Asthma bronchiale Anfälle von hochgradiger Atemnot durch Krampf der kleinen Bronchien

Astigmatismus nicht punktförmige Abbildung. Auf das Auge einfallende Strahlen treffen infolge abnormaler Wölbung der Hornhaut nicht mehr im Brennpunkt zusammen.

Asystolie Herzstillstand

Aszites Ansammlung seröser Flüssigkeit in der Bauchhöhle

Atlas 1. Halswirbel

Atonie Schlaffheit, Erschlaffung der Muskulatur, herabgesetzter Spannungszustand der Muskeln

atrioventrikulär Vorhof und Herzkammer betreffend

Atrioventrikularknoten knotenförmige Anhäufung besonderen Muskelgewebes in der Scheidewand der Herzvorhöfe, das der Reizübermittlung dient

Atrophie Schwund (z. B. Muskelatrophie = Muskelschwund)

Aura einem epileptischen Anfall unmittelbar vorangehende Vorboten in Form von Geruchs- oder optischen Sinnesempfindungen

Auskultation Abhören von Körpergeräuschen

Autismus Kontaktsperre zur Umgebung durch Versunkenheit in die eigene Ideenwelt

Auswurf ausgehusteter Schleim und Sekrete aus Luftröhre und Lunge

autonom selbstständig, unabhängig, eigengesetzlich

AVK arterielle Verschlusskrankheit

axillar unter der Achsel

Axis 2. Halswirbel

Azida Medikamente, die fehlende Magensäure ersetzen

Azidose „Säuerung des Blutes"

B

Bakterien Spaltpilze, Keime

Balint-Gruppe Kleine Mitarbeitergruppe, die sich regelmäßig trifft zum Austausch über Problempatienten oder über eigene Probleme im Umgang mit Patienten.

Basale Stimulation Pflegekonzept zur Anregung und Unterstützung der Sinnesfunktion zur besseren Wahrnehmungs- und Ausdrucksfähigkeit eines Patienten

Basaltemperatur Diejenige Körpertemperatur der Frau, die morgens unmittelbar vor dem Aufstehen rektal gemessen wird.

Basedow-Erkrankung Überfunktion der Schilddrüse

Bazillen stäbchenförmige Bakterien

BE Berechnungseinheit = 10–12 g Kohlenhydrate

Bigeminus Zwillingspuls durch Reizleitungsstörung am Herzen

Bilirubin Gallenfarbstoff

Biopsie Gewebeentnahme aus dem Körper zu Untersuchungszwecken

Bikuspidalklappe oder Mitralklappe 2-zipflige Klappe zwischen linkem Herzvorhof und linker Herzkammer

Bisexualität Doppelgeschlechtigkeit. Bereitschaft zu sexuellen Kontakten beiderlei Geschlechts

Bluttransfusion Übertragung von Spender- oder Eigenblut

Blutvolumen zirkulierende Blutmenge

Body-Mass-Index Berechnungsformel zur Errechnung des Normalgewichts bei Erwachsenen (Körpergewicht in kg geteilt durch Körpergröße in m^2)

Bowman-Kapsel becherförmige Einstülpung der Harnkanälchen

Bradykardie langsame Herztätigkeit

Bradypnoe verlangsamte Atmung

Briden Verwachsungsstränge im Darmbereich

Bridenileus durch Verwachsungsstränge verursachter Verschluss des Darmes

Bronchieektasie dauerhafte Ausweitung der Bronchialäste, häufig mit Sekret oder Eiter angefüllt

Bronchien Aufzweigungen der Luftröhre

Bronchiole feinste Verzweigungen der Luftröhrenäste (Bronchien)

Bronchitis Entzündung der Bronchialschleimhaut

Bronchografie röntgenologische Darstellung der Bronchien und ihrer Aufzweigungen
Bronchopneumonie herdförmige Lungenentzündung
Bronchoskopie direkte Betrachtung der Bronchien durch ein Instrument (Bronchoskop)
BSG Blutsenkungsgeschwindigkeit
Burn-out-Syndrom ausgebrannt sein, Verbrauch der seelischen und körperlichen Kräfte
Bypass Umgehungsoperation einer Engstelle (z.B. bei Herzkranzgefäßverengung)

C

Charrière Größeneinheit für den Katheterdurchmesser (1 Charr = ⅓ mm)
Chemikalien industriell hergestellte chemische Stoffe
Chemotherapeutika Wirkstoffe, die Krankheitserreger oder Zellen von bösartigen Tumoren möglichst ohne Schädigung des Wirtsorganismus am Wachstum hemmen oder abtöten.
Chemotherapie Behandlung mit Chemotherapeutika (s.o.)
Cholangitis Entzündung der Gallengänge
Cholegrafie röntgenologische Darstellung der Gallenblase und der Gallenwege mittels Kontrastmittelgabe
Cholelithiasis Gallensteinleiden
Cholera schwere epidemische Infektionskrankheit mit Brechdurchfall
Cholesterin Fettbegleitstoff, der fast ausschließlich in tierischen Fetten vorkommt. Im menschlichen Organismus wird er u.a. zum Aufbau von Hormonen und Gallensäuren benötigt.
Cholezystektomie operative Entfernung der Gallenblase
Cholezystokinin Hormon der Darmschleimhaut, ruft Kontraktionen der Gallenblase hervor.
Chondrin Zwischenzellsubstanz des Knorpels
Chorion Zottenhaut, entsteht aus den äußeren Zellen der Morula.
Choriongonadotropin β-HCG, Hormon, welches das Funktionieren des Gelbkörpers, besonders in den ersten Schwangerschaftswochen, bewirkt, und schon früh von den Zellen der Zottenhaut gebildet wird. Auf seiner Anwesenheit beruhen die biologischen und immunologischen Schwangerschaftstests.
Chromosomen Schleifenförmige Bestandteile des Zellkerns, auf denen die Erbanlagen (Gene) linear angeordnet sind.
chronisch langwierig, langsam verlaufend
Clearance (Reinigung) Einheit der Blutplasmamenge, die beim Durchfluss durch die Niere in 1 Minute vollständig von der harnpflichtigen Testsubstanz befreit wird.
Commotio cerebri Gehirnerschütterung
Contusio cerebri Gehirnquetschung
Corpus luteum Gelbkörper
CT, Computertomografie Mit einem dünnen, fächerartigen Röntgenstrahlenbündel wird die zu untersuchende Körperregion schichtweise aus allen Richtungen und in gegeneinander versetzten Schichten abgetastet. Die jeweilige Strahlenabsorption wird mit Strahlendetektoren gemessen. Die Messdaten werden an einen angeschlossenen Computer weitergegeben, der daraus ein 2- bzw. 3-dimensionales Bild aufbaut.

D

Darmmotilität Bewegungsabläufe und Bewegungsmuster des Darmes
Debilität Grad des Schwachsinns
Defäkation Stuhlentleerung
Defibrillation Beseitigung des Herzkammerflimmerns durch Stromstöße
degenerativ aus der Art schlagend, entartend
Dekubitus Druckgeschwür
Delirium krankhaft veränderte Bewusstseinslage mit Verwirrtheit, Halluzinationen und unruhiger und erregter Grundstimmung
Demenz erworbener Schwachsinn
denaturiert stark verändert, nicht mehr natürlich
Dendrit Protoplasmafortsatz der Nervenzelle
Depression seelische Verstimmtheit und Niedergeschlagenheit
depressiv traurig gestimmt
Dermatitis Hautentzündung
Dermatomykosen durch Hautpilze verursachte Hauterkrankungen
Desensibilisierung Unempfindlichmachen gegen Allergene
Desinfektion Vernichtung von krankmachenden (pathogenen) Keimen (keimzahlmindernde Maßnahmen)
Desorientiertheit Zustand, in dem ein Patient nicht über die örtlichen, zeitlichen oder persönlichen Verhältnisse Bescheid weiß.
Desquamation Abstoßung
Diabetes mellitus Zuckerkrankheit
Diabetes mellitus Typ 1 insulinpflichtiger Diabetes
Diabetes mellitus Typ 2 meist nicht insulinpflichtiger Alterdiabetes
Diagnose Erkennung und systematische Bezeichnung einer Krankheit
Dialyse Verfahren zur Trennung gelöster Teilchen mit unterschiedlicher Molekularmasse. Es wird u.a. bei der künstlichen Niere genutzt. Harnpflichtige Substanzen bzw. Gifte werden aus dem Blut entfernt, lebenswichtige Eiweißstoffe des Blutserums werden zurückgehalten. Das mit Stoffwechselgiften beladene Blut wird durch ein Membransystem geleitet. Durch die Membranporen können die Stoffwechselabbauprodukte in die Spülflüssigkeit gelangen und somit aus dem Blut entfernt werden.
Diaphyse Knochenschaft
Diarrhö Durchfall
Diastole Zeitraum, in dem der Herzmuskel erschlafft ist.
diffus ausgebreitet, ohne Abgrenzung
Dilatation Erweiterung z.B. des Herzens
dilatieren erweitern
Diphtherie Infektionskrankheit, hervorgerufen durch Diphtherieerreger
Disaccharide Zweifachzucker (z.B. Haushaltszucker)
Diskonnektion Öffnung eines Verbindungsstücks zwischen 2 Schlauchteilen

Diskus Scheibe; in eine Gelenkhöhle hineinragende Scheibe aus Faserknorpel
Dislokation Verschiebung der Bruchenden gegeneinander (bei Knochenbrüchen)
disponiert empfänglich
Dissimulation Ableugnen oder Verbergen von Krankheitszeichen
Disstress negativ empfundener, im Dauerfall krankmachender Stress
Distanz Abstand
Distorsion Verstauchung
Diurese Urinausscheidung
Diuretika harntreibende Medikamente
DNA, Desoxyribonukleinsäure Riesenmolekül aus Ribose, Phosphorsäure und 4 Aminosäuren. Die DNA liegt im Zellkern und ist bei den meisten Lebewesen Träger der Erbsubstanz. Sie liegt meist als Doppelstrang (Doppelhelix) vor.
Doppler s. Ultraschalldiagnostik
Dotter-Verfahren Die Rekanalisation nach Dotter ist ein Verfahren, das bei arteriellen Verschlusskrankheiten die Verschlüsse beseitigt oder Stenosen aufdehnt. Eine Metallspirale (Stent) oder ein Ballonkatheter wird dazu in die betroffene Schlagader eingeführt.
Douglas-Raum tiefste Stelle der Bauchhöhle im kleinen Becken zwischen Gebärmutter und Mastdarm
Dosieraerosol Tascheninhalierer
Dränage Ableitung von Flüssigkeitsansammlungen aus dem Körper
DSA, digitale Subtraktionsangiografie röntgenologisch diagnostisches Verfahren zur Darstellung von Gefäßen mittels Kontrastmittelfüllung
Ductus Botalli Verbindung zwischen Lungenarterie und Aorta beim Fötus
Ductus cysticus Ausführungsgang der Gallenblase
Duodenum Zwölffingerdarm
Dura mater harte Hirnhaut
Dysarthrie Sprechstörung
Dyspepsie Verdauungsstörung durch Veränderung der Enzymproduktion bzw. Darmmotilität
Dyspnoe Atemnot
Dysurie schmerzhaftes Wasserlassen

E

EEG, Elektroenzephalogramm Ableiten und Aufzeichnen von Gehirnströmen
Eichel vorderster Teil des männlichen Gliedes
Ejakulation Ausspritzung der Samenflüssigkeit aus der Harnröhre
Eklampsie lebensbedrohende, plötzlich auftretende Krämpfe gegen Ende der Schwangerschaft und während der Geburt mit Blutdrucksteigerung, Eiweißausscheidung im Urin und Ödemen
Ekzem Erkrankung der Oberhaut, meist mit Hautrötung und Juckreiz verbunden
Elektrokauter Instrument, das mithilfe von Hochfrequenzströmen zerschneidet. (Zerstörung krankhafter Gewebewucherungen, Blutstillung)
Elektrolyte Salze, Basen und Säuren, die in wässriger Lösung in positiv (Kationen) und negativ (Anionen) geladene Teilchen zerfallen.
eliminieren beseitigen, ausscheiden
ELISA-Test Antikörpernachweis z. B. bei AIDS durch Bindung an das Virusantigen. Die Technik unterscheidet sich vom Western-Blot-Test, der ebenfalls auf einer Antigen-Antikörper-Reaktion beruht.
Embolie plötzlicher Verschluss von Blutgefäßen durch Blutgerinnsel, Fett (Fettembolie) oder Luftblasen (Luftembolie)
Embryo Frucht in der Gebärmutter während der ersten 3 Schwangerschaftsmonate
emotional gefühlsmäßig
Emphysem „Aufgeblasensein". Hautemphysem: Ansammlung von Luft oder Gasen in dem unter der Haut gelegenen Gewebe. Lungenemphysem: Überblähung der Lungen bzw. der Alveolen
Empyem Eiteransammlung in einer vorgebildeten Körperhöhle
Emulgatoren Hilfsstoffe zur Stabilisierung von Emulsionen
Emulsion Gemisch von 2 nicht mischbaren Flüssigkeiten (ölige und wässrige Lösungen) durch feinste Tröpfchenverteilung
endogen im Körper selbst entstanden, nicht von außen zugeführt
Endokard innerste Schicht der Herzwand, Herzinnenwand
Endokarditis Entzündung der Herzinnenhaut
endokrin mit innerer Sekretion
Endoskop dünnes, teils starres, meist biegsames Röhreninstrument, das mithilfe eines optischen Systems die direkte Betrachtung von Hohlorganen oder Körperhöhlen ermöglicht
Endoskopie diagnostische Untersuchung von Körperhöhlen oder Hohlorganen mit einem Endoskop
Enteritis Entzündung des Dünndarms
Enterogastron Hormon der Duodenalschleimhaut, unterdrückt Magensekretion und Darmbewegungen
Enterokinase Enzym der Darmschleimhaut, aktiviert die Vorstufen der Pankreasenzyme in aktive Enzyme
Enzephalitis Gehirnentzündung
Enzym Ferment, Wirkstoff, der als Katalysator Stoffwechselvorgänge beeinflusst.
Epidemie, epidemisch gehäuftes Auftreten einer Infektionskrankheit in örtlicher und zeitlicher Begrenzung
Epididymitis Nebenhodenentzündung
epidural auf bzw. über der Hirnhaut
Epikard das dem Herzen unmittelbar aufliegende Blatt des Herzbeutels
Epilepsie „Fallsucht", neurologisches Krampfleiden
Epiphyse Knochenende eines langen Röhrenknochens
Episiotomie Scheiden-Damm-Schnitt (zur Vermeidung eines Dammrisses während der Entbindung)
Epithelgewebe Zellverband, der innere oder äußere Körperoberflächen bedeckt.
Epithelialisierung Bildung von Epithelgewebe während der Wundheilung

ERCP endoskopisch retrograde Cholangiopankreatikografie; Kontrastmitteluntersuchung des Gallen- und Bauchspeicheldrüsengangsystems mithilfe des Endoskops
Erektion Steifwerden des männlichen Gliedes
Erepsin Enzym des Darmsafts, das an der Eiweißspaltung beteiligt ist.
Ergotherapie therapeutische Maßnahmen zur Wiedererlernung von Alltagsfunktionen
Erosion kleiner Hautdefekt
Erysipel Wundrose, durch Streptokokken verursachte Entzündung der Haut und des Unterhautgewebes.
Erythrozyten rote Blutkörperchen
essenziell wesentlich, ohne eine zu erkennende Ursache
Euphorie Zustand gehobenen Wohlbefindens und unkritischer Heiterkeit
Eupnoe normale, nicht krankhaft veränderte Atmung
Eustress positiv empfundener, selbst gewollter Stress
Exanthem Hautausschlag
Exkret Ausscheidungsprodukt von den Ausscheidungsorganen (einschließlich der Drüsen) des Organismus
exogen von außen entstanden (vgl. endogen)
exokrin mit äußerer Sekretion
Exophthalmus Verdrängung des Augapfels nach außen, hervorstehender Augapfel
Exsikkose Austrocknung durch Flüssigkeitsmangel
Exspiration Ausatmung
Exsudat Ergussbildung aufgrund entzündlicher Vorgänge
Extension Streckung, Ausdehnung
extrahieren herausziehen
Extrakt Auszug aus festen oder flüssigen Stoffgemischen mit entsprechenden Lösungsmitteln
Extrasystole durch gestörte Erregungsbildung am Herzen vorzeitige Kontraktion des Herzmuskels
Extrauteringravidität Entwicklung der Leibesfrucht außerhalb der Gebärmutter (Bauchhöhlenschwangerschaft)
Extrazellulärraum Raum außerhalb der Zelle
Extremitäten Gliedmaßen (Arme und Beine)
Extrinsic Factor Bezeichnung für den mit der Nahrung zugeführten Wirkstoff (Vitamin B12), der zusammen mit dem sog. Intrinsic Factor den lebenswichtigen Wirkstoff für die normale Erythrozytenentwicklung bildet.
Exzision Ausschneiden z. B. eines Tumors

F

Faszie Bindegewebige Hülle, die einzelne Organe und Muskeln umgibt.
Fäkalkollektoren Klebebeutel, die zur Ableitung von Stuhl um den Analbereich geklebt werden.
Fäzes Kot
Fellatio hetero- oder homosexueller Koitus durch Einführen des Penis in den Mund des Partners
Ferment s. Enzym
Fibrin Faserstoff, Endprodukt des Blutgerinnungsvorgangs
Fibrinogen Vorstufe des Fibrins
Fibrinolyse Auflösung des Fibrins
Fibrinolytika Substanzen, die Fibrinolyse aktivieren, z. B. Streptokinase, Urokinase usw.
Fibromyositis Muskelrheumatismus
fibrös aus derbem Bindegewebe bestehend
Fibula Wadenbein
Filtration Flüssigkeiten von darin enthaltenen ungelösten Bestandteilen trennen.
Fimbrien finger- oder fransenförmige Fortsätze (z. B. am Anfangsteil des Eileiters)
Finnen Vorstadium des Bandwurms; geschlechtsloser Blasenbandwurm
Fissur Riss (Knochenriss)
Fistel röhrenförmiger Gang z. B. von einem Abszess nach außen zur Haut
Fixateur externe Außenspanner. Spezielles Gestänge zur Stabilisierung von Knochenbrüchen von außen.
fixieren befestigen, festhalten
Fötus Bezeichnung für die Frucht im Mutterleib nach dem 3. Schwangerschaftsmonat bis zur Geburt
Follikel Bläschen
Fontanelle natürliche Knochenlücke am Schädel des Kleinkinds
Foramen ovale Öffnung in der Vorhofscheidewand des Herzens beim Fötus
Fragmente Bruchstücke
Fraktur Knochenbruch
Frustration Enttäuschung
Fundus Grund, Boden eines Hohlorgans
Fundus uteri oberster gewölbter, in die Bauchhöhle hineinragender Teil der Gebärmutter
Furunkel örtlich begrenzte eitrige Entzündung des Haarbalgs mit zentralem Eiterpfropf

G

Gangrän Gewebebrand, Gewebeuntergang
Gastrin im Magen gebildetes Gewebehormon, das die Säuresekretion des Magens fördert.
Gastritis Magenschleimhautentzündung
Gastritis erosiva Magenschleimhautentzündung mit oberflächlichen Defektbildungen und Blutungen in den Hohlraum des Magens
Gastroenteritis Entzündung der Magen-Darm-Schleimhaut
Gastroskopie Magenspiegelung; Untersuchung des Magens mit dem Endoskop
generalisiert auf den ganzen Körper oder ein ganzes Organsystem ausgebreitet
Genese Entstehung, Entwicklung
Genetik Vererbungslehre im weitesten Sinne, auch Entwicklungsgeschichte
genetisch die Vererbung betreffend, erblich bedingt, auch entwicklungsgeschichtlich
Geschlechtsmerkmale primäre; vor der Geburt angelegte, direkt der Fortpflanzung dienende Organe, die charakteristisch für das männliche und weibliche Geschlecht sind; sekundäre, während der Pubertät entstehende Geschlechtsmerkmale. (Mann: Bart, tiefe Stimme, Behaarung. Frau: Brüste, hohe Stimme usw.)
Gestose Durch Schwangerschaft ausgelöste oder begünstigte Erkrankung bei Schwangeren.

Glandula suprarenalis Nebenniere
Globuline Proteine, die neben den sog. Albuminen in den meisten Zellen und Körperflüssigkeiten vorkommen. Es werden Alpha-, Beta- und Gamma-Globuline unterschieden. Letztere sind u. a. die Träger der Antikörper
Glomerulonephritis klinisch bestimmte Form einer Nierenentzündung
Glomerulus „Wunderknäuel", knäuelförmig gewundene Gefäße im Nierengewebe
Glukagon ein in der Bauchspeicheldrüse gebildetes Hormon, das Glykogen in der Leber mobilisiert und damit den Blutzucker erhöht.
Glukose Traubenzucker (Einfachzucker)
Glykogen tierische Stärke, Speicherungsform des Traubenzuckers
Glykosurie Ausscheidung von Zucker im Urin
Gonokokken Kugelbakterien, die die Gonorrhö verursachen
Gonorrhö Tripper (Geschlechtskrankheit)
Grand mal großer Anfall bei Epilepsie
Granulat grobkörniges, arzneihaltiges Pulvergemisch
Granulation Bildung von Granulationsgewebe während der Wundheilung
Granulationsgewebe Gefäßreiches Bindegewebe, das bei der Wundheilung entsteht.
Granulozyten weiße Blutkörperchen mit Körnelung
Gyrus Windung (Hirnwindung)

H

Halluzination Sinnestäuschung
Hämatothorax Ansammlung von Blut im Brustfellraum
Hämatemesis Erbrechen von Blut
Hämatom Bluterguss
Hämaturie Blut im Urin
Hämoglobin roter Blutfarbstoff
Hämolyse Auflösung roter Blutkörperchen, wobei Hämoglobin freigesetzt wird.
Hämophilie Bluterkrankheit, an ein X-Chromosom gebundenes, erbliches Leiden, bei dem ein Defizit des Gerinnungsfaktors VIII besteht.
hämorrhagisch bluthaltig
Hämorrhoiden Gefäßerweiterungen im Bereich des Mastdarms und des Afters
Head-Zone Umschriebene Hautgebiete, in denen sich über nervale Querverbindungen innere Organe zuordnen lassen (z. B. Herz – linker Arm).
Hemisphäre Halbkugel (Gehirnhälfte)
Hepar Leber
Hepatitis Leberentzündung
Hernia femoralis Schenkelhernie
Hernie „Bruch", Eingeweidebruch
Herpes simplex virusbedingte Hautbläschen. Sie entstehen durch Abwehrschwäche, verursachen Juckreiz und Spannungsgefühl und treten meist an den Lippen auf.
Herpes zoster (Gürtelrose) Virusbedingte Erkrankung, die sich entlang von Nervenbahnen halbseitig, segmental ausbreitet.
Herzinsuffizienz verminderte Pumpleistung des Herzens, Herzschwäche
Heterosexualität Auf das andere Geschlecht gerichtete Sexualität.
Hilus Vertiefung an der Oberfläche eines Organs, wo Gefäße, Nerven und Ausführungsgänge ein- bzw. austreten (Nierenhilus usw.).
His-Bündel Teil des Reizleitungssystems des Herzens
HIV, Human Immunodeficiency Virus seit 1986 einheitlicher Name für die AIDS-Viren
Hodgkin-Erkrankung Lymphogranulomatose, eine von Lymphknoten ausgehende Erkrankung deren Ursache noch unbekannt ist.
Hohlvene größtes venöses Blutgefäß
Homosexualität gleichgeschlechtliche Liebe
Hormone Wirkstoffe, die von bestimmten Organen (endokrine Drüsen) gebildet und direkt ins Blut abgesondert werden.
Hospiz Einrichtung, in der Menschen in ihrer letzten Lebensphase aufgenommen und dort bis zu ihrem Tod gepflegt und betreut werden.
Humerus Oberarmknochen
humoral die Körperflüssigkeiten (Blut, Lymphe) betreffend
Hygiene Gesundheitslehre, Lehre von der Gesunderhaltung des Menschen
hygienisch gesundheitsdienlich
Hymen Jungfernhäutchen
Hypazidität (Subazidität) verminderter Gehalt an (freier) Salzsäure im Magensaft
Hyperämie Blutfülle
Hyperazidität (Superazidität) Magensaft mit übermäßig hohem Säuregehalt
Hyperemesis häufiges, heftiges Erbrechen
Hyperemesis gravidarum abnorm heftiges Erbrechen bei Frauen während der Schwangerschaft
Hyperglykämie erhöhter Zuckerwert im Blut, Überzucker
Hyperhidrosis vermehrte Schweißbildung
Hyperlipidämie erhöhter Blutfettspiegel
Hypernephrom bösartige Geschwulst der Niere
Hyperorexie Heißhunger
Hyperthermie Überhitzung, hohes Fieber, Wärmestauung
Hypertonie Hochdruckkrankheit, hoher Blutdruck
Hypertrophie Vergrößerung eines Organs
Hyperurikämie erhöhter Harnsäuregehalt im Blut
Hyperventilation gesteigerte Atemtätigkeit mit vermehrter Ein- und Ausatmung
Hypervolämie vergrößertes Blutvolumen
Hypoglykämie Unterzucker
Hypohidrosis verminderte Schweißbildung
Hypophyse Hirnanhangdrüse
Hypothermie Untertemperatur
Hypothyreose Schilddrüsenunterfunktion
Hypotonie niedriger Blutdruck
Hypovolämie vermindertes Blutvolumen

I

Idiotie höchster Grad des Schwachsinns, Bildungsunfähigkeit

Ig, Immunglobuline Proteine, die als Antikörper der spezifischen körpereigenen Abwehr dienen
Ignoranz Unwissenheit
Ikterus Gelbfärbung der Haut
Ileum Krummdarm, Teil des Dünndarms
Ileus Darmverschluss, Darmlähmung
Illusion in der Psychiatrie: falsche Wahrnehmung infolge falscher Deutung wirklicher Sinneseindrücke. Im täglichen Leben: auf Wünschen beruhende Einbildung
Imbezillität mittlerer Grad des Schwachsinns
Immunität Unempfindlichkeit gegenüber Infektionen
Immunkörper Antikörper, die im Organismus als Reaktion auf Antigene gebildet werden.
Immunsystem Organe, Zellen und Eiweißkörper, die im Organismus an verschiedenen Stellen lokalisiert sind. Ihre Aufgabe ist die Abwehr körperfremder Substanzen (Antigene) zur Erhaltung der individuellen Struktur.
Impressionsfraktur eingedrückter Knochenbruch (z. B. des Schädels)
Inappetenz Appetitlosigkeit
Index Anzeiger, Kennzeichen
Indikation Umstand, aus dem die Anwendung bestimmter Heilmittel oder Behandlungsmethoden angezeigt erscheinen
Infarkt durch Verschluss einer Arterie abgestorbener Gewebebezirk
Infektion Ansteckung
infektiöser Hospitalismus im Krankenhaus vorhandene, resistente Krankheitskeime
infiltrieren eindringen, durchsetzen
Infraktion unvollständiger Knochenbruch
Infusion Einführung größerer Flüssigkeitsmengen in den Organismus (unter Umgehung des Magen-Darm-Traktes)
Inhalation Einatmen von vernebelten Flüssigkeiten, Gasen oder Wasserdampf
Injektion Einspritzung eines Medikaments in den Körper
Inkarzeration Einklemmung
Inkontinenz Unvermögen, Harn oder Stuhl willkürlich im Körper zurückzuhalten
Inkubationszeit Zeit zwischen Ansteckung und Ausbruch einer Infektionskrankheit
Innervation Nervenversorgung
Insektizide Chemikalien zur Insektenbekämpfung
Inspiration Einatmung
Institution öffentliche Einrichtung
Insuffizienz ungenügende Leistung, Schwäche
Insulin im Pankreas gebildetes Hormon, das Glykogen aufbaut und damit den Blutzucker herabsetzt.
Interdentalbürste sehr kleine Zahnbürste zur Reinigung der Zahnzwischenräume
interdigital zwischen den Fingern oder Zehen
intermittierend mit Unterbrechungen
Interzellularsubstanz Zwischen den Zellen der Binde- und Stützgewebe liegende Grundmasse, die ihnen ihre besonderen Eigenschaften verleiht (dem Knochen die Härte).
Intima Gefäßinnenhaut
intramuskulär in den Muskel
intravasal in ein Blutgefäß
intravenös in die Vene
Intrazellulärraum Raum innerhalb der Zelle
Intrinsic Factor wird in der Magenschleimhaut gebildet, aktiviert die Resorption des Extrinsic Factors
Intubation Einführen eines Tubus in die Luftröhre (z. B. zur Beatmung)
Invagination Einstülpung eines Darmteils in einen anderen
invasive Maßnahme umfangreiche, eindringende diagnostische Maßnahmen
irreversibel nicht umkehrbar, bleibend
Irrigator Flüssigkeitsbehälter mit Ablaufschlauch zur Verabreichung eines Einlaufs
Isotope Atome eines chemischen Elements, deren Kerne gleich viele Protonen, aber unterschiedlich viele Neutronen enthalten (z. B. Jod, Natrium, Kupfer, Selen usw.). Sie kommen als stabile oder als radioaktive Isotope vor (Radioisotope). Diese senden eine ionisierende Strahlung an die Umgebung aus. Aufgrund dieser Strahlung kann das Isotop im Kreislauf leicht messbar verfolgt werden.
Isthmus schmale Verbindung, enge Stelle

J

Joule Maßeinheit für die Bewegungsenergie (ab 1978 anstelle der Kalorie zu verwenden): 1 J (Joule) = 0,23 892 cal, 1 cal (Kalorie) = 4,1855 J

K

Kachexie Kräftezerfall, Auszehrung
Kalorie Wärmeeinheit (alte, nicht mehr offiziell verwendete Einheit). Kilokalorie = die Wärmemenge, die nötig ist, 1 kg Wasser um 1 °C zu erwärmen.
Kalzium Mineralstoff
Kapillarblut Blut, das aus den kleinsten Blutgefäßen (Kapillaren) der Haut gewonnen wird.
Kapillaren Haargefäße (kleinste Blutgefäße)
Kaposi-Sarkom 1. Bei älteren Männern selten vorkommende bösartige Hautveränderungen, die besonders an den Unterschenkeln auftreten. Chronischer Verlauf, Metastasierung relativ spät. 2. Bei jungen AIDS-Kranken treten obige Veränderungen auf, meist mit besonders bösartigem Verlauf. Erstlokalisation häufig im Bereich der Mundhöhle und des Magen-Darm-Traktes. Frühe Metastasierungen
Karenz Aussetzen, Unterbrechung
Karbunkel Ansammlung mehrerer Furunkel, ausgedehnte tiefe Hautinfektion
Kardia Mageneingang
Karzinom bösartige Geschwulst (Krebs)
karzinomatöse Degeneration Entartung eines Gewebes in eine bösartige Geschwulst
Karzinommetastasen Tochtergeschwülste einer bösartigen Geschwulst
Kataplasmen warm bis heiß angelegte Brei- bzw. Pastenumschläge
Katarakt grauer Star, Trübung der Augenlinse
Katarrh seröse Entzündung an Schleimhäuten

Kathepsin eiweißspaltendes Enzym (Ferment)
Katheter Röhrenförmiges Instrument zum Einführen in Hohlorgane, z. B. die Blase, um den Inhalt zu entleeren oder Substanzen einzubringen.
Katheterismus Urinentnahme aus der Harnblase mit Katheter
Kaverne tuberkulöse Zerfallshöhle
Keimträger Lebewesen, das krankmachende Keime beherbergt, ohne selbst zu erkranken
Keloid wulstförmige breite Narben
Kernspintomografie mittels elektromagnetischer Wellen in allen Ebenen angefertigte Schnittbilder vom menschlichen Organismus
Kilokalorie (kcal) Energiemenge, die 1 l Wasser von 14,5 auf 15,5 °C erwärmt.
Klimakterium Wechseljahre der Frau
Klistier kleiner Einlauf
Klitoris Kitzler
Klysma Einlauf zur Enddarmentleerung
Kochlea Schnecke des Innenohrs, eigentliches Hörorgan
Kohlendioxid CO_2, Anhydrid der Kohlensäure, oft fälschlicherweise als Kohlensäure bezeichnet.
Kohlenhydrat organische Verbindung, Nährstoff
Kokken Kugelbakterien
Kolibakterien Darmbakterien
Kolik krampfartige Leibschmerzen durch schmerzhaftes Zusammenziehen eines Hohlorgans
Kolitis Entzündung des Dickdarms
kollabieren zusammensinken, zusammenfallen
Kollaps akute Blutkreislaufstörung
Kolon Dickdarm mit aufsteigendem, quer verlaufendem und absteigendem Ast
Koloskopie Dickdarmspiegelung; Untersuchung des Dickdarms mit dem Endoskop
Kolostrum Sekret der weiblichen Brustdrüse, das schon vor der Entbindung nachweisbar ist; Vormilch.
Koma tiefe Bewusstlosigkeit
Kommensalen Kleinlebewesen, die von der Nahrung des Wirtes leben, ohne diesen zu schädigen. Unter bestimmten Bedingungen können sie pathogen werden.
kompakt dicht, fest
Komplikation Verschlimmerung eines Krankheitsbildes durch neu hinzukommende Krankheit
Kompression Zusammenpressung
Kondom-Urinal Penisüberzug mit einem Ableitungsschlauch zur Urinableitung
konfabulieren Ausfüllen von Erinnerungslücken durch erfundene Geschichten
konkav nach innen gewölbt
konservativ erhaltend
konservative Behandlung nicht operative Behandlung, möglichst mit Erhaltung auch verletzter Körperteile
Konservierung Haltbarmachung
Konsistenz Festigkeit, Dichte eines Gewebes oder eines Stoffes
Kontagiosität Ansteckungsfähigkeit, Infektiosität
Kontamination Verunreinigung durch Krankheitskeime
Kontinenz Beherrschung der Blasen- und Darmfunktion
Kontraktion Zusammenziehung
Kontraktur Zusammenziehen von Geweben, z. B. an Gelenken, dadurch Verkürzung und Gelenkfehlstellung
Kontrakturenprophylaxe Maßnahmen zur Verhinderung von Kontrakturen
konvex nach außen gewölbt
Konvulsionen Schüttelkrämpfe
koordinieren aufeinander abstimmen
Koronarsklerose sklerotische Veränderungen an den Herzkranzgefäßen
Kortison Nebennierenrindenhormon
Kortikosteroide Hormone, die in der Nebennierenrinde gebildet werden.
Kotyledonen 1. Zottenbüschel des Chorions; 2. Teil des Mutterkuchens, der sich aus einer Vielzahl solcher Lappen zusammensetzt.
Krämpfe, klonische rasch aufeinanderfolgende, kurzdauernde Zuckungen antagonistischer Muskeln
Krämpfe, tonische Muskelzusammenziehungen von großer Intensität und langer Dauer
Kreativität schöpferische Kraft
Kretinismus Kleinwuchs mit Schwachsinn, hervorgerufen durch Unterfunktion der Schilddrüse vor der Geburt.
Krupp Kehlkopfdiphtherie
kumulieren anhäufen
kurativ heilend
Kurvatur Krümmung
Kyphose Verkrümmung der Wirbelsäule nach hinten (Buckelbildung)

L

labil unsicher, schwankend, veränderlich
Labyrinth (wörtlich: vielfach verschlungener Irrgang) Innenohr, bestehend aus knöchernem und häutigem Labyrinth mit Vorhof, Bogengängen und Schnecke
Laktase kohlenhydratspaltendes Ferment im Dünndarmsaft, spaltet Milchzucker
Lanugohaare Wollhaar, Flaum, Haarkleid des Fötus in der 2. Schwangerschaftshälfte
Laparoskopie Spiegelung der Bauchhöhle zur Untersuchung und zur Durchführung von operativen Eingriffen
Laparotomie Eröffnung des Bauchraums
latent verborgen, versteckt, ohne Symptome verlaufend
Laxanzien Medikamente, die Stuhlentleerung fördern
Lavage Waschung
Leberzirrhose Schrumpfleber, chronisch entzündliche Lebererkrankung
Leukämie Erkrankung der blutbildenden Organe, die zu einer Überproduktion von unreifen, weißen Blutkörperchen führt.
Leukozyten weiße Blutkörperchen
Liquor Flüssigkeit (spez. Hirn- und Rückenmarksflüssigkeit)
Lochien Wochenfluss. Absonderungen aus der Gebärmutter während der ersten Wochen nach der Entbindung
Logopäde Stimm- und Sprachtherapeut
lokal örtlich
Lokalanästhesie örtliche Betäubung

Lordose nach vorn konvexe Verbiegung der Wirbelsäule; in geringem Maße normal im Bereich der Hals- und Lendenwirbelsäule
Lues s. Syphilis, Geschlechtskrankheit
Lumbalpunktion Punktion des Wirbelkanals bzw. des Liquorraums zur Entnahme von Rückenmarksflüssigkeit oder zur Einspritzung von Medikamenten
Lumen hohler Raum bei röhrenförmigen Körperorganen
Lungenhilus Ein- bzw. Austrittspforte von Bronchien und Blutgefäßen in der Lunge
Luxation Verrenkung
Lymphadenopathie Erkrankung der Lymphknoten bzw. generalisierte Wucherung des lymphatischen Gewebes
Lymphadenopathiesyndrom, LAS sog. Prä-AIDS. Stadium vor Auftreten des Vollbilds AIDS
lymphatisches Gewebe Gesamtheit der Lymphknoten und des lymphknotenähnlichen Gewebes (Milz, Tonsillen und Lymphfollikel in den verschiedenen Organen)
Lymphe Flüssigkeit der Lymphorgane
Lymphom gut- oder bösartige Schwellung eines Lymphknotens
Lymphozyten Lymphzellen, besondere Formen der weißen Blutkörperchen
Lysetherapie Auflösung von Blutgerinnseln
Lysine Antikörper, die Bakterien auflösen können.
Lysis langsame Entfieberung

M

Makrohämaturie sichtbares Blut im Urin
maligne bösartig
Maltase in der Bauchspeicheldrüse und im Darmsaft vorkommendes, kohlenhydratspaltendes Enzym
Mamma weibliche Brust, Brustdrüse
Manie besondere Form des Wahnsinns, Raserei; Gemütszustand mit Antriebssteigerung und gehobener Stimmungslage
manisch zur Manie gehörig
Mastitis Brustdrüsenentzündung
maximal sehr groß, höchstens
mazerieren Gewebe durch Flüssigkeit oder Fäulnisprozesse zum Zerfall bringen
Medulla oblongata verlängertes Rückenmark
Mekonium „Kindspech“, erste Darmentleerung des Neugeborenen, sieht fast pechschwarz aus
Membran zarte, dünne Haut
Meningen Gehirnhäute
Meningitis Hirnhautentzündung
Meningitis cerebrospinalis Entzündung von Hirn- und Rückenmarkshäuten
Menisken halbmondförmige Zwischenscheiben aus Faserknorpel in den Kniegelenken
Menopause Aufhören der Regelblutung
Metastasen Tochtergeschwülste
Meteorismus Blähsucht; übermäßige Gasansammlung im Magen-Darm-Trakt
MIC, minimalinvasive Chirurgie laparoskopische Operationen (z. B. Gallenblasen-, Wurmfortsatzentfernung)
Mikrobe kleinstes Lebewesen
Mikrohämaturie Blut im Urin, aber nicht sichtbar, nur durch spezifische Laboruntersuchungen nachweisbar.
Mikrozirkulation Blutfluss in den kleinsten Blutgefäßen (Kapillaren)
Miktion Harnentleerung
Mineral anorganische, natürlich gebildete Stoffe, die am Stoffwechsel und Körperbau beteiligt sind
Miserere Erbrechen von Kot
Mitochondrien Zellorganelle, in der die Energiegewinnung der Zelle abläuft (Atmungskette)
Mitralklappe s. Bikuspidalklappe
Molaren Mahlzähne
Molekül aus Atomen bestehender Baustein einer Substanz
Monosaccharide Einfachzucker (z. B. Traubenzucker)
Monovette geschlossenes Blutentnahmesystem
Monozyten besondere Form der weißen Blutkörperchen. Sie sind die größten Zellen des Blutes.
Morbilli Masern
Morphologie Lehre von Gestalt und Bau der Organismen und ihrer Organe
Mortalität Sterblichkeitsziffer
Morula kugeliger, durch Furchungsteilung des befruchteten Eies entstandener Zellhaufen im Frühstadium der embryonalen Entwicklung
Motorik Funktion der Bewegungsnerven in ihrer Gesamtheit
motorisch bewegungsvoll
MRSA Methicillin-resistenter Staphylococcus aurens
Multiple Sklerose organische Nervenerkrankung
Mutismus psychogene Stummheit
myeloisch das Knochenmark betreffend
Mykose allgemeine Bezeichnung für eine durch Pilze hervorgerufene Krankheit (s. auch Dermatomykosen)
Myokard Herzmuskulatur
Myokarditis infektiös oder toxisch bedingte Herzmuskelentzündung
Myom gutartige Muskelgeschwulst (z. B. der Gebärmutter)
Myometrium Muskelschicht der Gebärmutter
Myxödem Erkrankung, hervorgerufen durch Unterfunktion der Schilddrüse, sulzige Verdickung der Haut

N

Narkose medikamentös herbeigeführter Schlafzustand (Allgemeinbetäubung)
nasal durch die Nase
Nekrose abgestorbenes Gewebe, Gewebetod
nekrotisch abgestorben
Nephritis entzündliche beidseitige Nierenerkrankung, s. Glomerulonephritis
Neurit langer Fortsatz der Nervenzellen
Neuroleptika Auf die Psyche wirkende Medikamente; sie wirken beruhigend und dämpfend.
Neuropathie Nervenleiden, Nervenschädigung
neutralisieren eine Lösung durch Zusatz von sauren oder basischen Stoffen neutral machen.
Nidation Einnisten des befruchteten Eies in die Gebärmutterschleimhaut

Nikotin stark giftiges Hauptalkaloid der Tabakpflanze
Nitrat Salze der Salpetersäure, sie können im Organismus durch Einwirkung von Mikroben zur dem gesundheitsschädlichen Nitrit umgewandelt werden.
nm, Nanometer Längenmaßeinheit. 1 nm ist ein milliardstel Meter, entsprechend 10^{-9} Meter.
Non-Touch-Methode aseptische Arbeitsweise: Wunden, Eintrittsstellen und damit in Verbindung kommende Gegenstände/Auflagen werden nicht mit den bloßen Händen berührt.
nonverbal Ausdrucksbemühen unter Umgehung von Sprache und Schrift
nosokomiale Infektion im Krankenhaus erworbene Infektion
Nukleus Zellkern
Nykturie nächtliches Wasserlassen
Nystagmus Augenzittern, unwillkürliche, rhythmische, schnell aufeinanderfolgende Zuckung der Augäpfel

O

objektiv tatsächlich
Obstipation Verstopfung
Ödem wässrige Durchtränkung von Weichteilen bzw. Geweben
Oligurie verminderte Harnausscheidung (weniger als 500 ml/Tag)
Opiate opiumhaltige Arzneimittel (z. B. Morphium)
Opisthotonus Starrkrampf im Bereich der Rückenmuskulatur, wobei der Rumpf nach hinten bogenförmig überstreckt ist
opportunistische Keime Erreger, die nur bei Immunschwäche Krankheiten verursachen, z. B. bei AIDS, Diabetes, Tbc, schweren Verbrennungen, Karzinomen, nach schweren Operationen.
Opsonine Plasmabestandteile, die die Phagozytierbarkeit (Auffressen) von Bakterien und anderen Zellen durch Adsorption (physikalische Bindung) fördern.
oral durch den Mund
Orchitis Hodenentzündung
Organ verschiedenartige Gewebe, die zu einer einheitlichen Funktion zusammengefügt sind.
Organismus 1. ein- oder mehrzelliges Lebewesen; 2. ein zweckmäßiges Ganzes
orthograd in physiologischer (natürlich vorkommender) Richtung
Orthopnoe schwerste Form der Atemnot
Ösophagogastroskopie diagnostische Betrachtung/Spiegelung der Speiseröhre und des Magens
Ösophagus Speiseröhre
Ösophagusvarizen Venenerweiterungen an der Speiseröhre
Ossein Zwischenzellsubstanz des Knochens
Osteomyelitis Knochenmarkseiterung
Osteoporose Knochenschwund, mangelnde Mineralieneinlagerung in den Knochen
Osteosynthese Vereinigung von Knochenbruchstücken mit Hilfsmitteln (Schrauben, Platten, Nägeln)
Östrogen Follikelhormon, weibliches Keimdrüsenhormon
Otitis Entzündung des Ohres
Ovar Eierstock
Ovulation Ausstoßung eines geschlechtsreifen Eies aus dem Eierstock am 12.–14. Tag des weiblichen Zyklus
Ovulationshemmer Hormonpräparate, die die Reifung eines befruchtungsfähigen Eies unterdrücken, Empfängnisverhütung durch Antibabypille
Oxalat Salz der Oxalsäure
Oxidation chemischer Vorgang, bei dem einem Element oder seiner Verbindung Sauerstoff zugeführt oder Wasserstoff entzogen wird.
Oxytozin Hypophysenhinterlappenhormon, bewirkt Kontraktion am wehenbereiten Uterus, bringt Laktation (Milchproduktion) in Gang.
Oxyuren Madenwürmer

P

palpieren abtasten
Panaritium eitrige Entzündung an Fingern oder Zehen (Umlauf)
Pankreas Bauchspeicheldrüse
Pankreozymin Hormon der Schleimhaut des oberen Dünndarms, regt Pankreas zur Sekretion an.
Papel Hautknötchen
Papillom warzenförmige, meist gutartige Geschwulst der Haut oder Schleimhaut
Parästhesie Missempfindungen wie z. B. Taubheitsgefühl, Kribbeln
paralytisch gelähmt
paralytischer Ileus Darmlähmung
Parathyreoidea Nebenschilddrüse
Paratyphus dem Typhus ähnliche aber leichter verlaufende Krankheit
Parotitis Entzündung der Ohrspeicheldrüse
Parotitis epidemica Mumps
pasteurisieren schonendes Erhitzen hitzeempfindlicher Flüssigkeiten zwischen 60–85 °C zur Abtötung der vegetativen Formen von Bakterien.
passiv untätig, teilnahmslos
pathogen krankmachend
pathologisch krankhaft
Pedanterie Umständlichkeit, Kleinlichkeitskrämerei
Pen Injektionshilfe zur Verabreichung von Insulin
Penetration Durchwanderung, Durchdringung
Penis männliches Glied
Pepsin eiweißspaltendes Enzym des Magensafts
Perforation, perforieren Durchbruch, durchbrechen
perianal um den Darmausgang
Perikard Herzbeutel
Perikarditis Entzündung des Herzbeutels
Periost Knochenhaut
peripher am Rand (im Gegensatz zu zentral)
Peristaltik fortgeleitete Kontraktionen, z. B. des Magens und Darmes, des Harn- und Samenleiters
Peritoneum Bauchfell
Peritonitis Entzündung des Bauchfells
Perkussion Organuntersuchung durch Beklopfen der Körperoberfläche
perniziös bösartig, verderblich
Perspiratio insensibilis Wasserabgabe über die Haut ohne Schweißbildung (500–800 ml/Tag)

Pertussis Keuchhusten
Petechien punktförmige Haut- oder Schleimhautblutungen
Petit mal kleiner epileptischer Anfall mit Bewusstseinseintrübung; Krampferscheinungen fehlen oder sind nur angedeutet.
Phagozyten Fresszellen, die die Fähigkeit haben, Bakterien, Fremdkörper, Zellen und Gewebetrümmer aufzunehmen und durch Verdauung zu zerstören. Sie gehören zum Immunsystem.
phagozytieren fressen
Phantomschmerz Schmerzempfindung in einem nicht mehr vorhandenem Körperteil
Pharynx Rachen, Schlund
Phlebitis Venenentzündung
Phlebografie röntgenologische Darstellung von Venen durch Kontrastmittelinjektionen
Phlegmone flächenhafte Gewebeentzündung
Phosphat Salz der Phosphorsäure
Pia mater weiche Hirnhaut
Pigment in der Haut vorkommender Stoff, der die Hautfarbe bestimmt
Pipette Glasröhrchen zum Abmessen kleiner Flüssigkeitsmengen
Placenta praevia falscher Sitz des Mutterkuchens, wobei die Öffnung des inneren Muttermundes ganz oder teilweise bedeckt wird.
Plasma gerinnungsfähige Blutflüssigkeit
Plasmaexpander Plasmaersatzmittel zur Auffüllung des Kreislaufes nach starken Blutverlusten
Plasmodium Gattungsname der Malariaerreger
Plazenta Mutterkuchen
Pleura Rippenfell
Pleuritis Entzündung des Rippenfells
Pneumonie Lungenentzündung
Pneumothorax Ansammlung von Luft in einem Brustfellraum
Poliomyelitis „spinale Kinderlähmung"
Pollakisurie häufiges Wasserlassen
Polyarthritis Entzündung zahlreicher Gelenke
Polysaccharide Mehrfachzucker, Stärke (z. B. Kartoffeln, Mehl, Reis)
Polytrauma Mehrfachverletzung
Polyurie stark gesteigerte Urinausscheidung (mehr als 2000 ml/Tag)
Pons Brücke (Hirnanteil oberhalb des verlängerten Marks)
Portio in der Scheide gelegener Teil des Gebärmutterhalses
postoperativ nach der Operation
Prämedikation Medikamente, die zur Narkosevorbereitung verabreicht werden.
präoperativ vor der Operation
Präzipitine Antikörper, die mit den entsprechenden Antigenen einen unlöslichen Antigen-Antikörper-Komplex bilden. In den Lösungen wird dies als Niederschlag sichtbar.
Priessnitz-Wickel kühl angelegter Wickel mit dem Ziel einer reaktiven Wärmewirkung
primär zuerst, an erster Stelle
Primärfollikel unentwickelte Eizelle im Eierstock
Progesteron weibliches Keimdrüsenhormon, das vom Gelbkörper gebildet wird.
Prognose Vorhersage (eines Krankheitsverlaufs)
Prolaktin Hormon des Hypophysenvorderlappens, das die Milchsekretion auslöst.
Proliferation Wucherung
Promiskuität häufiger Wechsel des Geschlechtspartners
Prophylaxe Vorbeugung
Prostata Vorsteherdrüse
Proteide zusammengesetzte Eiweißstoffe (z. B. Phosphorproteide, Glykoproteide)
Proteine Eiweiß, das nur aus Aminosäuren aufgebaut ist.
Prothese künstlicher Ersatz verloren gegangener Körperteile
Prothrombin Vorstufe des Thrombins
Protoplasma Zellplasma, halbflüssige Masse mit feinkörnigen Einlagerungen, bildet den Zellleib
Protozoen einzellige Organismen, niedrigste Lebewesen, Urtierchen
Psyche Seele
Psychiatrie Lehre von den seelischen Erkrankungen
Psychomotorik psychische Beeinflussung der dem Willen unterworfenen Bewegungen
Psychopathometrie Verfahren zur Bestimmung des Ausmaßes von seelischen Störungen
Psychopharmaka Medikamente, die auf die Psyche wirken
Psychose seelische Krankheit
Psychotherapie Heilbehandlung durch geistig-seelische Einwirkung
Ptyalin säureabbauendes Enzym im Speichel
Pubertät Zeit der eintretenden Geschlechtsreife mit ihren körperlichen und geistigen Veränderungen
Puerperalfieber Kindbett-, Wochenbettfieber
Puerperium Kindbett, Wochenbett
Pulmo Lunge
Pulsdefizit Differenz zwischen Herz- und peripherer Pulsfrequenz
Punktion Entnahme von Flüssigkeiten bzw. Gewebe aus Organen oder Körperhöhlen
Purine In pflanzlichen und tierischen Lebensmitteln vorkommende Stoffe, die zu Harnsäure abgebaut werden.
Purkinje-Fasern letzte Ausläufer des His-Bündels, Erregungsfasern des Herzens
Pustel Eiterbläschen der Haut
Pyelonephritis Form einer Nierenentzündung mit Beteiligung des Nierenbeckens
Pyelum Nierenbecken
Pyknolepsie Anfallskrankheit bei Kindern (4–14 J.), oft mit Absencen und rhythmischen Körperbewegungen verbunden
Pylorus Schließmuskel am Magenausgang
Pyrogene fiebererzeugende Substanzen

Q

Quick-Test Laboruntersuchung zur Bestimmung der Prothrombinzeit (Überwachung der Marcumartherapie)

R

Rachitis durch Vitamin-D-Mangel hervorgerufene Knochenerkrankung

Radiopharmaka Arzneimittel, in deren Molekularverband eine Atomart durch ihr radioaktives Isotop ersetzt ist. Diese bewirken eine Strahlung, die in der Nuklearmedizin Anwendung findet.

Radius Speiche

Reflex unwillkürliche Reaktion eines Muskels auf einen von außen kommenden Reiz

Regeneration Erholung

regionär eine bestimmte Körper- oder Körperteilgegend betreffend

Regression Ausweichen auf frühere (kindliche) Verhaltensweisen

Rehabilitation Summe von Maßnahmen, die geistig oder körperlich Behinderte in die Lage versetzen, sich wieder in die Gesellschaft einzugliedern.

rektal zum Enddarm gehörend

Rektum Enddarm

Rektoskopie Enddarmspiegelung

Relaxanzien muskelentspannende Medikamente

Reposition Wiedereinrichten (z. B. Knochenbrüche)

Resektion, resezieren Herausschneiden von Teilen eines Organs oder Knochens

Resistenz Widerstandsfähigkeit

Resorption Aufsaugung, Aufnahme von Stoffen in die Blut- oder Lymphbahnen

Respiration Atmung

Ressource in der Pflege Bezeichnung für die Selbsthilfefähigkeit des Patienten

Retroflexio Rückwärtsabknickung des Gebärmutterkörpers gegen den Gebärmutterhals

retrograd rückläufig

retrograde Amnesie Erinnerungslücke für die Zeit vor dem Eintreten einer Bewusstlosigkeit

retroperitoneal hinter dem Bauchfell gelegen

Retroviren sog. RNA-Viren; zu ihnen gehören u. a. die HI-Viren (AIDS)

Rezeptoren allg.: Empfangsapparate; spez.: auf der Zelloberfläche oder im Plasma einer Zelle lokalisierte Moleküle

Rezeptorenblocker Substanzen, die die erregende Wirkung bestimmter Stoffe, z. B. Adrenalin, auf die Rezeptoren der Zellen verhindern (blockieren). Sie werden zur Behandlung etwa von Bluthochdruck eingesetzt.

Rezidiv Wiederauftreten einer bereits durchgemachten Erkrankung

Rhagaden Schrunden, Hautrisse

Rhesusfaktor bestimmte, vererbbare Eigenschaft der roten Blutkörperchen

RF, Rheumafaktor Autoantikörper gegen menschliches Gamma-Immunglobulin, nachweisbar durch verschiedene Tests. Er ist vorhanden v. a. bei Erkrankungen des rheumatischen Formenkreises.

Rheumatismus schmerzhafte Erkrankung der Gelenke, Muskeln, Nerven, Sehnen

Rhythmus Regelmäßigkeit

Rickettsien einzellige Lebewesen zwischen Bakterien und Viren stehend. Parasiten in lebenden Zellen, Erreger zahlreicher Infektionskrankheiten

RNA, Ribonukleinsäure Zur Realisierung der in der DNA verankerten genetischen Baupläne muss die DNA in RNA umkopiert werden. Sie veranlasst den Aufbau spezieller Eiweißkörper.

Rubeola Röteln

Ruptur Zerreißung

S

sakral zum Kreuzbein gehörend

Salmonellen Bakterien, die zur Thyphus-Ruhr-Gruppe gehören.

sanitäre Maßnahme gesundheitliche Maßnahme

Sauerstoffsonde dünner Schlauch zur Verabreichung von Sauerstoff durch die Nase

Scharlach akute, durch Streptokokken hervorgerufene Infektionskrankheit

Schizophrenie Geisteskrankheit, sog. „Spaltungsirresein"

Schock schwerer Gefäß- und Kreislaufkollaps

Seborrhö krankhaft gesteigerte Absonderung der Talgdrüsen

Sekret Ausscheidung von Drüsen

Sekretin Gewebehormon, regt die Sekretion der Bauchspeicheldrüse an

Sekretion 1. äußere Absonderung von Drüsen mit Ausführungsgängen, 2. innere Absonderung von Drüsen direkt ins Blut (Hormone)

sekundär an zweiter Stelle

Semilunarklappen Taschenklappen, halbmondförmige, 3-teilige Klappen am Abgang der großen Körperschlagader und der Lungenarterie vom Herzen

senil alt, greisenhaft

Sensibilität Fähigkeit des Organismus, Gefühls- und Sinnesreize aufzunehmen

septische Wunde Wunde ist mit Krankheitskeimen besiedelt

Septum Scheidewand

Sequester abgestorbenes Knochen- oder Gewebestück

Serum ungerinnbare Blutflüssigkeit

Shunt Kurzschlussverbindung zwischen Blutgefäßen

Sigmoid S-förmiger Teil des Dickdarms zwischen absteigendem Dickdarm und Enddarm

Simultanimpfung zu gleicher Zeit durchgeführte aktive und passive Impfung gegen eine bestimmte Krankheit

Singultus Schluckauf

Sinusknoten Teil des Reizleitungssystems des Herzens

Sklerose krankhafte Verhärtung von Geweben und Gefäßen

Skoliose seitliche Verbiegung der Wirbelsäule

Skorbut durch Vitamin-C-Mangel verursachte Erkrankung

Skrotalhernie Leistenbruch, dessen Bruchsack bis in den Hodensack reicht.

Skrotum Hodensack

Soma Körper

Somnolenz Schläfrigkeit

Sonografie Impulsechoverfahren der Ultraschalldiagnostik
Soor Pilzerkrankung, hervorgerufen durch Candida albicans
Spasmus Verkrampfung
Spastik unter Einwirkung sensibler Reize krankhaft gesteigerte Muskelspannung bei Ausfall der übergeordneten nervalen Steuerung
Spasmolytika krampflösende Mittel
Spermien Samenfäden, Samenzellen
spezifisch artgemäß
spezifisches Gewicht Gewicht von 1 ml einer Substanz = das auf die Volumeneinheit bezogene Gewicht einer Substanz (z. B. das Volumen von 1 ml Wasser bei 4 °C hat das Gewicht von 1 g)
spinal zur Wirbelsäule, zum Rückenmark gehörend
Spirochäten (Treponema) Gattungsbegriff für aktiv bewegliche spiralförmige Mikroben
Spritzenabszess durch eine Injektion entstandene, infektiöse Gewebseinschmelzung
Sputum Auswurf
Stangurie sehr schmerzhafter Drang zum Wasserlassen
Staphylokokken in traubenförmigen Kolonien wachsende Kugelbakterien
Steapsin in der Bauchspeicheldrüse gebildetes fettspaltendes Enzym
Stenose, Stenosierung Einengung, Verengung
Sterilisation Keimfreimachung, Abtöten aller krankmachenden und nicht krankmachenden Mikroorganismen
Sterkobilin Umwandlungsprodukt des Bilirubins im Darm, gibt dem Stuhl die braune Farbe
Stethoskop „Hörrohr", Instrument zum Abhören z. B. der Lunge und des Herzens
Stoma künstlich geschaffene Verbindung eines Hohlorgans (z. B. Darm, Magen, Luftröhre) nach außen
Stomatitis Mundschleimhautentzündung
Streptokokken in kettenförmigen Kolonien wachsende Kugelbakterien
Striae Streifen; Dehnungsstreifen der Haut an Stellen, wo sie stark gedehnt wurde, z. B. bei Schwangeren am Bauch, auch bei Fettleibigkeit usw.
Stridor pfeifendes Atemgeräusch bei Verengung der oberen Luftwege
Striktur Verengung eines Kanals durch Narbengewebe
Stroke Unit Notfalleinrichtungen zur sofortigen Erstversorgung eines Schlaganfallpatienten
Stupor Zustand geistiger und körperlicher Erstarrung
subdural unter der Hirnhaut
subfebrile Temperatur leicht erhöhte Körpertemperatur
Subileus nicht ganz vollständiger Darmverschluss
subjektiv persönlich, einseitig, parteiisch, unsachlich
subkutan unter die Haut
sublingual unter der Zunge liegend
suggerieren seelisch beeinflussen; etwas einreden
Suizid Freitod, Selbstmord
Sulfonamide Heilmittel gegen bakterielle Infektionen
Sulkus Furche
Supervision beobachtende Begleitung am Arbeitsplatz zur Reflexion und Auswertung von Arbeitsabläufen bzw. Kommunikationsstrukturen
suprapubisch oberhalb des Schambeins
suprapubische Blasenfistel Urinableitung durch einen dünnen Katheter, der nach Punktion der Blase oberhalb des Schambeins aus der Bauchwand herausgeleitet wird.
Symbionten Kleinlebewesen, die in Symbiose leben.
Symbiose Zusammenleben zweier Lebewesen zu gegenseitigem Nutzen
Sympathomimetika Arzneimittel, die im Organismus dieselben Erscheinungen hervorrufen, wie sie durch Erregung des N. sympathicus ausgelöst werden. Beispiel: Adrenalin, Ephedrin
Symptome Krankheitszeichen
Synergisten gleichsinnig arbeitende Systeme, z. B. Muskeln
synthetisch künstlich hergestellt
Syphilis (Lues) durch Spirochaeta pallida verursachte, chronisch verlaufende Geschlechtskrankheit
Systole Zeitraum, in dem sich der Herzmuskel zusammenzieht
Szintigrafie nuklearmedizinisches Untersuchungsverfahren: möglichst kurzlebige (mit kurzer Halbwertszeit) gammastrahlende Radionuklide bzw. Radiopharmaka werden dazu dem Körper i. v. oder oral zugeführt.

T

Tachykardie stark beschleunigte Herztätigkeit
Tachypnoe sehr schnelle Atmung
Tänia Bandwurm
Tamponade Ausstopfen einer Körper- od. Organhöhle mit Bauchtüchern, Wundkompressen etc.
Tenesmus schmerzhafter Drang zur Stuhl- oder Harnentleerung
Testis Hoden
Testosteron männliches Keimdrüsenhormon
Tetanie Erkrankung durch Schädigung oder Entfernung der Nebenschilddrüsen, Krampfneigung
Tetanus Wundstarrkrampf
Tetrachlorkohlenstoff Lösungsmittel
thermisch die Wärme betreffend
Thoraxschublehre Messgerät, mit dem am liegenden Patienten die Höhe des rechten Herzvorhofs bestimmt werden kann.
Thrombin Blutgerinnungsfaktor; wichtiges Enzym der Blutgerinnung
Thrombokinase Blutgerinnungsfaktor, aktiviert Thrombinbildung
Thrombose teilweiser oder völliger Verschluss eines Gefäßlumens durch ortständige Blutgerinnsel
Thrombozyten Blutplättchen
Thrombus (Plur. Thromben) Blutgerinnsel, Blutpfropf
Thymus Lymphoepitheliales Organ im mittleren Brustraum, hinter dem Brustbein gelegen, nimmt bis zur Pubertät an Größe zu und bildet sich dann langsam zurück.
Thyreoidea Schilddrüse

Thyroxin Schilddrüsenhormon
Tibia Schienbein
Tinktur flüssiger mit Alkohol oder Äther hergestellter Auszug pflanzlicher oder tierischer Drogen
Tonsillektomie Mandelentfernung
Tonsillen Gaumenmandeln
Tonsillitis Entzündung der Gaumenmandeln
Tonus Spannungszustand von Geweben z. B. der Muskeln
Toxine Giftstoffe
Toxoide durch bestimmte Verfahren entgiftete Toxine, die ihre immunisierende Wirkung behalten
Toxoplasmose Durch Toxoplasmen (Sporentierchen) hervorgerufene und von Tieren übertragene Krankheit, die zu einer starken Durchseuchung der Bevölkerung geführt hat.
Trachea Luftröhre
Tracheitis Entzündung der Luftröhre
Tracheotomie Luftröhrenschnitt
Tranquilizer psychisch entspannende Arzneimittel
transfundieren übertragen von Blutflüssigkeit in das Gefäßsystem
Transsudat Zell- und eiweißarme, fibrinfreie, seröse Flüssigkeit in Körperhöhlen oder im Gewebe. Sie entsteht durch allgemeine oder lokale Stauungen.
Trauma Verletzung, Gewalteinwirkung
Trichomonaden geißeltragende Kleinlebewesen (Protozoen), die im Darm und in der Scheide leben und dort Krankheiten hervorrufen können.
Trikuspidalklappe 3-zipflige Segelklappe zwischen dem rechten Herzvorhof und der rechten Kammer
Trokar Stilett mit Hülse zur Punktion von Körperhohlräumen. Das Stilett wird nach dem Einstich entfernt, die Hülse bleibt bis zur Beendigung der Punktion liegen.
Trypsin eiweißspaltendes Enzym
Tubargravidität Eileiterschwangerschaft
Tube Eileiter
Tuberkulostatika Medikamente, die wegen ihrer Wirkung auf Tuberkulosebakterien in der Therapie dieser Krankheit angewandt werden.
Turgor Spannungszustand des Körpergewebes abhängig von der eingelagerten Flüssigkeit
Typhus Infektionskrankheit des Verdauungstrakts

U

Ulkus Geschwür
Ulcus duodeni Zwölffingerdarmgeschwür
Ulcus ventriculi Magengeschwür
Ulna Elle
Ultraschalldiagnostik ein schmerzloses und risikoarmes Untersuchungsverfahren mit Anwendung von Ultraschallwellen nach dem Echolotprinzip
Urografie (Urogramm) Darstellen des ableitenden Harnwegssystems mit Kontrastmittel, das in eine Vene verabreicht und über die Nieren ausgeschieden wird.
Urometer „Harnwaage", kleiner kolbenförmiger Glaszylinder zur Bestimmung des spezifischen Gewichtes des Harns
Uterus Gebärmutter

V

Vacutainer geschlossenes Blutentnahmesystem
Vagina Scheide
Vagotomie Durchtrennung der Vagusnerven
Variola Pocken
Varizellen Windpocken
Varizen Krampfadern
Venae sectio operative Freilegung und Eröffnung einer Vene zum Einführen eines Venenkatheters
Vene Blutgefäß (Niederdrucksystem), zum Herzen führend
Venenkatheter Dünner Kunststoffschlauch, der in eine Vene eingeführt wird.
Ventrikel Kammer, Hohlraum (z. B. Herz)
verbal wörtlich/mündlich
Vernix caseosa „Käseschmiere", Belag auf der Haut des Neugeborenen, besteht aus Talg, Epithelzellen, Wollhaaren und Cholesterin
Vesica fellea Gallenblase
Vestibularapparat Gleichgewichtsorgan im Ohr, bestehend aus Vorhofsäckchen und hautigen Bogengängen
Viren (Sing. Virus) Kleinste Krankheitserreger, die auf künstlichen Nährböden nicht züchtbar sind.
Virulenz Infektionskraft und Vermehrungsfähigkeit von Krankheitserregern
Virushepatitis infektiöse Leberentzündung, durch Viren verursacht
Viszeralschmerz Schmerzen im Bauchraum
Vitalzeichen Kriterien, mit denen wichtige Lebensfunktionen beobachtet werden (Atmung/Kreislauf).
Vitamin Organische Verbindungen, die als Wirkstoffe für die Aufrechterhaltung der Lebensvorgänge unentbehrlich sind.
Volvulus Darmverschlingung, Darmverschluss durch Drehung einer Darmschlinge

W

Wunddehiszenz Aufplatzen der Wunde, z. B. Platzbauch
Wundsekret Flüssigkeitsabsonderung aus einer Wunde

Z

Zellorganelle strukturell abgegrenzter Raum von charakteristischem Bau und Funktion innerhalb einer Zelle
zentrifugieren mit der Zentrifuge trennen, ausschleudern
zerebrospinales Nervensystem Gehirn-Rückenmark-System
Zerebrum Gehirn
Zervix Gebärmutterhals
Zirkulation Kreislauf (z. B. des Blutes)
Zirrhose Bindegewebige Gewebeumwandlung, die zur Verhärtung und zur Verkleinerung eines Organs führt.
Zökum Blinddarm, blind endender Dickdarmteil mit dem Wurmfortsatz
Zyanose blaurote Verfärbung besonders der Lippen, Wangen und Fingernägel, infolge mangelnder Sauerstoffsättigung des Blutes
Zyklothymie Gemütsleiden, dessen Verlauf gekennzeichnet ist durch zeitlich abgegrenzte Phasen mit extremen Stimmungslagen, die einmal zur heiteren Seite

(Manie), ein andermal zur traurigen Seite (Depression) ausgerichtet sind.

Zyste mit Flüssigkeit gefüllter Hohlraum im Gewebe

Zystitis Blasenentzündung

Zystoskopie Blasenspiegelung, Untersuchung der Blase mit dem Endoskop

Zytoplasma s. Protoplasma, Zellsubstanz

Zytostatika Medikamente, die das Zellwachstum z. B. bösartiger Tumoren hemmen.

Abbildungsnachweis

Herstellerfirmen

Wir danken folgenden Firmen sehr herzlich für die uns zur Verfügung gestellten Abbildungen:

ADL GmbH, Münster: Abb. 19.8

Aurelia medical Handel GmbH, Baden-Baden: Abb. 19.7

Braun Medicare GmbH, Melsungen: Abb. 19.78 b

Fresenius AG, Bad Homburg: Abb. 19.44, 19.56, 19.57

Hollister Inc., Unterföhring: Abb. 19.82

KCI Medizinprodukte GmbH, Walluf bei Wiesbaden: Abb. 19.9

ORTOPEDIA, Kiel: Abb. 19.17 a + b, 19.20, 19.22, 19.32

Paul Hartmann AG, Heidenheim: Abb. 19.78 a

Sarstedt AG & Co., Nümbrecht: Abb. 20.1

Willy Rüsch AG, Kernen: Abb. 30.15

Fotoagenturen und Bildarchive

Arteria Photography, Kassel: Abb. 4.6, 4.11, 5.8, 11.10, 15.10, 15.19

Medizinisches Bildarchiv, Thieme Verlag Stuttgart

Boehringer Ingelheim Pharma KG und Dr. Karl Thomae GmbH, 2001: Abb. 3.8, 4.12, 5.10, 5.12 (Leistenhernie), 6.6 (Bronchoskopie), 6.7, 8.8, 14.6

KNA-Bild, Bonn: Abb. 31.4

Fotos und Abbildungen der Autoren

Abb. 2.11, 3.1, 4.8, 5.7, 6.8, 11.3, 11.11, 11.13, 12.5, 12.6, 12.8, 12.9, 12.10, 13.10, 13.11, 13.12 b, 13.13, EF15, 15.2, 16.10, 16.11, 16.13, 17.3–17.6, 21.23, 21.32–21.37

Abbildungsübernahmen

Folgende Abbildungen wurden aus anderen Büchern übernommen:

Aus Andreae, S., von Hayek, D. u. J. Weniger: Krankheitslehre für Altenpflegeberufe. Thieme Verlag, Stuttgart 2001: Abb. 1.4, 4.1, 4.2, 4.4, 7.1, 7.7, 15.1, 15.11, 15.17, 15.20,

Nach Andreae, S., von Hayek, D. u. J. Weniger: Krankheitslehre für Altenpflegeberufe. Thieme Verlag, Stuttgart 2001: Abb. 2.10, 5.12 (Narbenhernie), 7.6 (Shuntarm)

Aus Baenkler, H.-W, Fritze, D. u. H. S. Füeßl u. a.: Innere Medizin. Kartonierte Sonderausgabe. Thieme Verlag, Stuttgart 2001: Abb. 11.6, 12.12

Aus Bienstein, C., Klein, G. u. G. Schröder: atmen. Thieme Verlag, Stuttgart 2000: Abb. 19.93, 19.94

Aus Biesalski, K.-H. u. a.: Ernährungsmedizin. 2. Aufl. Thieme Verlag, Stuttgart 1999: Tab. 25.1

Aus Brehm, G.: Haut- und Geschlechtskrankheiten. Ein Lehrbuch für Krankenpflegeberufe. 6. Aufl. Thieme Verlag, Stuttgart 1993: Abb. 11.4, 11.7, 11.9

Aus Faller, A.: Der Körper des Menschen. 13. Aufl. Thieme Verlag, Stuttgart 1999: Abb. 1.1, 1.2, 1.5, 1.6, 1,7, 1.8,1.9,1.10, 2.1, 2.2, 2.5, 2.6, 2.7, 3.4, 6.3, 7.2, 8.1, 8.3, 9.1, 9.2, 9.3, 13.1, 13.3, 13.4, 13.6, 13.7, 14.3

Nach Faller, A.: Der Körper des Menschen. 13. Aufl. Thieme Verlag, Stuttgart 1999: Abb. 1.3, 6.4, 10.2, 13.2, 13.9, 14.1, 14.2 c, 14.5

Aus Füeßl, H. S.: Innere Medizin in Frage und Antwort. 7. Aufl. Thieme Verlag, Stuttgart 2001: Abb. 28.9

Aus Gerlach, U, Wagner, H. u. W. Wirth: Innere Medizin für Pflegeberufe, 5. Aufl. Thieme Verlag, Stuttgart 2000: Abb. 2.12, 5.5, 5.9, 7.5, 8.4, 8.6, 12.4, 12.7, 12.11, 16.3, 16.4, Tab. 12.1

Nach Gerlach, U, Wagner, H. u. W. Wirth: Innere Medizin für Pflegeberufe, 5. Aufl. Thieme Verlag, Stuttgart 2000: Abb. 3.6, 3.7, 4.7, 4.9 d, 4.13, 6.6, 6.9, 7.6, 7.9, 8.2, 16.6, Tab. 8.2

Aus Haupt, W. F., Jochheim, K.-A. u. H. Remschmidt: Neurologie und Psychiatrie für Pflegeberufe. 9. Aufl. Thieme Verlag, Stuttgart 2002: Foto der 1. Seite Kap. 13

Nach Hell, W.: Alles Wissenswerte über Staat, Bürger, Recht. 3. Aufl. Thieme Verlag, Stuttgart 2000: Abb. 29.4, 29.8, 29.9, 29.10, 30.7, 30.9

Aus Hoehl, M u. P. Kullick: Kinderkrankenpflege und Gesundheitsförderung. 2. Aufl. Thieme Verlag, Stuttgart 2002: Foto der 1. Seite Kap. 12, Abb. 20.6

Aus Juchli, L.: Pflege. 8. Aufl. Thieme Verlag, Stuttgart 1997: Abb. 17.1, 19.99, 19.100, 19.111, 19.121, 19.122, 19.123, 20.18

Aus Kellnhauser et al.: THIEMEs Pflege. 9. Aufl. Thieme Verlag, Stuttgart 2000: Abb. 3.3, 3.9, 8.7, 9.5, 11.12, 12.13, 12.14, 14.8, 15.6-15.8, 15.12-15.15, 15.18, 15.21, 17.2, 18.1-18.6, 19.1, 19.18, 19.19, 19.21, 19.23-19.31, 19.33-19.43, 19.45-19.47, 19.49-19.52, 19.54, 19.58-19.77, 19.79, 19.80, 19.83, 19.84, 19.87, 19.88, 19.90, 19.92, 19.95-19.98, 19.101-19.103, 19.105, 19.107-19.110, 19.114, 19.116-19.120, 19.124, 19.126-19.132, 19.134-19.138, 20.2, 20.10, 20.11, 20.14, 20.17, 20.19-20.25, 20.38, 21.1-21.5, 21.10-21.22, 21.25-21.29, 22.1-22.5, 23.1-23.7, 24.3-24.5, 25.1, 25.2, 26.1-26.7, 27.4-27.6, Foto 1. Seite Kap. 28, Abb. 28.3, 28.6, 28.7, 28.8, 30.1, 30.3, 30.5, Foto 1. Seite Kap. 31, 32

Nach Kellnhauser et al.: THIEMEs Pflege. 9. Aufl. Thieme Verlag, Stuttgart 2000: Abb. 2.10, 4.9, 6.9, 7.4, 10.9 c, 15.16, 19.85, Tab. 8.2

Aus Kirschnick, O.: Pflegetechniken von A–Z. Thieme Verlag, Stuttgart 2001: Abb. 2.8, 3.5, 4.5, Foto 1. Seite Kap. 16, 16.1, 16.5, 16.7, 16.9, 16.12, 19.13, 19.15, 19.16, 19.48, 19.55, 20.9, 20.12, 20.30, 20.31, 20.32, 20.33, 20.35, 30.10

Nach Kirschnick, O.: Pflegetechniken von A–Z. Thieme Verlag, Stuttgart 2001: Abb. 20.34

Aus Klinke, R. u. S. Silbernagl: Lehrbuch der Physiologie. 2. Aufl. Thieme Verlag, Stuttgart 1996: Abb. 14.4

Aus Köther, I. u. E. Gnamm: Altenpflege in Ausbildung und Praxis. 4. Aufl. Thieme Verlag, Stuttgart 2000: Abb. 13.14, 19.86, 19.113, 19.115, 19.125, 19.133, 20.3, 20.4, 20.5, 21.7, 30.12

Nach Köther, I. u. E. Gnamm: Altenpflege in Ausbildung und Praxis. 4. Aufl. Thieme Verlag, Stuttgart 2000: Abb. 19.53

Aus Lauber, A.: Grundlagen beruflicher Pflege. Thieme Verlag, Stuttgart 2001: Abb. 28.1, 28.2, 28.4, 28.5, Tab. 24.5, 24.6

Aus Lang, G. K.: Augenheilkunde. Verstehen – Lernen – Anwenden. 2. Aufl. Thieme Verlag, Stuttgart 2000: Abb. 14.7

Aus Möller, H.-J., Laux, G. u. A. Deister: Psychiatrie und Psychotherapie. 2. Aufl. Thieme Verlag, Stuttgart 2001: Abb. 15.4, 27.1, 27.2, 27.3

Aus Paetz, B. u. B. Benzinger-König: Chirurgie für Pflegeberufe. 19. Aufl. Thieme Verlag, Stuttgart 2000: Abb. 2.9, 4.14, 5.4, 5.6, 5.11, 6.10, 6.11, 6.12, 7.8, 8.5, 10.11, 11.2, 11.14, 21.8, 21.9

Nach Paetz, B. u. B. Benzinger-König: Chirurgie für Pflegeberufe. 19. Aufl. Thieme Verlag, Stuttgart 2000: Abb. 5.12, 13.12 a, 16.2, 20.36, 20.37

Aus Schwegler, J. S.: Der Mensch - Anatomie und Physiologie. 2. Aufl. Thieme Verlag, Stuttgart 1998: Abb. 1.11, 1.12, 2.3, 2.4, 3.2, 5.3, 6.1, 6.5, 9.4, 10.1, 10.3, 11.1, 13.8

Nach Schwegler, J. S.: Der Mensch - Anatomie und Physiologie. 2. Aufl. Thieme Verlag, Stuttgart 1998: Abb. 4.3, 5.1, 5.2, 6.2, 14.2 a u. b

Aus Skibbe, X. u. A. Löseke: Gynäkologie und Geburtshilfe für Pflegeberufe. Thieme Verlag, Stuttgart 2001: Abb. 9.6, 9.7, 9.8, 9.9, 9.10, 10.4, 10.5, 10.6, 10.7, 10.8

Nach Skibbe, X. u. A. Löseke: Gynäkologie und Geburtshilfe für Pflegeberufe. Thieme Verlag, Stuttgart 2001: Abb. 10.9 a u. b, 10.10

Aus Sonn, A.: Pflegethema: Wickel und Auflagen. Thieme Verlag, Stuttgart 1998: Abb. 19.89, 19.91

Aus Sterry, W u. R. Paus: Checkliste Dermatologie. 4. Aufl. Thieme Verlag, Stuttgart 2000: Abb. 11.5, 11.8

Nach Urbas, L.: Pflege eines Menschen mit Hemiplegie nach dem Bobath-Konzept. Einführung in die therapeutische Pflege. 2. Aufl. Thieme Verlag, Stuttgart 1996: Abb. 21.24, 21.30

Alle bisher nicht aufgeführten Abbildungen wurden im Auftrag des Thieme Verlags erstellt und noch nicht veröffentlicht oder entstammen der 11. Auflage

Sachverzeichnis

A

A-Lagerung 338, 420
A-Zellen 138
Abdominaltrauma, Lagerung 285
Abführmittel, *siehe* auch Laxanzien
- antiresorptiv wirkende 600
- osmotisch wirkende 600
Abgeordnete 650, *653*
Abhängigkeit 628
- Unterscheidungsmerkmale 628
Abhusten 422
Abklopfen 115
Abnabeln 177
Abort 171
- beginnender 171
- drohender 171
Abortstadien 172
Abrasio 171
Absaugung
- nasale 426
- orale 426
Abstrich 111
- Haut 184
- Wundgebiet 203
Abszess 184
Abwehrkraft 200
ACC (N-Acetylcystein) 596
ACE-Hemmer 598
Acetylcholinesterasehemmer 260
Acetylsalicylsäure 595
Acquired immunodeficiency syndrome (AIDS) **218**
ACTH (adrenokortikotropes Hormon) 137
Adenom, autonomes 140
Aderhaut 241
Adipositas 363
Adiuretin 137
Adrenalin 138
ADS (Arbeitsgemeinschaft Deutscher Schwesternverbände und Pflegeorganisationen) 642
Aerosolinhalation 424
Affektive Störung 265
Affektivität 256
Affektlabilität 256
Affektstarre 256
Affektstörung 262
Agglutinine 55
Agranulozytose 61
AIDS **218**
Akinese *237*
Akkommodation 242
Aktivität 256
Aktivitäten des täglichen Lebens (ATL) 302, **316**
Alignment 576
Alkohol 613, **630**
- Schwangerschaft 165
- soziale Bedeutung 631
Alkoholabhängigkeit 276, 564
Alkoholauflage 411
Alkoholdelir 277, 554
Alkoholgastritis 277
Alkoholismus 276, 564
Allergie 189
Allergiehauttest 184
Alter 258
Altersdepression 265
Altersdiabetes 141
Altersemphysem 115
Altershaut 361
Alterspsychiatrie 258
Altersweitsichtigkeit 242
Alveolen 108
Alzheimer-Krankheit 260
Ambulanz, psychiatrische 553
AMG (Arzneimittelgesetz) 687
Aminosäuren 606
Amitriptylin 601
Amnesie 262
Amnionhaut 165
Amniozentese 170
Amylase 88
Analgetika 461, 595
Analtampon 397
Anämie 58
- hämolytische 59
- perniziöse 59
Anaphylaxie 506
Anasarka 343
Anatomie, funktionale, Kinästhetik 580
Anfall
- eklamptischer 174
- epileptischer 238
-- Erste Hilfe 295
Anfallsleiden 238
Angehörigenanleitung, Behinderung 264
Angina pectoris 71, 292
Angiografie 111, 505
Angiokardiografie 68
Angstabbau 434
Ängstlichkeit 557
Anhidrosis 402
Anorexia 363
Anpassungsstörung, Reaktionen 275
Anstrengung als Kommunikationsmittel 581
Antagonist 41
Antazida 600
Antiasthmatika 596
Antibiogramm 203
Antibiotika 201
Antidekubitusmatratze, luftgefüllte 339
Antidementiva 281
Antidepressiva 279, 601
Antidiabetika 144, 525
Antigen-Antikörper-Nachweis 203
Antigene 56
Antihistaminika 189, 293, 602
Antikörper 56
Antirheumatika 595
Antitussiva 596
Antrieb 256
Antriebssteigerung 268, 557
Antriebsstörung 270
Antriebsvermehrung 256
Anurie 128
Anus praeter naturalis 96
Aorta 67
Aortenisthmusstenose 75
Aortenstenose 69, 75
Apathie 558
Apgar-Score *177*
Aphasie 449
- Kommunikation 449
Aphthen 344
Apoplex 295
Apoplexie 521
- Pflege **521**
Appendizitis 92
Appetit **362**
- vermehrter 362
Appetitlosigkeit 362
Arachnoidea 223, 226, 235
Arbeit, Bedeutung 444
Arbeiten, rückenschonendes 319
Arbeitnehmerschutz **674**
Arbeitsdyspnoe 413
Arbeitsleben, Integration 685
Arbeitslosengeld
- 1 682
- 2 682
Arbeitslosenversicherung 682
Arbeitsplatzgestaltung 470
Arbeitsrecht 673
Arbeitssicherheit **674**
Arbeitstherapie 553
Arbeitsumsatz 606
Arbeitsverhältnis 673
- Beendigung 673
Arbeitszeitgesetz (ArbZG) 676
Armbad, warmes 360
Arrhythmie 431
- absolute 431
Arterien 66
Arteriografie 505
Arteriosklerose 77
Arthritis, rheumatoide 49
Arthrose 48
Arzneiformen
- feste 589
- flüssige 591
- halbfeste 590
Arzneimittel
- Anforderungen 687
- in der Nahrung 614
- Verabreichungsarten 591
Arzneimittelabgabe 687
Arzneimittelallergie 189
Arzneimittelekzem 189
Arzneimittelgesetz 687
Arzneimittelgruppen **595**
Arzneimittellehre **589**
Arzneimittelmissbrauch 632
Arzneimittelzulassung 687
Ascorbinsäure 611
ASE (atemstimulierende Einreibung) 115, 418
Askariden 215
Aspiration, Fremdkörper 294
Aspirationsprophylaxe 423
ASS (Acetylsalicylsäure) 595
Asthma bronchiale 114
Asthmaanfall 293
Astronautenkost 367
Aszites 70
- Leberzirrhose 99
AT-II-Antagonisten 598
Atembewegung, paradoxe 118
Atemfrequenz 412

Atemfunktion, eingeschränkte, Pflege 429
Atemgeräusche 413
Atemgeruch 414
Atemgymnastik 418
Atemmechanik 110
Atemmuskulatur, Mobilisierung 416
Atemnot, Lagerung 322
Atemqualität 412
Atemrhythmus 413
Atemskala 416
Atemstillstand 286
- Intubation 287
Atemtrainingsgerät 418
Atemübungen 416
Atemwege, Freimachen 284
Atenolol 599
ATL (Aktivitäten des täglichen Lebens) 302, **316**
Atlas 40
Atmen **411**
Atmung
- äußere 105
- innere 105
- Notfall 284
- Veränderung 412
Atmungsapparat 106
Atmungsorgane 105
- Erkrankungen **111**
Atrioventrikularklappen 63
Attacke, transitorisch ischämische (TIA) 78
Auflagen **408**
- feucht heiße **408**
- feucht-kalte 411
- kühle 411
Auflichtmikroskopie 183
Aufnahme, auf die Station **310**
Aufsetzen an die Bettkante 575
Aufstehen 327
Auge 241
- auswischen 353
Augenerkrankungen **247**
Augeninnendruck 247
Augenkammer 242
Augenlider 242
Augenpflege **353**
Augenprothese 353
Augensalbe 354
Augentropfen 354
Augenverband 355
Ausatmen, gegen Widerstand 419
Ausatmung 110
Ausdrucksverhalten **447**
Außenwelt 569
Ausscheiden **373**
Ausscheidung 375
- Entsorgung 391
Ausscheidungsurogramm 125
Ausschlag 204
Austreibungsperiode 175
Auswurf (Sputum) 414
Autismus 270
Autonomie, basale Stimulation 570
AVK, *siehe* Verschlusskrankheit, arterielle
Axis 40

B

B-Lymphozyten 58
B-Zellen 138
Badelifter 359
Baden, Hilfeleistung 359
Badewassertemperatur 360
Badezusätze 360
Bahnen, sensible 230
Bakterien 197
Bakterienkultur 203
Ballaststoffe 386, 608
Bandscheibe 39
Bandscheibenschaden 47
Bandscheibenvorfall 47, 235
Bandwürmer 215
Basale Stimulation **565**
- Angehörige 570
- Autonomie 570
- Dokumentation 570
- Grundlagen 565
- Grundprinzipien 567
- Literaturliste 585
- Zeitmanagement 570
- Ziele 565
Basaltemperaturmessung 168
Basedow, Morbus 140
Bauchatmung 411, 417
Bauchfell 89
Bauchfellentzündung 101
Bauchhöhlenschwangerschaft 163
Bauchraumverletzung, Lagerung 285
Bauchspeicheldrüse 87
- Inselorgan 138
Bauchspeicheldrüsenentzündung 99
Bauchspeicheldrüsenkrebs 99
Bauchspiegelung 98
Bauchtrauma, stumpfes 102
Bauchverletzung, offene 290
Bauchwandbruch 102
Bauchwickel, warmer 386
Bazillen 198
BE (Berechnungseinheit für Kohlenhydrate) 618
Beatmung 286
Becken 37
Beckenbodentraining 394
Beckeneingang 37
Bedrohung 562
Bedside-Test 55, 499
Befruchtung **162**
Begleitpankreatitis 100
Behinderung
- Beschäftigungspflicht 684
- Eingliederungshilfe 684
- geistige 264
- Kündigungsschutz 685
- Teilhabe 684
Beinvenen, Ausstreichmassage 341
Belastung, schwere, Reaktionen 275
Belastungs-EKG 68
Belastungsinsuffizienz 69
Belastungsreaktion, posttraumatische 275
Belastungsstörung 274
Beruf, Bedeutung 444
Berufsbild 301
Berufshaltung 643
Berufskunde **637**
Berufsverband 642
Berufsverbot 663
Berührung 566
- Gestaltung 567
- in der Pflege 457
- Nähe und Distanz 457
- therapeutische 457
Berührungsqualität 567
Beschäftigung **444**, 445
Beschäftigungspflicht 684
Beschäftigungstherapie 553
- Depression 560
Beschäftigungsverbot 674
β-Blocker/β-Rezeptorenblocker 599
Beta-HCG (Beta-Choriongonadotropin) 163, 168
Betäubungsmittel, Aufbewahrung 592
Betäubungsmittelgesetz 689
Betäubungsmittelverschreibungsverordnung 689
Betreuung 671
Betten, Patient 322
Beweglichkeit, Störungen 319
Bewegung
- am Ort 581
- Kinästhetik 580
Bewegungsapparat **35, 43**
- Funktionsprüfung 43
Bewegungsdialog 578
Bewegungsempfindung 578
Bewegungsfähigkeit 318
Bewegungslernen, kommunikatives 579
Bewegungsmuster, spiralige 579, 581
Bewegungsstörung 270, **319**
Bewegungsübung 332
Bewusstlosigkeit
- Kommunikation **451**
- Lagerung 285
Bewusstsein 317
Bewusstseinslage, Beobachtung 317
Bewusstseinsstörung 255
- Symptome 317
- Ursachen 317
Bewusstseinstrübung, Schweregrade 261
Bewusstseinsveränderung 317
Beziehung
- in der Pflege 457
- Interaktion 581
Bifurkation 108
Bilirubin 52
Bindegewebe 30
Bindegewebearten 31
Bindehaut 242
Bindehautentzündung 247
Binge Drinking 630
Biografie des Körpers 569
Biopsie 473, 507
Biot-Atmung 413
Biotin 611
Bipolare affektive Störung 265, 268
Bisacodyl 600
Bisoprolol 599
Bisswunde 191
Blasenkatheter, Verstopfung 381
Blasensprung, vorzeitiger 173
Blasensteine 126
Blasentraining 393–394
Blasenverweilkatheter
- suprapubischer *382*
- transurethraler 379

Blut **52**
- Bestandteile **52**
- Erkrankungen **58**
- Funktion 52
- Untersuchungsmethoden 58

Blutarmut 58
Blutbild, Bestimmung 58
Blutbildung, verminderte 59
Blutdruck 432
- Normalwerte 432

Blutdruckamplitude 432
Blutdruckmessung 432
Blutdruckwert
- diastolischer 432
- systolischer 432

Blutentnahme 58
Blutgerinnung 54
Blutgerinnungsstörung 59
Blutgruppen 55
Blutgruppenbestimmung 55, 58
Bluthochdruck 72
- *Siehe auch* Hypertonie

Blutkonserve 499
Blutkörperchen **53**
Blutkreislauf, Funktion 63
Blutplasma 52
Blutplättchen 54
Blutsenkungsgeschwindigkeit 203, 476
- Normalwerte 476

Blutserum 52
Bluttransfusion **499**
Blutung
- arterielle 290
- intrazerebrale 235
- venöse 290
- Wochenbett 179

Blutungsanämie 59
Blutuntersuchung 203
Blutvergiftung 200
Blutzellen 53
- rote **53**
- weiße 54
-- Erkrankung **59**

Blutzirkulation
- Dekubitusprophylaxe 339
- Herz 65

Blutzuckerentgleisung 529
Blutzuckertagesprofil 142
BMI (Body-Mass-Index) 362
Bobath-Konzept **571**
- 24-Stunden-Management 571
- Ziele 571

Body-Mass-Index 362
Borken 344
Borreliose 187
Bowman-Kapsel 123
Braden-Skala *336*
Bradyarrhythmie 75
Bradykardie 75, 292
- Ursachen 430

Bradypnoe, Ursache 412
Brandschutzmaßnahmen 435
Brausetabletten 590
Brechdurchfall 211
Bridenileus 95
Bridging 574
Broca-Index 362
Broca-Sprachzentrum 224
Bromazepam 602
Bronchialbaum 108
Bronchitis 113
Bronchopneumonie 114
Bronchoskopie 111, 510
Bruchsack 102
Brust
- entzündete 547
- weibliche 152

Brustatmung 417
Brustbein 40
Brustdrüse 152
Brustdrüsenentzündung 179
Brustdrüsentumor
- bösartiger 159
- gutartiger 159

Brustfell 108
Brustfellentzündung 117
Brustkorb 40
- Abklopfen 422
- Verletzungen **118**

Brustkorbverletzung, offene 290
Brustkrebs 159
Brustuntersuchung 155
Brustwickel 422
- feucht-heißer 422

Brustwirbel 39
BSE (Rinderwahnsinn) 237
BSG (Blutsenkungsgeschwindigkeit) 203, 476
BtMG (Betäubungsmittelgesetz) 689
BtMVV (Betäubungsmittelverschreibungsverordnung) *689*
Bund, Verfassungsorgane 653
Bundesgesetzgebungsverfahren 655
Bundesgesundheitsministerium 691
Bundeskabinett 654
Bundeskanzler 654
Bundesländer 652
Bundesministerium für Ernährung und Landwirtschaft 692
Bundespräsident 654
Bundesrat 654
Bundesregierung 654
Bundesrepublik 648
- Europäische Union 657

Bundesstaat 651
Bundestag 653
Bundestagswahl 653
Bürger, politische Willensbildung 649
Burn-out-Syndrom 470
Burri-Thoraxschublehre 492
Bypass 71

C

Calciferole 612
Calcium 610, 612
Call out 593
Candesartan 598
Cannabis 278
Captopril 598
Cardiotokogramm (CTG) 170
Chemotherapie 201
Cheyne-Stokes-Atmung 413
Chirurgie **531**
Chlorprothixen 601
Cholangiopankreatikografie, endoskopisch retrograde 508
Cholangitis 100
Cholegrafie 505
Cholelithiasis 100
Cholera 212
Cholesterin 609
Cholezystektomie 100
Cholezystitis 99
Chorea Huntington 260
Christen 637
- evangelische 468
- katholische 468

Chromosomen **26**, 162
Chromosomensatz 29
CICIAMS (Katholischer Weltbund für Krankenpflege) 642
Classroom-ROT 556
Claudicatio intermittens 77
Clozapin 601
Cobalamin 611
Codein 461, 596
Colitis ulcerosa 93
Commotio cerebri 233
Computertomografie 506
- Atmungsorgane 111
- Herz 68
- Verdauungsorgane 90

COPD, *siehe* Lungenerkrankung, chronisch obstruktive
Cor pulmonale *115*
Creme 590
Creutzfeldt-Jakob-Krankheit 237
Crohn, Morbus 93

D

Dämmerzustand 255, 318
Dammschnitt 176
Dampfinhalation 426
Dampfsterilisation 442
Darmbein 37
Darmeinlauf 386
Darmentleerung 387
Darmgeschwür 91
Darmlähmung 95
Darmoperation, präoperative Pflege 541
Darmriss 92
Darmschleimhautentzündung, akute 90
Darmspülung
- orthograde 389
- rektale 388

Darmtätigkeit, Förderung 386
Darmverschluss **94**
Darmzotten 86
DBfK (Deutscher Berufsverband für Krankenpflege) 301, 642, 699
Defäkation 384
Defibrillation 289
Defizit, prolongiertes reversibles ischämisches neurologisches (PRIND) 78
Dehnlagerung 420
Dekubitusentstehung 335
Dekubitusprophylaxe **335**
- Freilagerung der Fersen 326

Dekubitusrisiko 336
- Braden-Skala 337

Deliktfähigkeit 660
Delir, nicht durch Alkohol 261
Delirium 554
- schweres 554

- tremens 554
Demenz **258**
- Pflege **555**
- primäre 259
- psychische Symptomatik 260
- realitätsorientiertes Training (ROT) *555*
- sekundäre 260
- vaskuläre 259
Demokratie 650
Dendrit 33
Denkstörung 256, 269
Denkzerfahrenheit 269
Dens axis 40
Depersonalisation 257
Depression 268, 557
- agitierte 266
- gehemmte 266
- monopolare 265, 267
- Pflege **559**
- Suizidneigung 267
Depressive Episode 266
Dermatitis 188
Dermatomykose 183
Dermis 183
Designerdroge 629
Desinfektion **440**
- laufende 441
Desinfektionsmittel 440
Deutscher Berufsverband
- für Krankenpflege (DBfK) 642
- für Pflegeberufe 301
Diabetes mellitus 141, **525**
- Austauschtabelle 526
- Ernährung 531
- Folgeerkrankung 525
- Komplikationen 142
- Lebensgestaltung 531
- Pflege 527
- therapeutische Diät 618
Diabetikerfuß 528
Diabetikerschulung 526
DIAKONIA (Ökumenischer Bund von Schwesterschaften und Verbänden der Diakonie) 642
Diakonissen 639
Dialyse 129
Diarrhö 385
Diastole 64
Diät
- elektrolytdefinierte 620
- proteindefinierte 620
Diätetik **617**
Diätformen, energiedefinierte **617**
Diathese, hämorrhagische 59
DIC, *siehe* Koagulopathie, disseminierte intravasale
Dickdarm 87
Dickdarm-Doppelkontrastuntersuchung 90
Dickdarmdivertikel 95
Dickdarmkrebs 96
Diclofenac 49, 595
Digitalthermometer *404*
Digitoxin 598
Digoxin 598
Dihydrocodein 596
Diphtherie 207
Disaccharide 607
Dissimulation 561
Distanzlosigkeit 557
- Manie 561
Distorsion, *siehe* Verstauchung
Diuretika 598
Divertikulitis 95
Divertikulose 95
DNA (Desoxyribonukleinsäure) **27**
Dokumentation
- basale Stimulation 570
- psychiatrische 550
- Schmerzen 461
Dosieraerosol 424
Douglas-Raum 89
Doxepin 601
Drahtung 45
Dränagelagerung 423
Drehdehnlagerung 420
Drehen auf die Seite 574
Drei-Zeugen-Testament *672*
Drogen 628
Drogensucht 278
Dromedarkurve 401
Druckpuls 234
Druckschädigung, Gradeinteilung 335
Drüsen
- endokrine 29
- exokrine 29
Drüsenepithel 30
Drüsengewebe 29
Ductus Botalli, offener 75
Dunant, Henry 640
Düngemittel 614
Dünndarm 86
Dura mater 223, 226
Durchblutungsstörungen 238
Durchfallerkrankung
- Diättherapie 621
- infektiöse 211
Durchführungsnachweis 305
Durchschlafstörung 316
Durstfieber 399
Duschbad **357**
Dysarthrie 447
Dysphorie 256
Dyspnoe 413
- Sitzhaltung 417

E

Ebola 215
Echinococcus
- cysticus 216
- multiocularis 216
Echinokokkose 216
Echokardiografie 68
EEG (Elektroenzephalogramm) 33, 232
Ehegattenerbrecht 673
Eierstöcke 148
- Hormone 150
Eigenreflex 228
Eigenwahrnehmung
- Pflegender 582
- reduzierte **582**
Eileiter 150
Eileiterschwangerschaft 163, 173
Einatmung 110
Eingliederungshilfe 684
Eingriff, medizinischer 672
Einmalkatheter
- Frau *378*
- Mann 378
Einmalketheterisierung 377
Einreibung 421
- atemstimulierende (ASE) 115, 418
Einschlafstörung 316
Einwilligung *663*
- Fixierung 667
Eisblase 407
Eisen 610
Eisenmangelanämie 59
Eiskrawatte 407
Eiweiß 606
Eiweißbedarf 607
Eizelle, befruchtete 162
EKG (Elektrokardiogramm) 68
Eklampsie 174
Eklamptischer Symptomenkomplex 174
Ektropionieren 247
Ekzem 188, 344
- endogenes 188
- seborrhoisches 188
- vulgäres 188
Elektromyografie 232
Elektronenstrahltomografie 68
Elektroneurografie (ENG) 232
ELISA-Suchtest 219
Ellenbogenfunktion 43
Ellenbogengelenk 37
Elterliche Sorge 670
Elterngeld 675
Elternzeitgesetz 675
Embolie 55
- arterielle 76
Embryonalanlagen 163
Embryonalentwicklung **165**
Emesis 398
Empfindlichkeit 558
Emphysembronchitis 115
Emulsion 591
Enalapril 598
Endokard 63
Endokarditis 73
Endokrines System, Erkrankungen **138**
Endometriose **155**
Endoskop 507
Endoskopie **507**
Energiebedarf 605
ENG (Elektroneurografie) 232
Enteritis regionalis 93
Entfieberung, lytische 400
Entlassung 311
Entwicklungsmodell, ganzheitliches 566
Entwicklungsstörung 276
Entziehungsanstalt 662
Entziehungskur 564
Entzündungsparameter 202
Enzephalitis 208
Enzephalomyelitis disseminata 236
Enzyme 88
Epidermis 182
Epididymis (Nebenhoden) 147
Epididymitis 153, 207
Epikard 63
Epilepsie, Wesensänderung 558
Episiotomie 176
Episode, gegenwärtig gemischte 268
Epithelgewebe 29
Epithelgewebearten 30
Erbfolge
- gesetzliche 672
- testamentarische 672
Erbinformation 28
Erbrechen 398

Erbrecht 672
ERCP (endoskopische retrograde Cholangiopankreatikographie) *508*
Ergometrie 68
Erinnerung, optische 224
Erklärungswahn 270
Ernährung **386**
- Diabetes mellitus 525, 531
- hyperkalorische 363
- vollwertige 605
Ernährungskreis 617
Ernährungslehre **605**
- Grundlagen **605**
Ernährungsrichtlinien 614
Eröffnungsperiode 175
Erste Hilfe **283**
Erstgespräch 549
Ertrinken 295
Erwerbsfähigkeit 682
Erysipel 208
Erythema migrans 187
Esmarch-Handgriff 284
Essen **362**
Esshilfen 365
Euphorie 557
Europäische Union 657
- Organe 657
Eurotransplantationszentrum 130
Evaluation 305
Exanthem 344
Exekutive 653
Expektoranzien 596
Exsikkose 91, 609
- Erbrechen 398
Exsudat 111
Extramurale Einrichtung 553
Extrasystolen 75, 431
Extrauteringravidität 173

F

Fadenpilz 198
Fahrerlaubnis, Entziehung 663
Fahrlässigkeit 662
Fäkalkollektor 397
Fehlgeburt 171
Fein-Desinfektionsmittel 441
Felsenbein 40
Femur 38
Fertigarzneimittel 589, 687
Fetalkreislauf *166*
Fettbedarf 609
Fette
- pflanzliche 608
- tierische 609
- versteckte 609
Fettgewebe 30
Fettleibigkeit 363
Feuerwehrgriff 328
Fibrinolyse 55
Fibula 38
Fichtennadelbad 360
Fieber **399**
- Begleitsymptome 399
- biphasisches 401
- intermittierendes 401
- kontinuierliches 400
- rekurrierendes 401
- remittierendes 401
- rheumatisches 207
- septisches 399
- toxisches *399*
Fieberanstieg 400
Fieberhafte Erkrankung, Pflege 402
Fiebersenkung **405**
Fieberthermometer 404
Fieberverlauf 400
Filmtabletten 589
Filzläuse 186
Finanzgerichtsbarkeit 656
Finanzierung, Sozialversicherung 679
Finger 37
- Entzündungen 184
Fingereiterung 184
Fingernägel 344
Finnen 216
Fixateur externe 45
Fixiergurt 325
Fixierung 667
Fliedner, Theodor *638*
Fluoxetin 601
Flüssigkeitsbilanz 374
Flüssigkeitsmanometrie 491
Follikelzellen 149
Foramen ovale, offenes *75*
Formaldehyddesinfektion 442
Fortbewegung 581
- im Stehen 585
Fortbewegungsfreiheit *667*
Fortbildung 645
Forum 552
- Psychiatrie 552
Fosinopril 598
Fötus, Entwicklung **165**
Fraktur **44**, 291
- Behandlung **45**
- offene 44
- pathologische 44
Freiheitsberaubung 667
Freizeitgestaltung, Psychiatrie 552
Fremdkörper
- Aspiration 294
- Wunde 291
Fremdreflex 228
Fremdsprachigkeit, Kommunikation 454
Freud, Sigmund 253
Frischoperierter, Übernahme 536
Fruchtwasser 165
Fruchtwasserpunktion 170
Frühabort 171
Frühsommer-Meningoenzephalitis 187, 209
FSH, *siehe* Hormon, follikelstimulierendes
FSME 187, 209
Fuchsbandwurm 216
Führungsaufsicht 663
Funktionsprüfung 247
Für Sicherheit sorgen **434**
Furosemid 598
Furunkel 184, 344
Fuß 38
- diabetischer 142, 528
Fußbad 360
Fußnägel 344
Fußpflege 356
- Diabetes mellitus 528

G

Galle 87
Gallenblase 88
Gallenblasenentzündung 99
Gallenblasenkrebs 101
Gallenoperation, laparoskopische 101
Gallensteine 100
Gangbeobachtung 449
Gangrän, diabetisches 143
Ganzkörperbad 358
Ganzkörperwaschung 572
- belebende 349
- beruhigende 348
Ganzwaschung **345**
- im Bett **345**
- Waschbecken *348*
Gassterilisation 442
Gastroduodenoskopie 89
Gastroenteritis 90
Gastroskopie 91
Gastrostomie, perkutane enterale (PEG) 366
Gaumenbein 41
Gaumenmandel 83
Gebärmutter 150
Gebärmutterkreislauf 166
Gebärmutterrückbildung 178
Gebärmuttertumor, bösartiger 158
Gebärmutterwachstum 165
Gebiss 84
Geburt **174**
- normale 175
Geburtshämatom 177
Geburtshilfe **543**
Geburtsstadien 175
Geburtstermin, Berechnung 171
Geburtswehen 175
Gedächtnis 256
Gedächtnisstörung 263
Gefäße **66**
Gefäßerkrankungen **68**
Gefühlsleben, Störungen 270
Gefühlsverkehrung 270
Geheimnis 666
Gehen
- auf Sitzbeinhöckern 584
- Halbseitenlähmung 575
- Hilfsmittel 328
- Unterstützung 328
Gehhilfen 328
Gehirn **222**
- degenerative Erkrankungen 237
- Durchblutungsstörungen 238
- entzündliche Erkrankungen **236**
Gehirnentzündung 208
Gehirnerschütterung 233
Gehirnquetschung 233
Gehörapparat **244**
Gel 590
Gelenk **35**
- echtes 35
Gelenkerkrankung, degenerative 48
Gelenkersatz, prothetischer 46
Gelenksonografie 43
Gelenktypen 37
Gemeinschaftsküche 691
Generationenvertrag 681
Genfer Konvention 640
Genom, menschliches 27
Genussmittel 612–613
Gerichtshof, europäischer 658
Gerinnungstest 58
Gerontopsychiatrie 258

Gesamtkalorienbedarf 606
Gesäßpflege, Neugeborenes 545
Geschäftsfähigkeit 660
Geschichte **637**
Geschlechtsmerkmale 146
Geschlechtsorgane **146**
- männliche 146
-- Erkrankungen **153**
- weibliche **148**
-- Blutungen 158
-- Erkrankungen **155**
Gesetzesinitiative 655
Gesetzesvorbehalt 649
Gesichtsrasur 357
Gesprächsführung 455
Gestosen 173
Gesundheitsamt 692
Gesundheitsaufgaben, Behörden 692
Gesundheitsförderung 301
Gesundheitspflege 301
Gesundheitspflegeausbildung 646
Gesundheitswesen, öffentliches 691
Gewaltenteilung 652
Gewebe **29**
Gewebearten **29**
Gewebeatmung 105
Gewichtsabnahme 363
Gewichtszunahme 363
GG (Grundgesetz) 648
Gicht, therapeutische Diät 619
Glasampulle *479*
Glasknochenkrankheit 44
Glaskörper 242
Glaukom 248
Gleichgewichtsorgan 245
Glied, *siehe* Penis
Glioblastom 238
Globalinsuffizienz 519
Glomeruli 123
Glomerulonephritis 126
Glukagon 87
Glukosetoleranztest, Blutzuckerwerte 142
Glykogen 87
Golgi-Apparat 27
Gonorrhö 217
Grand Mal 238
Granulat 590
Granulozyten *54*
Graue Substanz 223, 225
Grauer Star 248
Grobdesinfektionsmittel 441
Großhirn **223**
Großhirnabschnitte 223
Grundentscheidungen, Art. 20 GG **649**
Grundgesetz (GG) 648
Grundgesetzartikel 649
Grundordnung, freiheitlich-demokratische 649
Grundrechte 649
Grundumsatz 605
Grüner Star 248
Gummiwärmflasche 407

H

H2-Blocker, H-Blocker 600
Haare 183, 344
Haarpflege 351
Haarwäsche 351
- mit Kopfwaschgarnitur 352
Haften 35
Haftung 669
- gesetzliche 670
Haftungsrecht 669
Halbmondlagerung 420
Halbseitenlähmung, Rahmenbedingungen 576
Halluzination 257
- Alkoholdelir 277
- taktile 278
Halluzinogene 629
Haloperidol 601
Halskrawatte 284
Halswirbel 39
Hämatom 344
Hämatothorax 120
Hämoccult 96, 384
Hämodialyse, extrakorporale 129
Hämofiltration 129
Hämoglobin 53
Hämoglobinaufbau, gestörter 59
Hämolyse 56
Hämophilie A 59
Hämorrhagische Diathese 59
Hämorrhoiden 96
Hand 37
- rheumatisch veränderte 50
Händedesinfektion
- chirurgische 439
- hygienische 438
Händehygiene 438
Händewaschung 439
Handgelenk 37
Handling 573
Handwurzel 37
Harnblase 124
Harnblasenentzündung 125
Harnblasenkatheter **376**
Harnblasenkrebs 130
Harninkontinenz
- Formen 393
- Hilfsmittel 394
- Ursachen 393
Harnkanälchen 123
Harnleiter 124
Harnleiterverletzung 132
Harnorgane **122**
- Erkrankungen **124**
- Tumorerkrankungen 130
Harnröhre 124
Harnsäurespiegel, erhöhter, Diät 619
Harntrakt, Verletzungen 132
Hartgelatine-Kapseln 590
Hartz 4 682
Haschisch 629
Hashimoto-Thyreoiditis 139
Haut 182
- Aufbau 182
- Beobachtung 343
- Dekubitusprophylaxe 339
Hautanhangsgebilde
- Beobachtung 343
- Veränderung 344
Hautanhangsorgane 183
Hautdesinfektion 441
Hauterkrankungen **183**
Hautfarbe 343
Hautfeuchtigkeit 343
Hautgeruch, Ursachen 344
Hautinfektion 184, 199
Hautkrebs 190
Hautmarmorierung 343
Hautoberfläche, Veränderung 344
Hautpflege 361
Hautpflegemittel 345, 361, 467
Hauttemperatur 343
Hautturgor 343
Hautveränderung 343
Hautverletzungen 191
HbA1c, Bestimmung 142
Hebe-Senk-Einlauf 389
Heben, rückenschonendes 320
Hebephrenie 271
Hefepilz 198
Heileingriff, medizinischer 663
Heißhunger 362
Heißluftsterilisation 442
Heizkissen 407
Helicobacter pylori 91
HELLP-Syndrom 174
Hemisphären 224
Hepatitis 97
- A 213
-- Impfung 203
- B 213
-- Impfung 203
- C 213
- D 214
- E 214
- virusbedingte 213
Hernie 102
Herz **63**
- Blutzirkulation 65
- Reizleitungssystem 65
- Untersuchungsmethoden 68
Herz-Kreislauf-Mittel **598**
Herz-Kreislauf-Stillstand 287
Herzdruckmassage 287
Herzerkrankungen **68**
- entzündliche 73
Herzfehler 74
Herzglykoside 598
Herzinfarkt 71, 292
Herzinsuffizienz 69
- Hauptsymptome 519
- Krankenpflegehilfe 519
- Pflege **519**
- Therapie 598
Herzklappen 63
Herzkrankheit, koronare (KHK) 70
Herzlagerung 326
Herzmuskel, Anpassungsfähigkeit 64
Herzmuskelzellen 31
Herzmuskulatur 32
Herzneurose 275
Herzrhythmusstörungen 75, 292
- Therapie 76
Herzschrittmacher 76
HES, *siehe* Schwangerschaftserkrankung, hypertensive (HES)
Heublumenextrakt 360
Heuschnupfen 112
Hilfe zur Pflege 683
Hilfebedürftigkeit 682
Hilfeleistung, unterlassene 667
Hilfsmittel
- Harninkontinenz 394
- Stuhlinkontinenz 397
Himbeerzunge 206

Hinterlappenhormone 137
Hirn-Rückenmark-Flüssigkeit 223
Hirnanhangsdrüse 135
Hirnbasis 226
Hirndruck, erhöhter 233
Hirnerkrankung, entzündliche, Wesensänderung 557
Hirnfurchen 224
Hirnhaut
- harte 223
- weiche 223
Hirnhautentzündung 208
Hirninfarkt 77
Hirnleistungstraining 556
Hirnnerven 225
Hirnödem 233
Hirnrinde 223
Hirnschädigung, Umfeld 558
Hirnstamm 224
Hirntod 288
Hirntumor 238
Hirnventrikel 223
Hirnwindungen 224
Hitzeerschöpfung 296
Hitzeschäden 296
Hitzschlag 296
HIV-Infektion **218**
- CDC-Klassifikation 219
HLA-Antigen 61
Hochstetter-Methode der Injektionsstellenlokalisation 484
Hoden 146
- Hormone 146
Hodenentzündung 153
Hodentorsion 154
Hodentumor, bösartiger 154
Hodgkin, Morbus 60
Höherrutschen im Bett 574
Hohllagerung, druckreduzierende 324, 338
Hörgeräte 454
Hormon 135
- adrenokortikotropes 137
- follikelstimulierendes 137, 146, 150
- luteinisierendes 137, 146, 150
- melanozytenstimulierendes 136
- somatotropes 136
Hormondrüsen 29, 135
- glandotrope 136, 146, 150
Hormonwirkung 136
Hornhaut 242
Hörsturz 251
Hörzentrum 224
Hospitalismus
- infektiöser 436
- psychischer 551
Hospiz 466
Hüftbeine 37
Hüftgelenk 38
Hüftgelenksarthrose 49
Hüfttotalendoprothese 46, 49
Humerus 35
Hundebandwurm 216
Husten 414
Hydatide 216
Hydrozele 154
Hygieneplan 437
Hymen 152
Hyperglykämie, Hilfsmaßnahmen 529
Hyperlipidämie, therapeutische Diät 619
Hypernephrom 132
Hyperorexie 362
Hypersthenurie 375
Hyperthermie 234
Hyperthyreose 140
Hypertonie 72, 432
- therapeutische Diät 620
Hyperurikämie, therapeutische Diät 619
Hyperventilation 412
Hypoglykämie, Hilfsmaßnahmen 529
Hypohidrosis 402
Hypophyse 135, 224
Hypophysenhinterlappenhormone 137
Hypophysenvorderlappenhormone 135
Hyposthenurie 375
Hypothermie 401
Hypothyreose 139
Hypotonie 432
Hysterosalpingoskopie 169

I

I-Lagerung 420
Ibuprofen 595
ICD-10 254
Ich-Erleben, Störungen 257
Ich-Störung 269
ICN (Weltbund der Krankenschwestern und Krankenpfleger) 642
Ideenflucht 268
Idiotie 139
IfSG (Infektionsschutzgesetz) 689
Ikterus 100, 213, 343
Ileus **94**
- mechanischer 94
- paralytischer 95
Iliosakralgelenk 39
Imipramin 601
Immunantwort 56
- humorale 57
- zelluläre 58
Immunität 201
Immunsystem **56**, 200
Impfempfehlungen, STIKO 202
Impfkommission, ständige, Robert Koch-Institut (STIKO) 202
Impfung 202, 690
Imprägnation 162
Impulsantwort 228
Inappetenz 362
Indometacin 595
Infektion
- latente 201
- nosokomiale **435**
- Pflege *444*
Infektionsanfälligkeit 61
Infektionskrankheiten **197**
- mit Ausschlag **204**
- ohne Ausschlag 206
Infektionsprävention 690
Infektionsschutzgesetz 689
Infektionsübertragung 199
Infektionswege 436
Influenza, Impfung 203
Informationssammlung 303, 310
Infrarotthermometer *404*
Infusion **493**
- Beendigung 498
- Komplikationen 498
- Pflege 497
- Tropfzahl 495
- Vorbereitung **494**
Infusionslösung 494
Infusionspumpe 497
Infusionstherapie 489
Inhalation 421
- Dosieraerosol 425
Inhalationshilfe 425
Inhalationsmedikamente 424
Inhalationstherapie **423**
Initialberührung *568*
Injektion **477**
- Cristamethode 485
- intraarterielle 478
- intrakutane 477
- intramuskuläre 477, **483**
- intravenöse 478
- subkutane 477, 481
- Trockensubstanzen 480
- ventroglutäale 485
-- nach Hochstetter *484*
-- nach Sachtleben 485
- Verabreichung 481
Injektionskanüle 478
Injektionslösung, Aufbewahrung 592
Injektionsspritze 478
Injektionszubehör 478
Inkontinenzprophylaxe 394
Inkubationszeit 199
Innenohr 245
Innere Medizin **519**
Insektenstich 293
Insektizide 614
Inselorgan 138
Insulin, Bildung 87
Insulinarten 525
Insulinberechnung 529
Insulininjektion 529
Insulinpräparate, Wirkung 526
Insulinspritze 478
Insulintherapie 144
Insulinverabreichung, Besonderheiten *529*
Integration, europäische 657
Intelligenzminderung 264
Interaktion 579
- gesundheitsfördernde 577
- körperliche 581
- pflegerische *577*
- sensomotorische 577, 580
- soziale 577
- synchronisierte 581
Interdigitalmykose 185
Intertrigo 361
Interzellularsubstanz 29
Intimsphäre 456
- Wahrung 458
Intubation 287
IQ (Intelligenzquotient) 264
Isolierung 443, 562
Isosorbiddinitrat 599
Isotopenuntersuchung 506

J

JarbSchG (Jugendarbeitsschutzgesetz) 674
Jochbein 40
Jod 137, 610
Johanniskraut-Extrakt 601
Judikative 653
Jüdischer Patient 468
Jugendarbeitsschutzgesetz (JArbSchG) 674

K

Kaffee 612
Kaliumpermanganat 360
Kälteanwendung 406
- trockene 407
Kälteschäden 296
Kalzium, *siehe* Calcium
Kalziumantagonisten 598
Kamillenbad 360
Kämmen 351
Kammerflimmern 293
Kanüle, Farbkodierung 479
Kanülengröße 479
Kanülenlänge 479
Kapillarblutentnahme **58**
Kapillaren 67
Kapseln 590
Karbunkel 184
Karll, Agnes 641
Kartoffelauflage 410
Karyogramm 29
Kataplasmen 409
Katarakt 248
Katatonie 271
Katheter, transurethraler 125
Katheterarten 376
Katheterbeutel 377
Katheterentfernung 382
Katheterismus, Harnblase **376**
Katheterset 377
Katholischer Weltbund für Krankenpflege (CICIAMS) 642
Kaureflex 366
Kautätigkeit 373
Kaverne 116
Kehldeckelknorpel 107
Kehlkopf 106
Kehlkopfspiegelung 111
Keilbein 40
Keim **197**
Keimresistenz gegen Antibiotika 201, 614
Keimträger 199, 210
Keimübertragung
- hämatogene 436
- Vermeidung 437
Keloid 194
Kernspintomografie 507
- Atmungsorgane 111
- Herz 68
Keuchhusten 206
KHK 70
Kilojoule 605
Kilokalorie 605
Kinästhetik 577
- Lernbereiche **579**
- pflegerische Praxis 582
Kind
- behindertes 264
- Betreuungseinrichtungen, Infektionsprävention 690
- Reifezeichen 178
- Versorgung 177
Kinderlähmung 209
Kinderwunsch 168
5-Kissen-Lagerung 338
Kitzler 152
Kleiden, Bobath-Konzept 572
Kleiderläuse 186
Kleidung 361
Kleinhirn 225
Klimakterium 150
Klinik, psychiatrische 551
- Aufnahme 549
- Unterbringung 662
Klitoris 152
Kloster 637
Klysma 389
Kniegelenk 38
Knochen **35**
- kurze 35
- platte 35
- unregelmäßig geformte 35
Knochenbruch, *siehe* Fraktur
Knochengewebe 31
Knochenmarkseiterung 48
Knochenmarkspunktion 58
Knochenmarktransplantation 61
Knorpelgewebe **30**
Koagulopathie, disseminierte intravasale 81
Kobalt 610
Kochlea 245
Kochtherapie 552
Kognition 566
Kohlenhydratbedarf 607
Kohlenhydrate 607
- Berechnung 618
- Tabelle 619
Kohlenmonoxid 631
Kokain 629
Kokken 198
Kolonkontrasteinlauf 505
Koloskopie 89, 509
Kolostrum 152, 178, 547
Kolposkopie 155
Koma 261
- diabetisches 142
Komasaufen 630
Kommensalen 199
Kommission, europäische 657
Kommunikation **447**
- basale Stimulation **566**
- Bobath-Konzept 572
- gelingende 568
- Halbseitenlähmung 577
- nonverbale 447
- verbale 447
Kommunikationshilfen 452
Kommunikationsmittel, menschliche 578
Kommunikationsstörung, Pflege *451*
Kommunikationszeichen, basale Stimulation 567
Komplex 274
Kompressionstherapie 79
Kompressionsverband 340
- Anlegen 341
Kondomurinal 395
Konfabulationen 263
Konjunktivitis 247
Kontaktatmung 417
Kontaktdermatitis, allergische 190
Kontaktinfektion 199, 436
Kontaktlinsen 353
Kontrakturenprophylaxe 332
- Bewegungsübungen 333
Kontrastmittelgabe, arterielle 506
Kontrazeption *168*
Kontrolle, posturale 576
Kopfplatzwunde 232
Kopftieflage 326
Kopfverletzung 232
Koplik-Flecken 204
Koronarangiografie 68
Koronare Herzkrankheit (KHK) 70
Koronarendoskopie 69
Körperbehaarung 349
Körpererfahrung 566
Körperfühlen, bewusstes 224
Körpergewicht **362**
- Bestimmung 363
Körpergröße, Bestimmung 363
Körperhaltung 449
- Pflegender 319
Körperhöhlen, Eröffnung 290
Körperhygiene 438
Körperkreislauf 63
Körperlänge, fetale 166
Körperorientierung, Förderung 569
Körperpflege **345**
Körpersprache 449
Körpertemperatur **398**
Körperverletzung 661, 663
Korpuskarzinom 158
Korsakow-Syndrom 263
Kortikalis 31
Kortikosteroide 138
Kotsteine 386
Krampfadern 78
Krampfanfall 294
Krämpfe 319
Krankenhausaufnahme **310**
Krankenhausaufnahmevertrag 669
Krankenhausentlassung 311
Krankenhaushygiene **435**
Krankenhausinfektion 435
- Verhütung 437
Krankenpflege
- frühchristliche Zeit 637
- häusliche 548
- kompetente 644
- neuzeitliche **638**
- psychiatrische **549**
- Rotes Kreuz **640**
- Vorläufer 637
Krankenpflegeausbildung 646
Krankenpflegegesetz 642
- von 2004 644
Krankenpflegehelfer, Aufgaben 645
Krankenpflegehilfe **473**, **512**
- alter Mensch **512**
- Apoplexie 521
- Chirurgie **531**
- Diabetes mellitus **525**
- Grundlagen **302**
- Innere Medizin **519**
- präoperative Phase 531

Krankenpflegeschule 646
Krankenversicherung 680
Krankheitserreger **197**
– Eintrittspforten 437
Krankheitsverhinderung 301
Krankheitswert 274
Krätzenmilbe 187
Kratzspuren 344
Kreislauf 286
– der Kommunikation 568
– Zentralisation 81
Kreislaufschema 63
Kreislaufüberwachung 287
Kreuzbein 37
Kugelbakterien 198
Kühlelemente 407
Kulturkreise, Schamgefühle 456
Kündigung
– außerordentliche 674
– ordentliche 674
Kündigungsschutzklage 674
Kupfer 83, 610
Kurzsichtigkeit 243
Kußmaul-Atmung 413
Kutschersitz 417
Kyphose 39

L

Labyrinth 245
30°-Lagerung 326, 338
– atemunterstützende 419
– Dekubitusprophylaxe 338
– entstauende 342
– Kontrakturenprophylaxe 335
– mit angezogenen Beinen 284
– rechtsseitige Lähmung 573
– ventroglutäale Injektion 484
Lagerungsarten 326
Lagerungshilfsmittel **324**
– Ruhigstellung 325
– zur Druckentlastung 324
Lähmung 319
Länderkammer 654
Langerhans-Inseln 87
Langzeit-EKG 68
Laparoskopie 98, 509
Larynx 106
Läuse 186
Lavendelmilch 360
Laxanzien 386, 599
– Langzeitgebrauch 600
Leben, menschliches, strafrechtlicher Schutz 664
Lebendimpfstoff 202
Lebensaltersstufen, rechtliche Bedeutung 660
Lebenserwartung 518
Lebensmittel, Infektionsprävention 690
Lebensmittelvergiftung 211
Lebensmittelzusatzstoffe 613
Lebensunterhalt, Hilfe 683
Leber 88
Leber-Gallengang 88
Leberentzündung 97
Leberfleckveränderung 190
Leberhydatide 216
Leberriss 98
Leberstoffwechsel 88
Leberzirrhose 97
– Aszites 99
Lederhaut 183
Legislative 653
Leistungsschwäche, körperliche, Pflege 555
Lendenwirbel 39
Leukose *60*
Leukozyten 54, 203
Leukozytenanzahl 59
Levomepromazin 601
Lewy-Körperchen-Demenz 260
LH, *siehe* Hormon, luteinisierendes
Linkshalbseitenlage 284
Linksherzinsuffizienz 69, 519
Linolsäure 608
Linse 242
Linsentrübung 248
Lipasen 89
Lipoide 609
Lippenpflege 371
Liquor cerebrospinalis 223, 226
Liquoruntersuchung 232
Lisinopril 598
Lithotrypsie 101
Lochialstauung 179
Lordose 39
Losartan 598
Lues 217
Luftkissenbett 325
Luftröhre 107
Luftröhrenkatarrh, akuter 113
Lumbalpunktion 226
Lunge **108**
Lungenatmung 105
Lungenbläschen 108
Lungenembolie 293
Lungenemphysem 115
Lungenentzündung 114
Lungenerkrankung, chronisch obstruktive 115
Lungenfell 108
Lungenfunktionsprüfung 111
Lungeninfarkt 80
Lungenkrebs 115
Lungenkreislauf 63, 108
Lungenödem 69, 292
– Lagerung 285
Lungentuberkulose 116
Luxation, *siehe* Verrenkung
Lyme-Borreliose 187
Lymphadenose 60
Lymphangitis 200
Lymphatisches System 67
Lymphom 60
Lymphozyten *54*
Lymphsystem 66
Lysetherapie 71, 80

M

Madenwürmer 215
Magen **84**
Magen-Darm-Mittel 599
Magen-Darm-Passage, Kontrastmittel 505
Magen-Darm-Spiegelung 89
Magengeschwür 91
Magenkrebs 92
Magenriss 92
Magensaft 86, 89
Magensaftuntersuchung 90
Magenschleimhautentzündung, akute 90
Magensonde, nasal eingelegte 370
Magersucht 363
Magnesium 83, 598, 610
Makrohämaturie 374
Makuladegeneration 249
Malaria 214
Mammakarzinom 159
Mandelentzündung 113
Mandeln 83
Manie 268
– gereizte 268
– monopolare 265
– Pflege 561
Manische Episode 268
Mantelpneumothorax 119
Marihuana 629
Maschinenatmung 413
Masern 204
Masernenzephalitis 209
Masernimpfung 205
Mastitis puerperalis 179
McBurney-Punkt 93
Mediastinalflattern 119
Mediastinoskopie 111
Medikamente
– aufziehen 479
– Injektion 478
– Nebenwirkung 593
– Richten 592
– Schmerzbekämpfung 461
– Sondenverabreichung 369
– Stellen 592
– Verabreichung 591
– Wechselwirkung 593
– Wirkung 593
Medikamentenabhängigkeit 632
Medikamentenaufbewahrung 591
Medikamentensucht 278
Medizinproduktegesetz (MPG) 688
Medulla oblongata 225
Medulloblastom 238
Meeting, Psychiatrie 552
Meinhaftigkeit, Störung 257
Meiose 162
Melanin 182
Melanom, malignes 190
Meldepflicht 690
– gesetzliche 666
Melperon 601
Menarche 150
Mengenelemente 610
Meningitis 208
Meningokokkensepsis 209
Mensch, alter 258
– Pflege **512**
Menschliche Funktion, Kinästhetik 581
Menstruationszyklus 150, 169
Merkfähigkeit 256
Metoprolol 599
Mianserin 601
Mikroben 613
Mikrohämaturie 374

Mikrolagerung 338
Miktion 374
Miktionsstörungen 375
Milbentiere 187
Milchbildung 178, 543
Milchbrustgang 67
Milcheinschuss 178
Milchgebiss 84
Milchschorf 189
Milieutherapie **551**
- Schizophrenie 563
Milz 67, **88**
Milzbiopsie 473
Milzpunktion 473
Milzriss 98
Mimik 449
- starre 237
Mineralstoffbedarf 610
Mineralstoffe 610
Minimalkreislauf 286
Ministerrat 657
Missbrauch 628
Missed abortion 172
Mitarbeiterbesprechung 470
Mitochondrien 27
Mitose 27
Mitralklappe 64
Mittelohr 244
Mittelstrahlurin 376
Mobilisation 327
- im Bett 327
- Sitz am Bettrand 327
- Transfer zum Kopfende 327
Molsidomin 599
Monopolare Störung 267
Monosaccharide 607
Monozyten *54*
Morbus
- Basedow 140
- Crohn 93
- Parkinson, Demenz 260
Mord 665
Morphin 595
Morphium 629
Morula 162
Motivation, Depression 559
Motorik, Prüfung 232
Motorische Antwort 228
Multiinfarktdemenz 259
Multiple Sklerose 236
Mumps 207
Mumpsenzephalitis 209
Mund, Erkrankungen 371
Mund-zu-Mund-Beatmung 286
Mundhöhle 83
- Befeuchtung 373
- Erkrankungen 371
- Inspektion 372
- Lösungen 372
- Reinigung 371
Mundhygiene 347
Mundpflege **371**, 423
Muskelatrophie 43
Muskelgewebe 31
Muskelhypertrophie 43
Muskelzelle 31
- glatte 31
- quer gestreifte 31
Muskulatur 41
Muslime 468
Mutterhaus-System 639
Mutterkuchen 163
Muttermilch 152, 547
Muttermund 162
Mutterpass 170
Mutterschaftsgeld 675
Mutterschutzgesetz (MuSchG) 675
Myelose 60
- Behandlung 60
Mykose 185, 198
Myokard 63
Myokarditis 73
Myom 157
Myometrium 150
Myrrhetinktur 372

N

N-Acetylcystein (ACC) 596
Nabelpflege 545
Nabelschnur 165
Nachgeburtsperiode 176
Nachplazentarperiode 177
Nachtdienst **312**
- Aufgaben 313
- Übergabe 314
- Übernahme 313
Nachttisch 321
Nachtwache 313
Nackensteife 209
Naegele-Regel 171
Nägel 183
Nagelpflege 356
Nagelung 45
Nagelwallentzündung 184
Nahrung *364*
- Fremdstoffbelastung 613
Nahrungsaufnahme 364
- Bobath-Konzept 572
Nahrungsbestandteile **606**
Nahrungsfasern 608
Nahrungsmittel
- eiweißhaltige 606
- kohlenhydratreiche, Berechnung 618
Nahrungspumpe *368*
Nahrungsverweigerung 362
Naproxen 595
Nase 105
Nasen-Rachen-Raum, Absaugen 426
Nasenbein 41
Nasenbluten 112
Nasendiphtherie 207
Nasenflügelatmung 413
Nasennebenhöhlen 105
Nasenpflege 355
Nassrasur 357
Natriumchlorid 610
Nebenhoden 147
Nebenhodenentzündung 153
Nebennieren 137
Nebennierenmarkhormone 138
Nebennierenrindenhormone 138
Nebenschilddrüsen 137
Nephron 123
Nerven, motorische 230
Nervengewebe 33
Nervenschädigung, periphere 235
Nervensystem **222**
- autonomes 225
-- vegetatives 224
- peripheres 229
- vegetatives **230**
Nervenzelle 33
- Aktivierung 571
Netzhaut 241
Netzhautablösung 249
Neugeborenes **545**
- Beobachtungsaufgaben 546
- gesundes *545*
- Reifezeichen 178, 546
- Versorgung 177
Neuner-Regel 194
Neurit 33
Neurodermitis 188
Neuroleptika 280, 601
Neuroleptisches Syndrom, malignes 280
Neurologische Erkrankungen **232**
Neurotische Störung 274
Niacin 611
Niedergeschlagenheit 266
Nieren **122**
Nierenangiografie 125
Nierenbecken 123
Nierenbeckenentzündung 127
Niereninsuffizienz **128**
- chronische, therapeutische Diät 620
Nierenkolik 126
Nierenkörperchen, Entzündung 126
Nierenkrebs 132
Nierenkreislauf 123
Nierensteine 126
Nierentransplantation 129
Nierenverletzung 132
Nierenversagen **128**
Nightingale, Florence 639
Nikotin 631
- Schwangerschaft 165
Nitrate, organische 599
Non-Hodgkin-Lymphom 60
Non-Touch-Methode 490
Noradrenalin 138
Notfall
- Angaben 283
- kardialer 292
- Lagerungsarten **283**
- medikamentöse Therapie 289
- Untersuchungsmaßnahmen 289
Notfallmaßnahmen **283**
Nothilfe 667
Notrufnummer 283
Notstand 667
Nottestament 672
Notwehr 667
NSAR (nicht-steroidale Antirheumatika) 595
Nullpunktbestimmung, zentraler Venendruck 492

O

Oberarm 35
- Injektion 487
Oberhaut 182
Oberkieferbein 40
Oberkörper, Aufrichten 574
Oberkörperhochlagerung **284**, 326, 419
Oberschenkel 38
- Injektion 484, 486
Oberschenkelkopf 38
Obstipation 385
Obstipationsprophylaxe 386
Ödem, Schwangerschaft 174

Öffentliches Gesundheitswesen *691*
Ohr **244**
- äußeres 244
Ohrenpflege 355
Ohrentropfen 355
Ohrerkrankungen 249
Ohrgeräusche 251
Ohrspeicheldrüse 84
Ökumenischer Bund von Schwesterschaften und Verbänden der Diakonie (DIAKONIA) 642
Olanzapin 601
Oligophrenie 264
Oligosaccharide 607
Olmesartan 598
Omeprazol 600
Operation **531**
Operationstag, Pflegehilfeaktivitäten 531
Opioide 278, 629
Opisthotonus 209
Orchitis 153
Ordnung, staatliche 648
Organe 33
Organische psychische Störung 258
Organneurose 275
Organsysteme 33
Orientierung 255
- körperliche, Bezugspunkte 580
Orientierungsstörung 256, 263
Orthopnoe 413
Os
- ileum 37
- ischium 37
- pubis 37
Ösophagogastroduodenoskopie 508
Ösophagus 84
Osteogenesis imperfecta 44
Osteomyelitis 48
Osteoporose 46
Otitis media 250
Ovar 148, 162
Ovarialkarzinom 159
Oxazepam 602
Oxytozin 137
Oxyuren 215

P

Panaritium 184
Pankreas *87*
Pankreatitis 99
Pantothensäure 611
Panzerherz 73
Paracetamol 595
Paralyse 319
Parasiten **186**, 199
Parasympathikus 230
Parathormon 137
Parathymie 256
Parazentese 250
Parese 319
Parkinson-Syndrom 237
Parlament, europäisches 657
Parotitis epidemica 207
Paroxetin 601
Paste 590
Patella 38
Patellarsehnenreflex 228
Patientenaufnahme 310
Patientenbett 321
Patientenzimmer, Gestaltung 445
PEG (perkutane endoskopische Gastrostomie) 366, 370
PEG-Verband 370
Pelviskopie 169
Penicillin 206, 597
Penis 148
Peptidasen 88
Perazin 601
Perikard 63
Perikarditis 73
Periost 31
Peritonealdialyse 129
Peritoneum 89, 163
Peritonitis 101
Personalhygiene 438
Personensorge 670
Persönlichkeitsstörung 272
- Gehirnschädigung 262
Pertussis 206
Pestizide 614
Petechien 344
Petit Mal 238
Pfählungsverletzung 291
Pflege
- als Beruf 301
- Aufgaben 301
- basalstimulierende 570
- Durchführung 304
- häusliche 681
- Hilfe 683
- psychiatrische **549**
- sichere 434
- unheilbare Erkrankung 462
- Ziele 301
Pflegeanamnese 303
Pflegebedürftigkeit, Deutschland 513
Pflegebericht 304
Pflegedienst, ambulanter 548
Pflegedokumentation **305**
- ärztliche Anordnung 308
- Berichterstattung 307
- Durchführungsnachweis 305
- Pflegeplanung 305
Pflegegrundlagen **302**
Pflegemaßnahmen, Planung 304
Pflegender, Erwartungen 643
Pflegeorganisation **306**
Pflegeplan 304
Pflegeplanung, alter Mensch 512
Pflegeprobleme 303
Pflegeprozess 302
Pflegerat, deutscher, Berufsordnung (DPR) 301
Pflegeschwerpunkt
- gesunde Wöchnerin **543**
- postoperative Phase **536**
- präoperative Phase **531**
Pflegestufen 681
Pflegeverbände 642
Pflegeversicherung 681
Pflegeziele 304
Pflugscharbein 41
Pfortader 67
Pfortaderkreislauf 63
pH-Wert, Urin 375
Phagozytose 57
Pharynx 105
Phlebografie 506
Phlebothrombose 80
Phlegmone 184
Phosphor 83
Phyllochinon 612
Pia mater 223, 226
Pick-Erkrankung 260
Pigmentveränderung 343
Pilze 198
Pilzerkrankung 185
Piretanid 598
Placenta praevia 173
Plattenepithel 29
Plattenosteosynthese 45
Platzwunde 191
Plazenta 163
Pleura 108
Pleuraerguss 74
Pleurapunktion 111
Pleuraspalt 119
Pleuritis 117
Pneumonie 114
Pneumonieprophylaxe 115, **415**
Pneumothorax **119**, 290
Poliomyelitis 209
Polyarthritis, chronische 49
Polysaccharide 607
Polytrauma 291
Postural set 571
Präoperative Phase **531**
Primärkomplex 116
PRIND 78
Privatgeheimnis 666
Privatpflege 641
Privatrecht 668
Produktive Symptome 261
Progesteron 150
Progressive Paralyse 263
Prolactin 136
Promethazin 601
Prophylaxe **332**
Prostata 148
Prostataadenom 130
Prostatakrebs 131
Prostataresektion, transurethrale (TUR) 131
Proteasen 88
Proteide 606
Protein 606
- C-reaktives 203
Prothrombin 54
Protozoen 199
Prüfung, staatliche 644
Psychiatrie **253**
- Gegenwart **253**
- Untersuchungsmethoden **255**
- Verhaltensbeobachtung 550
Psychiatrie-Personal-Verordnung (Psych-PV) 253
Psychiatrische, Systematik **254**
Psychomotorik 256, 318
Psychoneurose 274
Psychopharmaka 279, 601
Psychose
- affektive **265**
- akute
-- exogene 554
-- organische 554
Ptyalin 84
Puerperalfieber 179
Pulmonalstenose 75
Pulsbeobachtung 429
Pulsdefizit 431
Pulseigenschaften 430
Pulsfrequenz 430

Pulsorte 290, 430
Pulsqualität 431
Pulsrhythmus 431
Pulszählen 430
Pulver 590
3-Punkte-Gang 329
Punktion 473
Pyelonephritis 127
Pyramidenbahnen 224
Pyridoxin 611

Q

Quarkauflage 411
Quellstoffe 599
Quetiapin 601
Quetschwunde 191

R

5-R-Regel 478
Rachen 105
Rachendiphtherie 207
Radialispuls 431
Radiojodtherapie 141
Radius 37
Ranitidin 600
Rasur 357
Rauchen 631
Raucherentwöhnung 632
Raumgestaltung **571**
Raumgestaltung, rechtsseitige Lähmung 572
Rausch 318
Reanimation
– kardiopulmonale **287**
– Methoden 288
Rechtsfähigkeit 660
Rechtsherzinsuffizienz 69, 519
Rechtsprechung 656
Rechtsstaat 651
Reduktionskost 617
Reflex 228
Reflexprüfung 232
Reformation 637
Regelungen, gesetzliche **660**
Regression 559
Rehabilitation 446, 684
– geriatrische 518
– Hirnschädigung 558
Reinigungseinlauf 387
Reisediarrhö 212
Reitersitz 417
Reizaufnahme 228
Reizhusten 414
Reizleitungssystem, Herz 65
Rektoskopie 89, 509
Rentenformel 681
Rentenversicherung 680
Republik 650
Residualzustand, schizophrener 271
Residuum 265
Resistenz 200
Resorptionsfieber 399
Ressourcen 302
Restharnbestimmung 394
Retardtabletten 589
Retikulum, endoplasmatisches 27
Retinol 612
Retten 283
Rezeptoren 229
Rezepturarzneimittel 589
RH-Sensibilisierung 56
Rhesus-Faktor 56
Rheumafaktoren 49
Rheumatische Erkrankungen **48**
Rheumatisches Fieber 207
Rhinitis 112
Riboflavin 611
Ribosomen 27
Rinderbandwurm 216
Rinderwahnsinn (BSE) 237
Ringknorpel 106
Rippen 40
Rippenbruch 118
Rippenfell 108
Rippenfellentzündung 117
Rippenserienbruch 118
Risperidon 601
Riva-Rocci-Blutdruckmessgerät 432
RNA (Ribonukleinsäure) 27
Robert Koch-Institut 690
Röhrenknochen 35
Rollhügel 38
Rollstuhl 330
Röntgen 43
– Atmungsorgane 111
– mit Kontrastmittel 505
– ohne Kontrastmittel 504
– Verdauungsorgane 90
Roseolen 212
Rosmarinbademilch 360
ROT 555
ROT-Gruppe, Durchführung 556
Rot-Keuz-Ausbildung 640
Röteln 205
Rotes Kreuz **640**
Rücken abklopfen 422
Rückenlage, flache 326
Rückenlagerung, Kontrakturenprophylaxe 334
Rückenmark **226**
Rückenmarkstumor 238
Rückenprobleme, Pflegender 319
Rückenschule 321
Ruhedyspnoe 413
Ruheinsuffizienz 69
Ruhigstellung, Lagerungshilfsmittel 325

S

Säfte 591
Salbe 590
Salmonellenerkrankung 211
Samenbruch 154
Samenleiter 147
Samenzellen 148
Sauerstoffsonde 428
Sauerstofftherapie 427
Sauerstoffverabreichung 428
– Pflege *429*
Säurehemmer 600
Schädel **40**
– Impressionsfraktur 233
Schädel-Hirn-Trauma **232**, 291
– Lagerung 285
– Wesensänderung 557
Schädelgrube 40
Schadensersatzrecht 669
Schallaufnahme 245
Schallempfindungsstörung 250
Schallleitungsstörung 250
Schambein 37
Schamgefühle 456
Scharlach 205
Scharlach, toxischer 206
Schaukeleinlauf 389
Scheide, *siehe* Vagina
Scheiden-Damm-Schnitt 176
Schienen 325
Schilddrüse 137
Schilddrüsenerkrankung 139
Schilddrüsenhormone 137
Schilddrüsenszintigramm 139
Schilddrüsentumor 141
Schilddrüsenüberfunktion 140
Schilddrüsenunterfunktion 139
Schildknorpel 106
Schizophrener Formenkreis **562**
Schizophrenie **268**, 269
– Formen 271
– Pflege **562**
– therapeutischer Umgang 563
Schlaf, Beobachtung 316
Schlafdauer, Altersgruppen 316
Schlafen **316**
Schläfenbein 40
Schlafförderung 316
Schlafmittel 602
Schlafmohn 629
Schlafprotokoll 316
Schlafrhythmus 316
Schlafstörung 261
– Ursachen 316
Schlafumkehr 316
Schlaganfall, Pflege 521
Schlangenbiss 191
Schleifendiuretika 598
Schleimhautdesinfektion 441
Schleimhautveränderungen 344
Schluckauf (Singultus) 414
Schluckreflex 366
Schluckstörung 366
Schlussdesinfektion 441
Schmelztabletten 590
Schmerzäußerung 459
Schmerzbekämpfung 461
– physikalische Maßnahmen 461
Schmerzbeobachtung 459
Schmerzintensität 460
Schmerzlokalisation 460
Schmerzverlauf 460
Schmierinfektion 436
Schnappatmung 413
Schnecke 245
Schnittwunde 191
Schnupfen 112
Schock 80, 286
– allergischer 293
– hypoglykämischer 142
Schocklagerung 284
Schonhaltung 319
Schraubenbakterien 198
Schrittmachergerät 289
Schrumpfniere *127*
Schub, schizophrener 269
Schuldfähigkeit 662
Schuldvorwurf 662
Schultergelenk 35
Schultergürtel 35
Schuppen 344
Schussverletzung 191

Schutzhandschuh 440
Schutzimpfung 690
Schutzisolierung 443
Schwangerenbetreuung 170
Schwangerschaft **169**
- Störungen **171**
Schwangerschaftsabbruch 172, 664
Schwangerschaftserkrankung, hypertensive (HES) 174
Schwangerschaftsfrühdiagnose 167
Schwangerschaftstest 168
Schwangerschaftszeichen **167**
Schweigepflicht 666
Schweinebandwurm 216
Schweißbildung 402
Schweißdrüsen 183
Schwerbehinderung 684
Schwerhörigkeit 250
- Kommunikation 453
Schwermetalle 614
Schwesternhelferin 640
Sehapparat 243
Sehbahn 243
Sehbehinderung, Kommunikation 453
Sehnerv 241
Sehvorgang 242
Sein 458
Seitenlage
- an die Bettkante 583
- erhöhter Oberkörper 284
- helfende Person 583
- stabile 284
Seitenlagerung 326, 572
- mehrmalige 347
Sekretmobilisation 422
Sekretverflüssigung 421
Sekundengedächtnis 263
Selbstbestimmungsrecht 663
Selbsthilfegruppe 458, 564
Selbstpflegefähigkeit 303
Selbstverwaltung 680
Seldinger-Technik 489
Sensibilitätsprüfung 232
Senso-Biografie 569
Sepsis 200
Septumdefekt 75
Sequester 48
Sexualität **456**
Sexuell übertragbare Erkrankungen **217**
Shunt 129
Sich
- als Frau fühlen **455**
- als Mann fühlen **455**
- bewegen **318**
- kleiden **343**
- waschen **343**
Sicherheit **434**
Sicherheitsvermittlung 434
Sicherung, soziale **678**
Sicherungsverwahrung 663
Siebbein 40
Simultanimpfung 202
Singultus 414
Sinnesorgane **241**
Sinneszellen 241
Sinusknoten 65
Sitz im Bett 573
Sitzbad 360
Sitzbein 37
Sitzbeindekubitus 339
Sitzen, zum Stehen 584
Sitzposition, angemessene 585
Skelett, knöchernes 36
Skelettmuskulatur 42
Skrotalhernie 102
SMI-Trainer 418
Solidaritätsprinzip 679
Somatoforme Störung 274, *274*
Somnolenz 261
Sonde, nasal liegende, Pflege 355
Sondenernährung 366
- Hygiene 369
- Komplikationen 368
Sondennahrung 367
- Überleitungsgerät 368
Sonderdiäten 621
Sonnenstich 296
Sonografie 507
- Atmungsorgane 111
- Verdauungsorgane 90
Soor 185
Soormykose 186
Sopor 261
Sozialerfahrung 566
Sozialgesetzbuch 684
Sozialhilfe **683**
Sozialstaat 650
Sozialversicherung **678**
- Finanzierung 679
- Geschichte 678
- Grundprinzipien 679
Sozialversicherungssystem, heutiges 678
Spacer 425
Spannungspneumothorax 119
Spätabort 171
Spätdyskinesie 280
Speichelbildung 373
Speicheldrüsen 84
Speiseröhre 84
Spekulum 155, 169
Sperma 146
Spermatozele 154
Spezialbett 325
Spickdrahtosteosynthese 45
Spinalnerv 226
Spiralbewegung 581
Spirochäten 198
Spitzfußkontraktur 332
Spongiosa 31
Spontanfraktur 44
Spontanpneumothorax 119
Spontanurin 376
Sprache **447**
Sprachproduktion, Halbseitenlähmung 577
Sprachstörung 449
Sprachverständnis, Halbseitenlähmung 577
Sprühdesinfektion 441
Sprungbein 38
Sprunggelenk 38
Spulwürmer 215
Spurenelemente 610
Sputum 414
- Beimengungen 414
Sputumuntersuchung 111
Staatsbürgerkunde **648**
Staatsgewalt 652
Stäbchenbakterien 198
Stammzellen 163
Station, psychiatrische
- Belegung 551
- Gestaltung 551
- Zeitplan 551
Stationsversammlung, Psychiatrie 552
Status epilepticus 294
Staubinfektion 436
Stechampulle 480
Steckbecken *390*
Stehen
- rückenschonendes 320
- zum Sitzen 585
Steißbein 38
Stellknorpel, paarige 106
Sterbebegleitung *466*
Sterbender 301
- Pflege 467
- religiöse Rituale 468
Sterilgut 442
Sterilisation 442
Sterilität 168
STH, *siehe* Hormon, somatotropes
Stichwunde 191
Stillen 178, 547
Stilltechnik 547
Stillzeit, gesetzliche Regelungen 675
Stimmbänder 106
Stimmritze 107
Stimmungsschwankung 557
Strafbarkeit, Voraussetzungen 662
Strafmündigkeit 661
Strafrecht 661
Strahlenschutz 505
Strahlensterilisation 442
Strahlentherapie, Pflege **464**
Strangurie 375
Stress 470
- berufsbedingter 444
Stressbelastung 445
Stressbewältigung 445
Stridor 413
Stroke Unit 522
Stromunfall 297
Struma, euthyreote 139
Stuhl-Ausscheidungsprotokoll 396
Stuhlausscheidung **373**, **383**
Stuhlbeimengungen 384
Stuhlentleerung 384
Stuhlfarbe 384
Stuhlform 383
Stuhlgeruch 384
Stuhlinkontinenz 384, 396
Stuhlkonsistenz 383
Stuhlmenge 383
Stundenurinmenge 374
Stupor 256, *562*
- depressiver 266
Stützgewebe 29
Subkutis 183
Sucht 628
Suchtgedächtnis 564
Suchtgefahr, Analgetika 595
Suchtkarriere, Phasen 277
Suchtkrankheiten, Abhängigkeitserkrankungen 276
Suchtmittel 628
Suiziddrohung 560
Suizidgedanken, Depression 560
Suizidneigung 267
Sulcus 224

Supervision 254
Suppositorien 591
Süßigkeiten 608
Suspension 591
Sylvius-Furche 224
Symbionten 199
Sympathikus 230
Symphyse 37
Synapse 33, 230
Synovektomie 49
Syphilis 217
System, endokrines **135**
Systole 64
Szintigrafie 506

T

T4-Helferzellen 58
T8-Suppresorzellen 58
T-Killer-Lymphozyten 58
T-Lagerung 420
T-Lymphozyten 58
Tabak 631
Tabaksbeutelatmung 522, 524
Tabletten 589
- magensaftresistente 589
Tachyarrhythmie 75
Tachykardie 75, 292
- Ursachen 430
Tachypnoe, Ursache 412
Taeniae 215
Tageshospiz 466
Talgdrüsen 183
Talus 38
Tarifvertrag 673
Tatbestandsmäßigkeit 662
Teambesprechung 444, 470
Tee 613
Teer 632
Teilbäder 360
Teilhabe 684
Temperaturkurve 399
Temperaturmessung 402, 404
- axillare 405
- orale 405
- rektale 404
- sublinguale 405
Temperatursenkung **405**
Tenesmus 385
Testament 672
Testosteron 146
Tetanus 199, 210
Therapeutisches Milieu **551**
Thorakoskopie 111
Thorax, instabiler 118
Thoraxschublehre nach Burri 492
Thoraxverletzung, Lagerung 285
Thrombophlebitis 79
Thrombose 339
- Geburt 180
- Ursache 339
Thromboseprophylaxe 80, **339**
- Mobilisation 341
Thromboseprophylaxestrümpfe, medizinische 340
Thrombozyten 54
Thrombus 55
Thyreostatika 140
Thyreotropin 137
Thyroxin 137
TIA 78
Tibia 38
Tinnitus 251
Tod
- durch Ertrinken 295
- Maßnahmen nach Eintritt 469
Toilettenstuhl 392
Toilettentraining 393–394
Tollwut 211
Tonsillitis 113
Torasemid 598
Totimpfstoff 202
Tötungsdelikt 665
Toxoide 202
Toxoplasmose 199
Trachea 107
Tracheitis 113
Tragen
- Patient 328
- rückenschonendes 320
Training, realitätsorientiertes (ROT) 555
Tränenapparat 242
Tränenbeine 41
Tranquilizer 281, 602
Transfer
- Bett-Rollstuhl 328, 575
- mit Lifter 331
- pflegerischer 581
Transferhilfsmittel 330
Transfusion **499**
- Pflege 500
Transfusionstherapie 488
Transplantatabstoßung 130
Transportmittel, Patient 329
Transsudat 111
Trauerarbeit
- Angehöriger 469
- nach Kübler-Ross 462
Trauerbewältigung 462
Trendelenburg-Lage 326
Trichomonadeninfektion 217
Trijodthyronin 137
Trikuspidalklappe 64
Trinken **362**
Trinkhilfen 365
Tripper 217
Trochanter 38
Trockenrasur 357
Trommelfell 244, 246
Tröpfcheninfektion 199, 436
Tropfen 591
TSH-Test 140
Tuberkulintest 111
Tuberkulose 116
Typ-1-Diabetiker 141
Typ-2-Diabetiker 141
Typhus 212

U

Übergabe 314
Überwässerung 491
Überzuckerung, Hilfsmaßnahmen 529
Uhrglasverband 355
Ulcus
- cruris 79
- duodeni 91
- ventriculi 91
Ulna 37
Ultraschall 507
Umgebung, Interaktion 582
Umlagerung, anderes Bett 328
Umschulung 680
Umsetzen, Patient 330
Unfallverhütungsvorschriften 676
Unfallversicherung 680
Unfruchtbarkeit 168
Unglücksfall 668
Unheilbare Erkrankung 462
Unruhe 319
Unterarm 37
Unterbringung 662, 672
Unterhaut 183
Unterkieferknochen 41
Unterkieferspeicheldrüse 84
Unterkühlung 296
Unterschenkel 38
Unterschenkelfraktur 291
Unterzucker, Hilfsmaßnahmen 529
Urämie 81
Urethroskopie 509
Urin **373**
- Beimengungen 375
- Farbveränderungen 374
- Geruch 375
- spezifisches Gewicht 374
Urinableitung, ableitende 397
Urinableitungssysteme 377
Urinauffangbeutel 377, 381
Urindiagnostik, Teststreifen 125
Urinflasche 391
Uringewinnung 375
Urinkollektor 395
Urinmenge 373
Urinuntersuchung, Krankheitsbilder 124
Urinzuckerwerte, Kontrolle 529
Uroflowmetrie 125
Urografie 506
Urometer 374
Urtikaria 189
Uterus 150
- *Siehe auch* Gebärmutter

V

V-Lagerung 420
Vagina 152
Vakuummatratze 284
Valsartan 598
Varikosis 78
Varikozele 154
Vasopressin 137
Venen 66
- Ausstreichmassage 341
Venendruck, zentraler 491
- Messfehler 493
Venenkatheter, zentraler **489**
- Komplikationen 490
Venenkompression 340
Venenkompressionsverband nach Pütter 342
Venenmessdrucksystem 492
Venenpunktion 474
Venenthrombose 79
Venenverweilkanüle **488**
- Abstöpseln 498
- Entfernung 489
- Pflege 491
- verstopfte 491
Venotonometer 492

Verbandwechsel
- Material 501
- Wunde **501**
Verbrennung 194
Verbrennungsgrade 194
Verbrühung 194
Verdauungsenzyme 88
- Zusammenstellung 89
Verdauungsorgane **83**
- Erkrankungen **89**
Verdauungstrakt 85
Verdunstung 399
Verfassungsorgane **653**
Vergehen 458
Vergiftung 295
Verhaltensauffälligkeit 275
Verhaltensstörung 272
- Gehirnschädigung 262
Verhütungsmethoden 168
Verlegung 311
Verletzter, Rettung 283
Vermögenssorge 670
Verrenkung 46, 291
Verschlucken
- Erste Hilfe 366
- Fremdkörper 294
Verschlusskrankheit, arterielle 77
Versicherungsleistung, Rechtsanspruch 680
Versicherungspflicht 679
Versicherungszweige 680
Versorgung 290
Verstauchung 46
Verstopfung 383, 385
Verstorbener
- Begleitschein 469
- Versorgung 469
Vertragsrecht 668
Vertretung, gesetzliche 670
Verunsicherung 434
Verwirrtheit, akute *554*
Vestibularapparat 245
Vibrationsmassage 422
Vinzentinerinnen 638
Virchow-Trias 339
Viren 198
Virulenz 200
Virushepatitis 213
Vitamin
- B1 607
- B12 59
- K 54
Vitaminbedarf 610
Vitamine 610
- fettlösliche 612
- wasserlösliche 611
Vollatmung 417
Vollbad 358
Vollkost 617
- leichte 617
Vollwerternährung 614
Volumenmangelschock 286
Volvulus 95
Vomitus 398
Vorbereitung 499
Vorderlappenhormone 135
Vormundschaft 671
Vorsteherdrüse, *siehe* Prostata
Vorsteherdrüsenvergrößerung, gutartige 130
Vulnerabilitätsmodell 269
Vulvavorhof 152

W

Wach sein **316**
Wadenbein 38
Wadenwickel 405
Wahlsysteme 651
Wahn 256, 271
- sekundärer 270
Wahn-Wahrnehmung 270
Wahnideen 256
Wahrnehmungsfähigkeit, kinästhetische 578
Wahrnehmungsstörung 257, 270
Wanzen 187
Wärmeanwendung 406
- trockene 407
Wärmeregulation 399
Wärmestrahlen 407
Wärmestrahlung 399
Wärmflasche 407
Warmpacks 407
Waschen, häufiges 361
Wäschewechsel 322
Waschung, orientierende nach Bobath 572
Waschzwang 275
Wasser 609
Wasserbedarf 609
Wasserbett 324
Wasserbruch 154
Wechseldruckmatratze 325
Wechselfußbad 361
Wehenschreiber 170
Weichgelatine-Kapseln 590
Weichlagerung 324, 338
Weichteilsonografie 43
Weiße Substanz 225
Weitsichtigkeit 243
Werden 458
Werte, sinnstiftende 459
Werteempfinden 459
Wesensänderung, organische 557
Wickel **408**
- feucht-heiße **408**
- feucht-kalte 411
Willensbildung, politische 649
Windpocken 205
Wirbelbruch, osteoporotischer 47
Wirbelsäule **39**
Wirbelsäulenverletzung, Lagerung 285
Wochenbett 178, 543
Wochenbettinfektion 179
Wochenfluss, Stauung 179
Wöchnerin, gesunde 543
Wohlfahrtspflege, bürgerliche 640
Wundabstrich 203
Wundbehandlung, Mittel 504
Wunddesinfektion 441
Wunde 191, 290
- aseptische 502
- chronische 503
- septische 503
- Verbandwechsel **501**
Wundheilung 192
Wundrose 208
Wundstarrkrampf 210
Wurmerkrankungen **215**
Wurmfortsatz, Entzündungen 92

Z

Zähne 83
Zahnpflege 349
Zahnprothese 350
Zäpfchen 591
Zecken 187
Zeheneiterung 184
Zeichen, meningitische 209
Zeitgestaltung **445**
Zelle **26**
Zellkern **26**
Zellleib 26
Zellteilung 27
Zentralfurche 224
Zentralisation des Kreislaufs 81
Zervixkarzinom 158
Zitroglyzerin 372
Zittern 318
Zunge 84
Zungenbein 107
Zungenbelag 344
Zwangshaltung 319
Zwerchfell *110*
Zwerchfellatmung 417
Zwischenwirbelscheibe, *siehe* Bandscheibe
Zwölffingerdarm 86
Zyanose 69, 343
Zygote 162
Zyklothymie 265
Zyklus, weiblicher 150
Zylinderepithel 29
Zystitis 125
Zytoskopie 509
Zytostatikatherapie, Pflege **464**